Dillerup/Stoi

Unternehmensführung

# Unternehmensführung

von

Prof. Dr. Ralf Dillerup
Hochschule Heilbronn

und

Prof. Dr. Roman Stoi
Berufsakademie Stuttgart

2., überarbeitete Auflage

Verlag Franz Vahlen München

VERLAG
VAHLEN
MÜNCHEN
www.vahlen.de

ISBN 978 3 8006 3466 8


Satz: DTP-Vorlagen des Autors
Druck und Bindung: Druckhaus „Thomas Müntzer“ GmbH
Neustädter Str. 1–4, 99947 Bad Langensalza
Umschlaggestaltung: simmel-artwork
Gedruckt auf säurefreiem, alterungsbeständigem Papier
(hergestellt aus chlorfrei gebleichtem Zellstoff)

# Vorwort

Unternehmen prägen in vielerlei Hinsicht unser Leben und unsere Gesellschaft. Fragen der Unternehmensführung betreffen alle Bereiche und Aufgabenfelder eines Unternehmens. Sie sind für jeden relevant, der in irgendeiner Form mit Unternehmen in Berührung kommt, sei es als Gründer, Eigentümer, Aktionär, Manager, Mitarbeiter, Kunde, Lieferant, Geschäftspartner, Gewerkschafter oder Politiker.

Aufgrund der erfreulichen Resonanz auf unser Lehrbuch erscheint hiermit bereits nach eineinhalb Jahren die zweite Auflage. Darin haben wir unsere Erfahrungen mit dessen Einsatz in unseren Veranstaltungen sowie die dankenswert eingegangenen Leserhinweise eingearbeitet. Bei der Überarbeitung haben wir insbesondere darauf geachtet, die Verständlichkeit und Praxisorientierung nochmals zu steigern. Darüber hinaus wurden sämtliche Firmenbeispiele und Literaturquellen aktualisiert. Die offensichtlichste Neuerung ist jedoch das geänderte Layout, welches ebenfalls zur leichteren Erfassung der Inhalte beitragen soll.

Das Buch stellt das weite Spektrum der Unternehmensführung in seiner Gesamtheit dar. Die Unternehmensführung wird hierfür zunächst im ersten Kapitel in Ebenen und Funktionen unterteilt, die jeweils in den darauf folgenden Kapiteln ausführlich erläutert werden. Abschließend zeigt das achte Kapitel einige spezielle Ausrichtungen heutiger Unternehmensführung auf.

Ziel des Buches ist es, dem Leser die Aspekte und Konzepte der Unternehmensführung möglichst verständlich nahe zu bringen. Durch eine Vielzahl an Beispielen wird dabei eine Brücke zwischen Theorie und Praxis geschlagen.

Für ein besseres Verständnis ist jedes Kapitel auf der zweiten Gliederungsebene folgendermaßen aufgebaut:

- **Leitfragen** zeigen die inhaltlichen Schwerpunkte und wesentlichen Themenstellungen des Kapitels. Diese Leitfragen werden im Text beantwortet.
- **Merksätze** definieren grundlegende Begriffe der Unternehmensführung. Dies sorgt für Klarheit und ein einheitliches Begriffsverständnis.
- **Fallbeispiele** veranschaulichen dem Leser die dargestellten Zusammenhänge anhand der Erfahrungen konkreter Unternehmen oder mit Hilfe fiktiver Beispiele. Sie zeigen die Praxisrelevanz auf und tragen zu einem besseren Verständnis der Themenstellung bei.
- **Literaturhinweise** enthalten Empfehlungen zur weiteren Vertiefung der dargestellten Themenstellung.
- **Management Summary** schließt das Kapitel mit einer kurzen Zusammenfassung der grundlegenden Aussagen ab.

Für Hochschuldozenten steht zu diesem Lehrbuch auch ein **Foliensatz** im Powerpoint-Format zur Verfügung. Dieser enthält die wesentlichen Inhalte als Stichworte und alle Abbildungen. Die CD kann kostenlos beim *Verlag Vahlen* per Mail unter *lektorat@vahlen.de* angefordert werden.

Zusätzlich ist im *Verlag Vahlen* das von uns herausgegebene Buch „**Praxis der Unternehmensführung**“ erschienen. Dieser Sammelband enthält eine Vielzahl an Fallstudien mit Musterlösungen sowie eine Reihe von Firmenbeispielen zu aktuellen Fragestellungen der Unternehmensführung. Studierende können durch die Bearbeitung der Fallstudien ihr Wissen auf praktische Problemstellungen anwenden und sich dadurch gezielt auf ihre berufliche Tätigkeit vorbereiten. Der interessierte Praktiker erhält einen weit reichenden Einblick in neue Konzepte der Unternehmensführung und profitiert dabei besonders von den geschilderten Erfahrungen anderer Unternehmen. Der Sammelband stellt somit eine ideale Ergänzung zu diesem Lehrbuch dar, um das Verständnis für die Anforderungen an eine moderne Unternehmensführung weiter zu vertiefen.

Für die konstruktive Zusammenarbeit möchten wir uns herzlich bei allen Mitarbeitern im Lektorat des *Verlags Vahlen* bedanken. Ein besonderer Dank gilt unseren Frauen für ihre Unterstützung und ihr Verständnis während der Überarbeitung des Buches.

Kritik und Verbesserungsvorschläge, aber natürlich auch Lob sind herzlich willkommen. Sie erreichen uns per Mail unter *dillerup@hs-heilbronn.de* und *stoi@ba-stuttgart.de*.

Wir wünschen den Lesern eine interessante und lehrreiche Lektüre!

Heilbronn und Stuttgart, im Oktober 2007 *Ralf Dillerup* und *Roman Stoi*

# Inhaltsübersicht

# Inhaltsverzeichnis

# 1. Grundlagen der Unternehmensführung

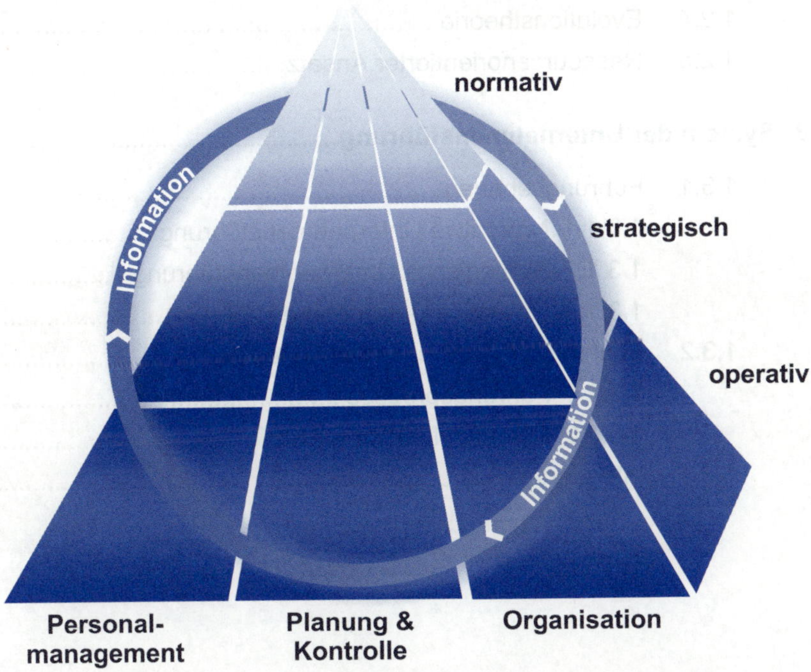

# 1.1 Grundbegriffe der Unternehmensführung

**Leitfragen**

- Was ist ein Unternehmen?
- Was ist Führung?
- Was ist Unternehmensführung?

## 1.1.1 Unternehmen

Die Definition eines Unternehmens ist je nach theoretischer Perspektive (vgl. Kap. 1.2) sehr unterschiedlich. Jede Theorie betrachtet ein Unternehmen unter einem anderen Aspekt, weshalb eine Vielzahl an Definitionen existiert. So kann ein Unternehmen z.B. als System, rechtliches Gebilde oder Ansammlung von Ressourcen und Fähigkeiten betrachtet werden. Jeder dieser Aspekte kann für die Beantwortung einzelner Fragestellungen hilfreich sein. Die Bestimmung des Begriffes Unternehmen beginnt deshalb mit einer kurzen Darstellung der **Entstehung von Unternehmen** (vgl. *Kieser/Walgenbach*, 2003, S. 4ff.):

- **Altertümliche** Gesellschaften der Frühgeschichte entwickelten bereits Hierarchien. An deren Spitze standen z.B. Stammesälteste oder Heerführer. Meist waren diese Hierarchien jedoch identisch mit verwandtschaftlichen Strukturen.
- **Herrenhöfe** waren seit der Zeitenwende bis ins frühe Mittelalter dominierende Institutionen. Beispielsweise gehörten bei den Germanen unfreie Bauern und das Gesinde zur Gemeinschaft des Grundherrn. Die Arbeiter des Herrenhofs konnten nur zusammen mit dem Land verkauft bzw. zu Lehen gegeben werden.
- **Mittelalterliche** Zünfte betrieben gewerbliche Produktion und versorgten Dritte mit ihren handwerklichen Produkten und Dienstleistungen. Neben der Leistungserstellung regelten sie aber auch andere Lebensbereiche. Damit bildeten die Zünfte eher eine soziale Schicht, ohne die Möglichkeit eines freiwilligen Ausscheidens oder dem Wechsel in eine andere Zunft.
- **Gesellschaften der Fernhandelskaufleute** waren die ersten Unternehmen Europas. Als Pionier gilt die 1380 gegründete *Große Ravensburger Gesellschaft.* Bis zum Beginn des 18. Jahrhunderts waren solche Organisationen aber selten und beschränkten sich meist auf den Handel. Einzelne Kaufleute konnten solchen Gesellschaften beitreten und auch wieder austreten. Sie konnten freiwillig entscheiden, ob sie ihre Geschäfte über die Gesellschaft oder eigenständig abwickeln. Einige brachten neben Kapital ihre Arbeitskraft ein, während andere eher stille Gesellschafter waren.
- **Verlage und Manufakturen** waren die ersten Unternehmen der gewerblichen Herstellung von Produkten für den Fremdbedarf. Ihre Ausbreitung begann im 18. Jahrhundert.

Mit der Entwicklung von Arbeits- und Kapitalmarkt entwickelten sich spezialisierte Institutionen, die ausschließlich ökonomische Aufgaben zu erfüllen hatten. Eingebettet in rechtlich zuverlässige Rahmenbedingungen konnten sich zwischen diesen Verlagen, Manufakturen und Händlern **Marktmechanismen** entwickeln. Unternehmen entstanden daher als Folge der gestiegenen Marktanforderungen. Sie sind flexibel, da sie Entscheidungen über Ressourceneinsatz, Zielsetzungen etc. autonom unter ökonomischen Gesichtspunkten fällen können. In marktwirtschaftlichen Systemen konnten sich dann im Laufe der Zeit die flexibleren und effizienteren Unternehmen durchsetzen.

Unternehmen in diesem Sinne weisen folgende gemeinsame **Elemente und Merkmale** auf (vgl. *Hummel/Zander*, 2002, S. 1; *Thommen*, 2004, S. 627f.):

- **Ziele:** Ein Unternehmen verfolgt dauerhafte Ziele. So haben Stahlproduzenten z.B. eine jahrhundertealte Tradition. Im Gegensatz dazu verfolgt z.B. eine Bürgerinitiative für besseren Hochwasserschutz ebenfalls ein Ziel, welches jedoch keine Basis für eine auf lange Zeit eingerichtete Organisation ist.
    - **Zielgerichtet**: Menschen arbeiten in einem Unternehmen zweckbezogen zusammen, um Ziele zu erreichen. Daran richten sich die Aktivitäten und ihre Mitglieder aus. Hinsichtlich der Gewinnerzielungsabsicht wird zwischen gemeinnützigen und erwerbswirtschaftlichen Unternehmen unterschieden.
    - **Teilautonom:** Unternehmen legen ihre Ziele innerhalb bestimmter Grenzen bis hin zur Entscheidung über die Selbstauflösung selbst fest. Diese Selbstständigkeit erfordert Eigeninitiative, Verantwortung und die Übernahme wirtschaftlichen Risikos.
- **Mitglieder:** Ein Unternehmen besteht aus Eigentümern, Führungskräften und Mitarbeitern. Diese Mitglieder arbeiten gemeinsam auf die Erreichung der Unternehmensziele hin. Das Unternehmen basiert auf vertraglichen Beziehungen: Eigentümer begründen durch Verträge ein Unternehmen und legen damit den Rechtsmantel fest. Sie oder eine von ihnen eingesetzte Unternehmensführung regeln in Arbeitsverträgen das Verhältnis zu den Mitarbeitern.
    - **Hierarchisch:** Die Mitarbeiter begeben sich in eine Abhängigkeit und akzeptieren ein Direktionsrecht des Arbeitgebers. Damit wird eine hierarchische Beziehung begründet, welche die Ausrichtung auf die Unternehmensziele ermöglicht.
    - **Sozial:** Die Zusammenarbeit von Menschen in Gruppen und Teilsystemen macht ein Unternehmen zu einem sozialen System (vgl. *Ulrich*, 2001, S. 157 f.; Kap. 1.2.3).
- **Aktivitäten:** Vertraglich bringen die Mitglieder ihre Arbeitskraft oder Kapital in das Unternehmen ein. Sie verpflichten sich zur Ausführung bestimmter Handlungen, werden aber nicht Bestandteil des Unternehmens, wie dies bei sozialen Schichten (z.B. Zünften) der Fall ist. Unternehmen werden dadurch gezwungen, die Leistungen ihrer Mitarbeiter so zu präzisieren, dass die Unternehmensziele möglichst gut erreicht werden.
    - **Produktiv:** Unternehmen sind auf die Erstellung von Leistungen gerichtet. Durch die Transformation von Produktionsfaktoren (Arbeit, Kapital, Betriebsmittel) erzeugen sie eine Wertschöpfung (vgl. *Gutenberg*, 1984, S. 1). Während Haushalte nur ihren Eigenbedarf decken, erstellen die Unternehmen Leistungen für Dritte und betreiben damit eine Fremdbedarfsdeckung.
    - **Offen:** Da Unternehmen nicht den eigenen sondern einen fremden Bedarf decken, stehen sie in vielfältiger Weise zum Absatzmarkt und anderen Bereichen ihrer Umwelt in Beziehung. Da sie somit über ihre Systemgrenzen hinaus aktiv sind, werden sie als offene Systeme bezeichnet.

Die drei aufgeführten Elemente und ihre Merkmale beschreiben ein Unternehmen. Darüber hinaus besteht ein Unternehmen aus einer Vielzahl an Beziehungen zwischen diesen Elementen, die dauernden Veränderungen unterworfen sind. Somit handelt es sich bei Unternehmen um **komplexe Systeme** (vgl. vertiefend Kap. 1.2.3).

Ein **Unternehmen** ist ein komplexes System aus Zielen, Mitgliedern und Aktivitäten. Es strebt die Erreichung von Zielen an, die es zuvor weitgehend autonom festlegt. Seine Mitglieder bilden ein hierarchisches soziales System, welches auf die produktive Erbringung von Leistungen im offenen Austausch mit der Unternehmensumwelt gerichtet ist.

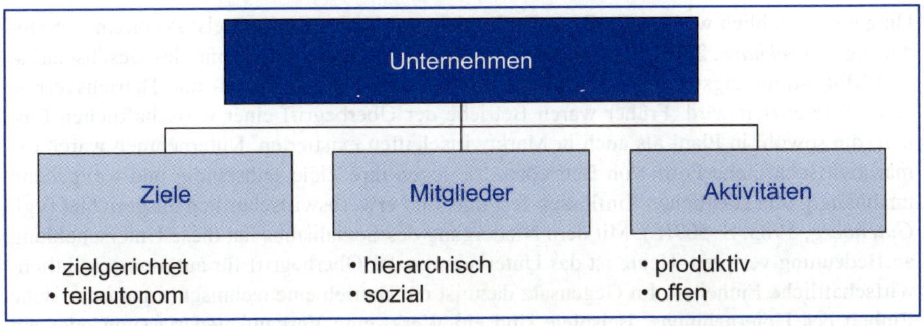


*Abb. 1.1.1: Elemente und Merkmale eines Unternehmens*

Viele Organisationen erfüllen diese Merkmale. Beispiele sind Dienstleistungsunternehmen, Sportvereine, Krankenhäuser, Hochschulen, Verwaltungen oder Industrieunternehmen. Um deren Besonderheiten zu berücksichtigen, haben sich spezifische Betriebswirtschaftslehren mit unterschiedlichen Geltungsbereichen gebildet. Zur **Klassifikation** von Unternehmen werden meist folgende Kriterien herangezogen (vgl. *Kieser/Walgenbach*, 2003, S. 26):

- **Ziele:**
  - **Privatwirtschaftliche Unternehmen** bzw. erwerbswirtschaftliche oder ökonomische Unternehmen verfolgen die Absicht, Gewinn zu erzielen. Dies ist für eigenständige Organisationen auch erforderlich, um die wirtschaftliche Unabhängigkeit sicherzustellen.
  - **Gemeinnützige Unternehmen** bzw. Non-Profit-Unternehmen setzen sich andere Ziele wie z.B. die Förderung der Völkerverständigung oder des Gesundheitswesens. Im Vordergrund steht die Erfüllung eines gemeinnützigen Zwecks. Beispiele sind kommunale Versorgungsunternehmen oder Behindertenwerkstätten.
- **Sektoren und Branchen:** Gemeinsamkeiten und Unterschiede von Unternehmen ergeben sich vor allem aus ihrem Tätigkeitsbereich. Daher ist eine Unterscheidung nach Sektoren bzw. Branchen üblich. Beispiele sind Verkehrsbetriebe, IT-Unternehmen oder Maschinenbau-Unternehmen
- **Größe:** Sie wird meist an den Kriterien Umsatz, Beschäftigtenanzahl und z.T. auch der Bilanzsumme gemessen. Aufgrund der Verwendung unterschiedlicher Kriterien ist die Zuordnung jedoch nicht immer eindeutig. So unterscheiden sich die Größengrenzen von Unternehmen z.B. in der Definition der *Europäischen Union* von den häufig verwendeten Kriterien des *Instituts für Mittelstandsforschung*. Letzteres nennt z.B. folgende Größengrenzen:
  - **Kleinunternehmen** haben weniger als zehn Beschäftigte und nicht mehr als 0,5 Mio. Euro Umsatz.
  - **Mittlere Unternehmen** haben zwischen zehn und 499 Beschäftigte sowie zwischen 0,5 und 49,9 Mio. Euro Umsatz.
  - **Großunternehmen** haben mehr als 500 Beschäftigte und mehr als 50 Mio. Euro Umsatz.

  Die beiden ersten Kategorien werden häufig unter dem Begriff **„Kleine und mittlere Unternehmen (KMU)“** zusammengefasst. Häufig wird auch vom sog. deutschen Mittelstand gesprochen. Dieser lässt sich allerdings nicht durch Umsatz oder Beschäftigtenanzahl quantifizieren. Meist erfolgt die Zuordnung anhand von Merkmalen eigentümergeführter Unternehmen, wie z.B. die persönliche Haftung der Unternehmensführung.

Umgangssprachlich werden die Begriffe **Betrieb** und Unternehmen meist synonym verwendet (vgl. *Brockhaus*, 2003, S. 603). Die Unterscheidung ist z.B. aufgrund des Gesellschafts- und Mitbestimmungsrechtes erforderlich, da zwischen Unternehmens- und Betriebsverfassung differenziert wird. Früher waren Betriebe der Überbegriff einer wirtschaftlichen Einheit, die sowohl in Plan- als auch in Marktwirtschaften existierten. Unternehmen waren die marktwirtschaftliche Form von Betrieben. Sie legen ihre Ziele selbständig und weitgehend unabhängig von staatlichen Einflüssen fest und sind erwerbswirtschaftlich ausgerichtet (vgl. *Gutenberg*, 1983, S. 507ff.). Mit dem Niedergang des Sozialismus hat diese Unterscheidung an Bedeutung verloren. Heute ist das Unternehmen der Oberbegriff für autonome rechtlich-wirtschaftliche Einheiten. Im Gegensatz dazu ist ein Betrieb eine technisch-organisatorische Einheit des Unternehmens. Beispiele sind ein Werk, eine Verkaufsniederlassung oder ein Entwicklungsstandort. In diesen Einheiten findet eine Wertschöpfung statt (vgl. *Wöhe*, 2005, S. 2ff.). Ein Unternehmen kann somit aus mehreren Betrieben bestehen.

Schließlich werden die Begriffe **Unternehmung** und Unternehmen häufig synonym verwendet (vgl. *Gabler*, 2000, S. 3160). In der Organisationslehre wird ein strukturiertes System als Unternehmung bezeichnet. Juristen hingegen sprechen vom Unternehmen als rechtlicher Einheit. Da diese Differenzierung keinen praktischen Nutzen hat, wird in diesem Buch der Begriff Unternehmen verwendet. Der Schwerpunkt liegt dabei auf erwerbswirtschaftlichen Unternehmen aller Branchen.

## 1.1.2 Führung

Führung ist im deutschsprachigen Raum ein sehr erklärungsbedürftiger Begriff. Führung bezeichnet allgemein die unbedingte Autorität und Entscheidungskompetenz in einer Organisation. Der Begriff des „Führers" ist allerdings mit Befehlsgewalt und nationalsozialistischer Gewaltherrschaft belegt. Deshalb wird er häufig durch den englischsprachigen Begriff „Manager" ersetzt.

Der angloamerikanische Begriff **Management** leitet sich aus dem englischen Verb „to manage" ab, das viele Bedeutungen hat. So steht es je nach Kontext für etwas handhaben, durchführen, erledigen oder verwalten, aber auch etwas leiten oder zustande bringen. Der lateinische Ursprung des Wortes ist unklar. Es könnte abgeleitet sein von „manu agere" (mit der Hand arbeiten), von „manus agerer" (an der Hand führen) oder von „mansionem agere" (der das Haus bestellte) (vgl. *Staehle*, 1999, S. 65ff.). Diese weite Begriffsauffassung ist stark verbreitet und wird nicht nur in der Betriebswirtschaftslehre verwendet. Es existieren zwei **Bedeutungsvarianten** (vgl. *Steinmann/Schreyögg*, 1999, S. 1; *Staehle*, 1999 S. 65; *Hummel/Zander*, 2002, S. 1):

- **Funktionales Managementverständnis**: Managementfunktionen sind alle Aktivitäten, die erforderlich sind, um etwas bewerkstelligen zu können. Sie umfassen die erforderliche Planung, Steuerung und Kontrolle der ausführenden Handlungen. Danach ist jeder Mitarbeiter, der einen Aufgabenbereich verantwortet und nicht ausschließlich ausführende Tätigkeiten erbringt, der Manager seines eigenen Aufgabenbereiches.

  **Management** umfasst alle Aufgaben und Handlungen der Planung, Steuerung und Kontrolle zur zielorientierten Gestaltung, Lenkung und Entwicklung eines Systems.

- **Institutionales Managementverständnis:** Management ist eine Instanz, die eine Institution führt. Solche Institutionen können z.B. Unternehmen, Verbände oder Parteien sein. Manager verfügen über Entscheidungsgewalt, um Handlungen auf angestrebte Ziele auszurichten. Manager können sowohl die Eigentümer eines Unternehmens als auch von diesen eingesetzte Führungskräfte sein. Ein Management gibt es in allen hierarchischen Organisationen. In der englischsprachigen Literatur wird auch der Begriff des

Leadership verwendet. Damit wird der Aspekt der Personalführung betont. Leader entwickeln demnach Visionen und Ziele und Manager setzen diese um. Teilweise wird in der englischsprachigen Literatur sogar anstelle von Leadership auch der deutsche Begriff „Führung“ verwendet.

**Management** beinhaltet alle Personen oder Gruppen von Personen, die mit Weisungsbefugnissen ausgestattet sind.

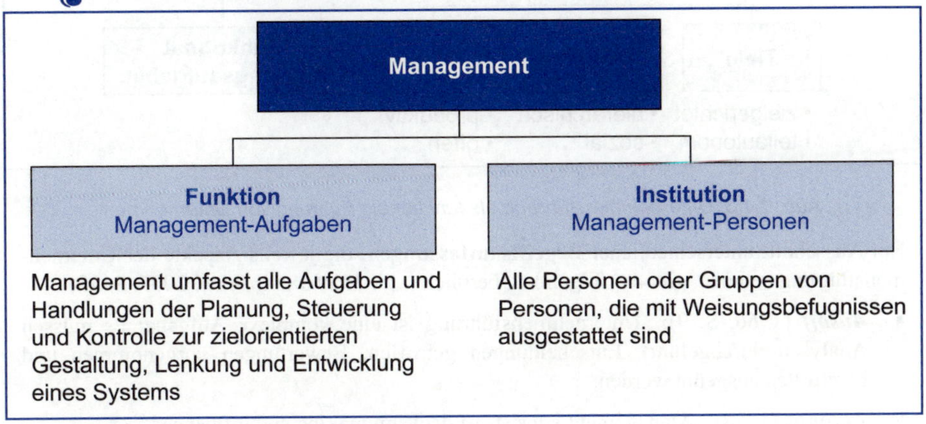


*Abb. 1.1.2: Differenzierung des Managementbegriffs*

Management ist ein weiter und sehr verbreiteter Begriff. Deshalb soll er auch hier synonym zu Führung verwendet werden. **Führung** wird dabei nicht im institutionellen Verständnis gebraucht. Im Vordergrund steht der Führungsprozess und die darin erforderlichen Aufgaben und Handlungen.

## 1.1.3 Unternehmensführung

Der Begriff Unternehmensführung besteht aus den Begriffen Unternehmen und Führung. Das Unternehmen wird durch die in Kap. 1.1.1 aufgezählten Elemente und Merkmale beschrieben. Führung wird funktional definiert und umfasst alle Aufgaben und Handlungen zur Lenkung und Gestaltung eines Systems. Dieses Begriffsverständnis geht weiter als der institutionale Führungsbegriff. Mitarbeiterführung gewinnt für die Unternehmensführung zwar zunehmend an Bedeutung, bildet bei der Führung des Gesamtsystems Unternehmen allerdings lediglich einen Teilaspekt (vgl. *Macharzina/Wolf*, 2005, S. 37). Die Unternehmensführung führt neben den Mitarbeitern auch alle andere Elemente im Wertschöpfungsprozess und wird deshalb z.T. auch als „General-Management“ bezeichnet.

**Unternehmensführung** umfasst alle Aufgaben und Handlungen der Planung, Steuerung und Kontrolle zur zielorientierten Gestaltung, Lenkung und Entwicklung eines Unternehmens.

Diese eindeutige Begriffsbasis ist erforderlich, da in Literatur und Praxis der Begriff Unternehmensführung sehr **uneinheitlich** gebraucht wird. Eine einheitliche Auffassung von Unternehmensführung existiert auch deshalb nicht, weil die Betriebswirtschaftslehre Anleihen bei verwandten Disziplinen wie z.B. der Psychologie oder Sozialwissenschaft nimmt. Die zugrunde liegenden Theorien werden in Kap. 1.2 näher erläutert.

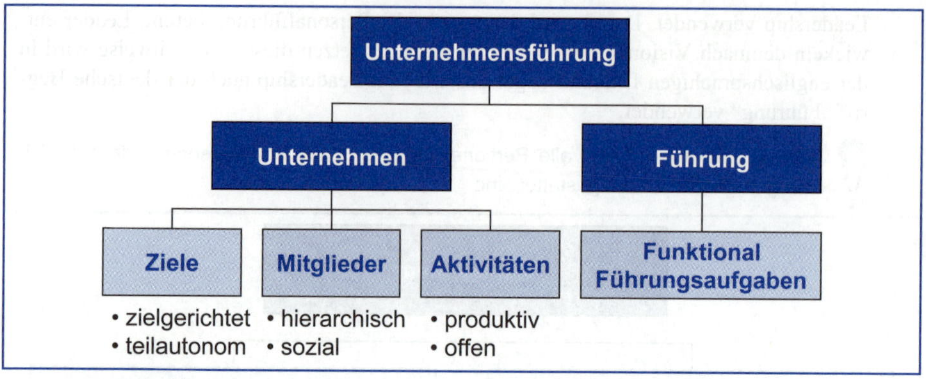


*Abb. 1.1.3: Unternehmensführung als funktionale Führung von Unternehmen*

Ein Ausschnitt unterschiedlicher **Begriffsauffassungen**, die jeweils Aspekte der Unternehmensführung betonen, gibt der folgende Überblick (vgl. *Macharzina/Wolf,* 2005, S. 3f.):

- ***Ansoff*** (1966, S. 9): „Unternehmensführung ist eine komplexe Aufgabe: Es müssen Analysen durchgeführt, Entscheidungen getroffen, Bewertungen vorgenommen und Kontrollen ausgeübt werden."
- ***Anthony*** (1988): „Management consists of decision making and influence."
- ***Drucker*** (1986, S. 4): „Management is the organ of society specifically charged with making resources productive by planning, motivating, and regulating the activities of persons towards the effective and economical accomplishment of a given task."
- ***Hahn*** (1996, S. 37): „Unternehmensführung ist ein Prozess der Willensbildung und Willensdurchsetzung zur Erreichung eines Ziels oder mehrerer Ziele gegenüber anderen Personen unter Übernahme der hiermit verbundenen Verantwortung."
- ***Schwaninger*** (1994, S. 15): „Unternehmensführung ist zielgerechte Lenkung, Gestaltung und Entwicklung von Strukturen und Prozessen."
- ***Steinmann/Schreyögg*** (2005, S. 7): „Unternehmensführung ist ein System von Steuerungsaufgaben, die bei der Leistungserstellung und -sicherung in arbeitsteiligen Systemen erbracht werden müssen."
- ***Stoner et al.*** (1995, S. 4): „Management is the process of planning, organizing, leading, and controlling the efforts of organizational members and the use of other organizational resources in order to achieve stated organizational goals."
- ***Wild*** (1971, S. 57): „Unternehmensführung kann definiert werden als die Verarbeitung von Informationen und ihre Verwendung zur zielorientierten Steuerung von Menschen und Prozessen."

Im Mittelpunkt des Buches stehen grundlegende Führungsaufgaben. Spezielle Aufgaben, die z.B. branchenbezogen oder auf die Besonderheiten einzelner betrieblicher Funktionen bezogen sind, werden soweit erforderlich angesprochen. Die Unternehmensführung vollzieht sich in einem Prozess und untergliedert sich in Funktionen, die in Kap. 1.3 ausführlich erläutert werden. Als Basis hierfür werden zunächst in Kap. 1.2 unterschiedliche Theorien der Unternehmensführung vorgestellt, die als Grundlage für das Verständnis des Führungsprozesses und der Führungsfunktionen dienen.

## Literaturempfehlungen

*Kieser, A./Walgenbach, P.:* Organisation, 4. Aufl., Stuttgart, 2003.

*Macharzina, K./Wolf, J.:* Unternehmensführung, 5. Aufl., Wiesbaden 2005.

## Management Summary

- Ein Unternehmen ist ein komplexes System aus Zielen, Mitgliedern und Aktivitäten. Es strebt die Erreichung von Zielen an, die es weitgehend autonom festlegt. Seine Mitglieder bilden ein hierarchisches soziales System, welches auf die produktive Erbringung von Leistungen im offenen Austausch mit der Unternehmensumwelt gerichtet ist.
- Führung beinhaltet alle Aufgaben und Handlungen der Planung, Steuerung und Kontrolle zur zielorientierten Gestaltung und Lenkung eines Systems.
- Unternehmensführung umfasst alle Aufgaben und Handlungen der Planung, Steuerung und Kontrolle zur zielorientierten Gestaltung, Lenkung und Entwicklung eines Unternehmens.

## 1.2 Theorien der Unternehmensführung

**Leitfragen**

- Wie lässt sich die Entstehung von Unternehmen erklären?
- Welche Theorien der Unternehmensführung sind zu unterscheiden?
- Welchen praktischen Beitrag können diese Theorien leisten?

Für die Existenz, die Führung und das Wesen von Unternehmen gibt es eine Vielzahl theoretischer Erklärungen. Diese Theorien beschreiben und erklären zentrale Zusammenhänge und können die unternehmerische Gestaltung und Problemlösung unterstützen (vgl. *Müller-Stewens/Lechner*, 2005, S. 144). Sie dienen dazu, einzelne Aspekte wie z.B. Zweck, Entstehung, laufender Betrieb, Wandel oder Funktionsweise von Unternehmen besser zu verstehen (vgl. *Kieser/Walgenbach*, 2003, S. 31). In diesem Sinne gilt: Nichts ist praktischer als eine gute Theorie! Eine allumfassende Theorie der Unternehmensführung gibt es nicht. Für solch eine komplexe Thematik sollten unterschiedliche Theorien herangezogen werden. Die Wahl der Sichtweise entscheidet dabei maßgeblich, wie Probleme gelöst werden (vgl. *Macharzina/Wolf*, 2005, S. 45).

Bei den vorgestellten Theorien handelt es sich im eigentlichen Sinne nicht um wissenschaftliche Theorien, sondern um empirisch bestätigte Erfahrungen. Frühe Theorien der Unternehmensführung basieren vor allem auf persönlichen Erlebnissen der Autoren. Auf diese Weise stellte z.B. *Fayol* 1919 aufgrund seiner Tätigkeit als Direktor einer französischen Bergbaugesellschaft eine erste Theorie der Unternehmensführung auf. Andere Erklärungsansätze beruhen auf der Übertragung von Erkenntnissen anderer Wissenschaftsdisziplinen auf betriebliche Fragestellungen. Beispiele sind die Evolutionstheorie oder die Sozialwissenschaft. Weitere Theorien entstehen durch Verallgemeinerung von Beobachtungen erfolgreicher Unternehmen, sog. Best Practices. Was aber in der Vergangenheit für ein bestimmtes Unternehmen galt oder sich in einer anderen wissenschaftlichen Disziplin bewährt hat, muss für die zukünftige Gestaltung eines Unternehmens nicht richtig sein. Daher ist **keine Theorie generell gültig** (vgl. *Kieser/Walgenbach,* 2003, S. 32f.).

Neben *Fayol* kann *Taylor* als Begründer der Führungslehre betrachtet werden. Er führte 1911 das Experiment in die Betriebswirtschaftlehre ein. Aus kontrollierten Experimenten entwickelte er sein System der „**wissenschaftlichen Betriebsführung**". Er ging davon aus, dass Arbeiter dumm und faul sind und ihr Glück durch Konsum erreichen. Demnach lassen sie sich nur durch finanzielle Anreize motivieren und müssen strengen Regeln unterworfen werden. Weitgehende Arbeitsteilung, Ersatz von Erfahrungswissen durch Expertenwissen sowie Steuerung und Kontrolle durch Arbeitsrichtlinien und Pläne steigern nach dieser Auffassung die betriebliche Effizienz. Auf Basis der Erkenntnisse des Taylorismus entwickelte *Henry Ford* das Fließband, bei dem Arbeitsteilung, Bewegungsabläufe und Arbeitsrhythmen technisch vorgegeben sind.

In der Folge entstanden eine Reihe unterschiedlicher Theorien der Unternehmensführung. Ihren Zusammenhang und ihre chronologische Entwicklung zeigt Abb. 1.2.1. Auf die in Abb. 1.2.1 weiß dargestellten Theorien wird in anderen Kapiteln des Buches näher eingegangen:

- Die **Selbstorganisationstheorie** wird im Zusammenhang mit der Gestaltung von Strukturen eines Unternehmens in Kap. 5.2.2.4 erläutert.
- Die **Entscheidungstheorie** stellt Wege zu einer rationalen Entscheidungsfindung unter bestimmten Annahmen dar. Sie bildet die Basis für eine Reihe von Führungstheorien. Ihre Grundzüge werden deshalb zusammen mit diesen Führungstheorien erklärt. Eine

spezielle Entwicklungsrichtung stellen spieltheoretische Ansätze dar, bei denen für bestimmte Handlungen (Spielzüge) Empfehlungen abgeleitet werden. Zur Abbildung, Erklärung und Gestaltung von Entscheidungsprozessen wird von einer gegebenen Zielfunktion und der Bekanntheit der möglichen Umweltzustände sowie Handlungsalternativen ausgegangen. In diesem Fall lässt sich das Entscheidungsproblem durch die Anwendung mathematischer Optimierungsverfahren lösen.

- Die **Verhaltenstheorie** stellt den Menschen und sein Verhalten in den Mittelpunkt. Dabei wird ein durch sozial- und organisationspsychologische Erkenntnisse geprägtes Menschenbild zugrunde gelegt. Der Schwerpunkt liegt auf Fragen des Personalmanagements und wird deshalb in Kap. 6.1.3.3.1 erläutert.
- Die **Kontingenztheorie** unterstellt, dass wirkungsvolle Unternehmensführung von der jeweiligen Situation abhängt und durch verschiedene Einfluss- oder Kontingenzfaktoren gekennzeichnet ist. Sie wird deshalb auch als situativer Ansatz bezeichnet. In Abhängigkeit einzelner Kontext- und Gestaltungsvariablen werden Entscheidungsempfehlungen abgeleitet. So erfordern z.B. kulturelle Unterschiede zwischen europäischen und asiatischen Ländern einen unterschiedlichen Führungsstil. Auf die Kontextabhängigkeit der Unternehmensführung wird im Kapitel 6.1.3.3.2 eingegangen.
- Die **Gestalttheorie** bzw. Interaktionstheorie baut auf der Kontingenztheorie auf und betrachtet effektive Unternehmensführung in Abhängigkeit einer Vielzahl von gemeinsam einwirkenden Einflussfaktoren. Die Entwicklung der Unternehmen ist demnach vom Zusammenspiel struktureller und verhaltensbezogener Variablen sowie von Umweltfaktoren abhängig. Aus der gleichzeitigen Analyse einer Vielzahl von Variablen werden in sich stimmige Beziehungen als Grundmuster (Archetypen) erfolgreicher Unternehmensführung abgeleitet.

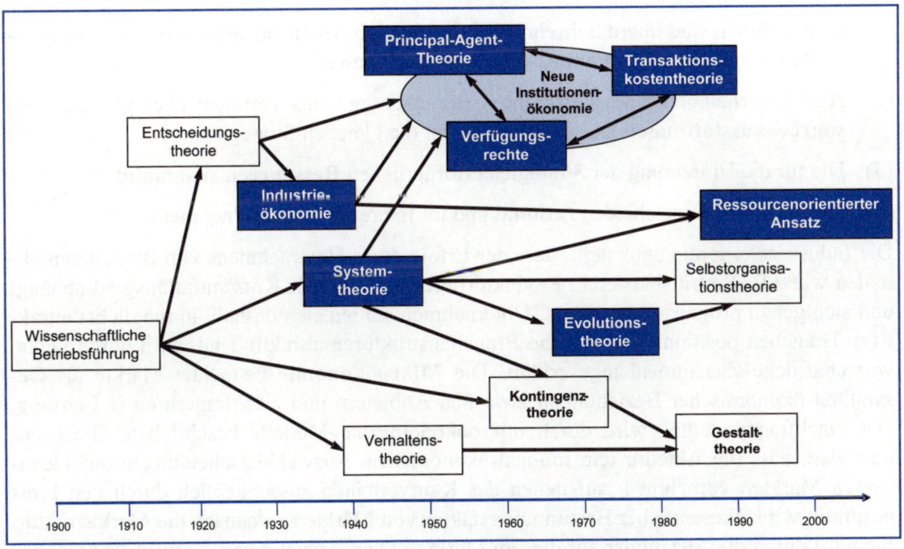


*Abb. 1.2.1: Historische Entwicklung von Theorien der Unternehmensführung (vgl. Macharzina/Wolf, 2005, S. 129)*

Die in Abb. 1.2.1 blau markierten Theorien werden nachfolgend vorgestellt:

- **Industrieökonomie** (Industrial Economics): Erklärung von Beziehungen des Unternehmens zu seiner Umwelt (vgl. Kap. 1.2.1).

- **Neue Institutionenökonomie** (New Institutional Economics): Sie befasst sich mit vertraglichen Vereinbarungen, die anstelle von Marktbeziehungen wirtschaftliche Aktivitäten regeln. Sie unterteilt sich in Transaktionskostentheorie, Principal-Agent-Theorie und die Theorie der Verfügungsrechte (vgl. Kap. 1.2.2).
- **Systemtheorie**: Unternehmen werden als Systeme vernetzter Regelkreise verstanden (vgl. Kap. 1.2.3). Die Darstellung der Unternehmensführung in diesem Buch basiert auf der Systemtheorie.
- **Evolutionstheorie**: Erklärung von Anpassungs- und Entwicklungsprozessen von Unternehmen an veränderte Umweltbedingungen (vgl. Kap. 1.2.4).
- **Ressourcenorientierter Ansatz**: Unternehmen werden als Ansammlung von Ressourcen betrachtet (vgl. Kap. 1.2.5).

## 1.2.1 Industrieökonomie

Die Industrieökonomie (Industrial Economics oder auch Neoklassik) untersucht die Leistungsfähigkeit von Branchen. Im Mittelpunkt stehen Fragen nach Größenstruktur, Anbieterkonzentration oder Wettbewerbsintensität. Auslöser für diese Forschungsrichtung waren die Bemühungen zur Erklärung der Weltwirtschaftskrise (1929-33) sowie die zunehmende Trennung von Eigentum und Verfügungsgewalt in der amerikanischen Großindustrie. Ausgangspunkt der Industrieökonomie ist das sog. **Structure-Conduct-Performance-Paradigma** von *Bain* (1993). Der Erfolg eines Unternehmens (Performance) wird dabei von zentralen Branchenmerkmalen (structure) abhängig gemacht, die das Verhalten der Unternehmen (conduct) bestimmen. Das Modell basiert auf vier **Grundannahmen** (vgl. *Müller-Stewens/Lechner,* 2005, S. 145):

(1) Unternehmen sind überdurchschnittlich erfolgreich, wenn sie sich besser an **veränderte Rahmenbedingungen anpassen** als ihre Wettbewerber.

(2) Alle Unternehmen eines bestimmten Branchensegments verfügen über **gleiche Ressourcenausstattungen** und verfolgen damit die gleichen Strategien.

(3) Die für die Umsetzung der Strategien erforderlichen **Ressourcen** sind **mobil**.

(4) Führungskräfte entscheiden **rational** und im Interesse des Unternehmens.

Die Industrieökonomie unterstellt, dass der Erfolg eines Unternehmens von Branchenmerkmalen wie z.B. Eintrittsbarrieren, Produktdifferenzierung oder Konzentrationsgrad abhängt und sich genau prognostizieren lässt. Unternehmen sollten sich deshalb in möglichst attraktiven Branchen positionieren. Welche Branchenstrukturen attraktiv sind, wird durch volkswirtschaftliche Zusammenhänge erklärt. Die **Mikroökonomie** betrachtet Märkte als Gesamtheit ökonomischer Beziehungen zwischen Anbietern und Nachfragern einer Leistung. Das Nachfrageverhalten wird durch mikroökonomische Modelle beschrieben. Diese unterstellen, dass die Akteure rein rational-ökonomische Auswahlentscheidungen auf idealisierten Märkten vornehmen, auf denen das Kaufverhalten ausschließlich durch den Preis bestimmt wird. Wesentlicher Bestimmungsfaktor von Märkten ist danach die Marktstruktur. Sie wird durch die Anzahl der auf diesem Markt aktiven Anbieter und Nachfrager beschrieben wird. Eine Übersicht über sich daraus ergebende Marktformen gibt Abb.1.2.2.

Modelle des vollkommenen Wettbewerbs gehen von idealen Märkten mit Polypolsituation aus. Die Industrieökonomie betrachtet zudem dynamische Aspekte, indem die Veränderung von **Branchenstrukturen** mit berücksichtigt wird. Diese Dynamik von Strukturen kommt z.B. in Lebenszykluskonzepten zum Ausdruck (vgl. *Müller-Stewens/Lechner,* 2005, S. 146). Die Theorie erlebte in den 1980er Jahren durch *Porter* (1980, 1985) eine Renaissance. Daraus wurde das Konzept der fünf Wettbewerbskräfte entwickelt, mit denen die Attraktivität einer Branche bestimmt und Wettbewerbsstrategien abgeleitet werden (vgl. Kap. 3.3.3). Für jede Branche gibt es potenzielle neue Mitanbieter, die allgemeine Eintrittsbedingungen erfüllen („General Conditions of Entry"). Ob sie in eine Branche eintreten, hängt von den vorhandenen **Eintrittsbarrieren** ab. Dies sind z.B. Kosten-, Betriebsgrößen- oder Erfahrungsvorsprünge bestehender Anbieter (vgl. *Buzell/Gale*, 1989, S. 132f.). Eintrittsbarrieren sind gleichzeitig zentrale Quellen für nachhaltige Wettbewerbsvorteile.

| Anbieter / Nachfrager | ein | wenige | viele |
|---|---|---|---|
| ein | Bilaterales Monopol | Beschränktes Nachfragemonopol | Nachfragemonopol (Monopson) |
| wenige | Beschränktes Angebotsmonopol | Bilaterales Oligopol | Nachfrageoligopol (Oligopson) |
| viele | Angebots-monopol | Angebots-oligopol | Polypol |

*Abb. 1.2.2: Übersicht mikroökonomischer Marktformen (vgl. Kotler et al., 2003, S. 778ff.)*

Während die klassische Industrieökonomie die Branche („Industry") betrachtet, verlagerte sich durch die Erkenntnisse und Konzepte von *Porter* der Anwendungsbereich auf das einzelne Unternehmen. Die sog. **moderne Industrieökonomie** untersucht in Abhängigkeit der Struktur und Entwicklung von Branchen die Verhaltensmöglichkeiten eines Unternehmens (vgl. *Müller-Stewens/Lechner,* 2005, S. 148). Dabei wird auch auf die **Spieltheorie** zurückgegriffen. Hier steht das Verhalten wechselseitig voneinander abhängiger Akteure im Vordergrund. Hilfreiche Erkenntnisse gewinnt die Unternehmensführung insbesondere aus dynamischen Spielen, bei denen die Spieler jeweils auf die Spielzüge der Mitspieler reagieren. Allerdings unterstellt die Spieltheorie **weitreichende Rationalität.** Die Annahme, dass die Wettbewerber ihre Handlungsweisen rational einschätzen („Common Knowledge Assumption") ist kaum realistisch. An diesem Kritikpunkt setzen die Weiterentwicklungen der neuen Institutionenökonomie an.

## 1.2.2 Neue Institutionenökonomie

Die neue Institutionenökonomie gewinnt sowohl im angloamerikanischen als auch im deutschsprachigen Raum zunehmend an Beliebtheit (vgl. *Welge/Al-Laham*, 2003, S. 43). Sie stellt eine **Weiterentwicklung der Industrieökonomie** dar und verbindet diese mit verhaltenswissenschaftlichen Entscheidungstheorien sowie Rechts-, Wirtschafts- und Organisationstheorien. Sie wurde von *Coase* (vgl. 1937, S. 386) begründet, der die Existenz von Unternehmen auf Marktversagen zurückführte.

Die **neue Institutionenökonomie** befasst sich mit vertraglichen Vereinbarungen, die anstelle idealer Marktbeziehungen den wirtschaftlichen Austausch zwischen Individuen regeln. Verträge verursachen Aushandlungs- und Überwachungskosten, denen die Kosten der Markttransaktion gegenüberstehen. Verträge können für ein Unternehmen günstiger sein, wenn Fähigkeiten, Wissen und Informationen zwischen den Teilnehmern ungleich verteilt sind. Betrachtet werden Institutionen, in denen ökonomischer Austausch betrieben wird. Beispiele sind Unternehmen, Märkte oder Rechtssysteme. Die Existenz und Veränderung von Institutionen wird durch ihre Abhängigkeit vom menschlichen Verhalten erklärt. Auf dieser Basis werden alternative Gestaltungsformen von Institutionen bewertet und verglichen (vgl. *Müller-Stewens/Lechner,* 2005, S. 149).

Die neue Institutionenökonomie stellt allerdings keine einheitliche Theorie dar, sondern besteht aus mehreren verwandten, sich gegenseitig überlappenden Teiltheorien. Gemeinsame Elemente sind folgende **Annahmen** über menschliches Verhalten (vgl. *Welge/Al-Laham*, 2003, S. 43f.; *Williamson* 1991, S. 49ff.):

- **Individuelle Nutzenmaximierung** besagt, dass Menschen als individuelle Akteure klar definierte Ziele verfolgen, die sich als Nutzenfunktion beschreiben lassen. Individuen streben danach, ihren eigenen Nutzen zu maximieren. Dieser Nutzen kann materieller oder immaterieller Art sein. Beispiele sind Einkommen, Prestige, Selbstverwirklichung oder Macht.
- **Begrenzte Rationalität** eines Akteurs entsteht dadurch, dass sowohl sein Wissen als auch seine Informationsverarbeitungskapazität begrenzt sind. Darin liegt der grundsätzliche Unterschied zur volkswirtschaftlichen Neoklassik, in der vollkommener Wettbewerb und rationale Akteure angenommen werden. Dieser Rationalitätsmythos (vgl. *Kieser/Walgenbach*, 2003, S. 46) wird beseitigt, indem der Begriff Rationalität nicht nur eine Zweck-Mittel-Beziehung beschreibt. Rationalität kann vielmehr unterschiedliche Formen annehmen.
- **Opportunistisches Verhalten** bezeichnet Handlungsweisen, bei denen ein Akteur zur Durchsetzung eigener Interessen einen potenziellen Schaden für andere Akteure wie z.B. Vertragspartner oder Vorgesetzte bewusst in Kauf nimmt.

Die neue Institutionenökonomie unterteilt sich in drei **Teiltheorien**, die sich mit unterschiedlichen Aspekten des Handelns in Institutionen beschäftigen (vgl. *Picot* et al., 2003, S. 38ff.; *Macharzina/Wolf*, 2005, S. 57ff.):

- Die **Property-Rights-Theorie** (Theorie der Verfügungsrechte) untersucht Fragen nach Verteilung, Nutzung und Übertragung von Verfügungsrechten an Ressourcen.
- Die **Transaktionskostentheorie** basiert auf der Überlegung, dass auch ein Markttausch nicht kostenlos ist (vgl. *Coase* 1937, S. 395). Sie betrachtet die Kosten für Anbahnung, Vereinbarung, Durchführung und Kontrolle von Verträgen und Beziehungen.
- Die **Principal-Agent-Theorie** (Agenturansatz) befasst sich mit Problemen, die durch unvollkommene Informationen im Rahmen von Aufgabendelegations- und Kooperationsbeziehungen entstehen.

Die neue Institutionenökonomie liefert für zahlreiche Fragestellungen der Unternehmensführung eine modelltheoretische Erklärung. Abb. 1.2.3 liefert einige Beispiele zu ihren möglichen **Anwendungsfeldern**.

| Disziplin | Exemplarische Fragestellungen und Anwendungsfelder |
|---|---|
| Organisationslehre | ▪ Frage nach der optimalen Arbeitsteilung und Integration<br>▪ Kooperationsformen |
| Finanzwirtschaft | ▪ Erklärung finanzieller Institutionen, z.B. Banken, Versicherungen<br>▪ Auswahl an Finanzierungsinstrumenten |
| Marketing | ▪ Gestaltung von Distributionskanälen<br>▪ Kontrahierungspolitik |
| Personalwirtschaft | ▪ Gestaltung von Arbeitsverhältnissen |
| Controlling | ▪ Transaktionskostenrechnung<br>▪ Internationales Controlling<br>▪ Performance Measurement |

*Abb. 1.2.3: Exemplarische Anwendungsfelder der Neuen Institutionenökonomie*

### 1.2.2.1 Grundkonzept der Teiltheorien

Im Mittelpunkt der Neuen Institutionenökonomie steht der Begriff „Institution".

**Institutionen** sind sozial sanktionierbare Vereinbarungen und Erwartungen bezüglich der Handlungs- und Verhaltensweisen eines oder mehrerer Individuen (vgl. *Picot* et al., 2003, S. 38).

Institutionen informieren jedes Individuum sowohl über dessen eigenen Handlungsspielraum, als auch über das wahrscheinliche Verhalten der anderen Teilnehmer. Damit stabilisieren sie das Verhalten und erleichtern menschliches Zusammenleben. Dies gilt insbesondere für die arbeitsteilige Leistungserstellung. Solche Institutionen sind z.B. Gesetze, Normen und Verträge, aber auch Geld oder Sprache. Ein Unternehmen besteht aus einer Vielzahl solcher Institutionen im Sinne sozialer Vereinbarungen zwischen den Handelnden.

Die neue Institutionenökonomie erklärt ökonomisch die Entwicklung von Institutionen und deren Auswirkungen auf menschliches Verhalten. Daraus werden Regeln zur effizienten Gestaltung der Institutionen abgeleitet. Grundsätzlich wird angenommen, dass Institutionen immer dann eingerichtet werden, wenn dadurch alle Beteiligten einen höheren Nutzen erzielen. Dabei lassen sich folgende **Arten von Institutionen** unterscheiden (vgl. *Picot et al.*, 2003, S. 39ff.):

- **Selbst erhaltende Institutionen** müssen nicht überwacht werden, da abweichendes Verhalten für die Akteure in der Regel nicht vorteilhaft ist. Beispiele sind die Grammatik der Sprache oder das Rechtsfahrgebot auf kontinentaleuropäischen Straßen.
- **Überwachungsbedürftige Institutionen** sind dadurch gekennzeichnet, dass es für einzelne Akteure vorteilhaft sein kann, sie nicht einzuhalten. Beispiele sind die Zahlung von Steuern oder Investitionen in den Umweltschutz. Dieser Sachverhalt lässt sich mit Hilfe des Gefangenendilemmas aus der Entscheidungstheorie erklären. Jeder Akteur versucht dabei, für sich das beste Ergebnis zu erzielen. Aus diesem Grund verhalten sich die Akteure nicht kooperativ, auch wenn es für alle Beteiligten die beste Lösung wäre. Das klassische Beispiel hierfür sind zwei Diebe, die verhaftet und anschließend getrennt voneinander verhört werden. Jeder Dieb kann die Aussage verweigern oder gestehen, d.h. seinen Mittäter verraten. Verweigern beide die Aussage, so droht ihnen maximal eine Strafe von drei Jahren. Gestehen beide, so werden beide mit je sieben Jahren bestraft. Gesteht einer der Diebe, so hat er aufgrund einer Kronzeugenregelung lediglich eine Strafe von einem Jahr zu erwarten, während sein nicht geständiger Kollege mit zehn Jahren bestraft wird. Unabhängig vom Verhalten des anderen Diebes, ist es dabei immer besser zu gestehen. Damit besteht ein Anreiz vom kollektiven Optimum abzuweichen und Abmachungen zu brechen. Folglich ist bei derartigen Institutionen vor allem der Aspekt der Sanktionierbarkeit des Verhaltens von Bedeutung.

Wichtige Institutionen zur Lösung von Koordinations- und Motivationsproblemen bei überwachungsbedürftigen Institutionen sind Normen und Verträge. Darin wird festgelegt, wie sich Vertragspartner zu verhalten haben (Koordinationsaspekt) und welche Sanktionen zu erwarten sind, wenn sie nicht vertragskonform handeln (Motivationsaspekt).

Ein **Vertrag im ökonomischen Sinn** ist eine für die Vertragspartner bindende Vereinbarung über den Austausch von Gütern oder Leistungen. Sie wird zwischen den Vertragspartnern abgeschlossen, weil sie sich davon Vorteile versprechen (vgl. *Picot* et al., 2003, S. 42).

Folgende **Vertragsarten** können unterschieden werden (vgl. *Picot et al.*, 2003, S. 42ff.):

- **Klassische Verträge** sind zeitpunktorientiert und beinhalten sämtliche zu regelnden Umstände. Die Vertragserfüllung ist objektiv feststellbar und ggf. gerichtlich einklagbar. Sie beziehen sich meist auf Standardgüter und werden für den kurzfristigen Leistungsaustausch zwischen anonymen Vertragspartnern abgeschlossen. Ein Beispiel ist der Kauf von Benzin an einer Tankstelle.
- **Neoklassische Verträge** sind zeitraumbezogen. Dabei ist es oftmals nicht möglich, alle Eventualitäten im Rahmen des Vertrags abzudecken. An die Stelle konkreter Bestimmungen können Regeln treten, die dem Vertrag mehr Flexibilität verleihen. So können z.B. bei Unstimmigkeiten neutrale Schlichter hinzugezogen werden. Beispiele sind mehrjährige Beschaffungsverträge oder zwischenbetriebliche Kooperationen.
- **Relationale Verträge** sind implizite Vereinbarungen. Sie basieren auf gemeinsamen Werthaltungen und gegenseitigem Vertrauen. Sie liegen bei Arbeitsverhältnissen oder zwischenbetrieblichen Kooperationsvereinbarungen zugrunde.

Im Verständnis der neuen Institutionenökonomie werden alle wirtschaftlichen Produktions- und Austauschprozesse durch Verträge organisiert. In diesem Sinne lässt sich ein Unternehmen als Netz dauerhaft angelegter Verträge zwischen wirtschaftlich abhängigen Individuen interpretieren. Märkte werden als Netz aus kurzfristigen Verträgen zwischen wirtschaftlich und rechtlich selbstständigen Wirtschaftseinheiten angesehen. Kooperationen beruhen auf mittel- bis langfristigen Verträgen zwischen rechtlich selbstständigen, aber wirtschaftlich abhängigen Partnern.

### 1.2.2.2 Property-Rights-Theorie

Die Theorie der Handlungs- und Verfügungsrechte an Gütern (Property Rights) betrachtet deren Wirkung auf das Verhalten von ökonomischen Akteuren (vgl. *Coase* 1960; *Welge/Al-Laham*, 2003, S. 44; *Picot* et al., 2003, S. 46).

**Property Rights** sind die mit einem Gut verbundenen Handlungs- und Verfügungsrechte, die Wirtschaftssubjekten aufgrund von Rechtsordnungen und Verträgen zustehen (vgl. *Picot* et al., 2003, S. 42).

Der Wert von Gütern hängt von ihren Rechten ab. Die Handlungs- und Verfügungsrechte einer Person an einem bestimmten Gut schränkt die Handlungsmöglichkeiten der anderen Individuen ein, die nicht über diese Rechte verfügen (vgl. *Macharzina/Wolf*, 2005, S. 56). Damit bildet die Verteilung der Rechte Anreize für das Verhalten von Individuen. Die an einem Gut bestehenden Rechte können in vier **Einzelrechte** aufgeteilt werden (vgl. *Welge/Al-Laham*, 2003, S. 44):

- **Usus**: Recht zur Nutzung eines Gutes.
- **Abusus**: Recht zur Veränderung der Form und Substanz eines Gutes.
- **Usus fructus**: Recht auf die Einbehaltung der aus einem Gut erzielten Gewinne und Pflicht zur Übernahme der aus einem Gut entstehenden Verluste.
- **Kapitalisierungsrecht**: Recht, das Gut an Dritte zu veräußern.

Ein Akteur kann all diese Rechte gemeinsam (vollständige Zuordnung) oder nur teilweise besitzen (unvollständige Zuordnung). Jedes einzelne Recht kann einem einzigen Individuum zugeordnet oder aber auf mehrere Individuen verteilt sein. **Verdünnte Property Rights** bezeichnen unvollständig zugeordnete und/oder auf mehrere Individuen verteilte Handlungs- und Verfügungsrechte (vgl. *Picot* et al., 2003, S. 46f.). In diesem Fall können positive oder negative Wirkungen von Handlungen einem Individuum u.U. nicht angelastet werden. So entstehen z.B. aus der Nutzung von Wasser durch ein Unternehmen Auswirkungen (externe Effekte) für andere Nutzer. Dies kann z.B. eine Wasserknappheit oder schlechte Wasserqualität sein. Bei verteilten Handlungs- und Verfügungsrechten haben die Handlungen eines Individuums Auswirkungen auf den Nutzen der übrigen Akteure. Ein Beispiel sind Computernetzwerke, deren Nutzen für die einzelnen Teilnehmer von der Zahl der erreichbaren Personen abhängt. Jeder zusätzliche Teilnehmer verursacht positive externe Effekte für die Netzteilnehmer, da deren Austauschmöglichkeiten steigen. Das Recht zur Nutzung (usus) und die Einbehaltung des entstandenen Gewinns (usus fructus) ist dann verdünnt und vom Handeln vieler Personen abhängig.

In einer Welt ohne Transaktionskosten wäre jede Verteilung der Handlungs- und Verfügungsrechte gleichermaßen effizient: Bei verdünnten Rechten würden die betroffenen Individuen solange miteinander verhandeln, bis alle externen Effekte einer Person zugeordnet wären (*Coase*-Theorem, 1960). In der realen Welt entstehen jedoch **Transaktionskosten** bei der Herausbildung, Zuordnung, Übertragung und Durchsetzung von Handlungs- und Verfügungsrechten. Daher ist jeweils diejenige Verteilung der Rechte effizient, welche die Summe aus Transaktionskosten und externen Effekten minimiert (vgl. *Macharzina/Wolf*, 2005, S. 56). Prinzipiell sollten Property Rights möglichst vollständig verteilt werden. Dies schafft Anreize für einen selbstverantwortlichen und effizienten Umgang mit Ressourcen. Die Property-Rights-Theorie eignet sich zur Analyse von Entscheidungen, die Handlungs- und Verfügungsrechte innerhalb eines Unternehmens verändern. Darüber hinaus gibt sie Hinweise zur Gestaltung von Organisationen und Kontrollsystemen. Damit besitzt sie eine starke Bedeutung für die Erklärung von Phänomenen der Unternehmensführung (vgl. *Picot* et al., 2003, S. 47).

#### 1.2.2.3 Principal-Agent-Theorie

Im Mittelpunkt der Principal-Agent-Theorie (Agenturansatz, Agency Theory) steht die erfolgreiche Gestaltung von **Auftraggeber-Auftragnehmer-Beziehungen** (vgl. *Picot* et al., 2003, S. 55ff.). Diese Beziehungen sind gekennzeichnet durch ungleiche („asymmetrische") Verteilung von Informationen. Ein Auftraggeber (Prinzipal) überträgt zur Realisierung seiner Interessen bestimmte Aufgaben und Entscheidungskompetenzen auf Basis eines Vertrags an einen Auftragnehmer (Agent). Dazu schließen beide einen Vertrag. Dieser enthält jedoch nicht alle zukünftig denkbaren Eventualitäten, da eine solche Vertragsgestaltung mit sehr hohen Kosten verbunden wäre. Der Agent handelt jedoch nicht immer im Interesse des Prinzipals, sondern verfolgt auch eigene Interessen. Dies kann auch zu Lasten des Auftraggebers erfolgen. Der Nutzen kann z.B. in Gehalt, Karriere, Macht, Prestige oder Freizeit liegen. Der Agent kann seine eigenen Interessen auch unter Anwendung opportunistischer Praktiken verfolgen (sog. Moral Hazard). Beispiele sind Leistungszurückhaltung, Betrug, Täuschung und Vertragsauslegung im eigenen Interesse (vgl. *Kieser/Walgenbach,* 2003, S. 50). Der Auftrageber ist sowohl über die Entscheidungsprämissen als auch über das Verhalten des Agenten nur unvollkommen informiert (vgl. *Müller-Stewens/Lechner,* 2005, S. 152). Solche Beziehungen bestehen z.B. zwischen Vorgesetztem und Untergebenem, Kunde und Lieferant, Eigentümer und Manager, Aufsichtsrat und Vorstand, Arzt und Patient, Student und Dozent. Unternehmen können folglich als Geflecht aus Principal-Agent-Beziehungen angesehen werden.

Die **Principal-Agent-Theorie** betrachtet arbeitsteilige Auftraggeber-Auftragnehmer-Beziehungen. Dabei führt ein Auftragnehmer (Agent) mit bestimmten Entscheidungskompetenzen eine Aufgabe für einen Auftraggeber (Prinzipal) aus. Auf diese Weise lassen sich institutionelle Auftragsbeziehungen beschreiben, erklären und besser gestalten.

Ein wesentliches Kriterium für eine Principal-Agent-Beziehung sind die **Agency-Kosten**. Sie setzen sich zusammen aus:

- Überwachungs- und Kontrollkosten des Prinzipals,
- Signalisierungs- und Garantiekosten des Agenten sowie
- dem verbleibenden Wohlfahrtsverlust (Residualverlust).

Der Wohlfahrtverlust kommt zustande, weil unvollkommene Informationen nutzensteigernde Maßnahmen verhindern. Die Kostenanteile verhalten sich gegenläufig. So kann z.B. der Residualverlust durch verstärkte Überwachungs- und Kontrollaufwendungen reduziert werden. Für die Abwicklung einer Leistungsbeziehung ist somit ein institutionelles Arrangement mit den geringsten Agency-Kosten vorzuziehen. Die zugrunde liegenden **Informationsasymmetrien** haben folgende Ursachen (vgl. *Picot* et al., 2003, S. 57ff.):

- **Hidden characteristics**: Der Prinzipal kann die Eigenschaften des Agenten oder dessen Leistung vor Vertragsabschluß nur eingeschränkt beurteilen. Ein klassisches Beispiel hierfür ist ein Gebrauchtwagenkauf (vgl. *Akerlof* 1970). Der potenzielle Käufer (Prinzipal) eines Gebrauchtwagens geht von einer marktdurchschnittlichen Qualität aus und leitet daraus seine maximale Preisvorstellung ab. Der Verkäufer (Agent) kennt die tatsächliche Qualität seines Wagens und wird folglich nur zum Verkauf bereit sein, wenn das Kaufangebot des Prinzipals darüber liegt. Derartige Probleme treten auch bei der Einstellung neuer Mitarbeiter oder bei Kreditverhandlungen auf. Ein Lösungsansatz ist der Abbau von Informationsasymmetrien zwischen Prinzipal und Agent. Hierfür sind folgende Maßnahmen denkbar:
  - **Signaling**: Der Agent kann dem Prinzipal seine Leistungsfähigkeit z.B. durch Arbeits- und Ausbildungszeugnisse oder Gütesiegel signalisieren.
  - **Screening**: Der Prinzipal kann sich zusätzliche Informationen über den Agenten verschaffen. Beispiele sind Einstellungstests oder Anfragen bei Kreditauskunfteien.
  - **Self-selection**: Der Prinzipal bietet dem Agenten unterschiedliche Verträge an. Die Wahl des Agenten liefert Hinweise über dessen verborgene Eigenschaften. So können z.B. bei Versicherungsverträgen Selbstbeteiligungen in unterschiedlicher Höhe angeboten werden. Die Auswahl des Vertrags liefert dann dem Versicherungsunternehmen Informationen über die Risikoeinschätzung des Kunden.
- **Hidden action**: Dieses Phänomen tritt nach Abschluss eines Vertrages auf. Dem Prinzipal sind ausschließlich die Ergebnisse der Handlungen des Agenten bekannt, aber nicht die hierzu durchgeführten Maßnahmen. Dies kann der Fall sein, wenn er das Verhalten des Agenten nicht beobachten kann oder ihm das Wissen fehlt, um dessen Verhalten zu beurteilen. So kann z.B. ein Aufsichtsrat (Prinzipal) nicht beurteilen, ob die gewählte Strategie des Vorstandes (Agent) im Interesse der Eigentümer war, wenn er die verfügbaren Alternativen nicht kennt. Daraus resultiert die Gefahr des Moral hazard. Das bedeutet, dass der Agent seine Handlungsspielräume opportunistisch ausnützt und gegen die Interessen des Prinzipals handelt. Zur Eingrenzung von Moral hazard gibt es zwei Möglichkeiten:
  - **Überwachung** des Agenten zum Abbau der Informationsasymmetrie z.B. durch Berichtssysteme und Kontrollinstanzen.
  - **Anreizsysteme** zur Angleichung der Interessen von Prinzipal und Agent. Dies kann z.B. durch erfolgsabhängige Entlohnung erfolgen.
- **Hidden intention**: Hat der Prinzipal nicht mehr rückgängig zu machende (irreversible) Vorleistungen erbracht, dann ist er nach Vertragsabschluss vom Agenten abhängig. Beispielweise kann ein Lieferant für sein Angebot mit spezifischen Entwicklungsleistungen

oder Anlagen in Vorleistung treten. Zur Lösung dieses Problems bietet sich ein Interessenausgleich durch Beteiligung des Agenten an der Investition an. Dies kann z.B. ein langfristiger Liefervertrag mit Kapitalverflechtung sein.

| | Hidden characteristics | Hidden action | Hidden intention |
|---|---|---|---|
| **Informations-problem des Prinzipals** | Leistungsqualität des Vertrags-partners unbekannt | Anstrengung des Ver-tragspartners nicht beo-bachtbar bzw. beurteilbar | Absichten des Vertragspartners unbekannt |
| **Problem-ursache** | Verborgene Eigen-schaften | Überwachungsmöglich-keiten und -kosten | Ressourcen-abhängigkeit |
| **Zeitpunkt des Auftretens** | Vor Vertragsabschluss | Nach Vertragsabschluss | Nach Vertragsabschluss |
| **Lösungsansätze** | Signaling, Screening, Self-Selection | Überwachung, Anreizsysteme | Interessens-angleichung |

*Abb. 1.2.4: Informationsasymmetrien (vgl. Picot et al., 2003, S. 60)*

In der Unternehmenspraxis treten die genannten Informationsasymmetrien oft gemeinsam auf, so dass eine effiziente Lösung des Principal-Agent-Problems eine Kombination der Lösungsansätze erfordert. Wichtige **Anwendungsgebiete** in der Unternehmensführung liegen in der Gestaltung von Anreiz- und Informationssystemen (vgl *Picot* et al., 2003, S. 59; *Kieser/Walgenbach*, 2003, S. 51f.). Die abgeleiteten Gestaltungsempfehlungen sind leicht verständlich. Ihre Anwendung in der Unternehmenspraxis ist aufgrund der zugrunde liegenden Annahmen jedoch schwierig. So lassen sich z.B. die Agency-Kosten nicht verlässlich messen und die Handlungsmöglichkeiten sowie die dabei auftretenden Probleme nur eingeschränkt beurteilen.

### 1.2.2.4 Transaktionskostentheorie

Die Transaktionskostentheorie geht auf *Coase* (1937) und *Williamson* (1975, 1987) zurück und bildet den Kern der Neuen Institutionenökonomie (vgl. *Müller-Stewens/Lechner,* 2005, S. 149). Im Mittelpunkt steht die Effizienz, während in der Industrieökonomie (vgl. Kap. 1.2.1) die Marktmacht das bestimmende Thema ist. Ausgangspunkt ist die Überlegung, dass der **Preismechanismus des Marktes auch Kosten verursacht** (vgl. *Coase,* 1937, S. 390). Die in der Neoklassik geltende Annahme kostenloser Transaktionen auf einem vollkommenen Markt wird damit aufgegeben. Den Rahmen für die Abwicklung von Transaktionen bilden Institutionen. *Williamson* spricht relativ unpräzise von einer Transaktion, wenn „ein Gut oder eine Leistung über eine technisch trennbare Schnittstelle hinweg" (*Williamson,* 1990, S. 1) übertragen wird.

! Eine **Transaktion** ist die Übertragung von Verfügungsrechten (Property Rights) im Rahmen eines Leistungsaustausches.

Die Transaktionskostentheorie beschäftigt sich mit der Frage, warum Firmen existieren und nicht alle Transaktionen über den Markt abgewickelt werden. Erklärt wird die Entstehung und Entwicklung industrieller Ordnungsmuster. Darauf aufbauend werden Regeln zur Koordination wirtschaftlicher Aktivitäten auf einzel-, branchen- und gesamtwirtschaftlicher Ebene abgeleitet. Die Koordination eines Leistungsaustausches durch Märkte ist vorteilhaft, wenn sie mit geringeren Kosten verbunden ist als die Koordination durch Unternehmen. Ziel ist die Erhöhung der Effizienz des Leistungsaustausches. Das bedeutet, dass die Transaktionskosten zwischen den Partnern möglichst gering sein sollen.

**Transaktionskosten** umfassen alle Kosten, die bei der Übertragung von Verfügungsrechten auf Märkten entstehen.

Transaktionskosten sind Kosten der Information und Kommunikation zur

- **Anbahnung** wie z.B. Recherche, Reisen oder Beratung,
- **Vereinbarung** wie z.B. Verhandlungen oder Rechtsabteilung,
- **Abwicklung** wie z.B. Prozesssteuerung,
- **Kontrolle** wie z.B. Qualitäts- und Terminüberwachung sowie
- **Anpassung** wie z.B. nachträgliche Änderungen (vgl. *Welge/Al-Laham*, 2003, S. 44).

Diese Kosten unterscheiden sich je nach Aufgabe und Form der Institution wie z.B. Rechtsform oder Kultur. Daher ist für jeden Aufgabentyp die passende Koordinationsform zu finden (vgl. *Müller-Stewens/Lechner,* 2005, S. 149). Transaktionskosten treten auf, weil die Akteure verschiedene Interessen verfolgen und auch über verschiedene Kenntnisse und Informationen (asymmetrische Information) verfügen. Dies erfordert mit Aufwand verbundene Information und Kommunikation. Akteure sind nicht ausschließlich rational, sondern handeln auch im eigenen Interesse (bounded rationality). Daher ist eine effiziente Koordination durch den Markt nicht mehr gewährleistet, d.h. der Markt versagt. **Verträge** können nur unvollständig sein, da nicht alles im Voraus geregelt werden kann. Für jede Transaktion soll eine geeignete Ausprägung zwischen **Markt und Unternehmen** (Hierarchie) gefunden werden, bei der die Transaktionskosten minimal sind. Die Höhe der Transaktionskosten wird durch folgende **Transaktionsmerkmale** bestimmt (vgl. *Picot* et al., 2003, S. 51ff.; *Kieser/Walgenbach,* 2003, S. 52ff.):

- **Spezifität**: Der Spezifitätsgrad bezeichnet den entstehenden Wertverlust, wenn die für die Transaktion erforderlichen Ressourcen nicht wie geplant verwendet werden können. Unspezifische Ressourcen wie z.B. Büromaterial können ohne Einschränkung auch für andere Zwecke genutzt werden. Spezifische Ressourcen wie z.B. eine Spezialmaschine erfordern dagegen eine mit Kosten verbundene Umrüstung oder sind nicht für andere Zwecke einsetzbar. Dabei lassen sich folgende **Arten von Spezifität** unterscheiden.
  - **Standortspezifität** (site specifity): Ortsgebundene Anlagen.
  - **Spezifität des Sachkapitals** (physical asset specifity): Spezifische Maschinen und Technologien.
  - **Spezifität des Humankapitals** (human asset specifity): Spezifische Mitarbeiterqualifikationen.
  - **Zweckgebundene Sachwerte** (dedicated assets): Beim Wegfall der Transaktion sind die Sachwerte nicht anderweitig verwendbar.

  Die aus der Spezifität entstehende Abhängigkeit kann von einem der Akteure opportunistisch ausgenutzt werden. Ein Lieferant kann z.B. von einem Großkunden zur Senkung der Bezugspreise gezwungen werden, wenn die vorhandenen Kapazitäten sich nicht mit anderen Kunden auslasten lassen. Spezifität wird also dann problematisch, wenn die Akteure ihren eigenen Nutzen ggf. auch auf Kosten des Vertragspartners maximieren. Daher empfiehlt es sich, spezifische Transaktionen nicht über kurzfristige Marktbeziehungen abzuwickeln, sondern stärker hierarchisch zu gestalten. Für den Austausch standardisierter Leistungen bzw. bei geringer Spezifität eignet sich dagegen die Koordination über den Markt.

- **Veränderlichkeit der Vertragsbeziehung**: Die Anpassungsmöglichkeiten unvollständiger Verträge an veränderte Bedingungen bestimmen ebenfalls die Transaktionskosten und damit die geeignete Koordinationsform. Unsichere Umweltbedingungen drücken sich in Anzahl und Ausmaß nicht vorhersehbarer Aufgabenänderungen aus. In einer unsicheren Umwelt wird die Vertragserfüllung durch häufige Wechsel von Terminen, Preisen, Konditionen und Mengen erschwert. Dies erfordert Vertragsmodifikationen und verursacht daher Transaktionskosten. Der Markt ist für Transaktionen geeignet, bei denen erforderliche Informationen verfügbar sind und Änderungen sich in den Preisen widerspiegeln. Besteht zwischen den Vertragspartnern jedoch eine Abhängigkeit, dann besteht die Gefahr, dass dies der stärkere Verhandlungspartner zu seinem Vorteil ausnutzt. Passiert dies häufig, so ist die hierarchische Koordinationsform vorteilhafter.

- **Transaktionshäufigkeit**: Je öfter eine Transaktion durchgeführt wird, umso vorteilhafter sind hierarchische Unternehmensstrukturen. Häufig wiederkehrende Transaktionen ermöglichen den Aufbau spezifischer Kapazitäten und den Abschluss langfristiger Kooperationsvereinbarungen. Nur sporadisch auftretende Austauschbeziehungen sollten dagegen über den Markt abgewickelt werden.

Die **zentrale These** der Transaktionskostentheorie besagt, dass eine Transaktion umso effizienter ist, je besser die vertragliche Vereinbarung ihren Anforderungen entspricht (vgl. *Kieser/Walgenbach,* 2003, S. 55). Zwischen den beiden Koordinationsformen Markt und Hierarchie gibt es eine Reihe an Mischformen, die sowohl Elemente marktlicher als auch hierarchischer Koordination enthalten. Beispiele sind Unternehmenskooperationen oder Joint Ventures (vgl. Kap. 5.3). Die Vorteilhaftigkeit jeder dieser Koordinationsformen hängt vom Zusammenspiel der Einflussgrößen auf die Transaktionskosten ab (vgl. *Picot* et al., 2003, S. 53). Hierarchien (Unternehmen) haben unabhängig vom Spezifitätsgrad die höchsten fixen Transaktionskosten, stellen jedoch eine Vielzahl von Anreiz- und Kontrollmechanismen für spezifische Transaktionen bereit. Bei Markttransaktionen entstehen geringe Fixkosten, jedoch sind die variablen Transaktionskosten durch zusätzliche Spezifität relativ hoch. Anhand der beiden Kriterien Spezifität und Häufigkeit zeigt Abb. 1.2.5 die effizienteste Koordinationsform und daraus resultierende Empfehlungen.

| | | Spezifität der Leistung | | |
|---|---|---|---|---|
| | | gering | mittel | hoch |
| Transaktionshäufigkeit | niedrig | Markt | Koordination durch externe Dritte | |
| | hoch | | Kooperation (zweiseitige Koordination) | Hierarchie (einheitliche Koordination) |

*Abb. 1.2.5: Nach der Transaktionskostentheorie effiziente Koordinationsformen (vgl. Müller-Stewens/Lechner, 2005, S. 151)*

**Anwendungsgebiete** der Transaktionskostentheorie (vgl. *Müller-Stewens/Lechner,* 2005, S. 149) sind die Erklärung des Entstehens und Nutzens von Unternehmen (vgl. *Coase* 1937) und Kooperationen (vgl. Kap. 5.3), der Aufbauorganisation (vgl. Kap. 5.1), der Corporate Governance (vgl. Kap. 2.5) und der Strategie (vgl. *Williamson* 1991, S. 75). Darüber hinaus lassen sich auch Trends in der Unternehmenspraxis begründen und dafür Gestaltungsempfehlungen ableiten. Beispiele sind die wachsende Auslagerung von Aktivitäten (Outsourcing) oder die unternehmensübergreifende Zusammenarbeit.

**Kritisiert** wird an der Transaktionskostentheorie die Annahme des opportunistischen Handels der Akteure und die Ausrichtung auf die Effizienz des Leistungsaustausches (vgl. *Kieser/Walgenbach,* 2003, S. 56). Neben der Effizienz spielt auch die Machtverteilung zwischen den Transaktionspartnern eine Rolle. Darüber hinaus ist die Messung der Transaktionskosten schwierig (vgl. *Macharzina/Wolf, 2005*, S. 62).

### 1.2.3 Systemtheorie

Ein **System** ist eine geordnete Gesamtheit von Elementen, zwischen denen Beziehungen bestehen (vgl. *Ulrich*, 2001, S. 105). Es lässt sich in Teilsysteme aufteilen, die als Subsysteme bezeichnet werden. Das System kann selbst Teil eines übergeordneten Systems sein, das die Systemumwelt bildet. Beispielsweise unterteilt sich ein Unternehmen in Geschäftsbereiche (= Subsysteme) und ist Bestandteil einer Branche (= Systemumwelt). Die Systemelemente bilden die kleinsten Bestandteile des Systems. Eine weitere Unterteilung der Elemente ist nicht sinnvoll bzw. möglich. Bei Unternehmen sind dies z.B. die Mitarbeiter. Als Beziehungen werden die Verknüpfungen zwischen den Elementen bezeichnet. Die Systemgrenze bildet die Trennlinie zwischen den Systemelementen und ihrer Umwelt. Verfügt ein System auch über Verbindungen zu seiner Umwelt, so wird es als offenes System bezeichnet. Wie die Systemabgrenzung vorgenommen wird, ist vor allem vom Zweck der Betrachtung abhängig. Ein wesentliches Merkmal eines Systems ist, dass die Systemelemente einen gemeinsamen Zweck verfolgen. Abb. 1.2.6 veranschaulicht die Bestandteile eines Systems.

Ein **System** besteht aus Elementen, die miteinander in Beziehung stehen und einen gemeinsamen Zweck verfolgen (vgl. *Forrester*, 1971, S. 13ff.).

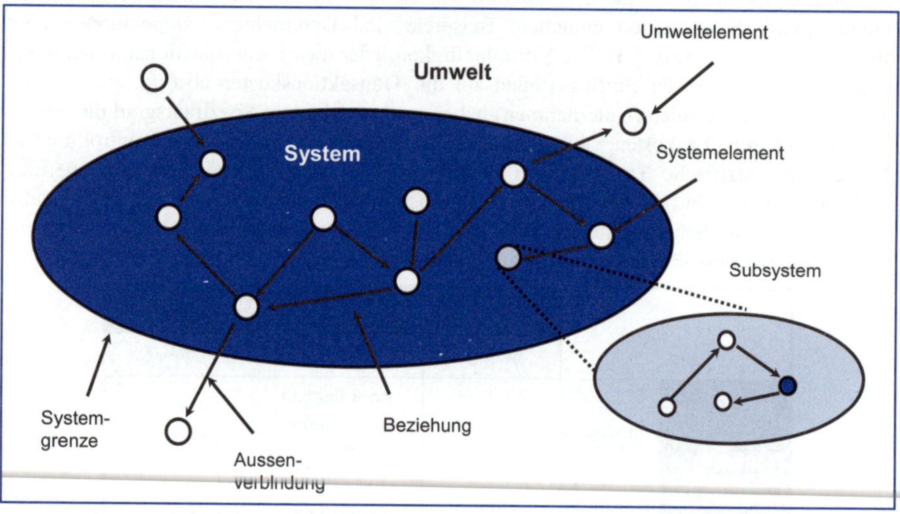


*Abb. 1.2.6: Bestandteile eines Systems*

Die **Systemtheorie** beschäftigt sich mit Fragen nach gemeinsamen Eigenschaften, dem Verhalten und der Entwicklung von Systemen (vgl. *Ulrich/Probst*, 2001, S. 19).

Zur Beantwortung dieser Fragen müssen die Elemente und deren Zusammenhänge bekannt sein. Um ein System zu verstehen, können zwei **Perspektiven** eingenommen werden:

- **Atomistische Sichtweise**: Das Verhalten eines Systems erklärt sich aus seinen Elementen. Hierfür wird ein System in seine Elemente zerlegt und diese näher betrachtet. Im System „Fußballmannschaft" werden demnach die Fähigkeiten und Qualitäten der Einzelspieler untersucht.
- **Holistische Sichtweise**: Ein System ist nicht nur die Summe seiner Teile. Um die Elemente zu einem leistungsfähigen System zu formen, muss auf die Zusammenhänge zwischen den Elementen geachtet werden. Deshalb ist eine Gruppe guter Fußballspieler noch keine gute Mannschaft. Es kommt vielmehr darauf an, wie die Spieler miteinander harmonieren.

Um die Wirkung und das Verhalten eines Systems zu verstehen, müssen beide Perspektiven eingenommen werden. Eine integrative Betrachtung berücksichtigt das Wechselspiel zwischen Teil und Gesamtheit. Dabei werden mehrere Systemebenen mit unterschiedlichem Differenzierungsgrad betrachtet. Dies wird als **ganzheitliche Betrachtung** bezeichnet (vgl. *Bleicher,* 2004, S. 52).

| Holistische Sichtweise | Atomistische Sichtweise |
|---|---|
| Betrachtung als Gesamtsystem | Betrachtung der Teile |
| Analyse der Zusammenhänge | Analyse der Einzelteile |
| Integration der Systemelemente | Differenzierung der Systemelemente |

*Abb. 2.4.7: Holistische und atomistische Sichtweise*

Für das Verhalten eines Systems sind kausale Zusammenhänge von zentraler Bedeutung. **Kausalität** bezeichnet eine unveränderliche Beziehung zwischen zwei oder mehreren Elementen und wird auch als Ursache-Wirkungs-Prinzip bezeichnet. Nach den Regeln der Beweisführung (vgl. *Mill,* 1843) wird etwas als Ursache bezeichnet, wenn diese immer im Zusammenhang mit der Wirkung auftritt und ihre Veränderung zu einer Veränderung der Wirkung führt. **Einfache Ursache-Wirkungs-Ketten** unterstellen, dass Maßnahmen mit Sicherheit zu einem bestimmten Ergebnis führen. Dies gilt jedoch nur unter bestimmten Voraussetzungen. So kann ein technisches System unter gleichen Rahmenbedingungen durchaus immer das gleiche Ergebnis hervorbringen. In Systemen, die sich verändern und deren Wirkungsmechanismen mehrdeutig sind, lässt sich aber die Wirkung eines Eingriffs nicht mit Sicherheit vorhersagen (vgl. *Ulrich/Probst,* 2001, S. 60). Für Systeme wie z.B. Unternehmen, in denen Menschen handeln und die aufgrund des intensiven Austauschs mit der Systemumwelt ständigen Veränderungen unterliegen, sind lineare Kausalketten nicht sinnvoll (vgl. *Ulrich,* 2001, S. 52). Kreisförmige Vorstellungen bilden die vernetzte Struktur sozialer Systeme besser ab (vgl. *Bleicher,* 2004, S. 54).

Ursache-Wirkungs-Zusammenhänge in Form von Kreisläufen werden durch sog. kybernetische Wirkungsmechanismen erklärt. Die **Kybernetik** ist schon mehrere tausend Jahre alt. Bereits *Plato* und andere Philosophen aus seiner Schule entwickelten sie als Kunst des Steuerns und Regelns (vgl. *Pauly,* 1990, S. 68). Der Überbegriff hierfür ist die **Lenkung,** worunter die Ausrichtung der Systemelemente auf ein gemeinsames Ziel verstanden wird.

! Bei der **Steuerung** gehen in ein System verschiedene Faktoren (Input) ein und es erzeugt als Ergebnis einen sog. Output. Damit dieses System auf ein Ziel hin ausgerichtet wird, erfasst die Steuerung mögliche Störgrößen, welche auf das System einwirken können. Wird eine Störung festgestellt, so wirkt die Steuerung auf das System durch Stellgrößen korrigierend ein.

Beispiel hierfür ist ein Wasserbehälter, der auf einem bestimmten Füllniveau (Sollgröße) gehalten werden soll. Dafür muss sowohl der Wasserabfluss (Output) als auch der Zufluss (Input) bekannt sein. Dann kann über einen Wasserhahn als Stellgröße die Wasserzufuhr so eingestellt werden, dass der Sollwert erreicht wird. Tritt eine Störung wie z.B. eine Verringerung des Wasserdrucks auf, so kann diese durch stärkeres Aufdrehen des Wasserhahns beseitigt werden. Die Steuerung vergleicht somit im Vorfeld Informationen über bekannte Störgrößen mit den verfolgten Zielen und greift gegebenenfalls ein. Dies wird als Vorkopplung bzw. feed-forward bezeichnet. Abb. 1.2.9 veranschaulicht das Steuerungsprinzip. Bei isolierter Steuerung wird allerdings der Outputs nicht kontrolliert. Funktioniert das System nicht in der unterstellten Weise, dann wird der dadurch verursachte fehlerhafte Output nicht bemerkt. Die ist z.B. der Fall, wenn der Wasserbehälter undicht ist und dies keine überwachte Störungsgröße ist.

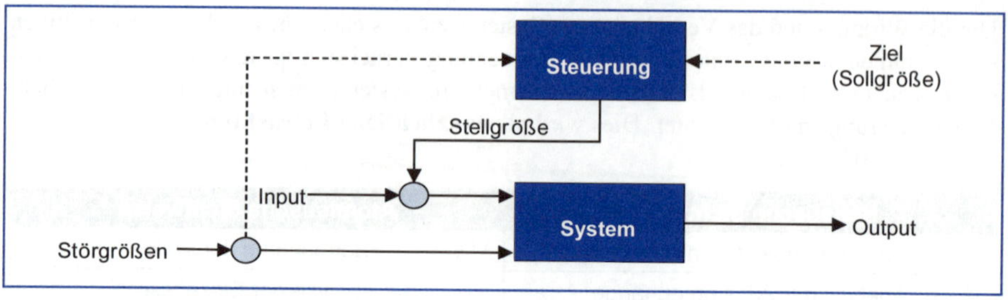


*Abb. 1.2.9: Steuerungsprinzip*

Die **Regelung** unterscheidet sich von der Steuerung dadurch, dass der Output des Systems überwacht wird. Die Information wird erst nach Durchlauf des Systems erhoben, weshalb hier von Rückkopplung bzw. feed-back gesprochen wird. Der Regler vergleicht, ob das Systemergebnis mit den Zielvorstellungen übereinstimmt und greift bei Abweichungen ein.

Im Beispiel des Wasserbehälters könnte die Füllhöhe durch einen Schwimmer angezeigt werden. Ist die gewünschte Füllhöhe erreicht, so wird der Zufluss durch den Regler gestoppt. Sinkt der Schwimmer unter den Sollwert, so wird der Zufluss erhöht. Abb. 1.2.10 veranschaulicht dieses Regelungsprinzip. Da bei der Regelung lediglich das aufgrund vergangener Handlungen erzielte Systemergebnis festgestellt wird, kann sie auf Störgrößen nur mit einer mehr oder weniger hohen Zeitverzögerung reagieren.

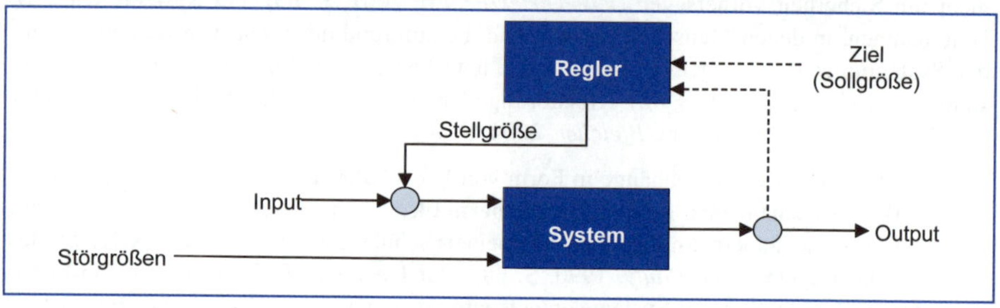


*Abb. 1.2.10: Regelungsprinzip*

Die isolierte Anwendung der beiden Prinzipien ist somit nicht zufrieden stellend. Aus diesem Grund sind beide miteinander zu kombinieren.

**Lenkung** richtet Systemelemente auf ein gemeinsames Ziel aus. Durch Kombination von Steuerung und Regelung werden sowohl einwirkende Störungen im Vorfeld berücksichtigt als auch das Ergebnis des Systems kontrolliert.

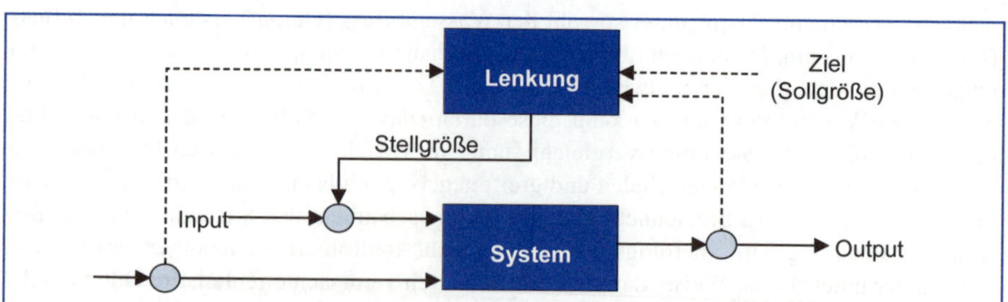


*Abb. 1.2.11: Lenkung als Kombination aus Regelung und Steuerung*

Die Lenkung beeinflusst das Verhalten eines Systems und ist für sein Funktionieren erforderlich. Sind die kausalen Systemzusammenhänge bekannt, so lässt sich das zukünftige Verhalten des Systems vorhersagen. Werden Kausalbeziehungen zusammengefügt sowie Steuerungs- und Regelungsregelkreise kombiniert, so entstehen **integrierte Systeme**. Ihr Verhalten wird durch seine Strukturen geprägt (vgl. *Bleicher,* 2004, S. 53). Wirken Elemente über Ursache-Wirkungszusammenhänge aufeinander ein, dann entstehen in integrierten Systemen Rückkopplungen. Dies kann graphisch in Form von Kausaldiagrammen dargestellt werden.

Das Beispiel in Abb. 1.2.12 zeigt kausale Strukturen des betrachteten Systems. Dabei werden nach ihren Effekten folgende **Wirkungsbeziehungen** unterschieden:

- **Positive bzw. gleich gerichtete Beziehungen** bewirken gleichgerichtete Veränderungen von Ursache und Wirkung. Beispielsweise führt eine Zunahme des Auftragsbestandes bei ausgelasteten Kapazitäten zu einer Erhöhung der Lieferzeit.
- **Negative bzw. entgegen gerichtete Beziehungen** bewirken eine Veränderung der beeinflussten Variable in die entgegen gesetzte Richtung. Beispielsweise führt die Erhöhung der Lieferzeit in der Folge zu einer Abnahme des Auftragseingangs.

Aus der Verkettung mehrer Ursache-Wirkungszusammenhänge ergibt sich im Beispiel der Abb. 1.2.12 eine Kausalschleife. Ihre Wirkungsrichtung folgt aus der Multiplikation der Vorzeichen (Polaritäten). Im Beispiel bewirkt ein höherer Auftragsbestand höhere Lieferzeiten (positive Beziehung), eine höhere Lieferzeit reduziert jedoch den Auftragseingang (negative Beziehung). Dieser beeinflusst wiederum den Auftragsbestand positiv. Insgesamt ergibt sich aus der Multiplikation der Vorzeichen eine **negative Rückkopplung.** Sie ist stabilisierend, da sie zu einer Annäherung an einen Zielwert führt. Negative Rückkopplungsschleifen streben danach, den Abstand zwischen Ist- und Sollzustand eines Systems laufend zu verringern.

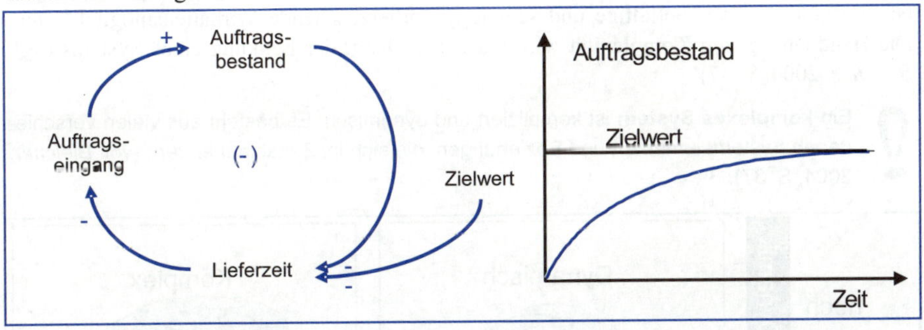


*Abb. 1.2.12: Kausal- und Verhaltensdiagramm einer negativen Rückkopplungsschleife*

Regelkreise mit positiver Polarität entfernen das betrachtete System dagegen immer weiter von seinem Anfangszustand (vgl. Abb. 1.2.13). Dieser Grundtyp wird wegen seiner destabilisierenden Wirkung auch als **selbst verstärkender Regelkreis** bezeichnet. Er führt zu exponentiellen Wachstums- oder Schrumpfungsprozessen.

Das Verhalten ist somit aus der Struktur des Systems erklärbar. Strukturen eines Systems bestehen aus zusammengesetzten Regelkreisen. Häufige Anordnungen von Regelkreisen werden als sog. **archetypische Strukturen** bezeichnet. Ihnen können typische Verhaltensweisen zugeordnet werden (vgl. *Senge*, 1990, S. 378 ff.).

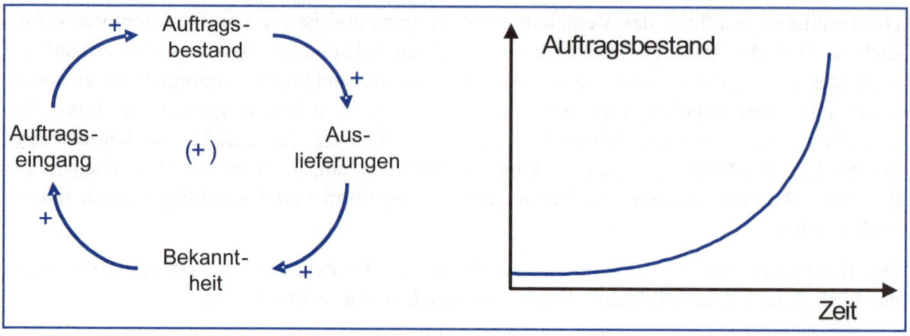


Abb. 1.2.13: Kausaldiagramm

Neben den beiden Grundmustern exponentielles Wachstum bzw. Schrumpfung und Gleichgewichtssuche können einige komplexere Grundmuster in ihrer Struktur und ihrem Verhalten erklärt werden. So ist z.B. das S-kurvenförmige Verhalten eines Marktlebenszyklus (vgl. Kap. 3.3.4) eine Kombination aus einer negativen und einer positiven Rückkopplungsschleife. Werden viele Regelkreise miteinander verknüpft, so kann das Verhalten nur noch mit Hilfe von Simulationsmodellen vorhergesagt werden (vgl. *Forrester,* 1971). Ursache ist z.B. der unterschiedlich starke Einfluss einzelner Kausalschleifen auf das Gesamtverhalten eines Systems oder Zeitverzögerungen, die für unterschiedlich schnelle Wirkungen sorgen.

Hat ein System eine große Anzahl verschiedenartiger Systemelemente und Beziehungen, so wird es als **kompliziert** bezeichnet. Verändern sich diese Systemelemente und Beziehungen mit der Zeit, dann handelt sich um ein **dynamisches** System. Treffen beide Eigenschaften zu, dann wird von einem **komplexen** System gesprochen (vgl. *Ulrich/Probst,* 2001, S. 59ff.). Abb. 1.2.14 veranschaulicht dies. Komplexe Systeme verfügen aufgrund der großen Variabilität über vielfältige und schwierig vorherzusehende Verhaltensmöglichkeiten. Die Handhabung von Komplexität wird daher zum Kern der Lenkung eines Systems (vgl. *Bleicher*, 2004, S. 37)

Ein **komplexes System** ist kompliziert und dynamisch. Es besteht aus vielen verschiedenen Systemelementen und Beziehungen, die sich im Zeitablauf ändern (vgl. *Bleicher*, 2004, S. 37).

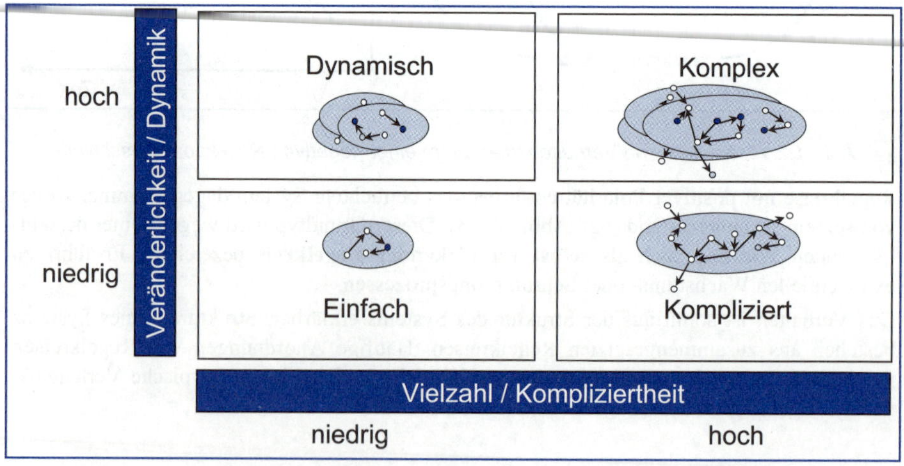


Abb. 1.2.14: Komplexitätsdimensionen (in Anlehnung an Ulrich/Probst, 2001, S. 61)

Die Systemtheorie trifft Aussagen über Systeme jeder Art. Nach den Merkmalen von Systemen können verschiedene **Systemarten** unterschieden werden (vgl. *Zahn/Dillerup*, 1995, S. 39ff.; *Ackhoff*, 1994, S. 175 ff.):

- **Mechanistische Systeme** haben keine eigenen Ziele und funktionieren nach dem Willen des Systembenutzers wie eine Maschine. Wird ein Unternehmen so verstanden, so würde es lediglich den Interessen seiner Eigentümer dienen. Ein solches System ist rational planbar, sofern seine Einzelteile und deren Zusammenwirken vollständig verstanden werden (vgl. *Malik*, 1999, S. 63). Auf dieser Sichtweise basiert das Scientific Management nach *Taylor*.
- **Organismische Systeme** verfolgen selbst mindestens ein Ziel, z.B. Wachstum oder Überleben. Die Übertragung dieses Systemverständnisses auf Unternehmen ist weit verbreitet und spiegelt sich auch in sprachlichen Analogien wieder. So ist z.B. der englische Begriff „Corporation" vom lateinischen Wort „Corpus" abgeleitet. In der Vorstellung des Unternehmens als Organismus wird nicht mehr von der einfachen Austauschbarkeit der Ressourcen ausgegangen. Damit steigt der Wert der Mitarbeiter, die als schwierig zu ersetzende Teile eines Unternehmens im Sinne von Organen betrachtet werden (vgl. *Ackhoff*, 1994, S. 177f.). Natürliche Organismen wie auch Unternehmen unterliegen der Evolution als einer Anpassung an ihre Umwelt. Dadurch soll ihre Überlebensfähigkeit erhalten werden.
- **Soziale Systeme** bestehen aus Individuen, die zu eigenen und gemeinsamen Zwecken zusammenarbeiten und vielfältige Austauschbeziehungen mit ihrer Umwelt unterhalten. Das Unternehmen als soziales System zeichnet sich dadurch aus, dass sowohl das System als auch seine Elemente eigene Ziele verfolgen. Es ist Teil eines übergeordneten Systems. Das Unternehmen steht im Zusammenhang mit anderen Systemen wie z.B. Kunden, Lieferanten und Konkurrenten.

Aus der Anwendung der Systemtheorie auf die Betriebswirtschaftslehre ist die sog. **systemorientierte Managementlehre** entstanden. Pioniere waren *Beer* (1970), *Ulrich* (2001) und *Bertalanffy* (1973). Darin werden Unternehmen mittels systemtheoretischer Methoden ganzheitlich beschrieben, erklärt und gestaltet (vgl. *Zahn/Schmid*, 1996, S. 28).

! Ein **Unternehmen** ist ein **komplexes, sozio-technisches System**. Es besteht aus einer Vielzahl verschiedenartiger Elemente. Seine Elemente und deren Beziehungen ändern sich dabei laufend. Das Unternehmen beinhaltet technische Elemente und Menschen, welche auch Eigeninteressen verfolgen

Die Unternehmensführung ist ein Subsystem des Unternehmens, dessen Aufgabe die Koordination innerhalb des Systems sowie zwischen dem System und seiner Umwelt ist. Der **systemtheoretische Ansatz** analysiert und erklärt Unternehmen als Systeme mit dem Ziel der Komplexitätsbeherrschung (vgl. *Ulrich,* 2001, S. 105). Sie basiert auf Regelkreisen zur Lenkung des Unternehmens. Dabei werden Sollvorgaben mit Istwerten verglichen, um bei Bedarf entweder Korrekturentscheidungen zur Maßnahmenänderung oder Anpassungsentscheidungen zur Zieländerung einleiten zu können. Damit Unternehmen ihren Systemzweck dauerhaft erfüllen können, kommt der Unternehmensführung neben der Lenkung auch die Gestaltung des zweckorientierten Systems Unternehmen zu (vgl. *Ulrich*, 2001, S. 182).

In der deutschsprachigen Betriebswirtschaftslehre wurde das Systemdenken stark von *Ulrich* (2001) geprägt. Er begründete mit dem Systemansatz eine umfassende Konzeption für die Unternehmensführung, die z.B. zum *St.-Galler-Management-Modell* weiterentwickelt wurde (vgl. *Bleicher,* 2004). Die Systemtheorie ist heute ein weit verbreitetes Grundverständnis von Unternehmen und findet breite Anwendung in verschiedenen betriebswirtschaftlichen Disziplinen. Sie liefert das **Grundverständnis der Unternehmensführung**und erlaubt, Unternehmen als Elemente der Gesellschaft zu betrachten. Auch Wechselwirkungen zwischen Unternehmen als gesellschaftliche Institution und der Unternehmensumwelt lassen sich einbeziehen (vgl. *Ulrich*, 2001, S. 798ff.). Das systemtheoretische Verständnis bildet die Grundlage für die in diesem Buch verwendete Konzeption der Unternehmensführung. Diese wird in Kap. 1.3 dargestellt.

Die **Kritik** an der Systemtheorie und darauf basierenden Unternehmensführungskonzepten setzt hauptsächlich am hohen Abstraktionsgrad an. Auch sind Ursache-Wirkungszusammenhänge aufgrund verhaltenswissenschaftlicher Einflüsse schwer zu bestimmen. Da Unternehmen komplexe Systeme sind, ist die Dynamik von großer Bedeutung für alle gestalterischen und lenkenden Eingriffe (vgl. *Bleicher*, 2004, S. 61). Im Wechselspiel von Aktion und Reaktion geschehen Veränderungsprozesse. Aus diesem Grund ist die Systemtheorie durch die Evolutionstheorie zu ergänzen.

### 1.2.4 Evolutionstheorie

Unternehmensführung umfasst neben Steuerung und Regelung auch die Gestaltung eines Unternehmens als evolutionären Prozess (vgl. *Welge/Al-Laham*, 2003, S. 53). Evolutionäre Überlegungen gehören mit zu den ältesten und am stärksten verbreiteten Theorien der Wissenschaft. Sie finden sich nicht nur in der Biologie, sondern u.a. auch in Recht, Soziologie, Volkswirtschaftslehre und in der Betriebswirtschaftslehre (vgl. *Müller-Stewens/Lechner,* 2005, S. 153). Die Unternehmensführung wird aus einer Mischung systemtheoretischer und evolutionsbiologischer Gedanken stark beeinflusst. Da Unternehmen komplexe Systeme sind, lässt sich die Wirkung von Eingriffen nicht exakt vorhersagen. Damit ist der Gestaltungsspielraum der Unternehmungsführung begrenzt (vgl. *Kieser/Woywode,* 1999, S. 101ff.).

! **Evolution** bezeichnet die allmählich fortschreitende Entwicklung eines Systems aus sich selbst heraus (vgl. *Witt*, 1994, S. 503).

Die meisten evolutionären Ansätze haben ihren Ursprung in der Biologie. Der Naturforscher und Philosoph *Lamarck* hatte 1809 als erster eine biologische Evolutionstheorie aufgestellt, nach der sich Organismen nach und nach vervollkommnen. *Darwin* stellte 1859 die **biologische Evolution** als zufälligen Prozess mit den folgenden Phasen dar (vgl. *Kunzmann* et al., 1993, S. 187; *Dillerup*, 1998, S. 71f.):

- **Variation**: Bei der Fortpflanzung werden durch Zufall andere Erbanlagen weitergegeben. Es entstehen genetische Mutationen in Form von abweichenden Lebensformen mit neuen Eigenschaften.
- **Selektion**: Lebewesen zeugen mehr Nachkommen als zur Arterhaltung erforderlich. Deshalb kommt es zu einer Auswahl der Lebensformen, die sich besser an die Umweltbedingungen anpassen können. Dieser Daseinskampf („Struggle for Life") ermöglicht die Weiterentwicklung der Art.
- **Retention**: Die Vermehrung der überlegenen Mutation und die damit verbundene Weitergabe ihrer günstigen Erbanlagen führt zu einer Ausbreitung und Verfestigung der veränderten Art. In der Tierwelt wird dies dadurch gewährleistet, dass sich nur die stärksten Männchen im Kampf um ein Weibchen durchsetzen und damit fortpflanzen können („Survival of the fittest").

Die Erkenntnis des Evolutionsprozesses war zunächst revolutionär. Die Bildung höherer Arten wird als das Ergebnis eines zufälligen Prozesses des Enstehens und Vergehens und einer schrittweisen Entwicklung von einfachen hin zu besser angepassten Arten verstanden. Die Evolutionstheorie kann damit Erklärungen für das Zustandekommen eines Zustandes liefern, ohne zukünftige Veränderungen vorherzusagen (vgl. *Dillerup,* 1998, S. 72).

Solche Prozesse des Wandels betreffen nicht nur biologische Organismen. Ökonomische und biologische Systeme weisen wesentliche Gemeinsamkeiten auf und unterliegen daher ähnlichen Wirkungsmechanismen (vgl. *Zahn/Schmid*, 1996, S. 34). Entwicklung erfolgt als dynamischer Prozess, bei dem plötzlich auftretende Neuerungen die Systeme verändern. So bilden z.B. organisatorische Prozesse, Wissen und Fähigkeiten den genetischen „Code" eines Unternehmens. Selektionsmechanismen in Unternehmen oder der Markt sorgen für die Auswahl und Weiterentwicklung. In der **Übertragung** biologischer **auf ökonomische Systeme** sind auch zentrale Unterschiede zu berücksichtigen. So werden z.B. die Zeitabstände der Veränderung in der Biologie in mehreren tausend Jahren gemessen, während sich unternehmerischer Wandel in Jahreszeiträumen vollzieht.

! **Ökonomische Evolution** ist die Fähigkeit eines wirtschaftlichen Systems, Wandel aus sich selbst heraus zu erzeugen (vgl. *Witt*, 1994, S, 503ff.).

Ökonomische und soziale Phänomene werden in der Evolutionstheorie als Veränderungsprozesse verstanden. Dabei wird nicht ein statischer Zustand zu einem bestimmten Zeitpunkt, sondern die für dessen Entstehung verantwortlichen Mechanismen und Prozesse betrachtet (vgl. *Müller-Stewens/Lechner,* 2005, S. 153). Die Vorstellung der vollständigen Plan- und Gestaltbarkeit von Unternehmen wird in Konzepten **evolutionärer Unternehmensführung** aufgegeben). Die Frage ist, wodurch sich das Überleben eines Unternehmens sicherstellen lässt. Es soll so gelenkt werden, dass es sich wie ein lebender Organismus erhalten, anpassen, entwickeln und verändern kann (vgl. *Schmidt*, 1992, S. 42). Hierfür sind zum einen die Grenzen der Beherrschbarkeit komplexer Systeme zu akzeptieren und zum anderen ganzheitliches Denken und Handeln erforderlich (vgl. *Ulrich/Probst*, 2001, S. 12; *Malik,* 2002, S. 265ff.). Unternehmen sind danach sich selbst steuernde und organisierende Systeme, in denen die Unternehmensführung wie ein Katalysator Rahmenbedingungen für günstige evolutionäre Veränderungen zu schaffen hat. Aus diesen Überlegungen lassen sich folgende **Leitlinien** einer evolutionären Unternehmensführung zusammenfassen (vgl. *Malik*, 2002, S. 48 ff.; *Servatius,* 1991, S. 158):

- Unternehmensführung bezieht sich auf ein System und geht damit über die reine Menschenführung hinaus. Sie ist Aufgabe vieler Personen und sollte ganzheitlich und vernetzt vollzogen werden.
- Unternehmensführung kann die Komplexität nicht vollständig beherrschen und nicht alle Prozesse im Unternehmen direkt beeinflussen. Sie muss deshalb auch indirekt zu erfolgen, indem die Systemstruktur und die Rahmenbedingungen gestaltet werden.
- Unternehmensführung verfolgt auf der normativen Ebene das Ziel der Anpassungs- und damit (Über-)Lebensfähigkeit des Unternehmens.

Nach diesem Führungsverständnis haben sich verschiedene **Denkschulen** entwickelt. Im deutschsprachigen Raum sind dies der *St. Galler Managementansatz* (vgl. z.B. *Schwaninger,* 1994) sowie der *Münchner Managementansatz* (vgl. *Kirsch,* 1990). Im angloamerikanischen Raum ist es die sog. *Population Ecology Research* (vgl. *Welge/Al-Laham*, 2003, S. 65ff.). Diese Modelle betonen die Bedeutung dynamischer Prozesse, ihre Komplexität und Abstraktion ist jedoch sehr hoch (vgl. *Müller-Stewens/Lechner*, 2005, S. 155). Für Fragestellungen wie z.B. nach selbstorganisatorischen Prozessen (vgl. Kap. 5.2.2.4), unternehmerischem Wandel (vgl. Kap. 3.6) oder der normativen Unternehmensführung (vgl. Kap. 2) liefert die Evolutionstheorie wichtige Erkenntnisse.

### 1.2.5 Ressourcenorientierter Ansatz

Der ressourcenorientierte Ansatz (Resource-based View) baut auf den Überlegungen von *Penrose* (1995) auf, der Unternehmen als Bündel von Ressourcen ansieht (vgl. *Schendel,* 1996, S. 3). Er geht davon aus, dass Effizienz- und Wettbewerbsvorteile von Unternehmen weniger durch ihre Stellung auf den Produktmärkten, als vielmehr durch ungleiche Ressourcen bestimmt werden. Verfügt ein Unternehmen danach über Ressourcen, mit denen es einen Effizienzvorteil erzielen kann, so wirkt sich das auf den Erfolg des gesamten Unternehmens aus (vgl. *Müller-Stewens/Lechner,* 2005, S. 357). Die Einzigartigkeit von Ressourcen ist daher der Schlüssel für wirtschaftlichen Erfolg und macht den Unterschied zwischen Unternehmen aus. Dies wird im sog. **Resources-Conduct-Performance-Paradigma** („Ressourcen-Verhalten-Leistung") zusammengefasst. Es bildet einen Gegenpol zum "Structure-Conduct-Performance-Paradigma" („Leistungsstruktur-Verhalten- Leistung") (vgl. Kap. 1.2.1) der Industrieökonomie. Letztere betrachtet unternehmensexterne Faktoren wie Branchenattraktivität und relative Wettbewerbsposition als wesentliche Einflussfaktoren auf den Unternehmenserfolg. Ein Unternehmen ist dort entweder nach der Neoklassik das Abbild einer homogenen, allen frei zugänglichen Produktionsfunktion oder gemäß der Industrieökonomie die Menge von Produkt-Markt-Positionen.

**Ressourcen** sind die zur Leistungserstellung eines Unternehmens erforderlichen materiellen und immateriellen Güter (vgl. *Barney*, 1991, S. 101).

Im Ressourcenorientierten Ansatz werden Unternehmen als Bündel von Ressourcen angesehen (vgl. *Kieser/Walgenbach*, 2003, S. 3). Diese Ressourcen sind unternehmensspezifisch und daher schwer imitierbar (vgl. *Teece* et al., 1997, S. 516). Sie bestimmen die Effizienz des Unternehmens. Der Erfolg von Unternehmen wird demnach durch heterogene Ressourcen bestimmt, die über einen längeren Zeitraum sog. Renten erwirtschaften. Diese entstehen, wenn ein Unternehmen seine Ressourcen in ein Geschäft einsetzt, in dem mehr verdient werden kann als die Ressourcen kosten oder in einem anderen Geschäft einbringen (Opportunität). So kann z.B. ein Monopolist einen höheren Preis für eine Leistung erzielen als deren Erstellung kostet.

Eine **Rente** ist ein Ertrag, der die Opportunitätskosten des Ressourceneinsatzes übersteigt.

In der Neoklassik mit vollkommenem Wettbewerb und homogenen Inputfaktoren gleichen Angebot und Nachfrage den Markt aus, so dass es zu keinen Renten kommt. In der Industrieökonomie kommt es zu Renten aufgrund von Marktmacht, da Unternehmen die Mengen begrenzen und so Monopolgewinne einstreichen. Im ressourcenorientierten Ansatz entstehen Renten aufgrund von Unvollkommenheiten der Inputfaktoren. Die sog. **Ricardo-Rente** entsteht aus der begrenzten Verfügbarkeit von Ressourcen. Um eine Ricardo-Rente erzielen zu können, muss die Unternehmensführung folgende **Aufgaben** erfüllen (vgl. *Müller-Stewens/Lechner*, 2005, S. 358):

- **Erschaffung**: Um wertvolle Ressourcen mit Rentenpotenzial zu erhalten, muss der Wettbewerb um die Ressourcen beschränkt sein. Wäre das zukünftige Potenzial einer Ressource am Markt bekannt, würde der Preis so weit ansteigen, dass der Ressourcenbesitz keinen Vorteil mehr bietet. Daher kann ein Unternehmen nur durch glücklichen Zufall oder weise Voraussicht in den Besitz wertvoller Ressourcen gelangen. Aufgabe der Unternehmensführung ist es, diese Ressourcen aufzuspüren (Resource-picking). Der Wettbewerb um wertvolle Ressourcen findet vor ihrer eigentlichen Beschaffung statt.
- **Nutzung** der Ressourcenvorteile im Wettbewerb.
- **Sicherung**: Wertvolle Ressourcen sind an ein Unternehmen zu binden und damit immobil zu machen. Der Verlust an Ressourcen kann z.B. durch Umstellungskosten, firmen-

spezifische Anforderungen oder die Kombination mit anderen Ressourcen verhindert werden. Zudem ist die Rente gegen Imitation und Substitution abzusichern. Dies kann z.B. durch Eigentumsrechte an seltenen Ressourcen, einmalige historische Anfangsbedingungen oder Informationsasymmetrien erfolgen.

Eine Weiterentwicklung des ressourcenorientierten Ansatzes ist der **fähigkeitenorientierte Ansatz** (Capability-based View). Dabei stehen die Fähigkeiten eines Unternehmens in den Mittelpunkt.

Die **Fähigkeiten** eines Unternehmens beinhalten erforderliches, anwendungsbezogenes Wissen, um Leistungen für den Kunden zu erstellen. Sie sind unternehmensspezifisch und ermöglichen es, Effizienzvorteile aus den vorhandenen Ressourcen zu erzeugen (vgl. *Amit/Shoemaker*, 1993, S. 35).

Ein Unternehmen kann danach erst durch seine Fähigkeiten eine Rente erzielen. Die Ressourcen bilden somit das Werkzeug, das mit Hilfe der Fähigkeiten geschickt einzusetzen ist (vgl. *Müller-Stewens/Lechner*, 2005, S. 360). Fähigkeiten sind an einzelne Menschen sowie Gruppen von Mitarbeitern gebunden. Sie müssen vom Unternehmen selbst entwickelt werden und sind deshalb unternehmensspezifisch. Sie lassen sich nur begrenzt übertragen oder erwerben. Fähigkeiten zeichnen sich durch folgende **Charakteristika** aus (vgl. *Teece* et al., 1997, S. 516):

- **Organisationale Routinen**: Fähigkeiten ermöglichen eine laufende, standardisierte Koordination der Handlungen von Individuen und Gruppen. Es sind wiederholbare Verhaltensmuster, mit denen sich spezielle Probleme erfolgreich lösen lassen. Je besser sie eingeübt werden, umso effizienter sind sie.
- **Normative Verankerung**: Die Koordination von Handlungen ist nicht nur in Prozessabläufen wie z.B. in einem Handbuch fixiert. Sie umfasst auch die normative Ebene der Unternehmensführung und drückt Selbstverständnis, Werte, Normen und Weltbilder eines Unternehmens aus. Fähigkeiten sind daher ein Erfolgspotenzial. Investiert ein Unternehmen in seine Fähigkeiten, dann erweitert dies seinen unternehmerischen Handlungsspielraum.
- **Pfadabhängige Entwicklung**: Fähigkeiten entstehen im Zeitablauf aus einer Reihe von Führungsentscheidungen. Daher ist die Entwicklung von Fähigkeiten abhängig von der Vergangenheit eines Unternehmens und vom bislang eingeschlagenen Entwicklungspfad („History matters").
- **Dynamische Anpassung**: Fähigkeiten entstehen in einem unternehmensinternen Entwicklungsprozess. Die Unternehmensführung muss daher permanent interne und externen Fähigkeiten und Ressourcen anpassen und integrieren.

Im ressourcenorientierten Ansatz entstehen Ricardo-Renten durch immobile Ressourcen. Der fähigkeitenorientierte Ansatz hat seinen Schwerpunkt dagegen auf der Erzielung sog. **Schumpeter-Renten**. Diese ergeben sich aus risikofreudigen, unternehmerischen Entscheidungen in einer ungewissen Umwelt. Im Sinne der von *Schumpeter* definierten unternehmerischen Innovation beinhalten sie innovatives Potenzial. Unternehmer, die sich nicht auf bestehende Gleichgewichtssituationen einstellen, sondern diese durch Innovationen verändern (kreative Zerstörung), können durch ihre Innovationen Vorteile erzielen. Daher resultiert der Erfolg eines Unternehmens im fähigkeitenorientierten Ansatz weniger aus den Eigenschaften der Ressourcen, sondern vielmehr aus deren innovativer Anordnung und Kombination (vgl. *Müller-Stewens/Lechner*, 2005, S. 361).

Wertvolle Ressourcen und darauf aufbauende Prozesse erlauben Effizienzvorteile. Um an diese wertvollen Ressourcen zu kommen, sind Fähigkeiten erforderlich. Eine besondere

Fähigkeit ist es, solche Ressourcen zu entwickeln. Diese Fähigkeit wird auch als Kompetenz bezeichnet.

**Kompetenzen** sind unternehmerische Fähigkeiten, die zur Problemlösung beitragen und Ressourcen gestalten können.

Im **erweiterten ressourcenorientierter Ansatz** wird die Erzielung von Effizienzvorteilen durch den Zusammenhang von Rente, Ressourcen, Fähigkeiten und Kompetenzen erklärt. So kann z.B. der Markterfolg eines Unternehmens durch ein besonderes Produktionsverfahren begründet sein. Die hierfür erforderlichen Ressourcen sind dann z.B. spezifische Produktionsanlagen und -abläufe. Damit diese Ressourcen einen Vorteil bieten, sind Fähigkeiten erforderlich. So kann z.B. für die Konstruktion der Anlage spezifisches Wissen erforderlich sein oder austauschbare Anlagen werden durch besondere Prozesskenntnisse einzigartig miteinander kombiniert. Die Fähigkeit, das gesamte System zu gestalten und daraus eine Rente zu erzielen, ist dann die zugrunde liegende Kompetenz. Die Kompetenz des Automobilherstellers *Toyota* besteht beispielsweise in der Gestaltung von Fertigungs- und Montageprozessen. Daraus werden Fähigkeiten wie z.B. Logistikkonzepte oder eine hohe Prozessqualität entwickelt, welche die Montageressourcen effizienter machen. Die Effizienz äußert sich in überdurchschnittlicher Produktivität, welche dem Unternehmen als Rente zufließt und es zu einem der profitabelsten Automobilhersteller der Welt macht. Abb. 1.2.15 veranschaulicht diesen Zusammenhang.

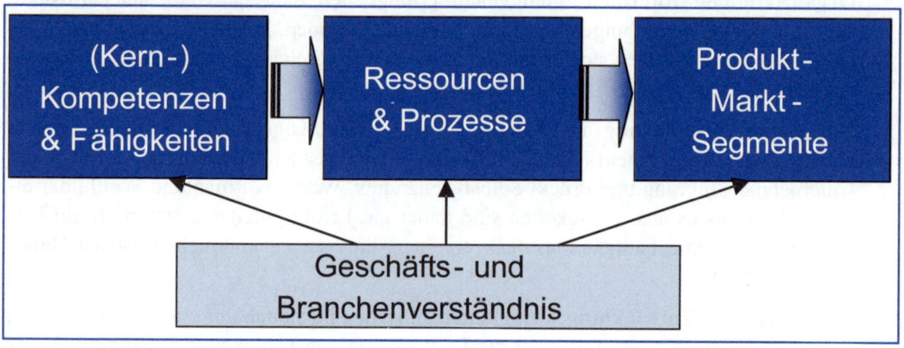


*Abb. 1.2.15.: Erklärungszusammenhang des ressourcenorientierten Ansatzes*

Der **wissensorientierte Ansatz** (Knowledge-based View) basiert auf dem ressourcenorientierten Ansatz. Wissen steht dabei allerdings nicht mehr gleichberechtigt neben anderen Ressourcenarten, sondern wird zur zentralen Ressource eines Unternehmens. Unternehmen werden nicht länger als Bündel von Ressourcen oder Fähigkeiten betrachtet, sondern als soziale Systeme, in denen Individuen auf Grundlage ihrer individuellen Wertvorstellungen sowie gemeinsamer Ideologien zusammen arbeiten. Das Unternehmen wird zum Ort des Wissens. Was Wissen ist und wie es entsteht ist in Kap. 8.2 erläutert. Der wissensorientierte Ansatz ist eine spezielle Form des fähigkeitenorientierten Ansatzes (vgl. *Müller-Stewens/Lechner,* 2005, S. 362).

Der fähigkeitenorientierte Ansatz dynamisiert die Betrachtungsweise des ressourcenorientierten Ansatzes. In den Vordergrund rückt der Prozess der Entwicklung von Fähigkeiten in Form des organisationalen Lernens (vgl. Kap. 8.2). **Kritisch** zu sehen ist die unscharfe Unterscheidung zwischen Ressourcen, Fähigkeiten und Kompetenzen. Da Fähigkeiten auf den Einsatz von Ressourcen abzielen, können sie auch als spezifische Ressource betrachtet werden. Zudem sind Fähigkeiten nur schwer erfass- und damit gestaltbar. Die Bestimmung des Wertes einer Ressource oder einer Fähigkeit ist ebenfalls unklar, denn oft entsteht dieser erst durch deren Kombination (vgl. *Müller-Stewens/Lechner*, 2005, S. 359ff.).

Abb. 1.2.16. fasst die zentralen Überlegungen des ressourcen- und fähigkeitenorientierten Ansatzes zusammen.

| | Ressourcenorientierter Ansatz | Fähigkeitenorientierter Ansatz |
|---|---|---|
| **Analyseeinheit** | Ressource | Fähigkeit |
| **Sichtweise des Unternehmens** | Einzigartige Ansammlung von Ressourcen | Bündel von Fähigkeiten für den Einsatz von Ressourcen |
| **Rentenart** | Monopol-Rente / Ricardo-Rente | Schumpeter-Rente |
| **Ursache von Effizienzvorteilen** | Wertvolle, nicht imitierbare und substituierbare Ressourcen | Fähigkeit, die Ressourcen nutzbringend einzusetzen |
| **Mechanismus der Rentengenerierung** | Auswahl unterbewerteter Ressourcen durch Zufall oder Spürsinn | Aufbau von Fähigkeiten durch interne Lernprozesse |
| **Zeitpunkt der Rentengenerierung** | Statisch: Vor der Beschaffung einer Ressource | Dynamisch: Im Laufe der Entwicklung einer Fähigkeit |

*Abb. 1.2,16.: Ressourcen- und fähigkeitenorientierter Ansatz im Vergleich (vgl. Müller-Stewens/Lechner, 2005, S. 364)*

## Literaturempfehlungen

*Kieser, A./Walgenbach, P.:* Organisation, 4. Aufl., Stuttgart 2003.

*Macharzina, K./Wolf, J.:* Unternehmensführung, 5. Aufl., Wiesbaden 2005.

*Müller-Stewens, G./Lechner, C.:* Strategisches Management: Wie strategische Initiativen zum Wandel führen, 3. Aufl., Stuttgart 2005.

## Management Summary

- Für die Existenz, die Führung und das Wesen von Unternehmen gibt es eine Vielzahl theoretischer Erklärungen. Dabei handelt es sich um Erfahrungen, um die Übertragung von Erkenntnissen anderer Wissenschaftsdisziplinen oder um die Verallgemeinerung von Beobachtungen erfolgreicher Unternehmen.
- Die Industrieökonomie folgt dem Structure-Conduct-Performance-Paradigma. Danach wird der Erfolg eines Unternehmens (Performance) durch zentrale Branchenmerkmale (Structure) erklärt, die das Verhalten von Unternehmen (Conduct) bestimmen.
- Die neue Institutionenökonomie befasst sich mit vertraglichen Vereinbarungen, die an Stelle idealer Marktbeziehungen den wirtschaftlichen Austausch zwischen Individuen regeln. Dabei maximieren die Individuen ihren Nutzen, sind begrenzt rational und opportunistisch.
- Die Property-Rights-Theorie betrachtet die Wirkung von Handlungs- und Verfügungsrechten an Gütern auf das Verhalten ökonomischer Akteure. Es wird in die vier Einzelrechte Usus, Abusus, Usus fructus und das Kapitalisierungsrecht unterschieden.
- Die Principal-Agent-Theorie betrachtet arbeitsteilige Auftraggeber-Auftragnehmer-Beziehungen. Dabei führt ein Auftragnehmer (Agent) mit bestimmten Entscheidungskompetenzen eine Aufgabe für einen Auftraggeber (Prinzipal) aus. Auf diese Weise lassen sich institutionelle Auftragsbeziehungen beschreiben, erklären und besser gestalten.
- Die Transaktionskostentheorie beschäftigt sich mit den Kosten der Übertragung von Verfügungsrechten auf Märkten. Je nach Ausprägung der Transaktionsmerkmale Spezifität, Veränderlichkeit der Vertragsbeziehung und Transaktionshäufigkeit lassen sich so unterschiedliche Ausgestaltungen zwischen Hierarchie und Markt erklären.
- Die Systemtheorie begreift ein Unternehmen als eine Anzahl von miteinander in Beziehung stehenden Elementen, die zu einem gemeinsamen Zweck miteinander operieren. Systeme können atomistisch und holistisch betrachtet werden. Ein System kann durch Lenkung auf Ziele ausgerichtet werden, wobei Störungen im Vorfeld berücksichtigt (Steuerung) und die Ergebnisse des Systems kontrolliert (Regelung) werden.
- Das Verhalten eines Systems hängt von kausalen Zusammenhängen der Elemente ab. In einem integrierten System aus Rückkopplungsschleifen können Verhaltensmuster vorhergesagt werden. Ein komplexes System ist kompliziert und dynamisch, da es aus vielen Systemelementen und Beziehungen besteht, die sich häufig ändern.
- Ein Unternehmen ist ein komplexes sozio-technisches System.
- Evolution bezeichnet die allmählich fortschreitende Entwicklung eines Systems aus sich selbst heraus. Biologische Evolution ist ein zufälliger Prozess in den Phasen Variation, Selektion und Retention. Ökonomische Evolution ist die Fähigkeit, wirtschaftlichen Wandel selbst zu erzeugen. Evolutionäre Unternehmensführung umfasst das System Unternehmen, ist ganzheitlich sowie vernetzt, unterstellt keine vollständige Komplexitätsbeherrschung und gestaltet Rahmenbedingungen.
- In der Resource-based View entstehen Erträge (Renten) aus knappen Ressourcen. Dazu sind Ressourcen zu erschaffen, zu nutzen und zu sichern. Im fähigkeitenorientierten Ansatz werden Renten auch durch die Fähigkeit erklärt, Ressourcen nutzbringend einzusetzen.

# 1.3 System der Unternehmensführung

**Leitfragen**

- In welche Ebenen lässt sich die Unternehmensführung unterteilen?
- Welche Funktionen hat die Unternehmensführung?
- Wie hängen Ebenen und Funktionen in einem Führungssystem zusammen?

Unternehmensführung umfasst, wie bereits in Kap. 1.1 definiert, alle Aufgaben und Handlungen der Planung, Steuerung und Kontrolle zur zielorientierten Gestaltung und Lenkung eines Unternehmens. Sie kann in zwei Dimensionen unterteilt werden, die nachfolgend erläutert und zu einem System der Unternehmensführung zusammengefügt werden:

- **Führungsebenen** unterteilen sich nach dem Gegenstand der Unternehmensführung in die normative, strategische und operative Ebene der Unternehmensführung.
- **Führungsfunktionen** untergliedern die Unternehmensführung nach dem Führungsprozess in die drei Aufgabenbereiche Planung und Kontrolle, Personalmanagement sowie Organisation.

## 1.3.1 Führungsebenen

Die Aufgaben der Unternehmensführung lassen sich in Handlungsebenen unterteilen. Zur **Abgrenzung der Ebenen** werden in der Literatur eine Reihe von **Kriterien** vorgeschlagen (vgl. *Hungenberg,* 2006, S. 4ff.; *Bamberger/Wrona,* 2004, S. 10; *Macharzina/Wolf,* 2005, S. 42ff.; *Johnson* et al, 2005, S. 6ff.):

- **Grundsatzentscheidungen** haben wesentliche Bedeutung für die Entwicklung und den Erfolg des Unternehmens. Sie lösen weiteren Entscheidungsbedarf aus und schränken zukünftige Handlungsmöglichkeiten ein. Danach ist z.B. der Kauf eines Unternehmens eine Grundsatzentscheidung, die Festlegung der Maschinenbelegung für die kommende Woche aber nicht.
- Die **Bindungswirkung** beschreibt das Ausmaß, in dem getroffene Entscheidungen wieder rückgängig gemacht oder verändert werden können. So hat ein Unternehmenskauf eine hohe Bindungswirkung, während die Maschinenbelegung kurzfristig geändert werden kann.
- Die **zeitliche Reichweite** ist ein Maß für die zukünftigen Auswirkungen einer Entscheidung. Dabei wird in lang- und kurzfristige Reichweite unterschieden. Die zeitliche Abgrenzung ist jedoch relativ und hängt insbesondere von der Branche ab. So ist für ein Modeunternehmen ein Zeithorizont von zwei Jahren bereits langfristig, da er mehrere Kollektionen bzw. Produktlebenszyklen beinhaltet. Für einen Kraftwerksbetreiber ist jedoch ein Zeithorizont von fünf Jahren noch eine kurzfristige Betrachtung.
- Der **Geltungsbereich** bezeichnet das Ausmaß der Entscheidungswirkungen für das Unternehmen. Entscheidungen mit einem hohen Geltungsbereich, wie z.B. die Einführung einer neuen Produktgruppe, betreffen das Unternehmen als Ganzes. Entscheidungen mit einem niedrigen Geltungsbereich, wie z.B. die Reorganisation einer Abteilung, sind dagegen nur für Teile des Unternehmens von Bedeutung.
- Der **monetäre Wert** bezeichnet die Wirkung der Entscheidung auf die Vermögens- und Ertragslage des Unternehmens. So bedeutet die Entscheidung über die Entwicklung eines neuen Fahrzeugtyps in der Automobilindustrie ein Investitionsvolumen im Bereich

von einer Milliarde Euro, während z.B. die Entscheidung über die Beschaffung eines neuen Abteilungsdruckers nur einen Wert von 1.000 Euro umfasst.

- Der **Strukturierungsgrad** kennzeichnet die Bekanntheit und Ordnung der Informationen, des Entscheidungsproblems und der Lösungsalternativen. Je höher der Strukturierungsgrad, umso besser sind Entscheidungen standardisierbar und delegierbar.

Anhand dieser Kriterien lassen sich Entscheidungen der Unternehmensführung in Ebenen einteilen. Sie präzisieren die **Tragweite** der Handlungen und Zielsetzungen. In der Literatur werden folgende **Handlungsebenen** unterschieden:

- **Strategische und operative Ebene**: Diese Aufteilung findet sich insbesondere in der angloamerikanischen Literatur (vgl. *Mintzberg* et al., 2003, S. 16ff.; *David*, 2004, S. 5; *Wheelen/Hunger*, 2000, S. 5). Das wesentliche Unterscheidungsmerkmal zwischen strategischer und operativer Ebene sind die Erfolgspotenziale eines Unternehmens als Kombination aus Produkten, Märkten und Technologien (vgl. *Zahn*, 1989, Sp. 1903ff.). Die Aufgaben der Unternehmensführung werden nach den Begriffen Effektivität und Effizienz unterschieden. Effektivität bedeutet, die richtigen Dinge zu tun („Doing the right things"). Entscheidungen über die Effektivität gelten als strategische Aufgabe. Strategie ist demnach die Schaffung und Weiterentwicklung von Erfolgspotezialen. Die operative Unternehmensführung befasst sich dagegen mit der möglichst optimalen Nutzung dieser Erfolgspotenziale. Zielsetzung ist es, die Dinge möglichst effizient, d.h. richtig zu tun („Doing the things right"). Die operative Ebene befasst sich mit der Planung, Steuerung und Kontrolle der laufenden Aktivitäten eines Unternehmens.
- **Strategische, taktische und operative Ebene**: Eine Vielzahl von Autoren unterscheidet neben der strategischen und operativen Ebene noch eine dazwischen angeordnete taktische Ebene (vgl. z.B. *Bamberger/Wrona*, 2004, S. 9; *Szyperski/Müller-Böling*, 1984; *Wild*, 1982; *Töpfer*, 1976). Auf dieser Ebene sollen strategische Vorgaben konkretisiert und in die operative Ebene übergeleitet werden. Sie lässt sich jedoch nicht eindeutig gegenüber den Inhalten und Aufgaben der beiden anderen Ebenen abgrenzen und besitzt nur eine geringe praktische Relevanz (vgl. *Mintzberg* et al., 2003, S. 11; *Hahn/Hungenberg*, 2001, S. 104; *Buchner*, 2002, S. 70). Aus diesem Grund wird im Folgenden auf eine taktische Ebene verzichtet.
- **Normative, strategische und operative Ebene**: Bei dieser Unterscheidung werden die strategischen Aufgaben nach der angloamerikanischen Einteilung in zwei Bereiche unterteilt. Die normative Führung bestimmt übergeordnete Ziele, Werte und Verhaltensnormen. Damit beschreibt ein Unternehmen seine Existenzberechtigung und sichert seine Überlebensfähigkeit (Legitimität). Normative Vorgaben sind der Gestaltungsrahmen für die strategische Unternehmensführung im engeren Sinne. Sie beschreiben Leistungspotenziale und Vorgehensweisen zur Schaffung von Erfolgspotenzialen (vgl. *Bleicher*, 2004, S. 80; *Hungenberg*, 2006, S. 25f.; *Bleicher*, 1995, S. 21f.). Da sich diese Aufgaben stark voneinander unterscheiden, ist eine getrennte Betrachtung zweckmäßig. Nachfolgend wird daher die Aufteilung in normative, strategische und operative Ebene verwendet.

Nach dieser Systematik werden die wesentlichen Führungsentscheidungen zu homogenen Aufgabenfeldern zusammengefasst. Hierdurch entsteht ein ganzheitliches, hierarchisches **Modell der Unternehmensführung.** Dabei bilden die jeweils übergeordneten Aufgaben den Rahmen für die Aufgaben der nachgeordneten Ebene (vgl. *Hungenberg/Wulf*, 2004, S. 21ff.). Die drei Handlungsebenen sind in Abb. 1.3.1. mit ihren wesentlichen Zielen und Inhalten zusammengefasst.

| Ebenen | Zielsetzung | Inhalt |
|---|---|---|
| **Normativ** | Legitimität | Festlegung von Ziel und Zweck sowie grundlegender Werte des Unternehmens |
| **Strategisch** | Effektivität | Erfolgspotenziale aufbauen, pflegen und weiterentwickeln |
| **Operativ** | Effizienz | Optimale Ausschöpfung der Erfolgspotenziale |

*Abb. 1.3.1: Unterscheidung der Ebenen der Unternehmensführung*

Der **Zusammenhang zwischen den Führungsebenen** besteht darin, dass normative und strategische Führung ein Unternehmen gestaltet, während die operative Führung das Unternehmen lenkt (vgl. *Bleicher,* 2004, S. 8):

- Die **normative Unternehmensführung** prägt den Gestaltungsrahmen, der dem Unternehmen seine Identität verleiht. Sie bestimmt die grundlegenden Ziele des Unternehmens, wie z.B. dessen Geschäftsfelder und deren Stellung im Gesamtunternehmen.
- Die **strategische Unternehmensführung** beschäftigt sich damit, wie innerhalb der normativen Vorgaben in den einzelnen Geschäftsfeldern neue Erfolgspotenziale geschaffen und bestehende weiterentwickelt werden können.
- Darauf baut wiederum die **operative Unternehmensführung** auf. Sie koordiniert die laufenden Aktivitäten und sorgt für die Umsetzung der Strategie im Rahmen des sog. Tagesgeschäfts („day to day business").

Die Ebenen der Unternehmensführung hängen demnach eng miteinander zusammen. Zwischen ihnen finden deshalb vielfältige Abstimmungsprozesse statt. Vorgaben normativer und strategischer Art sind wegweisend für die operative Umsetzung, während umgekehrt unerreichbare Ziele u.U. die Zukunftsvorstellungen und Strategien verändern können. Abb. 1.3.2 veranschaulicht den grundlegenden Zusammenhang zwischen den drei Ebenen.

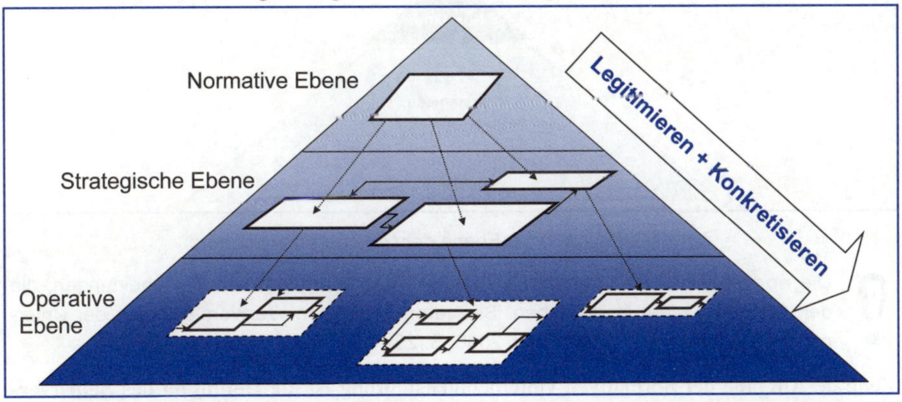


*Abb. 1.3.2: Zusammenhang der Führungsebenen (vgl. Ulrich/Probst, 2001, S. 271)*

Die Ebenen der Unternehmensführung beschreiben auch die **Tätigkeitsschwerpunkte** der hierarchischen Führungsebenen eines Unternehmens (vgl. *Bamberger/Wrona,* 2004, S. 9; *Rahn*, 2005, S. 39f.; *Bartlett/Ghoshal*, 1994, S. 23ff.):

- Die **oberste Führungsebene** bildet die Leitung des Gesamtunternehmens, das sog. Top-Management. Hierunter fallen z.B. die Geschäftsführung oder der Vorstand. Sie sind für die normative Unternehmensführung und die Umsetzung der dabei getroffenen Grundsatzentscheidungen auf der strategischen Ebene verantwortlich.

- Die **mittlere Führungsebene**, das sog. Middle-Management, hat seinen Aufgabenschwerpunkt in der strategischen Unternehmensführung und soll für dessen Umsetzung in der operativen Unternehmensführung sorgen.
- Die **unteren Führungsebenen**, das sog. Lower Management, ist für die operative Unternehmensführung verantwortlich, in deren Rahmen die Umsetzung der strategischen Vorgaben stattfinden soll.

Abb. 1.3.3 verdeutlicht die Schwerpunkte der Unternehmensführung am Beispiel der Aufgabenbereiche „Erneuern“, „Integrieren“ und „Umsetzen“.

| | Normativ | Strategisch | Operativ |
|---|---|---|---|
| Erneuern | **Entwickeln und verankern von Unternehmensvisionen und -zielen** | Entwickeln und verankern von Strategien | Entwickeln und verankern von Maßnahmen |
| Integrieren | Entwickeln und vorgeben von Werten und Grundsätzen | **Verbinden von Fähigkeiten, Wissen und Ressourcen** | Koordination der Maßnahmen und Personen |
| Umsetzen | Vorgeben und kontrollieren von Missionen und Strategien | Vorgeben und kontrollieren von operativen Zielen | **Realisierung und Chancen nutzen** |

■ Schlüsselstellung im jeweiligen Aufgabenbereich

*Abb. 1.3.3: Aufgabenschwerpunkte der Führungsebenen (vgl. Bartlett/Ghoshal, 1994, S. 36)*

## 1.3.1.1 Normative Unternehmensführung

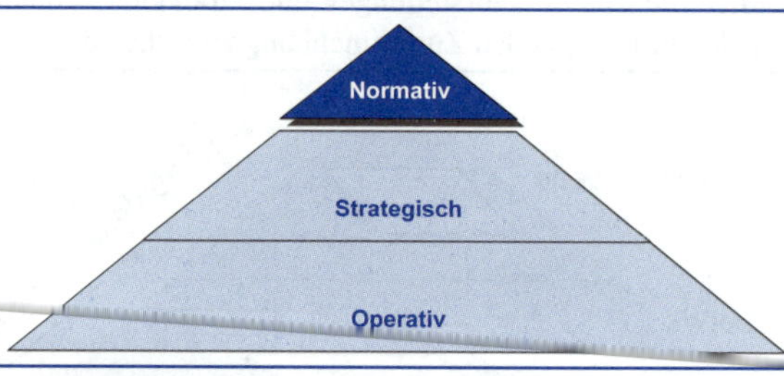


*Abb. 1.3.4: Normative Ebene der Unternehmensführung*

Die **normative Unternehmensführung** umfasst übergeordnete Entscheidungen, die den Charakter einer Norm haben. Sie beruhen auf den Wertvorstellungen der Unternehmensleitung (vgl. *Hungenberg*, 2006, S. 25).

Zentrale Aufgabe der normativen Unternehmensführung ist die Definition des **Selbstverständnisses** eines Unternehmens. Dieses wird in Form von generellen Zielen, Werten, Prinzipien, Normen, Verhaltensweisen und Spielregeln ausgedrückt und sichert die **Lebens- und Entwicklungsfähigkeit** (Legitimität) des Unternehmens (vgl. *Bleicher*, 1995, S. 23; *Schwaninger*, 1989, S. 191). Dazu bedarf das Unternehmen einer eigenen Persönlichkeit bzw. Identität. Dies sind unverwechselbare und individuelle Merkmale sowie die Fähigkeit, sich zu wandeln und weiterzuentwickeln. Als Antwort auf Veränderungen der Unternehmensumwelt können Unternehmen sich reaktiv anpassen, Veränderungen aktiv beeinflussen oder sogar gezielt auslösen. Kernaufgabe der normativen Unternehmensführung ist die Gestaltung der Beziehung zwischen Unternehmensumwelt und Unternehmen. Entwicklungsfähigkeit bedeutet damit auch die Durchführung eines systematischen Wandels als Antwort auf Veränderungen der Unternehmensumwelt (vgl. *Bleicher*, 2004, S. 81).

Seinen Ausdruck findet die normative Unternehmensführung in einer **Unternehmensvision,** welche das angestrebte Zukunftsbild des Unternehmens beschreibt. Welche Identität daraus entsteht und wie sich das Unternehmen gegenüber Bezugsgruppen wie z.B. dem Staat, den Eigentümern und den Mitgliedern des Unternehmens positioniert, konkretisiert die **Mission**. Darin sind die grundlegenden Ziele und Werte für die Entwicklung des Unternehmens festgelegt. Sie vermittelt den Mitgliedern des Unternehmens und der Umwelt den Sinn und Zweck des Unternehmens. Die Mission wird von der **Unternehmenskultur und -verfassung** bzw. der **Corporate Governance** unterstützt. Die normative Unternehmensführung ist damit in ihrer konstitutiven Rolle für alle Handlungen des Unternehmens maßgeblich. Vision, Mission und Ziele sowie Unternehmensverfassung und -kultur sind die Teilaspekte, die als Gegenstände der normativen Unternehmensführung in Kap. 2 behandelt werden.

### 1.3.1.2 Strategische Unternehmensführung

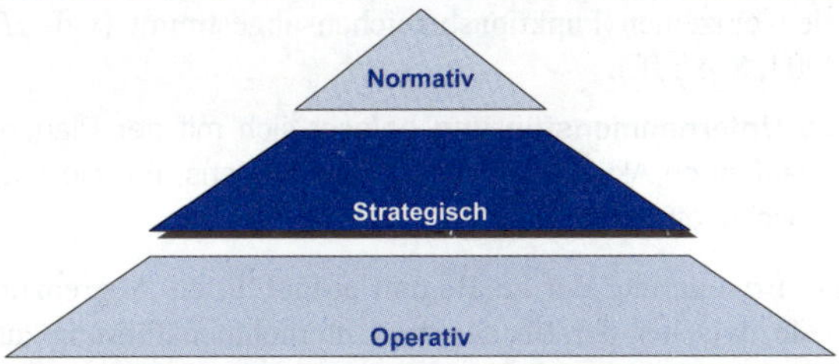


*Abb. 1.3.5: Strategische Ebene der Unternehmensführung*

Die strategische Unternehmensführung ist dafür verantwortlich, die normativen Ansprüche an die Entwicklung des Unternehmens langfristig zu erfüllen. Dazu werden Strategien formuliert, ausgewählt und mit Hilfe von Strukturen und Systemen umgesetzt. Sie zielen sowohl auf die Positionierung des Unternehmens im Wettbewerb, als auch auf die interne Ausrichtung des Unternehmens. Die strategische Unternehmensführung schafft damit den **Handlungsrahmen**, in dem die konkreten operativen Handlungen durchgeführt werden (vgl. *Hungenberg*, 2006, S. 24; *Bleicher*, 2004, S. 81).

! Die **strategische Unternehmensführung** ist auf die Entwicklung bestehender und die Erschließung neuer Erfolgspotenziale ausgerichtet und beschreibt die hierfür erforderlichen Ziele, Leistungspotenziale und Vorgehensweisen.

**Erfolgspotenziale** im engeren Sinn sind sämtliche produkt- und marktspezifischen Voraussetzungen, um erfolgreich sein zu können (vgl. *Gälweiler*, 2005, S. 6). Zum Teil wird auch von strategischen Erfolgspositionen (SEP) gesprochen, welche neben produkt- und marktspezifischen Aspekten alle wettbewerbsrelevanten Potenziale eines Unternehmens einschließen (vgl. *Pümpin*, 1986, S. 33ff.). In einem solch umfassenden Verständnis basieren die Erfolgspotenziale auf den Märkten, Produkten, Technologien, sozialen Strukturen und Prozessen eines Unternehmens (vgl. *Bleicher*, 2004, S. 81). Erfolgspotenziale ermöglichenbild? im Markt die Erzielung von strategischen Erfolgspositionen und erzeugen gegenüber den Konkurrenten sog. Wettbewerbsvorteile. Der Aufbau von Erfolgspotenzialen ist in den meisten Fällen nur langfristig möglich und erfordert umfangreiche Investitionen in personelle, geistige, finanzielle und materielle Ressourcen (vgl. *Schwaninger*, 1989, S. 190). Im Mittelpunkt der strategischen Unternehmensführung stehen **Strategien**. Diese beschreiben den Weg zur Schaffung und Entwicklung von Erfolgspotenzialen (vgl. Kap. 3.1.2.3).

### 1.3.1.3 Operative Unternehmensführung

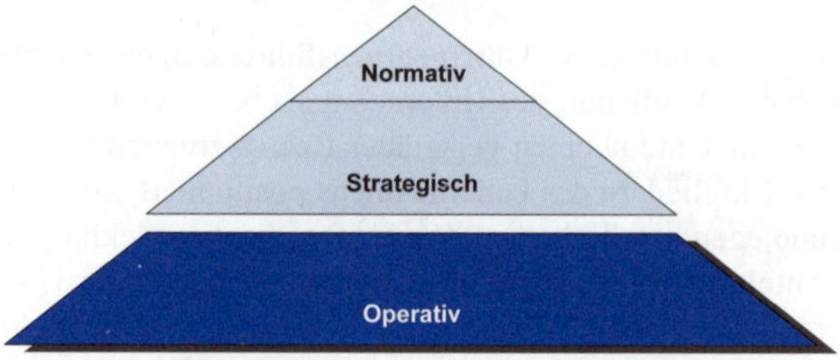


*Abb. 1.3.6: Operative Ebene der Unternehmensführung*

Die Umsetzung der Strategie findet auf der operativen Ebene innerhalb der Vorgaben der normativen und strategischen Unternehmensführung statt. Die operative Unternehmensführung bezieht sich auf die bestehenden Erfolgspotenziale und bestimmt **konkrete Handlungen**, um diese so effizient wie möglich zu nutzen. Zu diesem Zweck sind detaillierte Ziele und Maßnahmen für die Funktionsbereiche eines Unternehmens zu erarbeiten und umzusetzen. Darüber hinaus werden im Rahmen der operativen Unternehmensführung die Handlungen zwischen den einzelnen Funktionsbereichen abgestimmt (vgl. *Hungenberg*, 2006, S. 24f.; *Bleicher,* 2004, S. 82 ff.).

Die **operative Unternehmensführung** befasst sich mit der Planung, Steuerung und Kontrolle der laufenden Aktivitäten eines Unternehmens, um die bestehenden Erfolgspotenziale möglichst effizient zu nutzen.

Abb. 1.3.7 fasst als Erweiterung der zu Beginn aufgeführten Abgrenzungskriterien nochmals die Unterschiede zwischen den Ebenen der Unternehmensführung zusammen.

| | Normativ | Strategisch | Operativ |
|---|---|---|---|
| Aufgabe | Legitimität | Effektivität | Effizienz |
| Zielgrößen | Überlebens- und Entwicklungsfähigkeit | Erfolgspotenziale, Wettbewerbsvorteile | Wirtschaftlichkeit, Gewinn, Rentabilität |
| Inhalt | Ziele, Grundsätze und Werte | Entwicklung von Erfolgspotenzialen | Ausschöpfung von Erfolgspotenzialen |
| Informationen | Grob und unsicher | | Fein und relativ sicher |
| Detailliertheit | Global (Problemfelder) | | Detailliert (Einzelprobleme) |
| Probleme | Schlecht strukturiert | | Klar strukturiert |
| Fristigkeit | Dauerhaft angelegt | Generell langfristig | Generell kurzfristig |
| Aggregation | Sehr hoch (Grundsatzentscheidungen) | Hoch (grundsätzliche Richtungsentscheidungen) | Gering (konkrete Einzelentscheidungen) |
| Hierarchieebene | Oberste Leitung (Top-Management) | Obere und mittlere Führungsebene | Mittlere und untere Führungsebene |
| Entscheidungsfreiheit | Unbegrenzt | Hoch | Gering |
| Tragweite | Gesamtunternehmen | Unternehmensbereiche | Unternehmensteile bzw. Aktivitäten |

*Abb. 1.3.7: Unterscheidung der Ebenen der Unternehmensführung (in Anlehnung an Pfohl/Stölzle, 1997, S. 87)*

## 1.3.2 Führungsprozess und -funktionen

Nach der Unterscheidung der Unternehmensführung in normative, strategische und operative Handlungsfelder werden im Folgenden die Führungsprozesse und -funktionen betrachtet. Unternehmensführung bildet generell einen Prozess aus Entscheidung und Umsetzung, der weiter in einzelne Führungsfunktionen differenziert werden kann.

### 1.3.2.1 Führungsprozess

Führung erfolgt im Unternehmen nach einem grundlegenden Ablauf, der in Phasen aufgeteilt werden kann. Die Schritte Entscheidung, Steuerung und Kontrolle sind die Führungsaufgaben i.e.S. (vgl. Abb. 1.3.8).

| | | |
|---|---|---|
| Führung | Entscheidungsprozess (Planung i. w. S.) | Zielbildung |
| | | Problemanalyse |
| | | Alternativensuche |
| | | Alternativenbewertung |
| | | Entscheidung |
| | Steuerung | Maßnahmenvorbereitung |
| | | Instruktion und Motivation |
| Ausführung | Umsetzung | Maßnahmendurchführung |
| | | Ergebniserreichung |
| Führung | Kontrolle | Kontrollvorbereitung |
| | | Kontrolldurchführung |

*Abb. 1.3.8: Elemente im Führungsprozess*

**(1) Entscheidungsprozess**: Jeder Führungsprozess beginnt mit der Willensbildung. Dabei wird eine Entscheidung vorbereitet und getroffen. Dies kann auch als Planung im weiteren Sinne bezeichnet werden (vgl. Kap. 4.1). Ausgangspunkt ist die Bildung von Zielen. Sie definieren, was in welchem Ausmaß und bis wann erreicht werden soll und grenzen den Problembereich ein. Um eine Aufgabenstellung richtig zu erfassen, ist zunächst eine Analyse der Problemstellung erforderlich. Für ein identifiziertes Problem, sind mehrere alternative Lösungswege zur Problemlösung zu suchen und zu bewerten. Dies stellt die Entscheidungsvorbereitung dar. Entscheidungen sind Wahlakte aus verschiedenen Alternativen. Eine wesentliche Aufgabe der Unternehmensführung besteht deshalb in der Suche von Alternativen und deren möglichst rationaler Bewertung. Die Schritte von der Zielbildung bis zur Alternativenbewertung werden unter Planung i.e.S. zusammengefasst, auf die sich die eigentliche Entscheidung anschließt. Allerdings werden in der Unternehmenspraxis Entscheidungen unter Zeitdruck gefällt. Da deshalb die Entscheidung nicht auf vollständigen Informationen beruht, wird sie unter Unsicherheit getroffen. Neben der verfügbaren Zeit ist die Qualität der Entscheidung auch abhängig vom jeweiligen Entscheidungsträger. Da menschliche Entscheidungsträger nicht vollkommen rational sind, werden Führungsentscheidungen nur mit beschränkter Rationalität getroffen.

**(2) Steuerung**: Für die ausgewählte Lösungsalternative sind Umsetzungsmaßnahmen zu bestimmen und so die Willensdurchsetzung vorzubereiten. Ausführende Mitarbeiter sind zu informieren und zu motivieren, da meist mit die Umsetzung nicht durch die Unternehmensführung selbst, sondern durch beauftragte Mitarbeiter erfolgt.

**(3) Umsetzung**: Festgelegte Maßnahmen werden durchgeführt und Ergebnisse erzielt.

**(4) Kontrolle**: Die Ergebnisse der umgesetzten Maßnahmen werden bestimmt und mit der Zielsetzung verglichen. Dazu sind Kontrollpunkte zu bestimmen und Kontrollen durchzuführen. Die Kontrollinformationen erlauben Lernprozesse als Rückkopplung auf die zukünftige Planung und Steuerung. Dies kann dazu führen, dass neue bzw. alternative Maßnahmen zur Zielerreichung erarbeitet werden oder die Zielsetzung verändert wird.

Die Umsetzung erfolgt in aller Regel durch die mit der Ausführung der Vorgaben betrauten Mitarbeiter, die durch die Unternehmensführung gesteuert werden. Wesentliche Gründe für die **Trennung zwischen Führungs- und Ausführungsebene** sind:

- Die Unternehmensführung soll dem gesamten Unternehmen und nicht einzelnen Teilbereichen dienen. Dies erfordert das Erkennen von Zusammenhängen und langfristiges, globales Denken. Den mit den ausführenden Handlungen betreuten Mitarbeitern fehlen hierzu meist der Überblick, die übergreifenden Informationen und die Kompetenzen.
- Eine Vielzahl ausführender Handlungen erfordert umfangreiche Fachkenntnisse, die nur durch entsprechende Spezialisierung auf einen eng abgegrenzten Aufgabenbereich erreicht werden können. Aus diesem Grund spielen in der Ausführungsebene vor allem Fachkenntnisse eine Rolle, während in der Führungsebene soziale Fähigkeiten und Problemlösungskompetenzen im Vordergrund stehen. Fachkenntnisse treten für Führungskräfte mit steigender Hierarchie zunehmend in den Hintergrund.
- Kontrollen sind ein notwendiger Bestandteil des Führungsprozesses. Sie dienen zur Erreichung der geplanten Ziele und zur Verbesserung der Planung und Steuerung. Die Fremdkontrolle der Ausführung gewährleistet, dass die Mitarbeiter ihr Verhalten an den Plänen ausrichten und ihre Leistung beurteilt werden kann. Die personelle Trennung von Durchführung und Kontrolle sichert die erforderliche Distanz und Neutralität.

Als **Beispiel** für einen Führungsprozess dient eine **Produktentwicklung**:

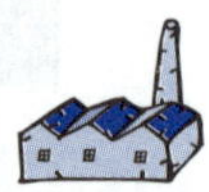

- **Zielbildung**: Ziel ist es, ein neues Produkt zu entwickeln, das sich erfolgreich vermarkten lässt.
- **Problemanalyse**: Dieses Ziel wurde festgelegt, da das bestehende Produkt bereits seit vier Jahren auf dem Markt ist und die Produkte der Wettbewerber zwischenzeitlich technisch überlegen sind. Umsatz und Ergebnis des Produktes sind in den letzten beiden Jahren stark zurückgegangen. Das neue Produkt soll nicht nur zu bisherigen Konkurrenzprodukten aufschließen, sondern wesentliche Neuerungen enthalten.
- **Alternativensuche**: Auf Basis von Marktforschungsdaten werden daraufhin Produktanforderungen festgelegt, die von der Produktentwicklung in verschiedene Produktvorschläge umgesetzt werden.
- **Alternativenbewertung**: Diese werden in Kundenbefragungen auf ihre Markteignung und durch Wirtschaftlichkeitsrechnungen auf ihre ökonomische Auswirkung untersucht.
- **Entscheidung**: In einer Geschäftsleitungssitzung werden die Produktvorschläge diskutiert und danach ein Vorschlag ausgewählt.
- **Maßnahmenvorbereitung**: Für die nächsten Schritte wird das Entwicklungsprojekt geplant und eine Projektleitung bestimmt. Zudem werden Organisationsstrukturen und -regeln sowie Informationswege definiert.
- **Instruktion und Motivation**: Die Projektleitung entscheidet über die Zusammensetzung des Entwicklungsprojektes. Die Teilnehmer werden danach informiert und zur Mitarbeit motiviert.
- **Umsetzung**: Die Entwicklung erfolgt durch das eingesetzte Projektteam.

- **Kontrolle**: Zu festgelegten Zeitpunkten werden die Aktivitäten durch die Projektleitung kontrolliert, indem die Bearbeiter über den Stand der Aktivitäten und die erzielten Ergebnisse berichten. Gestaltet sich die Produktentwicklung schwieriger als geplant, sind eventuell zusätzliche Maßnahmen erforderlich, um die Markteinführung zum festgelegten Termin sicherzustellen.

Der Führungsprozess ist jedoch kein einmaliger und auch kein rein sukzessiver Durchlauf aller genannten Phasen, sondern vielmehr ein **Regelkreis**. Unternehmen sind im Verständnis der Systemtheorie integrierte, komplexe, soziale Systeme, die in ihren Wirkungszusammenhängen nicht vollständig vorhergesagt werden können (vgl. Kap. 1.2.3). Die Planung ist in die Zukunft gerichtet und kann die Realität nur bedingt vorwegnehmen. Sie ist deshalb immer mit Fehlern behaftet. Dies führt zu Abweichungen zwischen den geplanten und den tatsächlichen Ergebnissen. Dies verändert die Problemsituation im Unternehmen. Um Ziele zu erreichen, sind daher Rückkopplungen erforderlich. Dabei werden Informationen über den Zustand eines Unternehmens und über Störeinflüsse in einem Planungsprozess mit den Zielvorstellungen verglichen. Liegen Abweichungen zwischen Soll- und Ist-Zustand vor, so sind Entscheidungen über Gegenmaßnahmen zu treffen. Die Umsetzung der Maßnahmen führt zu Ergebnissen, deren Kontrollinformation in nachfolgende Führungsprozesse einfließt. Abb. 1.3.9 stellt den Führungskreislauf dar. Rückkopplungen ermöglichen dabei das Lernen aus Fehlern und die Verbesserung der zukünftigen Zielerreichung.

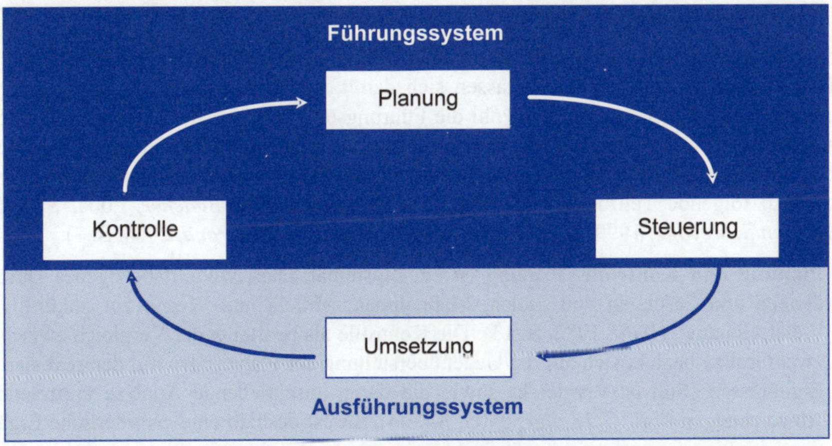


*Abb. 1.3.9: Führungskreislauf*

Führung ist ein sich ständig wiederholender Prozess (vgl. *Wild,* 1982, S. 37). Die Unternehmensführung besteht aus einer Vielzahl an Führungsregelkreisen, die aufeinander einwirken, miteinander verzahnt sind und ein komplexes Führungssystem bilden (vgl. *Zahn/ Schmid*, 1996, S. 14).

### 1.3.2.2 Führungsfunktionen

Neben der **Lenkung** (vgl. Kap. 1.2.3) in bestehenden Führungskreisläufen ist die Führung auch für die Gestaltung und Entwicklung des Unternehmens verantwortlich.

**!** Die **Gestaltung** dient dem Aufbau von Führungssystemen. Sie sichert die Handlungsfähigkeit der Unternehmensführung und ist damit eine Voraussetzung der Lenkung.

**!** Die **Entwicklung** des Unternehmens sichert die Überlebens- und Anpassungsfähigkeit und wirkt auf die Gestaltung und Lenkung der Unternehmensführung ein.

Unternehmen sind soziale Systeme, die einer Evolution unterliegen (vgl. Kap. 1.2.4). Sie müssen sich deshalb flexibel an veränderte Umweltbedingungen anpassen (vgl. *Bleicher,* 2004, S. 60). Dies kann durch selbstorganisatorische Prozesse (vgl. Kap. 5.2.2.4) oder durch ein Management des Wandels bewirkt werden (vgl. Kap. 3.6). Abb. 1.3.10 fasst die drei **Grundfunktionen** zusammen.

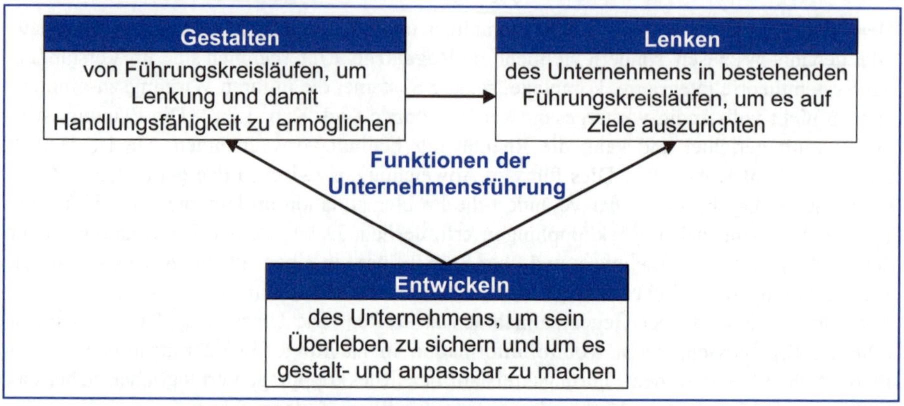


*Abb. 1.3.10: Funktionen der Unternehmensführung (in Anlehnung an Bleicher, 2004, S. 61)*

Um die drei Grundfunktionen der Unternehmensführung zu bewältigen, sind eine Reihe von **Teilfunktionen** zu erfüllen. Sie befassen sich damit, wie Unternehmen gestaltet, gelenkt und entwickelt werden können. Obwohl die Führungstätigkeiten in der Literatur uneinheitlich klassifiziert werden, finden sich in den meisten Ansätzen ähnliche universale Teilfunktionen wieder. Sie sind unabhängig von der Art, Größe und Branche des Unternehmens und können in folgende Teilfunktionen unterschieden werden (vgl. *Bleicher,* 2004, S. 87ff.; *Steinmann/Schreyögg,* 1999, S. 8ff.; *Alt*, 2004, S. 5; *Bamberger/Wrona,* 2004, S. 7):

- **Planung und Kontrolle**: Planung ist ein „systematisches, zukunftsbezogenes Durchdenken und Festlegen von Zielen, Maßnahmen, Mitteln und Wegen zur zukünftigen Zielerreichung" (*Wild*, 1982, S. 13). Die Kontrolle als beurteilender Vergleich zwischen zwei Größen bezieht sich auf die Gegenüberstellung der Planansätze mit den realisierten Ergebnissen (Soll-Ist-Vergleich) sowie die daran anschließende Analyse auftretender Abweichungen (vgl. *Gälweiler*, 2005, S. 204). Sie ist deshalb eine erforderliche Ergänzung der Planung und erfolgt während bzw. nach der Ausführung. Planung und Kontrolle bilden somit eine Einheit (vgl. Kap. 4).
- **Organisation** betrifft die zweckgerichtete Gestaltung betrieblicher Strukturen. Sie beschäftigt sich mit Regelungen, die den Aufbau des Unternehmens und den Ablauf der darin stattfindenden Vorgänge betreffen (vgl. Kap. 5).
- **Personalmanagement** umfasst alle im Zusammenhang mit den Mitarbeitern eines Unternehmens anfallenden Planungs-, Steuerungs- und Kontrollaufgaben. Es stellt die benötigten Mitarbeiter mit der erforderlichen Qualifikation bereit und beeinflusst ihr Verhalten hinsichtlich der Erreichung von Unternehmenszielen (vgl. Kap. 6).

Alle diese Funktionen stützen sich auf Informationen. Die Entscheidungen der Unternehmensführung können deshalb nur so gut sein, wie die Informationen auf denen sie basieren. Unternehmensführung ist somit ohne die erforderlichen Informationen nicht möglich. Information ermöglicht und verbindet alle Führungsfunktionen miteinander. Führungsinformationen müssen in der richtigen Menge, Qualität, zum richtigen Zeitpunkt und am richtigen Ort vorliegen. Dies zu gewährleisten, ist Aufgabe des **Informationsmanagements** als einer zentralen Unterstützungsfunktion der Unternehmensführung (vgl. Kap. 7).

## 1.3.3 Integriertes Führungssystem

Die Funktionen bilden neben den Ebenen die zweite Dimension des Unternehmensführungssystems. Während die normative Ebene vorrangige Aufgabe der obersten Führungsebene ist, wächst die Zahl der beteiligten Führungskräfte hin zur operativen Ebene an. Deshalb wird das Unternehmensführungssystem in Abb. 1.3.11 als Pyramide aus den Dimensionen Ebenen und Funktionen dargestellt.

Die Funktionen Personalmanagement, Planung und Kontrolle sowie Organisation stehen in Abb. 1.3.11 gleichberechtigt nebeneinander. Diese Führungsfunktionen basieren auf Informationen, die alle Führungsebenen betreffen sowie die Funktionen und Ebenen unter- und miteinander verbinden und koordinieren. Das Informationsmanagement ist für den Informationsfluss verantwortlich, der durch einen umlaufenden Kreis symbolisiert wird. Die Funktionen werden nach den Handlungsebenen differenziert. Daraus ergibt sich eine Pyramide aus neun Bausteinen, die das **Integrierte System der Unternehmensführung** bilden. Der Aufbau des vorliegenden Buches orientiert sich an dieser Systematik. Auf jeden Baustein wird in einem separaten Kapitel eingegangen. Die in den Führungsfunktionen zu bearbeitenden Aufgaben sind dabei mehr oder weniger eindeutig den Führungsebenen zuordenbar. Deshalb erfolgt die Zuordnung nach dem jeweiligen Schwerpunkt der Aufgaben. So ist z.B. die Budgetierung der operativen Planung und Kontrolle zuzuordnen. Das Prozessmanagement hingegen behandelt vorwiegend operative organisatorische Fragestellungen, beschäftigt sich aber auch mit strategischen Aspekten. Somit wird es der Organisation auf der operativen Ebene zugeordnet.

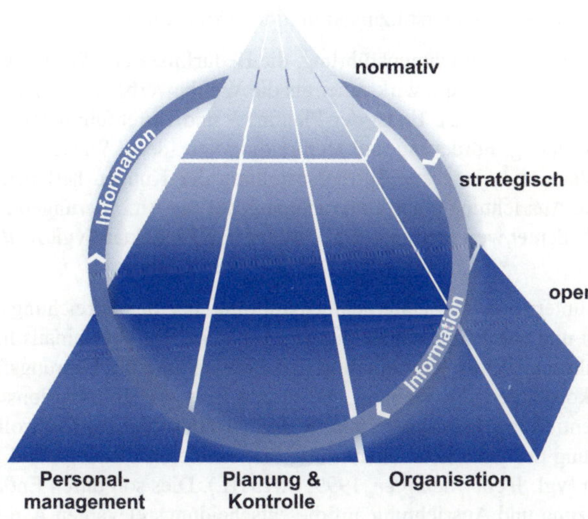


*Abb. 1.3.11: Integriertes System der Unternehmensführung*

In Kap. 1.2 wurde bereits der **Zusammenhang zwischen den Führungsebenen** erläutert. Die Ebenen der Unternehmensführung bauen hierarchisch aufeinander auf. Die jeweils übergeordneten Teilfunktionen bilden den Rahmen für untergeordnete Teilfunktionen. Die normative Ebene prägt den Gestaltungsrahmen, der einem Unternehmen seine Identität verleiht. Die strategische Unternehmensführung beschäftigt sich im Rahmen der normativen Vorgaben mit der Schaffung neuer und der Weiterentwicklung bestehender Erfolgspotenziale. Auf der operativen Ebene werden die Maßnahmen zur Umsetzung der Strategie ausgeführt und die dabei anfallenden laufenden Aktivitäten gelenkt.

Die **Führungsfunktionen** stehen in einem komplementären Zusammenhang und nicht zwingend gleichberechtigt nebeneinander. So kann die Organisation in einem stabilen Umfeld mit wiederkehrenden Teilfunktionen durch die Standardisierung von Abläufen und Regeln dominieren. In einem sehr dynamischen Umfeld kann es dagegen wichtiger sein, die Verhaltensperspektive in den Vordergrund zu stellen. In diesem Fall kommt dem Personalmanagement ein größeres Gewicht zu. Ebenso kann dabei das Planungs- und Kontrollsystem z.B. die Stärkung dezentraler Verantwortung zum Ziel haben. Neben der Aufgabenorientierung erklärt auch der kulturelle Hintergrund unterschiedliche Schwerpunkte. So bevorzugen angloamerikanische Unternehmen meist Planung und Kontrolle, während z.B. Prozessabläufe weniger standardisiert sind. Asiatisch geprägte Unternehmen oder auch Unternehmen in romanischen Ländern werden eher durch Verhaltenssteuerung geführt. Während bei asiatischen Unternehmen das Gruppendenken dominiert, bevorzugen europäische Unternehmen eine patriarchalische Führung. In Deutschland wird z.B. meist stark auf fehlerfreie Prozesse geachtet und daher der Organisation ein hoher Stellenwert eingeräumt.

Sowohl in der Literatur als auch in der Praxis haben sich für die Unternehmensführung auch **Unterstützungsfunktionen** entwickelt. Dabei handelt es sich um spezialisierte Institutionen, die der Unternehmensführung in einzelnen Aufgaben oder auch bei der Koordination von Funktionen und Ebenen Hilfestellung leisten. Als spezialisierte Dienstleister mit Expertenwissen unterstützen sie die Unternehmensführung bei der Bewältigung ihrer komplexen Aufgabe und stellen deshalb keine eigenständigen Führungsfunktionen dar. Daher sind sie auch nicht im integrierten System der Unternehmensführung aufgeführt. Unterstützungsfunktionen richten ein Unternehmen auf bestimmte Ziele wie z.B. die Qualität, den Markt oder die Wirtschaftlichkeit aus. Neben dem bereits erwähnten Informationsmanagement sind als weitere wesentliche Unterstützungsfunktionen zu nennen:

- **Marketing** hilft der Unternehmensführung, die Bedürfnisse und Wünsche der Zielmärkte zu ermitteln und diese dann wirksamer als die Wettbewerber zufrieden zu stellen (vgl. *Kotler/Bliemel*, 2001, S. 25). Es ist der Planungs- und Durchführungsprozess der Konzeption, Preisfindung, Förderung und Verbreitung von Ideen, Waren und Dienstleistungen, um Austauschprozesse zur Zufriedenstellung der Kunden herbeizuführen. Damit steht es für die Ausrichtung eines Unternehmens auf die Anforderungen der Märkte und Kunden und bedeutet weit mehr als den Verkauf von Produkten (vgl. *Kotler* et al., 2003, S. 50f.).

- **Controlling** unterstützt die Unternehmensführung bei der Erreichung ökonomischer Zielsetzungen und sorgt für Entscheidungstransparenz. Darüber hinaus hilft es der Unternehmensführung bei der Koordination und Entwicklung der Führungsfunktionen und -ebenen. Es koordiniert die Planung und Kontrolle sowie Informationsversorgung ergebniszielorientiert (vgl. *Horváth*, 2005, S. 153). Damit trägt das Controlling zur Rationalitätssicherung der Unternehmensführung bei, um deren Effizienz und Effektivität zu gewährleisten (vgl. *Weber/Schäffer*, 1999, S. 731ff.). Dies soll durch Entlastung, Ergänzung, Begrenzung und Ausrichtung auf die entscheidungsrelevanten Aspekte der Unternehmensführung erreicht werden (vgl. *Möller/Stoi*, 2002, 561ff.).

- **Qualitätsmanagement** ist die qualitätsorientierte Ausrichtung der Unternehmensführung. Es beschreibt den Aufbau und Ablauf der Qualitätsaufgaben sowie die dabei einzusetzenden Instrumente. Das Qualitätsmanagement unterstützt die Unternehmensführung bei der Erfüllung der Produktanforderungen. Es sorgt für die Vermeidung von Fehlern und für die Verbesserung der Kundenzufriedenheit (vgl. Kap. 8.1).

Die Bedeutung der Funktionen muss nicht gleich gewichtet, doch zumindest aufeinander abgestimmt sein. Damit sie sich in ihrer Wirkung unterstützen, sind die Entscheidungen auf gemeinsame und übergeordnete Ziele abzustimmen. Diese **Koordination** ist eine generelle Aufgabe der Unternehmensführung, die alle Funktionen und Ebenen betrifft. Die Funktionen stehen nicht isoliert nebeneinander, sondern hängen miteinander zusammen. So ist eine Strategie die Vorgabe für betriebliche Aktivitäten, wofür es geeignete Strukturen und eines abgestimmten Personalmanagements bedarf. Für die konsequente Ausrichtung eines Geschäftsbereiches kann z.B. eine organisatorische Verankerung als Sparte sinnvoll sein. Zudem kann die Umsetzung der Strategie mit abgestimmten Anreiz- und Entlohnungsmodellen gefördert werden. Eine solche Koordination der Funktionen untereinander ermöglicht eine **horizontal** abgestimmte Unternehmensführung. Da die Führungsebenen hierarchisch ineinander greifen, sind die Funktionen ebenso **vertikal** zu koordinieren. Beispielsweise sollten sich die Strategien der Geschäftsfelder und die daraus resultierenden operativen Aktivitäten aus der Mission des Gesamtunternehmens ableiten.

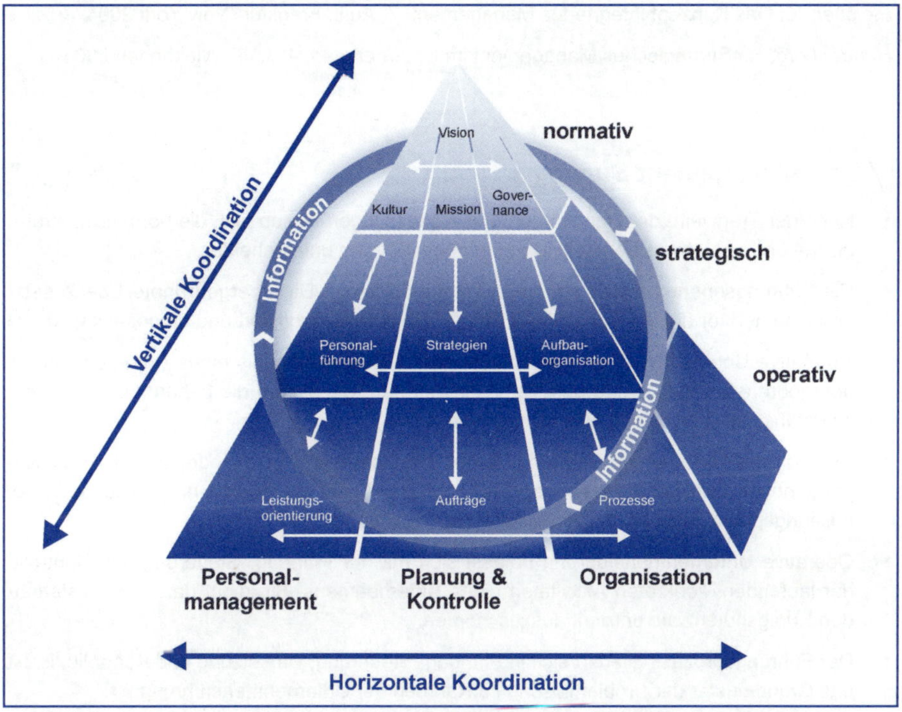


*Abb. 1.3.12: Integriertes System der Unternehmensführung*

Die **Integration** der Führungsebenen ist aufgrund der gegenseitigen Abhängigkeit der Entscheidungen von zentraler Bedeutung. Die Unternehmensführung ist für die Gesamtheit des Unternehmens und damit auch für die Fülle an Führungsaufgaben verantwortlich. Daraus resultiert ihre hohe Komplexität. Die Notwendigkeit eines **integrierten Führungsansatzes** ist in Theorie und Praxis unbestritten. Dies wird z.B. von *Kirsch* (1997, S. 289) und von *Bleicher* (2004, S. 89ff.) in der Gesamtarchitektur der Unternehmensführung und deren Verbindung betont. Die Aufgaben sind dabei zwar z.T. unterschiedlich eingeteilt, werden jedoch ebenfalls zu einem Gesamtsystem integriert. Wie dies erfolgt und welche Instrumente hierfür zur Verfügung stehen, ist z.B. im umfassenden *St. Galler Managementmodell* beschrieben (vgl. *Bleicher,* 2004). Zumeist basieren Abstimmungsprozesse auf Plausibilitätsüberlegungen und lassen sich erst im konkreten Fall spezifizieren. Eine Ausnahme bildet dabei das Planungs- und Kontrollsystem, welches sich über die Ergebniszielorientierung in einem stringenten Planungssystem vom Unternehmenswert bis zur operativen Budgetierung auch quantitativ fassen lässt. Abstimmungen horizontaler Art basieren dabei überwiegend auf qualitativen Überlegungen, Hypothesen über Ursache-Wirkungsbeziehungen und Plausibilitäten. So hat z.B. *Bleicher* (2004) die Integration durch Profile in der Ausprägung jedes Führungsbausteins beschrieben und diese miteinander verglichen. Auf diese Methodik wird im Rahmen des hier vorgestellten Führungssystems zurückgegriffen. Im Zusammenhang mit den jeweils behandelten Führungsfunktionen werden die hierfür relevanten Integrationsprozesse vorgestellt. Abb. 1.3.12 fasst das integrierte System der Unternehmensführung zusammen, nach der dieses Buch strukturiert ist.

## Literaturempfehlungen

*Bleicher, K.:* Das Konzept integriertes Management, 7. Aufl., Frankfurt/New York 2004.

*Hungenberg, H.:* Strategisches Management im Unternehmen, 4. Aufl., Wiesbaden 2006.

## Management Summary

- Nach der Tragweite der Handlungen und Zielsetzungen lassen sich die normative, strategische und operative Ebene der Unternehmensführung unterscheiden.
- Die Führungsebenen bilden ein hierarchisches System. Die übergeordnete Ebene setzt den Rahmen für die untergeordnete Ebene, die dort konkretisiert und umgesetzt wird.
- Normative Unternehmensführung definiert das Selbstverständnis eines Unternehmens in übergeordnete Ziele, Werte und Verhaltensnormen. Sie sichert die Lebens- und Entwicklungsfähigkeit (Legitimität) eines Unternehmens.
- Strategische Unternehmensführung ist auf die Sicherung bestehender und die Erschließung neuer Erfolgspotenziale gerichtet und beschreibt die hierzu erforderlichen Ziele, Leistungspotenziale und Vorgehensweisen.
- Operative Unternehmensführung befasst sich mit der Planung, Steuerung und Kontrolle der laufenden, konkreten Aktivitäten eines Unternehmens. Sie dient dazu, die bestehenden Erfolgspotenziale effizient auszuschöpfen.
- Der Führungsprozess gliedert sich in Planung, Steuerung, Umsetzung und Kontrolle. Er ist das Grundmuster der Problemlösung im Rahmen der Unternehmensführung.
- Grundfunktionen der Unternehmensführung sind es, das Unternehmen zu lenken, zu gestalten und zu entwickeln.
- Die daraus abgeleiteten Teilfunktionen sind Planung und Kontrolle, Organisation und Personalmanagement.
- Um diese Teilfunktionen erfüllen zu können, sind Informationen erforderlich. Die Gestaltung des Informationsflusses ist Aufgabe des Informationsmanagements als Unterstützungsfunktion der Unternehmensführung.
- Aus den Ebenen und Funktionen der Unternehmensführung entsteht ein integriertes System. Es kann als Pyramide mit neun Bausteinen und einem umlaufenden Informationsfluss dargestellt werden.
- Die Unternehmensführung wird durch Unterstützungsfunktionen wie z.B. Marketing, Controlling oder Qualitätsmanagement unterstützt.
- Die Unternehmensführung ist horizontal und vertikal aufeinander abzustimmen, um als integriertes System seine Wirkung entfalten zu können.

# 2. Normative Unternehmensführung

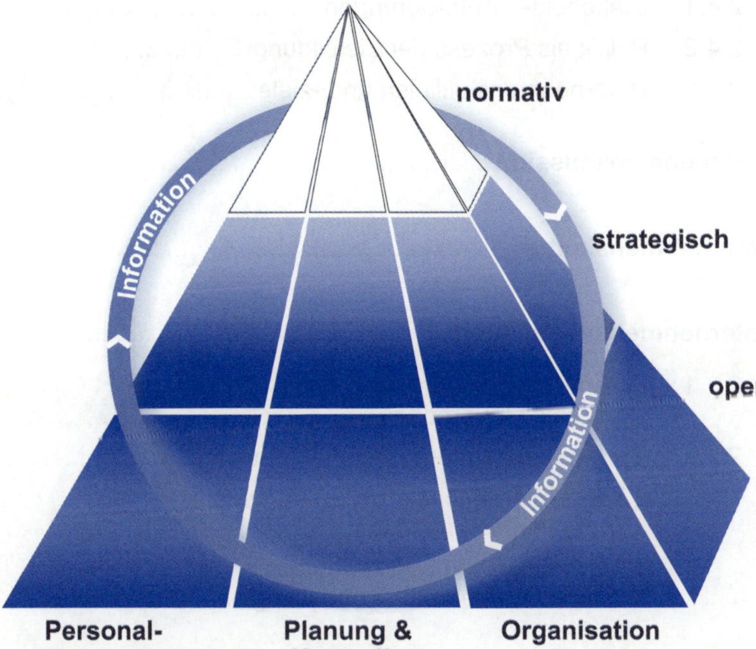

# 2.1 Grundlagen

**Leitfragen**

- Welche Aufgaben hat die normative Unternehmensführung?
- Aus welchen Elementen besteht die normative Unternehmensführung?
- Wie wirken diese Elemente zusammen?

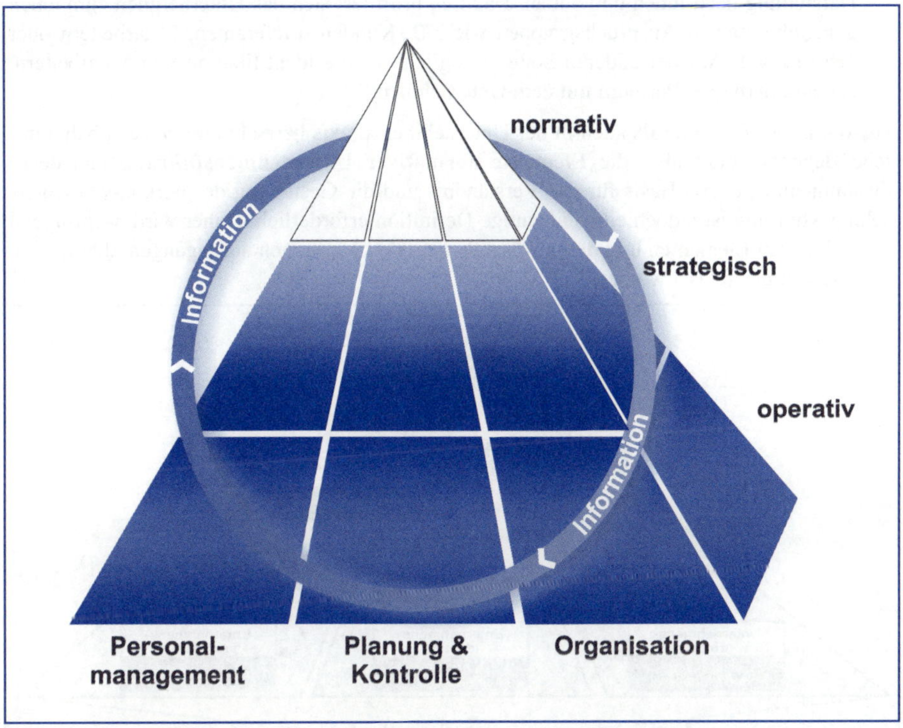


*Abb. 2.1.1: Normative Ebene der Unternehmensführung*

**Normative Unternehmensführung** bestimmt das Selbstverständnis eines Unternehmens in Form übergeordneter Ziele, Werte und Verhaltensweisen und sichert dadurch dessen Lebens- und Entwicklungsfähigkeit (Legitimität).

Die normative Unternehmensführung ist die oberste Ebene des Führungssystems (vgl. Kap. 1.2). Entscheidungen der normative Unternehmensführung werden vom Top-Management als Ziele und Normen vorgegeben (vgl. *Hungenberg,* 2006, S. 23). Die beiden zentralen **Aufgabenbereiche** der normativen Unternehmensführung sind (vgl. *Bleicher*, 1995, S. 23):

- **Gestaltung der Unternehmens-Umwelt-Beziehungen**: Unternehmen sind Elemente übergeordneter Systeme. Dies können z.B. die Branche oder das Land eines Unternehmens sein. Sie beziehen ihre Existenzberechtigung daraus, dass sie einen Beitrag zu diesen übergeordneten Systemen leisten. Diese Beiträge und damit die Positionierung des

Unternehmens gegenüber seiner Umwelt ist Aufgabe der normativen Unternehmensführung. Da sich die Umwelt aber evolutionär verändert, sind auch die Umweltanforderungen an diese Beiträge einem Wandel unterworfen und vom Unternehmen nachzuvollziehen. Aus diesem Grund ist es Aufgabe der normativen Unternehmensführung, die hierzu erforderliche Entwicklungsfähigkeit des Unternehmens sicherzustellen. Dies kann durch reaktive Anpassung, aktive Umweltbeeinflussung oder gar gezielte Auslösung von Umweltänderungen geschehen (vgl. *Bleicher,* 2004, S. 81).

- **Gestaltung der Unternehmensidentität**: Jedes Unternehmen verfügt über eine eigene Persönlichkeit. Diese Unternehmensidentität (Corporate Identity) besteht aus unverwechselbaren und individuellen Merkmalen und Eigenschaften und gibt so dem Unternehmen ein „Gesicht“. Sie schafft ein Selbstverständnis des Unternehmens und dient der Darstellung nach innen und außen. Dadurch profiliert sich das Unternehmen zum einen gegenüber seinen Anspruchsgruppen wie z.B. Kunden, Lieferanten, Mitarbeitern oder Gesellschaft. Auf der anderen Seite ermöglicht sie die Identifikation von Mitarbeitern, Eigentümern oder Partnern mit dem Unternehmen.

Sowohl in der Literatur als auch in der Unternehmenspraxis herrscht eine nahezu babylonische Begriffsvielfalt über die **Elemente normativer Unternehmensführung** und deren Zusammenhänge. Als Basis für das Verständnis und die Gestaltung der normativen Unternehmensführung ist jedoch eine eindeutige Definition erforderlich. Daher wird nachfolgend von folgenden Elementen und deren wesentlichen Verknüpfungen ausgegangen, die in Abb. 2.1.2 zusammengefasst werden.

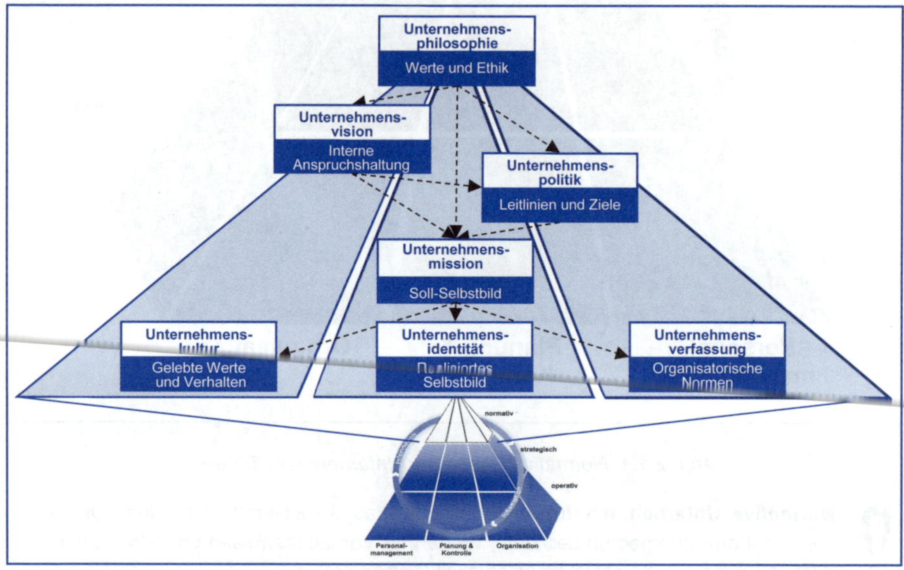


*Abb. 2.1.2: Zusammenhänge und Elemente der normativen Unternehmensführung*

- Die **Unternehmensphilosophie** beschreibt die Werthaltungen und den ethischen Anspruch des Unternehmens. Damit wird das Unternehmen legitimiert. Die Philosophie bestimmt die Normen als Maßstab für das Handeln der Unternehmensführung. Damit ist die Unternehmensphilosophie der Ausgangspunkt der normativen Unternehmensführung und beeinflusst ihre weiteren Elemente (vgl. Kap. 2.2).
- Die **Unternehmensvision** beschreibt das angestrebte Zukunftsbild des Unternehmens. Sie zeigt, was das Unternehmen mit seinen Werten erreichen will und gibt ihm dadurch

eine Richtung. In der Vision kommt die interne Anspruchhaltung des Unternehmens zum Ausdruck. Damit schafft sie Sinn für jegliches Handeln und soll Identifikation, Motivation und Engagement bei den Mitarbeitern auslösen (vgl. Kap. 2.3).

- Durch die **Unternehmenspolitik** wird in einem politischen Prozess des Interessensausgleichs die Position des Unternehmens in Form von Leitlinien und Zielen festgelegt. Dabei werden neben der internen Anspruchhaltung, die in der Unternehmensvision zusammengefasst ist, auch die Anforderungen von Anspruchsgruppen wie z.B. Staat, Eigentümern oder Mitarbeiter berücksichtigt (vgl. Kap. 2.4).
- Mit der **Unternehmensmission** wird die Frage beantwortet, warum ein Unternehmen existiert und welche Ziele es verfolgt. Sie legt dessen Zweck bzw. Auftrag, die sog. Mission, fest und konkretisiert die Unternehmungsentwicklung. Dazu fasst sie die Unternehmensphilosophie, -vision und -politik zu einem angestrebten Selbstbild des Unternehmens zusammen. Die Unternehmensmission wird oft in Form eines Leitbilds schriftlich fixiert. Die Mission ist das formulierte Selbstbild eines Unternehmens und damit die Vorgabe für die **Unternehmensidentität** (Corporate Identity). Das realisierte Selbstbild wird durch das Erscheinungsbild, das Verhalten und die Kommunikation des Unternehmens präzisiert. Dadurch wird das Fremdbild eines Unternehmens bei Führungskräften, Mitarbeitern und externen Stakeholdern geprägt (vgl. Kap. 2.5).
- Die **Unternehmenskultur** ist die Gesamtheit historisch gewachsener und gemeinsam gelebter Werte, Normen und Denkhaltungen, die im Verhalten, in der Kommunikation, bei Entscheidungen, in Handlungen, in Symbolen und anderen Ausdrucksformen sichtbar werden. Sie findet ihren Ausdruck in der Unternehmensidentität (vgl. Kap. 2.6).
- Die **Unternehmensverfassung** beinhaltet grundlegende Regelungen über die Organisation eines Unternehmens sowie deren Zusammenspiel und Kontrolle. Diese Bestimmungen werden in jüngerer Zeit auch unter dem Begriff **Corporate Governance** zusammengefasst. Sie bilden einen Ordnungsrahmen für das Verhalten der Führungskräfte und Mitarbeiter (vgl. Kap. 2.7).

Die normative Unternehmensführung ist Ausgangspunkt sämtlicher Aktivitäten eines Unternehmens und damit der strategischen Unternehmensführung vorgelagert. Strategien dienen dazu, die in Vision und Mission vorgezeichnete Ausrichtung zu konkretisieren. Dazu werden konkrete Ziele, angestrebte Marktpositionen und hierzu erforderliche Ressourcen abgeleitet. Die normative Unternehmensführung kann auch einschränkend wirken, in dem sie Betätigungsfelder wie z.B. Rüstungsgeschäfte ausschließt oder Verhaltensweisen wie z.B. den Verzicht auf Bestechung oder Kinderarbeit vorschreibt. Die normative Ebene liefert somit einen Handlungsrahmen für das strategische Handeln. Die strategische Ebene hat jedoch ebenfalls Einfluss auf die normative Unternehmensführung. Strategisches Handeln muss sich daran messen lassen, ob es dazu beiträgt, die normativ gesetzten Ansprüche zu erfüllen. Gelingt dies nicht, kann dies auch daran liegen, dass die angestrebte Unternehmensentwicklung nicht realisierbar ist. Diese **Rückkopplung** über die Realisierbarkeit der normativen Unternehmensausrichtung ist eine wesentliche Beziehung zwischen den beiden Führungsebenen (vgl. *Hungenberg*, 2006, S. 44).

## Literaturempfehlungen

*Bleicher, K.:* Normatives Management: Politik, Verfassung und Philosophie des Unternehmens, Frankfurt/New York 1994.

### Management Summary

- Normative Unternehmensführung definiert das Selbstverständnis eines Unternehmens in übergeordneten Zielen, Werten und Verhaltensweisen und sichert dadurch dessen Lebens- und Entwicklungsfähigkeit (Legitimität).
- Hauptaufgaben normativer Unternehmensführung sind die Gestaltung der Umweltbeziehungen sowie der Identität des Unternehmens.
- Sie besteht aus den Elementen Unternehmensphilosophie, -vision, -politik, -mission, -identität, -kultur und -verfassung.

# 2.2 Unternehmensphilosophie

**Leitfragen**

- Was umfasst die Unternehmensphilosophie?
- Welche Rolle spielt die Unternehmensethik?
- Welche Rolle spielen die Werte eines Unternehmens für die Unternehmensführung?

Unternehmen sind durch vielfältige Umweltentwicklungen sowie durch eine Vielzahl konkurrierender Werte und Interessen ihrer Mitarbeiter charakterisiert. Eine zentrale Aufgabe der Unternehmensführung ist es, die **Werte eines Unternehmens** festzulegen und seinen Mitarbeitern nahe zu bringen (vgl. *Perich,* 1993, S. 404). Die Werte sind umso wichtiger, je turbulenter und weniger prognostizierbar die Entwicklung der Unternehmensumwelt ist (vgl. *Bleicher,* 2004, S. 96). Ihre Bedeutung wird darüber hinaus dadurch verstärkt, dass traditionelle Werte in unserer heutigen Gesellschaft zunehmend verloren gehen (vgl. *Müller*, 2004, S. 144ff.). Die Suche nach Orientierung ist deshalb für die Legitimation des Handelns als rechtfertigende Norm von Bedeutung. Nimmt die Unternehmensführung diese Aufgabe nicht aktiv an, so wird sie auf die vielfältigen Werte der Mitarbeiter und der Unternehmensumwelt nur noch reagieren können. Damit verliert sie ihre Handlungsautonomie. Sie unterliegt dann der „normativen Kraft des Faktischen" (vgl. *Lay*, 1996, S. 178).

Unternehmenswerte stellen Verhaltensgrundsätze für die Mitarbeiter und die Unternehmensführung dar. Sie schaffen Klarheit, Integration und Sinn und bilden dadurch die Grundlage des Handelns. Werte sowie deren Verinnerlichung bei den Mitarbeitern prägen das Verhalten eines Unternehmens. Zusammengefasst bilden die Werte als **grundlegende Philosophie** das „Gewissen" eines Unternehmens (vgl. *Bleicher*, 2004, S. 103).

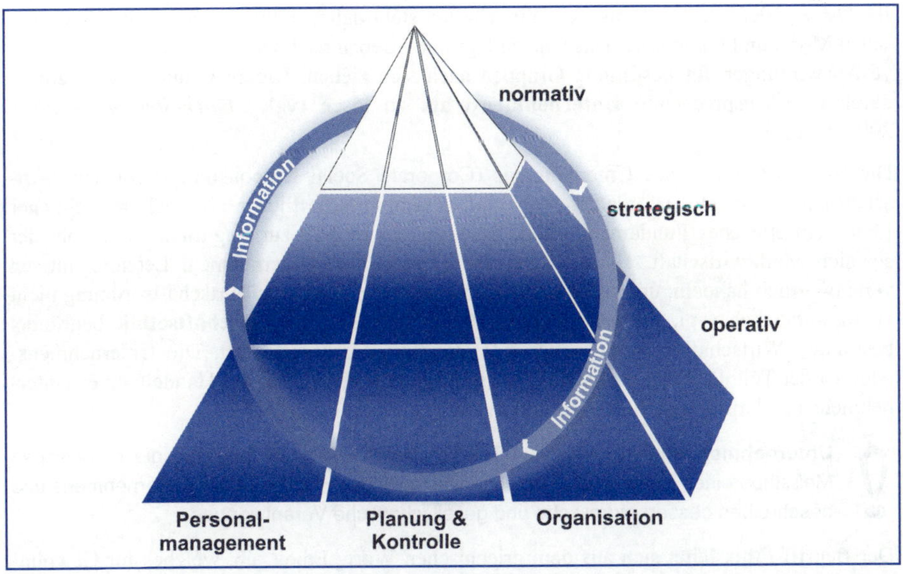


*Abb. 2.2.1: Unternehmensphilosophie im integrierten System der Unternehmensführung*

Die **Unternehmensphilosophie** umfasst die grundlegenden Einstellungen und Überzeugungen eines Unternehmens. Sie bilden die Werte, welche das Denken und Handeln aller Mitarbeiter beeinflussen (vgl. *Ulrich/Fluri,* 1995, S. 312).

Die Unternehmensphilosophie beinhaltet die häufig verdeckten, unreflektierten, hintergründigen und meist unausgesprochenen Werte der Unternehmenskultur (vgl. *Schein*, 1984, S. 3f.). Sie bringt nicht nur die gelebten Werte eines Unternehmens zum Ausdruck, sondern vielmehr die angestrebten bzw. gewünschten Einstellungen und Verhaltensweisen (vgl. *Bleicher,* 2004, S. 99). Damit hat sie den Charakter einer **angestrebten Norm**, die sämtlichen Handlungen der Unternehmensführung zugrunde liegen sollte. Die Unternehmensphilosophie durchdringt alle Elemente der Unternehmensführung und ist deshalb in Abb. 2.2.1 als Spitze der Pyramide des integrierten Systems der Unternehmensführung dargestellt.

Bei der Unternehmensphilosophie handelt es sich stets um Normen im Sinne von Wertvorstellungen. Sie basieren auf ethischen Überzeugungen sowie Erziehung und Erfahrung der prägenden Personen. Sämtliche Mitarbeiter des Unternehmens sollen sich nach diesen **Werten** richten und ihr Handeln wird danach gemessen. Werden sie durch die Unternehmensführung glaubhaft verkörpert und kommuniziert, so wirken sie integrierend und verdeutlichen den Sinn des Handelns. Sie drücken auch die Verantwortung eines Unternehmens gegenüber den Mitarbeitern und der Gesellschaft aus. Sie hängen deshalb auch von den Wirtschafts- und Gesellschaftssystemen ab, in denen das Unternehmen tätig ist. Um Konflikte zu vermeiden, sollten die Werte eines Unternehmens nicht grundlegend von den gesellschaftlichen Werthaltungen abweichen (vgl. *Ulrich/Fluri,* 1995, S. 314).

Die Unternehmensphilosophie enthält ethische, moralische, soziale Einstellungen und Werthaltungen eines Unternehmens (vgl. *Ulrich,* 1990, S. 12). Ein Teil der Unternehmensphilosophie ist daher auch die Ethik eines Unternehmens. Ethik beschäftigt sich mit der Sittlichkeit menschlicher Handlungen und der erzeugten Wirkungen. Daher sind mit den Werten eines Unternehmens **ethische Anforderungen** verbunden, um wirtschaftliches Handeln moralisch zu verantworten. Ethik stellt den Maßstab zur moralischen Bewertung von Werten dar. Kurzfristig gesehen sind Moralverstöße zu Gunsten des Unternehmenserfolgs verlockend. Auf lange Sicht kommt aber kein Unternehmen ohne Moral und Werte aus (vgl. *Weißbach*, 2005, S. 83). Ethisches Wirtschaften steht daher immer im Spannungsfeld zwischen Moral und Ökonomie. Das ethisch legitime Streben nach Gewinn kann jedoch negative Auswirkungen für bestimmte Gruppen nach sich ziehen. Diesen Grundkonflikt gilt es durch eine entsprechende **Unternehmensethik** zu lösen (vgl. *Müller-Stewens/Lechner*, 2005, S. 246).

Die Verantwortung eines Unternehmens (Corporate Social Responsibility) für sein wirtschaftliches Handeln erfordert sowohl auf gesamtwirtschaftlicher als auch betrieblicher Ebene ein ethisches Fundament. Ethik ist daher ein Beitrag zur Legitimation sowohl der sozialen Marktwirtschaft, als auch der darin handelnden Unternehmen. Letztere müssen verantwortlich handeln, um die unternehmerische Freiheit unserer Wirtschaftsordnung nicht zu missbrauchen (vgl. *Steinmann/Löhr*, 1994, S. Vf.). Die **Wirtschaftsethik** begründet bestimmte Wirtschaftsordnungen wie z.B. die freie Marktwirtschaft. Die Unternehmensethik ist der Teil der Wirtschaftsethik, der sich mit den Werten für das Handeln eines Unternehmens beschäftigt und dieses legitimiert.

**Unternehmensethik** umfasst als Teil der Unternehmensphilosophie die moralischen Maßstäbe eines Unternehmens. Sie legitimieren das Handeln eines Unternehmens und beschreiben dessen moralische und gesellschaftliche Verantwortung.

Der Begriff Ethik leitet sich aus dem griechischen Wort „Éthos“ ab, welches für Gewohnheit, Sitte oder Brauch steht. Sie definiert die Verantwortung der Unternehmensführung für das Führungshandeln und die Lösung von moralischen und gesellschaftlichen Konflikten (vgl. *Buchhorn,* 2005, S. 126). Ethik kann aufgrund des permanenten Wandels gesellschaftlicher Werte nicht allgemeingültig und zeitlos sein. Ethisches Bemühen orientiert sich an dem Ziel, den Menschen zu dienen. Dies ist aufgrund gegebener Restriktionen und Zwänge aber nur eingeschränkt möglich (vgl. *Raisig,* 1987, S. 762). Unternehmen sind z.B. gezwungen, einen Gewinn zu erzielen, um langfristig überleben zu können. **Empfehlungen** für ethisches Verhalten sind:

- *Küng* (1987, S. 7ff.) definiert **fünf praktikable Stichworte** ethischen Führungsverhaltens: Menschlichkeit, Brüderlichkeit, Wahrhaftigkeit, Zukunftsorientiertheit und Sinnhaftigkeit.
- *Enderle* (1988, S 132ff.) stellt eine **Goldene Regel** auf: „Behandle den anderen, wie du selbst von ihm behandelt werden willst." Deshalb rät er, sich in die Rolle des Betroffenen zu versetzten und Entscheidungen unter diesem Blickwinkel zu treffen.
- *Jonas* (2003, S. 35ff.) konkretisiert Unternehmensethik, in dem er den *Kant'schen Imperativ* aufgreift: „Handle so, dass du auch wollen kannst, dass deine Maxime allgemeines Gesetz werde." Es kann jedoch durchaus vernünftig sein, eine heutige Situation auf Kosten späterer Generationen zu verbessern. Beispielsweise könnte die Regierung eine Reform des Rentensystems hinauszögern, um die heutigen Rentner nicht zu benachteiligen und wieder gewählt zu werden. Allerdings verschlechtert sich die Altersversorgung der zukünftigen Generationen umso mehr, je länger Reformen unterlassen werden. Daher formuliert *Jonas* einen **neuen Imperativ:** „Handle so, dass die Wirkungen deiner Handlung nicht zerstörerisch sind für die künftigen Bedingungen der Menschheit". Dies besagt, dass Menschen und auch Unternehmen zwar ihre eigene Existenz, nicht aber die der Menschheit auf Spiel setzen dürfen.
- **Grundsätze ethischer Unternehmensführung** nach *Lay* (1996, S. 134ff.) definieren das höchste ethische Gut: „Handle stets so, dass du in deinem und durch dein Handeln eigenes und fremdes personales Leben eher mehrst denn minderst". Maßstab ist demnach die Erhaltung und Entfaltung personalen Lebens, womit die Würde einer Person gemeint ist. Dazu hat die Unternehmensführung zwischen den Interessen von Kapital und Arbeit sowie zwischen denen des Unternehmens und seiner Umwelt zu vermitteln. Ethik bezieht sich demzufolge auf einen Ausgleich zwischen sachlichen und personellen Anforderungen zur Lösung eines Problems. Gute Führungskräfte sind in der Lage, beide Ziele zu verfolgen, während sie bei schlechten Vorgesetzten oft in Konkurrenz zueinander stehen. Beispielsweise löst die Erfüllung eines zusätzlichen Kundenauftrags ein Sachproblem. Die ethische Beurteilung dieses Vorgangs hängt jedoch neben der Sachebene auch davon ab, ob dies für die handelnden Personen zu keiner Beeinträchtigung führt. Die Erfüllung eines Auftrags bei der „über Leichen gegangen wird" ist somit eine Minderung personalen Lebens und unethisch.
- *Dyllick* (1992, S. 225 f.) legt zwei **Kriterien für ethisch angemessenes Verhalten** fest: Danach ist eine Entscheidung moralisch angemessen, wenn sie gegenüber einem großen Kreis von Menschen vertreten werden kann und möglichst viele Bedürfnisse und Interessen der Betroffenen berücksichtigt.

Die genannten Empfehlungen sind Beispiele der **materiellen Unternehmensethik.** Sie beinhalten allgemeingültige Normen für ethisches Handeln (vgl. *Müller-Stewens/Lechner*, 2005, S. 247).

Die formelle Unternehmensethik (**Diskursethik**, Verfahrensethik) stellt hingegen keine allgemein gültigen Normen auf. Ethisches Handeln ist demnach abhängig von den Kontexten und Situationen (vgl. *Habermas,* 1992). Als Beispiel kann eine Liefertreue von 98 Prozent für einen Produktionsbetrieb ein ethisch unproblematischer Wert sein, während dies für eine Flugsicherung nicht akzeptabel wäre. So nennt z.B. *Habermas* Unvoreingenommenheit, Zwanglosigkeit oder Sachverständigkeit als Kriterien, um einen Ausgleich zwischen unterschiedlichen Zielvorstellungen zu erreichen. Es werden also keine Handlungsregeln bestimmt, sondern eine Auseinandersetzung mit Moral gefordert. Es wird nicht beurteilt, was gut oder schlecht ist, sondern sowohl eigene Ansprüche eines Unternehmens begründet, als auch die Argumente anderer angehört. Ethische Entscheidungen sind in einer Diskursethik stets **kontextgebunden**. Darüber hinaus nennt *Hemel* folgende wesentliche Elemente ethischer Unternehmensführung (vgl. *Hemel*, 2007):

- **Ethik der Professionalität** umfasst die sachrichtige, optimale Erbringung einer Leistung für seine Kunden. Ein Unternehmen, das keine Wertschöpfung erbringt, handelt nicht ethisch, weil es dem eigenen, unternehmerischen Auftrag nicht gerecht wird.
- **Ethik der Glaubwürdigkeit** entsteht aus einem hohen Maß an Übereinstimmung zwischen Ankündigungen und Handlungen, zwischen dem, was gesagt, und dem, was getan wird.
- **Ethik des Konflikts** beschäftigt sich damit, wie mit Konflikten umgegangen wird. Können Kontroversen ohne Beschädigung von Personen ausgetragen werden? Liegen alle relevanten Fakten auf dem Tisch oder gibt es „Tabuzonen der Entscheidungsfindung"? Auf Basis einer klaren Situationsanalyse sind die Handlungsmöglichkeiten zu bewerten. Dabei ist auch zu entscheiden, ob sich ein Konflikt überhaupt lohnt und ob die für sinnvoll erachtete Klärung realistisch erwartet werden kann: In der Unternehmenspraxis findet dies häufig im Slogan „Love it, change it or leave it" Ausdruck.

Im Sinne der Diskursethik können Unternehmen nach ihrem ethischen Verhalten in folgende **Gruppen** eingeteilt werden (vgl. *Müller-Stewens/Lechner*, 2005, S. 248):

- **Unmoralische Unternehmen** orientieren sich ausschließlich an ihren eigenen Interessen und handeln bewusst unethisch. Dazu werden z.B. Gesetze und Vorschriften verletzt. Beispiele hierfür sind die Bilanzfälschungen beim US-amerikanischen Energiekonzern *Enron* oder dem deutschen Maschinenbauunternehmen *Flowtex*, die für Aktionäre und Banken zu hohen Verlusten führten.
- **Legalistische Unternehmen** engagieren sich nicht für ethisches Verhalten, sondern führen ausschließlich gesetzlich vorgeschriebene Verhaltensweisen aus.
- **Ethisch engagierte Unternehmen** gehen davon aus, dass ethisches Handeln auch im eigenen Interesse ist. Ethisches Verhalten bildet die Basis des Wertesystems und der Unternehmenskultur. Es geht weit über die gesetzlichen Forderungen hinaus.

Eine weitere Einteilung differenziert die Unternehmen im Sinne der Diskursethik nach der von ihnen übernommenen gesellschaftlichen Verantwortung (**Corporate Social Responsibility**). Im Jahr 2005 wurde eine Rangliste börsennotierter Unternehmen erstellt, die eine Einteilung nach der Berücksichtigung von Interessen der Mitarbeiter, Gesellschaft und Umwelt sowie der finanziellen Stärke und Transparenz vornimmt (vgl. *Kröher*, 2005, S. 80ff.). Die Messung und Bewertung gesellschaftlicher Verantwortung wird in hohem Maße von den gewählten Indikatoren und deren subjektiven Gewichtungen abhängen und kann daher keinen objektiven Anspruch erheben. In der veröffentlichten Rangliste wurde als bestes deutsches Unternehmen die *Deutsche Post AG* ausgezeichnet. Besonders hervorgehoben ist bei der *Deutschen Post AG* der Mitarbeiterschutz sowie Förderprogramme zu deren Qualifizierung, Initiativen zur Förderung berufstätiger Mütter und die Anstrengungen zur Verminderung der Umweltverschmutzung. Im Allgemeinen achten mittelständische Unternehmen eher auf ethische Werte als Großunternehmen. Gründe hierfür sind oftmals das Unternehmen prägende und persönlich haftende Gesellschafter sowie ein geringerer Druck des Kapitalmarktes zur Erwirtschaftung von Gewinnen. Insbesondere glaubwürdig vorgelebte Werte, die kommuniziert und auch erfahrbar umgesetzt werden, steigern auch in Deutschland das Bewusstsein für die Bedeutung von Werten (vgl. *Weißbach*, 2005, S. 83).

Ethische Werte finden sich auch in der Unternehmensphilosophie der Deutschen Post AG wieder (vgl. www.dpwn.de):

- Wir stärken unsere Position als Mitglied einer globalen Gesellschaft. Wir verpflichten uns zur Einhaltung der in dieser Leitlinie definierten Werte. Sie sind für uns Herausforderung und Hilfe, begleiten unseren Entwicklungsprozess und entwickeln sich mit uns weiter.
- Wir denken global, handeln lokal und respektieren die unterschiedlichen kulturellen Werte in den Ländern, in denen wir tätig sind. Wir treffen unsere Entscheidungen auf der Grundlage von Tatsachen und Analysen. Dafür nutzen wir jederzeit an allen Orten und für alle Einheiten das gesamte Wissen unseres Konzerns und die Erfahrung jedes Einzelnen.
- Klare Prioritäten bestimmen unser Handeln: Der Erfolg des Kunden; der Erfolg des Konzerns; der Erfolg jeder einzelnen Einheit und jedes einzelnen Mitarbeiters. Das Handeln nach diesen Prioritäten setzt ein vorbildliches Miteinander voraus, intern wie extern.
- Wir fordern und fördern Eigenverantwortung. Führungskräfte müssen Leistungsträger und somit Vorbild sowohl in fachlicher als auch in sozialer Hinsicht sein. Dabei orientieren wir uns an Standards, die in den jeweiligen Ländern vorbildlich sind.
- Jeder Mitarbeiter wird entsprechend seiner Leistung angemessen unterstützt - unabhängig von Geschlecht, religiösem oder kulturellem Hintergrund. Wir dulden keine Diskriminierung. Jede Führungskraft achtet die Würde und Persönlichkeit seiner Mitarbeiter und ist verantwortlich für eine Atmosphäre gegenseitigen Vertrauens innerhalb des Teams.
- Wir sind dem Wohle der Gesellschaften verpflichtet, in denen wir agieren, und engagieren uns für Zielsetzungen, die ihnen dienen. Wir respektieren die Traditionen, Strukturen und Werte der Länder, in denen wir arbeiten. Der Schutz der Umwelt ist Teil unserer gesellschaftlichen Verantwortung.

Zur besseren praktischen Umsetzung der Ethik im Unternehmen können die Grundsätze in einem **Ethikkodex** zusammengefasst werden (vgl. *Müller-Stewens/Lechner*, 2005, S. 247).

Ein Beispiel für einen Ethikkodex ist das im Jahr 1973 auf einem Treffen von knapp 2000 Wirtschaftsführern aus aller Welt auf dem *Europäischen Management Forum* in *Davos* verabschiedete sog. *Davoser Manifest* (vgl. *Lenk*, 1992, S. 397ff ):

**Zielsetzung eines Unternehmens** ist es, seinen Kunden, Anlegern, Arbeitern and Angestellten sowie den Gemeinschaften, innerhalb deren es tätig ist, zu dienen und deren unterschiedliche Interessen in Einklang zu bringen. Die Unternehmensführung muss danach streben, neue Ideen und technologische Fortschritte in wirtschaftliche Produkte und Dienstleistungen zu verwandeln. Als Anforderungen hinsichtlich der Stakeholdergruppen finden sich darin folgende Aussagen:

- **Kunden**: Die Unternehmensführung dient ihren Kunden, indem es die Bedürfnisse der Kunden befriedigt und ihnen den besten Wert zuweist. Wettbewerb zwischen Unternehmen ist die allgemein übliche Methode, um sicherzugehen, dass der Kunde den besten Wert und die größte Auswahlmöglichkeit erhält.
- **Anleger:** Die Unternehmensführung dient dem Anleger, indem es ihm eine höhere Verzinsung seiner Investitionen ermöglicht, als der Zinssatz für Regierungsanleihen ausmacht. Ein derartig höherer Zinssatz ist notwendig, weil er eine Risikoprämie zu den Kapitalkosten einbeziehen muss. Die Unternehmensführung ist Treuhänder der Eigentümer.
- **Beschäftigte:** Die Unternehmensführung dient den Mitarbeitern, da niemand in einer freien Gesellschaft die Führung durch Vorgesetzte akzeptieren wird, die nicht ihre Interessen berücksichtigt. Insbesondere ist die Kontinuität der Beschäftigung, die Verbesserung des Realeinkommens und die Humanisierung des Arbeitsplatzes zu gewährleisten.

- **Gemeinschaft:** Die Unternehmensführung sollte der Gemeinschaft auch seine eigenen Kenntnisse und Erfahrungen verfügbar machen. Sie stellt sicher, dass ihr Unternehmen an die Gemeinschaft den ihr gebührenden Steueranteil abführt, damit diese in die Lage versetzt wird, ihren Verpflichtungen nachzukommen. Es macht von den ihr zur Verfügung stehenden Kenntnissen und materiellen Hilfsquellen optimalen Gebrauch. Es dehnt die Grenzen des Wissens und der Technologie stetig weiter aus. Die Unternehmensführung ist Treuhänder der natürlichen Umwelt für zukünftige Generationen.

Die Unternehmensführung erreicht diese Zielsetzungen durch das Wirtschaftsunternehmen, in dem es tätig ist. Daher ist es erforderlich, das Fortbestehen dieses Unternehmens auf lange Sicht sicherzustellen. Langfristiges Fortbestehen kann nicht ohne ausreichende Gewinne garantiert werden. Daher sind **Gewinne das notwendige Mittel**, welches die Unternehmensführung in die Lage versetzt, ihren Kunden, Anlegern, Beschäftigten und der Gemeinschaft zu dienen.

Damit eine Unternehmensphilosophie den Mitarbeitern eine Orientierung bieten kann, ist sie in irgendeiner Form zu dokumentieren. In der Unternehmenspraxis erfolgt dies z.T. durch einen separaten Wertekodex oder im Rahmen der Unternehmensmission (vgl. Kap. 2.4). Die Unternehmensführung hat dabei eine wichtige Vorbildfunktion, mit erheblicher Auswirkung auf die Identifikation der Mitarbeiter und die Umsetzung der Werte in deren täglichem Handeln (vgl. *Bleicher*, 2004, S. 103).

## Literaturempfehlungen

*Bleicher, K.:* Das Konzept integriertes Management, 7. Aufl., Frankfurt / New York 2004.

*Steinmann, H./Löhr, A.:* Grundlagen der Unternehmensethik. 2. Aufl., Stuttgart 1994.

*Müller-Stewens, G./Lechner, C.:* Strategisches Management: Wie strategische Initiativen zum Wandel führen, 3. Aufl., Stuttgart 2005.

## Management Summary

- Werte prägen das Verhalten in allen Ebenen und Funktionen der Unternehmensführung und vermitteln die Sinnhaftigkeit des Handelns.
- Unternehmensphilosophie umfasst grundlegende Einstellungen, Überzeugungen und Werthaltungen, die das Denken und Handeln der Unternehmensführung beeinflussen.
- Unternehmensethik umfasst moralische Maßstäbe eines Unternehmens als Teil der Unternehmensphilosophie. Sie legitimieren ein Unternehmen und bestimmen die moralische und gesellschaftliche Verantwortung eines Unternehmens.
- Die materielle Unternehmensethik versucht Normen mit universeller Gültigkeit zu entwickeln. Die Diskursethik verzichtet auf die Entwicklung inhaltlicher Normen und setzt die Berücksichtigung unterschiedlicher Interessen in Abhängigkeit von Kontexten und Situationen voraus.
- Unternehmen können nach ihrem ethischen Verhalten in unmoralische, legalistische und ethisch engagierte Unternehmen eingeteilt werden.
- Als Orientierung für die praktische Umsetzung einer Unternehmensethik können Ethikkodizes (code of ethics) dienen.

# 2.3 Unternehmensvision

**Leitfragen**

- Was ist eine unternehmerische Vision und wozu dient sie?
- Wie kann eine Unternehmensvision entwickelt werden?
- Wie lässt sich eine Unternehmensvision erfolgreich umsetzen?

Die Unternehmensvision ist eine **generelle Leitidee** und bildet die Grundlage für die normative, strategische und operative Unternehmensführung. „Visionen sind Zukunftsstoff" (*Höhler*, 1996, S. 201), der vor allem in Zeiten des Wandels gefragt ist (vgl. *Zahn/Dillerup,* 1995, S. 58). Visionen sind das **Leitmotiv des Handelns** und sind eine treibende Kraft für Veränderungen. Sie dienen der Erzielung von Übereinstimmung und Zusammenhalt, indem sie dem unternehmerischen Handeln einen Sinn geben.

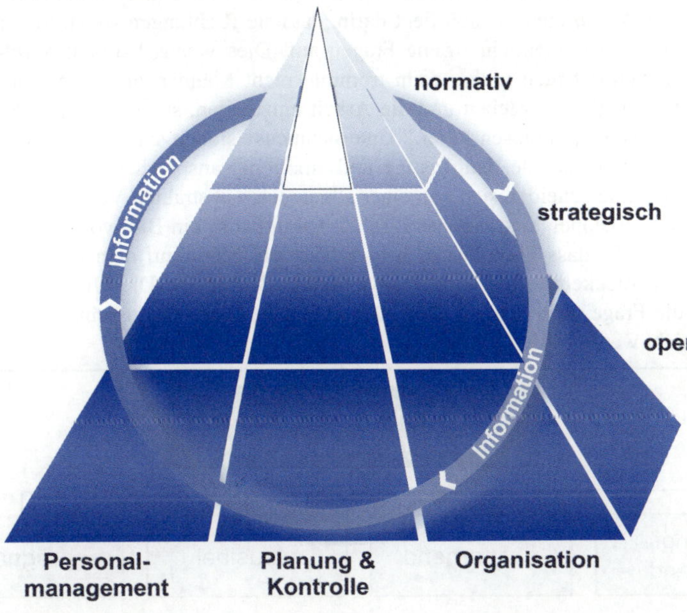


*Abb. 2.3.1: Unternehmensvision als normativer Aspekt der Unternehmensführung*

## 2.3.3 Begriff und Arten

Was eine Unternehmensvision ausmacht, darüber gehen die Auffassungen in Literatur und Unternehmenspraxis weit auseinander: Das Spektrum reicht von einer Absichtserklärung aus der Strategieabteilung bis zum Leitmotiv des Handelns der Unternehmensführung. Im Duden-Fremdwörterbuch ist die Vision „ein inneres Gesicht, eine Erscheinung vor dem geistigen Auge, auch Trugbild". Die Unternehmensvision ist demnach ein Modell zukünftiger Realität. Da es zukunftsbezogen ist, kann es auch nur ein Trugbild sein. Beispiele aus Politik, Geschichte und Wirtschaft zeigen, wie wirkungsvoll Visionen die Realität verändern können (vgl. *Coenenberg/Salfeld*, 2004, S. 20):

- *Christopher Kolumbus* wollte Indien über den Seeweg erreichen.
- *Mahatma Gandhi* wollte die Ketten des britischen Kolonialismus gewaltfrei abstreifen.
- *Gottlieb Daimler* wollte einen Fahrzeugmotor entwickeln, der Pferde ersetzen konnte.
- *Werner von Siemens* wollte das Leben durch Nutzung der Elektrizität erleichtern.
- *Ludwig Erhardt* wollte Wohlstand für alle.
- *John F. Kennedy* wollte einen Amerikaner als ersten Menschen zum Mond befördern.
- *Martin Luther King* hatte einen Traum von gesellschaftlicher Gleichberechtigung.

Die Unternehmensvision steht am Anfang allen Handelns und kann Menschen und Organisationen zu Höchstleistung und Weiterentwicklung motivieren.

Eine **Unternehmensvision** ist ein konkretes Zukunftsbild, das nahe genug ist, um als realisierbar angesehen zu werden, aber fern genug, um Begeisterung für eine neue, bessere Wirklichkeit zu wecken (vgl. *Boston Consulting Group*, 1988, S. 7).

*Hinterhuber* (2004, S. 75) umschreibt dies mit „Bewusst werden eines Wunschtraums einer Änderung." Das Wesen einer Vision liegt darin, dass sie Richtungen weist. Sie zieht keine Grenzen, sondern wirft vielmehr offene Fragen auf. Dies veranschaulicht *Saint-Exupéry:* „Wenn Du ein Schiff bauen willst, dann trommle nicht Männer zusammen, um Holz zu beschaffen, Aufgaben zu vergeben und die Arbeit einzuteilen, sondern lehre sie die Sehnsucht nach dem weiten, endlosen Meer." Unternehmensvisionen sind keine Phantastereien, sondern klare, anspruchsvolle, langfristige und emotional ansprechende Ziele (vgl. *Heidsieck*, 2003). Sie unterscheiden sich von einer allgemeinen abstrakten Vorgabe wie z.B. sein Bestes zu geben. Visionen sind ein spezifischer Ankunftsort, ein Bild von einer gewünschten Zukunft wie z.B. dass Ende der sechziger Jahre ein Mann auf dem Mond landen und sicher wieder zurückkehren soll (vgl. *Senge*, 2003, S. 255ff.). Die Unternehmensvision beantwortet die Frage nach dem, was ein Unternehmen anstrebt und schafft ein Zukunftsbild, das erreicht werden soll.

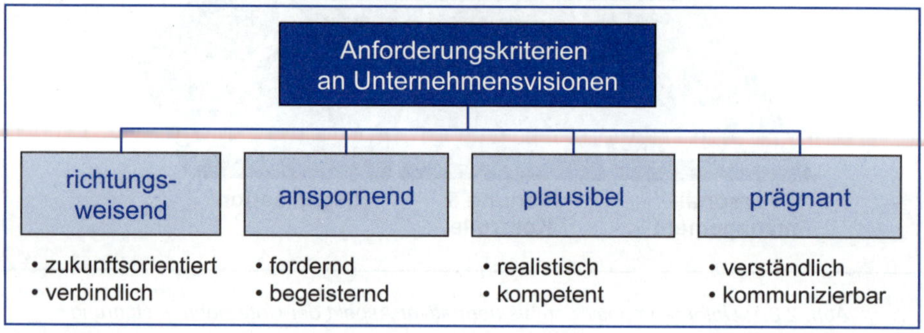


*Abb. 2.3.2: Erfolgskriterien von Unternehmensvisionen (vgl. Coenenberg/Salfeld, 2004, S.23)*

Erfolgreiche Visionen sollten idealerweise folgende **Anforderungen** erfüllen (vgl. *Coenenberg/Salfeld*, 2004, S. 23; *Hinterhuber*, 2004, S. 76f.; *Bleicher*, 2004, S. 106f.; *Magyar*, 1989, S. 4 und Abb. 2.3.2):

- **Richtungsweisend**: Für einen langen Zeitraum, der häufig zehn Jahre übersteigt, schafft die Unternehmensvision eine verbindliche Orientierung und dadurch Kontinuität.
- **Anspornend**: Eine Vision muss eine echte Herausforderung darstellen. Sie erfordert Offenheit und Kreativität, um Dinge neu anzugehen und die Zukunft zu entwickeln. Damit soll sie zugleich Begeisterung und Verantwortung erzeugen.

- **Plausibel**: Nur wenn eine Unternehmensvision einleuchtend und glaubwürdig ist, kann sie die Mitarbeiter begeistern. Sie sollte ambitioniert, aber dennoch realisierbar sein.
- **Prägnant**: Visionen sollten einfach, knapp und verständlich formuliert sein. Nur wenn sich eine Unternehmensvision leicht verbreiten lässt, kann sie ihre Wirkung entfalten.

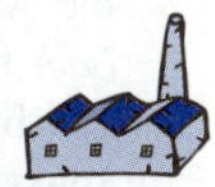

Die Unternehmensvision von *General Electric* zu Zeiten des *CEO Jack Welch* lautete: „... die wirklichen Wachstumsbranchen aufzuspüren und darin tätig zu werden, und darauf zu beharren, in jeder Branche ... den ersten oder zweiten Rang zu erobern." (*Welch*, 2002, S. 2). Anhand der vier Anforderungskriterien zeigt sich die Stärke der Vision von *General Electric*. Sie galt als verbindliche Vorgabe für jeden Geschäftsbereich und wies eine eindeutige Richtung. *Jack Welch* ist es gelungen, nahezu allen Mitarbeitern seine Unternehmensvision klar zu machen. Die Mitarbeiter waren deshalb hoch motiviert, sie in ihrem jeweiligen Bereich umzusetzen. Erfolgsbeispiele und konsequentes Handeln in Geschäftsbereichen machten die Vision plausibel.

Die Unternehmensvision von Bill Gates Anfang der 1980er Jahre lautete: „A computer on every desk and in every home". Sie konnte die Mitarbeiter von *Microsoft* über viele Jahre dazu motivieren, gemeinsam an ihrer Verwirklichung zu arbeiten (vgl. *Coenenberg/Salfeld*, 2004, S. 21). Die Vision lässt offen, wie das Ziel zu erreichen ist und spornt damit die Mitarbeiter an, selbst nach einem Weg zu suchen. Der Schlüssel für die Umsetzung der Unternehmensvision war neben einem erschwinglichen Preis vor allem die einfache Bedienbarkeit der Rechner durch ein benutzerfreundliches Betriebssystem. Diese Vision führte zur Entwicklung von *Windows* und machte Bill Gates zum reichsten Mann der Welt.

Sind nicht alle vier Anforderungskriterien erfüllt, so handelt es sich eher um Leitsätze oder **Slogans**. Abb. 2.3.3 stellt einige Unternehmensbeispiele gegenüber, bei denen deutlich wird, dass Slogans zwar prägnant, aber nicht unbedingt richtungweisend sind und sich von der tatsächlichen Unternehmensvision deutlich unterscheiden.

| Unternehmen | Unternehmensvision | Slogan |
|---|---|---|
| **Boeing** 1950er Jahre | Become a dominant player in commercial aircraft and bring the world into jetage | Delivering quality airplanes and world-class customer services |
| **Niko** 1960er Jahre | Crush Adidas | Just do it |
| **General Electric** 1980er Jahre | Number 1 or 2 in the industry | We bring good things to life |
| **Mc Donalds** | To be the world's best quick-service restaurant | Ich liebe es |
| **Volkswagen** 1990er Jahre | Wir wollen die qualitativ besten und attraktivsten Autos entwickeln, kostengünstig herstellen und erfolgreich verkaufen | Drivers wanted |

*Abb. 2.3.3: Beispiele für Visionen und Slogans (vgl. Coenenberg/Salfeld, 2004, S. 25)*

Die Beispiele in Abb. 2.3.3 zeigen, dass die dargestellten Unternehmensvisionen zwar die vier Anforderungskriterien erfüllen, jedoch trotzdem sehr unterschiedlich sind. Visionen können deshalb in die folgenden **Kategorien** unterteilt werden, die in Abhängigkeit der jeweiligen Unternehmenssituation jeweils auf unterschiedliche Stärken abzielen (vgl. *Coenenberg/Salfeld*, 2004, S. 27f.; *Collins/Porras*, 2005, S. 66ff.):

- **Orientierung an anderen Unternehmen**: Dieser Visionstyp empfiehlt sich, wenn ein Wettbewerber direkt angegriffen oder als Vorbild für seine langfristige interne Ausrichtung genutzt werden soll. Beispiele hierfür sind „Crush Adidas" von *Nike* oder „Become the Harvard of the West" der *Stanford University*. Der direkte Bezug auf ein erfolgreiches und bekanntes Beispiel wird den Mitarbeitern als gemeinsames Ziel leicht und schnell bewusst, sofern das Referenzunternehmen ausreichend bekannt ist.

- **Orientierung an den Marktverhältnissen**: Ist kein relevanter Wettbewerber auszumachen oder das Unternehmen ist bereits Marktführer, so kann eine Unternehmensvision die Aufmerksamkeit auf den Markt richten. Als US-Marktführer gab Firmengründer *Sam Walton* seinem Unternehmen *Wal-Mart* im Jahr 1991 die Vision „Become a USD 125 billion company by the year 2000". Diese Visionsformulierung ist schon als Ziel konkretisiert, allerdings mit einem sehr langen Zeithorizont. Ihre Verwirklichung bedeutete die Erreichung starker Marktpositionen auf allen wichtigen Absatzmärkten der Welt.
- **Orientierung am Kunden**: Für Unternehmen aus der Konsumgüterindustrie oder Dienstleister eignen sich Unternehmensvisionen, die den Kunden in den Mittelpunkt stellen. So folgte z.B. *Apple Computers* der Vision „Demokratisierung des Computers".
- **Orientierung am bestehenden Geschäftsmodell**: Steht die operative Exzellenz als Erfolgsfaktor im Vordergrund, so kann die Unternehmensvision unmittelbar darauf bezogen sein. *Motorola* stellt z.B. mit der Vision „Attain Six-Sigma Quality" (vgl. Kap. 8.1) die Verbesserung der Qualität in den Vordergrund.
- **Orientierung an künftigen Geschäftsmodellen**: Um strukturelle Umbrüche zu bewältigen oder in neue Geschäftsfelder vorzudringen, kann das künftige Geschäftsmodell Gegenstand der Unternehmensvision sein. *George Merck* formulierte die Vision seines jungen Unternehmens in den 1930er Jahren: „Transform this company from a chemical manufacturer into one of the most prominent drug-making companies in the world, with a research capability to rival any major university".

## 2.3.2 Entwicklung

Um die genannten Funktionen zu erfüllen, ist es nicht mit der Abfassung einer Unternehmensvision getan. Erst wenn die Mitarbeiter die Vision verinnerlichen und ihr tägliches Verhalten danach ausrichten, kann sie ihre volle Kraft entfalten und das Unternehmen tatsächlich verändern. Deshalb müssen Unternehmensvisionen nicht nur formuliert, sondern im Unternehmen verankert und gelebt werden (vgl. *Senge*, 2003, S. 258ff.).

Bei der **Visionsfindung** geht es darum, eine tragende Idee für die Zukunft zu entwickeln. Gerade bei kleineren Firmen oder Pionierunternehmen erfolgt dies häufig durch **visionäre Führungspersönlichkeiten** (vgl. *Rebmann*, 1996, S. 148; *Sashkin*, 1988, S. 123ff.). Hier ist es meist die individuelle Vision des Eigentümers, welche das Unternehmen in die Zukunft leiten soll. Historisch gesehen waren unternehmerische Pionierleistungen meist das Werk herausragender, visionärer Persönlichkeiten (vgl. *Magyar*, 1989, S. 5). Einige Beispiele sind *Gottlieb Daimler*, *Karl Benz*, *Werner von Siemens*, *Ferdinand Porsche* oder *Robert Bosch*. Die Unternehmensvision beruht in diesem Fall auf einem umfassenden Markt- und Branchenverständnis und den individuellen Überzeugungen des visionären Unternehmers. Sie wird allerdings selten in einem strukturierten Prozess aufgestellt. Der Visionär verkörpert seine Vision, die sein Handeln bestimmt. Diese Glaubwürdigkeit wirkt stark motivierend und integrierend. Das persönliche Vorbild und Vorleben sorgt für eine konsequente Realisierung der Unternehmensvision, sofern der Unternehmer die Macht hat, seinen Zukunftsentwurf durchzusetzen. Häufig sind diese Führungspersönlichkeiten daher Gründer oder Eigentümerunternehmer. So wirkte die Vision von *Walt Disney* („Make people happy") über seine Lebenszeit hinaus (vgl. *Coenenberg/Salfeld*, 2004, S. 29). Ähnlich verkörpert heute z.B. *Reinhold Würth* als Gründer und Eigentümer die Zukunft der *Würth-Gruppe*.

Ist eine derartige visionäre Führungspersönlichkeit nicht vorhanden, dann ist in einem strukturierten Prozess aus den Ideen ausgewählter Führungskräfte und Mitarbeiter eine Unternehmensvision zu erarbeiten. Dies ist vor allem in Großunternehmen die übliche Vorgehensweise (vgl. *Bleicher, 2004*, S. 112f.). Bei der **kollektiven Visionsfindung** erarbeiten Mitarbeiter aus allen Funktionsbereichen und Verantwortungsebenen gemeinsam die Unternehmensvision (vgl. *Coenenberg/Salfeld*, 2004, S. 30f.). Bei der Auswahl geeigneter Teammitglieder sind sowohl kreative Köpfe als auch Multiplikatoren für die anschließende Verankerung im Unternehmen wichtig. Wie viele und welche Mitarbeiter beteiligt werden, hängt von der Größe und Organisationsstruktur des Unternehmens ab. Abweichungen zwischen Selbst- und Fremdbild eines Unternehmens können durch die unvorbelasteten Sichtweisen Unternehmensexterner wie z.B. Kunden, Lieferanten, Berater oder Wissenschaftler verhindert werden (vgl. *Hinterhuber*, 2004, S. 80). Um zu gewährleisten, dass die beteiligten Personen alle wesentlichen Vorstellungen und Interessen eines Unternehmens berücksichtigen, kann im Rahmen des **Entwicklungsprozesses** auch nach und nach ein größerer Kreis an Mitarbeitern eingebunden werden. Ob eine Vision wirklich erfolgreich ist, hängt letztlich davon ab, ob sie die Mitarbeiter begeistern kann und sich diese damit identifizieren (vgl. *Coenenberg/Salfeld*, 2004, S. 30). Dies setzt jedoch meist einen langwierigen Abstimmungsprozess im Unternehmen voraus, der in der Praxis oft umgangen wird. Doch dann ist die Gefahr groß, dass statt eines gemeinsamen Zukunftsbildes nur platte Slogans formuliert werden. So können beispielsweise mehrere Wettbewerber einer Branche danach streben, Marktführer zu werden. Derartige Unternehmensvisionen sind jedoch im besten Fall werbewirksam, beeinflussen das Handeln eines Unternehmens tatsächlich aber kaum (vgl. *Bleicher,* 2004, S. 112). Als Orientierung für die Formulierung einer unternehmerischen Vision dienen die erläuterten Anforderungskriterien. Zudem können die **Leitsätze** zur Visionsfindung in Abb. 2.3.4 genutzt werden.

| Positive Leitsätze | Negative Leitsätze |
|---|---|
| ▪ Beobachte offenen Sinnes!<br>▪ Denke in Alternativen!<br>▪ Sammle Erfahrungen!<br>▪ Denke positiv!<br>▪ Sei aufmerksam!<br>▪ Versetze dich in die Lage der Anderen!<br>▪ Sei Herr deines Vorstellungsverlaufes!<br>▪ Beschäftige dich mit der Frage, was zurückblickend im Alter dein ganz persönliches Werk sein könnte!<br>▪ Strebe eine Unternehmensvision an, die deinen Möglichkeiten entspricht!<br>▪ Habe Sinn für Humor! | ▪ Vermeide negative Emotionen!<br>▪ Identifiziere dich nicht mit den Dingen!<br>▪ Vermeide Projektionen! |

*Abb. 2.3.4: Leitsätze zur Visionsformulierung (vgl. Hinterhuber, 2004, S. 78f.)*

Die Aufstellung einer neuen Unternehmensvision für den Geschäftsbereich Thermotechnik der *Robert Bosch GmbH* war nach mehreren Akquisitionen erforderlich, um die gekauften Unternehmen zu integrieren. Für die Schaffung einer gemeinsamen Identität stellte die Unternehmensführung ein internationales Team aus den Leitungen aller Funktionsbereiche und Länder zusammen. In mehreren moderierten Workshops wurde über die strategischen Herausforderungen der Zukunft und die Identität des Unternehmens diskutiert. Der Prozess mündete in der Vision „Leading in the World of Warmth". Um sie zu erreichen, wurde u.a. im Jahr 2003 die *Buderus AG* gekauft, so dass das Unternehmen heute in der Branche weltweit führend ist.

Eine empirische Studie von *McKinsey & Company Inc.* (vgl. *Coenenberg/Salfeld*, 2004, S. 33f.) aus dem Jahr 1995 belegt wichtige Voraussetzungen für die Wahrnehmung und **Verankerung** einer Unternehmensvision. Hierzu sollten die Mitarbeiter und Führungsebenen möglichst früh informiert und in den Prozess der Visionsfindung einbezogen werden. Entscheidend ist auch, dass die Unternehmensführung geschlossen hinter der erarbeiteten Unternehmensvision steht. Dennoch sind Visionen häufig nur rhetorische Allgemeinplätze oder nicht ausreichend im Unternehmen bekannt. Dies führt schnell zu Desillusion und Misstrauen statt zu Inspiration und Motivation (vgl. *Zahn/Dillerup*, 1995, S. 59). In einer Umfrage von *Harris and Assiociates* gaben 82% der befragten Manager an, in ihren Unternehmen gäbe es eine definierte Unternehmensvision und 79% der Manager betrachteten diese auch als für die langfristige Unternehmenssicherung erforderlich. Allerdings war die Vision nur in 38% der untersuchten Fälle im Unternehmen verbreitet und allen Mitarbeitern bekannt (vgl. *Oswald et al.*, 1994, S. 479).

Die **Verankerung der Unternehmensvision** erfolgt am besten in zwei **Schritten** (vgl. Abb. 2.3.5; *Bleicher, 2004*, S. 112ff.; *Senge*, 2003, S. 267):

- **Allgemeine Bekanntmachung**: Ausgehend von der Unternehmensführung und ggf. dem Visionsteam wird die Unternehmensvision auf allen Ebenen des Unternehmens sowie den Kunden, Aktionären und anderen Anspruchsgruppen kommuniziert. Je mehr Beteiligte einbezogen werden, desto größer ist die Wahrscheinlichkeit einer umfassenden Durchdringung und Verankerung der Vision. Zudem wird dadurch ein Erfüllungsdruck im Unternehmen erzeugt. Außergewöhnliche Kommunikationsformen und symbolträchtige Gesten können die Bedeutung und den besonderen Charakter der Unternehmensvision unterstreichen. Dies kann z.B. in einer besonderen Betriebsversammlung an einem symbolträchtigen Ort geschehen. Die Vorstellung der Vision kann durch zentrale oder dezentrale Veranstaltungen, mittels Videos, Rundschreiben, Poster, Webpages oder interaktive Medien erfolgen. Die Aufmerksamkeit sollte bis in den letzten Winkel der Organisation geweckt werden. Die Ernsthaftigkeit einer Unternehmensvision kann auch durch nachvollziehbare Maßnahmen wie z.B. Reorganisation oder Anpassung der Anreiz- und Vergütungssysteme unterstrichen werden. Da eine Vision immer auch Veränderungsdruck erzeugt, sollte sie als positives Zukunftsbild kommuniziert werden (vgl. Kap. 3.6). Auf diese Weise kann auch die erforderliche Wandlungsbereitschaft bei den Mitarbeitern erzeugt werden.
- **Vermittlung der individuellen Bedeutung**: Damit für die Mitarbeiter die Verwirklichung der Unternehmensvision zu einer persönlichen Sache wird, ist sie ihnen verständlich und für ihren Arbeitsalltag greifbar zu machen. Möglichkeiten bieten Gruppendiskussionen, Workshops oder Vier-Augen-Gespräche. Auf diese Weise soll die Vision zur Richtschnur der täglichen Arbeit werden.

Ist eine Unternehmensvision im Unternehmen verankert, dann ist sie langfristig zu leben. Sie sollte in die Planung, die organisatorischen Strukturen und das Personalmanagement eingehen und zum Bestandteil des Unternehmensalltags werden. Eine Vision nachhaltig im Bewusstsein des Unternehmens präsent zu halten und konsequent zu verfolgen, ist eine wichtige Aufgabe der Unternehmensführung.

### 2.2.3 Visions-Lebenszyklus

Aufgabe einer tragfähigen Unternehmensvision ist es, eine langfristige Orientierung für die Entwicklung des Unternehmens zu liefern. Darin zeigt sich die Qualität einer Vision als tragfähige Grundlage für unternehmerisches Handeln (vgl. *Bleicher*, 2004, S.116). Häufige Anpassungen untergraben die Glaubwürdigkeit der Unternehmensvision und lassen Zweifel an der Qualität der Unternehmensführung aufkommen. Dennoch sind auch die erfolgreichsten Visionen nicht für immer gültig. Grundsätzlich unterliegen alle Unternehmensvisionen einem **Lebenszyklus** (vgl. Abb. 2.3.5). Seine Dauer kann sehr unterschiedlich sein. Die Vision von *Walt Disney* „Make people happy" scheint nahezu Ewigkeitscharakter zu haben, während in dynamischen Branchen mit häufigen Wettbewerbs- oder Technologieänderungen Unternehmensvisionen ein recht kurzes Haltbarkeitsdatum aufweisen. Da die Entwicklung und Verankerung einer Vision in größeren Unternehmen bis zu drei Jahre dauert, sind die Erfordernisse einer Visionsänderung so früh wie möglich zu erkennen (vgl. *Coenenberg/Salfeld*, 2004, S. 35).

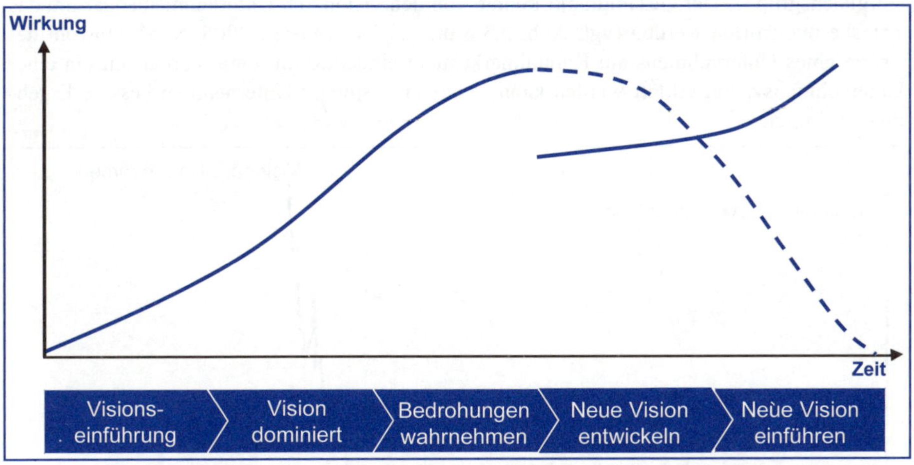


*Abb. 2.3.5: Lebenszyklus von Visionen (vgl. Coenenberg/Salfeld, 2004, S.35)*

Hinweise auf eine **Überalterung** der Unternehmensvision finden sich sowohl im Unternehmen als auch im Unternehmensumfeld. Interne Indikatoren können z.B. sein, dass die Ziele weitgehend erreicht sind oder sich als unrealistisch erweisen. Dann geht von der Vision kein Anreiz mehr aus. Die Wettbewerbssituation kann sich z.B. wegen Unternehmensübernahmen verändern. Darüber hinaus ist der Wandel von Technologien, Branchen oder Kundenbedürfnissen möglich. Die Unternehmensführung sollte deshalb bei Anzeichen beginnender Überalterung frühzeitig eine Überarbeitung einleiten (vgl. *Coenenberg/Salfeld*, 2004, S. 36).

Wird ein **Visionswechsel** erforderlich, so ist dies eine tief greifende Veränderung. Die bisherigen Werte und die grundlegende strategische Ausrichtung wandeln sich. Um Verunsicherung und Orientierungslosigkeit zu vermeiden, ist die rechtzeitige Entwicklung einer neuen Unternehmensvision von großer Bedeutung. Dies gilt umso mehr, je lang anhaltender und erfolgreicher eine vorausgehende Vision war (vgl. *Bleicher*, 2004, S. 116).

Visionen sind auch vom **Lebenszyklus eines Unternehmens** abhängig (vgl. *Bleicher,* 2004, S. 117ff.; *Mann*, 1990, S. 37ff.). Für die Gründung eines Unternehmens spielt die Unternehmensvision eine zentrale Rolle, da sie den Ausgangspunkt des unternehmerischen Engagements liefert. Im Zuge der Unternehmensentwicklung geht die Vision des Gründers zunehmend verloren. Es kommen neue Menschen hinzu, so dass aus der individuellen Prägung der Unternehmensvision eine kollektive Visionsfindung werden kann. In der Markterschließungsphase verlagern sich die Anstrengungen der Unternehmensführung auf die strategische und operative Umsetzung der Unternehmensvision. In der Reifephase nimmt die Vision bei normativen Überlegungen wieder mehr Raum ein. So kann eine Veränderung des Geschäftsmodells auch eine neue Unternehmensvision erforderlich machen.

### 2.3.4 Wirkungen

Die Bedeutung von Visionen für den Unternehmenswert zeigt eine empirische Langzeitbetrachtung US-amerikanischer Unternehmen. Darin wird der kumulierte Aktienrückfluss, d.h. die langjährige Aktienwertsteigerung einschließlich Reinvestition der Dividendenzahlungen, von visionären und weniger visionären Unternehmen verglichen. Unternehmen, die eine formulierte Unternehmensvision definiert und verankert hatten, konnten über einen Zeitraum von ca. 60 Jahren sechsmal höhere **Wertsteigerungen** erzielen als Unternehmen der Vergleichsgruppe. Der Gesamtmarkt konnte von den visionären Unternehmen sogar um das 15fache übertroffen werden (vgl. Abb. 2.3.6 und *Collins/Porras,* 2005, S. 5). Obwohl der Erfolg eines Unternehmens am Kapitalmarkt nicht eindeutig mit dem Vorhandensein einer Unternehmensvision erklärt werden kann, scheinen visionäre Unternehmen bessere Ergebnisse zu erzielen.

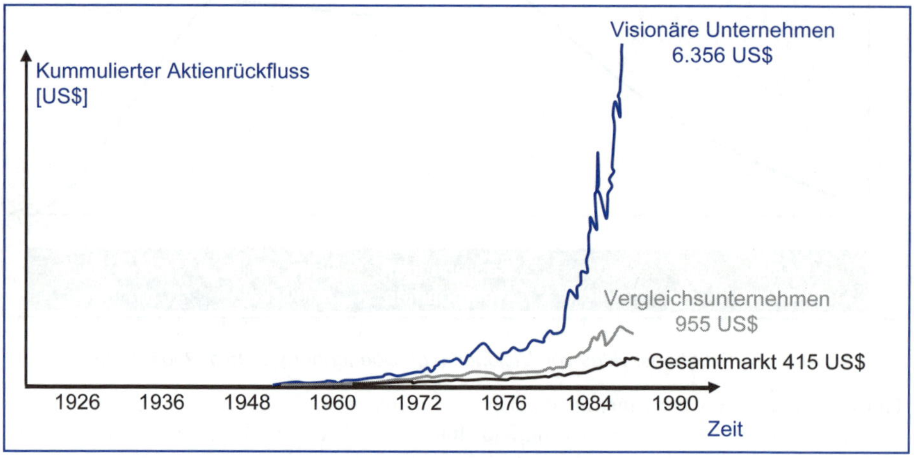


*Abb. 2.3.6: Aktienperformance visionärer Unternehmen von 1926 bis 1990 (vgl. Collins/Porras, 2005, S. 5)*

Erklären lässt sich diese Erfolgswirkung damit, dass Unternehmensvisionen nicht nur Kräfte freisetzen, sondern auch über alle materiellen Anreizmechanismen hinaus individuelle Herausforderung, Spaß an der Arbeit sowie Selbstbestätigung durch die positive Entwicklung des Unternehmens vermitteln (vgl. *Würth,* 2001). Strategien, Strukturen und Kultur bekommen damit durch die Vision ihre grundlegende Ausrichtung (vgl. Abb. 2.3.7).

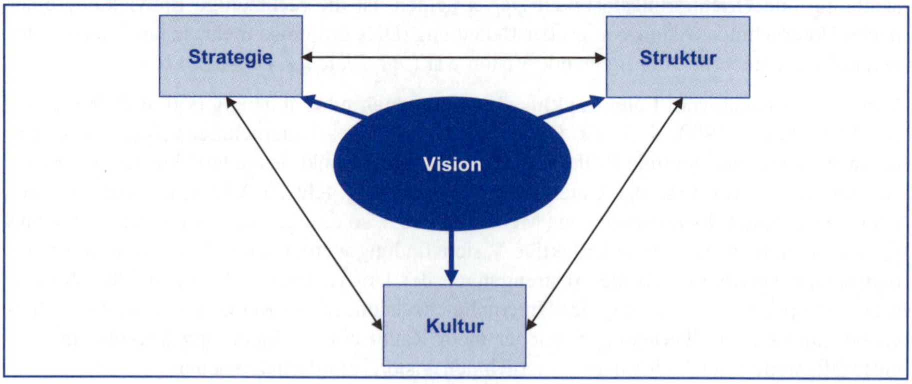


*Abb. 2.3.7: Unternehmensvision als Bindeglied der normativen Führungsebene*

Zusammenfassend sollen Unternehmensvisionen folgende **Funktionen** erfüllen (vgl. *Rüegg-Stürm/Gomez*, 1994, S. 12f.; *Bleicher*, 2004, S. 108ff.; *Magyar*, 1989, S. 5f.; *Bonsen*, 1987, S. 49f.):

- **Fokussierung**: Eine Vision richtet ein Unternehmen auf eine gemeinsame Zielsetzung aus. Auf diese konzentriert sie die Fähigkeiten, Kräfte und Ressourcen des Unternehmens. Die Erreichung der Vision erfordert bestimmte Spitzenleistungen und sichert das langfristige Überleben des Unternehmens.
- **Legitimation**: Visionen sollen allen wesentlichen Anspruchsgruppen des Unternehmens den Sinn und Zweck des Unternehmens vermitteln.
- **Identifikation und Motivation**: Die Mitarbeiter sollen durch die Vision den Sinn ihrer Arbeit als Beitrag zum Unternehmenserfolg erfahren. Dies schafft emotionale Bindung und soll zu Höchstleistungen anspornen.

Eine Unternehmensvision steht damit im Zentrum der normativen Unternehmensführung. Sie vermittelt dem Unternehmen einen Sinn und soll bei den Mitarbeitern für eine hohe Identifikation und Motivation sorgen. Auf diese Weise integriert sie die Elemente der normativen Führungsebene und liefert Impulse für die strategische Unternehmensführung

## Literaturempfehlungen

*Bleicher, K.*: Das Konzept integriertes Management: Visionen – Missionen – Programme, 7. Aufl., Frankfurt/New York 2004.

*Coenenberg, A./Salfeld, R*: Wertorientierte Unternehmensführung – Vom Strategieentwurf zur Implementierung, 2. Aufl., Stuttgart 2004.

*Hinterhuber, H.*: Strategische Unternehmensführung I, 7. Aufl., Berlin/New York 2004.

## Management Summary

- Unternehmensvisionen sind Leitmotiv des Handelns und treibende Kraft der Veränderung. Eine unternehmerische Vision ist ein konkretes Zukunftsbild, das nahe genug ist, um die Realisierbarkeit noch sehen zu können, aber schon fern genug, um Begeisterung in einem Unternehmen für eine neue Wirklichkeit zu wecken.
- Erfolgreiche Unternehmensvisionen sind richtungsweisend, anspornend, plausibel und prägnant.
- Eine Unternehmensvision kann durch visionäre Führungspersönlichkeiten oder in einem kollektiven Prozess entwickelt werden. Neben der Formulierung ist die Verankerung im Unternehmen wichtig. Visionen sollten im Unternehmen allgemein bekannt und ihre Bedeutung den Mitarbeitern vertraut sein.
- Unternehmensvisionen haben einen Lebenszyklus. Sie sollten langfristig Bestand haben und rechtzeitig vor ihrer Überalterung modifiziert oder abgelöst werden.
- Erfolgreiche Visionen richten ein Unternehmen aus und bestimmen seinen Sinn und Zweck. Für die Mitarbeiter schaffen sie Identifikation und Motivation.

## 2.4 Unternehmenspolitik

**Leitfragen**

- Was umfasst die Unternehmenspolitik?
- Was sind Stakeholder und welche Interessen verfolgen sie?
- Wie kommen Unternehmensleitlinien und -ziele zustande?
- Wie sollen Unternehmensziele formuliert sein?

Die Unternehmenspolitik legt die **Ziele eines Unternehmens** als zentrales Element der normativen Unternehmensführung fest. Dazu wird eine Vision als generelle Leitidee konkretisiert (vgl. Kap. 2.3) und mit den Erwartungen verschiedener Anspruchsgruppen konfrontiert. Ergebnis dieses Interessenausgleichs sind Unternehmensgrundsätze oder -leitlinien sowie z.T. auch konkrete Unternehmensziele. Sie werden so zur Maßgröße für das unternehmerische Handeln (vgl. *Hungenberg*, 2006, S. 27). Dazu ist es erforderlich, sich über die Ziele klar zu sein (vgl. *Müller-Stewens/Lechner,* 2005, S. 234). Was will ein Unternehmen erreichen? Um diese Frage zu beantworten, wird nachfolgend betrachtet, wie unternehmerische Ziele entstehen. Dazu ist ein Abgleich von widersprüchlichen Zielen unter Berücksichtigung der in der Unternehmensphilosophie festgelegten Werte (vgl. Kap. 2.2) erforderlich. Dieser Prozess der Unternehmenspolitik ist die Voraussetzung einer Unternehmensmission. Diese präzisiert den Auftrag des Unternehmens und fasst die Unternehmensphilosophie, -vision und -politik zu einem angestrebten Selbstbild des Unternehmens zusammen (vgl. Kap. 2.5). Die Unternehmenspolitik setzt sich mit den Unternehmenszielen auseinander und ist die Voraussetzung für die Planungs- und Kontrollfunktion der Unternehmensführung. Deshalb wird die Unternehmenspolitik als normatives Element der Planung und Kontrolle in das integrierte System der Unternehmensführung eingeordnet (vgl. Abb. 2.4.1).

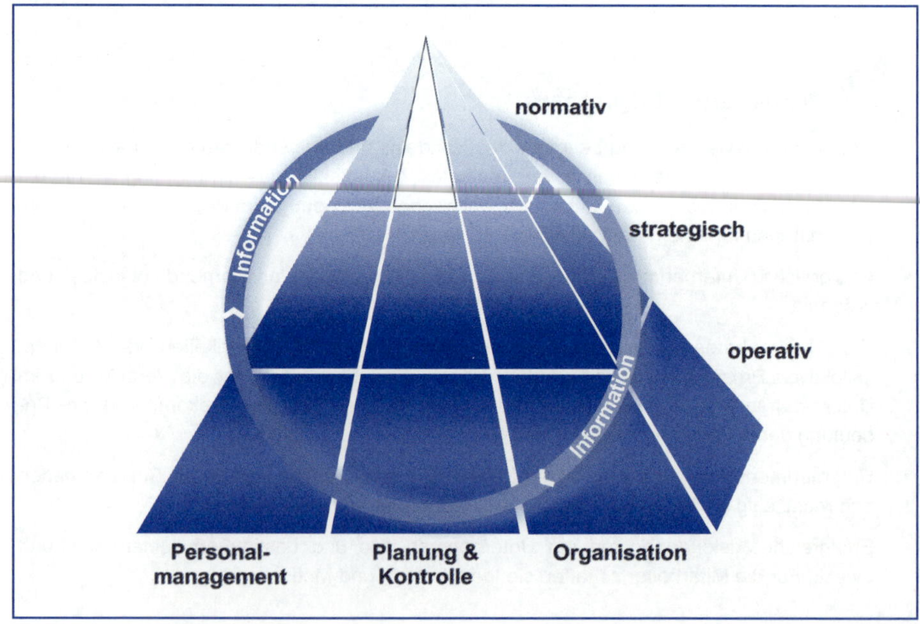


*Abb. 2.4.1: Unternehmenspolitik im integrierten System der Unternehmensführung*

**Unternehmenspolitik** beinhaltet die Unternehmensleitlinien und -ziele, die durch politische Prozesse des Interessenausgleichs gebildet werden. Sie regeln das Verhalten innerhalb eines Unternehmens im Sinne von Grundsatzentscheidungen (vgl. *Hinterhuber*, 2004, S. 27).

Die Unternehmenspolitik dient der Harmonisierung externer Interessen an ein Unternehmen mit den intern verfolgten Zielen und Ansprüchen. Dadurch soll die Unternehmensführung eine Übereinstimmung („fit") zwischen der Unternehmensumwelt und dem Unternehmen erreichen (vgl. *Bleicher, 2004*, S. 157). Unternehmensleitlinien und -ziele sind kein starres System, sondern eine Orientierung für das unternehmerische Denken und Handeln. Mit deren Hilfe können unternehmensexterne und -interne Entwicklungen erfasst, ihre Bedeutung für Motivation und Engagement des Unternehmens und der Mitarbeiter geordnet und entsprechende Strategien festgelegt werden (vgl. *Hinterhuber,* 2004, S. 27).

Nachfolgend wird zunächst auf die unternehmensexternen Anforderungen an ein Unternehmen eingegangen. Anschließend wird erläutert, wie der politische Prozess zur Zielbildung abläuft und die Unternehmensleitlinien und -ziele erarbeitet werden.

## 2.4.1 Stakeholder-Anforderungen

Welche Anforderungen eine Unternehmensführung berücksichtigt, kann als Ergebnis eines evolutionären Prozesses betrachtet werden. Dabei haben sich die **Perspektiven der Unternehmensführung** schrittweise erweitert (vgl. *Macharzina/Wolf*, 2005, S. 11ff.):

- **Innenorientierte, eindimensionale Unternehmensführung**: In einer herkömmlichen Betrachtungsweise ist die Unternehmensführung auf die Innenbeziehungen eines Unternehmens gerichtet. Die vorrangige Aufgabe besteht in der Koordination der produktiven Faktoren eines Unternehmens zur optimalen Leistungserstellung oder bestmöglichen Faktorkombination.
- **Innenorientierte, mehrdimensionale Unternehmensführung**: Mit dem Auseinanderfallen der Unternehmensführung in Eigentümer und angestellte Führungskräfte erfolgte eine Erweiterung der innenorientierten Sichtweise. Dadurch ist eine weitere Anspruchsgruppe zu berücksichtigen, deren Interessen nicht identisch mit denen der Eigentümer sind. Die Interessenskonflikte werden in der Principal-Agent-Theorie beschrieben (vgl. Kap. 1.4.2.3).
- **Stakeholderorientierte Unternehmensführung**: Neben den Interessen der Anteilseigner und Führungskräfte werden auch Interessen anderer Gruppen wie z.B. Arbeitnehmer, Gläubiger oder Kunden berücksichtigt. Dabei besitzen die Mitarbeiter bzw. deren Arbeitnehmervertreter je nach Rechtsform des Unternehmens unterschiedlich starke, aber juristisch verbindliche Einflussmöglichkeiten auf die Unternehmensführung. Andere Gruppen wie z.B. Staat, Banken oder Kunden besitzen zwar keine formale Mitbestimmungsrechte, können jedoch trotzdem großen Einfluss auf die Unternehmensführung ausüben.
- **Stakeholder- und umweltorientierte Unternehmensführung**: Neben der Erfüllung von Anforderungen und dem Ausgleich der Stakeholderinteressen werden auch die Anforderungen der Unternehmensumwelt einbezogen. Ein Unternehmen hat sich einerseits auf die Umweltentwicklungen einzustellen, beeinflusst andererseits aber auch die Umwelt in seinem Sinne. Dies ist die Hauptaufgabe der strategischen Unternehmensführung und wird in Kap. 4 behandelt. Dieses grundlegende Verständnis von Unternehmensführung unter Einbezug der Umwelten definiert auf der normativen Ebene die Grundhaltung der Unternehmensführung.

Ein Unternehmen hat seine Rolle in verschiedenen Umwelten zu definieren und dabei Beiträge als Teil übergeordneter Systeme zu leisten. Abb. 2.4.2 zeigt ein Unternehmen als Element der Umwelt, die in ökonomische, technologische, politische, gesellschaftliche und ökologische Umweltsysteme gegliedert ist. Anforderungen aus den übergeordneten Umweltsystemen werden durch Interessenvertreter an ein Unternehmen herangetragen. So sorgen z.B. Umweltverbände oder der Staat für die Berücksichtigung der ökologischen Interessen der Umwelt.

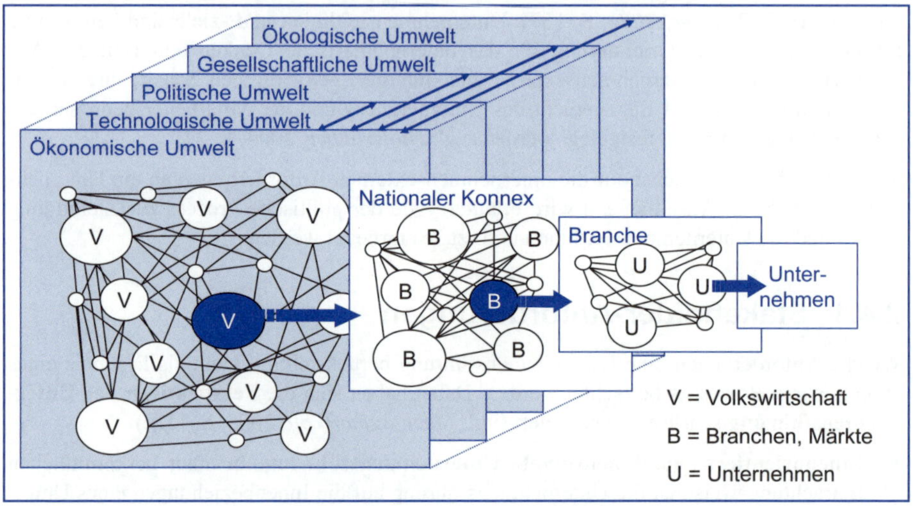


*Abb. 2.4.2: Unternehmen als Element übergeordneter Umwelten*

Unternehmen haben demnach selbst keine Ziele. Ziele haben nur Personen, die mit dem Unternehmen in Beziehung stehen. Diese Individualziele werden zu Zielen des Unternehmens, wenn sie an ein Unternehmen herangetragen und von der Unternehmensführung verbindlich als solche festlegt werden (vgl. *Hungenberg*, 2006, S. 27). Daher kann zwischen Individualzielen, Erwartungen von Individuen an ein Unternehmen und Zielen des Unternehmens unterschieden werden (vgl. *Kirsch*, 1969, S. 665ff.). Auf ein Unternehmen wirken viele Einzelpersonen und Gruppen ein, die dabei jeweils versuchen, ihre Ziele im Unternehmen zu verankern. Die **Erwartungen und Ansprüche** an ein Unternehmen lassen sich in zwei Gruppen unterteilen (vgl. *Coenenberg/Salfeld*, 2004, S.19f.):

- **Interne Anspruchshaltungen** werden in der Vision zusammengefasst (vgl. Kap. 2.3). Sie schafft eine langfristig verbindliche Richtschnur entlang der sich das Unternehmen entwickeln soll.
- **Externe Erwartungen** sind zu berücksichtigen, da Unternehmen Bestandteil verschiedener Umwelten sind. Die Erwartungen an den jeweiligen Beitrag des Unternehmens werden von unterschiedlichen Anspruchsgruppen, sog. Stakeholdern, an ein Unternehmen herangetragen. Sie stellen Anforderungen an ein Unternehmen. Beispielsweise erwarten Eigentümer eine angemessene Verzinsung ihres eingesetzten Kapitals und Mitarbeiter eine sichere Beschäftigung und gerechte Entlohnung.

Um die Identität eines Unternehmens zu bestimmen, ist neben der durch die Vision ausgedrückten internen Anspruchshaltung eine Auseinandersetzung mit den Erwartungen der Stakeholder erforderlich.

**Stakeholder** sind Personen, Gruppen oder Organisationen, die mit einem Unternehmen in Beziehung stehen und Erwartungen gegenüber dem Unternehmen haben.

Stakeholder, auch Bezugs- oder Interessengruppen genannt, tragen ihre Anforderungen an ein Unternehmen heran. Sie lassen sich nach ihren Beeinflussungsmöglichkeiten einteilen in

- **Anspruchsgruppen,** die direkt auf ein Unternehmen einwirken und über direkte Einflussmöglichkeiten verfügen sowie
- **Einflussgruppen**, die mit einem Unternehmen in Beziehung stehen, aber keinen direkten Einfluss besitzen.

Abb. 2.4.3 veranschaulicht diese Stakeholder-Kategorien und die jeweils zugeordneten Gruppen.

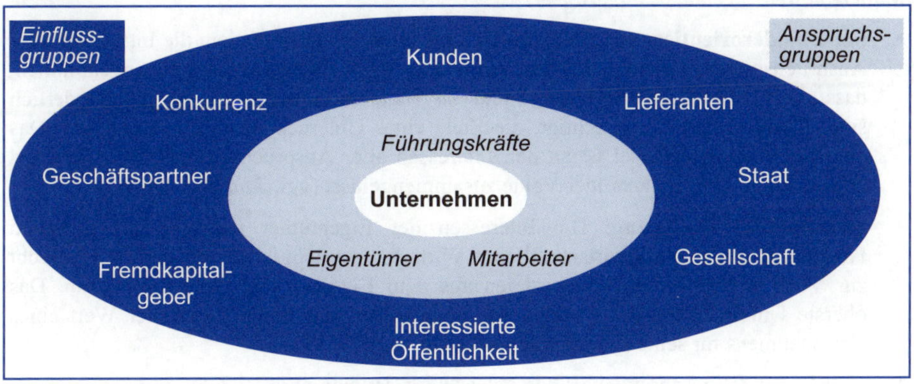


*Abb. 2.4.3: Stakeholder eines Unternehmens*

Stakeholder verfolgen grundlegende Interessen, die als Ansprüche an ein Unternehmen herangetragen werden (vgl. *Coenenberg/Salfeld,* 2004, S. 36; *Hungenberg*, 2006, S. 28; *Macharzina/Wolf,* 2005, S. 13):

- **Eigentümer** stellen einem Unternehmen dauerhaft Kapital zur Verfügung und übernehmen das unternehmerische Risiko. Dafür erwarten sie eine angemessene Verzinsung und Einfluss auf die Unternehmensführung.
- **Führungskräfte** streben nach Macht, Prestige, Einkommen und im Idealfall auch nach dem Erfolg des Unternehmens.
- **Mitarbeiter** erbringen für ein Unternehmen Arbeitsleistungen. Dafür wollen sie sichere und hohe Einkommen, eine erfüllende Arbeit sowie sichere und angenehme Arbeitsbedingungen. Der Einfluss von Mitarbeitern kann neben den Einzelinteressen auch durch Mitarbeitervertretungen und Gewerkschaften an ein Unternehmen herangetragen werden. Diese bündeln ihre Interessen und verstärken den Einfluss.
- **Kunden** wünschen ein gutes Preis-/Leistungsverhältnis der Produkte, Versorgungssicherheit, Flexibilität und Serviceleistungen.
- **Lieferanten** versorgen ein Unternehmen mit Materialien und Dienstleistungen und erwarten ein entsprechendes Entgelt sowie eine langfristige Zusammenarbeit.
- **Fremdkapitalgeber** stellen dem Unternehmen zeitlich befristet Kapital zur Verfügung und sind an sicheren und regelmäßigen Zins- und Tilgungsleistungen interessiert.
- **Staat, Gesellschaft und interessierte Öffentlichkeit** schaffen rechtliche und kulturelle Grundlagen für ein Unternehmen. Als Gegenleistungen sind Steuern zu entrichten und gesetzliche Vorschriften einzuhalten. Es werden auch Arbeitsplätze, Beiträge zur Infrastruktur und Information über Ziele und Maßnahmen eines Unternehmens gewünscht.

- **Geschäftspartner** wie z.B. kooperierende Unternehmen oder Berater können in vielfältiger Weise die Wertschöpfung eines Unternehmens unterstützen. Die Interessen der Geschäftspartner entsprechen weitgehend denen der Lieferanten.
- **Konkurrenten** sind an der Stärkung der eigenen Position interessiert. Hierzu nutzen sie Schwächen des Unternehmens aus.

Treten keine Konflikte zwischen den Interessen der Anspruchsgruppen auf, dann können diese als Ziele des Unternehmens berücksichtigt werden. Ansonsten sind diese **Interessenskonflikte** zu klären. Dies kann auf zwei **Arten** erfolgen (vgl. *Hungenberg,* 2006, S. 29; *Müller-Stewens/Lechner*, 2005, S. 244):

- **Stakeholderorientierung**: Ziele von Unternehmen entstehen, indem die Interessen aller Anspruchsgruppen gleichberechtigt berücksichtigt werden. Dabei wird angenommen, dass alle Gruppen für die Existenz und das Handeln eines Unternehmens erforderlich sind. Deshalb sind sie berechtigt, die Ziele eines Unternehmens zu beeinflussen. Das oberste Unternehmensziel ist an den Interessen aller Anspruchsgruppen orientiert und wird in einem sog. Stakeholder Value zusammengefasst (vgl. *Janisch*, 1993).
- **Shareholderorientierung**: Die Interessen der Eigentümer (Shareholder) genießen Priorität. In einem marktwirtschaftlichen Wirtschaftssystem leitet sich danach das Recht zur Vorgabe von Unternehmenszielen aus dem Eigentum am Unternehmen ab. Das oberste Unternehmensziel ist dann der Shareholder Value, als materieller Wert eines Unternehmens für seine Eigentümer (vgl. Kap. 3.2).

Welcher Legitimationsansatz zugrunde gelegt wird, ist eine normative Fragestellung. Meist wird den Eigentümerinteressen das Vorrecht eingeräumt, da diese als einzige Interessengruppe das unternehmerische Risiko trägt. Ihr steht der unsichere Gewinn aus der Unternehmenstätigkeit zu, der sich nach Erfüllung aller Verpflichtungen gegenüber anderen Gruppen ergibt. Zudem kommt ein Unternehmen und damit auch jede Beziehung des Unternehmens zu anderen Interessengruppen erst durch Eigentümer zustande, die bereit sind, ein Unternehmen zu gründen und unternehmerisches Risiko zu tragen. Eine gleichberechtigte Orientierung an einer Vielzahl von Zielen gemäß dem Stakeholder-Ansatz ist zudem schwierig umzusetzen. Wie können Entscheidungen getroffen werden, die einen kaum fassbaren Gesamtnutzen aller Stakeholder maximieren? Demgegenüber lässt sich der Shareholder-Value in monetären Größen ausdrücken (vgl. Kap. 3.2; *Hungenberg,* 2006, S. 29f.). Daher wird hier davon ausgegangen, dass Ziele der Eigentümer die primäre Grundlage für die Unternehmensführung sind. Dementsprechend ist es **vorrangiges Interesse** eines Unternehmens, den **Shareholder Value** zu erhöhen. Auf dieses oberste Unternehmensziel sind alle Entscheidungen und Handlungen auszurichten. Diese wertorientierte Unternehmensführung wird in Kap. 3.2 dargestellt.

Dies bedeutet aber nicht, dass die Interessen der anderen Stakeholder unberücksichtigt bleiben und ausschließlich die Eigentümerinteressen verfolgt werden. Langfristig kann ein Unternehmen nur dann Wert für seine Eigentümer schaffen, wenn es auch die Interessen anderer Gruppen wie z.B. Kunden, Lieferanten oder Mitarbeiter ausreichend entspricht. Empirische Untersuchungen belegen dies und zeigen, dass eine wertorientierte Ausrichtung nicht grundsätzlich die Vernachlässigung der Interessen anderer Bezugsgruppen nach sich zieht. Erfolgreiche wertorientierte Unternehmen konnten auch Ziele anderer Bezugsgruppen besser erfüllen (vgl. *Copeland* et al.; 2000, S. 11ff.). Shareholderorientierung ist daher kein einseitiges und kurzfristiges Konzept, sondern zielt auf langfristige Wettbewerbsfähigkeit.

## 2.4.2 Politik als Prozess der Zielbildung

Erst wenn die Zielvorstellungen der Stakeholder in einem legitimierenden Prozess zu Zielen des Unternehmens werden, erhalten sie offiziellen Charakter als Unternehmensziele (vgl. *Kieser/Walgenbach*, 2003, S. 8). Unter vorrangiger Berücksichtigung der Eigentümerinteressen soll dabei mit den Interessen der weiteren Stakeholder ein Ausgleich gesucht werden. Dabei können unterschiedliche Gruppen auch Koalitionen eingehen, um ihre Ziele besser durchzusetzen (vgl. *Cyert/March*, 1963; *Macharzina/Wolf*, 2005, S. 11). So können z.B. Bürgerinitiativen sich mit Politikern zusammenschließen, um etwa ökologische Interessen wirkungsvoller zu vertreten. Die Unternehmensführung ist bei diesen **politischen Prozessen** des Interessenausgleichs in hohem Maße gefordert. Sie führt den Dialog mit den Stakeholdern, signalisiert Sensibilität für deren Anliegen und räumt Missverständnisse aus. Auf diese Weise lässt sich die Position eines Unternehmens transparent machen. Dadurch kann zwischen der eigenen Anspruchshaltung und den externen Erwartungen vermittelt werden (vgl. *Coenenberg/Salfeld,* 2004, S. 18.)

Die Abwägung der Interessen zu einer Unternehmenspolitik birgt erhebliches Konfliktpotenzial. Deshalb sollten ethische Gesichtspunkte und die Werte eines Unternehmens mit einbezogen werden (vgl. Kap. 2.2). Diese **Zielsuche** umfasst die Bestimmung und Auswahl von Zielen aus der Fülle denkbar möglicher Ziele, die in einem Selektionsprozess in mehreren Stufen zu den letztendlich verfolgten Zielen des Unternehmens werden (vgl. *Wild*, 1982, S. 36ff.). Doch wie können die widerstrebenden Interessen der Stakeholder zu Unternehmenszielen geformt werden? Für Einpersonenunternehmen unter der Annahme rationaler Entscheidungsfindung ist ein Interessenausgleich mit den Werten der Unternehmensphilosophie relativ einfach (vgl. *Welge/Al-Laham*, 2003, S. 114). Besitzen jedoch mehrere Personen und Gruppen Einfluss auf die Zielbildung, dann werden die Ziele ausgehandelt (bargaining). In einem interessenpluralistischen Mehrpersonenunternehmen ist die Zielbildung daher ein Prozess der Suche nach konsensfähigen Unternehmenszielen. So kann z.B. eine Interessenkoalition versuchen, sich aufgrund ihrer Macht durchzusetzen. Ethische Überlegungen können dabei nicht nur einen Ausgleich schaffen, sondern sogar die Zielbildung bestimmen (vgl. *Müller-Stewens/Lechner,* 2005, S. 245).

**Spannungsfelder der Unternehmenspolitik** sind (vgl. *Bleicher,* 2004, S. 160ff.):

- **Unternehmen und Umwelt**: Unternehmen sind kein Selbstzweck, sondern erfüllen für ihre Umwelt eine Funktion. Um in einer komplexen und dynamischen Umwelt überleben zu können, hat ein Unternehmen deshalb für die Stakeholder einen Nutzen bereitzustellen.
- **Integration der Unternehmensmitglieder**: In einer arbeitsteiligen Organisation sind die unterschiedlichen Interessen und Ziele der Beteiligten zu integrieren. Hinzu kommen die Vorstellungen der handelnden Personen über die eigene Zukunft und die des Unternehmens.

Diesen Interessenausgleich herbeizuführen, ist der politische Auftrag an die Unternehmensführung. Die Unternehmenspolitik sollte dabei die Besonderheiten menschlichen Verhaltens berücksichtigen. Der Interessenausgleich zwischen Unternehmen und seiner Umwelt erfolgt nicht nur rational, sondern ist auch durch Macht, Herrschaft und Konflikt geprägt. Druck und Gegendruck verschiedener Akteure und Gruppen bestimmen die politische Dimension der Unternehmenspolitik (vgl. *Fraenkel*, 1967, S. 232). Kritisch dabei ist, dass die Führungskräfte sowohl ihre eigenen, als auch die Interessen des Unternehmens vertreten. Dies kann z.B. im Falle einer Unternehmensübernahme zu einem offenkundigen Interessenkonflikt führen.

**Unternehmenspolitische Prozesse (politics)** beschreiben, wie Ziele bei Interessenkonflikten durch Machtausübung festgelegt werden.

Konflikte entstehen, wenn unterschiedliche Vorstellungen zur Grundausrichtung des Unternehmens vorliegen und die Unternehmensführung versucht, ihre Position als verbindlich vorzugeben. Dazu ist **Macht** erforderlich, die durch organisatorische Weisungsbefugnisse verliehen oder während des politischen Prozesses zwischen einzelnen Akteuren ausgehandelt wird. Macht ist das Regulativ, um sich bei unterschiedlich geprägten Vorstellungen über die Unternehmenspolitik im politischen Kräftespiel durchzusetzen (vgl. *Bleicher,* 2004, S. 161).

Eine Voraussetzung für die Macht der Unternehmensführung ist die **Autonomie** des Handelns. Sie kann in Sinn- und Zeitautonomie unterteilt werden (vgl. *Bleicher,* 2004, S. 167f.; *Luhmann*, 1994, S. 253ff.):

- **Sinnautonomie** bringt zum Ausdruck, dass eine Unternehmensführung auf der Basis seiner in der Unternehmensphilosophie (vgl. Kap. 2.2) enthaltenen Werte handelt.
- **Zeitautonomie** beinhaltet zeitliche Freiräume im Verhältnis zur Unternehmensumwelt. Auf Ereignisse der Umwelt kann ein Unternehmen zeitnah reagieren oder Spielräume durch Voraussicht oder Verzögerung der Handlungen nutzen Verliert ein Unternehmen seine Zeitautonomie, so gilt das sog. **Gresham'sche Gesetz der Planung**: Unwichtiges, aber zeitlich Dringendes, verdrängt Wichtiges, aber zeitlich nicht Dringendes.

Beide Aspekte der Autonomie gewährleisten die **Handlungsautonomie** eines Unternehmens. Sie ermöglicht es, bei Interessenskonflikten Ziele auszuwählen und durchzusetzen. In Unternehmenskrisen ist z.B. die Handlungsfähigkeit der Unternehmensführung von Ressourcen- und Zeitbeschränkungen geprägt, weshalb die Möglichkeiten der Unternehmensführung stark eingeschränkt sein können.

Inhaltlich kann die Unternehmenspolitik auf einige wesentliche Fragestellungen reduziert werden, denen sich jedes Unternehmen stellen muss. Die Zielbestimmung durch die Unternehmenspolitik lässt sich durch vier grundlegende **Dimensionen** erfassen. Nach *Bleicher* kann jede Dimension zwei gegensätzliche Ausprägungen annehmen (vgl. Abb. 2.4.4.; *Bleicher,* 2004, S. 171ff.):

- **Zielausrichtung auf Anspruchsgruppen**: Hierbei geht es um die Stakeholder- oder Shareholderorientierung eines Unternehmens. Es ist zu klären, in wieweit neben der Verpflichtung auf ökonomische Ziele („the business of business is business") auch gesellschaftlicher Nutzen erbracht werden soll. Dies hängt auch mit dem Zeithorizont der Zielausrichtung zusammen. So kann das opportunistische Erreichen kurzfristiger Ergebnisziele oder eine langfristige Nutzenstiftung im Vordergrund stehen. Letztere beruht nicht nur auf der Verwertung gegenwärtiger Erfolgspotenziale, sondern berücksichtigt auch die Entwicklung neuer Erfolgspotenziale.
- **Entwicklungsorientierung**: Dabei wird die Chancen- und Risikoperspektive der Unternehmensführung betrachtet. Es geht um die Auseinandersetzung mit der Zukunft. Manche Unternehmen betrachten vor allem Chancen und Risiken in dem bestehenden Geschäftsfeldern („konventionelle Politik"). Alternativ kann darüber hinaus eine kreative und innovative Auseinandersetzung mit der Zukunft auch außerhalb des bestehenden Geschäfts erfolgen („avantgardistische Politik").
- **Ökonomische Zielausrichtung**: Die ökonomischen Ziele der Unternehmensführung können an sachlichen Leistungszielen (Sachziele) oder an finanziellen Wertzielen (Formalziele) orientiert sein. Dem „Durchwursteln" (muddling-through) mit geringem wirtschaftlichem Anspruch steht die integrierte Berücksichtigung sachlicher und finanzieller Ziele („ökonomische Politik") gegenüber.

- **Gesellschaftliche Zielausrichtung** kann sich in unterschiedlich starkem Ausmaß an ökologischen und sozialen Ansprüchen orientieren. Neben der umweltorientierten Unternehmensführung wird dabei auch die Rolle des Unternehmens als verantwortliches Mitglied eines Gemeinwesens (Corporate Citizenship) festgelegt.

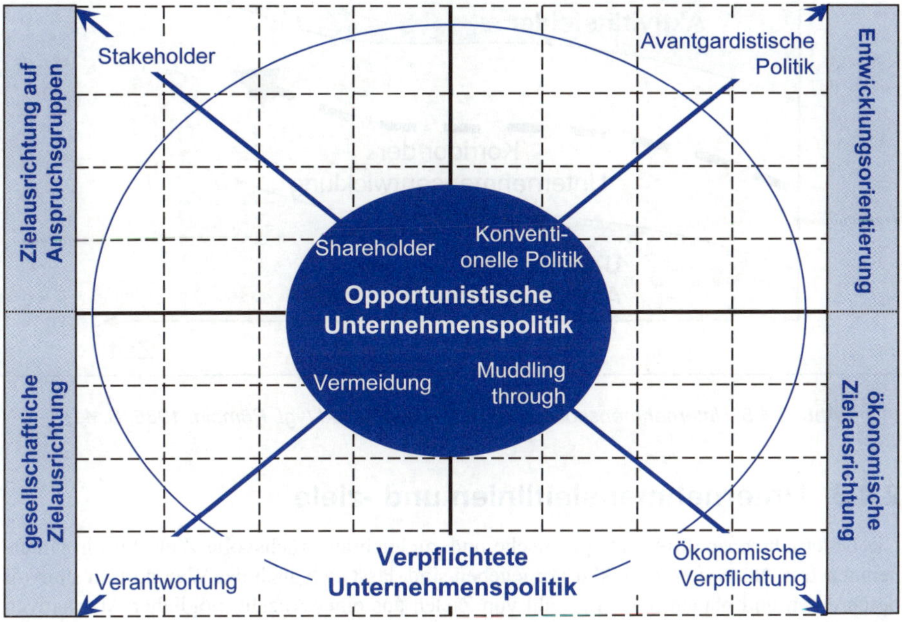


*Abb. 2.4.4: Dimensionen der Unternehmenspolitik (vgl. Bleicher, 2004, S. 186)*

Alle vier Dimensionen der Unternehmenspolitik sollten in einer **integrativen Betrachtung** in sich konsistent sein. Die unternehmenspolitische Grundorientierung ermöglicht die Gestaltung der zukünftigen Unternehmensentwicklung. Diese können sich nach *Bleicher* zwischen den extremen Grundorientierungen „Opportunitätspolitik" und „Verpflichtungspolitik" bewegen und sehr vielfältig sein. Allerdings ist in Europa ein Trend in Richtung einer Opportunitätspolitik festzustellen (vgl. *Welge/Al-Laham,* 2003, S. 116). Dies ist zweckmäßig, wenn ein Unternehmen dauerhaft Nutzen erbringen, Erfolgspotenziale schaffen und gesellschaftlich legitimiert sein soll.

In den Prozess der Unternehmenspolitik bringen die beteiligten Personen ihre eigenen Wahrnehmungen und Präferenzen für eine erstrebenswerte Zukunft ein. Die Festlegung der zukünftigen Unternehmensentwicklung im Sinne von erfolgversprechenden **Entwicklungspfaden in die Zukunft** basiert auf vergangenheitsgeprägten Erfahrungen und stehen unter dem Einfluss der bestehenden Unternehmenskultur (vgl. Kap. 2.6). Die Unternehmenspolitik mündet in die Verdichtung und Vorgabe genereller Ziele und Leitlinien der Unternehmensentwicklung als generelle Richtschnur des Handelns (vgl. *Bleicher,* 2004, S. 162). Sie kanalisiert die Entwicklung des Unternehmens, aus der sich Strategien und Maßnahmen ableiten (vgl. Abb. 2.4.5). Die Eingrenzung eines Entwicklungspfades für ein Unternehmen kann sowohl durch positive, als auch durch negative Vorgaben erfolgen. Positive Vorgaben sind Zielvorgaben oder Leitlinien. Eine negative Vorgabe grenzt Verhaltensspielräume ein, indem unzulässige Aktionsfelder definiert werden. Dies kann z.B. ein Verbot von Geschäften mit Korruption sein.

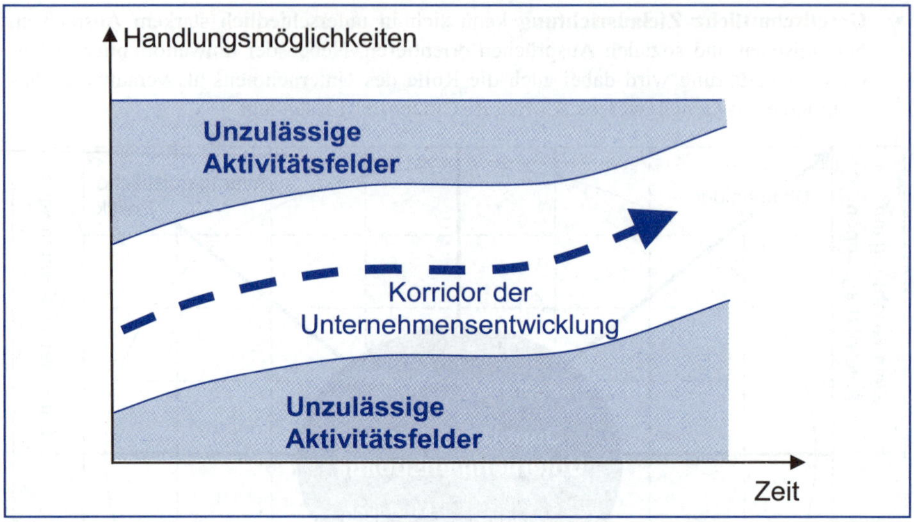


*Abb. 2.4.5: Unternehmenspolitischer Entwicklungspfad (vgl. Pümpin, 1986, S. 41)*

## 2.4.3 Unternehmensleitlinien und -ziele

Die Unternehmenspolitik legt spezifische und zugleich anspruchsvolle Ziele für ein Unternehmen fest. Nur wenn diese klar vorgegeben sind, lässt sich auch der Weg dorthin sinnvoll beschreiben und planen. Die Auswahl von Zielen aus einer Anzahl möglicher Alternativen gehört somit zwingend zu jedem wirtschaftlichen Handeln. Sie schafft Klarheit darüber, was mit diesem Handeln erreicht werden soll (vgl. Kap. 1.3; *Heinen*, 1976, S. 28).

Erst durch die Vorgabe von Zielen wird es möglich, die Leistung eines Unternehmens und der Unternehmensführung zu beurteilen (vgl. *Hungenberg,* 2006, S. 27). **Unternehmensziele** besitzen somit grundlegende, normative Bedeutung für die Unternehmensführung. Sie sollten ein hohes Anspruchsniveau haben, um die Fähigkeiten und Kräfte eines Unternehmens zu mobilisieren sowie um Orientierung und Ansporn für das Unternehmen und jeden einzelnen Mitarbeiter zu sein (vgl. *Coenenberg/Salfeld,* 2004, S. 19). Gut formulierte Zielsetzungen sind konkret, verständlich und eignen sich als Maßstab für das bisher Erreichte. Zudem sollten sie ausreichend realistisch sein, um nicht demotivierend zu wirken.

Die Formulierung von Zielen ist daher eine Grundfunktion der normativen Unternehmensführung. Unternehmensziele legen die langfristige Entwicklung des Unternehmens fest. Sie müssen formuliert, zueinander in Beziehung gesetzt, konkretisiert und im Rahmen der strategischen Unternehmensführung umgesetzt werden (vgl. *Voigt,* 1993, S. 66).

Unternehmensziele sind normative Vorstellungen über einen zukünftigen Zustand, der durch Handlungen erreicht werden soll (vgl. Heinen, 1966, S. 45).

Empirische Untersuchungen zeigen allerdings, dass betriebliche Ziele oft weder vollständig, noch eindeutig und konsistent sind (vgl. *Müller-Stewens/Lechner*, 2005, S. 244). Diese Unbestimmtheit kann jedoch auch beabsichtigt sein, um im Rahmen der Unternehmenspolitik überhaupt konsensfähige Ziele erreichen zu können (vgl. *Kirsch*, 1977). In diesem Fall wird von Unternehmensleitlinien gesprochen.

Unternehmensleitlinien sind nicht vollständig konkretisierte Ziele eines Unternehmens.

Unternehmensleitlinien und -ziele erfüllen eine Reihe von **Funktionen** (vgl. *Welge/Al-Laham*, 2003, S. 112f.; *Bea/Haas* 2001, S. 67f. sowie Abb. 2.4.6):

- **Selektionsfunktion**: Ziele ermöglichen eine bewusste Auswahl einer Handlungsalternative. Sie kennzeichnen damit die Handlungspräferenzen der Unternehmensführung.
- **Orientierungsfunktion**: Ziele richten sämtliche Aktivitäten auf ein oder mehrere übergeordnete Ziele aus. Verabschiedete Ziele dienen den Unternehmensmitgliedern als Rahmen für Handlungen und Entscheidungen.
- **Lenkungsfunktion**: Ziele ermöglichen die Lenkung durch Vorgabe von Leistungsgrößen, ohne die dafür notwendigen Handlungen und Entscheidungen im Einzelnen vorgeben zu müssen.
- **Koordinationsfunktion**: Ziele stimmen Aktivitäten der Unternehmensmitglieder aufeinander ab.
- **Motivations- und Anreizfunktion**: Ziele stellen Leistungsanreize dar, die zur Leistungssteigerung der Mitarbeiter führen können.
- **Bewertungsfunktion**: Handlungsalternativen lassen sich nur im Hinblick auf ihren Beitrag zur Zielerreichung bewerten.
- **Kontrollfunktion**: Ziele dienen der Beurteilung der erreichten Ergebnisse. Hierzu werden sie mit den gesetzten Zielen verglichen.

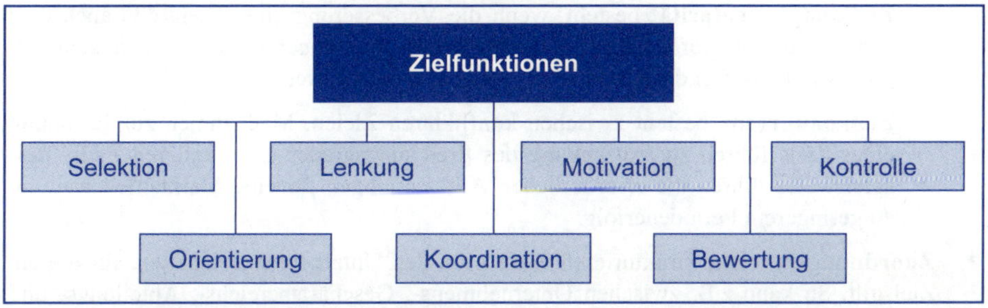


*Abb. 2.4.6: Funktionen von Zielen (vgl. Welge/Al-Laham, 2003, S. 113)*

Voraussetzung für die Eignung von Zielen für die Zwecke der Unternehmensführung ist ihre Eindeutigkeit. Dazu sind sie hinreichend präzise zu formulieren, um sie umsetzbar zu machen (Operationalisierung). Erst wenn Ziele präzisiert wurden, kann der Zielerreichungsgrad gemessen und eine Erfolgskontrolle durchgeführt werden. Nach *Wild* (1982, S. 58) setzt die **Operationalisierung** die Bestimmung der in Abb. 2.4.7 aufgeführten Merkmale voraus:

| Zielmerkmale | Fragestellung | Beispiel |
|---|---|---|
| **Zielinhalt** | Was soll erreicht werden? | Erhöhung des Marktanteils |
| **Zielausmaß** | Wie viel soll erreicht werden? | 5% |
| **Zieltermin** | Wann soll etwas erreicht werden? | Dezember 2007 |
| **Zielverantwortung** | Wer ist für die Erreichung des Ziels verantwortlich? | Geschäftsleiter Vertrieb |
| **Zielort** | Wo soll das Ziel erreicht werden? | Ländermarkt China |

*Abb. 2.4.7: Merkmale operationalisierter Ziele*

Das **Zielausmaß** ist nicht immer das maximal erreichbare Ergebnis. Häufig werden auch nur ausreichend zufrieden stellende, sog. satisfizierende Lösungen angestrebt (z.B. Festigung des erreichten Marktanteils anstelle einer weiteren Erhöhung des Marktanteils).

In der Phase der **Zielanalyse und -ordnung** werden Einzelziele aufgrund ihrer Beziehungen zueinander in eine Reihenfolge gebracht. Ausgangspunkt jedes Zielsystems ist eine funktionale Beziehung zwischen Zweck und Mittel. Diese Unterscheidung nach *Heinen* (1966) besagt, dass auf jeder Hierarchiestufe eines Zielsystems das jeweilige Ziel sowohl die Funktion eines Mittels als auch die eines Zwecks einnimmt: Untergeordnete Ziele sind Mittel zur Erreichung höherer Ziele. Für untergeordnete Ziele stellen sie aber wiederum selbst das übergeordnete Ziel dar. Das Mittel-Zweck-Schema führt zu hierarchisch strukturierten Zielsystemen. Ziele können auf Basis folgender Kriterien zu einem **Zielsystem** führen (vgl. *Welge/Al-Laham*, 2003, S. 118; *Macharzina/Wolf*, 2005, S. 210ff.; *Heinen*, 1991, S. 14ff.):

- **Rang** verdeutlicht den hierarchischen Stellenwert eines Zieles im Vergleich zu anderen Zielen. Rangunterschiede können sich in der Unterscheidung von Ober- und Unterzielen respektive Haupt- und Nebenzielen ausdrücken.
- **Prioritäten** bzw. Präferenzen drücken die Rangfolge der Wichtigkeit von Zielen aus. Leisten gleichrangige Ziele unterschiedliche Beiträge zur Erfüllung eines höherrangigen Ziels, so besitzen jene Ziele mit den höheren Beiträgen eine höhere Präferenz.
- **Zielbeziehungen** können in folgenden Ausprägungen auftreten:
  - **Zielneutralität** bedeutet, dass Ziele in keinem Zusammenhang stehen. So ist z.B. das Ziel eines Markteintritts in Südamerika unabhängig von einer angestrebten Unternehmensübernahme in Asien.
  - **Zielkomplementarität** besteht, wenn die Verbesserung einer Zielgröße auch eine andere Zielgröße fördert. Die Markteinführung eines neuen Produktes kann sich z.B. positiv auf das Ziel der Marktanteilsausweitung auswirken.
  - **Zielkonkurrenz** besteht zwischen konfliktären Zielen. Maßnahmen zur Erhöhung eines Ziels führen zur Absenkung des Ereichungsgrades eines anderen Ziels. Beispielsweise führen die erforderlichen Aufwendungen für eine Marktanteilsweitung zu geringerem Periodenerfolg.
- **Zuordnungsbereiche** strukturieren Ziele nach den Unternehmenseinheiten, für die ein Ziel gilt. So kann z.B. zwischen Unternehmens-, Geschäftsbereichs-, Abteilungs- und Stellenzielen unterschieden werden.
- **Fristigkeit**: Ziele können kurz-, mittel- und langfristig gültig sein.

Nachdem Ziele eindeutig festgelegt wurden, ist ihre **Realisierbarkeit** zu prüfen. Hierbei kommt es auf ein realistisches Zielausmaß oder Anspruchsniveau an. Um motivierend zu sein, sollten Ziele weder zu einfach noch zu schwierig erreichbar sein (vgl. *Welge/Al-Laham*, 2003, S. 119). Ferner ist zu berücksichtigen, ob die geplanten Maßnahmen zur Verwirklichung der Ziele im Rahmen der zur Verfügung stehenden Ressourcen, organisatorischen Kompetenzen und dem Leistungspotenzial der mit der Realisierung beauftragten Personen möglich ist (vgl. *Wild* 1982, S. 62). Dies kann allerdings erst nach der Bestimmung der Konsequenzen, der notwendigen Maßnahmen und des erforderlichen Ressourceneinsatzes zur Zielerreichung erfolgen. Um die **Durchsetzung von Zielen** zu gewährleisten, sind drei wesentliche **Voraussetzungen** zu erfüllen (vgl. *Welge/Al-Laham*, 2003, S. 120; *Wild*, 1982, S. 63):

- **Verständlichkeit**: Ziele müssen von den für die Erreichung Verantwortlichen verstanden werden.
- **Identifikation**: Die Betroffenen sollten sich mit den Zielen identifizieren, um motivierend zu wirken.
- **Verfügbarkeit**: Die persönliche Qualifikation sowie die organisatorische Ausstattung mit Ressourcen und Kompetenzen ist für die Zielrealisierung erforderlich.

Zusammenfassend wird in der Praxis auch von **SMART**en Zielen gesprochen:

- **S**pezifischer Zielinhalt,
- **M**essbares Zielausmaß,
- **A**nspruchsvolles Zielausmaß und herausfordernder Zieltermin,
- **R**ealistisches Zielausmaß sowie
- **T**erminlich festgelegte Zielerreichung.

## Literaturempfehlungen

*Bleicher, K.:* Das Konzept integriertes Management, 7. Aufl., Frankfurt/New York 2004.

*Welge, M.K./Al-Laham, A.:* Strategisches Management: Grundlagen – Prozess – Implementierung, 4. Aufl., Wiesbaden 2003.

## Management Summary

- Unternehmenspolitik umfasst die Bildung von Unternehmensleitlinien und -zielen durch politischen Interessenausgleich. Sie regelt das Verhalten innerhalb eines Unternehmens im Sinne von Grundsatzentscheidungen.
- Aufgabe der Unternehmenspolitik ist die Harmonisierung externer Interessen und intern verfolgter Ziele und Ansprüche. Dadurch soll die Unternehmensführung eine Übereinstimmung („fit") zwischen der Unternehmensumwelt und dem Unternehmen erreichen.
- Unternehmen haben neben den eigenen Erwartungen auch externe Erwartungen zu erfüllen. Diese werden durch Stakeholder an ein Unternehmen herangetragen.
- Vorrangiges Interesse eines Unternehmens ist es, seinen Wert zu steigern. Dies ist nur dann nachhaltig möglich, wenn die Interessen der anderen Stakeholder ebenfalls ausreichend erfüllt werden.
- Unternehmenspolitische Prozesse beschreiben, wie Ziele bei Interessenkonflikten durch Machtausübung festgelegt werden.
- Die Unternehmenspolitik ist inhaltlich auf die Anspruchsgruppen, die zukünftige Entwicklung des Unternehmens sowie auf ökonomische und gesellschaftliche Ziele auszurichten.
- Unternehmensziele sind normative Vorstellungen über einen zukünftigen Zustand, der durch Handlungen hergestellt werden soll. Unternehmensleitlinien sind nicht vollständig konkretisierte Ziele eines Unternehmens.
- Ziele sollten spezifisch, messbar, anspruchsvoll, realistisch und terminiert sein.

## 2.5 Unternehmensmission

**Leitfragen**

- Woraus besteht die Unternehmensmission?
- Was ist ein Leitbild und welche Funktionen hat es?
- Worin unterscheiden sich Mission und Leitbild?

Die **Unternehmensmission** beantwortet die Frage, warum ein Unternehmen existiert und was es erreichen will. Sie legt den Zweck des Unternehmens fest und konkretisiert dessen Entwicklung. Die Mission fasst die Unternehmensphilosophie, -vision und -politik zu einem angestrebten Selbstbild des Unternehmens zusammen (vgl. Abb. 2.1.2). Damit wird die Unternehmensidentität (Corporate Identity) festgelegt, die hinsichtlich des Erscheinungsbilds, des Verhaltens und der Kommunikation präzisiert werden kann. Die Mission wird häufig in Form eines Leitbildes dokumentiert. Deshalb ist die Unternehmensmission ein zentrales Element der normativen Unternehmensführung (vgl. Abb. 2.5.1).

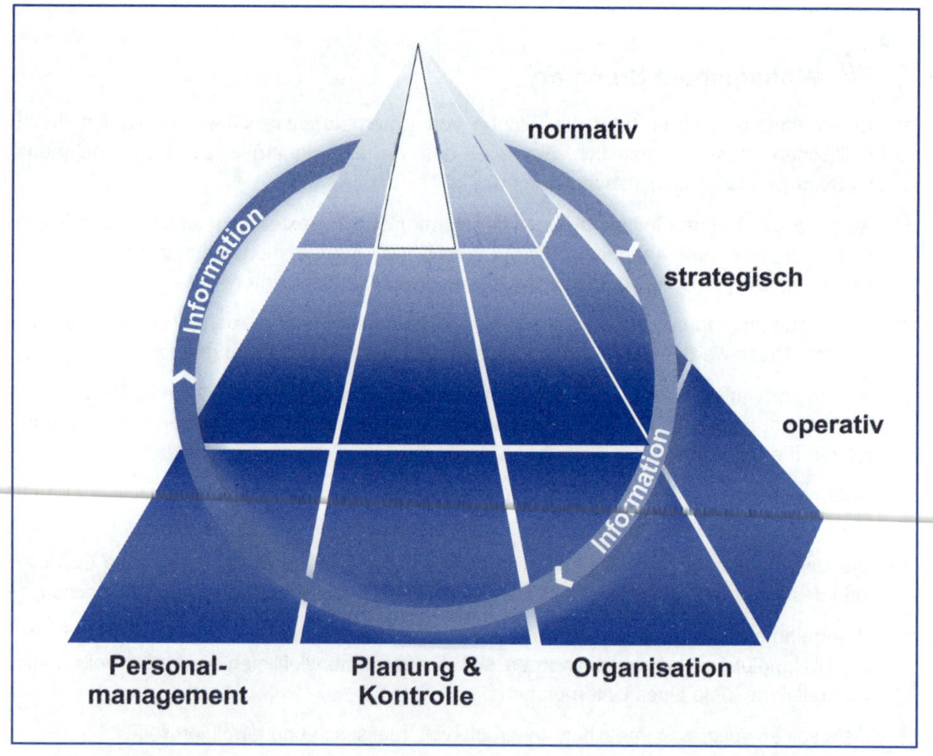


*Abb. 2.5.1: Unternehmensmission im integrierten System der Unternehmensführung*

Eine **Unternehmensmission** legt den Zweck eines Unternehmens fest und fasst dessen Werte, Vision und Ziele zu einem angestrebten Selbstbild zusammen.

Eine Unternehmensmission ist die Basis der Unternehmensführung auf allen Ebenen und Funktionen. Sie gibt dem Unternehmen eine gemeinsame Richtung und Identität (vgl. *Bleicher*, 2004, S. 158). Dabei ist sie jedoch nicht als starres Regelwerk anzusehen, sondern sollte vielmehr das Denken und Handeln der Unternehmensmitglieder leiten. Mit Hilfe der

Unternehmensmission lassen sich unternehmensexterne und -interne Entwicklungen steuern, Motivation und Engagement der Mitarbeiter fördern sowie geeignete Strategien bestimmen (vgl. *Hinterhuber*, 2004, S. 45). Die Mission dient gleichsam als Filter, um sich auf die betrieblich relevanten Entwicklungen zu konzentrieren.

Die Unternehmensmission besteht aus folgenden **Elementen** und **Fragestellungen**:

- Die **Werte** und der ethische Anspruch des Unternehmens, die in der Unternehmensphilosophie enthalten sind (vgl. Kap. 2.2). Frage: „Welchen Werten ist ein Unternehmen verpflichtet?"
- Die **Vision** beschreibt das angestrebte Zukunftsbild des Unternehmens. Sie zeigt, was ein Unternehmen mit seinen Werten erreichen will, gibt ihm dadurch eine Richtung und drückt die interne Anspruchhaltung des Unternehmens aus (vgl. Kap. 2.3). Frage: „Welche Zukunft will das Unternehmen gestalten?"
- Der **Unternehmenszweck** gibt an, warum ein Unternehmen existiert und beschreibt dessen Tätigkeitsfeld. Frage: „Welche Kundenbedürfnisse will ein Unternehmen decken und auf welchen Märkten will es tätig sein?"
- Die **Unternehmensziele** geben die Position des Unternehmens gegenüber seinen Stakeholdern an. Sie sind das Ergebnis der Unternehmenspolitik (vgl. Kap. 2.4) und definieren die Verantwortung eines Unternehmens u.a. gegenüber den Mitarbeitern, Kunden, Kapitalgebern, Lieferanten und der Gesellschaft. Frage: „Was will ein Unternehmen für seine Stakeholder erreichen?"

Alle Elemente zusammen, d.h. Werte, Vision, Zweck und Ziele, bilden die Mission eines Unternehmens (vgl. *Müller-Stewens/Lechner*, 2005, S. 239). Der Missionsbegriff wird in der Praxis jedoch häufig mit dem der Vision gleichgesetzt. Eine Vision beschreibt ein angestrebtes Ziel in Form einer neuen unternehmerischen oder auch gesellschaftlichen Zukunft (vgl. Kap. 2.3). Die Mission beinhaltet nicht zwangsläufig eine solche Zielsetzung, da nicht jedes Unternehmen über eine Vision verfügt. Eine Mission beschreibt den Zweck des Unternehmens als eine für sinnvoll erachtete Aufgabe. Sie kann über mehrere Jahre weitgehend unverändert bleiben. So kann ein Unternehmen auf die Befriedigung menschlicher Grundbedürfnisse ausgerichtet sein, wie z.B. gesunde Lebensmittel oder sauberes Wasser. Diese werden auch in der Zukunft weiterhin gelten. Eine Mission enthält stets Angaben über den **Unternehmenszweck,** aber erfordert nicht zwangsläufig eine Vision.

Mit Ausnahme des Unternehmenszwecks wurden die anderen Elemente einer Mission bereits in den vorangehenden Kapiteln beschrieben. Der Zweck gibt an, wozu ein Unternehmen existiert. Eine Antwort auf diese Frage führt zum Kern unternehmerischen Handelns und zur Konkretisierung seines Geschäftskonzepts (vgl. *Bleicher*, 2004, S. 120). Der Zweck eines Unternehmens besteht dabei nicht ausschließlich darin, Wert zu erzeugen (vgl. Kap. 3.2). Er soll vielmehr den Sinn der Unternehmenstätigkeit aufzeigen. Ein Unternehmen sollte möglichst einen Zweck verfolgen, der die Lösung gesellschaftlich relevanter Probleme beinhaltet. Dies erzeugt bei den Mitarbeitern Motivation und setzt Kreativität und Inspiration frei. Auf diese Weise bekommen diese das Gefühl, eine sinnvolle Aufgabe zu erfüllen (vgl. *Müller-Stewens/Lechner*, 2005, S. 237f.). So ist z.B. die Erforschung von Medikamenten zur Bekämpfung von Krebs oder Aids ein Zweck, für den es sich lohnt, in einem Unternehmen zu arbeiten. Eine Unternehmensmission sollte folgende **Anforderungen** erfüllen (vgl. *Bleicher,* 1994, S. 512ff.):

- **Allgemeingültigkeit:** Sie sollte in vielen zukünftigen Führungssituationen anwendbar sein. Dabei sollte ausreichend Spielraum für die Konkretisierung auf untergeordneten Führungsebenen vorhanden sein.

- **Wesentlichkeit:** Sie sollte sich auf wichtige, bedeutende, grundsätzliche und die Zukunft beeinflussende Sachverhalte beziehen.
- **Konsistenz:** Sie sollte frei von inhaltlichen Widersprüchen sein.
- **Vollständigkeit:** Die anzustrebenden Ziele sowie einzusetzenden Leistungspotenziale sollten enthalten sein.
- **Wahrheit:** Sie sollte die tatsächlichen Auffassungen und Absichten der Unternehmensführung beinhalten, die sich in deren Handlungen niederschlagen.
- **Realisierbarkeit:** Die angestrebten Ziele und Verhaltensweisen sollten herausfordernd, aber grundsätzlich realisierbar sein.
- **Unmissverständlichkeit**: Sie sollte eindeutig und konkret formuliert sein. Hierfür sind zusätzliche, interpretierende Erläuterungen hilfreich.
- **Langfristige Gültigkeit**

Die Mission des Gesamtunternehmens kann weiter in **Teilmissionen** für Geschäftsfelder und/oder Funktionsbereiche differenziert und konkretisiert werden. Dabei finden sich einige Elemente der Unternehmensmission, wie z.B. die Werte, in allen Teilmissionen wieder. Andere Bestandteile, wie z.B. der Zweck, beziehen sich auf die spezifische Situation des betreffenden Unternehmensbereichs. Die Aufgliederung der Unternehmensmission in Teilmissionen kann nach unterschiedlichen Kriterien erfolgen. Nach den betrieblichen Funktionsbereichen lassen sich z.B. Beschaffungs-, Produktions- oder Forschungsmissionen unterscheiden (vgl. *Bleicher*, 2004, S. 188; *Ulrich*, 1990, S. 167). Häufig werden Unternehmensmissionen für einzelne Geschäftsfelder konkretisiert, woraus die Missionen für deren Funktionsbereiche abgeleitet werden. Die einzelnen Missionen sollten ein integriertes und aufeinander abgestimmtes System bilden, um so bestmögliche Wirkung zu entfalten (vgl. Abb. 2.5.2.).

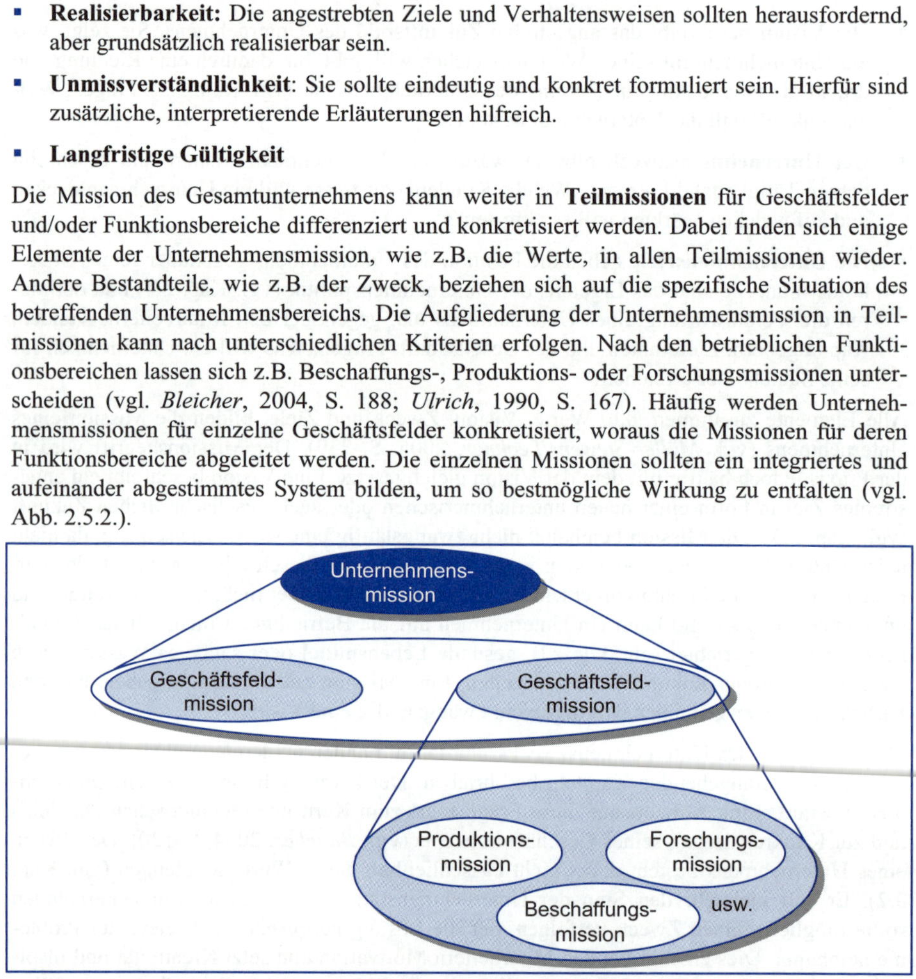


*Abb. 2.5.2: Ableitung und Zusammenhang betrieblicher Missionen*

Missionen beinhalten generelle Ziele und grundlegende Vorgaben für die strategische und operative Unternehmensführung. Der Begriff Mission beinhaltet aber auch die Vorstellung, die Mitarbeiter des Unternehmens im Sinne einer „Missionarisierung" von den angestrebten Zielen und Grundhaltungen zu überzeugen. Erfolgreiche Führungskräfte verbringen nach *Bleicher* mit dieser Aufgabe bis zu 50% ihrer Arbeitszeit (vgl. *Bleicher*, 2004, S. 169). Die Unternehmensführung ist auch Missionar der angestrebten Unternehmensidentität. Dazu kann eine Mission schriftlich in einem sog. Leitbild (Mission Statement) fixiert werden.

Ein **Leitbild** ist die schriftliche Dokumentation wesentlicher Bestandteile der Unternehmensmission. Es wird unternehmensintern und -extern bekannt gemacht, um die Identifikation mit dem Unternehmen und seinen Zielen zu fördern.

Leitbilder sind in der Praxis weit verbreitet. Empirische Studien zeigen, dass bis zu 90% der Unternehmen ein Leitbild entwickelt haben (vgl. *Müller-Stewens/Lechner*, 2005, S. 240). Damit sind Leitbilder eines der populärsten Konzepte der Unternehmensführung. Sie richten sich sowohl an die Mitarbeiter, als auch an andere Anspruchsgruppen des Unternehmens. Ein Leitbild soll eine von allen geteilte Vorstellung über Zweck und Entwicklung eines Unternehmens erzeugen. Mit dem Leitbild werden folgende **Funktionen** angestrebt (vgl. *Müller-Stewens/Lechner*, 2005, S. 240; *Bleicher* 2004, S. 275):

- **Orientierung:** Ein Leitbild soll den Mitarbeitern eine Art Kompass sein, der ihr Verhalten koordiniert und ausrichtet. Dazu dienen gemeinsame Werte und Verhaltensstandards. Zudem werden der Zweck, die Tätigkeitsfelder sowie die angestrebte Unternehmungsentwicklung beschrieben.
- **Konkretisierung**: Die schriftliche Dokumentation zwingt die Unternehmensführung dazu, die Mission präzise zu formulieren. Dies erleichtert deren Kommunikation und fördert ihre Verbindlichkeit und Beständigkeit.
- **Legitimation:** Die Kommunikation des Leitbilds nach außen verdeutlicht die Ziele und den Zweck des Unternehmens gegenüber seinen wichtigsten Stakeholdern. Dies kann dazu dienen, Entscheidungen zu begründen.
- **Motivation**: Das Leitbild hilft den Mitarbeitern, sich besser mit ihrem Unternehmen zu identifizieren. Es soll deutlich machen, warum das Unternehmen als Arbeitgeber attraktiv ist. Das Leitbild wirkt somit motivierend.

Zusammenfassend sollen mit Leitbildern die Ziele und Grundorientierung der zukünftigen Unternehmungsentwicklung dargestellt und kommuniziert werden. Diese Erwartung kann in der Unternehmenspraxis jedoch nur selten erfüllt werden. Nach einer Befragung von 88 nordamerikanischen Unternehmen ist eine zu ehrgeizige, mehrdeutige und unklare Formulierung der Ziele hierfür die wesentliche Ursache. Die Mitarbeiter sehen die Ziele als nicht realisierbar an und aus diesem Grund wirken sie eher demotivierend (vgl. *Bart*, 1997, S. 9ff.). Ein Leitbild hat oft auch wesentlich geringeren Einfluss auf Entscheidungen als die bestehenden Machtverhältnisse im Unternehmen. Dies bezieht sich z.B. auf die Verteilung der vorhandenen Ressourcen. Ein weiteres **Problemfeld** sind Abweichungen zwischen dem tatsächlichen und dem angestrebten Verhalten. Dies gilt insbesondere für das Handeln der Unternehmensführung. Abweichungen gefährden die Glaubwürdigkeit der angestrebten Werte. Das von der Unternehmensführung vorgelebte Verhalten ist deshalb oftmals flexibler veränderbar, als ein schriftlich fixiertes Leitbild (vgl. *Bleicher,* 2004, S. 275).

Um unglaubwürdige und nichts sagende Formulierungen in Leitbildern zu vermeiden, sollten auch Führungskräfte mittlerer und unterer Hierarchieebenen bei der Aufstellung des Leitbildes einbezogen werden. Auf diese Weise lässt sich dessen Akzeptanz fördern (vgl. *Müller-Stewens/Lechner,* 2005, S. 241ff.). Generell sind bei der Entwicklung eines Leitbildes dieselben Kriterien zu beachten, wie bei der Formulierung einer Vision (vgl. Kap. 2.3.2).

Ein Beispiel für die **Erstellung eines Unternehmensleitbildes** ist das im Jahre 2002 überarbeitete Leitbild der *Siemens AG* (vgl. www.siemens.com). Dort werden für alle Mitarbeiter die Grundsätze, Werte und das Selbstverständnis des Unternehmens zusammengefasst. Das Leitbild entstand aus den Ergebnissen einer 1997 durchgeführten weltweiten Mitarbeiterbefragung. Hinter dessen Entwicklung steht die Überzeugung, dass jede Organisation und jede Gemeinschaft gemeinsame Grundwerte braucht, um auf Dauer bestehen zu können. Es stellt jedoch nicht nur die Basis für das tägliche Handeln der *Siemens AG* dar. Es werden auch von den Geschäftspartnern entsprechende Verhaltensweisen gefordert. So haben von den 9.000 weltweiten Lieferanten bereits ca. 8.700 eine Erklärung unterzeichnet, dass sie die Grundwerte und Persönlichkeitsrechte einhalten werden. Dies wird von der *Siemens AG* in entsprechenden Audits überprüft.

Das Unternehmensleitbild stellt einen Auszug aus der Mission dar. Da es sowohl für die Mitarbeiter als auch für Geschäftspartner und Öffentlichkeit bestimmt ist, kann es nicht die gesamte Mission umfassen. Zudem werden im Vergleich zur Mission eher unpräzise und allgemeine Formulierungen verwendet. In einer Mission ist z.B. das Verhältnis gegenüber den Lieferanten durch Leistungsanforderungen und Bezugskonditionen konkret fixiert. Das Leitbild enthält dazu entweder kein konkretes Ziel oder überhaupt keine Aussage, um den Interessenkonflikt mit den Lieferanten nicht deutlich zu machen.

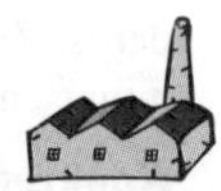

Ein gutes Beispiel für ein **Unternehmensleitbild** ist *Hewlett-Packard* (vgl. www.hp.com).

**1. Unternehmensziele**

„Zum Erzielen der höchstmöglichen Effizienz und Leistung müssen wir zusammen auf gemeinsame Zielsetzungen hin arbeiten und auf allen Ebenen am gleichen Strang ziehen." (*Dave Packard*). Die Zielsetzungen von *HP* leiten das Unternehmen bei der Führung seiner Geschäfte, seit sie von den Gründern *Bill Hewlett* und *Dave Packard* im Jahr 1957 niedergeschrieben wurden:

- **Kundenloyalität:** Wir verfolgen das Ziel, unseren Kunden die qualitativ hochwertigsten Produkte, Services und Lösungen bereit zu stellen, um dadurch ihren Respekt und ihre Loyalität zu erlangen und zu bewahren.
- **Wachstum:** Wir sehen in den Veränderungen des Marktes eine Chance für mehr Wachstum, um unsere Gewinne und Fähigkeiten in den Dienst der Entwicklung und Bereitstellung innovativer Produkte, Services und Lösungen zu stellen, die den neu entstehenden Ansprüchen unserer Kunden gerecht werden.
- **Marktführerschaft:** Wir wollen das Wachstum unseres Unternehmens sichern, indem wir Märkte, auf denen wir bereits vertreten sind, mit sinnvollen und innovativen Produkten, Services und Lösungen bedienen. Außerdem wollen wir in neue Bereiche vorstoßen, die auf unsere Technologien und Kompetenzen aufbauen und die Interessen unserer Kunden berücksichtigen.
- **Gewinn:** Wir verfolgen das Ziel, ausreichend Gewinn zu erwirtschaften, um das weitere Wachstum unseres Unternehmens zu finanzieren, unseren Aktionären angemessene Renditen zu sichern und um Ressourcen bereitzustellen, die wir zum Erreichen der anderen Unternehmensziele benötigen.
- **Gesellschaftliche Verantwortung:** Eine gute Einbindung in die Gesellschaft ist gut für das Unternehmen. Wir kommen unseren Verpflichtungen gegenüber der Gesellschaft nach, indem wir uns an jedem unserer Standorte in der Welt als wirtschaftliche und soziale Institution etablieren.
- **Engagierte MitarbeiterInnen:** Wir wollen MitarbeiterInnen von *HP* am Erfolg des Unternehmens beteiligen, der durch sie erst möglich wird. Wir bieten unseren MitarbeiterInnen leistungsorientierte Beschäftigungsmöglichkeiten und schaffen mit ihnen eine sichere und kreative Arbeitsumgebung, in der sowohl die Vielseitigkeit als auch die Individualität jedes Einzelnen geschätzt wird. Außerdem möchten wir dazu beitragen, dass unsere MitarbeiterInnen Zufriedenheit und Erfüllung bei ihrer Arbeit finden.

- **Führungskompetenz:** Wir wollen auf jeder Hierarchiestufe Führungskräfte fördern, die Verantwortung für das Erreichen unserer Unternehmensziele übernehmen und sich mit unseren Grundwerten identifizieren.

**2. Grundwerte**

- **Einsatz für den Kunden:** Bei unserem Handeln und unseren Entscheidungen stehen Kunden immer im Vordergrund. Wir schaffen eine Unternehmens- und Managementkultur, die unsere MitarbeiterInnen motiviert und den Kundenanforderungen gerecht wird.
- **Vertrauen und Respekt:** Wir schaffen ein interessantes und inspirierendes Arbeitsumfeld, in dem sich jede(r) von uns einbringen und an den Aufgaben wachsen kann. Wir glauben, dass jede(r) MitarbeiterIn seine/ihre Arbeit optimal erledigen will und diese auch leisten wird, wenn er/sie das optimale Arbeitsumfeld vorfindet. Wir stellen hochbegabte und kreative Menschen verschiedener Herkunft und mit unterschiedlichen Qualifikationen ein. Im Team können sie außergewöhnliche Leistungen vollbringen.
- **Ergebnisorientierung:** Ergebnisorientierung und persönliche Leistungsbereitschaft bilden die Grundlage von *HP*. Alle MitarbeiterInnen sind engagiert, um die Erwartungen unserer Kunden zu übertreffen. Wir arbeiten ständig an der Verbesserung unserer Ergebnisse.
- **Geschwindigkeit und Flexibilität:** Kurze Entwicklungszeiten und Vermarktungszeiten, schnell realisierbare Umsätze und Gewinne. Diese Aspekte sind für unseren Erfolg entscheidend. Um schneller zu sein als unsere Mitbewerber, setzen wir die richtige Expertise ein, kennen unsere Entscheidungsprozesse, geben effizienten Lösungen den Vorzug und machen unsere MitarbeiterInnen in ihren Aufgabenbereichen zu Entscheidungsträgern.
- **Wegweisende Innovationen:** Als Technologieunternehmen liefern wir nützliche und innovative Lösungen. Wir haben erkannt, dass wir das Leben unserer Kunden im beruflichen wie im privaten Umfeld nur dann bereichern können, wenn wir uns auf die Lösung ihrer eigentlichen Probleme konzentrieren. Darunter verstehen wir angewandte Entwicklung, die keine Entwicklung zum Selbstzweck ist.
- **Teamwork:** Die effiziente Zusammenarbeit zwischen Teams und Organisationen ist für unseren Erfolg ausschlaggebend. Wir arbeiten als ein Team, um die Erwartungen von Kunden, Aktionären und Geschäftspartnern zu erfüllen. Wir glauben, dass das Können des gesamten Teams – einschließlich unserer Lieferanten und Vertriebspartner – für unseren Erfolg entscheidend sind.
- **Kompromisslose Integrität:** In unseren Geschäftsbeziehungen zeichnen wir uns durch Offenheit und Ehrlichkeit aus. Wir glauben, dass diese Eigenschaften wichtig sind, um das Vertrauen unserer Geschäftspartner zu gewinnen. Es wird erwartet, dass jede(r) MitarbeiterIn den Ansprüchen unserer Unternehmensethik genügt.

Die Mission stellt das angestrebte Selbstbild und -verständnis eines Unternehmens dar. Die erlebbare **Unternehmensidentität** (Corporate Identity) kann jedoch von der Unternehmensmission abweichen. Die Unternehmensidentität als realisiertes Erscheinungsbild eines Unternehmens besteht aus mehreren Elementen (vgl. *Eichholz* 1998, S. 9):

- **Verhalten** (Corporate Behaviour) des Unternehmens, welches maßgeblich durch die Unternehmenskultur (vgl. Kap. 2.6) geprägt wird.
- **Erscheinungsbild** (Corporate Design) des Unternehmens, welches z.B. durch Farben, Logos, Brief- und Präsentationsvorlagen oder die Gestaltung der Arbeitsplätze die Außen- und Innenwirkung eines Unternehmens prägt.
- **Kommunikation** (Corporate Communication) des Unternehmens mit seinen Stakeholdern. Dies ist ein wesentliches Element zur Beeinflussung des Unternehmensimages.

Diese erlebbaren Elemente der Selbstdarstellung formen das Fremdbild eines Unternehmens (Image). Abb. 2.5.3 verdeutlicht diesen Zusammenhang.

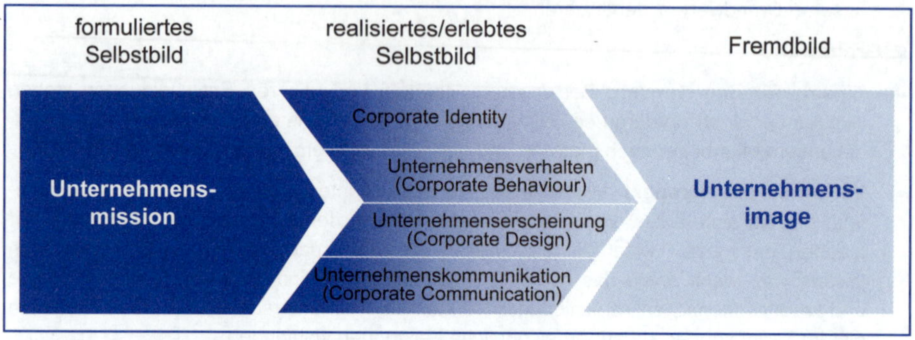


*Abb. 2.5.3: Zusammenhang zwischen Unternehmensmission, -identität und - image (in Anlehnung an Eichholz, 1998, S. 6)*

Die Unternehmensmission bestimmt die Unternehmensentwicklung und stellt die Ausgangsbasis für die Ableitung der Unternehmensstrategie dar (vgl. Kap. 3.1). Zudem bildet sie eine Vorgabe für die Unternehmenskultur sowie für die Unternehmensverfassung (vgl. Abb. 2.1.2).

## Literaturempfehlungen

*Bleicher, K.:* Das Konzept integriertes Management, 7. Aufl., Frankfurt/New York 2004.

*Hinterhuber, H.:* Strategische Unternehmensführung I, 7. Aufl., Berlin/New York 2004.

*Müller-Stewens, G./Lechner, C.:* Strategisches Management, 3. Aufl., Stuttgart 2005.

## Management Summary

- Die Unternehmensmission legt den Zweck eines Unternehmens fest und fasst dessen Werte, Vision und Ziele zu einem angestrebten Selbstbild zusammen.
- Die Unternehmensmission kann in Teilmissionen von Geschäftsfeldern und/oder Funktionen differenziert und konkretisiert werden.
- Ein Leitbild ist ein schriftlich fixierter Auszug der Mission, der unternehmensintern und -extern kommuniziert wird, um Identität zu stiften. Es enthält nur Auszüge der Mission, die sowohl für Mitarbeiter als auch für Geschäftspartner und die Öffentlichkeit geeignet sind.
- Das angestrebte Selbstbild eines Unternehmens ist die Unternehmensmission. Die erlebbare Unternehmensidentität (Corporate Identity) wird vm Verhalten (Corporate Behaviour), dem Erscheinungsbild (Corporate Design) und der Kommunikation (Corporate Communication) eines Unternehmens geprägt. Diese Elemente der Selbstdarstellung formen das Fremdbild eines Unternehmens (Image).

# 2.6 Unternehmenskultur

**Leitfragen**

- Was beinhaltet eine Unternehmenskultur?
- Welche Wirkungen hat die Unternehmenskultur und wie lässt sie sich beeinflussen?
- In welchem Zusammenhang stehen Unternehmenskultur und Unternehmensmission?

Die Unternehmenskultur ist für die Unternehmensführung ein erfolgsbestimmender Faktor. Empirische Studien belegen dies (vgl. *Deal/Kennedy,* 1983, S. 498ff.; *Peters/Waterman*, 1982). Eine empirische Studie in Deutschland konnte z.B. einen Zusammenhang zwischen den Werten des Unternehmens und dessen Erfolg nachweisen. Als die am stärksten gelebten Werte wurden dabei Verantwortungs- und Pflichtgefühl, Toleranz sowie Disziplin gegenüber Mächtigeren festgestellt (vgl. *Schönborn/Peetz*, 2004, S. 16). Allerdings führen diese Werte zu geringerem wirtschaftlichen Erfolg als Kulturen, die u.a. durch Vision und Tradition sowie durch Eigeninitiative und Ethik geprägt sind (vgl. *Herrmann* et al., 1994, S. 32).

Die **Unternehmenskultur** ist die Gesamtheit der in einem Unternehmen vorherrschenden Wertvorstellungen, Traditionen, Überlieferungen, Mythen, Normen und Denkhaltungen, welche das Verhalten der Mitarbeiter prägen.

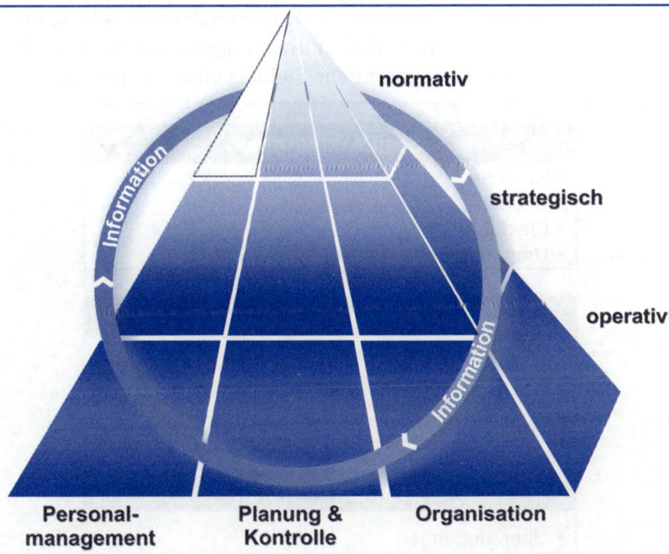


*Abb. 2.6.1: Unternehmenskultur im integrierten System der Unternehmensführung*

Die Unternehmenskultur entsteht mit der Zeit und ist von der Geschichte des Unternehmens und seiner Umwelt abhängig. Sie wird wesentlich durch die Unternehmensvision und -mission sowie durch das Verhalten der Unternehmensführung geprägt (vgl. *Steinmann/Schreyögg,* 2005, S. 606ff.). Sie spiegelt das erlebte Selbstbild eines Unternehmens wider und prägt dessen Fremdbild bei Führungskräften, Mitarbeitern und externen Stakeholdern. Während die Unternehmenskultur realisierte Werte beinhaltet, beschreibt das in der Unternehmensphilosophie (vgl. Kap 2.2) enthaltene Selbstbild die gewünschten Verhaltensweisen. Die Unternehmenskultur wird daher dem Personalmanagement auf der normativen Ebene zugeordnet (vgl. Abb. 2.6.1).

Die Unternehmenskultur beinhaltet neben den Verhaltensweisen auch nicht sichtbare Merkmale eines Unternehmens. Es können drei **Ebenen einer Unternehmenskultur** unterschieden werden (vgl. *Schein,* 2004, 3ff.; *Hungenberg*, 2006, S. 40f.; Abb. 2.6.2):

- **Grundannahmen:** Basis der Unternehmenskultur sind gemeinsame Grundannahmen der Mitglieder. Diese betreffen das Menschenbild sowie die Einstellungen eines Unternehmens zur Umwelt und den Zweck eines Unternehmens. Sie bilden sich im Laufe der Zeit heraus und werden von den Mitgliedern eines Unternehmens als selbstverständlich angesehen. Es sind unbewusste und nach außen unsichtbare Werte und Überzeugungen, die von den Mitgliedern nicht hinterfragt werden. Pflichterfüllung kann z.B. eine solche gelebte Grundüberzeugung sein.
- **Normen und Standards** sind Auffassungen darüber, was wünschens- oder erstrebenswert ist. Diese Präferenzen bestimmen die Ziele der Mitarbeiter und ihre Handlungen werden daran gemessen. Werden sie von der Mehrheit der Unternehmensmitglieder geteilt, dann werden sie zu Verhaltensmaximen im Sinne einer „Ideologie". Sie sind teilweise unbewusst und nicht immer sichtbar. Der sichtbare Anteil kommt z.B. in Ge- und Verboten zum Ausdruck. Verhaltensmaximen können z.B. Pünktlichkeit bei Besprechungen oder Verhaltensvorgaben auf Geschäftsreisen sein.
- **Symbolsysteme** (Artefakte) sind das sichtbare Element der Unternehmenskultur. Dazu zählen die von den Unternehmensmitgliedern entwickelten und gelebten Verhaltensweisen und Umgangsformen sowie andere Symbole. Beispiele sind Sitten und Gebräuche (Rituale), Sprache, Kleidungsgewohnheiten, Büroeinrichtung sowie Statussymbole. Beispielsweise geben meist die Größe eines Firmenwagens und die Lage des Parkplatzes symbolhaft Auskunft über die hierarchische Stellung eines Mitarbeiters.

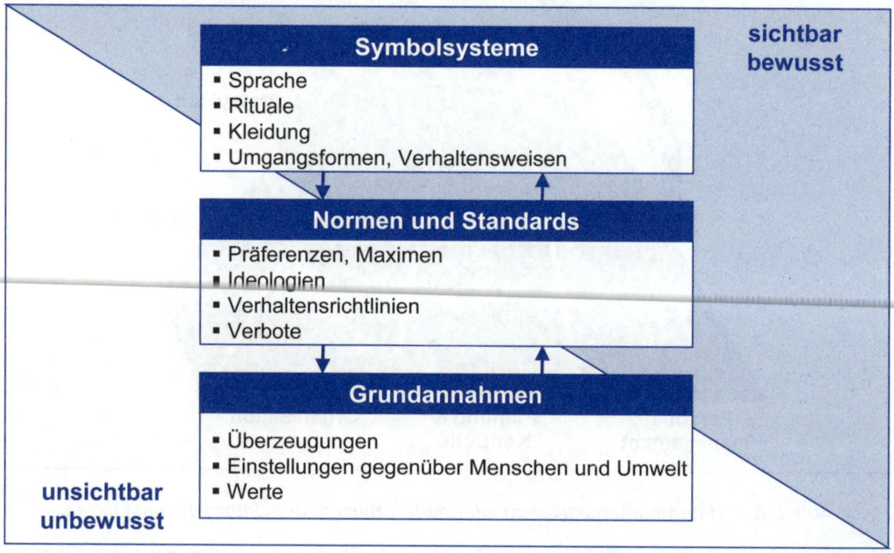


*Abb. 2.6.2: Elemente der Unternehmenskultur (vgl. Hungenberg, 2006, S. 40)*

Aus dem Zusammenspiel der einzelnen Elemente entsteht die unverwechselbare Kultur eines Unternehmens. Eine starke Unternehmenskultur ist durch folgende **Merkmale** gekennzeichnet (vgl. *Schreyögg*, 1989, S. 370f.; *Hungenberg*, 2006, S. 41):

- **Prägnanz:** Die Elemente der Unternehmenskultur sind klar verständlich und treten deutlich hervor, so dass die Mitglieder ihr Verhalten daran ausrichten können.

- **Verbreitung**: Die Unternehmenskultur ist den meisten Mitgliedern bekannt.
- **Verankerung:** Die Unternehmenskultur ist tief im Bewusstsein der Mitglieder verankert.

Die Unternehmenskultur erfüllt folgende **Funktionen** (vgl. *Macharzina/Wolf*, 2005, S. 246ff.; *Hungenberg*, 2006, S. 42):

- **Sinngebung**: Die Unternehmenskultur liefert Maßstäbe, an denen das Handeln ausgerichtet und somit auch beurteilt werden kann. Bei starker Verbreitung kann ein „Wir-Gefühl" entstehen, wodurch Motivation und Leistung des Einzelnen gefördert werden.
- **Koordination:** Die gleichgerichtete Wahrnehmung und Interpretation von Informationen stimmt gemeinsame Ziele und Handlungen der Unternehmensmitglieder aufeinander ab. Auf diese Weise kann die Koordination durch Strukturen oder Pläne ergänzt werden.

Neben diesen positiven Effekten beinhaltet eine starken Unternehmenskultur aber auch **Risiken** für die Unternehmensführung. Sie kann den Blick auf Entwicklungen der Unternehmensumwelt versperren und erforderlichen Wandel (vgl. Kap. 3.6) behindern. Dies gilt insbesondere für Entwicklungen, die zum bisherigen Wertesystem im Widerspruch stehen. In diesem Fall neigen die Mitglieder dazu, diese Entwicklungen zu ignorieren. In einer dynamischen Umwelt kann dies das Überleben eines Unternehmens gefährden (vgl. *Scholz,* 1988, S. 243ff.).

Ein Praxisbeispiel für eine starke Unternehmenskultur ist die *Würth-Gruppe*, ein weltweit tätiger Handelskonzern mit über 380 Gesellschaften in 86 Ländern. Das Kerngeschäft besteht im Handel mit Befestigungs- und Montagematerial. Im Jahr 2006 erzielte das schwäbische Unternehmen mit Sitz in Künzelsau-Gaisbach einen Umsatz von 7,5 Mrd. € und beschäftigte rund 55.000 Mitarbeiter.

In der Firmenphilosophie werden die Werte des Unternehmens als gelebte Unternehmenskultur beschrieben. Demnach ist die Unternehmenskultur der *Würth Gruppe* geprägt von gegenseitigem Vertrauen, von Berechenbarkeit, Ehrlichkeit und Geradlinigkeit nach innen und außen. Von seinen Führungskräften erwartet das Unternehmen ein vorbildliches Verhalten. Eine wesentliche Grundannahme liegt in der dezentralen Ergebnisverantwortung nach der Devise „Je größer die Erfolge, desto höher die Freiheitsgrade". Daraus leiten sich Leistungs- und Zielorientierung als Normen ab. Die Zielerreichung eines Außendienstmitarbeiters wird z.B. symbolhaft durch unterschiedliche Firmenwagen oder durch Reisen als Anreize für Top-Verkäufer deutlich gemacht.

Unternehmenskulturen können nicht nur nach ihrer Stärke, sondern auch einer Vielzahl an weiteren Kriterien differenziert werden. Nach ihrer Ausprägung unterscheidet z.B. *Bleicher* „opportunistische" und „verpflichtende" Unternehmenskulturen (vgl. *Bleicher,* 2004, S. 260; 1999, S. 223ff.). Eine empirisch fundierte Unterteilung mit hohem Aussagegehalt wurde von *Hofstede* entwickelt. Er unterscheidet vier **Dimensionen**, nach denen sich Unternehmenskulturen beschreiben und abgrenzen lassen (vgl. *Hofstede*, 1997, S. 16ff.; *Hofstede*, 1993, S. 41):

- **Machtdistanz** ist das Ausmaß, bis zu welchem weniger mächtige Mitglieder eines Unternehmens erwarten und akzeptieren, dass Macht ungleich verteilt ist. Dies äußert sich in sozialer Ungleichheit, dem Verhältnis zur Autorität und emotionaler Distanz zwischen Mitarbeitern und Vorgesetzten. Beispielsweise sind Unternehmen in Ländern mit selbstbewussten Mitarbeitern und Vorgesetzten meist durch einen kooperativen Führungsstil und eine geringe Machtdistanz geprägt.

- **Individualismus** spiegelt sich in Gesellschaften wieder, in denen jeder für sich selbst sorgt. Beim **Kollektivismus** steht ein Gemeinschaftsgefühl im Vordergrund, das bedingungslose Loyalität verlangt. In den meisten europäischen Industriestaaten ist der Individualismus bestimmend, während in asiatischen Ländern das Gruppendenken betont wird.
- Eine **maskuline** Gesellschaft ist geprägt durch männliche Werte wie z.B. Leistungsbezug, Geradlinigkeit, Härte, Konkurrenzdenken und materielle Orientierung. Eine **feminine** Kultur ist dagegen durch weibliche Werte wie z.B. Fürsorge und Kooperation gekennzeichnet.
- **Risikovermeidung** bezeichnet den Umgang der Mitglieder mit Ungewissheit oder unbekannten Situationen. Durch Verhaltensvorschriften, Schutzmaßnahmen, Gesetze und Regeln wird versucht, das Ausmaß von Unsicherheit im Zaum zu halten und die Zukunft zu kontrollieren.

Darüber hinaus können weitere Kriterien zur Klassifikation herangezogen werden. Beispielsweise wird nach der zeitlichen Ausrichtung des Unternehmens und seiner Mitglieder zwischen langfristiger und kurzfristiger Orientierung unterschieden (vgl. *Hofstede*, 1997, S. 19). Als weitere Unterscheidungskriterien können z.B. die Situationsabhängigkeit der Unternehmensführung oder religiöse Vorstellungen dienen (vgl. *Perlitz*, 2004, S. 313ff.).

Mit der Klassifizierung nach *Hofstede* können Unterschiede zwischen nationalen Kulturen durch die Dimensionen Machtdistanz und Unsicherheitsvermeidung dargestellt werden. Die Mitglieder betrachten ein Unternehmen im Wesentlichen nach zwei **Gesichtspunkten**:

- Wer verfügt über die Entscheidungsmacht?
- Welche Regeln und Vorgehensweisen sind zu befolgen, um ein Ziel zu erreichen?

Im Vordergrund stehen dabei kulturelle Normen, welche empirisch durch den starken Zusammenhang von Machtdistanz und Unsicherheitsvermeidung gekennzeichnet sind. Die beiden anderen Dimensionen, Individualität und Maskulinität, betreffen eher einzelne Mitglieder als das Unternehmen als Ganzes (vgl. *Hofstede*, 1993, S. 162). Durch eine Gegenüberstellung von Unsicherheitsvermeidung und Machtdistanz kann die grundlegende Ausprägung einer Unternehmenskultur bestimmt werden. Die Clusterung beruft auf der geeigneten Bestimmung von Schwellenwerten jeder Dimension, wie in Abb. 2.6.3 vereinfacht dargestellt. Die Gruppen von Unternehmenskulturen geben Auskunft darüber, wie betriebliche Probleme in dem jeweiligen Land gelöst werden (vgl. *Hofstede*, 2001, S. 17ff.). Diese Einteilung bildet auch die Grundlage des **interkulturellen Managements** (vgl. *Proff*, 2004, S. 89). Folgende **Kategorien von Unternehmenskulturen** können unterschieden werden (vgl. *Hofstede*, 2001, S. 198ff.):

- Die Kultur des **Wochenmarktes** ist von einer geringen Machtdistanz und Unsicherheitsvermeidung geprägt. Aktivitäten werden wenig zentralisiert und strukturiert angegangen. Es herrscht weder eine starke Hierarchie, noch gibt es explizit einzuhaltende Vorschriften. Es wird situationsbedingt, flexibel und intuitiv gehandelt, wobei Koordination oft informell und im persönlichen Gespräch erfolgt. Charakteristisch für derartige Kulturen sind angloamerikanische oder skandinavische Länder, wie z.B. Großbritannien oder Schweden.
- Charakteristisch für das **Familien**-Modell ist eine große Machtdistanz bei schwacher Unsicherheitsvermeidung. Der Geschäftsführer der Organisation symbolisiert die Vaterfigur. Aktivitäten werden wenig strukturiert, dagegen haben persönliche Autorität und soziale Kontrolle eine bedeutende Rolle. Diese Ausprägung ist insbesondere kennzeichnend für die ostasiatische Kultur wie z.B. in Indien oder Indonesien.

- **Gut geölte Maschinen** stehen für die Notwendigkeit, Aktivitäten zu strukturieren, ohne jedoch die Autorität der Unternehmensführung zu stärken. Gekennzeichnet ist diese Kultur durch eine starke Unsicherheitsvermeidung und geringe Machtdistanz. Insbesondere deutschsprachige Länder spiegeln sich in dieser Dimension wieder, bei der ein Einschreiten des Vorgesetzten nur in außergewöhnlichen Fällen erfolgt. Probleme im Tagesgeschäft durch Prozessabläufe und Regeln bewältigt.
- Die **Pyramide von Leuten** sieht eine Zentralisierung von Autorität und die Strukturierung der Aktivitäten vor. Die Kultur entspricht einer bürokratischen Prägung mit steilen Hierarchien, Entscheidungszentralisation und großer Unsicherheitsvermeidung. Derartige Kulturen finden sich in romanisch geprägten Ländern, wie z.B. in Frankreich.

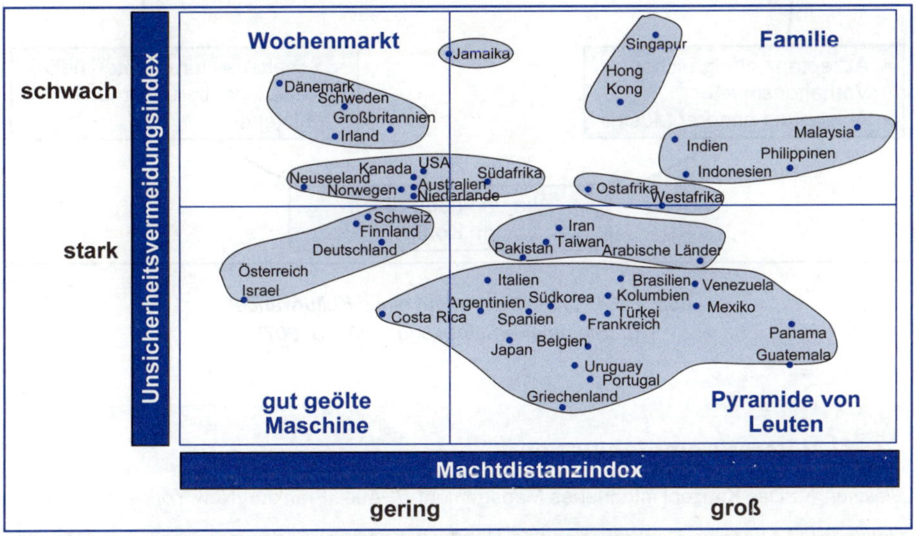


*Abb. 2.6.3: Klassifikation von Unternehmenskulturen*
*(in Anlehnung an Hofstede, 1993, S. 197)*

Für die Unternehmensführung ist vor allem von Interesse, wie die Unternehmenskultur geprägt und gestaltet werden kann. Dies ist bei Abweichungen zwischen den angestrebten Werten der Unternehmensphilosophie (vgl. Kap. 2.2) mit den gelebten Werten der Unternehmenskultur oder bei Anpassungen an Veränderungen der Umwelt erforderlich. Die Werte der Unternehmensphilosophie sind dabei Vorgaben für die Unternehmenskultur (vgl. *Macharzina/Wolf,* 2005, S. 244.; *Bleicher,* 1994, S. 57ff.). Zur Kulturbeeinflussung spielen die **Unternehmensmission** (vgl. Kap. 2.5) und die **Unternehmensidentität** (Corporate Identity) eine zentrale Rolle.

Allerdings ist davon auszugehen, dass die Unternehmenskultur sich nicht direkt gestalten lässt. Sie entwickelt sich vielmehr in einem Prozess kultureller und sozialer Evolution (vgl. *Schwarz,* 1989). Die Kultur lässt sich somit nur indirekt, aber dennoch gezielt beeinflussen. Sie wird den Mitarbeitern vermittelt und nur selten bewusst gelernt. Kulturelle Traditionen werden erlernt, indem sich bestimmte Handlungsweisen als bevorzugt herausbilden (vgl. *Steinmann/Schreyögg,* 2005, S. 606). Reaktionen der Unternehmensführung auf kritische Ereignisse oder Verhaltensweisen sind sichtbare Einflussfaktoren, an denen sich die Mitarbeiter orientieren. Jeder **Kulturwandel** erfordert zunächst die Identifikation der Führungskräfte mit den neuen Werten und Normen als Voraussetzung für die Änderung von Einstellungen der Mitarbeiter. Die Ausprägung und Gestaltung der verfolgten Strategien, Strukturen und Systeme beeinflussen ebenfalls die Unternehmenskultur (vgl. *Hungenberg*, 2006, S. 43f.). Abb. 2.6.4 verdeutlicht den Verlauf eines Kulturwandels.

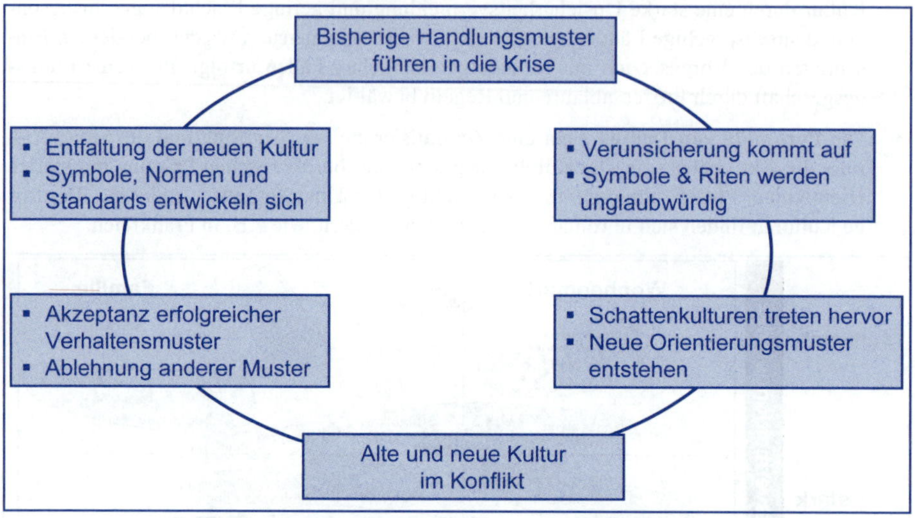


*Abb. 2.6.4: Typischer Verlauf eines Kulturwandels (vgl. Steinmann/Schreyögg, 2005, S. 607)*

## Literaturempfehlungen


*Bleicher, K.:* Das Konzept integriertes Management, 7. Aufl., Frankfurt/New York 2004.

*Hofstede, G.:* Lokales Denken, globales Handeln: Kulturen, Zusammenarbeit und Management, München 1997.

*Hungenberg, H.:* Strategisches Management im Unternehmen, 4. Aufl., Wiesbaden 2006.

## Management Summary

- Die Unternehmenskultur ist die Gesamtheit der in einem Unternehmen vorherrschenden Wertvorstellungen, Traditionen, Überlieferungen, Mythen, Normen und Denkhaltungen, welche das Verhalten der Mitarbeiter prägen.
- Eine Unternehmenskultur besteht aus drei Ebenen. Basis der Unternehmenskultur sind gemeinsame Grundannahmen eines Unternehmens. Normen und Standards sind Präferenzen und Beurteilungsmaßstab des Handelns. Symbolsysteme sind das sichtbare Element der Unternehmenskultur.
- Starke Unternehmenskulturen sind durch Prägnanz, Verbreitung und Verankerung geprägt. Sie stiften Sinn und wirken koordinierend, können aber auch Veränderungen des Unternehmens erschweren.
- Unternehmenskulturen lassen sich nach den Dimensionen Machtdistanz, Individualismus, Maskulinität und Risikovermeidung klassifizieren. Damit lassen sich auch interkulturelle Unterschiede erklären und grundlegende Typen von Unternehmenskulturen unterscheiden. Demnach gibt es eine Kultur des „Wochenmarktes", eine „Familienkultur", „gut geölte Maschinen" und „Pyramide von Leuten".
- Unternehmenskulturen sind nicht direkt gestaltbar, sondern werden in einem evolutionären Prozess entwickelt. Für einen Kulturwandel bedarf es zunächst einer eindeutigen und einheitlichen Identifikation der Führungskräfte mit den veränderten Werten und Normen.

# 2.7 Unternehmensverfassung

**Leitfragen**

- Was beinhaltet eine Unternehmensverfassung?
- Worin unterscheiden sich Unternehmensverfassung und Corporate Governance?
- Welche Corporate Governance Standards existieren für angloamerikanische und deutsche Unternehmen?

Die **Unternehmensverfassung** beinhaltet grundlegende Regeln und Strukturen eines Unternehmens. Sie bildet den strukturellen Rahmen der normativen Unternehmensführung.

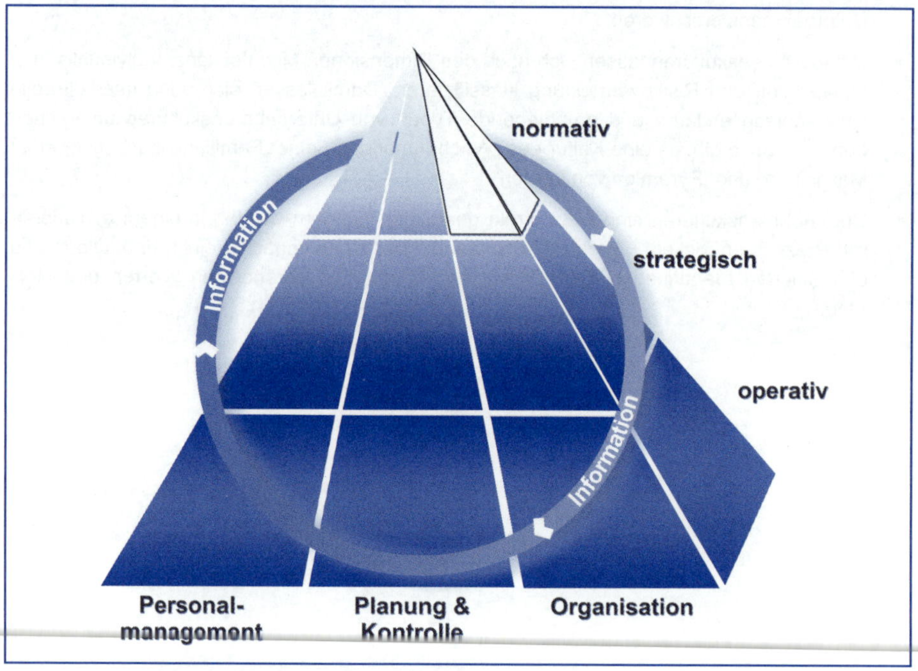


*Abb. 2.7.1: Unternehmensverfassung im System der Unternehmensführung*

## 2.7.1 Unternehmensverfassung und Corporate Governance

Je nach Rechtsform eines Unternehmens kann die Unternehmensführung im gesetzlichen Rahmen Gestaltungsspielräume nutzen, um die Unternehmensmission (vgl. Kap. 2.5) organisatorisch umzusetzen. Die Unternehmensverfassung trägt dazu bei, dass die Unternehmensführung tatsächlich im **Interesse der Eigentümer** handelt (vgl. *Hungenberg*, 2006, S. 36). Diese Ausrichtung an den Zielen der Eigentümer kann jedoch unterschiedlich stark sein. Im Fall eines eigentümergeführten Unternehmens tragen die Eigentümer das Kapitalrisiko, besitzen die Verfügungsgewalt und haben vollen Anspruch auf den erwirtschafteten Gewinn. Diese Konstellation ist bei kleinen und mittelständischen Unternehmen häufig zu finden. Geben die Eigentümer die Unternehmensführungsfunktion an angestellte Führungskräfte ab, dann entsteht eine Trennung zwischen Eigentum und Verfügungsgewalt (vgl.

*Kieser/Walgenbach*, 2003, S. 50). Dies führt zu einem Regelungsbedarf, der im Rahmen der Unternehmensverfassung zu lösen ist. Er tritt überwiegend bei Großunternehmen auf. Die theoretische Basis hierfür bildet die Neue Institutionenökonomie (vgl. Kap. 1.2.2) und insbesondere die **Principal-Agent-Theorie** (vgl. Kap. 1.2.2.3). Dort werden Zielkonflikte zwischen dem Auftraggeber (Prinzipal) und des zur Realisierung seiner Interessen eingesetzten Auftragnehmers (Agent) betrachtet. Die Unternehmensführung ist in diesem Falle ein Agent der Eigentümer. Sie handelt dabei jedoch nicht immer in deren Interesse, sondern kann auch eigene Zielsetzungen verfolgen. Hierzu kann sie ihre besseren Unternehmenskenntnisse opportunistisch ausnutzen. **Lösungsansätze** dieses Zielkonflikts zwischen Eigentümern und angestellten Führungskräften sind (vgl. *Kieser/Walgenbach,* 2003, S. 51):

- **Anreizsysteme**, um die persönliche Zielerreichung der Unternehmensführung mit den Zielen der Eigentümer zu vereinbaren. Dies betrifft z.B. die Entlohnung der Führungskräfte mit Aktienoptionen.
- **Überwachungs- und Kontrollinstrumente**, um die Information der Eigentümer zu verbessern. Dies können z.B. externe Wirtschaftsprüfer oder ein Aufsichtsrat sein.

Die Unternehmensverfassung orientiert sich neben den Unternehmenszielen (vgl. Kap. 2.4) auch an den gesetzlichen Anforderungen der Länder, in denen das Unternehmen tätig ist (vgl. *Bleicher,* 2004, S. 120). In Deutschland sind neben den Eigentümerinteressen auch die Interessen der Mitarbeiter in den Organen der Unternehmensführung vertreten. Gesetzliche Regelungen schreiben diese Mitbestimmung in der **Betriebsverfassung** vor. Damit ist sie Teil der Unternehmensverfassung (vgl. *Macharzina*, 2003, S. 136). Im Sinne einer ethisch geprägten Unternehmenspolitik (vgl. Kap 2.2 und 2.4) können weitere Interessengruppen in die Unternehmensverfassung einbezogen werden.

**!** Die **Unternehmensverfassung** bestimmt die Organe eines Unternehmens sowie deren Rechte und Pflichten (vgl. *Hungenberg,* 2006, S. 38).

Die Unternehmensverfassung besteht zum einen aus gesetzlich vorgeschriebenen Regeln, wie z.B. rechtformunabhängige Vorschriften, Arbeitsrecht sowie Betriebsverfassung, und zum anderen aus betrieblich frei gestaltbaren Elementen wie z.B. Satzungen oder Geschäftsordnungen (vgl. *Kieser/Walgenbach,* 2003, S. 45). Sie umfasst damit alle Regelungen, welche die Gründung und die Beendigung eines Unternehmens, ihr Außenverhältnis, grundsätzliche Entscheidungen sowie die Verteilung des ökonomischen Erfolgs betreffen. Insbesondere die Rechte der Spitzenorgane, wie z.B. deren Bezeichnung, Zustandekommen, Zusammensetzung, Zusammenwirken und deren Kompetenzen sind in der Unternehmensverfassung geregelt (vgl. *Bleicher,* 1994, S. 292). Die Unternehmensverfassung teilt damit Rechte und Pflichten speziellen Personengruppen zu. Damit legt sie auch fest, welche Personengruppen an der Unternehmensführung mitwirken (vgl. *Macharzina/Wolf,* 2005, S. 139).

Eng in Verbindung mit der Unternehmensverfassung steht die **Corporate Governance**, die sich mit den **Grundsätzen guter und verantwortungsvoller Unternehmensführung** befasst. Die Corporate Governance steht für ein Gesamtkonzept der Führung und Überwachung von Unternehmen und wird aktuell intensiv diskutiert (vgl. *v.Werder*, 2003, S. 4). Auslöser dieser Diskussion sind eine Reihe von Skandalen, bei denen ein Fehlverhalten der Unternehmensführung nicht verhindert oder zumindest nicht rechtzeitig entdeckt wurde. Ein besonders drastischer Fall war das US-amerikanische Energieunternehmen *Enron*. Es musste Insolvenz anmelden, nachdem seine Bilanzen über Jahre hinweg massiv gefälscht wurden. Auch die Wirtschaftsprüfungsgesellschaft *Arthur Anderson*, von der die Rechnungslegung des Unternehmens geprüft worden war, wurde in diesem Zusammenhang wegen Behinderung der Justiz verurteilt und später aufgelöst bzw. verkauft (vgl. *Müller-Stewens/Lechner*, 2005, S. 248). In den USA wurden in der Folge durch den sog. *Sarbanes-*

*Oxley Act* gesetzliche Regelungen zur Ausweitung der Unternehmenspublizität und Haftung der Unternehmensführung verabschiedet (vgl. Kap. 2.7.2.1). Zahlreiche solche Fälle gab es auch in Deutschland. Beispiele sind die Insolvenz der *Philip Holzmann AG,* die Scheingeschäfte der *Flowtex AG,* der Betrugsfall der *Balsam AG* oder die gerichtliche Anklage von Aufsichtsrats- und Vorstandsmitgliedern der *Mannesmann AG* zur Festsetzung großzügiger Vorstandsabfindungen im Rahmen der Übernahme durch *Vodafone*. Als Reaktion auf die Zunahme solcher Fälle wurde in Deutschland im Jahr 1998 das *Gesetz zur Kontrolle und Transparenz im Unternehmensbereich* (KonTraG) eingeführt. Im Jahr 2002 wurden im *Deutschen Corporate Governance Kodex* (vgl. Kap. 2.7.2.2.2) die geltenden Gesetze und Standards verantwortungsvollerUnternehmensführung zusammengefasst. Im gleichen Jahr trat das Transparenz- und Publizitätsgesetz in Kraft. Danach müssen börsennotierte Gesellschaften erklären, ob sie den Empfehlungen des Kodex entsprechen. Eine Fülle weiterer Gesetze präzisiert zwischenzeitlich die Pflichten der Unternehmensführung in Deutschland.

**Corporate Governance** beschreibt Grundsätze guter und verantwortungsvoller Unternehmensführung als Rahmen für die Leitung und Überwachung eines Unternehmens (vgl. *v.Werder*, 2003, S. 4).

Die Corporate Governance beinhaltet auch die institutionelle Gestaltung der Spitzenorgane eines Unternehmens. Dieser Teil ist mit der Unternehmensverfassung identisch. Darüber hinaus umfasst sie weitere Aspekte wie z.B. die Führungsorganisation, Publizitätsregeln oder die Gestaltung von Anreizsystemen (vgl. *Hungenberg*, 2006, S. 35). Meist stehen die großen börsennotierten (Aktien-)Gesellschaften im Mittelpunkt des öffentlichen Interesses, da dort Probleme besonders deutlich zu Tage treten (vgl. *v.Werder,* 2003, S. 5). Zahlreiche Autoren, insbesondere aus dem angelsächsischen Raum, fassen das Corporate Governance-Konzept dagegen noch weiter und schließen auch die Außenbeziehungen des Unternehmens ein (vgl. z.B. *Fligstein*, 2001, S. 171). In diesem Falle beinhaltet Corporate Governance die gesamte Unternehmenspolitik (vgl. Kap. 2.4). Da die Unternehmenspolitik im Rahmen des hier vorgestellten integrierten Führungssystems ein eigenständiges Element bildet, soll dieser weiten Begriffsauffassung nicht gefolgt werden.

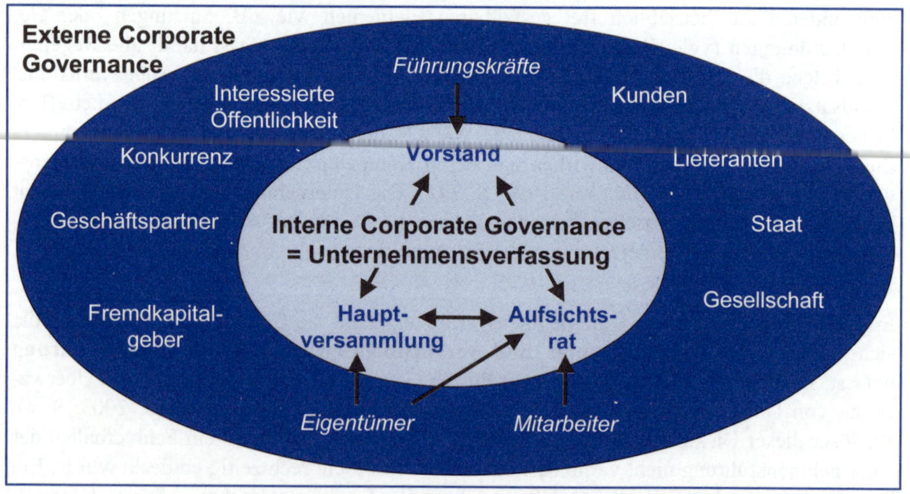


*Abb. 2.7.2: Perspektiven der Corporate Governance am Beispiel einer Aktiengesellschaft (in Anlehnung an Middelmann, 2004, S. 10)*

Die **Corporate Governance** kann in eine interne und externe **Perspektive** unterschieden werden (vgl. *Bleicher,* 1994, S. 295f.; *Rechkemmer*, 2003, S. 4; Abb. 2.7.2):

- **Interne Corporate Governance** behandelt die Rollen, Handlungsbefugnisse und Funktionsweisen der Unternehmensorgane (Organverfassung). Zudem sollen die Beziehungen zwischen diesen Organen geregelt werden (Kooperationsverfassung). Beide Aspekte bilden zusammen die Unternehmensverfassung und werden als Corporate Governance im engeren Sinn bezeichnet.
- **Externe Corporate Governance** richtet sich auf das Verhältnis der Unternehmensführung zu den wesentlichen Bezugsgruppen des Unternehmens im Sinne der Unternehmenspolitik (vgl. Kap. 2.4). Dabei geht es auch um Informationen gegenüber den Anspruchsgruppen (Publizität), wie z.B. die Rechnungslegung. Wird diese Perspektive mit der Unternehmensverfassung zusammen betrachtet, so handelt es sich um eine Corporate Governance im weiteren Sinn.

Die unterschiedlichen Interessen der Bezugsgruppen eines Unternehmens wurden bereits im Kapitel zur Unternehmenspolitik (vgl. Kap. 2.4) diskutiert. Im Folgenden richtet sich die Betrachtung deshalb auf die Unternehmensverfassung und die Corporate Governance im engeren Sinn.

Folgende **Elemente** bestimmen die Corporate Governance eines Unternehmens (vgl. *v. Werder*, 2003, S. 14; *Kieser/Walgenbach*, 2003, S. 56ff.):

- **Anreiz- und Motivationsstrukturen**: Eine Möglichkeit zur Eindämmung von Interessenkonflikten zwischen den Bezugsgruppen bieten Anreiz- und Motivationssysteme. Anreizkonforme Verträge können sowohl monetäre, als auch nicht-monetäre Elemente beinhalten. Beispielsweise kann eine erfolgsabhängige Vergütung auf der Basis des Gewinns oder durch Aktien- oder Anteilsoptionen gewährt werden.
- **Kodizes** können freiwillig vereinbart (z.B. Verhaltenskodex) oder in Satzungen und Gesetzen festgeschrieben sein. So kann z.B. in einer Satzung die Zusammenarbeit zwischen Vorstand und Aufsichtsrat festgelegt werden.
- **Unternehmensverfassung**: Darin werden Verfügungsrechte auf mehrere Akteure verteilt. Auf diese Weise werden Machtmonopole abgebaut.
- **Publizität:** Die Veröffentlichung der Geschäftsergebnisse und Rahmendaten des Unternehmens soll dessen wirtschaftliche Situation und Entwicklung transparent machen. Dadurch werden Informationsasymmetrien zwischen Eigentümern und Unternehmensführung verringert. Die verbindlichen Rechnungslegungsstandards in den USA (*Generally Accepted Accounting Principles, US-GAAP*) und Europa (*International Financial Accounting Standards, IFRS*) sind stark an den Publizitätsbedürfnissen der Anteilseigner ausgerichtet. Die Korrektheit der Informationen soll die externe Wirtschaftsprüfung sicherstellen.

Durch Einhaltung dieser Prinzipien lassen sich die Interessen der beteiligten Akteure zwar harmonisieren, allerdings nicht vollständig angleichen. Opportunistisches Verhalten kann deshalb nicht vollkommen ausgeschlossen werden. Durch den Einsatz von **Kontrollmechanismen** ist es möglich, die tatsächliche Ausnutzung dieser Spielräume durch die beteiligten Akteure aufzudecken und Verstöße zu sanktionieren. Kontrollmechanismen vervollständigen die Corporate Governance. Drei verschiedene **Kontroll- und Sanktionsmechanismen** stehen zur Verfügung (vgl. *Kieser/Walgenbach,* 2003, S. 58f.; *v. Werder*, 2003, S. 12 f.):

- **Interne Kontrolle** (Organkontrolle): Durch Einsetzung interner Kontrollorgane sollen Risiken erkannt sowie Handlungs- und Entscheidungsbefugnisse der Unternehmensführung eingeschränkt werden. Kontrollorgane sind Personen, denen Informations-, Überwachungs- und Entscheidungsrechte zugeteilt werden. Beispielsweise ernennt und kontrolliert der Aufsichtsrat einer Aktiengesellschaft den Vorstand und kann bei einem Fehlverhalten einzelne Vorstandsmitglieder oder den gesamten Vorstand entlassen.

- **Externe Kontrolle**: Der Markt bestraft schlechte Leistungen der Unternehmensführung, z.B. bei Aktiengesellschaften mit Aktienverkäufen, Kursrückgängen oder einer feindlichen Übernahme. Dieser externe Kontrollmechanismus erfolgt auch durch die Fremdkapitalgeber. Beispielsweise hat das Ergebnis eines Ratings nach den Bestimmungen von *Basel II* Einfluss auf die Finanzierungskosten eines Unternehmens.
- **Gesetzliche Kontrolle**: Verstöße gegen gesetzliche Vorschriften können zivil- und strafrechtlich verfolgt werden. Insbesondere bei der U.S.-amerikanischen spielen Schadensersatzklagen und die persönliche Haftung von Mitgliedern der Unternehmensführung eine wichtige Rolle. Dies gilt auch zunehmend für die deutsche Corporate Governance.

## 2.7.2 Systeme der Unternehmensverfassung

Die internationale Gestaltung der Unternehmensverfassung und teilweise auch der Corporate Governance werden im Folgenden am Beispiel angloamerikanischer Aktiengesellschaften erläutert. Die deutsche Form der Unternehmensverfassung wird anhand deutscher Aktiengesellschaften und GmbHs vorgestellt. Im Anschluss werden der *Deutsche Corporate Governance-Kodex* und der auf mittelständische Besonderheiten angepasste *Governance-Kodex für Familienunternehmen* erläutert.

### 2.7.2.1 Internationale Unternehmensverfassungen

Die U.S.-amerikanische Unternehmensverfassung für Aktiengesellschaften (Stock Corporation) gilt als Prototyp des **angloamerikanischen Modells**. Im Vergleich zur deutschen Unternehmensverfassung weist sie große Unterschiede auf. Die amerikanische Unternehmensverfassung für Aktiengesellschaften sieht zwei **Gesellschaftsorgane** vor und wird deshalb als zweistufiges Modell oder als „Board-Verfassung" bezeichnet (vgl. *Kieser/Walgenbach,* 2003, S. 60ff.; *Macharzina/Wolf*, 2005, S. 172ff.; Abb. 2.7.3):

- Das **Shareholders' Meeting** (Aktionärsversammlung) entspricht weitgehend der deutschen Hauptversammlung und wird einmal jährlich mit folgenden Aufgaben einberufen:
  - Bestellung und Abberufung der Mitglieder des Board of Directors.
  - Erstellung und Änderung des Gründungsvertrags (Charter), welcher zusammen mit der Geschäftsordnung und den gesetzlichen Vorschriften die Unternehmensverfassung bildet.
  - Beschlussfassung über besondere Angelegenheiten wie z.B. Fusion, Unternehmensauflösung oder Veräußerung wesentlicher Teile des Gesellschaftsvermögens.
- Das **Board of Directors** (Verwaltungsrat) vereint die Leitungs- und Kontrollfunktion des Unternehmens. Innerhalb des Boards werden verschiedene Ausschüsse und Kommitees gebildet, die inhaltlich abgegrenzte Leitungsaufgaben wahrnehmen. So ist z.B. das Audit Committee mit der Vorbereitung der Abschlussprüfung betraut. Die operative Unternehmensführung wird an Officers delegiert, die vom Board of Directors ernannt, überwacht und abberufen werden. Die Executive Officers (Chief Executive Officer (CEO), Chief Financial Officer (CFO) etc.) sind leitende Führungskräfte. Sie sind als Mitglieder der Unternehmensführung anzusehen, stellen jedoch kein eigenständiges Organ der Gesellschaft dar. Häufig gehören die Executive Officers selbst dem Board an. Insbesondere der Chief Executive Officer übernimmt meist ebenfalls die Funktion des Board-Vorsitzenden (Chairman). Im Board finden sich zwei Arten von Mitgliedern:

- **Managing Directors** (Inside Directors) sind leitende Führungskräfte des Unternehmens, die zugleich hauptberuflich als Executive Officers dem Board angehören.
- **Outside Directors** werden in das Board gewählt und sind nebenamtlich tätig. Sie sollen eine Kontrollfunktion übernehmen. Es dürfen keine Fremdkapitalgeber oder Mitarbeiter des Unternehmens berufen werden.

Grundsätzlich ist die Bestellung und Abberufung der Mitglieder des Board of Directors Aufgabe des Shareholders' Meeting. In der Praxis bevollmächtigen jedoch die Gesellschafter häufig den Chief Executive Officer oder den Chief Financial Officer. Durch eine größere Zahl an Vollmachten können die Inside Directors dann selbst über die Besetzung des Boards bestimmen. Somit kann auch Einfluss auf die Auswahl und Bestellung der Outside Directors ausgeübt werden. Dies schränkt deren Kontrollfunktion ein. Die damit verbundene Machtkonzentration ermöglicht einerseits ein flexibles und schlagkräftiges Handeln, führt aber andererseits zu einer mangelnden Kontrolle der Unternehmensführung.

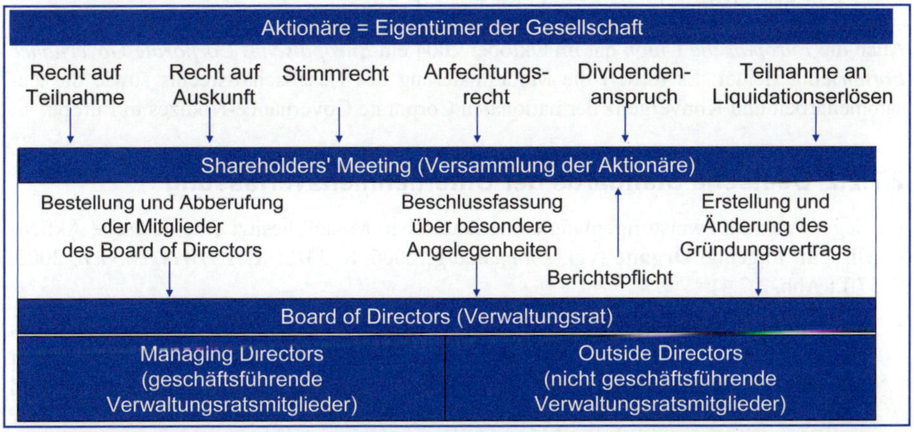


*Abb. 2.7.3: Unternehmensverfassung amerikanischer Aktiengesellschaften*

Der angloamerikanischen Corporate Governance wurde in den vergangenen Jahren sowohl von der Wissenschaft als auch von internationalen Institutionen, wie z.B. der Weltbank, eine Vorbildfunktion zugewiesen (vgl. *Salzberger,* 2003, S. 165). Durch Finanzskandale von Großunternehmen wie *Enron* oder *Worldcom* wurde dies jedoch in Frage gestellt. Um das Vertrauen in die US-Kapitalmärkte wieder herzustellen, wurde im Juli 2002 der **Sarbanes-Oxley Act** erlassen. Er betrifft nicht das Gesellschafts-, sondern das US-Wertpapierrecht. Benannt wurde er nach den beiden Kongressabgeordneten *Sarbanes* und *Oxley*. Verantwortlich für die Einhaltung des Beschlusses ist die amerikanische Börsenaufsichtsbehörde *Security and Exchange Commission* (SEC). Dabei handelt es sich um eine unabhängige Bundesbehörde, die direkt dem U.S.-Kongress unterstellt ist. Die Regelungen betreffen auch ausländische Aktiengesellschaften, die an einer US-Börse notiert sind oder zu US-amerikanischen Konzernen gehören. Der *Sarbanes-Oxley Act* beinhaltet im Wesentlichen die folgenden **Änderungen** der US-amerikanischen Corporate Governance (vgl. *Kieser/Walgenbach,* 2003, S. 73f.; *Salzberger,* 2003, S. 165):

- **Erweiterte Verantwortung** sowie **verschärfte Haftung** der Unternehmensführung und des Audit Committees: Der Chief Executive Officer und der Chief Financial Officer eines Unternehmens haben sicherzustellen, dass die Informationen in allen relevanten Meldungen und Berichten des Unternehmens korrekt erfasst, verarbeitet, gesammelt und fristgerecht veröffentlicht werden. Dies gilt insbesondere für die Quartals- und Jahresberichte eines Unternehmens. Die Bestätigung erfolgt durch eidesstattliche Erklärung. Auf diese Weise übernimmt die Unternehmensführung auch die Verantwortung für die Einrichtung und Pflege eines internen Kontrollsystems. Verstöße haben erhebliche strafrechtliche Konsequenzen. Auch die Rolle und Verantwortlichkeit des Prüfungsausschusses (Audit Committee) wird erweitert. Er ist mit der Vorbereitung der Abschlussprüfung und für das Verhältnis zu seinen externen Prüfern verantwortlich. Zur verbesserten Überwachung müssen die Mitglieder des Audit Commitees unabhängig von der Unternehmensführung sein (Outside Directors). Sie dürfen neben der Vergütung als Outside Director keine weiteren Zahlungen von der Gesellschaft z.B. für Beratungsleistungen erhalten.

- **Verschärfte Anforderungen an die Wirtschaftsprüfer** durch die Regulierungsbehörde *Public Company Accounting Oversight Board*. Dies betrifft sämtliche Wirtschaftsprüfungsgesellschaften von US-amerikanischen, börsennotierten Unternehmen.
- **Verschärfte Publizitätsanforderungen** bezüglich der Genauigkeit und Vollständigkeit von veröffentlichten finanzwirtschaftlichen Informationen.

Auch die *Europäische Union* hat im Oktober 2004 ein *Europäisches Corporate Governance Forum* eingerichtet. Es fördert die Modernisierung des Gesellschaftsrechts sowie die Zusammenarbeit und Konvergenz der nationalen Corporate Governance-Kodizes in Europa.

### 2.7.2.2 Deutsche Standards der Unternehmensverfassung

Im Gegensatz zum zweistufigen angloamerikanischen Modell besitzt eine deutsche Aktiengesellschaft folgende **Organe** (vgl. *Hungenberg*, 2006, S. 33ff.; *Kieser/Walgenbach,* 2003, S. 57ff.; Abb. 2.7.4):

- Die **Hauptversammlung** ist das Gesellschafterorgan, zu dem sich die Eigentümer des Unternehmens mindestens einmal im Jahr zusammenfinden. Der Aktienbesitz verleiht dem Aktionär das Recht, Auskunft über die Angelegenheiten der AG zu bekommen und Einfluss auf das Unternehmen zu nehmen. Diesen Einfluss nimmt er insbesondere über sein Stimmrecht wahr. Die Hauptversammlung wird in die Entscheidungen der Unternehmensführung nicht einbezogen. Analog zum Shareholders' Meeting hat die Hauptversammlung im Wesentlichen folgende Aufgaben:
  - Bestellung der Mitglieder des Aufsichtsrats, wobei in mitbestimmten Gesellschaften nur die Hälfte der Mitglieder von der Hauptversammlung und die andere Hälfte von den Arbeitnehmern festgelegt werden.
  - Entscheidung über die Verwendung des Bilanzgewinns, die Bestellung der Abschlussprüfer und die Entlastung von Vorstand und Aufsichtsrat.
  - Beschluss über grundlegende Maßnahmen wie z.B. Änderungen der Satzung, Kapitalerhöhungen, die Auflösung des Unternehmens, Fusionen, Umwandlungsmaßnahmen oder Übertragung der Aktiva des Unternehmens auf andere Unternehmen.
- Der **Aufsichtsrat** stellt für die Eigentümer das Kontrollorgan der Unternehmensführung dar. Während in den USA überwiegend die Eigentümerinteressen durch das Board of Directors vertreten werden, handelt der deutsche Aufsichtsrat im Interesse der Eigentümer und Beschäftigten. Er ist für das langfristige Wohl des Unternehmens verantwortlich, wogegen sich das amerikanische Board of Directors vor allem auf die Steigerung des Aktionärsvermögens konzentriert. Deutsche Aufsichtsräte müssen sich zweimal im Halbjahr treffen, während amerikanische Boards of Directors dies üblicherweise sechsmal pro Jahr tun. Der Aufsichtsrat hat folgende Kompetenzen:

- Seine Hauptaufgabe ist die Überwachung des Vorstands. Er überprüft die Ordnungsmäßigkeit der Unternehmensführung allgemein sowie bestimmte Handlungen. Die Überwachungstätigkeit beschränkt sich auf die Prüfung und Beratung der vom Vorstand vorgelegten Berichte. Darüber hinaus hat der Aufsichtsrat das Recht zur Einsicht und Prüfung der Bücher sowie der Vermögensgegenstände der Gesellschaft.
- Feststellung und Prüfung des Jahresabschlusses sowie Erarbeitung eines Vorschlags über die Verwendung des Gewinns.
- Einwilligung zu zustimmungspflichtigen Geschäften, die in der Satzung einzeln festgeschrieben werden. Dies sind z.B. Entscheidungen über den Erwerb oder die Veräußerung von Beteiligungen, die Expansion von Niederlassungen oder Betriebsstätten sowie die Aufnahme von Kooperationen.
- Bestellung und Abberufung des Vorstands.

- Der **Vorstand** ist das oberste Führungsorgan der Aktiengesellschaft. Er übernimmt die eigentliche Unternehmensführung und vertritt das Unternehmen eigenverantwortlich gegenüber außen stehenden Dritten. Seine Einflussmöglichkeiten werden nur durch die Rechte der Hauptversammlung und des Aufsichtsrats sowie durch gesetzliche Vorschriften beschränkt. Sämtliche Mitglieder eines Vorstandes sind ausschließlich gemeinschaftlich zur Geschäftsführung befugt (Grundsatz der Gesamtverantwortung). Der Aufsichtsrat kann ein Mitglied des Vorstands zum Vorstandsvorsitzenden ernennen. Dieser repräsentiert den Vorstand nach außen und leitet die Vorstandssitzungen. Nach dem Gesetz ist der Vorstandsvorsitzende somit lediglich ein „Gleicher unter Gleichen" (primus inter pares). In der Praxis übt er allerdings häufig eine dominierende Stellung im Vorstand aus, da er durch die Aufgabenverteilung im Vorstand meist mit einem erheblichen Machtpotenzial ausgestattet ist. Mitglieder des Vorstands können nicht gleichzeitig im Aufsichtsrat tätig sein und umgekehrt.

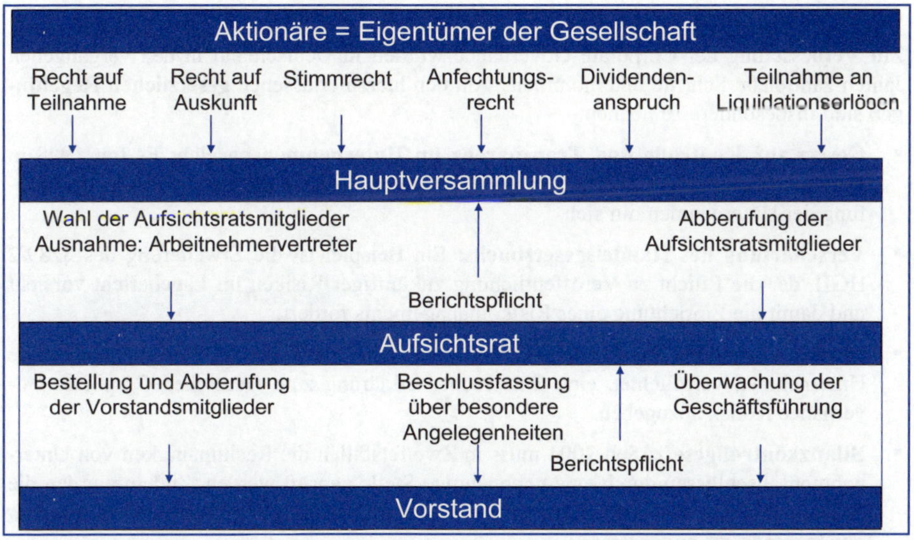


*Abb. 2.7.4: Unternehmensverfassung deutscher Aktiengesellschaften*

Kennzeichnend für deutsche Aktiengesellschaften ist die institutionelle Trennung zwischen den Funktionen der Leitung (Vorstand) und der Kontrolle (Aufsichtsrat). Mit der Hauptversammlung gibt es in der deutschen Unternehmensverfassung insgesamt drei Organe. Deshalb wird sie auch als **dreistufiges Modell** bezeichnet. Es wird auch in den Niederlanden, Italien, Österreich und Frankreich angewendet (vgl. *Macharzina/Wolf*, 2005, S. 139).

Eine weitere Besonderheit der deutschen aktienrechtlichen Unternehmensverfassung ist die Zusammensetzung des Aufsichtsrats. Obwohl den Fremdkapitalgebern kein gesetzliches Beteiligungsrecht am Aufsichtsrat eingeräumt wird, sind deutsche Großbanken dennoch häufig im Aufsichtsrat ihrer Kunden zu finden. Sie verfügen über beträchtliche Anteile an den großen deutschen Aktiengesellschaften. Obwohl der Anteilsbesitz der Banken an Unternehmen derzeit zunehmend reduziert wird, besitzen sie großen Einfluss im Aufsichtsrat. Zudem können sie aufgrund von Vollmachten der Aktionäre, deren Aktien sie verwalten (sog. Depotstimmrecht) vielfach über die Beschlüsse der Hauptversammlung bestimmen. Aus diesem Grund wird auch vom **Insider Control-System** (bankenorientierte Corporate Governance) gesprochen. Im Aufsichtsrat sind auch Vertreter der Mitarbeiter eines Unternehmens zu finden, die auf diese Weise ebenfalls Einfluss auf die Unternehmensführung ausüben (vgl. *Kieser/Walgenbach,* 2003, S. 60). Die **Mitbestimmung** der Arbeitnehmer ist in Deutschland wie in keinem anderen Land gesetzlich verankert. Auch hierüber wird kontrovers diskutiert. Diskussionspunkte sind z.B. die Rolle der Gewerkschaftsvertreter in den Aufsichtsräten oder der Einbezug von Mitarbeitern ausländischer Standorte in die Mitbestimmungsgremien (vgl. *Hungenberg,* 2006, S. 35).

In Deutschland hat die Diskussion um das Thema Corporate Governance an Bedeutung gewonnen. Die Liste der Unternehmensskandale ist lang: *Bremer Vulkan, Metallgesellschaft, FlowTex, Philipp Holzmann, Kirch-Gruppe* oder *Comroad* sind einige Beispiele der vergangenen Jahre. Zudem beklagen internationale Investoren die mangelnde Ausrichtung deutscher Konzerne an den Interessen der Anleger und die geringe Transparenz der Unternehmensverfassung. Kritikpunkte sind dabei z.B. die Mitbestimmung der Arbeitnehmer, starke Überkreuzverflechtungen deutscher Unternehmen, der Einfluss der Banken sowie gesetzliche Übernahmehindernisse. Darüber hinaus gelten deutsche Konzerne als unzureichend kontrolliert, da Aufsichtsräte zu selten zusammenkommen und zu wenig Einblick in die Geschäftstätigkeit des Unternehmens erhalten (vgl. *Hungenberg*, 2006, S. 34).

Zur Verbesserung der Corporate Governance wurden in Deutschland in den vergangenen Jahren zahlreiche Schritte unternommen. Von den hierzu erlassenen **gesetzlichen Regelungen** sind insbesondere zu nennen:

- **Gesetz zur Kontrolle und Transparenz im Unternehmensbereich**: Es trat 1998 in Kraft und brachte Verschärfungen der Rechnungslegung, Haftung und Wirtschaftsprüfung der Unternehmen mit sich.
- **Verschärfung des Handelsgesetzbuchs**: Ein Beispiel ist die Erweiterung des §289/2 HGB, der die Pflicht zu Veröffentlichung zukünftiger Risiken im Lagebericht vorsieht und damit die Einrichtung eines Risikomanagements fordert.
- **Transparenz- und Publizitätsgesetz**: Danach sind seit dem Jahr 2002 börsennotierte Unternehmen verpflichtet, eine Entsprechenserklärung zum Deutschen Corporate Governance Kodex abzugeben.
- **Bilanzkontrollgesetz**: Seit 2004 muss in Zweifelsfällen die Rechtmäßigkeit von Unternehmensabschlüssen durch eine unabhängige Stelle geprüft werden. Zudem wurden die Bilanzregeln mit diesem Gesetz weiterentwickelt und an internationale Rechnungslegungsgrundsätze angepasst.

Im Jahr 2005 trat eine Reihe von Gesetzen in Kraft. So wurde z.B. im *Abschlussprüfer-Aufsichtsgesetz* die Kontrolle der Wirtschaftsprüfer verschärft oder im *Gesetz zur Unternehmensintegrität und Modernisierung des Anfechtungsrechts* die persönliche Haftung von Vorstands- und Aufsichtsratsmitgliedern verstärkt.

Neben diesen gesetzlichen Regelungen wurden in vielen Ländern und internationalen Organisationen sog. Corporate Governance-Standards entwickelt. Die Corporate Governance soll auf diese Weise nicht durch Gesetze vorgeschrieben, sondern durch **Verhaltenskodizes** verbessert werden (vgl. *Hopt*, 2003, S. 32). Hierzu werden Grundsätze im Sinne sog. „Best Practices" formuliert, wie sie in einem verantwortungsvoll geführten Unternehmen beachtet werden sollten. Die Verbindlichkeit eines Kodex kann von völliger Freiwilligkeit bis zu faktischem Zwang reichen. So kann z.B. die Erfüllung von Kodex-Regeln als Voraussetzung für eine Börsenzulassung vorgeschrieben werden (vgl. *v.Werder,* 2003, S. 16). Im Gegensatz zum Gesetzgebungsverfahren hat ein Kodex den Vorteil, dass er schneller an aktuelle Gegebenheiten angepasst werden kann. Außerdem kann er in begründeten Ausnahmefällen auch einzelnen Unternehmen erlauben, von diesen Standards abzuweichen.

Nachdem angelsächsische Länder, wie z.B. Großbritannien und die *OECD,* derartige Kodizes entwickelt hatten, wuchs auch in Deutschland das Interesse an einer Corporate Governance (vgl. *Dörner/Orth,* 2003, S. 13f.). Diese Entwicklung wurde durch Forderungen ausländischer Investoren beschleunigt. Besonders für institutionelle Anleger, wie z.B. US-amerikanische Pensionsfonds und Versicherungen, waren deutsche Unternehmen aufgrund der unterschiedlichen Unternehmensverfassung und eines hochkomplexen Aktiengesetzes wenig attraktiv. In der Folge wurden mehrere privatwirtschaftliche Initiativen gestartet, um Corporate Governance-Regeln zu erarbeiten. Beispiele sind die *Frankfurter Grundsätze* oder der *Berliner Vorschlag*. Die Bundesregierung setzte die sog. *Cromme-Kommission* unter Vorsitz von *Gerhard Cromme* ein, dem Aufsichtsratsvorsitzenden der *ThyssenKrupp AG.* Im Jahr 2002 wurde als Ergebnis der **Deutsche Corporate Governance-Kodex** vorgestellt und im Jahr 2005 aktualisiert (vgl. im folgenden *www.corporate-governance-code.de).* Das *Transparenz- und Publizitätsgesetz* aus dem Jahre 2002 verpflichtet börsennotierte Gesellschaften jährlich darüber Stellung zu nehmen, inwieweit sie diesen Empfehlungen entsprechen. Damit richtet sich der Kodex insbesondere an börsennotierte Gesellschaften aller Größen sowie diesen zugeordneten Tochterunternehmen. Für nicht börsennotierte Gesellschaften wird die Anwendung des Kodex empfohlen.

Der Deutsche Corporate Governance-Kodex beinhaltet folgende **Regelungen**:

- **Muss-Vorschriften:** Wiedergabe der in unterschiedlichen Gesetzten enthaltenen wesentlichen Vorschriften zur Leitung und Überwachung börsennotierter Gesellschaften.
- **Soll-Empfehlungen:** Empfehlungen mit höherem Verbindlichkeitscharakter sowie
- **Kann-Anregungen:** Vorschläge sowohl national als auch international anerkannter Regeln guter und verantwortungsvoller Unternehmensführung.

Damit werden folgende **Ziele** verfolgt (vgl. *Lutter,* 2003, S. 224ff.; *www.corporate-governance-code.de):*

- **Kommunikation** und Dokumentation der deutschen Corporate Governance durch die Zusammenfassung der verstreuten Regelungen und Standards in einem Kodex. Dies ist vor allem für ausländische Investoren hilfreich.
- **Transparenz** und Nachvollziehbarkeit der deutschen Corporate Governance. Damit soll das Vertrauen der Anleger, der Kunden, der Mitarbeiter und der Öffentlichkeit in die Leitung und Überwachung deutscher börsennotierter Aktiengesellschaften gefördert werden.
- **Verbesserung** der Qualität der Corporate Governance, indem Standards für Unternehmensführung gesetzt und das geltende Recht ergänzt werden. Dies soll zudem das Vertrauen in die Führung und Überwachung deutscher börsennotierter Unternehmen stärken.

Aufgrund der erforderlichen jährlichen Selbsterklärung der Unternehmen nach der Devise „comply or complain“ (Anwendungs- oder Abweichungserklärung) besitzt der Kodex trotz fehlender Rechtsverbindlichkeit eine hohe Steuerungswirkung. Handelt ein Unternehmen nicht nach den Regeln des Kodex, dann sind negative Reaktionen des Marktes und der Öffentlichkeit (negative Presse) zu befürchten (vgl. *Hommelhoff/Schwab,* 2003, S. 58). Einige wichtige **Inhalte** des Deutschen Corporate Governance Kodex sind:

- **Stimmrechte:** Alle Aktionäre sollen gleiche Rechte erhalten, d.h. jede Aktie gewährt grundsätzlich eine Stimme. Höchst-, Vorzugs- und Mehrheitsstimmrechte sollten nicht bestehen. Ebenso sind alle Aktionäre eines Unternehmens bei Informationen gleich zu behandeln.
- **Vorstandsvergütung:** Die Vergütung des Vorstands sollte sowohl fixe, als auch variable Bestandteile umfassen. Die variablen Vergütungsteile sollten einmalige sowie wiederkehrende erfolgsgebundene Komponenten mit Anreizwirkung und Risikocharakter enthalten. Im Anhang des Konzernabschlusses ist die Vorstandsvergütung individuell und nach ihren Bestandteilen aufgegliedert auszuweisen.
- **Haftungsbegrenzungen** des Vorstands durch spezielle Versicherungen sind im Konzernabschluss zu veröffentlichen. Dies gilt insbesondere dann, wenn diese vom Unternehmen bezahlt werden.
- **Nebentätigkeiten** der Vorstandsmitglieder außerhalb des Unternehmens erfordern die Zustimmung des Aufsichtsrats. Dies gilt insbesondere für Aufsichtsratsmandate.
- **Interessenkonflikte von Aufsichtsratmitgliedern** sollten offen gelegt werden. Beispielsweise wenn ein Aufsichtrat gleichzeitig als Kunde, Lieferant oder anderweitiger Geschäftspartner mit einem Unternehmen verbunden ist.

| Deutscher Corporate Governance Kodex (Fassung vom Juni 2005) |
|---|
| 1. Präambel |
| 2. Aktionäre und Hauptversammlung |
| 3. Zusammenwirken von Vorstand und Aufsichtsrat |
| 4. Vorstand |
| 5. Aufsichtsrat |
| 6. Transparenz |
| 7. Rechnungslegung und Abschlussprüfung |

*Abb. 2.7.5: Inhalte des Deutschen Corporate Governance Kodex (vgl. www.corporate-governance-code.de)*

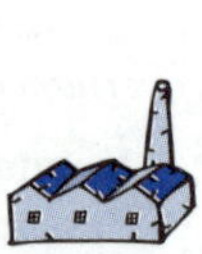

Einige Unternehmen, wie z.B. die *Bayer AG*, die insbesondere auch in den USA börsennotiert sind, geben umfangreiche Informationen über ihre Corporate Governance (vgl. www.bayer.de). In der Entsprechenserklärung zum Deutschen Corporate Governance Kodex gemäß §161 AktG erläutern Vorstand und Aufsichtsrat die Abweichungen von den im Kodex enthaltenen Empfehlungen und Anregungen. *Bayer* ist im Einklang mit allen Kodex-Empfehlungen und setzt den Deutschen Corporate Governance Kodex vollständig um.

Typische Abweichungen vom Deutschen Corporate Governance Kodex finden sich z.B. bei der *Porsche AG* (www.porsche.com). Sie entspricht grundsätzlich den Kodex-Regeln. Folgende Abweichungen vom Kodex wurden im Geschäftsbericht 2006 erklärt:

- Die **Directors & Officers-Versicherung** (D&O-Versicherung) der *Porsche AG* für Vorstand und Aufsichtsrat gewährt Versicherungsschutz für fahrlässig begangene Pflichtverletzungen. Entgegen der Kodexempfehlung tragen die begünstigten Personen hierfür keinen Selbstbehalt. Begründet wird dies damit, dass ein Selbstbehalt für alle Vorstands- und Aufsichtsratsmitglieder einheitlich sein sollte und damit weniger vermögende Mitglieder in existenzielle Schwierigkeiten bringen könnte. In Anbetracht gleicher Pflichten sei dies nicht als gerecht zu betrachten.

- Von individualisierten Angaben zur **Vergütung des Vorstands** wird abgesehen. Begründung hierfür ist, dass dies zu einer ungewollten Nivellierung der Vorstandsbesoldung führe. Zudem beinhalte dies eine Verletzung des Persönlichkeitsrechts der Vorstandsmitglieder, welche in keinem angemessenen Verhältnis zum Nutzen für die Anleger stehe. Ein Beschluss von den Empfehlungen des Kodex abzuweichen wurde in der ordentlichen Hauptversammlung der *Porsche AG* am 27. Januar 2006 einstimmig getroffen.
- Eine weitere Abweichung betrifft besondere Informationsanforderungen des **Prüfungsausschusses**. Hiervon wird abgesehen, da bei der Aktionärsstruktur der *Porsche AG* alle Aufsichtsratsmitglieder eine in Qualität und Umfang gleichmäßige Unterrichtung über alle wichtigen Themen vereinbart haben.
- **Weitere Abweichungen** betreffen den Besitz von Aktien der Gesellschaft, die Veröffentlichung von Geschäftsberichten sowie die Bestellung und Wahl von Aufsichtsratsmitgliedern.

Sowohl die *Bayer AG* als auch die *Porsche AG* veröffentlichen zudem ihre Satzung. Darin sind die Aufgaben der Organe einzeln geregelt. Einige Beispiele aus der Satzung zeigen die Ausgestaltung der Unternehmensverfassung. So ist für die Hauptversammlung festgelegt, wie die Stimmrechte verteilt sind. Von der *Porsche AG* werden z.B. auch Vorzugsaktien ohne Stimmrecht ausgegeben. Für die Vorstände und Aufsichtsräte sind die Amtszeiten sowie Auswahlkriterien klar festgelegt. Zudem sind die Kompetenzen und zustimmungspflichtige Geschäfte benannt.

Der Deutsche Corporate Governance Kodex zielt in erster Linie auf Aktiengesellschaften und damit überwiegend auf Großunternehmen ab. **Kleine und mittlere Unternehmen** (KMU) unterscheiden sich jedoch im Allgemeinen in hohem Maße von Großunternehmen. So bilden Eigentum, Leitung, Haftung, Finanzierung, Risiko und Unternehmensführung häufig eine Einheit (vgl. *Günterberg/Wolter*, 2003, S. 3; *Dörner/Wader*, 2003, S. 358). KMU´s werden in diesem Fall vom persönlich haftenden Eigentümer geführt (vgl. *Hausch,* 2004, S.16). Dies wird auch in den vorwiegenden Rechtsformen des Mittelstands als einzelwirtschaftliches Unternehmen, OHG, KG oder GmbH deutlich. Exemplarisch hierfür wird im Folgenden die Unternehmensverfassung der weit verbreiteten Gesellschaft mit beschränkter Haftung (GmbH) skizziert (vgl. Abb. 2.7.6).

In der **Unternehmensverfassung einer GmbH** vertreten die Eigentümer ihre Interessen in der Gesellschafterversammlung. Diese kann jedoch auch nur aus dem Eigentümer selbst bestehen. Sie hat ähnliche Aufgaben wie die einer Hauptversammlung, während die Aufgaben der Geschäftsführung mit der eines Vorstands vergleichbar sind. Die Geschäftsführung kann aber identisch mit dem oder den Eigentümern sein. Daher ist die Leitung und Kontrolle des Unternehmens nicht unbedingt getrennt. Die Gesellschafterversammlung kann im Gegensatz zur Aktiengesellschaft die Aufgaben der Geschäftsführung weitgehend bestimmen, so dass eine eigenverantwortliche Geschäftsführung nicht vorhanden sein muss. Ebenfalls kann ein Beirat eingerichtet werden, der vergleichbare Aufgaben wie ein Aufsichtsrat übernimmt. Die Trennung von Leitung und Kontrolle ist bei einer eigentümergeführten Gesellschaft allerdings weniger kritisch, da es in diesem Falle keinen Principal-Agent-Konflikt gibt. Bei einer großen GmbH kann es einen von den Gesellschaftern unabhängigen Beirat zur Überwachung der Unternehmensführung geben. Dann können die Überlegungen zur Unternehmensverfassung einer Aktiengesellschaft übernommen werden. So lässt sich der Kodex ebenfalls auf große Mittelstandsunternehmen übertragen. Anpassungen an die

Besonderheiten der KMU können dabei sinnvoll sein und sind keineswegs ein Indikator für schlechte Corporate Governance (vgl. *v.Werder/Talaulicar*, 2005, S. 846).

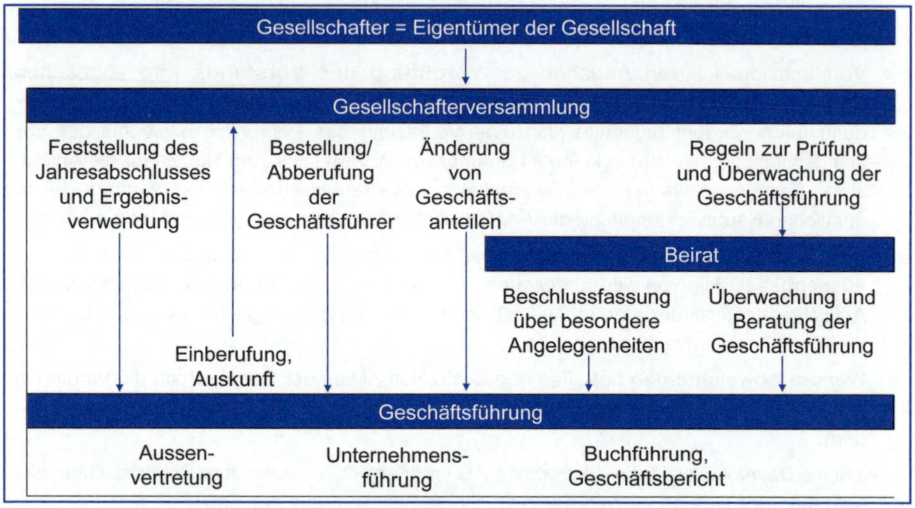


*Abb. 2.7.6: Unternehmensverfassung deutscher Gesellschaften mit beschränkter Haftung*

Besondere Regelungen erfordert bei Familienunternehmen der Einbezug der Eigentümer in die Unternehmensführung (vgl. *Freund* et al., 1995, S. 18; *Wolter/Hauser*, 2001, S. 30). Diese sind durch eine langfristige strategische Orientierung, kurze Entscheidungswege, hohe Flexibilität sowie Kontinuität der Führung und Eigentumsverhältnisse gekennzeichnet. Prominente Beispiele für große Familienunternehmen sind die *Tengelmann Gruppe* oder die *Dr. August Oetker KG*. Um den Zusammenhalt und das Bekenntnis der Eigentümer zum Familienunternehmen zu erhalten, sind eine Reihe besonderer Aspekte zu beachten. Von einer Kommission aus bedeutenden Familienunternehmern wurde ein **Corporate Governance Kodex für Familienunternehmen** zusammengestellt. Dieser zielt insbesondere auf die langfristige Sicherung des Unternehmens ab (vgl. *Governance Kodex für Familienunternehmen,* 2004, S. 4; *Schmidt,* 2005, S. 38). Da die im Mittelstand vorherrschenden Familienunternehmen sehr verschieden sind, können Corporate Governance-Grundsätze für diese Unternehmen weder verbindlich noch standardisiert sein. Derartige Richtlinien sollten auf das Unternehmen zugeschnitten werden. Jeder Eigentümer legt dabei auf der Grundlage der Empfehlungen des Kodex für sich selbst seine eigenen Corporate Governance-Regeln fest (vgl. *Dörner/Wader*, 2003, S. 359). Der Kodex liefert den Eigentümern den freiwilligen Rahmen für eine Unternehmensverfassung (vgl. *Vögele-Ebering*, 2005, S. 16). In Familienunternehmen hat jedoch die Rechtfertigung gegenüber der Öffentlichkeit, d.h. Transparenz nach außen, einen deutlich geringeren Stellenwert. Folgende besondere Punkte umfasst der **Corporate Governance Kodex für Familienunternehmen** (vgl. *Schmidt*, 2005, S. 39):

- **Unternehmerfamilien** sind Eigentümer von Familienunternehmen und damit höchste Entscheidungsinstanz. Sie nehmen meist sowohl die Aufgaben des Aufsichtsrats, als auch der Hauptversammlung wahr. Die Entscheidungsfindung in einer mehrköpfigen Familie sollte so organisiert sein, dass unternehmerische Entscheidungen nicht blockiert werden und Sonderrechte auf ein Minimum begrenzt bleiben. Die Mitarbeit im Unternehmen sollte für alle Familienmitglieder in gleichem Maße möglich sein. Das Eigentum am Unternehmen sollte jedoch keinen automatischen Anspruch auf eine Mitwirkung an der Unternehmensführung bedeuten. Der Kodex fordert hierzu, dass Eigentümer im Idealfall gleichen Beurteilungskriterien wie Familienfremde unterliegen sollten.

Alle Leistungen, die Eigentümer vom Unternehmen beziehen, sollten transparent und kontrollierbar sein. Allerdings sind nicht alle Empfehlungen des Kodex in der Praxis umsetzbar. Beispielsweise wird empfohlen, dass eine Familie die Kontrolle über ein Unternehmen aufgeben sollte, wenn sie den Willen oder die Fähigkeit zu seiner Führung verliert.

- **Geschäftsführer** sollten nicht aufgrund ihrer Familienzugehörigkeit, sondern ihrer Qualifikation eingesetzt werden. Geschäftsordnungen und -verteilungspläne stellen eine Gleichbehandlung mit angestellten Geschäftsführern sicher und schaffen klare Zuständigkeiten. Für alle Geschäftsführer sollten Altersgrenzen festgelegt sein. Die Kontinuität der Geschäftsführung sollte durch eine langfristig angelegte Nachfolgeregelung abgesichert werden.
- **Interessenkonflikte** sind durch Mechanismen zur Konfliktlösung zu beseitigen, um die Angelegenheiten von Familie und Unternehmen nicht zu vermischen. Dabei sollte das Unternehmensinteresse Vorrang vor den Familieninteressen haben. Hierfür können freiwillig eingerichtete Kontrollorgane wie z.B. ein externer Beirat helfen.

Die Corporate Governance beinhaltet Regeln für eine ordnungsmäßige Unternehmensführung. Da auf diese Weise potenzielle Schwierigkeiten im Vorfeld beseitigt werden, profitieren langfristig alle Unternehmen von einer guten Corporate Governance. Dies gilt nicht nur für Aktiengesellschaften, sondern auch für mittelständische Unternehmen und Familienbetriebe (vgl. *Dörner/Orth,* 2003, S. 8).

## Literaturempfehlungen

*Hungenberg, H.:* Strategisches Management im Unternehmen, 4. Aufl., Wiesbaden 2006.

*Kieser, A. / Walgenbach, P.:* Organisation, 4. Aufl., Stuttgart 2003.

*Werder, A.v.:* Internationalisierung der Rechnungslegung und Corporate Governance, Stuttgart 2003.

## Management Summary

- Die Unternehmensverfassung umfasst Regelungen über die Organe eines Unternehmens und deren Beziehungen. Sie verpflichtet die Unternehmensführung zur Erfüllung gesetzlicher Anforderungen und unterstützt die Erreichung der Unternehmensziele.
- Die Corporate Governance beschreibt die Grundsätze ordnungsmäßiger Unternehmensführung als Rahmen für die Leitung und Überwachung eines Unternehmens. Ihre interne Perspektive bildet die Unternehmensverfassung. Die externe Corporate Governance umfasst die Aspekte der Unternehmenspolitik. Beide Perspektiven zusammen bilden die Corporate Governance im weiteren Sinne. Über die Unternehmensverfassung hinaus umfasst die Corporate Governance Anreiz- und Motivationsfunktionen, Kodizes und Publizitätsregeln.
- Das angloamerikanische Modell der Unternehmensverfassung sieht zwei Gesellschaftsorgane, das Shareholders' Meeting und das Board of Directors vor. Mit dem *Sarbanes-Oxley Act* wurden in den USA die Verantwortlichkeiten und die Haftung der Unternehmensführung ausgeweitet sowie die Anforderungen an Wirtschaftsprüfung und Publizität verschärft.
- Das deutsche Modell der Unternehmensverfassung sieht bei einer Aktiengesellschaft drei Organe vor: Hauptversammlung, Aufsichtsrat und Vorstand. Kontrolle und Unternehmensführung sind voneinander getrennt. Eine Reihe gesetzlicher Vorschriften und der *Deutsche Corporate Governance Kodex* nennen allgemeingültige Regeln für gute Unternehmensführung.
- In der Unternehmensverfassung einer GmbH liegt die Unternehmensführung häufig bei den Eigentümern. Leitung und Kontrolle sind daher nicht unbedingt getrennt. Familienunternehmen erfordern deshalb eigene Corporate Governance-Regeln.

# 3. Strategische Unternehmensführung

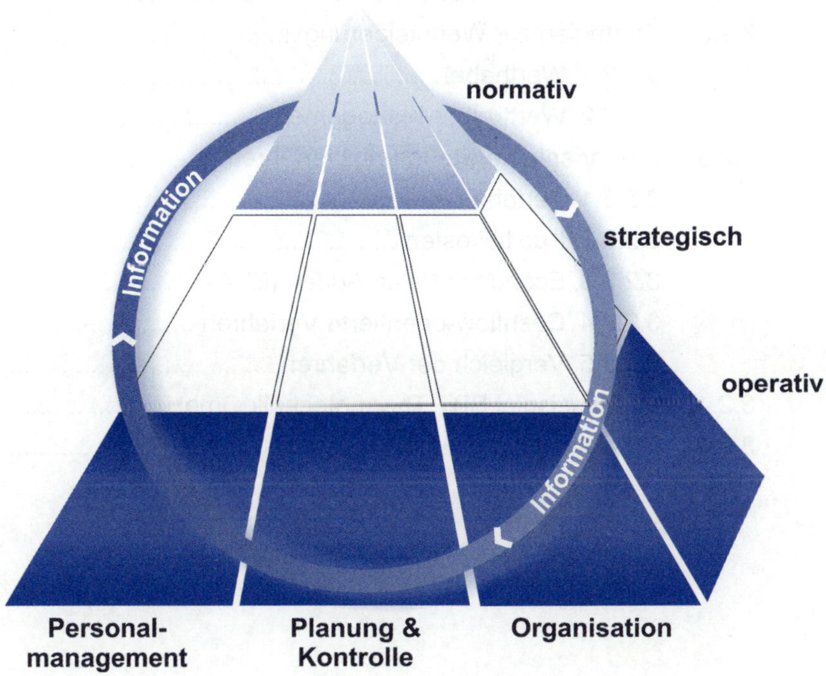

# 3.1 Grundlagen strategischer Unternehmensführung

**Leitfragen**

- Wie hat sich die strategische Unternehmensführung entwickelt?
- Was ist eine Strategie?
- Was sind Wettbewerbsvorteile und Erfolgspotenziale?
- Welche Arten von Strategien gibt es?

Die Aufgaben der Unternehmensführung lassen sich in die Handlungsebenen normativ, strategisch und operativ unterteilen (vgl. Kap. 1.3.1). Demnach sind strategische Entscheidungen der Unternehmensführung durch eine große Tragweite gekennzeichnet. Die normative Ebene ist der strategischen Unternehmensführung übergeordnet und verleiht einem Unternehmen seine Identität. Dort werden auch Unternehmensziele festlegt (vgl. Kap. 2). Auf der strategischen Handlungsebene werden normative Vorgaben in den einzelnen Geschäftsbereichen umgesetzt. Dazu werden neue Erfolgspotenziale geschaffen und bestehende weiterentwickelt. Auf der operativen Ebene werden diese Erfolgspotenziale ausgeschöpft und der Erfolg eines Unternehmens erarbeitet. Die Führungsebenen hängen eng zusammen und bilden ein integriertes System.

Die **strategische Unternehmensführung** ist auf die Entwicklung bestehender und die Erschließung neuer Erfolgspotenziale ausgerichtet und legt die dafür erforderlichen Strategien fest.

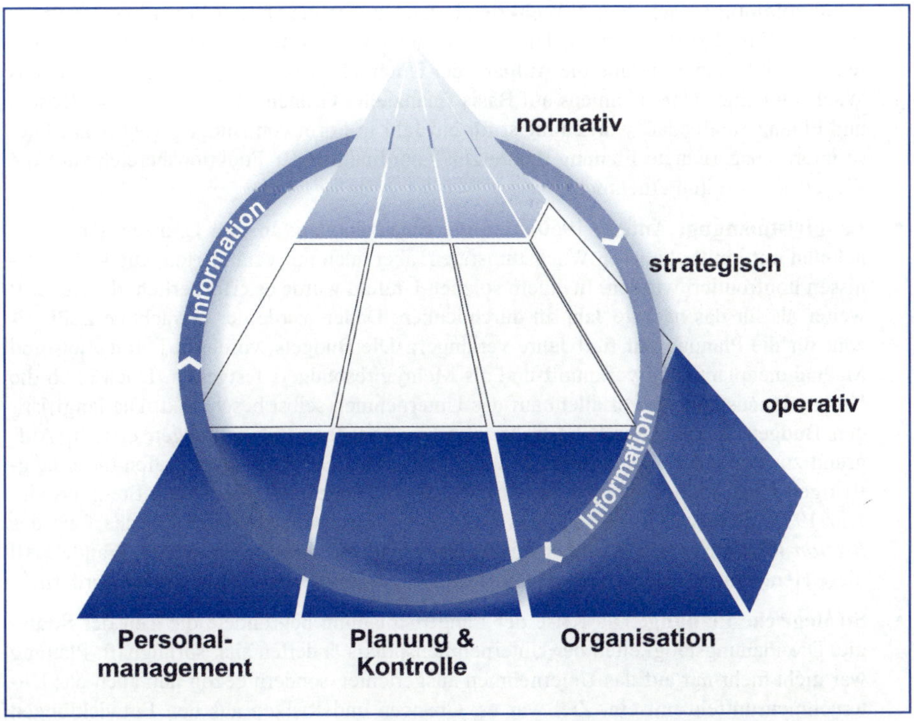


*Abb. 3.1.1: Strategische Unternehmensführung im integrierten Führungssystem*

## 3.1.1 Entwicklung und Konzepte

Die Geburtsstunde der strategischen Unternehmensführung liegt um das Jahr 1960. Ausgangspunkt waren einige **grundlegende Arbeiten**, welche viele noch heute wichtige Fragen thematisieren (vgl. *Hungenberg*, 2006, S. 57f.):

- **Chandler** (1962) brachte den Strategiebegriff in die Unternehmensführung ein. Er konnte durch empirische Untersuchung US-amerikanischer Großunternehmen zeigen, dass die Entwicklung der betrieblichen Strukturen sich an der Unternehmensstrategie ausrichtet („Structure follows Strategy"; vgl. Kap. 5.1).
- **Andrews** (1971) beschäftigte sich mit der Strategieanalyse und -entwicklung. Er begründete das klassische Strategieverständnis, nach dem Strategien auf Basis einer Analyse der Unternehmensumwelt (vgl. Kap. 3.3) und der Ressourcen und Fähigkeiten des Unternehmens (vgl. Kap. 3.4) entwickelt werden.
- **Ansoff** (1965) erarbeitete ein umfassendes Modell zur strategischen Planung. Er beschäftigte sich mit der strategischen Ausrichtung von Unternehmen sowie Wettbewerbsvorteilen und Synergien.

In der Unternehmenspraxis begann die strategische Unternehmensführung mit einer Konferenz an der *Universität Pittsburgh* im Jahre 1977. Deren Beiträge wurden in einem Sammelband mit dem Titel „Strategic Management" publiziert (vgl. *Hofer/Schendel,* 1978). Dies gab den Anstoß für die Verbreitung des strategischen Gedankens in der Praxis. Die **Entwicklungsstufen** der strategischen Unternehmensführung können, wie in Abb. 3.1.2 dargestellt, unterteilt werden in (vgl. *Zahn,* 1981, S. 148ff.; *Henzler*, 1988, S. 1286ff.; *Knyphausen-Aufseß,* 1995, S. 14ff.; *Welge/Al-Laham*, 2003, S. 9ff.):

- **Finanzplanung:** Nach dem 2. Weltkrieg befanden sich die Unternehmen in einer Phase stabilen Wirtschaftswachstums. Die Entwicklungen im Umfeld der Unternehmen waren relativ stabil. Daher bestand die Aufgabe der Unternehmensführung vorrangig darin, das Wachstum eines Unternehmens auf Basis finanzieller Größen zu planen. Erlöse, Kosten und Finanzmittelbedarf wurden meist für ein Jahr in Form von Budgets vereinbart. Diese intern ausgerichtete Planung diente zur Koordination der Funktionsbereiche auf die Ziele des Gesamtunternehmens.
- **Langfristplanung:** Anfang 1960 stieß die Finanzplanung an ihre Grenzen, da Unternehmen mit immer höheren Wachstumsraten, aber auch mit veränderten Kundenbedürfnissen konfrontiert wurden. In einem solchen Umfeld wurde es erforderlich, die Zukunft weiter als für das nächste Jahr zu durchdenken. Daher wurde der betrachtete Zeithorizont für die Planung auf fünf Jahre verlängert. Die Budgets wurden z.T. mit Ziel- und Maßnahmenplanungen verknüpft und als Mehrjahresbudgets festgelegt. Doch blieb die Unternehmensplanung vor allem auf das Unternehmen selbst beschränkt. Die langfristigen Budgets wurden durch Fortschreibung vergangener Entwicklungen erstellt. Aufgrund zunehmender Trendbrüche und konjunktureller Schwankungen trafen diese langfristigen Pläne immer weniger zu. Ursache hierfür waren vor allem zwei Ereignisse im Jahr 1973: die erste Ölkrise und das Ende fester Wechselkurse durch Abschaffung des *Bretton-Woods-Systems*. Darüber hinaus beschleunigte sich der technische Wandel. All diese Herausforderungen machten ein flexibleres Agieren der Unternehmen erforderlich.
- **Strategische Planung:** Die Krise der Langfristplanung begründete die Zeit der Strategie. Die Planungstätigkeiten der Unternehmenspraxis änderten sich sprunghaft. Planung war nicht mehr nur auf das Unternehmen ausgerichtet, sondern bezog nun auch das Unternehmensumfeld mit ein. Ziel war es, Chancen und Risiken aus den Entwicklungen des Umfelds systematisch zu erkennen und daraus Strategien abzuleiten. Es setzte sich die Erkenntnis durch, dass mit Strategien flexibel auf Veränderungen der Umwelt rea-

giert und diese sogar langfristig gestaltet werden kann. Strategische Planung umfasst die Formulierung von Strategien und eine Zuordnung von Ressourcen. Sie konzentriert sich auf das Planungs- und Kontrollsystem eines Unternehmens. Dafür wurden Konzepte und Instrumente wie z.B. Portfoliokonzepte sowie Wettbewerbsanalysen und -strategien (vgl. Kap. 3.3.3) entwickelt. Zudem wurde der Zusammenhang von finanziellen Größen mit der unternehmensweiten Ziel- und Maßnahmenplanung in umfassenden Planungssystemen dargestellt (vgl. Kap. 4). Die Umsetzung der strategischen Pläne war jedoch in der Praxis ein Problem. Dies lag daran, dass die Strategien meist von Stäben der Unternehmensführung entwickelt und deshalb von den Linienmanagern nicht ausreichend akzeptiert wurden. Auch fehlte eine Integration von strategischer und operativer Planung und Kontrolle, da die strategischen und operativen Pläne isoliert voneinander erstellt wurden. Außerdem wurden die zur Umsetzung der Strategien erforderlichen Ressourcen, Strukturen und Mitarbeiter zu wenig berücksichtigt. Diese Probleme sind noch immer die häufigsten Ursachen für das Scheitern von Strategien.

- **Strategische Unternehmensführung:** Aus den Problemen der strategischen Planung und Kontrolle folgte die Notwendigkeit, diese zu einer strategischen Unternehmensführung weiterzuentwickeln. Diese beschränkt sich nicht nur auf Planung und Kontrolle, sondern umfasst alle Funktionen der Unternehmensführung. Damit erhielten Organisation und Personalmanagement ebenfalls strategische Bedeutung. Auf diese Weise wird auch die Umsetzung der Strategien berücksichtigt.

Einige Autoren sehen in der strategischen Unternehmensführung nicht die letzte Stufe der Entwicklung. In dynamischen Umfeldern sind die Gestaltungsmöglichkeiten der Unternehmensführung begrenzt und deshalb gewinnen selbstorganisatorische und evolutionäre Veränderungsprozesse an Bedeutung (vgl. *Servatius,* 1991). Dies erfordert ein verändertes Führungsverständnis. **Evolutionäre Unternehmensführung** bezieht sich nicht auf die Vorgabe konkreter Handlungen, sondern gestaltet einen Rahmen, in dem diese von den Verantwortlichen frei gewählt werden können. Dies ermöglicht eine höhere Flexibilität und Anpassungsfähigkeit des Unternehmens (vgl. *Kirsch*, 1997; Kap. 1.2.4 und Kap. 5.2.2.4).

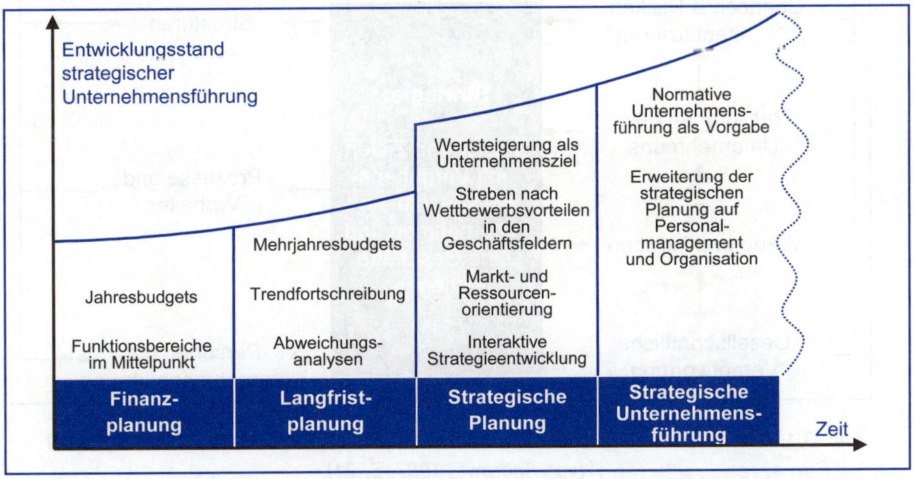


*Abb. 3.1.2: Evolutionsstadien strategischer Unternehmensführung (in Anlehnung an Henzler, 1988, S. 1289; Welge/Al-Laham, 2003, S. 10)*

Die Entwicklung der strategischen Unternehmensführung ist noch nicht abgeschlossen. Sie wird weiterhin vor allem durch veränderte Anforderungen der Unternehmenspraxis getrieben, die nach neuen strategischen Ansätzen sucht (vgl. *Hungenberg,* 2006, S. 56). Wissenschaftler, Unternehmensberater und die Unternehmen selbst tragen zu dieser Entwicklung bei, indem sie immer wieder neue Konzepte und Instrumente der strategischen Unternehmensführung entwickeln. Dies führt jedoch auch zu **Modetrends**, die zunächst hoch gelobt werden und dann wieder aus der Diskussion verschwinden (vgl. *Kieser,* 1996, S. 23ff.). So propagierte z.B. Anfang der 1990er Jahre das Lean Management den Abbau von Hierarchieebenen und die Rationalisierung der Prozesse. Dies stieß in Zeiten der konjunkturellen Krise bei den Unternehmen auf starkes Interesse. Zwischenzeitlich ist das Streben nach „schlanken" Prozessen jedoch wieder in den Hintergrund gerückt.

Einige **grundlegende Konzepte** der strategischen Unternehmensführung werden nachfolgend kurz vorgestellt (vgl. *Hungenberg*, 2006, S. 53):

- **Konzept der Harvard Business School:** In der angloamerikanischen Literatur zur strategischen Unternehmensführung wird meist auf das Modell von *Andrews* (1971) Bezug genommen (vgl. *Hofer/Schendel*, 1978, S. 20ff.; *Johnson* et.al. 2005, S. 15ff.). Kernstück des Modells ist die Differenzierung des Strategieprozesses in Strategieformulierung und -implementierung. Bei der Formulierung steht das Treffen strategisch wichtiger Entscheidungen im Vordergrund. Faktoren wie Chancen und Risiken, Unternehmensressourcen, persönliche Wertvorstellungen der Unternehmensführung sowie die Verantwortung gegenüber der Gesellschaft beeinflussen die strategischen Entscheidungen. In ihrer Gesamtheit bilden sie die Unternehmensstrategie (vgl. *Welge/Al-Laham*, 2003, S. 62). Bei der Implementierung sind die Strategien in einzelne Maßnahmen zu übersetzen. Dazu sind Strukturen, Prozesse, Verhalten sowie Führungsstil zu gestalten. Je besser dies gelingt, desto höher sind die Chancen, die Strategie erfolgreich umzusetzen. Abb. 3.1.3 zeigt diese Zusammenhänge im Überblick.

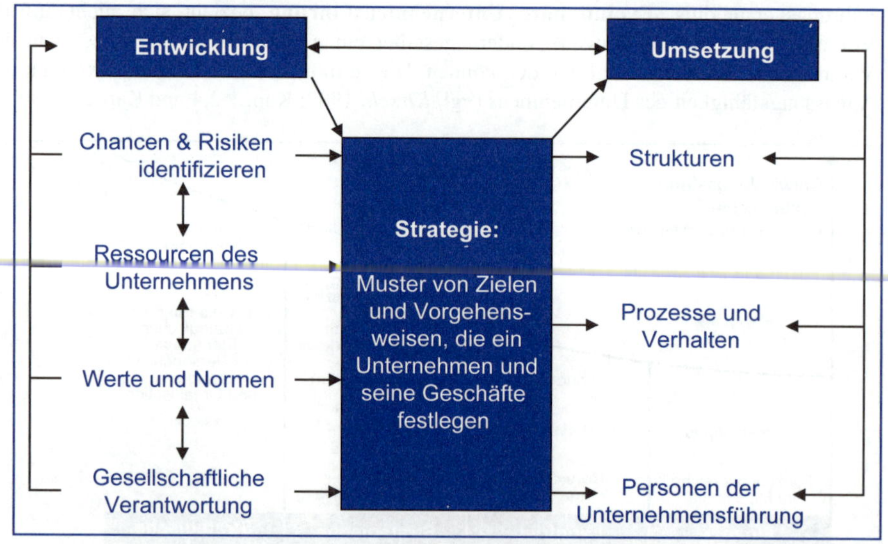


*Abb. 3.1.3: Konzept strategischer Unternehmensführung der Harvard Business School (vgl. Andrews, 1987, S. 21)*

- **7-S-Modell:** Besonders in der Unternehmenspraxis stieß das von der Unternehmensberatung *McKinsey* entwickelte 7-S-Modell auf großes Interesse. Es ist das Ergebnis einer vergleichenden Untersuchung betrieblicher Erfolgsfaktoren von *Peters/Watermann* (1982). Grundgedanke des Konzepts sind die sieben übergeordneten Faktoren, die den Erfolg eines Unternehmens ausmachen. Diese unterscheiden sich in drei sog. harte Faktoren (Strategie, Struktur, Systeme) und vier sog. weiche Faktoren (Selbstverständnis, Spezialkenntnisse, Stil, Stammpersonal). Dadurch wird betont, dass der Unternehmenserfolg nicht nur von expliziten, rationalen und quantitativen („harten") Faktoren abhängt. Vielmehr sind meist „weiche" Faktoren wichtiger, die eher implizit, emotional und qualitativ sind. Das 7-S-Modell macht den Übergang von der strategischen Planung und Kontrolle zur strategischen Unternehmensführung deutlich.

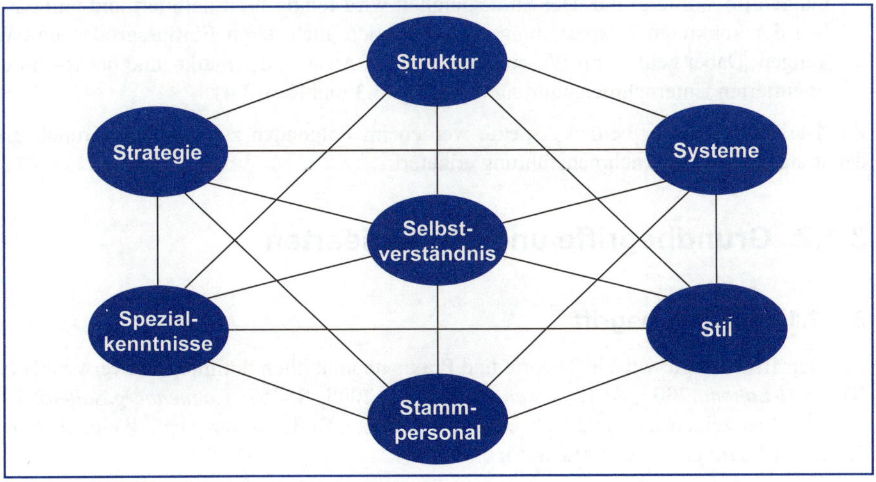


*Abb. 3.1.4: Das 7-S-Modell (vgl. Peters/Waterman, 2004, S. 32)*

- **St. Gallener Managementkonzept:** Im deutschen Sprachraum wurde eine Vielzahl an strategischen Konzepten entwickelt. Die meisten folgen, wie z.B. das Konzept von *Hahn* (1999), der Grundlogik der *Harvard Business School*. Der Aspekt der Integration aller Ebenen und Funktionen der Unternehmensführung zu einem durchgängigen System wurde jedoch insbesondere durch die *Universität St. Gallen* und dort vor allem durch *Bleicher* (2004) betont. Das bereits in Kap. 1.3.3 dargestellte „Konzept integrierten Managements" ist im deutschsprachigen Raum weit verbreitet. Kernidee ist die horizontale und vertikale Koordination von Strukturen, Aktivitäten und Verhalten des Unternehmens (vgl. Abb. 3.1.5).

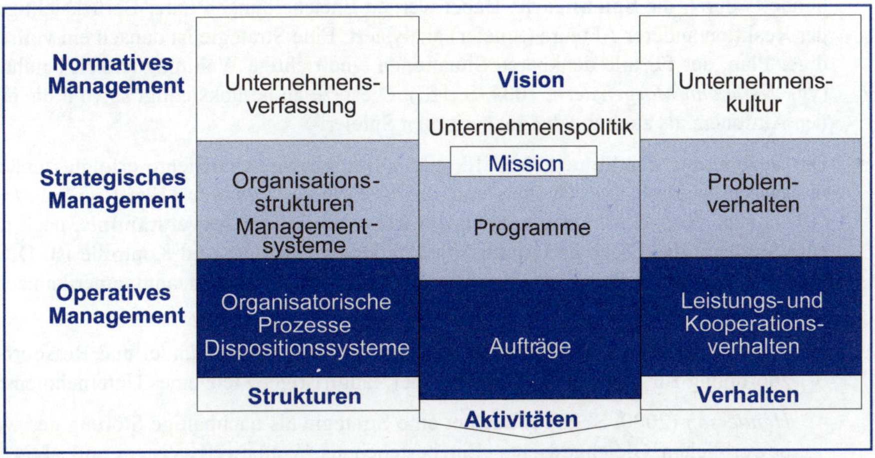


*Abb. 3.1.5: Strategische Unternehmensführung im St. Gallener Managementkonzept (in Anlehnung an Bleicher, 2004, S. 83)*

In Theorie und Praxis der strategischen Unternehmensführung stehen zwei zentrale Fragen im Mittelpunkt:

- **Wie gestaltet sich der Strategieprozess?** Diese Frage beschäftigt sich vor allem mit dem Ablauf der Strategieformulierung und -umsetzung (vgl. Kap. 4.2).
- **Welche Inhalte hat eine Strategie?** Dabei stehen die konkreten strategischen Entscheidungen im Vordergrund. Der Strategieinhalt wird relativ breit definiert und umfasst neben der konkreten Ausgestaltung von Strategien auch deren Einflussgrößen und Wirkungen. Dabei geht es im Wesentlichen um die Ansätze der markt- und der ressourcenorientierten Unternehmensführung (vgl. Kap. 3.3 und Kap. 3.4).

Zur Darstellung dieser beiden Aspekte werden im Folgenden zunächst die Grundbegriffe der strategischen Unternehmensführung erläutert.

## 3.1.2 Grundbegriffe und Strategiearten

### 3.1.2.1 Strategiebegriff

Der Begriff Strategie wird in Theorie und Praxis uneinheitlich definiert und verwendet (vgl. *Welge/Al-Laham,* 2003, S. 12; *Macharzina/Wolf,* 2005, S. 257; *Coenenberg/Salfeld,* 2004, S. 78). Dies zeigen exemplarisch einige verbreitete **Definitionen** (vgl. *Welge/Al-Laham,* 2003, S. 12; *Hungenberg*, 2006, S. 5):

- Der **Duden** beschreibt Strategie als genauen Plan des eigenen Vorgehens.
- Aus **etymologischer Sicht** kommt der Begriff Strategie aus dem Griechischen „Stratēgia“, dessen Wurzeln in den Begriffen „Stratos“ (Heer) und „agein“ (führen) liegen. Das Wort „Strategos“ (Kunst der Heerführung) bezeichnete die Funktion des Generals im griechischen Heer. Später wurden damit die Fähigkeiten eines Generals bezeichnet, die auch außerhalb des Militärischen erforderlich waren (vgl. *Quinn* et al. 1996, S. 2). Im deutschen Sprachraum wurde der Begriff im militärischen Bereich vor allem durch *von Clausewitz* geprägt. Er bezeichnete eine Strategie als „den Gebrauch des Gefechts zum Zweck des Krieges“ (*v.Clausewitz*, 2005).
- Eingang in die Wirtschaftswissenschaften fand der Strategiebegriff Mitte des 20. Jahrhunderts durch die **Spieltheorie**. Dabei werden Entscheidungen unter Berücksichtigung der Reaktion anderer Akteure (Spieler) analysiert. Eine Strategie ist danach ein vollständiger Plan, der für alle denkbaren Situationen eine richtige Wahlmöglichkeit beinhaltet (vgl. *Neumann/Morgenstern,* 2004, S. 1ff.). Dieser Plan berücksichtigt sowohl die eigenen Aktionen, als auch die der gegnerischen Spieler.
- Die Verbreitung des Strategiebegriffs in der Betriebswirtschaftslehre erfolgte zunächst in den USA durch die Arbeiten von *Ansoff* (1965), *Chandler* (1962) und *Andrews* (1971) (vgl. Kap. 3.1.1). Sie prägten das **klassische Strategieverständnis**, nach dem eine Strategie das Ergebnis formalisierter, rationaler Planung und Kontrolle ist. Dieses Begriffsverständnis findet sich leicht verändert in den meisten angloamerikanischen Veröffentlichungen wieder. Folgende Beispiele belegen dies:
    - *Chandler* (2001, S. 23) definiert Strategie als Maßnahmenbündel und Ressourcenzuordnung zur Erreichung grundlegender, langfristiger Ziele eines Unternehmens.
    - *Henderson* (2000, S. 28) betrachtet eine Strategie als nachhaltige Störung des wettbewerblichen Gleichgewichts. Ein bestehendes Wettbewerbssystem soll aktiv gestört und zugunsten des eigenen Unternehmens verändert werden. Ziel ist die Erlangung von Wettbewerbsvorteilen (vgl. Kap. 3.1.2.2).

- *Porter* (1999, S. 70ff.) beschreibt Strategie als Aufbau einer einzigartigen und werthaltigen Marktposition des Unternehmens (vgl. Kap. 3.1.2.3).
- *Drucker* (1986) verkürzt Strategie auf die Devise: „Doing the right things!“. Es geht demnach nicht darum, etwas richtig zu tun, sondern das Richtige zu tun. Kernaufgabe eines Unternehmens ist es, die Kunden mit den angebotenen Problemlösungen zufrieden zu stellen. Dies soll mit möglichst effizientem Ressourceneinsatz erreicht werden.

Bei aller Unterschiedlichkeit in den Begriffsauffassungen können einige gemeinsame **Merkmale von Strategien** zusammengefasst werden (vgl. *Hungenberg*, 2006, S. 5ff.; *Barney*, 2002, S. 10ff.; *Macharzina/Wolf*, 2005, S. 257ff.; *Welge/Al-Laham*, 2003, S. 13):

- Strategien stehen im Rahmen der Unternehmensführung in einem hierarchischen Verhältnis (vgl. Abb. 3.1.6). Insbesondere Unternehmensziele und -mission (vgl. Kap. 2.5) beinhalten die grundsätzliche Sichtweise der Unternehmensführung darüber, in welche Richtung sich das Unternehmen zu entwickeln hat. Unternehmensziele stellen die Vorgaben dar, die durch **Strategien als Wege zur Zielerreichung** erfüllt werden sollen.

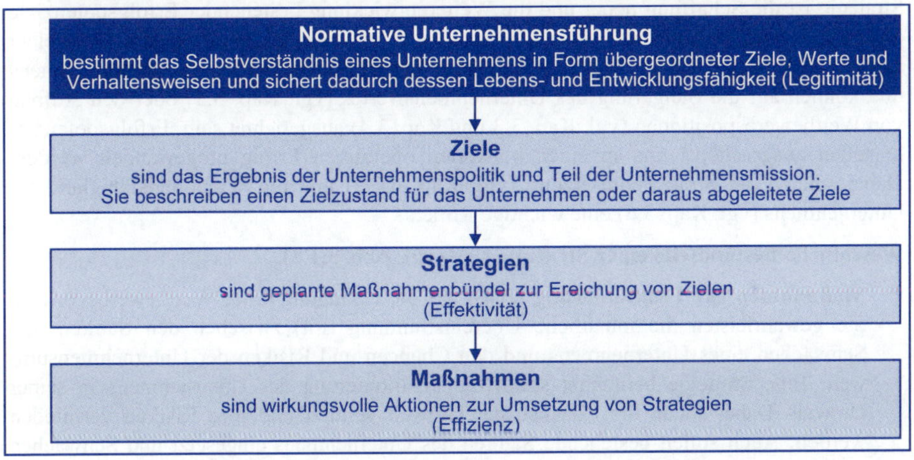


*Abb.3.1.6: Strategien als hierarchisches Element der Unternehmensführung (vgl. Barney, 1997, S. 11)*

- Strategien sind Bündel zusammenhängender und miteinander zu kombinierender Einzelmaßnahmen oder -entscheidungen (vgl. Abb. 3.1.7). Sie enthalten Maßnahmen zur Erreichung einer angestrebten und vorteilhaften **Positionierung** im Wettbewerb (vgl. Kap. 3.1.2.2) sowie zur Gestaltung der dazu erforderlichen **Ressourcenbasis**. So sind z.B. zur Erhöhung des Marktanteils um 10% in den nächsten drei Jahren Maßnahmen wie die Einführung neuer Produkte, der Aufbau neuer Vertriebskanäle oder der Ausbau der Produktionskapazitäten erforderlich. Jede dieser Maßnahmen beinhaltet eine Reihe von Aufgaben, die insgesamt zu einem koordinierten Maßnahmenbündel zusammengefasst werden.

Eine **Strategie** ist ein geplantes Bündel an Maßnahmen zur Positionierung im Wettbewerb und zur Gestaltung der dazu erforderlichen Ressourcenbasis. Auf diese Weise sollen Wettbewerbsvorteile erzielt werden, durch die neue Erfolgspotenziale geschaffen bzw. bestehende Erfolgspotenziale weiterentwickelt werden.

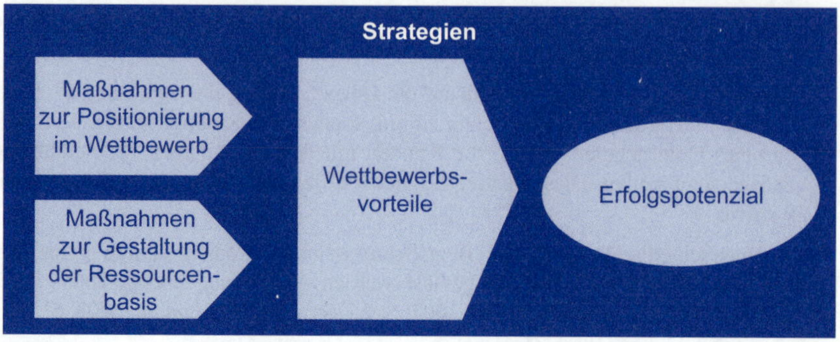


*Abb. 3.1.7: Strategien als Maßnahmenbündel (vgl. Hungenberg, 2006, S. 6)*

Damit ist eine Strategie eine **gestalterische Aufgabe** der Unternehmensführung. Es sollen Kunden und Märkte gewonnen bzw. Wettbewerber verdrängt werden. Dies soll durch den Aufbau von Wettbewerbsvorteilen erreicht werden (vgl. Kap. 3.1.2). Gegenstand einer Strategie ist die Schaffung neuer und die Weiterentwicklung bestehender Erfolgspotenziale (vgl. Kap 3.1.2.3). Durch sie sollen die grundlegenden Ziele eines Unternehmens erreicht werden (vgl. Kap. 3.1.2.3). Diese Ziele sichern langfristig die Existenz des Unternehmens und können auf die Steigerung des Unternehmenswertes (vgl. Kap. 3.2) oder den Aufbau von Wettbewerbspositionen (vgl. Kap. 3.3 und Kap. 3.4) ausgerichtet sein. Erfolgspotenziale sollen ausgeschöpft und in einen konkreten operativen Erfolg umgewandelt werden. Dabei spielen die Strategieumsetzung (vgl. Kap. 4.2.2) und die Wandlungsfähigkeit des Unternehmens (vgl. Kap. 3.6) eine wichtige Rolle.

Wesentliche **Bestandteile einer Strategie** sind (vgl. Abb. 3.1.8):

- **Maßnahmen zur Positionierung** zielen auf die Erlangung eines Wettbewerbsvorteils. Sie gewährleisten die inhaltliche Übereinstimmung (Fit) zwischen den Stärken und Schwächen eines Unternehmens und den Chancen und Risiken der Unternehmensumwelt. Eine Strategie beinhaltet somit die Positionierung des Unternehmens in seiner Umwelt. Dabei sollen die Chancen der Umwelt genutzt und ihre Risiken vermieden werden. Auch sollen bestehende Stärken des Unternehmens eingesetzt und Schwächen behoben werden. Dies ist Aufgabe der marktorientierten Unternehmensführung und wird in Kapitel 3.3 vertieft.
- **Maßnahmen zur Ressourcengestaltung** sind erforderlich, um die Positionierung umsetzen zu können. Dazu sind Ressourcen wie z.B. finanzielle Mittel, Personalkapazitäten oder Fähigkeiten zu entwickeln und so zu gestalten, dass sie den zukünftigen Anforderungen gerecht werden. Strategien sind damit immer auch Entscheidungen über die Verteilung knapper Unternehmensressourcen.
- **Wettbewerbsvorteile:** Vorteilhafte Positionen gegenüber den Konkurrenten, aus denen Erfolgspotenziale generiert werden (vgl. Kap. 3.1.2).
- **Erfolgspotenziale:** Voraussetzungen, um zukünftig Erfolg erwirtschaften zu können (vgl. Kap. 3.1.3).

Strategien beinhalten langfristige, in die Zukunft wirkende Entscheidungen. Dies ist angesichts der schwierigen Prognostizierbarkeit der vielfältigen, komplexen und oft widersprüchlichen Einflussfaktoren überaus schwierig. Strategien beruhen daher in weit stärkerem Maße als die operative Unternehmensführung auf einem Abwägen von Argumenten und plausiblen Schlussfolgerungen. Es ist generell nicht möglich, die Zukunft eines Unternehmens vollkommen sicher zu gestalten. Vielmehr geht es darum, diese zu durchdenken, Einflüsse und Handlungsmöglichkeiten sichtbar zu machen, den Entscheidungsträgern die

Auswirkungen von Handlungsoptionen zu verdeutlichen und aus Entwicklungen für zukünftige Entscheidungen zu lernen (vgl. *Welge/Al-Laham,* 2003, S. 13ff.). Strategische Unternehmensführung ist im Gegensatz zu einer ungesteuerten, rein zufälligen Entwicklung eher eine **„geplante Evolution“** (vgl. *Kirsch,* 1997, S. 290).

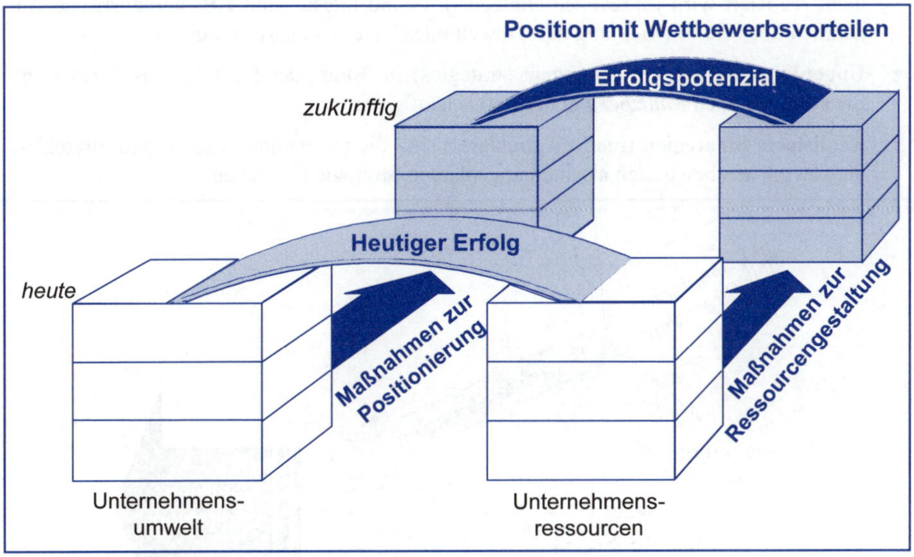


*Abb. 3.1.8: Elemente einer Strategie*

*Mintzberg* (1987) kritisiert aufgrund empirischer Beobachtungen die Annahme der rationalen Planbarkeit von Strategien. Nach seiner Auffassung sind Strategien nicht zwingend das Ergebnis formal-rationaler Planung. Er beschreibt mit den sog. **fünf P´s der Strategie** unterschiedliche Strategieverständnisse (vgl. *Mintzberg* et al., 2003, S. 3ff.; *Mintzberg,* 1987, S. 11ff.; *Hungenberg,* 2006, S. 7; *Welge/Al-Laham,* 2003, S. 16ff.):

- **Strategien als Pläne (Plan)** beschreiben das bereits vorgestellte klassische Strategieverständnis eines rationalen Maßnahmenplans.
- **Strategien als List (Ploy)** charakterisieren Strategien im Sinne einer „Kriegslist“. Sie sind spontane Maßnahmen, mit denen Konkurrenten überrascht werden sollen.
- **Strategien als Muster (Pattern)** sind bei *Mintzberg* sehr häufig vorzufinden. Demnach entwickelt sich eine Strategie unbeabsichtigt aus dem Handeln und den Entscheidungen der Unternehmensführung. Diese sog. emergenten Strategien entstehen eher zufällig und sind erst im Nachhinein erkennbar. Dies ist dann der Fall, wenn ein zusammenhängendes Muster im Fluss der Entscheidungen deutlich wird.
- **Strategien als Positionierungen (Position)** beschränken sich auf das Streben nach einer wettbewerbsfähigen Position des Unternehmens. Wird diese geplant, dann entspricht diese Auffassung dem klassischen Strategieverständnis. Häufig werden solche Wettbewerbspositionen jedoch zufällig erreicht. Dies ist z.B. der Fall, wenn Fehler von Konkurrenten zur Verbesserung der eigenen Position genutzt werden können.
- **Strategien als Denkhaltung (Perspective)**: Eine Strategie kann auch als Denkhaltung in den Köpfen der Unternehmensführung vorhanden sein. Sie ist dann weder schriftlich dokumentiert, noch wird sie ausdrücklich kommuniziert. Sie ist vielmehr ein Bestandteil der Unternehmensphilosophie und beeinflusst auf diese Weise die Einstellung der Unternehmensführung.

Aus diesen Strategieverständnissen ergeben sich nach Auffassung *Mintzbergs* folgende **Grundmuster von Strategietypen** (vgl. *Mintzberg,* 1978, S. 945; Abb. 3.1.9):

- **Geplante Strategien** (intended strategies) sind nach *Mintzberg* in der Praxis selten. Ein Teil davon wird tatsächlich umgesetzt (deliberate strategies), während ein anderer Teil nicht realisiert wird (unrealized strategies). Grund hierfür sind z.B. unrealistische Annahmen über die Entwicklung der Umwelt oder Unternehmensressourcen.
- **Ungeplante Strategien** (emergent strategies) im Sinne der Strategiemuster (Pattern). Sie kommen nach *Mintzberg* in der Praxis häufig vor.
- **Realisierte Strategien** (realized strategies) sind die tatsächlich umgesetzten Strategien, die sowohl aus bewussten als auch ungeplanten Strategien bestehen.

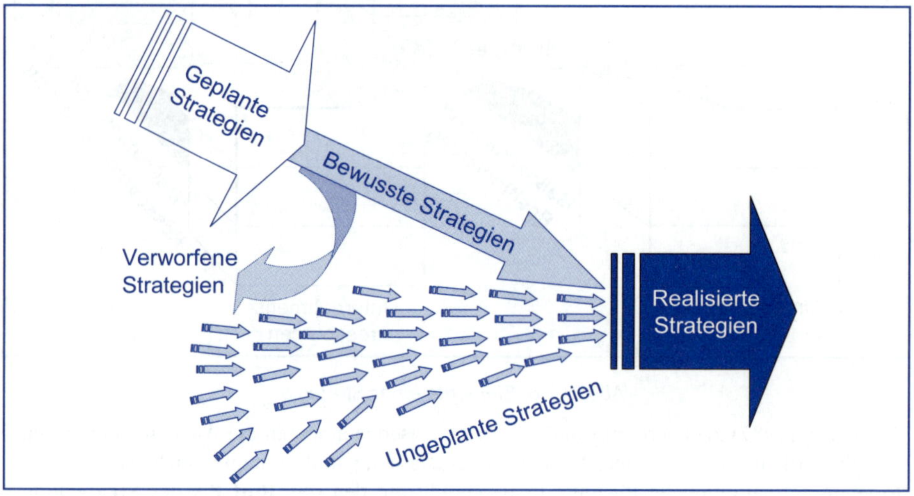


*Abb. 3.1.9: Grundmuster von Strategien (vgl. Mintzberg, 1999, S. 26)*

In der Praxis bilden Strategien sicher eine Kombination aus geplanten und ungeplanten Verhaltensweisen. Neben den formalen, geplanten Strategien gibt es offenbar auch andere Wege, den strategischen Erfolg eines Unternehmens sicherzustellen. Die Unternehmensführung sollte deshalb auch ungeplante Strategien erkennen und diese gegebenenfalls unterstützen (vgl. *Welge/Al-Laham*, 2003, S. 18). Der Ansatz bietet jedoch wenig Hinweise für die konkrete Gestaltung von Strategien. Im Prinzip kann danach jede Entscheidung in einem Unternehmen als strategisch bezeichnet werden. Ungeplante Strategien sind zudem nicht geeignet, ein Unternehmen zielgerichtet zu führen. Demgemäß wird nachfolgend vom klassischen Strategieverständnis ausgegangen. Es stellt eine idealtypische Konzeption der strategischen Unternehmensführung dar.

### 3.1.2.2 Wettbewerbsvorteile

Durch die in einer Strategie festgelegten Maßnahmen sollen Wettbewerbsvorteile geschaffen werden. Sie bilden damit das Herzstück einer Strategie. Strategische Unternehmensführung steht für ein Denken in Wettbewerbsvorteilen. Kunden und Märkte sollen dadurch gewonnen oder Wettbewerber verdrängt werden. Sie sind deshalb die Voraussetzung dafür, dass die Ziele einer Strategie erreicht und Erfolgspotenziale geschaffen werden können.

Zur Bestimmung von Wettbewerbsvorteilen bilden folgende **Akteure** ein sog. strategisches Dreieck (vgl. *Meyer/Davidson,* 2001, S. 331; *Ghemawat,* 1986, S. 53ff.; *Simon,* 1988, S.461ff.; *Backhaus,* 1999, S. 26ff.; *Plinke,* 1995, S. 3ff.; Abb. 3.1.10):

- **Kunden:** Sie vergleichen das Preis-/Leistungsverhältnis der Produkte auf dem Markt. Ein Unternehmen hat einen Wettbewerbsvorteil, wenn dessen Produkte einen höheren Kundenutzen bieten als vergleichbare Produkte der Wettbewerber. Diese Leistungsdifferenz muss allerdings vom Kunden auch wahrgenommen und als bedeutsam eingestuft werden.
- **Konkurrenten** versuchen, die Wettbewerbsvorteile des Unternehmens z.B. durch Imitation oder eine Verbesserung ihres Preis-/Leistungsverhältnisses zu zerstören.
- **Unternehmen** verfolgen mit ihrer Strategie das Ziel, Wettbewerbsvorteile aufzubauen. Die Aktivitäten der Konkurrenten zwingen das Unternehmen zur Verteidigung und Erneuerung der Wettbewerbsvorteile. Diese sind jedoch für das Unternehmen nur dann von Nutzen, wenn der Kunde bereit ist, hierfür einen entsprechenden Preis zu bezahlen. Dieser muss die damit verbundenen Kosten übersteigen.

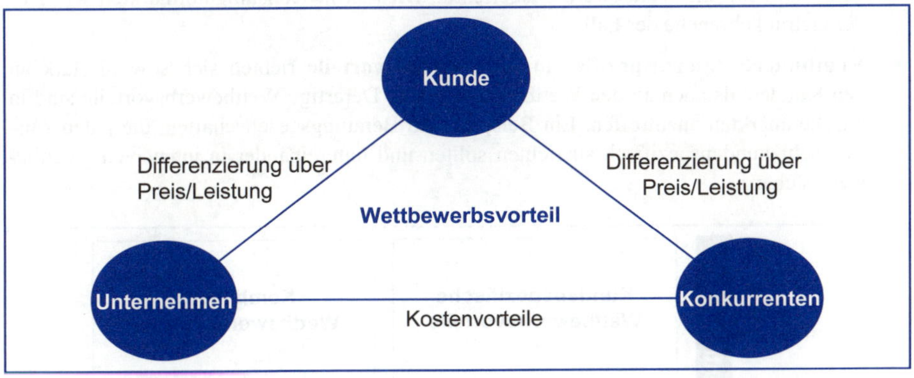


*Abb. 3.1.10: Strategisches Dreieck der Wettbewerbsvorteile (vgl. Hungenberg, 2006, S. 185)*

Ein **Wettbewerbsvorteil** ist ein aus Sicht des Kunden wahrgenommenes Leistungsmerkmal, das von der Konkurrenz nicht geboten wird und für das der Kunde bereit ist, etwas zu bezahlen (vgl. *Porter*, 1989, S. 31).

Neben dem Kundennutzen ist die Kostenposition im Vergleich zu den Konkurrenten ein wichtiges Wettbewerbsmerkmal. Selbst wenn kein zusätzlicher Kundennutzen entsteht, kann eine günstigere **Kostenstruktur** im Vergleich zu den Konkurrenten zu einer relativ besseren Wettbewerbsfähigkeit führen. Bei gleichem Umsatz fließt dem Unternehmen, das über einen Kostenvorteil verfügt, ein höherer Gewinn zu. Ein weiteres Merkmal ist die **Dauerhaftigkeit** des Wettbewerbsvorteils. Sie bezeichnet dessen Gültigkeitsdauer und die Möglichkeit, ihn gegenüber Veränderungen der Umwelt oder Angriffen der Konkurrenz zu schützen. Als wichtigste **Quellen von Wettbewerbsvorteilen** gelten (vgl. *Meyer/Davidson*, 2001, S. 324f.):

- Objektive Leistungsvorteile wie z.B. eine besondere Produktqualität bei *Miele*.
- Subjektiv wahrgenommene Vorteile wie z.B. Produktimage bei *Porsche*.
- Globale Präsenz wie z.B. bei *General Electric*.
- Hohes Preis-Leistungsverhältnis wie z.B. die Lebensmitteldiscounter *Aldi* oder *Lidl*.
- Besondere Kompetenzen, Vermögenswerte oder Kontakte wie z.B. Ölförderlizenzen.

Diese Quellen von Wettbewerbsvorteilen können, wie in Abb. 3.1.11 dargestellt, nach den beiden Dimensionen Kunden- und Wettbewerbsorientierung **systematisiert** werden (vgl. *Day* et al., 1998, S. 84ff.):

- **Kundenspezifische Wettbewerbsvorteile** weisen eine hohe Kunden- und eine geringe Wettbewerbsorientierung auf. Der Wettbewerbsvorteil besteht in einer überlegenen Kundenorientierung durch eine spezifische Problemlösung. Beispiele hierfür sind spezialisierte Fachhändler oder Sondermaschinenbauer.
- **Ressourcenbasierte Wettbewerbsvorteile** sind weder stark an den Kunden noch an den Wettbewerbern ausgerichtet. Die Quelle des Wettbewerbsvorteils ist vielmehr das Unternehmen selbst und dessen einzigartige Ressourcen. Dies können z.B. besondere Kompetenzen oder Standortvorteile sein. Beispielsweise basiert der Wettbewerbsvorteil von öl- und salzfördernden Unternehmen auf einer Förderlizenz als strategischer Ressource. Die ressourcenorientierte Unternehmensführung beschäftigt sich mit dem Aufbau und der Nutzung ressourcenbasierter Wettbewerbsvorteile (vgl. Kap. 3.4).
- **Konkurrenzbezogene Wettbewerbsvorteile** sind weniger am einzelnen Kunden, sondern vielmehr am Wettbewerb ausgerichtet. Dies ist in Konsumgütermärkten wie z.B. der Getränkebranche der Fall.
- **Kombinierte (marktspezifische) Wettbewerbsvorteile** richten sich sowohl stark an den Kunden als auch an den Wettbewerbern aus. Derartige Wettbewerbsvorteile sind in Nischenmärkten anzutreffen. Ein Beispiel sind Beratungsgesellschaften, die jeden Auftrag sehr kundenspezifisch ausrichten sollten und untereinander in intensivem Wettbewerb stehen.

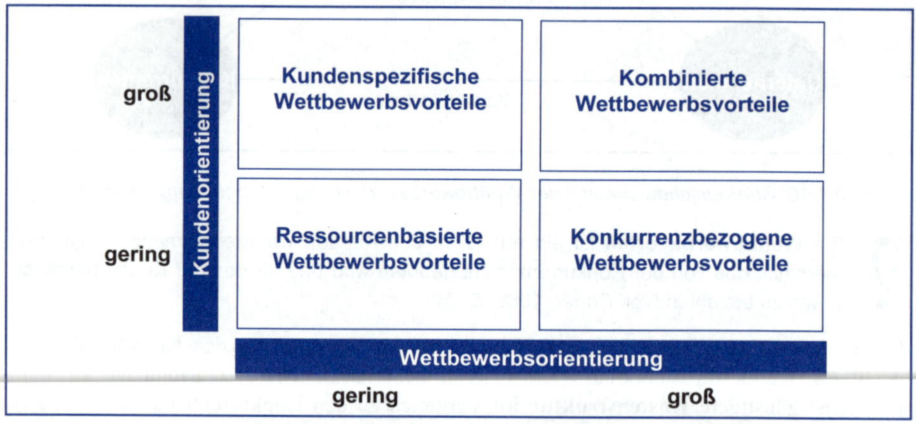


*Abb. 3.1.11: Systematik von Wettbewerbsvorteilen (in Anlehnung an Day et al., 1998, S. 85)*

### 3.1.2.3 Erfolgspotenziale

Erfolgspotenziale sind die **Voraussetzung für den zukünftigen Erfolg** eines Unternehmens. Dies macht sie zu Frühindikatoren für den derzeitigen Erfolg, der im Rahmen der operativen Unternehmensführung erwirtschaftet wird (vgl. *Gälweiler*, 2005, S. 6).

! **Erfolgspotenziale** sind sämtliche produkt- und marktspezifischen, technologischen und qualifikatorischen Voraussetzungen für zukünftigen Erfolg.

Erfolgspotenziale können unterteilt werden in (vgl. *Kieser/Walgenbach*, 2003, S. 123; *Coenenberg/Baum*, 2003, S. 39):

- **Externe Erfolgspotenziale** leiten sich direkt aus den angestrebten Wettbewerbsvorteilen ab. Sie sollen durch marktorientierte Strategien zur Erreichung einer angestrebten

Wettbewerbsposition generiert werden. Beispiele sind Markt- oder Technologiepotenziale.

- **Interne Erfolgspotenziale** beschreiben das Kosten- bzw. Leistungspotenzial des Unternehmens. Sie sollen durch Maßnahmen zur Gestaltung der Ressourcenbasis aufgebaut werden. Verfügt ein Unternehmen über kostengünstigere oder leistungsstärkere Ressourcen als die Konkurrenz, dann ist das ein Wettbewerbsvorteil, aus dem interne Erfolgspotenziale generiert werden können.

Zusammenfassend zeigt Abb. 3.1.12 eine Einordnung des Begriffs Erfolgspotenzial.

<table>
<tr><th>Ebene der Unternehmens-führung</th><th>Element der Unternehmens-führung</th><th>Ziele</th><th>Beispiele</th></tr>
<tr><td>Normative Unternehmens-führung</td><td>Unternehmens-politik und -mission</td><td>Unternehmensziele</td><td>▪ Soll-Gewinn<br>▪ Soll-Wertbeitrag<br>▪ Soll-Liquidität</td></tr>
<tr><td rowspan="3">Strategische Unternehmens-führung</td><td rowspan="3">Strategien</td><td>↓<br>Wettbewerbsvorteile</td><td>▪ Positionen<br>▪ Differenzierung</td></tr>
<tr><td>↓<br>Erfolgspotenziale</td><td>▪ Ziel-Wettbewerbsposition<br>▪ Ziel-Ressourcenbasis</td></tr>
<tr><td>↓<br>Erfolgsfaktoren (Werttreiber)</td><td>▪ Marktanteil<br>▪ Kundenzufriedenheit<br>▪ Kostenposition</td></tr>
<tr><td>Operative Unternehmens-führung</td><td>Maßnahmen</td><td>↓<br>Erfolg</td><td>▪ Ist-Gewinn<br>▪ Ist-Wertbeitrag<br>▪ Ist-Liquidität</td></tr>
</table>

*Abb. 3.1.12: Einordnung von Erfolgspotenzialen*

Das **Erfolgspotenzial** eines Unternehmens setzt sich aus einem Bündel einzelner erworbener und generierter, materieller und immaterieller Ressourcen (vgl. Kap. 8.3) zusammen. Erfolgspotenziale umfassen damit sämtliche produkt- und marktspezifischen Voraussetzungen für den zukünftigen Erfolg eines Unternehmens. Dies macht sie zu Frühindikatoren für den realisierten Erfolg, der im Rahmen der operativen Unternehmensführung erwirtschaftet wird. Alle Entscheidungen zum Aufbau und zur Erhaltung von Erfolgspotenzialen wirken sich mit einem entsprechenden zeitlichen Vorlauf auf den späteren Erfolg aus. Ihr Aufbau erfordert einen langen Zeitraum, der sich kaum verkürzen lässt. Beispiele sind Produktentwicklungen sowie der Aufbau von Produktionskapazitäten, Marktpositionen oder Organisationsstrukturen. Aus dieser Vorsteuerfunktion resultieren folgende **Eigenschaften** von Erfolgspotenzialen (vgl. *Gälweiler,* 1990, S. 29ff.):

- Erfolgspotenziale stellen **Obergrenzen** für den realisierbaren Erfolg dar. Je höher diese sind, desto größer ist der Spielraum für den realisierbaren Erfolg.
- Erfolgspotenziale schaffen nur **Voraussetzungen** für hohe Erfolgschancen. Die Ausnutzung dieser Voraussetzungen ist Aufgabe der operativen Unternehmensführung. Durch Fehler in der operativen Unternehmensführung können somit Erfolgspotenziale auch ungenutzt bleiben.
- Jedes Unternehmen verfügt über Erfolgspotenziale, unabhängig davon, ob diese bekannt sind oder nicht. Häufig macht sich ein **Verlust von Erfolgspotenzialen** erst durch ein negatives Ergebnis oder Liquiditätsschwierigkeiten bemerkbar. Dann ist es allerdings für gegensteuernde Maßnahmen meist schon zu spät.

- Erfolgspotenzial, Erfolg und Liquidität sind miteinander verknüpft, beinhalten jedoch unterschiedliche **Steuerungsanforderungen** an die Unternehmensführung. Der Aufbau von Erfolgspotenzialen beeinflusst die finanz- und erfolgswirtschaftliche Situation des Unternehmens. Kurzfristig reduziert der Aufbau von Erfolgspotenzialen die Liquidität und den operativen Erfolg. Langfristig bilden Erfolgspotenziale aber die Voraussetzung für Erfolg. Beispielsweise verursacht die Entwicklung neuen Wissens zunächst Aufwand und reduziert damit das operative Ergebnis. Entstehen daraus marktfähige Produkte, dann kann das Unternehmen daraus operative Gewinne und Liquidität generieren.

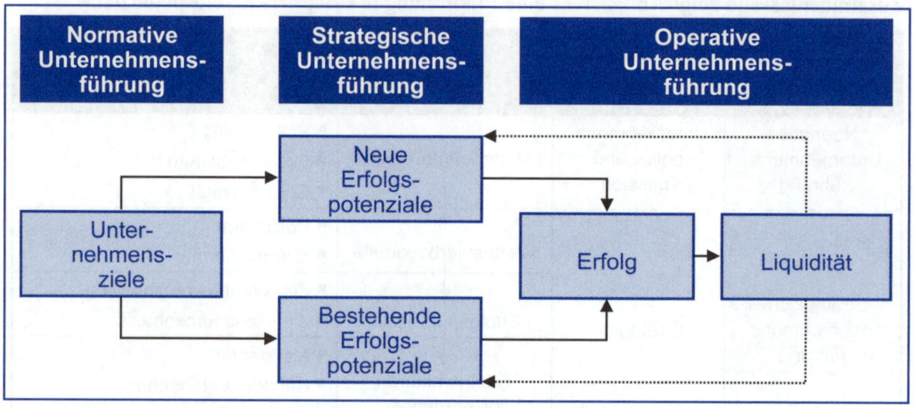


*Abb. 3.1.13: Erfolgspotenzial als Vorsteuergröße (in Anlehnung an Kieser/Walgenbach, 2003, S. 125)*

Häufig werden Erfolgspotenziale und tatsächlicher Erfolg nicht ausreichend klar voneinander getrennt. Die strategische Unternehmensführung eines Unternehmens hat zur Aufgabe, Wettbewerbsvorteile für ein Unternehmen zu generieren. Dazu sind neue Erfolgspotenziale zu schaffen und bestehende Erfolgspotenziale weiter zu entwickeln. Der Erfolg eines Unternehmens ist das Ergebnis effizienter operativer Unternehmensführung im Rahmen bestehender Potenziale. Er mündet in der Gewinn- und Verlustrechnung bzw. fließt dem Unternehmen als Liquidität zu. Diese Zahlungsströme werden als realisierbarer Erfolg in einer Unternehmensbewertung berücksichtigt. Die **Verknüpfung zwischen Erfolgpotenzial und Erfolg** kann durch die **Umsetzungsstärke eines Unternehmens** erklärt werden. Sie hängt von folgenden Faktoren ab (vgl. *Dillerup/Hannss*, 2006, S. 30f.):

- **Volkswirtschaftliche Effizienz**: Die volkswirtschaftlichen Rahmenbedingungen beeinflussen für alle Unternehmen eines Landes, wie gut sie ihre Potenziale in Erfolg umwandeln können. Bei ausgezeichneten Standortfaktoren stehen die Chancen für Unternehmenserfolg besser, als dies z.B. bei unstabilen politischen Rahmenbedingungen der Fall ist. Die volkswirtschaftliche Umsetzungseffizienz beinhaltet z.B. Faktoren wie langfristige Planungssicherheit, Investitionssicherheit, Bürokratie oder politische, technische und infrastrukturelle Rahmenbedingungen.
- **Effizienz der Branche**: Innerhalb einer Volkswirtschaft spielt die Effizienz der Branche eine wichtige Rolle. Je positiver die Branchenkräfte (vgl. Kap. 3.3.1) sind, bzw. je attraktiver eine Branche ist, desto höher ist die Wahrscheinlichkeit, dass Erfolgspotenziale als wirtschaftlicher Erfolg dem eigenen Unternehmen zugute kommen.
- **Unternehmensspezifische Effizienz** beschreibt, wie konsequent das Potenzial eines Unternehmens in Erfolg umgewandelt wird. Sie zeigt somit die unternehmensspezifische Umsetzungsqualität. Sie stellt die Fähigkeit des Unternehmens dar, vorhandene Potenziale in wirtschaftlichen Erfolg zu transferieren. Sie ist daher ein Gütezeichen für die

Qualität strategischer Unternehmensführung. So spiegeln sich darin die Konsequenz der Führung, die Verknüpfung zwischen operativer und strategischer Planung, die Kommunikation von Zielen, die Effektivität des Controllings und die Fähigkeit zur Wahrnehmung von Chancen wieder.

Erfolgspotenziale sind kaum exakt zu beschreiben und schwer zu messen. Deshalb werden sie durch eine Reihe interner und externer **Erfolgsfaktoren** mess- und damit steuerbar gemacht. Diese dienen als Hilfe für die Strategieformulierung. Erfolgsfaktoren wirken auf unterschiedliche und schwer prognostizierbare Weise auf die Erfolgspotenziale und auf den Erfolg. Daher sind Aussagen über die Erfolgsauswirkungen einer Strategie stets mit Unsicherheit verbunden (vgl. *Kieser/Walgenbach*, 2003, S. 128).

**Erfolgsfaktoren** sind alle Faktoren, die den Erfolg oder Misserfolg eines Unternehmens direkt beeinflussen.

Das Konzept der Erfolgsfaktoren geht allerdings davon aus, dass nur wenige Faktoren über Erfolg oder Misserfolg eines Unternehmens entscheiden (vgl. *Rockart*, 1979, S. 85). Zwischen dem Unternehmenserfolg und diesen Faktoren besteht demnach eine hohe Korrelation: Nur wenn die Erfolgsfaktoren vom Unternehmen beherrscht werden, kann es erfolgreich sein und seinen Wert steigern. Sie geben Antwort auf die Frage, welche Kriterien einen wesentlichen Einfluss auf das Erfolgspotenzial eines Geschäftsbereichs ausüben. Deshalb werden diese Erfolgsfaktoren auch häufig als **kritische Erfolgsfaktoren** oder im Rahmen der wertorientierten Unternehmensführung (vgl. Kap. 3.2) auch als **Werttreiber** bezeichnet.

Zur Messung von Erfolgsfaktoren bedarf es einiger Überlegungen zu deren **Ursache-Wirkungsbeziehungen** (vgl. Kap. 1.2.3). Die Auswirkung der Veränderung eines Erfolgsfaktors auf das Erfolgspotenzial ist von den Wirkungszusammenhängen abhängig. Diese können z.B. in sog. Strategy Maps dargestellt werden (vgl. Kap. 4.2.2). Folgende **Merkmale** bestimmen den Einfluss der Erfolgsfaktoren auf das Erfolgspotenzial (vgl. *Kieser/Walgenbach*, 2003, S. 127f.):

- **Wirkungsintensität:** Einzelne Erfolgsfaktoren beeinflussen das Erfolgspotenzial unterschiedlich stark. Empirisch kann z.B. nachgewiesen werden, dass dem Erfolgsfaktor „Marktanteil" eine dominierende Rolle zukommt.
- **Wirkungsabhängigkeiten** bestimmen die Beziehung zwischen Erfolgsfaktoren und dem Erfolgspotenzial. Die meisten Erfolgspotenziale werden durch mehrere Erfolgsfaktoren beeinflusst. Dabei können Rückkopplungen und mehrere Wirkungsbeziehungen aufeinander einwirken. So wirkt z.B. hohe Qualität als Erfolgsfaktor positiv auf den Umsatz. Dieser Effekt wird z.B. durch einen hohen Marktanteil verstärkt.
- **Dynamik:** Ursache-Wirkungsbeziehungen der Erfolgsfaktoren ändern sich laufend. Gründe dafür sind z.B. technologische Entwicklungen oder Marktänderungen.
- **Heterogenität:** Die Wirkung der Erfolgsfaktoren auf das Erfolgspotenzial kann in einzelnen Geschäftsbereichen eines Unternehmens unterschiedlich stark sein. Aus diesem Grund sind für Geschäftsbereiche spezifische Strategien erforderlich.

Die Kenntnis der strategischen Erfolgsfaktoren verbessert das Verständnis für strategische Zusammenhänge und ist hilfreich für die Ableitung der Strategien (vgl. *Hill*, 1995, S. 44). In der Unternehmenspraxis stoßen Untersuchungen zu Erfolgsfaktoren deshalb auf hohes Interesse (vgl. *Hungenberg*, 2006, S. 68). Sie lassen sich methodisch in zwei **Kategorien** unterteilen (vgl. *Kieser/Walgenbach*, 2003, S. 128ff.):

- **Fallstudienansatz:** Eine begrenzte Anzahl an Unternehmen wird eingehend untersucht, um daraus die Zusammenhänge zwischen Erfolgsfaktoren, Erfolgspotenzial und Erfolg zu bestimmen. Derartige Analysen sind häufig sehr populär. Beispiele sind die Studien von *Peters/Waterman* (1982; Kap. 3.1.1) oder von *Womack/Jones* (1994) zur Produktivität in der Automobilindustrie. Ebenfalls auf den Bestsellerlisten zu finden war das Buch von *Simon* (1996): „Die heimlichen Gewinner: Die Erfolgsstrategien unbekannter Weltmarktführer". Einige exemplarische Aussagen zu **Erfolgsfaktoren** daraus sind (vgl. *Simon*, 1996, S. 222f.):

- Unternehmen sollten klare und ehrgeizige Ziele haben wie z.B. das führende Unternehmen der Branche zu werden bzw. zu sein.
- Der Markt ist eindeutig zu definieren, um sich konsequent auf die Kundenbedürfnisse und dazu erforderliche Kompetenzen konzentrieren zu können.
- Globale Ausrichtung im Vertrieb und den Produkten.
- Kundennähe und Produktwert steigern, ohne die Kosten zu vernachlässigen.
- Kontinuierliche Produkt- und Prozessinnovation.
- Keine einseitige Technik- oder Marktorientierung. Beide Sichtweisen sollten miteinander kombiniert werden.
- Wettbewerbsvorteile bei Produktqualität und Service schaffen.
- Auf die eigenen Stärken vertrauen und Kooperationen bzw. strategische Allianzen ablehnen.
- Hohe Identifikation und Motivation der Mitarbeiter anstreben.
- An klaren Werten orientierte Führung mit hoher Kontinuität vorleben.

Die Ergebnisse derartiger Untersuchungen sind meist schwer nachvollziehbar und sehr generalisierend. Häufig handelt es sich nicht um neue Erkenntnisse, sondern lediglich um „alten Wein in neuen Schläuchen" (vgl. *Kieser*, 1996, S. 23ff.).

- **Stichprobenansatz:** In einer möglichst umfangreichen empirische Stichprobe von Unternehmen wird mit statistischen Verfahren nach signifikanten Korrelationen gesucht. Problematisch dabei sind die Quantifizierbarkeit der Zusammenhänge und die Repräsentativität der Daten. Zudem beruhen die gewonnenen Aussagen immer auf Daten der Vergangenheit. Das umfassendste empirische Forschungsprojekt auf dem Gebiet der strategischen Unternehmensführung ist die 1972 ins Leben gerufene **PIMS-Studie** (Profit Impact of Market Strategies). Dabei werden ca. 250 Unternehmen mit ca. 3.000 Geschäftsbereichen daraufhin untersucht, welche Faktoren zu deren Erfolg beitragen (vgl. *Backhaus,* 1999, S. 230). Diese Untersuchung wurde ursprünglich als internes Projekt bei *General Electric* begonnen, anschließend von der *Harvard Business School* auf weitere Unternehmen ausgeweitet und seit 1979 vom *Strategic Planing Institute* als eigenständiges Unternehmen fortgeführt. Ziel ist die Entdeckung international gültiger Gesetze des Marktes („Laws of the Market Place"). Tatsächlich ließen sich ca. 20 Schlüsselfaktoren für den Erfolg von Unternehmen bestimmen. Allerdings lassen sich daraus keine einfachen Marktgesetze bilden, da die Einflussfaktoren zu komplex sind. Der Erfolg wird mit den Kennzahlen Kapitalrendite (Return on Investment), Kapitalumschlag, Cash-flow und Umsatzrendite gemessen. Folgende **Erfolgsfaktoren** konnten identifiziert werden (vgl. www.pimsonline.com):
  - **Marktattraktivität** beeinflusst den Erfolg positiv. Sie wird z.B. bestimmt durch Marktwachstum, Exportrate, Konzentrationsgrad auf der Anbieter- und Nachfragerseite oder Position im Produktlebenszyklus.
  - **Relative Wettbewerbsposition** beeinflusst den Erfolg ebenfalls positiv. Sie wird z.B. gemessen durch den relativen Marktanteil oder die relative Produktqualität im Verhältnis zu den drei größten Konkurrenten.

- **Investitionsintensität** schadet dem Erfolg. Sie wird z.B. durch Kapitalintensität, Wertschöpfungstiefe, Kapazitätsauslastung oder Arbeitsproduktivität beurteilt.
- **Günstige Kostenstrukturen** sind ebenfalls positiv für den Erfolg. Dies zeigen z.B. der Marketing- oder F&E-Aufwand in Relation zum Umsatz.
- Weitere Erfolgsfaktoren finden sich in den Bereichen **Unternehmensmerkmale** wie z.B. Unternehmensgröße, Diversifikationsgrad oder Organisation. Ebenfalls von Bedeutung ist die **Dynamik** der genannten Faktoren. Beispiele sind Änderungen der Marktanteile oder der Produktqualität.

Exemplarisch zeigt Abb. 3.1.14 eine Auswertung aus der *PIMS-Datenbank*. Darin ist zu sehen, dass sowohl der Marktanteil als auch die relative Produktqualität die Rentabilität fördern und sich dabei offensichtlich gegenseitig verstärken.

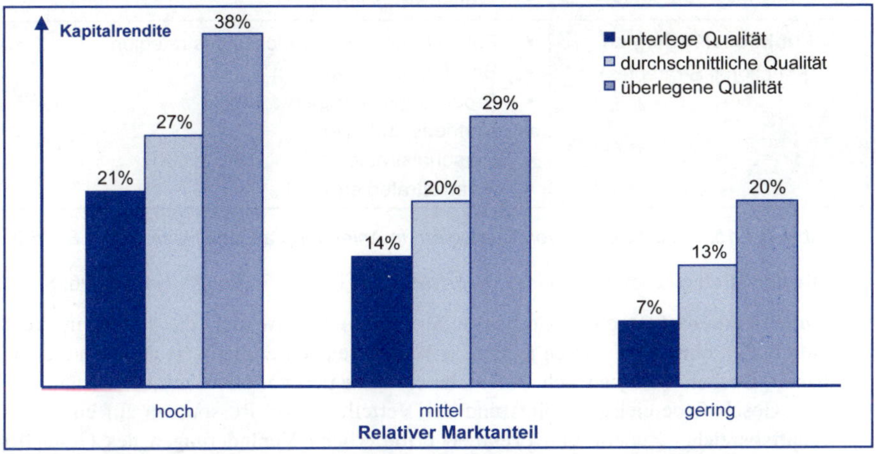


*Abb. 3.1.14: PIMS-Auswertung zu den Erfolgsfaktoren Marktanteil und Qualität (vgl. Backhaus, 1999, S. 230)*

### 3.1.2.4 Arten von Strategien

Der Begriff der Strategie wird heute fast inflationär verwendet. Es wird von Wettbewerbs- und Unternehmensstrategie, aber auch von Angriffs- und Verteidigungsstrategie, von Wachstums-, Stabilisierungs- und Schrumpfungsstrategie sowie von Absatz-, Produktions-, und Personalstrategie gesprochen (vgl. *Hungenberg*, 2006, S. 5). Deshalb wird im Folgenden zunächst das breite Spektrum an Strategien systematisiert.

Ein Kriterium sind die **hierarchischen Ebenen** eines Unternehmens. Bei einem Unternehmen mit lediglich einer relativ homogenen Produktgruppe werden nur Unternehmens- und Funktionalstrategien unterschieden. Mit zunehmender Differenzierung des Produktprogramms gehen Unternehmen meist dazu über, mehrere Geschäftsbereiche zu bilden (vgl. *Welge/Al-Laham*, 2003, S. 327). Diese können organisatorisch getrennt werden, indem unterhalb der Unternehmensführung sog. Unternehmensbereiche (Divisionen, vgl. Kap. 5.1) eingerichtet werden. Auch bei organisatorischer Trennung bilden diese Geschäftsbereiche meist weitgehend unabhängige Teilbereiche, die eigenständig strategisch positioniert werden sollten. In diesem Fall werden die strategischen Aufgaben für jeden einzelnen Geschäftsbereich getrennt wahrgenommen und diese als **strategische Geschäftseinheit** (SGE) bezeichnet (vgl. *Hungenberg*, 2006, S. 16). Daraus folgen die in Abb. 3.1.15 dargestellten drei strategischen Ebenen.

| Strategieebene | Strategieinhalte |
|---|---|
| **Unternehmensstrategien** (Corporate Strategies) | ▪ Wertorientierte Zielvorgaben<br>▪ Gestaltung des Geschäftsbereichsportfolios<br>▪ Unternehmensentwicklung<br>▫ Eigenentwicklung / Management des Wandels<br>▫ Kooperation<br>▫ Mergers & Acquisitions<br>▪ Strategiegerechte Gestaltung der Strukturen<br>▪ Strategiegerechtes Personalmanagement |
| **Geschäftsbereichs-strategien** (Business Strategies) | ▪ Marktorientierte Strategien<br>▪ Ressourcenbasierte Strategien<br>▪ Wettbewerbsstrategien |
| **Funktionalstrategien** (Functional Strategies) | ▪ Forschungs- und Entwicklungsstrategien<br>▪ Beschaffungsstrategien<br>▪ Produktionsstrategien<br>▪ Vertriebsstrategien<br>▪ Personalstrategien<br>▪ Finanzstrategien |

*Abb. 3.1.15: Klassifizierung von Strategien (in Anlehnung an Bea/Haas, 2001, S. 165)*

**Inhalte** der Strategieebenen sind (vgl. *Bea/Haas*, 2001, S. 165; *Hungenberg*, 2006, S. 16f.):

- **Unternehmensstrategien** (Corporate Strategies) beantworten die Frage, in welchen Geschäften ein Unternehmen agieren will und welchen Stellenwert diese untereinander haben. Deshalb befassen sich Unternehmensstrategien vor allem mit der Gestaltung des sog. Geschäftsbereichsportfolios und der Verteilung von Ressourcen auf einzelne Geschäftsbereiche. Zudem sind eventuell erforderliche Veränderungen des Geschäftsbereichsportfolios zu bestimmen. Dazu gehören auch Überlegungen zur strategiegerechten Ausgestaltung des Personalmanagements und der Organisation des gesamten Unternehmens. Daher wird diese Aufgabe auch als Unternehmensentwicklung bezeichnet. Wichtige Aufgaben der Unternehmensstrategie sind:
  - **Definition von Zielvorgaben** an die Geschäftsbereiche zur Differenzierung der Unternehmensziele (vgl. Kap. 2.4).
  - **Gestaltung des Geschäftsbereichsportfolios:** Hierzu können grundsätzlich die Konzepte der markt- und ressourcenorientierten Unternehmensführung angewandt werden (vgl. Kap. 3.2 und Kap. 3.3).
  - **Unternehmensentwicklung** durch selbst eingeleiteten Wandel (vgl. Kap. 3.6), Kooperationen (vgl. Kap. 5.3) oder Fusionen und Übernahmen (vgl. Kap. 3.5).
  - Strategiegerechte Gestaltung der **Organisation** (vgl. Kap. 5.2).
  - Strategiegerechtes **Personalmanagement** (vgl. Kap. 6.1.3).
- **Geschäftsbereichsstrategien** (Business Strategies) legen fest, wie in einem Tätigkeitsbereich (Geschäftsbereich) vorgegangen werden soll, um im Wettbewerb erfolgreich bestehen zu können. Der eigene Geschäftsbereich wird dazu im Verhältnis zu dessen Konkurrenten und Kunden betrachtet. Damit er dauerhaft erfolgreich sein kann, benötigt er Wettbewerbsvorteile (vgl. Kap. 3.1.2.2). Diese können durch markt- (vgl. Kap. 3.2) oder ressourcenbasierte Strategien (vgl. Kap. 3.3) geschaffen werden. Wettbewerbsvorteile sind für jeden Geschäftsbereich einzeln zu entwickeln und umzusetzen.

**Strategische Geschäftsbereiche** sind weitgehend voneinander unabhängige Teilbereiche des Unternehmens, die über eigene Erfolgspotenziale, Chancen und Risiken verfügen. Für diese sind deshalb eigenständige Strategien zu entwickeln (vgl. *Müller-Stewens/Lechner,* 2005, S. 159).

Strategische Geschäftsbereiche bzw. Geschäftsfelder (SGF) sollten relativ autonom geführt werden. Die Geschäftsbereichsführung sollte für die Entwicklung und Umsetzung der Strategie sowie für erforderliche Ressourcen verantwortlich sein. Die Abgrenzung der strategischen Geschäftsbereiche erfolgt ähnlich wie die Segmentierung der Branchen (vgl. Kap. 3.2.3), Märkte (vgl. Kap. 3.2.4) und Kunden (vgl. Kap. 3.2.5.1).

Folgende **Kriterien** eignen sich für die Bildung von strategischen Geschäftsbereichen:

- **Produktmerkmale** wie z.B. Übereinstimmungen bei Funktion, Lebenszyklus, Design, Qualität oder Preis der Produkte.
- **Marktmerkmale** wie z.B. gleiche oder ähnliche Käufergruppen, Absatzregionen, Marktbeziehungen, Absatzmittlergruppen oder Wettbewerbskonstellationen.
- **Unternehmensmerkmale** wie z.B. vergleichbare Produkterfahrung, Technologie oder Funktionsbereiche (Marketing, F&E, Fertigung etc.).

Die Geschäftsbereiche sollten durch Kombination weniger Kriterien gebildet werden und sich untereinander möglichst nicht überschneiden.

- **Funktionalstrategien** (Functional Strategies) beziehen sich auf die grundlegende strategische Ausrichtung der betrieblichen Funktionsbereiche (vgl. *Wheelen/Hunger,* 2004, S. 4ff.). Die Funktionalstrategien werden aus der Geschäftsbereichstrategie abgeleitet und sollten aufeinander abgestimmt sein (vgl. *Zahn*, 1988, S. 527f.). Wesentliche **Arten** von Funktionalstrategien sind:
  - **Beschaffungsstrategien** zielen vor allem auf grundlegende Fragen der Materialversorgung ab. Sie bestimmen z.B. Lieferantenstruktur, Logistiksysteme, Beschaffungsmarketing, Bereitstellungsprinzipien oder Materialeinsatz.
  - **Produktionsstrategien** beinhalten das strategische Konzept zur Leistungserstellung. Die Produktionsstrategie enthält grundsätzliche Aussagen zu Produktionsaufgabe, -struktur und -ablauf (vgl. Abb. 3.1.16).
  - **Vertriebsstrategien** beinhalten das langfristige Konzept zur Leistungsverwertung. Elemente sind z.B. die Marktsegmentierung, Produkt-Markt-Strategien sowie Wettbewerbsstrategien.
  - **Personalstrategien** legen den strategischen Personalbedarf fest und bestimmen über Personalbeschaffung, -entwicklung oder -freisetzung als Optionen der Personalveränderung (vgl. Kap. 6.1.3).
  - **Finanzstrategien** beschäftigen sich mit Liquidität, Investition und Finanzierung sowie grundlegenden Fragen zum Controlling und Rechnungswesen
  - **Forschungs- und Entwicklungsstrategien** beinhalten die Kernfragen der Entwicklung neuer Leistungen. Beispiele sind Technologiestrategien.

Exemplarisch für eine Funktionalstrategie zeigt Abb. 3.1.16 die Inhalte von Produktionsstrategien. Die Produktionsaufgabe legt die zu erstellende Leistung, die Produkte und die Integration der Wertschöpfung fest. Dies erfolgt mit verschiedenen Kriterien, für die nicht nur die derzeitige Ausprägung (Ist-Profil), sondern auch eine Zielausprägung (Soll-Profil) bestimmt wird. Die Produktionsstrategie ergibt sich aus den erforderlichen Maßnahmen zur Erreichung des Soll-Profils (vgl. *Zahn/Dillerup,* 1994, S. 37).

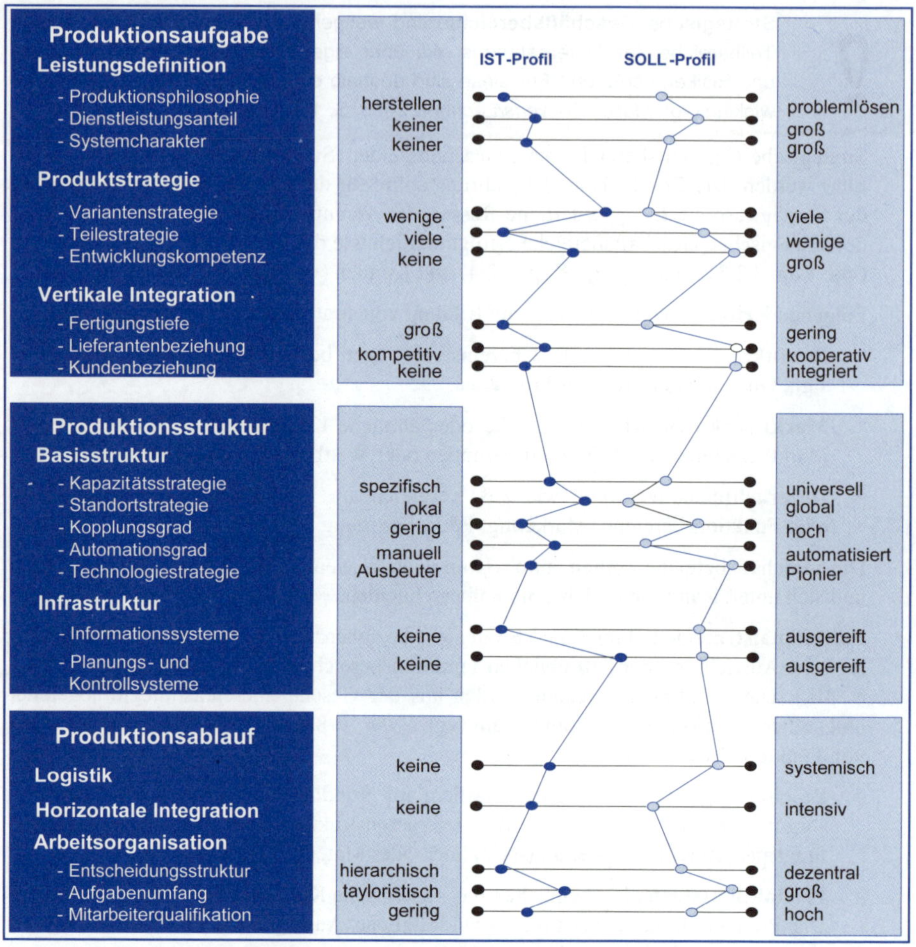


*Abb.3.1.16: Inhalte einer Produktionsstrategie (vgl. Zahn/Dillerup, 1994, S. 38)*

## 3.1.3 Elemente und Zusammenhänge

Die **Elemente strategischer Unternehmensführung** und deren wesentliche Zusammenhänge stellt Abb. 3.1.17 zusammenfassend dar.

- Ausgehend von der **normativen Unternehmensführung** hat die strategische Ebene die Vorgaben in der Unternehmensmission und -verfassung sowie die Unternehmenskultur umzusetzen. Die normative Ebene bestimmt die Zielsetzung, während die strategische Ebene die Wege zur Zielerreichung aufzeigt.
- Die **wertorientierte Unternehmensführung** (vgl. Kap. 3.2) knüpft an den Unternehmenszielen an und präzisiert die wirtschaftliche Zielsetzung eines Unternehmens. Unter Berücksichtigung des unternehmerischen Risikos wird ermittelt, welche Mindestverzinsung ein Unternehmen für seine Eigentümer zu erwirtschaften hat und ab wann der Wert des Unternehmens gesteigert wird.
- **Markt- und ressourcenorientierte Strategien** (vgl. Kap. 3.3 und Kap. 3.4) werden auf Basis der Analyse der Unternehmensumwelt und des eigenen Unternehmens entwickelt.

Die wertorientierten Zielsetzungen bilden dazu das Anforderungsniveau, welches durch die strategischen Alternativen erreicht werden soll. Sie beschreiben Wege, wie sich Wettbewerbsvorteile aufbauen lassen und bilden damit die Vorgabe für die weiteren Elemente der strategischen Unternehmensführung.

- Die **strategische Planung und Kontrolle** (vgl. Kap. 4.2) beschreibt den Prozess der Strategieentwicklung und das Vorgehen bei deren Umsetzung und Kontrolle. Die strategische Planung und Kontrolle ist Teil des Planungs- und Kontrollsystems des Unternehmens und bildet die Basis der operativen Planung und Kontrolle. Die strategische Planung und Kontrolle sollte eng mit dem strategischen Personalmanagement und der strategischen Organisation abgestimmt sein.
- **Mergers & Aquisitions** (vgl. Kap. 3.5) sind Bestandteil der strategischen Unternehmensführung, da sie wesentlichen Einfluss auf die Wettbewerbsvorteile und Erfolgspotenziale eines Unternehmens ausüben.
- **Strategiegerechte Organisationskonzepte** (vgl. Kap. 5.2) betreffen die auf die Unterstützung einer Strategie ausgerichtete organisatorische Gestaltung als Vorgabe für die operative Organisation, in deren Rahmen die Strategie umgesetzt werden soll.
- Das **Management des Wandels** (vgl. Kap. 3.6) hat die Aufgabe, den für die Erreichung der Unternehmensziele erforderlichen fundamentalen Wandel zu erkennen und gezielt zu gestalten. Ebenso ist es dafür verantwortlich, den laufenden Wandel zu ermöglichen und zu fördern.
- Das **strategische Personalmanagement** (vgl. Kap. 6.1.3) umfasst alle im Rahmen der strategischen Unternehmensführung anfallenden mitarbeiterbezogenen Aufgaben. Es bezieht sich auf das gesamte Unternehmen und abstrahiert von einzelnen Mitarbeitern und Stellen. Auch dabei ist eine enge Abstimmung mit der Organisation sowie der Planung und Kontrolle erforderlich.

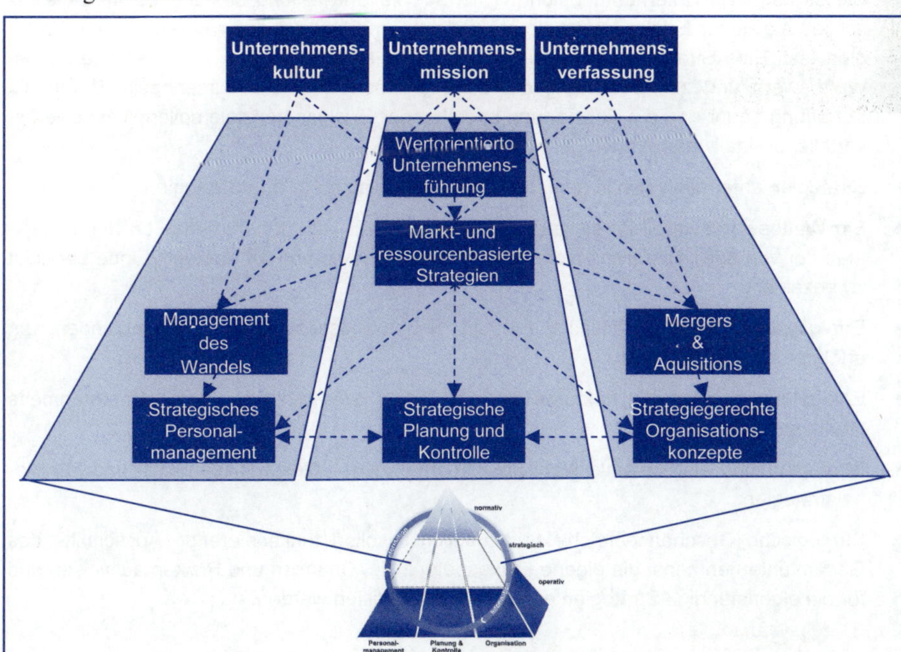


*Abb. 3.1.17: Zusammenhänge und Elemente der strategischen Unternehmensführung*

Zusammenfassend schließt die strategische Unternehmensführung an die normative Ebene an. Strategien dienen dazu, die in Vision und Mission vorgezeichnete Ausrichtung zu konkretisieren. Dazu werden Wege bestimmt, um Wettbewerbsvorteile zu erzielen und die dazu erforderlichen Maßnahmen abgeleitet. Strategien bestimmen, wie Erfolgspotenziale aufgebaut und weiterentwickelt werden sollen. Die operative Unternehmensführung hat dann die Aufgabe, diese Erfolgpotenziale bestmöglich zu nutzen.

## Literaturempfehlungen

*Hungenberg, H.:* Strategisches Management im Unternehmen, 4. Aufl., Wiesbaden 2006.

*Mintzberg, H./Lampel, J./Quinn, J.B./Ghosahl, S.:* The strategy process: Concepts, contexts, cases, 4. Aufl., Upper Saddle River/New York 2003.

*Welge, M.K./Al-Laham, A.;* Strategisches Management: Grundlagen − Prozess − Implementierung, 4. Aufl., Wiesbaden 2003.

## Management Summary

- Die strategische Unternehmensführung hat sich in einem Evolutionsprozess aus der Finanz- und Langfristplanung zur strategischen Planung entwickelt. Aus deren Erweiterung um Personalmanagement und Organisation ist die strategische Unternehmensführung entstanden.
- Die strategische Unternehmensführung ist auf die Entwicklung bestehender und die Erschließung neuer Erfolgspotenziale ausgerichtet und legt die dafür erforderlichen Strategien fest. Eine Strategie ist ein geplantes Bündel an Maßnahmen zur Positionierung im Wettbewerb und zur Gestaltung der dazu erforderlichen Ressourcenbasis. Durch die Schaffung neuer und die Entwicklung bestehender Erfolgspotenziale sollen Wettbewerbsvorteile für das Unternehmen generiert werden.
- Strategien unterteilen sich in geplante, ungeplante und realisierte Strategien.
- Ein Wettbewerbsvorteil ist ein aus Sicht des Kunden wahrgenommenes Leistungsmerkmal, der von der Konkurrenz nicht geboten werden kann und für das der Kunde bereit ist zu bezahlen.
- Erfolgspotenziale sind sämtliche produkt- und marktspezifische Voraussetzungen, um erfolgreich sein zu können.
- Erfolgsfaktoren sind alle Faktoren, die den Erfolg oder Misserfolg eines Unternehmens direkt beeinflussen.
- Strategien sind ein Gesamtsystem aus Unternehmens-, Geschäftsbereichs- und Funktionalstrategien.
- Strategische Geschäftsbereiche sind möglichst isoliert funktionierende Ausschnitte des Gesamtunternehmens, die eigene Erfolgspotenziale, Chancen und Risiken aufweisen und für die eigenständige Strategien entwickelt und realisiert werden.

## 3.2 Wertorientierte Unternehmensführung

**Leitfragen**

- Was bedeutet wertorientierte Unternehmensführung?
- Wann ist ein Unternehmen für Kapitalgeber attraktiv?
- Wie kann der Unternehmenswert gesteigert werden?
- Mit welchen Verfahren lassen sich Unternehmensbereiche, Strategien und Investitionen beurteilen?

Die wertorientierte Unternehmensführung präzisiert die wirtschaftliche Zielsetzung eines Unternehmens. Unter Berücksichtigung des unternehmerischen Risikos wird ermittelt, welche Mindestverzinsung ein Unternehmen für seine Eigentümer zu erwirtschaften hat und ab wann der Wert des Unternehmens gesteigert wird. Sie ist Bestandteil der strategischen Planung und Kontrolle im System der Unternehmensführung (vgl. Abb. 3.2.1).

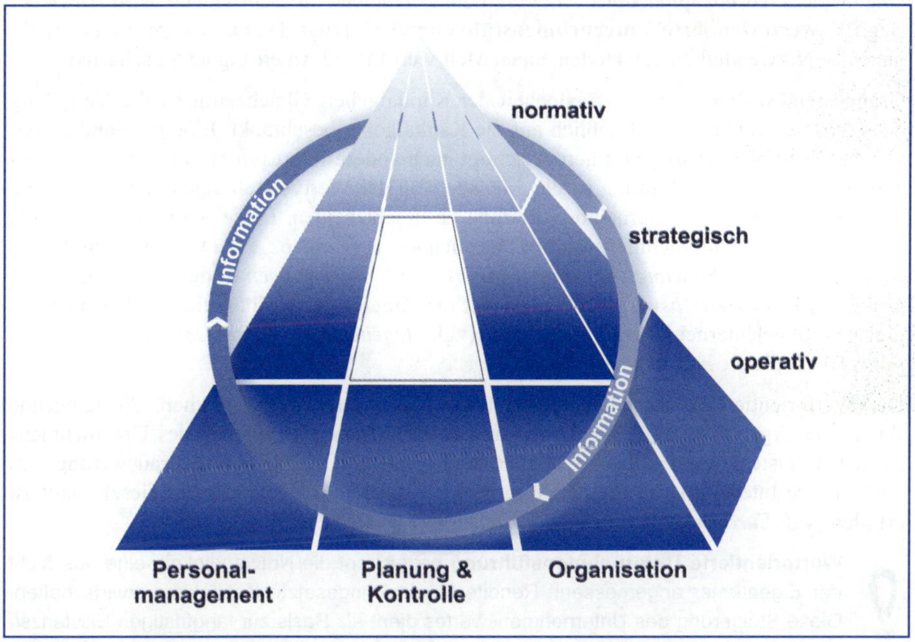


*Abb. 3.2.1: Einordnung der wertorientierten Unternehmensführung*

### 3.2.1 Von der Gewinn- zur Wertorientierung

Als Leitbegriff moderner Unternehmensführung hat sich die Wertorientierung heute weitgehend durchgesetzt. Aus dem Betrachtungswinkel von Aktionären bzw. allgemein von Eigentümern eines Unternehmens ist ein Unternehmen dann erfolgreich, wenn der Unternehmenserfolg die Kosten des eingesetzten Kapitals übertrifft. Eine Wertsteigerung entsteht also, wenn eine risikogerechte Verzinsung des zur Verfügung gestellten Kapitals erwirtschaftet wird (vgl. *Wehrheim/Schmitz,* 2001, S. 495).

Werte zu schaffen, zu steigern und für das Unternehmen, eine Teileinheit, eine Strategie oder eine Investition zu messen, steht im Mittelpunkt der wertorientierten Unternehmensführung (Shareholder Value Management). Dieser **Grundgedanke** vom erforderlichen Mindestgewinn ist nicht neu und findet sich bereits bei den Gründungsvätern der Betriebswirtschaft wieder. Das Konzept des Shareholder Value wurde im anglo-amerikanischen Raum von *Rappaport* (1986), von *Stewart* (1990) sowie von *Copeland* et al. (1993) ausgearbeitet. Insbesondere in den USA spielt der Kapitalmarkt eine wesentliche Rolle, da Aktiengesellschaften die dominante Unternehmensform darstellen. Aus dem amerikanischen Raum wurde die Entwicklung in Deutschland Anfang der 1990er Jahren aufgegriffen und von der *VEBA AG* als Pionierunternehmen in Deutschland eingeführt. Zwischenzeitlich setzen nahezu alle Großunternehmen und zunehmend auch mittelständische Unternehmen wertorientierte Managementkonzepte ein (vgl. *Müller/Hirsch*, 2005, S. 83).

Das Konzept des **Shareholder Value Managements** zielt auf die Mehrung des Aktionärsvermögens bzw. allgemein auf die Eigentümer eines Unternehmens. Bei der Übertragung des amerikanischen Konzeptes auf die europäischen Anforderungen wurde die ausschließliche Ausrichtung an den Interessen der Eigentümer kritisch diskutiert und immer wieder mit „inhumanem Turbokapitalismus" in Verbindung gebracht. In Deutschland wird daher der Begriff **„wertorientierte Unternehmensführung"** bevorzugt. Darunter wird die unternehmerische Notwendigkeit verstanden, einen Mehrwert für die Anteilseigner zu schaffen.

Grundlegendes Ziel ist die Zufriedenheit der Kapitalgeber. Gleichzeitig ist die Verteilung des Mehrwertes nicht ausschließlich auf die Kapitalgeber beschränkt. Eine gute und ausgewogene Unternehmensführung berücksichtigt auch andere Interessengruppen. Von wertorientierter Unternehmensführung ist das Management der Wertvorstellungen und Normen im Sinne der normativen Unternehmensführung zu unterscheiden. Diese wird häufig auch als werteorientierte Unternehmensführung bezeichnet (vgl. Kap. 2.1.1). Der *Arbeitskreis „Wertorientierte Führung in mittelständischen Unternehmen"* der *Schmalenbach-Gesellschaft für Betriebswirtschaft e.V.* sieht die Kunden- und Mitarbeiterzufriedenheit als gleichwertige Unternehmenszielgrößen an (vgl. *Arbeitskreis "Wertorientierte Führung in mittelständischen Unternehmen"*, 2004).

Der Wertorientierung ist jedoch besondere Aufmerksamkeit zu widmen. Ausreichende finanzielle Ergebnisse sind erforderlich, um das langfristige Überleben des Unternehmens zu gewährleisten. Ausreichende Gewinne sind somit eine notwendige Voraussetzung, um auch andere Interessen wie die der Mitarbeiter, Kunden, Anleger oder der Gesellschaft zu erfüllen (vgl. *European Management Forum*, 1992, S. 397ff.).

**Wertorientierte Unternehmensführung** bezeichnet die Notwendigkeit, eine aus Sicht der Eigentümer angemessene Rendite für das eingesetzte Kapital zur erwirtschaften. Diese Steigerung des Unternehmenswertes dient als Basis zur langfristigen Existenzsicherung des Unternehmens.

### 3.2.1.1 Neue Ausrichtung des Unternehmens

Kapital kennt heutzutage keine Ländergrenzen mehr und der weltweite Wettbewerb um finanzielle Ressourcen verschärft sich. Daher gewinnt die Attraktivität eines Unternehmens für Kapitalgeber bei der Unternehmensführung immer mehr an Bedeutung. **Gründe** hierfür sind (vgl. *Günther*, 2007, S. 5ff.; S. 54ff.):

- **Steigender Kapitalbedarf**, z.B. aufgrund von Globalisierung und Automatisierung.
- Unterbewertete Unternehmen sind ein attraktives Ziel für **Fusionen und Übernahmen**. Sie gefährden somit die Unabhängigkeit des Unternehmens.

- **Professionelle und globale Kapitalanleger** haben höhere Anforderungen an die Unternehmen. Dies gilt für Eigenkapitalgeber, z.B. institutionelle Anleger oder Private Equity Gesellschaften, ebenso wie für Fremdkapitalgeber, z.B. durch verstärkte Kontroll- und Risikosteuerung aufgrund der Basel II-Anforderungen.
- Häufig werden die **Anreizsysteme** für Manager auf die Kapitalgeberinteressen ausgerichtet. Beispiele sind Aktienoptionen oder Beteiligungsformen. Dies kann bei Aktiengesellschaften ein dominierender Gehaltsbestandteil des Vorstands sein und wird mit entsprechender Aufmerksamkeit verfolgt.

In den vergangenen Jahren ist deshalb das wertorientierte Management verstärkt in den Mittelpunkt der Unternehmenssteuerung gerückt und hat in der Praxis große Verbreitung gefunden. So findet sich die Wertorientierung z.B. bei der *Volkswagen AG* als eine der Konzern-Leitlinien neben Kundennähe, Nachhaltigkeit und Erneuerungsfähigkeit (vgl. *Schmall,* 2004, S. 202).

Die wertorientierte Unternehmensführung bedeutet eine neue Ausrichtung des Unternehmens. Die Aufmerksamkeit des Managements wird vom Gewinn- auf die **Kapitalrentabilität** gelenkt. Dadurch wird die unternehmerische **Leistung aus dem Blickwinkel der Investoren** beurteilt. Erfolg heißt demnach, eine für das eingesetzte Kapital entsprechende Rendite zu erwirtschaften. Dieses Umdenken bedeutet einen **Paradigmenwechsel** in der Unternehmensführung (vgl. *Coenenberg/Salfeld,* 2007, S. 281).

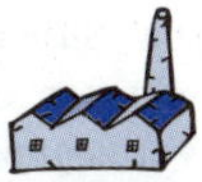

Die Harmonisierung der Interessen von Unternehmensführung und Eigentümern kann ein Beispiel verdeutlichen: Um den Marktanteil eines Unternehmens in einem ausländischen Markt zu steigern, stehen zwei Alternativen zur Wahl. Entweder Wachstum aus eigener Kraft oder Zukauf eines im Zielmarkt aktiven Unternehmens. Wird die Umsatzrentabilität als Maßstab verwendet und die Unternehmensführung entsprechend erfolgsabhängig vergütet, so belasten z.B. kostenintensive Marketingmaßnahmen zunächst den Erfolg, da Umsatzsteigerungen erst zeitverzögert und nicht mit Sicherheit eintreten. Die Übernahme eines umsatzrenditestarken Unternehmens kann hingegen bereits kurzfristig den Erfolg erhöhen. Die Unternehmensführung würde daher die Akquisition bevorzugen. In wertorientierter Sichtweise kann die Alternativenwahl hingegen völlig anders aussehen. Dann wird die Entscheidung auch vom erforderlichen Kapitaleinsatz geleitet sein.

Das angeführte Beispiel zeigt, dass die wertorientierte Betrachtungsweise die Unternehmensführung in vielfältiger Weise bereichern kann. Wesentliche **Anwendungsmöglichkeiten** sind (vgl. *Rappaport,* 1999, S. 91ff.):

- **Messung der Managementleistung**: Welche Geschäftseinheiten bilden die „Säulen" für den Unternehmenswert? Welche Erfolgsvorgaben müssen gesetzt werden, damit eine Geschäftseinheit einen positiven Beitrag zum Unternehmenswert leistet?
- **Bewertung von Strategien**: Welche Strategien schaffen den höchsten Unternehmenswert? Wie wirkt sich eine strategische Option auf den Wert des Unternehmens aus?
- **Bewertung von Akquisitionen, Beteiligungen, Kooperationen und Fusionen**: Wie viel ist ein Übernahmekandidat für das Unternehmen wert? Welcher Preis kann maximal bezahlt werden? Welche Geschäftseinheiten haben nur ein geringes Potenzial und sind Kandidaten für einen Verkauf?
- **Beurteilung von Investitionen**: Welche Investitionen schaffen und welche vernichten Unternehmenswert?
- **Ermittlung erfolgskritischer Faktoren**: Welche Faktoren beeinflussen den Unternehmenswert? Wie reagiert der Unternehmenswert auf eine Veränderung dieser Faktoren?

Die Wertorientierung kann auch als eine Weiterentwicklung der Steuerungssysteme eines Unternehmens betrachtet werden (vgl. *Middelmann*, 2004, S. 7). Ausgehend von absoluten Ergebnisgrößen, wie z.B. Periodenergebnis oder Deckungsbeiträge, wurden bislang in den Unternehmen relative Größen für die Erfolgsmessung verwendet. Beispiele hierfür sind Umsatz- oder Eigenkapitalrendite. Die wertorientierte Unternehmensführung berücksichtigt zusätzlich auch das eingesetzte Kapital und nimmt somit eine investoren- bzw. anteilseignerorientierte Sichtweise ein. Die Steuerungskennzahlen berücksichtigen, dass eine **ausreichende und risikoadäquate Verzinsung des eingesetzten Kapitals** erforderlich ist, um aus Kapitalgebersicht ausreichend attraktiv zu sein (vgl. *Pape*, 2004, S. 37f.).

Bei der wertorientierten Unternehmensführung steht die **Steigerung des Unternehmenswertes** im Mittelpunkt des Denkens und Handelns. Unternehmenswert wird nur dann gesteigert, wenn der „Return" aus einem „Investment" die von Investoren als angemessen angesehene Kapitalverzinsung übersteigt (vgl. *Schneider*, 2004, S. 209).

### 3.2.1.2 Kapitalmarktorientierter Unternehmenswert

Der zentrale Begriff der wertorientierten Unternehmensführung ist der **Unternehmenswert**. Dieser wird je nach Betrachtungszweck sehr unterschiedlich definiert. Ein Unternehmen kann zunächst als Summe aller Vermögensgegenstände aufgefasst werden. Diese Vermögensbasis ist aus der Bilanz ersichtlich und das Ergebnis vergangener Handlungen. Dieser sog. **Substanzwert** spiegelt sich in einer Bilanz, speziell nach den Rechnungslegungsvorschriften des HGB, nur unvollständig wider. Marktwerte und insbesondere immaterielle Vermögensgegenstände finden dabei keinen ausreichenden Niederschlag (vgl. Kap. 8.3).

Für spezielle Bewertungsanlässe, wie z.B. die Liquidation des Unternehmens, werden in der Praxis Varianten des Substanzwertes eingesetzt. Im Sinne der wertorientierten Unternehmensführung ist der Unternehmenswert aber aus Sicht eines Investors zu betrachten. Es interessiert weniger die historische Substanz, als vielmehr das zukünftige **Potenzial des Unternehmens.** Die potenzialorientierte Ermittlung des Unternehmenswertes basiert auf einer kapitalmarktorientierten Betrachtung (vgl. *Günther*, 2007, S. 76ff.). Dabei wird von rationalen, d.h. langfristig orientierten Aktionären ausgegangen. Kurzfristige, spekulative Aspekte des Aktienmarktes werden dabei nicht berücksichtigt. Folgende Überlegungen kennzeichnen die **Investorensicht**:

- Ein Investor hat beim Kauf einer Aktie einen Geldbetrag einzusetzen, der als Investition betrachtet werden kann. Auf dieses eingesetzte Kapital wird ein Rückfluss erwartet, welcher sich aus Dividenden und Aktienkurssteigerungen zusammensetzt. Beide Ergebniskomponenten im Verhältnis zum eingesetzten Kapital ergeben den „**Total Shareholder Return**" (TSR). Für den TSR sind nicht die durchschnittlichen Dividendenrenditen von ein bis drei Prozent ausschlaggebend, sondern vielmehr die Aktienkurssteigerungen.
- Aus Investorensicht ist eine dem Risiko der Investition angemessene **Verzinsung des eingesetzten Kapitals** erforderlich. Die Erwirtschaftung der Zinsen für Eigen- und Fremdkapital ist somit eine Mindestanforderung, um Investoren gewinnen zu können.
- Der Aktienkurs spiegelt die Erwartung des Marktes über die zukünftige Entwicklung eines Unternehmens wider. Der Marktpreis bildet die durchschnittliche Erwartung aller Investoren ab. Die Marktteilnehmer bewerten individuell, welche Erträge zukünftig zurückfliesen, zinsen diese ab und basieren darauf ihre Kauf- oder Verkaufsentscheidungen. Der **potenzialorientierte Unternehmenswert** folgt demnach aus der erwarteten zukünftigen Ertragskraft des Unternehmens. Wird von diesem Wert des Gesamtunternehmens noch der Wert des Fremdkapitals abgezogen, so ergibt sich der Marktwert des Eigenkapitals. Demnach steigen der Marktwert eines Unternehmens und damit der Akti-

enkurs, wenn einem Unternehmen durch die Geschäftstätigkeit zukünftig mehr Erträge zufließen, als das eingesetzte Kapital kostet. Dieser Zusammenhang ist statistisch inzwischen auch nachgewiesen (vgl. *Coenenberg/Salfeld*, 2007, S. 117). Dieselbe Überlegung gilt auch für nicht-börsennotierte Unternehmen, deren Eigentümer grundsätzlich die gleichen Interessen haben.

Bei der wertorientierten Unternehmensführung steht die **langfristige Steigerung des Unternehmenswertes** im Vordergrund (vgl. *Langguth/Chahed,* 2004, S. 399). Die Wertermittlung ist deshalb nicht mehr auf klassische Bewertungsanlässe wie z.B. Kauf, Verkauf, Fusion oder Gesellschafterwechsel beschränkt. Der Transfer dieser kapitalmarktorientierten Sichtweise in das Unternehmen macht die Überprüfung der Wertschaffung zur permanenten Führungsaufgabe. Die Steigerung des Eigenkapitals wird zum Maßstab für die Bewertung von Unternehmen, Strategien und Investitionen (vgl. *Rappaport*, 1999, S. 80ff.).

Der zentrale **Unterschied** zwischen der gewinnorientierten Sichtweise und der wertorientierten Perspektive liegt in der Berücksichtigung der gesamten Kapitalkosten. Damit wird im Gegensatz zum buchhalterischen Gewinn und Verlust vom ökonomischen Gewinn und Verlust gesprochen. Abbildung 3.2.2 veranschaulicht dies.

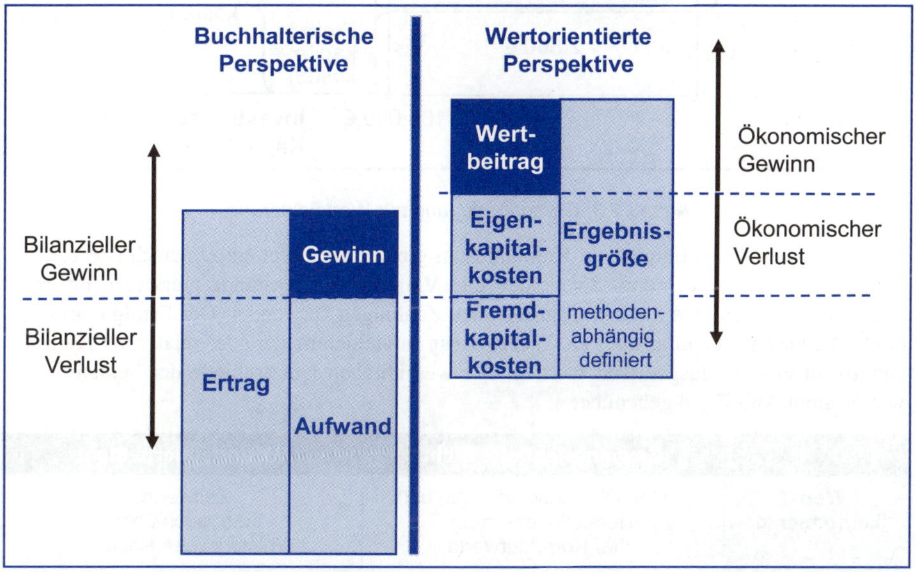


*Abb. 3.2.2: Wertorientierter Perspektivenwechsel (in Anlehnung an Hauser, 1999, S. 400)*

Bei wertorientierter Unternehmensführung steht also die zukunftsorientierte Wertsteigerung des Unternehmens im Vordergrund (vgl. *Rappaport*, 1999, S. 23).

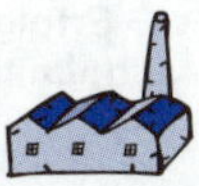

Zur Veranschaulichung der Grundüberlegungen ein einfaches Beispiel, das in Abbildung 3.2.3 veranschaulicht ist: Ein Investor kauft eine Immobilie für 100.000 Euro. Dieser Betrag wird zur Hälfte fremdfinanziert, wozu ein Hypothekendarlehen mit 5% Verzinsung aufgenommen wurde. Die Fremdkapitalkosten betragen demnach 5% bzw. 2.500 Euro pro Jahr. Die andere Hälfte der Investitionssumme ist Eigenkapital, welches sich mit mindestens 6% verzinsen soll. Die Eigenkapitalkosten betragen demnach 6% bzw. 3.000 Euro pro Jahr. Diese Verzinsung würde der Investor auch für eine Alternativanlage am Kapitalmarkt mit vergleichbarem Risiko erhalten können. Insgesamt ergeben sich Kapitalkosten von 5,5% bzw. 5.500 Euro. Aus Investorensicht ist die Immobilie nur dann attraktiv, wenn die Kapitalkosten mindestens gedeckt werden. Sie gleichen einer Mindesthürde, welche es zu übertreffen gilt. Angenommen die Immobilie wird vermietet und erwirtschaftet damit ein Rückfluss an den Eigentümer nach Berücksichtigung aller Kosten und Steuern von 7.500 Euro oder 7,5% pro Jahr. Dann ergibt sich unter Berücksichtigung der Kapitalkosten eine Wertsteigerung von 2% oder 2.000 Euro. Diese 2.000 Euro Wertbeitrag oder die Überrendite von 2% ist für den Kapitalgeber die ökonomisch maßgebliche Information. Der Gewinn berücksichtigt die Fremdkapitalkosten, im Beispiel 2.500 Euro, und beträgt 5.000 Euro bzw. 5%. Würden die Rückflüsse lediglich 4.500 Euro betragen, so würde zwar ein Gewinn in Höhe von 2.000 Euro entstehen, das Eigenkapital wird aber nicht ausreichend verzinst. Dann erleidet der Investor trotz Gewinn einen Wertverlust.

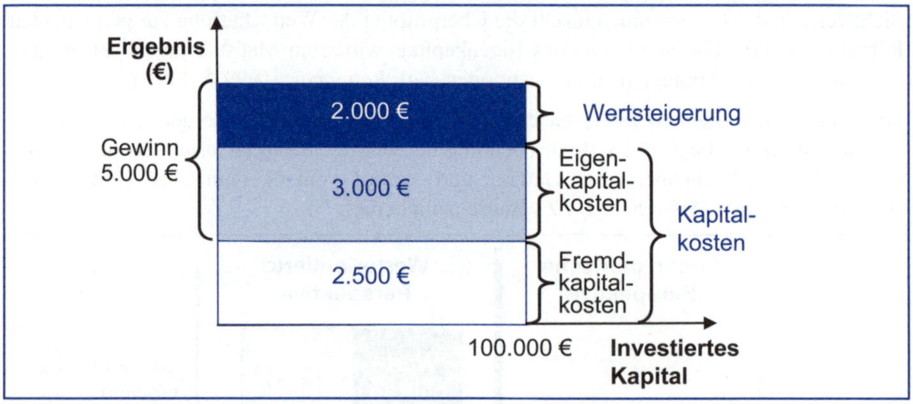


*Abb. 3.2.3: Grundüberlegung zur Wertsteigerung*

Neben der Berücksichtigung von Kapitalkosten gibt es noch weitere Unterschiede zur gewinnorientierten Betrachtung. So werden alle Vermögensgegenstände marktnah mit Zeitwerten bewertet und als Rechnungsgröße auch Zahlungen verwendet. Der Erfolg oder ökonomische Gewinn kann absolut als **Wertbeitrag** in Geldeinheiten oder relativ als **Kapitalrendite** in Prozent ausgedrückt werden. Die wesentlichen Unterschiede der beiden Sichtweisen stellt Abb. 3.2.4 gegenüber.

| | Gewinnorientierte Sicht | Wertorientierte Sicht |
|---|---|---|
| **Wertkomponente** | Historische Anschaffungs- und Herstellungskosten oder Korrekturwerte | Zeitwerte, d.h. auch über historischen Kosten |
| **Rechnungsgrößen** | Erträge/Aufwendungen (extern) bzw. Leistungen/Kosten (intern) | Einzahlungen/Auszahlungen oder Erträge/Aufwendungen |
| **Umfang des Vermögens** | Aktivierungsfähige Vermögensgegenstände und Schulden | Alle Vermögensgegenstände und Schulden |
| **Erfolgsdefinition** | Erfolg = Gewinn = Änderung des ausgewiesenen Nettovermögens | Erfolg = Ergebnis über den Kapitalkosten = Steigerung des Unternehmenswertes |
| **Zeitbezug** | Gegenwart bzw. Vergangenheit | Zukunft |

*Abb. 3.2.4: Vergleich gewinn- und wertorientierte Sichtweise (vgl. Günther, 2007, S. 25)*

## 3.2.2 Strategien zur Wertsteigerung

### 3.2.2.1 Werthebel

Zur **Wertsteigerung** stehen einem Unternehmen grundsätzlich vier Wege zur Verfügung (vgl. *Coenenberg/Salfeld,* 2007, S. 101ff.). Drei dieser so genannten **Werthebel** ergeben sich direkt aus dem Grundprinzip wertorientierter Unternehmensführung:

(1) Steigerung der **Profitabilität** bei gleicher Kapitalbasis führt zu einem positiven Wertbeitrag. Beispielsweise konnte *Nokia* auf diesem Wege sehr erfolgreich seinen Total Shareholder Return steigern. Dabei steigt dort das eingesetzte Kapital nur unwesentlich, während der Kapitalumschlag und die Cashflow-Marge jährlich verbessert werden konnten.

(2) **Wachstum** wirkt ebenfalls wertsteigernd, sofern die Kapitalrendite konstant gehalten werden kann. So gelingt es dem schwedischen Bekleidungsunternehmen *Hennes&Mauritz* bei nahezu gleicher Cashflow-Marge sowie gleichem Kapitalumschlag, seinen Total Shareholder Return zu steigern. Das Unternehmen eröffnete dazu neue Filialen und weitete so sein Geschäft aus. Das eingesetzte Kapital wächst entsprechend, da die die neuen Filialen ähnliche Margen erwirtschaften.

(3) Eine dritte Möglichkeit besteht in der Reduzierung des eingesetzten Kapitals. Dies verringert die **Kapitalkosten** und mehrt so den Wertbeitrag. Erforderlich hierfür ist die Verringerung des Umlaufvermögens (Working Capital Management). Dabei wird mittels Vorratsreduzierung oder Verkürzung von Forderungslaufzeiten das gebundene Kapital gesenkt. Andere Ansatzpunkte können die Reduktion des Anlagevermögens oder die Optimierung der Kapitalstruktur sein. Die Prämisse dabei ist, dass die Profitabilität nicht in Mitleidenschaft gezogen wird. So bildet die durchschnittliche Forderungslaufzeit z.B. neben Umsatz und Marge eine zentrale Steuerungsgröße der *Würth Gruppe*.

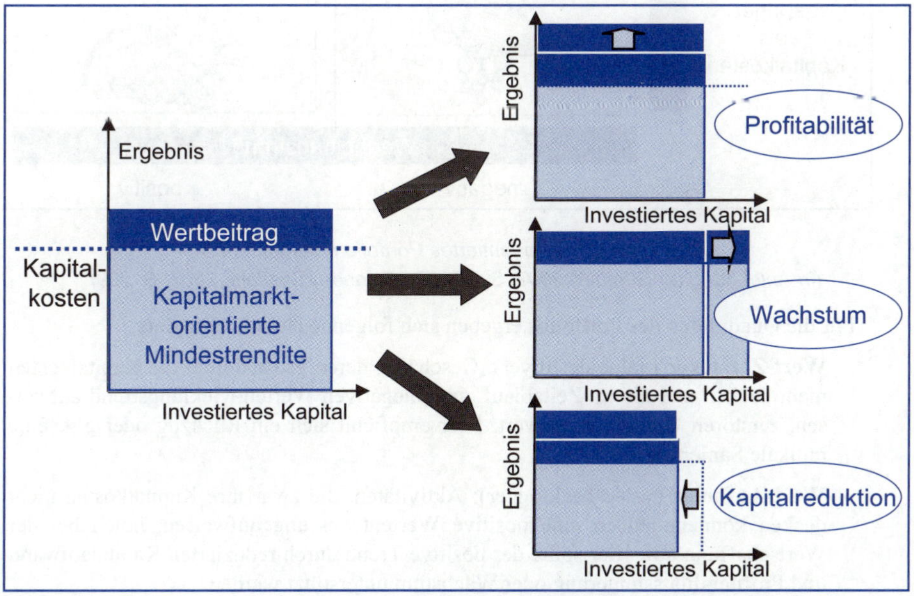


*Abb. 3.2.5: Wertsteigerungshebel*

Die ersten drei Möglichkeiten veranschaulicht Abb. 3.2.5. Die drei Möglichkeiten schließen sich nicht aus, sondern können miteinander kombiniert werden. Häufig wird daher von der Zielsetzung **profitablen Wachstums** gesprochen. So verfolgt die *Daimler AG* das Ziel, durch Profitabilität und Wachstum weltweit der Autobauer mit der höchsten Kapitalrendite zu werden (vgl. *Berni/Herz*, 2005, S. 15).

(4) Der vierte Ansatzpunkt zur Wertsteigerung ist das **Portfoliomanagement**. Während die ersten drei Möglichkeiten auf die Steigerung des Wertes einer bestehenden Organisation gerichtet sind, steht beim Portfoliomanagement die Gestaltung unterschiedlicher Geschäftsfelder im Vordergrund. Durch gezielten Aufbau, Rückzug, Fusionen oder Aufkäufe lässt sich das Geschäftsfeldportfolio eines Unternehmens unter Wertbeitragsgesichtspunkten verbessern. Ein zweiter Aspekt ist die Risikostruktur, welche sich durch entsprechende Portfoliogestaltung beeinflussen lässt. Auf diese Weise können z.B. unternehmensspezifische Risiken ausgeglichen und mithin die erforderlichen risikoadäquaten Verzinsungsanforderungen der Eigentümer gesenkt werden.

Wertorientiertes Portfoliomanagement orientiert sich an den beiden Dimensionen **Profitabilität** und **Wertbeitragsänderung**. Die Profitabilität kann entweder größer oder kleiner als die Kapitalkosten sein. Die Veränderung des Wertbeitrags im Zeitverlauf kann positiv oder negativ sein. Aus diesen zwei Dimensionen lässt sich, wie in Abb. 3.2.6 dargestellt, ein wertorientiertes Portfolio aufbauen.

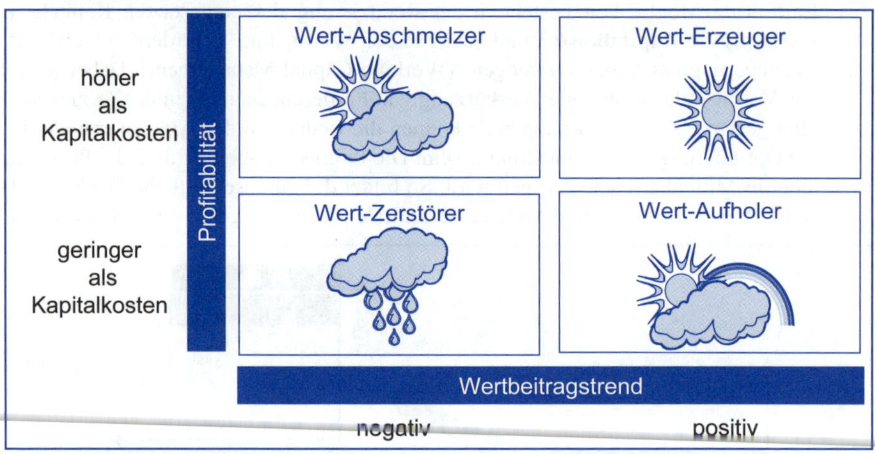


*Abb. 3.2.6: Wertorientiertes Portfoliomanagement*
*(in Anlehnung an Günther, 2007, S. 361; Coenenberg/Saalfeld, 2007, S. 269)*

Für die Quadranten des Portfolios ergeben sich folgende **Normstrategien**:

- **Wert-Zerstörer** (value destroyer): Geschäfte, deren Profitabilität die Kapitalkosten nicht decken und die im Zeitablauf einen negativen Wertentwicklungstrend aufweisen, zerstören Unternehmenswert. Hier empfiehlt sich ein Rückzug oder ggf. eine radikale Sanierung.
- **Wert-Aufholer** (value backlogger): Aktivitäten, die zwar ihre Kapitalkosten nicht decken können, jedoch eine positive Wertentwicklung aufweisen, holen bei der Wertschaffung auf. Hier sollte der positive Trend durch reduzierten Kapitalaufwand und Profitabilitätssteigerung oder Wachstum unterstützt werden.
- **Wert-Abschmelzer** (value melter): Derartige Geschäfte sind zwar ausreichend profitabel, um die Kapitalkosten zu übertreffen, doch folgt die Wertentwicklung einem

negativen Trend. Geschäfte in diesem Quadranten können mit den gleichen Maßnahmen wie bei den Wert-Aufholern zu Wertstabilität oder gar zu Wertsteigerung geführt werden.

- **Wert-Erzeuger** (value creator): Die beste Ausprägung des wertorientierten Portfolios ist die Situation eines mit positivem Trend wachsenden Geschäftes, welches die Kapitalkosten erwirtschaftet. Diese Geschäfte sind zu bewahren und auszubauen.

### 3.2.2.2 Werttreiber-Management

Wertbeiträge können als Steuerungskennzahl für Unternehmen, Geschäftsbereiche und Produktbereiche verwendet werden, da hier das erforderliche Kapital sowie die Ergebnisse eindeutig zugeordnet werden können. Für darunter liegende Einheiten, wie Abteilungen oder Gruppen, sind diese Voraussetzungen jedoch nicht gegeben. Hierbei ergänzen **Werttreiber** oder Wertgeneratoren die wertorientierten Zielsetzungen (vgl. *Rappaport,* 1999, S. 36). Vertriebseinheiten mit Umsatzverantwortung beeinflussen z.B. die Profitabilität, ohne umfassende Verantwortung für einen Wertbeitrag übernehmen zu können. Der Umsatz steht jedoch in einem eindeutigen kausalen Zusammenhang zum übergeordneten Wertbeitrag. Als Werttreiber eignen sich sowohl monetäre, als auch nicht-finanzielle Kennzahlen. Sie sollten bereits bekannte Steuerungsgrößen der operativen Unternehmensführung sein oder aus solchen abgeleitet werden können (vgl. *Stern* et al., 2002, S. 73ff.).

Exemplarisch seien Liefertreue, Verfügbarkeit oder Bestandsreichweiten genannt. Wie die Werttreiber zusammenhängen veranschaulichen Werttreiber-Bäume. Abbildung 3.2.7 zeigt ein Beispiel der *Robert Bosch GmbH.* Ein **Werttreiber-Baum** veranschaulicht transparent und verständlich die Zusammenhänge von Ursachen, Wirkungen und Beziehungen des Wertbeitrages. Er macht deutlich, wie der Wertbeitrag zu beeinflussen ist und wie die einzelnen Faktoren zum Gesamtergebnis beitragen.

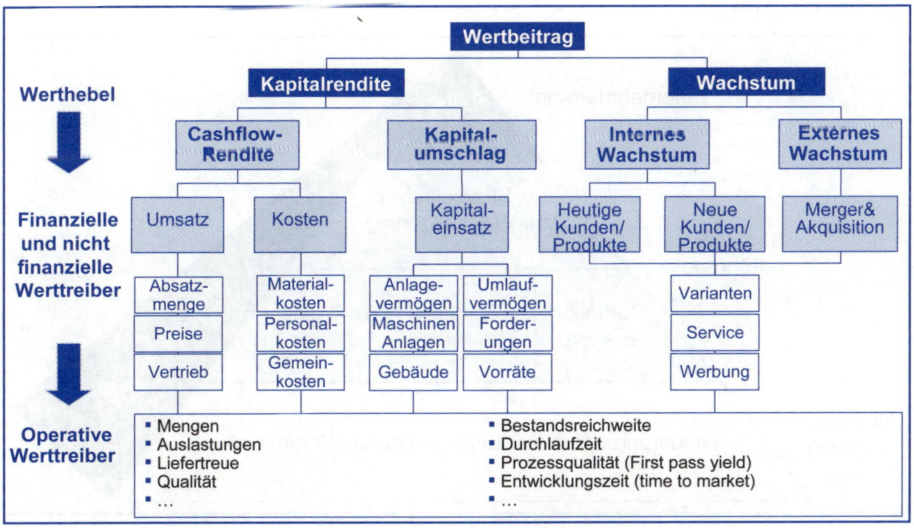


*Abb. 3.2.7: Werttreiber-Baum (vgl. Hoffmann/Kirchhoff, 2001, S. 121)*

Wertbeiträge und Werttreiber stellen wesentliche Bestandteile einer wertorientierten Unternehmensführung dar. Ablauforientiert kann Wertorientierung auch als **Kreislauf** verstanden werden (vgl. *Donlon/Weber, 1999, S. 386*). Abb. 3.2.8 zeigt den wertorientierten Führungskreislauf.

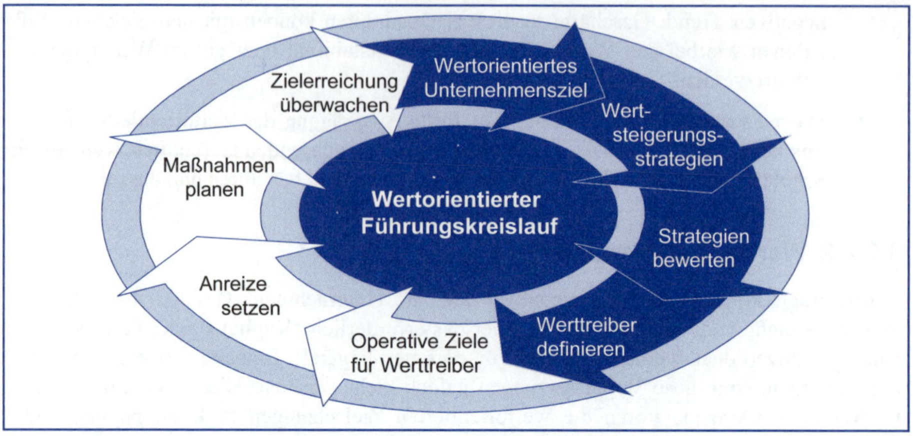


*Abb. 3.2.8: Wertorientierter Führungskreislauf (vgl. Donlon/Weber, 1999, S. 386)*

Ausgehend von Unternehmenszielen und daraus abgeleiteten Teilzielen sind die angestrebten Wertbeiträge zu fixieren. Wie diese erreicht werden können, ist durch die passenden Strategien zur Wertsteigerung festzulegen. Die Strategien sind dann hinsichtlich ihrer Wertschaffung zu bewerten und auszuwählen. Für die verfolgten Strategien werden Werttreiber abgeleitet, um die operative Umsetzung zu gewährleisten. Diese sind weiter zu präzisieren und in konkrete Ziele zu überführen. Die Ursache-Wirkungs-Zusammenhänge zwischen den Werttreibern erlauben ggf. eine Priorisierung, um eindeutige Vorgaben für die Umsetzung sicher zu stellen. Jedes operative Ziel ist dann mit konkreten Zielausprägungen, Messpunkten und Sollwerten zu definieren, mit Anreizen zu koppeln sowie mit Maßnahmen zu hinterlegen. Im Anschluss bedarf es einer effizienten Steuerung und Überwachung (vgl. *Schneider,* 2004, S. 219).

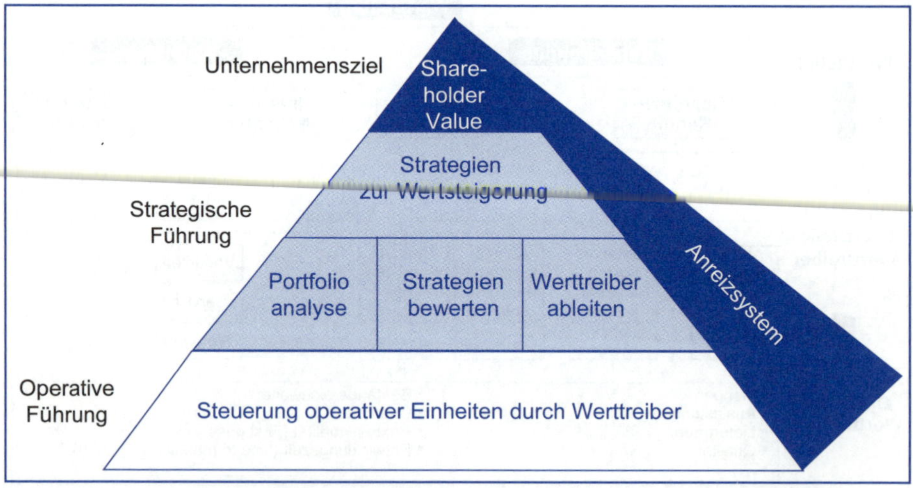


*Abb. 3.2.9: Wertorientierte Managementpyramide (in Anlehnung an Günther, 2007, S. 4)*

Der Ansatz der wertorientierten Unternehmensführung ist bei größeren und insbesondere börsennotierten Unternehmen weit verbreitet (vgl. *Coenenberg/Salfeld*, 2007, S. 6). Auch für nicht börsennotierte und mittelständische Unternehmen gewinnt das Konzept an Bedeutung. Die teilweise recht komplexen Modelle zur Berechnung der Wertsteigerung sollten jedoch vereinfacht werden. Ein Verzicht auf umfangreiche Bereinigungen und Anpassungen an die Rechtsform des Unternehmens wäre wünschenswert. Entsprechende Konzepte und Anwendungen zur wertorientierten Führung in mittelständischen Unternehmen wurden z.B. von der *Schmalenbach-Gesellschaft für Betriebswirtschaft e. V.* erarbeitet (vgl. *Arbeitskreis "Wertorientierte Führung in mittelständischen Unternehmen"*, 2004).

Die Verbindung zwischen strategischen und operativen Schritten im wertorientierten Führungskreislauf erfolgt durch die **Werttreiber.** Sie sind die wesentlichen Einflussfaktoren auf den Unternehmenswert. Sie machen Ursache-Wirkungs-Beziehungen deutlich und sind somit die Basis für die operative Steuerung. Flankiert wird das gesamte System durch Anreize, die wertorientiertes Verhalten belohnen. *Günther* (2007) veranschaulicht diese Elemente in der **wertorientierten Führungspyramide** (vgl. Abb. 3.2.9).

## 3.2.3 Wertorientierte Steuerungsverfahren

### 3.2.3.1 Verfahrensübersicht

Zur wertorientierten Unternehmensführung ist eine Messung der Wertsteigerung erforderlich. Grundvoraussetzung ist daher die Definition einer Wertkennzahl und eine entsprechende Methodik zu deren Ermittlung. Hierfür existiert eine große **Methodenvielzahl,** die aus dem ursprünglichen Konzept von *Rappaport* entstanden ist. Verschiedenartige Definitionen von Ergebnis und Kapitalkosten, sowie der Wunsch nach Differenzierung in Unternehmensberatung und Wissenschaft, hat eine nahezu unübersehbare Anzahl an Methoden und Kennzahlen hervorgebracht.

*Rappaport* (1999) entwickelte das Konzept in den USA, um Wachstumsstrategien und Kapazitätserweiterungen zu bewerten. Die New Yorker Unternehmensberatung *Stern Stewart & Co.* hat auf diesen Grundlagen die Economic Value Added (EVA) Methode entwickelt, die heute ein eingetragenes Warenzeichen ist. Das EVA-Verfahren orientiert sich an marktnahen **buchhalterischen Werten** auf der Basis des US-GAAP. Die Daten der externen Rechnungslegung werden für die Ermittlung der Wertsteigerung und damit zur Messung der Leistung der Unternehmensführung herangezogen. In den USA ist internes und externes Rechnungswesen weniger stark getrennt als in Europa. Die amerikanischen Jahresabschlüsse richten sich auf den Schutz der Aktionäre, da die meisten Unternehmen sich am Kapitalmarkt finanzieren.

Bei der Anwendung wertorientierter Unternehmensführung in Europa sind die **zugrunde gelegten Rechnungslegungsnormen** entsprechend zu berücksichtigen. In Deutschland richtet sich das externe Rechnungswesen auf Basis des **HGB** in erster Linie auf den Schutz der Fremdkapitalgeber, da diese die primären Kapitalgeber der Unternehmen sind. Aus diesem Grund beeinflusst das Vorsichtsprinzip sowie steuerliche Überlegungen die Rechnungslegung der Unternehmen. Somit besteht in Deutschland zwischen externer und interner Rechnungslegung ein ausgeprägter Unterschied. Für die Information der Unternehmensführung dient die Kostenrechnung, welche andere, kalkulatorische Bewertungen vornimmt. Der Vermögens- und Ergebnisausweis nach HGB ist daher von einer marktorientierten Darstellung häufig weit entfernt. Während die auf Buchwerten der externen Rechnungslegung basierenden Ansätze für Unternehmen mit **IFRS- oder US-GAAP-Bilanzierung** sinnvoll erscheinen mögen, ist deren Anwendung bei HGB-Bilanzierung nicht zweckmäßig. Da der Cashflow frei von Bilanzierungs- und Bewertungswahlrechten ist, wurde für die Wertmessung neben den buchwert- auch **cashfloworientierte Verfahren** entwickelt. **Wesentliche Unterschiede** der beiden Verfahrenstypen lassen sich anhand der erforderlichen Berechnungselemente verdeutlichen:

- **Investiertes Kapital**: Ausgangsbasis ist stets das Vermögen des Unternehmens, wobei hier entweder von Buch-, Markt- oder Wiederbeschaffungswerten ausgegangen werden kann. Zudem können Korrekturen der Bilanzsumme vorgenommen werden, um Abzugskapital oder ggf. stille Reserven oder Lasten einzurechnen.
- **Kapitalkosten**: Auf Basis eines Kapitalkostensatzes kann mit unterschiedlichen Definitionen des investierten Kapitals gearbeitet werden, weshalb die Kapitalkosten in ihrer Höhe variieren.
- **Ergebnis**: Es werden buchhalterische Gewinngrößen oder cashflowbasierte Ergebnisdefinitionen verwendet.

| Elemente | Buchwertorientierte Verfahren | Cashfloworientierte Verfahren |
|---|---|---|
| **Investiertes Kapital** | Bewertung zu Buchwerten aus der Bilanz | Kalkulatorische oder marktorientierte Bewertung |
| **Kapitalkosten** | Kapitalkostensatz * investiertes Kapital zu Buchwerten | Kapitalkostensatz * investiertes Kapital zu Marktwerten |
| **Ergebnisgröße** | Jahresüberschuss gemäß Gewinn- und Verlustrechnung | (nachhaltiger oder freier) Cashflow |

*Abb. 3.2.10: Gegenüberstellung von buchwert- und cashfloworientierten Verfahren*

Aus den beiden Verfahrensgruppen sind Mischformen entstanden, so dass die Methodenvielfalt noch größer wurde. Als zweites Kriterium zur Differenzierung der Methoden dient der **Zweck der Wertmessung:**

- So kann die **Wertsteigerung einer Periode** gemessen werden, z.B. um die Managementleistung einer Geschäftseinheit zu beurteilen.
- Alternativ kann ein **Mehrperioden-Gesamterfolg** die gesamte Wertsteigerung einer Strategie, Investition oder eines Unternehmens(bereichs) feststellen. Die Wertsteigerung kann dabei als absoluter Betrag oder als prozentuale Verzinsung angegeben werden.

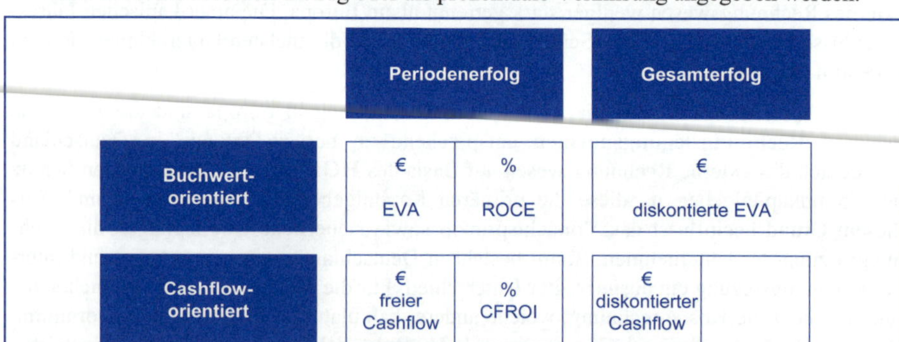


*Abb. 3.2.11: Systematik wertorientierter Kennzahlen*

Abb. 3.2.11 zeigt das Methodenspektrum auf und ordnet einige Verfahren exemplarisch ein. So zeigt der Übergewinn nach der **EVA-Methode** einen absoluten Periodenerfolg an. Ein relatives Maß ist der Return on Capital Employed (ROCE, Rendite auf das eingesetzte Kapital). Werden die EVA's über mehrere Perioden betrachtet und abgezinst, so kann ein Gesamterfolg errechnet werden. Der freie Cashflow stellt einen absoluten Periodenerfolg dar. In Relation zum investierten Kapital ergibt sich der **Cashflow Return on Investment**

(CFROI). Auch bei den cashfloworientierten Verfahren kann durch Diskontierung eine mehrperiodige Gesamtsicht dargestellt werden, wozu meist ein **Discounted Cashflow-Verfahren** (DCF) angewandt wird. EVA, CFROI und Discounted Cashflow sind die bekanntesten Verfahren und weit verbreitet (vgl. *Langguth/Chahed,* 2004, S. 399). Deshalb wird nachfolgend auch auf diese drei Konzepte näher eingegangen.

### 3.2.3.2 Kapitalkosten

Die Bestimmung der Kapitalkosten ist Voraussetzung aller wertorientierter Steuerungsverfahren und wird deshalb zunächst näher erläutert. Eine Basisüberlegung der wertorientierten Unternehmensführung ist die Berücksichtigung der Kapitalkosten nicht nur der Fremd- sondern auch der Eigenkapitalgeber. Hierin liegt der **Innovationsgrad der Konzepte**, wobei die Ermittlung der Eigenkapitalkosten die eigentliche Herausforderung darstellt (vgl. *Studer*, 1998, S. 366).

Die Kosten für **Fremdkapital** können aus den Verträgen mit den Fremdkapitalgebern direkt bestimmt werden. Indirekt kann aus der Gewinn- und Verlustrechnung und den dort ausgewiesenen Zinszahlungen in Relation zum zinspflichtigen Fremdkapital der durchschnittliche Fremdkapitalkostensatz abgeleitet werden.

In einer bilanzorientierten Sichtweise steht Eigenkapital zinslos zur Verfügung. Daher kann aus der Finanzbuchhaltung kein Rückschluss auf die Kosten des **Eigenkapitals** gezogen werden. Die Kostenrechnung verwendet zum Teil kalkulatorische Zinsen, die als Opportunitätskostensatz unter Berücksichtigung des unternehmerischen Risikos zu bestimmen sind. Wie die Messung jedoch zu erfolgen hat, liegt im Ermessen des Anwenders und es gibt hierfür keine etablierten Verfahrensvorschläge (vgl. *Däumler/Gräbe*, 2000, S. 178). Die Finanzwirtschaft kennt mehrere Ansätze, wie die *Arbitrage Pricing Theory*, das *Option Pricing Model* und das *Capital Asset Pricing Model* (CAPM).

Die ersten beiden Modelle sind hinsichtlich der erforderlichen Informationen und den enthaltenen Annahmen problematisch. Das CAPM ist nicht frei von methodischen Schwächen, aber dafür relativ plausibel und einfach in der Anwendung. In Ermangelung einer besseren Alternative hat es sich in der Praxis weitgehend durchgesetzt (vgl. *Studer*, 1998, S. 367f.). Beim **CAPM** (vgl. nachfolgend *Günther*, 2007, S. 163ff.) werden die **Eigenkapitalkosten** durch das mit dem Eigenkapitaleinsatz verbundene Risiko bestimmt.

Es gibt zwei **Primärquellen unternehmerischen Risikos:**

- **Unsystematische Risiken:** Die Grundidee im CAPM ist die Möglichkeit, durch Mischung von risikobehafteten Wertpapieren das Risiko des Gesamtportfolios zu verringern (Diversifikation). Modelltheoretisch wird hier von einem „markteffizienten" Portfolio ausgegangen. Ein Aktienkäufer gleicht sein Portfolio unter Risikogesichtspunkten immer so aus, dass bei gleichem Risiko nur die rentabelsten Papiere bzw. bei gleicher Rendite nur die risikoärmsten Aktien gekauft werden. Die durch Portfoliobildung bzw. Diversifikation ausgleichbaren Risiken werden als unsystematische Risiken bezeichnet. Auf ein Unternehmen übertragen bedeutet dies, dass unsystematische Risiken durch aktives Risikomanagement (vgl. Kap. 3.3.7.2) begegnet werden kann. Ein Beispiel ist die Abhängigkeiten von Lieferanten. Dieses Risiko kann durch entsprechende Verträge mit den Lieferanten oder dem Aufbau weiterer Bezugsquellen verringert werden. Einige Risiken lassen sich auch im Unternehmen ausgleichen, indem das Portfolio an Aktivitäten unter Risikoaspekten gestaltet wird. So kann z.B. innerhalb einer Geschäftseinheit oder auch auf Gesamtunternehmensebene die Gestaltung der Kunden- und Lieferantenstruktur unter Währungsgesichtspunkten zu einem Risikoausgleich führen.

- **Systematische Risiken** sind der verbleibende Risikoanteil eines Unternehmens, nachdem unsystematische Risiken ausgeschaltet wurden. Diese resultieren zum Teil aus nicht ausgleichbaren spezifischen Risiken des Unternehmens, aber auch aus allgemeinen, finanziellen und makroökonomischen Entwicklungen einer Branche. Beispiele sind Energiepreise, ökologische Wagnisse oder Konjunkturen. Für die Übernahme derartiger Risiken verlangt der Eigenkapitalgeber eine Entschädigung.

Das CAPM berücksichtigt die Risikostruktur eines Unternehmens. Es geht von den Zinssätzen risikofreier Anlagen als Basiszinssatz oder **risikofreiem Zinssatz** aus. Dafür werden die Renditen für Anleihen bester Bonität verwendet. Dies sind z.B. Staatsanleihen kreditwürdiger Industrienationen. Die Laufzeit der Anleihen orientiert sich am Betrachtungshorizont. Wird eine Strategie für die nächsten fünf Jahre bewertet, so wird als Basiszins ebenfalls die Rendite fünfjähriger Anleihen angesetzt.

Aufbauend auf dem Basiszins wird die Risikosituation einer Branche oder eines Marktes betrachtet. Je nach Geschäft fordern die Anteilseigner eine unterschiedlich hohe Rendite für die Bereitstellung ihres Kapitals. Diese **Marktrisikoprämie** ist die Differenz zwischen der erwarteten Rendite eines Marktdurchschnitts und dem Basiszins. Zur Ermittlung der Marktrisikoprämie werden die Renditen des Aktienmarktes bzw. branchen- oder marktspezifische Segmente des Aktienmarktes herangezogen. Die USA verfügt über eine große statistische Grundgesamtheit börsennotierter Unternehmen. Deshalb sind die erwarteten Renditen für Branchen und Märkte in Indizes relativ verlässlich zu ermitteln. In Deutschland hingegen ist die Bestimmung der durchschnittlichen Marktrendite aufgrund der geringeren Anzahl börsennotierter Unternehmen und damit der kleineren Vergleichsgruppen schwieriger. Vergleiche mit spezialisierten Fonds und Indexwerten helfen, die Marktrisikoprämie einer betreffenden Branche näherungsweise zu ermitteln. Häufig ist auch nur ein Vergleich mit der Gesamtrendite des Aktienmarktes möglich.

Schließlich wird noch das **unternehmensindividuelle Risiko** (spezifisches, unsystematisches Risiko) durch den **Beta-Faktor** berücksichtigt. Dieser zeigt, ob einzelne Aktien risikoreicher bzw. volatiler als der Gesamtmarkt sind. Statistisch kann dies aus der Gegenüberstellung des Aktienkurses eines Unternehmens zur Gesamtmarktentwicklung über einen langen Zeitraum ermittelt werden. Schwankt der Aktienkurs des Unternehmens stärker als der Marktindex, so messen die Aktionäre dem Unternehmen ein höheres Risiko als dem Gesamtmarkt zu. Ein Unternehmen mit einem Betawert von eins ist genauso risikoreich wie der gesamte Aktienmarkt. Aktien mit einem kleineren Betawert als eins sind demnach weniger riskant. Konkret sagt ein Betawert von 0,75 aus, dass der Aktienkurs eines Unternehmens sich um 7,5% vermindert oder steigt, wenn der gesamte Aktienmarkt um 10% sinkt bzw. steigt. Für nicht börsennotierte Firmen muss ein Surrogat-Beta verwendet werden, der aus dem Wert eines vergleichbaren börsengängigen Unternehmens abgeleitet wird.

$$\mathbf{r_{ek} = r_f + \beta * (r_m - r_f)}$$

$r_{ek}$ = Eigenkapitalkostensatz
$r_f$ = risikofreier Zinssatz
$\beta$ = Beta-Faktor
$r_m$ = Martkrisiko-Zinssatz

Zusammenfassend berücksichtigt das CAPM die Risikostruktur eines Unternehmens, indem der Zinssatz risikofreier Anlagen als Mindestverzinsung für die Eigenkapitalgeber verwendet wird. Hierzu ist die Marktrisikoprämie zu addieren. Sie ist die Differenz zwischen der Marktrendite und dem Basiszinssatz. Der Beta-Faktor wird mit der Marktrisikoprämie multipliziert, um so das spezifische (unsystematische) Risiko zu berücksichtigen.

Grafisch zeigt Abb. 3.2.12 die einzelnen Elemente des CAPM. Aufbauend auf dem Basiszinssatz wird hier eine Marktrisikoprämie addiert. Sie entspricht der durchschnittlichen

Risikoprämie eines markteffizienten Portfolios. Im Beispiel wird von einem größeren Risiko als der Marktdurchschnitt ausgegangen. Der Beta-Faktor ist somit größer als eins. Damit ist das systematische Risiko des Unternehmens höher als die Marktrisikoprämie.

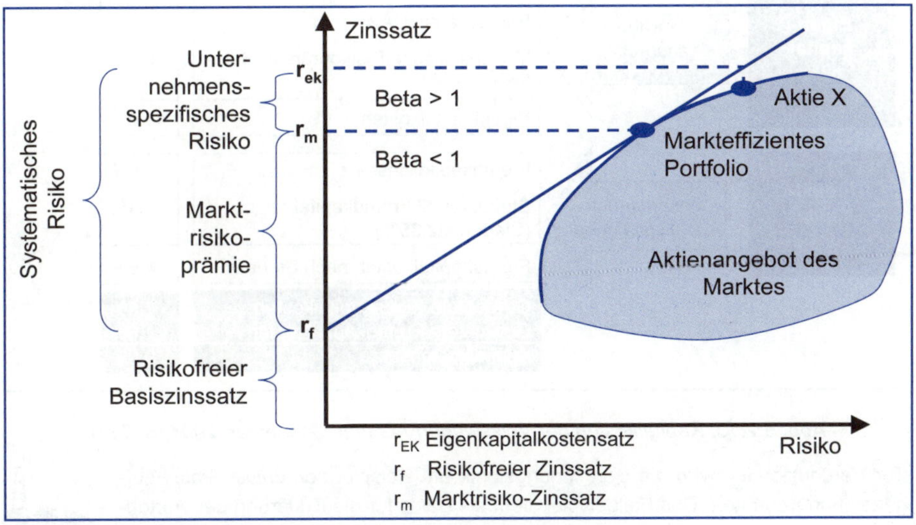


*Abb. 3.2.12: Capital Asset Pricing Model (CAPM)*

Aus Eigen- und Fremdkapitalkosten errechnen sich die gesamten Kapitalkosten als gewichteter Durchschnitt (vgl. nachfolgend z.B. *Coenenberg/Salfeld,* 2007, S. 179ff.). Der **gewichtete durchschnittliche Kapitalkostensatz (WACC** Weighted Average Cost of Capital) repräsentiert die Verzinsungsansprüche der Fremd- und Eigenkapitalgeber.

**Kapitalkostensatz = gewichtete Eigenkapitalkosten + gewichtete Fremdkapitalkosten**

$$WACC = r_{ek} * \frac{EK}{EK + FK} + r_{fk} * (1 - Steuersatz) * \frac{FK}{EK + FK}$$

WACC = Gewichteter Kapitalkostensatz (Weighted Average Cost of Capital)
$r_{ek}$ = Eigenkapitalkostensatz
EK = Eigenkapital
FK = Fremdkapital
$r_{fk}$ = Fremdkapitalkostensatz
Steuersatz = Steuersatz des Unternehmens in %
(1-Steuersatz) = Steuereffekt (tax shield)

Zur Berechnung des Kapitalkostensatzes werden die Eigenkapitalkosten mit der Eigenkapitalquote und der Fremdkapitalkostensatz mit der Fremdkapitalquote gewichtet. Zusätzlich wird berücksichtigt, dass Fremdkapitalkosten aufwandswirksam sind und daher die Steuerlast des Unternehmens senken. Fremdkapital ist daher für das Unternehmen günstiger, da die Steuerlast durch den Zinsaufwand gesenkt wird. Die Kapitalstruktur zur Gewichtung wird meist noch korrigiert, da zinslos zur Verfügung stehendes Kapital (Abzugskapital) nicht zu berücksichtigen ist. Zudem können Vermögensgegenstände zu Marktwerten bewertet werden, was in der Bilanz zu einer Mehrung des Eigenkapitals führt. Exemplarisch zeigt Abb. 3.2.13 diese Berechnungslogik für den *Volkswagen-Konzern.* Zum Vergleich zu den von *Volkswagen* geforderten 9% ergeben sich für das Jahr 2006 gewichtete Kapitalkostensätze bei *SAP* von 10,2%, bei *Infinion* von 9,8% oder bei der *Deutschen Telekom* von 6,7% (vgl. *Coenenberg/Salfeld,* 2007, S. 184).

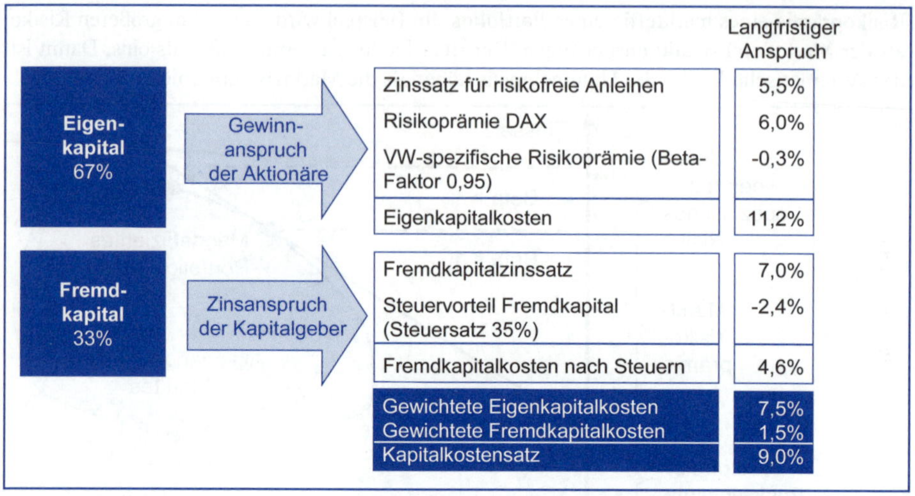


*Abb. 3.2.13: Kapitalkosten der Volkswagen AG (vgl. Schneider, 2004, S. 211)*

Zur Verdeutlichung wird die Berechnungslogik am Beispiel der *Value GmbH* aufgezeigt und erläutert. Das Fallbeispiel dient als Basis für die Erklärung der wertorientierten Steuerungsverfahren.

Für die *Value GmbH* ist der Ausgangspunkt die in Abb. 3.2.14 dargestellte Bilanz mit den dortigen Buchwerten. Diese Bilanz unterliegt konservativen Rechnungslegungsstandards und -grundsätzen und enthält unterbewertete Vermögensgegenstände, so genannte stille Reserven. Im Beispiel sind Grundstücke und Gebäude zu historischen Anschaffungswerten angesetzt. Sie beinhalten aufgrund des höheren Marktwertes erhebliche stille Reserven. Bei den Maschinen ist wegen gesetzlicher Abschreibungsvorgaben ebenfalls von höheren Verkehrswerten auszugehen. Zudem ist noch ein Unterschied bei der Vorratsbewertung enthalten. Um marktorientierte Werte zu erhalten, werden diese Anpassungen berücksichtigt. Es ergibt sich eine korrigierte Summe der Aktiva, welche einem höheren Eigenkapital auf der Passiv-Seite entspricht (vgl. *Rappaport*, 1999, S. 36ff.).

Im nächsten Schritt wird das zinslos zur Verfügung stehende Abzugskapital angerechnet. Die nicht zinswirksamen Verbindlichkeiten, insbesondere aus Lieferungen und Leistungen, Anzahlungen und einige Rückstellungen z.B. Steuerrückstellungen, werden eliminiert. Hierfür müssen keine Kapitalkosten erwirtschaftet werden. In einigen Branchen spielt das Abzugskapital eine wichtige Rolle und kann einen bedeutenden Anteil des Gesamtkapitals ausmachen. So bezahlen z.B. die Kunden im Einzelhandel meist sofort, während die Lieferanten lange Zahlungsziele ohne Skonto akzeptieren müssen. Bei hoher Umschlagshäufigkeit des Umlaufvermögens kann so ein bedeutender Finanzierungseffekt entstehen. Dadurch verringert sich das zu Marktwerten bewertete eingesetzte und zu verzinsende Kapital der *Value GmbH* deutlich.

Der risikofreie Zinssatz wird durch die Rendite von Bundesschatzbriefen in Höhe von 4,5% mit einer langfristigen Laufzeit bestimmt. Die *Value GmbH* ist nicht börsennotiert und leitet daher ihr Marktrisiko am Kapitalmarkt ab. Für die Branche gelten dort 9,5% als Marktrisiko-Zinssatz. Die Marktrisikoprämie beträgt damit 5%. Im Vergleich zum Marktdurchschnitt weist die *Value GmbH* jedoch aufgrund ihrer Produktstruktur, der bearbeiteten Märkte und der Währungsrisiken ein um 10% höheres Risiko auf. Dies spiegelt sich im Betafaktor von 1,1 wider. Dies führt zu einem Eigenkapitalkostensatz von 10%.

$$r_{EK} = r_f + \beta * (r_m - r_f)$$

$$10\% = 4{,}5\% + 1{,}1 * (9{,}5\% - 4{,}5\%)$$

$r_{EK}$ = Eigenkapitalkostensatz
$r_f$ = 4,5% (risikofreier Zinssatz)
$\beta$ = 1,1 (Beta-Faktor)
$r_m$ = 9,5% (Marktrisiko-Zinssatz)

**Bilanz der Value GmbH**
*(in Mio EURO), Bilanzstichtag*

| | Buchwert | | Anpassungen | | Korrigierte Werte | | Abzugskapital | | Netto investiertes Kapital |
|---|---|---|---|---|---|---|---|---|---|
| **AKTIVA** | | | | | | | | | |
| **Bilanzsumme** | **210** | + | **25** | = | **235** | | | | |
| Goodwill | 20 | + | 0 | = | 20 | | | | |
| Grundstücke + Gebäude | 10 | + | 15 | = | 25 | | | | |
| Maschinen | 20 | + | 5 | = | 25 | | | | |
| Betriebs- und Geschäftsausstattung | 10 | + | 0 | = | 10 | | | | |
| **Anlagevermögen** | **60** | + | **20** | = | **80** | | | | |
| Vorräte | 95 | + | 5 | = | 100 | | | | |
| *- davon Rohmaterial* | *20* | + | *5* | = | *25* | | | | |
| *- davon unfertige Erzeugnisse* | *30* | + | *0* | = | *30* | | | | |
| *- davon fertige Erzeugnisse* | *45* | + | *0* | = | *45* | | | | |
| Forderungen | 40 | + | 0 | = | 40 | | | | |
| Kasse und Bankguthaben | 15 | + | 0 | = | 15 | | | | |
| **Umlaufvermögen** | ***150*** | + | ***5*** | = | ***155*** | | | | |
| **PASSIVA** | | | | | | | | | |
| **Bilanzsumme** | **210** | + | **25** | = | **235** | - | **75** | = | **160** |
| | | | | | | - | | | |
| Grundkapital + Gewinnrücklage | 62 | + | 0 | = | 62 | - | 0 | = | 62 |
| Gewinn/Verlust lfd. Jahr | 13 | + | 0 | = | 13 | - | 0 | = | 13 |
| Stille Reserven/Lasten | | + | 25 | = | 25 | - | 0 | = | 25 |
| **Eigenkapital** | ***75*** | + | ***25*** | = | ***100*** | - | ***0*** | = | ***100*** |
| | | | | | | - | | | |
| Verbindlichkeiten | 100 | + | 0 | = | 100 | - | 70 | = | 30 |
| *- davon aus Lieferungen und Leistungen* | *60* | + | *0* | = | *00* | - | *60* | = | *0* |
| *- davon Anzahlungen* | *10* | + | *0* | = | *10* | - | *10* | = | *0* |
| *- davon langfristig* | *30* | + | *0* | = | *30* | - | *0* | = | *30* |
| | | + | | = | | - | | = | |
| Rückstellungen | 35 | + | | = | 35 | - | 5 | = | 30 |
| *- davon Steuerrückstellungen* | *5* | + | 0 | = | *5* | - | *5* | = | *0* |
| *- davon andere Rückstellungen* | *30* | + | 0 | = | *30* | - | *0* | = | *30* |
| **Fremdkapital** | ***135*** | + | ***0*** | = | ***135*** | - | ***75*** | = | ***60*** |

*Abb. 3.2.14: Bilanz der Value GmbH zum 31.12.*

Die Fremdkapitalkosten für das zu verzinsende Fremdkapital der *Value GmbH* betragen durchschnittlich 5%. Dies kann den Darlehensverträgen entnommen werden. Der Wert kann auch aus der Gewinn- und Verlustrechnung im Verhältnis zum zinspflichtigen Fremdkapital abgeleitet werden. Der relevante Steuersatz beträgt 35%. Weil die Fremdkapitalzinsen im Gegensatz zu den Eigenkapitalkosten steuerlich voll abzugsfähig sind und eine Gesamtbetrachtung der Kapitalkosten angestrebt wird, ist der Fremdzinsaufwand um die anteiligen Steuern zu korrigieren. Dies reduziert die Fremdkapitalkosten von 5% auf 3,25%, bzw. der Steuereffekt („tax shield") beträgt -1,75%.

Mit diesen Angaben und den Bilanzstrukturen lassen sich die gewichteten Kapitalkosten in Höhe von 7,5% ermitteln. Dabei sind die korrigierten Werte sowie das Abzugskapital, d.h. die Kapitalstruktur des netto investierten Kapitals zu berücksichtigen. Würden fälschlicherweise Buchwerte verwendet, so würden sich lediglich 5,7% als Kapitalkostensatz ergeben. Dies spiegelt die Marktwerte nicht wider. In absoluten Werten ausgedrückt, d.h. durch Multiplikation mit dem netto investierten Kapital, bedeutet dies jährlich zu erwirtschaftende Kapitalkosten in Höhe von 12 Mio. Euro. Der Kapitalkostensatz wird im fortgeführten Beispiel für die Berechnung des Wertbeitrags nach den verschiedenen Steuerungsverfahren herangezogen. Abb. 3.2.15 zeigt den Berechnungsweg nochmals ausführlich auf. Abb. 3.2.16 veranschaulicht die Berechnung als Kennzahlenbaum.

**Gewichtete Kapitalkosten**

*(in Mio. Euro)* — Value GmbH

| Eigenkapitalkosten | | Fremdkapitalkosten | |
|---|---|---|---|
| Risikofreier Zinssatz | 4,50% | Fremdkapitalkosten | 5,00% |
| Marktrisiko-Zinssatz | 9,50% | | |
| Marktrisikoprämie | 5,00% | Steuersatz | 35,00% |
| | | Steuereffekt (Tax shield) | -1,75% |
| Beta-Faktor | 1,1 | | |
| Risikoprämie Unternehmen | 5,50% | **Fremdkapitalkosten nach Steuern** | **3,25%** |
| **Eigenkapitalkostensatz** | **10,00%** | | |

**Netto investiertes Kapital**

| | | | Abzugskapital | | Netto investiertes Kapital |
|---|---|---|---|---|---|
| Eigenkapital (korrigiert) | *100* | - | 0 | = | 100 |
| Fremdkapital (korrigiert) | *135* | - | 75 | = | 60 |
| Bilanzsumme (korrigiert) | 235 | | | | 160 |
| Eigenkapitalquote | 42,6% | | | | 62,5% |
| Fremdkapitalquote | 57,4% | | | | 37,5% |

**Gewichtete Kapitalkosten WACC**

| | | | | | |
|---|---|---|---|---|---|
| Eigenkapitalkostensatz * Eigenkapitalquote = | 10,00% | * | 62,5% | = | 6,25% |
| Fremdkapitalkostensatz * Fremdkapitalquote = | 3,25% | * | 37,5% | = | 1,22% |
| **Gewichtete Kapitalkosten WACC** | | | | | **7,5%** |
| Kapitalkosten absolut (in Mio. €) = | 7,5% | * | 160 | = | 12 |

*Abb. 3.2.15: Gewichtete Kapitalkosten der Value GmbH*

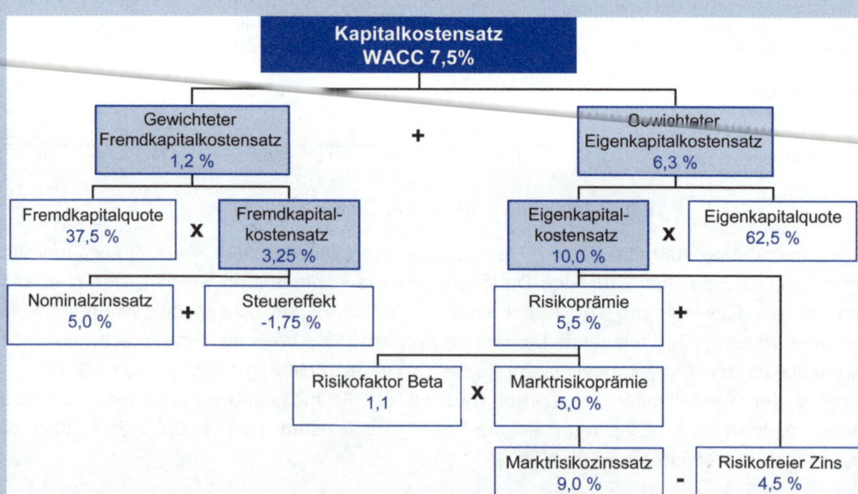


*Abb. 3.2.16: Kapitalkostensatz der Value GmbH*

### 3.2.3.3 Economic Value Added (EVA)

Das Konzept des Economic Value Added (EVA) ist ein **buchwertorientiertes Verfahren**. Danach wird ein zusätzlicher Unternehmenswert geschaffen, wenn eine über den Kapitalkosten liegende Rendite erzielt wird. Hierzu werden vom Gewinn einer Periode die Kapitalkosten abgezogen. Das Ergebnis wird als Economic Value Added (EVA), Residual- oder Übergewinn oder auch als Wertbeitrag bezeichnet. Der EVA wird aus Buchwerten ermittelt und dient meist zur Leistungsmessung einer Periode. Werden die prognostizierten zukünftigen Residualgewinne diskontiert, so kann auch eine Unternehmens- und Strategiebewertung erfolgen (vgl. *Young/O'Byrne*, 2001 S. 34f.). Da die herangezogenen Informationen auf dem Rechnungswesen basieren, ist die Qualität der Kennzahl abhängig von den vorgenommenen Anpassungen. So werden z.B. gemäß HGB geleaste Vermögensgegenstände nicht bilanziert und verzerren somit die investierte Vermögensbasis. Ebenso können Bilanzierungseffekte bei Vorräten oder die kumulierten Goodwill-Abschreibungen Anlass für Korrekturen sein.

Die **Ermittlung des EVA** erfolgt gemäß der nachfolgenden Formel (vgl. *Stern* et al., 2002). Als Ergebnisgröße wird das bereinigte operative Ergebnis nach Steuern (Net Operating Profit After Taxes NOPAT) verwendet. Zur Bereinigung werden Rechnungslegungseinflüsse sowie ggf. Sondereffekte berücksichtigt. Da von diesem Ergebnis die gesamten Kapitalkosten abgezogen werden, sind die Fremdkapitalzinsen kein Bestandteil des NOPAT. Zum gleichen Resultat führt auch der prozentuale Berechnungsweg. Dabei wird die Überrendite ermittelt als Rendite des investierten Kapitals (**Return on Capital Employed ROCE**) abzüglich der Kapitalkosten. Sie wird wiederum mit dem eingesetzten Kapital multipliziert, um einen absoluten Wertbeitrag zu erhalten. Das eingesetzte Kapital bezieht sich auf dieselbe Periode. In einigen Varianten wird jedoch auch mit dem Kapitalbestand der Vorperiode gerechnet. Der EVA gibt dann die Wertsteigerung eines Unternehmens, einer Geschäftseinheit oder einer Strategie in einer Periode an. Neben der Bezugsgröße des aus der Bilanz abgeleiteten eingesetzten Kapitals (Capital Employed CE) kann auch mit dem investierten Kapital (Capital Invested CI) gearbeitet werden. Hierfür wird die Summe aus dem Kaufpreis des Unternehmens und den Gesellschafterdarlehen angesetzt. Daraus wird dann der Return on Capital Invested (ROCI) als Rendite errechnet.

$$\underbrace{\textbf{Übergewinn der Periode}}_{EVA_t} = \underbrace{\textbf{Betriebsergebnis}}_{NOPAT_t} \ ./.\ \underbrace{\textbf{Kapitalkosten}}_{(WACC * C_t)}$$

$$= (ROCE_t - WACC) * C_t$$

EVA = Economic Value Added in €
NOPAT = Net operating profit after tax (Betriebsergebnis nach Steuern)
WACC = Gewichteter Kapitalkostensatz (Weighted Average Cost of Capital)
C = Eingesetztes Kapital
t = Periode
ROCE = Return on Capital Employed in %

Das Konzept erfreut sich insbesondere in den USA großer Beliebtheit. Dort lassen sich die Ausgangsdaten für die Berechnung direkt aus der marktorientierten Bilanz und Gewinn- und Verlustrechnung abgeleiten. Neben der einfachen Berechnung bietet dies den Vorteil einer einheitlichen und transparenten internen und externen Datenbasis. Die Einheitlichkeit der Daten hat aber nicht nur Vorteile, denn bilanzpolitische Maßnahmen gehen so in interne Entscheidungsprozesse ein. Auch deutsche Akteingesellschaften, die internationale Rechnungslegungsstandards nutzen, verwenden dieses Konzept. Beispiele sind *Volkwagen* oder *DaimlerChrysler*. Es ist auch in Deutschland das meistgenutzte wertorientierte Verfahren (vgl. *Müller/Hirsch*, 2005, S. 83).

Zur Erläuterung wird wiederum die *Value GmbH* als Rechensbeispiel herangezogen. Abb. 3.2.17 zeigt zunächst die Gewinn- und Verlustrechung des Unternehmens.

| **Gewinn- und Verlustrechnung** *(in Mio. Euro)* | | | | Value GmbH |
|---|---|---|---|---|
| Umsatzerlöse | | + | 120 | 100% |
| Herstellungskosten | | - | 75 | 63% |
| **Bruttoergebnis** | | = | **45** | **38%** |
| Gemeinkosten | | - | 12 | 10% |
| Abschreibungen | | - | 10 | 8% |
| **Betriebsergebnis / Operatives Ergebnis** (Earnings before Interest and Tax EBIT) | | = | **23** | **19%** |
| (Fremdkapital-)Zinsen (Interest) | | - | 3 | 3% |
| **Gewinn/Verlust vor Steuern** (Earnings before Tax EBT) | | = | **20** | **17%** |
| Steuer (tax) | 35% | - | 7 | 6% |
| **Gewinn/Verlust nach Steuern** (Earnings after tax EAT) | | = | **13** | **11%** |

*Abb. 3.2.17: Gewinn- und Verlustrechnung der Value GmbH*

| **ROCE und EVA** *(in Mio. Euro)* | | Value GmbH |
|---|---|---|
| **Betriebsergebnis / Operatives Ergebnis (Earnings before Interest and Tax EBIT)** | | **23,0** |
| Steuer (tax) | - | 7,0 |
| **NOPAT Net operating profit after tax (Betriebsergebnis nach Steuern ohne Zinsen)** | = | **16,0** |
| Netto investiertes Kapital | : | 160,0 |
| **Nettokapitalrendite (Return on Capital Employed ROCE)** | = | **10,0%** |
| Kapitalkostensatz (WACC) | - | 7,5% |
| **Überrendite** | = | **2,5%** |
| Netto investiertes Kapital | * | 160,0 |
| **Übergewinn EVA** | | 4,0 |

*Abb. 3.2.18: EVA der Value GmbH*

Ausgehend von der Gewinn- und Verlustrechnung werden vom operativen Ergebnis die Steuern abgezogen. Die *Value GmbH* konnte in der betrachteten Periode ein NOPAT von 16 Mio. Euro erwirtschaften. In Relation zum eingesetzten Kapital ergibt sich eine Nettokapitalrendite von 10,0%. Dies übertrifft die Kapitalkosten um 2,5% bzw. die Überrendite beträgt 2,5%. Als absoluter Betrag konnte ein Übergewinn in Höhe von 4,0 Mio. Euro erwirtschaftet werden. Abb. 3.2.18 zeigt die Berechnung.

Die Berechung des Übergewinns lässt sich auch als Kennzahlensystem darstellen. Damit können Veränderungsursachen und Beeinflussungsmöglichkeiten des Wertbeitrags aufzeigt werden. Abb. 3.2.19 veranschaulicht dies für die *Value GmbH*.

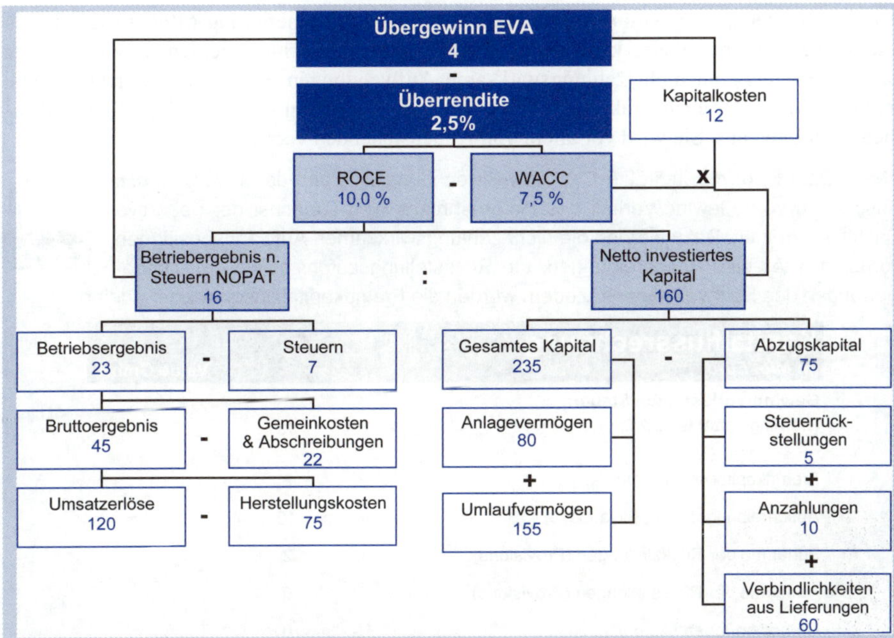


*Abb. 3.2.19: EVA-Baum (in Anlehnung an Hauser, 1999, S. 403)*

Neben der Leistungsmessung für eine Periode kann mit dem EVA-Konzept auch ein Gesamterfolg ermittelt werden. Hierzu werden die Wertbeiträge der Perioden diskontiert und zu einem Gesamterfolg zusammengefasst (vgl. *Schneider*, 2004). Die Berechnungslogik entspricht derjenigen des nachfolgend dargestellten Discounted Cashflow-Verfahrens. Allerdings fließen keine freien Cashflows, sondern Wertbeiträge gemäß der EVA-Berechnungslogik in die Diskontierung ein. So kann z.B. das für ein Produkt zurechenbare und einzusetzende Kapital sowie die erwirtschafteten Ergebnisse über die Lebensdauer eines Produktes diskontiert und dieser Barwert als Entscheidungsgrundlage genutzt werden.

### 3.2.3.4 Cashfloworientierte Verfahren

Cashfloworientierte Verfahren werden insbesondere dort eingesetzt, wo aufgrund der zugrunde liegenden Rechnungslegungsvorschriften eine marktorientierte Bewertung nicht möglich ist. Der generierte Cashflow eines Unternehmens ist **frei von bilanzpolitischen Maßnahmen**. Im Rahmen der HGB-Rechnungslegung wird dagegen der Periodenerfolg ebenso wie die Vermögensdarstellung von steuerlichen Überlegungen und dem Vorsichtsprinzip geprägt. Da keine Buchwerte verwendet werden (können), gehen auch die Vorteile aus Transparenz und Einfachheit der EVA-Methoden verloren. Unternehmerische Aktivitäten werden auf ihre Auswirkungen hinsichtlich des Cashflows einer Periode zurückgeführt. Es handelt sich hier um eine strategische Betrachtung, da ebenfalls über die Allokation von Ressourcen nachgedacht wird.

#### Berechnung des freien Cashflows

Die **Berechnung des Cashflows** einer Periode (vgl. z.B. *Günther,* 2007, S. 112ff.). kann durch direkte Gegenüberstellung aller betrieblichen Ein- und Auszahlungen ermittelt werden. Die direkte Methode geht von den liquiditätswirksamen Positionen der Gewinn- und Verlustrechnung aus. Dadurch ist sie besser geeignet, den Führungskräften die Entstehung der Umsatzüberschusspositionen und damit die Liquiditätsgenerierung offen zu legen. Als alternative Vorgehensweise kann der Cashflow indirekt errechnet werden. Dazu wird der Jahresüberschuss um nicht zahlungswirksame Aufwendungen und Erträge korrigiert. Die indirekte Methode, auch Praktikerdefinition genannt, geht von den nicht liquiditätswirksamen Positionen aus. Sie wird vor allem von Außenstehenden verwendet.

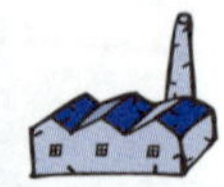

Abb. 3.2.20 zeigt die indirekte Cashflow-Berechnung im Falle der *Value GmbH*. Ausgehend vom Gewinn/Verlust des Unternehmens wird zunächst der operative Cashflow ermittelt. Dazu werden die nicht zahlungswirksamen Aufwandspositionen korrigiert. Dies sind Abschreibungen, die Rückstellungszufuhr sowie ggf. Umbewertungen des Sachvermögens. Zudem werden die Fremdkapitalzinsen wieder addiert.

| **Kapitalflussrechnung** *(in Mio. Euro)* | | | **Value GmbH** |
|---|---|---|---|
| **Gewinn/Verlust nach Steuern** (Earnings after tax EAT) | = | **13** | |
| Fremdkapitalzinsen (Interest) | + | 3 | |
| Abschreibungen (Depreciation) | + | 10 | |
| Zunahme der Rückstellungen (Provisions) | + | 2 | |
| Abnahme der Rückstellungen (Provisions) | - | 0 | |
| Umbewertungen (Amortization) | +/- | 0 | |
| **Operativer Cashflow** (Brutto-Cashflow) | = | | **28** |
| Netto-Zunahme der Vorräte | - | 2 | |
| Netto-Zunahme der Forderungen | - | 2 | |
| Netto-Zunahme der Verbindlichkeiten aus L&L | + | 0 | |
| Netto-Abnahme der Vorräte | + | 0 | |
| Netto-Abnahme der Forderungen | + | 0 | |
| Netto-Abnahme der Verbindlichkeiten aus L&L | - | 2 | |
| **Veränderung des Netto-Umlaufvermögens** (Working Capital) | = | | **- 6** |
| Investitionen in Sachanlagen, Firmenwerte & immaterielle Vermögenswerte | + | 7 | |
| Erlöse aus Anlagenabgängen | - | 1 | |
| **Investitionsauszahlungen** (Capital Expenditures CAPEX) | = | | **- 6** |
| **Freier Cashflow** (Netto-Cashflow) | | | **16** |

*Abb. 3.2.20: Freier Cashflow der Value GmbH*

Der operative Cashflow dient dem Unternehmen auch dazu, Steigerungen des Umlaufvermögens zu finanzieren. Die *Value GmbH* hat die Vorräte, Verbindlichkeiten aus Lieferungen und Leistungen sowie Forderungen erhöht. Zudem ist noch die Investitionstätigkeit zu berücksichtigen. Die *Value GmbH* hat ihr Anlagevermögen um 5 Mio. Euro erhöht, wodurch der Cashflow sinkt. Der verbleibende freie Cashflow zeigt die erwirtschafteten Mittelrückflüsse an. Da keine Zinsen berücksichtigt sind, dient der freie Cashflow allen Kapitalgebern. Er zeigt an, wie viel flüssige Mittel zur Bedienung des eigenen und fremden zu verzinsenden Kapitals übrig bleiben. Freier Cashflow steht also sowohl für die Eigentümer, als auch für die Fremdkapitalgeber zur Verfügung.

Der **freie Cashflow** ist die Ausgangsbasis für die cashfloworientierten Verfahren. Bei manchen Methoden wird dieser noch korrigiert, indem die Investitionen einer Periode auf ein normalisiertes Niveau gebracht werden. So können Sondereffekte vermieden und auf ein langfristig übliches und für die Geschäftssituation erforderliches Maß angepasst werden. In diesem Falle wird von ökonomischen Abschreibungen und Investitionen gesprochen, welche dann zu einem **nachhaltigen Cashflow** führen. Dies könnte z.B. in einer Krisensituation mit vorübergehend stark gekürzten Investitionen zweckmäßig sein, um dauerhaft die Substanz des Unternehmens nicht zu gefährden.

Der **freie Cashflow** ist der Zahlungsstrom, der für Eigen- und Fremdkapitalgeber zur Verfügung steht, ohne das Unternehmen in seiner Geschäftstätigkeit zu beeinträchtigen.

Für manche Betrachtungen kann der freie Cashflow noch verändert werden. Bei der Berechnung des Unternehmenswertes aus Eigentümersicht werden z.B. die Zinszahlungen für das Fremdkapital nicht einbezogen. In diesem Fall handelt es sich um den **freien Cashflow aus Sicht der Eigentümer**.

## Cashflow Return on Investment (CFROI)

Prominentester Vertreter der cashfloworientierten Methoden ist der **Cashflow Return on Investment (CFROI)**. Er stammt von der Unternehmensberatung *HOLT Value Associates*, die heute zur *Boston Consulting Group* gehört. Das langfristige Ziel des CFROI-Konzeptes ist die Verbesserung des Total Shareholder Return, der die Verzinsung aus Sicht des Marktes darstellt (vgl. *Martin/Petty*, 2000, S. 113). Zur Ermittlung des CFROI, dem **internen Zinsfuß der Cashflows**, ist zusätzlich das investierte Kapital zu ermitteln. Hierfür wird im Gegensatz zu den buchwertorientierten Verfahren nicht das eingesetzte oder investierte Nettovermögen verwendet, sondern die sog. Bruttoinvestitionsbasis.

$$\mathbf{CVA_t = (CFROI_t - WACC) * BIB_t}$$

$$\mathbf{CFROI_t = FCF_t / BIB_t}$$

CVA = Cash Value Added in €
FCF = Freier Cashflow
WACC = Gewichteter Kapitalkostensatz (Weighted Average Cost of Capital)
BIB = Bruttoinvestitionsbasis
t = Periode
CFROI = Cashflow Return on Investment in %

Die **Bruttoinvestitionsbasis** beinhaltet kein zinsfreies Abzugskapital und besteht aus dem Netto-Umlaufvermögen sowie dem Anlagevermögen. Letzteres enthält aktualisierte Anschaffungswerte und ist analog zur internationalen Rechnungslegung um Leasinggegenstände erweitert. Zudem werden die Buchwerte mit den kumulierten Abschreibungen auf Höhe der Anschaffungskosten angesetzt sowie ggf. um eine Inflationsbereinigung auf Wiederbeschaffungswerte angepasst. Der freie oder nachhaltige Cashflow wird dann in Relation zur Bruttoinvestitionsbasis gesetzt. So lässt sich analog der Vorgehensweise der internen Zinsfußmethode der Cashflow Return on Investment als **Kapitalrendite** ermitteln (vgl. *Dillerup/Albrecht*, 2005a). Der CFROI abzüglich des Kapitalkostenkostensatzes ergibt die Überrendite. Wird diese mit der Bruttoinvestitionsbasis multipliziert, ergibt sich der **Cash Value Added** (CVA) als absoluter Wertbeitrag. Der CFROI definiert demnach die Wertsteigerung als cashflowbasierte Verzinsung der Bruttoinvestitionsbasis (vgl. *Young/O'Byrne*, 2001, S. 382f.).

Im Beispiel der *Value GmbH* werden die Basisinformationen aus der Bilanz und dem Kapitalkostensatz (vgl. Abb. 3.2.13) sowie der Gewinn- und Verlustrechnung (vgl. Abb. 3.2.15) verwendet und mit der indirekten Methode der freie Cashflow ermittelt. Die Bruttoinvestitionsbasis ergibt sich aus dem marktorientiert bewerteten Gesamtvermögen. Es wird um das Abzugskapital verringert und um die kumulierten Abschreibungen erhöht. Letztere sind als ergänzende Information erforderlich, um den Bruttowert des investierten Kapitals zu errechnen. Der Vergleich mit den Kapitalkosten ergibt eine relative Wertsteigung (spread) von 0,5% und einen absoluten Wertbeitrag von 1,0 Mio. Euro. Diese Werte sind deutlich geringer als in der EVA-Ermittlung, da das investierte Kapital mit den höheren Bruttowerten angesetzt wird und die *Value GmbH* keinen besonders hohen Cashflow erwirtschaftet hat. Abb. 3.2.21 veranschaulicht den Rechenweg.

| **CVA und CFROI** *(in Mio. Euro)* | | Value GmbH |
|---|---|---|
| **Bruttoinvestitionsbasis** | | |
| Gesamtvermögen (korrigiert) | | 235 |
| Kumulierte Abschreibungen | + | 40 |
| Abzugskapital | - | 75 |
| **Bruttoinvestitionsbasis BIB** | = | **200** |
| Kapitalkostensatz (WACC) | * | 7,5% |
| **Kapitalkosten** (auf die BIB) | = | **15** |
| **Cash Value Added CVA** | | |
| Freier Cashflow (Netto-Cashflow) | | 16 |
| Kapitalkosten (auf die BIB) | - | 15 |
| **Cash Value Added (CVA)** | = | **1** |
| **CFROI** | | |
| Freier Cashflow (Netto-Cashflow) | | 16 |
| Bruttoinvestitionsbasis BIB | : | 200 |
| **Cashflow Return on Investment CFROI** | = | **8,0%** |
| Kapitalkostensatz (WACC) | - | 7,5% |
| **Überrendite** | = | **0,5%** |

*Abb. 3.2.21: CFROI der Value GmbH*

Analog zum EVA-Konzept kann auch das CFROI-Verfahren in einem Kennzahlen-System abgebildet werden. Abb. 3.2.22 veranschaulicht ein CFROI-Kennzahlensystem anhand der Werte für die *Value GmbH*. Das **CFROI-Kennzahlensystem** löst zunehmend das in der Vergangenheit stark verbreitete *DuPont*-Schema mit der Spitzenkennzahl Return on Investment (ROI) ab. Der ROI ist definiert als Ergebnis vor Zinsen und Steuern (EBIT) dividiert durch das eingesetzte Anlagevermögen zu Buchwerten sowie dem erforderlichen Umlaufvermögen. Durch Abschreibungen mindern sich dabei bei konstantem EBIT die Buchwerte, woraus eine Verbesserung des ROI folgt. Nach Ende der Abschreibungsdauer steigt der EBIT zusätzlich, so dass es dann sogar zu einer noch größeren Verzerrung kommt. Durch die Verwendung der Bruttoinvestitionsbasis in der CFROI-Berechnung wird dieser Effekt vermieden.

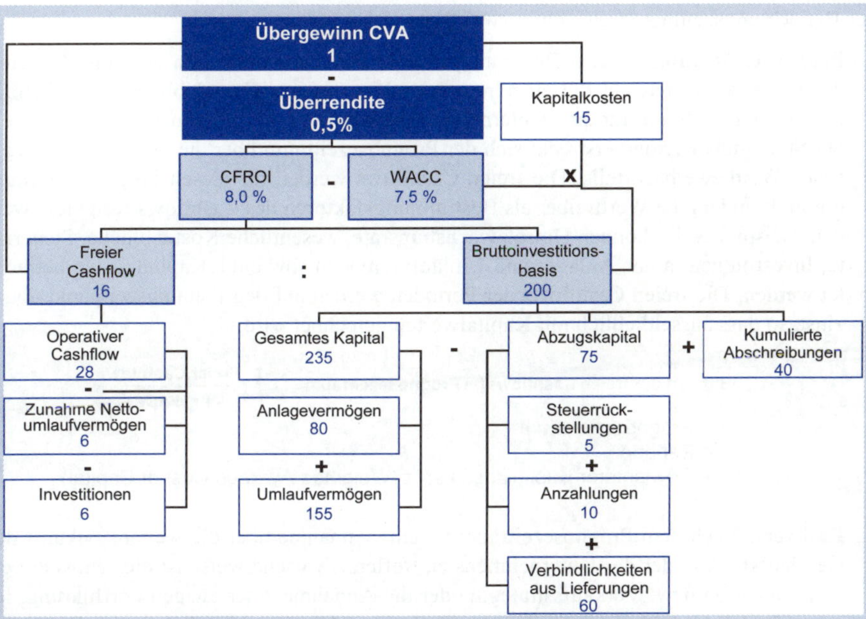


*Abb. 3.2.22: CFROI-Baum*

## Discounted Cashflow-Verfahren (DCF)

Beim **Discounted Cashflow-Verfahren** (DCF) wird der Gesamtunternehmenswert ermittelt. Es basiert auf der Anwendung der Kapitalwertmethode aus der Investitionsrechnung auf Fragen der Bewertung von Projekten, Unternehmen und Strategien (vgl. *Dillerup/Albrecht*, 2005b). Die Anwendung des Verfahrens für die wertorientierte Unternehmensführung geht auf *Rappaport* (1999, S. 44ff.) zurück. Im Discounted Cashflow-Verfahren wird die gesamte weitere Zukunft eines Unternehmens prognostiziert und hierfür ein Kapitalwert ermittelt. Abb. 3.2.23 illustriert das Vorgehen, bei dem die prognostizierten freien Cashflows auf den Gegenwartswert abdiskontiert werden.

Die Messung des Unternehmenswertes ist vom Marktwert des Eigenkapitals zu unterscheiden (vgl. z.B. *Pape,* 2004, S. 96ff.). Dazu wird der Wert eines gesamten Unternehmens oder Geschäftsfeldes ermittelt und der Marktwert des Fremdkapitals davon abgezogen. Gegebenenfalls ist noch der Marktwert nicht betriebsnotwendigen Vermögens zu berücksichtigen.

**Marktwert des Eigenkapitals = Unternehmenswert – Marktwert des Fremdkapitals**

**Unternehmenswert = Σ Barwert freier Cashflows im Prognosezeitraum**
**+ Σ Barwert des Endwertes**

Für die Berechnung des Unternehmenswertes wird das Unternehmensgeschehen als eine Reihe von Zahlungen betrachtet. Dies ähnelt der aus einer (Sach-)Investition resultierenden Zahlungsreihe. Die Bewertung des Unternehmens erfolgt anhand der freien Cashflows, die auf den Bewertungszeitpunkt abdiskontiert werden. Zur Diskontierung wird dann der Kapitalkostensatz verwendet. Dieser kann dynamisch sein, wenn sich die Bilanzstruktur oder das Risiko in der Zukunft verändern. Da beim Discounted Cashflow-Verfahren die Bewertung aus der Sicht der Eigenkapitalgeber erfolgt, werden die Zinszahlungen für das Fremdkapital nicht in die Berechnung des freien Cashflows einbezogen.

Der Betrachtungszeitraum teilt sich in zwei **Phasen**:

- **Prognosezeitraum**: Je nach Bewertungszweck, Branche und Risiko wird ein Zeitraum detailliert betrachtet und die einzelnen Perioden prognostiziert. Üblicherweise beträgt der Planungszeitraum für eine Unternehmensbewertung fünf bis zehn Jahre. Im Falle einer Strategiebewertung erstreckt sich der Prognosezeitraum über die Dauer des strategischen Wettbewerbsvorteils. Die freien Cashflows werden für diesen Prognosezeitraum ermittelt, indem die Werttreiber als Bestimmungsfaktoren des Cashflows festgelegt werden. Beispielsweise können Umsatzwachstumsrate, wesentliche Kostenblöcke, Steuerrate, Investitionen in das Anlage- und Umlaufvermögen sowie die Kapitalkosten betrachtet werden. Die freien Cashflows der Perioden werden auf den Planungszeitpunkt abgezinst, so dass ausschließlich mit Kapitalwerten gerechnet wird.

$$\text{Barwert der freien Cashflows im Prognosezeitraum} = \sum_{t=1}^{T} \frac{\text{Freier Cashflow}_t}{(1+WACC)^t}$$

T = Prognosezeitraum
t = Periode
WACC = Gewichteter Kapitalkostensatz (Weighted Average Cost of Capital)

- **Endwert**: Nach dem Prognosezeitraum ist eine Annahme über die weitere Zukunft des Geschäftsfeldes oder des Unternehmens zu treffen. Typischerweise ist dies entweder eine Liquidation bzw. Verkaufsstrategie oder die Annahme einer ewigen Fortführung. Im ersten Fall sind die Liquidations- oder Verkaufserlöse ebenfalls abzuzinsen. Dies können z.B. die nicht abschreibbaren Vermögensgegenstände, freiwerdendes Umlaufvermögen oder ein Gesamtverkaufserlös sein. Meist wird jedoch die Fortführung („going-concern") angenommen. Zur Berechnung des Unternehmenswerts wird davon ausgegangen, dass die freien Cashflows im letzten Jahr des Prognosezeitraums auch in den folgenden Jahren fortgeführt werden. Mathematisch wird hierfür der Barwert einer ewigen Rente berechnet. Der Cashflow der letzten Planungsperiode wird zuvor normalisiert. Die Nettoinvestitionen sind nach Ende der Planungsperiode gleich Null oder entsprechen dem unterstellten Wachstum. Dies bedeutet, dass Investitionen nur noch in Höhe der Abschreibungen stattfinden. Auf diese Weise wird die Substanz des Unternehmens dauerhaft gewahrt. Die ewige Rente macht in der Regel den größten Teil des Gesamtwerts aus, weshalb kritisch zu überprüfen ist, ob die Prämisse eines ewig weiterlaufenden Cashflows sinnvoll ist. Der Endwert ist zudem stark abhängig vom gewählten Szenario und ist mit Prognoseunsicherheiten behaftet. Er sollte eine Lebenszyklusbetrachtung für Geschäfte, Branchen oder die zugrunde liegenden Technologien beinhalten. Die Abbildung als ewige Rente kann zudem noch um eine konstante Wachstumsrate für jede Periode erweitert werden.

**Fall 1: Verkauf**

$$\text{Endwert} = \frac{\sum \text{Freier Cashflow aus Verkauf}}{(1+WACC)^T}$$

**Fall 2: Ewige Rente**

$$\text{Endwert} = \frac{\text{Normalisierter freier Cashflow}_T}{WACC} * \left(\frac{1}{(1+WACC)^T}\right)$$

**Fall 3: Ewige Rente mit konstantem Wachstum**

$$\text{Endwert} = \frac{\text{Normalisierter freier Cashflow}_T}{(WACC-g)} * \left(\frac{1}{(1+WACC)^T}\right)$$

T = Prognosezeitraum
t = Periode
WACC = Gewichteter Kapitalkostensatz (Weighted Average Cost of Capital)
g = konstante Wachstumsrate je Periode in %

Abb. 3.2.23 veranschaulicht die **Vorgehensweise** des Discounted Cashflow-Verfahrens. In Abhängigkeit des zugrunde liegenden Zukunftsszenarios werden Bilanzen sowie Gewinn- und Verlustrechnung prognostiziert. Die daraus abgeleiteten freien Cashflows werden mit dem Kapitalkostensatz abdiskontiert. Ergänzend kommt der diskontierte Endwert hinzu. Im Anschluss ist von diesem Unternehmenswert der Marktwert des Fremdkapitals abzuziehen, um den Marktwert des Eigenkapitals (Shareholder Value) zu ermitteln.

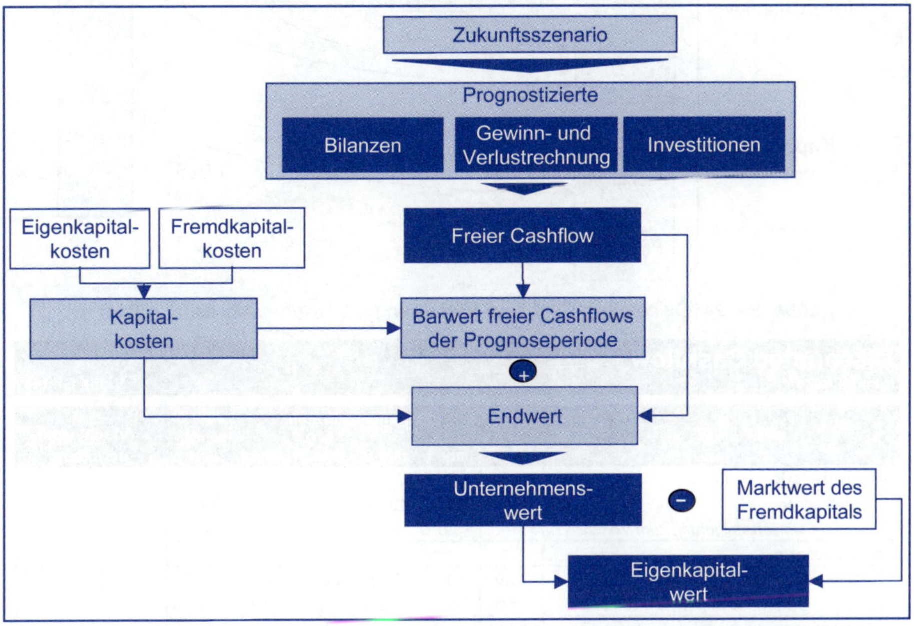


*Abb. 3.2.23: Ermittlung des Eigenkapitalwerts mit dem Discounted Cashflow-Verfahren (in Anlehnung an Rappaport, 1999, S. 68)*

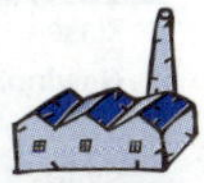

Für die *Value GmbH* wird ein Szenario zugrunde gelegt, welches durch Umsatzsteigerungen, Kostenänderungen etc. gekennzeichnet ist (vgl. Abb. 3.2.25). Diese Wertgeneratoren beeinflussen die prognostizierten freien Cashflows im fünfjährigen Prognosezeitraum. Das fünfte Jahr ist dadurch normalisiert, dass sich Investitions- und Abschreibungsniveau angeglichen haben. Der Barwert des Prognosezeitraums beläuft sich auf 84,2 Mio. Euro. Dies macht rund 29% des gesamten Unternehmenswertes von 291,4 Mio. Euro aus. Der Großteil des Unternehmenswertes entsteht durch die ewige Rente. Nach Abzug des Fremdkapitals beträgt der Wert des Eigenkapitals 231,4 Mio. Euro. Die Berechnung veranschaulichen Abb. 3.2.24 und Abb. 3.2.25.

Der Gesamtunternehmenswert kann auch in Anlehnung an die modifizierte interne Zinsfußmethode als Zinsfuß ausgedrückt werden. Dann wird der Zinsfuß errechnet, welcher als Diskontierungsfaktor einen Kapitalwert von Null ergibt (vgl. *Dillerup/Albrecht*, 2005a). Für die *Value GmbH* ergibt sich für das gewählte Szenario ein interner Zinsfuß in Höhe von 34,75%. Unter Berücksichtigung der Kapitalkosten von 7,5% kann somit eine Überrendite für das Unternehmen in Höhe von 27,25% erwirtschaftet werden.

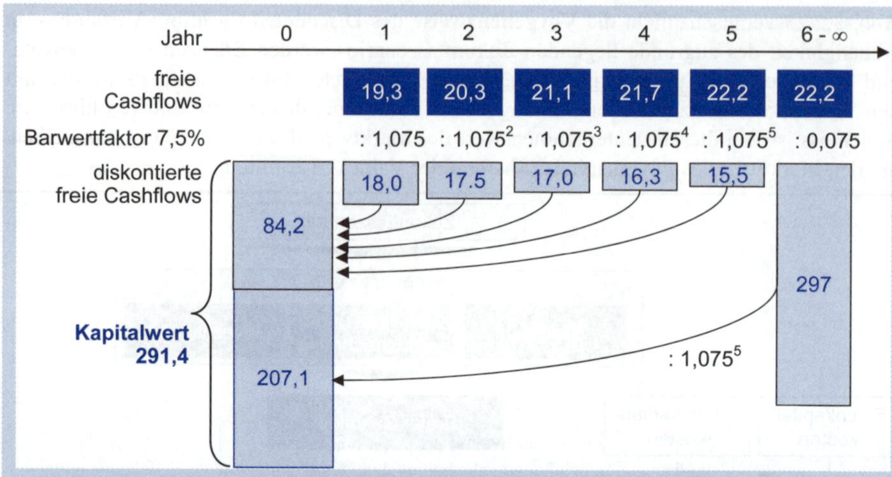


*Abb. 3.2.24: Discounted Cashflow-Verfahren (vgl. Dillerup/Albrecht, 2005c)*

**Discounted Cashflow**
*(in Mio. Euro)* **Value GmbH**

| | | IST Jahr 0 | Prognosezeitraum Jahr 1 | Jahr 2 | Jahr 3 | Jahr 4 | Jahr 5 normal-isiert | Anschluss-perioden | |
|---|---|---|---|---|---|---|---|---|---|
| **Umsatzszenario** | | | | | | | | | |
| Umsatzerlöse | + | 120,0 | 126,0 | 131,0 | 135,0 | 137,7 | 139,0 | | |
| *Umsatzsteigerung zum Vorjahr* | | | *5%* | *4%* | *3%* | *2%* | *1%* | | |
| **Kostenszenario** | | | | | | | | | |
| Herstellungskosten | - | 75,0 | 56,7 | 59,0 | 60,7 | 62,0 | 62,6 | | |
| *Prozentual zum Umsatz* | | *63%* | *45%* | *45%* | *45%* | *45%* | *45%* | | |
| Gemeinkosten | - | 12,0 | 29,0 | 30,1 | 31,0 | 31,7 | 32,0 | | |
| *Prozentual zum Umsatz* | | *10%* | *23%* | *23%* | *23%* | *23%* | *23%* | | |
| Abschreibungen | - | 10,0 | 10,5 | 10,9 | 11,2 | 11,5 | 11,6 | | |
| *Steigerung* | | | *5%* | *4%* | *3%* | *2%* | *1%* | | |
| **Operatives Ergebnis (EBIT)** | = | **23,0** | **29,8** | **31,0** | **31,9** | **32,6** | **32,9** | | |
| Zinsen | - | 3,0 | 3,0 | 3,0 | 3,0 | 3,0 | 3,0 | | |
| **Gewinn/Verlust vor Steuern (EBT)** | = | **20,0** | **26,8** | **28,0** | **28,9** | **29,6** | **29,9** | | |
| *Steuersatz* | | *35%* | *35%* | *35%* | *35%* | *35%* | *35%* | | |
| Steuer | | **7,0** | **9,4** | **9,8** | **10,1** | **10,4** | **10,5** | | |
| **Gewinn/Verlust nach Steuern (EAT)** | = | **13,0** | **17,4** | **18,2** | **18,8** | **19,2** | **19,4** | | |
| Zinsen | + | 3,0 | 3,0 | 3,0 | 3,0 | 3,0 | 3,0 | | |
| Abschreibungen | + | 10,0 | 10,5 | 10,9 | 11,2 | 11,5 | 11,6 | | |
| *Working Capital* | | *22,8* | *23,9* | *24,9* | *25,6* | *26,2* | *26,4* | | |
| *Prozentual zum Umsatz* | | *19%* | *19%* | *19%* | *19%* | *19%* | *19%* | | |
| Netto-Zunahme des Working Capital | - | 6,0 | 1,1 | 1,0 | 0,7 | 0,5 | 0,3 | | |
| Netto-Zunahme der Rückstellungen | + | 2,0 | 0,0 | 0,0 | 0,0 | 0,0 | 0,0 | Steigerungsrate | |
| Investitionen | - | *6,0* | *10,5* | *10,9* | *11,2* | *11,5* | *11,6* | 0% | 1% |
| **Freier Cashflow (Netto-Cashflow)** | = | **16,0** | **19,3** | **20,3** | **21,1** | **21,7** | **22,2** | **22,2** | **22,2** |
| Kapitalkostensatz | | 7,5% | | | | | | | |
| Jahr | | 0 | 1 | 2 | 3 | 4 | 5 | | |
| Barwertfaktor | * | 1,00 | 0,93 | 0,87 | 0,81 | 0,75 | 0,70 | | |
| Diskontierter Freier Cashflow | = | 16,0 | 18,0 | 17,5 | 17,0 | 16,3 | 15,5 | | |
| Kapitalwert Ewige Rente (Jahr 5) | + | | | | | | | 297,0 | 342,9 |
| Kapitalwert Ewige Rente (Jahr 0) | + | | | | | | | **207,1** | **239,2** |
| Kapitalwert Prognosezeitaum | + | | | | **84,2** | | | **84,2** | **84,2** |
| **Unternehmenswert** | = | | | | | | | **291,4** | **323,4** |
| Fremdkapital | - | | | | | | | **60,0** | **60,0** |
| **Eigenkapitalwert** | = | | | | | | | **231,4** | **263,4** |

*Abb. 3.2.25: Discounted Cashflow-Berechnung für ein Szenario der Value GmbH*

Die **wesentlichen Merkmale** des Discounted Cashflow-Verfahrens sind zusammenfassend (vgl. *Günther*, 2007, S. 204):

- **Zahlungsorientierung**: Verwendung von Cashflows anstatt buchhalterischer Gewinne.
- **Marktorientierung**: Verwendung von Zahlungsgrößen (Marktwerte) statt Buchgrößen.
- **Risikoorientierung**: Risikoadäquate Diskontierung mit dem Kapitalkostensatz.
- **Zukunftsorientierung**: Betrachtung der Cashflows über einen mehrperiodigen Zeitraum. Berücksichtigung des Geld-Zeitwertes durch abdiskontieren nominaler Cashflows mit dem Kapitalkostensatz.
- **Wachstumsorientierung**: Berücksichtigung des Finanzierungsbedarfs des zukünftigen Wachstums durch Investitionen in Anlage- und Umlaufvermögen.

Damit eignet sich die Discounted Cashflow-Methode vor allem zur finanziellen **Bewertung von Strategien**. Ist die Summe aller abgezinsten Barwerte abzüglich des Marktwerts des Fremdkapitals größer als Null, dann steigert die Strategie den Unternehmenswert. Der freie Cashflow wird somit zu einem maßgeblichen Erfolgskriterium. Zudem beeinflusst die Finanzierungsstruktur eines Unternehmens das Ergebnis. Dadurch wird die Verzahnung der Unternehmenssteuerung mit dem Finanzmanagement deutlich.

### 3.2.3.5 Vergleich der Verfahren

Ein Vergleich der Steuerungsverfahren am Beispiel der *Value GmbH* zeigt, dass nach allen drei Verfahren eine Wertsteigerung erwirtschaftet werden konnte (vgl. Abb. 3.2.26). Auf Basis der Buchwerte fällt der Wertbeitrag mit dem EVA-Konzept deutlich höher aus. Die Investitionen beeinträchtigen die freien Cashflows und das eingesetzte Kapital wird mit der Bruttoinvestitionsbasis höher bewertet, wodurch der CFROI deutlich geringer ausfällt. Die Discounted Cashflow-Methode kann mit den beiden ersten Ergebnissen nicht verglichen werden. Dort wird der Gesamterfolg des betrachteten Szenarios und damit die gesamte Zukunft des Unternehmens bewertet.

| | Periodenerfolg | | Gesamterfolg | |
|---|---|---|---|---|
| EVA | 4,0 Mio. € | 2,5 % ROCE | | |
| CFROI | 1,0 Mio. € | 0,5 % CFROI | | |
| DCF | | | 291,4 Mio. € | |

*Abb. 3.2.26: Ergebnisvergleich für die Value GmbH*

Bei der Auswahl einer wertorientierten Kennzahl sollte berücksichtigt werden, dass es die „richtige" Kennzahl per se nicht gibt. Die Beurteilung der möglichen Alternativen richtet sich nach dem konkreten Verwendungszweck. Dies erklärt wohl auch, warum die Vielfalt an Kennzahlen ihre Berechtigung im Spektrum zwischen Genauigkeit und Transparenz hat.

Bei der Auswahl einer wertorientierten Erfolgskennzahl kommt es insbesondere auf die **Wertkorrelation und Komplexität** an (vgl. *Hölscher/Kunz*, 2005). Die Wertkorrelation spiegelt wider, wie genau die Kennzahl die Wertentwicklung wiedergibt. Die Komplexität bestimmt sich nach dem Schwierigkeitsgrad der Ermittlung, Kommunikation und Interpretation der Kennzahl. Dies macht Kompromisse erforderlich. Tendenziell steigt mit der Genauigkeit die Komplexität und umgekehrt. Letztlich ist dies eine unternehmensspezifische Entscheidung, die sich u.a. nach der Datenverfügbarkeit, dem Entwicklungsstand des Rechnungswesens und Controllings sowie der Innovationsbereitschaft der Unternehmensführung richtet.

In jeden Fall müssen die Kennzahlen folgenden **Anforderungen** genügen:

- **Kapitalberücksichtigung**: Die Kennzahlen setzen den erwirtschafteten Erfolg in Relation zum investierten Kapital und sind von der Kapitalstruktur des Unternehmens abhängig. Nur wenn die erwirtschaftete Rendite größer ist als die Kosten des investierten Kapitals wird Wert geschaffen.
- **Risikoberücksichtigung**: Performance-Indikatoren sollen das geschäftsspezifische Risiko berücksichtigen. Wird auf eine Risikoadjustierung verzichtet, kann die Performance unterschiedlich risikobehafteter Geschäftsfelder nicht verglichen werden. Fehlallokationen bei der Kapitalverteilung wären die Folge.
- **Kommunizierbarkeit**: Wertorientierte Kennzahlen sollen sowohl für die Unternehmensführung als auch für Unternehmensexterne verständlich sein. Divergenzen zwischen internen und externen Steuerungssystemen sind zu vermeiden.

Unternehmen, die einen ersten Schritt in Richtung Wertmanagement gehen wollen, beginnen meist mit der verstärkten Betonung von Kapitalrenditekennzahlen. Zunehmend wählen Unternehmen hierfür Residualgewinngrößen auf Buchwertbasis, insbesondere wenn internationale Rechnungslegungsstandards zugrunde gelegt werden können.

Am weitesten verbreitet ist in dieser Kategorie der EVA. Er ist besonders für die einperiodische Bewertung und zur Leistungsmessung geeignet. Unternehmen, die Wert auf eine weniger verzerrte Übergewinngröße legen und dafür eine erhöhte Komplexität in Kauf nehmen, wählen den CFROI. Dieser ist auch für die externe Analyse geeignet. Er erlaubt hohe Flexibilität durch unterschiedlichste Anpassungen, so dass dieses Verfahren auch auf unteren Entscheidungsebenen verwendbar ist.

Die „Profi-Variante" ist das Discounted Cashflow-Verfahren. Es berücksichtigt die zukünftigen Investitionen und bietet so neue Einblicke in die Performance von Unternehmen und dessen Führung. Dadurch wird die klassische, buchwertorientierte Sichtweise sinnvoll ergänzt (vgl. *Langguth/Chahed*, 2004, S. 410; *Hölscher/Kunz*, 2005).

## 3.2.4 Praxisbeispiel BBT THERMOTECHNIK GMBH

Die *Bosch Buderus Thermotechnik GmbH* (BBT) ist aus der Übernahme der *Buderus AG* durch die *Robert Bosch GmbH* im Jahr 2004 hervorgegangen. Sie bündelt die Heiztechnikaktivitäten beider Unternehmen. Das Unternehmen ist in Europa Marktführer und gehört weltweit zu den wichtigsten Herstellern von gasbetriebenen Heiz- und Warmwasserthermen. Mit den Marken *Bosch*, *Buderus*, *Junkers*, *Vulcano*, *Worcester*, *Radson*, *e.l.m. leblanc* und *Geminox* konnte *BBT* im Jahr 2006 einen Umsatz von rund 2,83 Mrd. Euro erwirtschaften, davon 64% im Ausland. Dabei war ein Wachstum um 7% zu verzeichnen, welches insbesondere im Ausland stattfand. Das Unternehmen ist mit rund 12.876 Mitarbeitern an 19 Fertigungsstandorten in neun Ländern Europas und Asiens vertreten. Mit 156 Vertriebsstandorten und Niederlassungen verfügt es weltweit über ein herausragendes Vertriebsnetzwerk.

Die selbstständige *Bosch*-Tochter mit der Unternehmenszentrale in Wetzlar sieht sich einem Heiztechnikmarkt in Deutschland gegenüber, welcher überwiegend vom Ersatzgeschäft bei kaum wachsendem Marktvolumen geprägt ist. Daher zieht es die Branche auch zunehmend ins Ausland. Zukünftiges Wachstum strebt *BBT* durch die Erschließung neuer Märkte in Osteuropa, Asien und Amerika an. Darüber hinaus sollen neue Technologien in der Brennwerttechnik und in regenerativen Energien Wachstumsimpulse liefern.

Das Ziel von *BBT* ist profitables Wachstum. Die Innovations-, Ertrags- und Finanzierungskraft soll z.B. durch Effizienzsteigerung und Investitionen erhöht werden. Die wertorientierte Steuerung der *Bosch Gruppe*, die auch bei *BBT* eingesetzt wird, nutzt dazu das CFROI-Konzept. Sie zeigt Handlungsoptionen für kontinuierlichen Erfolg auf. Der Wertbeitrag und seine Veränderung stellt auch bei *BBT* die Spitzenkennzahl dar.

Als **Ergebnisgröße** bei BBT wird der sog. nachhaltige Cashflow verwendet:

- Der nachhaltige Cashflow ist die Summe aller operativen, mit der eigentlichen Geschäftstätigkeit erzielten Mittelzuflüsse, abzüglich der operativen Mittelabflüsse. Er leitet sich aus dem sog. Brutto-Cashflow ab. Davon wird eine Tilgung des zur Geschäftstätigkeit eingesetzten Kapitals (ökonomische Abschreibungen) auf das Anlagevermögen abgezogen. Der Brutto-Cashflow wiederum ergibt sich aus dem Umsatz abzüglich aller auszahlungswirksamen Aufwendungen.
- Die Kapitalkosten entsprechen der Mindest-Verzinsungserwartung auf das gebundene Kapital. Hierzu wird der für das Unternehmen einheitlich festgelegte Kapitalkostensatz mit der Investitionsbasis multipliziert.
- Die Investitionsbasis besteht grundsätzlich aus dem gesamten Vermögen (alle Aktiva) abzüglich des kurzfristigen, unverzinslichen Fremdkapitals (Abzugskapital). Dabei fließt das planmäßig abschreibbare Sachanlage- und immaterielle Anlagevermögen zu Anschaffungs- und Herstellkosten ein, um eine Verzerrung durch Abschreibungsmethoden zu vermeiden. Dadurch werden Renditeänderungen allein durch Alterung und Abschreibung während der ökonomischen Nutzungsdauer verhindert und eine vollständige Vergleichbarkeit mit der Investitionsrechnung erreicht.

| | |
|---|---|
| | Ergebnis vor Steuern |
| - | Steuern (auf bereinigtes Ergebnis vor Steuern) |
| = | **Ergebnis nach Steuern** |
| + | Handelsrechtliche Abschreibungen |
| +/- | Erhöhung / Reduzierung der langfristigen Rückstellungen |
| = | **Brutto-Cashflow** |
| - | Ökonomische Abschreibungen auf Anlagevermögen |
| = | **Nachhaltiger Cashflow** |
| - | (Kapitalkostensatz * Investitionsbasis) |
| = | **WERTBEITRAG** |

*Abb. 3.2.27: Kalkulationsschema für den Wertbeitrag bei der BBT Thermotechnik GmbH*

Die Entwicklung des Wertbeitrags muss über mehrere Perioden verfolgt werden, um eine Aussage über die Wertsteigerung oder Wertminderung treffen zu können. Ein positiver sog. Delta-Wertbeitrag (=Differenz der Wertbeiträge zweier Perioden) zeigt einen gesteigerten Unternehmenswert an, ein negativer Delta-Wertbeitrag eine Verschlechterung des Unternehmenswertes.

Zur Verankerung des Wertbeitrags als durchgängige Steuerungsgröße wird er, im Gegensatz zu der oben beschriebenen expliziten Methode, direkt aus der Erfolgsrechnung errechnet. In der Erfolgsrechnung sind die Kapitalkosten der Investitionsbasis und die ökonomischen Abschreibungen in den Zeilen „Planherstellungskosten“ und „Verwaltungs- und Vertriebsgemeinkosten“ enthalten. Sie werden in der Kosten- und Leistungsrechnung direkt in den Kostenstellen erfasst. Bei der impliziten Methode lassen sich nachhaltiger Cashflow und Investitionsbasis nur retrograd ermitteln: Aus dem kalkulatorischen Ausgleich „Abgrenzung Kapitalkosten“ (= Summe der Kapitalkosten) dividiert durch den Kapitalkostensatz ergibt sich die Investitionsbasis, aus dem Wertbeitrag abzüglich der Summe der Kapitalkosten ergibt sich der nachhaltige Cashflow.

Der Wertbeitrag kann durch das „Betätigen“ der beiden im Wertbeitrag abgebildeten, unternehmensinternen **Werthebel** „Renditeverbesserung“ und/oder „rentables Wachstum“ gesteigert werden:

- Eine Renditeverbesserung kann durch eine Verbesserung der Cashflow-Marge (= Nachhaltiger Cashflow in % vom Umsatz) und/oder durch eine Verbesserung des Kapitalumschlages (= Quotient aus Umsatz und Investitionsbasis) erreicht werden.
- Profitables Wachstum der Investitionsbasis ist möglich, wenn zusätzliche Investitionen mindestens die Kapitalkosten verdienen (Wertbeitrag > 0); dies ist grundsätzlich auch dann möglich, wenn der Bereich ansonsten eine Kapitalrendite aufweist, welche die Kapitalkosten übersteigt.

Der Wachstumshebel ist also nur dann zu nutzen, d.h. Wachstumsinvestitionen sind nur dann zu tätigen, wenn deren CFROI über dem Kapitalkostensatz (nach Steuern) liegt. Ist dies nicht der Fall, führt Wachstum zu einer Reduzierung des Wertbeitrags und damit zu einer Wertvernichtung.

Im Falle eines negativen Wertbeitrags sollte der CFROI z.B. durch Kostensenkung oder die Erhöhung des Kapitalumschlages verbessert werden. Erst wenn der CFROI den Kapitalkostensatz übersteigt, sollte in Wachstum investiert werden.

### 3.2.5 Bewertung

Zusammenfassend ist die Auswahl des **„richtigen“ Verfahrens** zwar eine wesentliche Frage, letztlich aber nur ein Aspekt der wertorientierten Unternehmensführung. Inwieweit die gemessene Wertsteigerung zwangsläufig zu einer Marktwertmaximierung des Unternehmens führt, kann nicht abschließend beantwortet werden. Zwar belegen empirische Untersuchungen einen Zusammenhang (vgl. *Coenenberg/Salfeld*, 2007, S. 117), doch ist für Unternehmen keine eindeutige Handlungsempfehlung daraus abzuleiten. Bei einer Aktiengesellschaft führt eine hohe Dividende als Ergebnis eines hohen freien Cashflows tendenziell zu Kurssteigerungen. Aber auch hohe Nettoinvestitionen zur Weiterentwicklung des Unternehmens können langfristig eine Steigerung der freien Cashflows ergeben. Eine eindeutige Aussage, dass damit zwangsläufig der Wert für den Aktionär steigt, kann nicht gemacht werden (vgl. *Müller/Hirsch*, 2005, S. 84). Ebenso verhält es sich bei einer Personengesellschaft. Auch hier ist eine Automatik nicht ohne weiteres gegeben. Die gleichgerichtete Entwicklung der Wertkennzahl und des Marktwertes ist daher eher ein Idealfall (vgl. *Martin/Petty*, 2000, S. 99).

Erfolgreiche, wertorientierte Unternehmensführung führt nicht zwangsläufig zu höherem Marktwert. Die Verwendung der Konzeption ist zur **internen Steuerung** eines Unternehmens zweckmäßig. Überbrückt sie doch den Interessenskonflikt zwischen Unternehmensführung und Eigentümern. Zudem werden methodische Mängel herkömmlicher Steuerungsverfahren überwunden und insbesondere die Zukunftsorientierung stärker betont. Letztlich sind wertorientierte Steuerungsverfahren die zentralen Verfahren zur ökonomischen Beurteilung von Strategien. Sie verhelfen der Strategieevaluierung von subjektiven Einschätzungen und Plausibilitätsüberlegungen zu einer quantifizierbaren Basis. Allerdings sind die Konzepte komplex und schwer umsetzbar. Dies behindert die weitere Ausbreitung wertorientierter Unternehmensführung (vgl. *Müller/Hirsch*, 2005, S. 85)

Wesentlich ist es, das Denken und Handeln der Unternehmensführung hin zu einer **Investorensichtweise** zu verändern und eine Mindestverzinsung für die Eigentümer zu akzeptieren. Das Vorleben dieser Denkhaltung und die konsequente Umsetzung im Unternehmen beeinflussen den Erfolg wertorientierter Unternehmensführung maßgeblicher, als die Frage nach der richtigen Kennzahl. Dies erfordert ein entsprechendes Anreizsystem und die Ausrichtung auf die Besonderheiten des Unternehmens. Die Operationalisierung erfolgt durch Werttreiber. Auf diese Weise stellt wertorientierte Unternehmensführung einen durchgängigen und geschlossenen Ansatz dar. Diesem Vorteil steht jedoch die rein quantitativ-monetäre Ausrichtung gegenüber. Die Fokussierung auf die Eigentümerinteressen ist zweifellos von zentraler Bedeutung, darf aber berechtigte Interessen anderer Stakeholdergruppen nicht in den Hintergrund drängen (vgl. Kap. 2.4.1). Die Euphorie der Shareholder Value-Anhänger in der Vergangenheit hat zum Teil auch zu kurzfristig am Aktienkurs ausgerichteten Verhalten geführt, welches durch Aktienoptionsprogramme noch begünstigt wurde. Dieser Typus des ausschließlich kurzfristig monetär ausgerichteten Shareholder Value Managements kann eine langfristig-nachhaltige Ausrichtung des Unternehmens gefährden und kann falsch verstanden die strategische Perspektive vermissen lassen.

## Literaturempfehlungen

*Coenenberg, A.G./Salfeld, R.:* Wertorientierte Unternehmensführung, 2. Aufl., Stuttgart 2007.

*Gunther, T.:* Unternehmenswertorientiertes Controlling, 2. Aufl., München 2007.

*Rappaport, A.*: Shareholder Value: Ein Handbuch für Manager und Investoren, 2. Aufl., Stuttgart 1999.

## Management Summary

- Unternehmen müssen für ihre Kapitalgeber eine Mindestverzinsung auf das eingesetzte Kapital erwirtschaften, um als Kapitalanlage attraktiv zu sein.
- In einer wertorientierten Sichtweise ersetzt eine risikoadäquate Kapitalverzinsung die traditionelle Gewinnorientierung.
- Der Unternehmenswert kann für bestehende Geschäfte durch Steigerung der Profitabilität, durch Wachstum und durch Verringerung des Kapitaleinsatzes erhöht werden. Zudem lässt sich das Portfolio unter Wertgesichtspunkten optimieren.
- Wertorientierte Unternehmensführung wird durch Werttreiber operationalisiert. Es muss zudem in bestehende Instrumente und in das Anreizsystem des Unternehmens integriert werden. Dadurch wird die wertorientierte Unternehmensführung zu einem geschlossenen Führungskreislauf.
- Unternehmen, Strategien und Investitionen können wertorientiert beurteilt werden.
- Es existiert eine Vielzahl an wertorientierten Steuerungskonzepten. Die Kennzahlen unterscheiden sich in buchwertorientierte und cashfloworientierte Verfahren. Die Wertsteigerung kann für eine Periode oder einen Zeitraum gemessen werden.
- Die Kapitalkosten orientieren sich an der Kapital- und Risikostruktur eines Unternehmens und können als gewichtete Kapitalkosten (WACC) mit Hilfe des Capital Asset Pricing Modells (CAPM) näherungsweise bestimmt werden.
- Der Economic Value Added ist eine einfache und transparente Kennzahl. Sie eignet sich, wenn die externe Rechnungslegung für Führungsentscheidungen genutzt wird.
- Bei den cashfloworientierten Verfahren dient der freie Cashflow als Erfolgsmaßstab. Dieser ist frei von bilanzpolitischen Einflüssen und eignet sich auch für Unternehmen mit HGB-Rechnungslegung. Die Kapitalrendite kann über den Cashflow Return on Investment (CFROI) abgebildet werden.
- Die Messung des Gesamterfolgs einer Strategie oder die Ermittlung des Unternehmenswertes kann über die Discounted Cashflow-Methode erfolgen. Sie zeigt die Wertsteigerung auf und vermag unterschiedlichste Zukunftsszenarien zu beurteilen.
- Wertorientierte Unternehmensführung ist ein zukunftsträchtiges Konzept, welches auf die Kapitalgeberinteressen abzielt. Diese zu berücksichtigen ist für ein Unternehmen unabdingbar. Dennoch sollte diese Sichtweise nicht das alleinige Erfolgskriterium des Unternehmens sein, sondern andere Ausrichtungen ausgewogen mit berücksichtigen.

# 3.3 Marktorientierte Unternehmensführung

**Leitfragen**

- Welche Chancen und Risiken aus der Umwelt bestehen für Unternehmen?
- Wie lässt sich die Unternehmensumwelt analysieren und gestalten?
- Welche Strategien leiten sich aus der Branchen-, Markt- und Konkurrenzsituation eines Unternehmens ab?
- Wie lässt sich eine marktorientierte Strategie entwickeln?

Die marktorientierte Unternehmensführung basiert auf dem theoretischen Ansatz der Industrieökonomie (vgl. Kap. 1.2.1). Danach resultieren Wettbewerbsvorteile aus der Positionierung eines Unternehmens in seiner Umwelt. Die Analyse der Unternehmensumwelt und die Entwicklung darauf basierender Strategien ist Gegenstand der marktorientierten Unternehmensführung. Sie ist Bestandteil der strategischen Planung und Kontrolle im System der Unternehmensführung (vgl. Abb. 3.3.1).

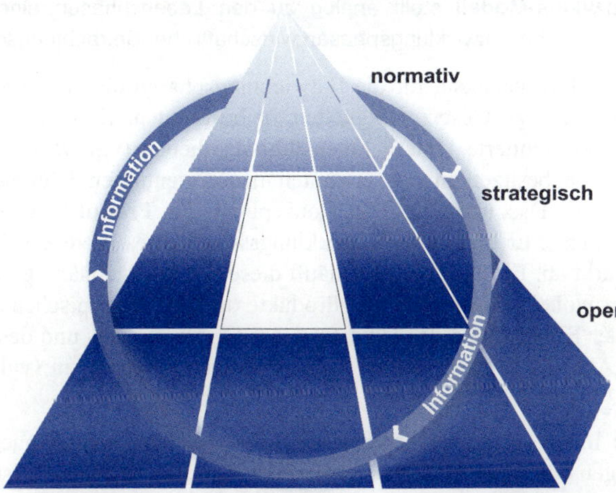


*Abb. 3.3.1: Einordnung der marktorientierten Unternehmensführung*

## 3.3.1 Grundlagen marktorientierter Unternehmensführung

Das sog. Structure-Conduct-Performance-Paradigma stellt die grundlegende Annahme der **Industrieökonomie** dar (vgl. Kap. 1.2.1). Danach ist der Erfolg eines Unternehmens (Performance) von zentralen Umweltmerkmalen (Structure) abhängig, die das Verhalten der Unternehmen (Conduct) bestimmen. Unternehmen können somit Wettbewerbsvorteile erringen, wenn sie sich besser an veränderte Rahmenbedingungen anpassen als ihre Wettbewerber. Dabei wird vorausgesetzt, dass die Ressourcen eines Unternehmens leicht verändert und ausgetauscht werden können (vgl. *Müller-Stewens/Lechner,* 2005, S. 145). Dies steht im Gegensatz zum Ansatz der ressourcenbasierten Unternehmensführung, welche Wettbewerbsvorteile durch die Einzigartigkeit der Ressourcen erklärt (vgl. Kap. 3.4).

Marktorientierte Unternehmensführung erfordert zunächst ein grundlegendes Verständnis von der Unternehmensumwelt. Im Rahmen einer Umweltanalyse wird deshalb deren Struktur und Entwicklung untersucht. Aspekte dabei sind z.B. Eintrittsbarrieren, Marktstruktur, Produktdifferenzierung und Konzentrationsgrad. Im zweiten Schritt werden möglichst attraktive Positionen mit Wettbewerbsvorteilen und daraus abgeleiteten Verhaltensmöglichkeiten bestimmt. Dabei wird eine rationale Wahl aus den Verhaltensmöglichkeiten unterstellt (**Strategic choice**). Allerdings ist die unterstellte Rationalität auch ein Kritikpunkt des Konzeptes, was zur Entwicklung der neuen Institutionenökonomie führte (vgl. Kap. 1.2.2).

Marktorientierte Unternehmensführung erfordert auch die Berücksichtigung dynamischer Veränderungen der Unternehmensumwelt. Diese Dynamik der Umweltstruktur wird in **Lebenszykluskonzepten** dargestellt (vgl. *Müller-Stewens/Lechner,* 2005, S. 146). Sie basieren auf den Entwicklungsphasen eines Lebewesens. Diese lassen sich z.B. in Geburt, Wachstum, Reife, Alter und Tod unterscheiden. Diese Unterteilung wird auf wirtschaftliche Objekte wie z.B. Produkte, Marken, Branchen oder Märkte übertragen. Wie im Rahmen der Evolutionstheorie in Kap. 1.2.4 dargestellt, gehören evolutionäre Überlegungen zu den ältesten und am weitesten verbreiteten Theorien der Wissenschaft. Die meisten wirtschaftlichen Objekte haben eine beschränkte Lebensdauer und sind dabei typischen zyklusartigen Entwicklungen unterworfen (vgl. *Macharzina/Wolf,* 2005, S. 351).

Ein **Lebenszyklus-Modell** stellt analog zu den Lebensphasen eines biologischen Organismus typische Entwicklungsphasen wirtschaftlicher Betrachtungsobjekte dar.

Die Lebenszyklusanalyse versucht, für die Entwicklungsphasen dieser Betrachtungsobjekte möglichst allgemein gültige Gesetzmäßigkeiten zu bestimmen. Diese sollen als Anhaltspunkte für die marktorientierte Unternehmensführung dienen (vgl. *Bruhn*, 2002, S. 63). Lebenszyklus-Modelle besitzen in der gesamten marktorientierten Unternehmensführung eine hohe Bedeutung. Das ursprüngliche Konzept ist der **Produkt-Lebenszyklus** (vgl. *Böcker,* 1990, S. 211ff.). Er bildet die Entwicklungsstufen eines Produktes bzw. einer Produktgruppe am Markt ab. Ein Produkt durchläuft diese Phasen unabhängig von seiner absoluten Lebensdauer, wobei jedoch nicht alle Produkte diesem idealtypischen Verlauf folgen. In Abhängigkeit der Entwicklung des Umsatzes, des Grenzumsatzes und des Gewinns werden meist die in Abb. 3.3.2 dargestellten sechs **Phasen** unterschieden (vgl. *Bruhn*, 2002, S. 63; *Bea/Haas,* 2001, S. 123):

(1) **Einführung:** In der Markteintrittsphase sind hohe Anfangsinvestitionen z.B. für Produktionsanlagen oder Werbemaßnahmen erforderlich. In dieser Phase ist der Grenzumsatz am größten, der absolute Umsatz jedoch noch gering. Das Produkt erzeugt Verlust.

(2) **Wachstum:** Der Umsatz steigt stark an und das Produkt erwirtschaftet nach Überschreitung der Gewinnschwelle (Break-Even) erstmals Gewinn. In dieser Phase sind die größten Marktanteilssteigerungen möglich.

(3) **Reife:** Sinkendes Umsatzwachstum und das Erreichen des Gewinnmaximums kennzeichnen diese Phase. Der Stückgewinn überschreitet sein Maximum und sinkt dann wieder. Mit dem Rückgang des Umsatzwachstums intensiviert sich der Wettbewerb. Die Wirkung von Marketingmaßnahmen lässt nach und die Senkung der Stückkosten gewinnt an Bedeutung.

(4) **Sättigung:** Der Umsatz eines Produktes erreicht seinen Höhepunkt und geht anschließend langsam zurück. Durch intensivierten Wettbewerb erreicht der Marketingaufwand sein Maximum. Zudem sind häufig Produktverbesserungen und damit zusätzliche Kosten in Entwicklung und Produktion erforderlich. Dadurch sinken die Gewinne.

(5) **Rückgang:** Der Umsatz sinkt und die Marketingmaßnahmen werden zurückgefahren. Die Gewinne stabilisieren sich auf niedrigem Niveau oder gehen in Verluste über.

(6) **Absterben** oder **Weiterentwicklung:** Die letzte Lebensphase kann die Einstellung der Produktion und den Ersatz durch ein neues Produkt bedeuten. Dies kann durch neue technologische Standards wie z.B. bei Mobilfunktelefonen oder fehlenden Kundenbedarf wie z.B. bei Schallplatten bedingt sein. Auf der anderen Seite kann das Produkt auch im Rahmen eines sog. Relaunches entsprechend modifiziert werden und einen weiteren Lebenszyklus durchlaufen. Die Grenze zwischen einem weiterentwickelten und einem neuen Produkt ist allerdings nicht eindeutig zu ziehen. Außerdem kann sich der Umsatz auf einem bestimmten Niveau auch verfestigen (Versteinerung). Dies ist z.B. bei Grundnahrungsmitteln der Fall, für die ein dauerhafter Bedarf besteht.

In der Literatur werden diese Phasen teilweise mehr oder weniger stark differenziert. Einige Ansätze ergänzen den Marktzyklus noch um einen vorgelagerten Produktentstehungszyklus sowie einen nachgelagerten Nachsorgezyklus.

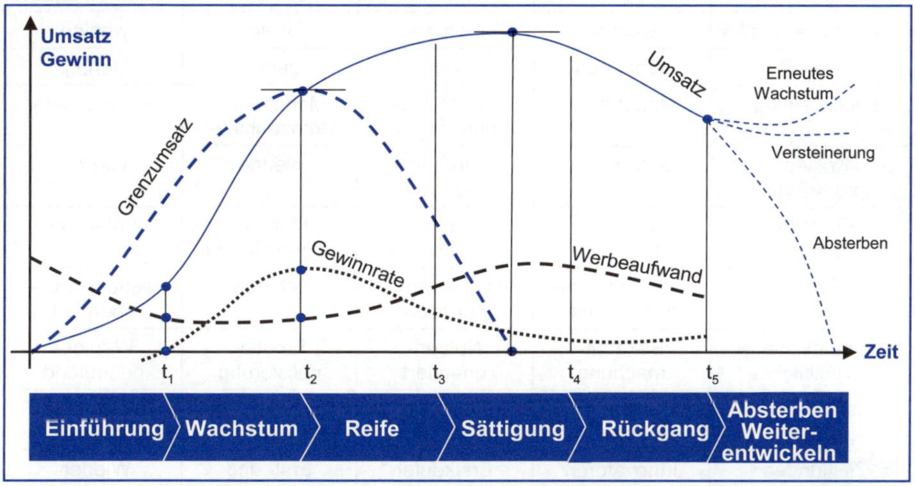


*Abb. 3.3.2: Produkt-Lebenszyklus*

Ein Unternehmen sollte sein Produktprogramm so gestalten, dass ein Ausgleich zwischen wachsenden und schrumpfenden Produkten erreicht wird (vgl. *Bruhn*, 2002, S. 65). Die Produkte eines Unternehmens sollten sich gleichmäßig auf alle Phasen des Lebenszyklus verteilen. Auf diese Weise gleichen sich die phasenspezifisch unterschiedlichen Kosten und Gewinne aus und eine stetige Entwicklung des Unternehmens wird ermöglicht. Um Liquiditätsengpässe zu vermeiden und das Unternehmen im finanziellen Gleichgewicht zu halten, ist daher in regelmäßigen Abständen eine Analyse der Lebensphasen der einzelnen Produkte erforderlich (vgl. *Baum* et al., 2004, S. 197). Mit dem Produkt-Lebenszyklus kann die zukünftige Produktentwicklung als Ausgangspunkt für die Produktprogrammplanung prognostiziert werden. Zudem liefert er **Gestaltungsempfehlungen** für die Produktpolitik (vgl. *Bea/Haas,* 2001, S. 125). Diese sind zusammenfassend mit den Merkmalen der einzelnen Phasen in Abb. 3.3.3 dargestellt. Allerdings handelt es sich um keine allgemein gültige Gesetzmäßigkeit, sondern vielmehr um einen häufig zu beobachtenden Verlauf. Daher kann ein Produkt sich im Einzelfall auch völlig anders entwickeln. Darüber hinaus können Schwierigkeiten bei der Phasenabgrenzung auftreten.

Neben dem Produkt-Lebenszyklus kann das Lebenszyklus-Modell auch auf andere Betrachtungsobjekte ausgeweitet werden. So kann der Lebenszyklus von Märkten, Technologien, Branchen und Volkswirtschaften analysiert werden. Diese sollten jedoch nicht getrennt voneinander betrachtet werden, sondern stehen in einem engen **Zusammenhang**. Produkte nutzen z.B. die zugrunde liegenden Technologien und werden deshalb auch vom Technologie-Lebenszyklus beeinflusst. Auf den Markt oder die Branche wirken wiederum die Lebenszyklen der Produkte und Technologien ein. Produkte der alten Technologie sterben ab und dadurch verändern neue Technologien auch den Markt und die Branche. So wird z.B. die Technologie der Videorekorder von Festplattenrekordern verdrängt. Da Volkswirtschaften häufig einseitig auf einzelnen Branchen beruhen, wirken sich die Lebenszyklen der Branchen und Märkte auch auf die konjunkturelle Entwicklung einer Volkswirtschaft aus. Deutschland ist z.B. in hohem Maße von der Automobil- und Maschinenbaubranche abhängig. Abb. 3.3.4 veranschaulicht diesen Zusammenhang.

| Kriterium | Einführung | Wachstum | Reife / Sättigung | Rückgang |
|---|---|---|---|---|
| Umsatzwachstum | hoch | hoch | sinkend | negativ |
| Stückgewinn | negativ | hoch | sinkend | gering / negativ |
| Wettbewerber | wenige | mehrere | viele | wenige |
| Marktanteil | sehr hoch | hoch | gering | gering |
| Marktstellung | Marktführer | Marktführer und -folger | Marktfolger/ Grenzanbieter | Grenzanbieter |
| Kosten pro Kunde | sehr hoch | durch-schnittlich | niedrig | niedrig |
| Produkt-politik | Standar-disierung | Marken-positionierung | Marken-differenzierung | Selektion |
| Preis-politik | event. Innova-tionsprämie | wettbewerbs-orientiert | defensiv | wettbewerbs-orientiert |
| Kommunikations-politik | Bekannt-machung | Nutzen-orientiert | Emotio-nalisierung | Weniger bedeutend |
| Distributions-politik | Distribution aufbauen | Intensive Distribution | Distributions-netz verdichten | Selektion / Kooperation |
| Zielkunden | Innovatoren | Erstkäufer | Erst- und Wiederho-lungskäufer | Wieder-holungskäufer, Nachzügler |

*Abb.3.3.3: Merkmale der Produkt-Lebenszyklusphasen (in Anlehnung an Kotler et al., 2007, S. 702)*

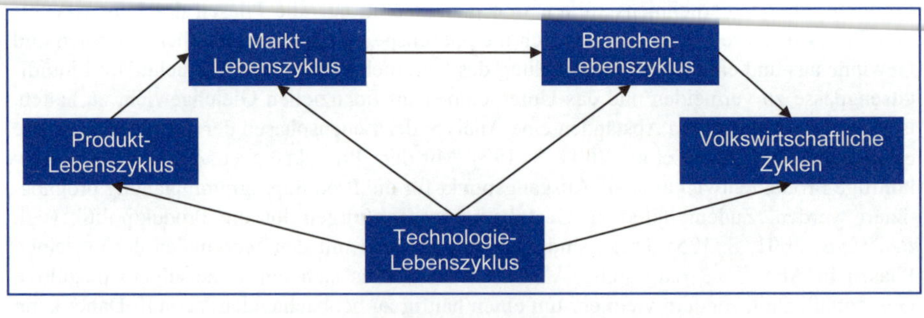


*Abb. 3.3.4: Zusammenhang der Lebenszykluskonzepte*

Der Markt- und Branchen-Lebenszyklus wird in den folgenden Kapiteln 3.3.3 und 3.3.4 näher erläutert. Eine Basis für die Lebenszyklen von Produkten, Märkten und Branchen ist der **Technologie-Lebenszyklus.** Technologien sind in vielen Branchen die Grundlage zur Herstellung konkurrenzfähiger Produkte und damit zur Erlangung von Wettbewerbsvorteilen. Beim in Abb. 3.3.5 dargestellten Technologie-Lebenszyklus wird die Leistungsfähigkeit einer Technologie anhand ihrer Produktfunktionen bzw. Prozesstechnologien bewertet (vgl.

*Baum* et al., 2004, S. 216f.). Der Technologie-Lebenszyklus beschreibt die Entwicklung einer Technologie von ihrer Entstehung bis zur Reife. Diese **S-Kurve** verdeutlicht die Leistungsfähigkeit einer Technologie in Abhängigkeit des kumulierten Entwicklungsaufwands und damit den Reifegrad einer Technologie. Der Kurvenverlauf macht deutlich, dass zu Entwicklungsbeginn für eine Technologie häufig nur geringe Leistungsfortschritte zu beobachten sind. In diesem Stadium ist die Leistungsfähigkeit der Technologie noch niedrig, aber das Entwicklungspotenzial hoch. Darauf folgt eine Phase überproportionaler Leistungssteigerungen, in der sich das gesammelte Grundlagenwissen in Anwendungen übertragen lässt. Anschließend nähert sich die Technologie ihrer Leistungsgrenze, so dass kaum weitere Verbesserungen erzielt werden. Das technologische Entwicklungspotenzial ist somit gering. Anhand der Steigung der Kurve können potenzielle Leistungssteigerungen durch weitere Entwicklungsanstrengungen prognostiziert werden. Dabei sind auch die gegenwärtig in einer Branche verwendeten Technologien in die Betrachtung einzubeziehen.

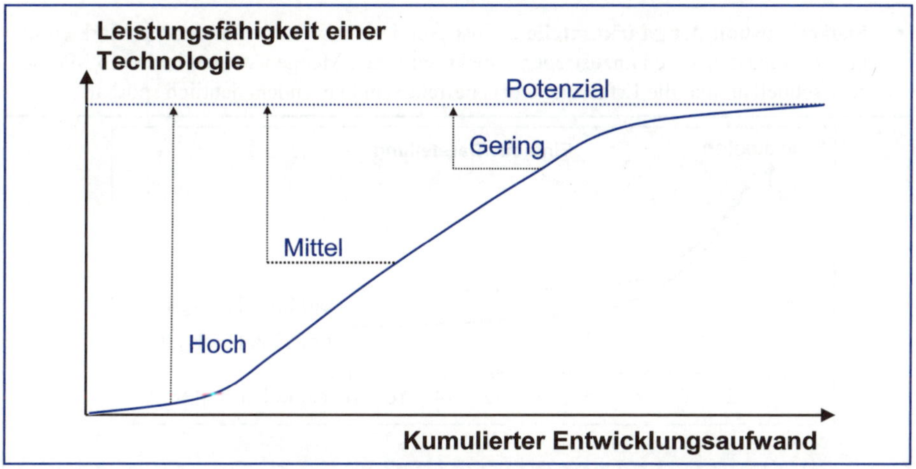


*Abb.3.3.5: Technologie-Lebenszyklus (vgl. Wheelen/Hunger, 2006, S. 122)*

Unternehmen können am Technologie-Lebenszyklus erkennen, ob und wann die Entwicklung neuer Technologien erforderlich ist. Analog zum Produkt-Lebenszyklus sollte auch bei Technologien eine Mischung in den verschiedenen Lebenszyklusphasen angestrebt werden. Bei Technologien lässt sich jedoch ein Phasenwechsel nur schwer erkennen. Deshalb ist der Übergang auf neue Technologien nur begrenzt planbar (vgl. *Bea/Haas,* 2001, S. 127). Dies kann zu Fehleinschätzungen im Technologie-Lebenszyklus führen. Beispielsweise verlängerte sich der Lebenszyklus von PC-Betriebssystemen von vier auf sieben Jahre. Dies veranlasste *Microsoft* dazu, seine Produkte *Windows 98* und *Windows ME* länger als geplant auf dem Markt zu lassen und die Ablösung hinauszuzögern.

Neben dem Lebenszyklus-Modell ist für alle markt- und auch ressourcenorientierten Strategiekonzepte die **Erfahrungskurve** eines Unternehmens von zentraler Bedeutung. Dabei handelt es sich um eine Gesetzmäßigkeit, welche die Entwicklung der realen Stückkosten eines Produktes in Abhängigkeit von der kumulierten Produktionsmenge beschreibt. Die Erfahrungskurve ist eine Weiterentwicklung des 1925 beobachteten Lernkurveneffektes (vgl. *Baum et al.,* 2004, S. 89).

! Nach der **Erfahrungskurve** sinken die inflationsbereinigten Stückkosten eines Produktes mit jeder Verdoppelung der kumulierten Produktionsmenge potenziell um durchschnittlich 20 bis 30% (vgl. *Müller-Stewens/Lechner,* 2005, S, 263).

Lern-, Spezialisierungs-, Betriebsgrößen-, Skalen- und Losgrößendegressionseffekte sowie Produkt- und Verfahrensinnovationen sind die wichtigsten Ursachen der potenziellen Kostenreduktion. Das Ausmaß des Erfahrungskurveneffektes ist produkt- und branchenspezifisch. Die Kostensenkung findet nicht automatisch statt, sondern erfordert geeignete Maßnahmen. Langfristig folgen dabei die Preise meist den sinkenden Kosten, da sonst andere Anbieter von hohen Gewinnspannen angelockt werden. Diese Erfahrungswerte sind für die Planung von strategischen Geschäftsfeldern von großer Bedeutung. Daraus lassen sich folgende **strategische Konsequenzen** ableiten (vgl. *Hahn/Taylor,* 2004, S. 220f.):

- **Hohe Marktanteile** sind Grundvoraussetzung für eine hohe Rentabilität. Ein Mengenführer hat bei gegebenem Marktpreis wegen der geringsten Stückkosten die höchste Gewinnspanne und damit das größte Erfolgspotenzial. Ein Anbieter mit geringen Stückzahlen hat deshalb im Vergleich zum Konkurrenten mit höheren Stückzahlen keine Möglichkeit auf überdurchschnittliche Gewinne.
- Starker **Ausbau der Marktanteile** ist insbesondere in schnell wachsenden Märkten mit hohen Wachstumsraten anzustreben. Die kumulierten Mengen steigen in diesen Märkten sehr schnell an und die Erfahrungskurveneffekte sind besonders deutlich spürbar.

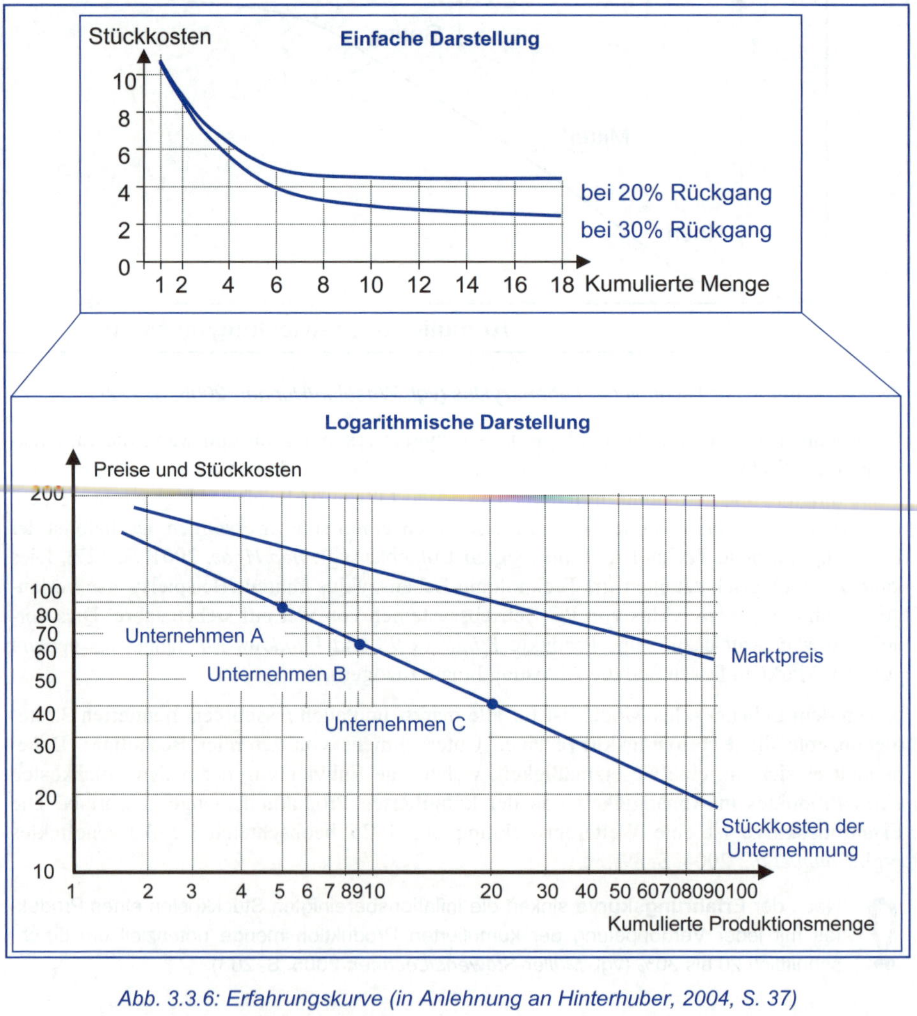


*Abb. 3.3.6: Erfahrungskurve (in Anlehnung an Hinterhuber, 2004, S. 37)*

Die Höhe der Auswirkungen des Erfahrungskurveneffektes werden häufig überschätzt (vgl. *Müller-Stewens/Lechner,* 2005, S, 263f.). So belegen empirische Studien, wie z.B. Auswertungen aus der PIMS-Datenbank (vgl. Kap. 3.1.2.3), dass der Kostensenkungseffekt durchschnittlich nur bei rund 10% liegt und stark branchenabhängig ist. Dies liegt daran, dass die höhere Produkterfahrung entweder nicht immer unmittelbar in relative Kostenvorteile umgesetzt werden kann oder der gesamten Branche zugute kommt. Ein wesentlicher Kritikpunkt ist auch der Hinweis auf bestehende Unterschiede in den Produktlebenszyklen. Im Falle kurzer Lebenszyklen haben Erfahrungseffekte keine oder nur geringe Bedeutung.

In der Abb. 3.3.6 sind exemplarisch drei Unternehmen eingezeichnet. Unternehmen C als Mengenführer realisiert aufgrund seiner Kostenstruktur die höchsten Gewinne. Befindet sich der Marktpreis auf dem Kostenniveau des Unternehmens B, dann deckt B gerade seine Kosten. Unternehmen A erleidet einen Verlust, während der Marktführer C einen Gewinn erwirtschaftet. Der Erfahrungskurveneffekt gilt jedoch nur bei standardisierten Produkten, die weitgehend unverändert hergestellt werden.

Ein vor allem in der Praxis sehr beliebtes Instrument zur vereinfachten Darstellung der komplexen strategischen Zusammenhänge und als Hilfestellung für strategische Entscheidungen ist die **Portfolioanalyse** (vgl. *Hinterhuber*, 2006, S. 127). Der Begriff Portfolio stammt vom französischen Wort „Portfeuille", welches einen Bestand an Wertpapieren bezeichnet. Die Zusammenstellung dieses Wertpapierbestandes wird z.B. durch die erwartete Rendite oder das Risiko der einzelnen Wertpapiere bestimmt. Die Bezeichnung Portfolio wird in der Unternehmensführung auf die Zusammenstellung strategischer Entscheidungsobjekte angewendet, die vergleichbar mit einem Wertpapier-Portfeuille bestimmte Kriterien erfüllen soll. So wird z.B. das Produktportfolio eines Unternehmens nach den Lebenszyklusphasen unterschieden und eine möglichst homogene Verteilung der Produkte auf alle Lebenszyklusphasen angestrebt.

! In einem **Portfolio** wird eine strategische Situation in zwei Dimensionen dargestellt, bewertet und aus der Positionierung der Betrachtungsobjekte standardisierte Normstrategien abgeleitet.

Die Portfolio-Methode ist ein anschauliches und praktikables Analyseinstrument, bei dem die Flut an strategisch relevanten Informationen auf zwei wesentliche Dimensionen reduziert wird. Der Grundaufbau eines Portfolios ist in Abb. 3.3.7 dargestellt. Eine Dimension beschreibt dabei eine von außen vorgegebene **Umweltvariable**, während die zweite Dimension eine durch das Unternehmen zu beeinflussende **Unternehmensvariable** als Reaktions- bzw. Aktionskomponente darstellt. Die Erstellung eines Portfolios erfolgt in den folgenden **Schritten** (vgl. *Hinterhuber*, 2004, S. 127; *Müller-Stewens/Lechner*, 2005, S. 300f.):

(1) **Objektauswahl:** Die in einem Portfolio betrachteten Objekte werden festgelegt. Dies sind z.B. Produkte, Märkte oder strategische Geschäftsbereiche

(2) **Kriterienauswahl:** Es werden zwei Bewertungskriterien ausgewählt, nach denen die Objekte beurteilt werden sollen. Meist wird ein unternehmensinterner und ein unternehmensexterner Faktor verwendet. Für diese sind Maßgrößen und deren Berechnungsweise eindeutig festzulegen. Die Maßgrößen können dabei aus einer Vielzahl von Einzeldaten zusammengesetzt sein. Beispielsweise lässt sich die Marktattraktivität unter anderem durch das Marktwachstum, die Konkurrenzintensität und die Gefahr neuer Wettbewerber beurteilen. Es können auch qualitative Bewertungen vorgenommen werden. Häufig erfolgt eine Kategorisierung der Portfoliodimension in hohe und geringe bzw. in hohe, mittlere und geringe Ausprägung.

(3) **Bewertung:** Für die zu untersuchenden Objekte wird die Ausprägung der beiden Dimensionen möglichst quantitativ ermittelt. Bei fehlenden Informationen sind eventuell Schätzungen erforderlich, z.B. bei der Einordnung von Konkurrenzunternehmen.

(4) **Ist-Positionierung:** Aus den beiden Kriterien wird ein Achsenkreuz gebildet, in das die Objekte eingeordnet werden. Hierbei besteht die Möglichkeit, durch Variation der Größe der verwendeten Symbole eine dritte Dimension in die Betrachtung einzubeziehen. Bei Produkt- oder Unternehmensvergleichen wird z.B. häufig der Umsatz oder Deckungsbeitrag durch unterschiedlich große Kreise dargestellt.

(5) **Strategieableitung:** Aus der Positionierung der Betrachtungsobjekte im Portfolio lassen sich Rückschlüsse auf die bestehende Situation ziehen. Daraus können sog. Normstrategien, d.h. standardisierte Strategieempfehlungen, abgeleitet werden. Darüber hinaus können für die Betrachtungsobjekte jeweils Ziele festgelegt und angestrebte Portfoliopositionen markiert werden. Die Entwicklung zur angestrebten Portfolioposition ist im Beispiel von Abb. 3.3.7 mit einem Pfeil gekennzeichnet.

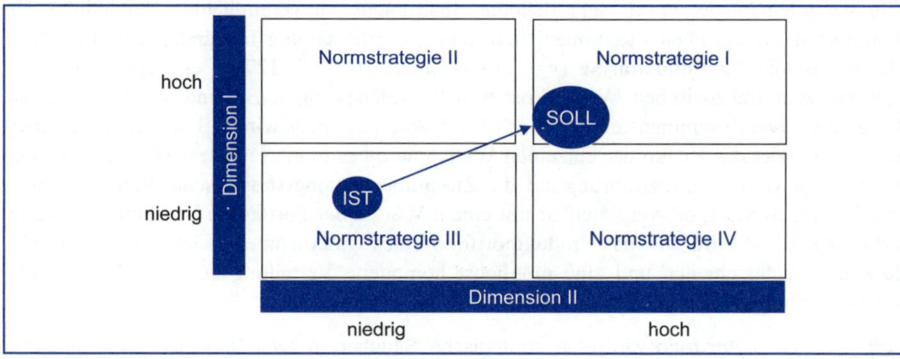


*Abb. 3.3.7: Grundaufbau eines Portfolios*

Portfolios bestechen durch ihre einfache Darstellung und tragen zu einem verbesserten Verständnis der Struktur und Funktionsweise des gesamten Unternehmens bei. Die für ihre Erstellung erforderlichen Daten sind meist ohne große Schwierigkeiten zu beschaffen. Portfolios sind anschaulich und eignen sich deshalb ausgezeichnet als Grundlage für strategische Diskussionen. Deshalb besitzen sie in der Praxis einen hohen Stellenwert. Die Ableitung von Strategien auf Basis des Portfolios ist relativ einfach und wird durch die Normstrategien als Handlungsempfehlung unterstützt. Ein großer **Vorteil** ist die Möglichkeit, sowohl quantitative als auch qualitative Einflussfaktoren zu berücksichtigen. Durch die wenigen und einfachen Dimensionen wird die Unternehmensführung gezwungen, sich auf das Wesentliche zu konzentrieren. In der Beschränkung auf zwei bzw. drei Einflussfaktoren liegt auch der wesentliche **Nachteil** der Portfolio-Methode. Darüber hinaus werden Wechselbeziehungen und Abhängigkeiten zwischen den Dimensionen nicht berücksichtigt. Dies betrifft z.B. Verbundeffekte zwischen Geschäftsbereichen. Die einfache Verständlichkeit und starke Verdichtung birgt die Gefahr, dass nur zwei Kriterien eine Situation nicht ausreichend widerspiegeln und die Normstrategien nicht angemessen sind.

Die Grundkonzepte des Lebenszyklus und der Erfahrungskurve sowie die Portfolio-Methode beeinflussen die gesamte marktorientierte Unternehmensführung. Dabei werden Positionen mit Wettbewerbsvorteilen angestrebt. Aus diesen Zielpositionen sowie den ermittelten Chancen und Risiken lassen sich strategische Stoßrichtungen ableiten. Daraus sind zunächst unter Berücksichtigung der Stärken und Schwächen des Unternehmens die Erfolg versprechendsten Alternativen auszuwählen (**Strategic choice**). Im Anschluss sind diese Alternativen dann zu einer aufeinander abgestimmten Strategie zusammenzufassen. Die

Stärken und Schwächen eines Unternehmens werden im Rahmen der in Kap. 3.4.1 dargestellten Unternehmensanalyse ermittelt. Die umweltorientierten Analysen und deren Zusammenfassung zu einer marktorientierten Strategie erfolgt in den nachfolgenden Kapiteln.

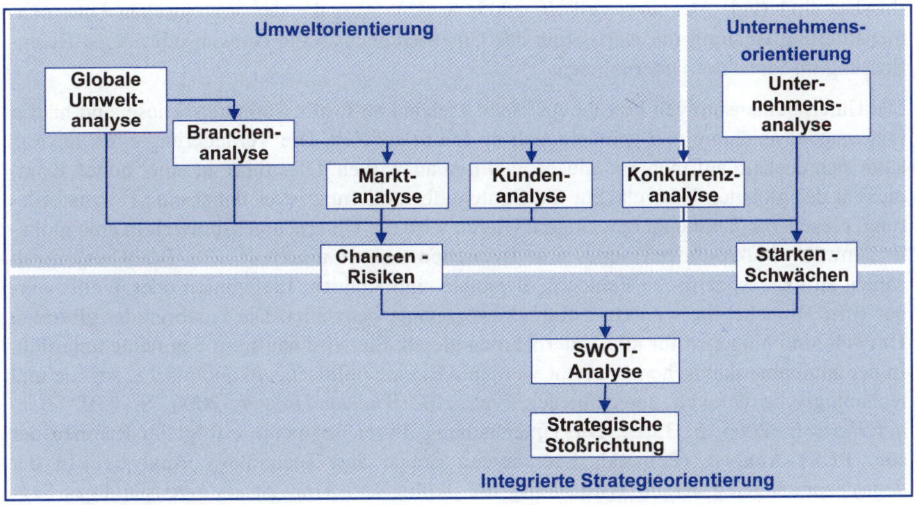


*Abb. 3.3.8: Elemente und Zusammenhänge der marktorientierten Unternehmensführung*

## 3.3.2 Globale Umweltanalyse

Die Umwelt eines Unternehmens ist durch eine Vielzahl von Einflussfaktoren geprägt. Dazu zählen auch volkswirtschaftliche und gesellschaftliche Faktoren als Rahmenbedingungen für unternehmerische Aktivitäten. Marktorientierte Unternehmensführung erfordert deshalb den Einbezug dieser Umweltfaktoren in betriebliche Entscheidungen. Die Beobachtung und Analyse der Unternehmensumwelt ermöglicht das frühzeitige Erkennen von Chancen und Risiken für die eigene Geschäftstätigkeit. Stand und Entwicklung der Umweltfaktoren bilden somit die Basis für strategische Entscheidungen (vgl. *Kohlöffel*, 2000, S. 125). Da jedes Geschäftsfeld eines Unternehmens unterschiedlichen Umwelten gegenüber steht, ist hierfür jeweils eine eigene Umweltanalyse erforderlich (vgl. *Kreikebaum*, 1997, S. 40).

Folgende strategische **Fragestellungen** werden durch die Umweltanalyse beantwortet:

- Was macht die globale Umwelt aus?
- Welche Faktoren der globalen Umwelt beeinflussen das Unternehmen?
- Wie können diese Faktoren analysiert und beobachtet werden?
- Welche Bedeutung und Auswirkungen haben diese Faktoren für das Unternehmen?

Aus der Beantwortung dieser Fragen ergeben sich Chancen und Risiken für Unternehmen, die zusammen mit den Stärken und Schwächen aus der Unternehmensanalyse (vgl. Kap. 3.4.1) in die SWOT-Analyse (vgl. Kap. 3.3.7) eingehen.

Die **globale Umwelt** (Makroumwelt) umfasst übergeordnete Faktoren, die nicht nur für ein Unternehmen oder eine Branche, sondern für alle Unternehmen von Bedeutung sind. Sie bilden die rechtliche, ökonomische, ökologische, gesellschaftliche und technologische Umwelt der Unternehmen (vgl. *Baum* et al., 2004, S. 54).

Diese branchenübergreifenden Einflussgrößen werden auch als Umweltfaktoren oder als Umfeldfaktoren bezeichnet. Sie werden in die **globale Umweltanalyse** einbezogen, um unternehmensexterne Entwicklungen und deren Bedeutung für das eigene Unternehmen zu beurteilen (vgl. *Bleicher*, 2004, S. 536). Dabei soll geklärt werden, welche Umweltelemente Einfluss auf die Unternehmensführung nehmen bzw. durch Führungsentscheidungen beeinflussbar sind (vgl. *Macharzina/Wolf*, 2005, S. 21). Aufgabe der strategischen Unternehmensführung ist somit die Anpassung des Unternehmens an die Umwelt oder deren Beeinflussung im Sinne des Unternehmens.

Die Unternehmensumwelt besteht aus einer Vielzahl an Einflussfaktoren. Diese sind häufig voneinander abhängig und wandeln sich im Laufe der Zeit. Die Veränderung eines Faktors kann sich deshalb auf mehrere andere Faktoren auswirken. Dies führt zu einer hohen Komplexität der globalen Umwelt. Für die Strategieformulierung ist es daher eine Herausforderung, diese Komplexität zu bewältigen. Hierzu wird die Unternehmensumwelt in eine globale Umwelt (Makroumwelt) und eine **Branchenumwelt** unterteilt. Zur Branchenumwelt zählen aufgabenspezifische Faktoren. Beispiele sind Kunden, Lieferanten oder Wettbewerber einer Branche. Sie werden in Kap. 3.3.4 genauer betrachtet. Die Faktoren der **globalen Umwelt** sind hingegen für alle Unternehmen gleich. Sie wird häufig in Segmente unterteilt. In der angloamerikanischen Literatur werden z.B. eine politische, ökonomische, soziale und technologische Umwelt unterschieden (vgl. z.B. *Wheelen/Hunger,* 2006, S. 73ff.; *Barney/Hesterly,* 2006, S. 35ff.). Die Untersuchung dieser Segmente erfolgt im Rahmen der sog. **PEST-Analyse** (Political, Economical, Social and Technology Analysis). In der deutschsprachigen Literatur wird häufig die ökologische Umwelt als eigenständiges Segment betrachtet. In diesem Falle ergeben sich die in Abb. 3.3.9 aufgeführten **Segmente** (vgl. *Hungenberg*, 2004, S. 89ff.; *Welge/Al-Laham*, 2003, S. 187ff.; *Baum* et al., 2004, S. 55f.):

- **Politisch-rechtliche Umweltfaktoren** umfassen die vom Staat festgelegten Rahmenbedingungen. Sie sind für alle Unternehmen bindend und können kommunale, bundeslandspezifische, gesamtstaatliche, staatenübergreifende sowie global gültige Bestimmungen enthalten. Sie umfassen die Wirtschafts-, Arbeitsmarkt- und Beschäftigungspolitik sowie das Arbeitsrecht und legen die Rolle der Gewerkschaften fest. Weitere Aspekte sind der Aufbau und die Stabilität des politischen Systems. Beispiele sind soziale Marktwirtschaft, Kündigungsschutz, Mitbestimmungsrechte, Unternehmensverfassung, Besteuerung, Produzentenhaftung sowie Investitions-, Umweltschutz- und Patentvorschriften. In den westeuropäischen Staaten ist die Stabilität der politischen Systeme relativ hoch. In anderen Ländern wie z.B. in Osteuropa oder Südamerika haben es die Unternehmen mit relativ unstabilen Systemen und Rahmenbedingungen zu tun. In Japan nimmt z.B. die Regierung großen Einfluss auf die Wirtschaftsplanung, während dies in anderen Ländern in wesentlich geringerem Ausmaß stattfindet. Die Industrie- und Subventionspolitik eines Staates wirkt sich jedoch stets auf den Wettbewerb des Landes aus. So wurden z.B. in Mittel- und Südeuropa die nationalen Fluggesellschaften durch ihre Regierungen massiv subventioniert.

- **Ökonomische Umweltfaktoren** beinhalten nationale und internationale volkswirtschaftliche Entwicklungen und haben unmittelbaren Einfluss auf die Absatz- und Beschaffungsmärkte. Wichtige Einflussfaktoren aus der ökonomischen Umwelt sind z.B. Konjunkturentwicklung, Zinsen, Inflationsrate oder Wechselkurs. Darüber hinaus sind z.B. Beschäftigung, Volkseinkommen oder Kapitalmarktlage von Bedeutung. Ökonomische Faktoren wirken auf Nachfrage, Wettbewerbsintensität, Kostendruck und Investitionsklima. Die Bedeutung der ökonomischen Umwelt wird durch die schlechte konjunkturelle Lage in Deutschland am Anfang des 21. Jahrhunderts deutlich. Diese machte sich vor allem in einem Rückgang von Investitionen und Beschäftigung bemerkbar.

- **Gesellschaftliche Umweltfaktoren** beinhalten die Werte, Einstellungen und kulturellen Normen einer Gesellschaft. Das Unternehmen steht mit Mitarbeitern, Kunden oder Lieferanten als Mitgliedern der Gesellschaft in Beziehung. Aus diesem Grund ist es auch gesellschaftlichen Einflüssen ausgesetzt. Die Veränderungen im soziokulturellen Umfeld werden häufig als „Wertewandel" bezeichnet, auf den sich die Unternehmen einstellen müssen. Dies betrifft z.B. Einstellungen gegenüber der Arbeit (Arbeitsmentalität) oder bestimmten Produkten und Dienstleistungen, Umwelt- und Gesundheitsbewusstsein, Sparneigung, Individualitätsstreben oder Bevölkerungsentwicklung.

- **Technologische Umweltfaktoren** sind vor allem für Industrieunternehmen von Bedeutung, die einem starken technologischen Wandel unterliegen. Die zunehmende Veränderungsgeschwindigkeit z.B. in der Mikroelektronik, Robotik, Lasertechnologie oder Gentechnik kann für ein Unternehmen sowohl Chance als auch Risiko sein. Solche Entwicklungen betreffen vor allem Produktions- und Produkttechnologie sowie Informationstechnik. Veränderungen der Informationstechnik können z.B. zu völlig neuen betrieblichen Abläufen führen. Beispielsweise wurde durch die Einführung von Personalcomputern die Büroarbeit revolutioniert.
- **Ökologische Umweltfaktoren** beziehen sich auf die natürlichen Umweltressourcen als menschliche Lebensgrundlage. Dazu zählt z.B. die Verfügbarkeit von Rohstoffen und Energie. Die Abhängigkeit von bestimmten Rohstoffen wie z.B. dem Erdöl bedeutet ein Risiko in vielfacher Hinsicht. Um der ökologischen Verantwortung des Unternehmens gerecht zu werden, sollte dessen Umweltbelastung erfasst und weitgehend minimiert werden. Eine ökologieorientierte Unternehmensführung rückt durch zunehmende Umweltbelastung und knappe Rohstoffe immer mehr ins öffentliche Interesse. Ein Beispiel ist die Reinigung von Industrieabgasen oder das Abfallrecycling. Umweltfreundliche Produkte können deshalb für Unternehmen zum Wettbewerbsvorteil werden.

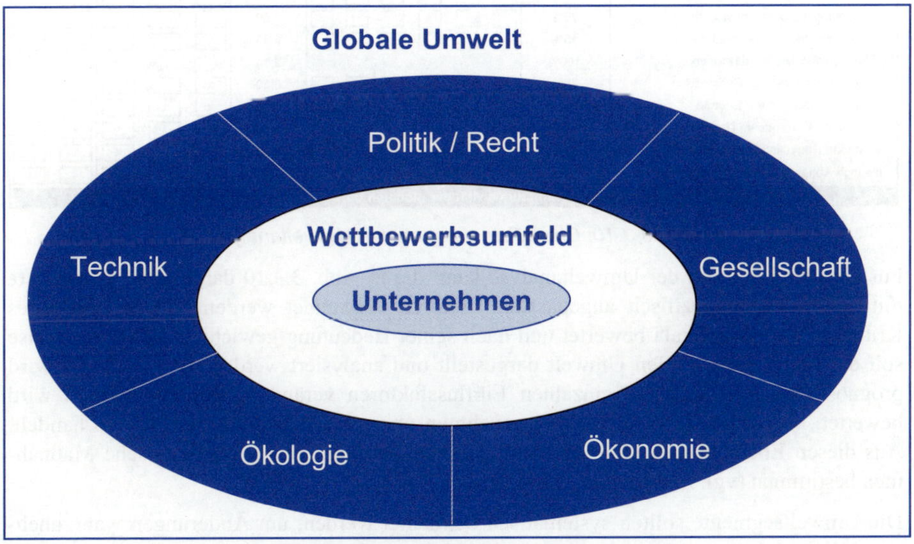


*Abb. 3.3.9: Globale Umwelt des Unternehmens*

Die Unterteilung in die Umweltsegmente und Einflussfaktoren bilden den Ausgangspunkt zur Analyse der Unternehmensumwelt. Um die Informationsbedürfnisse jedes Unternehmens vollständig zu erfüllen, sind die Segmente und Faktoren weiter zu ergänzen und anzupassen. Dies könnten z.B. Sicherheitsaspekte oder Qualifikationen der Mitarbeiter sein.

| Kriterium | Bedeutung | Ausprägung | | | | | | Ergebnis | Entwicklung | | | Wertung | |
|---|---|---|---|---|---|---|---|---|---|---|---|---|---|
| | Prozentual 100% je Kriterium | trifft nicht zu | | | | | trifft zu | max. 5 = attraktiv; min 0 = unattraktiv | stabil | prognos-tizierbar | nicht vorher-sehbar | Chance | Risiko |
| | | 0 | 1 | 2 | 3 | 4 | 5 | | | | | | |
| **1. Politisch-rechtliche Umweltfaktoren** | **100%** | | | | | | | **1,40** | | | | | |
| - starke parteipolitische Entwicklungen | 15% | | | | x | | | 0,45 | | x | | x | x |
| - extreme globalpolitische Entwicklungen | 25% | | x | | | | | 0,25 | | x | | | |
| - starke wirtschaftspolitische Entwicklungen | 20% | | | x | | | | 0,40 | x | | | | x |
| - Starke Änderungen der Sozialgesetze | 10% | | | | x | | | 0,30 | | | x | x | x |
| - Gravierende Änderungen des Arbeitsrechts | 20% | x | | | | | | 0,00 | x | | | | x |
| - Größerer Einfluss der Gewerkschaften | 10% | x | | | | | | 0,00 | x | | | x | |
| **2. Ökonomische Umweltfaktoren** | **100%** | | | | | | | **1,60** | | | | | |
| - steigendes Volkseinkommen | 20% | x | | | | | | 0,00 | | x | | x | |
| - florierender interantionaler Handel | 20% | | | x | | | | 0,40 | | x | | x | |
| - stabile Wechselkurse | 10% | | x | | | | | 0,10 | x | | | x | |
| - geringe Inflation | 10% | | | | x | | | 0,30 | x | | | | x |
| - Aufschwung der Kapitalmärkte | 20% | | | x | | | | 0,40 | | | x | x | |
| - steigende Beschäftigung | 15% | | | x | | | | 0,30 | | x | | | x |
| - niedrige Kreditzinsen | 5% | | | x | | | | 0,10 | x | | | x | |
| **3. Gesellschaftliche Umweltfaktoren** | **100%** | | | | | | | **2,45** | | | | | |
| - geringer Wertewandel | 20% | | | x | | | | 0,40 | | x | | | x |
| - bessere Arbeitsmentalität | 25% | | | | x | | | 0,75 | x | | | x | |
| - geringe Sparneigung | 25% | | | | | x | | 1,00 | | x | | x | |
| - positive Einstellung ggü. Produkten | 10% | | x | | | | | 0,10 | | | x | | x |
| - positive Lebenseinstellung | 10% | | x | | | | | 0,10 | | | x | | x |
| - abnehmende Alterung der Bevölkerung | 10% | | x | | | | | 0,10 | x | | | x | |
| **4. Technologische Umweltfaktoren** | **100%** | | | | | | | **3,35** | | | | | |
| - verbesserte Produktionstechnologie | 30% | | | | | x | | 1,20 | | x | | x | |
| - zahlreiche Produktinnovationen | 30% | | | | | x | | 1,20 | | | x | x | |
| - wenig Substitutionstechnologien | 25% | | | x | | | | 0,50 | | | x | | x |
| - ausgereifte Recyclingtechnologie | 15% | | | | x | | | 0,45 | x | | | | x |
| **5. Ökologische Umweltfaktoren** | **100%** | | | | | | | **2,15** | | | | | |
| - Hohe Verfügbarkeit der Rohstoffe | 30% | | x | | | | | 0,30 | x | | | | x |
| - Hohe Verfügbarkeit von Energie | 25% | | | x | | | | 0,50 | x | | | | x |
| - ankommende Trends im Umweltschutz | 20% | | | | | x | | 0,80 | | x | | x | |
| - verstärkte Recyclingaktivitäten | 10% | | | | | x | | 0,40 | | | x | x | |
| - niedrige Abhängigkeit von Rohstoffen | 15% | | x | | | | | 0,15 | | | x | | x |
| **Gesamtattraktivität der globalen Umwelt** | | | | | | | | **2,19** | | | | | |

*Abb. 3.3.10: Checkliste zur globalen Umweltanalyse*

Für die Durchführung der Umweltanalyse kann die in Abb. 3.3.10 dargestellte **Checkliste** mit unternehmensspezifisch angepassten Faktoren verwendet werden. Dabei wird jedes Kriterium auf einer Skala bewertet und nach seiner Bedeutung gewichtet. Auf diese Weise soll der Stand der globalen Umwelt dargestellt und analysiert werden. Im Anschluss wird prognostiziert, wie sich die einzelnen Einflussfaktoren verändern werden. Danach wird bewertet, ob es sich dabei für das Unternehmen um eine Chance oder ein Risiko handelt. Aus diesen Erkenntnissen kann die Unternehmensführung geeignete strategische Maßnahmen bestimmen (vgl. *Kreikebaum*, 1997, S. 40).

Die Umweltsegmente sollten systematisch betrachtet werden, um Änderungen wahrzunehmen. Die Analyse sollte keine reine Aufzählung von Umweltdaten sein, sondern die Einflussfaktoren und ihre Auswirkungen richtig interpretieren (vgl. *Hinterhuber*, 2006, S. 114). Daher beginnt nach Unterteilung der globalen Umwelt in einzelne Segmente und Kriterien der in Abb. 3.3.11 dargestellte **Analyseprozess**. Die systematische Untersuchung sämtlicher Umweltsegmente kann sowohl kontinuierlich, periodisch als auch außerplanmäßig durchgeführt werden. Dynamische Umwelten und Segmente sollten kontinuierlich beobachtet werden. Weniger dynamische Segmente sollten mindestens periodisch analysiert werden. Bei auftretenden Krisen, wie z.B. einem Börsenzusammenbruch, sind außerplanmäßige Analysen erforderlich (vgl. *Welge/Al-Laham*, 2003, S. 193).

Die **Phasen der Umweltanalyse** sind (vgl. *Baum* et al., 2004, S. 56; *Bea/Haas*, 2001, S. 103f.):

- **Analyse jedes Umweltsegments** (Environmental Scanning): Das Absuchen sämtlicher Segmente soll Indikatoren der Umweltentwicklung aufspüren. Die Analysephase beginnt mit der genauen Definition und Identifikation des Segments. Daraufhin werden Trendindikatoren für die Segmententwicklung bestimmt. In der Energiewirtschaft beobachten die Unternehmen z.B. kontinuierlich die ökologischen Umwelteinflüsse. Zeichnet sich ein Trend zu regenerativen Energien ab, dann bedeutet dies zunehmenden Bedeutungsverlust der Atomkraft. Ein Indikator hierfür ist die politische Diskussion sowie das Interesse der Presse und Öffentlichkeit. Dies wird z.B. durch die Zahl an Veröffentlichungen, Pressestimmen oder Verlautbarungen in den Medien gemessen.
- **Trendüberwachung** (Environmental Monitoring): Die bei der Analyse gewonnenen Daten über die Umweltentwicklungen werden aufgezeichnet, verfolgt und interpretiert. Daraus lassen sich historische Trendentwicklungen erkennen. Neben der reinen Informationserhebung finden auch Bewertungen über das Ausmaß der Trendänderung statt. Dabei wird auch die Relevanz der Daten und die Zuverlässigkeit der Datenquellen beurteilt. Weiterhin wird geprüft, ob Prognosen zu bestimmten Datenfeldern erforderlich sind. Beispielsweise konnten Unternehmen der Energiebranche in den letzten Jahren ein hohes Interesse an regenerativen Energien sowie ein stärkeres Engagement im Umweltschutz wahrnehmen. Sie beobachten diese Entwicklung und schließen daraus auf die zukünftige Bedeutung regenerativer Energien.
- **Prognose der Umweltentwicklung** (Environmental Forecasting): In der Prognosephase werden die Entwicklungstendenzen der einzelnen Umweltsegmente ermittelt. Es stellen sich folgende Fragen: Wohin wird ein Trend führen? Wie wird die Zukunft sein? Die Prognose der Umwelttrends führt zu einem Zukunftsbild der Umwelt. Dabei werden Richtung, Ausmaß und Geschwindigkeit ihrer Veränderung betrachtet. Instrumente hierfür sind die strategische Frühaufklärung und die Szenariotechnik (vgl. Kap. 7.2.2). Im Anschluss werden die verschiedenen Trends der einzelnen Umweltsegmente zu Szenarien verknüpft. Zum Beispiel prognostizieren Unternehmen der Energiebranche den zukünftigen Stand regenerativer Energien. In Zukunft könnten sie die Atomkraft möglicherweise vollständig ersetzen. Daraus ergibt sich ein Szenario, in dem die Unternehmen nur noch regenerative Energien erzeugen.
- **Beurteilung der Bedeutung** (Environmental Assessment): In der letzten Phase erfolgt die Bewertung der zuvor erfassten Entwicklungen. Dabei soll herausgefunden werden, ob und in welcher Form die Umweltentwicklungen eintreten und ob sie für das Unternehmen eine Chance oder ein Risiko darstellen. Darüber hinaus ist das Ausmaß der Chance bzw. des Risikos zu beurteilen. Ebenso muss bestimmt werden, wie auf eintretende Chancen und Risiken reagiert werden soll. Ein Instrument hierfür ist das in Abb. 3.3.12 dargestellte **Beeinflussungsportfolio** (Issue-Impact-Martrix). Es dient zur Bewertung und Priorisierung der Entwicklungen. Den prognostizierten Umweltfaktoren wird nach deren Eintrittswahrscheinlichkeit und Auswirkung auf das Unternehmen eine hohe, mittlere oder geringe Priorität zugewiesen. Höchste Priorität haben die Faktoren mit hoher Eintrittswahrscheinlichkeit und bedeutendem Einfluss auf das Unternehmen. Je höher die Priorität, desto umfassender und schneller sollte das Unternehmen handeln, um Risiken zu vermeiden und Chancen zu nutzen. Beispielsweise haben für die Energieversorger der vermehrte Einsatz der regenerativen Energien und die Abschaltung der Kernkraftwerke große Auswirkungen. Es entstehen hohe Kosten für die Stilllegung der Kraftwerke sowie für den Aufbau der regenerativen Energiequellen. Deshalb ist frühzeitig eine Strategie zu entwickeln, wie sich der Ausstieg aus der Kernenergie und der Aufbau alternativer Energien meistern lassen.

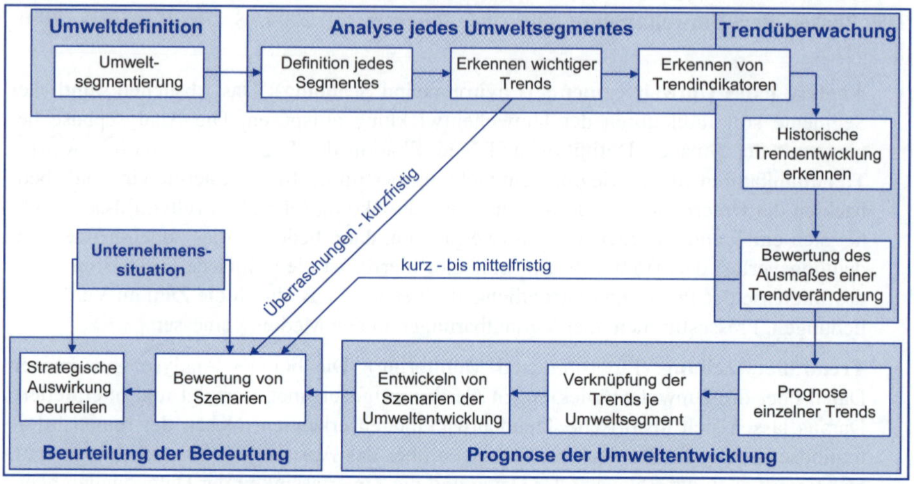


*Abb. 3.3.11: Prozess der globalen Umweltanalyse (in Anlehnung an Welge/Al-Laham, 2003, S. 194)*

Im Rahmen der strategischen Frühaufklärung kann das Beeinflussungsportfolio zu einer **Interaktionsanalyse** (Cross-Impact-Analysis) erweitert werden. Dieses Verfahren soll schwach auftretende Signale identifizieren und beurteilen. Die Analyse versucht, Zusammenhänge zwischen verschiedenen, möglicherweise auftretenden Ereignissen darzustellen, zu bewerten und vor allem deren gegenseitige Abhängigkeiten zu berücksichtigen (vgl. *Baum* et al., 2004, S. 56; S. 330).

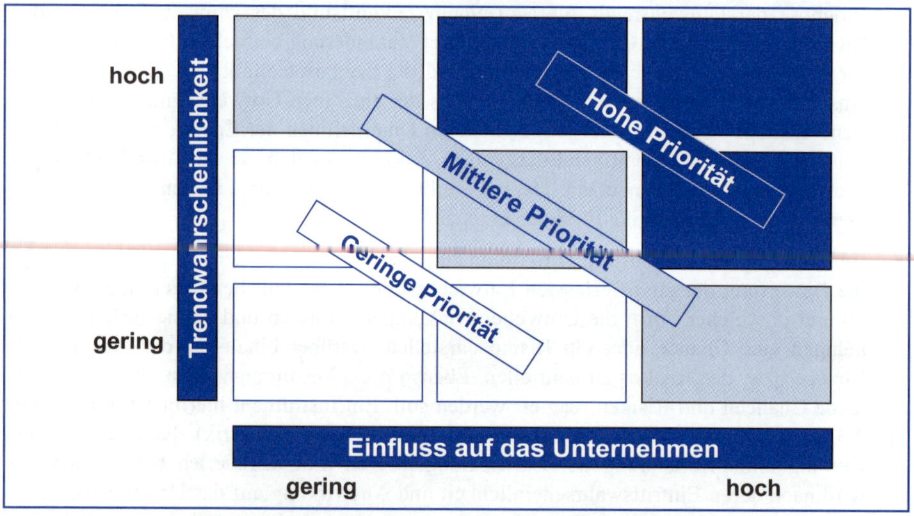


*Abb. 3.312.: Beeinflussungsportfolio (Issue-Impact-Matrix) (in Anlehnung an Wheelen/Hunger, 2006, S. 81)*

Die globale Umweltanalyse wird exemplarisch bei der *Eder Möbel GmbH* durchgeführt. Die *Eder Möbel GmbH* ist ständig darauf bedacht, die globale Umwelt im Auge zu behalten und mögliche Trends sowie sich daraus ergebende Chancen und Risiken früh zu erkennen.

Deshalb führt das Unternehmen kontinuierliche, aber auch periodische und bei auftretenden Krisen auch außerplanmäßige Analysen der globalen Umwelt durch. Die Analyse konzentriert sich auf den nationalen Markt, da das Unternehmen vornehmlich dort tätig ist. Weltpolitische Entwicklungen betreffen das Unternehmen im Regelfall nicht.

| Kriterium | Bedeutung | Ausprägung | | | | | | Ergebnis | Entwicklung | | | Wertung | |
|---|---|---|---|---|---|---|---|---|---|---|---|---|---|
| | Prozentual 100% je Kriterium | trifft nicht zu | | | | | trifft zu | max. 5 = attraktiv; min 0 = unattraktiv | stabil | prognostizierbar | nicht vorhersehbar | Chance | Risiko |
| | | 0 | 1 | 2 | 3 | 4 | 5 | | | | | | |
| **1. Politisch-rechtliche Umweltfaktoren** | **100%** | | | | | | | **2,10** | | | | | |
| - Gravierende Änderungen des Arbeitsrechts | 20% | ☐ | ☐ | ☐ | ☐ | ☒ | ☐ | 0,80 | ☐ | ☒ | ☐ | ☒ | ☐ |
| - ... | | | | | | | | | | | | | |
| **2. Ökonomische Umweltfaktoren** | **100%** | | | | | | | **1,40** | | | | | |
| - steigendes Volkseinkommen | 20% | ☐ | ☒ | ☐ | ☐ | ☐ | ☐ | 0,20 | ☐ | ☒ | ☐ | ☒ | ☐ |
| - ... | | | | | | | | | | | | | |
| **3. Gesellschaftliche Umweltfaktoren** | **100%** | | | | | | | **0,80** | | | | | |
| - geringe Sparneigung | 25% | ☒ | ☐ | ☐ | ☐ | ☐ | ☐ | 0,00 | ☐ | ☐ | ☒ | ☐ | ☒ |
| - ... | | | | | | | | | | | | | |
| **4. Technologische Umweltfaktoren** | **100%** | | | | | | | **3,10** | | | | | |
| - verbesserte Produktionstechnologie | 30% | ☐ | ☐ | ☐ | ☐ | ☒ | ☐ | 1,20 | ☐ | ☒ | ☐ | ☒ | ☐ |
| - ... | | | | | | | | | | | | | |
| **5. Ökologische Umweltfaktoren** | **100%** | | | | | | | **1,20** | | | | | |
| - Hohe Verfügbarkeit der Rohstoffe | 30% | ☐ | ☐ | ☐ | ☐ | ☒ | ☐ | 1,20 | ☐ | ☒ | ☐ | ☒ | ☐ |
| - ... | | | | | | | | | | | | | |
| **Gesamtattraktivität der globalen Umwelt** | | | | | | | | **1,72** | | | | | |

*Abb. 3.3.13: Auszug der Checkliste zur globalen Umweltanalyse für die Eder Möbel GmbH*

Die Analyse der Umweltsegmente ergibt für die *Eder Möbel GmbH* ein zufrieden stellendes Ergebnis. Die Prognose der zukünftigen Umweltentwicklungen ergab, dass das Unternehmen in drei Bereichen Chancen sieht. Zum einen bieten bereits vorbereitete Gesetzte zur Lockerung des Kündigungsschutzes dem Unternehmen Möglichkeiten zur Einstellung von Arbeitskräften, denen bei einer schlechteren Auslastung einfacher wieder gekündigt werden kann. In neu entwickelten Produktionstechnologien vermutet das Unternehmen eine Chance zur Verbesserung der Qualität bei reduzierten Produktionskosten. Als dritte Chance beurteilt die *Eder Möbel GmbH* die zukünftig ausreichend vorhandenen Rohstoffe (Holz, Plastik) für die Produktion. Andere Unternehmen haben bereits mit knappen natürlichen Ressourcen zu kämpfen. Zu einem Risiko kommt das Unternehmen im Bereich der ökonomischen und gesellschaftlichen Umweltfaktoren. Aufgrund des sinkenden Volkseinkommens und der zunehmenden Sparsamkeit der Bürger könnte der Umsatz zurückgehen.

Ein Unternehmen kann jedoch nicht sämtliche Einflussfaktoren berücksichtigen und eindeutig beurteilen. Deshalb wird die Analyse immer selektiv erfolgen. Dabei sollte jedoch stets die Umweltdynamik einbezogen werden (vgl. *Wheelen/Hunger*, 2006, S. 80f.). Die Unternehmensführung sollte sich aus der Vielzahl einzelner Faktoren ein **Gesamtbild** der Unternehmensumwelt als Basis für ihre Entscheidungen schaffen.

Diese Faktoren der globalen Umwelt stellen für die Unternehmen branchenübergreifende Einflussgrößen dar. Der Erfolg einer Strategie hängt auch davon ab, ob sich das Unternehmen an die Veränderungen seiner Umwelt anpassen bzw. diese mit gestalten kann. Eine solche **proaktive Unternehmensführung** kann z.B. durch Lobbyarbeit erfolgen, um auf die politische Umwelt einzuwirken (vgl. *Hinterhuber*, 2006 S. 115).

### 3.3.3 Branchenanalyse und Wettbewerbsstrategien

Die Branchenanalyse untersucht die Attraktivität und Dynamik einer Branche. Sie erklärt, warum die durchschnittlichen Renditen zwischen einzelnen Branchen unterschiedlich sind und manche Unternehmen einer Branche erfolgreicher sind als andere. Folgende strategische **Fragestellungen** werden dabei behandelt:

- Welche Branchen sind attraktiv und rentabel?
- Welche strategischen Gruppen gibt es in einer Branche?
- Welche Wettbewerbsstrukturen herrschen in einer Branche vor?
- Wie kann sich ein Unternehmen erfolgreicher als seine Wettbewerber positionieren?
- Wie können Veränderungen einer Branche gestaltet und genutzt werden?

Aus der Beantwortung dieser Fragen ergeben sich Chancen und Risiken für Unternehmen einer Branche, die in die SWOT-Analyse (vgl. Kap. 3.3.7) eingehen. Zudem ergeben sich Ansatzpunkte für Wettbewerbsstrategien.

! Eine **Branche** ist eine Gruppe von Unternehmen, deren Produkte oder Dienstleistungen sich gegenseitig weitgehend ersetzen können (vgl. *Kotler/Bliemel*, 1999, S. 392; *Welge/Al-Laham*, 2003, S. 197).

Basierend auf der Theorie der Industrieökonomik (vgl. Kap. 1.2.1) kann die **Attraktivität einer Branche** durch die Struktur eines Unternehmens und dessen relativer Position innerhalb der Branche erklärt werden. Die Leistungsfähigkeit von Branchen wird durch das sog. Structure-Conduct-Performance-Paradigma von *Bain* (1993) erklärt. Der Erfolg eines Unternehmens (Performance) ist danach von Branchenmerkmalen (Structure) abhängig, welche das Verhalten der Unternehmen (Conduct) bestimmen. Es wird unterstellt, dass alle Unternehmen über gleiche und mobile Ressourcen verfügen und deshalb ihr Erfolg von ihrer Anpassungsfähigkeit an die Rahmenbedingungen der Branche abhängt (vgl. *Müller-Stewens/Lechner,* 2005, S. 145).

Welche Branchenstrukturen attraktiv sind, wird durch die volkswirtschaftliche Mikroökonomie erklärt. Sie soll die Funktionsweise wirtschaftlicher Austauschbeziehungen zwischen Anbietern und Nachfragern einer Leistung begreiflich machen. Von hoher Bedeutung ist dabei die Struktur des Marktes, welche durch die Anzahl der darin aktiven Anbieter und Nachfrager bestimmt wird.

Wie bereits in Kap. 1.2.1 erläutert, lassen sich drei grundlegende mikroökonomische **Formen** unterscheiden (vgl. *Kotler* et al., 2007, S. 777ff.):

- **Monopol:** Die Leistung wird lediglich durch ein Unternehmen am Markt angeboten. Beispiele sind das ehemalige Briefmonopol der *Deutschen Post AG* oder die weitgehende Monopolstellung des Unternehmens *Microsoft* auf dem Markt der Betriebssysteme. In einem Monopol können hohe Preise mit wenig Werbung und geringen Serviceleistungen durchgesetzt werden.
- **Oligopol:** In einem Oligopol wird von einer kleinen Zahl an Unternehmen ein weitgehend ähnliches Produkt angeboten. Beispiele für solche Märkte sind Stahl, Autos oder Computer. Die Unternehmen können sich in diesen Märkten z.B. durch Kosten, Service oder Qualität differenzieren. Auf diese Weise soll innerhalb eines Marktsegments eine monopolartige Stellung erreicht werden.
- **Polypol:** Eine große Zahl an Wettbewerbern bieten vergleichbare Leistungen an. Ein Beispiel sind Lebensmittel aus Supermärkten.

In der Marktstruktur des Polypols wird ein vollkommener Wettbewerb unterstellt. Dabei stellt sich bei einem bestimmten Preis ein Marktgleichgewicht zwischen Angebot und Nachfrage ein. Aus betriebswirtschaftlicher Sicht hingegen birgt ein Monopol für das Unternehmen die größten Chancen, da prinzipiell jeder beliebige Preis am Markt durchsetzbar ist.

Die **moderne Industrieökonomie** untersucht in einer betriebswirtschaftlichen Perspektive die Verhaltensmöglichkeiten eines Unternehmens in Abhängigkeit der Struktur und Entwicklung von Branchen (vgl. *Müller-Stewens/Lechner,* 2005, S. 148). Der erste Schritt dazu ist die möglichst exakte **Branchenabgrenzung**. Dazu sind diejenigen Produkte zu identifizieren, welche mit den eigenen Leistungen vergleichbar und austauschbar sind (vgl. *Hungenberg*, 2004, S. 98f.). Eine Branche lässt sich nach unterschiedlichen Kriterien in **Segmente** unterteilen. Diese sind in sich homogen und ihre Struktur weist leichte Unterschiede zu den anderen Segmenten der Branche auf. Merkmale zur Abgrenzung von Wettbewerbergruppen können z.B. der Spezialisierungsgrad des Produktangebots, die Ziel-Kundensegmente, die Vertriebskanäle oder das Qualitätsniveau der Produkte sein (vgl. *Hungenberg*, 2004, S. 126). So kann z.B. die Automobilbranche durch die Breite des Produktangebotes und den angebotenen Nutzen in Volumen- und Premiumsegmente unterteilt werden. Innerhalb dieser werden andere Fahrzeugtypen angeboten und es treffen auch unterschiedliche Konkurrenten aufeinander.

Ein Branchensegment bestehend aus Unternehmen mit ähnlicher Strategie wird als **strategische Gruppe** bezeichnet. Normalerweise gibt es in einer Branche mehrere strategische Gruppen. Nur selten besteht die gesamte Branche nur aus einer einzigen strategischen Gruppe bzw. weist so unterschiedliche Positionen auf, dass jedes Unternehmen quasi seine eigene strategische Gruppe bildet (vgl. *Hungenberg*, 2006, S. 131). Gründe für die Bildung strategischer Gruppen sind unterschiedliche Ausgangsituationen hinsichtlich Ressourcen oder Fähigkeiten von Unternehmen, aber auch abweichende Ziele und Risikoneigungen sowie der Zeitpunkt des Brancheneintritts. Die Branchenstrukturen können in verschiedenen strategischen Gruppen unterschiedlich ausgeprägt sein, weshalb die Analyse der Branchenstruktur für jede strategische Gruppe erfolgen sollte.

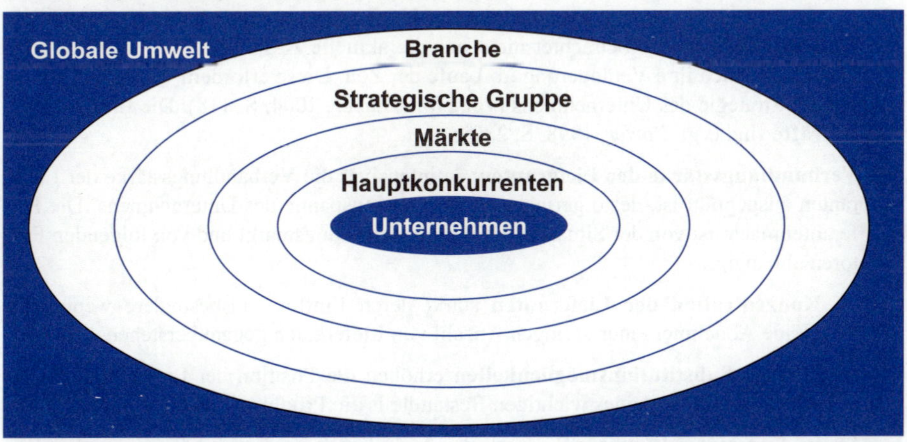


*Abb. 3.3.14: Segmentierung der Wettbewerbsumwelt (in Anlehnung an Welge/Al-Laham, 1992, S. 92)*

Innerhalb einer strategischen Gruppe sind die Branchenstrukturen ähnlich. Allerdings können marktspezifische Unterschiede bestehen. So kann die strategische Gruppe der Premium-Automobilhersteller in Europa und in Nordamerika durch unterschiedliche Anbieter und Kundenbedürfnisse geprägt sein. Derartige Marktbesonderheiten sind Gegenstand der Marktanalyse (vgl. Kap. 3.3.4). Da je nach Abgrenzung und Definition der Branche ganz unterschiedliche Einflussgrößen in Betracht gezogen werden, kommt der Abgrenzung der zu untersuchenden Branche besondere Bedeutung zu (vgl. *Hungenberg,* 2006, S. 95). Das Ergebnis stellt auf der einen Seite kritische Erfolgsfaktoren im untersuchten Marktsegment dar, auf der anderen Seite können strategische Alternativen für die zukünftige Ausrichtung des Unternehmens ermittelt werden (vgl. *Hinterhuber*, 2004, S. 118).

Jede Branche ist Teil der globalen Umwelt (vgl. Kap. 3.3.2). Die politischen, gesellschaftlichen, wirtschaftlichen oder technischen Entwicklungen der Umwelt beeinflussen deshalb auch eine Branche. Sie wirken sich auf die dort herrschenden Bedingungen und damit auf den Handlungsspielraum der darin tätigen Unternehmen aus. Von den Unternehmen kann die globale Umwelt nicht beeinflusst und kontrolliert werden; sie ist vielmehr ein Rahmen, an den sich eine Branche und deren Unternehmen anzupassen haben (*Welge/Al-Laham*, 2003, S. 189). Abb. 3.3.14 veranschaulicht die Segmentierung der Branchenumwelt.

### 3.3.3.1 Analyse der Branchenstrukturen

Um innerhalb einer Branche geeignete Strategien ableiten zu können, sollte die Struktur der Branche bzw. der strategischen Gruppe bekannt sein. Durch eine **Analyse der Branchenstrukturen** sollen diejenigen Kriterien bestimmt werden, die auf die gesamte Branche Einfluss haben. Diese gemeinsamen Einflussgrößen werden als sog. **Wettbewerbskräfte** bezeichnet. Sie bestimmen die Intensität des Wettbewerbs und damit die Attraktivität einer Branche. Letztlich schlägt sich die Attraktivität einer Branche in den langfristigen Erfolgschancen und der durchschnittlichen Rentabilität der darin aktiven Unternehmen nieder. Die Analyse der Branchenstrukturen sollte wie z.B. beim Lebenszykluskonzept (vgl. Kap. 3.3.2) auch deren Veränderung berücksichtigen (vgl. *Müller-Stewens/Lechner,* 2005, S. 146).

Die Industrieökonomie erlebte in den 1980er Jahren durch *Porter* (1980, 1985) eine Renaissance und rückte die Analyse der Branchenstruktur in den Mittelpunkt der strategischen Unternehmensführung. *Porter* unterscheidet **fünf Wettbewerbskräfte einer Branche** (Five Forces Model; vgl. Abb. 3.3.15), welche die Attraktivität der Branche bestimmen. Sie beeinflussen die Preise, Kosten und Investitionen der Unternehmen und dadurch die Rentabilität der Branche. Die Analyse betrachtet nicht nur die aktuelle Ausprägung der Wettbewerbskräfte, sondern auch ihre Veränderung im Laufe der Zeit. Diese erfordern wiederum Anpassungen der Strategie des Unternehmens (vgl. *Hinterhuber*, 2004, S. 118). Die **fünf Wettbewerbskräfte** sind (vgl. *Porter*, 1998, S. 28ff):

- **Verhandlungsstärke der Lieferanten:** Je intensiver die Verhandlungsstärke der Lieferanten ausgeprägt ist, desto geringer ist die Gewinnspanne des Unternehmens. Die Lieferantenmacht ist von der Situation auf dem Beschaffungsmarkt und von folgenden Faktoren abhängig:
    - **Konzentration der Lieferanten** stärkt deren Einfluss, insbesondere wenn viele kleine Abnehmer einer geringen Anzahl von Lieferanten gegenüberstehen.
    - Geringe **Substitutionsmöglichkeiten** erhöhen die Position der Lieferanten ebenso wie die Lieferung eines wichtigen Bestandteils am Produkt des Unternehmens.

  Starke Lieferanten können z.B. durch die Androhung von Preiserhöhungen oder ihres Brancheneintritts (Vorwärtsintegration) Druck auf eine Branche ausüben. Mächtige Lieferanten sind z.B. in der Luftfahrtindustrie die Flugzeughersteller oder die Mineralölkonzerne. In der Pharmaindustrie hingegen haben die Grundstofflieferanten meist eine recht schwache Verhandlungsposition gegenüber den Pharmaunternehmen.
- **Verhandlungsstärke der Kunden** bezeichnet analog zur Lieferantenseite die Machtverhältnisse der Kunden in der Wertschöpfungskette. Die Verhandlungsstärke und damit

die Machtposition der Kunden ist besonders hoch, wenn die im zuvor ausgeführten Kunden-Lieferantenverhältnis genannten Kriterien zugunsten der Kunden ausgeprägt sind. Beispielhaft stehen Fluggesellschaften relativ starke Kunden gegenüber, wie z.B. Reiseanbieter oder Großunternehmen. In der Pharmaindustrie sind Medikamente häufig patentiert und werden deshalb nur von einem Anbieter hergestellt. Die Kunden haben in diesem Fall aufgrund fehlender Wahlmöglichkeiten und der eventuell lebenswichtigen Bedeutung des Medikaments eine sehr schwache Verhandlungsposition.

- **Gefahr durch Substitutionsgüter** bezeichnet die Bedrohung, dass die Produkte einer Branche durch Güter anderer Branchen ersetzt werden können. Die Gefahr durch Substitutionsprodukte ist umso höher, je stärker sich das Preis-/Leistungsverhältnis der Produkte annähert. Wichtig ist zudem, ob die Kunden zu einem Produktwechsel bereit sind und wie hoch die Umstellungskosten für den Kunden ausfallen. Im Beispiel der Luftfahrtindustrie besteht auf Kurzstrecken eine Substitutionsgefahr durch Bahnreisen. Dies begrenzt die Preise in der Branche. In der Pharmaindustrie gibt es jedoch bei vielen Medikamenten keine Substitutionsgüter. Nach Ablauf des Patentschutzes bieten Generika allerdings direkte Substitutionsmöglichkeiten für einzelne Medikamente.
- **Bedrohung durch neue Konkurrenten:** Neben den vorhandenen Wettbewerbern einer Branche können auch neue Anbieter in den Markt eintreten. Der Erfolg eines solchen Markteintritts ist abhängig von der Höhe der vorhandenen Eintrittsbarrieren. Die Attraktivität der Branche steigt durch hohe Eintrittsbarrieren und einen leichten Branchenausstieg. Eintrittsbarrieren werden durch folgende Faktoren bestimmt:
  - **Skaleneffekte (Economies of scale)**: Etablierte Unternehmen einer Branche besitzen Kostenvorteile durch Mengendegressionseffekte, die von neuen Anbietern zu kompensieren sind. Neben Kostenvorteilen in der Produktion können weitere Kostenvorteile z.B. aus der eingesetzten Technologie oder aus Synergien entstehen.
  - **Kapitalbedarf**: Der Einritt in die Branche verursacht häufig hohe Kapitalkosten. Meist sind dies Investitionen in Produktionsanlagen oder Forschung und Entwicklung wie z.B. in der Pharmaindustrie.
  - **Umstellungskosten** bei einem Branchenwechsel reduziert die Bereitschaft potenzieller Wettbewerber in eine Branche einzudringen.
  - **Markenidentität und Käuferloyalität** basiert auf Vertrauen und Identifikation der Kunden mit den Produkten eines Unternehmens. Sie entsteht meist erst über einen längeren Zeitraum und ist deshalb eine gute Abwehr gegen neue Konkurrenten. Autokäufer zeichnen sich beispielsweise durch eine hohe Markentreue aus.
  - **Distributionszugänge** können bereits durch vertragliche Bindungen besetzt sein. So können Exklusivrechte den Zugang zu einem Vertriebskanal für neue Konkurrenten einschränken. Beispielsweise binden sich Restaurants häufig exklusiv an ihre Getränkelieferanten. Neue Wettbewerber müssen dann ein eigenes Vertriebssystem aufbauen, wozu oft hohe Anfangsinvestitionen erforderlich sind.
  - **Vertragliche Bindungen der Abnehmer**: Bestehen zwischen Kunden und Lieferanten vertragliche Beziehungen, dann können die Kunden erst nach Ablauf der Vertragszeit zu einem Wettbewerber wechseln. Beispiele hierfür sind die Strom- oder Mobilfunkbranche.
  - **Staatliche Restriktionen**: Der Staat kann den Marktzugang fördern oder einschränken. So können z.B. gesetzliche Regelungen wie das Reinheitsgebot für deutsches Bier den Eintritt neuer Wettbewerber beschränken.

- **Rivalität unter den bestehenden Wettbewerbern** senkt die Attraktivität innerhalb einer Branche. *Porter* sieht die Rivalität unter den bestehenden Unternehmen als zentrale Triebkraft einer Branche an. Sie resultiert aus den anderen vier Wettbewerbskräften. Das Ausmaß der Rivalität hängt von folgenden Faktoren ab:
  - **Kapazitätsauslastung**: Die Rivalität steigt an, wenn die Kapazitäten der Unternehmen nicht ausgelastet sind. In diesem Fall versuchen die Unternehmen, durch aktiven Wettbewerb zu einer besseren Auslastung zu gelangen.
  - **Differenzierungsgrad der Produkte**: Die Wettbewerbsintensität sinkt, wenn die Produkte der einzelnen Anbieter sehr unterschiedlich sind.
  - **Umstellungskosten** der Kunden beim Wechsel zu einem anderen Wettbewerber senken die Rivalität unter den Wettbewerbern. Beispielsweise erfordert der Wechsel eines E-Mail-Programms einen hohen Zeitaufwand für Installation, Einarbeitung und die Erfassung der alten Kontaktadressen.
  - **Austrittsbarrieren** vergrößern die Rivalität zwischen den Wettbewerbern, da sie die Unternehmen daran hindern, die Branche zu verlassen. Derartige Austrittsbarrieren können z.B. Personalkosten oder Wertverluste bei Anlagen sein.
  - **Branchenkultur**: Traditionell gibt es Branchen, in denen ein besonders harter Wettbewerb besteht. Dies gilt beispielsweise für den Handel.

  Die Rivalität ist z.B. in der Luftfahrtindustrie hoch, da dort insbesondere die Kapazitätsauslastung der Flugzeuge entscheidend ist. In der Pharmaindustrie existiert Rivalität nur in den Fällen, in denen die Medikamente gleiche Anwendungsgebiete aufweisen.

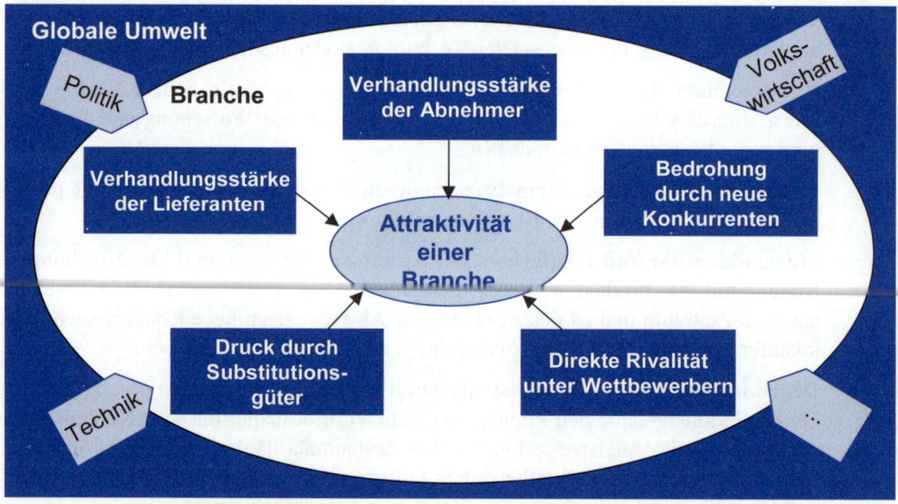


*Abb. 3.3.15: Wettbewerbskräfte einer Branche (vgl. Porter, 1989, S. 26)*

Die **Stärke der fünf Wettbewerbskräfte** entscheidet über die durchschnittliche Rentabilität einer Branche (vgl. *Porter,* 1989, S. 23). In attraktiven Branchen erwirtschaften die Unternehmen hohe Gewinne. Dies gilt z.B. für die Pharmaindustrie, in der durchschnittlich zweistellige Renditen erzielt werden. In unattraktiven Branchen wie z.B. in der Luftfahrtindustrie oder im Einzelhandel können die Unternehmen dagegen nur geringe Renditen erzielen.

Für die Durchführung der Branchenanalyse kann die in Abb. 3.3.16 dargestellte **Checkliste** verwendet werden. Dabei werden für jedes Kriterium der fünf Wettbewerbskräfte die Ausprägungen auf einer Skala bewertet und gewichtet. Bei der Rivalität ist z.B. das Kriterium

„hohes Branchenwachstum“ stark gewichtet. Die Ausprägung wird auf einer Skala von „trifft nicht zu“ (Punktwert 0) bis „trifft voll zu“ (Punktwert 5) bewertet. Die Multiplikation der Ausprägung mit der Gewichtung ergibt einen gewichteten Punktwert. Die Addition der gewichteten Punktwerte des Bereiches Rivalität ergibt im Beispiel 1,45. Die Rivalität der Anbieter ist danach relativ stark, was sich negativ auf die Attraktivität der Branche auswirkt. Das arithmetische Mittel aller fünf Wettbewerbskräfte ergibt eine Branchenattraktivität von 1,63. Die im Beispiel untersuchte Branche ist somit für die Unternehmen recht unattraktiv.

| Kriterium | Bedeutung | Ausprägung | | | | | | Ergebnis | Entwicklung | | | Wertung | |
|---|---|---|---|---|---|---|---|---|---|---|---|---|---|
| | Prozentual jeweils 100% je Kriterium | 0 (trifft nicht zu) | 1 | 2 | 3 | 4 | 5 (trifft zu) | max. 5 = attraktiv; min 0 = unattraktiv | stabil | prognostizierbar | unvorhersehbar | Chance | Risiko |
| **1. Rivalität** | **100%** | | | | | | | **1,45** | | | | | |
| - Hohes Branchenwachstum | 25% | | | | x | | | 0,75 | | x | | x | |
| - unterschiedlich große Wettbewerber | 15% | | x | | | | | 0,15 | | x | | | x |
| - niedrige Austrittsbarrieren | 15% | x | | | | | | 0,00 | x | | | | x |
| - Starke Produktdifferenzierung | 15% | | x | | | | | 0,15 | x | | | | x |
| - Geringe Fixkosten | 20% | x | | | | | | 0,00 | | x | | | x |
| - Niedrige Überkapazität | 10% | | | | | x | | 0,40 | | x | | x | |
| **2. Abnehmer** | **100%** | | | | | | | **1,15** | | | | | |
| - Niedrige Konzentration | 20% | | | x | | | | 0,40 | | x | | | x |
| - Hohe Umstellungskosten | 10% | x | | | | | | 0,00 | x | | | x | x |
| - wenig informierter Kunde | 15% | | x | | | | | 0,15 | x | | | | x |
| - Rückwärtsintegration wahrscheinlich | 5% | x | | | | | | 0,00 | x | | | x | |
| - Keine Ersatzprodukte vorhanden | 20% | x | | | | | | 0,00 | x | | | | x |
| - Keine Preisempfindlichkeit | 10% | | | x | | | | 0,20 | | x | | | x |
| - Hohe Markenidentität | 20% | | | x | | | | 0,40 | x | | | x | |
| **3. Ersatzprodukte** | **100%** | | | | | | | **0,85** | | | | | |
| - Hohe Umstellungskosten | 30% | x | | | | | | 0,00 | | x | | | x |
| - relative Preis-/Leistung niedrig | 25% | | x | | | | | 0,25 | x | | | | x |
| - Ersatzprodukte ungeeignet | 30% | x | | | | | | 0,00 | | x | | | x |
| - Positive Einstellung zum Produkt | 15% | | | | | x | | 0,00 | x | | | x | |
| **4. Lieferanten** | **100%** | | | | | | | **2,15** | | | | | |
| - Viele Lieferanten im Wettbewerb | 20% | | | x | | | | 0,40 | | x | | x | |
| - Auftragsvolumen bedeutend | 15% | | x | | | | | 0,15 | x | | | | x |
| - Hoch standardisierte Input-Güter | 25% | | x | | | | | 0,25 | | x | | | x |
| - Geringe Umstellungskosten | 15% | | | | x | | | 0,45 | x | | | x | |
| - Vorwärtsintegration unwahrscheinlich | 5% | | | | | x | | 0,20 | | x | | x | |
| - Input unbedeutend für Endprodukt | 10% | | | | x | | | 0,30 | | x | | x | |
| - Substitutionsgüter vorhanden | 10% | | | | | x | | 0,40 | | x | | x | |
| **5. Neue Anbieter** | **100%** | | | | | | | **2,55** | | | | | |
| - Hohe Economies of scale | 20% | x | | | | | | 0,00 | x | | | x | |
| - Hohe Markenidentität | 10% | | | | | x | | 0,40 | x | | | x | |
| - Distributionskanäle schwer zugänglich | 20% | | | | | x | | 0,80 | | x | | x | |
| - Hohe gesetzliche Restriktionen | 5% | | | | | | x | 0,25 | | | x | x | |
| - Hoher Kapitalbedarf | 10% | | | | | | x | 0,50 | | | x | x | |
| - Produktionsverfahren stark untersch. | 5% | | x | | | | | 0,05 | x | | | | x |
| - Vorhandene Patente | 10% | | | | | x | | 0,40 | x | | | x | |
| - Hohe Austrittsbarrieren | 5% | | | x | | | | 0,10 | x | | | | x |
| - zu erwartende Vergeltung | 5% | | x | | | | | 0,05 | | x | | | x |
| - absolute Kostenvorteile | 10% | x | | | | | | 0,00 | x | | | x | |
| | | Gesamtattraktivität der Branche | | | | | | 1,63 | | | | | |

*Abb. 3.3.16: Checkliste zur Branchenstrukturanalyse*

Die Branchenstrukturanalyse soll im Folgenden am fiktiven Beispiel der *Eder Möbel GmbH* als mittelständisches Unternehmen der Möbelindustrie dargestellt werden. Zur Branche der Möbelindustrie gehören alle Unternehmen, die Möbelstücke aus unterschiedlichen Materialien wie z.B. Holz, Metall oder Plastik herstellen.

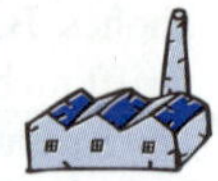

Für die *Eder Möbel GmbH* ist die relevante strategische Gruppe jedoch der Teil der Möbelindustrie, der sich mit Gartenmöbeln beschäftigt.

In der Gartenmöbelindustrie sind viele Anbieter mit gleichen bzw. sehr ähnlichen Produkten tätig. Es herrscht daher ein polypolistischer Wettbewerb. Die Branchenstrukturanalyse zeigt die langfristigen Erfolgschancen der Gartenmöbelbranche und damit auch die der *Eder Möbel GmbH* auf.

Das Wachstum der Möbelbranche wird zwar als relativ gering eingeschätzt. Da nachhaltig mit stabilem Wachstum gerechnet wird, liegt darin eine Chance für die Unternehmen der Branche. Für die Käufer von Gartenmöbeln fallen bei einem Wechsel des Herstellers keine Umstellungskosten an, sofern es sich nicht um die seltenere Ersatzbeschaffung eines Möbelteils zu einer bestehenden Möbelausstattung handelt. Dies kann für Eder sowohl eine Chance als auch ein Risiko bedeuten. Eine Chance, neue Kunden zu gewinnen oder von den Konkurrenten abzuwerben. Aber auch ein Risiko, seine Kunden an die Konkurrenz zu verlieren. Da in der Branche viele gleichartige Produkte angeboten werden, hat Eder Schwierigkeiten, seine Kunden zu halten. Die *Eder Möbel GmbH* ist nicht in der Lage, Änderungen der Konkurrenzprodukte zu prognostizieren. Dies stellt ein unplanbares Risiko dar. Das Unternehmen bezieht seine Rohstoffe und Bauteile von mehreren Lieferanten, so dass nicht mit Beschaffungsproblemen zu rechnen ist. Der Einstieg in die Möbelbranche ist mit relativ hohem Kapitalbedarf verbunden, weshalb in absehbarer Zeit nicht mit neuen Konkurrenten zu rechnen ist. Dies macht die Branche attraktiver.

Die Gesamtattraktivität der Branche setzt sich aus den fünf einzelnen Wettbewerbskräften zusammen und ergibt im Beispiel der *Eder Möbel GmbH* eine Bewertung von 2,67. Dies bedeutet, dass die Möbelbranche für bestehende Unternehmen mittlere Renditen verspricht.

| Kriterium | Bedeutung | Ausprägung | | | | | | Ergebnis | Entwicklung | | | Wertung | |
|---|---|---|---|---|---|---|---|---|---|---|---|---|---|
| | Prozentual jeweils 100% je Kriterium | trifft nicht zu 0 | 1 | 2 | 3 | 4 | trifft zu 5 | max. 5 = attraktiv; min 0 = unattraktiv | stabil | prognos-tizierbar | nicht vorher-sagbar | Chance | Risiko |
| **1. Rivalität** | **100%** | | | | | | | **2,52** | | | | | |
| - Hohes Branchenwachstum | 10% | | x | | | | | 0,10 | | x | | x | |
| .... | | | | | | | | | | | | | |
| **2. Abnehmer** | **100%** | | | | | | | **2,30** | | | | | |
| - Hohe Umstellungskosten für Abnehmer | 10% | x | | | | | | 0,00 | x | | | | x |
| .... | | | | | | | | | | | | | |
| **3. Ersatzprodukte** | **100%** | | | | | | | **2,70** | | | | | |
| - Eignung von Ersatzprodukt nicht gegeben | 30% | | x | | | | | 0,30 | x | | | x | |
| .... | | | | | | | | | | | | | |
| **4. Lieferanten** | **100%** | | | | | | | **3,58** | | | | | |
| - Viele Lieferanten im Wettbewerb | 20% | | | | | x | | 0,80 | x | | | | x |
| .... | | | | | | | | | | | | | |
| **5. Neue Anbieter** | | | | | | | | **2,25** | | | | | |
| - Schwieriger Zugang zu Distributionskanälen | 20% | | | | x | | | 0,60 | | | x | | x |
| .... | | | | | | | | | | | | | |
| | | **Gesamtattraktivität der Branche** | | | | | | **2,67** | | | | | |

*Abb. 3.3.17: Auszug der Checkliste zur Branchenstrukturanalyse für die Eder Möbel GmbH*

### 3.3.3.2 Generische Wettbewerbsstrategien

Ziel der Branchenanalyse ist es, die Funktionsweise des Wettbewerbs innerhalb einer Branche zu verstehen. Sind die Einflussgrößen und Marktteilnehmer einem Unternehmen bekannt, kann es Erfolg versprechende Branchen auswählen und sich dort positionieren. Um eine günstige relative Wettbewerbsposition innerhalb der Branche zu bestimmen oder eine attraktive Branche zu wählen, liefert die Branchenstrukturanalyse die erforderlichen Informationen über die Branchenentwicklung, Wettbewerbsstrukturen, kritische Erfolgsfaktoren und Wachstumsmöglichkeiten. Hierfür ist die Situation und Entwicklung eines Unternehmens im Vergleich zur Konkurrenz bzw. zum Branchendurchschnitt realistisch zu beurteilen. Aus der Branchensituation und -entwicklung können Chancen und Risiken für ein Unternehmen erkannt werden (vgl. *Porter*, 1989, S. 19). Zur Erreichung von Wettbewerbsvorteilen hat ein Unternehmen seine Kräfte und die benötigten Ressourcen auf eine möglichst attraktive Branchenposition zu konzentrieren (vgl. *Müller-Stewens/Lechner*, 2005, S. 146ff.). *Porter* nennt für die Erzielung nachhaltiger Wettbewerbsvorteile folgende **grundlegenden Wettbewerbsstrategien** (vgl. *Porter*, 1989, S. 19f.; Abb. 3.3.18):

- **Kostenführer** bieten standardisierte Produkte zu einem niedrigen Preis an. Dies basiert auf einer relativ besseren Kostensituation gegenüber den Konkurrenten, wodurch bei gleichem Preis eine höhere Rendite erzielt werden kann. Voraussetzung für eine Kostenführerschaft sind große Leistungsvolumina, Kapazitäten und Abnahmepotenziale des Marktes. Dies erfordert hohe Investitionen, Zugang zum erforderlichen Kapital sowie intensive Kostenkontrollen. Beispiele hierfür sind im Lebensmitteleinzelhandel die Discounter *Aldi* oder *Lidl*.
- **Differenzierungsführer** streben nach einem Produkt mit einzigartigen Merkmalen, um sich dadurch von den Konkurrenten abzuheben. Für derartige Produkte sind die Kunden bereit, einen im Vergleich zur Konkurrenz höheren Preis zu bezahlen. Ist diese Preisprämie höher als die zusätzlichen Kosten zur Produktdifferenzierung, so erlaubt die Differenzierungsstrategie ebenfalls überdurchschnittliche Renditen. Differenzierungsvorteile können beispielsweise aus Forschung und Entwicklung, Kundenloyalität, Technologien oder Markenimage entstehen. Im Lebensmitteleinzelhandel können dies z.B. Feinkost- oder Bioläden sein.
- **Konzentration** auf Marktnischen, d.h. auf bestimmte Abnehmergruppen oder regional abgegrenzte Marktsegmente. Dort ist entweder eine Kostenführerschaft oder eine Differenzierung möglich. Eine segmentspezifische Positionierung kann somit als Variante der beiden erstgenannten Strategietypen angesehen werden. Im Lebensmittelhandel kann dies eine regionale Erzeugervermarktung wie z.B. Milch vom Bauernhof sein.

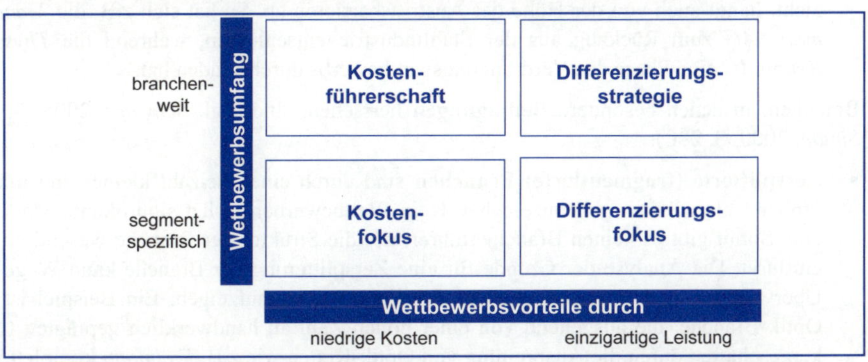


*Abb. 3.3.18: Generische Wettbewerbsstrategien (vgl. Porter, 1989, S. 32)*

Nach *Porter* müssen sich Unternehmen für eine der beiden Strategieoptionen entscheiden. Ansonsten besitzen sie keinen Wettbewerbsvorteil und sitzen damit gleichsam „zwischen den Stühlen" („stuck in the middle"). Dies hat seiner Ansicht nach eine geringere Wettbewerbsfähigkeit und Rentabilität zur Folge (vgl. *Porter* 1980, S. 41ff.).

In vielen Branchen ist zu beobachten, dass es zwar meist nur einen Kostenführer, aber mehrere erfolgreiche Differenzier gibt. Die Differenzierung kann auf unterschiedlichen Wegen wie z.B. durch Image, Design oder Qualität der Produkte sowie durch besondere Serviceleistungen erzielt werden. Jede einzelne Differenzierungsmöglichkeit kann für eine Kundengruppe ein spezifisches Bedürfnis erfüllen (vgl. *Mintzberg* et al., 2003, S. 121).

Neben der Positionierung ist auch die **Veränderung einer Branche** für das Unternehmen von strategischer Bedeutung. Branchen können einem **Branchenlebenszyklus** unterliegen. Dabei lassen sich die folgenden **charakteristischen Verläufe** unterscheiden, für die jeweils eigene Strategieempfehlungen gelten (vgl. *Schwarz*, 2005, S. 4f.; *Simon*, 2000, S. 28ff.):

- **Junge Branchen** sind neue Märkte, die durch neue Produkte, hohe Investitionen und häufig ungeklärte Rahmenbedingungen wie z.B. fehlende rechtliche Bestimmungen gekennzeichnet sind. Das Marktwachstum und die Anzahl der Wettbewerber sind hoch. Die Unternehmen haben die Chance, die Branchenstruktur aktiv mitzugestalten, um sich so eine langfristig stabile Marktposition aufzubauen. Ein Beispiel für junge Branchen sind regenerative Energien und insbesondere Ende der 1990er Jahre die New Economy (vgl. Kap. 8.4).
- **Reife Branchen** bestehen meist aus spezialisierten Unternehmen. Da das Marktwachstum gering ist, herrscht ein starker Wettbewerb um Marktanteile. Dies lässt die Gewinnmargen schrumpfen und den Kostendruck steigen. Deshalb ist es wichtig, die Kosten zu analysieren, um unrentable Produkte aus dem Programm zu streichen und sich auf erfolgreiche Produkte zu konzentrieren. Oftmals ist es auch kostengünstiger, die Kontakte zu bestehenden Kunden zu intensivieren, anstatt neue Abnehmer zu suchen (vgl. Kap. 3.3.5). Ein Beispiel hierfür ist die Automobilbranche.
- **Schrumpfende Branchen** sind durch Umsatzrückgänge, harten Wettbewerbs- und Rationalisierungsdruck, zunehmende Betriebsstilllegungen sowie eine unsichere Entwicklung der Nachfrage geprägt. Die deutsche Baubranche befindet sich beispielsweise in solch einer Phase. Um die „Endspiel"-Strategie festzulegen, müssen Unternehmen ihre eigene Position bestimmen. Dafür wird die Attraktivität des Verbleibens in der Branche mit der relativen Stärke des Unternehmens verglichen. Rechnet ein Unternehmen mit einer Erholung der Nachfrage, kann es seine Position halten und einen Verdrängungswettbewerb führen. Ob sich das Unternehmen ansonsten aus der Branche zurückzieht, hängt auch von der Höhe der Austrittsbarrieren ab. So hat sich z.B. die *Mannesmann AG* zum Rückzug aus der Stahlindustrie entschlossen, während die *ThyssenKrupp AG* eine Phase des Verdrängungswettbewerbs durchstanden hat.

Branchen, in denen besondere **Bedingungen** herrschen, sind (vgl. *Schwarz*, 2005, S. 4f.; *Simon*, 2000, S. 28f.):

- **Zersplitterte (fragmentierte) Branchen** sind durch eine Vielzahl kleiner und mittelgroßer Unternehmen gekennzeichnet. Kein Wettbewerber besitzt signifikante Markanteile. Somit gibt es keinen Branchenführer, der die Struktur der Branche wesentlich beeinflusst. Die Analyse der Gründe für eine Zersplitterung der Branche kann Wege zur Überwindung und Umgestaltung der Branchenstruktur aufzeigen. Ein Beispiel ist die Optik-Branche, die ausgehend von einer hohen Zahl an handwerklich geprägten Optikergeschäften durch die Ausbreitung von Optik-Ketten wie z.B. *Fielmann* komplett verändert wurde. Ein weiteres Beispiel ist das Bäckerhandwerk, bei der viele kleine Familienunternehmen durch Großbäckereien wie z.B. *Kamps* verdrängt wurden.

- **Globale Branchen** sind Wirtschaftszweige, die eine weltweite Position der Wettbewerber erfordern. Weltweiter Wettbewerb setzt voraus, dass in mehreren Ländern ein entsprechendes Nachfragepotenzial für das Produkt existiert. Beispiele hierfür sind die Mobilfunkgeräteindustrie oder Automobilzulieferer.

Eine moderne Betrachtung des **Branchenlebenszyklus** unterscheidet die Branchen nach ihren zeitlichen Stadien und Wachstumsraten. In Untersuchungen der Unternehmensberatung *A.T. Kearney* wurde festgestellt, dass eine Branche etwa 25 Jahre benötigt, um sich zu formen, zu konzentrieren, zu verfestigen und schließlich ins Gleichgewicht zu kommen (sog. „Endgame"-Stadium). Die globale Wirtschaft zwingt die Unternehmen, sich auf diese Konsolidierung einzustellen und sie erfolgreich zu durchlaufen. Auf dem Weg zur globalen Konsolidierung durchläuft eine Branche folgende **Stadien** (vgl. *Kröger/Deans*, 2004, S. 15; Abb. 3.3.19):

- **Eröffnung:** Die Entwicklung des Branchenlebenszyklus beginnt mit der Vorbereitung auf die Liberalisierung einer Branche (Zeitpunkt Null). Dabei treten neue Anbieter in die Branche ein. Die Konzentrationsrate der Branche, gemessen als Summe der Marktanteile der drei größten Unternehmen, sinkt. In dieser Phase befinden sich z.B. die Branchen der Eisenbahnen oder Banken.
- **Konzentration:** Die Unternehmensgröße gewinnt an Bedeutung. Hauptakteure bilden sich heraus und bereiten sich auf die Konsolidierung vor. Die Konzentrationsrate steigt auf etwa 45%. Ein Trend zu globalen Branchen wie z.B. im Pharmabereich ist zu erkennen.
- **Verfestigung:** Erfolgreiche Unternehmen erweitern ihr Kerngeschäft und stoßen zweitrangige Bereiche ab. Durch Größenvorteile versuchen sie, die Konkurrenten zu überholen und abzuhängen. Die Verfestigungsphase entspricht etwa der Reife-Phase im Branchenlebenszyklus. Ein Beispiel ist die Automobilbranche.
- **Gleichgewicht:** Wenige Unternehmen beherrschen die Branche. Sowohl in der Tabakindustrie, als auch in der Ölindustrie regieren die Branchenriesen. Da weitere Fusionen in diesem Stadium schwierig sind, bilden die großen Unternehmen Allianzen. Die Konzentrationsrate kann auf über 80% steigen.

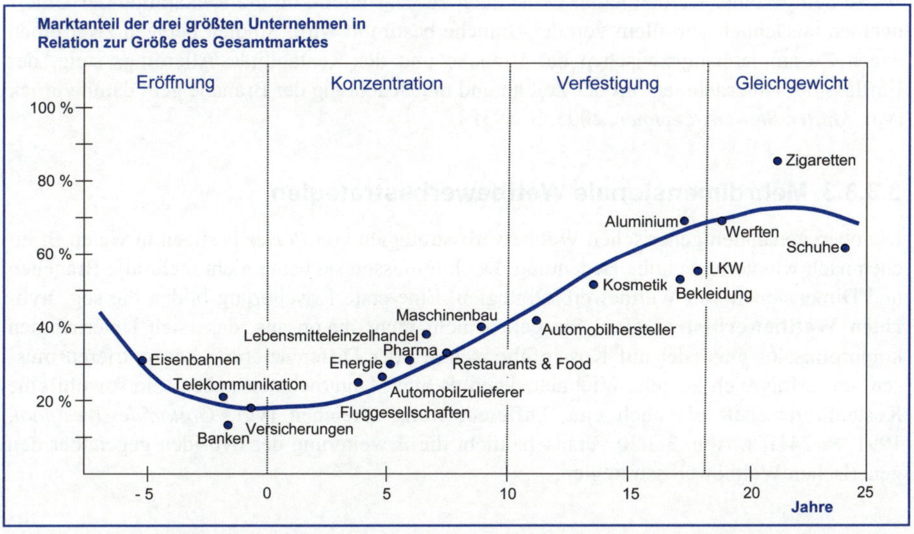


*Abb. 3.3.19: Branchenlebenszyklus (vgl. Kröger/Deans, 2004, S. 18)*

Für die einzelnen Phasen gelten unterschiedliche Voraussetzungen und Handlungsempfehlungen. Unternehmen sind umso erfolgreicher, wenn sie diese Gebote kennen und befolgen. Nach einer Studie von *Kröger/Deans* (2004, S. 19), haben sich langfristig erfolgreiche Unternehmen daran orientiert, ihre Branche eindeutig und planmäßig zu konsolidieren. Beispiele sind *John Deere, Procter&Gamble* und *Pfizer*. Auf diese Weise konnten sie hohe Umsatz- und Wertsteigerungen erzielen. Allerdings ist die Messung der Marktanteile nicht klar definiert. In den wenigsten Fällen liegt eine verlässliche Messung der Umsätze und Absätze der wesentlichen Akteure einer Branche vor. Zudem kann es schwierig sein, die drei größten Unternehmen der Branche zu ermitteln. Dies ist beispielsweise der Fall, wenn viele Unternehmen ähnliche Umsätze tätigen. Abb. 3.3.19 ordnet einige Branchen in die sog. Endgames-Kurve ein.

Wettbewerbsstrategische Überlegungen bestehen nicht nur darin, sich die richtige Branche auszusuchen und die dortigen Wettbewerbskräfte besser zu kennen als die Konkurrenz. Unternehmen können diese **Kräfte** auch aktiv beeinflussen. Im Gegensatz zur traditionellen Industrieökonomik, die das Verhalten der Unternehmen überwiegend als Reaktion auf die Branchenstruktur betrachtet, betont die moderne Industrieökonomie die Gestaltungsmöglichkeiten der Unternehmen durch eine effektive **Wettbewerbsstrategie**. Um die Attraktivität einer Branche zu steigern, können Unternehmen z.B. potenzielle Allianzpartner zur Verbesserung der Wettbewerbssituation anlocken und gemeinsam einen Wettbewerber verdrängen. So erklärt sich z.B. die Allianzbildung in der Luftfahrtindustrie.

Die Branchenstrukturanalyse und daraus abgeleitete Wettbewerbsstrategien konzentrieren sich auf eine abgegrenzte Branche. Die Grenzen einer Branche genau zu bestimmen, ist jedoch nicht eindeutig möglich und hängt von den verwendeten Kriterien ab. Ein weiterer **Kritikpunkt** der Branchenstrukturanalyse ist die fehlende Berücksichtigung individueller Stärken eines Unternehmens aufgrund besonderer Unternehmensressourcen. Zudem wird nur eine qualitative Analyse vorgenommen. Die Ergebnisse hängen somit von der subjektiven Einschätzung der Analysten ab. Dies ist insbesondere bei den Branchen kritisch, die sich stark verändern. Dort ist eine dynamischere Wettbewerbskonzeption erforderlich (vgl. *Welge/Al-Laham*, S. 205f.; *Pitkethly*, 2003, S. 249). Zu bedenken ist, dass sich die Branchenstruktur durch die Handlungen der beteiligten Unternehmen verändert und auf diese Weise neu gestaltet werden kann. Es ist auch zu bezweifeln, ob die Rentabilität der Unternehmen tatsächlich vor allem von der Branche bestimmt wird. Studien belegen zwar einen engen Zusammenhang zwischen der Branche und der Rentabilität. Allerdings steigt der Einfluss der Unternehmen mit der Zeit an und die Bedeutung der Branche geht damit zurück (vgl. *Müller-Stewens/Lechner*, 2005, S. 193f.).

### 3.3.3.3 Mehrdimensionale Wettbewerbsstrategien

Die oben genannten generischen Wettbewerbsstrategien von *Porter* besitzen in vielen Branchen nach wie vor eine hohe Bedeutung. Doch umfassen sie heute nicht mehr alle Branchen und Dimensionen von Wettbewerbsstrategien. Eine erste Erweiterung bilden die sog. **hybriden Wettbewerbsstrategien**. Sie gehen nicht mehr davon aus, dass sich Unternehmen kompromisslos entweder auf Kostenführerschaft oder Differenzierung konzentrieren müssen, um erfolgreich zu sein. Vielmehr kann es auch Unternehmen geben, die sowohl eine Kostenführerschaft als auch eine Differenzierung erreichen (vgl. *Gaitanides/Westphal*, 1991, S. 247ff.). Abb. 3.3.20 veranschaulicht die Erweiterung der hybriden gegenüber den generischen Wettbewerbsstrategien.

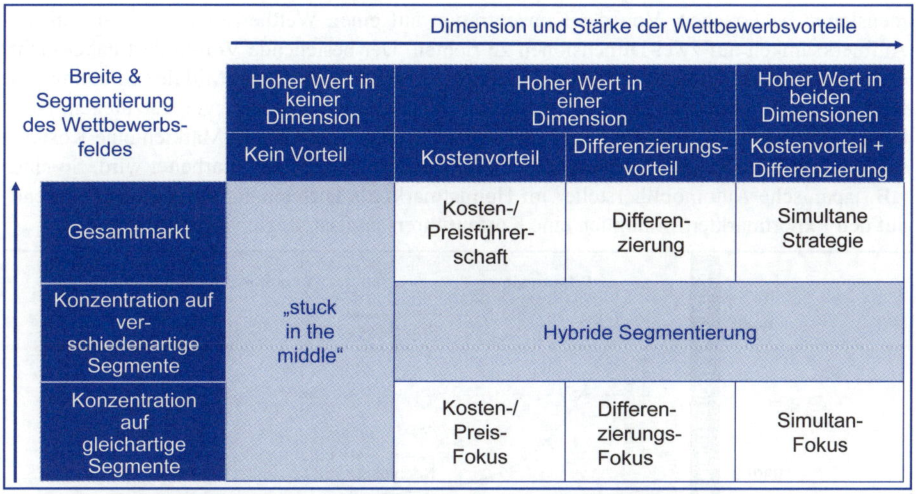


*Abb. 3.3.20: Übersicht hybrider Wettbewerbsstrategien (in Anlehnung an Corsten/Will, 1992, S. 4ff.)*

Um einen simultanen Wettbewerbsvorteil zu erreichen, werden die Vorteilsdimensionen Differenzierung und Kosten meist in zeitlicher Abfolge aufgebaut und eine sog. **Outpacing-Strategie** verfolgt. Dabei können zwei **Varianten** unterschieden werden (vgl. *Gilbert/Strebel,* 1987*, S. 4ff;, Zahn/Dillerup*, 1994, S. 39, Abb. 3.3.21):

- **Präventives Outpacing**: Unternehmen streben zunächst als Innovator eine Produktdifferenzierung an. Ausgehend von dieser Position versuchen sie, durch Produktstandardisierung zusätzlich zu einer Kostenführerschaft zu kommen. Um eine überlegene Kostenposition zu erreichen, sind jedoch ausreichend hohe Stückzahlen erforderlich. Ein Beispiel hierfür ist die *Volkswagen AG*, die in der strategischen Gruppe „Golf-Klasse" Differenzierungsführer ist. Gleichzeitig wird daran gearbeitet, mit Plattformkonzepten und großen Stückzahlen durch vereinheitlichte Komponenten die Kostenstrukturen zu verbessern und in Richtung Kostenführer zu kommen. Dies erfolgt präventiv, um sich vor Angriffen von Wettbewerbern mit einer günstigeren Kostenstruktur zu schützen. Allerdings ist dieser eher europäische Weg des Outpacing mit Schwierigkeiten behaftet. Ein differenziertes Produkt kostengünstiger zu gestalten ist eine große Herausforderung, wie das Beispiel *Volkswagen* ebenfalls zeigt.
- **Proaktives Outpacing:** Ausgehend von einer Kostenführerschaft wird durch Produkterneuerungen zunehmend eine Differenzierung der Produkte vorgenommen. Dabei werden die Produktverbesserungen der Innovatoren nachvollzogen. Sofern noch Differenzierungspotenziale vorhanden sind und diese auch von den Kunden honoriert werden, kann dies proaktiv erfolgen. Auf diese Weise soll entweder auf noch preiswertere Konkurrenten reagiert oder Differenzierungsführer angegriffen werden. Ein Beispiel für diese typisch asiatische Version des Outpacing ist *Toyota*. Aufgrund des berühmten *Toyota*-Produktionssystems verfügt das Unternehmen über die günstigste Kostenstruktur der Automobilbranche. Zudem wurde im Laufe der Zeit die Produktqualität der Fahrzeuge laufend verbessert, so dass *Toyota* die Pannenstatistiken der letzten Jahre als bester Hersteller anführen konnte. Darüber hinaus tritt das Unternehmen mit der Serieneinführung von Hybridfahrzeugen heute auch als Innovator auf.

Um Outpacing-Strategien erfolgreich umzusetzen, sind ausgezeichnete Branchenkenntnisse erforderlich und das Unternehmen muss die kritische Phase der Erweiterung der Vorteilsdimensionen beherrschen. Von der Konzentration auf einen Wettbewerbsvorteil ist nun die Aufmerksamkeit auf zwei Dimensionen zu richten. Der bestehende Vorteil darf dabei nicht verloren gehen und das Unternehmen dadurch in eine „Stuck in the Middle"-Situation gelangen. Zudem ist der optimale Zeitpunkt für einen Wechsel der Strategie festzulegen. Dies kann durch eine räumliche Entkopplung geschehen, indem in einigen Märkten eine Kostenführerschaft verfolgt wird und in anderen an einer Differenzierung gearbeitet wird. So sind z.B. japanische Automobilhersteller im Heimatmarkt als Differenzier aufgetreten, während auf den Exportmärkten anfänglich eine Kostenführerschaftsstrategie verfolgt wurde.

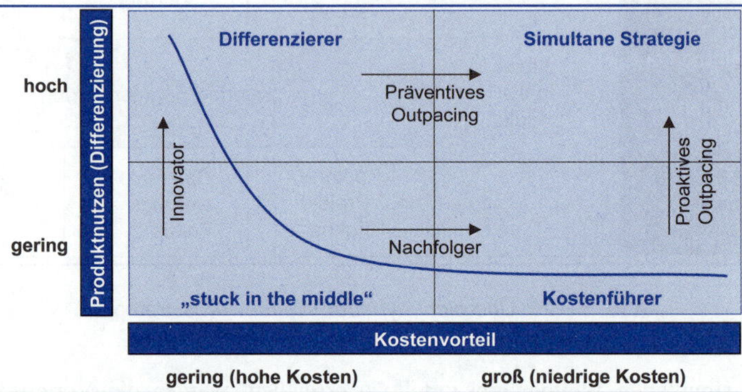


*Abb. 3.3.21: Outpacing-Strategien (in Anlehnung an Reitsperger* et al., *1993, S. 11)*

Wettbewerbsstrategien lassen sich aber nicht nur bezüglich der verfolgten Wettbewerbsvorteile, sondern auch der Kooperationsausrichtung erweitern. Im Wettbewerbsumfeld lassen sich vielfältige Formen des Zusammenwirkens von Marktteilnehmern unterscheiden. Ausgehend von der Spieltheorie (vgl. Kap. 1.2) werden im **Koopkurrenz-Modell** (Cooptition) vier Arten von Marktteilnehmern (Spieler) unterschieden, die das Wettbewerbsumfeld prägen: Kunden, Lieferanten, Konkurrenten sowie sog. Komplementoren (vgl. *Hungenberg*, 2006, S. 110f.). Komplementoren sind jene Unternehmen, deren Produkte die des eigenen Unternehmens ergänzen oder erweitern. Sie können eine hohe Bedeutung für die Wettbewerbsfähigkeit eines Produktes ausüben. Im Falle von Computerspielekonsolen, wie z.B. *Playstation* oder *Xbox,* sind solche Komplementoren die Spielehersteller, wie z.B. *Blizzard* oder *Electronic Arts*. Die Anzahl und Qualität der für die jeweilige Spielekonsole angebotenen Programme entscheidet über den Verkaufserfolg.

Die **Beziehungen** zwischen den Marktteilnehmern können unterschiedlich sein (vgl. *Brandenburger/Nalebuff,* 1996, S. 82ff.; Abb. 3.3.22):

- **Monopol**: Eine Monopolsituation ist durch geringe Kooperations- und Wettbewerbsorientierung geprägt, da es keine Konkurrenten gibt. Zur Absicherung einer Monopolrente kann eine Wettbewerbsstrategie lediglich auf die Vermeidung von Substitutionsgefahren und die Absicherung der Branchenstrukturen gerichtet sein. Beispiel hierfür sind kommunale Wasserversorgungsunternehmen.
- **Wettbewerb** (Competition): Unternehmen, die nicht miteinander kooperieren, stehen in einer reinen Konkurrenzbeziehung. In einer solchen Situation sind generische oder mehrdimensionale Wettbewerbsstrategien erforderlich. Beispiele sind Getränkeanbieter wie *Coca Cola* und *Pepsi*.
- **Kooperation** (Cooperation): In diesem Fall versuchen die Partner durch Zusammenarbeit gemeinsam gegenüber ihren anderen Konkurrenten Wettbewerbsvorteile zu erzielen. Kooperationen sind zweckmäßig, wenn die Partner gleiche Interessen verfolgen und

sich ihre Fähigkeiten in einer Kooperation ergänzen. Ein Beispiel ist die Zusammenarbeit zwischen *Intel* und *Microsoft*. Kooperationsstrategien werden in Kap. 5.3 vertieft.

- **Koopkurrenz** (Cooptition): Unternehmen können zu anderen Marktteilnehmern sowohl kooperative als auch konkurrierende Beziehungen aufweisen. So stehen z.B. *VW* und *Porsche* beim Verkauf des *VW Touareg* und des *Porsche Cayenne* im Wettbewerb, während sie die Plattform für beide Fahrzeuge zuvor gemeinsam entwickelt haben.

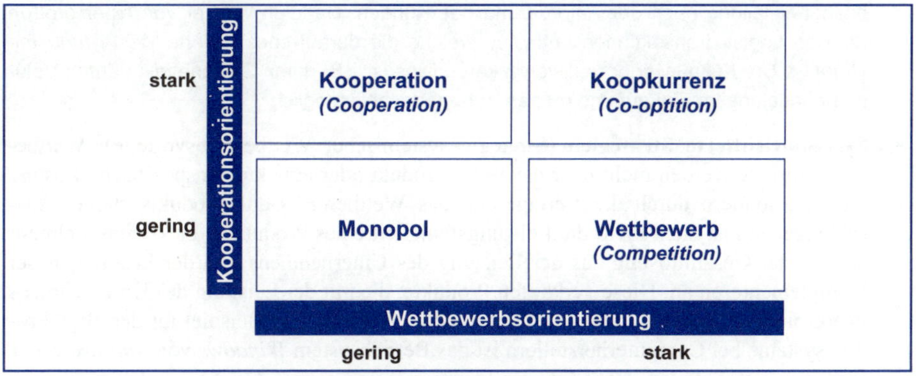


*Abb. 3.3.22: Wettbewerbsstrategien im Koopkurrenz-Modell (in Anlehnung an Brandenburger/Nalebuff, 1996, S. 82ff.)*

Das Wettbewerbsumfeld eines Unternehmens wird im Koopkurrenz-Modell durch das Zusammenspiel der anderen Marktteilnehmer mit dem eigenen Unternehmen beschrieben: Häufig übernehmen Unternehmen allerdings gleichzeitig unterschiedliche Rollen in einer Koopkurrenz-Situation. In der Luftfahrtbranche sind z.B. Fluggesellschaften wie *Lufthansa* und die Partner der *Star Alliance* Konkurrenten um Passagiere oder Landerechte und Kooperationspartner in Beziehung zu ihren Kunden und bei der Bereitstellung von Flugverbindungen. Koopkurrenz-Strategien sind wie auch die generischen Wettbewerbsstrategien besonders für langsam wachsende oder stagnierende Branchen geeignet (vgl. *Hungenberg*, 2006, S. 110f.). In Branchen mit hoher Wettbewerbsdynamik versprechen dagegen konkurrenzorientierte Strategien (vgl. Kap. 3.3.6) mehr Erfolg.

Komplementoren werden nicht nur im Koopkurrenz-Modell betont, sondern können auch als sechste Wettbewerbskraft in die Branchenstrukturanalyse einbezogen werden (vgl. *Hill/Jones*, 2003, S. 91). Sie sind auch eine zentrale Erklärungsgröße im sog. **Delta-Modell**. Demnach stehen folgende **Wettbewerbsstrategien** zur Verfügung (vgl. *Hax/Wilde*, 1999, S. 12ff.; Abb. 3.3.23):

- **Produktorientierte Strategien**: Hierbei handelt es sich um die klassischen generischen Wettbewerbsstrategien, wonach sich Produkte entweder durch eine Kostenführerschaft oder durch ihre Einzigartigkeit (Differenzierung) auszeichnen (vgl. Kap. 3.3.3.2).

- **Kundenorientierte Strategien (Kundenlösungsstrategie)**: Unternehmen streben nicht das beste Produkt an, sondern spezialisieren sich auf umfassende, spezifische Kundenlösungen. Damit wird der Wettbewerbsfokus vom Produkt auf die Kunden verlagert. Aus einer Kombination mehrerer Teillösungen wird für den Kunden einen Mehrwert geschaffen, wobei keine der Teillösungen über eine besonders günstigste Kostenstruktur oder Einzigartigkeit verfügen muss. Kundenspezifischer Mehrwert wird durch die Kombination der Leistungen geschaffen, mit der die Bedürfnisse eines Kunden besonders umfassend abgedeckt werden (Customer lock-in). Eine möglichst enge Integration der Leistungen in die Wertkette des Kunden, spezialisierte Schnittstellen, Kenntnis der

Kundenbedürfnisse und gemeinsame Produktentwicklungen ermöglichen derartige kundenbezogene Wettbewerbsvorteile.

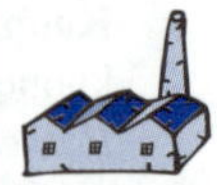

Als Beispiel können Logistikdienstleister wie z.B. die *Würth Industrie GmbH & Co. KG* dienen. Das Unternehmen übernimmt für Industrieunternehmen die Versorgung mit C-Produktionsteilen wie z.B. Befestigungsmaterial. Die Komplettlösung für den Kunden umfasst die Beschaffung, Lagerung und Produktionsbereitstellung nach der Anforderung des Kunden. Dadurch wird er von einer großen Zahl an Logistiktransaktionen entlastet, welche die darauf spezialisierte *Würth Industrie GmbH & Co. KG* günstiger realisieren kann. Dies ist z.B. durch Skaleneffekte durch Volumenbündelung im Einkauf und moderner Lagertechnik möglich.

- **Systemorientierte Strategien** (Strategie systemischer Wettbewerbsvorteile): Wettbewerbsvorteile werden nicht über das beste Produkt oder eine kundenspezifische Lösung erreicht, sondern durch die Verlagerung des Wettbewerbs auf Produktsysteme. Ausschlaggebend ist nicht mehr die Leistungsfähigkeit eines Produktes. Es kommt vielmehr auf die der Gesamtlösung aus der Leistung des Unternehmens und der Leistungen der Komplementoren an. Diese verkaufen Produkte, die mit der Leistung des Unternehmens in Verbindung stehen und diese ergänzen oder erweitern. Ein Beispiel für derartige Produktsysteme bei Computerherstellern ist das Betriebsystem *Windows* von *Microsoft*. Die Systemanbieter stellen dabei Infrastruktur bereit und sorgen für die Leistungsfähigkeit des Gesamtsystems. Das Gesamtsystem wird aus Kundensicht dann attraktiv, wenn es eine Vielzahl von ergänzenden Produkten und Dienstleistungen gibt. Daher ist es eine zentrale Aufgabe des Systemanbieters, möglichst viele Komplementäre zu integrieren (Complementor lock-in). Dazu sind diese gezielt anzuwerben, deren Investitionsbedarf möglichst gering zu halten, Schnittstellen bereit zu stellen und eine offene Systemarchitektur zu gewährleisten. Damit entsteht ein Wettbewerb von Systemen, die jeweils über eigene Standards verfügen. Kann ein Standard am Markt durchgesetzt werden, dann lassen sich auch viele Komplementoren gewinnen. Dies ist z.B. *Microsoft* gelungen, die nahezu eine Monopolstellung im Bereich der PC-Betriebssysteme aufbauen konnten. Dies gelang zunächst dadurch, dass *Microsoft* als Komplementor von *IBM* auftrat, welche das Betriebssystem auf ihren Rechnern installierte. Auf diese Weise konnte das Be-

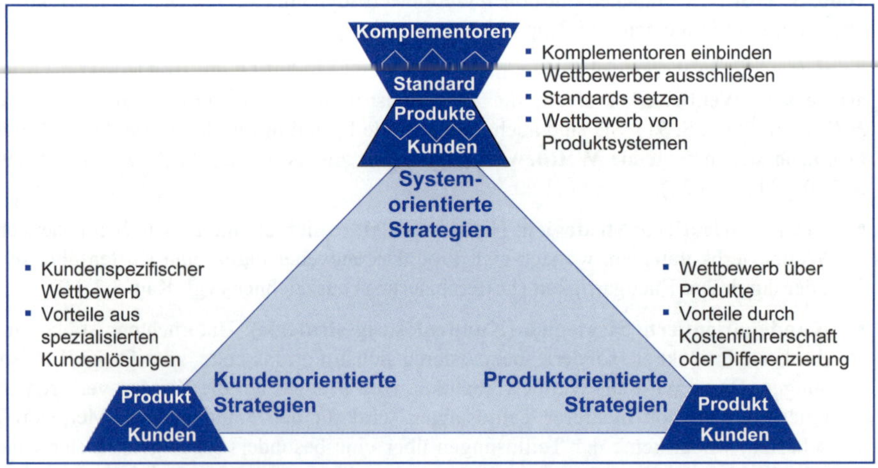


*Abb. 3.3.23: Delta-Modell der Wettbewerbsstrategien (in Anlehnung an Hax/Wilde, 1999, S. 12ff.)*

triebssystem sich als Standard etablieren. Die Hersteller von Anwendungssoftware waren somit gezwungen, ihre Programme auf dieses Betriebssystem auszurichten und agierten damit als Komplementoren von *Microsoft*. Dadurch wurde dessen Marktstellung weiter gestärkt. Eine erfolgreiche System-Strategie erfordert ebenfalls den Ausschluss der Wettbewerber (Competitor lock-out). Dazu ist das Produktsystem gegen Nachahmung zu schützen und die Wechselkosten sowohl für Komplementoren als auch für die Kunden möglichst hoch zu halten. So ist zwar das PC-Betriebssystem *Windows* eine offene Plattform für Anwendungssoftware, doch ist der Quellcode streng geheim. Zudem sind die Wechselkosten für Softwareanbieter und Kunden zu anderen Betriebssystemen wie z.B. *Linux* hoch genug, um eine Dauerhaftigkeit des Wettbewerbsvorteils von *Microsoft* zu gewährleisten. Kunden müssten sich beispielsweise bei einem Wechsel in das neue Programm einarbeiten und könnten ihre Daten eventuell nicht mehr weiterverwenden oder mit ihren Geschäftspartnern austauschen. Die Softwareanbieter müssten hohe Investitionen aufbringen, um ihre Programme auf die neue Systemumgebung anzupassen. Der bisherige Marktanteil von *Linux* rechtfertigt diese Investitionen nur in seltenen Fällen.

## 3.3.4 Marktanalyse und -strategien

Die Marktanalyse untersucht die Attraktivität und Dynamik eines Marktes innerhalb einer Branche. Folgende strategische **Fragestellungen** werden dabei behandelt:

- Welche Märkte sind attraktiv und rentabel?
- Wie ist ein Markt einzugrenzen und in Marktsegmente aufzuteilen?
- Welche Marktstrukturen herrschen in einem Marktsegment vor?
- Wie kann sich ein Unternehmen erfolgreich in einem Markt positionieren?
- Wie können Veränderungen in einem Markt genutzt werden?

Aus der Beantwortung dieser Fragen ergeben sich Chancen und Risiken für ein Unternehmen, die Eingang in die SWOT-Analyse (vgl. Kap. 3.3.7) finden. Auf dieser Basis werden auch die Marktstrategien des Unternehmens abgeleitet.

Historisches Vorbild des Marktes ist eine mittelalterliche Stadt, die das Recht besitzt, einen Handel zu organisieren. In diesem volkswirtschaftlichen Sinne ist der Markt ein Ort, an dem Angebot und Nachfrage zusammentreffen. Betriebswirtschaftlich werden unter dem Markt nicht nur die Anbieter und Nachfrager, sondern auch deren Austauschbeziehungen betrachtet (vgl. *Homburg/Krohmer,* 2003, S. 2ff.).

! Ein **Markt** besteht aus den Nachfragern und Anbietern eines bestimmten Produktes sowie den zur Abwicklung des Leistungsaustausches erforderlichen Beziehungen.

Die **Marktstruktur** wird durch folgende Elemente gekennzeichnet (vgl. *Bea/Haas*, 2001, S. 94ff.; *Kotler* et al., 2007, S. 49ff.):

- **Nachfrager** bzw. Kunden bestimmen die Marktstruktur durch deren Anzahl, Beschaffungsvolumen, Verhalten und Preissensibilität. Die Nachfrager können in potenzielle und tatsächliche Kunden unterteilt werden. Um ihre Bedürfnisse zu befriedigen, fragen sie Leistungen auf dem Markt nach. Im Rahmen der Kundenanalyse und -strategien in Kap. 3.3.5 wird auf die Kunden näher eingegangen.
- **Anbieter** sind alle Unternehmen, die Leistungen für ein bestimmtes Kundenbedürfnis auf dem Markt zum Kauf anbieten. Nach ihrer Anzahl werden die Marktformen Monopol, Oligopol und Polypol unterschieden (vgl. Kap. 3.3.3). Die Anbieter stehen auf dem Markt im Wettbewerb und konkurrieren mit ihren Leistungen um die Kunden. Die Ge-

samtheit der Anbieter einer Leistung bildet eine Branche. Sie werden im Rahmen der Branchenanalyse betrachtet (vgl. Kap. 3.3.3). Auf die Konkurrenzbeziehungen der Unternehmen wird im Rahmen der Konkurrenzanalyse (vgl. Kap. 3.3.6) eingegangen.

- **Austauschbeziehungen** verbinden Anbieter und Nachfrager miteinander. Ein Verkäufer bringt seine Produkte auf den Markt und informiert darüber den Kunden. Beim Verkauf seiner Leistung erhält er dafür eine Gegenleistung, in aller Regel Geld.

Mit Hilfe dieser Elemente können Märkte auf vielfältige Weise klassifiziert werden. Nach der Art der Nachfrager wird häufig zwischen Konsum- und Industriegütermärkten unterschieden. Im Vordergrund der Marktanalyse steht die Beziehung des Unternehmens zu seinen Nachfragern (vgl. *Kotler/Bliemel*, 1999, S. 14f.). Da sich Kunden z.B. in ihren Bedürfnissen, ihrer regionalen Herkunft oder anderen Kaufkriterien stark unterscheiden, ist der Gesamtmarkt auf den relevanten Markt einzuschränken (vgl. *Kotler* et al., 2007, S. 456f.). Dieser umfasst die für eine Zielkundengruppe definierte Leistung, auf die ein Unternehmen seine Aktivitäten konzentriert. Abb. 3.3.24 veranschaulicht die Elemente der Marktstruktur.

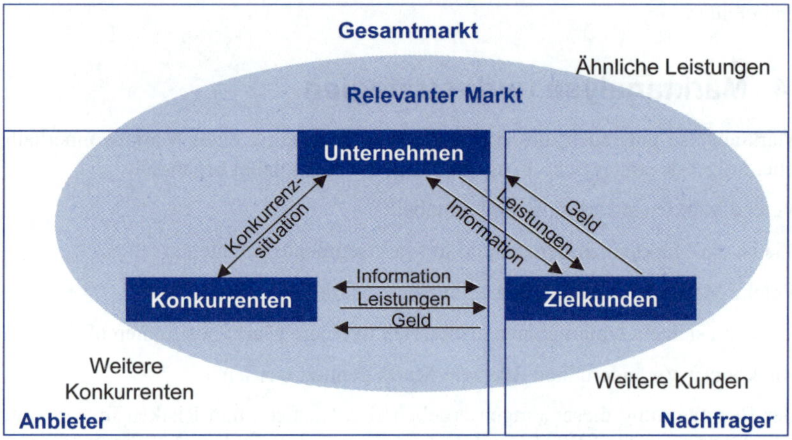


*Abb. 3.3.24: Elemente eines Marktes (in Anlehnung an Schnettler/Wendt, 2003, S. 250ff.)*

### 3.3.4.1 Marktsegmentierung und -analyse

Der **relevante Markt** ist der Teil des Gesamtmarktes, auf den das Unternehmen seine Aktivitäten konzentriert und abstimmt.

Jedes Unternehmen sollte seinen relevanten Markt genau kennen. Dieser wird hierfür zunächst im Rahmen der **Marktsegmentierung** bestimmt und abgegrenzt (vgl. *Bruhn*, 2002, S. 18ff.). Dabei erfolgt eine Unterteilung des Gesamtmarktes in homogene Teilmärkte, die als Marktsegmente bezeichnet werden (vgl. *Pepels,* 2002, S. 21). Ein Marktsegment sollte selbst weitgehend homogen sein. Gegenüber anderen Segmenten sollte es sich dagegen möglichst stark unterscheiden (vgl. *Bruhn,* 2004, S. 113ff.). Die Marktsegmentierung bildet die Grundlage einer differenzierten Marktbearbeitung. Folgende **Voraussetzungen** sind dabei zu beachten:

- **Eindeutige Abgrenzungskriterien** wie z.B. funktionale, ästhetische, physikalische oder symbolische Produktunterschiede.
- Der Gesamtmarkt erfordert eine **minimale Größe,** damit mindestens zwei Teilmärkte unterschieden werden können.

- Die Marktsegmente sollten möglichst **eindeutig zu unterscheiden** sein. Sie sollten z.B. unterschiedliche Anbieter oder Kunden haben. Darüber hinaus sollten Umsatzverluste durch eine nicht vollständige Aufteilung des Gesamtmarktes (Streulücken) und überlappende Segmente (Kannibalisierung) vermieden werden.

Die Marktsegmentierung wird in folgenden **Schritten** durchgeführt (vgl. *Kotler* et al., 2007, S. 457; *Schnettler/Wendt,* 2003, S. 54f.; *Pepels*, 2001, S. 7ff.; *Bruhn*, 2004, S. 113ff.):

(1) **Segmentbildung:** Aufteilung des Marktes in unterschiedliche Gruppen von Kaufinteressenten mit unterschiedlichen Bedürfnissen, Merkmalen und Verhaltensweisen. Wird die Segmentierung zur Abgrenzung gegenüber den Konkurrenten genutzt, dann kann sie zu einer besseren Marktbearbeitung und damit zu Wettbewerbsvorteilen beitragen. Es gibt eine Vielzahl von Methoden zur Segmentierung. Bei der Interdependenzanalyse werden z.B. Zusammenhänge zwischen verschiedenen Variablen untersucht, um die Strukturen eines Marktes aufzudecken. Die Faktoranalyse stellt dabei die Zusammenhänge zwischen Variablen als Wirkungsgeflecht dar. Um die wesentlichen Einflussfaktoren zu erkennen, lassen sich mit Hilfe einer Clusteranalyse Gruppierungen mit ähnlichen Merkmalen bilden. **Kriterien** zur Abgrenzung von Segmenten sind z.B.:

  - **Kundenmerkmale:** Je nachdem, ob die Kunden Privatpersonen oder Unternehmen sind, lassen sich Konsum- und Industriegütermärkte unterscheiden. Für Konsumgüter kann der Markt z.B. nach Alter, Geschlecht, Einkommen oder Kaufgewohnheiten der Kunden systematisiert werden. Der Industriegüterbereich wird nach Unternehmensmerkmalen aufgeteilt. Dies sind z.B. Branche, Unternehmensgröße oder Vertriebsregion. Der Industriegütermarkt kann auch nach Produktionsmerkmalen wie z.B. der verwendeten Technologie oder dem Produktionsprozess differenziert werden. Darüber hinaus kann auch die Organisation und der Ablauf des Einkaufs wie z.B. Einkaufspolitik oder Kaufkriterien der Kunden verwendet werden.

  - **Geografisch-regional** wird ein Markt z.B. in Kontinente, Staaten, Bundesländer oder Regionen unterteilt.

(2) **Segmentbewertung und -auswahl** beschreibt und analysiert die gebildeten Marktsegmente. Die Segmentbewertung erfolgt analog zur Branchenbewertung (vgl. Kap. 3.3.3). Darüber hinaus werden hierzu auch Instrumente der Kundenanalyse wie z.B. das Kundenportfolio (vgl. Kap. 3.3.5) eingesetzt. Eine wichtige Rolle spielen ebenso die Stärken und Schwächen des Unternehmens im Vergleich zu den Konkurrenten (vgl. Kap. 3.3.6). Unter Berücksichtigung dieser Aspekte sind die Marktsegmente auszuwählen und der relevante Markt festzulegen, in denen ein Unternehmen aktiv wird.

(3) **Marktpositionierung** legt die angestrebte Stellung des Unternehmens innerhalb des Zielmarktes gegenüber seinen Konkurrenten fest. Es geht um die Bestimmung der Wettbewerbsvorteile des Unternehmens, der darauf ausgerichteten Marktbearbeitung und die Ableitung der Wettbewerbsstrategie (vgl. Kap. 3.3.3).

Die eindeutige Festlegung des relevanten Marktes ist Voraussetzung für die Marktanalyse und die Festlegung der Marktbearbeitung durch eine Marktstrategie. Abb. 3.3.25 zeigt beispielhaft die Festlegung des relevanten Marktes mit Hilfe von drei Segmentierungskriterien. Dies verdeutlicht nochmals die Vielschichtigkeit der Marktsegmentierung.

Sowohl der Gesamtmarkt als auch dessen Segmente verändern sich aufgrund der **Evolution der Marktanforderungen** laufend (vgl. *Backhaus*, 2007, S. 238ff.). Die Unternehmen unterliegen dadurch einem Evolutionsdruck: Anbieter versuchen, die Anforderungen der Nachfrager zu erfüllen. Dies führt bei den Nachfragern zu steigenden Leistungsanforderungen. Aus diesem Grund sind die Unternehmen gezwungen, ihr Angebot weiterzuentwickeln. Das veränderte Angebot führt in der Folge zu weiter steigenden Leistungsanforderungen.

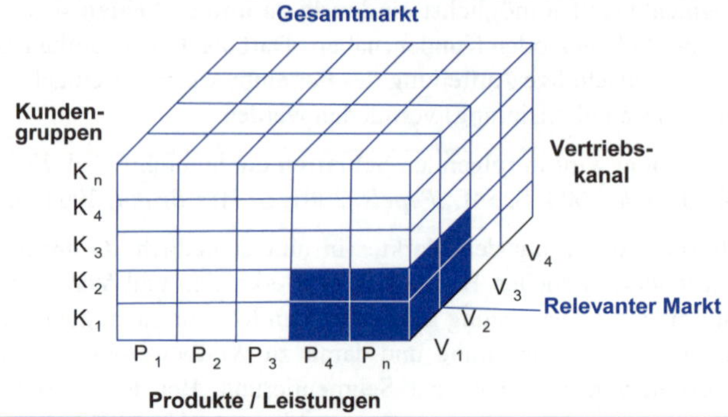


*Abb. 3.3.25: Marktsegmentierung*

Die Marktanforderungen durchlaufen in der Regel die folgenden **Phasen** (vgl. *Dillerup*, 1998, S. 73; *Zahn/Dillerup*, 1995b, S. 4.):

- **Preis**: In der ersten Phase ist meist die Zahl der Konkurrenten begrenzt und deren Rivalität gering. Bei unterversorgten und weitgehend homogenen Märkten reagieren die Unternehmen mit der Ausnutzung von Erfahrungskurveneffekten (vgl. Kap. 3.3.1).
- **Qualität**: In der zweiten Phase werden die Märkte zunehmend gesättigt. Die Kunden fordern eine bessere Produktqualität. Unternehmen versuchen deshalb, durch Qualitätssteigerungen Wettbewerbsvorteile zu erlangen. Um den wachsenden Anforderungen gerecht zu werden, werden Qualitätsmanagementsysteme eingeführt (vgl. Kap. 8.1).
- **Flexibilität**: Die Kunden fordern zunehmend Produkte, die auf ihre individuellen Anforderungen ausgerichtet sind. Die Unternehmen reagieren darauf mit einer flexibleren Produktion zur bedarfsgerechten Leistungserstellung und einer Ausweitung der angebotenen Produktvarianten.
- **Zeit**: Die Kunden fordern kürzere Entwicklungs- und Lieferzeiten. Ausserdem sollte ein Unternehmen schnell auf das Verhalten seiner Konkurrenten reagieren (vgl. Kap. 3.3.6.2). Der Faktor Zeit wird zu einer neuen Quelle für Wettbewerbsvorteile.
- **Innovation**: Die laufende Änderung der Kundenbedürfnisse zwingt Unternehmen zur Innovation. Die Fähigkeit, für Kundenprobleme immer wieder neue Lösungen entwickeln zu können, wird zum Wettbewerbsvorteil.

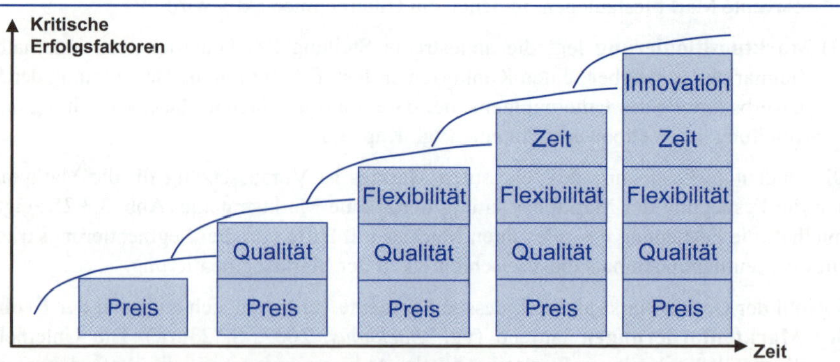


*Abb. 3.3.26: Evolution der Marktanforderungen (vgl. Dillerup, 1998, S. 73)*

Die Entwicklung der Marktanforderungen verläuft in der Praxis nicht so klar getrennt wie in Abb. 3.3.26 dargestellt. Der Evolutionspfad stellt die Unternehmen vor immer neue Marktanforderungen. Unklar ist jedoch, ob sich das Veränderungstempo dabei erhöht. Dafür sprechen z.B. die steigende Innovationsrate, sinkende Zeiträume zwischen Innovation und Markteinführung sowie verkürzte Produktlebenszyklen. Allerdings gibt es Grenzen der Beschleunigung. In einigen Branchen und Märkten ist sogar eine „Entschleunigung" zu beobachten. So wurde z.B. in der Automobilindustrie der Produktlebenszyklus stark verkürzt. Allerdings steigt er in einzelnen Fällen aber wieder an. Modelle mit sehr langen Produktlebenszyklen sind z.B. der *VW Golf* oder der *Porsche 911*.

Im Anschluss an die Marktsegmentierung wird für die einzelnen Segmente eine **Marktanalyse** durchgeführt (vgl. Abb. 3.3.27). Dabei werden die folgenden **Merkmale** untersucht (vgl. *Bruhn*, 2002, S. 167ff.; *Unger/Fuchs*, 2005, S. 78ff.):

- **Marktgröße** wird durch das Marktvolumen gemessen. Es ist die Gesamtheit der realisierten Absatzmengen für einen Markt und wird in Mengen- oder Wertgrößen gemessen. Eine mengenorientierte Messung erfolgt anhand von Stückzahlen oder technischen Größen. Stückzahlen sind z.B. die Zahl der neu zugelassenen Kraftfahrzeuge. Technische Größen sind z.B. der Gigawatt-Stromverbrauch eines Unternehmens. Die Messung in Mengengrößen ist einfacher und genauer als die Messung in Wertgrößen, da diese zusätzliche Bewertungsprobleme mit sich bringt. Der Marktumsatz berücksichtigt neben der Mengenkomponente den durchschnittlichen Marktpreis. Daher tendieren Unternehmen mit unterdurchschnittlichen Preisen zu einer mengenorientierten Betrachtung, während für hochpreisige Anbieter eine wertmäßige Messung vorteilhafter ist. Neben dem derzeitigen Marktvolumen ist auch das Marktpotenzial von Bedeutung. Es gibt die Obergrenze der Gesamtnachfrage an und berücksichtigt neben der realisierten Absatzmenge auch das Ausmaß potenzieller Kunden. Das Verhältnis des Marktvolumens zum Marktpotenzial gibt Auskunft über die Wachstumschancen eines Marktes.
- **Marktdynamik** kennzeichnet die Entwicklung eines Marktes und ist für die Strategieentwicklung entscheidend. Die Marktdynamik wird meist durch das Marktwachstum gemessen, das die Zunahme der Marktgröße innerhalb eines festgelegten Zeitraums darstellt. Neben dem generellen Marktwachstum sollten auch konjunkturelle und saisonale Einflüsse in die Betrachtung einbezogen werden.
- **Marktstruktur** beschreibt die Art und Anzahl der Marktteilnehmer. Auf der Anbieterseite gibt es Hersteller von Leistungen und dazugehörige Absatzmittler. Auf der Nachfragerseite stehen die Kunden. Zudem wirken die Konkurrenten auf die Marktstruktur ein. Die Marktstruktur kann analog zur Branchenstruktur (vgl. Kap. 3.3.3.1) analysiert werden. Dazu sind die fünf Wettbewerbskräfte zu bestimmen: Verhandlungsstärke der Lieferanten und Kunden, Gefahr durch Substitutionsgüter, Bedrohung durch neue Konkurrenten sowie die Rivalität unter den bestehenden Wettbewerbern.
- **Markteigenschaften** umfassen weitere Merkmale, welche die besonderen Anforderungen einer Leistung bzw. der Kunden widerspiegeln. Dies sind z.B. Produktqualität, Service, Vertriebswege oder politische Einflussnahme. Dabei handelt es sich meist um spezifizierte Marktanforderungen.
- **Marktposition** wird durch den prozentualen Anteil des Unternehmens am Marktvolumen gemessen. Aussagekräftiger als der absolute ist der relative Marktanteil. Er drückt das Verhältnis eines Unternehmens zum größten Marktführer aus und verdeutlicht somit die Stellung des Unternehmens im Markt. So kann ein Unternehmen mit einem absoluten Marktanteil von 20% je nach der Anzahl der Wettbewerber einer von vielen Anbietern sein (= relativer Marktanteil < 1). Ist er jedoch Marktführer so besitzt er einen relativen Marktanteil von eins. Daneben ist auch die Preisposition in einem Markt von Bedeutung. Sie wird durch die Preissensibilität der Kunden sowie die erwartete Preisentwicklung beurteilt und bestimmt wesentlich die Marktattraktivität.

| Kriterium | Bedeutung | Ausprägung | | | | | | Ergebnis | Entwicklung | | | Bewertung | |
|---|---|---|---|---|---|---|---|---|---|---|---|---|---|
| | Prozentual jeweils 100% je Kriterium | trifft nicht zu<br>0 | 1 | 2 | 3 | 4 | trifft zu<br>5 | max. 5 = attraktiv min. 0 = unattraktiv | stabil | prognos-tizierbar | nicht vorher- | Chance | Risiko |
| **1. Marktgröße** | **100%** | | | | | | | **3,70** | | | | | |
| - großes Marktvolumen | 70% | | | | | x | | 2,80 | | x | | x | |
| - großes Marktpotenzial | 15% | | | | | x | | 0,60 | | x | | | x |
| - großer Abstand Volumen - Potenzial | 15% | | | x | | | | 0,30 | x | | | x | |
| **2. Marktdynamik** | **100%** | | | | | | | **3,00** | | | | | |
| - hohes Marktwachstum | 60% | | | | | x | | 2,40 | | x | | x | |
| - geringe konjunktuelle Schwankungen | 20% | | x | | | | | 0,20 | | x | | | x |
| - geringe saisonale Schwankungen | 20% | | | x | | | | 0,40 | x | | | x | |
| **3. Marktstruktur** | **100%** | | | | | | | **3,20** | | | | | |
| - Verhandlungsstärke der Lieferanten | 20% | | | | | x | | 0,80 | | x | | x | |
| - Verhandlungsstärke der Kunden | 30% | | | | x | | | 0,90 | x | | | x | |
| - Gefahr durch Substitutionsgüter | 20% | | | | x | | | 0,60 | x | | | x | |
| - Bedrohung durch neue Konkurrenten | 10% | | | | x | | | 0,30 | x | | | x | |
| - Rivalität unter den Wettbewerbern | 20% | | | | x | | | 0,60 | x | | | x | |
| **4. Marktposition** | **100%** | | | | | | | **3,30** | | | | | |
| - hoher Marktanteil | 45% | | | | x | | | 1,35 | | | x | | x |
| - hoher relativer Marktanteil | 20% | | x | | | | | 0,20 | x | | | x | |
| - geringe Preissensibilität | 5% | | | | | | x | 0,25 | x | | | x | |
| - positive Preisentwicklung | 30% | | | | | | x | 1,50 | | x | | x | |
| **5. Markteigenschaften** | **100%** | | | | | | | **3,50** | | | | | |
| - geringe Qualitätsanforderungen | 50% | | | | x | | | 1,50 | | | x | | x |
| - geringer poltischer Einfluss | 50% | | | | | x | | 2,00 | x | | | x | |
| - ... | | | | | | | | | x | | | x | |
| | | | | | | | Gesamtattraktivität des Marktes | 3,34 | | | | | |

*Abb. 3.3.27: Checkliste zur Marktanalyse*

Für die Marktanalyse ist eine Vielzahl an Informationen zu erheben. Dies ist Aufgabe der **Marktforschung.** Häufig werden solche Auswertungen und Analysen von Branchenverbänden oder Marktforschungsinstituten erstellt. Stehen solche Informationsquellen nicht zur Verfügung, so ist das Unternehmen gezwungen, die Daten selbst zu erheben (Primärerhebung; vgl. *Kohlöffel*, 2000, S. 132).

Die Informationsbeschaffung ist ein kritischer Faktor der Marktanalyse. Zeitnahe, detaillierte Informationen zu allen relevanten Marktmerkmalen sind für eine realistische Einschätzung der Entwicklung eines Marktes erforderlich. Abb. 3.3.28 fasst die wesentlichen Informationsquellen zusammen.

| | Unternehmensintern | Unternehmensextern |
|---|---|---|
| Primär-quellen | ▪ Außendienstinformationen<br>▪ Eigene Marktforschungsstudien<br>▪ Erfahrungswerte | ▪ Auswertungen von Testmärkten<br>▪ Umfragen |
| Sekundär-quellen | ▪ Kundenstatistik<br>▪ Verkaufsstatistik<br>▪ Marktstudien einzelner Funktionen/Abteilungen | ▪ Branchenverbände<br>▪ Kammern<br>▪ Umfrageinstitute<br>▪ Analyse früherer Marktaktionen |

*Abb. 3.3.28: Informationsquellen der Marktforschung (vgl. Kohlöffel, 2000, S. 13)*

### 3.3.4.2 Marktstrategien

Nach der Bestimmung und Analyse der relevanten Märkte eines Unternehmens sind Strategien für deren Bearbeitung zu entwickeln. Hierfür stehen den Unternehmen eine Reihe von Portfolio-Techniken zur Verfügung (vgl. Kap. 3.3.1). Das älteste und bekannteste Instrument ist das **Produkt-Markt-Portfolio** von *Ansoff* (1965) zur Ableitung von **Wachstumsstrategien** (vgl. blaue Felder in Abb. 3.3.29). Produkte und Märkte werden dabei danach beurteilt, ob sie durch das Unternehmen bereits hergestellt bzw. beliefert werden oder nicht. Daraus ergeben sich folgende vier **Wachstumsstrategien** (vgl. *Müller-Stewens/ Lechner*, 2003, S. 257ff.; *Kotler/Bliemel*, 1999, S. 111ff.):

- **Marktdurchdringung** (Penetration): Intensivere Bearbeitung des gegenwärtigen Marktes mit den vorhandenen Produkten. Die strategische Stoßrichtung zielt auf eine Ausweitung des Marktanteils. Dies kann erfolgen durch:
    - **Absatzsteigerung bei bestehenden Kunden,** z.B. wird von einer Zoohandlung bei Aquarienbesitzern durch Werbung der Wunsch nach neuen Zierfischen geweckt.
    - **Kundengewinnung von der Konkurrenz:** Schwächen der Wettbewerber werden ausgenutzt bzw. Kunden durch Prämien oder Preisnachlässe zu einem Anbieterwechsel veranlasst. Beispielsweise erhalten die Kunden beim Abschluss eines neuen Mobilfunkvertrages ein kostenloses Mobiltelefon.
    - **Gewinnung potenzieller Kunden:** Erschließung des ungenutzten Marktpotenzials im relevanten Markt. Beispielsweise könnte bei den bisherigen Kunden der Wunsch nach einem zweiten Mobiltelefon geweckt werden.

  Ist eine Marktdurchdringung nicht möglich bzw. sinnvoll und die gegenwärtige Marktsituation nicht zufrieden stellend, so empfiehlt sich ein Rückzug aus dem Marktsegment.

- **Produktentwicklung:** Entwicklung neuer Produkte für den bestehenden Markt. Die Produktentwicklung ist mit Risiken behaftet, weshalb diese strategische Stoßrichtung stets durch eine Marktdurchdringung ergänzt werden oder auf diese folgen sollte. Im Beispiel der Mobiltelefone könnte das Produktangebot durch unterschiedliche Klingeltöne oder Zubehör erweitert werden.
- **Marktentwicklung:** Erschließung neuer Märkte mit bestehenden Produkten. Auch bei dieser strategischen Stoßrichtung ist das Risiko größer als bei einer Marktdurchdringung, da der bisherige relevante Markt verlassen wird. Folgende Möglichkeiten stehen dabei zur Verfügung:
    - **Neue Abnehmergruppen** durch Erweiterung des relevanten Marktes erschließen. Im Beispiel der Mobiltelefone könnte der Handel auf den gewerblichen Bereich ausgedehnt werden.
    - **Neue Distributionskanäle** entwickeln, indem z.B. dieselbe Zielgruppe eines Produktes über einen anderen Vertriebskanal angesprochen wird. So könnten die Mobiltelefone nicht nur in Fachmärkten und Kaufhäusern, sondern auch über das Internet vertrieben werden.
    - **Geographische Erweiterung** der Märkte, z.B. durch Ausdehnung des Handels auf andere europäische Länder.
- **Diversifikation:** Mit neuen Produkten sollen neue Märkte erobert werden. Dies beinhaltet sowohl Markt- als auch Produktrisiken und ist deshalb die riskanteste strategische Stoßrichtung. Sie bietet sich an, wenn ein Unternehmen außerhalb seiner Tätigkeitsfelder auf eine viel versprechende Marktchance stößt, die mit den Stärken des Unternehmens vereinbar ist.

Nach der Stellung in der Wertschöpfungskette (vgl. Kap. 3.4.2) lassen sich folgende **Formen** der Diversifikation unterscheiden:

- **Horizontale Diversifikation:** Ausweitung auf Märkte der gleichen Wertschöpfungsstufe. So könnte z.B. ein Mobiltelefonhändler eine Buchhandlung eröffnen.
- **Vertikale Diversifikation:** Ausweitung auf Märkte einer vor- bzw. nachgelagerten Wertschöpfungsstufe. Beispielsweise könnte der Mobiltelefonhändler als vorgelagerte Diversifikation Rasierapparate herstellen bzw. als nachgelagerte Diversifikation eine Fernsehreparaturwerkstatt eröffnen.

Als **laterale (konglomerate) Diversifikation** wird eine Ausweitung auf Tätigkeitsbereiche bezeichnet, die in keinem Zusammenhang mit den derzeitigen Produkten, Fertigungstechniken und Märkten stehen. Sie hat keinerlei Bezug zur bisherigen Wertschöpfungskette und ist deshalb die riskanteste Form der Diversifikation. Für den Mobiltelefonhändler wäre das z.B. die Eröffnung eines Fast-Food-Restaurants.

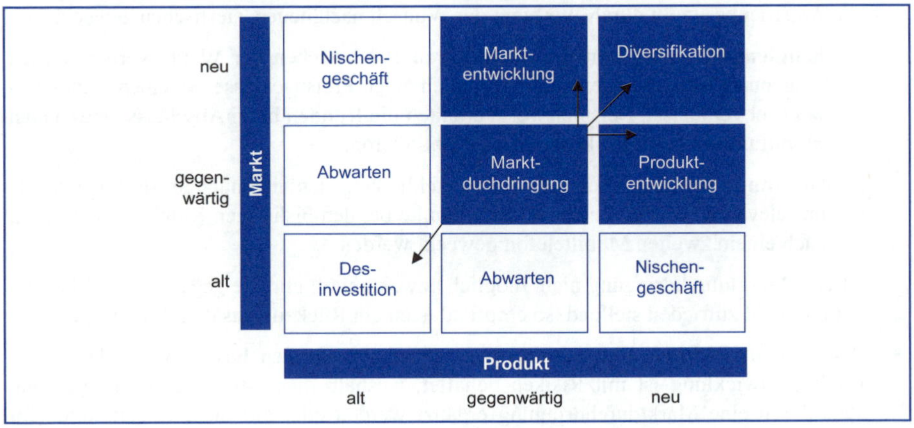


*Abb. 3.3.29: Erweitertes Produkt-Markt-Portfolio*

Neben dieser klassischen Unterteilung im **Produkt-Markt-Portfolio** ist unter Wachstumsgesichtspunkten auch die Einbeziehung der Kategorien alte Märkte und Produkte sinnvoll (vgl. weiße Felder in Abb. 3.3.29). Diese bilden Nischengeschäfte bzw. schrumpfende Geschäfte ab, welche das Wachstum bzw. die Rentabilität eines Unternehmens negativ beeinflussen können. Daher sind diese Kategorien im Sinne einer ausgewogenen Portfoliobetrachtung mit einzubeziehen.

Marktstrategien lassen sich auch aus dem Produkt-Lebenszyklus (vgl. Kap. 3.3.1) ableiten. Die Beratungsgesellschaft *Boston Consulting Group* (BCG) entwickelte dazu das in Abb. 3.3.30 dargestellte **Marktwachstums-Marktanteils-Portfolio**. Es wird auch als BCG-Matrix bezeichnet und bietet je nach Positionierung des Geschäftsfeldes im Portfolio unterschiedliche Normstrategien als Handlungsempfehlung an. Das Marktwachstum dient dabei als Indikator für die Phase des Produkt-Lebenszyklus, in dem sich das Produkt befindet. Der relative Marktanteil, als Quotient aus dem Marktanteil des Geschäftsfelds zum Marktanteil seines stärksten Konkurrenten, drückt die Marktstellung des Unternehmens aus. Damit verbunden sind auch Größenvorteile aufgrund von Erfahrungskurveneffekten (vgl. Kap. 3.3.1). Aus den beiden Dimensionen ergeben sich vier Felder (vgl. *Welge/Al-Laham,* 2003, S. 344; *Bruhn,* 2002, S. 71):

- **Fragezeichen** (Question marks) bezeichnen Geschäftsfelder in einem stark wachsenden Markt, in denen das Unternehmen jedoch nur über eine schwache Position verfügt.

Normalerweise betrifft dies ein neu eingeführtes Produkt, das sich in der Phase der Markteinführung befindet. Aus diesem Grund sind hierfür hohe Auszahlungen erforderlich, denen in dieser Phase noch geringe Einzahlungen gegenüber stehen. Je nach den Erfolgsaussichten des Geschäftsfeldes ist entweder eine offensive oder eine defensive Normstrategie empfehlenswert:

- **Offensivstrategie** erfordert hohe Investitionen, um den Marktanteil zu steigern und das Geschäftsfeld in die Position eines Sterns zu bringen. Sie ist für Geschäftsfelder mit guten Erfolgschancen geeignet.
- **Defensivstrategie** bedeutet den Rückzug aus dem Marktsegment und ist bei schlechten Erfolgsaussichten anzuraten.

- **Sterne** (Stars) sind die Hoffnungsträger des Unternehmens, da es auf diesen stark wachsenden Geschäftsfeldern eine vorherrschende Marktposition hat. Der relative Marktanteil sollte gehalten bzw. ausgebaut werden. Für diese **Investitionsstrategie** sind hohe Finanzmittel erforderlich, die jedoch weitgehend durch das Geschäftsfeld selbst erwirtschaftet werden. Im Produkt-Lebenszyklus entspricht dies der Wachstumsphase, in der zunehmende Produktionsmengen zu Erfahrungskurveneffekten führen.
- **Melkkühe** (Cash cows) sind die Geldlieferanten des Unternehmens, da deren Einzahlungen ihre Auszahlungen weit übersteigen. Sie liefern die für die Fragezeichen erforderlichen Finanzmittel. Im Produkt-Lebenszyklus entspricht dies der Reifephase, in der das Marktwachstum nur noch gering ist. Die strategische Empfehlung lautet, den Marktanteil zu halten und Gewinne mitzunehmen (**Abschöpfungsstrategie**). Investitionen beschränken sich auf die Erhaltung der bestehenden Wettbewerbsposition.
- **Arme Hunde** (Poor dogs) verfügen auf einem unattraktiven Markt über eine schwache Marktposition. Im Produkt-Lebenszyklus entspricht dies der Sättigungsphase. Sie erwirtschaften nur geringe Einzahlungen. Die Investitionen des Unternehmens beschränken sich auf das Mindestmaß. Aus derartigen Geschäftsfeldern sollte sich das Unternehmen langfristig zurückziehen (**Desinvestitionsstrategie**).

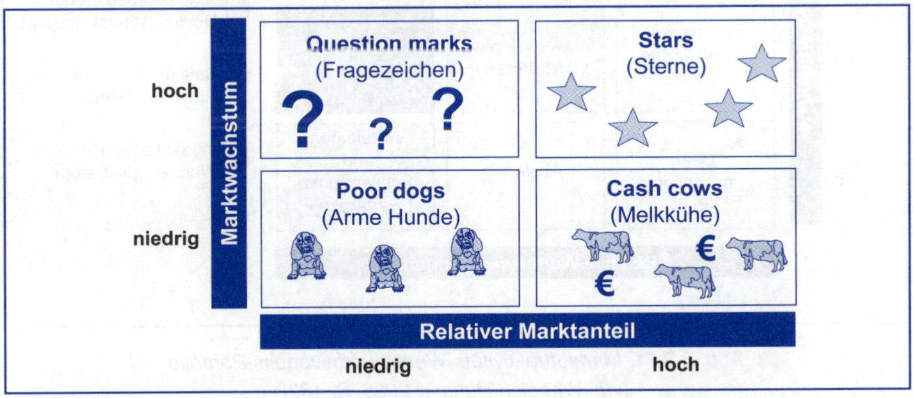


*Abb. 3.3.30: Marktwachstums-Marktanteils-Portfolio (vgl. Wheelen/Hunger, 2006, S. 180)*

Im Marktwachstums-Marktanteils-Portfolio wird der Ursprung von Wettbewerbsvorteilen im Marktanteil gesehen, auf dessen Basis Erfahrungskurveneffekte realisiert werden. Ist ein Unternehmen in der Lage, seine Marktanteile schneller zu erhöhen als die Konkurrenten, dann drückt dies die Wettbewerbsstärke eines Geschäftsfeldes aus. Ein schnell wachsender Markt bietet größere Chancen zur Realisierung von Kostenvorteilen. Das Marktwachstum wird somit als Maß für die Attraktivität eines Marktes angesehen. Andere Faktoren wie z.B. die Produktdifferenzierung oder Ressourcenvorteile werden jedoch nicht betrachtet. Daher ist dieses Portfolio vor allem für Volumenmärkte ohne Differenzierungsmöglichkeiten geeignet. Die Annahmen über die Finanzflüsse im Portfolio sind zwar prinzipiell richtig, dennoch können auch Fragezeichen und Sterne im Einzelfall positive Cash-flows erwirtschaften (vgl. *Welge/Al-Laham,* 2003, S. 348).

Aufgrund dieser Kritikpunkte entwickelte die Unternehmensberatung *McKinsey* zusammen mit *General Electric* das in Abb. 3.3.31 dargestellte **Marktattraktivitäts-Wettbewerbsvorteil-Portfolio**. Es unterscheidet sich vor allem dadurch, dass seine Dimensionen nicht aus einzelnen Kennzahlen bestehen, sondern aus einer Vielzahl an gewichteten Merkmalen bestimmt werden. Die Marktattraktivität wird u.a. aus Größe, Potenzial, Struktur, Wachstumsrate und Preisniveau des Marktes beurteilt. Die Unternehmensdimension wird durch dessen relative Wettbewerbsvorteile ausgedrückt. Sie werden u.a. aus den Größen Marktanteil im Vergleich zum stärksten Wettbewerber, Kundenorientierung, Qualifikation der Mitarbeiter oder F&E-Potenzial ermittelt. Die Geschäftsfelder werden in einer Neun-Felder-Matrix positioniert, aus der sich die in Abb. 3.3.31 dargestellten **Normstrategien** ableiten (vgl. *Kotler/Bliemel*, 1999, S. 106ff.):

- **Abschöpfungs- oder Desinvestitionsstrategie:** Unternehmen sollten keine bzw. geringe Investitionen durchführen und Gewinne solange wie möglich abschöpfen. Drohen dagegen Verluste, dann sollte sich das Unternehmen von diesem Geschäftsfeld trennen.
- **Selektivstrategien:** In diesen Geschäftsfeldern sollte das Unternehmen mit möglichst begrenztem Risiko und geringen Investitionen expandieren oder zumindest seine Wettbewerbsstärke verteidigen.
- **Investitions- oder Wachstumsstrategien:** Die starke Wettbewerbsposition dieser attraktiv positionierten Geschäftsfelder sollte ausgebaut bzw. verteidigt werden.

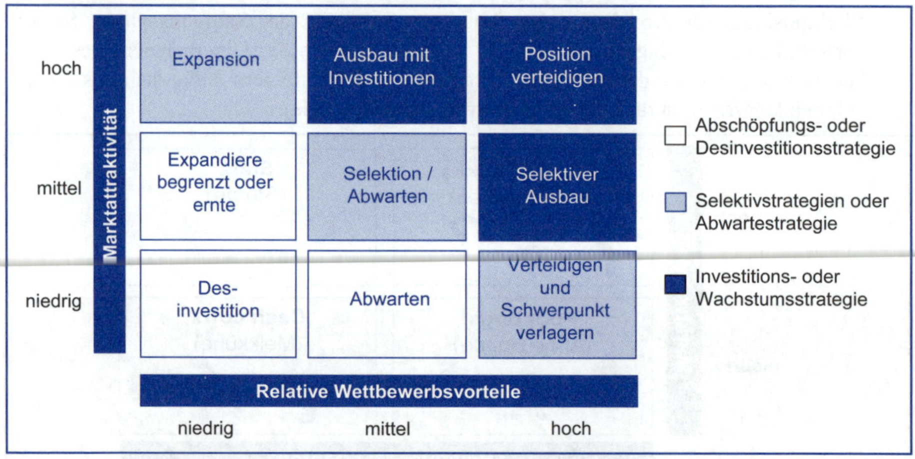


*Abb. 3.3.31: Marktattraktivitäts-Wettbewerbsvorteils-Portfolio (vgl. Wheelen/Hunger, 2006, S. 182)*

Die Problematik liegt in der Auswahl, Messung und Gewichtung der in die beiden Dimensionen eingehenden Kriterien (vgl. *Welge/Al-Laham,* 2003, S. 325). Hierzu werden Checklisten verwendet, die allerdings stets subjektiv und kaum vergleichbar sind. Zudem weisen sie aufgrund ihrer mehrdimensionalen Skalierungen eine gewisse Tendenz zu durchschnittlichen Ergebnissen in der Portfolio-Mitte auf. Daher kommt der Bestimmung von Grenzwerten zwischen den Ausprägungen große Bedeutung für die abgeleiteten Empfehlungen zu.

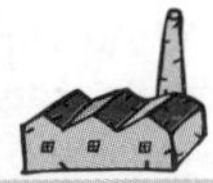

Exemplarisch werden die Marktanalyse und die Ableitung von Marktstrategien für die *Eder Möbel GmbH* aufgezeigt. Die *Eder Möbel GmbH* hat den Gesamtmarkt für Gartentische in Teilbereiche segmentiert. Eine geografisch-regionale Marktsegmentierung für Gartentische erschien sinnvoll, da die Produktnutzung und andere Marktfaktoren wie z.B. die Siedlungsdichte oder die Käufermentalität davon beeinflusst werden. Außerdem sind demografische Kriterien für die Marktsegmentierung der *Eder Möbel GmbH* wichtig. Aus Kundenbefragungen und Marktstudien konnten je nach Alter der Kunden eindeutige Unterschiede in den Produktanforderungen erkannt werden. Die jüngeren Nachfrager sind preisempfindlicher als die älteren Käufer, welche mehr auf Qualität und Sicherheit achten. Die Kundenanforderungen lassen sich nach verschiedenen Merkmalen in einem Profil für die unter 30jährigen zu den über 30jährigen Kunden abgrenzen. Anhand dieses Kriteriums wurde der Gesamtmarkt in folgende Marktsegmente aufgeteilt:

- **Premium-Möbel**: Gartentische mit hohem Qualitäts- und Sicherheitsstandard, deren Größe auf einen mittleren Haushalt angepasst ist.
- **Standard-Möbel**: Gartentische mit Platz für zwei bis drei Personen, einem modernen Design, grellen Farben und einem günstigen Preis.

Für die Beurteilung der Attraktivität dieser Segmente greift die *Eder Möbel GmbH* auf die Checkliste in Abb. 3.3.27 zurück, mit der beide Marktsegmente bewertet wurden. Auf diese Weise soll festgestellt werden, ob die Bearbeitung der Segmente für das Unternehmen attraktiv ist. Beispielhaft sind Auszüge der Bewertung für das Marktsegment Premium-Möbel in Abb. 3.3.32 dargestellt.

| Kriterium | Bedeutung | Ausprägung | | | | | | Ergebnis | Entwicklung | | | Bewertung | |
|---|---|---|---|---|---|---|---|---|---|---|---|---|---|
| | Prozentual jeweils 100% je Kriterium | trifft nicht zu 0 | 1 | 2 | 3 | 4 | trifft zu 5 | max. 5 = attraktiv min. 0 = unattraktiv | stabil | prognostizierbar | nicht vorhersagbar | Chance | Risiko |
| **1. Marktgröße** | **100%** | | | | | | | **3,90** | | | | | |
| - großes Marktvolumen | 70% | ☐ | ☐ | ☐ | ☐ | ☒ | ☐ | 2,80 | ☒ | ☐ | ☐ | ☒ | ☐ |
| - ... | 15% | ☐ | ☐ | ☐ | ☐ | ☐ | ☐ | | ☐ | ☐ | ☐ | ☐ | ☐ |
| **2. Marktdynamik** | **100%** | | | | | | | **3,30** | | | | | |
| - hohes Marktwachstum | 60% | ☐ | ☐ | ☐ | ☐ | ☒ | ☐ | 2,40 | ☐ | ☒ | ☐ | ☒ | ☐ |
| - ... | 20% | ☐ | ☐ | ☐ | ☐ | ☐ | ☐ | | ☐ | ☐ | ☐ | ☐ | ☐ |
| **3. Marktstruktur** | **100%** | | | | | | | **2,30** | | | | | |
| - Verhandlungsstärke der Lieferanten | 20% | ☐ | ☐ | ☐ | ☐ | ☒ | ☐ | 0,80 | ☐ | ☒ | ☐ | ☒ | ☐ |
| - ... | 30% | ☐ | ☐ | ☐ | ☐ | ☐ | ☐ | | ☐ | ☐ | ☐ | ☐ | ☐ |
| **4. Marktposition** | **100%** | | | | | | | **3,90** | | | | | |
| - hoher Marktanteil | 45% | ☐ | ☐ | ☐ | ☒ | ☐ | ☐ | 1,35 | ☐ | ☐ | ☒ | ☐ | ☒ |
| - ... | 20% | ☐ | ☐ | ☐ | ☐ | ☐ | ☐ | | ☐ | ☐ | ☐ | ☐ | ☐ |
| **5. Markteigenschaften** | **100%** | | | | | | | **2,80** | | | | | |
| - geringe Qualitätsanforderungen | 50% | ☐ | ☐ | ☐ | ☒ | ☐ | ☐ | 1,50 | ☐ | ☐ | ☒ | ☐ | ☒ |
| - ... | | ☐ | ☐ | ☐ | ☐ | ☐ | ☐ | | ☐ | ☐ | ☐ | ☐ | ☐ |
| | | **Gesamtattraktivität des Marktes** | | | | | | **3,24** | | | | | |

*Abb. 3.3.32: Marktanalyse der Eder Möbel GmbH*

Die Marktanalyse prognostiziert für das Segment der Premium-Möbel ein hohes Wachstum. In Verbindung mit dem hohen und stabilen Marktvolumen liegt hierin eine Chance für die Anbieter im Markt. Als Risiko befürchtet die *Eder Möbel GmbH* ihren hohen Marktanteil zu verlieren. Auch die steigenden Qualitätsanforderungen der Kunden bereiten dem Unternehmen Sorge. Aufgrund seiner Größe und Dynamik wird das Marktsegment jedoch mit einem Wert von 3,24 als überdurchschnittlich attraktiv eingestuft.

Die Ableitung von Marktstrategien erfolgt bei der *Eder Möbel GmbH* auf Basis des Marktattraktivitäts-Wettbewerbsvorteils-Portfolios. Darin werden die Marktsegmente bzw. die beiden Produkte L (Luxus) und S (Standard) positioniert. Das Segment Premium-Möbel besitzt eine hohe Marktattraktivität. Allerdings werden die direkten Konkurrenten aufgrund von Vorteilen in der Fertigungstechnologie als sehr stark eingestuft bzw. die eigenen Wettbewerbsvorteile als niedrig. Die strategische Stoßrichtung zielt auf den Ausbau der Wettbewerbsvorteile durch Investitionen, um diese Position zu verbessern.

Im Marktsegment Standard-Möbel liegt die *Eder Möbel GmbH* sowohl bei der Marktattraktivität als auch beim relativen Marktanteil im Mittelfeld. Auch hier sind Maßnahmen zur Verbesserung der Position und der Marktattraktivität erforderlich.

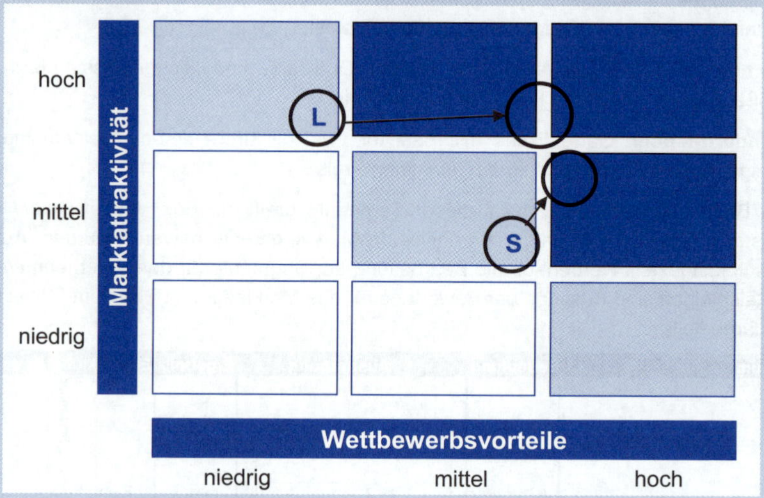


*Abb. 3.3.33: Marktattraktivitäts-Wettbewerbsvorteils-Portfolio der Eder Möbel GmbH*

## 3.3.5 Kundenanalyse und -strategien

Kunden sind ein wesentlicher strategischer Faktor eines jeden Unternehmens. Sie spielen deshalb nicht nur bei der Analyse von Branche (vgl. Kap. 3.3.3) und Markt (vgl. Kap. 3.3.4) eine zentrale Rolle. Die Identifikation bestehender und zukünftiger Kundenwünsche und die langfristige Bindung wertvoller Kunden sind die Voraussetzung für eine erfolgreiche Zusammenarbeit. Kundenbindung und -orientierung sind daher wesentliche Bausteine einer marktorientierten Unternehmensführung (vgl. *Kröger/Deans*, 2004, S. 178). Aus strategischer Sicht sind folgende **Fragestellungen der Kundenanalyse** relevant:

- Wer sind die bestehenden und potenziellen Kunden eines Unternehmens?
- Welche Kunden sind für ein Unternehmen „wertvoll"?
- Welchen Kundengruppen soll wie viel Aufmerksamkeit geschenkt werden?
- Welche Anforderungen haben die bestehenden und potenziellen Kunden?
- Wie können bestehende Kunden an das Unternehmen gebunden werden?
- Wie können potenzielle Kunden gewonnen werden?
- Wie kann sich das Unternehmen besser als seine Wettbewerber positionieren?

Aus der Beantwortung dieser Fragen ergeben sich Chancen und Risiken (vgl. Kap. 3.3.7). Zudem ergeben sich Ansatzpunkte für strategische Ziele und für Strategien.

### 3.3.5.1 Kundensegmentierung und -analyse

Ausgangspunkt der Kundenanalyse ist die Frage nach den bestehenden und potenziellen Kunden.

**Kunden** sind einzelne Personen oder Gruppen, welche die Entscheidung für den Kauf einer Leistung des Unternehmens treffen.

Kunden können somit nicht nur Einzelpersonen, sondern auch Institutionen mit mehreren Entscheidungsträgern (sog. Buying Center) sein. Leistungen eines Unternehmens sind physische Produkte, Dienstleistungen oder eine Kombinationen daraus. Nach der Häufigkeit des Kaufes werden bestehende und potenzielle Kunden unterschieden. **Bestehende Kunden** kaufen die Leistung zum wiederholten Male (Wiederholungskäufer). **Potenzielle Kunden** haben bisher noch kein Produkt des Unternehmens erworben, kommen jedoch zukünftig als Käufer in Frage. Andere Definitionen fassen den Kundenbegriff weiter und schließen sämtliche potenziellen Produktinteressenten mit ein (vgl. *Spielvogel*, 2004, S. 50f.). Diese Auffassung ist für die Zwecke der Kundenanalyse zu ungenau. Die Interessenten einer Leistung stellen vielmehr potenzielle Kunden dar. Für das Unternehmen sind jedoch die Personen entscheidend, welche die tatsächlich angebotenen Leistungen kaufen. Auch dabei können es mehrere Personen sein, die einen Kauf tätigen. Die Kaufentscheidung wird jedoch von einem kleineren Personenkreis getroffen. Auf diese Entscheidungsträger wird als Kunden im engeren Sinne abgestellt, um den Kundenbegriff zu präzisieren. In der Praxis ist schwer feststellbar, wer die Kaufentscheidung tatsächlich trifft. So sieht sich z.B. ein Bekleidungshersteller mit den Wünschen des Zwischenhändlers, der Boutiquen und der Endkunden konfrontiert. Daher kann für jeden Vertriebsweg oder auch für die Glieder einer mehrstufigen Wertschöpfungskette der Kundenbegriff unterschiedlich definiert sein.

Die *Eder Möbel GmbH* liefert Gartentische in den Modellen „Luxus“ und „Standard“. Diese werden über Einzelhändler wie Kaufhäuser, Discounter oder Möbelgeschäfte vertrieben. Der Kunde des Unternehmens ist demnach der Einzelhandel. Bei einer differenzierteren Betrachtung kann zwischen Einzelhandel und Endkunde unterschieden werden: Ohne die Aufnahme der Möbel in das Angebot des Einzelhandels kann ein Endkunde die Gartentische der *Eder Möbel GmbH* nicht kaufen. Neben dieser Erstentscheidung des Einzelhandels liegt die endgültige Kaufentscheidung beim Endkunden. Nur wenn die Artikel verkauft werden, wird der Einzelhändler weiter *bei der Eder Möbel GmbH* bestellen. Das Unternehmen orientiert sich aus folgenden Gründen deshalb vorwiegend am Einzelhandel:

- Endkunden wiederholen ihre Kaufentscheidung für Gartentische nur in großen Zeitabständen. Eine hohe Endkundenbindung ist deshalb nicht maßgeblich für den Unternehmenserfolg.
- Dem Einzelhandel liegen Informationen über die Endkunden vor. Für die *Eder Möbel GmbH* ist es allerdings schwierig, selbst an solche Informationen zu gelangen. Die Informationen, die der Einzelhandel über die Kundenbedürfnisse an die *Eder Möbel GmbH* weitergibt, sind daher unvollständig, gefiltert und durch dessen Eigeninteresse geprägt.
- Die Einzelhändler gehören z.T. größeren Ketten wie z.B. *OBI* oder *Praktiker* an und bestellen in hohen Mengen. Durch ihre Produktpräsentation und Werbung beeinflussen sie maßgeblich die Kaufentscheidung der Endkunden.

In vielen Branchen finden sich verschiedene Kundengruppen mit unterschiedlichen Anforderungen (vgl. *Hungenberg*, 2006, S. 128). Um homogene Kundengruppen zu erhalten, wird eine **Kundensegmentierung** vorgenommen. Dabei werden Kriterien herangezogen, die sich nach den Produkten eines Unternehmens richten. Es wird in Konsum- und Investitionsgüter eingeteilt. **Konsumgüter** sind Güter und Dienstleistungen für den persönlichen Gebrauch (vgl. *Kotler/Bliemel*, 2001, S. 322). **Investitionsgüter** sind hingegen Güter und Dienstleistungen, die von Unternehmen beschafft werden, um damit andere Güter zur Fremdbedarfsdeckung zu erstellen (vgl. *Meffert/Bruhn*, 2006, S. 27). Die Kundensegmentierung lässt sich nach den in Abb. 3.3.34 aufgeführten Kriterien durchführen.

| Kriterium | Konsumgütermarkt | Investitionsgütermarkt |
|---|---|---|
| Kunden-merkmale | ▪ Alter<br>▪ Geschlecht<br>▪ Einkommen<br>▪ Haushaltsgröße<br>▪ Lebensstil | ▪ Branche<br>▪ Produkt-/Serviceangebot<br>▪ Standort<br>▪ Unternehmensgröße<br>▪ Technologie |
| Kauf-gewohnheiten | ▪ Einkaufsmenge<br>▪ Bedeutung des Kaufs<br>▪ Markenloyalität<br>▪ Nutzungsgewohnheiten<br>▪ Entscheidungskriterien | ▪ Einkaufsvolumen<br>▪ Bedeutung des Kaufs<br>▪ Einkaufshäufigkeit<br>▪ Einkaufsverhalten<br>▪ Entscheidungskriterien |
| Kunden-bedürfnisse/ -präferenzen | ▪ Preispräferenz<br>▪ Markenpräferenz<br>▪ Gewünschte Funktionen<br>▪ Qualität | ▪ Produkt-/Leistungsanforderungen<br>▪ Markenpräferenz<br>▪ Gewünschte Funktionen<br>▪ Serviceansprüche |

*Abb. 3.3.34: Kriterien zur Kundensegmentierung (vgl. Hungenberg, 2006, S. 128)*

Die gebildeten Kundensegmente besitzen für das Unternehmen unterschiedliche Attraktivität. Durch Untersuchung der Kundensegmente lassen sich unterschiedliche Anforderungen, Kundenbearbeitungsstrategien und Kundenwerte ermitteln. Der **Kundenwert** soll dem Unternehmen die gewinnbringenden Kunden bzw. Kundensegmente aufzeigen, um sich darauf zu konzentrieren (vgl. *Kotler/Biemel*, 2001, S. 94). Für die Bestimmung des Kundenwertes sind das heutige und das zukünftige Potenzial der Kunden zu beurteilen. Neben den kundenspezifischen Erlösen sind auch die Kosten für die Beziehungspflege, Reklamationen, Werbung usw. mit einzukalkulieren. Zur Analyse des Kundenwertes stehen die in Abb. 3.3.35 aufgeführten Methoden zur Verfügung, die im Folgenden kurz erläutert werden.

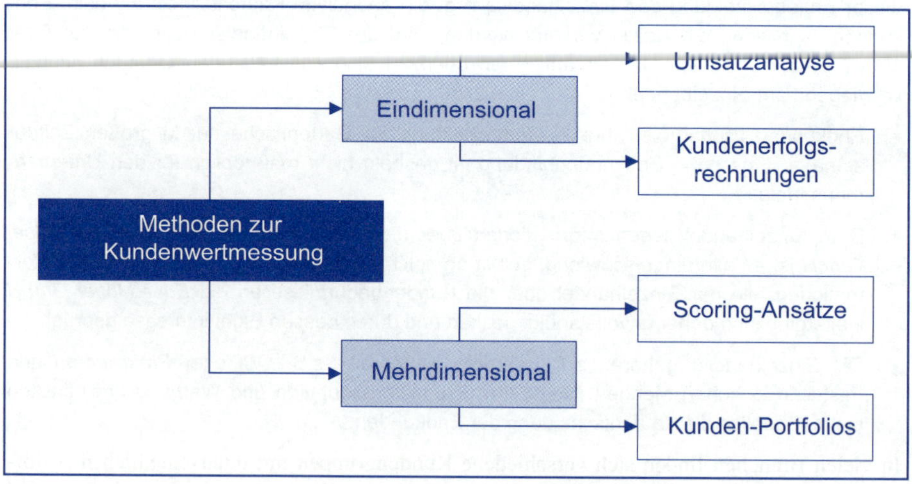


*Abb. 3.3.35: Methoden zur Kundenwertbestimmung (vgl. Backhaus, 2007, S. 175)*

- **Umsatzanalyse:** Kunden werden wie in Abb. 3.3.36 dargestellt durch eine ABC-Analyse nach der *Pareto*-Regel in drei Gruppen unterteilt (vgl. *Schaper*, 2001, S. 27):
  - **A-Kunden** sind außerordentlich umsatzstark. Obwohl sie nur 20% der Kunden ausmachen, erwirtschaften sie rund zwei Drittel des Umsatzes.
  - **B-Kunden** umfassen ca. 35% der Kunden und erwirtschaften 30% des Umsatzes.
  - **C-Kunden** sind der Rest von 45% der Kunden, die nur 5% zum Umsatz beitragen.

  Durch Einteilung der Kunden nach der Umsatzhöhe, soll die Aufmerksamkeit auf die umsatzstärksten Kunden gelenkt werden. So lohnt sich z.B. für A-Kunden die Einrichtung eines speziellen Kundenbetreuers (Key Account Manager). Die Beziehung zu B-Kunden sollte weiter intensiviert werden. Die Bearbeitung der Masse an C-Kunden sollte dagegen so effizient wie möglich erfolgen.

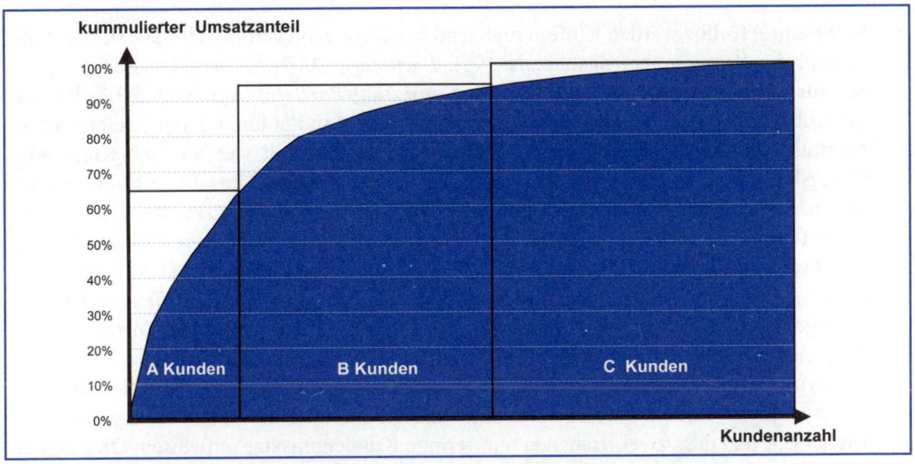


*Abb. 3.3.36: Kunden-Umsatzanalyse*

- **Kundenerfolgsrechnungen:** Die einem Kunden zurechenbaren Kosten und Erlöse werden einander gegenübergestellt und ein Kundendeckungsbeitrag ermittelt (vgl. *Schaper*, 2001, S. 51). Daraus lässt sich eine Rangliste der rentabelsten Kunden aufstellen. Kunden mit negativen Deckungsbeiträgen sind generell unrentabel. Da es sich allerdings um eine Momentaufnahme handelt, sollte die Kundenklassifizierung neben dem Deckungsbeitrag weitere Faktoren berücksichtigen. Dies könnten z.B. Angaben über Referenz- oder Wachstumskunden sein. Der Kundenerfolg lässt sich auch zukunftsorientiert als die Summe aller diskontierten Ein- und Auszahlungen eines Kunden ermitteln (Customer Lifetime Value). Die Schwierigkeit besteht in der Prognose der kundenbezogenen Ein- und Auszahlungen (vgl. *Meffert*, 2003, S. 145).
- **Scoring-Ansätze (Nutzwertanalyse):** Die Bewertung von Kundenbeziehungen kann auch unter Berücksichtigung mehrerer Kriterien erfolgen. Quantitative und qualitative Aspekte können in sog. Scoring-Modellen berücksichtigt werden. Dabei werden wesentliche Merkmale einer Kundenbeziehung in einem Kriterienkatalog zusammengestellt. Die unterschiedliche Relevanz der Kriterien wird mit Gewichtungsfaktoren bewertet (Spalte „Bedeutung"). Die Erfüllung der einzelnen Kriterien wird mit Hilfe einer Punkteskala durch subjektive Beurteilung quantifiziert (Spalte „Ausprägung"). Die Gesamtbewertung erfolgt durch Gewichtung der ermittelten Punktwerte (vgl. *Backhaus*, 2007, S. 179f.) Ein Beispiel für ein Scoring-Modell zur Kundenbewertung stellt Abb. 3.3.37 dar. Neben der gegenwärtigen Kundensituation beinhaltet es zusätzlich eine Prognose der Entwicklung sowie eine Einschätzung als Chance oder Risiko.

| Kriterium | Bedeutung | Ausprägung | | | | | | Ergebnis | Entwicklung | | | Wertung | |
|---|---|---|---|---|---|---|---|---|---|---|---|---|---|
| | Prozentual jeweils 100% je Kriterium | trifft nicht zu 0 | 1 | 2 | 3 | 4 | trifft zu 5 | max. 5 = zufrieden; min 0 = unzufrieden | stabil | prognos-tizierbar | nicht vorher-sagbar | Chance | Risiko |
| **1. Kundenbewertung (intern)** | **100%** | | | | | | | **3,20** | | | | | |
| - Hohe Rentabiltiät (Deckungsbeitrag) | 45% | | | | | | X | 2,25 | X | | | | |
| - Hohes Potenzial des Kunden | 15% | | | | | X | | 0,60 | X | | | | |
| - Imagekunde | 15% | X | | | | | | 0,00 | | X | | X | |
| - Kundentreue | 10% | | X | | | | | 0,10 | X | | | | |
| - Preisflexibilität (nach oben) | 10% | | | X | | | | 0,20 | X | | | | |
| - Neukundenempfehlungen | 5% | | X | | | | | 0,05 | X | | | | |

*Abb. 3.3.37: Scoring-Ansatz zur Kundenbewertung*

- **Kundenportfolios** werden häufig ergänzend zur Kundenbewertung eingesetzt, wenn die Anzahl der Kunden überschaubar ist (vgl. *Backhaus,* 2007, S. 181). In Anlehnung an das zur Marktanalyse eingesetzte *Boston Consulting-Portfolio* (vgl. Kap. 3.3.3) können die Kunden z.B. nach den Ausprägungen Kundenattraktivität und relative Lieferposition beurteilt werden. Die Kundenattraktivität kann z.B. beurteilt werden nach Kundendeckungsbeiträgen, durchschnittlichem jährlichen Kaufvolumen, Umsatzwachstum, erzielbarem Verkaufspreis oder der Eignung als möglichem Referenzkunden mit hohem Imagefaktor. Die relative Lieferposition gibt das Verhältnis des eigenen Lieferanteils für den jeweiligen Kunden zu dem des stärksten Wettbewerbers an. Entsprechend dem *Boston Consulting-Portfolio* ergeben sich für den Umgang mit den betreffenden Kunden analoge Normstrategien (vgl. *Kohllöffel,* 2000, S. 171f.). Ein weiterer Portfolioansatz differenziert nach der Höhe des Umsatzes und der Branche der Kunden (vgl. Abb. 3.3.38). Demnach können branchenspezifische Kundenanforderungen und Risikoaspekte verdeutlicht werden. Das Beispiel in Abb. 3.3.38 zeigt eine starke Abhängigkeit von Branche A und dass zwei Branchen nur geringe Kundenumsätze aufweisen. Dies könnte eine Chance sein, über Referenzkunden ein neues Kundensegment zu erobern oder ein Indikator dafür, dass die Einstellung der Belieferung dieser Branchen ein Potenzial zur Varianten- und damit Kostensenkung bietet.

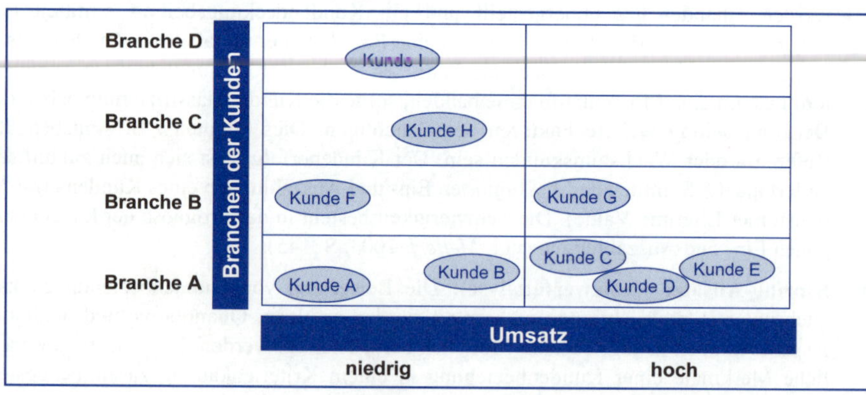


*Abb. 3.3.38: Kunden-Portfolio*

Der Kundenwert ist eine dynamisch Größe, da er sich im Laufe des Kundenlebenszyklus verändert. Der **Kundenlebenszyklus** unterteilt die Geschäftsbeziehung zwischen Unternehmen und Kunden in die folgenden Phasen (vgl. *Schaper,* 2001, S. 57; Abb. 3.3.39):

(1) **Kenntnisnahme**: Ein Unternehmen versucht, das Interesse eines Kunden an seinen Produkten zu wecken. Dies kann z.B. durch Außendienstbesuche oder Werbung geschehen. Dadurch werden jedoch hohe Kosten verursacht. Beispielsweise versucht ein Kopiergerätehersteller A seine Geräte über den Bürogeräte-Einzelhändler B zu vertreiben. Dazu nimmt der Kopiergerätehersteller über Vertriebsbesuche Kontakt mit B auf.

(2) **Erkundung:** Durch intensive Kundenbetreuung wird ein Kundenkontakt aufgebaut. Der Kunde erhält dabei z.B. Warenproben. Eventuell sind auch technische Probeläufe erforderlich, wodurch die Betreuungskosten erheblich ansteigen. Beispielsweise wird ein Kopiergerät an den Einzelhändler B zur Erprobung geliefert und von A Schulungen für die Mitarbeiter von B durchgeführt.

(3) **Entwicklung:** Wenn der Kunde zufrieden gestellt wurde, entwickelt sich nach dem Erstkauf ein Vertrauensverhältnis. Der Betreuungsaufwand für den Kunden sinkt langsam. Beispielsweise verfestigt sich die Kundenbeziehung des Kopiergeräteherstellers A zum Einzelhändler B durch reibungslose Folgegeschäfte.

(4) **Einbindung:** Durch Maßnahmen der Kundenbindung wird der Kunde zum loyalen Käufer. Der Umsatz mit dem Kunden kann dann auch auf andere Produkte ausgedehnt werden. Beispielsweise bestellt der Einzelhändler B in der Folge bei A auch z.B. Laserdrucker, Ersatzteile und Toner.

(5) **Auflösung:** Die Geschäftsbeziehung zu einem zuvor loyalen Kunden kann aus unterschiedlichen Gründen beendet werden. Beispielsweise wird dem Kunden B ein gleichartiges Kopiergerät von einem Wettbewerber C zu einem niedrigeren Preis angeboten. Daraufhin könnte sich der Kunde B entschließen, seine Produkte zukünftig beim Wettbewerber C zu bestellen. Eventuell lässt sich die Kundenbeziehung mit entsprechenden Kosten weiter aufrechterhalten. Dies könnte z.B. durch das Angebot einer kostenlosen Wartung des Kopierers oder Sonderkonditionen für den Bezug des Toners erfolgen.

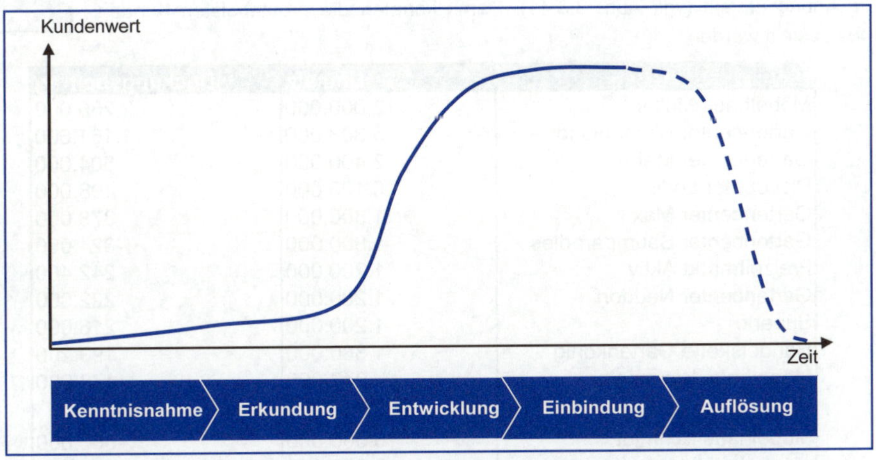


*Abb. 3.3.39: Kunden-Lebenszyklus*

Zusammenfassend wächst das Gewinnpotenzial eines Kunden mit zunehmender Dauer der Geschäftsbeziehung. Der Betreuungsaufwand des Kunden sinkt und mit steigendem Vertrauen und zunehmender Bindung reagiert er auch weniger sensibel auf Preisänderungen (vgl. *Schneider*, 2000, S. 47). Weitere Kriterien zur Bestimmung des Kundenwerts und der Unterscheidung zwischen guten und schlechten Kunden zeigt Abb. 3.3.40.

Gute Kunden sind rentabel, wenig preissensibel und langfristige Geschäftspartner. Sie haben strategische Ziele, die nicht im Widerspruch zu den eigenen Interessen stehen und besitzen Umsatz-, Weiterempfehlungs- und Vorzeigepotenzial.

| Kriterien | Gute Kunden | Schlechte Kunden |
|---|---|---|
| **Rentabilität** | Hoher Deckungsbeitrag | Niedriger bzw. negativer Deckungsbeitrag |
| **Weiterempfehlungspotenzial** | Neukunden fragen mit Hinweis auf diesen Kunden an | Keinerlei Anfragen von Neukunden aufgrund dieses Kunden |
| **Image** | Referenz / Vorzeigepotenzial | Unbekannter Kunde |
| **Umsatzpotenzial** | Gesamtpotenzial unausgeschöpft, kauft auch bei Wettbewerbern | Gesamtpotenzial ausgeschöpft |
| **Preissensibilität** | Preise können in gewissem Umfang angehoben werden, ohne dass dadurch das Bestellvolumen wesentlich zurückgeht | Geringe Preiserhöhungen führen zu starkem Auftragsrückgang; hohe Rabattforderungen |
| **Strategische Absichten** | Strategische Ziele sind vereinbar, keine Gefahr der Rückwärtsintegration | Strategische Zielkonflikte und drohende Rückwärtsintegration |

*Abb. 3.3.40: Kriterien für gute und schlechte Kunden*

Die *Eder Möbel GmbH* erzielte im letzten Jahr mit 45 Kunden einen Umsatz von 60 Mio. Euro. In der Controllingabteilung wurde eine Kunden-Deckungsbeitragsrechnung erstellt (vgl. Abb. 3.3.41). Damit konnten die profitabelsten Kunden festgestellt werden.

| | Umsatz | Deckungsbeitrag |
|---|---|---|
| Möbelhaus Müller | 12.000.000 | 2.280.000 |
| Gartencenter Blumenland | 5.808.000 | 1.161.600 |
| Gartencenter Maier | 2.400.000 | 504.000 |
| Discounter Lodil | 5.100.000 | 408.000 |
| Gartencenter Max | 1.800.000 | 378.000 |
| Gartencenter Baumparadies | 1.800.000 | 324.000 |
| Freizeitmarkt Aktiv | 1.200.000 | 242.400 |
| Gartencenter Neudorf | 1.200.000 | 222.000 |
| Superlo | 1.200.000 | 216.000 |
| Handelskette Gartenkönig | 1.380.000 | 193.200 |
| Möbelhaus Weinmeier | 942.000 | 178.980 |
| .... | | |
| .... | | |
| Möbelhaus Schmidt | 6.000.000 | -660.000 |
| moebelauktion.de | 9.600.000 | -1.056.000 |
| | **60.000.000** | **9.164.040** |

*Abb. 3.3.41: Kunden-Deckungsbeitragsrechnung der Eder Möbel GmbH*

Es gibt aber auch Kunden mit negativen Deckungsbeiträgen. Für diese ist zu überlegen, ob sie weiterhin zu den bisherigen Konditionen beliefert werden oder ob z.B. Preiserhöhungen vorzunehmen sind. Bei den Möbelhäusern *Schmidt* und *moebelauktion.de* handelt es sich um Kunden mit häufigen Reklamationen und hohen Transportkosten. Bei diesen überprüfte die *Eder Möbel GmbH* den Kundenlebenszyklus. Eine Analyse der beiden Möbelhäuser mit der

Checkliste zur Kundenanalyse (vgl. Abb. 3.3.37) ergab, dass Möbelhaus *Schmidt* ein Neukunde ist, so dass zukünftig mit einer Verbesserung der Rentabilität gerechnet werden kann. Der Kunde *moebelauktion.de* besitzt ein unterschiedliches Geschäftmodell: Er vertreibt Möbel in Auktionen über das Internet. Daher überlegt die Unternehmensführung der *Eder Möbel GmbH*, wie dieses geänderte Geschäftsmodell die gesamte Kunden- bzw. Branchenstruktur beeinflusst wird und welche Antworten das Unternehmen darauf haben sollte.

### 3.3.5.2 Kundenbindung und -zufriedenheit

Im nächsten Schritt der Kundenanalyse ist zu klären, wie Kunden auf Dauer an das Unternehmen gebunden werden können und was sie vom Unternehmen erwarten. Die hohe Bedeutung der Kundenorientierung wird durch empirische Studien belegt. Diese zeigen, dass die Gewinnung eines Neukunden fünfmal so hohe Kosten verursacht, als einen bestehenden Kunden im Kundenstamm zu halten. Noch aufwendiger ist es, einen verlorenen Kunden zurückzugewinnen (vgl. *Kotler/Bliemel*, 2001, S. 82).

! **Kundenbindung** bezeichnet den Wunsch der Kunden, eine dauerhafte Beziehung zum Unternehmen aufrecht zu erhalten (vgl. *Gehrke*, 2003, S. 64f.).

Durch Kundenbindung sollen Wiederholungskäufe erreicht werden. Die Kunden können dabei sowohl mehrmals ein gleiches Produkt als auch andere Produkte des Unternehmens erwerben. Um die Kundenbindung zu intensivieren und die attraktiven Phasen des Kunden-Lebenszyklus zu nutzen bzw. zu verlängern, werden Kundenbindungsprogramme durchgeführt. Ein solches sog. **Customer Relationship Management** (CRM) integriert und optimiert abteilungsübergreifend alle kundenbezogenen Prozesse, um die Beziehungen zwischen Kunden und Lieferanten zu verbessern (vgl. *Schnauffer/Jung*, 2004, S. 5ff.). Dabei sollen die als profitabel und langlebig eingestuften Kundenbeziehungen ausgebaut werden. Als Basis dazu dienen Aufzeichnungen über bestehende langfristige Kundenbeziehungen, die in Datenbanken gesammelt werden. Darin werden die Kundendaten aus Vertrieb, Marketing, Call-Center und Service zusammengeführt und bereinigt. Daraus sollen Verhaltensmuster der Kunden bestimmt werden.

Ein Beispiel für Kundenbindungsmaßnahmen sind Kundenkartenprogramme z.B. von Tankstellen oder Kaufhäusern. Mit ihnen sollen sowohl Anreize für weitere Käufe geschaffen als auch Informationen über das Kaufverhalten und die Präferenzen der Kunden gewonnen werden. In der Praxis zeigt sich jedoch, dass die meisten CRM-Systeme nicht in der Lage sind, die Kundenbindung und -zufriedenheit zu erhöhen. Hierzu ist eine konsequente Ausrichtung auf den Kunden nicht nur bei den vertriebsbezogenen sondern in allen Prozessen des Unternehmens erforderlich (vgl. *Schneider*, 2000, S. 53).

Nur zufriedene Kunden lassen sich an ein Unternehmen binden. Um Kundenzufriedenheit zu erzielen, sind daher zunächst die Anforderungen des Kunden zu untersuchen (vgl. *Meffert,* 2003, S. 202f.).

! Die **Kundenzufriedenheit** bezeichnet den vom Kunden wahrgenommenen Erfüllungsgrad seiner Erwartungen (vgl. *Kano*, 1993, S 12ff.).

Die Kundenzufriedenheit bestimmt maßgeblich die Kundenbindung bzw. -loyalität und ist damit die Basis eines langfristigen Unternehmenserfolgs. Um eine hohe Kundenzufriedenheit zu erreichen, muss ein Unternehmen die Kundenanforderungen kennen und in seiner Leistungserstellung berücksichtigen.

Kundenanforderungen lassen sich nach dem in Abb. 3.3.42 dargestellten **Kundenzufriedenheitsmodell** des japanischen Qualitätsforschers *Kano* differenzieren in (vgl. *Kano*, 1993, S. 12ff.; *Seidenschwarz*, 1997, S. 61ff.):

- **Basisanforderungen**: Sie werden von Kunden nicht ausdrücklich gefordert, sondern als selbstverständlich vorausgesetzt. Werden sie nicht erfüllt, resultiert daraus hohe Unzufriedenheit. Ein Kunde erwartet beispielsweise bei einem Autounfall von seiner Kfz-Versicherung, dass diese umgehend telefonisch erreichbar ist oder seine Versicherungskonditionen bekannt sind.
- **Leistungsanforderungen**: Ihre Erfüllung wird vom Kunden ausdrücklich gefordert und mit anderen Anbietern genau verglichen. Gelingt es dem Unternehmen, die gewünschten Leistungsanforderungen zu übertreffen, so steigt dadurch die Kundenzufriedenheit. Im obigen Beispiel wäre dies beispielsweise die Dauer, bis dem Versicherungsnehmer der Schadensbetrag überwiesen wird.
- **Begeisterungsanforderungen**: Durch positive Überraschungen in Form einzigartiger und unerwarteter Leistungen kann die Kundenzufriedenheit stark verbessert werden. Im obigen Beispiel wäre dies beispielsweise die Abholung des Kunden vom Unfallort.

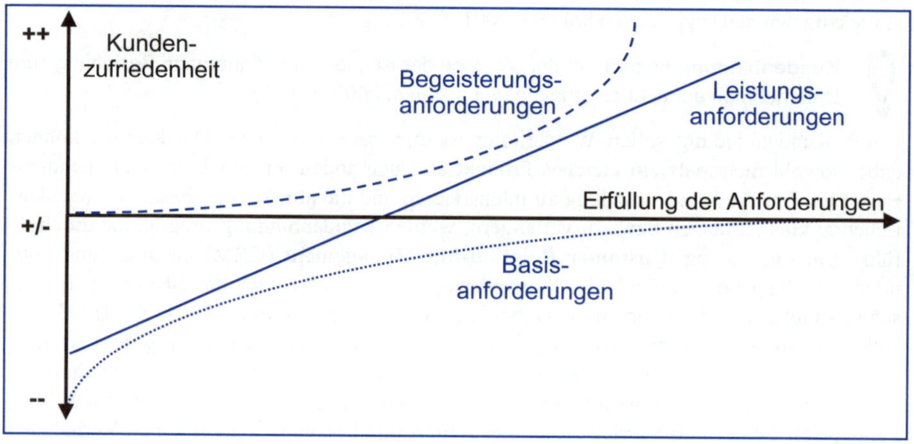


*Abb. 3.3.42: Kundenzufriedenheitsmodell nach Kano (in Anlehnung an Seidenschwarz, 1997, S. 62)*

Durch die Erfüllung von Basisanforderungen lässt sich Unzufriedenheit vermeiden. Leistungsanforderungen können je nach Erfüllungsgrad sowohl Unzufriedenheit als auch Zufriedenheit erzeugen. Begeisterungseigenschaften wirken sich nur dann positiv auf die Kundenzufriedenheit aus, wenn sie von den Kunden wahrgenommen und als nutzbringend bewertet werden (vgl. *Backhaus*, 2007, S. 41). Die Gesamtzufriedenheit des Kunden ergibt sich aus der Addition der drei Zufriedenheitswerte.

Die **Messung der Kundenzufriedenheit** kann entweder durch direkte Kundenbefragung oder indirekt durch Befragung von Mitarbeitern mit Kundenkontakt bzw. durch Analyse interner Daten wie z.B. Lieferzeiten, Kundenbeschwerden oder Garantiefälle durchgeführt werden. Die unmittelbare Befragung des Kunden nach dem Kauf ermöglicht eine schnelle Reaktion auf Beanstandungen und gilt als bester Weg, um ggf. die Zufriedenheit des Kunden wiederherzustellen.

Zur Messung der Kundenzufriedenheit stehen folgende **Methoden** zur Verfügung (vgl. *Kotler/Bliemel*, 2001, S 63f):

- **Qualitative Methoden** informieren darüber, welche Probleme die Zufriedenheit des Kunden beeinträchtigen
  - **Beschwerden und Reklamationen** beschreiben die (Un-)Zufriedenheit der Kunden. Allerdings beschweren sich lediglich rund fünf Prozent aller unzufriedenen Kunden.

- **Methode der kritischen Ereignisse** (Critical Incident Method): Sämtliche Vorkommnisse, welche die Zufriedenheit des Kunden beeinflusst haben, werden erfasst und aus dessen Sicht bewertet. Die Durchführung erfolgt durch Interviews mit offenen Fragen.
- **Sequentielle Ereignismethode:** Testkunden schildern ihre Gefühle, Gedanken und Erlebnisse in den Phasen des Kaufs und der Nutzung eines Produkts.

- **Quantitative Methoden** messen die Höhe der Kundenzufriedenheit.
  - **Diskrepanzmodelle:** Kundenbefragung zur Messung des Abstands zwischen den Erwartungen und der wahrgenommenen Produktleistung.
  - **Gesamtzufriedenheitsbefragung**: Mit Hilfe von skalierten Fragen, denen Zahlenwerte zugewiesen werden, erfolgt die Ermittlung einer Kundenzufriedenheitskennzahl. Der Kunde wird wie in Abb. 3.3.43 z.B. nach verschiedenen Produkteigenschaften befragt und vergibt dafür Schulnoten mit den Werten eins für „sehr gut" bis sechs für „ungenügend". Daraus lässt sich dann ein Durchschnittswert errechnen, der die Kundenzufriedenheit angibt.
  - **Multiattributive Messung:** Befragung nach einzelnen Produktattributen, die unterstellt, dass sich die Gesamtzufriedenheit eines Produktes aus der Zufriedenheit mit dessen einzelnen Eigenschaften und Merkmalen zusammensetzt. Die Bewertung der Produktattribute wird gewichtet und zu einem Gesamtwert zusammengefasst.

| Bewertung | Sehr gut | Gut | Mittelmäßig | Ausreichend | Mangelhaft | Ungenügend |
|---|---|---|---|---|---|---|
| **Fragen zu unseren Produkten:**<br>Wie sind Sie zufrieden ... | | | | | | |
| mit der Qualität? | □ | □ | □ | □ | □ | □ |
| mit der Funktionalität? | □ | □ | □ | □ | □ | □ |
| mit dem Service? | □ | □ | □ | □ | □ | □ |
| mit dem Preis? | □ | □ | □ | □ | □ | □ |
| gegenüber Konkurrenzprodukten? | □ | □ | □ | □ | □ | □ |
| Wurden Ihre Erwartungen in das Produkt erfüllt? | □ | □ | □ | □ | □ | □ |
| Wie fanden Sie die Informationen zum Produkt? | □ | □ | □ | □ | □ | □ |
| | | | | | | |
| **Fragen zu unserem Unternehmen:**<br>Wie sind Sie zufrieden ... | | | | | | |
| mit der Abwicklung Ihrer Aufträge? | □ | □ | □ | □ | □ | □ |
| mit unseren Serviceleistungen? | □ | □ | □ | □ | □ | □ |
| mit unserer Erreichbarkeit? | □ | □ | □ | □ | □ | □ |
| mit unserem Preis- und Bonisystem? | □ | □ | □ | □ | □ | □ |
| mit unseren Lieferzeiten? | □ | □ | □ | □ | □ | □ |
| mit unserer Kundenbetreuung? | □ | □ | □ | □ | □ | □ |

*Abb. 3.3.43: Aufbau eines Kundenfragebogens*

Unternehmen, die sich nach DIN EN ISO 9001 zertifizieren lassen (vgl. Kap. 8.1), führen meist eine Kundenzufriedenheitsbefragung durch. Daher ist dies in der Praxis die häufigste Methode zur Kundenzufriedenheitsmessung. Oft werden auch mehrere Verfahren gemeinsam eingesetzt, um so eine verlässlichere Aussage über die tatsächliche Zufriedenheit zu erhalten. So lassen sich z.B. jährliche Kundenbefragungen, ein Beschwerdesystem und die

Befragung ausgewählter Kunden nach kritischen Ereignissen miteinander kombinieren. Abb. 3.3.44. zeigt ein Beispiel für eine Kundenzufriedenheitscheckliste.

| Kriterium | Bedeutung | Ausprägung | | | | | | Ergebnis | Entwicklung | | | Wertung | |
|---|---|---|---|---|---|---|---|---|---|---|---|---|---|
| | Prozentual jeweils 100% je Kriterium | trifft nicht zu 0 | 1 | 2 | 3 | 4 | trifft zu 5 | max. 5 = zufrieden; min 0 = unzufrieden | stabil | prognos-tizierbar | nicht vorher-sagbar | Chance | Risiko |
| **2. Kundenzufriedenheit - Produkt** | **100%** | | | | | | | **4,05** | | | | | |
| - gute Qualität | 15% | ☐ | ☐ | ☐ | X | ☐ | ☐ | 0,45 | X | | | | |
| - gute Funktionalität | 15% | ☐ | ☐ | ☐ | ☐ | ☐ | X | 0,75 | X | | | | |
| - guter Service | 15% | ☐ | ☐ | ☐ | ☐ | X | ☐ | 0,60 | X | | | | |
| - fairer Preis | 20% | ☐ | ☐ | ☐ | ☐ | ☐ | X | 1,00 | X | | | | |
| - Besser als die Konkurrenzprodukte | 10% | ☐ | ☐ | ☐ | X | ☐ | ☐ | 0,30 | X | | | | |
| - Erwartungen in das Produkt | 20% | ☐ | ☐ | ☐ | ☐ | X | ☐ | 0,80 | X | | | | |
| - Informationen zum Produkt | 5% | ☐ | ☐ | ☐ | X | ☐ | ☐ | 0,15 | X | | | | |
| **3. Kundenzufriedenheit - Unternehmen** | **100%** | | | | | | | **3,60** | | | | | |
| - gute Auftragsabwicklung | 20% | ☐ | ☐ | X | ☐ | ☐ | ☐ | 0,40 | X | | | | |
| - gute Serviceleistung | 25% | ☐ | ☐ | ☐ | ☐ | X | ☐ | 1,00 | X | | | | |
| - gute Preis- und Bonisysteme | 25% | ☐ | ☐ | ☐ | ☐ | X | ☐ | 1,00 | X | | | | |
| - schnelle Lieferzeiten | 15% | ☐ | ☐ | ☐ | ☐ | X | ☐ | 0,60 | X | | | | |
| - gute Kundenbetreuung | 15% | ☐ | ☐ | ☐ | ☐ | X | ☐ | 0,60 | X | | | | |

*Abb. 3.3.44: Checkliste zur Kundenzufriedenheit*

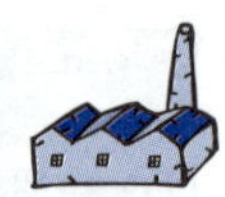

Auch die *Eder Möbel GmbH* misst ihre Kundenzufriedenheit durch Befragungen. Während bei der Kundenbewertung aufgrund der fehlenden Informationsbasis nur bestehende Kunden betrachtet werden, erfolgt die Zufriedenheitsmessung sowohl bei den Einkäufern der Einzelhändler, bei der Warenauslieferung und zweimal jährlich bei den Endkunden. Dazu nutzt die *Eder Möbel GmbH* drei verschiedene **Befragungsformulare**:

- **Einzelhandel**: Versand von Fragebögen differenziert nach Produktgruppen.
- **Warenauslieferung**: Befragung ausgewählter Einzelhändler durch den Außendienst hinsichtlich der Zufriedenheit mit Preis, Lieferung und Qualität.
- **Endkundenbefragung**: Interviews in Möbelhäusern nach dem Bekanntheitsgrad der Produkte, den Kundenwünschen und der Beurteilung der Produkte im Vergleich zu den Konkurrenzprodukten.

Aufgrund der langen Nutzungsdauer der Produkte von ca. zehn Jahren, steht bei der *Eder Möbel GmbH* das Weiterempfehlungspotenzial der Kunden vor der Kundenbindung. Aus den Befragungen konnten wertvolle Informationen über Produktverbesserungen gewonnen werden. Aus den Kundenwünschen wurden zudem Ideen für neue Produkte abgleitet. Da die Wettbewerber keine Befragungen durchführen, versetzen derartige Informationen das Unternehmen in die Lage, besser auf die Kunden einzugehen. Darauf lässt sich der Erfolg der Produktlinie „Luxus" zurückführen.

Die Messung und Bewertung von Kundenanforderungen und -zufriedenheit sollte nicht nur gegenwarts- und vergangenheitsorientiert erfolgen. In einer zukunftsorientierten Perspektive ist eine **Weiterentwicklung von Kundenanforderungen** zu erwarten. Diese kann sich z.B. aus der Evolution von Märkten oder technologischen Änderungen ergeben. Was Kunden heute begeistert, kann zukünftig zu einer Basisanforderung werden. Automobilkäufer empfinden z.B. meist technische Innovationen als Begeisterungsanforderung. Nach wenigen Jahren werden diese zu einer Leistungsanforderung und dann zur erwarteten Grundausstattung. So waren z.B. Antiblockiersysteme (ABS) zunächst in den 1980er Jahren lediglich in

Premium-Automobilen anzutreffen, während sie zwischenzeitlich auch in den meisten Kleinwägen zur Serienausstattung gehören.

Im Rahmen der Kundenanalyse ist eine kurz- und eine langfristige Komponente zu unterscheiden: Kurzfristig müssen die bestehenden Kundenanforderungen erfüllt werden. Langfristig ist zu bestimmen, welche Lösungen es für noch nicht genau definierte Kundenwünsche und -probleme geben kann (vgl. *Backhaus*, 2007, S. 42). Strategisch gesehen verhindert daher eine zu starke Ausrichtung auf die bestehenden Anforderungen der Kunden den Blick auf deren zukünftige Erwartungen. Die Kundenanalyse bietet die Chance, ihre Wünsche besser zu verstehen und damit langfristig sowohl bisherige Kunden zu binden, als auch neue zu gewinnen. Alle Maßnahmen zum Aufbau zukünftigen Kundennutzens und damit zur Erzielung von Wettbewerbsvorteilen sind daher in einer **kundenorientierten Strategie** zusammenzufassen.

## 3.3.6 Konkurrenzanalyse und -strategien

Nur Unternehmen, die es fertig bringen die Bedürfnisse ihrer Kunden besser zu erfüllen als ihre Konkurrenten, werden auf Dauer erfolgreich sein. Wettbewerber sind deshalb das zentrale Element der Branchenumwelt (vgl. *Hungenberg*, 2004, S. 126). Ihre Analyse ist Bestandteil der Branchen- (vgl. Kap. 3.3.3) und Marktanalyse (vgl. Kap. 3.3.4). Bei der **Konkurrenzanalyse** sind folgende **Fragestellungen** zu beantworten:

- Wer sind die Konkurrenten?
- Was sind ihre strategischen Ziele?
- Worin liegen ihre Stärken und Schwächen?
- Welche Strategie verfolgen sie?

Aus der Beantwortung dieser Fragen ergeben sich Chancen und Risiken für ein Unternehmen, die Eingang in die SWOT-Analyse (vgl. Kap. 3.3.7) finden. Zudem können Konkurrenzstrategien abgeleitet werden, mit denen auf das erwartete Verhalten einzelner Konkurrenten reagiert und die Konkurrenzstruktur gestaltet werden kann.

**Konkurrenten** bieten Produkte zur Befriedigung der gleichen Kundenbedürfnisse an wie das eigene Unternehmen (vgl. *Hungenberg*, 2006, S. 131).

Die Definition der Konkurrenten aus Sicht des Kunden zeigt, dass deren Produkte die eigenen Produkte substituieren können. Ein Unternehmen steht deshalb mit seinen Konkurrenten im Wettbewerb um die Kunden. Da die Konkurrenten gleiche oder ähnliche Zielsetzungen verfolgen wie das eigene Unternehmen, folgt aus einer höheren Zielerreichung der Konkurrenz eine schlechtere Zielerreichung des Unternehmens. Daher werden die Begriffe Konkurrent und Wettbewerber meist synonym verwendet (vgl. *Kreilkamp*, 1987, S. 72f.). Eine **Unterscheidung der Konkurrenten** kann nach deren Marktpräsenz erfolgen in (vgl. *Köhler*, 1998, S. 30; *Backhaus*, 2007, S. 186; *Porter*, 1999, S. 89):

- **Aktuelle Konkurrenten** sind bestehende Marktteilnehmer mit vergleichbaren Produkten. Die Substituierbarkeit eines Produktes kann durch die Kreuz-Preis-Elastizität der Nachfrage gemessen werden. Sie gibt an, wie sich eine einprozentige Preisänderung eines Produktes prozentual auf die Nachfrage nach einem anderen Gut auswirkt. Neben direkten Konkurrenten sind auch Wettbewerber zu identifizieren, die zwar ähnliche Produkte anbieten, aus Kundensicht aber anders wahrgenommen werden. Derartige Konkurrenten werden auch als Mitbewerber bezeichnet.
- **Neue Konkurrenten** sind Unternehmen, die in den Markt eintreten. Dies ist mit erhöhter Wettbewerbsintensität und einer Verschlechterung der Ertragslage verbunden.

- **Potenzielle Konkurrenten** sind Unternehmen außerhalb des bearbeiteten Marktsegments, welche vorhandene Eintrittsbarrieren überwinden können und einen Anreiz haben, in den Markt einzudringen. Ein solches Vorgehen könnte für sie z.B. eine strategische Erweiterung darstellen. Besonders Kunden bzw. Zulieferer, die eine Vorwärts- oder Rückwärtsintegration in Betracht ziehen, sind potenzielle Konkurrenten. Von ihnen geht deshalb die Gefahr aus, dass sie zu neuen Konkurrenten werden.

Grundproblem und damit erster Schritt der Konkurrenzanalyse ist die **Identifikation der relevanten Konkurrenten** (vgl. *Hungenberg*, 2006, S. 131). Das Vorgehen ist dabei vergleichbar mit der Kundensegmentierung (vgl. Kap. 3.3.4). Die relevanten Konkurrenten sind so zu bestimmen, dass alle Unternehmen einer Gruppe ein ähnliches Wettbewerbsverhalten aufweisen, welches sich aber von dem der anderen Gruppen unterscheidet. Eine solche Einheit von Unternehmen mit gleicher oder ähnlicher Strategie wird **strategische Gruppe** genannt (vgl. Kap. 3.3.3; *Porter,* 1999, S. 183ff:; *Homburg/Sütterlin,* 1992, S. 635ff.). Merkmale zur Abgrenzung strategischer Gruppen können z.B. die Spezialisierung des Produktangebots, die bearbeiteten Kundensegmente, die Vertriebskanäle oder das Qualitätsniveau der Produkte sein.

### 3.3.6.1 Konkurrenzanalyse

Die **Konkurrenzanalyse** beschäftigt sich mit der systematischen Sammlung, Verdichtung, Auswertung und Interpretation von Informationen über die derzeitige und zukünftige Situation der Wettbewerber (vgl. *Zentes/Swoboda*, 2001, S. 587).

Durch die Untersuchung der Konkurrenten einer strategischen Gruppe soll bestimmt werden, wer die Wettbewerber sind, welche Ziele sie verfolgen und über welche Stärken und Schwächen sie verfügen. Wenn das Unternehmen seine Wettbewerber genau kennt, dann kann es ihr zukünftiges Verhalten besser prognostizieren und darauf strategische Antworten finden. Zunächst ist daher das Verhalten bestehender Konkurrenten sowie möglicher neuer Konkurrenten zu analysieren (vgl. *Kreilkamp,* 1987, S. 167ff.). Dazu sind alle wesentlichen Unternehmensbereiche und -determinanten zu betrachten und aus diesen ein **integriertes Gesamtbild** zu erstellen (vgl. Abb. 3.3.45). Häufig verfügen die betrieblichen Fachbereiche über Konkurrenzinformationen. Diese sind jedoch erst im Zusammenhang mit den Kenntnissen anderer Bereiche aussagekräftig. So führt z.B. eine neue Beteiligung eines Konkurrenten an einem finanzschwachen Unternehmen erst in Verbindung mit der Information, dass es sich um einen wesentlichen Lieferanten handelt, zur richtigen Interpretation.

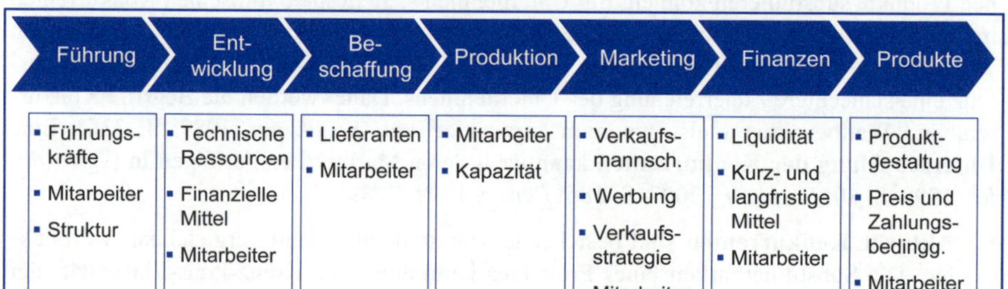


*Abb. 3.3.45: Gesamtbild einer Konkurrenzanalyse (vgl. Porter, 1999, S. 106f.)*

Wichtige **Einzelkriterien** innerhalb der Untersuchungsbereiche zeigt die Checkliste in Abb. 3.3.46.

| Bereich | Untersuchungsgegenstand |
|---|---|
| **Führung** | ▪ Führungskräfte: Ziele, Prioritäten, Werte, Entlohnungssystem<br>▪ Entscheidungsfindung: Ort, Art, Geschwindigkeit<br>▪ Planung: Arten, Engagement, Zeithorizont<br>▪ Mitarbeiter: Fluktuation, Erfahrung, Beförderungspolitik<br>▪ Organisation: Zentralisation, Funktionen, Nutzung der Stäbe |
| **Entwicklung** | ▪ Technische Ressourcen: Konzepte, Patente, Qualität, Integration<br>▪ Mitarbeiter: Führungskräfte, Fähigkeiten<br>▪ Finanzielle Mittel: Gesamt, Kontinuität, Eigenmittel/Staatsmittel |
| **Beschaffung** | ▪ Methoden/Systeme: Integration mit Absatz- und Produktionsplanung, Informationssysteme, Lagerhaltungs- und Transportsysteme<br>▪ Lieferanten: Anzahl je Kaufteil, Kooperation<br>▪ Mitarbeiter: Führungskräfte, Fähigkeiten, Fluktuation |
| **Produktion** | ▪ Kapazität/Fabriken: Größe, Lage, Alter<br>▪ Maschinen: Automatisierung, Flexibilität, Prozesse, Technik<br>▪ Integrationsgrad<br>▪ Mitarbeiter: Führungskräfte, Fähigkeiten, Gewerkschaften, Fluktuation |
| **Marketing** | ▪ Verkaufsmannschaft: Fähigkeiten, Größe, Art, Standorte<br>▪ Distributionssystem<br>▪ Marktforschung: Qualität, Struktur<br>▪ Service- und Verkaufsstrategie<br>▪ Werbung: Qualität, Art<br>▪ Mitarbeiter: Führungskräfte, Fähigkeiten, Fluktuation<br>▪ Finanzielle Mittel: Gesamt, % des Umsatzes, Entlohnungssystem |
| **Finanzen** | ▪ Langfristige Mittel: Eigenkapitalquote, Kosten des Fremdkapitals<br>▪ Kurzfristige Mittel: Kreditlinien, Art und Kosten des Fremdkapitals<br>▪ Liquidität: Cashflow, Aussenstände, Bestandsumschlag<br>▪ Mitarbeiter: Führungskräfte, Fähigkeiten, Fluktuation<br>▪ Systeme: Budget, Prognose, Planung, Kontrolle |
| **Produkte** | ▪ Nutzbare Leistung<br>▪ Preis, Zahlungsbedingungen<br>▪ Zuverlässigkeit, Qualität<br>▪ Marktanteil (in verschiedenen Märkten)<br>▪ Image |

*Abb. 3.3.46: Untersuchungsbereiche der Konkurrenzanalyse (in Anlehnung an Welge/Al-Laham, 1992, S. 104)*

Um seine Konkurrenten beurteilen zu können, reicht es nicht aus, von diesen Prospekte und Preislisten zu sammeln. Die Informationsbeschaffung für eine Konkurrenzanalyse erfordert eine Reihe von **Informationsquellen**. Einen Überblick gibt Abb. 3.3.47.

Eine systematische und permanente Sammlung, Verdichtung und Auswertung von Informationen über die Konkurrenten ist Voraussetzung der Konkurrenzanalyse (vgl. *Backhaus*, 2007, S. 209f.). Diese zeigt die Stärken und Schwächen der Konkurrenten im Vergleich zum eigenen Unternehmen auf. Dargestellt wird dies, wie in Abb. 3.3.48 gezeigt, in einem **Stärken-Schwächen-Profil**. Darin wird die Qualität der einzelnen Bereiche für das eigene Unternehmen und den Konkurrenten beurteilt. In den Bereichen, in denen die Abstände besonders hoch sind, zeigen sich relative Stärken oder Schwächen der Konkurrenten gegenüber dem Unternehmen und damit Ansatzpunkte für eine Konkurrenzstrategie. Die übliche Darstellung als Profil verbindet die einzelnen Beurteilungspunkte, auch wenn diese Verbindung keinen Informationsgehalt hat.

| | Unternehmensintern | Unternehmensextern |
|---|---|---|
| **Primärquellen** | ▪ Außendienstinformationen<br>▪ Technische Analyse von Konkurrenzprodukten<br>▪ Marktforschungsstudien<br>▪ Interne Expertenurteile | ▪ Tagungen, Messen und Kongresse<br>▪ Gemeinsame Kunden und Lieferanten<br>▪ Simulierte Kundenanfragen<br>▪ Konkurrenzmitarbeiter<br>▪ Abwerben von Konkurrenzmitarbeitern<br>▪ Branchenverbände, Kammern<br>▪ Analyse früherer Konkurrenzaktionen |
| **Sekundärquellen** | ▪ Daten der Kunden<br>▪ Verkaufsstatistiken<br>▪ Branchenstudien einzelner Abteilungen | ▪ Presseartikel<br>▪ Geschäftsberichte, Jahresabschluss<br>▪ Produktbroschüren und Homepage<br>▪ Patentveröffentlichungen |

*Abb. 3.3.47: Informationsquellen zur Konkurrenzanalyse (vgl. Backhaus, 2007, S. 209)*

Die Stärken-Schwächen-Profile sind im Vergleich zu jedem relevanten Konkurrenten zu erstellen. Häufig wird dies noch verdichtet, indem für jedes Kriterium der stärkste Konkurrent herangezogen wird.

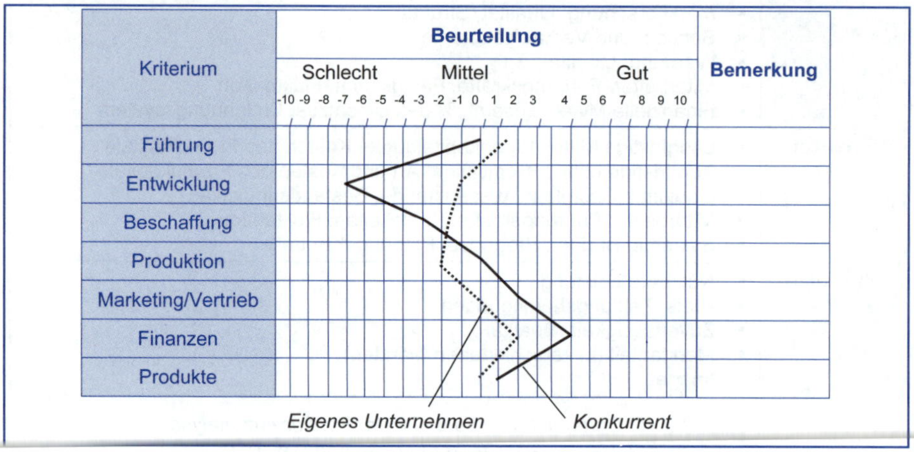


*Abb. 3.3.48: Stärken-Schwächen-Profil im Wettbewerbsvergleich*

Dieses Vorgehen orientiert sich am Gedanken des **Benchmarking** (vgl. *Hungenberg*, 2006, S. 133f.; *Camp*, 1994). Benchmarking geht dabei über die reine Konkurrenzanalyse hinaus, denn Vergleichspartner können auch andere Geschäftsbereiche des Unternehmens sowie Nicht-Konkurrenten aus der gleichen oder einer anderen Branche sein. So kann beispielsweise für die Fakturierung ein Kreditkartenunternehmen und für die Logistik ein Versandhaus als Vergleichspartner dienen. Das Benchmarking versucht, für das Untersuchungsobjekt das erreichbare Leistungsniveau zu bestimmen. Dies wird als „Benchmark" im Sinne eines Bezugspunkts bzw. Maßstabs für die eigene Leistungsfähigkeit verstanden. Benchmarking kann sich darauf beschränken, die bestehenden Unterschiede bei Kosten, Zeit, Qualität oder Kundenzufriedenheit zu ermitteln. Erfolgversprechender ist es aber, die dahinter stehenden Ursachen zu analysieren. Durch den Vergleich mit den „Besten der Besten" soll aus deren Erfahrungen gelernt und dadurch für das eigene Unternehmen Ansätze für Verbesserungen abgeleitet werden (vgl. *Horváth/Herter*, 1992). Wird die Konkurrenzanalyse auf diese Weise mit einem Benchmarking kombiniert, so können nicht nur die relativen Stärken und Schwächen zur Konkurrenz, sondern auch Leistungslücken und damit Maßnahmen zur Verbesserung der eigenen Wettbewerbsfähigkeit erarbeitet werden.

Operative Informationen über die Konkurrenten wie z.B. Anzahl der Mitarbeiter, Gewinn, Rentabilität oder Marktanteil sind meist einfach zu beschaffen. Dagegen sind deren voraussichtliche strategische Schritte und ihre Reaktion auf die eigene Strategie des Unternehmens nur schwer zu beurteilen. Die detaillierte Analyse einzelner Konkurrenten zielt vor allem darauf ab, ihr voraussichtliches Verhalten zu bestimmen. Ausgangspunkt ist deshalb die Beurteilung der jetzigen Situation der Wettbewerber und des Erfolgs ihrer gegenwärtigen Strategie (vgl. *Hungenberg*, 2006, S. 132). Ist beispielsweise die derzeitige finanzielle Situation eines Wettbewerbers unbefriedigend, so könnte dies einen Strategiewechsel nach sich ziehen. Zusammenfassend ist es daher das **Ziel der Konkurrenzanalyse**, die Strategie der Wettbewerber und deren Erfolgschancen zu beurteilen sowie ihre Reaktion auf Veränderungen der Branche vorherzusagen (vgl. *Porter,* 1999, S. 86). Die Konkurrenzanalyse sollte daher neben aktuellen und neuen auch ausgewählte potenzielle Konkurrenten umfassen. Dies können z.B. Innovationsführer oder bevorzugte Lieferanten von Schlüsselkunden sein.

Bei der Konkurrenzanalyse sollten, wie in Abb. 3.3.49 dargestellt, folgende **Elemente des Konkurrenten** untersucht werden (vgl. *Porter*, 1999, S. 86ff.; *Backhaus,* 2007, S. 184ff.; *Bruhn*, 1999, S. 79ff.; *Berekoven*, 1995, S. 391f.).

- **Ziele:** Das grundsätzliche Ziel jedes Unternehmens liegt darin, Gewinn zu erwirtschaften. Das Ausmaß dieser Gewinnerzielungsabsicht ist jedoch unterschiedlich. Eine Frage ist daher, wie intensiv der Konkurrent das Gewinnziel verfolgt und welche Zielausprägung er anstrebt. Darüber hinaus sind auch nicht-monetäre Ziele des Konkurrenten zu beurteilen. Einem Wettbewerber kann es z.B. wichtig sein, seinen Bekanntheitsgrad zu steigern oder seine Marktführerschaft auszubauen. Da die Ziele der Konkurrenz nicht öffentlich bekannt sind, müssen sie mit Hilfe von Indikatoren eingeschätzt werden. Dies können z.B. gegenwärtige Geschäftsergebnisse, Bindungen an bestimmte Geschäftseinheiten oder vorhandene Organisationsstrukturen sein.
- **Strategien:** Die Wettbewerbsstrategie bestimmt das angebotene Produktspektrum und das Verhalten gegenüber Wettbewerbern (vgl. Kap. 3.3.3). Die Kenntnis der gegenwärtigen und zukünftigen Strategie der Wettbewerber beeinflusst die eigene Strategieformulierung (vgl. Kap. 3.1.3). Beurteilt werden folgenden Verhaltensweisen der Konkurrenz:
  - **Kooperationsverhalten**: In welcher Weise kooperiert das Unternehmen zur Erreichung seiner Ziele?
  - **Konfliktverhalten**: Wie löst der Konkurrent Konflikte?
  - **Ausweichverhalten**: Wie schnell weicht der Wettbewerber auf andere Märkte oder Branchen aus?
  - **Anpassungsverhalten**: Wie flexibel passt sich ein Unternehmen an geänderte Rahmenbedingungen an?
- **Potenziale:** Die Analyse der Stärken und Schwächen des Wettbewerbers gibt Aufschluss über dessen Potenzial, seine Strategie erfolgreich umzusetzen und auf Veränderungen der Branche zu reagieren bzw. diese selbst mitzubestimmen. Beurteilt werden die Fähigkeiten und Ressourcen des Konkurrenten (vgl. Kap. 3.4.1). Dies gilt vor allem hinsichtlich seiner Wachstums- und Anpassungsfähigkeit sowie seiner Widerstandsfähigkeit gegenüber dem Wettbewerbsdruck.
- **Selbstverständnis:** Mit dem Selbstverständnis soll die normative Ebene des Wettbewerbers beurteilt werden (vgl. Kap. 2). Es geht um ein Verständnis der Werte und Mission des Konkurrenten, um dessen Verhaltensweisen nachzuvollziehen.

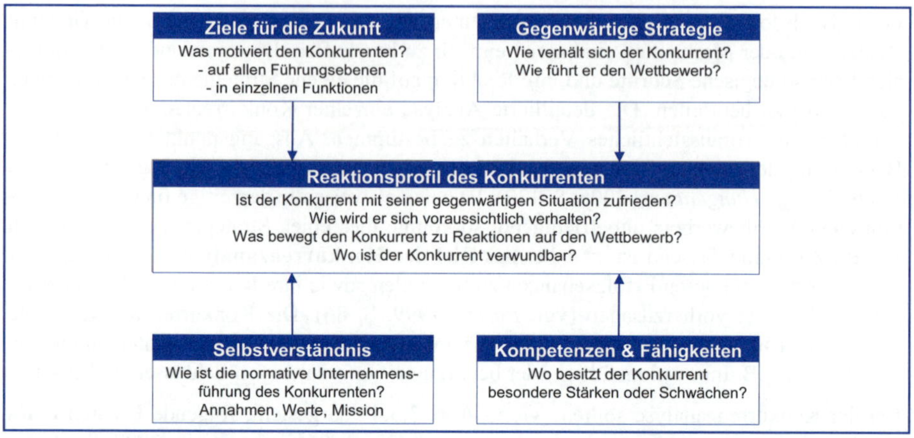


*Abb. 3.3.49: Elemente der Konkurrenzanalyse (vgl. Porter, 1999, S. 88)*

Aus den genannten Elementen lässt sich ein erwartetes **Reaktionsprofil des Konkurrenten** ermitteln. Beispielsweise könnte ein Wettbewerber seine bisher verfolgte Strategie ändern und seine Produktpalette ausweiten. Derartige Gefahren sollen durch die Konkurrenzanalyse frühzeitig erkannt werden, um im Vorfeld darauf reagieren zu können. Um seinen Konkurrenten einzuschätzen, sollte ein Unternehmen die Fragen aus Abb. 3.3.50 beurteilen. Mit dieser Checkliste soll nicht nur die gegenwärtige Situation des Konkurrenten, sondern auch dessen wahrscheinliche Entwicklung sowie die Bewertung als Chance oder Risiko für das eigene Unternehmen vorgenommen werden.

| Kriterium | Bedeutung | Ausprägung | | | | | | Ergebnis | Entwicklung | | | Wertung | |
|---|---|---|---|---|---|---|---|---|---|---|---|---|---|
| | Prozentual jeweils 100% je Kriterium | 0 (schlechter als Konkurrent) | 1 | 2 | 3 | 4 | 5 (besser als Konkurrent) | max. 5 = Stärke; min 0 = Schwäche | stabil | prognos-tizierbar | nicht vorher-sehbar | Chance | Risiko |
| **1. Führung** | **100%** | | | | | | | **2,30** | | | | | |
| Führungskräfte (Ziele u. Prioritäten, Wertvorstellung, Entlohnungssystem) ... | 40% | ☐ | ☒ | ☐ | ☐ | ☐ | ☐ | 0,40 | ☒ | ☐ | ☐ | ☒ | ☐ |
| **2. Entwicklung** | **100%** | | | | | | | **1,01** | | | | | |
| Technische Ressourcen (Konzepte, Patente, Technologische Stufe, Technische Integration)..... | 30% | ☐ | ☐ | ☐ | ☒ | ☐ | ☐ | 0,90 | ☐ | ☒ | ☐ | ☐ | ☒ |
| **3. Beschaffung** | **100%** | | | | | | | **3,76** | | | | | |
| Lieferanten (Sourcing, Kooperationen) ... | 20% | ☐ | ☐ | ☐ | ☒ | ☐ | ☐ | 0,60 | ☐ | ☐ | ☒ | ☐ | ☒ |
| **4. Produktion** | **100%** | | | | | | | **2,80** | | | | | |
| Maschinen (Automatisierung, Instandhaltung, Flexibilität, Technik) ... | 20% | ☐ | ☐ | ☐ | ☐ | ☒ | ☐ | 0,80 | ☐ | ☐ | ☒ | ☐ | ☒ |
| **5. Marketing/Vertrieb** | **100%** | | | | | | | **3,10** | | | | | |
| Verkaufsmannschaft (Fähigkeiten, Größe, Art, Standorte) ... | 40% | ☐ | ☐ | ☒ | ☐ | ☐ | ☐ | 0,80 | ☐ | ☒ | ☐ | ☒ | ☐ |
| **6. Finanzen** | **100%** | | | | | | | **0,56** | | | | | |
| Kurzfristige Mittel (Kreditlinien, , Kosten des Fremdkapitals) ... | 15% | ☒ | ☐ | ☐ | ☐ | ☐ | ☐ | 0,00 | ☐ | ☐ | ☒ | ☒ | ☐ |
| **7. Produkte** | **100%** | | | | | | | **2,98** | | | | | |
| Zuverlässigkeit, Qualität ... | 25% | ☒ | ☐ | ☐ | ☐ | ☐ | ☐ | 0,00 | ☐ | ☐ | ☒ | ☒ | ☐ |
| Gesamtstärke des Konkurrenten | | | | | | | | 2,79 | | | | | |

*Abb. 3.3.50.: Checkliste zur Konkurrenzanalyse*

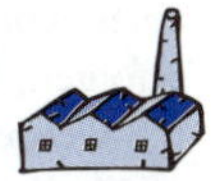

Die *Eder Möbel GmbH* untersucht im Rahmen ihrer Konkurrenzanalyse ihre Wettbewerber. Es wurden fünf derzeitige Konkurrenten mit vergleichbaren Produkten und ähnlicher Unternehmensgröße ausgemacht. Zusätzlich wurden zwei potenzielle Konkurrenten identifiziert. Diese führen derzeit zwar noch keine Gartenmöbel in ihrem Sortiment, könnten aber aufgrund bestehender Überkapazitäten und vorhandener Branchenkenntnisse leicht in diesen Markt eintreten. Diese sieben Konkurrenten wurden mit Hilfe der Checkliste in Abb. 3.3.50 analysiert. Dazu wurden so viele Informationen wie möglich über die einzelnen Konkurrenten gesammelt. Da fast die gesamte Gartenmöbelbranche ausschließlich aus mittelständischen Unternehmen besteht, dominiert dort die Rechtsform der GmbH. Aus diesem Grund ist es schwierig, finanzielle Informationen über die Wettbewerber zu erhalten. Hilfreich sind Informationen des Branchenverbands der Gartenmöbelindustrie, da dieser seinen Mitgliedern Finanzdaten wie z.B. die Eigenkapitalquote, Außenstände oder die Kosten des Fremdkapitals über seine Konkurrenten zur Verfügung stellt. Für die anderen Untersuchungsbereiche waren die Internetauftritte der Wettbewerber, Informationen des eigenen Außendienstes und die Befragung gemeinsamer Kunden aufschlussreich. Die dadurch gewonnen Informationen wurden für jeden Konkurrenten zu einem Stärken-Schwächen-Profil verdichtet.

Basierend auf dieser Grundlage wurden die zukünftigen Ziele und Strategien einzelner Konkurrenten beurteilt. Aufgrund der eingeschränkten Informationen sind hierzu Vermutungen bzw. Annahmen erforderlich. Anschließend wurde ein Reaktionsprofil für jeden einzelnen Konkurrenten erstellt. Die wichtigsten Erkenntnisse der Konkurrenzanalyse für die *Eder Möbel GmbH* sind:

- Einer der beiden potenziellen Konkurrenten wird wahrscheinlich in den nächsten Monaten eine eigene Produktlinie für Gartenmöbel einführen. Dessen große Überkapazitäten sowie erste Verhandlungen mit einzelnen Möbelhäusern bestätigen diese Annahme.
- Ein bestehender Konkurrent wird vermutlich mit einer neuen Produktlinie im Premium-Segment der Gartenmöbel versuchen, neue Marktanteile zu erobern. Dies könnte insbesondere zu einem Absatzrückgang der erfolgreichen Produktlinie „Luxus" führen.
- Aufgrund des Ergebnisses der Konkurrenzanalyse hat sich die Eder Möbel GmbH dazu entschlossen, langfristige Lieferverträge für die Produktlinie „Luxus" mit den Möbelhäusern einzugehen. Dadurch soll es den Wettbewerbern so schwer wie möglich gemacht werden, sich im Premium-Segment zu etablieren. Die Möbelhäuser waren aber zu einer langfristigen Bindung erst bereit, nachdem ein zusätzlicher Rabatt auf die Produktlinie „Luxus" gewährt wurde.

### 3.3.6.2 Konkurrenzstrategien

Die Konkurrenzanalyse ermöglicht Rückschlüsse auf das Verhalten der Wettbewerber als Basis für die Erstellung einer eigenen Strategie. Die Reaktionen der Konkurrenten auf Veränderungen der Branche und Umwelt sowie Verteidigungsmaßnahmen gegenüber möglichen Angriffen sind in einer **Konkurrenzstrategie** zusammenzufassen. Sie beinhaltet Antworten auf folgende **Fragen** (vgl. *Porter,* 1999. S. 110ff.):

- Welche strategischen Maßnahmen treffen den Konkurrenten?
- Welche dieser Maßnahmen provozieren eine Vergeltung?
- Wie sieht eine mögliche Vergeltung aus und ist der Wettbewerber dazu imstande?

Daraus lassen sich sowohl Konkurrenzstrategien für die einzelnen Wettbewerber ableiten, als auch Anhaltspunkte für die Gestaltung der Konkurrenzstruktur finden. Dies kann z.B. durch Vergabe von Technologielizenzen, Vergeltungsmaßnahmen, energische Bekämpfung eines Konkurrenten oder Abschreckung potenzieller Konkurrenten durch Eintrittsbarrieren erfolgen. Um Konkurrenzstrategien zu entwickeln, kann auf die Spieltheorie zurückgegriffen werden. Dabei wird angenommen, dass die Wettbewerber ihren eigenen Nutzen maximieren wollen. Allerdings sind die einzelnen Akteure bei ihrer Nutzenmaximierung nicht voneinander unabhängig, da das Ergebnis ihres Handelns vom Verhalten der anderen Wettbewerber beeinflusst wird. Dies wird von den Akteuren bei ihren Entscheidungen berücksichtigt (vgl. *Hungenberg*, 2006, S. 108). Durch die Reaktionen auf das Konkurrenzverhalten entsteht somit ein **dynamischer Wettbewerb**. Anzeichen hierfür lassen sich in einigen Branchen finden (vgl. *Welge/Al-Laham,* 2003, S. 205; *D'Aveni,* 1995, S. 24f.):

- Produktlebenszyklen verkürzen sich wie z.B. für Computer oder Mobiltelefone.
- Eintrittsbarrieren sinken wie z.B. in der Telekommunikation oder bei der Post.
- Kunden und Lieferanten werden als Partner in die Leistungserstellung einbezogen. Sie übernehmen dabei bestimmte Aktivitäten selbst, wie z.B. der Kunde beim Online-Banking seine Buchungen selbst erfasst. Dadurch entstehen flexible Netzwerke aus kooperierenden Unternehmen, Lieferanten und Kunden (vgl. Kap. 5.5.2.5).
- Da das Produkt- und Markt-Know-how schneller veraltet, wird das Lernen, Verlernen und Umlernen für ein Unternehmen immer wichtiger. Dies bedeutet auch Veränderungsprozesse als Chance wahrzunehmen und aktiv mitzugestalten (vgl. Kap. 3.6).

Derartige Veränderungen kennzeichnen ein Wettbewerbsumfeld, das durch immer höhere Unsicherheit, Dynamik und Feindseligkeit gekennzeichnet ist. *D'Aveni* (1995) bezeichnet diese Bedingungen als **Hyperwettbewerb** (Hypercompetition). Nach seiner Auffassung bilden stabile Wettbewerbsbedingungen die Ausnahme, d.h. Wettbewerb ist durch kontinuierliche Veränderung geprägt. Wettbewerbsvorteile sind in diesem Fall nur temporär, da sie mit der Zeit von der Konkurrenz aufgeholt werden. Statt nach dauerhaften Wettbewerbsvorteilen zu suchen, konzentrieren sich Unternehmen im Hyperwettbewerb auf den Aufbau einer Reihe temporärer Vorteile. Statt der Suche nach Stabilität und Gleichgewicht, wird die Erschütterung des Status Quo somit zum strategischen Ziel (vgl. *D'Aveni,* 1995, S. 26). Dieser Überlegung liegt die *Schumpetersche* Idee der permanenten, schöpferischen Zerstörung zugrunde: Ziel der Strategieformulierung ist es danach nicht, Wettbewerbsvorteile aufzubauen und zu festigen, sondern diese möglichst schnell auszuschöpfen und dann wieder durch neue zu ersetzen (vgl. *Welge/Al-Laham,* 2003, S. 207).

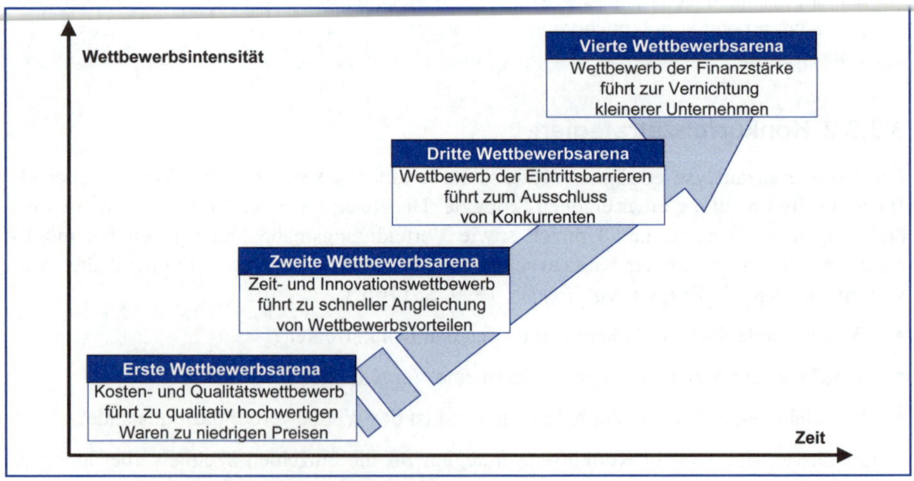


*Abb. 3.3.51.: Wettbewerbsarenen bei eskalierendem Wettbewerb (vgl. D'Aveni, 1995, S. 48)*

Die Reaktionen der Konkurrenten aufeinander führen zu unterschiedlichen **Wettbewerbsarenen** oder Schauplätzen. Maßnahmen eines Wettbewerbers provozieren Gegenmaßnahmen der Konkurrenten, wodurch der Wettbewerb kontinuierlich eskaliert. *D'Aveni* (1995, S. 67ff.) bezeichnet dies als „**Eskalationsleiter**" (vgl. Abb. 3.3.51):

- **Erste Arena – Kosten- und Qualitätswettbewerb**: Ausgangspunkt der Wettbewerbseskalation sind Preiskriege in einer Branche. Sie beginnen, wenn die Produktqualität in einer Branche ein vergleichbares Niveau erreicht hat. Einzelne Wettbewerber senken dann die Preise, um den anderen Unternehmen Marktanteile abzunehmen. Auf diese Weise wollen sie Kostendegressionseffekte erzielen. Einige Wettbewerber folgen dem Preiskrieg und bieten qualitativ niederwertige Produkte zu einem geringeren Preis an (Position des Kostenführers; vgl. Kap. 3.3.3.2). Andere Unternehmen werden ihr Produkt mit einer höheren Qualität zu einem Premiumpreis positionieren (Position der Differenzierung). Zudem werden einige Unternehmen kein volles Sortiment, sondern Nischenlösungen anbieten (Position der Fokusierung). Neu besetzte Marktnischen überschneiden sich dabei häufig mit den Marktsegmenten etablierter Anbieter. Diese sehen sich daher gezwungen, den Kundennutzen durch Preissenkungen oder Qualitätsverbesserungen zu erhöhen. Dadurch bewegen sich die Unternehmen auf eine hohe Qualität bei niedrigen Preisen zu (sog. Wertoptimum). Langfristig betrachtet, lassen sich in einer Branche über Preis- und Qualitätswettbewerb keine dauerhaften Vorteile erzielen.
- **Zweite Arena – Zeit- und Innovationswettbewerb**: Mit Erreichen des Wertoptimums beginnt ein neuer Wettbewerbszyklus, der sich in der nächsten Wettbewerbsarena vollzieht. Maßnahmen und Gegenmaßnahmen erzeugen auch hier einen Prozess, in dessen Verlauf die Unternehmen nun Innovationen einführen. Dabei imitieren sie sich aber gegenseitig so lange, bis schließlich alle ursprünglichen Wettbewerbsvorteile eines Unternehmens zunichte gemacht wurden. Der Wettbewerbsprozess beginnt mit der Positionierung einer Innovation, mit der ein Unternehmen ein neues Marktsegment eröffnet. Die etablierten Unternehmen beobachten zunächst den Erfolg oder Misserfolg dieses neuen Produktes. Ist der Erstanbieter erfolgreich, beginnt die Phase der Imitation, in der ein Pionier zunächst eine Monopolrente abschöpfen kann. Da die Nachahmer aus den Fehlern des Erstanbieters lernen, positionieren sie verbesserte Produkte unter Vermeidung hoher Erstentwicklungskosten. Innovatoren versuchen sich vor der Nachahmung durch Imitationsbarrieren wie z.B. Patente oder Exklusivverträge mit Lieferanten und Abnehmern zu schützen. All diese Imitationsbarrieren werden jedoch mit der Zeit von den Nachahmern überwunden. Häufig wird dabei nicht nur das Produkt, sondern auch die Ressourcenbasis des Innovators imitiert wie z.B. dessen Fertigungs- oder Vertriebs-Know-how. Eine hohe Reaktionsgeschwindigkeit der Wettbewerber sowie kurze Nachahmungszyklen führen zu immer schnellerer Angleichung der Wettbewerbspositionen. Aus diesem Grund ermöglichen Innovationen keinen wesentlichen Wettbewerbsvorteil mehr. Der Wettbewerb basiert darauf, die eigene Ressourcenbasis auszubauen und den richtigen Zeitpunkt für Innovationen entweder als Erstanbieter oder als Imitator zu wählen (Timing).
- **Dritte Arena – Wettbewerb der Eintrittsbarrieren**: Der Aufbau von Eintrittsbarrieren für den Gesamtmarkt oder einzelne Marktsegmente schützt die Unternehmen vor neuen Wettbewerbern. Da diese Eintrittsbarrieren mit der Zeit überwunden werden, ist dieser Schutz nur temporär wirksam. Eintrittsbarrieren im Wettbewerb wurden im Zusammenhang mit den Wettbewerbskräften in Kap. 3.3.3.1 erläutert.
- **Vierte Arena – Wettbewerb der Finanzstärke**: Sind diese Eskalationsstufen durchlaufen und eine globale Branche entstanden, dann verlagert sich der Wettbewerb auf die finanzielle Stärke der Unternehmen. Durch die Finanzkraft großer Konzerne können kleinere Konkurrenten verdrängt, übernommen oder kontrolliert werden.

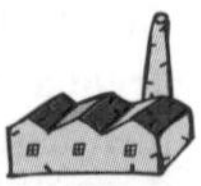

Ein Beispiel für eskalierenden Wettbewerb liefern die beiden weltweiten Marktführer für Erfrischungsgetränke *Coca-Cola* und *Pepsi* (vgl. *Eberle*, 2007, S. 11; *Welge/Al-Laham*, 2003, S. 208ff.). Die Erfrischungsgetränkebranche wurde von *Coca-Cola* im Jahre 1886 durch die Erfindung des gleichnamigen Getränks gegründet wurde. *Pepsi* führte 1893 eines von vielen Nachahmerprodukten in den Markt ein. *Coca-Cola* erreichte schnell die Marktführerschaft und galt bis in die 1960er Jahre als unangreifbar. 1933 startete *Pepsi* die erste aggressive Wettbewerbsmaßnahme: Es senkte den Preis um die Hälfte ab und erzielte damit einen Preisvorteil gegenüber *Coca-Cola* von mehr als 60%. *Coca-Cola* reagierte auf diese Maßnahme zunächst nicht, während *Pepsi* durch seinen Preisvorteil seine Marktposition bis auf den zweiten Platz in der Branche verbessern konnte. In den 1970er Jahren hob *Pepsi* seinen Preis allmählich wieder auf das Niveau von *Coca-Cola* an. Gleichzeitig verlagerte es den Wettbewerb von der Preis- auf die Qualitätsdimension, indem es zunächst das Segment der jugendlichen Konsumenten angriff und dann *Coca-Cola* direkt im Zuge öffentlicher Geschmackstests in den Medien herausforderte. In den 1980er Jahren waren keine Unterschiede in der wahrgenommenen Qualität (Geschmack) der beiden Konkurrenten mehr erkennbar. So verlagerte sich der Konkurrenzkampf wiederum auf die Preisdimension. *Coca-Cola* startete einen Preiskrieg, dem Pepsi schnell folgte, so dass sich für die Konsumenten ein Wertoptimum einstellte.

*Pepsi* entwickelte Innovationen bei Verpackung und Vertrieb, indem die Glasflaschen durch Aluminiumdosen und Plastikflaschen ersetzt wurden. So wurde in den 1950er Jahren die erste Zweiliter-Familienflasche und 1984 die Dreiliterflasche eingeführt. *Coca-Cola* entschloss sich erst Jahre später zu größeren Flaschen, um dem Wettbewerbsangriff entgegenzuwirken. Der Zyklus von Innovation und Imitation in der Erfrischungsgetränkebranche beschleunigte sich zunehmend. So führte *Royal Crown* die koffeinfreie Cola in den Markt ein. Diese Innovation wurde innerhalb von drei Jahren von den beiden Marktführern imitiert. Die Entwicklung einer Diätcola durch *Pepsi* wurde in nur sechs Wochen von *Coca-Cola* nachgeahmt.

In der Erfrischungsgetränkebranche ist der Vertrieb die entscheidende Eintrittsbarriere. *Coca-Cola* erreichte bereits um das Jahr 1900 durch Franchisenehmer mit Exklusivvertriebsrechten für bestimmte Verkaufsregionen ein flächendeckendes Vertriebsnetz. Zudem wurden Exklusivverkaufsrechte an Theater, Kinos, Restaurants, Cafes und Bars sowie Verkaufsautomaten an Tankstellen und öffentlichen Einrichtungen abgegeben. Pepsi verfolgte von Beginn an eine andere Strategie. Durch die Akquisition ganzer Fast-Food-Ketten wie z.B. *Taco Bell* oder *Pizza Hut* sowie Exklusivverkaufsrechten in Restaurants wurde eine dominierende Marktpräsenz in diesem Segment aufgebaut. In den 1970er Jahren verlagerte sich das Wettbewerbsgeschehen auf internationale Märkte. *Coca-Cola* belieferte exklusiv die amerikanischen Truppen und konnte eine marktbeherrschende Stellung in Europa und Asien aufbauen. *Pepsi* sicherte sich 1972 die Lizenz für die erste Abfüllstation in der ehemaligen UdSSR und erreichte somit als Pionier den Markteintritt in Osteuropa.

Zu *Coca-Colas* strategischen Stärken gehört seine finanzielle Position. Diese schlägt sich z.B. in modernen Produktionsstätten und einem enormen Werbeetat nieder. Auf der anderen Seite begann *Pepsi* bereits in den 1960er Jahren seinen Einfluss auf die Abfüller auszuweiten, indem über 32% der ursprünglich vergebenen Lizenzen zurückgekauft wurden. *Pepsi* diversifizierte frühzeitig in die Bereiche Fast-Food und Snacks.

Ein neuer Angriff von *Pepsi* setzte erneut den Marktführer *Coca-Cola* unter Zugzwang. So ist *Pepsi* mit kohlesäure- und zuckerfreien Softdrinks sowie in den schnell wachsenden Sparten Mineralwasser, Fitness- und Teegetränke führend. Dies ermöglichte auch einige Exklusivverträge von *Coca-Cola* aufzuweichen. So ist *Coca-Cola* z.B. bei *McDonald's* vom Exklusivlieferant zum bevorzugten Getränkelieferanten herabgestuft worden. *Coca-Cola* folgte mit zuckerfreien Getränken, welche mit großem Werbeaufwand den Nachteil aufholen sollten.

Um dynamische Strategien formulieren und umsetzen zu können, sind folgende **Voraussetzungen** erforderlich (vgl. *D'Aveni,* 1995, S. 284ff.):

- Künftige Maßnahmen der relevanten Wettbewerber sind durch Konkurrenzanalyse (vgl. Kap. 3.3.6.1) zu prognostizieren.
- Die Wettbewerbsdynamik ist zu beurteilen, um Wettbewerbsprozesse zu beeinflussen.

Nur wer die Wettbewerbsbedingungen und die Absichten der Konkurrenten früh erkennt und schnell darauf reagiert, kann sich demnach langfristig behaupten. Planungshorizonte werden in dynamischen Umfeldern immer kurzfristiger, weshalb die eingeschlagene Strategie permanent zu hinterfragen ist. Während generische Wettbewerbsstrategien (vgl. Kap. 3.3.3.2) den Schwerpunkt auf die Entwicklung von dauerhaften Wettbewerbsvorteilen legen, konzentrieren sich dynamische Strategen auf **temporäre Wettbewerbsvorteile**. Statt Stabilität und Gleichgewicht, wird die Erschütterung des Status quo zum strategischen Ziel (vgl. *Welge/Al-Laham,* 2003, S. 206). Strategie wird zu einem dynamischen Prozess und ist auf zwei Aspekte ausgerichtet: Die Nutzung bestehender Wettbewerbsvorteile und die Auslösung von Veränderungen, um neue Wettbewerbsvorteile zu schaffen (vgl. *Pohl*, 2000, S. 58; *Zahn*, 2000, S. 12ff.). Die Beschleunigung der Wettbewerbsintensität führt wie in Abb. 3.3.52 dargestellt zu immer kürzer währenden Wettbewerbsvorteilen und damit einhergehend auch zu sinkenden Gewinnpotenzialen.

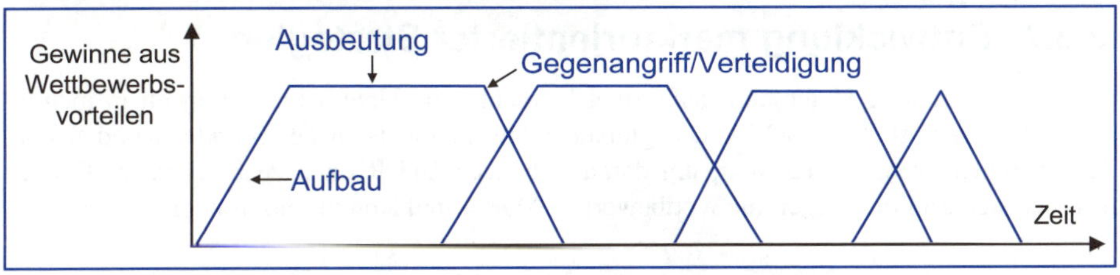


*Abb. 3.3.52.: Abnehmende Dauerhaftigkeit von Wettbewerbsvorteilen (vgl. D'Aveni, 1995, S. 242)*

Der **Prozess dynamischer Strategien** beginnt mit der Wettbewerbsanalyse (vgl. Kap. 3.3.3.1) und dem Verständnis der Branchenstrukturen sowie der Prognose ihrer Entwicklung. Dies ermöglicht die Bestimmung zukünftiger Wettbewerbsvorteile. Dazu dient auch die Analyse der Konkurrenten (vgl. Kap. 3.3.6.1). Mit der Festlegung einer dynamischen Strategie werden Initiativen im Wettbewerb geplant, um Wettbewerbsvorteile schneller als die Konkurrenz aufzubauen. In der Konsequenz muss ein Unternehmen seinen bestehenden Wettbewerbsvorteil zwar möglichst lange verteidigen, sich aber auch rechtzeitig auf die Errichtung neuer, temporärer Wettbewerbsvorteile konzentrieren. Es ist also der Wegfall des eigenen Vorteils zu erkennen. Erfolgskritisch sind dabei der Aufbau der erforderlichen Ressourcen und Fähigkeiten sowie der Zeitpunkt des Wechsels der Wettbewerbsvorteile. Mit der Umsetzung einer Strategie sollen bestehende Wettbewerbsvorteile möglichst lange verteidigt sowie ausgeschöpft werden. Dazu gehört auch die Zerstörung von Wettbewerbsvorteilen der Konkurrenten. Abb. 3.3.53 veranschaulicht diesen Prozess.

Das Konzept der dynamischen Strategien beschreibt die Realität in vielen Branchen. Da es ein verhältnismäßig neues, noch wenig empirisch erforschtes Konzept ist (vgl. *Welge/Al-Laham,* 2003, S. 225), fehlen konkrete Gestaltungsvorschläge für die Implementierung. Auch ist unklar, in welchen Branchen es sich erfolgreich anwenden lässt. Dynamische Strategien eignen sich danach in stagnierenden Märkten wie z.B. der Automobilbranche oder Branchen mit dynamischem Technologiewandel wie z.B. der Mobilfunkgeräteindustrie. Ist die Branchenstruktur (vgl. Kap. 3.3.3.1) jedoch sehr attraktiv, z.B. aufgrund stark wachsender Märkte, so ist eher nicht mit einem eskalierenden Wettbewerb zu rechnen. Das

Konzept berücksichtigt stärker die kreativen, temporären und schöpferischen Aspekte von Wettbewerbsvorteilen durch das Verhalten der Konkurrenten. Es stellt wichtige Bereicherung der strategischen Unternehmensführung dar.

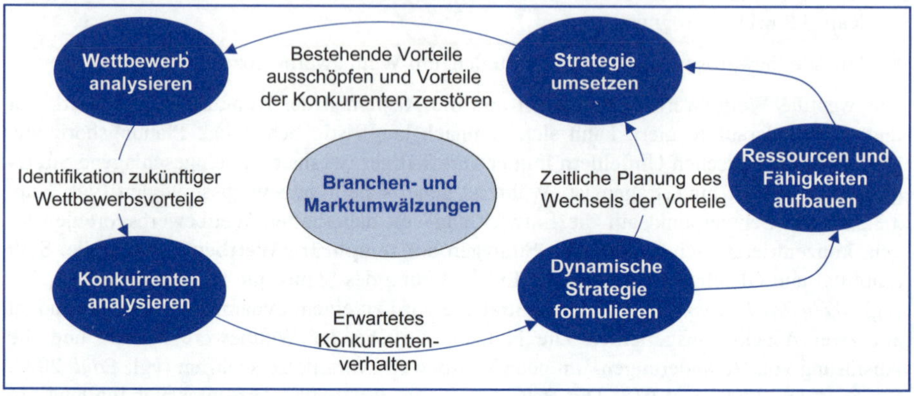


*Abb. 3.3.53: Prozess dynamischer Strategien (in Anlehnung an D'Aveni, 1995, S. 293)*

## 3.3.7 Entwicklung marktorientierter Strategien

Die marktorientierte Unternehmensführung betrachtet die Unternehmensumwelt in mehreren Schritten (vgl. Kap. 3.3.1). Die globale Umwelt, die Branche, Märkte, Kunden und Konkurrenten werden analysiert, um daraus Chancen und Risiken zu bestimmen. Daraus ergeben sich Stoßrichtungen für Wettbewerbs-, Markt- und Konkurrenzstrategien.

### 3.3.7.1 Ableitung strategischer Stoßrichtungen

In der Unternehmensanalyse (vgl. Kap. 3.4.1) werden Stärken und Schwächen ermittelt. Die Zusammenführung der Analysen und strategischen Stoßrichtungen verdichtet die einzelnen Informationen, um eine marktorientierte Strategie als Bündel abgestimmter Maßnahmen aufzustellen (vgl. *Nieschlag* et al., 2002, S. 116). Die Entwicklung marktorientierter Strategien geschieht in folgenden **Schritten** (vgl. *Bruhn,* 2004, S. 41f.; *Nieschlag* et al.; 2002, S. 116; *Davis,* 2005, S. 202f.; *Barney* 1997, S. 22; *Welge/Al-Laham*, 2003, S. 288ff.):

(1) **Zusammenfassung der Chancen und Risiken**: Aus den aufgeführten Analysen der marktorientierten Unternehmensführung werden die als Chance oder Risiko bewerteten Entwicklungen und Einflussfaktoren der Umwelt zusammengefasst. Chancen sind z.B. Wachstumsmöglichkeiten, Bedarf an neuen Produkten oder neue Vertriebsmöglichkeiten. Beispiele für Risiken sind Preisverfall, neue Konkurrenz aus dem Ausland oder Substitutionsprodukte. Einige Chancen und Risiken lassen sich erst erkennen, wenn das Gesamtbild der strategischen Ausgangslage zusammengefasst ist. Beispielsweise kann ein Kostenrisiko entstehen, wenn gleichzeitig neue Konkurrenten auf den Markt kommen und wichtige Rohstoffe teurer werden.

(2) **Zusammenfassung der Stärken und Schwächen:** Die im Rahmen der Unternehmensanalyse (vgl. Kap. 3.4.1) ermittelten individuellen Stärken und Schwächen des Unternehmens gegenüber seinen Konkurrenten werden meist in einem Stärken-Schwächen-Profil zusammengefasst. Stärken sind z.B. hoch qualifizierte Mitarbeiter, internationale Marktpräsenz oder eine führende Technologieposition. Schwächen könnten z.B. langsame Entscheidungsprozesse oder fehlende Kooperationen sein.

(3) **Priorisierung**: Die Sammlung der Chancen und Risiken sowie der Stärken und Schwächen wird in eine Rangordnung gebracht, um sich auf die wesentlichen Herausforderungen zu konzentrieren. Diese kann dadurch erfolgen, dass die Unternehmensführung in einem ersten Schritt eine Rangliste der wichtigsten Chancen, Risiken, Stärken und Schwächen aufstellt und später die weiteren Einflussfaktoren in die Überlegungen mit einbezieht.

(4) **Gegenüberstellung** der Chancen und Risiken zu den Stärken und Schwächen.

(5) **Ableitung von Normstrategien:** Mit Hilfe des Portfolios können Normstrategien abgeleitet werden. Dazu wird die Faustregel „Stärken betonen, Schwächen vermeiden" mit den wichtigsten Chancen und Risiken eines Unternehmens kombiniert. Es ergeben sich strategische Stoßrichtungen mit potenziellen Wettbewerbsvorteilen. Dabei ist eine Auswahl der Strategien zu treffen (Strategic Choice).

Die Gegenüberstellung von Chancen und Risiken mit Stärken und Schwächen wird mit der **SWOT-Analyse** durchgeführt. Sie kombiniert die priorisierten Stärken (S = Strenghts) und Schwächen (W = Weaknesses) eines Unternehmens mit den Chancen (O = Opportunities) und Risiken (T = Threats) der Umwelt. Aus einer anderen Reihenfolge der vier Elemente der SWOT-Analyse kann auch die synonyme Bezeichnung TOWS-Analyse abgeleitet werden. Die Gegenüberstellung der unternehmensexternen und -internen Sicht erfolgt in der in Abb. 3.3.54 dargestellten Matrix. Daraus können für alle Felder strategische Stoßrichtungen abgeleitet werden, welche anschließend zu einer Gesamtstrategie zu bündeln sind (vgl. Kap. 4.2.2; *Nieschlag* et al., 2002, S. 116f.; *Davis*, 2005, S. 202f.):

- **S-O-Strategien** stellen den Idealfall dar. Die eigenen Stärken können genutzt werden, um Chancen auszuschöpfen. Das Unternehmen sollte seine Wettbewerbsposition dadurch **ausbauen**. So kann z.B. die Stärke führender Produkttechnologie mit der Chance eines hohen Marktwachstums in Asien zu einer strategischen Stoßrichtung „Expansion" kombiniert werden.
- **W-O-Strategien** bezeichnen eine Situation, in der Unternehmen interne Schwächen beseitigen oder reduzieren sollten, um Chancen des Umfelds wahrnehmen zu können. Um eine S-O-Situation zu erreichen, sollte das Unternehmen deshalb **aufholen**. Die Überwindung der eigenen Schwächen wird durch die Nutzung externer Chancen erleichtert. So kann ein Unternehmen mit schwacher Produktentwicklung in Zeiten hohen Marktwachstums z.B. durch Kooperationen seine Schwächen abbauen.
- **S-T-Strategien** setzen eigene Stärken zum **absichern** ein, um Risiken abzuwehren oder deren Auswirkungen zu mindern. Beispielsweise kann eine führende technologische Position dazu genutzt werden, dem Risiko neuer Wettbewerber zu begegnen.
- **W-T-Strategien** sind für die kritische Kombination eigener Schwächen und externer Risiken erforderlich. Aus diesem Grund sollten die eigenen Schwächen abgebaut werden, um Existenz bedrohende Situationen aufgrund externer Risiken zu **vermeiden**.

Die Entwicklung von strategischen Stoßrichtungen mit der SWOT-Analyse ist eine weit verbreitete und relativ einfache Vorgehensweise zur Ableitung strategischer Handlungsoptionen für einzelne Geschäftsfelder. Ein weiterer **Vorteil** ist der geordnete Überblick über die strategisch relevanten Faktoren. Als **Nachteile** können die subjektiven Beurteilungen in der Rangfolge und die mangelnde Quantifizierbarkeit der Kriterien genannt werden. Dies führt auch zu einer erschwerten Bestimmung der Entwicklungen der Faktoren. Darüber hinaus lassen sich Wechselwirkungen zwischen strategischen Optionen kaum erkennen (vgl. *Nieschlag* et al., 2002, S. 116).

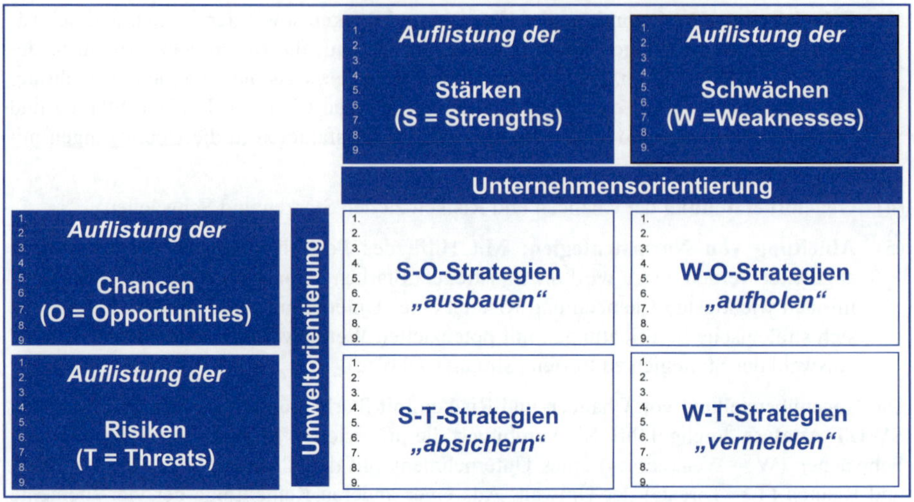


*Abb. 3.3.54: SWOT-Matrix (in Anlehnung an Wheelen/Hunger, 2006, S. 144)*

Aus den in den vorangegangenen Kapiteln dargestellten Analysen stellt die *Eder Möbel GmbH* ihre Chancen und Risiken zusammen. Abb. 3.3.55 zeigt einen Auszug daraus. In gleicher Weise werden die Stärken und Schwächen aus der Umweltanalyse zusammengefasst.

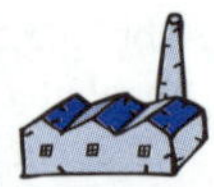

| | Chancen | Risiken |
|---|---|---|
| **Umwelt-analyse** | ▪ Änderungen des Arbeitsrechts<br>▪ Neue Produktionstechnologie<br>▪ Hohe Rohstoffverfügbarkeit<br>▪ … | ▪ Sinkendes Volkseinkommen<br>▪ Hohe Sparneigung<br>▪ Hohe Recyclinganforderungen<br>▪ … |
| **Branchen-analyse** | ▪ Hohes Branchenwachstum<br>▪ Viele Lieferanten im Wettbewerb<br>▪ Hoher Kapitalbedarf für neue Konkurrenten<br>▪ … | ▪ Geringe Umstellungskosten für Abnehmer<br>▪ Schwieriger Zugang zu den Distributionskanälen<br>▪ Hohe Preissensibilität<br>▪ … |
| **Markt-analyse** | ▪ Großes Marktvolumen<br>▪ Geringe Macht der Lieferanten<br>▪ Existenz alternativer Rohstoffe<br>▪ … | ▪ Geringer Marktanteil<br>▪ Steigende Qualitätsansprüche<br>▪ Starke Konjunkturabhängigkeit<br>▪ … |
| **Konkurrenz-analyse** | ▪ Langjährige Beziehungen zu Möbelhäusern (Premium-Seg.)<br>▪ Flache Hierarchien<br>▪ Flexible Produktion<br>▪ … | ▪ Schlechtere Kostenstruktur als Konkurrenten<br>▪ Steigender Wettbewerb durch Überkapazitäten<br>▪ Neue Produktlinien der Konkurrenz im Segment Premium Möbel<br>▪ … |
| **Kunden-analyse** | ▪ Fairer Preis<br>▪ Hohe Qualität<br>▪ Schnelle Lieferzeiten<br>▪ … | ▪ Informationen Produkt / Marke<br>▪ Geringe Differenzierung von Konkurrenten<br>▪ … |

*Abb. 3.3.55: Zusammenstellung der Chancen und Risiken der Eder Möbel GmbH*

In einer Geschäftsleitungssitzung hat die Unternehmensführung der *Eder Möbel GmbH* mit einer Reihe von Mitarbeitern über die Chancen und Risiken sowie Stärken und Schwächen

diskutiert und diese in eine Rangfolge gebracht. Aus der Vielzahl an Merkmalen wurden im Anschluss jeweils die Wichtigsten ausgewählt.
Die Gegenüberstellung in einer SWOT-Matrix, die exemplarisch in Abb. 3.3.56 dargestellt ist, führte nach intensiven Diskussionen zu den strategischen Handlungsmöglichkeiten des Unternehmens. Einige davon sind:

- **S-O-Strategien**: Durch abteilungsübergreifende Gruppenarbeit in der Produktion sieht die *Eder Möbel GmbH* eine Möglichkeit, die Vorteile ihrer flachen Hierarchie und des hohen Qualitätsstandards bei der Anwendung neuer Produktionstechnologien zu nutzen. Zudem soll ein flexibler Personalpool aufgebaut werden. Die Produktionsflexibilität wird durch tarifrechtliche Erleichterungen weiter erhöht.
- **W-O-Strategien**: Um die hohe Abhängigkeit vom Einzelhandel zu reduzieren und direkte Kundenbeziehungen aufzubauen, soll die Marke *„Eder Möbel"* den Endkunden bekannter gemacht werden. Dazu plant die *Eder Möbel GmbH* mehr Präsenz auf Kundenmessen und den Aufbau eines Direktvertriebs. Durch neue Produktionsverfahren und günstige Materialen sollen die Kostenstrukturen verbessert werden.
- **S-T-Strategien**: Der sinkenden Kaufkraft und dem Wertewandel soll eine Image fördernde Werbekampagne entgegen wirken. Durch spezielle Angebote im Internet sollen auch preisorientierte Kunden direkt angesprochen werden.
- **W-T-Strategien**: Prozessoptimierungen im Materialfluss sollen zu einer Senkung der Herstellkosten und einer Reduktion der Fertigungszeit führen. Auf diese Weise soll auch besser auf saisonale Auftragsschwankungen reagiert werden können. Zudem wird durch neue Produkte unter der Eigenmarke *„Eder Möbel"* eine größere Differenzierung von Konkurrenten angestrebt.

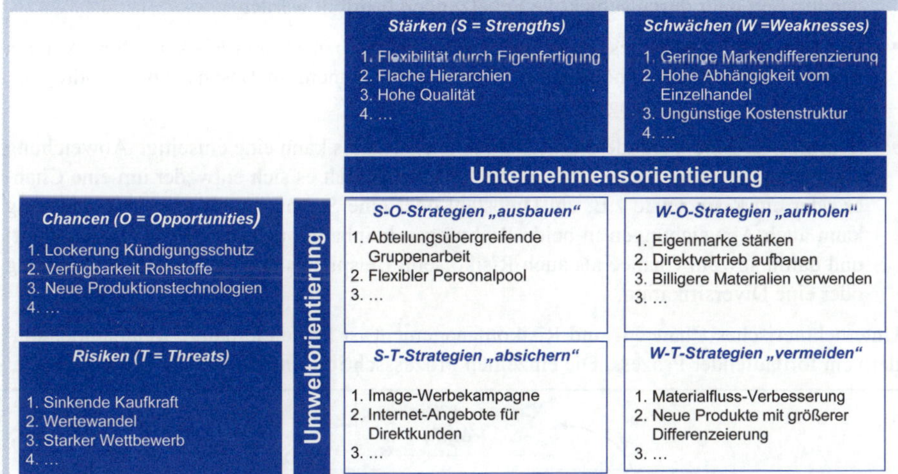


*Abb. 3.3.56: SWOT-Matrix der Eder Möbel GmbH*

### 3.3.7.2 Chancen- und Risikomanagement

Die im Rahmen der Umweltanalyse identifizierten Chancen und Risiken erfordern die ständige Aufmerksamkeit der Unternehmensführung. Spektakuläre Unternehmenskrisen haben im Zusammenhang mit der Diskussion um die Corporate Governance (vgl. Kap. 2.7) dazu geführt, dass die Betrachtung der Risiken immer mehr in den Vordergrund gerückt ist. Für das Risikomanagement sind in Deutschland durch das 1998 in Kraft getretene **Gesetz zur Kontrolle und Transparenz im Unternehmensbereich** (KonTraG) Standards festgelegt worden. Börsennotierte Gesellschaften werden darin zu einem Überwachungssystem verpflichtet, das Gefahren für den Fortbestand des Unternehmens frühzeitig aufzeigen soll. Gesetzlich vorgeschrieben ist die Einrichtung eines Risikomanagements, Berichtspflichten gegenüber dem Aufsichtsrat und im Jahresabschluss, die Überwachung durch Wirtschaftsprüfer sowie verschärfte Schadensersatzansprüche von Aufsichtsräten und Vorständen bei Verletzung ihrer Pflichten. Die Ausgestaltung des Überwachungssystems erfolgt für jedes Unternehmen individuell und ist deshalb von der Größe, Branche, Unternehmensstruktur und dem Kapitalmarktzugang abhängig. Neben den gesetzlich verpflichteten Gesellschaften strebt der Gesetzgeber eine Ausstrahlungswirkung auf andere Unternehmensformen an (vgl. *Ernst* et al., 1998, S. 53).

Über die gesetzliche Verpflichtung zur Betrachtung von Risiken für die Vermögens-, Finanz- und Ertragslage hinaus, sollte die Unternehmensführung auch **Chancen** einbeziehen (vgl. *Weber* et al., 2006, o.S.). Chancen zu nutzen und dabei auch Risiken einzugehen, ist der Kern unternehmerischen Handelns. Das Management der Chancen ist Teil der marktorientierten Unternehmensführung und mit dem Risikomanagement in Einklang zu bringen.

**Chancen- und Risikomanagement** ist eine fortlaufende Aufgabe der Unternehmensführung. Sie dient der systematischen Erkennung, Analyse und Handhabung von zukünftigen Chancen und Risiken eines Unternehmens.

Es lassen sich folgende **Dimensionen von Chancen und Risiken** unterscheiden (vgl. *Weber* et al., 1999, S. 14):

- **Intensität** ist die Stärke der Unsicherheit und damit die Prognosefähigkeit der Chancen und Risiken. Unsicherheiten können z.B. durch finanzwirtschaftliche Berechnungen quantifiziert oder durch subjektive Schätzungen beurteilt werden.
- Der **Erscheinungsort** bestimmt die Ursachen von Chancen und Risiken. Diese können z.B. entlang der Wertschöpfungskette des Unternehmens in Beschaffung, Produktion, Lagerung oder Absatz liegen.
- **Symmetrie:** Eine Veränderung des aktuellen Zustands kann eine einseitige Abweichung beinhalten (asymmetrische Unsicherheit). Dann handelt es sich entweder um eine Chance oder ein Risiko, wie z.B. ein Diebstahl oder eine Steuersenkung. Eine Veränderung kann auch Abweichungen in beide Richtungen beinhalten (symmetrische Unsicherheit) und damit sowohl Chance als auch Risiko sein. Beispiele sind eine Produktentwicklung oder eine Diversifikation.

Unternehmerisches Chancen- und Risikomanagement ist keine einmalige Maßnahme, sondern ein fortlaufender Prozess. Die einzelnen Prozessschritte sind in Abb. 3.3.57 dargestellt.

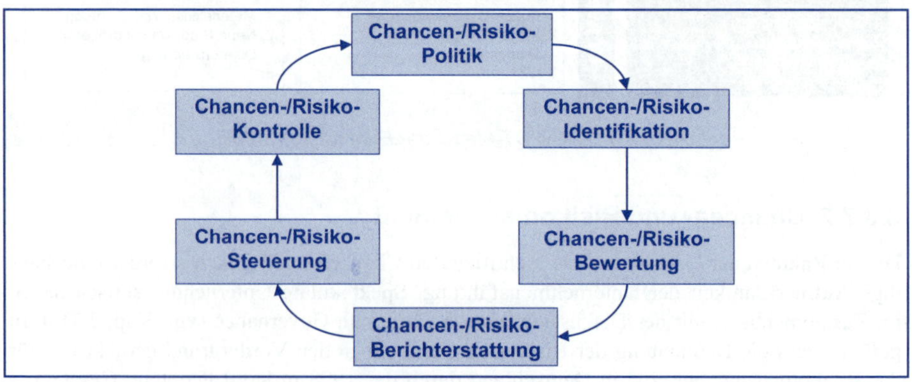


*Abb. 3.3.57: Chancen- und Risikomanagement (vgl. Füser et al., 1999, S. 753ff.)*

Die **Prozessschritte** des Chancen und Risikomanagements sind (vgl. *Weber* et al., 2006; *Rahardjo/Dowling,* 1998, 44ff.; *Lück,* 1998, 1926f.):

- **Chancen/Risiko-Politik** bildet den Start- und Schlusspunkt des Chancen- und Risikomanagements. Als Teil der Unternehmenspolitik (vgl. Kap. 2.5) beinhaltet sie generelle Aussagen darüber, welche Chancen und maximale Risiken eingegangen werden sollen. Beispielhaft kann festgelegt werden, dass für die Marktchancen der nächsten Jahre in China mit jährlichen Deckungsbeiträgen in Höhe von 2 Mio. Euro bewusst Verlustrisiken von bis zu einer Mio. Euro eingegangen werden.
- **Chancen/Risiko-Identifikation** erfasst systematisch und kontinuierlich die auf das Unternehmen einwirkenden Unsicherheiten,. Dies erfolgt im Rahmen der Umwelt- und Unternehmensanalysen (vgl. Kap.3.3 und Kap. 3.4). Neben den strategischen Analysen können Chancen und Risiken auch in hierfür durchgeführten Gesprächskreisen bzw. Workshops gesammelt werden. Dabei werden die erkannten Unsicherheiten auf operative Aufgaben- bzw. Entscheidungsträger des Unternehmens zugeordnet. In Abhängigkeit von der Größe einzelner Chancen bzw. Risiken kann es erforderlich sein, Entscheidungen auf höhere Ebenen zu verlagern. Dazu sind sog. Wesentlichkeitsgrenzen als Schwellenwerte festzulegen. Diese bestimmen, ob eine Chance bzw. ein Risiko von einer organisatorischen Einheit selbst getragen werden kann oder ob die nächst höhere Ebene einzubeziehen ist. Um den gesetzlichen Anforderungen zu genügen, ist das Ergebnis der Chancen/Risiko-Identifikation als sog. Chancen-/Risiko-Inventar zu dokumentieren.
- **Chancen/Risiko-Bewertung** beurteilt die erwarteten Entwicklungen auf ihre Beeinflussbarkeit und finanzielle Tragweite. Die Intensität der Unsicherheit wird durch die Eintrittswahrscheinlichkeit gemessen. Dies kann qualitativ oder quantitativ erfolgen. Qualitativ erfolgt z.B. eine Unterscheidung der Eintrittshäufigkeit in die Kategorien „oft", „häufig" oder „selten". Ein quantitatives Maß sind z.B. statistische Eintrittswahrscheinlichkeiten. Zudem ist das mögliche Gewinn- oder Verlustpotenzial einer Entwicklung zu bestimmen. Hierzu kann z.B. das in Abb. 3.3.58 dargestellte Chancen- und Risiko-Portfolio eingesetzt werden. Es ermöglicht die Festlegung von Prioritäten für die Unternehmensführung und Berichterstattung.

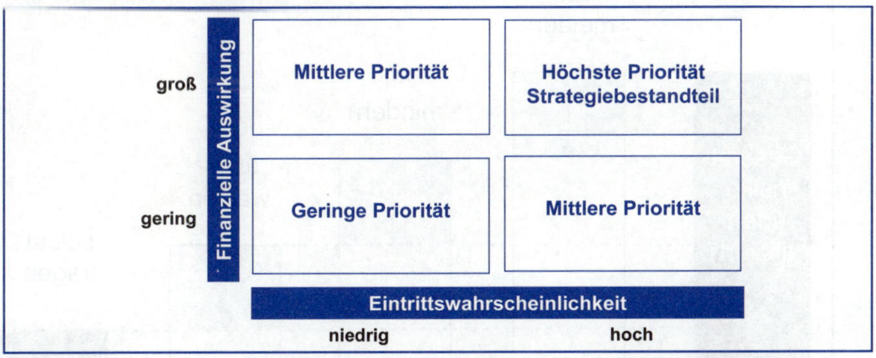


*Abb. 3.3.58: Chancen-Risiko-Portfolio (vgl. Helmke/Risse, 1999, S. 278f.)*

- Die **Chancen/Risiko-Berichterstattung** kommuniziert die identifizierten, bewerteten und mit Verantwortlichkeiten belegten Chancen und Risiken. Diese Berichtsaufgabe kann durch eigenständige Berichtssysteme erfüllt oder in bestehende Systeme, wie z.B. die Balanced Scorecard (vgl. Kap. 7.2.3.3), integriert werden. Neben der periodischen Berichterstattung ist zusätzlich für neu auftretende risikobehaftete Veränderungen ein sog. Ad-hoc-Risikoberichtswesen aufzubauen (vgl. Kap. 7.2.3.1).

- **Chancen/Risiko-Steuerung** zur Optimierung der Chancen-/Risikostruktur eines Unternehmens. Für die bewerteten Chancen und Risiken legt die Unternehmensführung Steuerungsaktivitäten fest. Diese beziehen sich entweder auf die Eintrittswahrscheinlichkeit oder dem Gewinn- bzw. Verlustpotenzial der Entwicklungen. Maßnahmen zur Vermeidung von Entwicklungen sind z.B. genaue Handlungsanweisungen und Kontrollen. Eine Begrenzung des Verlustpotenzials kann z.B. durch Versicherungen erreicht werden. Welche Steuerungsaktivitäten gewählt werden, hängt von der Chancen- und Risikopolitik des Unternehmens ab. Grundsätzlich sollten Risiken gemindert oder beseitigt werden, ohne dadurch die Chancen zu verringern. Das Risikomanagement verfügt über die in Abb. 3.3.59 dargestellten **Steuerungsmöglichkeiten**:
  - **Vermeidung** von Risiken bedeutet, dass z.B. auf besonders risikobehaftete Geschäfte und damit auch auf die darin enthaltenen Chancen bewusst verzichtet wird. Die Risikovermeidung erhält damit Priorität vor anderen Unternehmenszielen wie z.B. Wachstum oder Gewinn.
  - **Verminderung der Auswirkungen** von Risiken umfasst Maßnahmen zur Senkung des Schadens oder der Eintrittswahrscheinlichkeit. Beispiele hierfür sind Richtlinien, Kontrollen oder Schutzmaßnahmen wie z.B. Zäune oder Alarmanlagen.
  - **Überwälzung** von Risiken kann sowohl auf Versicherungsunternehmen als auch durch vertragliche Regelung auf Geschäftspartner erfolgen. Beispiele sind eine Feuerversicherung oder ein Haftungsausschluss für Transportschäden.
  - **Kompensation** beinhaltet Maßnahmen zum Ausgleich der vom Unternehmen getragenen Risiken. So können z.B. Währungsrisiken im Vertrieb in Nordamerika durch den Bezug von Rohstoffen aus den USA kompensiert werden. Der Ausgleich von Marktrisiken soll in vielen Konzernen durch Diversifikation erreicht werden.
  - **Akzeptanz** bedeutet die bewusste Inkaufnahme eines Risikos ohne Sicherungsmaßnahmen. Dies ist nur bei Risiken mit geringem Verlustpotenzial zweckmäßig. Ein Beispiel ist die Diebstahlgefahr bei Büromaterial.

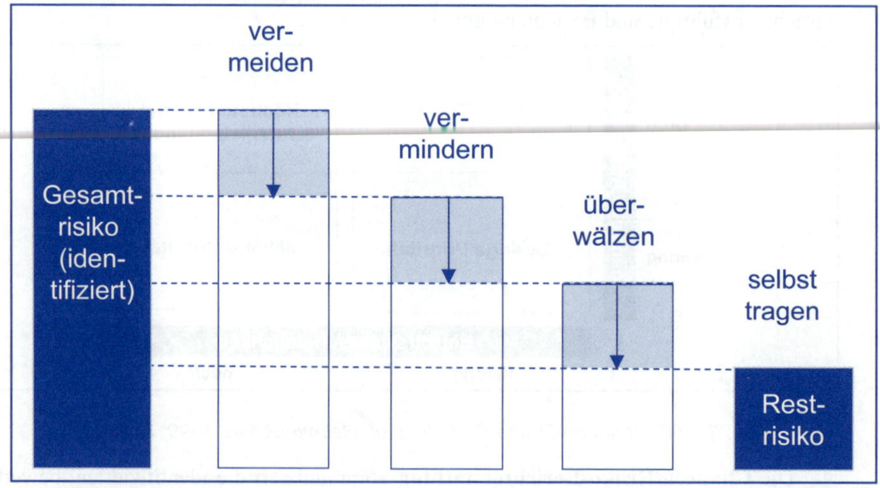


*Abb. 3.3.59: Alternative Strategien der Risikosteuerung (in Anlehung an Gleißner/Romeike, 2005, S. 36)*

Die Chancen/Risikosteuerung sollte auch die Reaktionsmöglichkeiten beim Eintreten eines Risikos oder einer Chance beinhalten. Existenzbedrohende Risiken erfordern eine

Krisenplanung, die in einem Maßnahmenkatalog zusammengefasst ist. Dies ist nicht nur gesetzlich vorgeschrieben, sondern Aufgabe einer jeden Unternehmensführung, um auch in extremen Situationen sachgerecht reagieren zu können.

- Die **Chancen/Risiko-Kontrolle** beinhaltet die fortlaufende Überwachung der Entwicklungen sowie der Wirksamkeit und Angemessenheit von Steuerungsmaßnahmen. Um rechtzeitig gegensteuern zu können, sind Abweichungen zwischen der gewollten und der tatsächlichen Chancen- bzw. Risikolage des Unternehmens festzustellen. Dazu sollten Chancen und Risiken sowie deren Entwicklung im Rahmen eines Früherkennungssystems kontinuierlich erfasst und kontrolliert werden.

### 3.3.7.3 Praxisbeispiel Wolff & Müller GmbH & Co. KG

Eine Branche mit außerordentlich hohen Risiken ist die Bauwirtschaft. Im Jahr 2006 meldeten nach Angaben des statistischen Bundesamtes 6.030 Bauunternehmen in Deutschland Insolvenz an. Das Baugewerbe führt die Insolvenzstatistik mit einem Anteil von 19,3% an und weist mit 196 Insolvenzen pro 10.000 Unternehmen mit Abstand die höchste Insolvenzhäufigkeit aller Branchen auf. Dies hat mehrere **Ursachen** (vgl. *Gleißner/Bartl*, 2002):

- **Marktrisiko**: Die Nachfrage in der Bauwirtschaft unterliegt starken konjunkturellen Schwankungen. Darüber hinaus verschieben sich häufig die Marktanteile der Unternehmen, da bei Ausschreibungen vor allem der Angebotspreis ausschlaggebend ist. Die Kalkulation eines Bauvorhabens birgt zudem erhebliche Unsicherheiten, wie z.B. witterungsbedingte Verzögerungen bei der Baudurchführung.
- **Leistungsrisiko**: Bauprojekte werden immer häufiger an Generalunternehmer übertragen, die für die rechtzeitige Fertigstellung in der geforderten Qualität und zu den kalkulierten Kosten verantwortlich sind sowie die Koordination der an dem Bauvorhaben beteiligten Subunternehmer durchführen. Verzögerungen und Mängel führen in der Regel zu Vertragsstrafen und Schadensersatzforderungen gegenüber dem Generalunternehmer. Da Subunternehmer häufig von einem Generalunternehmer abhängig sind, führt dessen Insolvenz meist zu einer Reihe von Folgeinsolvenzen.
- **Kostenstrukturrisiko**: Aufgrund des hohen Anteils an Fixkosten liegt die Gewinnschwelle bei den meisten Bauunternehmen bei einer relativ hohen Kapazitätsauslastung. Bei rückläufiger Nachfrage wird aufgrund dessen schnell die Verlustzone erreicht.
- **Finanzstrukturrisiko**: Die geringe Eigenkapitalausstattung vieler deutscher Bauunternehmen kann in Verbindung mit dem Kostenstrukturrisiko rasch zur Insolvenz führen.

In einem solchen Umfeld spielt das Risikomanagement eine wesentliche Rolle für die langfristige Existenzsicherung des Unternehmens. Ein erfolgreiches Beispiel ist die Firma *Wolff & Müller GmbH & Co. KG*. Das Stuttgarter Familienunternehmen hat sich seit seiner Gründung im Jahre 1936 mit einem Umsatz im Jahr 2006 von ca. 780 Mio. Euro und 3.000 Mitarbeitern zu einem der zehn größten Bauunternehmen in Deutschland entwickelt. Während die Kernkompetenzen in den klassischen Baugeschäftsfeldern Hoch- und Ingenieurbau, Tief- und Straßenbau sowie Altbaumodernisierung liegen, bietet *Wolff & Müller* seinen Kunden zusätzlich ein breites Spektrum an baunahen Dienstleistungen an.

Um die **Risikoidentifikation** langfristig zu systematisieren und keine Risiken bei einem Projekt zu übersehen, werden bei *Wolff & Müller* alle identifizierten Risiken in einer Datenbank erfasst. Für jedes neue Projekt lässt sich damit über spezifische Selektionskriterien ein individuelles Risikoinventar erstellen. So sind manche Risiken z.B. nur in einem bestimmten Geschäftsfeld relevant, treten nur in manchen Ländern auf oder resultieren aus der Zusammenarbeit verschiedener Niederlassungen (Gemeinschaftsbaustellen) oder mit einer anderen Baufirma in einer Arbeitsgemeinschaft (Arge). Darüber hinaus wird jedes Projekt auf individuelle Risiken geprüft. Aus dem umfangreichen Risikoinventar von über 200 Einzelrisiken wurden sieben Hauptrisiken ermittelt, die Existenz bedrohende Auswirkungen haben können: Einhaltung der Segmentstrategie, Bonitätsprüfung der Auftraggeber, Vertragsprüfung der Auftraggeber, Gesamtrisiko der Kalkulation, Anwendung der Regelungen im Managementhandbuch, Nachunternehmerprüfung und die Wirtschaftlichkeitsberechnung. Abb. 3.3.60 skizziert den Aufbau der Risiko-Datenbank.

| Nr. | Risikofeld | Risiko | Selektionskriterien | | | | | | | | | | | | | | | |
|---|---|---|---|---|---|---|---|---|---|---|---|---|---|---|---|---|---|---|
| | | | Beteiligte | | | Bereich | | | Land | | | | | Auftragsvolumen | | | | |
| | | | VU | Arge | Gem. Baustelle | HIB | TSB | Almo | Deutschland | Österreich | Polen | Slowakei | Rumänien | 0 € - 50.000 € | 50.001 € - 100.000 € | 100.001 € - 500.000 € | 500.001 € - 1.000.000 € | 1.000.001 € - 50.000.000 € |
| 89 | W&M Logistik | Baugeräte fehlen | x | x | x | x | x | x | x | x | x | x | x | x | x | x | x | x |
| 90 | W&M Logistik | Verrechnungssätze | | x | | x | x | | | x | x | x | x | x | x | x | x | x |
| ... | | | | | | | | | | | | | | | | | | |
| 200 | Fremdsprache | Verzögerung durch | | x | | x | x | | | | x | x | x | x | x | x | x | x |
| ... | | | | | | | | | | | | | | | | | | |
| X | | | | | | | | | | | | | | | | | | |

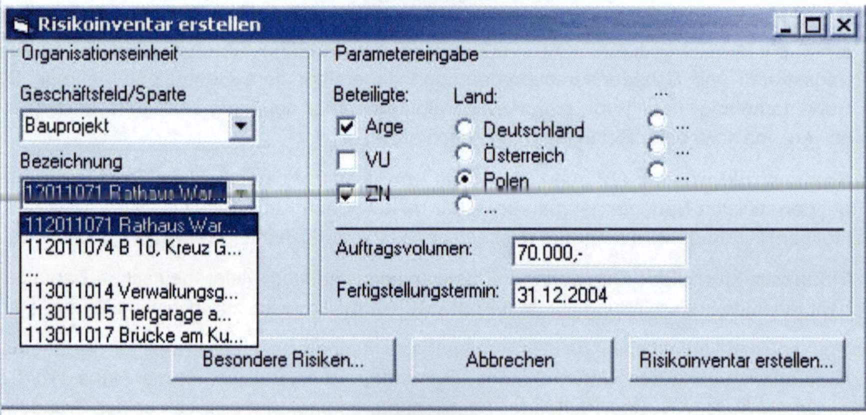


**Risikoinventar Projekt 112011071 Sanierung Warschauer Rathaus**

| Nr. | Risiko | Beschreibung |
|---|---|---|
| 3 | Fremdsprache | Verzögerung durch |
| 18 | Währung | Verlust durch Kursschwa... |
| 19 | Währung | Unkenntnis tatsächlicher P |
| 20 | Währung | Falsche Umrechnung d |

*Abb. 3.3.60: Risikoinventur mit Hilfe der Risiko-Datenbank*

Die **Risikobewertung** erfolgt qualitativ: Für jedes Risiko werden Checklisten erarbeitet, in denen die Bedingungen und Maßnahmen zu seiner Vermeidung und Handhabung aufgeführt sind. Jede Bedingung wird analysiert, ob sie vollständig, teilweise oder überhaupt nicht erfüllt ist und entsprechend mit dem Punktwert 1, 2 oder 3 bewertet. Aus dem Mittelwert aller einer Risikokategorie zugeordneten und bewerteten Bedingungen ergibt sich eine mittlere Bewertung zwischen 1 (= kein Risiko) und 3 (= hohes Risiko). Je Niederlassung werden drei ausgewählte aktuelle Baustellen anhand der sieben Kategorien bewertet und aus den Ergebnissen wird auf das Risiko geschlossen. Die Bewertung wird in festgelegten Abständen durch den Risikobeauftragten und die Niederlassungsleitung vorgenommen. Der Risikobeauftragte ist für die Anwendung, Pflege und Weiterentwicklung des Risikomanagements zuständig und berichtet die Ergebnisse der einzelnen Niederlassungen halbjährlich an die Geschäftsleitung. Langfristig soll auf Basis der in der Risiko-Datenbank gespeicherten Projektinformationen ermittelt werden, mit welcher Häufigkeit und mit welchem Schadensausmaß ein Risiko durchschnittlich eintritt. Das Schema der Risikobewertung bei *Wolff & Müller* zeigt Abb. 3.3.61.

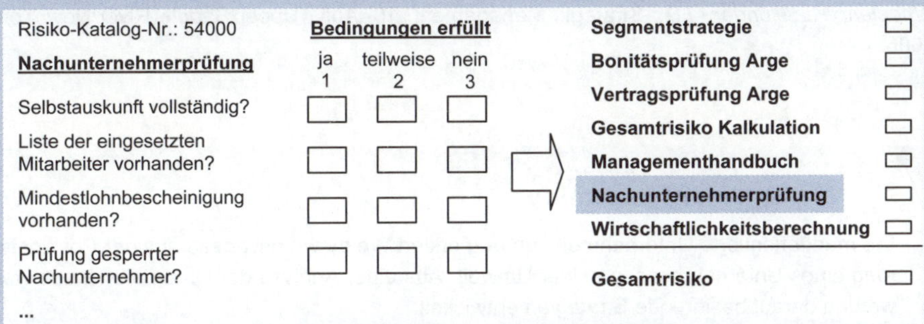


*Abb. 3.3.61: Risikobewertung am Beispiel der Nachunternehmerprüfung*

Auf der Grundlage des Risikoinventars und der Risikobewertung ist für jedes einzelne Risiko in Zusammenarbeit von Geschäftsführung und Niederlassung ein Maßnahmenkatalog zur **Risikohandhabung** zu erarbeiten. Ein Großteil der Risiken ist vor Ort in den verbundenen Unternehmen bzw. in den Projekten in Zusammenarbeit mit der jeweiligen Niederlassung zu bearbeiten. Erst wenn sich abzeichnet, dass ein Risiko von der Niederlassungsleitung nicht bewältigt werden kann, ist das Problem an die Geschäftsleitung zu berichten.

Insgesamt versucht *Wolff & Müller* durch Expansion nach Mittel- und Osteuropa sowie durch ein breites Leistungsspektrum eine Risikostreuung zu erreichen. Das Kostenstruktur- und Finanzrisiko soll durch die Verringerung der Fixkosten und die Schaffung auftragsbezogener Kapazitäten reduziert werden. Darüber hinaus werden soweit dies möglich ist und sinnvoll erscheint, bestehende Risiken an Nachunternehmer abgewälzt oder versichert. Langfristig sollen Risiken durch die Verfolgung einer Segmentstrategie vermieden werden. Gleichartige Bauprojekte werden hierzu zunächst in Segmenten zusammengefasst. Aufgrund der abgeschlossenen Projekte wird daraufhin ermittelt, in welchen dieser Segmente *Wolff & Müller* bisher besonders erfolgreich war. Daraus folgt eine Einteilung in aktive Segmente (mit vorzugsweise zu akquirierenden Projekten), in neutrale Segmente (mit gegebenenfalls zu akquirierenden Projekten) und passive Segmente (mit nicht oder nur in Ausnahmefällen zu akquirierenden Projekten). Durch die Konzentration auf Erfolg versprechende Segmente sollen Risiken im Vorfeld vermieden werden.

## Literaturempfehlungen


*Backhaus, K.:* Industriegütermarketing, 8. Aufl., München, 2007.

*Hungenberg, H.:* Strategisches Management im Unternehmen, 4. Aufl., Wiesbaden 2006.

*Kottler, P./Armstrong, G/Saunders, J./Wong, V.:* Grundlagen des Marketing, 4. Aufl., München, 2007.

*Müller-Stewens, G./Lechner, C.:* Strategisches Management: Wie strategische Initiativen zum Wandel führen, 3. Aufl., Stuttgart 2005.

*Porter, M.:* Wettbewerbsvorteile, Frankfurt 1989.

*Welge, M.K./Al-Laham, A.:* Strategisches Management: Grundlagen - Prozess - Implementierung, 4. Aufl., Wiesbaden 2003.

*Wheelen, T.L./Hunger, J.D.:* Strategic Management, 10. Aufl., Upper Saddle River/New York 2006.


## Management Summary

- Die marktorientierte Unternehmensführung erklärt Wettbewerbsvorteile aus der Positionierung eines Unternehmens in seiner Umwelt. Aus einer Analyse der Unternehmensumwelt werden darauf basierende Strategien entwickelt.
- Ein Lebenszyklus-Modell stellt analog zu den Lebensphasen eines biologischen Organismus typische Entwicklungsphasen wirtschaftlicher Betrachtungsobjekte wie Produkte, Märkte, Branchen und Technologien dar und leitet daraus Strategieempfehlungen ab.
- Nach der Erfahrungskurve sinken die inflationsbereinigten Stückkosten eines Produktes mit jeder Verdoppelung der kumulierten Produktionsmenge potenziell um durchschnittlich 20 bis 30%.
- In einem Portfolio wird eine strategische Situation in zwei Dimensionen dargestellt, bewertet und aus der Positionierung der Betrachtungsobjekte standardisierte Normstrategien abgeleitet.
- Die marktorientierte Unternehmensführung analysiert die globale Umwelt, die Branche, Märkte, Kunden und Konkurrenten um Chancen und Risiken zu entdecken. Aus der Gegenüberstellung mit Stärken und Schwächen des Unternehmens werden strategische Stoßrichtungen abgeleitet.
- Die globale Umwelt (Makroumwelt) umfasst übergeordnete Faktoren, die nicht nur für ein Unternehmen oder eine Branche, sondern für alle Unternehmen von Bedeutung sind. Sie bilden die rechtliche, ökonomische, ökologische, gesellschaftliche und technologische Umwelt der Unternehmen.
- Eine Branche ist eine Gruppe von Unternehmen, deren Produkte oder Dienstleistungen sich gegenseitig weitgehend ersetzen können. Ihre Attraktivität kann durch die Analyse der fünf Wettbewerbskräfte Verhandlungsstärke der Lieferanten und Abnehmer, Bedrohung durch neue Konkurrenten, Druck durch Substitutionsgüter und die direkte Rivalität unter den Wettbewerbern bestimmt werden.

- Für die Erzielung nachhaltiger Wettbewerbsvorteile in einer Branche können die grundlegenden Wettbewerbsstrategien nach Porter (Kostenführerschaft, Differenzierungsführer oder Konzentration), der Branchen-Lebenszyklus, hybride Wettbewerbsstrategien oder das Delta-Modell mit produkt- und kunden- sowie systemorientierten Strategien herangezogen werden.
- Ein Markt besteht aus den Nachfragern und Anbietern eines bestimmten Produktes sowie den zur Abwicklung des Leistungsaustausches erforderlichen Beziehungen.
- Der relevante Markt ist der Teil des Gesamtmarktes, auf den das Unternehmen seine Aktivitäten konzentriert und abstimmt.
- In der Marktanalyse werden die Marktgröße, -dynamik, -struktur, -merkmale, -anforderungen und -position sowie deren Entwicklung untersucht.
- Mit dem Produkt-Markt-Portfolio können Wachstumsstrategien in Form der Marktdurchdringung, Markt- und Produktentwicklung sowie der Diversifikation abgeleitet werden.
- Das Marktwachstums-Marktanteils-Portfolio bietet die Normstrategien Fragezeichen, Sterne, Milchkühe und arme Hunde in Abhängigkeit der Phase des Produkt-Lebenszyklus und der Marktstellung des Unternehmens.
- Das Marktattraktivitäts-Wettbewerbsvorteil-Portfolio unterscheidet in Abschöpfungs-, Selektiv- und Wachstumsstrategien.
- Kunden sind einzelne Personen oder Gruppen, welche die Entscheidung für den Kauf einer Leistung des Unternehmens treffen.
- Gute Kunden sind rentabel, wenig preissensibel und langfristige Geschäftspartner. Sie haben strategische Ziele, die nicht im Widerspruch zu den eigenen Interessen liegen und besitzen Umsatz-, Weiterempfehlungs- und Vorzeigepotenzial.
- Kundenbindung bezeichnet den Wunsch der Kunden, eine dauerhafte Beziehung zum Unternehmen aufrecht zu erhalten.
- Die Kundenzufriedenheit bezeichnet den vom Kunden wahrgenommenen Erfüllungsgrad seiner Erwartungen.
- Konkurrenten bieten Produkte zur Befriedigung der gleichen Kundenbedürfnisse an wie das eigene Unternehmen.
- Die Konkurrenzanalyse beschäftigt sich mit der systematischen Sammlung, Verdichtung, Auswertung und Interpretation von Informationen über die derzeitige und zukünftige Situation der Wettbewerber.
- Konkurrenzstrategien berücksichtigen die Reaktionen der Konkurrenz. Dabei sind temporäre Wettbewerbsvorteile durch dynamische Strategien anzustreben.
- Die SWOT-Analyse kombiniert die priorisierten Stärken und Schwächen eines Unternehmens mit den Chancen und Risiken der Umwelt. Daraus können strategische Stoßrichtungen abgeleitet werden, welche zu einer Gesamtstrategie zu bündeln sind.
- Chancen- und Risikomanagement ist eine fortlaufende Aufgabe der Unternehmensführung. Sie dient der systematischen Erkennung, Analyse und Handhabung von zukünftigen Chancen und Risiken eines Unternehmens.

## 3.4 Ressourcenorientierte Unternehmensführung

**Leitfragen**

- Welche relativen Stärken und Schwächen besitzt ein Unternehmen?
- Wie lässt sich das Geschäftsmodell eines Unternehmens analysieren und gestalten?
- Welche Rolle übernimmt ein Unternehmen im Wertschöpfungsprozess?
- Was sind strategische Ressourcen oder Kernkompetenzen?
- Wie kann eine ressourcen- und kompetenzbasierte Strategie entwickelt werden?

Wettbewerbsvorteile können durch besondere Ressourcen, Fähigkeiten oder Kompetenzen eines Unternehmens entstehen. Die Entwicklung darauf basierender Strategien ist Gegenstand der ressourcenorientierten Unternehmensführung. Sie ist Bestandteil der strategischen Planung und Kontrolle im System der Unternehmensführung (vgl. Abb. 3.4.1).

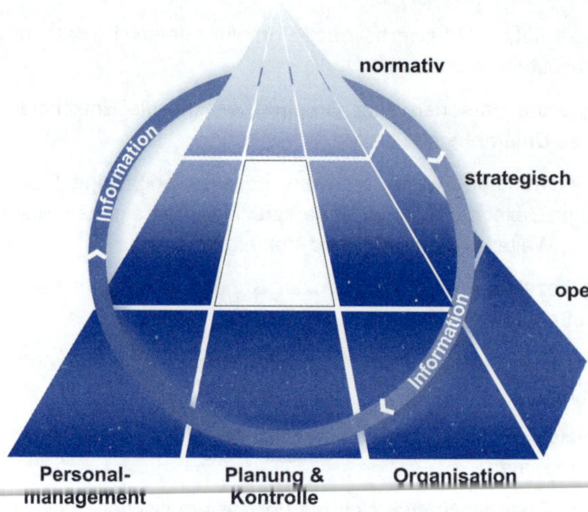


*Abb. 3.4.1: Einordnung der ressourcenorientierten Unternehmensführung*

### 3.4.1 Unternehmensanalyse

Die **Unternehmensanalyse** bestimmt Stärken und Schwächen des Unternehmens im Vergleich zur Konkurrenz und soll folgende **Fragen** beantworten:

- Wo steht das Unternehmen heute und zukünftig bei seinen Prozessen, Ressourcen und Kompetenzen im Vergleich zur Konkurrenz?
- Welche Aktivitäten bilden die Wertschöpfungskette des Unternehmens?
- Wie kann das Geschäftsmodell des Unternehmens gestaltet werden?
- Was sind die strategisch relevanten Ressourcen des Unternehmens?

In den theoretischen Grundlagen zum **erweiterten ressourcenorientierten Ansatz** (vgl. Kap. 1.2.5) wird der Zusammenhang von Rente, Ressourcen, Fähigkeiten und Kompetenzen erklärt. Der heutige Markterfolg eines Unternehmens wird danach durch seine Ressourcen und Prozesse bestimmt, die gemeinsam das Geschäftsmodell bilden.

Die Aufdeckung von Stärken und Schwächen kann nur im Vergleich zu den Konkurrenten erfolgen. Dies erfordert somit eine Konkurrenzanalyse (vgl. Kap. 3.3.6). Die gegenwärtige und zukünftige Situation eines Unternehmens spiegelt die **relativen Stärken und Schwächen** wider. Aus den Stärken lassen sich ressourcen- und kompetenzbasierte Strategien entwickeln. Abb. 3.4.2 veranschaulicht diesen Zusammenhang und zeigt den Aufbau und die Einordnung der Unternehmensanalyse.

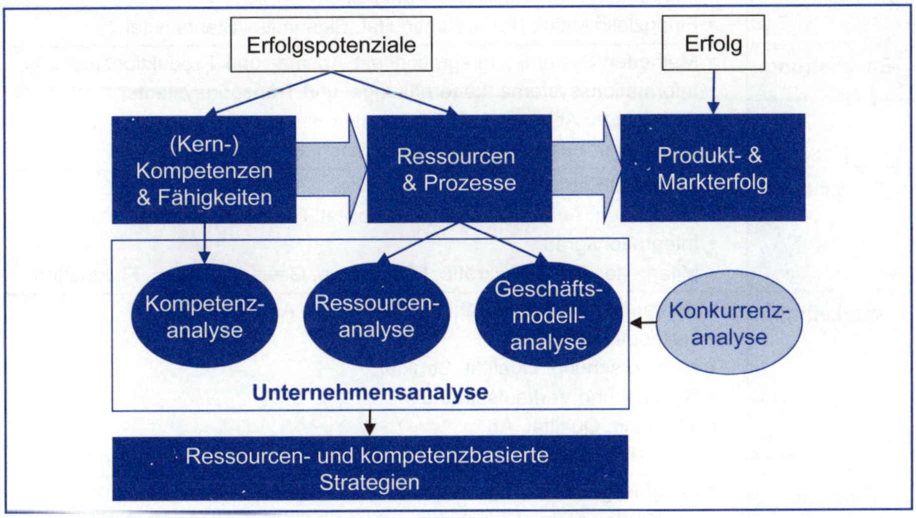


*Abb. 3.4.2: Aufbau und Einordnung der Unternehmensanalyse*

Die Unternehmensanalyse dient zur Entwicklung ressourcen- oder kompetenzbasierter Strategien. Andererseits ermöglicht sie auch die marktorientierte Ausrichtung des Unternehmens und seiner Geschäftsfelder (vgl. Kap. 3.3). Um Chancen der Umwelt zu nutzen und Risiken zu bewältigen, müssen Stärken entwickelt und Schwächen beseitigt werden (vgl. *Hungenberg,* 2006, S. 134f.).

Die Unternehmensanalyse beruht auf einer systematischen Sammlung, Verdichtung, Auswertung und Interpretation von Informationen über das eigene Unternehmen. Eine detaillierte Auflistung der Untersuchungskriterien zeigt Abb. 3.4.3. Aus den einzelnen Kriterien ergibt sich ein **Gesamtbild der Unternehmenssituation**. Es kann im Vergleich zur Konkurrenz in einem **Stärken-Schwächen-Profil** dargestellt werden (vgl. Kap. 3.3.6). Nachfolgend werden diejenigen Bestandteile der Unternehmensanalyse näher betrachtet, die sich mit dem Geschäftsmodell sowie den Ressourcen und Kompetenzen eines Unternehmens beschäftigen.

## 3.4.2 Analyse und Gestaltung des Geschäftsmodells

Ein Geschäftsmodell beruht auf der Grundidee, dass sich die Leistungen eines Unternehmens aus einer Vielzahl einzelner Aktivitäten zusammensetzen, in denen Ressourcen eingesetzt werden (vgl. Kap. 5.1).

Das **Geschäftsmodell** stellt die zur Leistungserstellung erforderlichen Aktivitäten und Ressourcen eines Unternehmens vereinfacht dar (vgl. *Hungenberg,* 2006, S. 145).

| Bereich | Untersuchungsgegenstände der Unternehmensanalyse |
|---|---|
| **Führung** | ▪ Führungskräfte: Ziele, Prioritäten, Werte, Entlohnungssystem<br>▪ Entscheidungsfindung: Ort, Art, Geschwindigkeit<br>▪ Planung: Arten, Engagement, Zeithorizont<br>▪ Mitarbeiter: Fluktuation, Erfahrung, Beförderungspolitik<br>▪ Organisation: Zentralisation, Funktionen, Stäbe |
| **Entwicklung** | ▪ Technische Ressourcen: Konzepte, Patente, Qualität, Integration<br>▪ Mitarbeiter: Führungskräfte, Fähigkeiten<br>▪ Finanzielle Mittel: Höhe, Kontinuität, Eigenmittel/Staatsmittel |
| **Beschaffung** | ▪ Methoden/Systeme: Integration mit Absatz- und Produktionsplanung, Informationssysteme, Lagerhaltungs- und Transportsysteme<br>▪ Lieferanten: Abhängigkeit, Kooperation<br>▪ Mitarbeiter: Führungskräfte, Fähigkeiten, Fluktuation |
| **Produktion** | ▪ Kapazität/Fabriken: Größe, Lage, Alter<br>▪ Maschinen: Automatisierung, Flexibilität, Prozesse, Technik<br>▪ Integrationsgrad<br>▪ Mitarbeiter: Führungskräfte, Fähigkeiten, Gewerkschaften, Fluktuation |
| **Marketing** | ▪ Verkaufsmannschaft: Fähigkeiten, Größe, Art, Standorte<br>▪ Distributionssystem<br>▪ Marktforschung: Qualität, Struktur<br>▪ Service- und Verkaufsstrategie<br>▪ Werbung: Qualität, Art<br>▪ Finanzielle Mittel: Gesamt, % des Umsatzes, Entlohnungssystem |
| **Finanzen** | ▪ Langfristige Mittel: Eigenkapitalquote, Kosten des Fremdkapitals<br>▪ Kurzfristige Mittel: Kreditlinien, Art und Kosten des Fremdkapitals<br>▪ Liquidität: Cash-flow, Außenstände, Bestandsumschlag<br>▪ Mitarbeiter: Führungskräfte, Fähigkeiten, Fluktuation<br>▪ Systeme: Budget, Prognose, Planung, Kontrolle |
| **Produkte** | ▪ Preis, Zahlungsbedingungen<br>▪ Zuverlässigkeit, Qualität<br>▪ Marktanteile<br>▪ Image |

*Abb. 3.4.3: Untersuchungsbereiche einer Unternehmensanalyse (in Anlehnung an Welge/Al-Laham, 1992, S. 104)*

Jedes Unternehmen verfügt über ein individuelles Geschäftsmodell. Für Unternehmen einer Branche sind jedoch meist gemeinsame Grundstrukturen in deren Aktivitäten erkennbar. Die Unterschiede in den Geschäftsmodellen einer Branche können den Erfolg oder Misserfolg der Unternehmen erklären bzw. Erfolgspotenziale aufdecken. Die Analyse des Geschäftsmodells vermittelt ein Verständnis für das Tätigkeitsfeld eines Unternehmens (vgl. *Baur/Kluge*, 2000, S. 135ff.).

### 3.4.2.1 Wertkettenanalyse

Das Geschäftsmodell eines Unternehmens kann mit Hilfe der **Wertkettenanalyse** (Value-Chain-Analysis) differenziert dargestellt und untersucht werden. Sie wurde von *Porter* (1989) entwickelt, um die Ursachen von Wettbewerbsvorteilen zu bestimmen. Ein Unternehmen wird dabei als Ansammlung von Teilaktivitäten angesehen, welche gemeinsam wie die Glieder einer Kette zur Wertschöpfung beitragen. Deshalb wird sie auch als Wertschöpfungskette bezeichnet und beschreibt unter strategischen Gesichtspunkten die Tätigkeiten eines Unternehmens sowie deren Zusammenhänge (vgl. *Dillerup,* 1998, S. 82; *Porter/ Millar,* 1988, S. 26ff.). Dabei geht es nicht um die Erstellung eines detaillierten organisatorischen Prozessmodells (vgl. Kap. 5.4). Es sollen vielmehr die strategisch relevanten Unterschiede des Geschäftsmodells aufgezeigt werden. Dazu sind die Wertschöpfungsaktivitäten so zu gestalten, dass die Leistungserstellung preisgünstiger und/oder qualitativ besser erfolgt als bei den Konkurrenten.

**Wertschöpfung** bezeichnet die Differenz zwischen dem Wert der vom Unternehmen erstellten und den von diesem bezogenen Leistungen.

Die Wertschöpfung misst die geschaffene Werterhöhung bzw. den Mehrwert (value added). Damit drückt sie die Eigenleistung eines Unternehmens aus. Der Gesamtwert eines Produktes oder einer Dienstleistung ist dabei der Betrag, den der Kunde dafür bereit ist zu bezahlen. Übersteigt er die Wertschöpfung des Unternehmens und den Wert der Vorleistungen, dann erzielt es einen Gewinn. Die Prozesse des Unternehmens werden in sog. **Wertschöpfungsaktivitäten** aufgeteilt. Sie bilden die Bausteine des Wettbewerbsvorteils und ermöglichen die Analyse von Unterschieden im Vergleich zur Wertschöpfung der Konkurrenten. Die **Teilaktivitäten** werden, wie in Abb. 3.4.5 dargestellt, entlang des Wertschöpfungsprozesses geordnet (vgl. *Porter,* 2000, S. 68):

- **Basisaktivitäten** bzw. primäre Aktivitäten beziehen sich auf die unmittelbare Versorgung des Marktes mit Produkten und Dienstleistungen. Sie gliedern sich nach den Stufen, die ein Produkt während seines Wertschöpfungsprozesses durchläuft:
    - **Unternehmensinterne Logistik** (Eingangslogistik) umfasst sämtliche Abwicklungsaktivitäten, die mit der Bereitstellung von Betriebsmitteln und Werkstoffen verbunden sind. Dies sind z.B. Disposition von Roh-, Hilfs- und Betriebsstoffen, Eingangskontrolle oder Teilebereitstellung.
    - **Produktion** (Operationen) sind alle Produkterstellungstätigkeiten. Beispiele sind Materialumformung, Zwischenlager, Montage, Instandhaltung oder Verpackung.
    - **Unternehmensexterne Logistik** (Ausgangslogistik) beinhaltet die Abwicklungstätigkeiten zur Auslieferung des Produktes bzw. der Dienstleistung an den Kunden. Beispiele sind Fertigwarenlager, Transport und Auftragsabwicklung.
    - **Marketing** enthält alle Aktivitäten, um einen Auftrag zu erhalten. Beispiele sind Kundenakquisition, Kundenbetreuung, Werbung, Außendienst oder Preisfestlegung.
    - **Service** beschreibt sämtliche Tätigkeiten der Kundenpflege. Beispiele sind Reparaturdienst oder Ersatzteillieferung.
- **Unterstützende (sekundäre) Aktivitäten** halten die Basisaktivitäten aufrecht.
    - **Beschaffung** bezieht sich auf alle Einkaufsaktivitäten des Unternehmens. Beispiele sind Computerdienstleistungen oder Fertigungsmaterial.
    - **Technologie- und Verfahrensmanagement** beinhaltet alle Technologien und Verfahren, die ein Unternehmen benötigt. Beispiele sind Forschung- und Entwicklung, Bürokommunikation, Marktforschung oder Informationssysteme.
    - **Personalmanagement** umfasst alle die Mitarbeiter betreffenden Aktivitäten (vgl. Kap. 6.2). Beispiele sind Personalbeschaffung, -einsatzplanung, oder -entwicklung.
    - **Unternehmensinfrastruktur** sind Aktivitäten zur Planung und Kontrolle sowie zur Organisation. Beispiele sind Rechnungswesen oder Rechtsabteilung.

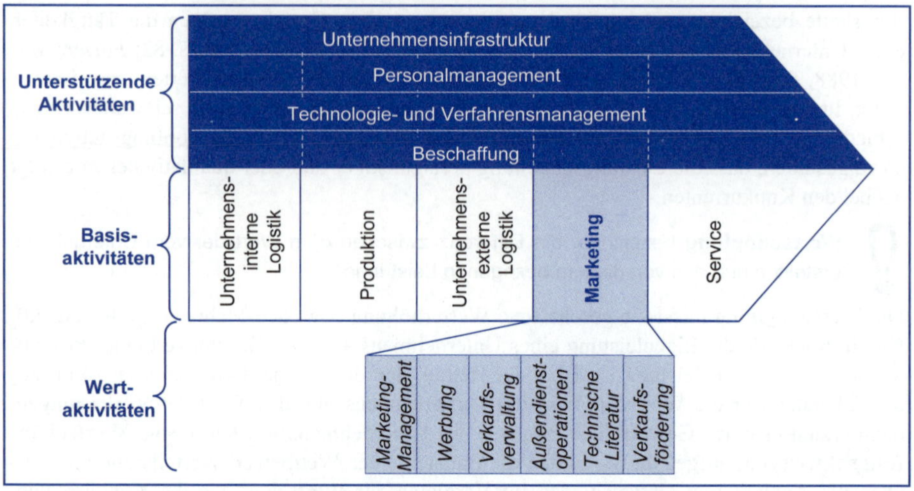


*Abb. 3.4.5: Wertschöpfungskette nach Porter (vgl. 2000, S. 78)*

Mit der Wertschöpfungskette lassen sich Wertschöpfungsaktivitäten beschreiben und Ursachen von Wettbewerbsvorteilen identifizieren. Hierzu ist neben der Analyse des eigenen Unternehmens auch ein Vergleich mit der Konkurrenz erforderlich. Daraus ergeben sich Ansatzpunkte für die Gestaltung der Wertschöpfungskette. Diese reichen von der Optimierung der Gewinnspanne bis hin zur Umgestaltung des Geschäftsmodells.

Von besonderer Bedeutung sind die **Wechselbeziehungen** und Abhängigkeiten unter den Wertschöpfungsaktivitäten. Sie bestimmen häufig den Gesamtwert für den Kunden. So kann z.B. die Verknüpfung der Produktentwicklung mit der Fertigung wesentlich sein, um neue Produkte schnell und qualitativ hochwertig ausliefern zu können. Im Maschinenbau kann z.B. eine enge Zusammenarbeit von Kundendienst, Fertigung und Entwicklung erforderlich sein, um Maschinenausfälle beim Kunden möglichst schnell zu beheben.

Die Wertkettenanalyse gliedert sich in folgende **Schritte:**

- Analyse der eigenen Wertschöpfungsaktivitäten.
- Analyse der Verknüpfungen zwischen den eigenen Wertschöpfungsaktivitäten.
- Analyse der Wertschöpfungskette der Konkurrenten.
- Analyse der Wertschöpfungskette aus Sicht der Kundenanforderungen.
- Analyse der Wertschöpfungskette aus Sicht angrenzender Wertschöpfungsstufen.

Zur **Optimierung der Wertschöpfungskette** können strategisch unbedeutende Aktivitäten auf andere Unternehmen ausgelagert werden **(Outsourcing)**. Diese sind auf einzelne Funktionen spezialisiert und können die Aktivitäten somit kostengünstiger und meist auch qualitativ hochwertiger erbringen als das eigene Unternehmen. Auf diese Weise entsteht eine sog. **modulare Wertschöpfungskette**, bei der sich jedes einzelne Unternehmen auf seine **Kernkompetenzen** fokussiert (vgl. Abb. 3.4.5). Beispiele für auszulagernde Aktivitäten sind Anlagenwartung, Rechenzentrum, IT-Dienstleistungen oder Logistik (vgl. *Dillerup/Foschiani,* 1996, S. 40). Dies kann sogar zur Entstehung einer **virtuellen Wertschöpfungskette** führen. Diese ist zeitlich befristet und auftragsbezogen zusammengestellt, wozu häufig intensiv auf die Informationstechnik zurückgegriffen wird. Ein Unternehmen koordiniert die Prozesse und übernimmt lediglich als Generalunternehmer die Aktivitäten mit direktem Kundenkontakt (vgl. vertiefend Kap. 5.5.2.6; Abb. 3.4.6).

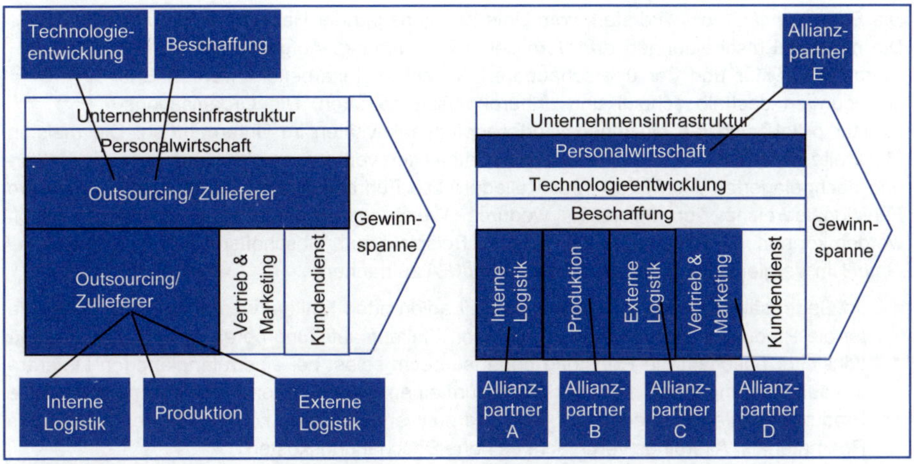


*Abb. 3.4.6: Modulare und virtuelle Wertschöpfungsketten*

Die **Kritik an der Wertschöpfungskette** betrifft vor allem die fehlende Berücksichtigung des Menschen als wesentliches Element betrieblicher Prozesse. Zudem werden lediglich qualitative Aussagen gemacht, ohne dass diese z.B. hinsichtlich der Kostenanteile präzisiert werden. Schließlich unterstellt die Wertschöpfungskette einen linearen, schrittweisen Ablauf. Die Berücksichtigung ökologischer Aspekte sollte aber z.B. auch das Recycling als Kreislauf von Stoffen oder Energien beinhalten (vgl. *Schmid,* 1996, S. 154ff.)

Weiterentwicklungen setzen an diesen Kritikpunkten an. Dies betrifft insbesondere die Abkehr von sukzessiven Abläufen der Wertschöpfungsaktivitäten und deren Verknüpfung zu einem **Wertschöpfungsnetz** (vgl. *Hungenberg*, 2006, S. 111f.). Damit können flexible Formen der Zusammenarbeit in Kooperationen und Netzwerken besser dargestellt werden. So lassen sich darin z.B. Aktivitäten aufgeben, die Rolle von Wertschöpfungspartnern verändern oder neue Aktivitäten bzw. Partner aufnehmen. Auf diese Weise können neue Geschäftsmodelle gebildet werden. Abb. 3.4.7 zeigt exemplarisch einen Ausschnitt des Wertschöpfungsnetzes des Möbelhauses *IKEA* (vgl. *Porter,* 1999, S. 56).

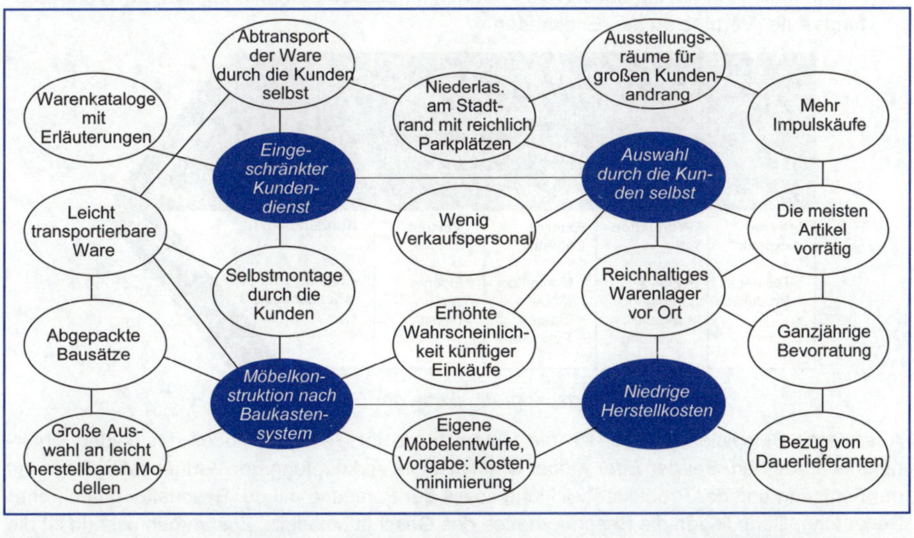


*Abb. 3.4.7: Wertschöpfungsnetz am Beispiel von IKEA (vgl. Porter, 1999, S. 56)*

Die *Eder Möbel GmbH* wird stark vom Unternehmensgründer Herrn Eder geprägt. Die meisten Entscheidungen erfordern seine Zustimmung. Aufgrund der flachen Hierarchiestruktur und der überschaubaren Anzahl an Mitarbeitern werden Entscheidungen deshalb schnell und unbürokratisch getroffen. Die Organisationsstruktur prägt auch die einzelnen Wertschöpfungsaktivitäten im Unternehmen. Die meisten Mitarbeiter sind nicht nur mit ihren eigenen Tätigkeiten vertraut, sondern kennen auch die vor- und nachgelagerten Aktivitäten ihrer Kollegen. Die Führungskräfte sind oftmals für mehrere Funktionalbereiche verantwortlich, wodurch Wertschöpfungsaktivitäten schnell verknüpft werden können. Exemplarisch sind folgende Beispiele zum Geschäftsmodell der *Eder Möbel GmbH* im Vergleich zum Möbelunternehmen *IKEA* zu nennen:

- Im Gegensatz zu *IKEA* mit einem weltweit agierenden Einkauf werden z.B. die Rohstoffe für die Produktion nicht von einer zentralen Einkaufsabteilung bereit gestellt. Der Produktionsleiter beschafft die Rohstoffe bedarfsgerecht selbst bei einem langjährigen Lieferanten aus der Umgebung. Dies garantiert zum einen, dass die Rohmaterialien genau auf die Produktionsanlagen abgestimmt sind und zum anderen eine konstant hohe Qualität des Rohmaterials. Allerdings verursacht es hohe Beschaffungskosten.
- Auch in der Produktion gibt es starke Unterschiede zwischen den beiden Unternehmen. Die *Eder Möbel GmbH* fertigt ihre gesamte Produktpalette im eigenen Werk, um flexibel auf die Kundenbedürfnisse reagieren zu können. Die Wartung und Instandsetzung der Produktionsanlagen sowie die Montage der Möbel erfolgt durch eigene Mitarbeiter. *IKEA* hingegen lässt die Produkte von Fremdfirmen fertigen. Um die Herstellkosten zu optimieren, werden weltweit Fertigungsunternehmen beauftragt. Der Kostenvorteil wird durch langfristige Lieferverträge abgesichert. Dadurch wird jedoch eine flexible Anpassung des Produktionsprogramms erschwert bzw. unmöglich.
- Die *Eder Möbel GmbH* liefert und montiert die Möbel selbst und unterzieht sie danach einer eingehenden Qualitätskontrolle. Die Transporte zu den Kunden erfolgen mit einem eigenen Fuhrpark. *IKEA* überlässt die Montage der Möbelstücke den Kunden und versendet in transportoptimierten Paketen. Für die Übernahme dieser Wertschöpfungsaktivität erhalten die Kunden allerdings einen günstigeren Preis.
- Der Vertrieb der Produkte erfolgt bei der *Eder Möbel GmbH* über eigene Außendienstmitarbeiter. Diese besuchen die Möbelhäuser, nehmen Markt- und Kundenbedürfnisse auf und bearbeiten Kundenreklamationen. *Ikea* hingegen vertreibt seine Produkte nur in eigenen Möbelhäusern. Auf diese Weise übernimmt das Unternehmen selbst die Wertschöpfungsstufe „Vertrieb an den Endkunden“.

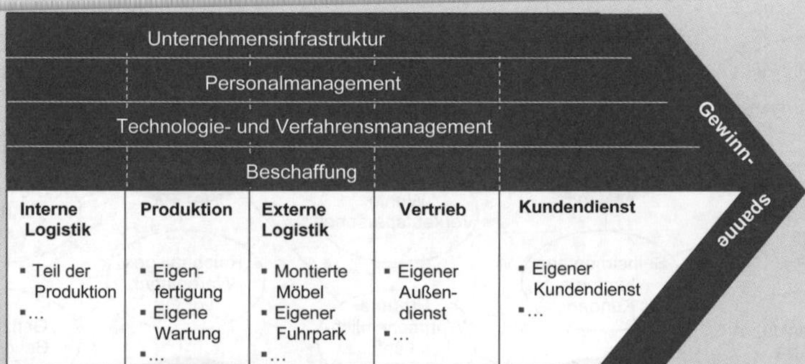


*Abb. 3.4.8: Wertschöpfungskette der Eder Möbel GmbH*

Aus diesen Beispielen lassen sich die Unterschiede im Geschäftsmodell der beiden Unternehmen erkennen. Bei der *Eder Möbel GmbH* ist die Verknüpfung der Vertriebsaktivitäten mit der Fertigung und der Produktentwicklung sowie der Fertigung mit der Beschaffung von hoher Bedeutung. Darin liegen die Besonderheiten des Geschäftsmodells. Zusammenfassend ist die Wertschöpfungskette der *Eder Möbel GmbH* in Abb. 3.4.8 dargestellt.

### 3.4.2.2 Analyse von Wertschöpfungssystemen

Neben der Wertschöpfungskette eines Unternehmens ist im Rahmen der Unternehmensanalyse auch dessen Einbettung in der Branche zu untersuchen. Abb. 3.4.9 zeigt exemplarisch die Verknüpfungen innerhalb eines Wertschöpfungssystems.

Ein **Wertschöpfungssystem** stellt unternehmensübergreifend die gesamte Wertschöpfung einer Branche dar (vgl. *Porter*, 2000, S. 65).

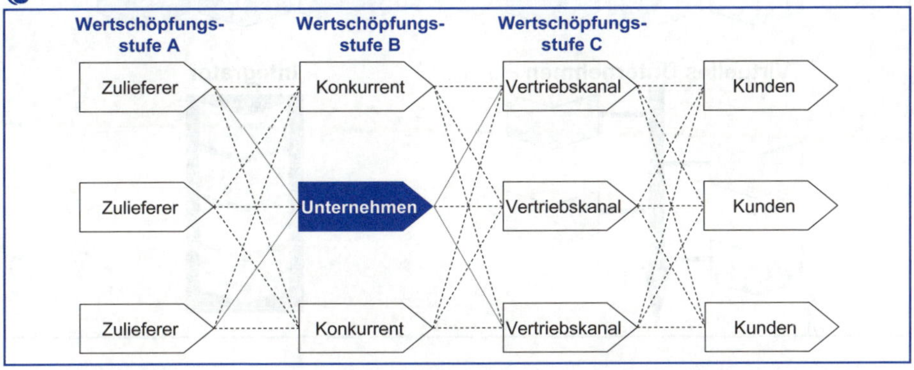


*Abb. 3.4.9: Überbetriebliches Wertschöpfungssystem (vgl. Porter, 2000, S. 64)*

Die Analyse der Position eines Unternehmens im Wertschöpfungssystem gibt Aufschluss über die Verteilung der Wertschöpfung in der eigenen Branche. Die Verschiebung der Wertschöpfung zwischen Unternehmen einer Branche wird **Wertwanderung** (Value Migration) genannt (vgl. *Hungenberg*, 2006, S. 116; *Slywotzky*, 1996, S. 48ff.). So verschieben sich z.B. in der Automobilindustrie die Wertanteile zu Gunsten der Zulieferer, da die Hersteller sich zunehmend auf die Vermarktung der Automobile und auf die Systementwicklung und -integration konzentrieren. Sogar Fertigungs- und Entwicklungsaufgaben werden auf die Zulieferer verlagert. Solche Wertschöpfungsverschiebungen sind für Unternehmen einer Branche bedeutsam, da sie Hinweise auf Veränderungen der Konkurrenten und die Positionierung des eigenen Unternehmens bieten. Neben den Wertschöpfungsanteilen einer Branche ist auch die Verteilung des Gesamtgewinns entlang der Wertschöpfungskette wichtig. In vielen Wertschöpfungsketten existieren profitable und weniger profitable Bereiche. Kennt das Unternehmen diese Unterschiede, dann kann es versuchen, sich in den attraktiven Bereichen der Wertschöpfungskette zu positionieren.

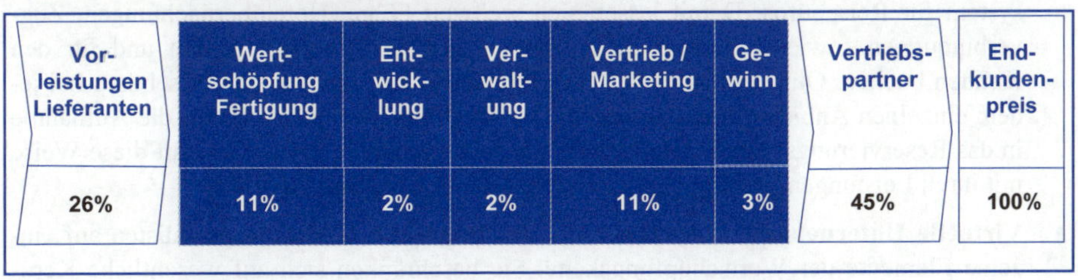


*Abb. 3.4.10: Wertschöpfungsanalyse im Wertschöpfungssystem*

Ein Beispiel für diese **Wertverteilungsanalyse** (Profit Pool Analyse) zeigt Abb. 3.4.10 (vgl. *Hungenberg*, 2006, S. 119ff.; *Gadiesh/Gilbert,* 1998, S. 141f.). Dort werden die Wertanteile des eigenen Unternehmens an der gesamten Wertschöpfungskette dargestellt.

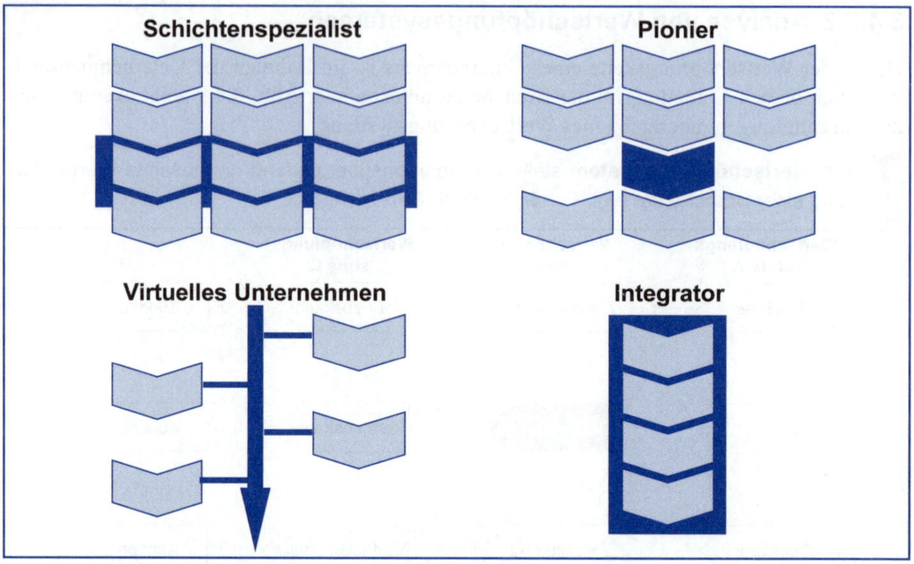


*Abb. 3.4.11: Wertschöpfungsstrukturen (vgl. Müller-Stewens/Lechner, 2005, S. 394)*

Neben Ansatzpunkten zur besseren Koordination der Wertschöpfungskette können Wettbewerbsvorteile auch durch völlig neue Wertschöpfungsstrukturen erzielt werden. Dabei können die in Abb. 3.4.11 dargestellten **grundlegenden Wertschöpfungsstrukturen** unterschieden werden (vgl. *Hungenberg*, 2006, S. 114ff.; *Müller-Stewens/Lechner*; 2005, S. 392ff.; *Heuskel*, 1999, S. 32f.):

- **Schichtenspezialisten** sind Unternehmen, die sich auf eine oder wenige Stufen einer Wertschöpfungskette konzentrieren. Sie lösen diese Stufe aus der bisher integrierten Wertschöpfungskette heraus und bieten diese Funktion in mehreren Branchen an. Beispielweise erbringt das Unternehmen *Flextronics* Produktionsleistungen für Unternehmen aus nahezu allen Bereichen der Elektronikindustrie wie z.B. für die Bereiche Unterhaltungselektronik, Telekommunikation, Kopiergeräte oder Computer.
- **Pioniere** versuchen, bestehende Wertschöpfungsketten durch Innovationen um zusätzliche Wertschöpfungsstufen zu ergänzen. Sie bieten neue Leistungen und schaffen so neue Märkte. Ein Beispiel hierfür ist *Sabre*, das weltgrößte Computer-Reservierungssystem für Reisebüros. Damit lassen sich weltweit Flüge, Hotelübernachtungen, Zugverbindungen sowie weitere Dienstleistungen auf Verfügbarkeit prüfen und für den Kunden buchen. Ohne ein solches Reservierungssystem müssten die Reisebüros bei jedem einzelnen Anbieter direkt anfragen. Die Fluglinien bezahlen z.B. für die Aufnahme in das Reservierungssystem eine Gebühr auf jedes gebuchte Ticket, um auf diese Weise mit ihren Leistungen in möglichst vielen Reisebüros vertreten zu sein.
- **Virtuelle Unternehmen** konzentrieren sich ähnlich wie Schichtenspezialisten auf einzelne Elemente der Wertschöpfungskette. Sie beschränken sich auf wesentliche Kernstufen, wie z.B. Produktentwicklung oder Marketing. Sie steuern ein Netzwerk an Partnerunternehmen, welche die übrigen Funktionen übernehmen. Man bezeichnet diese Unternehmen auch als virtuell, da die gesamte Wertschöpfungskette nicht in einem Unternehmen abgewickelt wird (vgl. Kap. 5.5.2.6). Ein Beispiel hierfür ist der Sportartikelhersteller *Puma,* der sich im Wesentlichen auf die Koordination des Gesamtsystems beschränkt und alle Partner für die einzelnen Wertaktivitäten abstimmt.

- **Integratoren** vollbringen die Leistungen einer Wertschöpfungskette überwiegend selbst und minimieren dadurch die Transaktionskosten zwischen den einzelnen Wertschöpfungsstufen. Eine voll integrierte Wertschöpfungskette ist dann sinnvoll, wenn die Leistungserstellung mit hohen Investitionen und großem Risiko verbunden ist. Auf diese Weise wird der Zugang zu kritischen Ressourcen und Vertriebskanälen gesichert. Ein Beispiel hierfür sind Energieversorgungsunternehmen.

Die Betrachtung von Wertschöpfungssystemen wurde Anfang der 1980er Jahre durch US-amerikanische Beratungsunternehmen unter dem Begriff **Supply Chain Management** populär und hat sich in deutschen Unternehmen seit Mitte der 1990er Jahre ausgebreitet. Allerdings hat sich noch kein einheitliches Verständnis durchgesetzt, so dass synonym auch Begriffe wie z.B. Lieferkettenmanagement, Value Chain Management oder Demand Chain Management verwendet werden. Einige Vertreter sehen es als Weiterentwicklung der betrieblichen Logistik (vgl. z.B. *Corsten*, 2001; *Pfohl*, 2000; *Stölzle*, 1999). Andere sprechen dagegen von einem organisationsübergreifenden Management von Geschäftsprozessen bzw. Kooperationen entlang der gesamten Wertschöpfungskette (vgl. z.B. *Hewitt*, 1994; *Cooper* et al., 1997). Da das Supply Chain Management seinen Ursprung in der Logistik hat, wird es deshalb im Folgenden als **integrativer Logistikansatz für Unternehmensnetzwerke** angesehen (vgl. *Göpfert*, 2004, S. 30ff.; *Scholz-Reiter/Jakobza*, 1999, S. 8).

**Supply Chain Management** ist die unternehmensübergreifende Koordination der zur Leistungserstellung erforderlichen Güter-, Informations- und Geldflüsse, um die Wettbewerbsfähigkeit der gesamten Wertschöpfungskette zu erhöhen.

Supply Chain Management entwickelt, gestaltet und lenkt die unternehmensübergreifenden Güter-, Informations- und Geldflüsse, um Erfolgspotenziale aus einem Unternehmensnetzwerk zu erschließen (vgl. *Göpfert*, 2004, S. 32). Dabei soll die Wertschöpfungskette ganzheitlich auf die Bedürfnisse der Endverbraucher ausgerichtet werden. Ziel ist es, durch eine langfristige Zusammenarbeit mit ausgewählten Kooperationspartnern die gemeinsamen Fähigkeiten so abzustimmen, zu nutzen und zu verbessern, dass die **Wettbewerbsposition der gesamten Wertschöpfungskette** gesteigert wird. Der Wettbewerb findet nicht mehr zwischen einzelnen Unternehmen, sondern zwischen den am Markt agierenden Wertschöpfungsketten statt. Dies ermöglicht den einzelnen Partnern, sich auf ihre Kompetenzen zu konzentrieren (vgl. *Beckmann*, 2004, S. 4ff.; *Corsten/Gabriel*, 2004, S. 4). Betrachtet wird die gesamte Breite und Länge des Wertschöpfungssystems. Die Breite bezieht sich auf die darin ablaufenden Prozesse. Die Länge umfasst aus Sicht eines Unternehmens alle vorgelagerten Lieferanten (Lieferant der Lieferanten) und nachgelagerten Kunden (Kunden der Kunden) (vgl. *Baumgarten/Thomas*, 2002, S. 20). Aufgrund der vielfältigen Verflechtungen zwischen den Wertschöpfungspartnern, wird in diesem Zusammenhang auch von einem **Wertschöpfungsnetzwerk** gesprochen (vgl. Kap. 5.5.2.5). Sowohl die beteiligten Partner als auch die Beziehungen innerhalb des Netzes unterliegen dabei einem ständigen Wandel (vgl. *Beckmann*, 2004, S. 2).

Durch das Supply Chain Management soll der Kundennutzen maximiert und die im Wertschöpfungssystem anfallenden Kosten für alle Beteiligten minimiert werden. Folgende **Verbesserungen** werden angestrebt (vgl. *Beckmann*, 2004, S. 12ff.; *Arnold/Warzog*, 2001, S. 20; *Busch/Dangelmaier*, 2002, S. 8f.):

- Verkürzung von Durchlauf- und Lieferzeiten sowie Erhöhung der Termintreue,
- Kosteneinsparungen z.B. durch Abbau von Lagerbeständen, Senkung von Transaktionskosten oder bessere Kapazitätsauslastung,
- Steigerung der Anpassungsfähigkeit der Wertschöpfungskette an veränderte Marktbedingungen und Beschleunigung von Innovationen,

- Erhöhung der Prognose- und Planungsgenauigkeit und Reduzierung von Marktrisiken,
- Vermeidung von Produktionsverzögerungen, zwischenbetrieblichen Liegezeiten, Nachbesserungen und Reklamationen.

Um diese Verbesserungen zu realisieren, sollten einige generelle **Prinzipien** für ein erfolgreiches Supply Chain Management befolgt werden (vgl. *Corsten/Gabriel*, 2004, S. 11ff.; *Beckmann*, 2004, S. 9ff.):

- **Planungskoordination**: Die Beschaffungs-, Produktions- und Vertriebsplanung wird nicht mehr von jedem Unternehmen separat durchgeführt, sondern für die gesamte Wertschöpfungskette aufeinander abgestimmt. Ohne eine koordinierte Planung kommt es in der Wertschöpfungskette zur Verstärkung von Auftragsschwankungen. Diese sind umso stärker, je weiter das Unternehmen in der Kette vom Endkunden entfernt positioniert ist. Geringe Schwankungen der Endkundennachfrage schaukeln sich so zu starken Auftragsschwankungen bei den Rohstofflieferanten auf. Ursachen für diesen in Abb. 3.4.12 dargestellten sog. **Peitscheneffekt** (Bullwhip-Effekt; vgl. *Forrester*, 1961) sind vor allem Informationsverzögerungen in der Wertschöpfungskette. Insbesondere wenn sich die einzelnen Glieder in der Kette nur am Bestellverhalten ihres unmittelbaren Kunden orientieren, können vereinzelte Auftragsschwankungen z.B. aufgrund von Sonderangeboten, Sammelbestellungen oder erwarteten Lieferengpässen derartige Überreaktionen auslösen (vgl. *Corsten/Gössinger*, 2001, S. 90f).

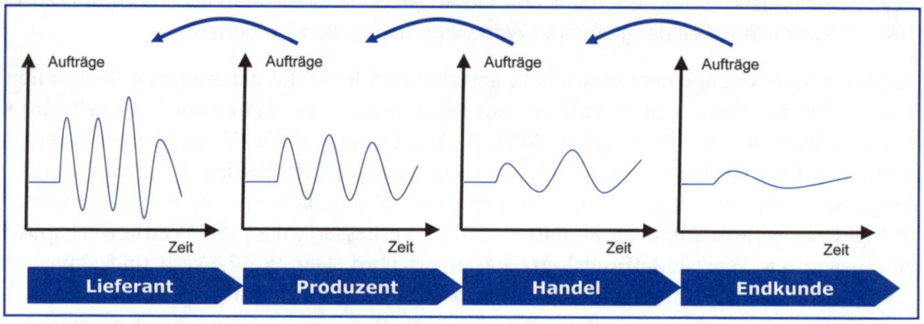


*Abb. 3.4.12: Peitscheneffekt (vgl. Beckmann, 2004, S. 7)*

- **Integrierte Informationssysteme** sind die Basis für eine koordinierte Beschaffungs-, Produktions- und Vertriebsplanung. Um die Güter-, Informations- und Geldflüsse der gesamten Wertschöpfungskette abzubilden, sind die hierfür erforderlichen Schnittstellen für den Informationsaustausch zwischen den beteiligten Unternehmen einzurichten. Durch ein integriertes Planungs- und Prognosesystem können alle Mitglieder der Wertschöpfungskette auf die gleichen Informationen über die Entwicklung der Endkundennachfrage zurückgreifen. Die Unternehmen können dadurch auf allen Stufen unmittelbar auf Schwankungen reagieren. Auf diese Weise lassen sich die beschriebenen Ausschläge der Auftragsmengen und die damit verbundenen Nachteile wie z.B. der Aufbau von Überbeständen erheblich reduzieren.
- **Partnerschaft und Vertrauen** sind nicht nur die Voraussetzung für den erforderlichen Informationsaustausch. Alle Partner sollten die Optimierung der gesamten Wertschöpfungskette im Sinne einer „Win-Win-Situation" anstreben und nicht ausschließlich auf ihren eigenen Vorteil bedacht sein. Nur durch eine partnerschaftliche Beziehung, die im Idealfall von der gemeinsamen Entwicklung des Produktes über dessen gesamten Lebenszyklus andauert, lässt sich die Wettbewerbsfähigkeit der gesamten Wertschöpfungskette steigern. Die in der Wertschöpfungskette entstehenden Kosten sind deshalb insgesamt zu reduzieren und nicht nur auf andere Partner abzuwälzen (vgl. *Bassok* et al.,

1997, S. 2f.). Ein Gegenbeispiel hierfür ist der in den neunziger Jahren populär gewordene *VW*-Manager *Lopez*, der massiven Druck auf die Zulieferbetriebe ausübte, um eine Senkung der Einkaufspreise zu erreichen. Ein derartiges Vorgehen schafft Misstrauen und reduziert langfristig die Leistungsfähigkeit der Lieferanten und damit der gesamten Wertschöpfungskette (vgl. *Schönsleben/Hieber*, 2004, S. 63f.).

- **Späte Produktdifferenzierung** (Postponement) ermöglicht es, in der Wertschöpfungskette zunächst nur Standardprodukte zu erstellen und die Bildung kundenspezifischer Varianten erst kurz vor dem Verkauf zuzulassen. Durch diese flexible Leistungserstellung sollen Probleme durch die zunehmenden Produktvarianten wie z.B. kleine Losgrößen und Bestellmengen oder hoher Koordinationsaufwand verhindert werden. Kostenvorteile bei der Produktion lassen sich dann ohne erhöhte Absatzrisiken und Lagerbestände erzielen. Diese kundenindividuelle Massenproduktion wird auch als **Mass-Customization** bezeichnet. Bei Mobiltelefonen kann z.B. der Kunde aus einer großen Zahl unterschiedlicher Gehäuse auswählen. Somit kann er das Design seines Telefons beim Kauf selbst bestimmen. Je modularer die Produkte aufgebaut sind, desto später lässt sich die Produktdifferenzierung durchführen (vgl. *Feitzinger/Lee*, 1997, S. 118ff.).

Die Leistungserstellung kann entweder vom Unternehmen (Push-Prinzip) oder vom Kunden (Pull-Prinzip) angestoßen werden. Vielfach wird beim Supply Chain Management das **Pull-Prinzip** propagiert. Danach werden erst dann Leistungen von den Gliedern der Kette erstellt, wenn ein konkreter Kundenauftrag vorliegt. Auf diese Weise „zieht" der Kunde durch seine Bestellung die Wertschöpfungskette. Absatzrisiken und Lagerbestände lassen sich auf diese Weise reduzieren. Nach dem **Push-Prinzip** produzieren die Unternehmen ohne vorherigen Auftrag eine hohe Menge an Erzeugnissen auf Lager. Danach versuchen sie diese weiter zu ihren Kunden zu „schieben". Dies ermöglicht Kostenvorteile bei der Produktion (Economies of Scale), kurze Lieferzeiten, die Senkung von Rüstkosten und -zeiten sowie die Vermeidung von Fertigungsproblemen durch schwankende Nachfrage. Eine ausschließliche Festlegung auf das Pull-Prinzip ist wenig sinnvoll. Die Steuerung der Leistungserstellung sollte sich vielmehr nach den Produkteigenschaften richten. Das Pull-Prinzip ist bei hochwertigen, kundenspezifischen Produkten mit kurzem Lebenszyklus vorteilhaft. Das Push-Prinzip ist dagegen bei geringwertigen, langlebigen Massenprodukten und stark schwankender Nachfrage besser geeignet. Durch eine späte Produktdifferenzierung lassen sich die Vorteile beider Prinzipien verbinden (vgl. *Melzer-Ridinger*, 2003, S. 30).

Innerhalb einer Wertschöpfungskette hat jenes Unternehmen die größte Macht, welches zum Endprodukt den größten Kundennutzen beisteuert. Das kann bedeuten, dass dieses Unternehmen dadurch im Wertschöpfungssystem eine beherrschende Stellung einnimmt (fokales Unternehmen, vgl. Kap. 5.3.2.5). Um die **Positionierung** des einzelnen Unternehmens zu verbessern, sind zunächst die Bedürfnisse der Endkunden zu identifizieren. Danach ist die Wertschöpfungskette mit den beteiligten Unternehmen zu erfassen. Im Anschluss sind die kritischen Leistungen zu bestimmen, die für den Endkunden einen erkennbaren hohen Nutzen erzeugen. Die Leistung des Unternehmens sollte daraufhin entsprechend positioniert und/oder der von diesem erzeugte Kundennutzen erhöht werden. Wie z.B. der Chiphersteller *Intel* mit seiner *„Intel inside"*-Kampagne beweist, ist hierfür ein direkter Endkundenzugang nicht unbedingt erforderlich (vgl. *Corsten/Gabriel*, 2004, S. 11f.).

Um eine Zusammenarbeit über Bereichs- und Unternehmensgrenzen zu ermöglichen, sind ganzheitliche Entscheidungen über die Mitglieder und deren Anordnung in der Wertschöpfungskette zu treffen (vgl. *Pfohl*, 2000, S. 8ff.). Dies erfordert eine ausreichende Transparenz über Bestandteile und Mitglieder der Wertschöpfungskette. Ein weit verbreitetes, branchenunabhängiges Referenzmodell zur Beschreibung unternehmensübergreifender Wertschöpfungsketten ist das **Supply Chain Operations Reference Modell** (SCOR-Modell). Es wurde 1996 vom *Supply Chain Council* entwickelt und erleichtert die Kommunikation über

Struktur und Prozesse durch einheitliche Darstellung und Bezeichnung. Es ermöglicht die integrierte Gestaltung der Wertschöpfungskette, die Bewertung ihrer Leistungsfähigkeit und deren Vergleich anhand von Benchmarks. Die gesamte Wertschöpfungskette wird durch die fünf Kernprozesse planen (plan), beschaffen (source), herstellen (make), liefern (deliver) und zurückliefern (return) beschrieben. Das Zurückliefern umfasst sowohl die Rücksendung von Rohstoffen an den Lieferanten als auch die Rücknahme von Produkten durch das Unternehmen. Mit Hilfe dieser Kernprozesse lässt sich die gesamte Wertschöpfungskette darstellen und in Kunde-Lieferanten-Beziehungen aufteilen (vgl. Abb. 3.4.13). Dies ermöglicht sowohl eine übergreifende Planung der gesamten Wertschöpfungskette als auch eine detaillierte Analyse der Leistungserstellung. Hierzu werden die Kernprozesse schrittweise zunächst in generelle Prozesskategorien und Prozesselemente und dann in unternehmensspezifische Aktivitäten weiter differenziert (vgl. *Supply Chain Council*, 2005, S. 4ff.; *Beckmann*, 2004, S. 42ff.; *Corsten/Gössinger*, 2001, S. 140ff.).

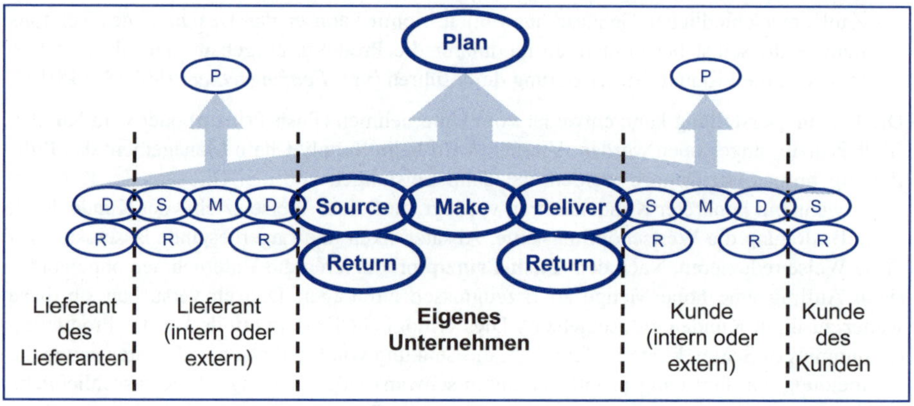


*Abb. 3.4.13: Kernprozesse des SCOR-Modells (vgl. Supply Chain Council, 2005, S. 3)*

Die **Einführung** eines Supply Chain Managements erfordert bei allen beteiligten Partnern teilweise erhebliche Investitionen in das Informationssystem. Darüber hinaus können u.a. organisatorische Umstrukturierungen sowie Schulungsmaßnahmen zur Sicherstellung des gemeinsamen Informationsaustausches anfallen. Partnersuche, Verhandlungen und Modellierung der Wertschöpfungskette sind meist sehr kosten- und zeitaufwendig. Die Komplexität und Dynamik der Wertschöpfungskette kann einen hohen laufenden Koordinationsaufwand erfordern. Daher sind bei der Einführung eines Supply Chain Managements Kosten und Nutzen sorgfältig abzuwägen (vgl. *Beckmann*, 2004, S. 17ff.).

Im heutigen Wettbewerbsumfeld kann es aufgrund der Vernetzung mit Lieferanten, Vertriebspartnern und Kunden nicht mehr ausreichend sein, nur die internen Strukturen und Prozesse zu verbessern. Um die Wünsche der Kunden nach großer Auswahl, geringen Preisen und hoher Qualität zu erfüllen, wird zunehmend eine Optimierung der gesamten Wertschöpfungskette erforderlich (vgl. *Corsten/Gabriel*, 2004, S. 4). Eine wesentliche Herausforderung ist dabei die enge und langfristige **Zusammenarbeit** von rechtlich und wirtschaftlich selbstständigen Unternehmen. Um die Prozesse in einer unternehmensübergreifenden Wertschöpfungskette optimieren zu können, ist ein intensiver Austausch auch von vertraulichen Informationen unabdingbar. Mangelnde Kooperationsfähigkeit ist eines der größten Probleme bei der Umsetzung des Supply Chain Managements. Gelingt die Zusammenarbeit, dann verspricht das Supply Chain Management Verbesserungen im Sinne aller beteiligten Partner (vgl. *Weber*, 2002, S. 185f.; *Schönsleben/Hieber*, 2004, S. 63f.).

### 3.4.2.3 Praxisbeispiel Festo AG & Co. KG

FESTO

Die *Festo* Gruppe ist ein weltweit führender Anbieter von Automatisierungstechnik mit rund 250 Standorten. Das Unternehmen erwirtschaftete im Geschäftsjahr 2007 mit ca. 12.000 Mitarbeitern einen Umsatz von rund 1,5 Mrd. Euro. Das Leistungsangebot umfasst über 25.000 Basisprodukte mit tausenden verschiedenen Kombinationsmöglichkeiten, die an mehr als 300.000 Kunden weltweit vertrieben werden.

Ein Kennzeichen der Automatisierungstechnik ist ihre breite Verwendung in den unterschiedlichsten Branchen mit sehr spezifischen technischen Anforderungen. Daraus folgt eine hohe Komplexität von Produkten und Leistungen. Die erforderliche Beherrschung der Komplexität und die Bereitstellung eines breiten Produktsortiments mit zahlreichen kundenspezifischen Varianten sind von kleinen Nischenanbietern nur bedingt leistbar. Globale Unternehmen wie *Festo* sind heutzutage nicht mehr nur Zulieferer, sondern werden als Partner für die komplette Kundenprozesskette angesehen.

Vorrangiges Ziel von *Festo* ist es, einen Mehrwert im Wertschöpfungsprozess des Kunden zu schaffen. Dies soll erreicht werden durch:

- Weltweite Flexibilität und Kundennähe durch eine globale Wachstumsstrategie für Technologien, Produkte, Regionen und Branchen,
- Internationale, schnelle Verfügbarkeit,
- Langfristig stabile weltweite Lieferpartnerschaften,
- Globale Synchronisation mit der Wertschöpfungskette der Kunden durch sog. „Customer Connectoren".

Nicht nur die klassischen Schnittstellen Bestellung und Auslieferung stehen bei *Festo* im Fokus der Optimierung, sondern die Generierung eines Mehrwerts bei den wertschöpfenden Prozessschritten des Kunden. Entwickelt und fortgeschrieben wird diese Philosophie auf Basis einer stetigen Analyse der branchenspezifischen Prozessketten der Kunden und durch das Know-how der Fachberater. Ziel ist eine synchronisierte, kundengerechte Organisation und die Verzahnung mit den Wertschöpfungsprozessen der Kunden. Dies zeigt auch die folgende Abb. 3.4.14. Die Auftragsabwicklung (**Order Processing**) bildet das Bindeglied zwischen der Entwicklung, der Produktion, der Erfüllung der Kundenbedürfnisse (**Fulfilment**) und den kundenseitigen Prozessen. Ein solches Logistikkonzept ist auf motivierte, qualifizierte und flexible Mitarbeiter angewiesen. *Festo* investiert deshalb jährlich rund 1,5% des Umsatzes in Aus- und Weiterbildung. Um eine **lernende Organisation** zu schaffen, wurden eine *Festo Academy* und ein *Festo Lernzentrum* gegründet. Darüber hinaus wurden E-Learning und ein Wissensmanagementsystem eingeführt. Die je nach Kundenauftragssituation erforderliche Mitarbeiterverfügbarkeit wird durch flexible Arbeitszeitmodelle und Vergütungssysteme sichergestellt. Das Fundament des Supply Chain Managements bildet die weltweite **Standardisierung** der Produktion und der Informationsprozesse, d.h. die Verfügbarkeit konsistenter Daten vom Auftragseingang bis zum Versand. Die standardisierte Produktion ermöglicht eine schnelle Verfügbarkeit selbst kundenindividueller Produkte.

Produktionsstandardisierung bedeutet, dass aus einer relativ geringen Anzahl von Grundkomponenten nach dem Baukastenprinzip die kundenspezifischen Produktvarianten entstehen. Hierfür verwendet *Festo* ein **zweistufiges globales Produktionskonzept**. Dabei werden in sog. **Global Production Centern** auf der ersten Produktionsstufe die Grundkomponenten der Produkte in hohen Stückzahlen auf Lager gefertigt. Diese Produktionsstufe ist auf den weltweiten Bedarf und eine Steigerung der Produktivität ausgerichtet. Global Production Center befinden sich in Deutschland, der Schweiz, Tschechien, Ungarn, Bulgarien, Brasilien, Indien und China.

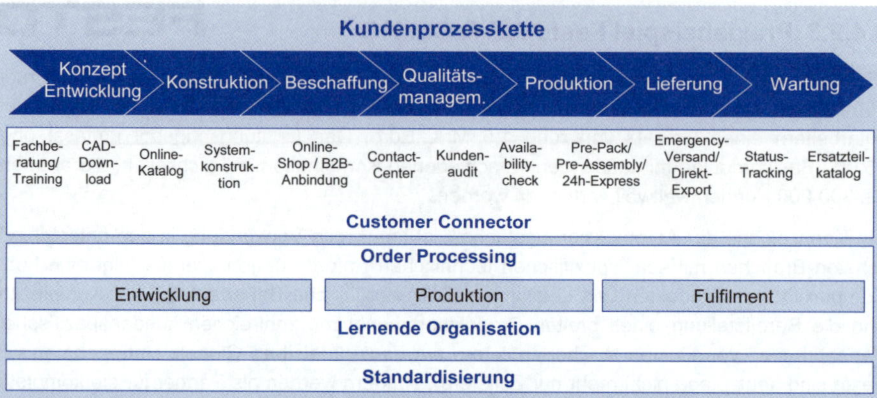


*Abb. 3.4.14: Supply Chain Management bei Festo*

Die zweite Stufe des Produktionssystems sind kombinierte **Montage- und Logistikcenter** für die einzelnen Marktregionen wie z.B. EU, NAFTA oder ASEAN. Das größte dieser **Regional Service Center** befindet sich in St. Ingbert-Rohrbach im Saarland. Es verfügt über eine Pufferkapazität von über 100.000 Plätzen und kann täglich bis zu 40.000 Positionen versenden. Die Region ASEAN wird vom Regional Service Center in Singapur und Nordamerika vom Regional Service Center im US-Bundesstaat New York beliefert. Weitere Center sind für die Regionen Mercosur, Indien und China geplant.

Das europäische Regional Service Center löste schrittweise alle nationalen europäischen Lager ab. Die europaweite Direktbelieferungsquote stieg damit auf über 90%. In Folge konnten die Landesgesellschaften von *Festo* ihre Logistikkosten um über 50% und die lokalen Lagerbestände um bis zu 75% reduzieren. Zudem erweiterte *Festo* sein Angebot an Basisprodukten von 11.300 auf 25.000 Produkte, während der Anteil der Logistikkosten an den Gesamtkosten von 11,6% auf 7,9% sank. Gleichzeitig steigerte das Unternehmen die Terminerfüllungsquote auf über 95%. Das europäische Regional Service Center ermöglichte darüber hinaus die Senkung der Lieferzeiten in Zentral-Europa von mehreren Tagen auf unter 24 Stunden. Für 14 europäische Länder bietet *Festo* einen in Europa einmaligen Express-Service, mit dem nicht nur Standardprodukte sondern auch kundenindividuelle Lösungen in weniger als 24 Stunden in der Fabrik des Kunden eintreffen. Für seinen ganzheitlichen Logistik-Ansatz „First in Motion – powered by Logistics“ wurde *Festo* mit dem **Deutschen Logistik-Preis** der *Bundesvereinigung Logistik* ausgezeichnet. *Festo* ist es gelungen, sein Produktspektrum auszuweiten, die Serviceleistungen zu steigern und gleichzeitig die Logistikkosten erheblich zu reduzieren.

Die **Entwicklung** erfolgt bei *Festo* in Zusammenarbeit mit dem Kunden. Die zentrale Forschungs- und Entwicklungsabteilung in Esslingen entwickelt neben neuen Produkten für den breiten Markt auch kundenspezifische Lösungen. Sie ist verantwortlich für Innovationen und den Ausbau der Funktionsbaukästen. Die *Regional Engineering Center* (REC) in Verbindung mit den *Regional Production Centern* (RPC) sind das Herzstück der kundennahen Produktentwicklung. Als dezentrale Entwicklungszentren, in denen Katalogprodukte mit regionenspezifischer Ausrichtung entwickelt werden, sind sie für ein definiertes Einzugsgebiet und für die Produkte dieser Region verantwortlich. Auf diese Weise gelingt die flexible und schnelle Reaktion auf Anforderungen der regionalen Märkte. Die RECs entwickeln keine neuen Produkte, sondern passen lediglich bestehende Produkte an die individuellen Kundenwünsche und die jeweiligen länderspezifischen Normen und Standards an.

Die **Automatisierungsprojekte** der Kunden werden von *Festo* auf verschiedene Art und Weise unterstützt. Zu allen Projektaufgaben wie z.B. technische Dimensionierung, Konstruktion, Dokumentation, Kalkulation, Bestellung oder Ersatzteilversorgung hält *Festo* Software-Lösungen für seine Kunden bereit. Der Internetkatalog enthält mehr als 18.000 CAD-Modelle, die von den Kunden abgerufen und in ihre Konstruktion einbezogen werden können. Monatlich werden über 130.000 Zeichnungen von der *Festo* Website herunter geladen. Auf diese Weise können die Kunden ihren Aufwand für Konstruktion und Projektierung sowie ihre Entwicklungszeiten deutlich reduzieren.

Im **Online-Shop** können Kunden ihre spezifischen Preise und die Verfügbarkeit der Produkte abfragen und bestellen. Mit der Order-Tracking-Funktionalität können sie den Status ihrer Bestellungen prüfen und einen Überblick über alle Bestellungen erhalten. Dies ist auch für die Bestellungen möglich, die nicht über Online-Shops getätigt werden. Über 70.000 Besucher zählt der Online-Shop pro Monat. Mehr als 100 Großkunden verfügen über kundenspezifische elektronische Kataloge, über die ein automatischer Auftragseingang bei *Festo* aus den Produktionssystemen der Stammkunden per EDIFACT ermöglicht wird. Dies fördert die Kundenbindung und führt für beide Seiten zu niedrigeren Transaktionskosten.

Die Gesamtstruktur eines **globalen Entwicklungs- und Produktionsverbundes** mit verschiedenen Typen von Produktions- und Entwicklungszentren gleicht einem Schalenmodell. Dabei sitzt in der Mitte die größte technologische Kompetenz, während in den äußeren Schalen die Kundennähe und Flexibilität im Vordergrund stehen. *Festo* profitiert von seiner internationalen Ausrichtung, die es erlaubt, Kunden entlang der gesamten Wertschöpfungskette weltweit zu unterstützen. Das Zusammenspiel aus zentralen und dezentralen sowie regionalen und spezialisierten Einheiten bestimmt den Erfolg des Konzeptes.

## 3.4.3 Ressourcenanalyse und ressourcenbasierte Strategien

Die **ressourcenorientierte Unternehmensführung** (vgl. Kap. 1.2.5) basiert auf der Annahme, dass Unterschiede zwischen Unternehmen und damit auch deren Wettbewerbsvorteile durch die betrieblichen Ressourcen begründet sind. Jedes Unternehmen ist damit durch seine spezielle Ressourcenausstattung geprägt (vgl. *Schendel,* 1996, S. 3). Dieses Ressourcenbündel ist historisch gewachsen und unterliegt einem ständigen Wandel. Wettbewerbsrelevante Ressourcen ermöglichen es, bestimmte Aktivitäten besser oder billiger zu erbringen als die Konkurrenten. Wettbewerbsvorteile eines Unternehmens können also nicht nur auf dessen Marktstellung basieren, sondern auch auf seinen überlegenen Ressourcen (vgl. *Müller-Stewens/Lechner,* 2005, S. 357).

### 3.4.3.1 Ressourcenanalyse

Voraussetzung für solche überlegenen Ressourcen sind unvollkommene Märkte, die den Zugang zu diesen Ressourcen für alle Unternehmen verhindern. In diesem Fall lassen sich Wettbewerbsvorteile nicht sofort durch Transaktionen am Markt ausgleichen. Zusammengefasst erklärt die ressourcenorientierte Unternehmensführung Wettbewerbsvorteile nach dem **Resources-Conduct-Performance-Paradigma** („Ressourcen-Verhalten-Leistung"). Es ist der Gegenpol zur marktorientierten Unternehmensführung nach dem „Structure-Conduct-Performance-Paradigma" („Leistungsstruktur-Verhalten-Leistung") (vgl. Kap. 1.2.1 und Kap. 3.3). Die marktorientierte Unternehmensführung begründet den Erfolg von Unternehmen durch Unterschiede in der Branchenstruktur. Neben den Chancen und Risiken auf dem Markt, spielen aber auch die internen Stärken und Schwächen eines Unternehmens eine strategische Rolle. So kann die ressourcenorientierte Unternehmensführung als Gegenpol und Ergänzung zum marktorientierten Ansatz angesehen werden.

**Ressourcen** sind die zur Leistungserstellung eines Unternehmens erforderlichen materiellen und immateriellen Güter.

Ressourcen können in Sach-, Human- und Finanzkapital unterteilt werden. Im ressourcenorientierten Ansatz liegt der Schwerpunkt auf dem Humankapital und insbesondere auf dessen Komponenten Wissen und organisatorische Fähigkeiten. Zum Teil wird auch von Ressourcen im Sinne von Sachkapital und von Fähigkeiten im Sinne von immateriellem Vermögen gesprochen (vgl. *Coenenberg/Salfeld,* 2006, S. 234). **Immaterielles Vermögen** (vgl. Kap. 8.3) ist häufig der strategisch bedeutendere Teil. Dies zeigt auch die Bewertung der in immateriellen Vermögensgegenständen enthaltenen Erfolgspotenziale an der Börse. Häufig stellt der Marktwert eines Unternehmens daher ein Vielfaches des Bilanzwertes dar (vgl. *Dillerup* et al., 2005, S. 58).

Die Ressourcen eines Unternehmens bestimmen darüber, welche Leistungen es erbringen kann. Sie unterscheiden es von anderen Unternehmen und machen es einzigartig (vgl. *Knyphausen,* 1993, S. 777ff.). Die **Ressourcenanalyse** beschäftigt sich deshalb damit, diese Ressourcen zu identifizieren und zu klassifizieren. Daraufhin ist zu prüfen, ob die Ressourcen einen Wettbewerbsvorteil ermöglichen. Ist dies der Fall, dann kann eine ressourcenorientierte Strategie festgelegt werden.

Zur **Identifikation und Klassifizierung** von Ressourcen können diese nach Qualität und Anzahl eingeordnet werden (vgl. *Hungenberg,* 2006, S. 148f.). Ein Zeitvergleich deckt Veränderungen der Ressourcen im eigenen Unternehmen auf und macht deren Ursachen deutlich. Aussagekräftiger ist jedoch ein Unternehmensvergleich, der Stärken und Schwächen der Ressourcen gegenüber der Konkurrenz zeigt (vgl. Kap. 3.3.7).

Die Kernaufgabe der Ressourcenanalyse besteht darin, die Ressourcen mit hohem Erfolgspotenzial zu bestimmen. Diese werden als sog. **strategische Ressourcen** bezeichnet. Dazu sind die in Abb. 3.4.15 aufgeführten **Kriterien** zu erfüllen (vgl. *Knyphausen,* 1993, S. 777ff.; *Barney* 2002, S. 149ff.; *Hamel/Prahalad*, 1997, S. 309):

- **Überlegenheit** im Vergleich zur Konkurrenz ist die Grundvoraussetzung einer strategischen Ressource. Häufig entsteht diese Überlegenheit nicht durch eine einzelne Ressource allein, sondern erst durch die Kombination mehrerer Ressourcen.
- **Einzigartigkeit** bezeichnet die Imitierbarkeit durch die Konkurrenten. Ressourcen können physisch einzigartig sein. Dies ist z.B. bei Schürfrechten zur Öl- oder Salzförderung der Fall. Eine Nachahmung ist auch schwierig, wenn Ressourcen über einen langen Zeitraum aufgebaut wurden. Beispiele sind Marken, Patente und technologische Fähigkeiten. Einzigartigkeit bedeutet auch, dass eine Ressource nicht am Markt erworben werden kann.
- **Dauerhaftigkeit** beschreibt, wie lange sich der Vorteil aus einer einzigartigen Ressource aufrechterhalten lässt. Eine dauerhafte Ressource wie z.B. ein Salzförderrecht kann die Basis für eine Strategie bilden. Ressourcen mit kurzer Dauerhaftigkeit bieten dagegen kein strategisches Potenzial.
- **Nutzbarkeit** beschreibt die Möglichkeit des Unternehmens, die aufgrund der Ressourcen erzielten Gewinne für sich zu behalten. Die Gewinnverteilung kann auch zwischen den Marktpartnern verhandelbar sein. So können z.B. Schürfrechte die Pflicht zur Abführung eines Großteils der erzielten Erträge beinhalten.
- **Ersetzbarkeit** (Begrenzte Substituierbarkeit) d.h. die Ressource kann nur schlecht durch eine andere ersetzt werden. So kann z.B. die Entwicklung einer alternativen Technologie dazu führen, dass eine einzigartige Ressource stark an Wert verliert. Ein Beispiel hierzu ist die Entwicklung von Kunststoffen aus Erdöl, die einen massiven

Preiseinbruch in den 1940er Jahren auf dem Kautschuk-Markt auslöste. Heute lohnt sich der Anbau von Kautschuk kaum noch, während er früher hochprofitabel war.

- **Kundenwert** bedeutet, dass die Ressource für den Kunden zur Befriedigung seiner Bedürfnisse einen Nutzen bringt, für den er auch bereit ist, etwas zu bezahlen.

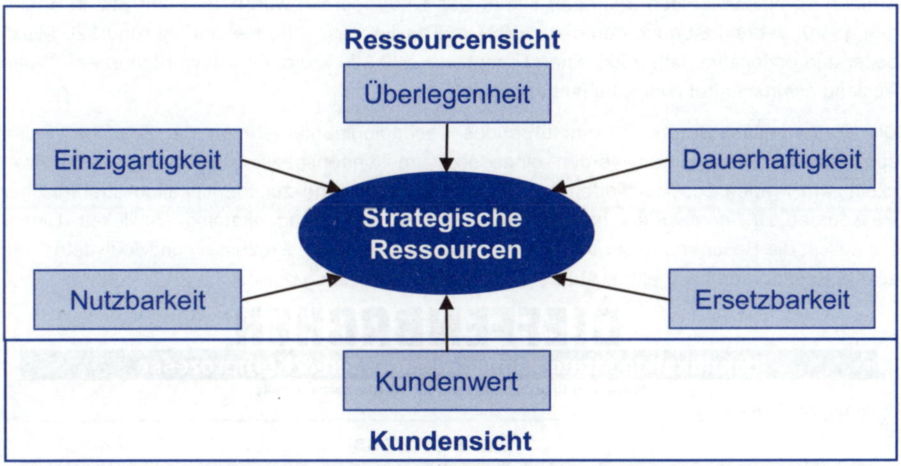


*Abb. 3.4.15: Kriterien für strategische Ressourcen*

### 3.4.3.2 Ressourcenbasierte Strategien

**Strategische Ressourcen** zeichnen sich zusammenfassend durch zwei wesentliche Eigenschaften aus: Sie sind sowohl aus Kunden- als auch aus Unternehmenssicht wertvoll. Die Ressourcenanalyse zeigt, warum die Ölindustrie unter den weltweit größten Unternehmen stark vertreten ist. Unternehmen dieser Branche verfügen über strategische Ressourcen, die alle genannten Kriterien erfüllen. So ist Erdöl aus Kundensicht für viele Anwendungen sehr wertvoll. Die Ausbeutung der Ölvorkommen ist von Konkurrenten nicht nachzuahmen und bildet eine dauerhafte Wettbewerbsbasis. Da die Unternehmen einen Großteil der Wertschöpfungskette kontrollieren, fließt ihnen der Nutzen der strategischen Ressource zu. Insbesondere lässt sich Erdöl in vielen Fällen nicht oder nicht wirtschaftlich ersetzen. Erdöl bzw. das Recht zu dessen Förderung ist somit eine strategische Ressource.

Strategische Ressourcen beinhalten Erfolgspotenziale und erlauben einen Wettbewerbsvorteil. Daher kann auf ihnen eine **ressourcenorientierte Strategie** aufgebaut werden. Diese orientiert sich daran, dass ein Unternehmen sich auf bestimmte herausragende Ressourcen oder Fähigkeiten konzentriert und nur Leistungen erstellt, bei denen diese zum Einsatz kommen. Um auf der Basis strategischer Ressourcen zu konkurrieren, sollten diese durch laufende Investitionen erhalten bzw. ausgebaut werden. Geschieht dies nicht oder nicht in ausreichendem Umfang, dann nutzt sich das strategische Potenzial der Ressourcen mit der Zeit ab. In manchen Fällen lässt sich eine strategische Ressource auch ausweiten, wenn sie ebenfalls in anderen Branchen einen Wettbewerbsvorteil ermöglicht. So können z.B. technologische Fähigkeiten durch neue Anwendungsgebiete an Attraktivität gewinnen. Schließlich kann noch versucht werden, seine Ressourcen dort einzusetzen, wo dies von den Kunden besonders wertgeschätzt wird. Die Übertragung von Ressourcen in andere Geschäfte ist jedoch schwierig. Die nachfolgend erläuterten kompetenzbasierten Strategien bauen auf den ressourcenorientierten Strategien auf.

### 3.4.3.3 Praxisbeispiel Dieffenbacher-Gruppe

DIEFFENBACHER

*Dieffenbacher* ist eine international tätige Unternehmensgruppe, die Pressensysteme und komplette Produktionsanlagen für die Holzplattenindustrie sowie die Automobil- und Automobilzulieferindustrie fertigt und entwickelt. Als Systemlieferant bietet das Unternehmen seinen Kunden Komplettlösungen aus einer Hand. Das Unternehmen wurde 1873 mit Sitz in Eppingen gegründet und ist noch heute zu 100% im Familienbesitz. Es beschäftigt rund 920 Mitarbeiter und erzielte im Jahr 2006 einen Umsatz ca. 260 Mio. Euro. Davon wurden über 70% im Ausland erwirtschaftet (www.dieffenbacher.de).

Die *Dieffenbacher-Gruppe* ist ein führendes Technologieunternehmen der Branche. Seine spezialisierten Ressourcen werden eingesetzt, um kundenspezifische Lösungen zu entwickeln. Um Fragen zur Ausgliederung einzelner Bereiche und zur Identifikation strategischer Ressourcen zu beantworten, hat das Unternehmen einen Fragenkatalog entwickelt. Dieser ermöglicht die Bestimmung strategischer Ressourcen bzw. von Prozessen und Aktivitäten, die solche Ressourcen beinhalten. Abb. 3.4.16 zeigt einen Auszug daraus.

DIEFFENBACHER

**Identifikation strategischer Ressourcen & Kernprozesse**

**Fragen zu Prozessbeiträgen für Wettbewerbsvorteile**

**Prozessbezeichnung:**

**Musterprozess**

**Zutreffendes ankreuzen**

**Einzigartigkeit / Nachahmbarkeit**

Ist der Prozess oder die darin enthalten Ressourcen für Wettbewerber schwer imitierbar? — x

z.B. enthaltenes Know-how, Patente, Technologien, Marken...

*Bemerkung:*

**Dauerhaftigkeit**

Nutzt sich der Vorteil aus dem Prozess bzw. der darin enthaltenen Ressourcen langsam bzw. kaum ab?

z.B. technische Veraltung, Wettbewerbsdynamik....

*Bemerkung:*

**Nutzbarkeit**

Ressource? (z.B. Marktmacht der Kunden, Lieferanten...)

*Bemerkung:*

**Ersetzbarkeit**

Kann der Vorteil aus dem Prozess bzw. der darin enthaltenen Ressourcen verdrängt oder substituiert werden?

z.B. Ersatztechnologie....

*Bemerkung:*

**Überlegenheit**

Bietet der Prozess bzw. die darin enthaltenen Ressourcen wirklich einen Vorteil im Vergleich zur Konkurrenz? — x

*Bemerkung:*

**Knappheit**

Ist der Prozess bzw. die darin enthaltenen Ressourcen am Markt knapp?

*Bemerkung:*

**Wesentlicher Einfluss**

Hat der Prozess bzw. die darin enthaltenen Ressourcen einen wichtigen Einfluss auf die erfolgskritischen Faktoren des Unternehmens?

*Bemerkung:*

**Kundenbeziehung**

Beinhaltet der Prozess bzw. die darin enthaltenen Ressourcen eine wettbewerbsrelevante Kundenbeziehung?

*Bemerkung:*

**Sofern es sich um keinen strategischen Prozess handelt, ist im Blatt 3 zu untersuchen, ob sich der Prozess standardisieren und verlagern lässt.**

*Abb. 3.4.16: Fragenkatalog für strategische Ressourcen der Dieffenbacher-Gruppe*

## 3.4.4 Kompetenzanalyse und kompetenzbasierte Strategien

Als Weiterentwicklung des ressourcenorientierten Ansatzes rückt der **fähigkeitenorientierte Ansatz** (Capability-Based View) die Fähigkeiten eines Unternehmens in den Mittelpunkt.

! Die **Fähigkeiten** eines Unternehmens beinhalten das Wissen, das erforderlich ist, um Leistungen für den Kunden zu erstellen.

Wertvolle Ressourcen und darauf aufbauende Prozesse erlauben den Aufbau von Erfolgspotenzialen. Um an solche wertvollen Ressourcen zu gelangen und diese zu nutzen, sind Fähigkeiten erforderlich. Sie zeichnen sich dadurch aus (vgl. Kap. 1.2.5), dass sie in betrieblichen Abläufen verankert, im Zeitablauf entwickelt und permanent angepasst werden. Fähigkeiten (capabilities) umfassen anwendungsbezogenes Wissen, welches ein Unternehmen in die Lage versetzt, technische oder organisatorische Leistungen zu erbringen. Beispiele für solche Leistungen sind die Chiptechnologie oder die Logistik eines Versandhandelsunternehmens. Wichtig ist dabei, dass diese Fähigkeiten nicht an eine einzelne Person gebunden sind, sondern auf einer Kombination aus Ressourcen und Wissen des Unternehmens beruhen (vgl. *Coenenberg/Salfeld,* 2006, S. 234). Eine besondere Fähigkeit ist es, Ressourcen aufzubauen und zu entwickeln. Diese Fähigkeit wird auch als Kompetenz bezeichnet.

! **Kompetenzen** sind unternehmerische Fähigkeiten, durch die Ressourcen aufgebaut und eingesetzt werden können.

Die Erzielung von Wettbewerbsvorteilen kann durch den Zusammenhang von Ressourcen, Fähigkeiten und Kompetenzen erklärt werden. So kann z.B. der Markterfolg eines Unternehmens durch ein besonderes Produktionsverfahren begründet sein. Die hierfür erforderlichen Ressourcen sind z.B. spezifische Produktionsanlagen und -abläufe. Damit diese Ressourcen einen Vorteil bieten, sind Fähigkeiten erforderlich. So kann z.B. für die Konstruktion der Anlage spezifisches Wissen erforderlich sein. Auch die einzigartige Kombination von austauschbaren Anlagen durch besondere Prozesskenntnisse ist dafür ein Beispiel. In diesem Fall ist die Fähigkeit der wirtschaftlichen Gestaltung des gesamten Systems die zugrunde liegende Kompetenz.

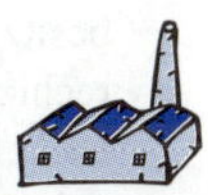

Die Kompetenz des Automobilherstellers *Toyota* besteht beispielsweise in der Gestaltung von Fertigungs- und Montageprozessen. Daraus werden Fähigkeiten, wie z.B. Logistikkonzepte oder hohe Prozessqualität entwickelt, welche die Montageressourcen effizienter machen. Die Effizienz äußert sich in überdurchschnittlicher Produktivität. Diese verschafft *Toyota* Kostenvorteile gegenüber seinen Wettbewerbern und macht es damit zu einem der profitabelsten Automobilhersteller.

### 3.4.4.1 Kompetenzanalyse

Oft sind es weniger die strategischen Ressourcen, die den Erfolg eines Unternehmens ausmachen. Vielmehr sind häufig die unterschiedlichen Fähigkeiten zur Nutzung dieser Ressourcen ausschlaggebend (vgl. *Hungenberg*, 2006, S. 143). Im Vordergrund steht dabei die einzigartige Kombination von Ressourcen, die vom Kunden als Zusatznutzen empfunden wird. Dies kann sich entscheidend auf den Erfolg auswirken (vgl. *Hinterhuber,* 2004, S. 120). Deshalb ist es Aufgabe der **Kompetenzanalyse**, die Kompetenzen zu identifizieren und zu bewerten. Ziel ist die Entdeckung sog. Kernkompetenzen (core competences), die Wettbewerbsvorteile ermöglichen.

! **Kernkompetenzen** sind einzelne oder miteinander kombinierte Kompetenzen, aus denen ein Unternehmen Wettbewerbsvorteile erzielen kann.

Kernkompetenzen lassen sich von der Konkurrenz nur schwer imitieren, da sie meist nicht nur aus einer Kompetenz, sondern vielmehr aus einem umfassenden Bündel aus abgestimmten Kompetenzen und Ressourcen entstehen. Deshalb ermöglichen sie den Aufbau von dauerhaften Wettbewerbsvorteilen (vgl. *Hinterhuber,* 2004, S. 120). Die Kriterien zur Bestimmung von Kernkompetenzen stimmen weitgehend mit denen zur Identifikation strategischer Ressourcen überein (vgl. Kap. 3.4.3). Eine Kernkompetenz liegt vor, wenn folgende **Voraussetzungen** erfüllt sind (vgl. *Hungenberg* 2006, S. 141ff.; *Knyphausen,* 1993, S. 777ff.; *Barney,* 2002, S. 149ff.; *Hamel/ Prahalad,* 1997, S. 309):

- **Wertvoll**, d.h. Kunden sind bereit, für ihre Nutzung einen entsprechenden Preis zu bezahlen. Dann verbessern sie die Wettbewerbsposition und ermöglichen es, die Stärken des Unternehmens auszuschöpfen und die Risiken der Umwelt zu minimieren.
- **Einzigartigkeit** schafft Differenzierungsvorteile gegenüber den Konkurrenten.
- **Schlechte Imitierbarkeit**: Kernkompetenzen dürfen durch Wettbewerber nicht oder nur zu hohen Kosten nachzuahmen sein. Nur dann lassen sich Kompetenzvorsprünge und daraus resultierende Wettbewerbsvorteile dauerhaft verteidigen.
- **Breite Nutzbarkeit**: Kernkompetenzen sind in mehreren Bereichen nutzbar, d.h. sie lassen sich auf neue Produkte und Problemlösungen übertragen.

Die Identifikation von Kernkompetenzen kann durch das in Abb. 3.4.17 dargestellte **Kompetenzportfolio** mit den Dimensionen Kundenwert und Kompetenzstärke unterstützt werden (vgl. *Hinterhuber,* 2004, S. 125). Die relative Kompetenzstärke im Vergleich zu den stärksten Wettbewerbern erfordert eine Analyse der Wertschöpfungskette. Im Mittelpunkt stehen Kompetenzen zur Erbringung der für den Kunden wahrnehmbaren Leistungen. Die relative Stärke folgt aus dem Konkurrenzvergleich. Der Kundenwert der Kompetenzen folgt aus den gegenwärtigen und zukünftigen Kundenanforderungen (vgl. Kap. 3.3.5). Er setzt eine marktorientierte Betrachtung (vgl. Kap. 3.3.1) voraus. Im Kompetenzportfolio werden folgende **Kompetenzarten** unterschieden (vgl. *Krüger/Homp,* 1997, S. 105; *Coenenberg/ Salfeld,* 2004, S. 247f.; *Hinterhuber,* 2004, S. 128ff.):

- **Standardkompetenzen** haben in den Augen der Kunden keine große Bedeutung und werden von den Wettbewerbern gleich gut oder besser beherrscht. Das Unternehmen besitzt in diesem Fall keine besonderen Stärken. Dies sind z.B. Fähigkeiten zur Aufrechterhaltung des normalen Geschäftsbetriebs oder zur Abrundung des Produktangebots. Da Standardkompetenzen keinen Wettbewerbsvorteil ermöglichen, können sie zugekauft oder ausgelagert werden.
- **Kompetenzlücken** entstehen, wenn eine Fähigkeit für die Kunden eine hohe Bedeutung hat, aber das Unternehmen für diese nur geringe Kompetenz besitzt. Diese Lücke zwischen Marktanforderung und unternehmerischer Kompetenz ist von hoher strategischer Relevanz. Sie kann aus eigener Kraft durch Fusionen und Übernahmen (vgl. Kap. 3.5) oder durch Kooperation (vgl. 5.3) geschlossen werden.
- **Potenzialkompetenzen** werden zwar vom Unternehmen besonders gut beherrscht, allerdings erzielen sie für den Kunden nur einen geringen Nutzen. Ein Beispiel ist eine am Kundenbedarf vorbeigehende Produktentwicklung im Sinne technikverliebter Perfektion, die der Kunde nicht honoriert (Over-Engineering). Potenzialkompetenzen können entstehen, wenn sich die Anforderungen der Kunden ändern und bestehende Stärken nicht mehr erforderlich sind. Sie können in einer Kooperation von Nutzen sein.
- **Kernkompetenzen** werden vom Unternehmen besser als die Konkurrenz beherrscht und erzeugen gleichzeitig einen hohen Kundenwert. Sie bilden die Grundlage für kernkompetenzbasierte Strategien.

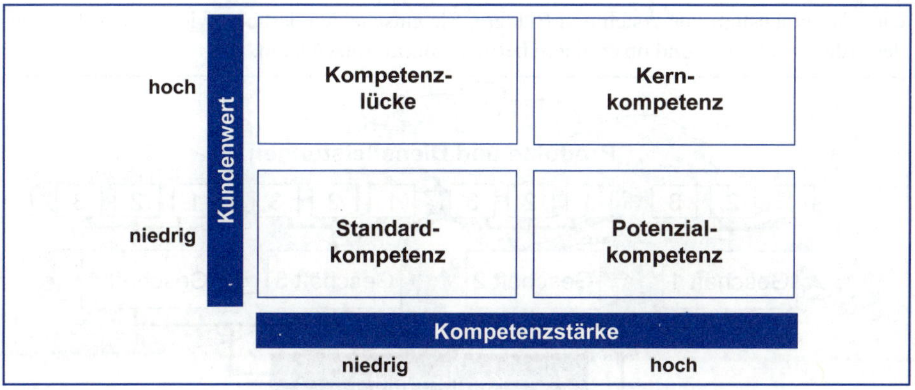


*Abb. 3.4.17: Kompetenzportfolio (vgl. Hinterhuber, 2004, S. 128)*

Die Identifikation und Abgrenzung von Kernkompetenzen ist eine schwierige Aufgabe. Dabei besteht die Gefahr, dass alle denkbaren Fähigkeiten eines Unternehmens als Kernkompetenzen bezeichnet werden (vgl. *Welge/Al-Laham,* 2003, S. 267). Zu ihrer Überprüfung gibt es neben der Portfolio-Methode eine Fülle weiterer **Methoden.** So können vertiefende Fragestellungen oder Checklisten eingesetzt werden (vgl. *Barney,* 2002, S. 145ff.). Da Kernkompetenzen meist nicht direkt als Verursacher von Wettbewerbsvorteilen erkennbar sind, können Ursache-Wirkungsketten eingesetzt werden, um die Zusammenhänge zu verdeutlichen (vgl. *Krüger/Homp*, 1997, S. 29ff.). Der Ansatz von *Bullinger* (1995, S. 196) ermittelt Kernkompetenzen mit Hilfe einer Nutzwertanalyse. Dabei werden die Kriterien gewichtet und nach ihrer relativen Stärke beurteilt. Daraus ergibt sich ein Punktwert für die Kompetenzen, die in einer sog. Profilmatrix dargestellt werden. Anschließend werden sie den Erfolgsfaktoren aus der Umweltanalyse gegenübergestellt und daraus Gruppen von Kompetenzen bestimmt (vgl. *Coenenberg/Salfeld,* 2004, S. 245f.).

### 3.4.4.2 Kompetenzbasierte Strategien

Nach Identifikation der Kernkompetenzen kann eine **kernkompetenzbasierte Strategie** aufgebaut werden. Sie lässt sich, wie in Abb. 4.3.18 dargestellt, als **Kompetenz-Baum** veranschaulichen (vgl. *Prahald/Hamel*, 1990, S. 79ff.). Wie die Wurzeln den Baum mit Nährstoffen versorgen und ihm zugleich Stabilität verleihen, so stellen die **Kernkompetenzen** die Quelle für das nachhaltige Überleben eines Unternehmens dar. Während sich die Blätter eines Baumes je nach Jahreszeit verändern, abfallen und nachwachsen, bleiben die Wurzeln bestehen. Analog dazu unterliegen die Produkte am Markt einem Lebenszyklus. Kernkompetenzen sind dagegen dauerhafter Natur und verleihen dem Unternehmen damit Stabilität. Beispielsweise kombiniert *Honda* seine Kompetenzen aus der Motorentwicklung, -fertigung und -anpassung miteinander.

Aus den Wurzeln des Baumes geht ein kräftiger Stamm hervor, der sich in zahlreiche und weit verzweigte Äste teilt. Analog gehen aus den Kernkompetenzen unternehmensweite **Kernprodukte** hervor. Diese sind in vielen Geschäftsbereichen verwendbar. Ein wesentliches Kernprodukt von *Honda* ist z.B. der Motor. Er besitzt aufgrund der überlegenen Kompetenzen Wettbewerbsvorteile und kommt beim Motorrad, Kraftfahrzeug, Rasenmäher oder in Schiffen zum Einsatz. Da Kernprodukte in den Geschäftsbereichen neue Anwendungsgebiete eröffnen, kommt dem Marktanteil bei den Kernprodukten höhere Bedeutung zu als bei den Endprodukten. Die großen Äste symbolisieren die **Geschäftsfelder**, die kleinen Äste die Produktbereiche und die Blätter die **Endprodukte** eines Unternehmens. Die Stärke eines Baumes lässt sich nicht nur an den Ästen und Blättern erkennen. Erst die Wurzeln ermöglichen das Wachstum von Ästen und Blättern. Sie entscheiden darüber, wie fest ein Baum in der Erde verankert ist und ob er einem heftigen Sturm trotzen kann.

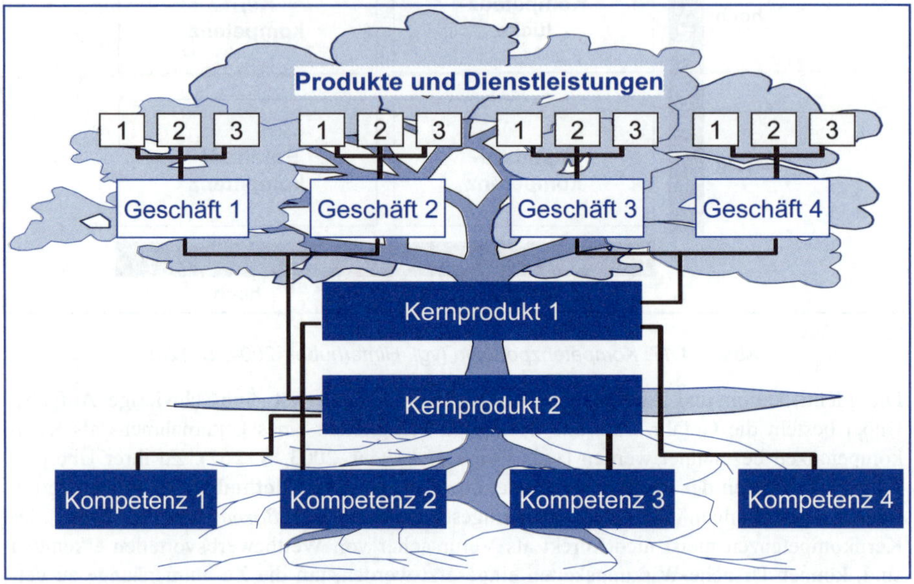


*Abb. 3.4.18: Das Baum-Modell des Kernkompetenz-Ansatzes (in Anlehnung an Prahalad/Hamel, 1990, S. 811)*

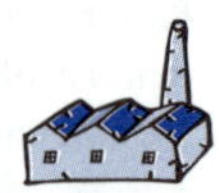

Beispiele für kernkompetenzbasierte Strategien sind die japanischen Unternehmen *Canon* und *Sony*. *Canon* verfügt über spezifische Fähigkeiten in der Präzisionsmechanik, Feinoptik und Mikroelektronik, die zusammen eine Kernkompetenz bilden. Daraus entstanden unterschiedlichste Geschäftsfelder von Fotokameras bis zu Kopiergeräten. *Sony* kombiniert seine Kompetenzen in der Feinmechanik, Optik und Elektronik zur Kernkompetenz der Miniaturisierung elektronischer Geräte. Beispiele sind CD-Spieler, Mobiltelefone oder Digitalkameras (vgl. *Hungenberg*, 2006, S. 144).

Erfolgreich eingesetzte Kernkompetenzen lassen sich im Nachhinein einfach erklären. Für die Unternehmensführung stellt sich jedoch die Frage, wie Kernkompetenzen erkannt, entwickelt und genutzt werden können (vgl. *Coenenberg/Salfeld*, 2004, S. 237f.). Ein Gestaltungsansatz für kompetenzbasierte Strategien ist der **Kernkompetenz-Führungskreislauf** (vgl. *Krüger/Homp*, 1997, S. 29ff.). Er setzt sich aus den in Abb. 3.4.20 gezeigten Teilschritten zusammen (vgl. *Krüger/Homp*, 1997, S. 92 ff.; *Hamel/Prahalad* 1997, S. 337 ff.; *Bamberger/Wrona* 1996, S. 388ff.):

- **Identifikation** und Einordnung der Kernkompetenzen.
- **Entwicklung** von Kernkompetenzen durch Festigung, Aufbau und Verbesserung bestehender Kompetenzen sowie die Weiter- und Neuentwicklung zukünftiger Kompetenzen. Das Kompetenzportfolio aus Abb. 3.4.17 bietet der Unternehmensführung mit seinen Normstrategien hierfür konkrete Ansatzpunkte. Da Kernkompetenzen vor allem aus organisationalen Lernprozessen entstehen, ist deren Entwicklung im Wesentlichen ein Prozess des unternehmerischen Wandels (vgl. Kap. 3.6).
- **Integration:** Die Fähigkeiten sind so zu Kernkompetenzen zu kombinieren, dass sie optimal nutzbar sind. Dazu ist das Denken in Kompetenzen organisatorisch zu verankern. Dies kann erreicht werden, indem statt der marktorientierten Aufteilung in strate-

gische Geschäftseinheiten das Unternehmen in sog. Kompetenzzentren (Centers of Competence) gegliedert wird. Darin sollen Fähigkeiten zu Kernkompetenzen verknüpft werden. So basiert z.B. die Kernkompetenz von *Sony* zur Miniaturisierung auf der Verknüpfung von Fähigkeiten aus Forschung, Entwicklung, Produktion und Marketing.

- **Nutzung:** Zeitraum, in dem die aus den Kernkompetenzen realisierten Erfolgspotenziale ausgeschöpft werden können. Da der Aufbau von Kernkompetenzen langwierig und kostenintensiv ist, sollten sie möglichst lange und in vielen Geschäftsbereichen nutzbar sein. Hilfreich ist dabei das in Abb. 3.4.19 dargestellte **Kompetenz-Produkt-Portfolio**. In Anlehnung an das Produkt-Markt-Portfolio (vgl. Kap. 3.3.4) wird dabei zwischen bestehenden und neuen Kompetenzen bzw. Produktmärkten unterschieden. Daraus ergeben sich folgende **Handlungsalternativen** (vgl. *Hamel/Prahalad*, 1997, S. 341):
  - **Die Lücken füllen:** In bestehenden Märkten können die existierenden Kernkompetenzen erweitert werden. So gelang es z.B. *Canon*, seine Kernkompetenzen in Präzisionsmechanik, Feinoptik, Mikroelektronik und elektronischer Bildverarbeitung in sämtlichen Produktlinien anzuwenden.
  - **Herausragende Positionen** lassen sich erreichen, wenn neue Kompetenzen auf den gegenwärtigen Märkten genutzt werden. So stärkt z.B. *IBM* den Verkauf von Hard- und Software durch seine Beratungskompetenz.
  - **Chancen** sind Bereiche, in denen gegenwärtige Kompetenzen in neuen Märkten angewandt werden können. So konnte z.B. *Dunlop* seine Kernkompetenzen im Bereich der Kautschuk- und Kunststoffverarbeitung erfolgreich vom Reifengeschäft auf Matratzen, Polster, Bodenbeläge und Tennisbälle übertragen.
  - **Weiße Flecken** beinhalten die Frage, inwieweit völlig neue Kompetenzen aufgebaut werden sollten, um an neuen Märkten der Zukunft teilnehmen zu können. Diese Handlungsoption beinhaltet sowohl Chancen als auch Risiken.

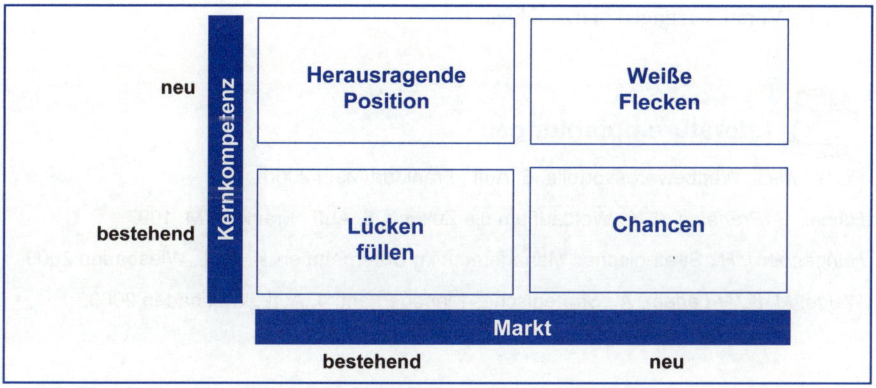


*Abb. 3.4.19: Kompetenz-Markt-Portfolio (vgl. Hamel/Prahalad, 1997, S. 341)*

- **Transfer**: Die Übertragung auf neue Anwendungsfelder kann neue Produkte/Leistungen, Kunden/Regionen oder gänzlich neue Geschäftsfelder umfassen. Nach der Analogie des Baumes gilt es, möglichst viele Blätter zu treiben. Das Potenzial von Kernkompetenzen wird erst durch deren Übertragung auf neue Produkt-Markt-Anwendungen ausgeschöpft. Auch hierzu lässt sich das Kompetenz-Markt-Portfolio nutzen.

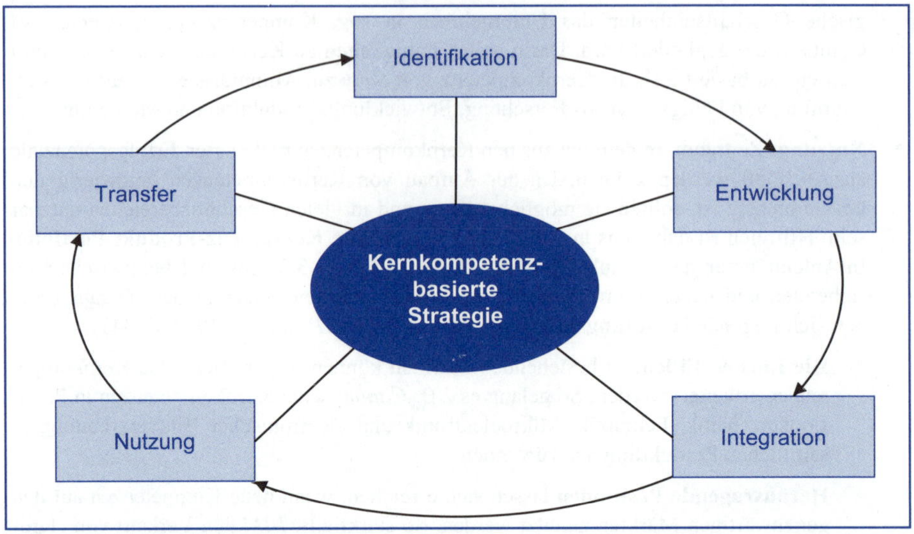


*Abb. 3.4.20: Kernkompetenz-Führungskreislauf (in Anlehnung an Krüger/Homp, 1997, S. 265)*

Die Ressourcenorientierung bildet neben der marktorientierten Ausrichtung die zweite Säule strategischer Unternehmensführung. Sie erzeugt einen fundierten Rahmen zur Unternehmensanalyse und bildet die Basis für ressourcen- und kompetenzbasierte Strategien. So einleuchtend die Empfehlungen zur Konzentration auf Ressourcen und Kernkompetenzen sind, so schwierig sind sie allerdings umzusetzen. In vielen Fällen lassen sich keine Wettbewerbsvorteile auf Basis von Ressourcen oder Kompetenzen aufbauen, da dem Unternehmen die Voraussetzungen hierzu fehlen.

## Literaturempfehlungen

*Porter, M.E.:* Wettbewerbsvorteile, 6. Aufl., Frankfurt/Main 2000.

*Hamel, G./Prahalad, C.K.:* Wettlauf um die Zukunft, 2. Aufl., Frankfurt/M. 1997.

*Hungenberg, H.:* Strategisches Management im Unternehmen, 4. Aufl., Wiesbaden 2006.

*Welge, M. K./Al-Laham, A.:* Strategisches Management, 4. Aufl., Wiesbaden 2003.

## Management Summary

- Die Unternehmensanalyse bestimmt Stärken und Schwächen des Unternehmens im Vergleich zur Konkurrenz.
- Das Geschäftsmodell ist eine vereinfachte Darstellung der Aktivitäten und Ressourcen eines Unternehmens zur Leistungserbringung für seine Kunden.
- Wertschöpfung bezeichnet die Differenz zwischen dem Wert der vom Unternehmen erstellten und den von diesem bezogenen Leistungen.
- Die Wertkette bildet ein Unternehmen als Ansammlung von primären und sekundären Teilaktivitäten ab. Aus der Zusammenstellung der Aktivitäten kann das Geschäftsmodell eines Unternehmens gestaltet werden.
- Ein Wertschöpfungssystem stellt unternehmensübergreifend die gesamte Wertschöpfung einer Branche dar.
- Supply Chain Management ist die unternehmensübergreifende Koordination der zur Leistungserstellung erforderlichen Güter-, Informations- und Geldflüsse, um die Wettbewerbsfähigkeit der gesamten Wertschöpfungskette zu erhöhen.
- Ressourcen sind die zur Leistungserstellung eines Unternehmens erforderlichen materiellen und immateriellen Güter.
- Strategische Ressourcen ermöglichen Wettbewerbsvorteile und zeichnen sich dadurch aus, dass sie Kundenwert stiften und als Ressource nutzbar, einzigartig, überlegen, dauerhaft sowie nicht ersetzbar sind. Auf ihnen lässt sich eine ressourcenbasierte Strategie aufbauen.
- Die Fähigkeiten eines Unternehmens beinhalten das anwendungsorientierte Wissen das erforderlich ist, um Leistungen für den Kunden zu erstellen.
- Kompetenzen sind unternehmerische Fähigkeiten, durch die Ressourcen aufgebaut und eingesetzt werden können.
- Kernkompetenzen sind einzelne oder miteinander kombinierte Kompetenzen, aus denen ein Unternehmen Wettbewerbsvorteile erzielen kann.
- Kernkompetenzbasierte Strategien identifizieren Kernkompetenzen, entwickeln sie und integrieren diese zu Kernprodukten. Aus diesen entsteht eine Vielzahl unterschiedlicher Produkte.

# 3.5 Mergers & Acquisitions

**Leitfragen**

- Warum werden Übernahmen durchgeführt?
- Was sind Mergers und Acquistions und welche Formen gibt es?
- Wie läuft die Übernahme eines Unternehmens ab?
- Was zeichnet erfolgreiche Übernahmen aus?

Die Unternehmensführung kann die Strukturen eines Unternehmens durch Fusionen und Übernahmen stark verändern und strategisch neu ausrichten. Daher sind Mergers & Acquistions als ein vornehmlich strukturelles Gestaltungsfeld der Unternehmensführung auf der strategischen Ebene einzuordnen (vgl. Abb. 3.5.1).

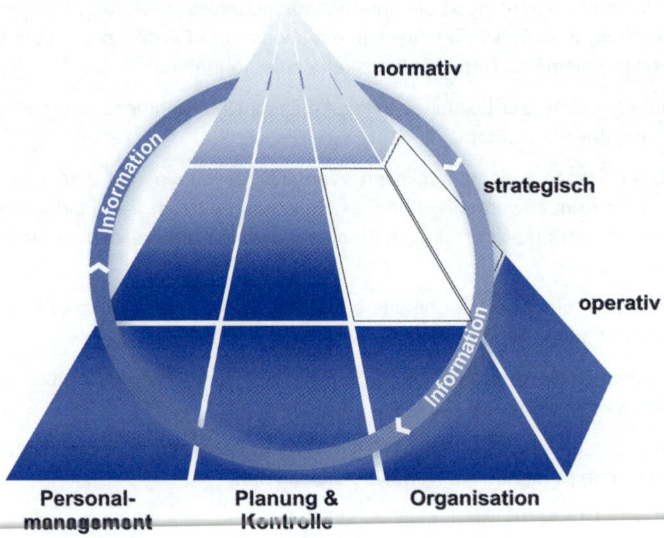


*Abb. 3.5.1: Mergers & Acquisitions als Element der strategischen Organisation*

## 3.5.1 Markt und Motive

Der aus dem US-amerikanischen Investment Banking stammende Begriff Mergers & Acquisitions (M&A) umschreibt den Handel mit Unternehmensbeteiligungen und wird mit Fusionen und Unternehmensübernahmen übersetzt. Die USA gilt als Wiege des M&A. Dort gibt es immer wieder Zeiten, in denen ein signifikanter Anstieg an Fusionen und Übernahmen zu verzeichnen ist. Die bislang fünf **M&A-Wellen** in den USA waren dabei durch unterschiedliche Auslöser und Motive gekennzeichnet (vgl. *Müller-Stewens/Lechner*, 2005, S. 288; *Müller-Stewens/Schäfer*, 1999, S. 1305ff.):

- **1. Welle**: Als Reaktion auf den 1893 erlassenen *Shermann Act*, der Absprachen zwischen Unternehmen untersagte, kam es zwischen 1898 und 1904 zur Bildung großer monopolistischer Anbieter. Dies ist die Geburtsstunde vieler heutiger Großunternehmen wie z.B. *General Electric*.

- **2. Welle**: Durch die Antitrustgesetzgebung wurden Übernahmen auf gleicher Wertschöpfungsstufe erschwert. Daher integrierten von 1926 bis 1929 Unternehmen die vor- bzw. nachgelagerten Wertschöpfungsstufen. Auf diese Weise entstanden marktbeherrschende Positionen wie z.B. *General Motor*s oder *IBM*. Der Zusammenbruch der Börsen am Black Friday und die darauf folgende Weltwirtschaftskrise beendete diese Welle abrupt.
- **3. Welle**: Diversifikations- und Portfolioüberlegungen brachten die dritte Welle von 1965 bis 1969 hervor. Dabei wurden Unternehmen aus anderen Wertschöpfungsketten übernommen und so entstanden Unternehmen wie z.B. *ITT*.
- **4. Welle**: Das Streben nach Kernkompetenzen und die Unterbewertung vieler Unternehmen löste in der Zeit von 1984 bis 1990 die vierte Welle aus. Unterbewertete Unternehmen wurden zerschlagen und einzeln an Investoren veräußert. Diese wollten dadurch ihre Kernkompetenzen stärken oder ausbauen.
- **5. Welle**: Die Welle von 1993 bis 2000 wurde durch die Globalisierung der Wirtschaft und das Internet getrieben. Weltweite Marktpräsenz war z.B. ein wesentlicher Grund für die Fusion von *Daimler-Benz* und *Chrysler*.
- **6. Welle**: In der vorläufig letzten Welle seit 2002 überprüfen viele Konzerne ihre Geschäftsbereiche auf deren Profitabilität bzw. Wachstumsstärke. Dabei stoßen sie Bereiche ab, die nicht zum Kerngeschäft gehören oder die defizitär sind. Ein Beispiel ist der Verkauf der *Siemens*-Handysparte an den taiwanesischen Elektronikkonzern *BenQ*.

Auch in Europa ist die Bedeutung von Unternehmensübernahmen in den letzten Jahren gewachsen. Die Zahl der beim deutschen Bundeskartellamt angezeigten Unternehmenszusammenschlüsse ist in Abb. 3.5.2 dargestellt. Dabei ist zu berücksichtigen, dass seit dem Jahr 2005 die Regeln zur Bekanntmachung vollzogener Zusammenschlüsse geändert wurden. Daher wurden weniger Transaktionen angezeigt, so dass die sechste Welle in der Abbildung nicht in vergleichbarem Ausmaß sichtbar ist.

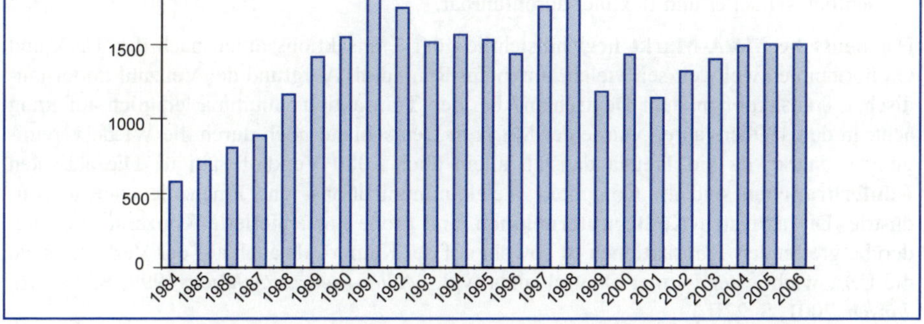


*Abb. 3.5.2: Angezeigte Unternehmenszusammenschlüsse in Deutschland (vgl. M&A DATABASE der Universität St. Gallen, 2007)*

Die Entwicklung des **Marktes für Fusionen und Übernahmen** (Markt für Unternehmenskontrolle) ist aufgrund unterschiedlicher Rahmenbedingungen und Voraussetzungen von Land zu Land verschieden. Die Angebots- und Nachfrageverhältnisse werden durch folgende Faktoren bestimmt (vgl. *Achleitner/Dresig*, 2001, Sp. 1560; *Müller-Stewens/Schäfer*, 1999, S. 1307ff.):

- **Mikro- und makroökonomische Einflussgrößen** bestimmen das Wertschöpfungspotenzial industrieller Restrukturierungen. Bei raschem Technologie- und Strukturwandel kann eine schnelle Anpassung an die Marktanforderungen durch Kauf- und Verkaufstransaktionen von Unternehmenseinheiten erreicht werden. Dabei spielen Zukunfts- und Wachstumsaussichten der Branchen sowie Finanzierungsmöglichkeiten eine Rolle.
- **Anteilseigner** sind primär an der Steigerung des Wertes ihrer Investition in das Unternehmen interessiert. Sie, können auf die Durchführung wertschaffender Fusionen und Übernahmen hinwirken. Dabei sind die Ansprüche institutioneller Anleger und der Unternehmensführung ausschlaggebend. Insbesondere Anreizsysteme z.B. in Form von Aktienoptionsprogrammen, aber auch Preistransparenz am Kapitalmarkt sind dabei ausschlaggebend.
- **Rechtliche Rahmenbedingungen** beeinflussen M&A-Transaktionen durch vielfältige gesellschafts-, arbeits- und kartellrechtliche Bestimmungen auf nationaler und internationaler Ebene. Neben den gesetzlichen Regelungen grenzen Wertpapierbestimmungen und freiwillig akzeptierte Übernahmeregelungen die Handlungsoptionen ein. Dazu zählen Handlungsverbote wie z.B. Insiderregelungen, Handlungspflichten wie z.B. Pflichtangebote an Minderheitsaktionäre und Informationsregeln wie z.B. Offenlegungspflichten bei Überschreiten bestimmter Kapitalanteile.
- **Steuerliche Aspekte** von M&A-Aktivitäten betreffen die Einkommen-, Gewerbeertrag- und Körperschaftsteuer. Zudem ist die Auswirkung auf den einzelnen Investor wie z.B. die Versteuerung von Dividenden und Kursgewinnen möglichst vorteilhaft zu gestalten.
- **Politischer Einfluss** durch Medien, Gewerkschaften und öffentliche Entscheidungsträger sind zu beachten.
- **Eigentumsverhältnisse** beeinflussen in ihrer Struktur die Häufigkeit und Ausgestaltung von M&A-Transaktionen. In Deutschland führt der hohe Anteil mittelständischer (Familien-)Unternehmen und Tochtergesellschaften diversifizierter Großfirmen zu einer relativ starken Bedeutung privater gegenüber öffentlicher Übernahmen (Private versus Public Transactions). Im Vergleich zu börsennotierten Unternehmen bestehen dabei Unterschiede hinsichtlich der Rechnungslegung, der Anwendbarkeit einzelner Bewertungsmethoden und der vertraglichen Gestaltungsfreiheiten. Private Übernahmen sind wesentlich schneller und flexibler durchführbar.

Der **deutsche M&A-Markt** liegt hinsichtlich der Transaktionszahlen nach den USA und Großbritannien weltweit seit vielen Jahren auf Rang drei. Aufgrund der Veilzahl mittelständischer Transaktionen steht Deutschland bei den Transaktionsvolumina lediglich auf Rang acht. In den 1990er Jahren wurde der Markt in Deutschland noch durch die Wiedervereinigung verstärkt, da die Treuhandanstalt allein über 2.000 Verkäufe tätigte. Die aktivsten **Käuferbranchen** sind die Computer-, Telekommunikations- und Finanzdienstleistungsindustrie. Die aktivsten **Käuferunternehmen** sind große börsennotierte Konzerne. Bei länderübergreifenden Transaktionen ist sowohl auf der Käufer- als auch auf der Verkäuferseite die USA wichtigster Partner Deutschlands (vgl. *Müller-Stewens/Schäfer*, 1999, S. 1312ff.; *Jansen*, 2001, S. 22ff.).

Übernahmen und Fusionen haben eine große Bedeutung für das jeweilige Unternehmen. **Motive** sind dabei (vgl. *Hungenberg*, 2004, S. 478f.; *Müller-Stewens/Lechner*, 2005, S. 287):

- **Zeit**: Durch den Kauf eines Unternehmens lassen sich fehlende Kompetenzen, Fähigkeiten oder Ressourcen schneller erwerben, als wenn ein Unternehmen sich diese selbst aneignen würde. Damit gilt eine Übernahme als schnellster Weg zur Diversifikation.

- **Markt**: Unternehmenszusammenschlüsse können die Marktpräsenz verbessern und den Marktanteil eines Unternehmens erhöhen. Auch die Markenstärke kann durch Zukauf einer etablierten Marke gesteigert werden. Zudem ist die Übernahme eine schnelle und eventuell auch kostengünstige Form, um neue Absatzmärkte zu gewinnen und Markteintrittsbarrieren zu überwinden.
- **Kosten**: Kostensynergien auf der Leistungserstellungs- und der Vermarktungsseite können durch Aufgabenspezialisierung und Auslastungsoptimierung erzielt werden. Auch kritische Mengengrößen können übersprungen und somit eine günstige Position auf der Erfahrungskurve und Skaleneffekte erzielt werden.
- **Wettbewerb**: Durch M&A-Aktivitäten kann der Wettbewerb sowohl vertikal als auch horizontal beeinflusst werden. Ein Zusammenschluss mit Konkurrenten beeinflusst wiederum die Struktur der Branche sowie die Stellung gegenüber Kunden und Lieferanten.
- **Produkt und Technologie**: Der Erwerb von Know-how und Innovationskraft bzw. der Zugang zu neuen Technologien und Entwicklungen stärkt das Zukunftspotenzial eines Unternehmens. Der Zukauf von Ressourcen, Fähigkeiten und Kompetenzen spielt z.B. in der Pharmabranche bei der Übernahme kleinerer, aber besonders innovativer Unternehmen z.B. der Biotechnologie eine Rolle. Die Abrundung bzw. Ergänzung der bestehenden Produkt- und Leistungspalette kann ebenfalls ein Motiv sein.
- **Portfoliomanagement**: Übernahmen können zur Diversifikation beitragen und das Portfolio eines Unternehmens verbessern. So können Schwächen beseitigt, Risiken verringert und/oder neue Geschäftsfelder aufgenommen werden.
- **Finanzen und Steuern**: Gründe können auch steuerliche Aspekte wie die Verrechnung von Verlustvorträgen, Währungsrisikoaspekte oder komplementäre Cashflow-Zyklen sein. Zudem kann ein kapitalstarker Mutterkonzern in neuen oder stark wachsenden Märkten für Investitionen erforderlich sein.
- **Marktchancen**: Nicht immer erfolgt eine Übernahme geplant. M&A-Transaktionen können aufgrund eines günstigen Preises für ein zu kaufendes Unternehmen oder eines attraktiven Angebots für einen zu veräußernden Bereich motiviert sein. Auch das Ausnutzen von Chancen am M&A-Markt kann unvorhersehbare Möglichkeiten eröffnen.

Die Bedeutung dieser Gründe ist abhängig davon, in welcher Lebenszyklusphase sich ein Markt oder eine Branche befindet (vgl. Kap. 3.3.3.2): Während in jungen Branchen der Kapitalzugang zur Finanzierung von Investitionen ein wesentliches Motiv sein kann, rücken in der Wachstumsphase marktorientierte Motive in den Vordergrund. In reifen und schrumpfenden Branchen sind dagegen Wettbewerbs- und Kostenmotive ausschlaggebend.

## 3.5.2 Arten

### 3.5.2.1 Übernahme

! Bei **Übernahmen** (**Acquisitions**) werden Unternehmen oder Unternehmenseinheiten durch ein anderes Unternehmen aufgekauft. Diese können dabei unter ihrem neuen Eigentümer ihre rechtliche Selbständigkeit bewahren.

Der Kauf von Anteilen umfasst prinzipiell jede Form von Beteilungen an einem Unternehmen. Der Beteilungsgrad kann von knapp über Null bis zu einhundert Prozent reichen. In Abgrenzung zu reinen Finanzinvestitionen werden bei Übernahmen (Acquisitions, Take overs) bestehende Informations-, Einfluss- und Kontrollrechte gezielt zur Umgestaltung der

Geschäftsstruktur ausgeübt. Auf diese Weise sollen die Risiko- und Ertragspotenziale der Unternehmen aktiv verändert werden (vgl. *Hungenberg*, 2006, S. 476).

Ein gekauftes Unternehmen kann in das akquirierende Unternehmen wie folgt integriert werden (vgl. Abb. 3.5.3):

(1) Es kann seine rechtliche Selbstständigkeit verlieren und in das kaufende Unternehmen oder ein von diesem dominierten Unternehmen aufgehen.

(2) Es kann als rechtlich selbstständiges Tochterunternehmen des kaufenden Unternehmens oder eines von diesem dominierten Unternehmen weiter bestehen.

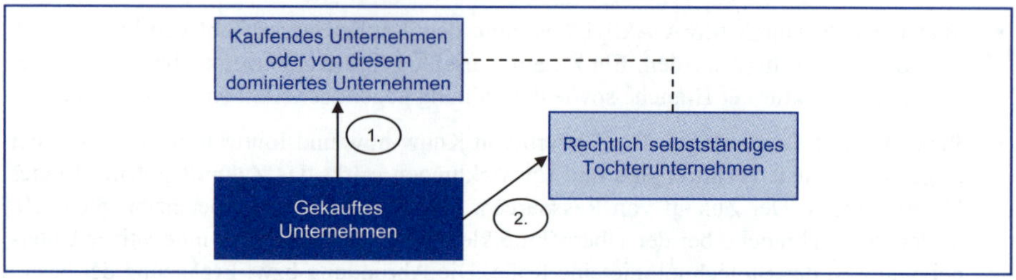


*Abb. 3.5.3: Übernahmeformen*

## 3.5.2.2 Fusion

Eine besondere Form von Übernahmen bilden Zusammenschlüsse von Unternehmen in Form einer Fusion (Merger).

Eine **Fusion (Merger)** ist ein Zusammenschluss zweier rechtlich selbstständiger Unternehmen zu einer rechtlichen und wirtschaftlichen Einheit.

Das wesentliche Merkmal einer Fusion besteht darin, dass zumindest eines der beteiligten Unternehmen seine rechtliche Selbstständigkeit verliert und beide Unternehmen dabei in ein neues Unternehmen aufgehen. Abb. 3.5.4 veranschaulicht dies. Bei einer Fusion kauft entweder ein Unternehmen ein anderes und gliedert es in das neue Unternehmen ein, oder beide Unternehmen gründen ein neues Gemeinschaftsunternehmen. Ein Beispiel hierfür ist die Fusion der *Daimler-Benz AG* mit der *Chrysler Corp.* zur *DaimlerChrysler AG*. Ein Zusammenschluss muss in Deutschland dem Bundeskartellamt angezeigt und von diesem genehmigt werden, wenn im letzten Geschäftsjahr vor dem Zusammenschluss die beteiligten Unternehmen insgesamt weltweit Umsatzerlöse über 500 Mio. Euro hatten und mind. ein beteiligtes Unternehmen im Inland Umsatzerlöse über 25 Mio. Euro erzielte. Das Bundeskartellamt untersagt den Zusammenschluss, wenn dadurch eine marktbeherrschende Stellung entsteht oder verstärkt wird.

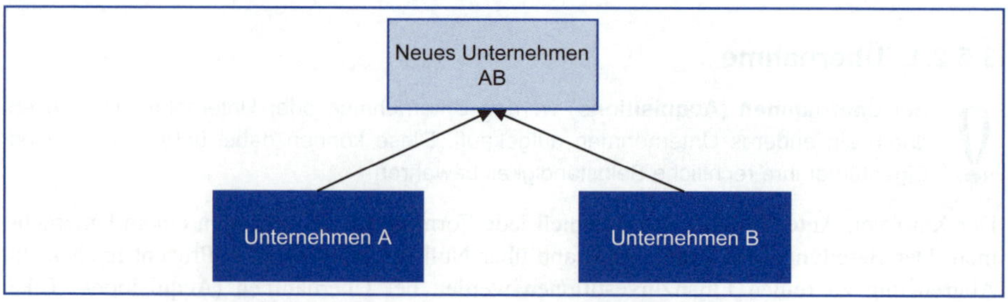


*Abb. 3.5.4: Struktur eines Mergers*

Eine besondere Form der Fusion sind die **Merger of Equals** (vgl. *Achleitner/Dresig*, 2001, Sp. 1559). Dabei handelt es sich um eine freiwillige Fusion unabhängiger und tendenziell gleich starker Unternehmen. Wenn eine Fusion bestimmte technische Voraussetzungen, wie z.B. Größen-, Wert- und Eigentumsverhältnisse erfüllt, dann kann das so genannte „Pooling of Interests" angewendet werden. Die Eigentümer der ursprünglichen Unternehmen erhalten dann Anteile an der fusionierten Einheit. Auf diese Weise kann durch Anteilsaustausch der Kaufpreis finanziert und auch die Entstehung von Goodwill vermieden werden.

### 3.5.2.3 Formen von Fusionen und Übernahmen

Fusionen und Übernahmen betreffen den Kauf und Verkauf von Eigentumsrechten an Unternehmen oder Unternehmensteilen (vgl. *Achleitner/Dresig*, 2001, Sp. 1559). Nach dem **Umfang der erworbenen oder veräußerten Eigentumsrechte** kann in verschiedene Formen unterschieden werden (vgl. *Hungenberg*, 2004, S. 476):

- **Beherrschender Einfluss** bezeichnet einen Eigentumsanteil von über 50%.
- **Maßgeblicher Einfluss** besteht, wenn mit weniger als 50% Eigentumsanteil auf die Unternehmensführung eines Unternehmens eingewirkt werden kann.
- **Minderheitsbeteilungen** werden als Finanzbeteiligung ausgewiesen, da sie keine besondere Einflussrechte wie z.B. Sperrminoritäten ermöglichen. Die Grenzen zwischen den Formen sind abhängig von handelsrechtlichen und betriebswirtschaftlichen Vorgaben sowie von den Rechnungslegungsvorschriften. Meist liegt die Schwelle zwischen Finanzinvestition und maßgeblichem Einfluss bei einem Anteil von 5%.

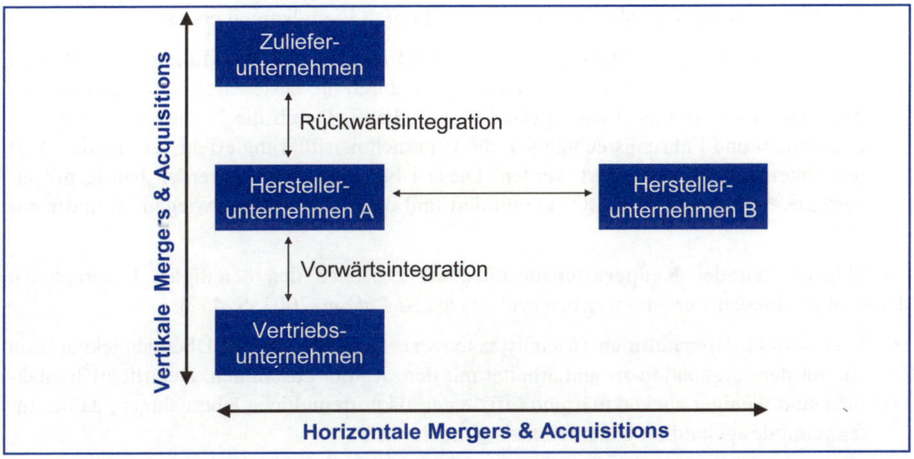


*Abb. 3.5.5: Arten von Übernahmen nach den Wertschöpfungsbeziehungen*

Ein weiteres Unterscheidungsmerkmal sind die **Beziehungen zwischen den Geschäftsfeldern** der beteiligten Unternehmen. Dementsprechend können die in Abb. 3.5.5 veranschaulichten drei **Arten von Übernahmen** unterschieden werden (vgl. *Picot* et al., 2002, S. 161ff.; *Macharzina/Wolf*, 2005, S. 698):

- **Horizontale M&A**: Zusammenschluss von ehemaligen Konkurrenten der gleichen Branche. Hauptmotiv ist meist die Stärkung der Wettbewerbsposition.
- **Vertikale M&A**: Zusammenschlüsse von Unternehmen auf angrenzenden Wertschöpfungsstufen. Sie stehen vor der Transaktion zumindest potenziell in einem Kunden-/Lieferantenverhältnis. Ziel ist eine bessere Abstimmung der Wertschöpfung durch eine

einheitliche Leitung. Wird ein potenzieller Kunde akquiriert, so ist dies eine Vorwärtsintegration. Der Erwerb eines potenziellen Lieferanten ist eine Rückwärtsintegration.

- **Konglomerate oder laterale M&A**: Die Transaktionspartner stehen weder in einer horizontalen noch in einer vertikalen Beziehung zueinander. Es handelt sich demnach also um Zusammenschlüsse von Unternehmen, die in unterschiedlichen Branchen operieren. Hierfür sprechen insbesondere finanz- sowie risikopolitische Überlegungen.

Nach den **Interessen der Käufer** werden unterschieden (vgl. *Macharzina*, 2003, S. 638ff.):

- **Strategische Investoren** sind bereits im selben Geschäftsfeld aktiv und an der Kombination mit den erworbenen Unternehmenseinheiten interessiert. Motive können sein: Synergien (Economies of Scope), Größendegressionseffekte (Economies of Scale), der schnellere bzw. kostengünstigere Aufbau von Kapazitäten gegenüber organischem Wachstum, Globalisierung bzw. regionale Diversifikation, Diversifikation in andere Geschäftsfelder, Unterbewertung des Kaufobjekts oder auch steuerliche Einsparungen (z.B. Verlustvorträge).
- **Finanzinvestoren** nutzen bestehende Unterbewertungen bzw. finanzwirtschaftliche und operative Restrukturierungspotenziale eines Unternehmens aus. Es sind in der Regel Fondsgesellschaften bzw. Private Equity Firmen. Sie finanzieren die Übernahmen aus Fondsmitteln sowie aus Fremdkapital und damit letztlich aus dem Cashflow der gekauften Unternehmen. Nach i.d.R. zwei bis fünf Jahren realisiert der Finanzinvestor seinen Gewinn über eine Weiterveräußerung (Exit) an einen strategischen Investor oder durch einen Börsengang (Initial Public Offer, Going Public). In seltenen Fällen kann er auch eine Rekapitalisierung mit Fremdkapital (Leverage Buy Out) vornehmen Dabei wird dem Unternehmen Eigenkapital entzogen und durch Fremdkapital ersetzt.
- Sonderformen sind der **Management Buy Out** (MBO) und der **Management Buy In** (MBI). In diesen Fällen wird ein Unternehmen durch die bestehende Unternehmensführung oder von externen Führungskräften aufgekauft. Durch die Zusammenlegung von Eigentums- und Führungsrechten soll die Unternehmensführung effektiver und der Wert des Unternehmens gesteigert werden. Diese Übernahmeformen werden häufig mit einem Leverage Buy Out (LBO) kombiniert und der Kaufpreis überwiegend fremdfinanziert.

In Abhängigkeit der **Kooperationsbereitschaft** zwischen den beteiligten Unternehmen kann unterschieden werden zwischen (vgl. *Welge/Al-Laham*, 2003, S. 457):

- **Freundliche Übernahmen** (friendly takeover): Die Führung des Übernahmekadidaten stimmt der Akquisition zu und arbeitet mit dem Käufer zusammen. Derartige Übernahmen sind weniger spektakulär und effizienter als unfreundliche Übernahmen, da die Integration des gekauften Unternehmens einfacher ist.
- **Feindliche Übernahmen** (unfriendly/hostile takeover): Die Führung der Zielgesellschaft wehrt sich gegen die Übernahme. Unfreundliche Übernahmen sind mit schwerwiegenden Problemen verbunden. Sie reichen von der anfänglichen Informationsverfügbarkeit bis zu späteren Integrationsnachteilen. Ein Beispiel ist die Übernahme von *Mannesmann* durch *Vodafone*.

Ein Unternehmensverkauf bzw. ein Verkauf von Firmenanteilen kann von Einzelaktionären an börsennotierten Unternehmen, von kontrollierenden Finanzinvestoren oder von ursprünglich strategisch motivierten Eigentümern durchgeführt werden. Die jeweiligen **Verkaufsmotive** können unterschiedlich sein. Grundsätzlich wird durch den Eigentümerwechsel die Erreichung einer höheren zukünftigen Wertschöpfung erwartet, so dass durch den Verkauf eine Prämie erzielt werden kann. Bei Konzernen lässt sich z.B. durch die Aufgabe defizitärer Geschäftsbereiche und die Konzentration auf ertragsstarke Kerngeschäfte die Gesamtbewertung des Unternehmens verbessern. Privatisierungen ursprünglich staatlich kontrollierter Wirtschaftsaktivitäten tragen zu einer verbesserten Wertschöpfung und zu einer Sanierung der Haushalte bei. Insbesondere im Mittelstand können private Eigentümer über den Anteilsverkauf ein fortgesetztes Wachstum und eine Lösung der Unternehmensnachfolge erreichen. **Formen** des Unternehmensverkaufs sind (vgl. *Achleitner/Dresig*, 2001, Sp. 1561f.):

- Ursprünglich strategische Eigentümer können eine Unternehmenseinheit an einen anderen Investor zum **vollständigen Verkauf** anbieten.
- Werden hingegen Unternehmenseinheiten abgespalten und die Anteile an dem neuen Unternehmen anteilsmäßig an die Eigentümer der ursprünglichen Muttergesellschaft verteilt, dann spricht man von **Spin-offs**.
- Beim **Equity Carve-Out** findet dagegen eine teilweise bzw. vollständige Veräußerung von Tochtergesellschaften eines Konzerns statt. Die neuen Eigentumsrechte werden vermarktet und die Erlöse aus dem Verkauf fließen an die Muttergesellschaft.
- Der **Split-up** stellt den fundamentalsten Einschnitt bei stark diversifizierten Firmen dar. Dabei wird das gesamte Unternehmen in zwei oder mehrere Teile zerschlagen.

Abbildung 3.5.6 fasst die unterschiedlichen Arten von Mergers & Acquisitions zusammen.

| Kriterium | Formen | | |
|---|---|---|---|
| **Umfang gehandelter Eigentumsrechte** | Beherrschender Einfluss | Maßgeblicher Einfluss | Minderheits-beteiligung |
| **Wertschöpfungs-beziehung** | Horizontale Übernahme | Vertikale Übernahme | Konglomerate Übernahme |
| **Käuferinteresse** | Strategischer Investor | Finanzinvestor | Management Buy Out/In |
| **Finanzierung** | Eigenkapital | Aktientausch | Fremdkapital (Leverage Buy out) |
| **Freiheitsgrad** | Freundliche Übernahme | | Feindliche Übernahme |

*Abb. 3.5.6: Arten von Mergers & Acquisitions*

## 3.5.3 Übernahmeprozess

M&A-Transaktionen gehören zu den komplexesten und risikoreichsten Entscheidungen der Unternehmensführung (vgl. *Welge/Al-Laham*, 2003, S. 458). Daher ist eine systematische und frühzeitige Planung sowie ein effektives Projektmanagement von größter Bedeutung. Dies betrifft insbesondere die Analyseerstellung, Verhandlungsführung und Entscheidungsfindung. Aufgrund der Komplexität und Vielzahl unterschiedlicher geschäftspolitischer, finanzieller, rechtlicher und steuerlicher Aspekte ist eine Bandbreite an **Akteuren** beteiligt (vgl. *Jansen*, 2001, S. 16ff.). Zielsetzung, Gesamtsteuerung und Kontrolle des M&A liegt in der Verantwortung der Unternehmensführung. Bei inhaltlichen Fragen wird sie von Mitarbeitern aus den Bereichen Finanzen, Revision/Controlling, Steuern, Recht, Unternehmensentwicklung/-strategie sowie Unternehmenskommunikation/Pressearbeit unterstützt. Häufig ist der Einsatz externer Berater nützlich, die über Erfahrung im Bereich M&A verfügen. Hierfür sind in erster Linie Investmentbanken prädestiniert. Unternehmensberater können geschäftsspezifische Erkenntnisse beisteuern. Rechtsanwälte, Steuerberater und Wirtschaftsprüfer sind für die Ausarbeitung von Fachfragen meist unerlässlich. Schließlich sind in Abhängigkeit der Situation weitere Spezialisten wie z.B. PR-Agenturen hinzuzuziehen.

Die generellen **Phasen** eines M&A-Prozesses verdeutlicht Abb. 3.5.7. Sie werden nachfolgend erläutert (vgl. *Welge/Al-Laham*, 2003, S. 458ff.; *Hase*, 2002, S. 22ff.; *Achleitner/Dresig*, 2001, Sp. 1562ff.; *Jansen*, 2001, S. 164ff.).

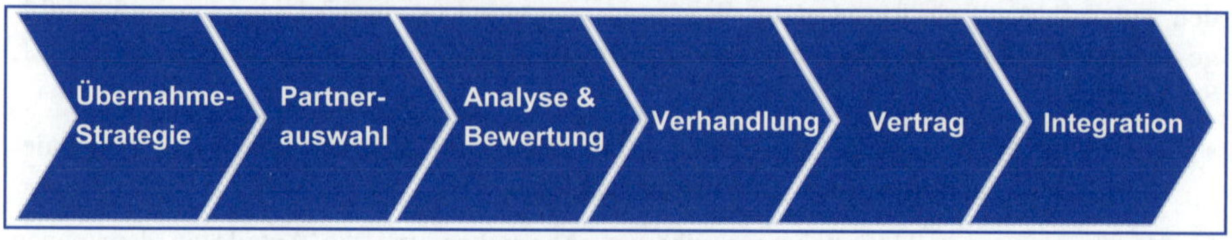


*Abb. 3.5.7: Phasen im Übernahmeprozess (vgl. Hase, 2002, S. 22)*

### 3.5.3.1 Übernahmestrategie

Abgestimmt auf die strategische Ausrichtung kann eine Übernahme durch **externe Entwicklung** die Wettbewerbsposition und die finanzielle Situation eines Unternehmens verbessern. Auch können Stärken ausgebaut, Risiken abgeschwächt oder Chancen wahrgenommen werden (vgl. *Hungenberg*, 2006, S. 515). Darauf aufbauend werden beim Kauf von Unternehmen **Handlungsoptionen** identifiziert, verglichen und abgegrenzt. So entstehen Auswahlkriterien für passende Kaufobjekte wie z.B. Mindest- und Maximaleigenschaften oder Eigentümerstrukturen.

Im Falle eines **Unternehmensverkaufs** ist auch die Interessenlage der ursprünglichen Eigentümer zu klären. Daraus lässt sich die geplante Art der Veräußerung festlegen, z.B. eine direkte Übertragung an einen einzelnen neuen Eigentümer. In diesem Fall sind organisatorische Voraussetzungen zu schaffen, wie z.B. die Herstellung rechtlicher und wirtschaftlicher Einheiten. Schließlich ist der Verkaufsprozess vorzubereiten. Dazu wird Informationsmaterial für potenzielle Käufer zusammengestellt (**Information Memorandum**). Es ist das zentrale Verkaufsdokument und sollte alle wesentlichen Fragen eines Käufers beantworten. Einerseits sollten Käufer ein ausreichendes Bild des zu veräußernden Unternehmens bekommen. Hierfür erhalten sie eine vollständige strategische Analyse sowie Unternehmensdaten bis hin zu finanziellen Kennzahlen. Anderseits sollte keine vertrauliche Information preisgegeben werden, die im Wettbewerb schädlich sein könnte.

### 3.5.3.2 Partnerauswahl

Im Falle eines **Unternehmenskaufs** folgt eine Identifikation und Beschreibung der Kandidaten (company-profiles). Für die möglichen Zielunternehmen werden Prioritäten festgelegt, indem die Kandidaten mit den Auswahlkriterien abgeglichen werden. Oft wird dazu die Unterstützung von professionellen Beteiligungsvermittlern in Anspruch genommen. Hier wird häufig auf Investmentbanken zurückgegriffen.

Im Falle eines Unternehmensverkaufs stehen unterschiedliche **Verfahren** zur Verfügung (vgl. Abb. 3.5.8):

- **Exklusivverhandlungen (Negotiated Sale)**: Besonders geeignete Käufer werden einzeln angesprochen und individuelle Verhandlungen geführt.
- **Simultane bilaterale Verhandlungen** dienen dazu, aus mehreren Interessenten den Käufer mit den höchsten Wertvorstellungen herauszufinden.
- **Kontrollierte Auktionen** sind ein standardisierter Verhandlungsrahmen, mit der rechtlichen Verpflichtung zur Wertmaximierung beim Verkauf (Fiduciary Duty). In Abhängigkeit der notwendigen Geheimhaltungserfordernisse wird eine ausgewählte Gruppe

potenzieller Interessenten direkt angesprochen. Mit diesen wird eine Vereinbarung über die Vertraulichkeit von Informationen, den informierten Personenkreis sowie ein zeitlich befristetes Wettbewerbsverbot vereinbart. Dieses sog. **Indicative offer** (letter of intent, memorandum of understanding oder non-binding offer) regelt auch den Zugang zu weiteren Informationen. Anschließend werden in mehreren Runden von den Interessenten Gebote abgegeben. Bei jeder Runde wird die Anzahl der zugelassenen Interessenten reduziert und deren Zugang zu vertraulichen Unternehmensinformationen erhöht. Dadurch sollen die Käufergebote gesteigert und gleichzeitig mögliche spätere Haftungsansprüche an den Verkäufer vermieden werden.

- **Öffentliche Auktionen**: Im Gegensatz zur kontrollierten Auktion wird eine offene Ausschreibung durchgeführt.

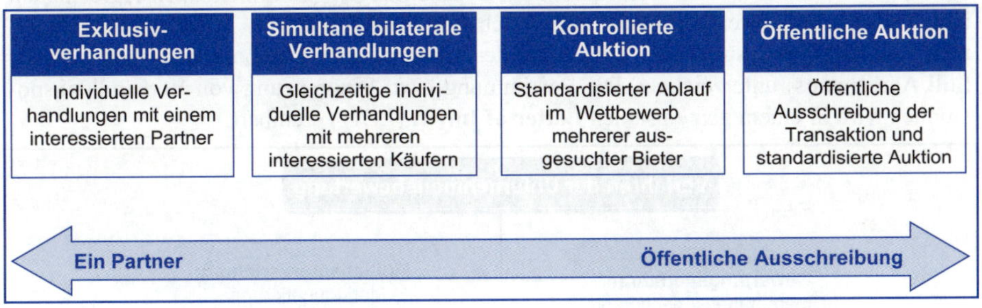


*Abb. 3.5.8: Verhandlungsformen beim Unternehmensverkauf*

### 3.5.3.3 Analyse und Bewertung

Jeder Kaufinteressent ist um einen möglichst tiefen Einblick in alle relevanten geschäftspolitischen, finanziellen, rechtlichen und steuerlichen Aspekte bemüht. Er wird deshalb das Unternehmen unter Nutzung aller intern und extern verfügbaren Informationen einer genauen Analyse unterziehen. Bei freundlichen Unternehmensübernahmen wird hierfür eine **Due Diligence** (Pre Acquisition Audit) durchgeführt. Die Versorgung der potenziellen Käufer mit bewertungs- und transaktionsrelevanten Fakten erfolgt anhand zur Verfügung gestellter Dokumente (Dataroom), Managementpräsentationen und Unternehmensbesichtigungen. Die Due Diligence arbeitet systematisch Stärken, Schwächen und Risiken einer Übernahme aus, um so gut wie möglich für Verhandlungen gerüstet zu sein. Eine Due Diligence gliedert sich in fünf **Teilbereiche**:

- **Strategische Due Diligence**: Entwicklung von Szenarien der zukünftigen Geschäftsentwicklung für das Zielobjekt mit Annahmen zur Kosten-, Markt-, Produkt- und Wettbewerbsentwicklung. Die Prognosen und die kritische Reflexion der zentralen Annahmen ist die Basis für die prognostizierte Gewinn- und Verlustrechnung, Bilanz und Kapitalflussrechnung, auf denen die Unternehmensbewertung basiert.
- **Juristische Due Diligence**: Prüfung der rechtlichen Voraussetzungen und Risiken des Zielunternehmens. Dazu werden insbesondere alle vertraglichen Verpflichtungen analysiert. Hierunter fallen z.B. Eigentumsverhältnisse, Organe, Gremien, Handelsregistereinträge, Zustimmungspflichten, Arbeitsverträge der Schlüsselmitarbeiter oder anhängige Rechtsstreitigkeiten.
- **Steuerliche Due Diligence**: Um steuerliche Auswirkungen des Unternehmenserwerbs zu bestimmen, wird insbesondere auf Steuererklärungen, Berichte der Wirtschafts- und Steuerprüfer sowie Steuerplanungen zurückgegriffen.

- **Umwelt Due Diligence**: Untersuchung auf eventuelle ökologische Risiken durch Verunreinigungen, die Erfüllung von Auflagen und Haftungsansprüche. Dies gilt für aus Immobilien stammende Altlasten.
- **Finanzielle Due Diligence**: Ermittlung des Unternehmenswerts aus den Geschäftsberichten der letzten Jahre, der Finanzplanung und der Bilanzpolitik. Die finanzwirtschaftlichen Auswirkungen des Unternehmenskaufs auf den Erwerber werden umfassend betrachtet (Financial Modelling). Veränderungen zukünftiger Bilanzen, Gewinn- und Verlustrechnungen sowie Cashflows werden im Hinblick auf alternative Kaufpreise sowie auf finanzwirtschaftliche und steuerliche Szenarien hin untersucht.

Voraussetzung der Due Dilligence ist die vertrauliche Behandlung der ausgetauschten Informationen. Dazu werden Geheimhaltungsverpflichtungen (Confidentiality Agreements) und Unterlassungsvereinbarungen hinsichtlich der Weitergabe von Informationen (Statements of Non-Disclosure) oder auch Verbote unfreundlicher Übernahmeangebote (Stand-Still Agreements) unterzeichnet. Die Bestimmung bzw. Eingrenzung von Verhandlungspositionen wird in einem gemeinsamen **Letter of Intent** (LOI) vereinbart.

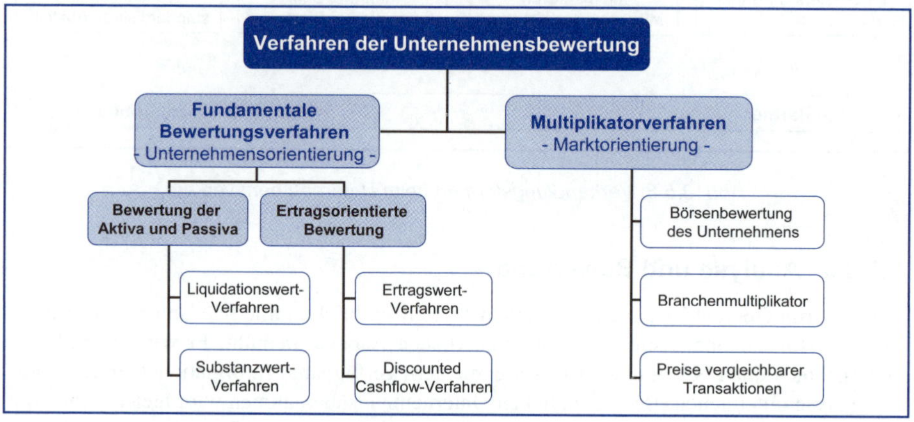


*Abb. 3.5.9: Verfahren der Unternehmensbewertung*

Als zusammenfassendes Ergebnis der Due Dilligence fließen alle verfügbaren Informationen und die individuellen Zukunftseinschätzungen in die **Unternehmensbewertung** ein. Darin sind auch qualitative Faktoren wie z.B. Managementqualität und Markenreputation enthalten. Die quantitativen Merkmale wie z.B. Marktanteil und Marktwachstum werden in einer Wertvorstellung zusammengefasst. Dazu können folgende Bewertungsverfahren verwendet werden (vgl. Abb. 3.5.9):

- **Multiplikatorverfahren**: Der Wert eines Unternehmens errechnet sich aus dem Produkt einer Bezugsgröße mit einem Multiplikator. Dieser wird aus unternehmensexternen Daten ermittelt. Es können historische Preise vergleichbarer Übernahmen (Recent Deal Comparisons), branchenübliche Relationen oder auch Börsenwerte (Common Stock Comparisons) herangezogen werden. Als Bezugsgröße dienen meist Umsatz oder Gewinn. Als Beispiel werden die Börsendurchschnittspreise von vergleichbaren Unternehmen geteilt durch deren jeweiligen Umsatz als Multiplikator verwendet. Dieser Marktpreis kann als Orientierung und Plausibilisierung für einen geplanten Unternehmenskauf verwendet werden. Ungeachtet möglicher Schwierigkeiten aufgrund mangelnder Vergleichbarkeit, werden Multiplikatoren in der Praxis häufig eingesetzt. Sie können ohne unternehmensinterne Daten einfach ermittelt werden und spiegeln die Marktverhältnisse wider. Dennoch ist die Methode sehr stark vereinfachend und kann deshalb keine alleinige Entscheidungsgrundlage sein.

- **Fundamentale Bewertungsverfahren**: Der Unternehmenswert wird systematisch auf Basis aller verfügbaren internen und externen Daten errechnet. Meist werden zukunftsorientierte Bewertungsansätze verwendet, welche die Ergebnispotenziale eines Unternehmens bewerten. Dazu können Erträge, Cashflows oder auch Dividenden herangezogen werden. Diese Verfahren werden in Kapitel 3.2 ausführlich dargestellt.

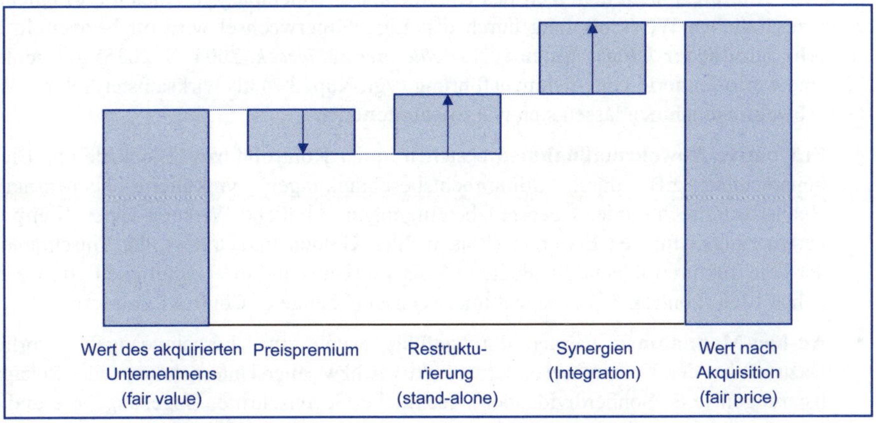


*Abb. 3.5.10: Investitionskalkül des Käufers bei Übernahmen (vgl. Hungenberg, 2006, S. 515)*

Aus der Gegenüberstellung der Ergebnisse verschiedener Bewertungsverfahren bildet sich der Käufer eines Unternehmens eine angemessene Wertvorstellung (**fair value**). Um den Kaufpreis für ein Unternehmen zu bestimmen, sind weitere Sachverhalte in die Überlegungen einzubeziehen:

- **Preispremium**: Beim Unternehmenskauf ist meist ein Zuschlag an den Verkäufer zu bezahlen, um diesen zum Verkauf zu motivieren. Dies können z.B. Paketzuschläge an große Anteilseigner sein, die als maßgebliche Akteure auf einen Verkauf einwirken. Dieser mindert den Wert des gekauften Unternehmens aus Sicht des Käufers.
- **Restrukturierungs- oder Kostensenkungsaktivitäten** bieten Wertsteigerungspotenziale nach einer erfolgreichen Übernahme. Dabei wird unterstellt, dass das gekaufte Unternehmen unabhängig weitergeführt wird (stand-alone value). Bislang unausgeschöpfte Potenziale können z.B. Kapazitätsanpassungen sein, welche die Ertragssituation eines Unternehmens nachhaltig verbessern.
- **Synergieeffekte:** Wertsteigerungen können erzielt werden, wenn ein strategischer Investor spezifische Fähigkeiten und Kompetenzen einbringt. Diese können z.B. günstigere Einkaufskonditionen, besondere Fähigkeiten oder der Zugang zu einem neuen Markt sein. Synergien zu schaffen ist eine anspruchsvolle und oft unterschätzte Aufgabe. Sie bewirken günstigere Kosten, höhere Erlöse oder niedrigere Kapitalkosten. Dafür ist jedoch ein hoher Integrationsaufwand erforderlich, z.B. für Fluktuation oder Investitionen in Informationssysteme.

Aus diesen Effekten entsteht die **Preisvorstellung des Käufers** (fair price; vgl. *Hungenberg*, 2006, S. 514). Der tatsächliche Kaufpreis ist das Ergebnis der Verhandlungen mit dem Käufer.

Parallel zur Bewertung des Unternehmens ist die **Finanzierung** einer Übernahme zu klären. Sie ist für den Käufer eine zentrale Fragestellung, denn Finanzierungseffekte sind Teil der Unternehmensbewertung und bestimmen den maximalen Kaufpreis. Auch für den Verkäufer ist die Finanzierung von Interesse, um die Seriosität eines potenziellen Käufers einschätzen und dies bei der Auswahl von Käufern berücksichtigen zu können.

### 3.5.3.4 Verhandlung und Vertrag

Es gibt viele Gründe, warum sich die Unternehmensführung gegen einen Verkauf stellt. Zunächst haben Führungskräfte persönliches Interesse an der Erhaltung ihres Einflusses und Besitzstandes. Darüber hinaus ist die Unternehmensführung häufig der Ansicht, dass der gebotene Kaufpreis nicht den Wert des Unternehmens widerspiegelt. Auch die Möglichkeit einer zusätzlichen Wertschöpfung durch den Eigentümerwechsel wird oft bezweifelt. Zur **Abwehr feindlicher Übernahmen** (vgl. *Achleitner/Schiereck*, 2004, S. 2035) gilt gemeinhin eine wertorientierte Unternehmensführung (vgl. Kap. 3.2) als wirksamster Schutz. Weitere Abwehrmaßnahmen lassen sich wie folgt unterteilen:

- **Präventive Abwehrmaßnahmen** bestehen in der Kontrolle bzw. Blockade von Eigentumsrechten, z.B. durch Stimmrechtsbeschränkungen, vinkulierte Namensaktien, Höchststimmrechte oder Überkreuzbeteiligungen. Ähnliche Wirkung haben Kaufpreisverteuerungen für den Erwerber (Poison Pills, Golden Parachutes), die Einschränkung der Umstrukturierungsmöglichkeiten (Asset Lock-up) und die Ungültigkeit von wesentlichen Lieferkontrakten bei Eigentümerwechsel (Change of Control Contract).
- **Ad-hoc-Maßnahmen** werden durchgeführt, wenn ein Übernahmeangebot vorliegt. Dazu zählen der Verkauf besonders attraktiver bzw. aller Unternehmensteile, Rekapitalisierungen (z.B. Sonderdividenden), rechtliche Gegenschritte, Gegenangebote und die Suche nach einem alternativen Unternehmenskäufer (White Knight).

Die ökonomische Wirkungsweise und juristische Zulässigkeit der einzelnen Maßnahmen hängt von der jeweiligen Situation und dem anwendbaren Rechtsrahmen ab. Während die Unternehmensführung in Deutschland zur Neutralität verpflichtet ist, hat sie in den USA die Interessen der Aktionäre zur wahren.

Kommt es zur Aufnahme von Verhandlungen, so versuchen sich die Parteien über den Kaufpreis, die Beteiligungshöhe, die Übernahme des Führungspersonals etc. zu einigen. Dabei muss die Vertraulichkeit der Gespräche gewährleistet sein. Bei den Verhandlungen sind komplexe Einzelaspekte und divergierende Interessenlagen zwischen den Parteien zu berücksichtigen. Daher kommt der **Verhandlungstaktik** entscheidende Bedeutung zu. Die Verhandlungsführung sollte problemorientiert die Interessen der Parteien berücksichtigen und dabei an möglichst objektiven Kriterien orientiert sein. Persönliche Auseinandersetzungen und Positionierungen stehen einer Einigung entgegen, da es dabei am Ende häufig Gewinner und Verlierer gibt.

Bereits während der Verhandlungen sollten erzielte Einigungen festgehalten werden. Dafür eignen sich Milestone- und Position-Papers, Entwicklung von Versionen des Kaufvertrags, Term Sheets und Memorandums of Understanding (MoU). Handelt es sich um ein öffentliches Verhandlungsverfahren, werden verbindliche Angebote (**Binding offer)** abgegeben. Sie enthalten eine rechtliche Verpflichtung zu den im Angebot konkretisierten Aspekten. Bei der **juristischen Festschreibung** sind alle Merkmale der Übernahme festzulegen:

- **Vorgehen und Termine**: Hierzu zählen die einzelnen Durchführungsschritte und die Zeitpunkte der Übernahme.
- **Kaufumfang**: Es können entweder einzeln abgegrenzte Aktiv- bzw. Passivposten eines Unternehmens (Asset Deal) oder Anteile an der Rechtsgesamtheit der Firma (Share Deal) erworben werden.
- **Kaufpreis**: Sollte zum Vertragszeitpunkt noch keine eindeutige Preisfestlegung möglich sein, so kann auf Preisformeln (Earn-Out bzw. Contingent Price) zurückgegriffen werden. Diese bestimmen den Kaufpreis zu einem späteren Zeitpunkt in Abhängigkeit der eingetretenen Unternehmensentwicklung. Ebenso können einzelne Unsicherheiten zum

Zeitpunkt des Vertragsabschlusses durch den Einsatz von Termin- und Optionskomponenten vermindert werden.

- **Gewährleistungs- und Haftungszusagen** (Representations and Warranties): Der Verkäufer räumt verschiedene Zusagen ein, um damit in der Due Diligence enthaltene Risiken und kritische Annahmen abzusichern.
- **Zahlungsmodalitäten**: Der Verkäufer erhält als Gegenleistung für seine Unternehmensanteile Geld (Cash Offer), Wertpapiere (Share Offer) oder eine Kombination beider Komponenten. Finanziert wird eine Übernahme durch den Käufer durch vorhandene liquide Mittel, die Aufnahme von Fremdkapital oder die Ausgabe eigener Aktien. Wenn der Unternehmenskauf durch eine öffentliche Übernahme erfolgt, dann kann entweder ein schrittweiser Aufkauf oder ein öffentliches Angebot (Tender Offer) durchgeführt werden.
- **Weiteres Vorgehen**: Für die Zeit bis zur Gültigkeit eines Vertrags werden die Aktivitäten geplant, die erforderlichen Zustimmungen eingeholt und ggf. das Wettbewerbsverhalten in dieser Zeit festgelegt (Non-Compete Clause).

Mit der Abgabe eines öffentlichen Angebots bzw. der Unterzeichnung eines Vertrags (Signing) ist eine Übernahme allerdings noch nicht abgeschlossen. Bis zum Übergangsstichtag (**Closing**) sind i.d.R. noch rechtliche Voraussetzungen zu schaffen. So kann z.B. eine kartellrechtliche Genehmigung erforderlich sein oder die Eigentümer müssen dem Kauf zustimmen, z.B. in einer außerordentlichen Gesellschafter- oder Hauptversammlung. Auch die vertraglichen Verhältnisse mit Kunden und Lieferanten sind zu prüfen und ggf. anzupassen. So können Lizenzgeber, Lieferanten kritischer Ressourcen oder Kundenverträge zu verhandeln sein. Als flankierende Maßnahme sind Mitarbeiter, Investoren und die Öffentlichkeit über die verfolgte strategische Zielsetzung (Equity Story) zu informieren.

### 3.5.3.5 Integration

In der **Post-Merger-Phase** wird maßgeblich über Erfolg oder Misserfolg einer Übernahme entschieden. Untersuchungen über das Scheitern von Übernahmen zeigen, dass die Ursachen vielfach in einer mangelhaften Integration liegen. Daher sollte die Integration möglichst frühzeitig geplant und umgesetzt werden (vgl. *Jansen*, 2001, S. 227ff.). Dies ist auch deshalb erforderlich, da die Integration zusätzliche Koordination bislang unabhängiger Bereiche, Transfer von Ressourcen und Fähigkeiten, Zusammenfassung von Aktivitäten und auch Investitionen erfordert. Dies sollte bereits in der Unternehmensbewertung mit berücksichtigt werden (vgl. *Hungenberg*, 2004, S. 485). Festzulegen sind

- der **Integrationsgrad** des erworbenen Unternehmens, z.B. Autonomie, partielle Integration oder vollständige Integration,
- der **Integrationszeitpunkt und die Integrationsgeschwindigkeit**, z.B. schnell oder schrittweise, sowie
- die **Organisation**, z.B. hinsichtlich Projektmanagement und Beraterunterstützung.

Die Integration umfasst drei **Dimensionen**:

- **Strategische Integration**: Die strategische Grundausrichtung ist gemeinsam neu zu definieren sowie Ressourcen und Fähigkeiten zu transferieren. Die Realisierung kurzfristiger Effekte, wie z.B. Kosteneinsparungen, darf die strategische Integration nicht gefährden.
- **Strukturelle Integration**: Prozesse sind abzustimmen und die Aufbauorganisation anzupassen. Dazu ist die Übernahme der Best-Practices beider Unternehmen zweckmä-

ßig. Darüber hinaus sind gemeinsam neue Strukturen und Prozesse zu entwickeln. Eine Herausforderung stellt meist die Harmonisierung der Informationssysteme dar.

- **Personelle und kulturelle Integration**: Naturgemäß haben die Mitarbeiter des gekauften Unternehmens Angst, ihren Arbeitsplatz, Einfluss oder Besitzstand zu verlieren. Um Blockaden und Widerstände abzubauen, ist eine offene Darstellung des Integrationsablaufs und der Auswirkungen auf die Belegschaft erforderlich. Besonders wichtig ist dabei die Identifikation und Motivation des neuen Führungsteams. Sowohl bei einer Übernahme, als auch bei einer Fusion, treffen zwei unterschiedliche Unternehmenskulturen aufeinander. Diese stoßen auf der jeweils anderen Seite häufig auf Unverständnis. In den meisten Fällen ist es kontraproduktiv dem gekauften Unternehmen die Kultur des Käuferunternehmens aufzuzwingen. Dann ist mit starken Widerständen, Verunsicherung und dem Weggang der besten Mitarbeiter zu rechnen.

Die Integration wird von den Führungskräften, den Mitarbeitern, aber auch von Kunden und anderen Wertschöpfungspartnern genau verfolgt. Zudem verändert jeder Zusammenschluss fundamentale Rahmenbedingungen, so dass auch bislang problemlos funktionierende Strukturen und Abläufe eventuell einer Anpassung bedürfen (vgl. *Jansen*, 2001, S. 238).

## 3.5.4 Praxisbeispiel BERU AG

Die seit Oktober 1997 börsennotierte *BERU AG* ist mit einem Weltmarktanteil von über 40% bei Glühkerzen für Dieselmotoren weltweit führender Anbieter in der Dieselkaltstarttechnologie. Im Bereich der Zündungstechnik für Benzinmotoren zählt das Unternehmen ebenfalls zu den vier führenden Anbietern in Europa. *BERU* expandiert stark in den Elektronikbereich mit dem Schwerpunkt kompletter, elektronischer Systemlösungen für die Fahrzeugindustrie. Außerdem entwickelt und produziert das Unternehmen Sensortechnologie und Zündsysteme für die Öl- und Gasbrennerindustrie. *BERU* zählt nahezu alle Automobil- und Motorenhersteller der Welt zu seinen Kunden. Das Unternehmen beschäftigt ca. 2.550 Mitarbeiter weltweit und hat seinen Sitz in Ludwigsburg. Im Geschäftsjahr 2006 konnte *BERU* einen Umsatz von 439 Mio. Euro erwirtschaften.

Anhand seiner Entwicklungsgeschichte lässt sich der Werdegang der *BERU AG* anschaulich erläutern. Bis Mitte der 1980er Jahre war das Unternehmen von nationalem Wachstum geprägt. Die Eröffnung der Produktionsstätte in Irland war der erste Schritt zur Internationalisierung. Mitte der 1990er Jahre akquirierte die *BERU AG* die Firma *B00* in Italien. Zudem wurden Joint Ventures in Mexiko und Korea eingegangen. Durch den Börsengang der *BERU AG* im Oktober 1997 wurde die Internationalisierungs- und Wachstumsstrategie beschleunigt. Die neuen finanziellen Möglichkeiten wurden von der Unternehmensführung genutzt, um bestehende Joint Ventures zu integrieren und zusätzliche Unternehmen zu akquirieren.

Im Jahr 2000 wurde die Expansionsstrategie durch den Einstieg der *Carlyle Group* (Private Equity Fund) erneut beschleunigt. Der Finanzinvestor startete 2000 mit 26% und hielt 2004 37% an der *BERU AG*. Das zusätzliche Kapital wurde einerseits in die Entwicklung neuer Produkte wie z.B. einem Reifendruckkontrollsystem und anderseits in weitere Akquisitionen wie beispielsweise der Übernahme der Zündkerzen-Division *Eyquem* von *Johnson Controls Automotive* in Frankreich investiert.

Am 1. November 2004 teilte der US-Zulieferer *BorgWarner* mit, dass die *Carlyle Group* (37%) und die Familien *Birkel (21%)* und *Rupprecht* (5%) ihre *BERU*-Aktienpakete zu 59 Euro je Aktie verkaufen würden. Dies repräsentierte insgesamt 63% des Grundkapitals von 26 Mio Euro, eingeteilt in 10 Mio. Stückaktien. *BorgWarner* unterbreitete am 8. Dezember 2004 allen Aktionären der *BERU AG* ein freiwilliges öffentliches Übernahmeangebot für die *BERU* Aktie. Den verbleibenden Aktionären wurden 67,50 Euro pro Aktie in bar geboten. Dies entspricht einer Prämie von 14,7% gegenüber dem gewichteten, durchschnittlichen Aktienkurs der letzten zwölf Monate vor Angebotsabgabe bzw. 252,1% gegenüber dem Emissionspreis der Aktie 1997. Nach Ablauf der weiteren Annahmefrist am 10. Februar 2005 hielt *BorgWarner* insgesamt 69% des Grundkapitals. *BorgWarner* ist ein strategischer Investor, der durch die Übernahme der *BERU AG* den Zugang zum wachsenden Markt der Dieselmotoren erhält (horizontale Übernahme). Durch die Verhandlungen mit den beiden Hauptaktionären konnte sich *BorgWarner* einen beherrschenden Einfluss von 63% der Anteile im Vorfeld des öffentlichen Angebots sichern. Somit wurde eine Image schädigende Übernahmeschlacht verhindert. Zum anderen wurde ebenfalls sichergestellt, dass eine aufgeschlossene und kooperative Zusammenarbeit zwischen der Führung beider Unternehmen möglich ist (friendly takeover).

### 3.5.5 Erfolgsfaktoren

Trotz ihrer Häufigkeit erfüllen Übernahmen oft nicht die mit ihnen verbunden hohen Erwartungen. Empirische Studien in den USA, in Großbritannien und in Deutschland kommen je nach verwendetem Erfolgsmaßstab zu ähnlichen Ergebnissen (vgl. *Welge/AlLaham*, 2003, S. 458; *Bamberger*, 1994, S. 178ff.; *Hungenberg*, 2006, S. 513f.). Als Erfolgsmaßstab werden Desinvestitionsraten, Reaktionen des Kapitalmarkts oder finanzielle Kennzahlen verwendet. In der Tendenz sind die Ergebnisse alarmierend und weisen in bestimmten Branchen der USA **Misserfolgsraten** bis zu 85% aus. In Deutschland kann branchenübergreifend eine durchschnittliche Erfolgswahrscheinlichkeit von rund 40% angenommen werden (vgl. *Jansen*, 2001, S. 240). Dabei ist der Erfolg unabhängig von der Unternehmensgröße. Eine Wertsteigerung tritt häufig für die Eigentümer eines verkauften Unternehmens sowie bei Fusionen ein. Bei horizontalen und konglomeraten Zusammenschlüssen wird häufig Wert vernichtet.

Ursachen des Scheiterns von M&A, deren Beherrschung als **Erfolgsfaktoren** gelten können, sind (vgl. *Hungenberg*, 2006, S. 512f.; *Müller-Stewens/Lechner*, 2005, S. 291; *Jansen*, 2001, S. 240):

- **Unternehmensbewertung**: Mangelnde Informationen, unzureichende Markt- und Unternehmensanalysen, unrealistische Einschätzung der Synergiepotenziale sowie Zeitdruck führen zu falschen, meist überhöhten Erwartungen. In Kombination mit der Komplexität der Bewertung führt dies zu überhöhten Wertvorstellungen und oftmals auch zu überhöhten Kaufpreisen. Damit kann ein M&A zu einem strategisch hilfreichen, aber ökonomisch unrentablen Vorhaben werden. Eine realistische Unternehmensbewertung ist daher erfolgskritisch.
- **Integration**: Kulturelle Unterschiede, Unsicherheiten in den Belegschaften, fehlender Einbezug von Schlüsselpersonen und mangelnde Kommunikation sind häufig unterschätze Problemfelder. Ausreichend Zeit und eine intensive Betreuung der Post-Merger-Phase sind erforderlich, um nicht an organisationalen Widerständen zu scheitern (vgl. Kap. 3.6). Zudem ist nach einer Transaktion eine neue strategische Ausrichtung des Gesamtunternehmens erforderlich.
- **Steuerung des M&A-Prozesses**: Vertraulichkeit, eindeutige Positionsbestimmung, Inhaltsfokus und Prozesskontrolle sind die prozessualen Erfolgsfaktoren (vgl. *Achleitner/Dresig*, 2001, Sp. 1569). Mangelnde Geheimhaltung gefährdet den Verhandlungsprozess und beeinflusst fundamentale Unternehmensmerkmale wie z.B. Börsenreaktionen, Geschäftsbetrieb oder Wettbewerbsposition. Dann beginnt eine spekulationsgetriebene, politische Diskussion und die Kontrolle über den M&A-Prozess geht verloren. Entscheidungsträger sollten über klare Zielvorstellungen verfügen, um eine gute Verhandlungsposition einnehmen zu können. Soll eine Transaktion zustande kommen, so ist gleichzeitig Kompromissbereitschaft in Einzelfragen unerlässlich. Das Zusammenspiel

von Zielverfolgung und Kompromissfähigkeit bestimmt die Glaubwürdigkeit der Verhandlungspartner und damit die Erfolgswahrscheinlichkeit des M&A. Der Gefahr eines emotionalen „Dealfiebers“ bzw. „Dealfrusts“ bei den Beteiligten sollte durch regelmäßige Rückbesinnung auf die ökonomische Logik und die Wichtigkeit der Transaktion für die beteiligten Unternehmen erreicht werden.

## Literaturempfehlungen

*Achleitner, P./Dresig, T.*: Mergers & Acquistions, in: *Gerke, W.* (Hrsg.): Handwörterbuch des Bank- und Finanzwesens, 3. Aufl., Stuttgart 2001, Sp. 1559-1570.

*Jansen, S.A.:* Mergers & Acquisitions, 4. Aufl., Wiesbaden 2001.

*Müller-Stewens, G./Schäfer, M.*: Merger & Acquisition: Grundlagen, in: *Thießen, F.* (Hrsg.): Lexikon des Geld-, Bank- und Börsenwesens, Bd. 2, 4. Aufl., Frankfurt 1999, S. 1305-1330.

## Management Summary

- Der Markt für M&A ist länderspezifisch und unterliegt zyklischen Schwankungen.
- Übernahmen werden aus vielfältigen Gründen durchgeführt. Die Motive reichen von Markt-, Wettbewerbs- und Kostenüberlegungen bis hin zur Wahrnehmung sich ergebender Chancen.
- Die Formen von M&A können nach dem Umfang der Eigentumsrechte, der Wertschöpfungsbeziehung, dem Käuferinteresse und der Kooperationsbereitschaft unterschieden werden.
- Der M&A-Prozess durchläuft sechs Phasen. Zunächst ist die Übernahmestrategie festzulegen und die Zielsetzung zu definieren. Anschließend sind geeignete Partner auszuwählen und die Transaktionsart zu bestimmen. Zur Analyse und Bewertung wird die Due Diligence durchgeführt und der Unternehmenswert errechnet. In den Verhandlungen wird die Transaktion durchgeführt und vertraglich fixiert. Die abschließende Integrationsphase kann langwierig sein und entscheidet maßgeblich über den Erfolg.
- M&A sind häufig nicht erfolgreich. Als Erfolgsfaktoren gelten eine nicht zu optimistische Unternehmensbewertung und eine effektive Integration.

# 3.6 Management des Wandels

**Leitfragen**

- Warum wandeln sich Unternehmen?
- Wie finden Veränderungen in Unternehmen statt?
- Welche Widerstände sind zu erwarten und wie kann mit ihnen umgegangen werden?
- In welchem Ausmaß und wie lässt sich Wandel steuern?

## 3.6.1 Ursachen und Formen des Wandels

Unternehmen sind ständigen Veränderungen ihrer betrieblichen Rahmenbedingungen ausgesetzt. Märkte, Kundenbedürfnisse, Konkurrenzverhältnisse, gesetzliche Regelungen und sogar gesellschaftliche Werte und Normen ändern sich immer häufiger, mit größerer Stärke und höherer Geschwindigkeit. Unternehmen sind gezwungen, sich an diese neuen Rahmenbedingungen anzupassen, können aber auch selbst Veränderungen auslösen. Die Umsetzung der Strategie erfordert meist auch organisatorische Anpassungen und Neuerungen. Wandel findet deshalb permanent auf allen betrieblichen Ebenen mit unterschiedlicher Ausprägung und Intensität statt. Für Unternehmen bedeutet er immer sowohl Chance als auch Risiko. Das Management des Wandels ist aus diesem Grund ein wichtiges und zentrales Aufgabenfeld der Unternehmensführung und die Wandlungs- und Innovationsfähigkeit häufig ein entscheidender Faktor im Wettbewerb. Das Management des Wandels ist nur auf den ersten Blick ein rein organisatorisches Thema. Bei eingehender Betrachtung wird deutlich, dass vor allem personelle Aspekte im Vordergrund stehen. Dies begründet seine Zuordnung zum strategischen Personalmanagement in Abb. 3.6.1.

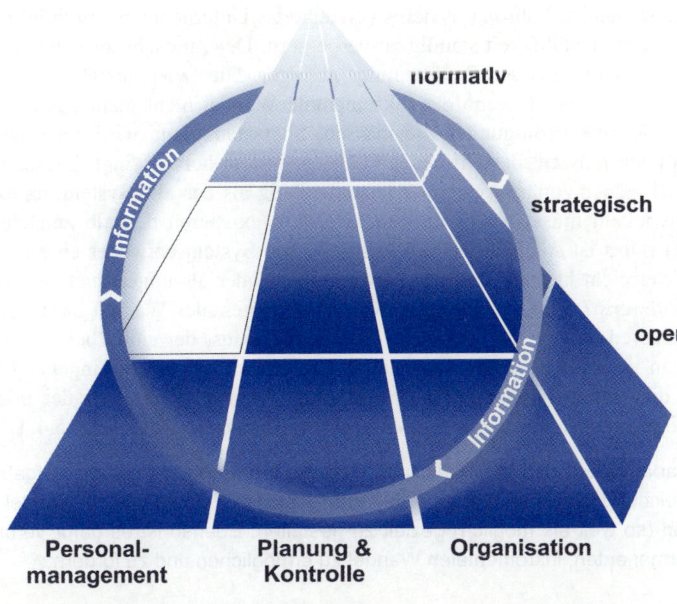


*Abb. 3.6.1: Einordnung des Managements des Wandels*

Wandel beschreibt den Wechsel von einem Zustand in einen anderen. Nach dem **Umfang der Zustandsänderung** wird zwischen inkrementalem und fundamentalem Wandel unterschieden (Abb. 3.6.2). Diese werden auch als Wandel erster bzw. zweiter Ordnung bezeichnet (vgl. *Staehle*, 1999, S. 900f.). Während **inkrementaler Wandel** die laufende, schrittweise Anpassung des Unternehmens an geänderte Rahmenbedingungen beschreibt, handelt es sich bei **fundamentalem Wandel** um einzelne, grundlegende und tiefgreifende Anpassungsvorgänge. Inkrementaler Wandel erfolgt im Idealfall in den einzelnen hierarchischen Ebenen aus eigenem Antrieb und ohne explizite Steuerung durch die Unternehmensführung. Er basiert (dann) auf einer die Veränderungsprozesse auslösenden und unterstützenden organisatorischen Gestaltung. Unternehmen, in denen dieses gelingt, werden auch als **lernende Unternehmen** bezeichnet (vgl. Kap. 8.2.4).

| | Inkrementaler Wandel | Fundamentaler Wandel |
|---|---|---|
| **Ablauf** | Kontinuierlich | Diskontinuierlich |
| **Veränderungsintensität** | Evolutionär | Revolutionär |
| **Paradigmen** | Beibehaltung | Wechsel |
| **Risiko und Unsicherheit** | Gering | Hoch |
| **Dimensionen** | Auf einzelne beschränkt | Mehrdimensional |
| **Unternehmensebenen** | Auf einzelne beschränkt | Umfasst alle Ebenen |
| **Führungssystem** | Optimierung | Wechsel |
| **Stellung des Wandels** | Normalfall | Sonderfall |

*Abb. 3.6.2: Ausprägungen des Wandels nach dem Umfang der Zustandsänderung*

Inkrementaler und fundamentaler Wandel vollziehen sich meist im Wechsel. Dies lässt sich wie in Abb. 3.6.3 durch überlappende **S-Kurven** darstellen. Jede S-Kurve stellt die Entwicklung der Leistungsfähigkeit des gültigen Führungssystems des Unternehmens dar. Im Rahmen des bestehenden Führungssystems versucht das Unternehmen, durch inkrementalen Wandel seine Leistungsfähigkeit ständig zu verbessern. Der Zuwachs an Leistungsfähigkeit wird jedoch ab einem gewissen Punkt immer geringer. Die Leistungsfähigkeit des Unternehmens kann sogar sinken, wenn der inkrementale Wandel nicht mehr ausreicht, sich an die geänderten Rahmenbedingungen anzupassen. Spätestens dann wird ein fundamentaler Wandel stattfinden müssen, der ein neues Führungssystem hervorbringt. Dieses neue Führungssystem ist jedoch zunächst weniger leistungsfähig als das alte System, da es sich erst noch voll entwickeln muss. Neues und altes System existieren deshalb zunächst parallel nebeneinander. Dies ist solange der Fall, bis das neue System entweder eine höhere Leistungsfähigkeit erreicht hat und das alte System ablöst oder als ungeeignet verworfen wird (vgl. *Müller-Stewens/Lechner,* 2005, S. 560ff.). Fundamentaler Wandel als Übergang von einem zum anderen System vollzieht sich in einem Zyklus, der sich über einen Zeitraum erstreckt und in verschiedenen Phasen abläuft. Er wird im Folgenden eingehend betrachtet und stellt an die Unternehmensführung völlig andere Anforderungen als der inkrementale Wandel im Sinne eines kontinuierlichen Verbesserungsprozesses (vgl. Kap. 5.4.4).

! Das **Management des Wandels** bzw. **Change Management** hat die Aufgabe, den für die Erreichung der Unternehmensziele erforderlichen fundamentalen Wandel zu erkennen und (so weit als möglich) gezielt zu gestalten. Ebenso ist es dafür verantwortlich, den permanenten, inkrementalen Wandel zu ermöglichen und zu fördern.

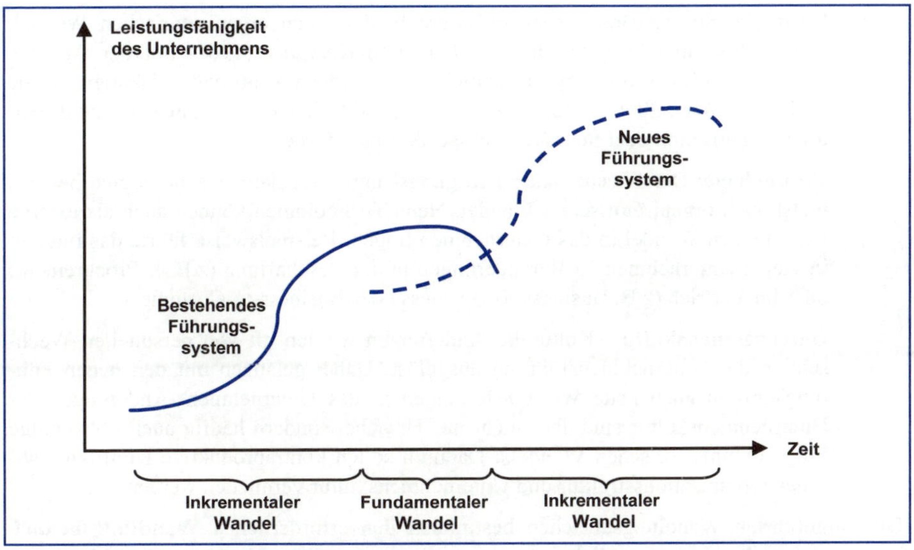


*Abb. 3.6.3: Inkrementaler und fundamentaler Wandel vollziehen sich im Wechsel*

Die Feststellung eines **Wandlungsbedarfs**, der die sachlich erforderlichen Veränderungen eines Unternehmens aufzeigt, bildet den Ausgangspunkt des Wandlungsprozesses. Erfolgreiche Unternehmen passen sich jedoch nicht nur reaktiv an, sondern gestalten ihre Rahmenbedingungen proaktiv selbst (vgl. *Krüger*, 2006a, S. 30ff.). Aus diesem Grund kann zwischen externen und internen **Wandlungsursachen** unterschieden werden. Wesentliche Ursachen sind (vgl. *Bea/Göbel*, 2006, S. 468ff.; *Tichy*, 1983):

- **Externe Ursachen**
  - **Markt**: Veränderungen des Marktes wie beispielsweise der Wettbewerbsstruktur oder der Kundenanforderungen sollten sich in der Struktur des Unternehmens und den Verhaltensweisen seiner Mitarbeiter niederschlagen. Diese Veränderungen stellen neue Anforderungen an die Steigerung der Flexibilität, Kundenorientierung und Innovationsfähigkeit des Unternehmens.
  - **Gesellschaft**: Entwicklungen gesellschaftlicher Normen und Werte sollten im Umgang mit den Stakeholdern (Kunden, Lieferanten, Mitarbeiter etc.) und somit auch in der Gestaltung des Unternehmens berücksichtigt werden. Beispiele sind das Streben nach positiven Erlebnissen (Spaßgesellschaft) oder die zunehmende Bedeutung des Wissens (Wissensgesellschaft; vgl. Kap. 8.2.1).
  - **Recht**: Der Erlass neuer Gesetze sowie Regelungen, Normen und Richtlinien öffentlicher Institutionen erfordert häufig ebenfalls organisatorische Anpassungen. Einige Beispiele sind das Gesetz zur Kontrolle und Transparenz im Unternehmensbereich (KonTraG), die Neuregelung des Bankenaufsichtsrechts (Basel II) oder die Festlegung von Verhaltensstandards zur Unternehmensführung und -überwachung (Deutscher Corporate Governance Kodex).
- **Interne Ursachen**
  - **Zielsystem**: Gravierende Änderungen des Zielsystems erfordern auch grundlegende organisatorische Anpassungen. Beispielsweise wenn aus einer Non-Profit-Organisation ein gewinn- oder wertorientiertes Unternehmen werden soll. Beispiele für neue Zielsysteme sind die *Deutsche Bahn AG* oder die *Deutsche Post AG*.

- **Strategie**: Strategieänderungen erfordern häufig einen organisatorischen Wandel. Dieser Zusammenhang wurde vor allem von *Chandler* (1962) mit der Aussage „Structure follows Strategy“ beschrieben, die jedoch kontrovers diskutiert wurde (vgl. *Bea/Göbel*, 2006, S. 483ff.; Kap. 5.1). Marktorientierung kann z.B. eine dezentrale Organisation oder neue Vertriebsstrukturen erfordern.
- **Technologie**: Der Einsatz neuer Fertigungs- und Informationstechnologien bewirkt meist auch organisatorischen Wandel. Neue Technologien können auch als externe Ursache den Wandel in das Unternehmen tragen. Beispielsweise führte das Internet in vielen Unternehmen zu Veränderungen in der Beschaffung (z.B. E-Procurement) oder im Vertrieb (z.B. Business-to-Business oder Business-to-Customer).
- **Unternehmenskultur**: Kulturelle Änderungen werden oft von personellen Wechseln in der Unternehmensführung ausgelöst. Dabei gelangen mit den neuen Führungskräften auch neue Wertvorstellungen in das Unternehmen. Änderungen der Unternehmenskultur sind aber nicht nur Ursache, sondern häufig auch notwendige Folge organisatorischen Wandels. Dadurch sollen kontraproduktive Konflikte zwischen Organisationsstruktur und Unternehmenskultur vermieden werden.

Die aufgeführten Wandlungsursachen bestimmen den erforderlichen **Wandlungsbedarf**. Nur wer versteht, warum er sich verändern muss, kann diese Veränderung auch gezielt beeinflussen. Ob tatsächlich ein Wandel eingeleitet und erfolgreich durchgeführt wird, hängt entscheidend davon ab, ob der Wandlungsbedarf erkannt und akzeptiert wird.

Dem Wandel stehen viele **Barrieren** gegenüber, die ihn verzögern oder gar verhindern. Der Wandlungsbedarf nimmt dadurch aber immer mehr zu (Reformstau). Für die Einleitung des Wandels ist in diesen Fällen oft ein durch krisenhafte Entwicklungen hervorgerufener hoher Leidensdruck erforderlich (vgl. *Krüger*, 2006a, S. 32ff.). Eine Krise als Auslöser des Wandels sollte jedoch möglichst vermieden werden. Sie engt den sachlichen und zeitlichen Gestaltungsspielraum stark ein und drängt die Unternehmensführung in eine passive, reaktive Position. Wesentlich besser ist ein proaktiv vollzogener Wandel. Die frühzeitige Erkennung und Einleitung erforderlicher Veränderungen gilt als wesentliches Merkmal erfolgreicher Unternehmensführung (vgl. *Müller-Stewens/Lechner*, 2005, S. 596f.).

Unterschiedliche Wandlungsbedarfe und daraus resultierenden **Formen des Wandels** lassen sich nach der Reichweite der zu bewältigenden Änderungen in einem **Schichtenmodell** (4R-Modell) darstellen (vgl. *Krüger*, 2006b, S. 53ff.; Abb. 3.6.4):

- **Restrukturierung (Struktur-, Prozess-, Systemänderungen)**: Auf der bestehenden Strategie basierende Anpassungen der Strukturen, Prozesse, Systeme, um die Leistungsfähigkeit (Realisationspotenzial) zu verbessern. Dieser permanente, inkrementale Wandel zielt vor allem auf die Erhöhung der Effizienz. Dadurch wird das Unternehmen zwar besser, aber nicht anders.
- **Reorientierung (Strategiewechsel)**: Fundamentaler Wandel durch strategische Neuausrichtung. Strategische Stoßrichtungen werden geändert, bestehende strategische Geschäftsfelder aufgegeben und neue in das Portfolio des Unternehmens aufgenommen.
- **Revitalisierung (Änderungen der personellen Fähigkeiten)**: Entwicklung von Fähigkeiten und Verhaltensweisen der Mitarbeiter im Bezug auf das Umfeld des Unternehmens wie z.B. Kunden, Lieferanten oder Geschäftspartner. Zielsetzungen können z.B. die Ausrichtung der Mitarbeiter an den Bedürfnissen der Kunden oder unternehmerisches Denken und Handeln sein.
- **Remodellierung (Veränderung der Werte und Überzeugungen)**: Zielt auf ein neues Selbstverständnis des Unternehmens und bezieht sich auf die Werte und Überzeugungen im Rahmen der Unternehmenskultur.

Revitalisierung und Remodellierung erfolgen nicht schlagartig. Änderungen der Denk- und Verhaltensweisen sowie Wertvorstellungen benötigen meist eine gewisse Zeit. Für die (Weiter-)Entwicklung von Fähigkeiten und Verhaltensweisen eignen sich kontinuierliche Verbesserungsprozesse. Ist dann eine bestimmte Unternehmenskultur mit entsprechenden Denk- und Verhaltensweisen realisiert, geht es darum, diese zu stabilisieren. Grundsätzlich gilt: Strategien, Werte und Überzeugungen bilden die langfristige Basis des Unternehmens und den Ausgangspunkt für kontinuierliche Verbesserungen der Strukturen, Prozesse, Systeme und Realisationspotenziale sowie der Fähigkeiten und des Verhaltens (vgl. *Krüger*, 1994, S. 358ff.). Unternehmen sollten sich nicht ausschließlich auf eine Form des Wandels konzentrieren, denn dadurch können die für andere Wandelformen erforderlichen Fähigkeiten verloren gehen (vgl. *Müller-Stewens/Lechner,* 2005, S. 635). Eine Überbetonung effizienzsteigernder Maßnahmen im Rahmen von Restrukturierungsprogrammen erschwert z.B. die Verbreitung von innovativem und unternehmerischem Denken bei den Mitarbeitern (Revitalisierung).

Ein Beispiel für die Erreichung eines solchen Denkens ist die „Bootleg Rule" der Firma *3M.* Danach kann jeder Forschungsmitarbeiter 15% seiner Arbeitszeit für Projekte eigener Wahl verwenden. Auf diese Weise ist z.B. das *Post-it* entstanden (vgl. *Fry*, 1987, S. 4ff.).

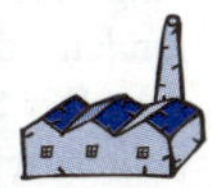

Fundamentalem Wandel durch Reorientierung und ggf. sogar Remodellierung sollte permanenter, inkrementaler Wandel durch Restrukturierung bzw. Revitalisierung folgen. Ständiger fundamentaler Wandel würde durch permanente radikale Änderungen die Leistungsfähigkeit der Mitarbeiter und des Unternehmens überfordern.

In der unteren Hälfte des Schichtenmodells in Abb. 3.6.4 sind die **Aufgabenschwerpunkte** der Unternehmensführung bei den unterschiedlichen Formen des Wandels dargestellt. Während es bei der Restrukturierung primär um Sachfragen geht, erfordern Reorientierung und Revitalisierung zunehmend den Einbezug politisch-verhaltensorientierter Aspekte. Beispiele sind der Ausgleich unterschiedlicher Interessen oder die Beseitigung von personellen Widerständen (Einflussmanagement). Revitalisierung bedeutet darüber hinaus auch das Management von Bewusstseinslagen. Die Remodellierung bezieht sich fast ausschließlich auf diese wertmäßig-kulturellen Aspekte des Wandels (vgl. *Krüger*, 1994, S. 359).

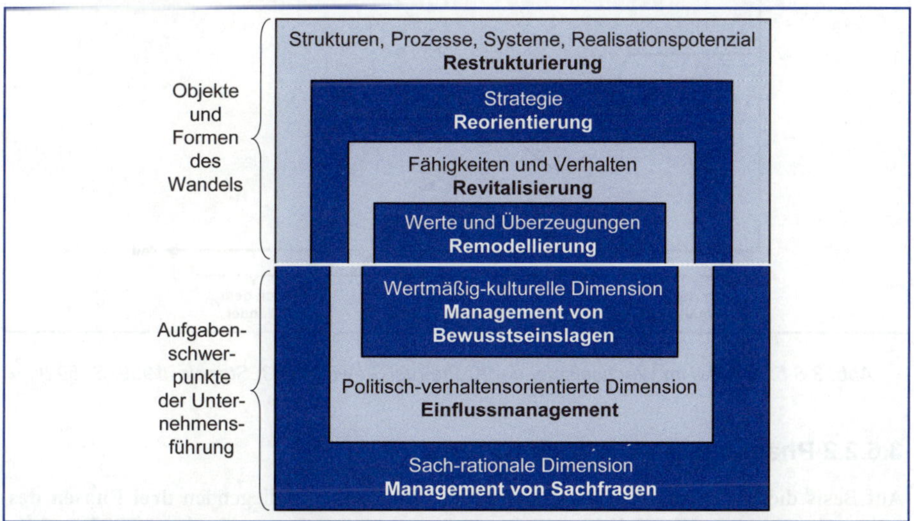


*Abb. 3.6.4: Schichtenmodell des Wandels (vgl. Krüger, 1994, S. 359)*

## 3.6.2 Funktionsweise und Ablauf des Wandels

### 3.6.2.1 Wandel im Wechselspiel der Kräfte

Nach der Feldtheorie von *Lewin* wirken auf den betrieblichen Wandel zwei Arten von Kräften ein. **Akzelerierende Kräfte** (driving forces) drängen auf Veränderungen, während sie durch **retardierende Kräfte** (restraining forces) behindert werden. Um die Existenz des Unternehmens zu sichern, sollten sich diese Kräfte langfristig die Waage halten. Überwiegen die akzelerierenden Kräfte, dann kommt das Unternehmen nie zur Ruhe. Dadurch entstehen innere Unsicherheiten und Instabilitäten. Bei einem Übergewicht der retardierenden Kräfte erfolgen notwendige Veränderungen dagegen nicht oder zu spät (vgl. *Lewin*, 1963; *Staehle*, 1999, S. 591).

Im Ausgangspunkt des Wandels befinden sich diese Kräfte im Gleichgewicht. Zur Einleitung eines Wandels muss dieses Gleichgewicht entweder durch Verstärkung der akzelerierenden oder durch Verminderung bzw. Umkehrung der retardierenden Kräfte gestört werden. Der Schwerpunkt liegt hier vor allem auf dem Abbau von Widerständen. Der dadurch eingeleitete Veränderungsprozess lässt sich als **zyklischer Übergang** zwischen zwei Gleichgewichtszuständen verstehen. Wie in Abb. 3.6.5 dargestellt, wird es im Rahmen des Wandels gegenüber der Ausgangssituation zunächst zu einem Abfall der Leistungsfähigkeit des Unternehmens kommen. Ursachen sind die aufgrund der Wandelmaßnahmen erforderlichen Bindung organisatorischer Ressourcen sowie Desorientierung und Widerstand bei den Mitarbeitern. Erst wenn der Wandel erfolgreich abgeschlossen ist, kann sich das Unternehmen wieder auf einem höheren Gleichgewichtszustand einpendeln, der wiederum stabilisiert werden muss (vgl. *Lewin*, 1963; *Staehle*, 1999, S. 591ff.).

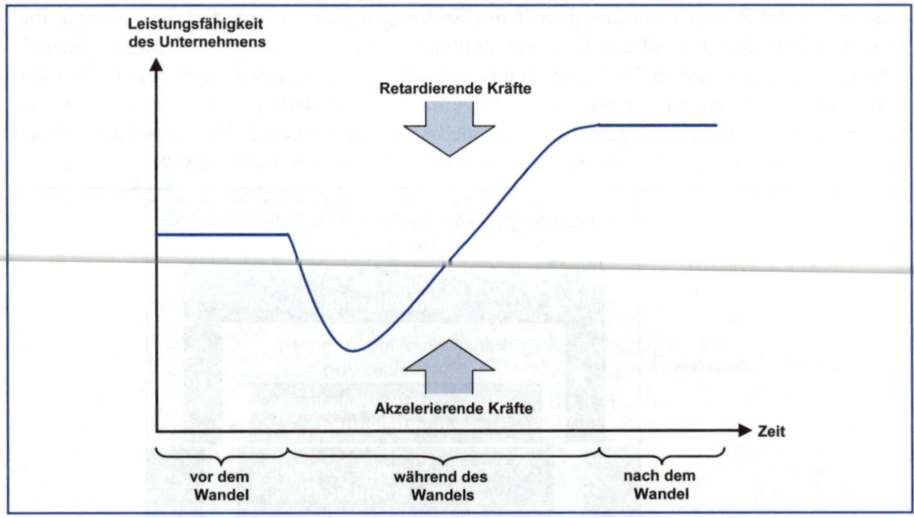


*Abb. 3.6.5: Wandel im Wechselspiel der Kräfte (vgl. Lewin, 1963; Staehle, 1999, S. 592)*

### 3.6.2.2 Phasen des Wandlungsprozesses

Auf Basis dieser Erkenntnisse hat *Lewin* (1963) folgende grundlegenden **drei Phasen des unternehmerischen Wandels** identifiziert (vgl. u.a. *Müller-Stewens/Lechner*, 2005, S. 581; *Steinmann/Schreyögg*, 2005, S. 496):

(1) **Auftauen (Unfreezing)**: Damit ein System seinen Gleichgewichtszustand aufgibt, muss zunächst der Status Quo „aufgetaut“ werden. Bei den Mitarbeitern muss Wandlungsbereitschaft geschaffen werden, um alte Gewohnheiten in Frage zu stellen und den bestehenden Wandlungsbedarf zu erkennen. Der Anstoß hierzu kann sowohl von innen (Prozessanalyse, Verbesserungsvorschläge etc.) als auch von außen (Kundenreklamationen, sinkende Aktienkurse etc.) kommen. Um die Unterstützung des Wandels sicherzustellen, müssen die Mitarbeiter einsehen, dass Änderungen erforderlich sind. Die sofortige Einleitung einer Veränderung, wie z.B. eine Reorganisation ohne vorheriges „Auftauen“, ist häufig für das Scheitern von Wandlungsprojekten verantwortlich.

(2) **Verändern (Moving)**: In der zweiten Phase geht es um die Durchführung des Wandels und die Bewegung zu einem neuen Gleichgewicht auf einem höheren Leistungsniveau. Im Rahmen dieser Phase werden unterschiedliche Alternativen erprobt und bewertet, bis sich neue, geeignete Verhaltensweisen herausbilden. Durch Partizipation am Verlauf und dem Ergebnis des Wandels sollen in dieser Phase Betroffene zu Beteiligten gemacht werden.

(3) **Einfrieren (Refreezing)**: Damit das neue Gleichgewicht und somit die durchgeführten Veränderungen dauerhaft Bestand haben, muss das System im Anschluss „wieder eingefroren“, d.h. stabilisiert werden. Geschieht dies nicht, dann können auftretende Schwierigkeiten oder die „Macht der Gewohnheit“ zu einem Rückfall in alte Verhaltensweisen führen. Zum Einpendeln des Gleichgewichts und zur Beseitigung von Unsicherheiten kann insbesondere die Kommunikation der bereits erzielten Erfolge beitragen.

Die vielfältigen Beschreibungen des Wandlungsprozesses (vgl. u.a. *Tichy*, 1983; *Greiner*, 1967; *Kotter*, 1996; *Nadler*, 1987; *French/Bell*, 1982; *Krüger*, 2006; *Seidenschwarz*, 2003) unterscheiden sich hinsichtlich der Anzahl der betrachteten Phasen sowie deren Strenge und Struktur ihres Ablaufes (sequenziell, iterativ oder simultan). Sie orientieren sich jedoch überwiegend an den **grundlegenden Aussagen von *Lewin*** (vgl. *Lewin*, 1963; *Müller-Stewens/Lechner, 2005*, S. 581f.):

- Einteilung des Wandels in klar abgrenzbare Phasen,
- Notwendigkeit eines ausdrücklichen Einstiegs in den Wandlungsprozess,
- Wandel erzeugt Widerstand, der überwunden werden muss,
- Notwendigkeit der Stabilisierung der Veränderung.

Aufgrund seiner Anschaulichkeit und praktischen Relevanz wird im Folgenden beispielhaft das **Vorgehensmodell von *Krüger*** (vgl. 2006b, S. 66ff.) dargestellt. Fundamentaler Wandel läuft danach, wie in Abb. 3.6.6 zu sehen, in fünf Phasen ab. Die Unternehmensführung hat dabei jeweils unterschiedliche Aufgabenschwerpunkte.

(1) **Initialisierung**: Nachdem ein sachlich erforderlicher Wandlungsbedarf identifiziert und verbindlich festgelegt wurde, löst die Unternehmensführung den Wandlungsprozess aus. In dieser Phase sind die Promotoren zu identifizieren und für den Wandel zu gewinnen. Sie haben als Träger des Wandels maßgeblichen Einfluss auf dessen Verlauf und Erfolg.

(2) **Konzeption**: Wandel ist kein Selbstzweck und bedarf einer möglichst klaren und eindeutigen Zielsetzung. Nach Auslösung des Wandlungsprozesses müssen deshalb konkrete Ziele und Stoßrichtungen des Wandels festgelegt werden. Daran schließt sich die Suche und Bewertung von Alternativen und die Festlegung eines Maßnahmenprogramms zur Zielerreichung an. Ziele und Maßnahmen bilden als Wandlungskonzept den Rahmen für das weitere Vorgehen.

(3) **Mobilisierung**: Ist das Wandlungskonzept verabschiedet, wird es im nächsten Schritt an den Kreis der Beteiligten und Betroffenen möglichst umfassend, differenziert und glaub-

würdig kommuniziert. Auf diese Weise soll die Wandlungsbereitschaft der Mitarbeiter gefördert und Widerstände überwunden werden. Dies ist für den Wandlungserfolg äußerst kritisch. Parallel dazu sind die notwendigen Voraussetzungen für den Wandel durch personelle, technische und organisatorische Maßnahmen zu schaffen. Die Wandlungsfähigkeit kann z.B. durch Schulungen und die Einrichtung einer Projektorganisation sowie geeignete Anreizsysteme oder Personalpläne erreicht werden.

(4) **Umsetzung**: Ein fundamentaler Wandel ist eine komplexe Aufgabe, bei der nicht alle Probleme gleichzeitig gelöst werden können. Aus diesem Grund müssen Teilprojekte festgelegt und priorisiert werden, um Schritt für Schritt die Wandlungsbedarfe zu decken und die Wandlungsziele zu erreichen. Priorisierungskriterien sind z.B. sachliche Abhängigkeiten, zeitliche Dringlichkeit, Risiken, Ressourcenverfügbarkeit oder kurzfristig erzielbare Erfolge. Nach Abschluss der kritischen Aufgaben wird durch eine Reihe von Folgeprojekten der Wandel komplettiert. Die Koordination der Projekte ist in dieser Phase eine wesentliche Aufgabe des Wandlungsmanagements.

(5) **Verstetigung**: Um die Nachhaltigkeit der Wandlungsergebnisse sicherzustellen, sind diese im Unternehmen zu verankern. Dies geschieht, in dem die Verantwortung hierfür schrittweise vom Projektmanagement auf das Linienmanagement übertragen wird. Aufgaben und Ziele müssen für jeden Mitarbeiter angepasst werden. Darüber hinaus soll die erworbene Wandlungs- und Lernfähigkeit langfristig erhalten und gepflegt werden. Auf diese Weise kann das Unternehmen zukünftigen Wandlungsbedarf proaktiv angehen, statt sich nur reaktiv anzupassen.

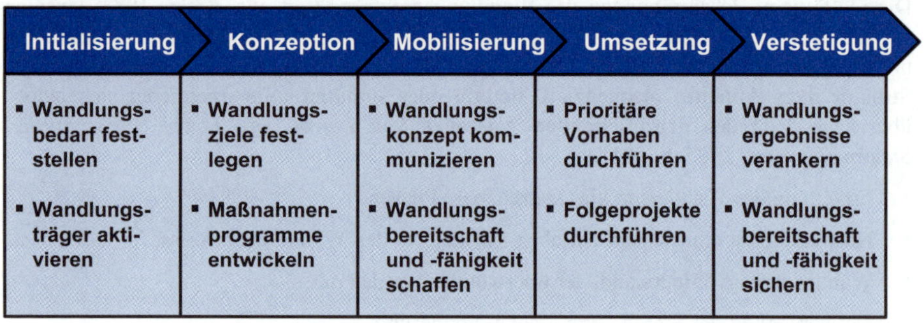


*Abb. 3.6.6: Phasenschema des Wandels und Aufgaben des Wandlungsmanagements (vgl. Krüger, 2006b, S. 67)*

### 3.6.2.3 Spannungsfeld des Wandels

Wandel bewegt sich im **Spannungsfeld** von (vgl. *Krüger*, 2006a, S. 29ff.):

- **Wandlungsbedarf**: Ausmaß sachlich notwendiger Veränderung des Unternehmens und seiner Teilbereiche und Mitglieder.
- **Wandlungsbereitschaft**: Einstellung und Verhalten der Betroffenen sowie Beteiligten des Wandels gegenüber dessen Ziele und Maßnahmen.
- **Wandlungsfähigkeit**: Organisatorische und personelle Kompetenzen zur erfolgreichen Durchführung von Veränderungen.

Aufgabe der Unternehmensführung im Wandel ist es, eine möglichst hohe Übereinstimmung zwischen diesen Aspekten herbeizuführen.

Jedes Missverhältnis führt, wie in Abb. 3.6.7 zu sehen, zwangsläufig zu **Schwierigkeiten im Wandlungsprozess**:

- **Reformstau**: Zur Deckung des Wandlungsbedarfs fehlen sowohl der Wille als auch die Fähigkeiten oder der vorhandene Wandlungsbedarf wird nicht erkannt. Der Wandlungsbedarf wird dadurch nach und nach immer größer.
- **Fähigkeitsdefizite**: Wenn sich Bedarf und Bereitschaft decken, dann sind die nicht vorhandenen Fähigkeiten in geeigneter Weise z.B. durch Schulungen oder externe Berater zu erwerben.
- **Unbefriedigter Veränderungsdrang**: Eine latente Wandlungsbereitschaft, der kein entsprechender Bedarf und auch keine Fähigkeiten gegenüberstehen, kann viele Ursachen wie z.B. Machtstreben oder eine generelle Unzufriedenheit haben.
- **Fehlgeleitete Aktivitäten**: Im Unternehmen gibt es unterschiedliche Ansichten über den vorhandenen Wandlungsbedarf. Dies kann zu Richtungskämpfen führen, die den Wandel blockieren.
- **Ungenutztes Fähigkeitspotenzial**: Fähigkeiten, denen weder eine Bereitschaft noch ein Bedarf gegenübersteht.
- **Willensbarrieren**: Auftretende Widerstände müssen überwunden werden, damit die vorhandenen Fähigkeiten eingesetzt werden.

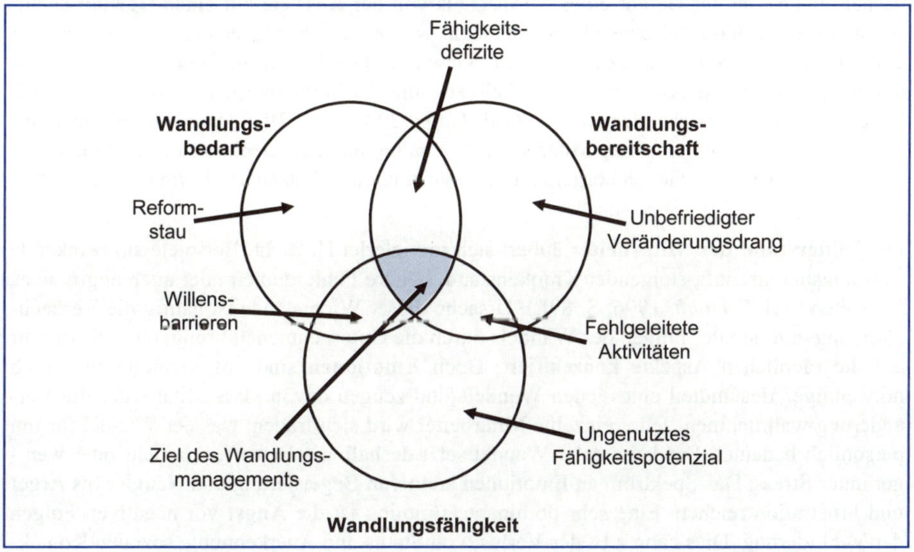


*Abb. 3.6.7: Missverhältnisse und Schwierigkeiten im Spannungsfeld des Wandels (vgl. Krüger, 2006d, S. 137)*

Bedarf, Bereitschaft und Fähigkeiten sollten sich weitgehend decken. Dazu sollte der Wandel sowohl sachbezogen als auch personell stimmig sein. Die **sachbezogene Stimmigkeit** bezieht sich auf die Organisation des Wandlungsprozesses und das Zusammenspiel von Personalführung, Kommunikation, Projektmanagement und Controlling. Die zu erfüllenden Aufgaben sind zu beschreiben und Kompetenzen festzulegen („Wer macht was bis wann?"). Die **personelle Stimmigkeit** betrifft das Zusammenspiel von Unternehmensführung und den beteiligten und betroffenen Mitarbeitern. Die Unternehmensführung ist als Promotor die entscheidende Schubkraft des Wandels und sollte sich gegenüber den Mitarbeitern stets glaubwürdig und verantwortlich verhalten (vgl. *Krüger*, 2006d, S. 137ff.).

## 3.6.3 Widerstände gegen den Wandel

Bei jedem Wandel gibt es sowohl innerhalb als auch außerhalb des Unternehmens Widerstände gegen die Veränderung des Status Quo. Sie treten **offen** oder **verdeckt** auf und können den Wandel verlangsamen oder sogar gefährden. Offener Widerstand äußert sich z.B. durch Streik oder Kündigungen. Verdeckte Widerstände sind z.B. „Dienst nach Vorschrift“ oder ein höherer Krankenstand. Stärke und Intensität der Widerstände variieren dabei im Verlauf des Wandels erheblich (vgl. *Staehle*, 1999, S. 977).

Ein erfolgreiches Management des Wandels erkennt mögliche Widerstände und weiß mit ihnen umzugehen. Neben **unternehmensinternen Widerständen** kann der Wandel auch von außen, das heißt von **unternehmensexternen Widerständen** beeinträchtigt werden (vgl. *Bea/Göbel*, 2006, S. 516f.). Bei den unternehmensinternen Widerständen lassen sich generell **personelle** und **organisatorische** Widerstände unterscheiden (vgl. *Watson*, 1975, S. 415ff.).

### 3.6.3.1 Personelle Widerstände

Wandel bedeutet Veränderung und entspricht damit nicht dem **menschlichen Bedürfnis nach Stabilität und Kontinuität**. Untersuchungen haben ergeben, dass der Mensch einem Verlust mehr nachtrauert, als er sich über einen Gewinn freut. Entscheidungen werden deshalb mehr von der Gefahr eines Verlusts als von der Aussicht auf einen Gewinn beeinflusst. Verluste durch falsches aktives Handeln werden darüber hinaus auch schmerzvoller empfunden als durch Untätigkeit verpasste Gewinne. Damit sich die Mitarbeiter freiwillig auf einen Wandel einlassen, müssen deshalb aus ihrer Sicht die möglichen Vorteile deutlich höher sein als die bestehenden Risiken (vgl. *Lütge*, 2002, S. 177ff.). Daraus folgt eine (häufig unbewusste) Trägheit vieler Mitarbeiter. Sie halten an alten Denkmustern und Gewohnheiten fest, weil sie die Geborgenheit des Vertrauten schätzen (vgl. *Bea/Göbel*, 2006, S. 518).

Der **Widerstand der Mitarbeiter** äußert sich in vielerlei Hinsicht. Beispiele sind sinkende Leistungsbereitschaft, steigender Krankenstand, höhere Fehlerquoten oder auch aggressives Verhalten (vgl. *Schmidt*, 1996, S. 89f.). Ursache dieser Widerstände ist häufig die Vernachlässigung emotionaler Folgen des Wandels durch die Unternehmensführung, die sich zu sehr auf die sachlichen Aspekte konzentriert. Doch **Emotionen** sind ein wichtiger und auch notwendiger Bestandteil eines jeden Wandels und zeugen davon, dass Mitarbeiter die Veränderung wahrnehmen. Jeder einzelne Mitarbeiter wird sich fragen, was der Wandel für ihn persönlich bedeutet. Fundamentaler Wandel setzt deshalb die Betroffenen mehr oder weniger unter Stress. Das Spektrum an Emotionen kann von Begeisterung und Neugier bis Ärger und Frustration reichen. Eine sehr dominante Emotion ist die **Angst** vor negativen Folgen der Veränderung. Dies kann z.B. der Verlust von Status und Anerkennung, sozialen Kontakten oder sogar des Arbeitsplatzes sein (vgl. *Müller-Stewens/Lechner*, 2005, S. 604f.).

Bei jedem Wandel gibt es unter den Mitarbeitern sowohl Gegner (**Opponenten**) als auch Befürworter (**Promotoren**). Doch dies sind nicht die einzigen Akteure des Wandels. Eine große Zahl von Mitarbeitern ist meist ambivalent eingestellt, d.h. weder eindeutig für noch gegen die Veränderung. Diese **Ambivalenz** kann zur Quelle von latenten und offenen Widerständen werden (vgl. *Schirmer/Luzens*, 2003, S. 316f.). Sie resultiert aus einem Gegensatz zwischen (vgl. *Piderit*, 2000, S. 783ff.):

- **Denken** (kognitiv): Vernunftmäßige Beurteilung der Veränderung,
- **Fühlen** (affektiv): Emotionen durch die Veränderung und
- **Handeln** (konativ): Verhalten der Person.

**Ambivalenzen** können sowohl zwischen als auch innerhalb dieser Dimensionen auftreten. So kann ein Mitarbeiter die Notwendigkeit des Wandels für das Unternehmen erkannt und verstanden haben (positive kognitive Einschätzung), aber trotzdem Angst vor den Auswirkungen auf seine Person empfinden (negative affektive Reaktion). Es ist z.B. auch denkbar, dass ein Mitarbeiter sowohl Begeisterung für neue Aufgaben (positive affektive Reaktion) als auch Verunsicherung bezüglich der auf ihn zukommenden Anforderungen empfindet (negative affektive Reaktion) (vgl. *Schirmer/Luzens*, 2003, S. 317).

Denken und Fühlen bestimmen die **Einstellung des Mitarbeiters** gegenüber der geplanten Veränderung. Sie basiert auf den vermuteten und subjektiv eingeschätzten Vor- und Nachteilen des Wandels für den Mitarbeiter selbst. Je schlechter die Betroffenen über den geplanten Wandel informiert sind, umso eher werden sie von negativen Konsequenzen ausgehen. Darüber hinaus besitzt jeder Mitarbeiter eine eigene, **generelle Haltung** zum Wandel. Diese grundsätzliche Einstellung zu Veränderungen basiert vor allem auf individuellen Persönlichkeitsmerkmalen wie z.B. Neugierde, Risikobereitschaft oder Alter. Darüber hinaus wird sie auch durch die persönlichen Erfahrungen des Mitarbeiters mit bisherigen Veränderungsprozessen geprägt. Die generelle Haltung ist nur sehr schwer und über einen langen Zeitraum zu beeinflussen. Die Einstellung prägt zusammen mit der generellen Haltung das **Verhalten des Mitarbeiters im Veränderungsprozess**. Abb. 3.6.8 zeigt die zu beobachtenden Verhaltensweisen (vgl. *Veil*, 1999, S. 273ff.).

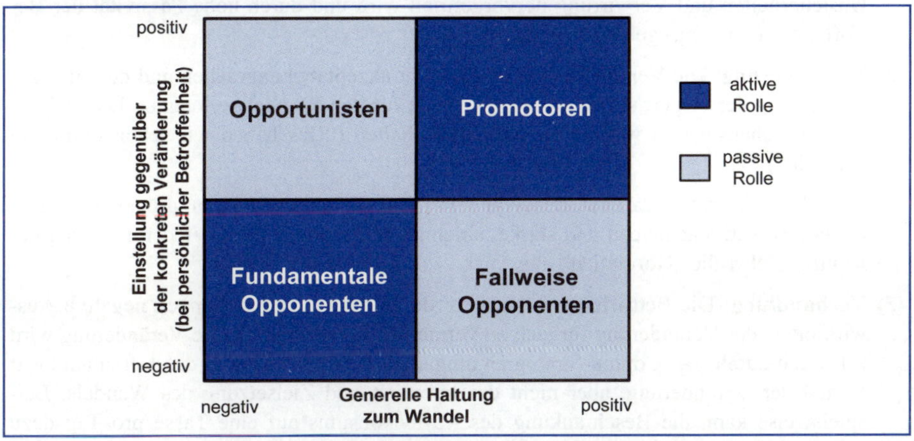


*Abb. 3.6.8: Verhaltensweisen der Mitarbeiter (in Anlehnung an Veil, 1999, S. 282; Bach, 2006, S. 184)*

Sowohl bei den **Promotoren** als auch den **fundamentalen Opponenten** stimmen Überzeugung und Einstellung überein. Sie werden sich deshalb aktiv für bzw. gegen die Veränderung einsetzen. Opportunisten und fallweise Opponenten sind dagegen ambivalent. Sie verhalten sich deshalb eher passiv und abwartend. **Opportunisten** sind häufig Pragmatiker, die zwar grundsätzlich eine negative Einstellung gegenüber Veränderungen haben, sich aber am konkreten Wandel beteiligen. Sie tun dies jedoch nur aufgrund eigener persönlicher Vorteile und werden bei deren Einschränkung oder anfänglichen Misserfolgen gegen den Wandel opponieren. **Fallweise Opponenten** sind häufig Perfektionisten, die grundsätzlich Veränderungen begrüßen, jedoch aufgrund persönlicher Nachteile oder erforderlicher Kompromisse den konkreten Wandel ablehnen. Sie sind nur sehr schwer zu beeinflussen und können den Wandlungsfortschritt stark verzögern. Sowohl die Promotoren als auch die fundamentalen Opponenten versuchen, die ambivalenten Mitarbeiter von ihrer Einstellung zu überzeugen und somit ihre Position zu stärken (vgl. *Krüger*, 1999, S. 876ff.; *Bach*, 2006, S. 183ff.).

Die Existenz von **Promotoren** ist ein entscheidender Faktor für erfolgreiche Wandlungsprojekte. Besonders hilfreich ist eine Koalition von Macht- und Fachpromotoren. Machtpromotoren legitimieren dabei durch ihre hierarchische Stellung den Wandlungsbedarf und können für die Bereitstellung der erforderlichen Ressourcen sorgen. Die notwendige Wandlungsfähigkeit lässt sich dann durch den Einsatz von Fachpromotoren mit besonderer Expertise sicherstellen. Ergänzt werden können diese durch Prozess- oder Beziehungspromotoren, die zwischen Fach- und Machtpromotoren moderieren und die Beziehungen zu Marktpartnern, externen Beratern und Opponenten aufrechterhalten. Die Prozesspromotoren werden deshalb auch häufig als Agenten des Wandels bzw. **Change Agents** bezeichnet (vgl. Kap. 3.6.4.5 sowie *Witte*, 1973; *Hauschildt*, 1991; *Staehle*, 1999, S. 974).

Je nachdem, ob eine Veränderung als positiv oder negativ wahrgenommen wird, reagieren Mitarbeiter in unterschiedlicher Weise. Eine **negativ empfundene Veränderung** kann bei Mitarbeitern folgende in Abb. 3.6.9 dargestellte exemplarische **Stufen der emotionalen Reaktion** zwischen Passivität und Aktivität auslösen (vgl. *Connor*, 1992; *Connor/Clements*, 1999, S. 39ff.; *Dobléy/Wargin*, 2001, S. 30ff.; *Haiss*, 2001, S. 64ff.):

**(1) Status Quo**: Vor Bekanntgabe der Veränderung sind die Mitarbeiter emotional stabil und ausgeglichen.

**(2) Schock**: Erste Reaktion auf eine negativ empfundene Veränderung, die durch Ängste, Unsicherheiten und Verwirrung hervorgerufen wird und durch hohe Passivität der Betroffenen (Lähmung) gekennzeichnet ist.

**(3) Verweigerung**: Die Veränderung wird als nicht akzeptabel angesehen und deshalb eine Beteiligung verweigert sowie rationale Gründe für den Wandel verleugnet. Die bisherigen Vorgehensweisen werden verstärkt beibehalten („Das haben wir schon immer so gemacht").

**(4) Wut**: Die Frustration darüber, den Wandel nicht aufhalten zu können, drückt sich durch ein hohes Aktivitätsniveau und starke, ablehnende Emotionen zur Wiedererlangung der Kontrolle über die „Normalität" aus.

**(5) Verhandlung**: Die Betroffenen versuchen, durch aktive Verhandlungen negative Auswirkungen der Veränderung für sich zu vermeiden („Feilschen"). Die Veränderung wird z.T. auch durch sog. Coping-Strategien umgangen. Dabei entspricht das Verhalten zwar formal der Veränderung, aber nicht der Intention und Zielsetzung des Wandels. Beispielsweise kann die Beschränkung des Kaffeekonsums auf eine Tasse pro Tag dazu führen, dass sich die Mitarbeiter größere Tassen kaufen. Generell besteht in dieser Phase die Gefahr einer schrittweisen Demontage der fundamentalen Veränderung.

**(6) Depression**: Die Mitarbeiter nehmen den vollen Umfang des Wandels wahr. Sie fühlen sich machtlos und als Opfer der Veränderung. Deshalb verhalten sie sich äußerst passiv. Dies ist eine ganz natürliche Reaktion auf eine größere, negativ empfundene Veränderung.

**(7) Test**: Die Mitarbeiter probieren die Möglichkeiten des neuen Systems aus und versuchen, die Kontrolle wiederherzustellen und persönliche Ziele neu zu definieren.

**(8) Akzeptanz**: Die Mitarbeiter nehmen die neue Situation an. Dies ist jedoch nicht gleichbedeutend mit einer positiven Wahrnehmung oder Begeisterung. Im Idealfall identifizieren sich die Mitarbeiter mit der Veränderung und internalisieren deren Ziele. Es bildet sich eine neue, emotional stabile und ausgeglichene Situation auf einem im Vergleich zum Ausgangspunkt höheren Aktivitätsniveau.

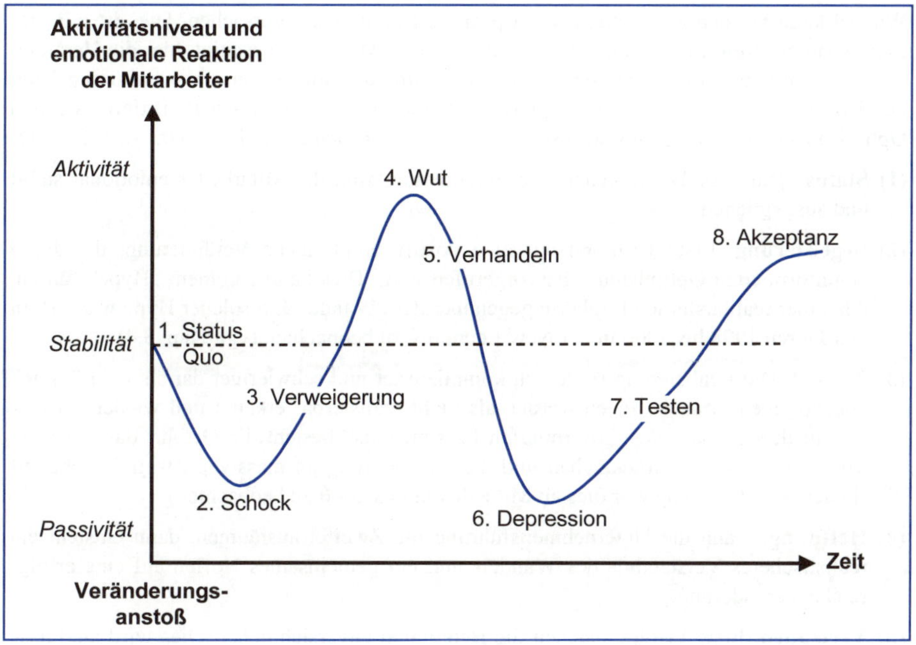


*Abb. 3.6.9: Emotionale Reaktionen auf negativ empfundene Veränderungen (in Anlehnung an Connor/Clements, 1999, S. 40; Haiss, 2001, S. 65)*

Die Unternehmensführung sollte sich diesen emotionalen Reaktionen bewusst sein und ihnen mit geeigneten Maßnahmen vorausschauend und wirkungsvoll begegnen. Einen Überblick möglicher Maßnahmen bei negativ empfunden Veränderungen gibt Abb. 3.6.10.

| Phasen | Mögliche Maßnahmen |
|---|---|
| **Schock** | ▪ Frühzeitige und offene Information aller Betroffenen<br>▪ Beteiligung der Betroffenen bei der Vorbereitung des Wandels |
| **Verweigerung** | ▪ Hilfestellungen anbieten; Vertrauensklima schaffen<br>▪ Verständnis zeigen; Mitarbeiter an die Veränderung heranführen |
| **Wut** | ▪ Offene Aussprache und Versachlichung<br>▪ Grenzen setzen und gezielte Reaktion auf Opponenten |
| **Verhandeln** | ▪ Zielsetzung des Wandels unterstreichen<br>▪ Kritische Anmerkungen so weit als möglich berücksichtigen |
| **Depression** | ▪ Aktive Mitarbeit und Unterstützung anbieten<br>▪ Mitwirkung fördern und Motivation wecken |
| **Testen** | ▪ Erfolgserlebnisse schaffen und erste Erfolge kommunizieren<br>▪ Vollzug des Wandels belohnen |
| **Akzeptanz** | ▪ Selbstständige Anpassung und gemeinsames Lernen fördern<br>▪ Erfolg des Wandels deutlich machen und stabilisieren |

*Abb. 3.6.10: Maßnahmen zur Beeinflussung emotionaler Reaktionen auf negativ empfundene Veränderungen (in Anlehnung an Haiss, 2001, S. 64 ff.; Streich, 2003, S. 22 ff.)*

Wandel kann bei den Mitarbeitern auch positive Emotionen verursachen. Dies ist z.B. der Fall, wenn ein Reformstau aufgelöst, ein allgemeiner Missstand beseitigt oder die Veränderung als zukunftsweisend angesehen wird. Eine **positiv empfundene Veränderung** kann bei den Mitarbeitern folgende, exemplarische **Stufen der emotionalen Reaktion** zwischen Optimismus und Pessimismus auslösen (vgl. *Connor/Clements*, 1999, S. 41ff.; Abb. 3.6.11):

**(1) Status Quo**: Vor Bekanntgabe der Veränderung sind die Mitarbeiter emotional stabil und ausgeglichen.

**(2) Begeisterung**: Erste Reaktion auf eine positiv empfundene Veränderung, die durch „uninformierten Optimismus" hervorgerufen wird. Dies kann zu einem „Hype" führen, d.h. einer realitätsfernen Euphorie gegenüber dem Wandel. Ein solcher Hype war z.B. in den Jahren 1998 bis 2000 in der New Economy zu beobachten (vgl. Kap. 8.4).

**(3) Zweifel**: Die Realisierung stellt sich komplizierter und schwieriger dar als ursprünglich angenommen. Manche Ideen werden als nicht realisierbar erkannt und wieder verworfen. In dieser Phase des „informierten Pessimismus" besteht die Gefahr, dass sich die Mitarbeiter wieder zurückziehen und die Veränderung an massiven Zweifeln scheitert (in der New Economy war dies ab Mitte des Jahres 2000 zu beobachten).

**(4) Hoffnung**: Kann die Unternehmensführung die Zweifel ausräumen, dann entsteht ein realistischeres Verständnis des Wandels und ein gemeinsames Hoffen auf eine erfolgreiche Veränderung.

**(5) Vertrauen**: Erste Erfolge machen die Beteiligten zuversichtlicher. Dies wird als Phase des „informierten Optimismus" bezeichnet.

**(6) Zufriedenheit**: Die mit dem Vollzug der Veränderung eintretenden Erfolge lösen bei den Betroffenen ein Gefühl der Zufriedenheit aus.

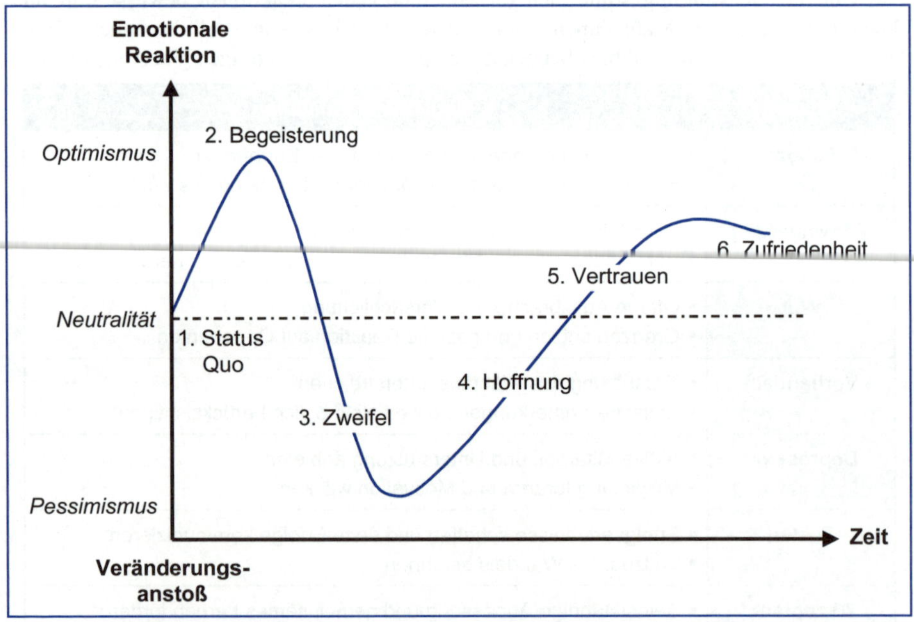


*Abb. 3.6.11: Emotionale Reaktionen auf positiv empfundene Veränderungen (in Anlehnung an Connor/Clements, 1999, S. 42)*

Eine Ursache für die **emotionale Berg- und Talfahrt** der Mitarbeiter in Veränderungsprozessen ist die Natur des Menschen. Während sie kurzfristig realisierbare Ergebnisse meist überbewerten und unterschätzen sie die auf lange Sicht erreichbaren Erfolge. Deshalb folgt auf die anfängliche Begeisterung häufig eine Phase der Ernüchterung und Enttäuschung. Diese lässt sich z.B. mit Maßnahmen aus Abb. 3.6.10 in den Phasen Depression und Testen wieder in eine positive Richtung umkehren. Generell sollte die Unternehmensführung den Wandel so steuern, dass weder zu pessimistische noch unrealistisch optimistische Haltungen bei den Mitarbeitern entstehen. Auf der einen Seite sollte übertriebene Euphorie gebremst und auf der anderen Seite Widerstände möglichst frühzeitig erkannt und soweit möglich aufgelöst werden (vgl. *Dobléy/Wargin*, 2001, S. 35f.).

### 3.6.3.2 Organisatorische Widerstände

Nicht nur Individuen, sondern auch Unternehmen als organisatorische Systeme streben nach Kontinuität (vgl. *Willke*, 1993, S. 189ff.). Diese organisatorischen Widerstände und Trägheiten gegenüber Veränderungen sind grundsätzlich beabsichtigt. Die Organisation dient ja gerade dazu, dem Unternehmen **Stabilität** und eine eigene Identität zu verleihen. Darüber hinaus soll das Unternehmen sowohl für die Systemmitglieder (Mitarbeiter, Führungskräfte, Abteilungen, Geschäftsbereiche etc.) als auch für die Umwelt (Kunden, Lieferanten, Staat, Gesellschaft etc.) berechenbar und verlässlich sein. Jede Änderung bedeutet deshalb eine Störung des einmal erreichten Gleichgewichts und das System versucht, dieses wiederherzustellen (vgl. *Bea/Göbel*, 2006, S. 516ff.).

Ist jedoch ein Wandel erforderlich, so sind die daraus resultierenden organisatorischen Widerstände umso größer, je stabiler das Unternehmen zum Zeitpunkt des Wandels ist. Insbesondere sehr erfolgreiche und (scheinbar) gut funktionierende Führungssysteme erweisen sich als besonders änderungsresistent. Der Erfolg von gestern kann deshalb eines der größten Hindernisse für den Wandel und damit für den Erfolg von morgen darstellen. In diesen Fällen wird der Wandlungsbedarf häufig weder erkannt noch akzeptiert (vgl. *Kieser/Hegele*, 1998, S. 126ff.; *Bea/Göbel*, 2006, S. 518f.).

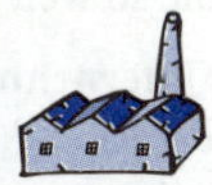

Gerade sehr erfolgreiche und oft marktbeherrschende Unternehmen können auf diese Weise (aus ihrer Sicht unversehens) in existenzgefährdende Krisen geraten. In einer solchen Situation befand sich z.B. *IBM* Anfang der 1990er Jahre, nachdem es lange Zeit den Rechnermarkt dominiert hatte und als profitabelstes Unternehmen der Welt galt. *„Big Blue"*, 1987 noch als wertvollste US-amerikanische Firma gefeiert, musste im Finanzjahr 1992 einen Verlust von fast fünf Milliarden US-Dollar ausweisen. Ursache der Krise war die Abhängigkeit des Unternehmens vom Großrechnermarkt, dessen sinkende Bedeutung durch die zunehmende Verbreitung dezentraler Server verkannt wurde. Der 1993 als CEO und Chairman eingesetzte *Louis Gerstner* vollzog während seiner Amtszeit bis zum Frühjahr 2004 einen fundamentalen Wandel von einem bürokratischen, technikzentrierten „Dinosaurier" zu einem kundenorientierten Anbieter von Informationstechnik und Dienstleistungen. Auf diese Weise steigerte er in seiner neunjährigen Amtszeit den Marktwert von *IBM* um 180 Milliarden US-Dollar.

**Ursachen organisatorischer Widerstände** sind insbesondere (vgl. *Watson*, 1975; *Staehle*, 1999, S. 978; *Wiedemann*, 1971, S. 148):

- **Verfestigte Unternehmenskultur**: Normen, Werte und Denkhaltungen sind nur langfristig und in einem breiten Konsens der Mitarbeiter zu beeinflussen.
- **Privilegien**: Der Abbau von Privilegien, wie z.B. dem Firmenwagen oder dem eigenen Büro, verursacht starke Widerstände bei den Privilegierten.

- **Organisatorische Abhängigkeiten**: Fundamentale Änderungen lassen sich nicht auf einzelne Teilbereiche beschränken, sondern haben aufgrund bestehender Interdependenzen Auswirkungen auf das gesamte Unternehmen. Eine Beschränkung auf einen zu verändernden Teilbereich kann den gesamten Wandel gefährden.
- **Macht**: Die Gefährdung der Macht, wie z.B. die Einschränkung von Entscheidungsbefugnissen oder die Verringerung der Anzahl der unterstellten Mitarbeiter, verursacht starke Widerstände bei den betroffenen Führungskräften. Diese versuchen, den Wandel zu verhindern, auch wenn er für das Unternehmen insgesamt vorteilhaft ist. Dies kann zu einer Polarisierung des Managements in „Angreifer“ und „Verteidiger“ führen.
- **Tabus**: Werden durch den Wandel tabuisierte Bereiche des Unternehmens betroffen, dann ist mit äußerst starken Widerständen zu rechnen.
- **Ablehnung organisationsfremder Eingriffe**: Obwohl Wandel häufig von Unternehmensexternen eingeleitet oder unterstützt wird, verursacht dies oft massive Ablehnung bei den Organisationsmitgliedern („Not-invented-here-Syndrom“).

### 3.6.3.3 Unternehmensexterne Widerstände

Unternehmen sind nicht völlig selbstbestimmt, sondern weisen mehr oder weniger starke Abhängigkeiten von ihrer Umwelt auf. Diese bestehen z.B. gegenüber Kunden, Lieferanten, Eigentümern, Banken, Geschäftspartnern oder der Gesellschaft. Das Ausmaß dieser Abhängigkeiten hängt von einer Vielzahl an Faktoren ab. Beispiele sind Branche, Unternehmensgröße, Stellung in der Wertschöpfungskette oder Marktposition. Der Wandel eines Unternehmens hat immer auch **Auswirkungen auf die Unternehmensumwelt**. Je größer die Abhängigkeiten des Unternehmens von der Unternehmensumwelt sind, umso häufiger und ausgeprägter werden deshalb unternehmensexterne Widerstände gegen den Wandel auftreten. Diese sind von der Unternehmensführung bei der Vorbereitung und Durchführung des Wandels in besonderer Weise zu berücksichtigen, denn sie sind häufig nicht oder nur sehr schwer zu beeinflussen. In diesem Sinne stellen sie Rahmenbedingungen des Wandels dar, die so weit als möglich positiv gestaltet werden sollten.

**Unternehmensexterne Widerstände** können sein (vgl. *Kieser/Hegele*, 1998, S. 131ff.; *Bea/Göbel*, 2006, S. 519):

- **Kunden**: Der Wandel kann für die Kunden Einschränkungen im Leistungs- und Serviceangebot zur Folge haben. Ein Beispiel ist die Schließung von Filialen und das Abmontieren von Briefkästen durch die *Deutsche Post AG*. Teilweise nimmt der Kunde auch die durch den Wandel beabsichtigten Verbesserungen des Leistungs- und Serviceangebots nicht als solche war. Ein Beispiel ist die Änderung des Preissystems der *Deutschen Bahn AG* im Dezember 2002. Das neue System führte zu großer Unzufriedenheit bei den Kunden und zu daraus resultierenden massiven Umsatzeinbrüchen. Deshalb wurde es im August 2003 zumindest teilweise wieder rückgängig gemacht. Daraus wird deutlich, dass Widerstände der Kunden äußerst kritisch zu sehen sind. Die Kunden sollten deshalb frühzeitig in den Wandlungsprozess eingebunden werden. Ihre Wünsche, Bedenken und Anforderungen sind so weit als möglich zu berücksichtigen. Darüber hinaus ist es wichtig, den Kunden die Vorteile der Veränderung deutlich zu machen.
- **Recht**: Gesetze, Regelungen und Vorschriften sowie die damit verbundene Bürokratie können den Wandel verhindern oder verzögern. Beispiele sind das Verbot einer Fusion durch die Kartellbehörde, der Zeitaufwand bis zur Erteilung einer Baugenehmigung oder arbeitsrechtliche Vorschriften, die gegen eine flexiblere Gestaltung der Arbeitszeiten und Entgeltsysteme sprechen.

- **Marktpartner und Lieferanten**: Kooperierende Unternehmen und Lieferanten können sich gegen den betrieblichen Wandel aussprechen. Beispielsweise könnte er auch bei ihnen Veränderungen erforderlich machen, zu denen sie nicht bereit sind.
- **Kapitalgeber**: Eine Vielzahl an Anteilseignern und Fremdkapitalgebern weisen eine äußerst konservative und zurückhaltende Einstellung gegenüber dem Wandel auf. Dieser wird eher als Risiko denn als Chance gesehen. Die Legitimation des Wandels gegenüber den Kapitalgebern fällt in der Regel schwer. Seine Auswirkungen lassen sich nicht genau prognostizieren und meist auch kaum quantifizieren.
- **Staat**: Verursacht der Unternehmenswandel größere gesellschaftliche Auswirkungen, wie z.B. Massenentlassungen aufgrund von Produktionsverlagerungen ins Ausland, dann versuchen staatliche Organe häufig direkt oder indirekt Einfluss auf das Unternehmen auszuüben.
- **Gesellschaft**: Gesellschaftliche Normen, Werte und Einstellungen können hinderlich sein, wenn das Unternehmen versucht, neue Wege zu gehen. Beispielsweise kann ein ausgeprägter Individualismus die Einführung von gruppenorientierten Konzepten erschweren. Ein anderes Beispiel ist die Auffassung, dass Karriere immer mit einer hierarchischen Position, Untergebenen, Titeln und Statussymbolen verbunden ist. Deshalb kann die Einführung einer flachen Hierarchie oder die Abschaffung von Titeln und Einzelbüros viel Überzeugungsarbeit erfordern.

Zielsetzung des Wandlungsmanagements ist es, die **Wandlungsbereitschaft** der durch den Wandel betroffenen Mitarbeiter, Organisationseinheiten sowie unternehmensexternen Parteien zu erhöhen. Hierfür muss die Unternehmensführung den Blick von den als negativ empfundenen Begleiterscheinungen auf die Ursachen und positiven Folgen der Veränderung lenken. Das breite Spektrum an emotionalen Reaktionen sowie die vielfältigen Ambivalenzen bei den Mitarbeitern sollten bei der Steuerung des Wandels besonders berücksichtigt werden.

## 3.6.4 Steuerung des Wandels

Aufgrund der vielfältigen personellen Aspekte ist die Steuerung des Wandels eine wesentliche Aufgabe der Unternehmensführung. In diesem Kapitel wird erläutert, in welchem Ausmaß und in welcher Form die Steuerung betrieblicher Veränderungsprozesse möglich ist.

### 3.6.4.1 Steuerbarkeit des Wandels

Über die Einflussmöglichkeiten der Unternehmensführung auf betriebliche Wandlungsprozesse gibt es unterschiedliche Auffassungen. Die Anhänger des **Determinismus** gehen davon aus, dass die Entwicklung des Unternehmens vollständig durch dessen Umwelt und Eigendynamik bestimmt wird und deshalb nicht beeinflussbar ist. Dagegen resultiert das organisatorische Verhalten nach dem **Voluntarismus** ausschließlich aus dem Willen und den Absichten der Unternehmensführung. Die Wahrheit liegt vermutlich dazwischen (**gemäßigter Voluntarismus**): die Unternehmensführung hat zwar Einfluss auf organisatorische Veränderungen, aber eben nur in begrenztem Maße. Einschränkungen können sich aus einer **Selbstbegrenzung** der Führungskräfte ergeben. Dies sind z.B. deren Vorstellungen und Werte oder ihre begrenzte Informationsverarbeitungskapazität. Eine **Fremdbegrenzung** kann z.B. durch die Unternehmensumwelt oder die organisatorische Eigendynamik verursacht sein (vgl. *Müller-Stewens/Lechner,* 2005, S. 553ff.).

Ein Unternehmen ist kein beliebig formbares Objekt, sondern organisiert sich zu einem großen Teil selbst. Es kann deshalb auch nur durch sich selbst verändert werden. Die Unternehmensführung kann sowohl durch direkte Intervention den Wandel anstoßen (Frage: „Was soll sich ändern?") oder dessen Rahmenbedingungen verbessern (Frage: „Wie können Voraussetzungen dafür geschaffen werden, dass sich etwas ändert?"). Führungsinterventionen sollten immer dann eingeleitet werden, wenn **Selbstorganisation** nicht zum gewünschten Ergebnis führt. Diese sind aber nur ein Versuch, das Unternehmen zu einer neuen Form der Selbstorganisation anzuregen. Ihre Wirkungen müssen laufend beobachtet werden, um frühzeitig neue und eventuell korrigierende Impulse geben zu können. Sieht sich das Unternehmen durch die Intervention in seiner Identität bedroht, ist mit Abwehrreaktionen zu rechnen. Der **Eigendynamik** des Unternehmens sollte deshalb bei der Gestaltung von Veränderungsprozessen ausreichend Rechnung getragen werden (vgl. *Müller-Stewens/Lechner,* 2005, S. 556ff., 568ff.).

Praktische Hinweise für die Steuerung des Wandels liefern die aus der Verhaltenspsychologie stammenden Erkenntnisse der **Organisationsentwicklung** (OE). Diese beschäftigt sich mit der Erforschung organisationsweiter, geplanter Veränderungsprozesse. Durch direkte Mitwirkung und praktische Erfahrung der Betroffenen soll die Leistungsfähigkeit der Organisation verbessert und die Arbeit humaner werden. Um dies zu erreichen, sollten in einem organisationsweiten Entwicklungs- und Veränderungsprozess sowohl die Unternehmenskultur und Organisationsstruktur als auch die individuellen Verhaltensweisen mittel- bis langfristig verändert werden. Neben der Anwendung geeigneter Interventionsmethoden wird für die Konzeption und Steuerung des Wandels der Einsatz eines speziell ausgebildeten Spezialisten, dem **Change Agent**, propagiert (vgl. *Staehle*, 1999, S. 924ff., 588ff.; *Cummings/Worley*, 2006).

Die Kritik an der Organisationsentwicklung bezieht sich neben der geringen empirischen und theoretischen Fundierung vor allem auf die Annahme der Harmonie zwischen den Interessen der Mitarbeiter und des Unternehmens. Die Organisationsentwicklung und die Beauftragung des Change Agents geht von der Unternehmensführung aus. Deshalb liegt die Vermutung nahe, dass die Organisationsentwicklung vor allem zur Durchsetzung der Interessen der Unternehmensführung dient (vgl. *Müller-Stewens/ Lechner*, 2005, S. 584f.; *Staehle*, 1999, S. 925).

### 3.6.4.2 Implementierungsstrategien

Die **Implementierungsstrategie** beschreibt das geplante Vorgehen zur Durchsetzung des Wandels im Unternehmen.

Die Implementierung umfasst alle in den Phasen des Wandels auftretenden Aufgaben sowie eingesetzten Methoden und Techniken. Sie soll sicherstellen, dass die Zielsetzungen der Veränderung erreicht werden (vgl. im Folgenden *Krüger*, 2006d, S. 154ff.). Neben den eigenen Maßnahmen sollen darin auch die Aktivitäten der potenziellen Wandlungsgegner berücksichtigt werden.

Großen Einfluss auf die Wahl der Implementierungsstrategie hat die **Stoßrichtung des Wandels** (vgl. *Krüger*, 2006b, S. 56ff.):

- **Aufbau**: Schaffung oder Erwerb neuer Erfolgspotenziale. Aufbaumaßnahmen sind oft mit Engpässen z.B. bei qualifizierten Mitarbeitern oder finanziellen Mitteln verbunden.
- **Umbau**: Umgruppierung und Erneuerung vorhandener Erfolgspotenziale, ohne diese grundsätzlich in Frage zu stellen. Diese Stoßrichtung besteht in der Regel aus einer Kombination von Abbau- und Aufbaumaßnahmen.
- **Abbau**: Freiwillige oder erzwungene Rückführung oder Aufgabe von Erfolgspotenzialen. Abbaumaßnahmen sind häufig mit Personalfreisetzungen verbunden.

Wandel geht oft von der Unternehmensführung aus (**Top-down**). Dies kann sowohl strikt direktiv als auch partizipativ geschehen. Veränderungen können aber auch durch Mitarbeitergruppen vorgeschlagen werden (**Bottom-up**). Daraus ergeben sich folgende **generischen Implementierungsstrategien** (vgl. *Bach*, 2006, S. 186ff.; *Krüger*, 2006d, S. 154ff.):

- **Bombenwurf-Strategie** (Strikt direktive Top-down-Implementierung): Der Wandel wird von der Unternehmensführung ohne vorherige Information der Mitarbeiter eingeleitet. Auf diese Weise sollen rasche Ergebnisse erzielt und durch Geheimhaltung und Überraschungseffekte eine mangelnde Wandlungsbereitschaft der Mitarbeiter kompensiert werden. Mitarbeiter und Öffentlichkeit nehmen den Wandel erst in der Umsetzungsphase wahr („Überrumpelungstaktik"). Zur Mobilisierung wird der Wandel nicht kommuniziert, sondern gezielt konforme Einstellungen und Verhaltensweisen der Mitarbeiter gefördert. Dies kann z.B. durch Aufbau von Feindbildern oder Krisenszenarien geschehen. Die Umsetzung erfolgt zentral abgestimmt und mit hohem Tempo. Zur Verstetigung muss abschließend die bisher unterlassene Kommunikation nachgeholt werden. Dabei muss den Mitarbeitern sowohl der Wandlungsbedarf als auch das direktive Vorgehen als einzig möglicher Weg z.B. zur Bewältigung einer Krise verdeutlicht werden. Auf diese Weise soll die notwendige Einstellungsakzeptanz und Identifikation mit dem Ergebnis der Veränderung erreicht werden. Der gesamte Wandlungsprozess wird von der Unternehmensführung bestimmt. Bei dieser Wandlungskonzeption erfolgt keine Berücksichtigung von Reaktionen oder Anregungen der Mitarbeiter. Ein strikt direktives Vorgehen wird nicht nur in Krisen, sondern auch häufig bei der Durchführung von Akquisitionen oder Fusionen gewählt.

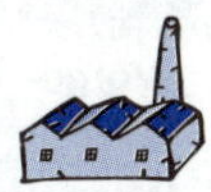

Beispielsweise wurde die Fusion der *Daimler-Benz AG* mit der *Chrysler Corp.* im Jahr 1998 durch die beiden Vorstandsvorsitzenden *Jürgen Schrempp* und *Bob Eaton* nur unter Einbezug ihrer engsten Vertrauten sowie eines Beraterteams von *Goldman Sachs* vorbereitet. Der erzielte Überraschungseffekt wurde in beiden Unternehmen genutzt, zahlreiche Umsetzungsmaßnahmen einzuleiten und wirkte sich in Verbindung mit einer breiten Öffentlichkeitsarbeit zunächst auch positiv auf den Aktienkurs des neuen Unternehmens aus.

- **Schneeball-Strategie** (Partizipative Top-down-Implementierung): Durch Beteiligung von Schlüsselpersonen unterer Hierarchieebenen an der Wandlungskonzeption lässt sich trotz eines Top-down-Vorgehens das aufgabenspezifische Fachwissen der Mitarbeiter einbeziehen. Die beteiligten Mitarbeiter werden als Multiplikatoren zur Kommunikation des Wandlungskonzeptes eingesetzt, wodurch sich ein Schneeballeffekt erzielen lässt. Es soll keine Überraschung, sondern eine hohe Wandlungsbereitschaft als Basis für eine rasche Konzeptumsetzung ausgelöst werden. Der Zeitbedarf für die Mobilisierung ist aber verhältnismäßig hoch und schwer einzuschätzen. Der Einbezug der Mitarbeiter nimmt viel Zeit in Anspruch und kann darüber hinaus zu einer aus Sicht der Unternehmensführung unerwünschten Änderung der Wandlungskonzeption führen. Dafür lässt sich durch die Mitarbeiterpartizipation das Risiko des Scheiterns deutlich verringern.
- **Entrepreneur-Strategie** (Bottom-up-Implementierung): Die Initiative des Wandels geht von den Mitarbeitern aus. Voraussetzungen hierfür sind vor allem unternehmerisches Denken der Mitarbeiter und die Offenheit der Unternehmensführung gegenüber Initiativen aus unteren Hierarchieebenen. Beides sollte entsprechend gefördert und auch honoriert werden. Auf diese Weise können völlig neue und von der Unternehmensführung nicht erkannte Möglichkeiten zur strategischen Erneuerung gefunden werden. Prinzipiell kann jeder Mitarbeiter eine solche Initiative starten. In einem iterativen Vorgehen wird nach und nach durch Diskussion und Weiterentwicklung der Initiative eine Wandlungskoalition gebildet. Diese besteht aus Mitarbeitern und Führungskräften. Wird die Initiative im Rahmen der Diskussion nicht verworfen, dann wird sie der Unterneh-

mensführung vorgestellt. Wird die Initiative beschlossen, dann sollten die Mitglieder der Wandlungskoalition als Promotoren aktiv in die Umsetzung einbezogen werden. Die Beteiligung der Mitarbeiter an der Erstellung der Wandlungskonzeption ist in aller Regel sehr zeitaufwendig. Sie führt aber zu einer positiven Einstellung und Identifikation mit dem Wandel. Allerdings besteht die Gefahr, dass konkurrierende Wandlungsvorhaben unterschiedlicher Mitarbeitergruppen sich gegenseitig blockieren oder Teilbereiche des Unternehmens sich ungewollt in verschiedene Richtungen entwickeln.

Die **Wahl der Implementierungsstrategie** ist von der konkreten Wandlungssituation abhängig. In Situationen mit hoher Dringlichkeit, die schnelles Handeln notwendig machen, ist eine zentrale Steuerung erforderlich. In solchen, oft mit Personalfreisetzung verbundenen Krisensituationen wird deshalb häufig eine strikt direktive Top-down-Implementierung gewählt. Dies gilt auch für Wandlungsmaßnahmen, die aus wichtigen Gründen wie z.B. der Reaktion des Aktienmarktes geheim gehalten werden sollten.

Da die Beteiligung der Mitarbeiter an der Konzeption die Wandlungsbereitschaft erhöht, sollte diese in allen sonstigen Fällen angestrebt werden. Für Aufbau- und Erweiterungsvorhaben bietet sich eine partizipative Top-down-Implementierung an. Initiativen des Umbaus und der Erneuerung lassen sich meist durch Nutzung der Wandlungsfähigkeit und Wandlungsbereitschaft der Mitarbeiter im Rahmen einer Bottom-up-Implementierung realisieren. Abb. 3.6.12 fasst die Unterschiede zwischen den generischen Implementierungsstrategien zusammen.

| | Bombenwurf-Strategie | Schneeball-Strategie | Entrepreneur-Strategie |
|---|---|---|---|
| **Vorgehen** | Strikt direktives Top-down | Partizipatives Top-down | Bottom-up |
| **Wandelimpuls** | Unternehmensführung | Unternehmensführung | Betroffene Mitarbeiter |
| **Konzeption** | Überwiegend durch Unternehmensführung | Zusammenarbeit von Unternehmensführung und Schlüsselpersonen | Überwiegend durch betroffene Mitarbeiter |
| **Schlüsselproblem** | Erzielung des zur Umsetzung erforderlichen Verhaltens der Mitarbeiter | Beibehaltung des grundsätzlich verfolgten Konzepts der Unternehmensführung | Bewilligung und Unterstützung des Konzepts durch die Unternehmensführung |
| **Vorteile** | ▫ Schnelles, abgestimmtes Vorgehen<br>▫ Überraschungseffekte durch Geheimhaltung | ▫ Positive Einstellung durch Beteiligung am Wandlungskonzept<br>▫ Schnelle Umsetzung | ▫ Vorhandene Wandlungsbereitschaft wird genutzt<br>▫ Positive Einstellung durch Beteiligung am Wandlungskonzept |
| **Nachteile** | ▫ Positive Einstellung nur schwer erzielbar<br>▫ Vorhandenes Wissen bleibt ungenutzt | ▫ Hoher Zeitbedarf für Mobilisierung<br>▫ Gefahr der Konzeptionsänderung | ▫ Hoher Zeitbedarf<br>▫ Gefahr der Blockade und unkoordinierter Entwicklungen |
| **Eignung** | Abbau / Krise, Fusionen & Akquisitionen | Aufbau / Erweiterung | Umbau / Erneuerung |

*Abb. 3.6.12: Generische Implementierungsstrategien (in Anlehnung an Krüger, 2006d, S. 154ff.)*

### 3.6.4.3 Kommunikation

Die Kommunikation ist eine zentrale **Querschnittsaufgabe** im Wandel, mit der die Wandlungsbereitschaft und die Wandlungsfähigkeit der Mitarbeiter verbessert werden kann. Sie hat wesentlichen Einfluss auf die Einstellungen und das Verhalten der Mitarbeiter (vgl. im Folgenden *Brehm*, 2006, S. 281ff.). Die **Kommunikationsstrategie** beschreibt die Ziele und Maßnahmen der Kommunikation und ist spätestens in der Phase der Konzeption des Wandels festzulegen. Entscheidend ist dabei die richtige Mischung aus informaler und formaler sowie persönlicher und medialer Kommunikation. Diese ist auf die einzelnen Phasen des Wandels und die Zielgruppen (Beteiligte, Betroffene, Promotoren, Opponenten, Führungskräfte etc.) abzustimmen. Generell gilt, dass für die Beeinflussung von Einstellungen und Verhalten persönliche Kommunikationsformen geeignet sind. Hierunter fallen z.B. Mitarbeitergespräche, Workshops oder Versammlungen. Der Sender hat dabei eine hohe Bedeutung. Er sollte möglichst glaubwürdig sein und darüber hinaus über eine entsprechende hierarchische Position sowie charismatische Ausstrahlung verfügen.

In der Phase der **Mobilisierung** soll eine Aufbruchstimmung bei den Mitarbeitern erzeugt werden. Transparenz, Vertrauen, Überzeugung und positive Emotionen lassen sich insbesondere durch gelungene Auftaktveranstaltungen wie z.B. Kick-offs oder Roadshows erreichen. Dabei sollten möglichst viele Mitarbeiter persönlich angesprochen werden. Die Informationen sollten unmittelbar von der Unternehmensführung stammen und der Wandel z.B. mit Hilfe von Führungsdialogen erlebbar gemacht werden. Im Rahmen dieser **Mehrweg-Kommunikation** ist ein direkter Dialog zwischen der Unternehmensführung und den betroffenen Mitarbeitern möglich. Ergänzende Informationen können ihnen als **Einweg-Kommunikation** über Medien (z.B. Intranet, E-Mail, Mitarbeiterzeitschrift, Rundschreiben etc.) zur Verfügung gestellt werden. Die Ergebnisse einer Befragung von 54 Change Agents in den Jahren 2001/2002 führte zur in Abb. 3.6.13 dargestellten Einteilung in wesentliche Kerninstrumente sowie fallweise eingesetzte Randinstrumente. Die Kommunikation erfolgte dabei entweder im Rahmen der vorhandenen Kommunikationsinfrastruktur oder durch speziell für den Wandel durchgeführte Veranstaltungen und erstellte Medien (vgl. *Bernecker/Reiß*, 2003, S. 37ff.).

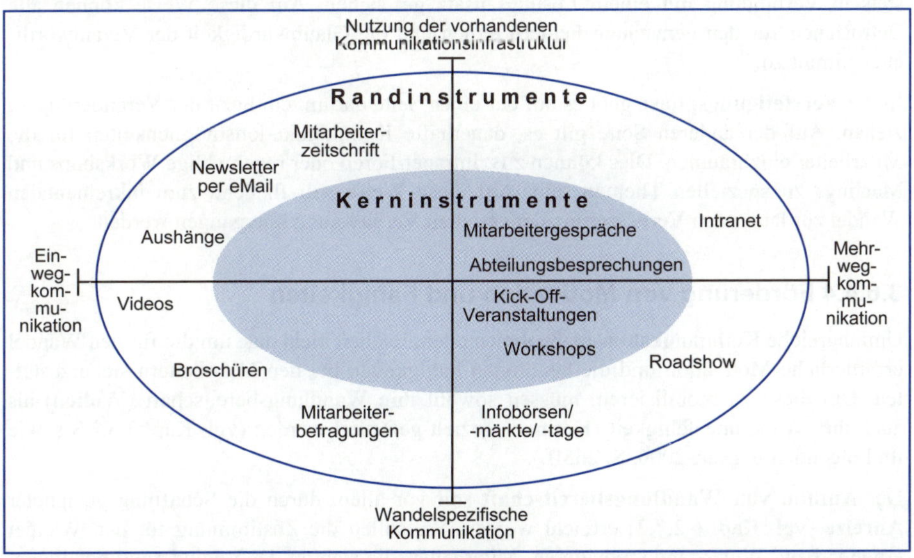


*Abb. 3.6.13: Kommunikationsinstrumente im Wandel (vgl. Bernecker/Reiß, 2003, S. 38)*

Die **Kommunikationsstrategie** muss grundsätzlich auf den Inhalt und die Implementierungsstrategie (vgl. Kap. 3.6.4.2) abgestimmt sein. In einer Abbausituation ist eine sachliche und offene Kommunikation erforderlich, die wahrheitsgemäß das tatsächliche Ausmaß und die Notwendigkeit der geplanten Veränderung darstellt. In einer Um- oder Aufbausituation soll dagegen mit Hilfe von Visionen und Leitbildern die Identifikation der Mitarbeiter mit der Veränderung sichergestellt werden. Dies lässt sich erreichen, indem für die Veränderung ein einprägsamer und emotional ansprechender Markenname geschaffen wird. In Verbindung mit einem entsprechenden Logo kann auf diese Weise das Wandlungsprojekt z.B. auf Kaffeetassen, Kugelschreibern, Schreibblöcken oder in Präsentationsunterlagen im ganzen Unternehmen für alle sichtbar gemacht werden (vgl. *Esch*, 1999, S. 535ff.).

Ein fundamentales Wandlungsprojekt bei der *Robert Bosch GmbH* zur Verbesserung der Qualität, Innovation und Kundenorientierung wurde z.B. konzernweit unter dem Namen „BeQIK" kommuniziert. Das Motto wurde als „be quick" ausgesprochen, womit ein weiteres Ziel des Wandels, nämlich die Beschleunigung der internen Prozesse und die Verkürzung der Time-to-Market, ausgedrückt werden sollte. Zur besseren Identifikation der Mitarbeiter wurde der Slogan „BeQIK – Be Better – Be Bosch" entwickelt. Das Logo des Wandels bei der *Robert Bosch GmbH* zeigt Abb. 3.6.14.

**BeQIK**

- Qualität
- Innovation
- Kundenorientierung

**Be Better Be Bosch**

*Abb. 3.6.14: Logo und Marke des Wandels bei der Robert Bosch GmbH*

In der **Umsetzungsphase** sollten Dialogveranstaltungen durchgeführt werden, die den Mitarbeitern direktes Feedback ermöglichen. Für die Motivation aller Beteiligten spielt die Kommunikation erster Erfolge eine wichtige Rolle. Misserfolge werden in der Praxis häufig verschwiegen. Besser ist es aber, auch diese offen zu kommunizieren. Dies sollte jedoch stets in Verbindung mit einem Lösungsansatz geschehen. Auf diese Weise können alle Betroffenen aus den gemachten Fehlern lernen und die Glaubwürdigkeit der Verantwortlichen nimmt zu.

In der **Verstetigungsphase** geht es auf der einen Seite darum, ein Fazit der Veränderung zu ziehen. Auf der anderen Seite gilt es, dauerhafte Kommunikationsmöglichkeiten für die Mitarbeiter einzuräumen. Dies können z.B. Intranet-Foren oder regelmäßige Workshops und Meetings zu speziellen Themen sein. Auf diese Weise soll fließend zum inkrementalen Wandel zur laufenden Verbesserung der erzielten Veränderung übergangen werden.

### 3.6.4.4 Förderung von Motivation und Fähigkeiten

Umfangreiche Kommunikationsmaßnahmen allein reichen nicht aus, um die für den Wandel erforderliche Motivation und die benötigten Fähigkeiten bei den Mitarbeitern sicherzustellen. Um diese zu mobilisieren, müssen sowohl ihre Wandlungsbereitschaft (**Wollen**) als auch ihre Wandlungsfähigkeit (**Können**) gezielt gefördert werden (vgl. Kap. 3.6.2.3 sowie im Folgenden *Becker*, 2006, S. 268ff.).

Der **Aufbau von Wandlungsbereitschaft** soll vor allem durch die Schaffung geeigneter **Anreize** (vgl. Kap. 6.2.7.2) erreicht werden. Sie sollen die Zustimmung für den Wandel erhöhen bzw. Widerstände reduzieren. Mitarbeiter, die sich an der Veränderung beteiligen, können auf diese Weise belohnt und Opponenten bestraft werden (vgl. *Witte*, 1973, S. 7). Verhaltensänderungen werden stabilisiert und der Rückfall in alte Gewohnheiten durch negative Sanktionen verhindert. Die Wirkung der Anreize wird verstärkt, in dem diese entsprechend begründet und kommuniziert werden. Je transparenter ein Anreizsystem ist, umso größer ist seine verhaltenssteuernde Wirkung. Die Mitarbeiter sollten verstehen, warum es Anreize gibt und wie diese erreicht werden können.

Bei der **Gestaltung des Anreizsystems** ist zwischen dem Nutzen für die individuellen Ziele der Mitarbeiter, den entstehenden Kosten und dem Nutzen für das Unternehmen abzuwägen. Dies lässt sich wie in Abb. 3.6.15 als **Anreiz-Matrix** veranschaulichen. Anreize müssen für die Mitarbeiter attraktiv sein, sonst führen sie zu keinen positiven Auswirkungen. Ihr Nutzen für das Unternehmen sollte jedoch mindestens so hoch sein wie ihre Kosten. Erstrebenswert ist stets die Schaffung von Win-Win-Anreizen, die für beide Parteien einen hohen Nutzen erzielen.

Bei Anreizen ist prinzipiell zwischen intrinsischer und extrinsischer Motivation zu unterscheiden (vgl. Kap. 6.2.7.2). Unter **extrinsischer Motivation** ist die Befriedigung durch äußere Belohnungen zu verstehen, während sich **intrinsische Motivation** aus der Aufgabe selbst ergibt. Extrinsische Motivation lässt sich v.a. durch materielle Anreize wie z.B. Dienstwagen oder Gehaltserhöhung erzeugen. Intrinsische Motivation kann dagegen insbesondere durch immaterielle Anreize gefördert werden. Durch Delegation von Verantwortung kann z.B. dem Mitarbeiter mehr Entscheidungsfreiraum und Entfaltungsmöglichkeit eingeräumt werden. Die Unternehmensführung sollte eine Vorbildfunktion wahrnehmen und den Wandel aktiv vorleben (vgl. *Peddinghaus*, 1997, S. 89ff.). Bei der Gestaltung des Anreizsystems sollten materielle und immaterielle Anreize stets kombiniert werden.

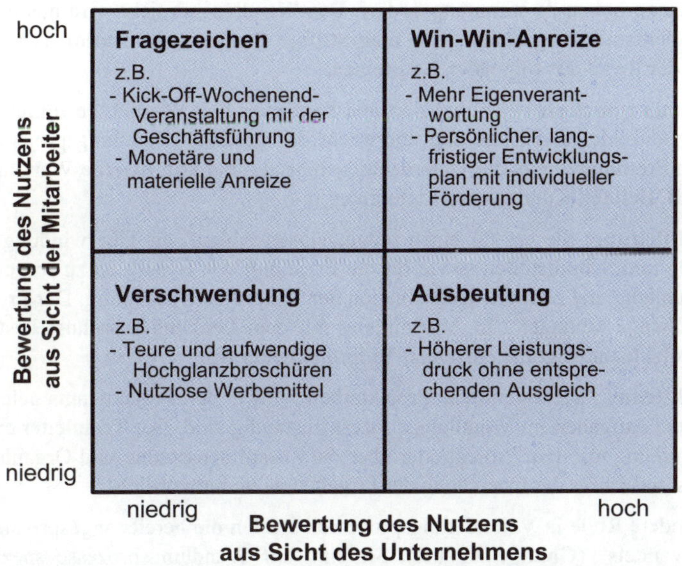


*Abb. 3.6.15: Anreiz-Matrix (in Anlehnung an Picot et al., 1999a, S. 53f.)*

Zur **Verbesserung der Wandlungsfähigkeit** dienen vor allem Maßnahmen der Personalentwicklung (vgl. Kap. 6.2.2). Die Mitarbeiter sollen dadurch im Wandel unterstützt und auf Veränderungen eingestimmt werden. Langfristiges Ziel ist die Schaffung einer „Kultur des Wandels" (vgl. *Hennemann*, 1996, S. 309ff.). Fach-, Sozial- und Methodenkompetenzen sollten individuell gefördert werden. Den Mitarbeitern sollte klar sein, was sie erwartet. Sie sollten sich auch mit anderen Betroffenen austauschen können. Dies kann helfen, Barrieren abzubauen und die Akzeptanz zu erhöhen. Die Maßnahmen sollten bereits zu Beginn der

Mobilisierungsphase einsetzen. Um neue Einstellungen und Verhaltensweisen zu vermitteln, können Plan- und Rollenspiele oder gruppendynamische Veranstaltungen wie z.B. ein Outdoor-Training durchgeführt werden. Die Vermittlung von Fachwissen durch Seminare und Schulungen ist am Ende der Umsetzungs- bzw. zu Beginn der Verstetigungsphase sinnvoll, da die Mitarbeiter das Gelernte dann unmittelbar anwenden können.

Die Auswahl der **Personalentwicklungsmaßnahmen** (vgl. Kap. 6.2.2.2) hängt in erster Linie von den verfolgten Zielen und den zu vermittelnden Inhalten ab. Stellengebundene Personalentwicklung (On-the-job) und stellenübergreifende Personalentwicklung (Near-the-job) stoßen wegen ihres engen Bezugs zur Aufgabenerfüllung bei einem Unternehmenswandel schnell an ihre Grenzen. Deshalb sind vor allem stellenungebundene Personalentwicklungsmaßnahmen (Off-the-job) empfehlenswert. Die Teilnahme an Personalentwicklungsmaßnahmen kann durch die Verbesserung der eigenen Qualifikation und der damit verbundenen Aufstiegschancen auch einen motivationsfördernden Anreiz bieten.

### 3.6.4.5 Projektmanagement und -controlling

Fundamentaler Wandel ist für Unternehmen ein umfassendes und tiefgreifendes Projekt, das deshalb auch einer entsprechenden Organisation bedarf (vgl. Kap. 5.5 sowie im Folgenden *Brehm* et al., 2006, S. 209ff.). Auf Grund der Breite und strategischen Relevanz des Wandels werden vor allem in den Phasen der Mobilisierung und Umsetzung eine Reihe von Teilprojekten in Gang gesetzt. Diese befassen sich jeweils mit spezifischen Aufgaben oder organisatorischen Teilbereichen. Die zeitliche und sachliche Abhängigkeit der Teilprojekte erfordert einen hohen Abstimmungsbedarf. Das Wandlungsprojekt wird aus diesem Grund meistens mehrstufig organisiert. Die **mehrstufige Projektorganisation** (vgl. Kap. 5.5.7) besteht in der Regel aus folgenden Bausteinen:

- **Lenkungsausschuss**: Er initialisiert und konzipiert den Wandel, bestimmt dessen Visionen, Leitbilder und Ziele und überwacht das gesamte Wandlungsprojekt. Mitglieder sollten Promotoren aus der Unternehmensführung und ggf. externe Wandlungsexperten wie z.B. Berater, Kunden oder Lieferanten sein.
- **Projektleitung**: Sie hat für einen reibungslosen Ablauf, die Überwindung von Widerständen und Schnittstellen sowie für die Erzielung von Synergien zu sorgen. Sie ist für die sachliche und zeitliche Koordination der Teilprojekte zuständig. Der Projektleiter ist der „Change Manager“. In Abstimmung mit dem Lenkungsausschuss bestimmt er die Teilprojekte und legt die einzelnen Teilprojektleiter fest.
- **Projektteams**: Die eigentliche Projektarbeit wird in den Projektteams geleistet, die für konkrete Aufgaben im Wandlungsprozess zuständig sind. Der Teamleiter entscheidet in Abstimmung mit dem Projektleiter über die Zusammensetzung und Organisation seines Teams und ist für die Erreichung der Projektziele verantwortlich.

Eine besondere Rolle in Veränderungsprozessen spielen die bereits angesprochenen „Agenten des Wandels“ (**Change Agents**). Sie sind auf Wandlungsprozesse spezialisiert und übernehmen unterstützende und beratende Aufgaben. Sie können je nach Bedarf in allen Phasen und auf allen Ebenen des Wandlungsprojektes eingesetzt werden. Besondere Bedeutung kommt ihnen bei der Konzeption des Projektes sowie bei der Lösung von Konflikten zu. Change Agents können sowohl interne Mitarbeiter als auch externe Berater sein. Beides hat Vor- und Nachteile (vgl. *Staehle*, 1999, S. 974). Für den Einsatz eines **externen Beraters** sprechen dessen Unbefangenheit, seine breite Erfahrung aus verschiedenen Projekten, seine bessere Akzeptanz in der Unternehmensführung sowie seine Bereitschaft zu einschneidenden Veränderungen. **Interne Mitarbeiter** sind dagegen mit der Struktur und den Werten des Unternehmens besser vertraut und treffen bei ihren Kollegen auf eine höhere

Akzeptanz. Sie eignen sich deshalb insbesondere als **Multiplikatoren** des Wandels, um Wandlungsbereitschaft aufzubauen. Auswahl und Einsatz der Change Agents erfolgen je nach Aufgabenstellung und Art des Wandels.

Eine unterstützende Funktion übernimmt auch das **Projektcontrolling**. Im Rahmen der Projektplanung ist der Controller für die Durchführung von Kostenschätzungen und die Aufstellung eines realistischen Projektbudgets verantwortlich. Darüber hinaus hat er auf die Quantifizierbarkeit und klare Beschreibung der mit dem Wandel verfolgten Ziele zu achten. Dies bildet die Basis der Projektsteuerung und der Beurteilung des Projekterfolges im Rahmen der Projektkontrolle. Dabei geht es nicht nur um monetäre **Wertziele**. Sie eignen sich aufgrund ihrer Vergangenheitsorientierung nur bedingt zur Projektsteuerung und sind nur äußerst schwer prognostizierbar. Zur zeitnahen Steuerung der Wandlungsprozesse sind **Leistungsziele** erforderlich, mit denen die angestrebten Veränderungen in den einzelnen Phasen festgelegt werden. Ergänzend sollten **Sozialziele** bestimmt werden, mit denen die Akzeptanz des Wandels bei den Mitarbeitern verbessert wird. Im Rahmen der Umsetzung des Projektes sowie nach Abschluss des Wandels beurteilt der Projektcontroller die Erreichung der verfolgten Zielsetzungen mit Hilfe geeigneter Maßgrößen. Die Auswahl der Ziele und Maßgrößen hängt in hohem Maße von der Stoßrichtung des Wandels ab (vgl. *Bach/Steinhaus*, 2006, S. 314ff.). Abb. 3.6.16 zeigt eine Auswahl von Projektkennzahlen für Aufbau-, Umbau- und Abbaumaßnahmen.

| | Aufbau | Umbau | Abbau |
|---|---|---|---|
| **Wertziele** | ▫ Investitionsvolumen<br>▫ F&E-Aufwand<br>▫ Umsatz Neugeschäft | ▫ EVA<br>▫ Marktkapitalisierung<br>▫ Schulungsaufwand | ▫ Rentabilität<br>▫ Gewinn<br>▫ Einsparungen |
| **Leistungsziele** | ▫ Anzahl Neukunden<br>▫ Anzahl neue Produkte<br>▫ Entwicklungsdauer | ▫ Anzahl Versetzungen<br>▫ Qualitätskennzahlen<br>▫ Kundenzufriedenheit | ▫ Anzahl Mitarbeiter<br>▫ Anzahl Standorte<br>▫ Produktionskapazität |
| **Sozialziele** | ▫ Anz. Neueinstellungen<br>▫ Betriebszugehörigkeit | ▫ Anzahl Schulungen<br>▫ Fluktuationsrate | ▫ Personalabbau ohne betriebsbed. Kündigung |

*Abb. 3.6.16: Mögliche Projektkennzahlen in Abhängigkeit der Stoßrichtung des Wandels (vgl. Bach/Steinhaus, 2006, S. 324)*

Die im Rahmen des Wandlungsprojektes auftretenden Probleme sollten von der Projektleitung genau analysiert werden. Sie geben Hinweise für während des Veränderungsprozesses erforderliche Steuerungsmaßnahmen sowie für das Lernen für zukünftige Vorhaben. Wandlungsprojekte erhöhen die **Wandlungserfahrung** des Unternehmens. Sie sollte im Sinne einer lernenden Organisation (vgl. Kap. 8.2.4) und zur Verbesserung der organisationalen Wandlungsfähigkeit und -bereitschaft permanent erweitert und gepflegt werden. Da Initiativen des Wandels überall im Unternehmen entstehen können und auf der anderen Seite Wandel das gesamte Unternehmen betrifft, sollten die Fähigkeit und Bereitschaft hierzu möglichst breit verteilt sein. Auf diese Weise wird das Unternehmen in die Lage versetzt, erforderliche Veränderungen zu erkennen und umzusetzen.

Wandel ist durch die Unternehmensführung **nur begrenzt steuerbar**. Er ist deshalb mit hohen Unsicherheiten und Risiken verbunden. Bei Wandlungsprojekten sollte die Unternehmensführung deshalb stets auf unerwartete Entwicklungen und Auswirkungen vorbereitet sein. Sie gehören bei komplexen Wandlungsprozessen zur Normalität. Doch gerade die mangelnde Prognostizierbarkeit und Unbestimmtheit erfordert eine fundierte Planung und ein professionelles, mehrstufiges Projektmanagement. Nur auf diese Weise wird der Wandel nicht dem Zufall überlassen, sondern gezielt angegangen (vgl. *Müller-Stewens/Lechner*, 2005, S. 585f.).

### 3.6.5 Praxisbeispiel O2 (Germany) Shop GmbH

Nach dem rasanten Anstieg der Zahl der Handynutzer in den 1990er Jahren hat der deutsche Mobilfunkmarkt eine hohe Sättigung erreicht. Er wird von den Netzbetreibern *T-Mobile* und *Vodafone* dominiert. Diese hatten Ende 2006 gemessen an der Kundenzahl einen Marktanteil von jeweils rund 36%. Ein Blick auf die Neuabschlüsse zeigt jedoch einen starken Wettbewerb und Marktanteilsgewinnne der kleineren Netzbetreiber *e-plus* und *$O_2$ Germany.* Deren Kundenanteil lag Ende 2006 bereits bei 15% bzw. 13%. Neben den Netzbetreibern sind Service-Provider als Wiederverkäufer von Netzbetreiberangeboten tätig. Dies sind z.B. *Debitel*, *Mobilcom*, *The Phone House* oder *VictorVox/Drillisch*.

UMTS-Lizenzen sowie der Aufbau der Netzinfrastruktur erforderten von den Unternehmen hohe Investitionen. Um diese wieder zu erwirtschaften, soll der Anteil von Mobilfunkgesprächen am gesamten Telefonverkehr erhöht und zusätzlich mehr Umsatz durch neue Datendienste wie z.B. MMS, Handy-Spiele, Klingeltöne oder Musik generiert werden. Die neuen Endgeräte verfügen über eine erweiterte Funktionalität und sind stärker auf die Bedürfnisse bestimmter Zielgruppen zugeschnitten. Durch die Integration mehrerer Funktionen in einem Gerät, wie z.B. Digitalkamera, MP3-Player und PDA, steigt der Erklärungsbedarf der Produkte und Dienstleistungen. Die Netzbetreiber sind zukünftig auf die Zusammenarbeit mit Partnern aus der Informations- und Unterhaltungsbranche angewiesen, um integrierte Sprach- und Datendienste realisieren und an die Kunden vermitteln zu können. Diese Trends beinhalten neue Chancen, aber auch Risiken für die Netzbetreiber.

*$O_2$ (Germany) GmbH & Co. OHG* (im Folgenden *$O_2$ Germany* genannt) ist ein Tochterunternehmen der *Telefónica $O_2$ Europe plc* und Teil des spanischen Telekommunikationskonzerns *Telefónica S.A.* Vom 1. Februar 2006, der Übernahme durch Telefónica S.A., bis zum Jahresende erwirtschaftete *$O_2$ Germany* einen Serviceumsatz von 2,8 Mrd. Euro mit rund 11 Mio. Mobilfunkkunden. Die *$O_2$ (Germany) Shop GmbH* (im Folgenden *$O_2$ Shop GmbH* genannt) koordiniert als Vertriebsgesellschaft von *$O_2$ Germany* die deutschlandweit rund 500 eigenen Verkaufsstellen. Darin enthalten sind neben den *$O_2$ Shops* auch Partnershops und Franchisenehmer (sog. „Agenturen"). Darüber hinaus können die Kunden auch bei einem der über 9.000 Vertriebspartner die Produkte und Dienstleistungen von $O_2$ beziehen. Über das Joint Venture mit *Tchibo* und *AOL* sowie Kooperationen mit Serviceprovidern wie *Mobilcom*, *Debitel*, *Talkline*, *Telco* und *Victorvox* wurde das Vertriebsnetz erweitert. Fachhändler haben meist das gesamte Spektrum an Netzbetreibern und Service-Providern im Angebot. Diese Vertriebswege zielen überwiegend auf Privatkunden.

Im Folgenden wird beschrieben, wie das Unternehmen *$O_2$ Germany* bzw. die *$O_2$ Shop GmbH* auf die aufgezeigten Trends reagiert hat. Die Darstellung der strategischen Neupositionierung des Unternehmens erfolgt anhand der in Kap. 3.6.2.2 erläuterten Phasen des Wandels nach *Krüger*.

- **Initialisierung:** Im Juli 2003 beschloss die Geschäftsführung die Reorganisation der *$O_2$ Shop GmbH*. Der Wandlungsbedarf wurde durch eine Analyse der Verkaufsleistung der Shops, Mystery-Shopping-Studien und Assessment-Center zur Beurteilung der Managementkompetenzen der Shopleiter bestimmt. Durch Anpassung der Vertriebsstruktur sollten Beratungsqualität und Serviceleistung der Shops erhöht werden. Erreicht werden sollte dies durch mehr Verantwortung für die Shopleiter, Mitarbeiterschulung, Verbesserung des Markenauftritts in den Shops und intensivere Betreuung der Franchise-Partner. Die neue Organisation trat zum 1. April 2004 in Kraft und sollte die Expansionsstrategie von *$O_2$ Germany* unterstützen. In den Folgejahren wurde die Anzahl der eigenen Verkaufsstellen und Agenturen massiv erhöht. Eingebettet war das Projekt in ein unternehmensweites Programm zur kundenzentrierten Unternehmensführung von *$O_2$ Germany*, mit dem sich das Unternehmen stärker an den Bedürfnissen des Kunden ausrichten will.

- **Konzeption:** Die unterschiedlichen Ansprüche der Kunden möchte $O_2$ durch vier verschiedene Shopkonzepte erfüllen. Neben den bestehenden Standard- und Shop-in-Shop-Verkaufsstellen wurden zur Emotionalisierung der Marke in einigen deutschen Großstädten sog. „Flagship-Stores“ errichtet. Diese sollen dem Kunden ein besonderes Verkaufserlebnis bieten. Dies wir z.B. durch multimediale Installationen, Handy-Spiele oder Ausstellungen von gesponserten Unternehmen erreicht. Darüber hinaus sollen in weiteren Städten eine Reihe von sog. „Premium Shops“ eröffnet werden. Diese verfügen über eine größere Verkaufsfläche als die Standardshops. Es wurde ein dreistufiger Masterplan erarbeitet, der die kurz-, mittel- und langfristige Ausbreitung der eigenen Verkaufsstellen und Partnershops nach Art (Flagship, Premium, Standard) und Anzahl beschreibt. Vor der Reorganisation gab es für jede der fünf Verkaufsregionen jeweils einen Shopbetreuer, der dem Regionalvertriebsleiter unterstellt und für die Shops seiner Verkaufsregion disziplinarisch und fachlich verantwortlich war. In der neuen Organisation mit nun sieben Verkaufsregionen entfällt die Ebene der Shopbetreuer. Ein Großteil ihrer Verantwortung wurde auf die Shopleiter übertragen, die jetzt direkt dem Regionalvertriebsleiter unterstellt sind. Die Shopleiter werden zukünftig von Shopbetreuern für Marketing und Training unterstützt. Die Marketing-Shopbetreuer sind für die Pflege des Markenauftritts verantwortlich. Sie überwachen die Einhaltung der Corporate-Identity-Richtlinien sowie die Dekoration und Warenpräsentation in den Shops. Trainer-Shopbetreuer schulen das Führungs- und Verkaufsverhalten der Shopleiter sowie sämtliche Shop-Mitarbeiter u.a. in den Themen Produktfunktionalität (Photo, Audio etc.), Tarifmodelle und UMTS. Die Trainer-Shopbetreuer sind dafür verantwortlich, eine hohe Fachkompetenz in den Shops sicherzustellen.
- **Mobilisierung:** Um die Marke $O_2$ zu stärken, startete die Muttergesellschaft bereits im November 2003 eine Image-Kampagne unter dem Motto *„$O_2$ can do“*. Durch den Aufbau einer Lifestyle-Marke will sich das Unternehmen vom Wettbewerb differenzieren, um trotz des stagnierenden Marktes weiter zu wachsen. Auch unternehmensintern wurde ein Programm verabschiedet, um die „can do“-Einstellung unter den Mitarbeitern zu stärken. Der Kunde sollte dadurch in den Mittelpunkt aller unternehmerischen Aktivitäten gestellt werden. Als Werbepartner aus den Bereichen Comedy, Sport, Musik und Film wurden die Prominenten *Anke Engelke*, *Franz Beckenbauer*, *Dieter Bohlen* und *Veronica Ferres* eingesetzt. Dadurch konnte die Markenbekanntheit bis Anfang 2004 auf über 90 Prozent gesteigert werden. Ende Februar 2004 genehmigte die Unternehmensführung von $O_2$ das neue Shop-Konzept und bewilligte die damit verbundenen Mittel. Somit konnten die Vorbereitungen zur Implementierung der neuen Organisation gestartet werden. Anfang März 2004 wurden die Regionalvertriebsleiter und die bisherigen Shopbetreuer im Rahmen eines zweitägigen Workshops umfassend über die Reorganisation informiert. Auf diese Weise sollten die Führungskräfte in den Veränderungsprozess eingebunden und auf die verfolgten Ziele verpflichtet werden. Zwei Tage nach dem Führungskräfte-Workshop wurden alle Mitarbeiter per E-Mail im Rahmen der regelmäßig durchgeführten „Management-Info“ informiert.

  $O_2$ can do.
- **Umsetzung:** Die neue Organisation trat am 1. April 2004 in Kraft. Aufgrund des Ostergeschäfts fanden die Kick-off-Veranstaltungen für die Franchise-Partner und Shopleiter jedoch erst Ende April statt. Neben der Verbesserung der Flächenabdeckung konzentriert sich die Reorganisation auf die Steigerung der Shop-Performance sowie auf Kunden- und Markenpflege. Ziel war es, die Kundenbindung und den Umsatz pro Kunde zu erhöhen sowie Bekanntheitsgrad und Markenwert zu steigern. Zudem wurde die Mitarbeiterentwicklung stärker an die Unternehmensstrategie gekoppelt. Bei den Abschlussveranstaltungen der Shopleiter-Ausbildung steht ein Mitglied der Geschäftsführung für Fragen zur Verfügung. Die monatlichen Meetings der Regionalvertriebsleiter sowie die anstehenden Schulungen der Marketing- und Trainer-Shopbetreuer dienen ebenfalls dem Erfahrungs-

austausch. Darüber hinaus wird jeden ersten Freitag im Monat in der Konzernzentrale und in den Regionalniederlassungen ein sog. „Friday Forum“ durchgeführt. Es bringt die Umsetzung voran und leitet die Verstetigung des Wandels ein. Dabei informieren Geschäftsführer bzw. Regionalniederlassungsleiter die Mitarbeiter über die laufenden Veränderungen. Die Mitarbeiter haben die Möglichkeit, Fragen zu stellen und Probleme zu diskutieren. Problematisch gestaltet sich jedoch die flächendeckende Information der dezentralen Shop-Mitarbeiter. Sie soll zukünftig verbessert werden.

- **Verstetigung:** Durch halbjährliche Zielvereinbarungen („Performance Dialog“) werden mit den Mitarbeitern neben reinen Leistungszielen auch die Entwicklung von Fach- und Methoden- sowie von Sozial- und Persönlichkeitskompetenzen vereinbart. So wird nicht nur kontinuierlich möglichen Veränderungen im Aufgabenumfeld der Mitarbeiter Rechnung getragen, sondern durch einen persönlichen Entwicklungsplan auch deren Eigeninitiative und Motivation gestärkt. Nachhaltig unterstützt werden sollen Veränderungen zudem durch die Unternehmenskultur. Mit der Einführung der Marke *$O_2$* im Mai 2002 galt es zunächst die eigene Position des Unternehmens zu finden und anschließend zu festigen. Ziel war ein gemeinsames Selbstverständnis aller Mitarbeiter über die Unternehmenswerte. Danach sollen die Mitarbeiter vertrauenswürdig, offen, ehrgeizig und klar handeln. Als Hilfestellung zur Umsetzung dieser Werte in ihrer täglichen Arbeit diente u.a. die „Werte-Matrix“ als Teil eines groß angelegten Maßnahmenkonzepts. Sie erklärt, was die Werte bedeuten („Das heißt“), beschreibt die Voraussetzungen, um diese leben zu können („Das erfordert“), erläutert ihre Konsequenzen („Das führt zu“) und fordert eine Abgrenzung zu einem Verhalten, das nicht diesen Werten entspricht („Das heißt nicht“). Zukünftig geht es darum, diese Unternehmenskultur weiter zielorientiert zu gestalten und die weitere Unternehmensentwicklung zu unterstützen. Mit Hilfe von sechs Attributen als Ergänzung zu den bereits aufgestellten vier Unternehmenswerten wurde dazu begleitend eine Leitlinie erarbeitet, wie der Kunde *$O_2$ Germany* wahrnehmen soll.

## 3.6.6 Grundsätze für erfolgreichen Wandel

Zusammenfassend ergeben sich aus den dargestellten Aspekten des Wandels folgende Grundsätze, die für eine erfolgreiche Durchführung von Veränderungsprozessen generell von Bedeutung sind. Da es in der Unternehmensführung keine „Kochrezepte“ gibt, kann im Einzelfall auch ein bewusstes Abweichen hiervon sinnvoll sein. Obwohl einige dieser Regeln bereits aus den Anfängen der Erforschung des Wandels stammen, haben sie bis heute nichts an ihrer (praktischen) Relevanz verloren (vgl. *Lewin*, 1963; *Lawrence*, 1954; *Lippitt* et al., 1985):

- **Konsens**: Die Umsetzung des Wandels sollte auf Basis einer möglichst breiten Übereinstimmung in der Belegschaft über den erforderlichen Wandlungsbedarf erfolgen. Diese sollte deshalb im Vorfeld durch entsprechende Maßnahmen geschaffen werden.

- **Betroffene zu Beteiligten machen**: Der Einbezug in die Konzeption sowie die frühzeitige Beteiligung an der Umsetzung wirkt sich positiv auf die Wandlungsbereitschaft der Mitarbeiter aus.

- **Verpflichtung**: Die Mitarbeiter sollten zur Anwendung der neuen Verhaltensweisen formell verpflichtet werden.

- **Anreize**: Die Unterstützung des Wandels sollte mit positiven Anreizen und das Opponieren mit negativen Sanktionen belegt werden.

- **Wandelmedium Gruppe**: Veränderungen sollten immer auf Gruppen bezogen werden. Sie gibt dem Einzelnen Kraft und Schutz, wodurch vor allem Ängste reduziert und der Wandel beschleunigt werden kann.

- **Kooperation**: Partnerschaftliches Verhalten in und zwischen Gruppen fördert den Zusammenhalt („Wir-Gefühl") und damit die Wandlungsbereitschaft.
- **Projektmanagement und -controlling**: Das komplexe Wandlungsprojekt sollte in einzelne aufgabenspezifische, dezentrale Teilprojekte zerlegt und diese zentral koordiniert werden. Die Definition von Meilensteinen mit laufender Fortschrittskontrolle und schnellem Feed-back beschleunigen die Veränderung.
- **Wandelzyklus**: Veränderungsprozesse folgen einem verallgemeinerbaren Zyklus. Zu Beginn sollte eine Auflockerung („Unfreezing") erfolgen, in der die Wandlungsbereitschaft erzeugt wird. Nach Abschluss der Veränderung ist eine Stabilisierung („Refreezing") erforderlich, die den Wandel verstetigt.
- **Kommunikation**: Durch eine frühzeitige und authentische Information der Betroffenen über die Ursachen und Ziele des Wandels lassen sich Ängste und damit verbundene Widerstände abbauen. Auf diese Weise soll ein Klima des Vertrauens geschaffen werden.
- **Erfolgserlebnisse**: Die Schaffung und Kommunikation möglichst frühzeitiger Erfolgserlebnisse fördert die Motivation der Beteiligten und ist für die Stabilisierung des Wandels hilfreich.
- **Treiber des Wandels**: Die Unternehmensführung ist ein wichtiger Promotor des Wandels. Ihre Aufgabe ist es, die Veränderung voranzutreiben und neue Verhaltensweisen vorzuleben.

Die Unternehmensführung steht beim Management des Wandels nicht vor der Entscheidung, ob Veränderungen stattfinden oder nicht. Sie kann aber bestimmen, in welcher Form und mit welchem Erfolg der Wandel vollzogen wird. Sie kann dabei eine agierende, gestaltende oder lediglich eine reagierende, passive Position einnehmen.

## Literaturempfehlungen

*Krüger, W.* (Hrsg.): Excellence in Change, 3. Aufl., Wiesbaden 2006.

*Müller-Stewens, G./Lechner, C.*: Strategisches Management: Wie strategische Initiativen zum Wandel führen, 3. Aufl., Stuttgart 2005, S. 545-688.

*Lewin, K.*: Feldtheorie in der Sozialwissenschaft, Bern/Stuttgart 1963.

## Management Summary

- Wandel findet permanent auf allen betrieblichen Ebenen mit unterschiedlicher Ausprägung und Intensität statt.
- Nach dem Umfang der Zustandsänderung wird in inkrementalen und fundamentalen Wandel unterschieden, die sich meist abwechseln.
- Change Management bedeutet, den Bedarf für fundamentalen Wandel zu erkennen und notwendige Veränderungen so weit als möglich gezielt zu gestalten sowie permanenten, inkrementalen Wandel zu ermöglichen und zu fördern.
- Für Wandel gibt es externe und interne Ursachen.
- Formen des Wandels sind nach der Reichweite der zu bewältigenden Änderungen: Restrukturierung, Reorientierung, Revitalisierung und Remodellierung.
- Fundamentaler Wandel ist ein zyklischer Prozess mit den Phasen Auftauen (Unfreezing), Verändern (Moving) und Einfrieren (Refreezing).
- Wandel bewegt sich im Spannungsfeld von Wandlungsbedarf, Wandlungsbereitschaft und Wandlungsfähigkeit.
- Wandel verursacht interne und externe Widerstände. Unternehmensinterne Widerstände können personell oder organisatorisch bedingt sein.
- Die generelle Haltung zum Wandel und die Einstellung gegenüber der jeweiligen Veränderung prägen das Verhalten der Mitarbeiter. Diese gruppieren sich in Promotoren, fundamentale Opponenten, Opportunisten und fallweise Opponenten.
- Mitarbeiter erleben in Veränderungsprozessen eine emotionale Berg- und Talfahrt.
- Wandel lässt sich zwar gezielt gestalten, jedoch nur in begrenztem Umfang.
- Stoßrichtungen des Wandels sind Aufbau, Umbau und Abbau.
- Implementierungsstrategien sind die Bombenwurf-Strategie (strikt direktiv Top-down), Schneeball-Strategie (partizipativ Top-down) und Entrepreneur-Strategie (Bottom-up).
- Die Kommunikation ist eine zentrale Querschnittsaufgabe, mit der die Wandlungsbereitschaft und die Wandlungsfähigkeit der Mitarbeiter verbessert werden kann.
- Wandlungsbereitschaft kann durch Anreize und Wandlungsfähigkeit durch Maßnahmen der Personalentwicklung geschaffen werden.
- Wandel findet in komplexen, mit hohen Unsicherheiten behafteten Projekten statt. Dies erfordert eine fundierte Planung und ein professionelles, meist mehrstufiges Projektmanagement.

# 4. Planung und Kontrolle

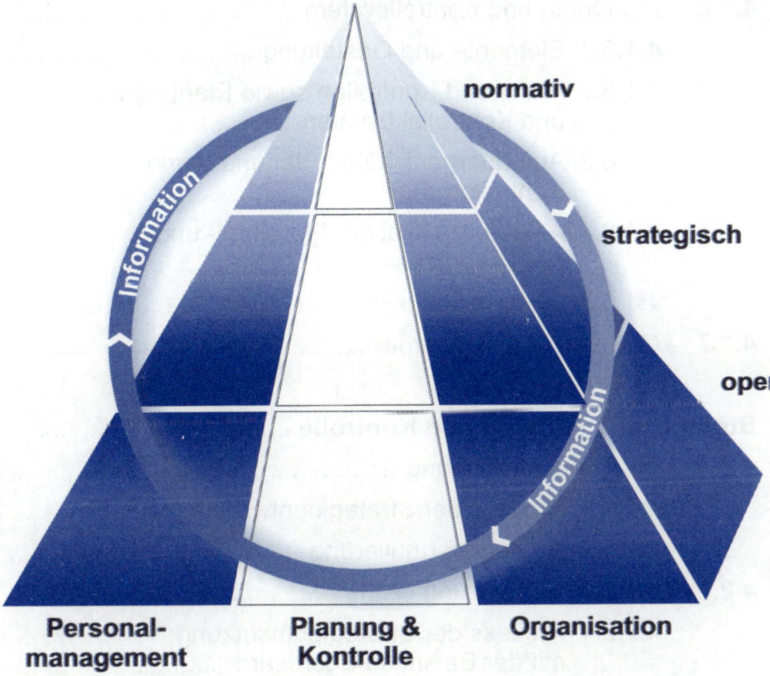

# 4.1 Grundlagen

**Leitfragen**

- Welche Funktionen haben Planung und Kontrolle im Unternehmen?
- Welche Formen und Instrumente der Planung und Kontrolle gibt es?
- Was ist das Planungs- und Kontrollsystem und woraus besteht es?
- Wo liegen die Probleme und Grenzen der Planung und Kontrolle?

## 4.1.1 Zusammenhang von Planung und Kontrolle

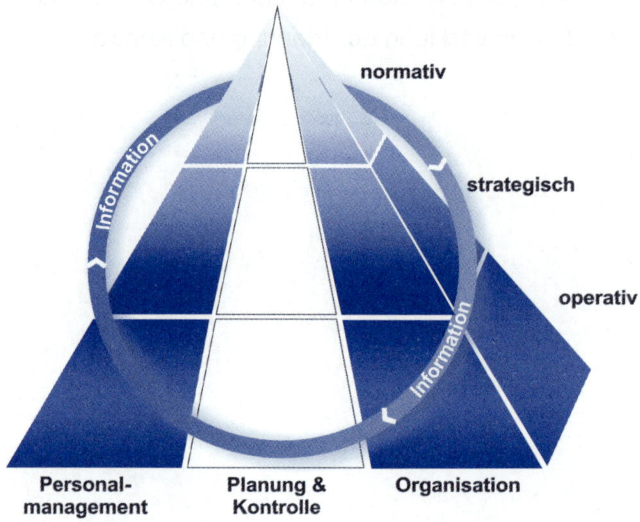


*Abb. 4.1.1: Planung und Kontrolle im System der Unternehmensführung*

In Kap. 1.3.2.1 wurden Planung und Kontrolle als wesentliche Funktionen der Unternehmensführung vorgestellt. **Planung** wurde dabei definiert als „systematisches, zukunftsbezogenes Durchdenken und Festlegen von Zielen, Maßnahmen, Mitteln und Wegen zur zukünftigen Zielerreichung" (*Wild*, 1982, S. 13). Die **Kontrolle** als beurteilender Vergleich zwischen zwei Größen bezieht sich im Kern auf die Gegenüberstellung der Planansätze mit den realisierten Ergebnissen (Soll-Ist-Vergleich) sowie die daran anschließende Analyse auftretender Abweichungen (vgl. *Gälweiler*, 1990, S. 204 sowie ausführlich *Schäffer*, 2001). Die Kontrolle ist deshalb eine erforderliche Ergänzung der Planung und erfolgt während bzw. nach der Ausführung. Um die Planungs- und Kontrollaufgaben gegenseitig abzustimmen, bilden Planung und Kontrolle aus funktionaler Sicht eine **Einheit** (vgl. *Hahn/Hungenberg*, 2001, S. 47f.). Ohne Kontrolle lässt sich nicht beurteilen, ob die Planung auch realisiert wurde. Sie dient zur Erreichung der geplanten Ziele, Maßnahmen und Ressourcen sowie generell zur Verbesserung der Planung und Steuerung. Die Kontrolle gewährleistet, dass Mitarbeiter ihr Verhalten an den Plänen ausrichten und ihre Leistung beurteilt werden kann. Der Abstimmungsbedarf von Planung und Kontrolle beginnt schon mit der Zielbildung, bei der auf operationalisierbare und damit kontrollierbare Ziele zu achten ist. Zusammenfassend bedeutet dies (vgl. *Wild*, 1982, S. 39):

Eine Planung der Ausführung ist ohne Kontrolle zwecklos. Eine Kontrolle der Planausführung ist ohne Planung nicht möglich.

Planung und Kontrolle bilden einen **Regelkreis**, der mit der Vorgabe von Soll-Werten aus der Planung an die ausführenden Ebenen beginnt. Die realisierten Ergebnisse werden während und nach der Ausführung als Ist-Werte erfasst und im Rahmen der Kontrolle mit den Soll-Werten verglichen. Liegen festgestellte Abweichungen außerhalb eines vorgegebenen Toleranzbereichs, dann sind bereits während der Planausführung Gegenmaßnahmen einzuleiten. Zur Sicherstellung der Zielerreichung werden dann geänderte Korrekturwerte vorgegeben. Die Abweichungsanalyse bestimmt die Ursachen für die Nichterreichung der Planziele und dient der Verbesserung des nächsten Planungsprozesses (vgl. *Pfohl/Stölzle*, 1997, S. 13ff.; *Hahn/ Hungenberg*, 2001, S. 50ff.). Dieser Ablauf wird generell als **Planungs- und Kontrollzyklus** bezeichnet und ist in Abb. 4.1.2 dargestellt.

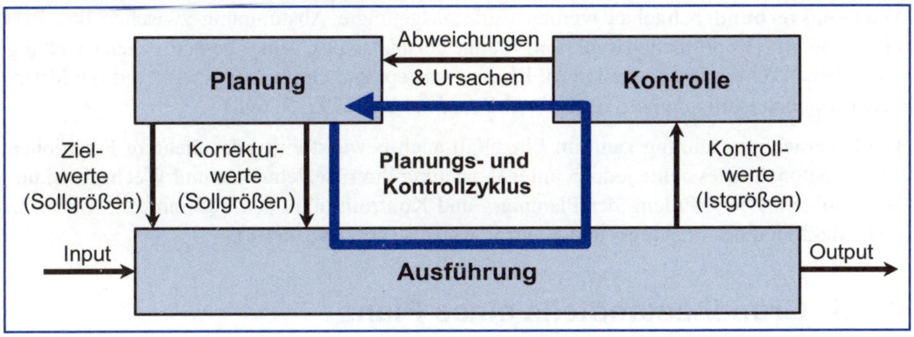


*Abb. 4.1.2: Der Planungs- und Kontrollzyklus (in Anlehnung an Uphus, 1974)*

## 4.1.2 Funktionen

Die mit Planung und Kontrolle beabsichtigten Auswirkungen werden als Funktionen bezeichnet. Als wesentliche **Funktionen** gelten (vgl. *Wild*, 1982, S. 18; *Rüth*, 1989, S. 126; *Töpfer*, 1976, S. 97; *Hentze* et al., 1993, S. 36ff.):

- **Koordination**: Die Aufstellung von Plänen und deren Kontrolle dient der Abstimmung und Harmonisierung von Aktivitäten, Einheiten und Teilbereichen eines Unternehmens im Hinblick auf die gemeinsame Zielerreichung. Die integrative Betrachtung des Unternehmens ermöglicht dabei Synergieeffekte. Durch die Aufteilung von Gesamtproblemen in einzelne Problemstellungen lässt sich die betriebliche Komplexität abbauen und besser beherrschen.
- **Motivation**: Die Zielorientierung durch Pläne und die Mitarbeiterbeurteilung anhand der Planerfüllung sowie die damit verknüpften Anreize sollen zu zieladäquatem Verhalten motivieren.
- **Optimierung**: Planung und Kontrolle sollen durch bestmöglichen Einsatz der knappen Ressourcen zur Erfolgssicherung und Effizienzsteigerung des Unternehmens beitragen.
- **Zukunftssicherung**: Durch frühzeitige Erkennung und Analyse zukünftiger Entwicklungen sollen Risiken vermieden und Chancen genutzt werden.
- **Innovation**: Neue und kreative Lösungen für schlecht-strukturierte zukünftige Problemstellungen sollen bestimmt und umgesetzt werden.
- **Flexibilität**: Durch frühzeitige Bestimmung von Handlungsalternativen und die Schaffung von Handlungsspielräumen soll sich das Unternehmen flexibel an zukünftige Entwicklungen anpassen können.

- **Information**: Der Plan soll die Ziele sowie die Maßnahmen, Mittel und Wege zu deren Erreichung dokumentieren. Die Kontrolle soll das Ausmaß der Zielerreichung bestimmen sowie Informationen über Abweichungen und deren Ursachen liefern.

Viele Autoren beziehen diese Funktionen nur auf die Planung (vgl. z.B. *Töpfer*, 1976; *Hentze* et al., 1993; *Wild*, 1982). Da Planung und Kontrolle aber eine Einheit bilden, lassen sich diese Funktionen nur in Verbindung mit der Kontrolle realisieren. Aus diesem Grund wird an dieser Stelle ausdrücklich auf eine Unterscheidung zwischen Planungs- und Kontrollfunktionen verzichtet (vgl. auch *Rüth*, 1989, S. 141; *Pfohl/ Stölzle*, 1997, S. 68ff.).

Generell werden durch Planung und Kontrolle sämtliche der aufgeführten Funktionen verfolgt. Zwischen diesen Funktionen bestehen eine Reihe von Beziehungen, die sowohl komplementär als auch konfliktär sein können. Da sich die Auswirkungen der Planung und Kontrolle somit abschwächen oder auch verstärken können, sollten sie stets zusammen als **Wirkungsverbund** betrachtet werden. Eine ausgeprägte Abstimmung zwischen den Planungsträgern (Koordinationsfunktion) kann beispielsweise eine bessere Zielerreichung ermöglichen (Optimierungsfunktion). Eine zu ausgeprägte Optimierung wirkt auf die Mitarbeiter dagegen häufig demotivierend (vgl. *Pfohl/Stölzle*, 1997, S. 69f.).

Die Unternehmensführung kann im Einzelfall auch bewusst eine oder mehrere Funktionen stärker betonen. Dies sollte jedoch unter Beachtung ihrer Beziehungen und Wechselwirkungen erfolgen. Die Erfüllung der Planungs- und Kontrollfunktionen bestimmt die Effizienz und Effektivität des Planungs- und Kontrollsystems (vgl. Kap. 4.1.6).

## 4.1.3 Grundbestandteile eines Plans

Das Ergebnis der Planung ist der **Plan** oder ein System von Plänen. Neben den Maßnahmen zur Problemlösung sollte er auch Problemstellung, verfolgte Ziele, Wirkungszusammenhänge, erwartete Ergebnisse sowie Angaben zu dessen Ausführung und Kontrolle beinhalten (vgl. *Klein/Scholl*, 2004, S. 4).

Ein **Plan** beschreibt die gewählten Entscheidungsalternativen und legt die Aufgabenträger fest, die für die Zielerreichung verantwortlich sind.

Der Plan ist nicht wie die Prognose ein reiner Blick in die Zukunft. Er ist vielmehr eine **verbindliche Vorgabe** an die ausführenden Ebenen, um die Zukunft im Sinne des Unternehmens zu gestalten (vgl. *Horváth*, 2006, S. 153). Ein Plan besteht aus folgenden **Bestandteilen** (vgl. *Wild*, 1982, S. 49ff.):

- **Ziele** (Was, in welchem Ausmaß und bis wann): Welche Ergebnisse sollen bei welchen Größen bis zu welchem Zeitpunkt erreicht werden? Die Ziele stellen Soll-Werte dar, die im Rahmen der Kontrolle mit den Ist-Werten verglichen werden. Sie sollten operationalisierbar und damit auch kontrollierbar sein.
- **Problemstellung** (Warum): Aus welchem Grund ist der bisherige Zustand unbefriedigend und welche Hindernisse stehen der Zielerreichung entgegen? Wo steht das Unternehmen (Soll-Ist-Abweichung) und wie schwierig wird die Zielerreichung eingeschätzt?
- **Prämissen** (Unter welchen Bedingungen): Auf welchen Annahmen basiert der Plan?
- **Maßnahmen** (Wie): Auf welchem Weg soll das Ziel erreicht werden?
- **Ressourcen** (Womit): Mit welchen finanziellen, sachlichen und personellen Mitteln soll das Ziel erreicht und wie sollen die Ressourcen eingesetzt werden?
- **Termine** (Wann): Zu welchen Zeitpunkten sollen welche Maßnahmen durchgeführt, welche Ressourcen eingesetzt und welche (Teil-)Ziele erreicht werden?

- **Träger der Planerfüllung** (Wer): Welche Mitarbeiter und Organisationseinheiten sind für die Durchführung der Maßnahmen und die Zielerreichung verantwortlich?
- **Ergebnisse** (Welche Wirkung): Mit welchen Ergebnissen wird bei Erfüllung des Plans gerechnet? Welcher Nutzen entsteht daraus und welche Wirtschaftlichkeit ist unter Berücksichtigung der Kosten realisierbar?

Zum besseren Verständnis der Bestandteile eines Plans sind in Abb. 4.1.3 einige Beispiele für mögliche Planinhalte aufgeführt.

| Grundbestandteile | Beispiele |
|---|---|
| **Ziele** | ▪ Umsatzsteigerung im nächsten Geschäftsjahr um 10%<br>▪ Erhöhung des Marktanteils bis in drei Jahren auf 20%<br>▪ Ausweitung des Bekanntheitsgrades in einem Jahr auf 80% |
| **Problemstellung** | ▪ Stagnierender Umsatz im laufenden Geschäftsjahr<br>▪ Verzögerungen bei der Entwicklung neuer Produkte<br>▪ Eintritt neuer Konkurrenten in den Markt |
| **Prämissen** | ▪ Konjunkturelle Entwicklung<br>▪ Devisenkurse<br>▪ Konkurrenzsituation |
| **Maßnahmen** | ▪ Marketingkampagne<br>▪ Neueinstellungen von Entwicklungsingenieuren<br>▪ Expansion ins europäische Ausland |
| **Ressourcen** | ▪ 5 Mio. Euro für Marketingkampagne<br>▪ Einstellung von zehn neuen Entwicklungsingenieuren mit einem Bruttogehalt von 60 TEuro<br>▪ Entsendung von zehn Mitarbeitern und Bereitstellung von 20 Mio. Euro zum Aufbau einer Vertriebsgesellschaft in Spanien |
| **Termine** | ▪ Marketingkampagne beginnt am 1. März des Planjahres und läuft über einen Zeitraum von zwei Monaten<br>▪ Einstellung der Entwicklungsingenieure zum Jahresbeginn<br>▪ Aufbau einer Vertriebsniederlassung zum 1. Juli des Planjahres |
| **Träger der Planerfüllung** | ▪ Vertriebsleiter verantwortet die Marketingkampagne<br>▪ Auswahl der neuen Entwicklungsingenieure durch den Personalleiter und den Entwicklungsleiter<br>▪ Bestimmung der Vertriebsmitarbeiter, die nach Spanien entsandt werden |
| **Ergebnisse** | ▪ 3% Umsatzerhöhung im 2. Quartal durch Marketingkampagne<br>▪ Beschleunigung der Produktentwicklung durch neue Entwicklungsingenieure um drei Monate<br>▪ Senkung der Herstellkosten um fünf Prozent durch Rationalisierungsmaßnahmen |

*Abb. 4.1.3: Beispiele für Planinhalte*

## 4.1.4 Systematisierung

Die Planung und Kontrolle eines Unternehmens ist äußerst komplex und vielschichtig. Die Unternehmensführung verfügt über eine Vielzahl von Möglichkeiten, um die Planung und Kontrolle entsprechend den Anforderungen des Unternehmens zu gestalten. Für ein besseres Verständnis sollen die wesentlichen **Gestaltungsmöglichkeiten** im Folgenden anhand unterschiedlicher Merkmale systematisiert werden. Es existieren sowohl Kriterien, die für beide gemeinsam gelten, als auch solche, die nur für die Planung bzw. Kontrolle von Bedeutung sind (vgl. u.a. *Pfohl/Stölzle*, 1997, S. 72ff.; *Al-Laham*, 1997, S. 281ff.). Merkmale, die sowohl für Planung als auch Kontrolle relevant sind und daraus resultierende Ausprägungsformen zeigt Abb. 4.1.4. Die Ausprägungen der einzelnen Merkmale charakterisieren das Planungs- und Kontrollsystem (vgl. Kap. 4.1.6).

| Merkmal | | Ausprägungen der Planung und Kontrolle |
|---|---|---|
| Betriebliche Bereiche | Funktionen | ▪ Beschaffung<br>▪ Produktion<br>▪ Absatz<br>▪ Personal<br>▪ etc. |
| | Geltungsbereiche | ▪ Gesamtes Unternehmen<br>▪ Unternehmensbereiche<br>▪ Stellen |
| Zeithorizonte | | ▪ Kurzfristig<br>▪ Mittelfristig<br>▪ Langfristig |
| Ebenen | | ▪ Strategisch<br>▪ Operativ |
| Zieldimensionen | | ▪ Sachzielorientiert<br>▪ Formalzielorientiert |
| Gestaltungs-dimensionen | | ▪ Inhaltliche Aufgaben<br>▪ Unterstützungsaufgaben<br>▪ Formale Aufgaben |
| Gegenstände | | ▪ Potenziale<br>▪ Programme<br>▪ Prozesse |

*Abb. 4.1.4: Merkmale und Ausprägungsformen der Planung und Kontrolle*

### 4.1.4.1 Betriebliche Bereiche

Die Unterscheidung der Planung und Kontrolle nach dem **betrieblichen Funktionsbereich** bezieht sich auf die Aufstellung von Plänen und die Durchführung von Kontrollen für funktionale unternehmerische Einheiten. Dies betrifft nicht nur die Grundfunktionen Beschaffung, Produktion und Absatz, sondern auch Querschnittsfunktionen wie z.B. Personal, Controlling, EDV oder Forschung & Entwicklung. Die Gesamtheit der Pläne und ihre Beziehungen untereinander bilden ein Plansystem, welches das Ergebnis der Planung des Unternehmens bzw. des jeweiligen Geschäftsbereiches darstellt. Bei sukzessiver Planerstellung ist in den meisten Fällen die Absatzplanung als dominierender Engpassbereich des Unternehmens der Ausgangspunkt der Planung (vgl. zum Planerstellung Kap. 4.1.6.4.2).

Der **betriebliche Geltungsbereich** eines Plans kann sich auf das gesamte Unternehmen, einen Unternehmensbereich oder einzelne Stellen des Unternehmens beziehen. Dabei ist es erforderlich, den Zusammenhang der Pläne für die einzelnen hierarchischen Ebenen in vertikaler und horizontaler Richtung sicherzustellen. Die vertikale Abstimmung kann z.B. durch Ableitung der Teilpläne aus dem Plan der darüber liegenden Ebene erfolgen. Horizontal, d.h. zwischen organisatorischen Einheiten auf der gleichen hierarchischen Ebene, kann die Abstimmung z.B. durch gemeinsame Gremien oder eine übergeordnete Stelle erfolgen (vgl. zur hierarchischen Ableitung Kap. 4.1.6.4.1). Für die Aufstellung, den Inhalt und die Erfüllung des Plans ist eine dem Geltungsbereich entsprechende Führungsebene verantwortlich (vgl. hierzu Kap. 4.1.6.3; *Klein/Scholl*, 2004, S. 17).

Generell sinkt die Detailliertheit der Pläne mit zunehmendem Geltungsbereich. Auf Ebene des Gesamtunternehmens findet meist eine Grob- bzw. Umrissplanung statt. Dabei wird den organisatorischen Einheiten lediglich ein Planrahmen vorgegeben, der die Gestaltung der Einzelheiten den verantwortlichen Stellen überlässt. Auf den unteren Ebenen erfolgt dann die Detail- bzw. Feinplanung (vgl. *Hentze* et al., 1993, S. 51).

### 4.1.4.2 Zeithorizonte und Ebenen

Der **Zeithorizont** der Planung bezeichnet den Zeitraum, für den ein Plan aufgestellt wird und über den er sich erstreckt. Die **Geltungsdauer** eines Plans beschreibt den Zeitraum, in dem er Gültigkeit besitzt und somit bindend ist. Zeithorizont und Geltungsdauer können identisch sein, aber auch voneinander abweichen.

Üblicherweise werden die drei Zeithorizonte **langfristige**, **mittelfristige** und **kurzfristige** Planung unterschieden. Aufgrund unternehmensspezifischer Besonderheiten wie z.B. der Branche, dem Technologielebenszyklus, dem Produktprogramm oder der Unternehmensgröße kann es keine verbindliche Festlegung der zu Grunde liegenden Zeitintervalle geben. Die in Abb. 4.1.5 aufgeführten, in der Praxis häufig üblichen Zeiträume, sollen deshalb lediglich als Anhaltspunkte verstanden werden.

Da sich die Aussagen über die Planinhalte mit zunehmendem Zeithorizont auf weiter in die Zukunft liegende Sachverhalte beziehen, sind diese mit größerer Unsicherheit verbunden als Pläne, die sich auf die nahe Zukunft richten. Deshalb ist es aus Kosten-Nutzen-Gesichtspunkten wenig sinnvoll, weit in der Zukunft liegende Sachverhalte präzise zu planen. Je länger der Planungshorizont, umso geringer ist der Detaillierungsgrad der Pläne. Kurzfristige Planung ist meist eine Fein- bzw. Detailplanung, während die langfristige Planung als Grob- bzw. Umrissplanung in aller Regel ausreicht (vgl. *Mag*, 1995, S. 107ff.). Danach richtet sich auch die Ausgestaltung der Kontrolle, deren Toleranzgrenzen mit zunehmendem Zeithorizont größer werden. Die mögliche Verkettung der Zeithorizonte wird in Kap. 4.1.6.4.3 erläutert.

| Planungsform | Üblicher Zeithorizont | Detaillierungsgrad der Pläne | Toleranzgrenzen der Kontrolle |
|---|---|---|---|
| **Langfristig** | ≥ 5 Jahre | Gering | Hoch |
| **Mittelfristig** | ≥ 1 Jahr<br>≤ 5 Jahre | Mittel | Mittel |
| **Kurzfristig** | ≤ 1 Jahr | Hoch | Gering |

*Abb. 4.1.5: Ausprägungen der Planung nach dem Planungshorizont*

Aufgrund der unternehmensspezifischen Festlegung der Planungshorizonte ist zur Charakterisierung der unterschiedlichen Anforderungen und Aufgaben der Planung und Kontrolle eine Differenzierung nach den **Ebenen** besser geeignet. Die Unterscheidung erfolgt dabei nach der Tragweite der getroffenen Entscheidungen und dem Ausmaß der geplanten Systemänderung. Die Planungsebenen bilden eine Hierarchie, wobei die übergeordnete Ebene jeweils den Rahmen für die nachfolgende Ebene vorgibt. Sie bilden das oberste Strukturierungsmerkmal für das gesamte Führungssystem (vgl. Kap. 1.3) und auch für das Planungs- und Kontrollsystem (vgl. *Pfohl/Stölzle*, 1997, S. 86).

**Normative Planung und Kontrolle** bildet die oberste Planungsebene. Sie nimmt dabei eine Sonderrolle ein, da sie den Rahmen für alle Teilplanungen vorgibt. Zudem gelten die festgelegten Sachverhalte für das ganze Unternehmen prinzipiell unbefristet, d.h. bis auf Widerruf für alle künftigen Entscheidungen. Die daraus abgeleitete **generelle Zielplanung** bzw. Grundsatzplanung ist der strategischen Planung vorangestellt und umfasst die qualitativ und quantitativ formulierten Leitlinien für die angestrebte Entwicklung des Unternehmens (vgl. *Mag*, 1995, S. 156f.; *Hentze* et al., 1993, S. 56f.). Wesentliche Inhalte der normativen Planung und Kontrolle sind im zweiten Kapitel dargestellt und werden deshalb an dieser Stelle nicht weiter ausgeführt. Ziel der **strategischen Planung und Kontrolle** ist die Sicherung bestehender und die Erschließung neuer Erfolgspotenziale, während die **operative Planung und Kontrolle** die bestmögliche Nutzung bestehender Erfolgspotenziale anstrebt (vgl. Kap. 3.1.2). Weitere Unterscheidungskriterien zeigt Abb. 4.1.6.

Generell ist anzumerken, dass strategische und langfristige Planung und Kontrolle bzw. operative und kurzfristige Planung und Kontrolle nicht gleichgesetzt werden dürfen. Zwar bezieht sich die strategische Planung und Kontrolle auf ein langfristiges Konzept zur Nutzung der Erfolgspotenziale und somit im Allgemeinen auf einen längeren Zeithorizont als die operative Planung und Kontrolle (vgl. *Buchner*, 2002, S. 70f.). Dennoch können auch kurz- und mittelfristig getroffene Entscheidungen eine hohe strategische Bedeutung besitzen, wie z.B. die Akquisition eines Konkurrenten oder die Fusion mit einem Wettbewerber, die oft nicht über einen langen Zeithorizont im Voraus planbar sind.

### 4.1.4.3 Dimensionen, Aufgaben und Gegenstände

Planung und Kontrolle dienen grundsätzlich der Erreichung der Unternehmensziele. Diese lassen sich anhand der **Zieldimension** unterteilen in (vgl. *Kosiol*, 1966, S. 212; *Dambrowski*, 1985, S. 23ff.).

- **Sachziele**, die sich auf reale Objekte und Aktivitäten des Unternehmens beziehen und primär auf die ausführenden Handlungen gerichtet sind. Beispiele sind die Herstellung einer bestimmten Anzahl eines Produktes oder ein Wechsel der Fertigungstechnologie.
- **Formalziele**, die sich auf die finanziellen Auswirkungen von Handlungen beziehen. Beispiele sind Umsatz, Rentabilität, Kosten oder Gewinn.

Bei der Planung und Kontrolle sind stets beide Zieldimensionen zu berücksichtigen. Daher lässt sich unterscheiden in (vgl. *Dambrowski*, 1985, S. 23ff.; *Horváth*, 2006, S. 173f.):

- **Sachzielorientierte Planung und Kontrolle**, die sich mit der Festlegung und Erreichung von Sachzielen befasst und hierfür Programme und Maßnahmen bestimmt.
- **Formalzielorientierte Planung und Kontrolle**, die der Konkretisierung, Vorgabe sowie Kontrolle von Formalzielen dient und sich auf Erfolgs- und Liquiditätsaspekte bezieht. Im Vordergrund steht die Erreichung wertmäßiger Ergebnisse.

! Sachzielorientierte Planung und Kontrolle wird als **Aktionsplanung und -kontrolle** bezeichnet. **Budgetierung** ist die formalzielorientierte Planung und Kontrolle.

Budgets und Aktionspläne existieren auf allen Planungsebenen und müssen aufeinander abgestimmt werden. Gewicht und Detaillierungsgrad der Budgets nehmen von der strategischen zur operativen Ebene zu. Die Übergänge zwischen Aktionsplanung und Budgetierung sind fließend. Es bestehen häufig inhaltliche Überschneidungen und die Verantwortung liegt bei den gleichen Mitarbeitern (vgl. *Horváth*, 2006, S. 213ff.).

| Merkmale von Planungs- und Kontrollproblemen / Ebene der Planung und Kontrolle | Aggregation/ Differenziertheit (Aufgliederung in Teilpläne) | Detailliertheit (Erfassung von Einzelheiten) | Präzision/ Bestimmtheit (Information über die zu erfassenden Größen) | Fristigkeit (Planungshorizont/ Prognosereichweite) | Problemstruktur (Abgrenzung des Suchraums für zulässige Lösungen) | Zielperspektive (grundsätzlich verfolgte Zielsetzung) |
| --- | --- | --- | --- | --- | --- | --- |
| **Strategische Planung und Kontrolle** | Wenig (Gesamtplan) | Globale Größen (Problemfelder) | Grobe Informationen | Langfristig | Schlecht definierte Probleme | Effektivität („Die richtigen Dinge tun“) |
| | → | → | → | → | → | → |
| **Operative Planung und Kontrolle** | Stark (viele Teilpläne) | Detaillierte Größen (Detailprobleme) | Feine („exakte“) Informationen | Kurzfristig | Wohldefinierte Probleme | Effizienz („Die Dinge richtig tun“) |

*Abb. 4.1.6: Unterscheidung strategischer und operativer Planung und Kontrolle (vgl. Pfohl/Stölzle, 1997, S. 87)*

Hinsichtlich der **zeitlichen Reihenfolge der Erstellung von Aktionsplänen und Budgets** existieren zwei grundsätzliche Möglichkeiten. Entweder es werden zunächst die Aktionspläne aufgestellt und diese determinieren dann die Budgets oder die Budgets werden zuerst erstellt und bestimmen die Inhalte der Aktionspläne (vgl. *Jung*, 1985, S. 69ff.). Abb. 4.1.7 gibt einen Überblick über die Vor- und Nachteile beider Vorgehensweisen. In der Praxis dominieren Mischformen, die innerhalb des Unternehmens auch variieren können (vgl. *Horváth*, 2006, S. 218). Häufig werden die Maßnahmen und Programme zunächst nur global geplant. Durch die Budgetierung wird dann anschließend der nominale Handlungsspielraum festgelegt, in dessen Rahmen konkrete Aktionen durchgeführt werden können (vgl. *Koch*, 1977, S. 47ff.; *Dambrowski*, 1985, S. 24).

| Gestaltungsvariante | Vorteile | Nachteile |
|---|---|---|
| **Budgets basieren auf Aktionsplänen** | Sachziel- und Maßnahmenplanung können sich ausschließlich an der Marktsituation und den vorhandenen Marktchancen orientieren | Die aus den Aktionsplänen abgeleiteten Budgets entsprechen häufig nicht dem verfügbaren Ressourcenpotential, erforderlichen Liquiditätsbedarf und Rentabilitätsziel |
| **Aktionspläne basieren auf Budgets** | Aktionspläne sind stets auf die Realisation eines angestrebten wirtschaftlichen Ergebnisses ausgerichtet | Nicht immer existieren Maßnahmenprogramme, die geeignet sind, die vorgegebenen Budgets zu verwirklichen |

*Abb. 4.1.7: Abstimmungsmöglichkeiten zwischen Aktionsplanung und Budgetierung (vgl. Jung, 1985, S. 69, 97)*

Ein wesentliches Kriterium zur Systematisierung der Aufgaben der Planung und Kontrolle ist die **Gestaltungsdimension**. Dabei handelt es sich um die Frage, ob es sich vor allem um formale oder um inhaltliche Aufgaben handelt (vgl. *Amsoff*, 1993, S. 249ff.; *Pfohl/Stölzle*, 1997, S. 74f.).

Nach der Art der Verrichtung können drei **Hauptaufgaben** der Planung und Kontrolle unterschieden werden (vgl. *Szyperski/Müller-Böling*, 1984, S. 124ff.):

- **Inhaltliche Aufgaben**: Aufstellung der Pläne und Durchführung von Kontrollen. Gegenstand ist der Inhalt der Planung und Kontrolle („Materielle Planung und Kontrolle“).
- **Unterstützungsaufgaben**: Planung, Organisation und Steuerung von Planungs- und Kontrollprozessen. Dies kann auch als Management von Planung und Kontrolle bezeichnet werden. Gegenstand ist der Prozess der Planung und Kontrolle.
- **Formale Aufgaben**: Gestaltung des Aufbaus der Planung und Kontrolle. Gegenstand ist das Planungs- und Kontrollsystem. Da hier die Planung und Kontrolle selbst geplant und kontrolliert wird, wird dies auch als Metaplanung und -kontrolle bezeichnet.

Jede Hauptaufgabe umfasst eine Vielzahl einzelner Aktivitäten. Abb. 4.1.8 gibt einen Überblick über die wesentlichen Planungs- und Kontrollaufgaben.

Neben den Gestaltungsdimensionen lassen sich die Aufgaben der Planung und Kontrolle auch nach den **Phasen des Führungsprozesses** (vgl. Kap. 1.3.2.1) unterscheiden. Danach besteht die Planung aus den Teilaufgaben Zielbildung, Problemanalyse, Alternativensuche, Alternativenbewertung und Entscheidung. Teilaufgaben der Kontrolle sind entsprechend die Kontrollvorbereitung und die Kontrolldurchführung.

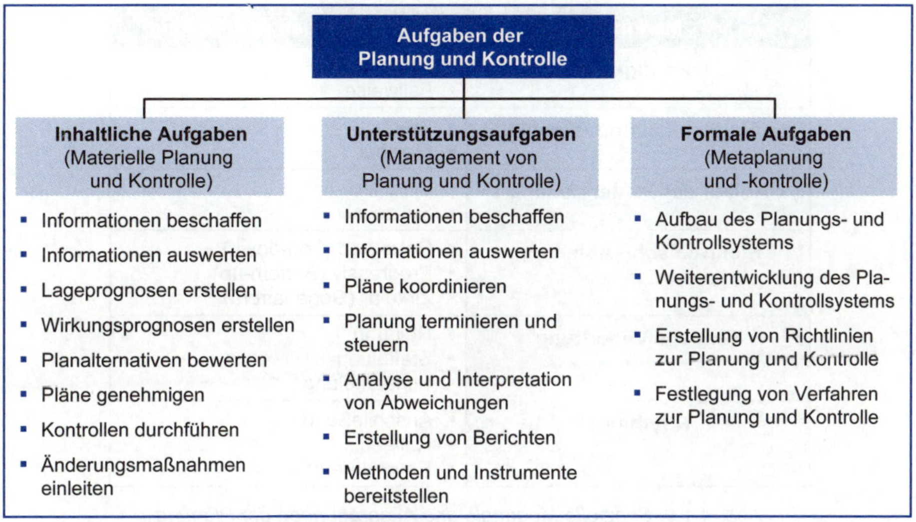


*Abb. 4.1.8: Differenzierung der Planungs- und Kontrollaufgaben (vgl. Szyperski/Müller-Böling, 1984, S. 124ff.; Horváth, 2006, S. 181ff.)*

Für jede dieser einzelnen Teilaufgaben lässt sich wiederum eine Vielzahl von Aktivitäten identifizieren. Für nähere Erläuterungen sei an dieser Stelle auf die Darstellung des Führungsprozesses in Kap 1.3.2.1 verwiesen.

**Gegenstände bzw. Objekte** der Planung und Kontrolle können sein (vgl. *Klein/Scholl*, 2004, S. 15f.):

- **Potenziale**: Träger eines Leistungsvermögens, das über einen längeren Zeitraum in Anspruch genommen wird. Dies können z.B. Maschinen oder Mitarbeiter sein. Die Planung und Kontrolle bezieht sich dabei z.B. auf Fragen der Finanzierung und Investition oder der Personalentwicklung.
- **Programme**: Art, Menge und Qualität von Produkten und Dienstleistungen, die im Planungszeitraum hergestellt und abgesetzt werden sollen.
- **Prozesse**: Abfolge von Aktivitäten, die zur Zielerreichung auszuführen sind. Beispiele sind Produktions-, Entwicklungs- oder Auftragsabwicklungsprozesse.

### 4.1.4.4 Häufigkeit, Planungsverbindlichkeit und -flexibilität

Neben den genannten Kriterien, die sowohl für Planung als auch für Kontrolle gelten, gibt es auch solche, die nur für die Planung relevant sind. Einen Überblick gibt Abb. 4.1.9. Nach der **Planungshäufigkeit** wird unterschieden (vgl. *Hahn/Hungenberg*, 2001, S. 86ff.):

- **Laufende Planung**: Der Planungsgegenstand wird regelmäßig in festen zeitlichen Abständen geplant. Der Planungshorizont bezieht sich stets auf einen festgelegten Kalenderzeitraum (periodische Planung).
- **Fallweise Planung**: Der Planungsgegenstand wird in unregelmäßigen zeitlichen Abständen bzw. einmalig geplant. Der Planungshorizont ist unterschiedlich und kann auch innerhalb einer Periode liegen oder sich über mehrere Perioden erstrecken (aperiodische Planung). Dies gilt insbesondere für die Planung von Projekten (vgl. Kap. 5.5.5).

| Merkmal | Ausprägungen der Planung |
|---|---|
| **Häufigkeit** | ▪ Laufend<br>▪ Fallweise |
| **Verbindlichkeit und -flexibilität** | ▪ Starr<br>▪ Flexibel |
| **Ablauf der Planerstellung** | ▪ Simultan<br>▪ Sukzessiv |
| **Hierarchische Ableitung** | ▪ Retrograd (Top-down)<br>▪ Progressiv (Bottom-up)<br>▪ Zirkulär (Gegenstrom) |
| **Zeitliche Verkettung** | ▪ Reihung<br>▪ Staffelung<br>▪ Schachtelung |
| **Rhythmus** | ▪ Anschließend<br>▪ Rollend<br>▪ Revolvierend |

*Abb. 4.1.9: Spezielle Merkmale und Ausprägungen der Planung*

Die Unsicherheit bezüglich der zukünftigen Entwicklung des Unternehmens und seiner Umwelt nimmt tendenziell zu. Deshalb stellt sich die Frage, wie sich nach der Erstellung bzw. Verabschiedung des Plans eingehende Informationen berücksichtigen lassen, die zu einer Planrevision führen können oder gar müssen (vgl. *Dinkelbach*, 1989, Sp. 510ff.). Bei einer **starren Planung** werden derartige Anpassungen nicht vorgenommen und die Pläne sind während des gesamten Planungszeitraums verbindlich. Diese unwiderruflichen Pläne engen den Handlungsspielraum und die Reaktionsfähigkeit des Unternehmens in hohem Maße ein. Aufgrund der ungewissen Zukunft ist ein solches Vorgehen meist wenig zweckmäßig (vgl. *Hentze* et al., 1993, S. 32). Daher sollte die Planung und Kontrolle möglichst so gestaltet werden, dass sie die Anpassungsfähigkeit des Unternehmens weiterhin gewährleistet. Dafür muss bestimmt werden, **wann**, **wie oft** und **in welcher Form** Pläne überarbeitet, aktualisiert und fortgeschrieben werden sollen. Grundsätzlich existieren hierfür zwei **Anpassungsmöglichkeiten** (vgl. *Hopfenbeck*, 1989, S. 517):

- **Nachträgliche** Änderungen durch Zyklenbildung im Planungsprozess und auf Basis der Ergebnisse der Kontrolle (Planungs- bzw. Anpassungsrhythmus, vgl. Kap. 4.1.6.4.4).
- **Vorheriger** Einbezug möglicher Anpassungserfordernisse (Planungsflexibilität).

Um **Planungsflexibilität** zu erreichen, müssen folgende **Voraussetzungen** gegeben sein (vgl. *Rüth*, 1989, S. 146f.; *Pfohl/Stölzle*, 1997, S. 95f.):

- **Handlungsspektrum**: Die Planung soll Alternativen aufzeigen, wie auf Veränderungen reagiert werden kann.
- **Reaktionsgeschwindigkeit**: Die Planung soll innerhalb eines vertretbaren Zeitraums anpassbar sein.
- **Prognosefähigkeit**: Die Planung soll relevante Veränderungen der Unternehmensumwelt wahrnehmen und abbilden, um deren Auswirkungen vorhersagen zu können.

Durch die **flexible Gestaltung der Planung** wird versucht, die aufgrund eventuell eintretender zukünftiger Veränderungen erforderlichen Anpassungen bereits im Vorfeld zu berücksichtigen. Hierfür stehen der Unternehmensführung folgende **Möglichkeiten** zur Verfügung (vgl. *Wild*, 1982, S. 76ff.; *Horváth*, 2006, S. 186; *Pfohl/Stölzle*, 1997, S. 95f.):

- **Aufschiebung**: Die Verabschiedung des Plans wird so lang wie möglich hinausgezögert, um möglichst aktuelle Informationen in die Entscheidung einbeziehen zu können.

Durch die zeitliche Aufspaltung der Pläne können Änderungen bis zum Beginn der nächsten Teilperiode berücksichtigt werden. Eine spezifische Ausgestaltung dieses Prinzips stellt z.B. die rollierende Planung dar (vgl. Kap. 4.1.6.4.4).

- **Planreserven**: Durch die Berücksichtigung von Reserven (sog. „Slacks") werden Anpassungen im Rahmen des bestehenden Plans ermöglicht. Solche Spielräume lassen sich z.B. bei Fertigungskapazitäten, Mitarbeitern oder Finanzen einplanen.
- **Alternativplanung**: Für eine Planperiode werden mehrere, auf unterschiedlichen Prämissen basierende Pläne erstellt („Schubladenpläne"). Vor Beginn der Planperiode wird dann die Planalternative ausgewählt, deren Prämissen der Realität am nächsten kommt.
- **Planänderungen**: Grundlegende Veränderungen der Prämissen können Anpassungen innerhalb des Geltungszeitraums eines Plans erforderlich machen. Derartige Planänderungen sollten jedoch nur in Ausnahmefällen durchgeführt werden, da sie u.a. die Glaubwürdigkeit der Planung gefährden und sich die Mitarbeiterleistung meist nicht mehr an der Planerfüllung messen lässt.
- **Von-Fall-zu-Fall-Planung**: Planungsgegenstände, die großen Veränderungen unterliegen, können auch erst bei Kenntnis einer wesentlichen Veränderung geplant werden.

Eine spezifische Form der Berücksichtigung von Planungsflexibilität stellt die sog. **flexible Planung (im engeren Sinne)** dar. Dabei werden bei der Planaufstellung bereits alle alternativen Handlungsmöglichkeiten und Folgeentscheidungen berücksichtigt, aber nur über die in der darauf folgenden Periode zu realisierenden Alternativen endgültig entschieden. Darstellen lässt sich ein solches Entscheidungsproblem mit Hilfe eines Entscheidungsbaums, bei dem für die unsicheren Alternativen Eintrittwahrscheinlichkeiten angegeben werden. Da die Folgeentscheidungen in den späteren Perioden offen bleiben, führt dies zu einem höheren Flexibilitätspotenzial. Die praktische Anwendung setzt jedoch die Möglichkeit der sachlichen und zeitlichen Aufspaltung des Planungsproblems sowie die Anpassungsfähigkeit des Planungsgegenstandes (Maschinen, Mitarbeiter etc.) voraus. Darüber hinaus ist die Erfassung bzw. Abschätzung aller relevanten Alternativen und Zukunftslagen sowie deren Eintrittwahrscheinlichkeiten sehr schwierig und aufwendig (vgl. *Hax/Laux*, 1992, S. 320ff.; *Mag*, 1995, S. 103ff.; *Pfohl/ Stölzle*, 1997, S. 102ff.; *Dinkelbach*, 1989, Sp. 510f.). Die weiteren Ausprägungsformen der Planung werden in Kapitel 4.1.6.4 im Rahmen des Planungs- und Kontrollprozesses erläutert.

### 4.1.4.5 Vergleichsgrößen, Zeitpunkte und Objekte der Kontrolle

Spezielle Merkmale zur Unterscheidung verschiedener Ausprägungen der Kontrolle zeigt Abb. 4.1.10. Ein Kriterium ist dabei der **Zeitpunkt** der Kontrolle im Führungsprozess (vgl. *Wild*, 1974, S. 44; *Küpper*, 2005, S. 191ff.; *Krysteck/Zumbrock*, 1993, S. 49f.):

- **Prämissenkontrolle** (vorauseilende/antizipierende Kontrollen; Feed-forward): Geplante Werte werden **vor** der Durchführung mit prognostizierten Größen verglichen, um Planungsmängel zu erkennen. Diese Kontrollen sind erforderlich, da auf falschen Prämissen basierende Pläne sich meist nicht realisieren lassen.
- **Planfortschrittskontrolle** (mitlaufende Kontrollen): Geplante Werte werden **während** der Durchführung mit bereits realisierten Zwischenergebnissen entweder bei der Erreichung festgelegter Meilensteine oder zu bestimmten Zeitpunkten verglichen. Dadurch soll der Planfortschritt festgestellt werden. Treten gravierende Abweichungen auf, dann lassen sich frühzeitig Gegensteuerungsmaßnahmen einleiten, um die Planziele noch erreichen zu können bzw. die Verfehlung so gering wie möglich zu halten.

- **Realisationskontrolle** (nachlaufende Kontrollen; Feed-back): Geplante Werte werden **nach** der Durchführung mit den tatsächlich realisierten Endergebnissen verglichen, um Abweichungen und deren Ursachen feststellen zu können. Die Erkenntnisse der Abweichungsanalyse dienen zur Verbesserung des Führungsprozesses.

| Merkmal | Ausprägungen der Kontrolle |
|---|---|
| **Zeitpunkte** | ▪ Prämissen<br>▪ Planfortschritt<br>▪ Realisation |
| **Vergleichsgrößen** | ▪ Ex-post (Ist-Ist)<br>▪ Prämissen (Wird-Ist)<br>▪ Prognosekonsistenz (Wird-Wird)<br>▪ Ergebnis (Soll-Ist)<br>▪ Zielerreichbarkeit (Soll-Wird)<br>▪ Zielkonsistenz (Soll-Soll) |
| **Objekte** | ▪ Ergebnis<br>▪ Verfahren<br>▪ Verhalten |

*Abb. 4.1.10: Spezielle Merkmale und Ausprägungen der Kontrolle*

Als **Vergleichsgrößen** der Kontrolle können sowohl für die Kontrollgröße als auch für deren Vergleichsmaßstab drei unterschiedliche Kategorien verwendet werden: realisierte Ergebnisse (**Ist**), prognostizierte Werte (**Wird**) oder geplante Größen (**Soll**). Bei der Bezeichnung der Kontrollformen wird stets die Kategorie des Vergleichsmaßstabes in Beziehung zur Kategorie der daran gemessenen Kontrollgröße gesetzt. Werden also z.B. die geplanten Werte als gewünschte Zielausprägung (Soll) den realisierten Ergebnissen (Ist) gegenübergestellt, dann wird dies als „Soll-Ist-Kontrolle" bezeichnet. Die sechs sinnvollen Vergleichsmöglichkeiten führen zu den folgenden in Abb. 4.1.11 dargestellten **Kontrollformen** (vgl. *Amsoff*, 1993, S. 265f.; *Küpper*, 2005, S. 192ff.):

- **Ex-post-Kontrolle (Ist-Ist)**: Der nachträgliche Vergleich realisierter Größen kann sich auf unterschiedliche Zeitpunkte beziehen (Zeitvergleich) oder zwischen unterschiedlichen Einheiten zum selben Zeitpunkt vorgenommen werden (innerbetrieblicher oder zwischenbetrieblicher Vergleich). Beispiele sind die Betrachtung der Umsatzentwicklung der letzten zehn Jahre oder die Gegenüberstellung des eigenen Marktanteils zum Marktanteil des größten Konkurrenten
- **Prämissenkontrolle (Wird-Ist)**: Durch den Vergleich prognostizierter Größen mit tatsächlich eingetretenen Werten wird festgestellt, ob die Annahmen der Planung zutreffend waren. Ein Beispiel ist der Vergleich des für das Planjahr prognostizierten durchschnittlichen Dollar-Kurses mit dem am Jahresende ermittelten tatsächlichen Durchschnittskurs. Die Erkenntnisse aus der Prämissenkontrolle können zur Verbesserung zukünftiger Prognosen beitragen.
- **Prognosekonsistenzkontrolle (Wird-Wird)**: Ein Vergleich von Prognosewerten ist sinnvoll, wenn eine Größe mit unterschiedlichen Verfahren prognostiziert oder die Prognose aufgrund neuerer Informationen wiederholt wird. Die Überprüfung der Planungsprämissen ermöglicht es, widersprüchliche Erwartungen zu verhindern sowie unzutreffende Prognosen zu erkennen und bereits im Rahmen der Planrealisation zu korrigieren. Ein Beispiel ist ein unerwarteter Ausbruch eines internationalen Konfliktes, der zur Erhöhung des Ölpreises und zu Währungsschwankungen führt.
- **Zielerreichbarkeitskontrolle (Soll-Wird)**: Der Vergleich zwischen geplanten und prognostizierten Werten macht deutlich, inwieweit die Zielerreichung (noch) wahrscheinlich ist. Durch die Bestimmung von Soll-Wird-Abweichungen während der

Durchführung soll eine frühzeitige Problemerkennung und Einleitung von Gegenmaßnahmen zur Sicherstellung der Zielerreichung ermöglicht werden. Ein Beispiel ist die unterjährige Prognose des Jahresabsatzes eines Produktes, die deutlich macht, dass aufgrund von Qualitätsproblemen die geplanten Mengen ohne entsprechende zusätzliche Maßnahmen nicht abgesetzt werden können.

- **Zielkonsistenzkontrolle (Soll-Soll)**: Die Gegenüberstellung von Plangrößen dient zur Bestimmung von Zielkonflikten und Widersprüchen in den Zielvorgaben. Diese Kontrolle bezieht sich auf die Planung selbst und nicht auf deren Durchführung. Ein Beispiel wäre der Vergleich des von der Konzernzentrale geplanten Umsatzes mit der Summe der geplanten Umsätze der strategischen Geschäftseinheiten des Unternehmens.
- **Ergebniskontrolle (Soll-Ist)**: Die Überprüfung der Zielerreichung erfolgt durch Vergleich der realisierten Ergebnisse mit der gewünschten Zielausprägung. Die Ergebniskontrolle kann sowohl als mitlaufende Fortschrittskontrolle als auch nachlaufende Endergebniskontrolle stattfinden. Die festgestellten Abweichungen werden analysiert und können mitlaufend Gegenmaßnahmen auslösen bzw. dienen nachlaufend zur Verbesserung des Führungsprozesses. Ein Beispiel hierfür ist der Vergleich der geplanten mit den tatsächlichen Herstellkosten eines Produktes.

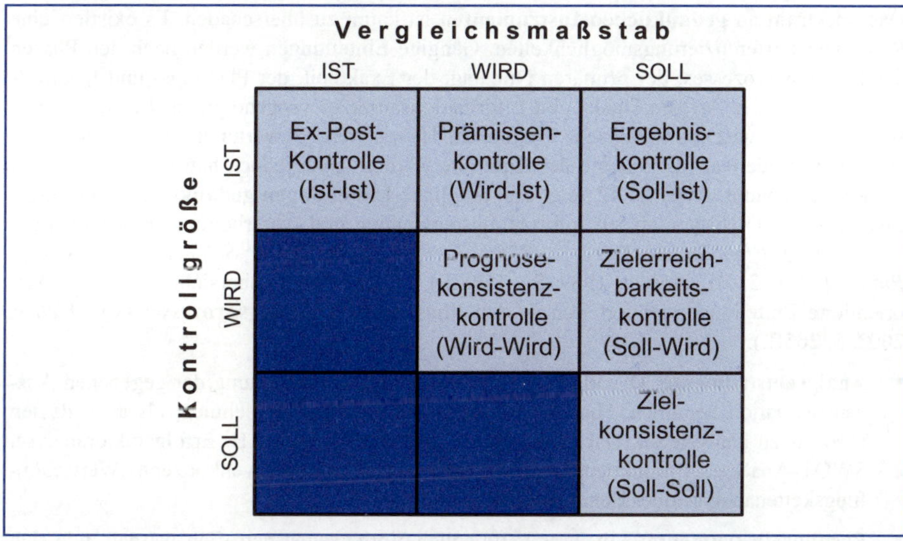


*Abb. 4.1.11: Kontrollformen nach den Vergleichgrößen der Kontrolle (in Anlehnung an Amsoff, 1993, S. 265)*

Häufig wird unter dem Begriff Kontrolle nur die Ergebniskontrolle in Form des Soll-Ist-Vergleichs verstanden. Diese besitzt die höchste praktische Bedeutung und macht den unmittelbaren Bezug zwischen Planung und Kontrolle deutlich. Soweit die Kontrolle nicht näher spezifiziert ist, wird hiervon auch in der weiteren Darstellung ausgegangen.

Nach den **Objekten** der Kontrolle wird unterschieden zwischen (vgl. *Siegwart/Menzl*, 1978, S. 105ff.; *Frese*, 1968, S. 61f.; *Küpper*, 2005, S. 191):

- **Ergebniskontrolle**: Überprüfung der Zielerreichung durch Soll-Ist-Vergleich (s.o.).
- **Verfahrenskontrolle**: Überprüfung des Durchführungsprozesses, der zu den realisierten Ergebnissen geführt hat. Es wird analysiert, wie Prozesse abgelaufen sind und warum die gewünschten Ergebnisse nicht erzielt wurden. Auf diese Weise lassen sich Abweichungsursachen und methodische Mängel bei der Durchführung bestimmen.

- **Verhaltenskontrolle**: Prüfungsgegenstand ist das Verhalten der Personen, die für die Steuerung bzw. Durchführung der Prozesse verantwortlich sind. Im Gegensatz zur Ergebniskontrolle werden dabei auch die Veränderungen der Rahmenbedingungen in die Beurteilung einbezogen. Verhaltenskontrollen sollen feststellen, ob die Erreichung bzw. Verfehlung der Ziele in der Verantwortung der Mitarbeiter lag oder auf Ursachen außerhalb ihres Einflussbereichs zurückzuführen sind. Dies können sowohl Entwicklungen der Rahmenbedingungen als auch unrealistische Zielsetzungen, planerische Mängel und Fehler bei der Auswahl der ausführenden Mitarbeiter sein. Verhaltenskontrollen dienen vor allem der personellen Leistungsbeurteilung.

## 4.1.5 Instrumente

Um die genannten Aufgaben zu unterstützen, stehen den Trägern der Planung und Kontrolle eine Vielzahl von Instrumenten zur Verfügung. Diese lassen sich grundsätzlich in zwei Kategorien einteilen (in Anlehnung an *Horváth*, 2006, S. 134):

- **Gedankliche Instrumente**: Methoden, Techniken, Verfahren und Modelle.
- **Informationstechnische Instrumente**: Computergestützte Informationssysteme.

Das Spektrum an **gedanklichen Instrumenten** ist kaum zu überschauen. Es existiert eine Reihe von Differenzierungsmöglichkeiten. Gängige Einteilungen werden nach den Phasen des Führungsprozesses, der primären Nutzung, der Exaktheit, der Planungs- und Kontrollfunktion oder der Art des Denk- und Informationsansatzes vorgenommen. Letztere unterscheidet z.B. zwischen Analysen, Prognosen, Heuristiken, Bewertungsansätzen und Entscheidungsmodellen. Instrumente der Kontrolle werden dabei jedoch häufig nicht oder nur am Rande genannt. Abb. 4.1.12 zeigt drei mögliche **Einteilungen gedanklicher Planungsinstrumente** als Hilfsmittel zur Informationsgewinnung und -verarbeitung im Rahmen der Planung (vgl. *Pfohl/Stölzle*, 1997, S. 127ff.; *Buchner*, 2002, S. 83f.; *Schlegel*, 1996, S. 42f.; *Rüth*, 1989, S. 317ff.; *Köhler*, 1989, Sp. 1528ff.). Eine besonders übersichtliche und praxisorientierte Einteilung orientiert sich an den **Phasen des Führungsprozesses** (vgl. *Weber*, 2002, S. 265ff.):

- **Analyseinstrumente**: Die Planung sollte stets mit der Beurteilung der gegebenen Ausgangssituation beginnen. Hierzu ist sowohl das eigene Unternehmen, als auch dessen Umwelt zu analysieren. Dabei eingesetzte Instrumente sind z.B. Erfolgsfaktoranalyse, SWOT-Analyse, Produktlebenszyklusanalyse, Erfahrungskurvenkonzept, Wertschöpfungskettenanalyse oder Benchmarking.
- **Prognoseinstrumente**: Mit ihrer Hilfe sollen Vorhersagen getroffen werden, wie sich Tatbestände zukünftig unter bestimmten Bedingungen entwickeln werden. Beispielhaft seien hier die Gap-Analyse, Kostenschätzmodelle, Nutzschwellenanalysen und Simulationsrechnungen genannt.
- **Bewertungsinstrumente**: Um zwischen mehreren Handlungsalternativen eine Auswahl treffen zu können, müssen diese im Hinblick auf ihren Beitrag zur Zielerreichung bewertet werden. Der Einsatz eines Bewertungsinstruments ist dabei von der Entscheidungssituation abhängig. Beispiele sind Kostenvergleiche, Deckungsbeitragsrechnungen, Investitionsrechnungen sowie Scoring-Modelle zur mehrdimensionalen Bewertung.
- **Kontrollinstrumente**: Sie dienen zur Beurteilung der Zielerreichung und zur Bestimmung von Ursachen festgestellter Abweichungen. Besondere Bedeutung kommt hier der Abweichungsanalyse zu. Um den Aufwand für die Erfassung der zur Kontrolle erforderlichen Ist-Werte zu begrenzen, existieren verschiedene Arten von Stichprobenanalysen.

Aufgrund der komplexen Zusammenhänge und der enormen Datenmengen ist die Planung und Kontrolle in heutigen Unternehmen ohne **informationstechnische Instrumente** nicht mehr vorstellbar (vgl. Kap. 7.3). Der Einsatz computergestützter Informationssysteme bietet der Unternehmensführung folgende **Möglichkeiten** (vgl. *Mag*, 1995, S. 29):

- Verbesserung der Informationsbasis für Entscheidungen,
- Vergrößerung des Umfangs und der Detaillierung,
- Nutzung moderner Planungs- und Kontrollmethoden (z.B. Simulationsmodelle, Operations Research, statistische Analyseverfahren),
- Verkürzung des Zeitaufwands sowie der Anpassungs- und Reaktionszeiten.

Die Unterstützungsleistung kann von der reinen Bereitstellung von Ist-Werten bis zur inhaltlichen Hilfestellung durch Expertensysteme oder Business-Intelligence-Systeme reichen. Sie kann sich dabei auf eine isolierte Betrachtung eines Teilbereichs beziehen oder zu einer unternehmensweit integrierten Planung und Kontrolle ausgebaut werden (vgl. *Tochtermann*, 1990, S. 140; *Wall*, 1999, S. 275ff.).

Differenzierung nach der **Art des Problembezugs**

- **Planungsmodelle** als Abbildungen eines Originalzusammenhanges zur Problemstrukturierung
- **Planungsmethoden** als grundsätzliche Ablaufregeln für bestimmte Klassen von Operationen zur Problemerkennung, Ermittlung von Planungsprämissen und Problemlösung
- **Planungsverfahren** als geordnete Schrittfolge zur konkreten Umsetzung von Methoden z.B. mit Hilfe eines geeigneten IT-Systems

Differenzierung nach der **Phase des Planungsprozesses**

Planungstechniken zur

- **Problemerkennung**, z.B. Gap-Analyse
- **näheren Problemformulierung**, z.B. Relevanzbaumanalyse
- **problementsprechenden Informationsbereitstellung**, z.B. multivariate Datenanalysen für Beschreibungs- oder Prognosezwecke
- **Generierung von Planalternativen**, z.B. Scenario Writing
- **Auswahl von Planalternativen**, z.B. Mathematische Programmierung

Differenzierung nach der **Formalisierungsart**

- **Allgemeinsprachliche Anweisungen**, z.B. für das Arbeiten mit Checklisten
- **Materiale Abbildungen**, z.B. physische Modelle im Rahmen der Projektplanung
- **Graphische Darstellungsformen**, z.B. Strukturabbildungen im Rahmen von Netztechniken
- **Symbolsprachliche Aussagen**, z.B. mathematische Planungstechniken
- **Mischformen**, z.B. Portfolio-Analysetechniken als Verbindung allgemeinsprachlicher Geschäftsfeldbeurteilungen, einfacher mathematischer Operationen und graphischer Veranschaulichung

*Abb. 4.1.12: Differenzierungsmöglichkeiten gedanklicher Planungsinstrumente (vgl. Köhler, 1989, Sp. 1529f.)*

Der Einsatz von Instrumenten im Rahmen von Planung und Kontrolle dient nicht nur einer **sachlichen Unterstützung** zur Verbesserung der Entdeckung, Strukturierung und Lösung von Problemen. Vielmehr haben diese auch Auswirkungen auf das **Verhalten** der am Planungsprozess Beteiligten und die **organisatorische Gestaltung** des Prozesses. Die Verwendung von Instrumenten führt bei den Trägern der Planung und Kontrolle häufig zu einem geänderten Informationsverhalten. Gedankliche Instrumente stellen beispielsweise den Informationsbedarf ausdrücklich dar und ermöglichen so eine gezieltere Informationsnachfrage. Instrumente, die zur Auseinandersetzung mit verschiedenen Handlungsalternativen auffordern, verändern das Risikobewusstsein und können die Fähigkeit zur Einschätzung von Risiken verbessern. Die Verwendung von Entscheidungsmodellen zwingt die Beteiligten dazu, sich mit den Planzielen auseinander zu setzen und diese ausdrücklich zu dokumentieren. Einfluss auf die Organisation des Unternehmens haben Instrumente vor allem dann, wenn sie koordinierende Funktionen ausüben. Dies gilt z.B. für den Einsatz einer Planungssoftware, der ein ganz bestimmtes Unternehmensmodell zugrunde liegt (vgl. *Köhler*, 1989, Sp. 1530ff.; Kap. 7.3.1.1).

Einzelne Instrumente werden nachfolgend problemorientiert im Zusammenhang mit den Aufgaben der Planung und Kontrolle dargestellt. Wenn sie aus Sicht der Planung und Kontrolle vor allem die Erfassung und Aufbereitung von Informationen bzw. die Informationsversorgung der Unternehmensführung zum Gegenstand haben, werden sie im Rahmen des Informationsmanagements (Kap. 7) behandelt.

## 4.1.6 Planungs- und Kontrollsystem

Planung und Kontrolle als komplexe, arbeitsteilige Vorgänge müssen selbst geplant und kontrolliert werden. Diese formale Planung und Kontrolle wird als **Metaplanung und -kontrolle** bezeichnet und bezieht sich auf das Planungs- und Kontrollsystem. Die dabei zu beachtenden Aspekte werden im Folgenden erläutert.

### 4.1.6.1 Elemente und Gestaltung

Das **Planungs- und Kontrollsystem** beschreibt den Aufbau und Zusammenhang der Pläne und Kontrollen, die Aufgaben der an Planung und Kontrolle beteiligten Mitarbeiter, den Planungs- und Kontrollprozess sowie die dabei einzusetzenden Instrumente. Es liefert den Rahmen für die inhaltliche Planung und Kontrolle.

Ausgangspunkt der Gestaltung des Planungs- und Kontrollsystems ist die im Unternehmen vorherrschende **Planungs- und Kontrollphilosophie**, die den mit der Planung und Kontrolle verfolgten Zweck ausdrückt. Werden Pläne aufgestellt und Kontrollen durchgeführt, um innovative Lösungen zu finden, die Mitarbeiter zu motivieren und die Leistung des Unternehmens zu steigern oder dienen sie zur reinen Vorgabe und Überwachung in einem von Misstrauen geprägten Umfeld? Diese grundlegenden Einstellungen zu verschiedenen Aspekten der Planung und Kontrolle werden weniger von unternehmensspezifischen Faktoren, als vielmehr von den individuellen Wertorientierungen der an der Planung und Kontrolle beteiligten Mitarbeiter beeinflusst. Die Planungs- und Kontrollphilosophie entsteht auf der normativen Ebene. Zahlreiche im Rahmen der Planung und Kontrolle auftretenden Konflikte sind nicht auf Sachfragen, sondern auf Werthaltungen zurückzuführen. Die Wirkung unterschiedlicher Ausgestaltungen der Planung und Kontrolle ist jedoch nicht eindeutig bestimmt. Aufgrund der breiten Gestaltungsspielräume kommt der Planungs- und Kontrollphilosophie deshalb eine hohe Bedeutung zu. Darüber hinaus beeinflussen spezifische externe und interne Kontextfaktoren die Gestaltung des Planungs- und Kontrollsystems. Dies sind z.B. Unternehmensgröße, Branche oder Marktdynamik (vgl. *Müller-Böling*, 1989, Sp. 1319; *Hill*, 1989, Sp. 1459).

Planung und Kontrolle wird häufig nicht systematisch genug betrieben, sondern ist eher eine Aneinanderreihung mehr oder weniger aufeinander abgestimmter Entscheidungen. Um einen reibungslosen Ablauf sowie Effizienz und Effektivität der Planung und Kontrolle zu gewährleisten, sollte diese jedoch ebenfalls systematisch geplant und kontrolliert werden.

Die wesentlichen **Aufgaben dieser Metaplanung und -kontrolle** sind (vgl. *Hill*, 1989, Sp. 1457ff.; *Töpfer,* 1989a, S. 1516):

- **Gestaltung** (Wer plant und kontrolliert was, wie und womit?): Aufbau, Einführung und Anpassung des Planungs- und Kontrollsystems. Dabei werden die Träger (wer?), Inhalte (was?), Durchführung (wie?) und Instrumente (womit?) der Planung und Kontrolle festgelegt. Darüber hinaus müssen die Führungs-, Motivations- und Anreizsysteme an die mit der Planung und Kontrolle verfolgten Ziele angepasst werden. Beispielsweise ist zu klären, ob der Grad der Planerfüllung mit Belohnungen bzw. Sanktionen gekoppelt ist.
- **Lenkung**: Sicherstellung der zweckmäßigen Wahrnehmung der Planungs- und Kontrollaufgaben. Die Steuerung der laufenden Planungs- und Kontrollprozesse umfasst die Regelung des zeitlichen Ablaufs, die Sicherstellung der Qualität der Planungs- und Kontrollvorgänge sowie der Pläne und Kontrollen, die Koordination der Teilplanungen und -kontrollen sowie die Genehmigung und Verabschiedung der Pläne. Darüber hinaus sollen Plananpassungen ermöglicht sowie eine positive Einstellung des Linienmanagements zur Planung und Kontrolle gefördert werden.
- **Analyse**: Kritische Prüfung des Systems und der darin stattfindenden Aktivitäten im Rahmen eines Planungs- und Kontrollaudits. Dieses kann aufgrund konkreter Probleme oder in regelmäßigen Abständen durchgeführt werden. Die bestehende Planung und Kontrolle wird in Frage gestellt und deren Auswirkungen bewertet. Dadurch soll sowohl die Gestaltung des Planungs- und Kontrollsystems als auch die Steuerung der laufenden Planungs- und Kontrollprozesse langfristig verbessert werden.

Das Planungs- und Kontrollsystem lässt sich aus **drei Blickrichtungen** beschreiben, die miteinander in Beziehung stehen und als Subsysteme angesehen werden können (vgl. *Bircher*, 1976, S. 81ff. und 1989, Sp. 1503ff.; *Horváth*, 2006, S. 160ff. und 178ff.):

- **Funktionale Sichtweise**
  - **Pläne und Kontrollen**: Inhalte der Planung und Kontrolle
  - **Planungs- und Kontrollaktivitäten**: Aufgaben der Planung und Kontrolle
- **Institutionale Sichtweise**
  - **Planungs- und Kontrollorgane**: Aufbauorganisation der Planung und Kontrolle
  - **Planungs- und Kontrollprozess**: Ablauforganisation der Planung und Kontrolle
- **Instrumentale Sichtweise**
  - **Gedankliche Planungs- und Kontrollinstrumente**
  - **Informationstechnische Planungs- und Kontrollinstrumente**

Abb. 4.1.13 fasst die Zusammenhänge und Elemente des Planungs- und Kontrollsystems zusammen (in Anlehnung an *Bircher*, 1976, S. 81ff.). In den folgenden beiden Kapiteln werden die funktionalen und institutionalen Aspekte eingehend beschrieben, die Instrumente wurden bereits in Kapitel 4.1.5 dargestellt.

In der Literatur existiert eine Vielzahl konzeptioneller Planungs- und Kontrollsysteme (zum Überblick vgl. *Töpfer*, 1989a, Sp. 1519ff.; *Horváth*, 2006, S. 273ff.). Diese sog. **Denkmodelle** sind idealtypisch und sollen den Unternehmen als Gestaltungsvorschläge dienen.

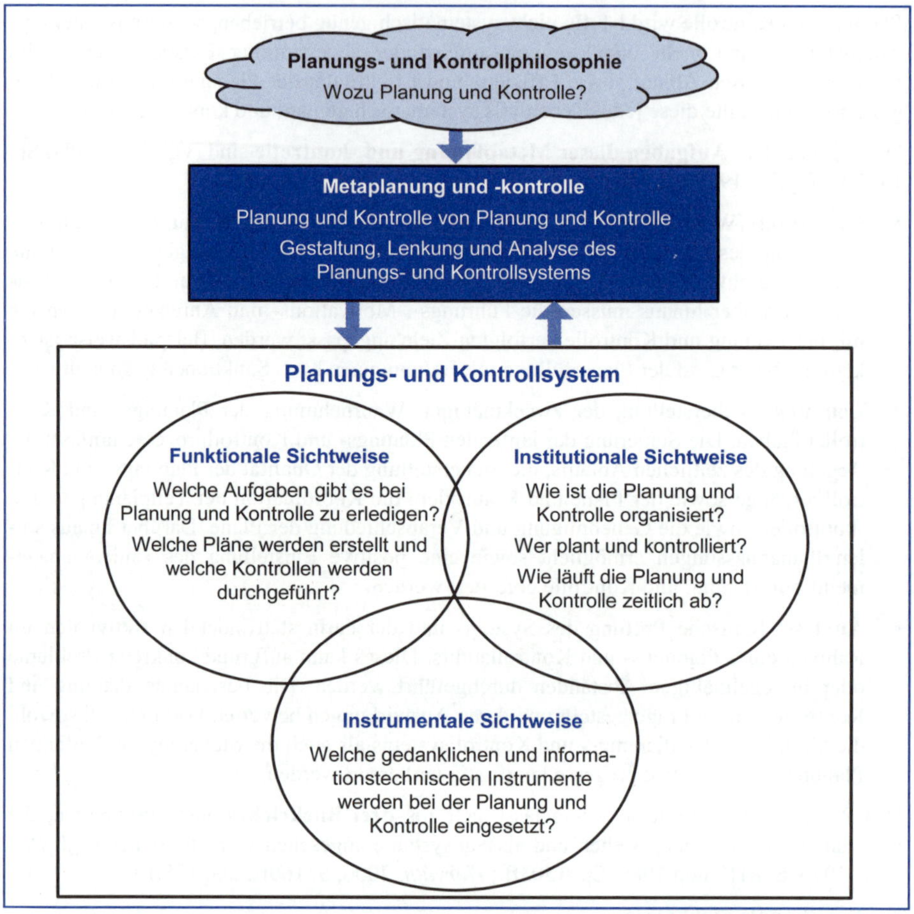


*Abb. 4.1.13: Zusammenhänge und Elemente des Planungs- und Kontrollsystems*

Konkrete, an die unternehmensspezifischen Erfordernisse angepasste Planungs- und Kontrollsysteme aus der Praxis werden als **Betriebsmodell** bezeichnet (vgl. das System von *Bosch* in Kap. 4.3 sowie u.a. *Hahn/Hungenberg*, 2001, S. 969ff.; *Horváth*, 2006, S. 279ff.).

Das in Abb. 4.1.14 dargestellte Denkmodell von *Hahn/Hungenberg* veranschaulicht die prinzipielle Gestaltung eines Planungs- und Kontrollsystems (vgl. im Folgenden *Hahn/ Hungenberg*, 2001, S. 96ff.). Der Aufbau orientiert sich dabei an den Ebenen sowie den Zieldimensionen der Planung. Die Aufgaben und Bestandteile der Kontrolle werden in diesem Modell nicht weiter differenziert, beziehen sich aber auf die einzelnen Elemente des Planungs- und Kontrollsystems. Es basiert auf den Festlegungen der normativen Unternehmensführung (Philosophie, Kultur, Politik, Vision etc.; vgl. Kap. 2) und besteht aus folgenden zusammenhängenden, aufeinander aufbauenden **Teilplanungen**:

- **Generelle Zielplanung**: Festlegung der grundlegenden Ziele des Unternehmens.
- **Strategische (Aktions-)Planung**: Festlegung der Sachziele für die Geschäftseinheiten sowie der hierfür erforderlichen Erfolgspotenziale.
- **Operative (Aktions-)Planung**: Festlegung der auszuführenden Aktionen zur bestmöglichen Ausschöpfung der bestehenden Erfolgspotenziale.

- **Ergebnis- und Finanzplanung**: Vorgabe und Bestimmung der Erfolgs- und Liquiditätsaspekte der in der Aktionsplanung festgelegten Maßnahmen. Diese formalzielorientierte Planung und Kontrolle verbindet die Teilplanungen miteinander. Ihre Bedeutung und Detaillierung steigt von der generellen Zielplanung über die strategische bis hin zur operativen Aktionsplanung an.

Die Teilplanungen werden periodisch, d.h. in regelmäßigen zeitlichen Abständen durchgeführt. Zusätzlich kann auf jeder Planungsebene bei Bedarf eine fallweise und meist mehrere Perioden umfassende Projektplanung (vgl. Kap. 5.5.5) erstellt werden.

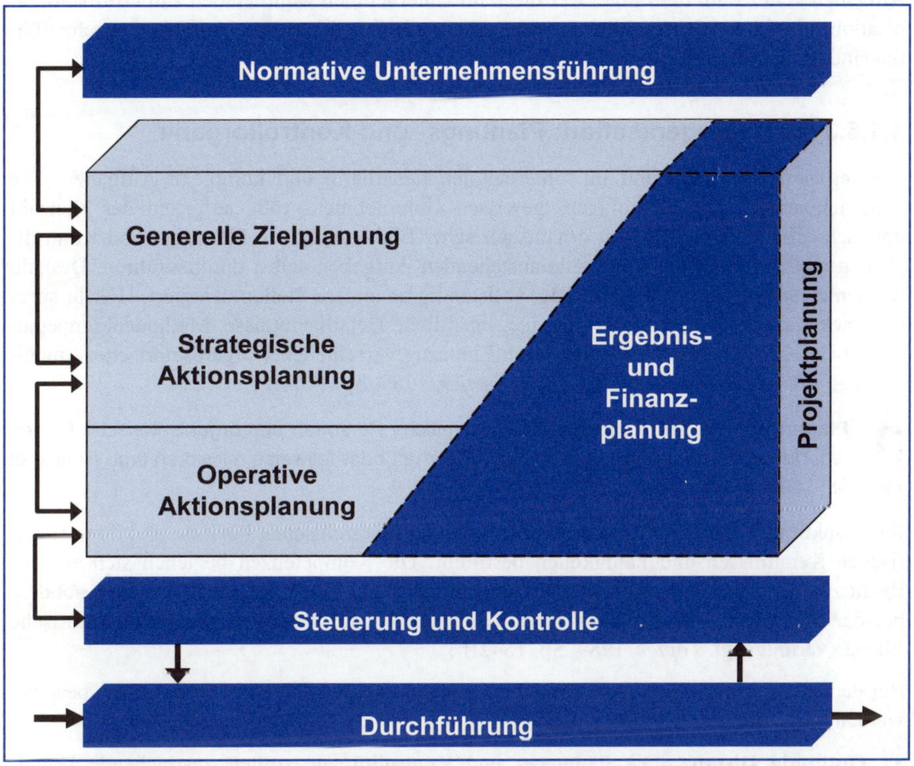


*Abb. 4.1.14: Prinzipieller Aufbau eines Planungs- und Kontrollsystems (in Anlehnung an Hahn/Hungenberg, 2001, S. 5)*

### 4.1.6.2 Pläne und Kontrollen sowie Planungs- und Kontrollaktivitäten

Ausgangspunkt der Gestaltung des Planungs- und Kontrollsystems ist die **funktionale Analyse**. Dabei sollen die zu erstellenden Pläne, die durchzuführenden Kontrollen, die Planungs- und Kontrollaufgaben sowie deren Beziehungen bestimmt werden. Inhaltlich geht es darum, das komplexe Planungsproblem in mehrere, überschaubare Teilpläne zu unterteilen. Die Differenzierung der Teilpläne kann dabei mehrdimensional z.B. nach unternehmerischen Funktions- und Geltungsbereichen, Zeithorizonten, Ebenen, Zieldimensionen sowie Gegenständen erfolgen (vgl. hierzu nochmals die Übersicht in Abb. 4.1.4).

Um den Planungszusammenhang zu wahren sowie Zielkonflikte, Suboptimas und Widersprüche zu vermeiden, werden Teilpläne untereinander abgestimmt und zu einem Plansystem zusammengefasst.

Ein **Plansystem** ist die geordnete Gesamtheit aufeinander abgestimmter Teilpläne, die untereinander in Beziehung stehen (vgl. *Horváth*, 2006, S. 179).

Im Anschluss daran sind die auf das Plansystem bzw. die einzelnen Teilpläne bezogenen Ausprägungsformen der Kontrolle zu bestimmen. Als Basis für die Zuweisung von Verantwortlichkeiten sowie die Festlegung des Ablaufs der Planung und Kontrolle ist es erforderlich, die für die Aufstellung der Pläne sowie die Durchführung der Kontrollen notwendigen Planungs- und Kontrollaktivitäten systematisch zu beschreiben. Einige Differenzierungsmöglichkeiten wurden bereits in Kapitel 4.1.4.3 vorgestellt. Nach der Bestimmung der Aufgaben geht es um die Frage, wer diese im Unternehmen wahrnehmen soll (Aufbauorganisation) und in welcher sachlichen und zeitlichen Reihenfolge diese Aufgaben durchzuführen sind (Ablauforganisation).

### 4.1.6.3 Aufbauorganisation: Planungs- und Kontrollorgane

Planung und Kontrolle sind im Unternehmen dauerhafte und komplexe Aufgaben. Die Unternehmensführung ist ab einer gewissen Unternehmensgröße aufgrund der Vielzahl unterschiedlicher Teilaufgaben, organisatorischer Einheiten sowie Planungs- und Kontrollebenen nicht mehr in der Lage, alle anstehenden Aufgaben selbst durchzuführen. Deshalb werden diese Aufgaben teilweise oder vollständig an andere Stellen delegiert. Hierfür sprechen neben der zeitlichen Entlastung u.a. inhaltliche Detailkenntnisse, Methodenkompetenzen sowie eine höhere Objektivität durch Einbezug verschiedener organisatorischer Einheiten (vgl. *Müller-Böling*, 1989, Sp. 1310; *Fürtjes*, 1989, Sp. 1464ff.).

**Planungs- und Kontrollorgane** sind sämtliche Personen und organisatorische Einheiten, die an der Planung und Kontrolle dauerhaft oder fallweise mitwirken (vgl. *Hentze* et al., 1993, S. 79ff.).

Ihre Funktionen und Kompetenzen werden von der hierarchischen Position und ihren spezifischen Kenntnissen und Fähigkeiten bestimmt. Die Kompetenzen beziehen sich auf das Recht zur Aufstellung, Entscheidung, Genehmigung und Kontrolle der Pläne. Insbesondere bei der operativen Planung sind diese Kompetenzen meist auf mehrere organisatorische Ebenen verteilt (vgl. *Töpfer*, 1989, Sp. 1542ff.).

Bei der Auswahl der Planungs- und Kontrollorgane sollten folgende **Grundsätze** beachtet werden (vgl. *Pfohl/Stölzle*, 1997, S. 194):

- **Optimale Distanz**: Die Planungs- und Kontrollorgane sollten ausreichende Detailkenntnisse über das Planungsobjekt besitzen, auf der anderen Seite aber auch eine gewisse Distanz wahren, um die notwendige Übersicht und Neutralität zu gewährleisten.
- **Wertigkeit**: Je wichtiger der Planungsinhalt für die Zukunft des Unternehmens, umso höher sollte die zuständige hierarchische Ebene sein. Strategische Planungs- und Kontrollaufgaben sind auf den oberen Hierarchieebenen anzusiedeln, während operative Planungs- und Kontrollaufgaben auf den unteren Hierarchieebenen ausgeführt werden können. Aufstellung und Kontrolle der operativen Pläne erfolgen häufig dezentral, die Entscheidung und Genehmigung sowie die strategische Planung dagegen durch die Unternehmensführung. So entstehen mehrstufige Planungs- und Kontrollsysteme.

Planungs- und Kontrollaufgaben können von einer Vielzahl von Stellen im Unternehmen übernommen werden. Die Auswahl und Einrichtung von Planungs- und Kontrollorganen ist insbesondere von der Unternehmensgröße, der Branche und dem jeweiligen Planungsproblem abhängig. Unverzichtbar ist die Beteiligung des Linienmanagements bei der inhaltlichen Planerstellung sowie der Unternehmensführung zur Genehmigung der Pläne.

Mögliche **Planungs- und Kontrollorgane** sind (vgl. *Fürtjes*, 1989, Sp. 1464ff.):

- **Unternehmensführung**: Planung und Kontrolle sind laufende Aufgaben der obersten Führungsebene. Schwerpunkte sind die inhaltliche Planung (z.B. Vorgabe grundlegender Ziele, Genehmigung von Teilplänen etc.), die Motivation der Mitarbeiter zur Planung und die Durchführung der Fremdkontrolle auf Gesamtunternehmensebene.
- **Linienmanagement**: Alle übrigen organisatorischen Einheiten mit Entscheidungs- und Weisungsbefugnissen sind für ihren jeweiligen Verantwortungsbereich mit der inhaltlichen Planung und der Kontrolle der Planausführung betraut. Dies umfasst z.B. die Erstellung von Planentwürfen oder die Einleitung von Gegenmaßnahmen bei Abweichungen. Darüber hinaus sind sie für die Realisierung der Teilpläne verantwortlich.
- **Planungsstäbe und -abteilungen**: Diese Stellen werden speziell zur Wahrnehmung von Planungsaufgaben eingerichtet. Sie haben meist keine Entscheidungs- und nur geringe Weisungsbefugnisse. Dezentral unterstützen sie vor allem die Linieninstanzen bei der Überwachung und Kontrolle der Planerstellung und übernehmen z.T. auch inhaltliche Planungsaufgaben wie z.B. die Entwicklung und Bewertung von Planalternativen. Zentrale Stäbe und Abteilungen sind an der Metaplanung und -kontrolle sowie dem Planungsmanagement beteiligt. Beispiele sind die Koordination der Teilpläne oder Plananalysen. Sie unterstützen ebenfalls die Fachabteilungen bei der Planerstellung z.B. durch Informationen und Beratungsleistungen.
- **Controller**: Sind in einem Unternehmen keine Planungsstäbe und -abteilungen vorhanden, so werden deren Aufgaben in der Regel vom Controlling als Unterstützungsfunktion der Unternehmensführung wahrgenommen. Darüber hinaus hat das Controlling die Planerfüllung zu kontrollieren, Abweichungen frühzeitig zu erkennen und deren Ursachen zu analysieren. Der Fokus der Unterstützungsleistung des Controllings liegt auf der formalzielorientierten Planung und Kontrolle (vgl. Kap. 4.3).
- **Planungskollegien (-kommission, -kommittee)**: Sie sind dauerhaft angelegt und bestehen aus Mitarbeitern unterschiedlicher Fachbereiche und hierarchischer Ebenen, die sich zu bestimmten Zeitpunkten treffen. Ihre Aufgaben sind die Koordination und Integration von Teilplanungen, die Erstellung von Ziel- und Maßnahmenvorschauen und die Diskussion von Alternativplänen. Ist in ihnen auch die Unternehmensführung vertreten, dann werden dort in aller Regel auch die Pläne verabschiedet.
- **Planungsteams**: Temporäre, weitgehend hierarchiefreie Projektgruppen, die zur Lösung spezieller Planungsaufgaben wie z.B. zur Szenarioanalyse gebildet werden.
- **Externe Planungs- und Kontrollorgane**: Spezielle Teilaufgaben können auch von unternehmensexternen Stellen wie z.B. Beratern, Marktforschungsinstituten, Verbänden oder einer Muttergesellschaft durchgeführt werden. Sie wirken vor allem als Planungs- und Kontrollinformanten. Berater werden insbesondere bei der Metaplanung und -kontrolle eingesetzt. Der Einfluss einer Muttergesellschaft kann von der Vorgabe globaler Ziele bis zur Mitarbeit an der Erstellung detaillierter Teilpläne gehen.

**Planungs- und Kontrollinformanten** sind alle unternehmensinternen und -externen Personen, die von den Planungs- und Kontrollorganen um Informationen gebeten werden. Von den internen Informanten sind vor allem die Planungsrealisierer und die Planungsbetroffenen von besonderer Bedeutung. Sie verfügen meist über detaillierte Informationen über die Umsetzbarkeit und Auswirkungen von Planungsalternativen, die für die Planungs- und Kontrollorgane von besonderer Bedeutung sind. Ihr frühzeitiger Einbezug ist auch aus Motivationsgesichtspunkten sinnvoll. Gründe für unternehmensexterne Planungsinformanten sind z.B. fehlendes fachspezifisches oder planerisches Wissen, der Bedarf nach einem neutralen Urteil oder Unsicherheiten über Problemkomponenten und zu erwartende Wirkungen von Planalternativen (vgl. *Mag*, 1995, S. 117ff.).

Die **Qualität der Pläne** wird nicht nur durch die verfügbaren Informationen und eingesetzten Instrumente, sondern auch durch die Qualifikation der Planungsorgane bestimmt. Neben einer genauen Kenntnis des Planungsobjektes und der Instrumente sollten sie ganzheitlich, kreativ und abstrakt denken können sowie die Fähigkeit zur Kommunikation, Kooperation und Motivation besitzen (vgl. *Mag*, 1995, S. 115f.).

## 4.1.6.4 Ablauforganisation: Planungs- und Kontrollprozess

Planung und Kontrolle ist ein Prozess aus einzelnen Aktivitäten, die in einer sachlichen und zeitlichen Reihenfolge durchgeführt werden.

! Der **Planungs- und Kontrollprozess** beschreibt die zeitliche Gliederung und Abfolge der Planungs- und Kontrollaktivitäten.

Dieser Prozess wiederholt sich im Unternehmen sowohl regelmäßig (zyklisch) als auch unregelmäßig (vgl. *Macharzina*, 2005, S. 410).

Gestaltungsaspekte sind die hierarchische Ableitung der Pläne, der Ablauf der Planerstellung, die zeitliche Verkettung der Pläne, der Planungsrhythmus und die Terminplanung.

### 4.1.6.4.1 Hierarchische Ableitung der Pläne

Da die inhaltliche Planung auf verschiedenen hierarchischen Ebenen des Unternehmens stattfindet, ist zu klären, welche Stellen, in welcher Reihenfolge und mit welchen Kompetenzen an der Planung mitwirken sollen. Die Frage der Entstehung, Koordination, Integration und Durchsetzung von Plänen über verschiedene Hierarchieebenen wird auch als **Hierarchiedynamik** bezeichnet. Dabei wird bestimmt, wie die Planungsträger sachlich und zeitlich zusammenwirken sollen, um einen reibungslosen Planungsablauf und ein bestmögliches Planungsergebnis zu gewährleisten.

Grundsätzlich existieren drei alternative **Vorgehensweisen.** Ihr Prinzip wird in den Abb. 4.1.15 bis 4.1.17 am Beispiel einer dreistufigen Planungshierarchie veranschaulicht. Abb. 4.1.18 stellt die Vor- und Nachteile der Ableitungsrichtungen einander gegenüber (vgl. *Wild*, 1982, S. 191ff.; *Scholz*, 1984, S. 97ff.; *Horváth*, 2006, S. 199ff.):

- **Retrograde Planung (Top-Down)**: Die Planung wird in der Unternehmenshierarchie „von oben nach unten" durchgeführt. Die Unternehmensführung gibt die obersten Planziele in einem globalen Rahmenplan vor, der in den nachfolgenden Hierarchiestufen schrittweise für den jeweiligen Verantwortungsbereich konkretisiert wird. Dies ermöglicht eine rasche Planerstellung, die Durchführung radikaler Änderungen und eine hohe Übereinstimmung der Planziele über alle hierarchischen Ebenen. Da die planenden Ebenen jedoch eine hohe Distanz zur Planausführung besitzen, verfügen sie nicht über ausreichende Informationen über die tatsächliche Realisierbarkeit der Pläne. Dies kann dazu führen, dass Wunsch und Wirklichkeit weit auseinander liegen. Die mangelnde Beteiligung der ausführenden Ebene an der Planerstellung kann sich darüber hinaus negativ auf die Motivation der für die Planerfüllung verantwortlichen Mitarbeiter auswirken. Dies gilt insbesondere für den Fall unrealistischer Planvorgaben.

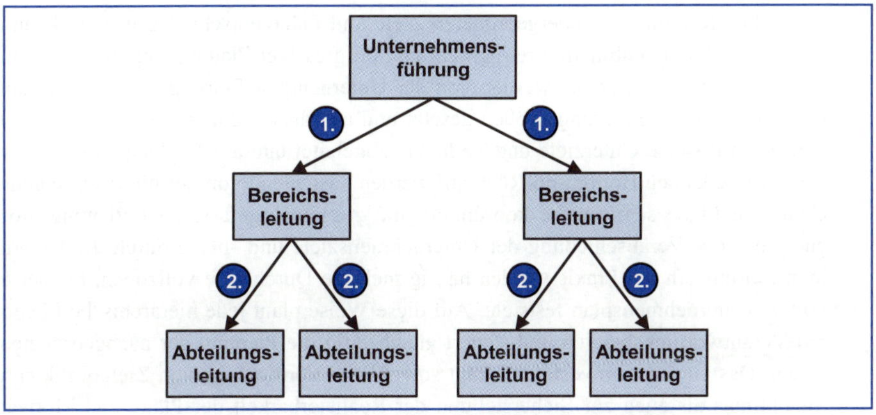


*Abb. 4.1.15: Prinzip der retrograden Planung (Top-down)*

- **Progressive Planung (Bottom-Up)**: Die Planung wird in der Unternehmenshierarchie „von unten nach oben" durchgeführt. Sie beginnt in den unteren hierarchischen Ebenen und bewegt sich dann schrittweise aufwärts. Jede Ebene plant ihre Ziele, Maßnahmen und erforderlichen Ressourcen und übergibt dann ihren Teilplan an die übergeordnete Ebene. Dort werden die Teilpläne koordiniert, kontrolliert, integriert, ergänzt und wiederum an die darüber liegende Ebene weitergeleitet. Nach Abschluss des Planungsablaufs ergibt sich daraus der Plan für das gesamte Unternehmen. Dieses Vorgehen eignet sich vor allem für evolutionäre Entwicklungen und wirkt auf die Mitarbeiter motivierend. Es ermöglicht die Identifikation mit den Planinhalten und durch den Einbezug des Wissens der ausführenden Ebenen eine bessere Realisierbarkeit der Pläne. Allerdings kann es passieren, dass die einzelnen Teilpläne nicht zum gewünschten Gesamtziel des Unternehmens führen, Ziele fortgeschrieben werden und wenig herausfordernd sind sowie Suboptimas entstehen. Die erforderlichen Abstimmungs- und Integrationsvorgänge erhöhen darüber hinaus den Zeitbedarf für die Planerstellung.

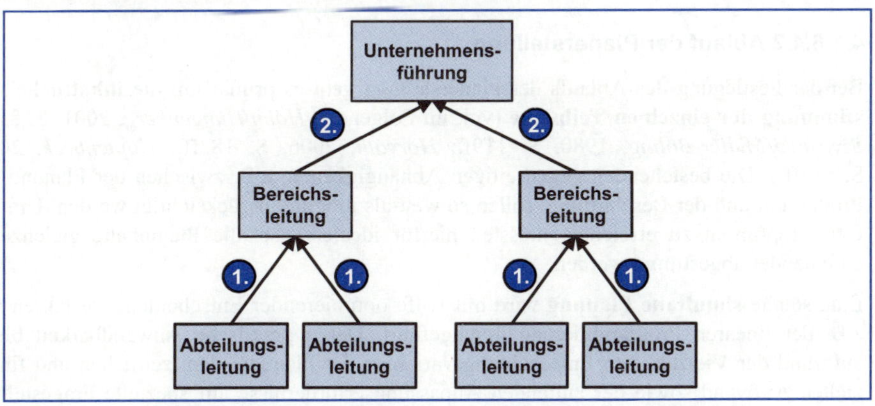


*Abb. 4.1.16: Prinzip der progressiven Planung (Bottom-up)*

- **Zirkuläre Planung (Gegenstromverfahren)**: Durch Kombination von retrograder und progressiver Planung wird versucht, die Vorteile beider Vorgehensweisen zu vereinen, ohne deren Nachteile in Kauf nehmen zu müssen. Auf diese Weise soll das logische Zirkelproblem der Planung gelöst werden, nach dem über untergeordnete Ziele und Pläne nicht ohne Kenntnis der übergeordneten Ziele und Pläne entschieden werden kann und umgekehrt. Die Kombination retrograder und progressiver Planung beginnt zweckmäßigerweise Top-down. Dabei werden von der Unternehmensführung zunächst vorläufige Oberziele und Orientierungsgrößen gesetzt und aus diesen durch die nachfolgenden Ebenen schrittweise Unterziele und Teilpläne abgeleitet und auf Realisierbarkeit geprüft. Im anschließenden Bottom-up-Rücklauf werden ausgehend von der untersten Planungsebene die Pläne schrittweise koordiniert und zusammengefasst. Der Planungsprozess endet mit der Verabschiedung der Unternehmensziele und -pläne durch die Unternehmensführung. In der Praxis werden häufig mehrere Durchläufe vollzogen, bis der endgültige Unternehmensplan feststeht. Auf diese Weise plant jede hierarchische Ebene ihren Verantwortungsbereich und steuert gleichzeitig die Planung der nachgeordneten Ebenen. Das Gegenstromverfahren trägt sowohl zur Vermeidung von Zielkonflikten und Suboptimas als auch zur Sicherstellung der Realisierbarkeit der Pläne und Motivation der ausführenden Ebenen bei. Es erfordert jedoch einen hohen Zeitaufwand.

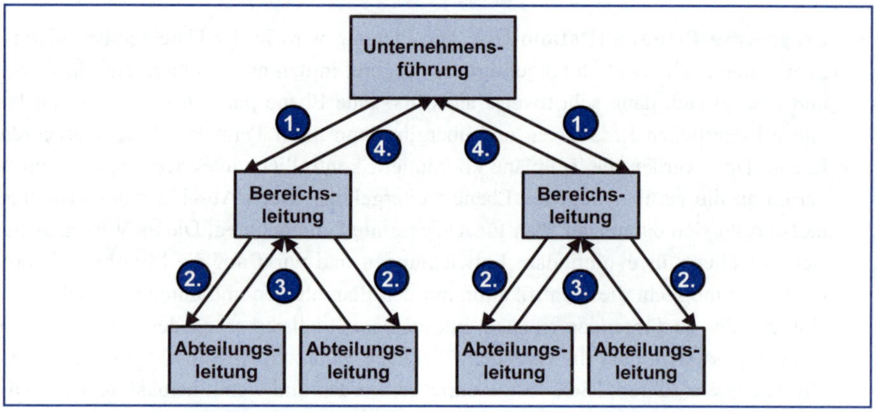


*Abb. 4.1.17: Prinzip der zirkulären Planung mit Top-down-Eröffnung*

### 4.1.6.4.2 Ablauf der Planerstellung

Bei der Festlegung des Ablaufs der Planerstellung geht es primär um die **inhaltliche Abstimmung der einzelnen Teilpläne** (vgl. im Folgenden *Hahn/Hungenberg*, 2001, S. 81ff.; *Szyperski/Müller-Böling*, 1980, S. 119f.; *Horváth*, 2006, S. 182ff.; *Hopfenbeck*, 2000, S. 514ff.). Die bestehenden gegenseitigen Abhängigkeiten, z.B. zwischen der Planung der Produktion und der Beschaffung, sollen so weit als möglich berücksichtigt werden. Um das Gesamtoptimum zu erreichen, müssten hierfür idealerweise alle Planinhalte gleichzeitig aufeinander abgestimmt werden.

Eine solche **simultane Planung** wird mit Hilfe optimierender Entscheidungsverfahren wie z.B. der linearen Programmierung durchgeführt. Deren praktische Anwendbarkeit bleibt aufgrund der Vielzahl von Entscheidungsvariablen der Planung, dem zeitlichen und finanziellen Aufwand sowie der laufenden Anpassungserfordernisse auf spezielle Fragestellungen wie z.B. die optimale Belegung einer Maschine beschränkt. In der Praxis werden die Pläne meist schrittweise nacheinander, d.h. sukzessive erstellt.

Bei der **sukzessiven Planung** basieren die Teilpläne auf den sachlich und zeitlich vorgelagerten Plänen. Dort werden die Rahmendaten für die nachgelagerten Pläne festgelegt. Die Abstimmung erfolgt jedoch nur mit dem jeweils vorgelagerten Plan. Deshalb wird versucht,

| | Retrograde Planung (Top-down) | Progressive Planung (Bottom-up) | Zirkuläre Planung (Gegenstromverfahren) |
|---|---|---|---|
| **Prinzip der Gesamtplanung** | Die Planung erfolgt in der Organisation „von oben nach unten“. | Die Planung erfolgt in der Organisation „von unten nach oben“. | Durch Vor- und Rücklaufe werden progressive und retrograde Elemente verbunden. |
| **Realisationsvor-aussetzungen** | Werden nur teilweise erfüllt, da nur ein Mittelrahmen bekannt ist. | Besser als bei der retrograden Planung, da Pläne von den Umsetzenden entwickelt werden. | Sehr gute Realisationsvoraussetzungen, da Planung und Realisationsmöglichkeiten durchgehend abgestimmt werden. |
| **Planungs-motivation** | Der Vorgabecharakter beeinträchtigt die Planungsmotivation. | Mitwirkung an Planaufstellung motiviert. Allerdings Gefahr der Fortschreibung alter Ziele. | Sehr gut gegeben, da das Abstimmungsverfahren planungsmotivierend wirkt. |
| **Koordinations-möglichkeiten** | Koordinationserfordernis häufig nicht erkennbar. | Horizontale Koordination nicht gegeben. | Vertikale und horizontale Koordination vorgesehen. |
| **Kommunikati-onserfordernis** | Informationsprobleme der Führungsebene. Rück-kopplungen erforderlich. | Rückläufe auch hier erforderlich. | Kommunikationserfordernisse größer als bei progressiver und retrograder Planung. |
| **Zeitaufwand** | Rückkopplungen | Rückläufe | Aufwändigstes Verfahren |
| **Fazit** | Frage: „Was müssen wir tun?“<br>- Gefahr der Suboptimierung<br>- Vertikale Abhängigkeiten erfordern Zentralisation | Frage: „Was können wir tun?“<br>- Gefahr der Suboptimierung<br>- Horizontale Koordination erforderlich | Kein einseitiger Denkansatz<br>- Vermeidet Risiken der Suboptimierung<br>- Vertikale Abhängigkeiten werden berücksichtigt |

*Abb. 4.1.18: Vergleich der Vorgehensweisen bei der hierarchischen Ableitung der Pläne (vgl. Horváth, 2006, S. 201; Wild, 1982, S. 191ff.)*

durch mehrfaches Durchlaufen (Iteration) der Planung eine Annäherung an das Gesamtoptimum zu erreichen. Dabei gilt es zunächst zu klären, mit welchem Teilplan begonnen und in welcher Reihenfolge die Teilpläne erstellt werden sollen.

Nach dem bereits von *Gutenberg* (vgl. 1983, S. 163ff.) formulierten **Ausgleichsgesetz der Planung** sollte der Teilbereich zuerst geplant werden, der den Engpass des Unternehmens darstellt. Er begrenzt die anderen Teilplanungen (Minimumsektor). Hat ein Unternehmen beispielsweise Schwierigkeiten bei der Beschaffung erforderlicher Rohstoffe, dann wird es mit der Planung des Beschaffungsbereiches beginnen. Auf längere Sicht sollte das Unternehmen versuchen, bestehende Engpässe zu beseitigen und mit der Planung des vorrangigen Bereiches beginnen. Dies ist in aller Regel der Absatzbereich, da der Absatz meist vom Markt beschränkt wird. Aus dem Planabsatz folgt die Planung der zu produzierenden Güter. Darauf aufbauend werden die hierfür erforderlichen zu beschaffenden Rohstoffe bestimmt sowie weitere, daran anschließende Teilplanungen erstellt.

Die in der Praxis am häufigsten anzutreffende **Abfolge der sukzessiven Planung** ist deshalb vereinfachend: Absatz - Produktion - Beschaffung. Im Detail wird hierauf im Rahmen der Darstellung der operativen Planung in Kapitel 4.3 eingegangen.

### 4.1.6.4.3 Zeitliche Verkettung der Pläne

Bei Teilplanungen mit unterschiedlichen Zeithorizonten ist zu klären, wie diese zeitlich verkettet werden sollen. Es gibt drei grundlegende **Möglichkeiten** (vgl. *Szyperski/Müller-Böling*, 1980, S. 56ff.; *Mag*, 1995, S. 110f.; Abb. 4.1.19):

- **Reihung** (isolierte zeitliche Stufen ohne Überlappung): Pläne gleicher bzw. unterschiedlicher Fristigkeit folgen lückenlos hintereinander, wobei sich die jeweiligen Planungshorizonte nicht überlappen.
- **Staffelung** (teilweise zeitlich-überlappende Stufen): Die Planungshorizonte aufeinander folgender Pläne mit gleicher bzw. unterschiedlicher Fristigkeit überlappen sich.
- **Schachtelung** (zeitlich vollständige Integration der Stufen): Pläne unterschiedlicher Fristigkeit werden vollständig integriert, indem die Planungshorizonte der kurzfristigeren Pläne in denen der längerfristigen Pläne eingebettet sind.

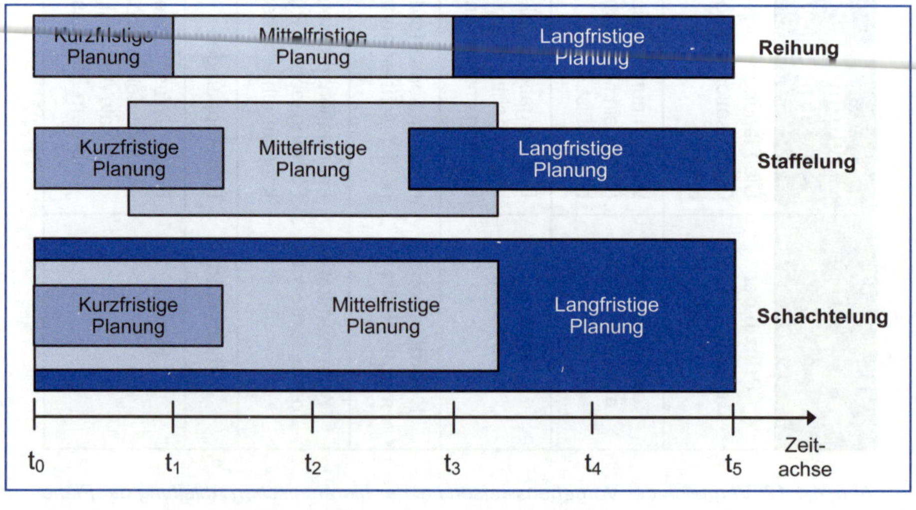


*Abb. 4.1.19: Möglichkeiten zeitlicher Verkettung von Teilplänen*

Sowohl bei der Reihung als auch bei der Staffelung der Teilpläne ist deren inhaltlicher Zusammenhang nicht sichergestellt. Dies kann zu Widersprüchen und Zielkonflikten zwischen den Teilplänen führen. Bei der Staffelung stellt sich zudem die Frage, in welchem Ausmaß sich die Pläne überlappen sollen. Nur das Prinzip der Schachtelung gewährleistet die Integration der Teilpläne und stellt deshalb für die Unternehmenspraxis die einzig brauchbare Verkettungsform dar (vgl. *Mag*, 1995, S. 110).

### 4.1.6.4.4 Planungsrhythmus

Der Planungsrhythmus bestimmt, wann und wie oft verbindliche Pläne geprüft, konkretisiert, überarbeitet und fortgeschrieben werden. Die Notwendigkeit einer Planänderung resultiert häufig aus im Rahmen der Kontrolle festgestellten Abweichungen zwischen den Plandaten und den realisierten Ergebnissen (Plan-Ist) bzw. aktuellen Prognosen (Plan-Wird). Darüber hinaus können auch gravierende Änderungen der Unternehmensumwelt eine Planrevision erforderlich machen. Der Planungsrhythmus hat somit entscheidenden Einfluss auf die Flexibilität der Planung (vgl. Kapitel 4.1.4.5; *Horváth*, 2006, S. 203f.). Grundsätzlich sind die folgenden **Planungsrhythmen** zu unterscheiden (vgl. *Szyperski/Müller-Böling*, 1980, S. 56ff.; *Mag*, 1995, S. 111ff.; *Pfohl/Stölzle*, 1997, S. 149ff.):

- **Anschließende Planung**: Jeder Plan wird nur einmal erstellt und die einzelnen Pläne folgen einander unmittelbar und überschneidungsfrei. Nachträgliche Plananpassungen sind nicht vorgesehen. Das Prinzip veranschaulicht die folgende Abb. 4.1.20.

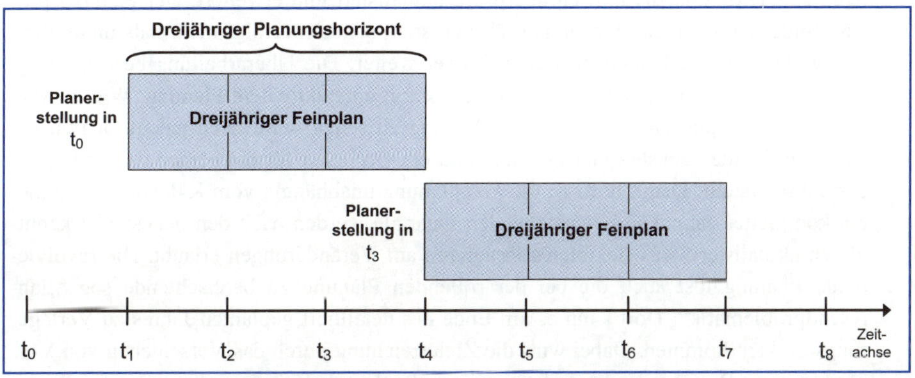


*Abb. 4.1.20: Prinzip anschließender Planung*

- **Rollende (rollierende/überlappende/gleitende) Planung**: Der Planungshorizont wird in zwei Abschnitte unterteilt. Der zeitlich näher liegende, kurzfristige Abschnitt wird detailliert und der nachfolgende, längerfristige Abschnitt grob geplant. Nach Ablauf des ersten Abschnitts wird der darauf folgende auf Basis der bestehenden Grobplanung detailliert geplant. Die restliche Planung wird bei dieser Gelegenheit aufgrund der neuesten Erkenntnisse überarbeitet und um den abgelaufenen Abschnitt verlängert. Der Planungshorizont bleibt somit immer gleich. Wie in Abb. 4.1.21 dargestellt, besteht eine rollende Fünfjahresplanung z.B. aus einem detaillierten Plan für das erste Jahr und einem wenig differenzierten Plan für die darauf folgenden vier Jahre. Nach Ablauf des ersten Planjahres erfolgt die differenzierte Planung des nächsten, bislang nur grob geplanten Jahres. Anschließend wird der grobe Plan um ein weiteres Jahr erweitert, sodass in der Summe wieder ein Fünfjahresplan vorliegt. Konkretisierung, Aktualisierung und Erweiterung der Pläne erfolgen somit in einem festgelegten Rhythmus.

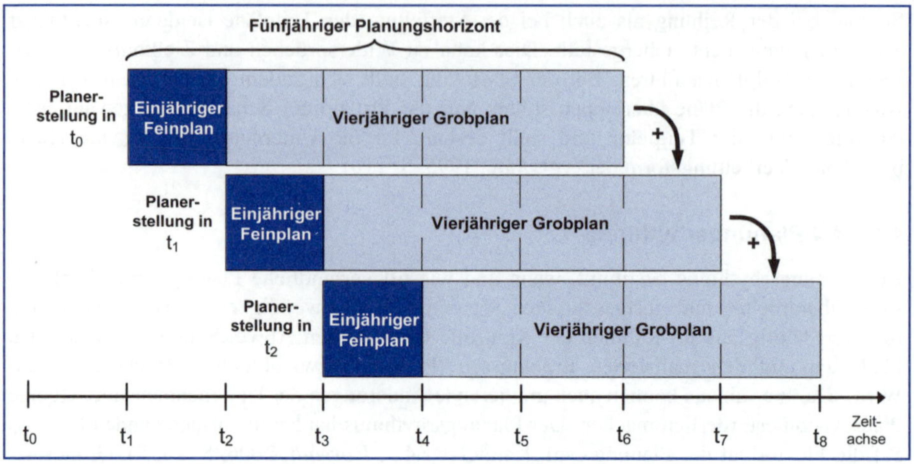


*Abb. 4.1.21: Prinzip rollender Planung*

- **Revolvierende (rekursive) Planung**: Die revolvierende Planung ist eine besondere Form der rollierenden Planung. Sie hat eine höhere Planungsfrequenz für die zeitlich geschachtelten Pläne. Die Pläne geringerer Fristigkeit werden ebenfalls aus den längerfristigen abgeleitet und rhythmisch überprüft, aktualisiert und erweitert. Der Planungsprozess findet jedoch nicht nur einmal jährlich statt, sondern erfolgt mehrmals unterjährig und verlängert den Planungszeitraum immer weiter. Die Überarbeitung berücksichtigt die neuesten Informationen und ermöglicht somit eine aktuellere Planung. Wie in Abb. 4.1.22 am Beispiel einer dreijährigen Planung zu sehen, wird nach jedem Quartal ein Feinplan für die nächsten vier Quartale und ein Grobplan für die beiden darauf folgenden Jahre erstellt. Damit umfasst die Feinplanung unabhängig vom Kalenderjahr immer ein komplettes Jahr. Die bevorstehenden Quartale werden nach den neuesten Erkenntnissen aktualisiert, was flexibleres Reagieren auf Veränderungen erlaubt. Die revolvierende Planung löst auch die bei der rollenden Planung zu beobachtende sog. „Jahresendproblematik". Dort kann es am Ende des detailliert geplanten Jahres zu Verlagerungseffekten kommen. Dabei wird die Zielerreichung durch das Verschieben von Vorgängen wie z.B. Käufen oder Aufträgen in nachgelagerte Zeiträume beeinflusst.

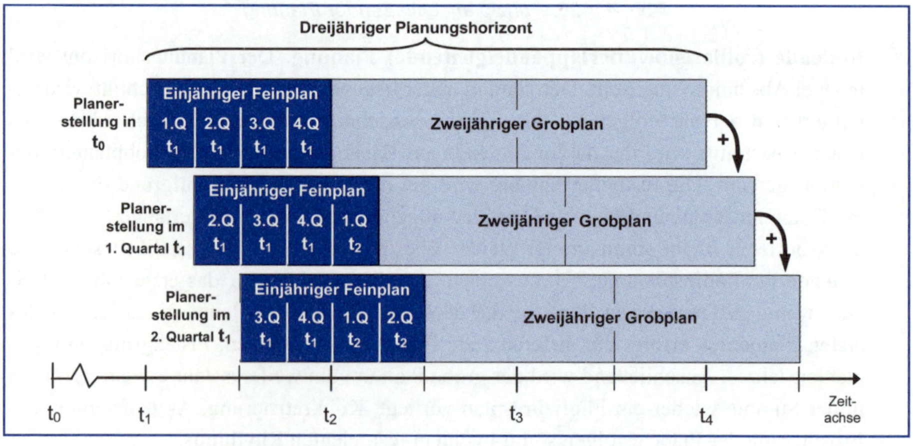


*Abb. 4.1.22: Prinzip revolvierender Planung*

#### 4.1.6.4.5 Terminplanung

Die Terminplanung legt die Fertigstellungszeitpunkte und Ausführungsdauern der inhaltlichen Planungsaufgaben fest. Die verbindliche Vorgabe von Terminen ist für einen reibungslosen und schnellen Ablauf der Planung und Kontrolle erforderlich. Eine Reihe von Aufgaben in betrieblichen Teilplänen sind dabei voneinander unabhängig und können somit parallel durchgeführt werden. Auf diese Weise lässt sich der Zeitbedarf der Planung verkürzen (vgl. *Perlitz*, 1989, Sp. 1304ff.).

Der **Planungskalender** stellt den gesamten Planungsprozess übersichtlich dar. Er dokumentiert, wie die einzelnen Planungsaktivitäten aufeinander folgen, wie viel Zeit sie in Anspruch nehmen und wann sie begonnen und abgeschlossen sein müssen. Darüber hinaus wird ersichtlich, welche Aktivitäten hintereinander ausgeführt werden und welche parallel ablaufen, wer für ihre Durchführung verantwortlich ist und welche Aktivitäten vor- und nachgelagert sind. Er ist somit ein wichtiges Instrument zur Überwachung des Planungsfortschritts und zur Koordination des Planungsablaufs. Ein Beispiel für einen Planungskalender zeigt Abb. 4.1.23. Darüber hinaus lässt sich der Planungsprozess auch als Projekt auffassen und in Form eines Netzplans darstellen. Um die Gesamtdauer der Planerstellung zu reduzieren, sollten die Planungsaktivitäten so weit als möglich parallel durchgeführt werden. Bei aufeinander aufbauenden Planungsaktivitäten ist auf strikte Termineinhaltung zu achten. Die Termine für die Durchführung regelmäßiger Kontrollen während und nach der Planausführung sind ebenfalls entsprechend festzulegen (vgl. *Mag*, 1995, S. 127ff.).

Das **Dilemma der Terminplanung** besteht darin, dass der Planungsprozess auf der einen Seite möglichst spät beginnen sollte, damit die Planung auf aktuellen Informationen erstellt werden kann, auf der anderen Seite aber auch noch genügend Zeit für die Suche und Bewertung von Entscheidungsalternativen zur Verfügung stehen sollten (vgl. *Hahn*, 1996, S. 799). Der Zeitbedarf der Planung steigt grundsätzlich mit dem Detaillierungsgrad der Pläne an. Eine Grobplanung lässt sich wesentlich rascher durchführen und kann deshalb durch den späteren Anfangstermin auf aktuelleren Informationen basieren.

### 4.1.6.5 Dokumentation

Am Ende der Metaplanung und -kontrolle sollte eine **Planungs- und Kontrolldokumentation** erstellt werden, die den Aufbau des Planungs- und Kontrollsystems darstellt und angibt, wie, wann und durch wen die inhaltliche Planung und Kontrolle durchgeführt werden soll (vgl. im Folgenden *Horváth*, 2006, S. 209ff.; *Dürolf*, 1988, S. 165ff.; *Meyer*, 1989, Sp. 1446ff.; *Gälweiler*, 1990, S. 405ff.).

Die Dokumentation der Planung und Kontrolle erfüllt zwei **Funktionen**:

- **Richtlinie**: Verbindliche Regelung des inhaltlichen und zeitlichen Planungsablaufs sowie der Vorgaben, Verantwortlichkeiten und Planinhalte.
- **Information**: Darstellung aller Weisungen, Regelungen und Definitionen als Nachschlagewerk und Hilfestellung für alle Planungs- und Kontrollorgane.

Die Planungs- und Kontrolldokumentation sollte folgende **Bestandteile** umfassen:

- **Einleitung und allgemeine Hinweise**: Autorisierung der Dokumentation durch die Unternehmensführung und Verdeutlichung der Bedeutung, Möglichkeiten aber auch Grenzen von Planung und Kontrolle. Darstellung des Zwecks und der Nutzung der Dokumentation, der Verbindlichkeit der Regelungen sowie der Planungs- und Kontrollphilosophie.

| Planungsaktivitäten und Pläne | Kalenderwoche | | | | | | | | | | | | Verantwortliche Bereiche | Vorgelagerte Pläne | Nachgelagerte Pläne |
|---|---|---|---|---|---|---|---|---|---|---|---|---|---|---|---|
| | 31 | 32 | 33 | 34 | 35 | 36 | 37 | 38 | 39 | 40 | 41 | 42 | | | |
| 1 Hochrechnung | | | | | | | | | | | | | Controlling | - | 2-24 |
| 2 Planvorgaben | | | | | | | | | | | | | GL | 1 | 3-24 |
| 3 Grobplanung | | | | | | | | | | | | | Controlling | 1,2 | - |
| 4 Diskussion | | | | | | | | | | | | | GL | 1,2,3 | 5-24 |
| 5 Absatzplan | | | | | | | | | | | | | Marketing | 4 | 6-10,13 |
| 6 Marketingplan | | | | | | | | | | | | | Marketing | 4,5 | 8,21 |
| 7 Diskussion | | | | | | | | | | | | | GL/Marketing | 5-6 | 8,21 |
| 8 Umsatzplan | | | | | | | | | | | | | Vertrieb | 4-7 | 21 |
| 9 Diskussion | | | | | | | | | | | | | GL/Vertrieb/Marketing | 5-8 | 10,21 |
| 10 Produktionsplan | | | | | | | | | | | | | Technik | 5 | 11,12,16-19 |
| 11 Kapazitätsplan | | | | | | | | | | | | | Technik | 10 | 14,15 |
| 12 Bestandsplan | | | | | | | | | | | | | Technik/Marketing | 10,13 | 13,21 |
| 13 Beschaffungsplan | | | | | | | | | | | | | Materialwirtschaft | 5,12 | 18,12,21 |
| 14 Instandhaltungsplan | | | | | | | | | | | | | Technik | 11 | 21 |
| 15 Investitionsplan | | | | | | | | | | | | | Technik, Controlling | 11 | 19,21,22 |
| 16 Personalplan | | | | | | | | | | | | | Personal | 10,17 | 17,19 |
| 17 Organisationsplan | | | | | | | | | | | | | Organisation | 16 | - |
| 18 Plan variable Kosten | | | | | | | | | | | | | Controlling | 5,8,13 | 21 |
| 19 Plan Gemeinkosten | | | | | | | | | | | | | Bereiche/Controlling | 8,10,12,15,16 | 21 |
| 20 Neutrales Ergebnis | | | | | | | | | | | | | Finanzen/Controlling | 18,19 | 21 |
| 21 Ergebnisplan | | | | | | | | | | | | | Controlling | 18,19 | 22,23 |
| 22 Finanzplan | | | | | | | | | | | | | Finanzen | 15,21 | 24 |
| 23 Plan G+V | | | | | | | | | | | | | Finanzen | 21 | 24 |
| 24 Plan-Bilanz | | | | | | | | | | | | | Finanzen | 22,23 | - |
| 25 Verabschiedung | | | | | | | | | | | | | GL | 1-23 | - |

*Abb. 4.1.23: Exemplarischer Aufbau eines Planungskalenders (vgl. Schröder, 2003, S. 119)*

- **Planungs- und Kontrollsystem**: Darstellung des Systems an Plänen und Kontrollen sowie der Ziele, Inhalte, Bestandteile, Instrumente und Aufgaben aller Teilpläne.
- **Planungs- und Kontrollorgane**: Darstellung, welche Organe über welche Kompetenzen verfügen und welche Aufgaben ihnen zugeordnet sind.
- **Planungs- und Kontrollprozess**: Formalisierung des Planungsablaufs mit möglichst einfachen Hilfsmitteln wie z.B. einem Planungskalender. Checklisten dokumentieren Planungs- und Kontrollprozesse auf Basis praktischer Erfahrungen und sollen helfen, festgelegte Regeln und Abläufe einzuhalten.
- **Planungs- und Kontrollinstrumente**: Überblick über die zur Verfügung stehenden Instrumente sowie Hinweise über deren Funktionen, Einsatzmöglichkeiten und die Interpretation der Ergebnisse.
- **Planungs- und Kontrolllexikon**: Alphabetisch geordnete Erklärung zentraler Begriffe, um ein gemeinsames Verständnis im Unternehmen sicherzustellen.

Ein Beispiel für die Gliederung einer Planungs- und Kontrolldokumentation zeigt Abb. 4.1.24. In diesem Fall wird allerdings auf die Kontrolle nicht ausdrücklich eingegangen.

**1. Vorwort**
**2. Allgemeine Hinweise zum Planungshandbuch**
  2.1 Aufgaben des Planungshandbuches
  2.2 Aufbau des Planungshandbuches
  2.3 Empfängerkreis
**3. Allgemeine Hinweise zur Planung**
**4. Das Planungs- und Kontrollsystem**
  4.1 Die Gesamtarchitektur des Planungs- und Kontrollsystems
  4.2 Das strategische Management
    4.2.1 Unternehmenspolitische Rahmenplanung
    4.2.2 Strategische Programme
      4.2.2.1 Absatzmarktorientierte strategische Programme
      4.2.2.2 Beschaffungsmarktorientierte strategische Programme
      4.2.2.3 Unternehmensintern orientierte strategische Programme
      4.2.2.4 Umweltorientierte strategische Programme
  4.3 Das operative Management
    4.3.1 Langfristige operative Planung
    4.3.2 Projektplanung
    4.3.3 Operative Jahresplanung und Budgetierung
      4.3.3.1 Absatz-/ Umsatzplan
      4.3.3.2 Produktionsplan
      4.3.3.3 Bestandsplan
      4.3.3.4 Personalkostenplan
      4.3.3.5 Investitionsplan
      4.3.3.6 Fixkostenplan
      4.3.3.7 Ergebnisplan
      4.3.3.8 Finanzplan
      4.3.3.9 Planbilanz
**5. Der Planungskalender**
**6. Planungsmethoden**
**7. Das Planungslexikon**

*Abb. 4.1.24: Aufbau einer Planungs- und Kontrolldokumentation (vgl. Dürolf, 1988, S. 179f.)*

Die Dokumentation kann in schriftlicher Form als sog. **Planungs- und Kontrollhandbuch**, als Intranet-Lösung oder als Bestandteil der eingesetzten Planungssoftware realisiert werden. Eine Intranet-Lösung hat gegenüber einem Planungs- und Kontrollhandbuch viele Vorteile. Alle an der Planung und Kontrolle beteiligten Mitarbeiter können jederzeit darauf zugreifen. Dabei ist auch die Vergabe von unterschiedlichen Zugangsrechten möglich. Darüber hinaus können die Inhalte leicht und schnell aktualisiert werden. Mit Hilfe von Hyperlinks lässt sich die Dokumentation interaktiv gestalten und es können verschiedene Sichtweisen wie z.B. für das Linienmanagement oder das Controlling vorgesehen werden. Abb. 4.1.25 zeigt einen Ausschnitt aus der Intranet-Lösung von *Hewlett-Packard*. Der Planungsprozess ist als Netzplan dargestellt, der die Verantwortlichkeiten und Arbeitspakete der Beteiligten enthält. Durch Mausklick auf die Symbole der Meilensteine und Arbeitspakete lassen sich z.B. Informationen über Fertigstellungstermine, Inhalte, Verantwortliche und Empfänger abrufen. Die Bezeichnung „Genf" steht für die europäische Zentrale des Unternehmens, die dort ihren Sitz hat (vgl. *Arnaout* et al., 1999, S. 277ff.).

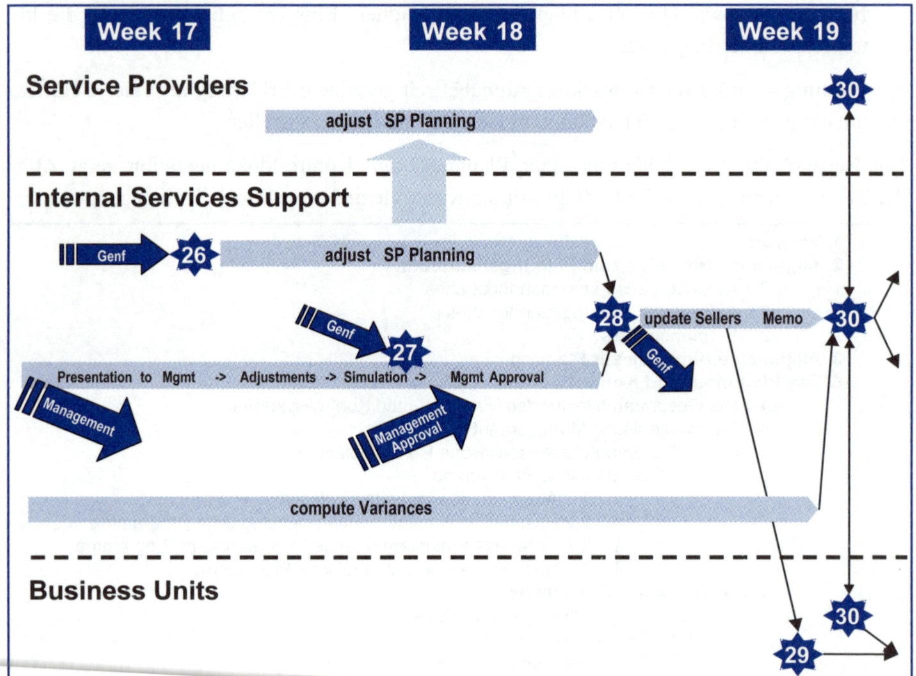


*Abb. 4.1.25: Interaktive Planungs- und Kontrolldokumentation bei Hewlett-Packard (Arnaout et al., 1999, S. 279)*

Die Dokumentation der operationalen Planung sind die **Pläne**. Der jährliche Planungsprozess wird im **Planungsbericht** festgehalten, während die Kontrollinformationen im betrieblichen **Berichtswesen** dargestellt werden (vgl. Kap. 7.2.3.1). Generell sollte die Dokumentation der Planung und Kontrolle die Kreativität der Mitarbeiter nicht zu sehr einschränken.

## 4.1.7 Grenzen und Probleme

Nicht alles lässt sich planen und kontrollieren. Planung ersetzt grundsätzlich den Zufall durch den Irrtum. Da sie sich auf die (nicht vorhersehbare) Zukunft bezieht, ist sie immer mit Unsicherheiten verbunden. Folgende **Grenzen der Planung** sind deshalb von der Unternehmensführung zu beachten (vgl. *Arbeitskreis „Integrierte Unternehmensplanung"*, 1991, S. 812ff.; *Buchner*, 2002, S. 62ff.; *Bronner*, 1989, Sp. 592ff.):

- **Prinzipielle Grenzen**: Generelle Grenzen und Widersprüche der Planung und Kontrolle an sich wie z.B. die Ableitbarkeit zukünftiger Entwicklungen aus Informationen der Vergangenheit, die deterministische Planung einer unsicheren Zukunft, die Einschränkung der Kreativität durch formalisiertes Vorgehen oder der Verlust an Flexibilität durch verbindliche Festlegung von Alternativen.
- **Personenbezogene Grenzen**: Die mit den Aufgaben der Planung und Kontrolle beschäftigten Mitarbeiter handeln generell nicht vollkommen rational. Zudem verfügen Menschen nur über begrenzte, intellektuelle Fähigkeiten zur Vorhersage und Beurteilung zukünftiger Entwicklungen. Personenbezogene Einschränkungen können darüber hinaus auch durch mangelnde Motivation entstehen.
- **Sachbezogene Grenzen**: Probleme der Zugänglichkeit und Zuverlässigkeit von Informationen sowie der Leistungsfähigkeit von Instrumenten wie z.B. Prognosemethoden oder Planungsmodellen. Darüber hinaus setzt die Abwägung von Kosten und Nutzen der Planung und Kontrolle finanzielle Grenzen.

Während die prinzipiellen Grenzen jedes Unternehmen betreffen, sind die personen- und sachbezogenen Grenzen unternehmensspezifisch. Beispiele sind eine hinderliche Planungs- und Kontrollphilosophie, unternehmenspolitische Einflüsse oder ein unzureichendes Planungs- und Kontrollsystem. Für eine realistischere Einschätzung des Machbaren und die Beurteilung, in welcher Situation fallweise Abstimmungen besser geeignet sind, sollte die Unternehmensführung deshalb die aufgeführten Grenzen berücksichtigen.

In der Praxis treten bei der Planung und Kontrolle folgende **Probleme** auf (vgl. *Schröder*, 2003, S. 126ff.; *Krystek/Zumbrock*, 1993, S. 96ff.):

- **Planung und Tagesroutine**: Oft hat das dringende Tagesgeschäft für Linienmanager aufgrund des kurzfristigen Erfolgsdrucks Vorrang vor den Planungsaktivitäten.
- **Abneigung der Linieneinheiten gegen die Planung**: Pläne werden als zentralistische Vorgabe missverstanden, die ausschließlich zur Einschränkung des Handlungsspielraums der Mitarbeiter und deren Fremdkontrolle dienen.
- **Mangelndes Planungs-Know-how**: Die Planungsorgane verfügen nicht über ausreichende Erfahrung über die Einschätzung der unsicheren Zukunft und geringe Kenntnisse über die zur Verfügung stehenden Instrumente. Dies erklärt z.B. auch die Beliebtheit statischer Investitionsrechnungen in der Praxis. Damit verbunden werden Pläne auch teilweise auf unzureichenden Informationen erstellt.
- **Optimistische Planungsmentalität**: Manche Linienmanager schätzen zukünftige Entwicklungen zu positiv ein. Dies macht eine Realisierbarkeitsprüfung der einzelnen Teilpläne und notfalls eine Planrevision erforderlich.
- **Stille Reserven**: Auf der anderen Seite planen die Linienmanager oft politisch motiviert, um gewisse Sicherheitspuffer für unvorhergesehene Entwicklungen zu haben. Auf diese Weise können sie auch in ungünstigen Fällen ihre Ziele erreichen und ihre Leistungsprämien sichern. Teilweise werden sogar Informationen verschwiegen oder manipuliert.
- **Termineinhaltung**: Aufgrund des Tagesgeschäfts kann sich die Abgabe einzelner Teilpläne verzögern. Dies kann den Fertigstellungstermin des Plans gefährden.
- **Ressortegoismus**: Linienmanager versuchen, ihren Verantwortungsbereich zu optimieren und vernachlässigen dabei gesamtunternehmensbezogene Interessen.

- **Bürokratisches Verhalten**: Strikte Einhaltung formaler Planungsabläufe behindert die Kreativität und das Auffinden neuer Handlungsmöglichkeiten.
- **Vernachlässigung strategischer Aspekte**: In einigen Unternehmen dominiert die auf Effizienz und kurzfristige Ergebnisse ausgerichtete operative Planung, während für die Suche nach neuen Erfolgspotenzialen nur wenig Zeit bleibt. Die Strategien sind dann eher vage oder gar nicht explizit formuliert.
- **Strategieumsetzung**: Die Verknüpfung von strategischer und operativer Planung und damit die Umsetzung der Strategie in das operative Geschäft ist in vielen Unternehmen unzureichend.

Die genannten Probleme verdeutlichen die Notwendigkeit eines integrierten Planungs- und Kontrollsystems. Lösungsmöglichkeiten zu den einzelnen Punkten werden themenspezifisch in den beiden folgenden Kapiteln zur strategischen und operativen Planung und Kontrolle dargestellt.

## Literaturempfehlungen

*Hahn, D./Hungenberg, H.*: Planungs- und Kontrollrechnung, 6. Auflage, Wiesbaden 2001.

*Pfohl, H.-C./Stölzle, W.*: Planung und Kontrolle, 2. Auflage, München 1997.

*Wild, J.*: Grundlagen der Unternehmensplanung, 4. Aufl., Reinbek bei Hamburg 1982.

## Management Summary

- Planung und Kontrolle bilden eine Einheit. Eine Planung der Ausführung ist ohne Kontrolle zwecklos und eine Kontrolle der Planausführung ist ohne Planung nicht möglich.
- Funktionen der Planung und Kontrolle sind Koordination, Motivation, Optimierung, Zukunftssicherung, Innovation, Flexibilität und Information.
- Ergebnis der Planung ist der Plan. Er besteht aus Zielen, Prämissen, Problemstellungen, Maßnahmen, Ressourcen, Terminen, Trägern der Planerfüllung und Ergebnissen.
- Die Gesamtheit der Pläne und ihre Beziehungen untereinander bilden das Plansystem.
- Planung und Kontrolle lassen sich nach einer Reihe von Kriterien systematisieren. Die Ausprägungsformen charakterisieren insgesamt das Planungs- und Kontrollsystem.
- Nach den Ebenen werden die strategische und operative Planung und Kontrolle unterschieden. Ziel der strategischen Planung und Kontrolle ist die Sicherung bestehender und die Erschließung neuer Erfolgspotenziale, während die operative Planung und Kontrolle die bestmögliche Nutzung bestehender Erfolgspotenziale anstrebt.
- Grundsätzlich lassen sich bei der Zieldimension Sachziele und Formalziele unterscheiden. Die sachzielorientierte Planung und Kontrolle wird als Aktionsplanung und -kontrolle und die formalzielorientierte Planung und Kontrolle als Budgetierung bezeichnet.
- Im Rahmen der Planung und Kontrolle gibt es inhaltliche Aufgaben (materielle Planung und Kontrolle), Unterstützungsaufgaben (Management von Planung und Kontrolle) und formale Aufgaben (Metaplanung und -kontrolle).
- Bei diesen Aufgaben werden gedankliche (Methoden, Techniken, Verfahren und Modelle) und informationstechnische Instrumente (Informationstechnik) eingesetzt.
- Planung und Kontrolle als komplexe, arbeitsteilige Vorgänge müssen selbst geplant und kontrolliert werden.
- Die Metaplanung und -kontrolle umfasst die Gestaltung, Lenkung und Analyse des Planungs- und Kontrollsystems.
- Das Planungs- und Kontrollsystem beschreibt den Aufbau und Zusammenhang der Pläne und Kontrollen, die Aufgaben der an Planung und Kontrolle beteiligten Mitarbeiter, den Planungs- und Kontrollprozess sowie die dabei einzusetzenden Instrumente.
- Planungs- und Kontrollorgane sind alle Personen und organisatorische Einheiten, die an der Planung und Kontrolle mitwirken.
- Die Ablauforganisation beschreibt die zeitliche Gliederung und Ordnung der Planungs- und Kontrollaktivitäten. Gestaltungsaspekte sind die hierarchische Ableitung der Pläne, der Ablauf der Planerstellung, die zeitliche Verkettung der Pläne, der Planungsrhythmus und die Terminplanung.
- Die Planungs- und Kontrolldokumentation dient als Richtlinie und zur Information.
- Bei Planung und Kontrolle bestehen prinzipielle, personen- und sachbezogene Grenzen.

## 4.2 Strategische Planung und Kontrolle

**Leitfragen**

- Wie entstehen Strategien?
- Wie können Strategien wirkungsvoll umgesetzt werden?
- Wie lassen sich Strategien kontrollieren?

Eine Strategie ist ein geplantes Bündel an Maßnahmen zur Positionierung des Unternehmens im Wettbewerb und zur Gestaltung der dazu erforderlichen Ressourcenbasis. Die Inhalte von Strategien wurden in Kap. 3.1 bereits ausführlich behandelt. Im Rahmen der strategischen Planung und Kontrolle stehen nun der Ablauf der Strategieerstellung und die Kontrolle der Strategieumsetzung im Mittelpunkt. Abb. 4.2.1 ordnet diesen Prozess in das System der Unternehmensführung ein.

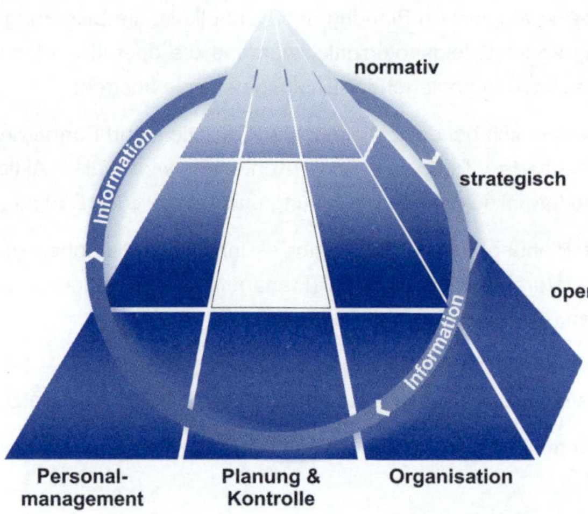


*Abb. 4.2.1: Strategische Planung und Kontrolle im System der Unternehmensführung*

### 4.2.1 Strategische Planung

Die **strategische Planung und Kontrolle** beschreibt den Prozess der Aufstellung, Umsetzung und Kontrolle der Strategie.

Strategische Planung beschäftigt sich mit der Strategieformulierung und -umsetzung. Der Schwerpunkt liegt auf geplanten Strategien. In der Praxis gibt es auch ungeplante Strategien (sog. emergente Strategien, vgl. Kap. 3.1.1). Sie entstehen durch das Ergreifen auftretender Chancen und sind somit nicht Bestandteil einer systematischen strategischen Planung und Kontrolle (vgl. *Welge/Al-Laham*, 2003, S. 18). Im klassischen Strategieverständnis wird davon ausgegangen, dass Strategien geplant und kontrolliert werden. Dieser Prozess ist Teil des Planungs- und Kontrollsystems des Unternehmens und bildet den Ausgangspunkt für die operative Planung und Kontrolle (vgl. Kap. 4.3). Die strategische Planung und Kontrolle sollte eng mit dem strategischen Personalmanagement und der strategischen Organisation abgestimmt werden.

### 4.2.1.1 Prozess der Strategieentwicklung

Wie Strategien entstehen, ist eine der ältesten Fragen der strategischen Unternehmensführung. Es gibt zur **Strategieentwicklung** sehr vielfältige Ansichten (vgl. vertiefend *Müller-Stewens/Lechner*, 2005, S. 61ff.). Diese lassen sich generell in zwei **Ansätze** unterscheiden (vgl. *Hungenberg*, 2006, S. 67; *Welge/Al-Laham*, 2003, S. 73; Abb. 4.2.2):

- **Präskriptive Ansätze** verfolgen das klassische Strategieverständnis, nach dem die Strategieentwicklung geplant werden kann. Auf dieser Basis werden Gestaltungsempfehlungen für einen möglichst effizienten Ablauf der strategischen Planung gemacht. Der Strategieprozess ist demnach eine systematische Abfolge von Teilschritten und Aufgabe der Unternehmensführung. Diese Modelle liefern Muster, Leitfäden und Schrittfolgen zur Strategieformulierung. Sie geben keine Hinweise für die tatsächliche Entwicklung von Strategien.
- **Deskriptive Ansätze** werden durch empirische Beobachtung konkreter strategischer Planungsprozesse aufgestellt. In der Praxis läuft die strategische Planung häufig nicht nach einem strengen Muster und einer eindeutigen Schrittfolge ab. Vielmehr hängen alle Elemente wechselseitig voneinander ab. In der Praxis hat sich keines der präskriptiven Planungsmodelle als besonders wirkungsvoll herausgestellt. Teilweise wurden völlig andere Formen der Strategieentwicklung beobachtet. Deskriptive Ansätze beschreiben, wie Strategien tatsächlich zustande kommen und konzentrieren sich dabei jeweils auf spezifische Fragestellungen der Strategieentwicklung. Ihr Schwerpunkt liegt auf organisatorischen, psychologischen und politischen Aspekten.

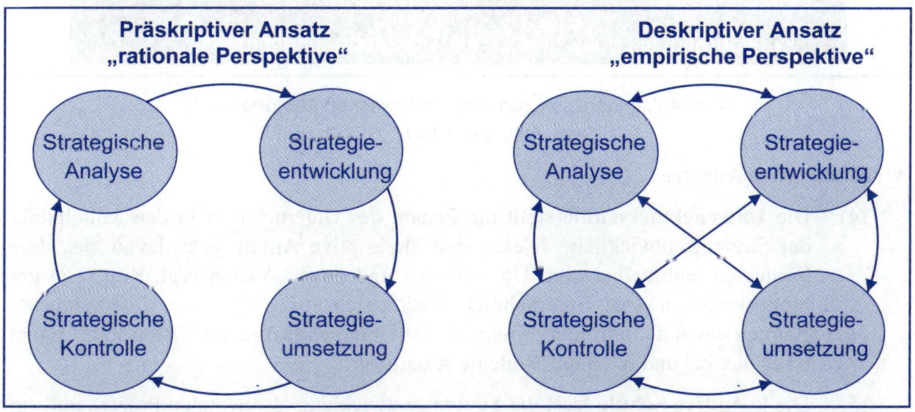


*Abb. 4.2.2: Ansätze der Strategieentwicklung*

Innerhalb dieser beiden Grundpositionen unterscheidet *Mintzberg* zehn sog. **Denkschulen** der Strategieentwicklung (vgl. *Mintzberg* 1999, S. 16ff.; *Welge /Al-Laham,* 2003, S. 73; *Müller-Stewens/Lechner*, 2005, S. 61ff.). Die verfolgte Denkschule prägt Philosophie und Ablauf der strategischen Unternehmensführung (vgl. Abb. 4.2.3).

- **Präskriptive Ansätze**
  (1) Die **Designschule** ist das Konzept zur Strategieentwicklung der *Harvard Business School* (vgl. Kap. 3.1.1). Darin besteht der strategische Planungsprozess aus den Phasen Strategieformulierung und -umsetzung. Bei der Formulierung steht das Treffen strategisch wichtiger Entscheidungen im Vordergrund. Bei der Implementierung sind die Strategien in einzelne Maßnahmen zu übersetzen. Dazu sind Strukturen, Prozesse, Verhalten sowie der Führungsstil zu gestalten. Je besser dies gelingt, desto höher sind die Chancen, die Strategie erfolgreich umzusetzen.

(2) Die **Planungsschule** ist eine Weiterentwicklung der Designschule, bei der das ursprüngliche Konzept in mehrere Phasen und Schritte unterteilt wird.

(3) Nach der **Positionierungsschule** ist die Strategieentwicklung ein analytischer Prozess zur Bestimmung vorteilhafter Wettbewerbspositionen. Auf Basis von Analysen wird ermittelt, welche Strategien zu nachhaltigen Wettbewerbsvorteilen führen. Darüber hinaus wird dargestellt, welche Strategietypen in welcher Branchenstruktur am erfolgreichsten sind. Dazu werden eine Reihe von Analysetechniken und Konzepte vorgeschlagen, die in Kap. 3.3 und Kap. 3.4 erläutert sind.

| | Schulen | Strategiefindung |
|---|---|---|
| präskriptiv | Designschule | als konzeptioneller Prozess |
| | Planungsschule | als formaler Prozess |
| | Positionierungsschule | als analytischer Prozess |
| deskriptiv | Unternehmerschule | als visionärer Prozess |
| | Kognitive Schule | als mentaler Prozess |
| | Machtschule | als Verhandlungsprozess |
| | Kulturschule | als kollektiver Prozess |
| | Lernschule | als emergenter Prozess |
| | Umweltschule | als reaktiver Prozess |
| | Konfigurationsschule | als Transformationsprozess |

*Abb. 4.2.3: Denkschulen des strategischen Managements (vgl. Mintzberg 1999, S. 17)*

- **Deskriptive Ansätze**

(4) Die **Unternehmerschule** stellt die Person des Unternehmers in den Mittelpunkt der Strategieentwicklung. Dieser erste deskriptive Ansatz geht davon aus, dass Strategien unmittelbar vom Unternehmer und dessen Vision (vgl. Kap. 2.3) geprägt werden. Dieser Unternehmer schaltet sich in die operative Unternehmensführung ein und kontrolliert direkt, ob das Unternehmen seiner Vision folgt. Dabei ist er flexibel und passt die Strategie situativ an.

(5) Die **kognitive Schule** fasst die Strategieentwicklung als mentalen Prozess auf. Im Vordergrund stehen Wahrnehmungen und deren psychologische Verarbeitung im Rahmen der Strategieentwicklung. Die Denkprozesse, Schemata und Konzepte der Unternehmensführung erklären, wie Strategien entstehen.

(6) Die **Lernschule** beschreibt die Strategieentwicklung als laufenden Lernprozess, der von den Denk- und Verhaltensweisen sowie Handlungen der Unternehmensführung abhängt. Formulierung und Umsetzung der Strategie werden als untrennbar angesehen. Die Unternehmensführung soll diesen kollektiven Lernprozess und den dadurch ausgelösten Wandel unterstützen (vgl. Kap. 3.6).

(7) Die **Machtschule** versteht die Entwicklung von Strategien als Verhandlungsprozess. In der Unternehmenspraxis ist die Formulierung von Strategien häufig ein Akt der Machtausübung. Politische Winkelzüge und direkte bzw. indirekte Beeinflussungsversuche prägen die Bildung von Strategien. Dabei treten unterschiedliche Interessen auf. Deshalb entstehen wechselnde Koalitionen, die miteinander verhandeln. Dabei können auch Konflikte entstehen.

(8) Die **Kulturschule** betrachtet die Strategieentwicklung als kollektiven, sozialen Prozess, der durch die Werte der Unternehmenskultur geprägt wird (vgl. Kap. 2.6). Die Mitarbeiter übernehmen diese Kultur, was strategisches Handeln in Übereinstimmung mit der bestehenden Kultur fördert.

(9) Die **Umweltschule** kennzeichnet die Strategieentwicklung als reaktiven, von der Umwelt getriebenen Prozess. Die Umwelt ist dabei der bestimmende Faktor, an den sich das Unternehmen bestmöglich anpassen soll.

(10) Die **Konfigurationsschule** nutzt einzelne Bestandteile der vorherigen Schulen und ordnet sie unternehmensspezifisch an. Ist diese Kombination bzw. Konfiguration über einen Zeitraum stabil, so bringt sie Strategien hervor, die zu diesem Muster passen. Die Strategieformierung ist demnach je nach Zeit und Kontext entweder als formelle Planung, konzeptionelles Design oder im Sinne einer der anderen Schulen zu verstehen.

Die Einteilung der Vorschläge in zehn Denkschulen ist eine übersichtliche Klassifikation der Vorstellungen zur Strategieentwicklung. Allerdings ist sie nicht überschneidungsfrei. Beispielsweise spielen auch in der Unternehmerschule kognitive oder politische Phänomene eine Rolle. Ebenfalls stehen die Schulen nicht unbedingt im Widerspruch zueinander (vgl. *Müller-Stewens/Lechner*, 2005, S. 75). Aus den vielfältigen Ansätzen wird deutlich, dass es nicht nur eine, sondern **verschiedene Möglichkeiten der Strategieentwicklung** gibt. Ein allgemein gültiges Modell existiert nicht. Tatsächlich ist die Formulierung von Strategien so komplex, dass sie aus unterschiedlichen Blickwinkeln zu betrachten ist.

In Theorie und Unternehmenspraxis dominiert die Kombination aus Planungs- und Positionierungsschule. Dadurch lässt sich ein idealtypischer Prozess beschreiben und Besonderheiten sowie Zusammenhänge der Strategieentwicklung lassen sich transparent und leicht verständlich darstellen. Daher orientieren sich die weiteren Überlegungen zur strategischen Planung und Kontrolle an einem präskriptiven, **idealtypischen Planungsablauf.** Er basiert auf dem Führungsprozess (vgl. Kap. 1.3.2.1). Seine **Phasen** sind in Abb. 4.2.4 dargestellt (vgl. *Hungenberg*, 2006, S. 10ff.; *Welge/Al-Laham*, 2003, S. 99):

- **Zielbildung:** Ausgangspunkt des strategischen Planungs- und Kontrollprozesses sind die strategischen Ziele. Diese werden in der Unternehmenspolitik (vgl. Kap. 2.4) als Teil der normativen Unternehmensführung festgelegt. Die Unternehmensziele können in Geschäftsbereichs- und Funktionalziele aufgeteilt werden. Ein strategisches Ziel könnte z.B. die Verteidigung einer Marktführerschaft oder die Erreichung einer bestimmten Unternehmenswertsteigerung sein.

- **Strategische Analyse:** Um Wege zur Zielerreichung festzulegen, ist ein realistisches Bild der Ausgangslage eines Unternehmens erforderlich. Dafür werden in der Phase der strategischen Analyse die erforderlichen Informationen beschafft. Dies betrifft die gegenwärtige und zukünftige Stellung eines Unternehmens in seinen Umfeldern, in seiner Branche und seinen Märkten sowie im Verhältnis zu seinen Kunden und Konkurrenten. Diese Umweltanalysen sind Gegenstand der marktorientierten Unternehmensführung (vgl. Kap. 3.3). Zudem ist die Situation des eigenen Unternehmens auf Stärken und Schwächen im Vergleich zum Wettbewerb zu analysieren. Diese Analyse ist Gegenstand der ressourcenorientierten Unternehmensführung (vgl. Kap. 3.4). Indem die Chancen und Risiken den Stärken und Schwächen gegenübergestellt werden, ergeben sich Strategiealternativen (vgl. Kap. 3.3.7).

- **Strategieformulierung:** Aus der strategischen Analyse ergeben sich meist mehrere geeignet erscheinende Strategiealternativen. Ihr Beitrag zur Zielerreichung wird deshalb möglichst umfassend bewertet. Danach lassen sich diejenigen Alternativen auswählen, die am besten zur Zielerreichung des Unternehmens geeignet sind. Die Bewertung der

Strategiealternativen und die Auswahl der umzusetzenden Strategie bilden gemeinsam die Phase der Strategieformulierung.

- **Strategieumsetzung:** Um eine Strategie zu verwirklichen, sind konkrete Maßnahmen zu planen und auszuführen. Dazu ist die Strategie mit der Organisation und dem Personalmanagement abzustimmen. Zudem ist die Strategie mit der nachgeordneten operativen Planung und Kontrolle zu verknüpfen. Dies stellt die Verteilung der betrieblichen Ressourcen nach strategischen Prioritäten und die operative Umsetzung der Maßnahmen sicher. Da die Maßnahmen durch die Mitarbeiter realisiert werden sollen, sind diese in geeigneter Form zu informieren und zu motivieren.
- **Strategische Kontrolle:** Überprüfung der Zielerreichung, Prämissen und Entwicklung von Strategien (vgl. Kap. 4.2.3).

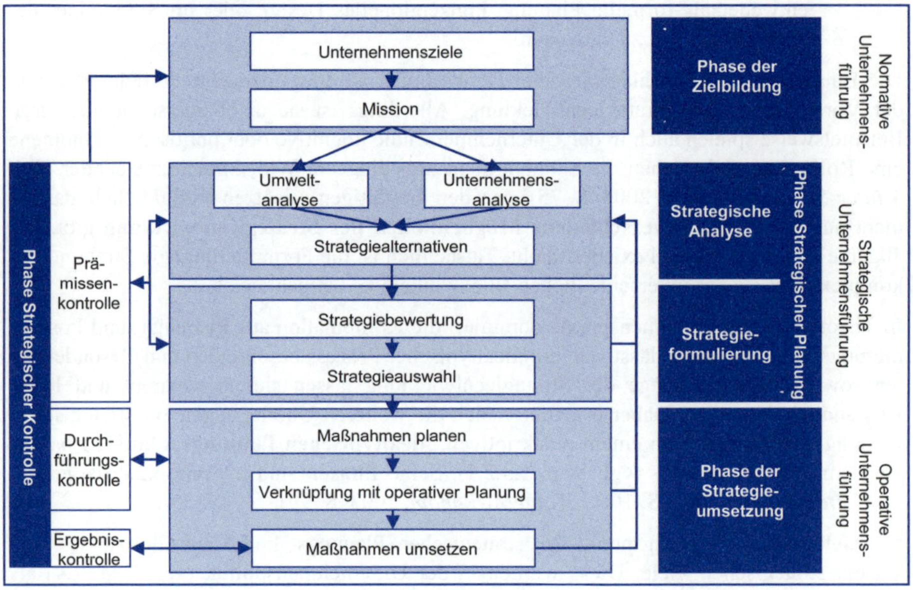


*Abb. 4.2.4: Prozess der strategischen Planung und Kontrolle (in Anlehnung an Welge/Al-Laham, 2003, S. 98)*

In diesem Prozess kommt der Grundgedanke zum Ausdruck, dass die **Strategie das übergeordnete Element** der strategischen Unternehmensführung ist. Sie gibt die Richtung für das strategische Handeln an, während die Organisation und das Personalmanagement dazu unterstützend beitragen. Daher sind die Organisation und das Personalmanagement strategiegerecht zu gestalten. Zudem machen die Rückkopplungen im Führungsprozess deutlich, dass die Phasen miteinander verknüpft sind, aufeinander aufbauen und sich gegenseitig beeinflussen. Beispielsweise bewirken unbefriedigende Ergebnisse in der Strategieumsetzung meist neue strategische Überlegungen, die zu veränderten Strategiealternativen führen können. Die erfolgreiche Umsetzung von Strategien verändert die Wettbewerbsposition und Ressourcenbasis eines Unternehmens. Dies bewirkt eine veränderte strategische Ausgangssituation für die nächste Strategieentwicklung. Diese sog. **Pfadabhängigkeit** bedeutet, dass vergangene strategische Entscheidungen die zukünftigen Handlungsmöglichkeiten eines Unternehmens prägen. Da Zielbildung und strategische Analyse bereits erläutert wurden (vgl. Kap. 3), konzentrieren sich die nächsten Abschnitte auf die Phasen der Strategieformulierung und -umsetzung sowie der strategischen Kontrolle.

### 4.2.1.2 Strategieformulierung

Im Anschluss an die Phase der strategischen Analyse und den daraus hervorgehenden Strategiealternativen schließt sich die Phase der Strategieformulierung an. Dabei wird der Beitrag der strategischen Alternativen zur Erreichung der Unternehmensziele bewertet. Auf dieser Basis werden die zu realisierenden Strategiealternativen ausgewählt.

! Die **Strategieformulierung** umfasst die Bewertung und die Auswahl der Strategiealternativen.

Der erste Teilschritt zur Strategieformulierung ist die **Strategiebewertung**. Ihre Aufgabe ist es, den Beitrag der Strategiealternativen zur Erreichung der Unternehmensziele zu bestimmen (vgl. *Hungenberg,* 2006, S. 265). Im ersten Schritt wird hierzu jede Strategiealternative isoliert auf ihre Zielwirksamkeit überprüft. Anschließend werden mehrere Strategiealternativen zu einer konsistenten Gesamtstrategie gebündelt.

Die **Bewertung einer Strategiealternative** ist eine Beurteilung der Nützlichkeit einer Strategie zur Erreichung festgelegter Ziele. Zunächst werden dafür Daten über die einzelnen Auswirkungen gesammelt, Werte zugeordnet und schließlich diejenige Strategiealternative mit dem höchsten Wert ausgewählt (vgl. *Dillerup*, 1998, S. 9). Die Strategiebewertung wird wesentlich durch die Art und Menge der verfügbaren Informationen, die Bewertungsmethode sowie Meinungen und Erfahrungen beeinflusst. Zudem ist sie immer mit Unsicherheiten über die prognostizierten Konsequenzen behaftet (vgl. Kap. 7.2.2; *Zahn* et al., 1988, S. 260; *Dillerup* et al., 1994, S. 247ff.).

Häufig werden strategische Alternativen **intuitiv** beurteilt. Zwar verfügen Entscheidungsträger meist über umfangreiche Erfahrungen, doch kann dieses Wissen nur schwer untersucht und überprüft werden. Auch kann implizites Wissen (vgl. Kap. 7.4.2) unterschiedlich interpretiert werden und widersprüchlich sein. Alle menschlichen Entscheidungen beruhen letztlich auf den gedanklichen Vorstellungen des Entscheidungsträgers (vgl. *Forrester*, 1977, S. 213). Eine wesentliche Aufgabe der strategischen Unternehmensführung ist es deshalb, die Strategiebewertung transparent und überprüfbar zu machen (vgl. Kap. 4.2.3). Dazu ist eine systematische und logische Darstellung von Strategiealternativen in Modellen erforderlich (vgl. *Zahn*, 2001, S. 300ff.; *Zahn,* 1991, S. 49). Nach dem Strukturierungsgrad können folgende **Strategiebewertungsmethoden** unterschieden werden (vgl. *Dillerup*, 1998, S. 12ff.; *Welge/Al-Laham,* 2003, S. 493f.):

- Die **finanzielle Strategiebewertung** wird am häufigsten angewandt. Sie betrachtet die Konsequenzen einer Strategiealternative im Hinblick auf die Erreichung eines monetären Ziels. Folgende Methoden stehen zur Auswahl:
  - **Wertbeiträge**: Die finanzielle Strategiebewertung kann auf die Methodik der wertorientierten Unternehmensführung (vgl. Kap. 3.2) zurückgreifen. Mit ihrer Hilfe lassen sich Wertbeiträge der Strategiealternativen berechnen.
  - **Investitionsrechnungsverfahren**: Strategiealternativen werden als Investitionen betrachtet und alle damit in Verbindung stehenden Zahlungsströme bewertet. Statische Methoden rechnen mit durchschnittlichen Kosten und Leistungen über alle Perioden. Zu unterscheiden sind Kostenvergleichs-, Gewinnvergleichs-, Rentabilitäts- und Amortisationsrechnung. Im Gegensatz dazu berücksichtigen dynamische Verfahren den Zeitwert des Geldes und den prognostizierten Anfall der Ein- und Auszahlungen nach Perioden. Die üblichsten Verfahren sind die Kapitalwertmethode, die Methode des internen Zinsfußes und die Annuitätenmethode. Exemplarisch wird das Discounted Cashflow-Verfahren als eine Variante der Kapitalwertmethode im Kap. 3.2.3.4 näher erläutert.

- **Realoptionsmodelle** eignen sich für die Beurteilung von Strategien, die durch Unsicherheit, Irreversibilität und Bedarf an Flexibilität gekennzeichnet sind. Die Anwendung der Optionspreistheorie kann strategische Alternativen identifizieren und ein Portfolio an Alternativen (Optionsportfolio) aktiv gestalten. Da die Optionspreistheorie von sehr komplexer mathematischer Natur ist, erfordert deren Anwendung leicht verständliche und bedienbare Werkzeuge, mit der auch Szenarien auf einfache Weise abgebildet werden können (vgl. *Mehler-Bicher*, 2001). Bis derartige Instrumente zur Verfügung stehen, ist der Einsatz zwar theoretisch sinnvoll, in der Praxis jedoch schwierig umsetzbar. Die Grundvorstellung kann vereinfacht in Analogie zu einer finanzwirtschaftlichen Optionsschuldverschreibung erklärt werden (vgl. *Pritsch/Weber*, 2001, S. 13ff.). Diese bestehen aus einer Schuldverschreibung mit einem trennbaren Anwartschaftsrecht (Optionsschein). Es ermöglicht dem Inhaber, innerhalb eines bestimmten Zeitraums eine festgelegte Zahl von Aktien zu einem bestimmten Kurs zu beziehen. Die Elemente von Optionen sind die Optionsfrist, der Bezugskurs und das Bezugsverhältnis der Aktien. Es können dabei Verkaufs- und Kaufoptionen unterschieden werden. Der Wert einer Option ermittelt sich aus dem Vorteil bei sofortiger Ausübung und einem Zinsanteil. Eine Realoption überträgt diese Logik auf reale Objekte. Für eine Strategiealternative können damit Handlungsmöglichkeiten als Wahlrechte bewertet werden. Solche Wahlrechte können z.B. der Zeitpunkt des Kaufs eines Unternehmens sein. Das Instrumentarium der Realoptionen ist ein viel versprechender Ansatz, der jedoch aufgrund seiner Komplexität noch kaum praktische Anwendung findet (vgl. *Vollrath,* 2001, S. 45ff.).

- **Businesspläne** dienen externen Kapitalgebern als Entscheidungsgrundlage über eine Strategiealternative. Der angelsächsische Begriff Businessplan wird in Deutschland gleichbedeutend mit den Begriffen Geschäftsplan oder Unternehmensplan verwendet. Es handelt sich um ein schriftliches Dokument, in dem Ziele und Strategien dargestellt werden. Darin wird detailliert Auskunft über Produkte bzw. Dienstleistungen, Zusammensetzung und Erfahrungen der Unternehmensführung, Marktperspektiven und Konkurrenzverhältnisse sowie die beabsichtigte Finanzierung gegeben (vgl. *Zeis/Naumann,* 2006). Die Ausführungen münden in eine integrierte Bilanz-, Erfolgs- und Finanzplanungsrechnung, in der die zukünftige Unternehmensentwicklung zahlenmäßig für einen Zeitraum von meist fünf Jahren abgebildet wird. Mit Strategiealternativen ist oft ein Kapitalbedarf verbunden, der aus eigenen Mitteln nicht befriedigt werden kann oder soll. Businesspläne sind das zentrale Instrument zur Kommunikation mit Investoren. Kapitalgeber, wie z.B. Banken oder Beteiligungsgesellschaften, setzen ihn als Bedingung für die Aufnahme von Finanzierungsverhandlungen voraus. Er dient zur Prüfung der Kapitaldienstfähigkeit bzw. der Renditebeurteilung und vermittelt ein Bild des geplanten Vorhabens (vgl. *Bernasconi/Galli*, 1999, S. 347). Typische Inhalte von Businessplänen zeigt Abb. 4.2.5 (vgl. *Wupperfeld,* 1999, S. 13; *Deimel*, 2006).

- **Heuristiken** sind Handlungsvorschriften bzw. Suchverfahren, die aus einer Menge von Lösungen eine Auswahl treffen. Dabei ist es nicht erforderlich, alle Alternativen zu kennen bzw. systematisch zu bewerten. Beispiele für heuristische Methoden sind Argumentenbilanzen, Ursache-Wirkungsdiagramme oder Instrumente des Qualitätsmanagements wie z.B. Fischgrätendiagramme (vgl. Kap. 8.1.5.2). Derartige Instrumente ermöglichen eine Komplexitätsreduktion, fördern die Kommunikation über die Strategiealternativen und erlauben die kombinierte Betrachtung quantitativer sowie qualitativer Größen. Dazu werden Kriterienkataloge vorgeschlagen, um die Strategiealternativen grob zu untersuchen (vgl. *Welge/Al-Laham*, 2003, S. 494f.). Beurteilungskriterien sind z.B. Ressourcenabdeckung, Machbarkeit, Vereinbarkeit mit den Werten und der Vision des Unternehmens, Konsistenz sowie Durchführbarkeit. Auch die Ergebnisse und Kriterien der PIMS-Studie (vgl. Kap. 3.1.2.3) können hierzu verwendet werden. Eine Erweiterung von Kriterienlisten sind Strategieprofile. Sie stellen eine Strategie als Gesamtbild aus mehreren Kriterien mit unterschiedlichen Ausprägungen grafisch dar (vgl. *Müller-Stewens-Lechner,* 2005, S. 324).

| Gliederung | Inhalte |
|---|---|
| Deckblatt | ▪ Firma, Anschrift, Logo<br>▪ Name und Telefonnummer des Ansprechpartners<br>▪ Datum und Vertraulichkeitsvermerk |
| Zusammen-fassung | ▪ Unternehmensgegenstand und -ziele<br>▪ Angebotene Produkte mit ihren Wettbewerbsvorteilen<br>▪ Relevante Märkte mit ihren Potenzialen und der Absatzstrategie<br>▪ Managementkompetenzen<br>▪ Wichtige historische und geplante Finanzdaten<br>▪ Erforderlicher Kapitalbedarf |
| Kurzprofil des Unterneh-mens | ▪ Unternehmensgegenstand<br>▪ Rechtliche Verhältnisse und Kapitalausstattung<br>▪ Standort und Branchenzugehörigkeit<br>▪ Wichtige Verträge<br>▪ Entwicklung der wirtschaftlichen Verhältnisse sowie die Mitarbeiterzahl |
| Geschäfts-system | ▪ Verkaufte Leistungen und Kunden<br>▪ Produktions- und Absatzsystem<br>▪ Bestehende und angestrebte Wettbewerbsvorteile |
| Unter-nehmens-führung und Personal | ▪ Organigramm des Unternehmens<br>▪ Schlüsselpersonen und deren Aufgabenverteilung, Kapitalbeteiligung, Qualifikation, Entlohnung und Motivation<br>▪ Externe Berater, Beiräte o.ä. und deren Aufgaben |
| Produkte bzw. Dienst-leistungen | ▪ Beschreibung der Leistungen, Entwicklungsstand und Perspektiven<br>▪ Vergleich zu Konkurrenzprodukten<br>▪ Kundennutzen der Leistungen<br>▪ Alleinstellungsmerkmale und Zusatznutzen |
| Märkte und Konkurrenz | ▪ Branchen-, Markt- und Preisentwicklung und Segmentierung<br>▪ Branchentypische Attraktivität und Renditen<br>▪ Chancen und Risiken<br>▪ Konkurrenzanalyse |
| Marketing | ▪ Produktpolitik<br>▪ Preispolitik<br>▪ Distributionspolitik<br>▪ Kommunikationspolitik |
| Risiko-analyse | ▪ Risiken des Vorhabens<br>▪ Risikomanagement<br>▪ Berücksichtigung der Risiken in der Planungsrechnung |
| Planungs-rechnungen | ▪ Gewinn- u. Verlustrechnungen, Bilanzen und Kapitalflussrechnungen<br>▪ Integrierte Planungsrechnung aus folgenden Teilplänen: Investitions-plan, Abschreibungsplan, Personalplanung, Absatzplan, Umsatzplan, Produktionsplan, Kapitalbedarfsplan |
| Anhang | ▪ z.B. Marktforschungsanalysen, Bewertungsgutachten, unterschriebene Lebensläufe des Managements, Patente, Lizenzen, Detailrechnungen |

*Abb. 4.2.5: Bestandteile eines Businessplans (vgl. Zeis/Naumann, 2006)*

- **Mehrdimensionale Verfahren** (multiattributiv) berücksichtigen mindestens zwei Zielaspekte. Ein typisches Beispiel hierfür sind Nutzwertanalysen. Die Auswirkungen einzelner Strategiealternativen werden dabei zunächst verschiedenen Kriterien zugeordnet und bewertet. Anschließend werden die Kriterien gewichtet und zu einem Gesamtwert zusammengefasst.

- **Simulationsmethoden** untersuchen das dynamische Verhalten komplexer Systeme. Simulation ist das Nachbilden eines Systems mit seinen dynamischen Prozessen in einem experimentierfähigen Modell, um auf die Wirklichkeit übertragbare Erkenntnisse zu gewinnen (vgl. *VDI*-Richtlinie 3633). Mit Experimenten wird das Verhalten eines nachgebildeten Systems erforscht. Komplexe Strategiealternativen können unter Einbezug dynamischer Phänomene innerhalb verschiedener Umweltszenarien umfassend bewertet werden. Ein Beispiel ist der *System Dynamics* Ansatz (vgl. *Forrester,* 1995, S. 4ff.). Er eignet sich insbesondere zur Untersuchung des langfristigen Verhaltens von Systemen (vgl. *Dillerup*, 1998, S. 12ff.). Die Entwicklung von Simulationsmodellen ist zeitaufwendig und nur dann sinnvoll, wenn dynamische Effekte besonders wichtig sind (vgl. *Forrester,* 1972, S. 85).

An die Bewertung der Zielerreichung jeder einzelnen Strategiealternative schließt sich die Bündelung von Strategievorschlägen zu einer stimmigen Gesamtstrategie an. Dabei steht die Widerspruchsfreiheit (**Konsistenz**) der Strategien im Mittelpunkt (vgl. *Müller-Stewens/ Lechner,* 2005, S. 324). Die strategischen Einzelmaßnahmen sollen möglichst gut zusammenpassen (Strategic Fit). Dabei können drei **Arten** von Konsistenz unterschieden werden (vgl. *Welge/Al-Laham*, 2003, S. 496f.):

- **Intra-Strategie-Fit** prüft, ob die einzelnen Elemente und Maßnahmen einer Strategie zusammenpassen. So können z.B. bei einer Markterschließungsstrategie die Einzelmaßnahmen zeitlich und hinsichtlich der Ressourcen aufeinander abgestimmt werden.
- **Intra-System-Fit** ist die Widerspruchsfreiheit der Elemente und Maßnahmen einer Strategie mit anderen Strategien. In diesem Fall lassen sich die Strategien bündeln. So kann eine Markterschließung mit der Strategie zur Erneuerung der Produkte auf einer innovativen technischen Basis nicht nur widerspruchsfrei sein, sondern sich in ihrer Wirkung sogar gegenseitig verstärken.
- **Strategie-System-Fit** bezeichnet die Übereinstimmung der Strategie mit normativen Vorgaben. So kann eine Strategie zu hoher Zielereichung führen, aber nicht mit den Werten eines Unternehmens vereinbar sein. Dies kann z.B. der Fall sein, wenn zur Markterschließung ein Unternehmenskauf ausgeschlossen wird, da dies aus normativen Risiko- und Entwicklungsüberlegungen oder aufgrund der Unternehmenskultur abgelehnt wird.

Die auf diese Weise koordinierten Strategien werden im Anschluss zu einer Gesamtstrategie zusammengefasst. Sie wird auch als **strategisches Programm** oder **strategische Initiative** bezeichnet. Die Vielzahl der Strategievorschläge kann qualitativ in verschiedene Kategorien, den sog. **Härtegraden**, eingeteilt werden. Als Härtegrad wird der Grad der Konkretisierung einer Strategie bezeichnet. Mit steigendem Härtegrad wird das zunehmende Stadium im Strategieentwicklungsprozess ausgedrückt. Abhängig von der unternehmensspezifischen Aufteilung werden unterschiedlich viele Härtegrade gebildet:

- **Härtegrad eins:** Ausgangspunkt ist eine Idee oder ein strategischer Handlungsbedarf. Dabei ist lediglich das Problem, nicht jedoch das exakte Ziel oder das Vorgehen zur Zielerreichung bekannt. Beispielsweise hat ein Konkurrent ein technisch besseres Produkt auf den Markt gebracht und die Umsatzentwicklung des Unternehmens ist deshalb rückläufig.

- **Härtegrad zwei** beinhaltet neben einer Problembeschreibung auch eine Zieldefinition. Im Beispiel soll ein neues Produkt des Unternehmens nicht nur dem Konkurrenzprodukt gleichwertig sein, sondern weitere Innovationen in definierten Feldern besitzen.
- **Härtegrad drei** ergänzt die Problem- und Zieldefinition um eine ausgearbeitete Strategie zur Zielerreichung. Um schnell ein technisch überlegenes Produkt zu entwickeln, kann z.B. mit Hochschulen, Entwicklungspartnern oder Lieferanten zusammengearbeitet werden. Dazu existiert ein detaillierter Maßnahmenplan.
- **Härtegrad vier** ist eine bewertete und entscheidungsreife Strategie. Die Strategie zur Produktentwicklung wurde z.B. auf deren Wertbeitrag und Konsistenz bewertet.
- **Weitere Härtegrade** setzen die Systematik fort, indem z.B. für ausgewählte Strategien, für Strategien mit einer Umsetzungsplanung, für Strategien in der Umsetzung sowie für vollständig umgesetzte Strategien ein Härtegrad vergeben wird.

Für die Bündelung von Strategiealternativen zu einer Gesamtstrategie ist es wichtig, dass sämtliche Alternativen eindeutig nach ihrem Härtegrad bezeichnet sind und ausreichend Strategievorschläge mit niedrigerem Härtegrad vorhanden sind. Somit können ggf. Strategien ergänzt werden, wenn die Wirksamkeit der ausgewählten Strategien nicht ausreicht.

Ein Instrument zur Untersuchung eines Bündels an Strategiealternativen ist die **strategische Lückenanalyse** (GAP-Analyse; vgl. *Welge/Al-Laham,* 2003, S. 295). Dabei wird die unter gegebenen Umständen zu erwartende Entwicklung einer Größe mit dem angestrebten Ziel verglichen. Beispiele für solche Zielgrößen sind Umsatz, Gewinn, Deckungsbeitrag oder Wertbeitrag. Die Ziele können sich dabei auf das Unternehmen, auf Produktgruppen, Produktlinien oder Geschäftsbereiche beziehen (vgl. *Munari,* 2006, S. 437). Die festgestellte Lücke wird in einen operativen und einen strategischen Bereich aufgeteilt. Der operative Bereich kann durch verbesserte Ausschöpfung bestehender Erfolgspotenziale im Rahmen der operativen Unternehmensführung geschlossen werden. Hierunter fallen die Maßnahmen der Marktdurchdringung wie z.B. Werbeaktionen oder die Erhöhung der Produktivität. Die verbleibende strategische Lücke erfordert dagegen neue Strategien. Die Lückenanalyse macht deutlich, welche strategischen Alternativen miteinander zu kombinieren sind, um ein vorgegebenes Ziel zu erreichen. Am Beispiel einer Marktstrategie kann die Lücke durch Expansionsstrategien der Produkt- oder Marktentwicklung sowie durch Diversifikation geschlossen werden. Abb. 4.2.6 zeigt ein Beispiel für die strategische Lückenanalyse.

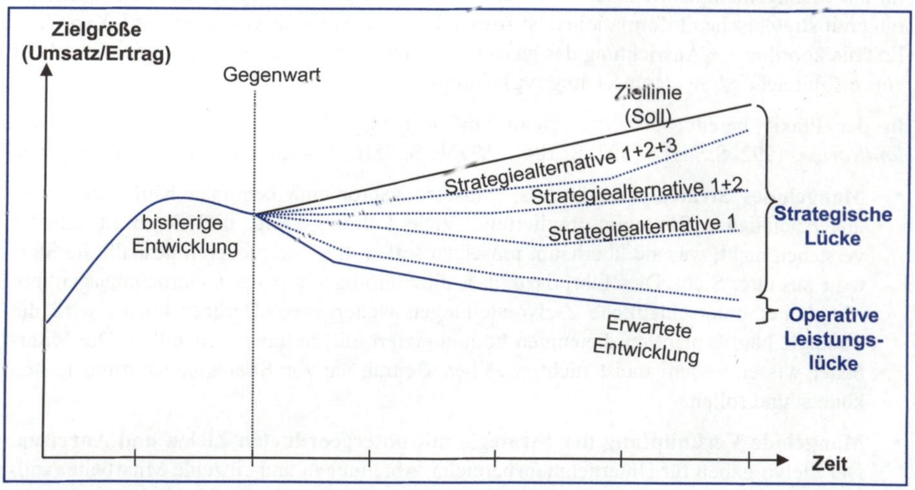


*Abb. 4.2.6: Strategische Lückenanalyse (in Anlehnung an Baum et al., 2004, S. 18)*

Ist die Zielwirksamkeit aller Strategiealternativen beurteilt, dann ist eine **Auswahlentscheidung** (strategic choice) zu treffen. Dabei sind diejenigen Alternativen mit der bestmöglichen Zielerreichung auszusuchen (vgl. *Hungenberg*, 2006, S. 265). Das Vorgehen dazu entspricht dem der Zielfestlegung von Unternehmenszielen und ist in Kap. 2.4.3 beschrieben. Die Auswahl von Strategien aus einer Anzahl möglicher Alternativen gehört somit zu jedem wirtschaftlichen Handeln. Sie schafft Klarheit darüber, was strategisch erreicht werden soll. Dies mobilisiert die Fähigkeiten und Kräfte eines Unternehmens und soll Orientierung und Ansporn für das Unternehmen und jeden einzelnen Mitarbeiter geben (vgl. *Coenenberg/Salfeld,* 2004, S. 17). Die Ergebnisse der Strategieauswahl sind verabschiedete Strategiepläne mit Maßnahmen, Terminen, Verantwortlichen und Kosten.

## 4.2.2 Strategieumsetzung

Die Strategiefindung steht im Rahmen der strategischen Planung in Theorie und Praxis häufig im Mittelpunkt. Die Strategieumsetzung ist jedoch mindestens ebenso wichtig. Während die Strategieentwicklung in der Regel durch die Unternehmensführung erfolgt, wird die Strategieumsetzung häufig an untergeordnete Ebenen delegiert (vgl. *Hemetsberger*, 2001, S. 109ff.). Eine Trennung von Strategieentwicklung und -umsetzung verringert allerdings die Reaktionsfähigkeit des Unternehmens auf Änderungen der Umweltbedingungen (vgl. *Mintzberg,* 1990, S. 184). Die Strategieentwicklung läuft in vielen Unternehmen standardisiert ab. Dennoch ist die Verknüpfung mit der operativen Planung und damit die Umsetzung der Strategie in vielen Fällen unzureichend. Eine formulierte Strategie mit Erfolgspotenzialen führt aber nur dann zum Erfolg, wenn sie auch wirkungsvoll umgesetzt wird. Daher kommt der Strategieumsetzung eine große Bedeutung zu.

**Strategieumsetzung** bedeutet die Bestimmung und Ausführung operativer Maßnahmen zur Erreichung der strategischen Ziele und damit zur Realisation der Strategie.

Die Strategie bildet die Vorgabe für alle betrieblichen Teilbereiche. Neben der Konkretisierung der strategischen Planung und deren Verknüpfung mit der operativen Planung ist auch die Organisation, das Personalmanagement und das Informationsmanagement auf die Strategie auszurichten. Die Aspekte der strategiegerechten Organisation werden in Kap. 5.2 behandelt. Die Ausrichtung der Mitarbeiter auf eine neue Strategie ist eine Herausforderung für das Management des Wandels (vgl. Kap. 3.6). Die Unterstützung der Unternehmensführung mit strategischen Informationen ist Aufgabe der Informationswirtschaft (vgl. Kap. 7.2). Erst die koordinierte Ausrichtung des gesamten Unternehmens auf eine Strategie ermöglicht eine erfolgreiche Strategieumsetzung (vgl. *Hungenberg,* 2006, S. 319).

In der Praxis bereitet die Strategieumsetzung häufig folgende **Probleme** (vgl. *Kaplan/Norton*, 1992, S. 71ff.; 1997, S. 184f.; 1996b, S. 75ff.; *Horváth&Partner*, 2001, S. 7ff.):

- **Mangelndes Strategieverständnis**: Umsetzungsprobleme beginnen häufig bei einer unverständlichen Strategieformulierung. Viele Führungskräfte und deren Mitarbeiter verstehen nicht, was sie überhaupt umsetzen sollen. Sie interpretieren deshalb die Strategie aus ihrer Sicht. Dies führt dazu, dass die Führungskräfte des Unternehmens an ihre Mitarbeiter unterschiedliche Zielvorstellungen weitergeben. Darüber hinaus wird die Strategie häufig nicht an diejenigen kommuniziert, die sie umsetzen sollen. Die Mitarbeiter wissen zudem meist nicht, welchen Beitrag sie zur Strategieumsetzung leisten können und sollen.
- **Mangelnde Verknüpfung der Strategie mit untergeordneten Zielen und Anreizen**: Die Zielvorgaben für Unternehmensbereiche, Abteilungen und einzelne Mitarbeiter sollten aus der Strategie abgeleitet werden. Ansonsten besteht die Gefahr, dass untergeordnete Ebenen kurzfristige operative Ziele verfolgen, die keinen Zusammenhang mit der

Strategie aufweisen oder dieser sogar entgegenstehen. Anreizsysteme, die auf die Erreichung kurzfristiger Zielsetzungen ausgerichtet sind, verstärken dieses Problem.

- **Keine strategische Ressourcenverteilung**: Die Strategie sollte die Grundlage für die langfristige Ressourcenverteilung im Unternehmen sein. Da strategische und operative Planung häufig getrennt voneinander durchgeführt werden, entspricht die Ressourcenverteilung in den Budgets selten den strategischen Prioritäten. Häufig beschränken sich die Unternehmen in der Budgetierung auf kontinuierliche Verbesserungen im Rahmen der bestehenden Ressourcenverteilung.
- **Fehlende Messung der Strategieumsetzung**: Die Strategieumsetzung sollte laufend überprüft werden. Die Berichterstattung beschränkt sich jedoch meist auf operative Plan/Ist-Vergleiche von kurzfristigen finanziellen Größen. Die existierenden operativen Mess- und Kontrollsysteme sind oftmals nicht oder nur begrenzt dazu geeignet, Informationen über den Stand der Strategieimplementierung zu liefern.

Ein in der Praxis bereits weit verbreiteter Ansatz zur Beseitigung der Defizite bei der Verknüpfung der strategischen mit der operativen Planung, der unternehmensweiten Kommunikation der Strategie sowie der Rückmeldung über den Stand der Strategieumsetzung ist die **Balanced Scorecard**. In welcher Weise dabei die Strategieumsetzung verbessert werden kann, wird im Folgenden dargestellt.

#### 4.2.2.1 Prozess der Strategieumsetzung mit der Balanced Scorecard

Die **Balanced Scorecard** ist ein Konzept des Performance Measurement, das die Leistung des Unternehmens mit Hilfe mehrdimensionaler Kennzahlen aus unterschiedlichen Perspektiven beurteilt. Gegenstand und Aufbau der Balanced Scorecard werden in Kap. 7.2.3.2 dargestellt. Die Balanced Scorecard versucht vor allem, die Probleme der Strategieumsetzung zu lösen. Dazu werden die Vision und Strategie dargestellt, kommuniziert, auf untergeordnete Ebenen herunter gebrochen und Umsetzungserfolge gemessen. Die Balanced Scorecard dient als strategisches Führungssystem, mit dem strategisches Denken und Handeln auf allen Ebenen des Unternehmens gefördert werden können. Es ist, wie in Abb. 4.2.7 dargestellt, ein **Regelkreis** mit folgenden Stufen (vgl. *Kaplan/Norton,* 1997, S. 10ff., 191ff; 1993, S. 134ff.):

- **Klärung und Vermittlung von Vision und Strategie:** Um die Vision und Strategie umsetzen zu können, muss diese zunächst von allen Führungskräften und Mitarbeitern verstanden werden. Die eindeutige Beschreibung der Strategie geschieht in der Balanced Scorecard durch Aufspaltung in unterschiedliche Perspektiven und strategische Teilziele sowie Darstellung der zwischen diesen bestehenden Ursache-Wirkungsbeziehungen. Mit Hilfe von Kennzahlen lassen sich vage und unkonkret formulierte Strategien eindeutig beschreiben und ein Konsens in der Unternehmensführung herstellen. Durch ein einheitliches Verständnis der strategischen Annahmen können alle Organisationseinheiten und Ressourcen auf die Strategieumsetzung ausgerichtet werden. Dabei wird jedem einzelnen Mitarbeiter deutlich, welchen Beitrag er zur Erreichung der strategischen Ziele leistet.
- **Kommunikation und Verknüpfung mit der Strategie:** Ist die Strategie eindeutig beschrieben, ist sie im nächsten Schritt im Unternehmen bekannt zu machen. Nur wenn alle Mitarbeiter über die Strategie informiert sind, können sie ihr Handeln danach ausrichten und so zu einer erfolgreichen Strategieumsetzung beitragen. Die Konkretisierung erfolgt durch die Ableitung individueller Ziele für die Mitarbeiter und Abteilungen aus den strategischen Unternehmenszielen. Um die Umsetzung sicherzustellen, sollte die

strategische Zielerreichung mit dem Anreizsystem verknüpft werden. Auf diese Weise lässt sich die Leistung der Mitarbeiter zur Strategieerreichung beurteilen.

- **Planung und Zielvorgaben:** Ausgehend von den strategischen Zielen werden herausfordernde langfristige Zielvorgaben festgelegt. Für diese werden strategische Maßnahmen bestimmt, mit denen diese Ziele erreicht werden sollen. Die strategische und operative Planung wird durch die Verbindung der strategischen Zielvorgaben mit dem jährlichen Budgetierungsprozess verknüpft. Auf diese Weise wird sichergestellt, dass die knappen Ressourcen im Sinne der Strategie eingesetzt werden.
- **Strategisches Feedback und Lernprozess:** Aufgrund ständiger Veränderungen im Wettbewerbsumfeld ist die Strategieentwicklung kein einmaliger Vorgang. Erfolgreiche Strategien in der Vergangenheit können das Unternehmen zukünftig in eine Sackgasse führen. Durch die laufende Messung der Strategieumsetzung wird die Strategie auf ihre Gültigkeit geprüft. Dabei werden Abweichungen ermittelt und Hinweise auf eine notwendige Anpassung bzw. grundlegende Änderung der Strategie abgeleitet. Haben sich z.B. erwartete Ergebnisse trotz der Erreichung von Zielvorgaben nicht eingestellt, so signalisiert dies falsche Annahmen über strategische Zusammenhänge. Aufgrund dessen sind im Sinne eines strategischen Lernprozesses die Prämissen unter den veränderten Umweltbedingungen immer wieder in Frage zu stellen.

Eine Änderung der Strategie erfordert zwangsläufig auch eine Anpassung der Balanced Scorecard. Der Regelkreis beginnt von neuem und die Ziele aus den verschiedenen Perspektiven werden überdacht, aktualisiert und ersetzt.

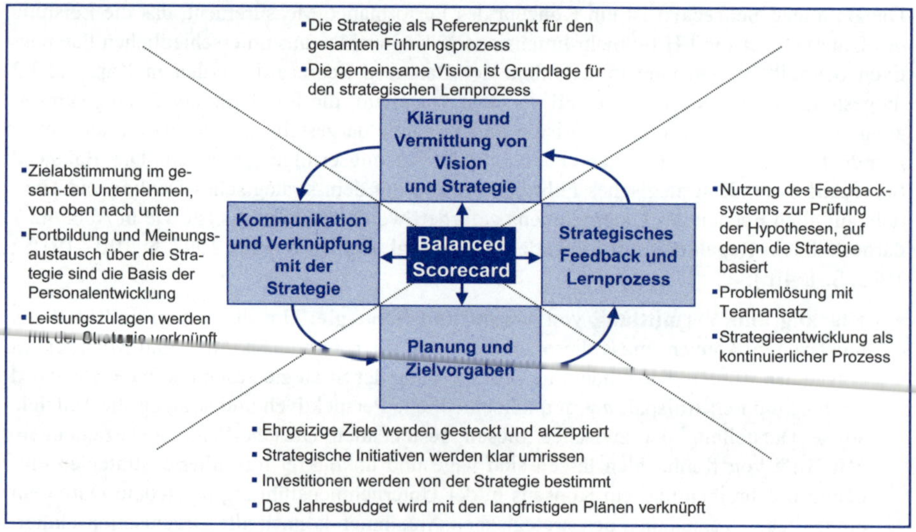


*Abb. 4.2.7: Die Balanced Scorecard als strategisches Führungssystem (vgl. Kaplan/Norton, 1997, S. 191)*

Ausgangspunkt der Strategieumsetzung ist immer die Vision und Gesamtstrategie des Unternehmens bzw. des organisatorischen Teilbereichs, für den die Balanced Scorecard aufgestellt wird. Die **Operationalisierung der Strategie** erfolgt, wie in Abb. 4.2.8 dargestellt, in fünf Schritten (vgl. *Kaplan/Norton*, 1997, S. 8ff., 42ff.; *Gaiser/Greiner*, 2002, S. 199ff.):

**(1) Aufteilung in Perspektiven**: Die Strategie wird in der Balanced Scorecard aus unterschiedlichen Blickwinkeln betrachtet. Meist werden dazu vier Perspektiven verwendet: Lernen und Entwicklung, interne Geschäftsprozesse, Kunden sowie finanzielle Ergebnisse. Die Zuordnung zu den Perspektiven verhindert einseitiges Denken bei der Ableitung und Verfolgung von Zielen und stellt den Zusammenhang der Perspektiven im Rahmen der Strategieumsetzung dar.

(2) **Ableitung strategischer Zielsetzungen**: Im nächsten Schritt werden für jede Perspektive mehrere strategische (Teil-)Ziele aus der Strategie abgeleitet. Bezieht sich die Strategie z.B. auf die Erreichung einer marktführenden Position, kann dies in der Perspektive „interne Geschäftsprozesse" die Verringerung der Durchlaufzeit oder die Erhöhung der Prozessqualität als strategisches (Teil-)Ziel zur Folge haben.

(3) **Bestimmung von Maßgrößen**: Um die Erreichung der Ziele beurteilen zu können, sind diese messbar zu machen. Deshalb werden für alle strategischen Ziele finanzielle und nicht-finanzielle Maßgrößen bestimmt, mit denen das Ausmaß der Zielerreichung quantifiziert werden kann. Soll z.B. die Prozessqualität in der Fertigung verbessert werden, gilt es hierfür eine geeignete Maßgröße zu finden. Denkbar wären Fehlerquoten (parts-per-million) oder die Anzahl an Garantiefällen. Die Auswahl geeigneter Kennzahlen ist für die Strategieumsetzung ein entscheidender Schritt.

(4) **Festlegung von Zielwerten**: Bevor über die anzustrebenden Zielwerte diskutiert werden kann, sind zunächst die Ausgangswerte zu bestimmen. Im Anschluss werden Zielwerte abgeleitet, die in einem festgelegten Zeitraum erreicht werden sollen. Durch die Gegenüberstellung von Soll- und Ist-Werten wird im Laufe der strategischen Kontrolle auf den Grad der Strategieumsetzung geschlossen.

(5) **Aufstellung strategischer Maßnahmen**: Um die Erreichung strategischer Ziele sicherzustellen, werden für jedes Ziel strategische Aktionsprogramme aufgestellt. Jeder Maßnahme werden Termine, Ressourcen bzw. Budgets sowie Verantwortliche zugewiesen.

Durch das stringente Herunterbrechen der Gesamtstrategie zu strategischen (Teil-)Zielen mit geeigneten Maßgrößen und Zielvorgaben sowie die Ableitung geeigneter Maßnahmen wird die Strategie Schritt für Schritt operationalisiert. Die Strategieumsetzung beginnt bereits mit der Aufstellung der strategischen Aktionsprogramme und wird durch die Zuweisung von Verantwortlichkeiten und Ressourcen sowie die laufende Messung der Zielerreichung mit Hilfe der festgelegten Kennzahlen sichergestellt. *Kaplan/Norton* bezeichnen deshalb dieses Vorgehen als „**Translating Strategy into Action**" (1996a).

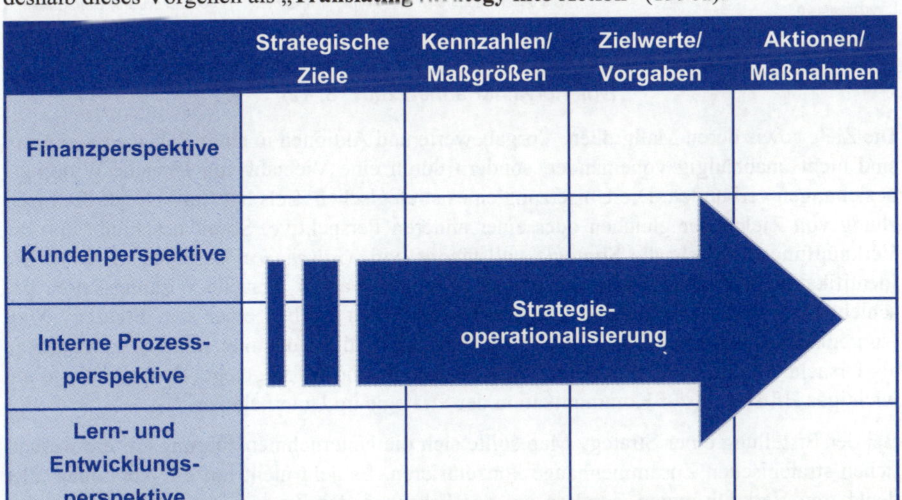


*Abb. 4.2.8: Strategieoperationalisierung in der Balanced Scorecard*

Zur Veranschaulichung des Prozesses der Strategieumsetzung zeigt Abb. 4.2.9 am Beispiel eines Kopiergeräteherstellers wie strategische Ziele, Maßgrößen, Zielwerte und strategische Aktionen konkret aussehen können.

| Perspektiven | Strategische Ziele | Messgrößen | Zielwerte | Strategische Aktionen |
|---|---|---|---|---|
| **Finanzielle Perspektive** | CFROI deutlich steigern | CFROI | 18% | In den folgenden Perspektiven definiert |
| Welche Zielsetzungen leiten sich aus den Erwartungen der Kapitalgeber ab? | Konkurrenzfähige Kostenstruktur aufbauen | % Gesamtkosten vom Umsatz<br>% Vertriebs- und Verwaltungskosten | 80%<br>7% | In den folgenden Perspektiven definiert |
| | Internationales Wachstum vorantreiben | Gesamtumsatz<br>% Umsatz nicht EU/ nicht USA | 2 Mrd. €<br>90 Mio. € | Marktstudie „Mittel-Ost-Europa"<br>Task Force |
| **Kunden-perspektive** | Attraktive Einfach-Geräte am Markt positionieren | Marktanteil im Massensegment<br>Bewertungsindex Händler | 12%<br>75 Indexpunkte | Marketingoffensive<br>Einrichtung Händlerforum |
| Welche Ziele sind aus Kundensicht zu setzen, um die finanziellen Ziele zu erreichen? | Im Hochpreissegment mit Qualität überzeugen | Marktanteil im Hochpreissegment<br>Imagewerte Zielkunden | 16%<br>88 Indexpunkte | Designstudie<br>Überarbeitung Marketingmaterial |
| | Funktionssicherheit erhöhen | Anzahl Störfälle | - 45% | Technikumstellung<br>Projektgruppe „No excuses" |
| | Kundenbetreuung aktiver gestalten | Wiederverkaufsquote<br>Besuche/Zielkunde | 75%<br>2 p.a. | Key Account Management<br>Ausrichtung Vertriebsmeeting |
| **Prozess-perspektive** | Produkte standardisieren | Gleichteilkosten in Relation zu den gesamten Materialkosten | 65% | Benchmarking mit ABC AG<br>Baukastenanlage |
| Welche Ziele sind aus Unter-nehmenssicht zu setzen, um die Ziele der Finanz- und Kunden-perspektive zu erfüllen? | Synergien nutzen | Personalkosten in % vom Umsatz<br>Synergiebereicht | 8,5%<br>Kein Zielwert | Synergieleitfaden erarbeiten<br>Synergiezirkel initiieren |
| | Fertigungstiefe an Kern-kompetenzen anpassen | Kerntechnologiequote | 80% | Definition der Kernkompetenzen<br>Anpassung Fertigungslayout |
| | Interne Kunden-orientierung erhöhen | Schnittstellenbefragungsindex | 75 Indexpunkte | Synergiezirkel initiieren<br>Einführung Prozessmanagement |
| **Potenzial-perspektive** | Entwicklungskompetenz steigern | Assessmentwerte (durch F&E, Vertrieb, Produktion, Management) | 80 Indexpunkte | Rekrutierungsoffensive<br>Partnerschaft mit Uni Stuttgart |
| Welche Potenziale sind aufzubauen, um sich auf zu-künftige An-forderungen vorzubereiten? | Neue Medien nutzen | Bestellvorgänge über Internet | + 125% | Neugestaltung Homepage<br>Webauftritt intensiv bewerben |
| | Mitarbeitermotivation erhöhen | Austritte von Key Employees<br>Mitarbeiterbefragungswerte | 3%<br>85% Indexwerte | Einführung Mitarbeiterbefragung<br>Feedbacksysteme überarbeiten |

*Abb. 4.2.9: Die Überführung in Aktionen konkretisiert die Strategie (vgl. Horváth&Partner, 2001, S. 12)*

Die Ziele sowie deren Maßgrößen, Vorgabewerte und Aktionen in einer Balanced Scorecard sind nicht unabhängig voneinander, sondern durch eine Vielzahl von Ursache-Wirkungsbeziehungen verbunden. Die Umsetzung eines strategischen Ziels hat Einfluss auf die Erreichung von Zielen der gleichen oder einer anderen Perspektive. Somit beschreibt erst die Verknüpfung der Ziele die Strategie vollständig (vgl. *Gaiser/Greiner*, 2002, S. 200). Die Identifikation und Darstellung dieser strategisch relevanten Ursache-Wirkungsketten geschieht im Rahmen der Balanced Scorecard durch den Aufbau einer sog. **Strategy Map** (strategische Landkarte). Darin werden die Strategie und die dahinter stehenden Annahmen als Ursache-Wirkungs-Netzwerk grafisch dargestellt und offen gelegt. Deshalb ist sie ein wichtiges Hilfsmittel zur Kommunikation der Strategie im Unternehmen.

Bei der Erstellung einer Strategy Map sollte sich die Unternehmensführung auf die wesentlichen strategischen Zusammenhänge konzentrieren. Es geht nicht um die Abbildung aller denkbaren Verknüpfungen, sondern um das Erkennen des Zusammenspiels zwischen den strategischen Zielen. Die Logik einer Strategie wird verdeutlicht und ihre Komplexität auf die **zentralen Wirkungszusammenhänge** reduziert. Durch die Übersetzung der Strategie in die logische Struktur einer Strategy Map wird ein gemeinsamer und verständlicher Rahmen für sämtliche Organisationseinheiten und Mitarbeiter geschaffen (vgl. *Kaplan/Norton,* 2001, S. 12f.). Die Erarbeitung von Ursache-/Wirkungsketten zwischen den Zielen erfolgt häufig auf Basis von Intuition und Erfahrung der Unternehmensführung. Eine Überprüfung mit Hilfe statistischer Verfahren ist sinnvoll, jedoch aufgrund der Unvollständigkeit der einbezogenen Einflussfaktoren nur teilweise möglich (vgl. *Horváth&Partner*, 2001, S. 39ff.). Die Gültigkeit der unterstellten Beziehungen wird im Laufe der strategischen Kontrolle überprüft. Die dabei gewonnenen Erkenntnisse führen ggf. zu einer Überarbeitung der Strategie oder der Strategy Map. Kritisch dabei ist, dass durch diese vereinfachte Darstellung die Komplexität einer Strategie nicht erfasst wird. Dies kann den Blick auf langfristige strategische Wirkungen verstellen (vgl. *Friedag/Schmidt*, 2002a, S. 21f.). Abb. 4.2.10 zeigt, aufbauend auf dem in Abb. 4.2.9 dargestellten Beispiel eines Kopiergeräteherstellers, wie eine Strategy Map aussehen kann.

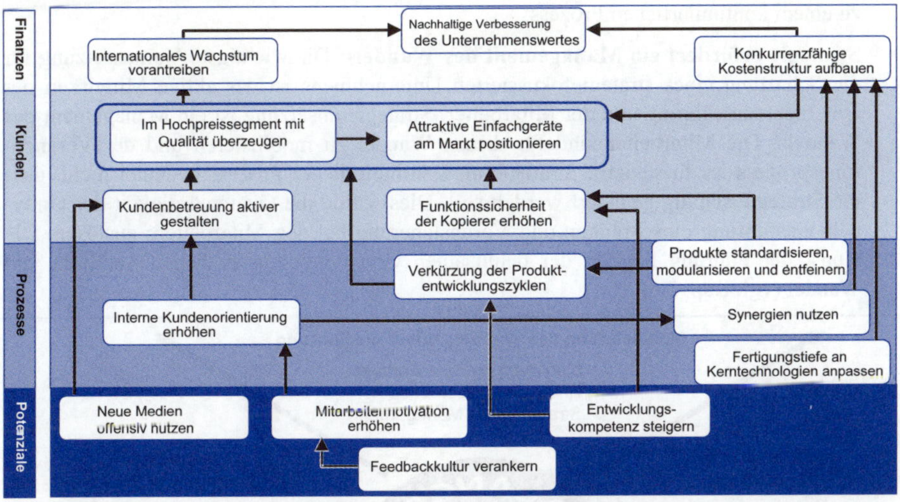


*Abb. 4.2.10: Darstellung von Ursache-Wirkungsbeziehungen in der Strategy Map (Horváth&Partner, 2001, S. 13)*

Für eine erfolgreiche Strategieumsetzung sollte das gesamte Unternehmen auf die Strategie ausgerichtet sein. Obwohl diese Herausforderung unternehmensindividuell zu lösen ist, nennen *Kaplan/Norton* (2001, S. 8ff.) fünf Grundsätze für eine erfolgreiche Strategieumsetzung, die eine sog. **strategiefokussierte Organisation** kennzeichnen:

- **Beschreibung und Operationalisierung der Strategie:** Voraussetzung der Strategieumsetzung ist deren eindeutige und verständliche Beschreibung. Die Übersetzung der Strategie in die Balanced Scorecard und die Darstellung der Zusammenhänge in einer Strategy Map ermöglichen eine solche eindeutige und verständliche Beschreibung.
- **Gemeinsame strategische Ausrichtung dezentraler Einheiten:** In einem dezentral organisierten Unternehmen sollten Geschäfts- und Funktionsbereichsstrategien integriert sein, um Konflikte zu vermeiden und Synergien sicherzustellen. Dazu sind aus einer gemeinsamen Strategie abgeleitete und abgestimmte Teilziele für die Untereinheiten zu bilden. Dies kann durch den Aufbau dezentraler Balanced Scorecards geschehen, die aus der zentralen Balanced Scorecard des Gesamtunternehmens entwickelt werden.
- **Strategieumsetzung als Aufgabe jedes Mitarbeiters:** Eine erfolgreiche Strategierealisierung erfordert das Engagement aller Mitarbeiter. Sie sollten die Strategie verinner-

licht haben und sich in ihrer täglichen Arbeit stets fragen, ob ihre Entscheidungen und Handlungen einen Beitrag zur Erreichung der strategischen Ziele leisten. Die Strategie soll zur tagtäglichen Aufgabenstellung eines jeden Mitarbeiters werden („Make Strategy Everyone's Everyday Job"). Hierzu sollten die strategischen Ziele in die Zielvereinbarung und Leistungsbeurteilung der Mitarbeiter einfließen.

- **Strategie als kontinuierlicher Prozess:** In vielen Unternehmen wird die strategische und operative Planung getrennt voneinander durchgeführt. Die Frage der Strategieumsetzung kommt dabei häufig zu kurz. Um eine strategiegerechte Ressourcenverteilung sicherzustellen, ist die Strategie mit dem Budgetierungsprozess zu verbinden. Regelmäßige Sitzungen der Unternehmensführung dienen dazu, über die Gültigkeit der Strategie und den Stand der Umsetzung zu diskutieren. Änderungen sollten umgehend in der Balanced Scorecard und den enthaltenen Zielen, Maßgrößen, Zielwerten und strategischen Aktionen berücksichtigt werden. Die Strategie entwickelt sich ständig weiter und wird zu einem kontinuierlichen Prozess.
- **Strategie erfordert ein Management des Wandels:** Die wichtigste Voraussetzung für die Schaffung eines strategiefokussierten Unternehmens ist das aktive Mitwirken der Unternehmensführung und der Mitarbeiter. Strategieumsetzung ist ein Management des Wandels. Die Mitarbeiter sind für diesen Wandel zu mobilisieren und der Veränderungsprozess ist zu steuern. Strategie als kontinuierlicher Prozess bedeutet nicht, dass die Strategie ständig geändert werden soll. Dies würde die Glaubwürdigkeit der Unternehmensführung einschränken und Verunsicherung bei den Mitarbeitern auslösen. Die Kunst der Führung liegt in der behutsamen Gratwanderung zwischen Stabilität und Wandel (vgl. Kap. 3.6).

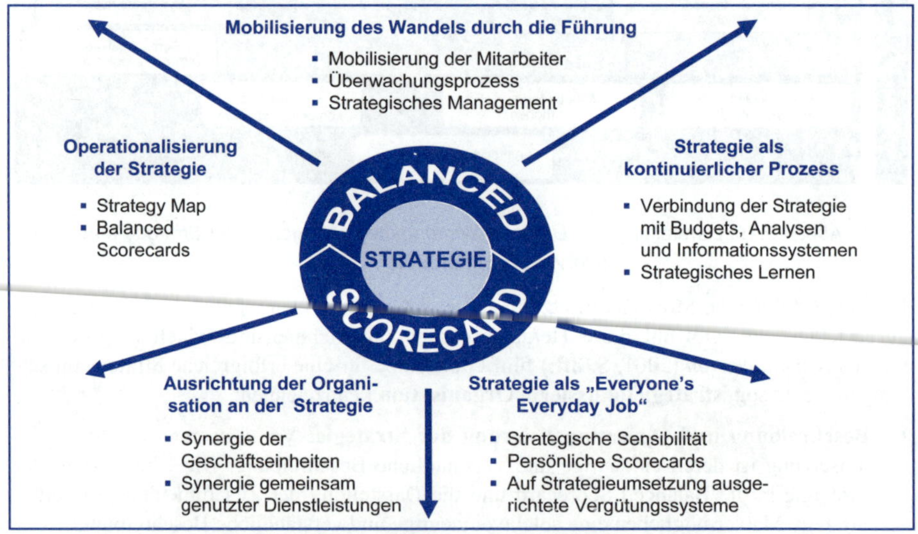


*Abb. 4.2.11: Grundsätze der Strategieumsetzung (vgl. Kaplan/Norton, 2001, S. 9)*

### 4.2.2.2 Praxisbeispiel Marsh GmbH

MARSH

Die *Marsh GmbH* entstand aus dem 1926 gegründeten Versicherungsmakler *Gradmann & Holler* und ist mit über 800 Mitarbeitern im Jahr 2007 an sieben Standorten deutschlandweit präsent. Das Dienstleistungs- und Produktangebot erstreckt sich vom privaten Vermögensschutz bis hin zum Bilanzschutz internationaler Konzerne. Seit 1990 ist die *Marsh GmbH* ein Tochterunternehmen von *Marsh Inc.*, ein mit über 26.000 Mitarbeitern in mehr als 100 Ländern weltweit führendes Unternehmen für Risiko- und Versicherungsmanagement.

*Marsh Inc.* entschied sich im Jahre 2001 dazu, die Balanced Scorecard im gesamten Konzern einzuführen. Dadurch sollte die durch anhaltendes Wachstum, zunehmende Konkurrenz sowie wachsende Kundenanforderungen notwendige Umstrukturierung des Unternehmens vorangetrieben werden. Erstmals wurde im Jahr 2002 eine Balanced Scorecard aufgestellt. Folgende Vision, Mission und Strategie soll mit ihrer Hilfe umgesetzt werden:

- **Vision**: Wir wollen in jedem unserer Geschäftbereiche als die Besten gelten.
- **Mission**: Wir schaffen Lösungen und erbringen Dienstleistungen im Risiko- und Versicherungsmanagement, die unsere Kunden erfolgreicher machen.
- **Strategische Zielsetzungen**: *Marsh* möchte das Wachstum beschleunigen und innerhalb von drei bis fünf Jahren die Nummer eins in Deutschland sein, zu einer der „hottest brands" am Markt werden und sich von einem eigentümergeführten Versicherungsmakler in ein professionelles Dienstleistungsunternehmen für umfassende Risikolösungen entwickeln.

Aus diesen strategischen Zielsetzungen ergeben sich die strategischen (Teil-)Ziele der vier Perspektiven in der Balanced Scorecard. Die strategischen (Teil-)Ziele und ihre Zusammenhänge werden durch die in Abb. 4.2.12 dargestellte Strategy Map verdeutlicht.

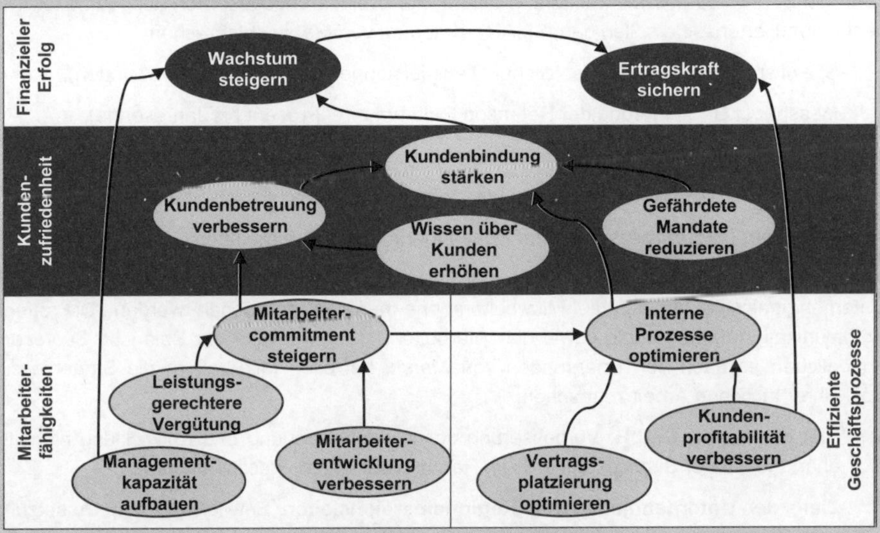


*Abb. 4.2.12: Strategy Map der Marsh GmbH*

Die Operationalisierung der strategischen (Teil-)Ziele und das Herunterbrechen bis auf Mitarbeiterebene werden im Folgenden beispielhaft anhand der Kundenperspektive dargestellt. Teilzeile und Maßgrößen der **Kundenperspektive** sind:

- **Kundenbindung stärken**: Maßgröße ist die sog. Retention Rate. Diese bezeichnet den prozentualen Anteil an Kundenbeziehungen, die gegenüber dem vorherigen Jahr aufrecht erhalten werden konnten.
- **Kundenbetreuung verbessern**: Maßgröße ist die Anzahl an Kundenbeschwerden.
- **Gefährdete Mandate reduzieren**: Maßgröße ist die Retention Rate.

- **Wissen über die Kunden erhöhen**: Maßgröße ist die Anzahl der Kundenbögen. Der Kundenbogen ist ein von Marsh entwickeltes Formular, mit dem wichtige Kundendaten erfasst werden und mit dem eine Beurteilung der Kundenrisiken sowie der bisherigen und zukünftigen Geschäftsbeziehung erreicht werden soll.

Im Anschluss an die Definition der Maßgrößen wurden Zielvorgaben bestimmt. Für die Retention Rate wurde z.B. ein Zielwert von 90% pro Jahr festgelegt, da zu viele Kundenbeziehungen unterjährig nicht gehalten werden konnten. Durch die Quantifizierung der Kundenbindung mit Hilfe dieser Maßgröße konnte der bestehende Handlungsbedarf aufgedeckt werden. Die eingeleiteten strategischen Aktionen sowie die Zielverfolgung der Maßgröße ermöglichten es, diesen Wert bereits nach einem Jahr auf über 95% zu steigern.

Die *Marsh GmbH* ist davon überzeugt, dass die Menschen den Erfolg des Unternehmens ausmachen. Deshalb wird die Balanced Scorecard nicht nur für das Gesamtunternehmen, sondern für jede Ebene bis zum einzelnen Mitarbeiter aufgestellt. Jeder Mitarbeiter erhält somit seine eigene Scorecard. Diese enthält die mit ihm vereinbarten Ziele, Maßgrößen, Zielwerte und Aktionen. Danach wird auch dessen Leistung beurteilt und über seine Leistungsprämie entschieden. Die Scorecard der nachfolgenden Ebene wird aus der des direkten Vorgesetzten abgeleitet. Um Motivation und Zustimmung zu erhöhen, formulieren die Mitarbeiter zunächst ihre Ziele selbst. Damit dies strategiekonform geschieht, erhalten diese hierzu nicht nur die Scorecard ihres direkten Vorgesetzten, sondern ebenfalls die der nächst höheren Führungskraft sowie des gesamten Unternehmens. Zusammen mit dem Vorgesetzten wird dann die Scorecard des Mitarbeiters in einem Zielvereinbarungsgespräch ausgearbeitet. Die dabei formulierten Ziele sollen dem SMART-Kriterium von *Marsh* entsprechen:

- **S**pezifisch (z.B. Verkauf zusätzlicher Dienstleistungen an zu betreuende Kunden),
- **M**essbar (z.B. Steigerung der Retention Rate um zwei Prozent bis Jahresende),
- **A**ktionsauslösend (z.B. Schadensbearbeitung durch Analyseteams rationalisieren),
- **R**elevant (z.B. Bearbeitung von Kundenanfragen innerhalb von 48 Stunden),
- **T**erminiert (z.B. Verbesserung der Kundenbetreuung bis zum ersten Quartal 2004).

Anhand des strategischen Ziels „Kundenbetreuung verbessern" wird aufgezeigt, wie bei *Marsh* Unternehmensziele bis auf die Mitarbeiterebene herunter gebrochen werden. Die offene Kommunikation der Strategie sowie die Mitarbeiterführung mit Hilfe der Balanced Scorecard ermöglichen es nach den Erfahrungen von *Marsh*, bei allen Mitarbeitern die Strategie zur Basis ihrer täglichen Arbeit zu machen:

- **Ziel der Marsh GmbH**: Verbesserung der Kundenbetreuung und Entwicklung einheitlicher, messbarer Servicestandards im Rahmen der Client-Practice-Initiative.
- **Ziele der Unternehmens- und Regionalbereichsleiter**: Entwicklung und Umsetzung von Standards und Maßnahmen zur Qualitätssteigerung von Kundenbetreuung und -service im Rahmen der Client-Practice-Initiative. Hierzu gehören insbesondere Customer Relationship Management, Berichtswesen, Jahresgesprächssystematik und Ursachenanalyse von Kundenverlusten.
- **Ziele der Teamleiter und Mitarbeiter**: Die Bearbeitungszeit eiliger Vorgänge auf unter zwei Tage senken. Die telefonische Erreichbarkeit ist zwischen 08:00 und 17:00 Uhr zu garantieren. Die Q³-Maßnahmen, ein Projekt zur Arbeitsablaufverbesserung, sind umzusetzen. Kundenrückrufe sind spätestens am nächsten Werktag durchzuführen. Um neue persönliche Kontakte zu knüpfen, sind jährlich fünf wichtige Kunden zu besuchen. Die Vertragsinhalte der zehn größten Kunden eines Mitarbeiters sind zu prüfen.

## 4.2.3 Strategische Kontrolle

Die strategische Kontrolle befasst sich mit der Frage, ob die strategischen Zielsetzungen erreicht werden konnten und ob es erforderlich ist, die Strategie anzupassen (vgl. *Müller-Stewens/Lechner,* 2005, S. 694). Aufgabe der strategischen Kontrolle ist es, im Rahmen der Strategieumsetzung auftretende Abweichungen von der strategischen Planung zu erkennen und gegebenenfalls Korrekturmaßnahmen einzuleiten. Die Erkenntnisse aus der strategischen Abweichungsanalyse ermöglichen die Verbesserung des nächsten Strategieprozesses. Zeigt eine Strategie nicht die gewünschte Wirkung, kann dies an unrealistischen Annahmen, einer fehlerhaften Strategie oder Problemen der Strategieumsetzung liegen. Daher findet die strategische Kontrolle nicht nur am Ende, sondern auch während des Strategieprozesses statt (vgl. *Hahn*, 2006, S. 452). Strategische Kontrolle begleitet somit die gesamte strategische Planung und Umsetzung (vgl. Abb. 4.2.4).

**Strategische Kontrolle** überprüft die strategischen Planungsprämissen, den strategischen Planungs- und Umsetzungsprozess sowie die strategischen Ergebnisse.

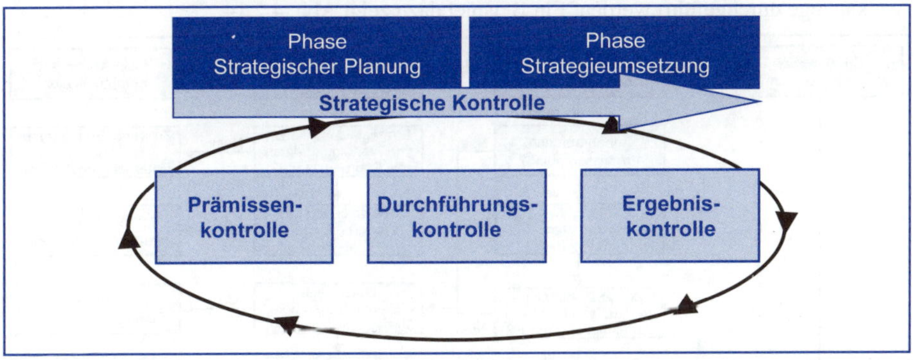


*Abb.4.2.13: Formen der strategischen Kontrolle*

Es lassen sich wie in Abb. 4.2.13 dargestellt drei **Formen** der strategischen Kontrolle unterscheiden (vgl. *Hahn*, 2006, S. 452ff.; *Müller-Stewens/Lechner,* 2005, S. 694ff.):

- **Prämissenkontrolle** (Wird-Ist-Vergleich) überwacht die zugrunde gelegten strategischen Annahmen und überprüft sie an der Wirklichkeit. Die Planungsprämissen sollten deshalb für die Unternehmensführung transparent sein. Während der Planung und Umsetzung der Strategien ist die Gültigkeit der Prämissen laufend zu prüfen. Beispielsweise kann eine Marktstrategie auf Annahmen über das Marktwachstum, die Inflationsrate und/oder über Konkurrentenverhalten beruhen. Neben den einzelnen Prämissen sind dabei auch die unterstellten strategischen Zusammenhänge zu prüfen. Dies umfasst die Wirkungsbeziehungen zwischen strategischen Zielen und Maßnahmen, die z.B. in einer Strategy Map dargestellt sind. Dadurch lässt sich feststellen, ob die Ziele einer Strategie noch realistisch sind. Beispielsweise kann sich herausstellen, dass eine Zielvorgabe in einem Geschäftsfeld nicht mehr erfüllt werden kann oder der Zeitraum zu deren Erreichung unrealistisch ist. Hierzu werden Prognosen und Früherkennungssysteme eingesetzt (vgl. Kap. 7.2.2.1).
- **Durchführungskontrolle** (Soll-Wird-Vergleich) überprüft den Prozess der Strategieumsetzung. Es soll insbesondere die Konsistenz der strategischen Planung sichergestellt werden. Hierfür wird formal auf den logischen Aufbau, die Verwendung geeigneter Methoden und die Vollständigkeit der Informationsgrundlagen geachtet. Die materielle Konsistenzkontrolle beschäftigt sich mit der inhaltlichen Widerspruchsfreiheit der strategischen Pläne. Untersucht werden folgende Aspekte:

- **Prinzipienkontrolle**: Werden die Planungsgrundsätze eingehalten?
- **Verfahrenskontrolle**: Werden die eingesetzten Methoden korrekt angewendet?
- **Ablaufkontrolle**: Wird der Strategieprozess ordnungsgemäß durchgeführt?
- **Verhaltenskontrolle**: Sind die richtigen Personen mit der Planung betraut?

- **Ergebniskontrolle** (Soll-Ist-Vergleich) erfasst Abweichungen zwischen den erreichten Ergebnissen und den strategischen Zielen. Sie wird nicht nur am Ende, sondern bereits während der Strategieumsetzung durchgeführt. Hierfür werden Meilensteine mit festgelegten Zwischenergebnissen definiert, an denen Kontrollen durchgeführt werden. Durch diese Planfortschrittskontrolle werden Abweichungen vom gewählten strategischen Kurs aufgezeigt. Daraus können sowohl Gegensteuerungsmaßnahmen als auch die Anpassung der strategischen Ziele folgen.

Die strategische Kontrolle sollte in das Performance Measurement System des Unternehmens integriert werden (vgl. Kap. 7.2.3.3). Häufig kommt dabei die Balanced Scorecard zum Einsatz. Alternativ kann die strategische Kontrolle auch mit Hilfe strukturierter Fragenkataloge durchgeführt werden. Ein Beispiel dazu zeigt Abb. 4.2.14.

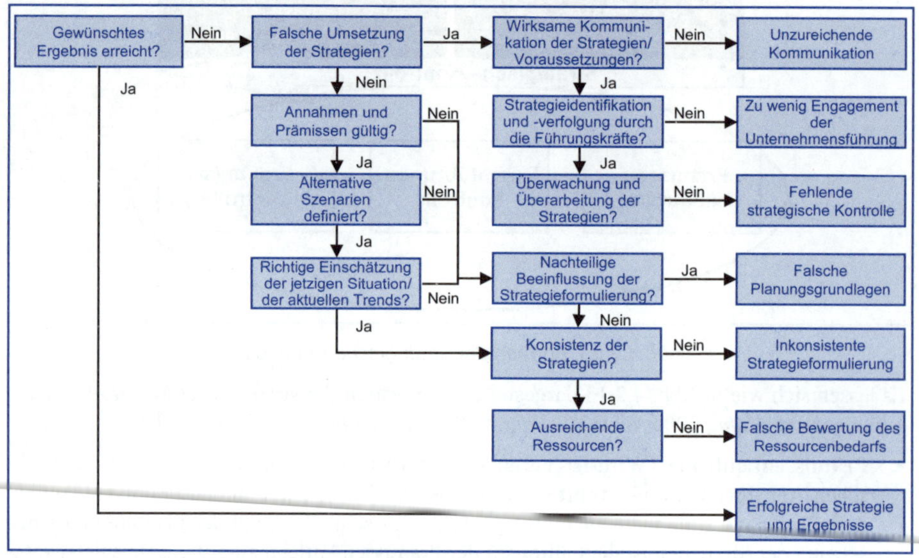


*Abb. 4.2.14: Fragenkatalog zur strategischen Kontrolle (vgl. Wheelen/Hunger, 2006, S. 264)*

## Literaturempfehlungen

*Hungenberg, H.:* Strategisches Management im Unternehmen, 4. Aufl., Wiesbaden 2006.

*Kaplan, R.S./Norton, D.P.:* Die strategiefokussierte Organisation, Stuttgart 2001.

*Müller-Stewens, G./Lechner, C.:* Strategisches Management: Wie strategische Initiativen zum Wandel führen, 3 Aufl., Stuttgart 20053.

*Welge, M.K./Al-Laham, A.;* Strategisches Management: Grundlagen – Prozess – Implementierung, 4. Aufl., Wiesbaden 2003.

## Management Summary

- Die strategische Planung und Kontrolle beschreibt den Prozess der Aufstellung, Umsetzung und Kontrolle der Strategie.
- Die Strategieentwicklung kann nach dem präskriptiven Verständnis geplant werden. Nach diesem klassischen Strategieverständnis ist der Strategieprozess eine systematische Abfolge von Teilschritten und Aufgabe der Unternehmensführung. Deskriptive Ansätze werden durch empirische Beobachtung konkreter strategischer Planungsprozesse aufgestellt und beschreiben, wie Strategien tatsächlich zustande kommen.
- In einem idealtypischen Prozess der Strategieentwicklung werden Ziele gebildet, strategische Analysen durchgeführt, Strategien formuliert, umgesetzt und der strategischen Kontrolle unterworfen.
- Die Strategieformulierung umfasst die Bewertung und Auswahl der Strategiealternativen.
- Strategieumsetzung bedeutet die Bestimmung und Ausführung operativer Maßnahmen zur Erreichung der strategischen Ziele und damit zur Realisation der Strategie
- Mit Hilfe der Balanced Scorecard können Strategien wirkungsvoll umgesetzt werden. Sie unterstützt die Operationalisierung der Strategie und beschreibt durch die Strategy Map die strategisch relevanten Ursache-Wirkungsketten. Auf diese Weise richtet sie das gesamte Unternehmen auf die Strategie im Sinne einer strategiefokussierten Organisation aus.
- Strategische Kontrolle überprüft die strategischen Planungsprämissen, den strategischen Planungs- und Umsetzungsprozess sowie die strategischen Ergebnisse.

# 4.3 Operative Planung und Kontrolle

**Leitfragen**

- Wozu dient die operative Planung und Kontrolle?
- Was ist Budgetierung und wie wird sie durchgeführt?
- Wie wird das Verhalten der Mitarbeiter durch die Budgetierung beeinflusst?
- Welche Probleme und Lösungsansätze gibt es?

Während die strategische Planung und Kontrolle die Sicherung bestehender und die Schaffung neuer Erfolgspotenziale zur Aufgabe hat, soll die operative Planung und Kontrolle für die bestmögliche Nutzung der bestehenden Erfolgspotenziale eines Unternehmens sorgen. Sie verfügt über einen hohen Detaillierungsgrad und weist meist einen kurzfristigen Planungshorizont auf.

In der Praxis erfolgt häufig die Planung des folgenden Geschäftsjahres detailliert auf Monats- oder Quartalsbasis. Diese wird i.d.R. um ein oder zwei grob geplante Folgejahre auf Quartals- oder Jahresbasis ergänzt. Im Vordergrund der operativen Planung und Kontrolle steht die Effizienz der ausführenden Tätigkeiten. Von besonderer Bedeutung ist dabei die in Kapitel 4.1.4.3 vorgenommene Unterscheidung nach den Zieldimensionen in die sachzielorientierte Planung und Kontrolle (Aktionsplanung und -kontrolle) und die formalzielorientierte Planung und Kontrolle (Budgetierung).

Die Stellung operativer Planung und Kontrolle im System der Unternehmensführung zeigt Abb. 4.3.1.

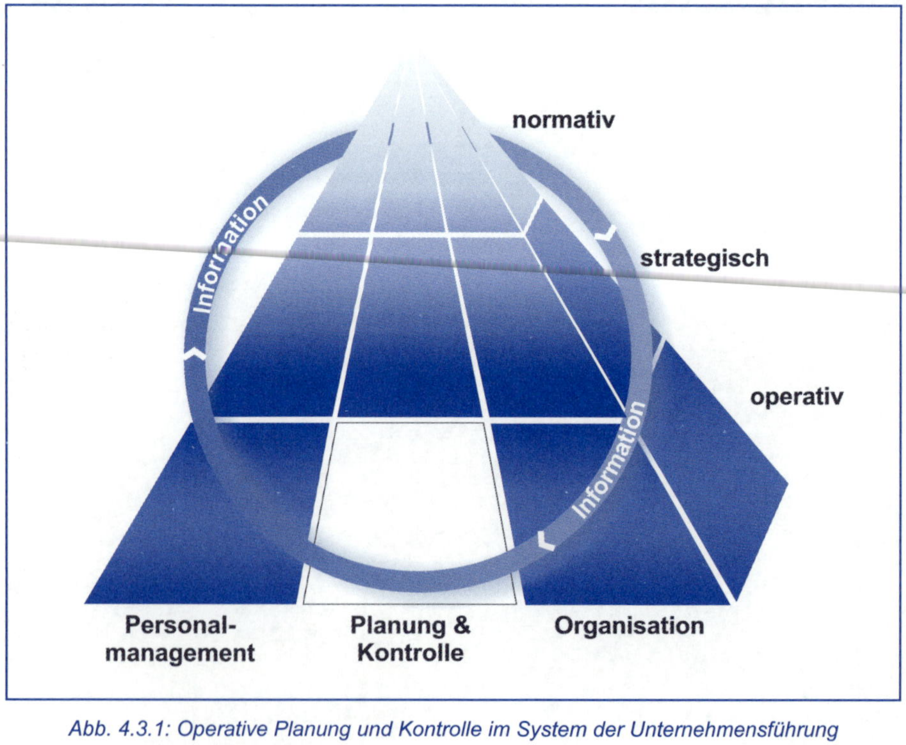


*Abb. 4.3.1: Operative Planung und Kontrolle im System der Unternehmensführung*

## 4.3.1 Aktionsplanung und -kontrolle

Die **operative Aktionsplanung und -kontrolle** beinhaltet die detaillierte Festlegung zukünftiger Aktivitäten und der dabei eingesetzten Personen, Verfahren, Objekte und Gegenstände. Sie bestimmt, wer, was, wann, wie, womit und wo tun soll, um ein angestrebtes Sachziel zu erreichen.

Ist ein solches Sachziel beispielsweise die Entwicklung eines neuen Produktes, dann umfasst die Aktionsplanung z.B. die beteiligten Ingenieure, die Produktspezifikation, die Entwicklungsdauer, die eingesetzten Verfahren, Technologien und Systeme. Im Rahmen der Aktionskontrolle wird dann geprüft, ob das Sachziel realisiert wurde. Im Beispiel wäre das die termingerechte Entwicklung des Produktes mit den gewünschten Eigenschaften. Die Aktionsplanung schränkt somit den Entscheidungsspielraum der ausführenden Einheiten erheblich ein. Dieser besteht lediglich darin, die zu realisierenden Alternativen stärker zu detaillieren. Sie bezieht sich in der Regel auf die einzelnen Mitarbeiter, beispielsweise einen Mechaniker am Fließband, der genaue Anweisungen für die Herstellung eines Produktes zu befolgen hat (vgl. *Mintzberg*, 1992, S. 112ff.). Einer zentral durchgeführten Aktionsplanung und -kontrolle sind deshalb auf der operativen Ebene enge Grenzen gesetzt. Gründe hierfür sind die Vielzahl an durchzuführenden Aktionen, unvorhergesehene Ereignisse bei der Planausführung sowie die demotivierende Wirkung detaillierter Vorgaben und geringer Autonomie. Aus diesem Grund dominiert auf der operativen Ebene die formalzielorientierte Planung und Kontrolle. Für die Verbindung zwischen strategischer und operativer Planung ist dies jedoch häufig problematisch.

Mit der Aktionsplanung und -kontrolle ist stets die **Budgetierung** eng verbunden. Auf der einen Seite lassen sich Formalziele nur durch entsprechende Maßnahmen realisieren, auf der anderen Seite resultieren monetäre Ergebnisse aus den durchgeführten Maßnahmen. Aktionspläne und Budgets müssen deshalb grundsätzlich miteinander vereinbar und aufeinander abgestimmt sein (vgl. *Küpper*, 2005, S. 336f.). Die bestehenden Kopplungsmöglichkeiten wurden in Kapitel 4.1.4.3 dargestellt.

Den Zusammenhang zwischen sach- und formalzielorientierter Planung in Industrieunternehmen zeigt Abb. 4.3.2. Den Ausgangspunkt der **Aktionsplanung** bildet dabei in aller Regel die Absatzplanung als Engpass des Unternehmens. Die Festlegung des Leistungsprogramms geschieht meist auf Basis von Marktforschungsergebnissen und Erfahrungswerten. Die Absatzplanung bestimmt die Planung des Produktionsprogramms, bei dem festgelegt wird, welche Produkte in welchen Mengen hergestellt werden sollen. In welcher Form diese Produktion stattfindet, wird in der Produktionsablaufplanung bestimmt. Ausgangspunkt hierfür sind Arbeitsgangpläne, die für jedes Produkt detailliert die einzelnen Arbeitsschritte, Bearbeitungszeiten sowie die eingesetzten Werkzeuge und Maschinen beschreiben. Im Rahmen der Produktionsablaufplanung wird festgelegt, wie die Herstellung des Produktionsprogramms optimal auf die bestehenden Kapazitäten verteilt wird. Daraus leitet sich die Planung der Beschaffung und Bereitstellung von Betriebsmitteln, Personal sowie Material und Vorprodukten ab. Ein wichtiges Hilfsmittel sind dabei Stücklisten, die für jedes einzelne Produkt beschreiben, welche Materialien und Bauteile in das Produkt eingehen. Darüber hinaus werden im Rahmen der Aktionsplanung auch die Tätigkeiten in administrativen und dispositiven Bereichen wie beispielsweise dem Marketing, der Personalabteilung oder dem Rechnungswesen geplant. Dies lässt sich jedoch nicht ohne weiteres analytisch aus der Absatzplanung ableiten. Deshalb weist die Planung dieser indirekten Bereiche einen wesentlich geringeren Detaillierungsgrad auf (vgl. *Weber/Schäffer*, 2006, S. 263ff.).

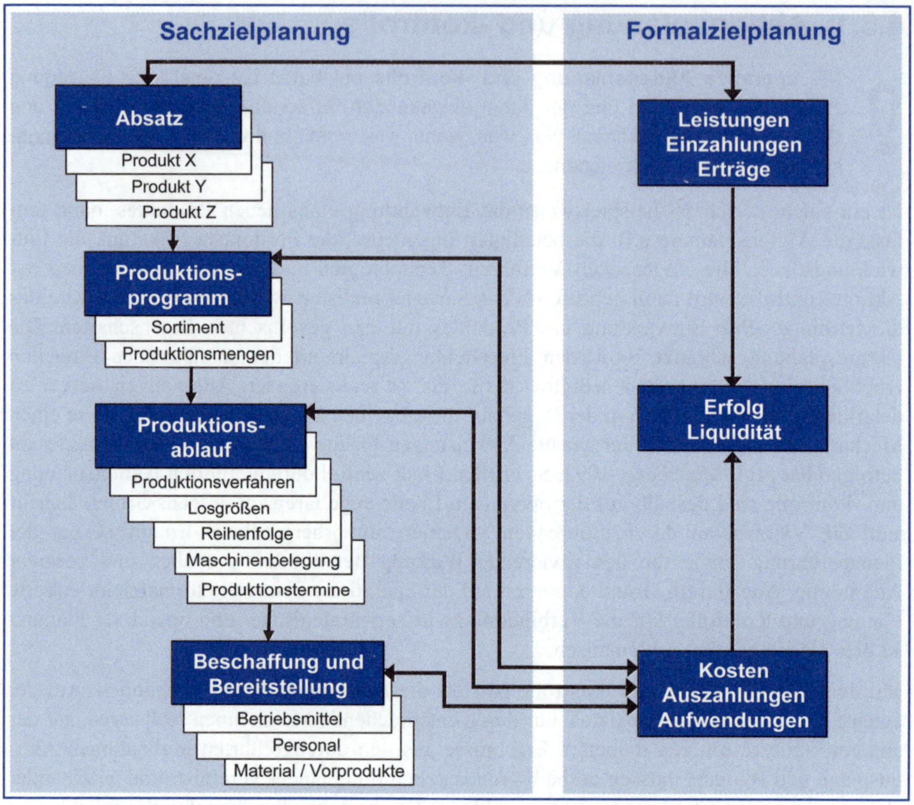


*Abb. 4.3.2: Zusammenhang zwischen sach- und formalzielorientierter Planung (in Anlehnung an Weber/Schäffer, 2006, S. 264)*

Im Rahmen der **Aktionskontrolle** wird ermittelt, ob die in der Aktionsplanung festgelegten Zielsetzungen hinsichtlich Terminen, Leistungsmengen, Qualitätsanforderungen sowie der Zufriedenheit von Anspruchsgruppen (Kunden, Lieferanten, Mitarbeiter etc.) erreicht wurden. Die Zielerreichung ist jedoch aufgrund der teilweise unzureichenden Quantifizierbarkeit qualitativer Zielsetzungen nicht immer eindeutig feststellbar. Auch deshalb dominiert im operativen Bereich die formalzielorientierte Planung und Kontrolle, welche im Folgenden ausführlich dargestellt wird.

## 4.3.2 Budgetierung

### 4.3.2.1 Gegenstand und Merkmale

Die **Budgetierung** umfasst die Konkretisierung, Vorgabe sowie Kontrolle von Formalzielen. Sie bezieht sich auf die finanziellen Auswirkungen von Handlungen und dient der Erreichung wertmäßiger Ergebnisse (vgl. *Dambrowski*, 1985, S. 23ff.; *Horváth*, 2006, S. 217).

Auf der strategischen Ebene beschränkt sich die Budgetierung wegen hoher Unsicherheiten und der eher qualitativen Zielsetzungen auf die Vorgabe globaler Rahmenwerte. Bei der operativen Planung und Kontrolle nimmt sie dagegen eine dominierende Rolle ein. Die Budgetierung bezieht sich in der Regel nicht auf einzelne Mitarbeiter, sondern auf organisatorische Verantwortungsbereiche. Im Gegensatz zur Aktionsplanung und -kontrolle legt die

Budgetierung nicht die Maßnahmen, sondern die hierfür zur Verfügung stehenden finanziellen Ressourcen bzw. die zu erreichenden monetären Handlungsergebnisse fest. Wie die Formalziele erreicht werden, bleibt den Entscheidungsträgern dabei selbst überlassen. Die Budgetierung setzt somit nicht an den Handlungen, sondern an deren Konsequenzen an. Sie gibt einen **Rahmen** vor, innerhalb dessen die Verantwortlichen mehr oder weniger frei entscheiden können (vgl. *Küpper*, 2005, S. 336; *Wall*, 1999, S. 238).

Diese **Entscheidungs- und Handlungsspielräume** bewirken grundsätzlich eine höhere Motivation, Eigeninitiative und Leistungsbereitschaft sowie schnellere Reaktionen auf kurzfristige Veränderungen. Darüber hinaus sinkt gegenüber der Aktionsplanung der Planungs- und Kontrollaufwand, da weniger Größen geplant und kontrolliert werden müssen. Die Verantwortlichen werden zum Nachdenken über die künftig erzielbaren Erfolge angeregt und es gehen mehr Erfahrung und Wissen in den Planungsprozess und in Entscheidungen ein. Zudem wird die Kommunikation und Abstimmung zwischen den Bereichen während der Budgetaufstellung gefördert. Auf diese Weise lassen sich Probleme oder Engpässe frühzeitig erkennen und beseitigen. Budgets dienen häufig auch zur personenbezogenen Kontrolle und Leistungsbeurteilung (vgl. *Rieg*, 2001, S. 572). Die Budgetierung ermöglicht die Planung und Kontrolle „undurchsichtiger" und schwer zu beurteilender organisatorischer Bereiche. Beispiele sind Forschung und Entwicklung oder die Rechtsabteilung. Eine exakte Festlegung der durchzuführenden Aktivitäten ist in diesen Bereichen kaum möglich, da die Unternehmensführung die dort ablaufenden Prozesse zu wenig kennt, sich diese laufend verändern und zudem hohe Unsicherheiten bestehen (vgl. *Küpper*, 2005, S. 337).

Der Budgetierung kommen grundsätzlich alle in Kapitel 4.1.2 beschriebenen Funktionen der Planung und Kontrolle zu. Wesentliche **Aufgaben** der operativen Budgetierung sind (vgl. *Michel*, 1986, S. 81):

- Verbindliche Festlegung der monetären Ziele für die nächste Geschäftsperiode,
- Vorgabe von Leistungsmaßstäben,
- Koordination der verschiedenen Teilbereiche und
- Prognose der finanziellen Situation und Ergebnisse des Unternehmens.

Die Budgetierung ist somit eine **multifunktionale Mischung** aus Prognose, Zielsetzung, Leistungsmessung und Koordination (vgl. *Michel*, 1986, S. 81; *Schäffer/Zyder*, 2003, S. 105; *Pfläging*, 2003, S. 177).

## 4.3.2.2 Budget

Der Budgetbegriff wird in Theorie und Praxis nicht einheitlich verwendet. Ursprünglich wurde er im Zusammenhang mit der Erstellung öffentlicher Haushalte gebraucht und bezeichnet dabei die Gegenüberstellung von Einnahmen und Ausgaben im Sinne eines Finanzplanes oder Etats. Eine daran angelehnte betriebswirtschaftliche Auslegung versteht unter einem Budget die Zuordnung finanzieller Ressourcen zu bestimmten organisatorischen Bereichen (vgl. z.B. *Szyperski/Winand*, 1980, S. 22). Zur Erfüllung der genannten Funktionen der Budgetierung ist diese Begriffsauffassung jedoch zu eng. Eine Gleichsetzung von Budget und Plan ist ebenfalls nicht sinnvoll, denn dies würde eine einseitige Ausrichtung auf die finanziellen Ziele des Unternehmens bedeuten. Als Ausdruck und Ergebnis der formalzielorientierten Planung und Kontrolle wird das Budget deshalb wie folgt definiert (vgl. *Wild*, 1974, S. 325; *Dambrowski*, 1985, S. 23ff.; *Horváth*, 2006, S. 213f.):

Ein **Budget** ist ein formalzielorientierter, in wertmäßigen Größen formulierter Plan, der einem Verantwortungsbereich für einen gewissen Zeitraum verbindlich vorgegeben wird.

**Merkmale von Budgets** sind (vgl. *Horváth*, 2006, S. 215; *Michel*, 1986, S. 81):

- **Verantwortungsbereich**: Horizontal können Budgets nach Funktionen, Prozessen, Produkten, Regionen sowie Projekten und vertikal nach hierarchischen Ebenen differenziert werden.
- **Geltungsdauer** z.B. Monats-, Quartals-, Jahres- oder Mehrjahresbudgets.
- **Wertdimension** z.B. Ausgabenbudgets, Kostenbudgets oder Deckungsbeitragsbudgets.
- **Verbindlichkeitsgrad**: Es existieren sowohl starre Budgets mit einer fixen Ober- bzw. Untergrenze als auch flexible Budgets, bei denen sich die Zielgrößen an bestimmte Veränderungen wie z.B. der Beschäftigung automatisch anpassen. Verbindlichkeit bedeutet einerseits, dass die Budgetverantwortlichen die Zielvorgaben der operativen Teilpläne akzeptieren und andererseits, dass die Unternehmensführung mit der Erreichung der budgetierten Ziele zufrieden ist.

Budgets bleiben nach dieser Definition **auf wertmäßige Größen beschränkt**; mengenmäßige Größen sind somit nicht Bestandteil eines Budgets (vgl. *Jung*, 1985, S. 25). Mengen und Zeiten werden zwar für die Aufstellung der Budgets herangezogen, aber nicht bei der Budgetierung, sondern im Rahmen der Aktionsplanung ermittelt (vgl. *Greiner*, 2004, S. 58).

Budgetangaben können sowohl inputbezogen den **Ressourceneinsatz** (in Form von Auszahlungen, Aufwand oder Kosten) als auch outputbezogen die zu erzielenden **wertmäßigen Ergebnisse** umfassen. Beispiele hierfür sind der Wert der hergestellten Produkte, Umsatz oder Gewinn. Eine Beschränkung auf den Ressourceneinsatz ist nur dann sinnvoll, wenn die Ergebnisse nicht wertmäßig erfasst werden können. Beispielsweise für eine Marketingmaßnahme zur Verbesserung der Kundenzufriedenheit oder für die betriebliche Rechtsabteilung. In diesen Fällen sollte das Budget jedoch im Rahmen der Aktionsplanung durch qualitative Angaben ergänzt werden (vgl. *Wild*, 1974, S. 326; *Dambrowski*, 1985, S. 34f.).

### 4.3.2.3 Budgetierungssystem

Das **Budgetierungssystem** ist der Teil des Planungs- und Kontrollsystems, in dem die formalzielorientierte Planung und Kontrolle stattfindet (vgl. *Dambrowski*, 1986, S. 22; *Horváth*, 2006, S. 217).

Seine Ausgestaltung hat maßgeblichen Einfluss auf die Erfüllung der Budgetierungsfunktionen. Nach der Einteilung in Kapitel 4.1.6.1 kann das Budgetierungssystem aus **drei Blickrichtungen** beschrieben werden (vgl. *Dambrowski*, 1986, S. 22; *Horváth*, 2006, S. 217):

- **Funktional** betrachtet geht es um die Bestimmung der **Budgetierungsaktivitäten** und die Frage, welche **Budgets** erstellt werden sollen und wie diese zueinander in Beziehung stehen (**Budgetsystem**).
- **Institutional** gesehen wird festgelegt, welche Personen bzw. Stellen in welcher Form an der Budgetierung beteiligt sind (**Budgetierungsorgane**) und in welcher zeitlichen und sachlichen Reihenfolge die Budgetierungsaktivitäten durchzuführen sind (**Budgetierungsprozess**).
- **Instrumental** ist zu klären, welche informationstechnischen und gedanklichen Hilfsmittel bei der Budgetierung eingesetzt werden.

Die einzelnen Aspekte des Budgetierungssystems werden im Folgenden dargestellt, wobei die Budgetierungsaktivitäten im Rahmen des Budgetierungsprozesses erläutert werden.

#### 4.3.2.3.1 Budgetsystem

Das **Budgetsystem** ist die geordnete Gesamtheit aufeinander abgestimmter Teilbudgets, die untereinander in Beziehung stehen (vgl. *Dambrowski*, 1986, S. 20ff.; *Horváth*, 2006, S. 219).

Es besteht aus unterschiedlichen, sich gegenseitig ergänzenden **Teilbudgets** sowie den zusammenfassenden **Ergebnisbudgets**. Ein wesentliches Unterscheidungsmerkmal sind die Funktionsbereiche des Unternehmens. Häufige Teilbudgets sind z.B. Umsatz-, Produktions-, Beschaffungs-, Verwaltungs-, F&E- oder Vertriebsbudget. Diese können wiederum weiter unterteilt werden. So umfasst z.B. das Umsatzbudget die Umsatzbudgets der einzelnen Produkte, Kunden oder Regionen. Ist ein Unternehmen in mehrere Geschäftsbereiche oder rechtliche Einheiten gegliedert, so verfügen diese in aller Regel über eigene Budgetsysteme, die zu einem Gesamtbudgetsystem des Unternehmens konsolidiert werden. Budgets unterschiedlicher Fristigkeiten sind meist zeitlich geschachtelt. Die Verdichtung der Teilbudgets erfolgt in drei integrierte **Ergebnisbudgets**:

- **Finanzbudget**: Gegenüberstellung der sich aus den Teilbudgets ergebenden Ein- und Auszahlungen der Planperiode. Das Finanzbudget ist ein wichtiges Hilfsmittel zur Sicherstellung der Liquidität.
- **Budgetierte Erfolgsrechnung / Plan-GuV**: Gegenüberstellung der sich aus den Teilbudgets ergebenden geplanten Aufwendungen und Erträge der Periode zur Bestimmung des zu erwartenden Periodenerfolgs.
- **Budgetierte Bilanz / Planbilanz**: Zusammenfassende Darstellung der Auswirkungen aller Teilbudgets sowie des Finanzbudgets und der Plan-GuV auf die Bilanzpositionen des Unternehmens. Die Planbilanz bildet den Abschluss der Budgeterstellung.

Um das kurzfristige Betriebsergebnis zu bestimmen, wird der Plan-GuV meist eine budgetierte Betriebsergebnisrechnung vorgeschaltet. Darin werden die in den Teilbudgets enthaltenen Kosten und Leistungen gegenübergestellt. Finanzbudget bzw. Plan-GuV geben häufig Anlass zur Überarbeitung der Teilbudgets, um die Liquidität sicherzustellen bzw. den erwarteten Periodenerfolg zu verbessern. Maßnahmen hierzu können z.B. die Senkung der Auszahlungen durch Verschiebung von Investitionen sowie die Erhöhung der Einzahlungen und Erlöse durch anspruchsvollere Umsatzziele sein. Überarbeitungen und Anpassungen der Teilbudgets werden solange vorgenommen, bis Periodenerfolg und Liquidität als zufriedenstellend bzw. nicht weiter optimierbar angesehen werden. Dieser iterative Prozess wird als „**Budgetknetphase**" bezeichnet (vgl. Kap. 4.3.2.3.2). Die Planbilanz liefert an sich keine neuen Erkenntnisse, ermöglicht jedoch die Analyse der zu erwartenden Vermögens- und Kapitalstruktur und ist z.B. für Banken oder Investoren interessant.

Da die Budgetierung überwiegend sukzessiv vorgenommen wird, bestimmt der Aufbau des Budgetsystems auch die **Reihenfolge** der Erstellung der Teilbudgets. Nach dem in Kapitel 4.1.6.4.2 erläuterten Ausgleichsgesetz der Planung stellt auch bei der Budgetierung der Engpassbereich den Ausgangspunkt der Budgeterstellung dar. Da dies in aller Regel die zu einem bestimmten Preis absetzbaren Produkte sind, beginnt die Budgetierung meist mit dem Umsatzbudget. Daraus wird dann das Budget für Produktion und Beschaffung sowie für die indirekten Bereiche und Investitionen abgeleitet.

Beim Entwurf des Budgetsystems ist darauf zu achten, dass jedes Teilbudget eindeutig in die **Verantwortung** einer bestimmten Person fällt. Aus diesem Grund ist die Struktur des Budgetsystems häufig an die Organisationsstruktur des Unternehmens angelehnt. Die Geschlossenheit des Budgetsystems ist erforderlich, um die Teilbudgets zu Ergebnisbudgets konsolidieren zu können. Die Gliederungstiefe der Teilbudgets ist in hohem Maße vom jeweiligen Unternehmen abhängig. In Industrieunternehmen wird z.B. das Produktionsbudget häufig nach Produktionsstufen unterteilt (vgl. *Weber/Schäffer*, 2006, S. 265ff.). Ein einfaches Beispiel für ein Budgetsystem zeigt Abb. 4.3.3. Darin sind auch die weitere Unterteilung der Teilbudgets sowie die Verdichtung zum Finanzbudget, zur Plan-GuV und zur Planbilanz zu erkennen. In Kapitel 4.3.2.4 werden das Budgetsystem und die Budgeterstellung anhand eines konkreten Zahlenbeispiels eingehend erläutert.

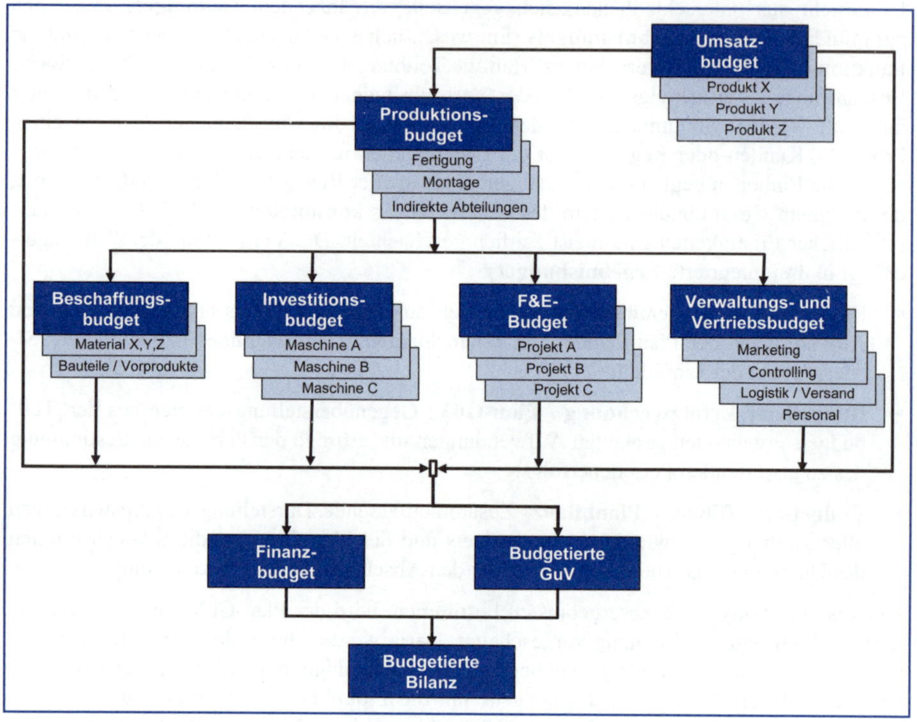


*Abb. 4.3.3: Beispielhafter Aufbau eines Budgetsystems (in Anlehnung an Dambrowski, 1986, S. 34)*

### 4.3.2.3.2 Budgetierungsorgane und Budgetierungsprozess

Als **Budgetierungsorgane** kommen grundsätzlich alle in Kap. 4.1.6.3 aufgeführten Planungs- und Kontrollorgane in Frage. Traditionell ist die Budgetierung jedoch eine Kernaufgabe des **Controlling**. Es unterstützt die Linieninstanzen bei der Erstellung und Kontrolle der Teilbudgets und koordiniert den Ablauf der Budgetierung. Ebenso prüft und konsolidiert es die Teilbudgets auf den einzelnen hierarchischen Ebenen und fasst diese zum Finanzbudget sowie zur Plan-GuV und Planbilanz zusammen. Das Controlling ist meist auch für die Gestaltung, Lenkung und Analyse des Budgetierungssystems zuständig. Darüber hinaus überwacht es die Budgetrealisierung, um Abweichungen frühzeitig zu erkennen und deren Ursachen herauszufinden. Die inhaltliche Budgeterstellung ist Aufgabe der **Linieninstanzen**. Die **Unternehmensführung** gibt die generellen Richtlinien und Ziele vor und genehmigt die Teilbudgets der Linieninstanzen.

Der **Budgetierungsprozess** beschreibt den zeitlichen und sachlichen Ablauf der Budgetierungsaktivitäten.

Die bestehenden Gestaltungsmöglichkeiten wurden bereits in Kap. 4.1.6.4 erläutert. Die Erfolgsplanung kann sowohl progressiv als auch retrograd erfolgen. Während sich bei der **progressiven Erfolgsplanung** der budgetierte Erfolg aus den einzelnen Teilbudgets ergibt, werden bei der **retrograden Erfolgsplanung** die Teilbudgets aus den Erfolgsgrößen abgeleitet. In der Praxis findet die Budgetierung meist rollierend statt. Die Budgeterstellung erfolgt dabei in aller Regel im Gegenstromverfahren auf Basis der Vorgaben der Unternehmensführung (vgl. Kap. 4.1.6.4). Die wesentlichen **Phasen des Budgetierungsprozesses** sind (vgl. *Friedl*, 2003, S. 295ff.; *Weber/Schäffer*, 2006, S. 267ff.; *Goronzy*, 1975, S. 23ff.):

- **Entwicklung von Budgetrichtlinien**: Als Richtlinie für die Budgeterstellung legt die Unternehmensführung die übergeordneten Erfolgs- und Liquiditätsziele sowie die einzuhaltenden Absatz- und Ressourcenrestriktionen fest. Grundlage hierfür sind die Vorgaben aus der strategischen Planung, Prognosen über budgetrelevante Faktoren sowie Erkenntnisse aus der Analyse der vorhergehenden Budgetperiode. Darüber hinaus werden Termine und Verantwortlichkeiten bestimmt.
- **Aufstellung der Teilbudgets**: Auf Basis der Budgetvorgaben sowie weiterer Prognosen und Kostenplanungen erstellen die Linienmanager für ihren Verantwortungsbereich jeweils einen Budgetentwurf.
- **Budgetabstimmung und -verhandlung**: Bei der Budgeterstellung sind enge Abstimmungen zwischen den einzelnen Verantwortungsbereichen erforderlich, um bestehende Konflikte und Inkonsistenzen aufzudecken (horizontale Koordination). Ebenso finden mehrere Budgetdurchsprachen und -verhandlungen mit den übergeordneten Instanzen statt, bis der Budgetentwurf zur Genehmigung weitergeleitet wird.
- **Budgetprüfung und -konsolidierung**: Die Budgetentwürfe werden im Anschluss zunächst auf ihre inhaltliche und formale Richtigkeit überprüft. Dies umfasst z.B. die Einhaltung der generellen Richtlinien oder die Anwendung einer vorgeschriebenen Budgetgliederung. Danach werden die Teilbudgets in die Ergebnisbudgets des Unternehmens verdichtet. Aufgrund der meist vielfältigen innerbetrieblichen Liefer- und Leistungsbeziehungen ist hierfür eine Konsolidierung erforderlich. Dabei werden unternehmensinterne Beziehungen vollständig eliminiert und bestimmte Vorgänge aus Sicht des gesamten Unternehmens zusammengefasst. Ziel ist die Darstellung des Unternehmens als wirtschaftliche Einheit, unabhängig von bestehenden rechtlichen Strukturen. Diese Konsolidierung wird für das gesamte Unternehmen und häufig auch für einzelne Unternehmensteile (sog. Konsolidierungskreise) vorgenommen. Die sich aus den Ergebnisbudgets ergebenden Resultate werden sodann mit den Erfolgs- und Liquiditätszielen der Budgetperiode verglichen. Bis die Gesamtheit der Teilbudgets dabei zu einem stimmigen und zufriedenstellenden Ergebnis führt, sind meist mehrstufige Überarbeitungen der Teilbudgets durch die Linienverantwortlichen erforderlich (vertikale Koordination). Diese „Budgetknetphase" erfordert häufig einen erheblichen Zeitaufwand. Die unterschiedlichen Überarbeitungsschleifen veranschaulicht Abb. 4.3.4.
- **Genehmigung und Vorgabe**: Nach erfolgreicher vertikaler und horizontaler Abstimmung werden die Budgets von der Unternehmensführung genehmigt. Für die Linienmanager stellen sie damit die verbindliche Vorgabe für die in der nächsten Periode zu erreichenden Formalziele dar. Den Linienmanagern wird damit aber auch die Kompetenz verliehen, ihre Entscheidungen im Rahmen des Budgets frei zu treffen.
- **Kontrolle und Abweichungsanalyse**: Im Rahmen der Budgetkontrolle werden sowohl während als auch nach Ablauf der Budgetperiode die Ziele mit den realisierten Ergebnissen verglichen. Die Abweichungsanalyse dient zur Bestimmung der Ursachen von Zielverfehlungen sowie zur Einschätzung der Bedeutung von Abweichungen. Dabei weist auch eine deutliche Übererfüllung von Zielen auf Mängel in der Budgeterstellung hin (vgl. Kap. 4.3.2.4). Die festgestellten Abweichungen werden zur Ursachenbestimmung häufig in Teilabweichungen aufgespalten. Die Bedeutung einer Abweichung ergibt sich aus ihrer Auswirkung auf das Ergebnis oder die Liquidität.

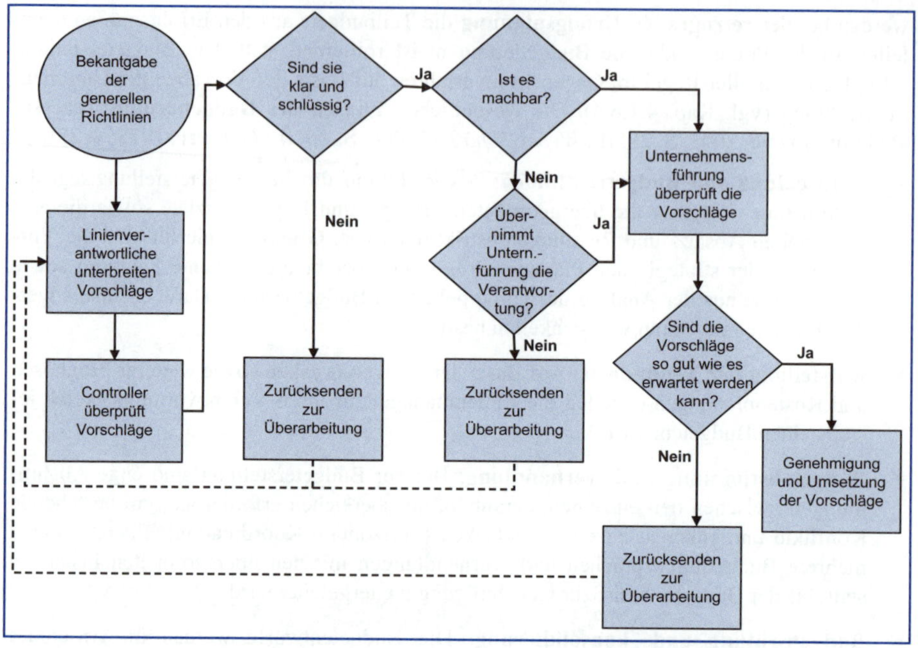


*Abb. 4.3.4: Iterative Budgetabstimmung (vgl. Schillinglaw, 1982, S. 229)*

Der Budgetierungsprozess läuft in der Unternehmenspraxis routinemäßig ab und ist bis ins Detail durchstrukturiert. Zur Sicherstellung des reibungslosen Budgetierungsablaufes dient ein Budgetierungskalender, der die einzelnen Schritte und Verantwortlichkeiten exakt festlegt. Um den Budgetierungsprozess termingerecht abzuschließen, ist die Einhaltung der Abgabetermine der Teilbudgets sowie die Dauer der Budgetierungsaktivitäten genau zu verfolgen (vgl. Kap. 4.1.6.4.5 sowie den Budgetierungskalender der *Robert Bosch GmbH* in Kap. 4.3.2.6). Ein Beispiel für mögliche Aktivitäten sowie Träger der Budgetierung veranschaulicht Abb. 4.3.5. Darin ist zu erkennen, wer für die Aktivitäten verantwortlich ist, wer die Ergebnisse empfängt und wie die hierarchischen Ebenen im Budgetierungsprozess mehrfach durchlaufen werden. Auch wenn eine gewisse Routine bei der operativen Planung und Kontrolle komplexer Großunternehmen hilfreich ist, birgt sie die Gefahr, dass notwendige Anpassungen unterbleiben (vgl. *Weber/Schäffer*, 2006, S. 268; *Remmel*, 2003, S. 102).

### 4.3.2.3.3 Budgetierungsinstrumente

Aufgrund des enormen Datenvolumens ist die Budgetierung heute in mittleren und größeren Unternehmen ohne entsprechende **informationstechnische Instrumente** nicht mehr praktikabel. Der Einsatz von Informationstechnik ermöglicht darüber hinaus die Durchführung von Simulationen und die Bestimmung von Auswirkungen unterschiedlicher Alternativen auf das gesamte Budgetsystem. Auf diese Weise kann die Budgetierungsqualität deutlich verbessert werden (vgl. *Kieninger*, 2003, S. 104).

Bei den **gedanklichen Instrumenten** ist grundsätzlich zwischen Budgetplanung und Budgetkontrolle zu unterscheiden. Welche **Budgetplanungsinstrumente** zur Erstellung der Budgets eingesetzt werden, hängt vor allem von den Prozessen in den betreffenden Verantwortungsbereichen ab. Die Auswahl erfolgt nach dem **Wiederholungsgrad der Prozesse** und der **monetären Quantifizierbarkeit der Prozessergebnisse**. Sich wiederholende,

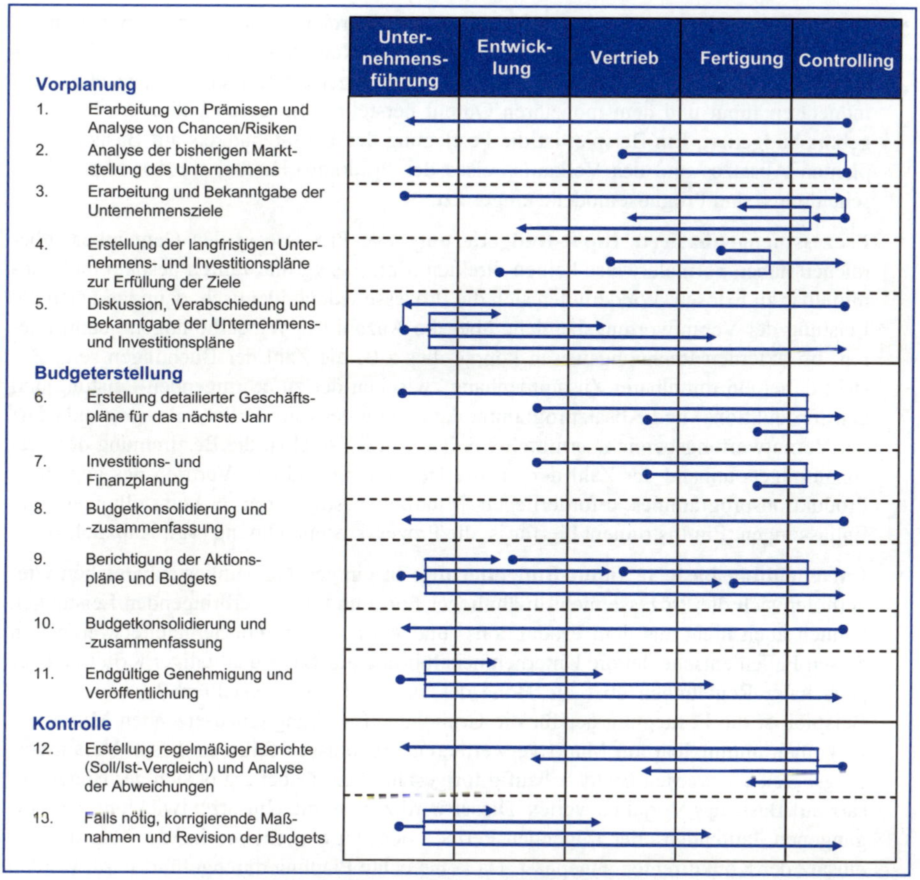


*Abb. 4.3.5: Beispielhafter Ablauf und Träger der Budgetierung (in Anlehnung an Goronzy, 1975, S. 24)*

repetitive Prozesse laufen immer wieder mehr oder weniger gleich ab. Der Prozessablauf ist bekannt und lässt sich genau beschreiben. Beispiele sind die Herstellung eines Produktes oder die Beschaffung von Rohstoffen. Einmalige und neuartige Prozesse sowie Prozesse, auf die kaum beeinflussbare Faktoren wie z.B. konjunkturelle Entwicklungen einwirken, lassen sich dagegen nicht genau beschreiben. Ihre Ergebnisse sind deshalb auch nur schwer vorherzubestimmen. Beispiele hierfür sind die Forschung und Entwicklung oder Marketingmaßnahmen. Die sich daraus ergebenden **Kategorien von Verantwortungsbereichen** und hierfür geeignete **Vorgehensweisen zur Budgetplanung** sind (vgl. *Friedl*, 2003, S. 298ff.; *Küpper*, 2005, S. 340ff.; *Horváth*, 2006, S. 219ff.; Abb. 4.3.6):

- **Input-Output-Budgetierung**: Am einfachsten zu budgetieren sind Verantwortungsbereiche, in denen sich sowohl der Prozessablauf ständig wiederholt als auch das Prozessergebnis monetär messbar ist. Der Schwerpunkt liegt auf der Verbesserung der Effizienz als Verhältnis von monetärem Input zu monetärem Output bzw. auf der Ermittlung des bewerteten Ressourcenverbrauchs für eine Leistungseinheit. Ausgangspunkt ist meist das Absatz- bzw. Produktionsprogramm, das von den betroffenen Verantwortungsbereichen jedoch nicht beeinflussbar ist. Das Produktionsbudget ergibt sich z.B. aus der Multiplikation der budgetieren Stückherstellkosten mit den geplanten Fertigungsmengen. Häufig eingesetzte Verfahren sind die Systeme der Plan- und Normalkostenrechnung. Sie werden vor allem für Fertigungs- und Beschaffungsbudgets verwendet.

- **Output-Budgetierung**: In diesen Verantwortungsbereichen kann der Output monetär gemessen werden. Aufgrund der Einmaligkeit bzw. Neuartigkeit der Prozesse oder aufgrund externer Einflüsse lässt sich aber kein eindeutiger Zusammenhang zwischen dem monetären Input und dem monetären Output herstellen. In diesen Fällen wird das Ergebnis budgetiert. Ein Beispiel ist die Festlegung des Umsatzbudgets auf Basis des geplanten Absatzes und des Verkaufspreises der Produkte. Hierbei werden häufig Entscheidungs- und Prognosemodelle eingesetzt.
- **Prozessmengenbasierte Input-Budgetierung**: Die Prozesse in den Gemeinkostenbereichen haben normalerweise keinen direkten Marktbezug und führen deshalb nicht unmittelbar zu Erlösen. Wiederholen sich die Prozesse jedoch identisch, dann lässt sich die Leistung der Verantwortungsbereiche über die Anzahl der Wiederholungen quantifizieren. Im externen Rechnungswesen könnte dies z.B. die Zahl der Buchungen sein. Besteht dabei ein mittelbarer Zusammenhang zwischen der zu erbringenden Leistung und dem Produktions- und Absatzprogramm, dann kann der erforderliche Ressourcenbedarf der Verantwortungsbereiche ermittelt werden. Ein Beispiel ist die Bestimmung des Personalbudgets anhand der Zahl der für die Herstellung und den Vertrieb des geplanten Produktionsprogrammes erforderlichen Mitarbeiter sowie der Neueinstellungen und Entlassungen. Ein Instrument hierfür ist die Prozesskostenrechnung (vgl. Kap. 5.4.2).
- **Entscheidungsbasierte Input-Budgetierung**: In einigen Gemeinkostenbereichen wiederholen sich die Prozesse nicht in ähnlicher Form und die zu erbringenden Leistungen können auch nicht aus dem Produktions- und Absatzprogramm hergeleitet werden. In diesen Fällen entscheidet die Unternehmensführung auf Basis qualitativer Kriterien oder pauschaler Regelungen über die Höhe der zur Verfügung gestellten Ressourcen. Ein Beispiel ist die Festlegung der für die Grundlagenforschung einzusetzenden Mittel, die zu keinen unmittelbar am Markt verwertbaren Ergebnissen führt. In diesen Verantwortungsbereichen werden Budgets häufig fortgeschrieben. Dabei ergibt sich der Budgetansatz auf Basis des Vorjahreswertes. Dieser wird z.B. an die Umsatzentwicklung der vergangenen, laufenden oder folgenden Periode oder an den entsprechenden Ressourceneinsatz der Konkurrenten angepasst. Da keine echte Planung durchgeführt wird, werden auf diese Weise bestehende Unwirtschaftlichkeiten nicht erkannt und somit fortgeführt.

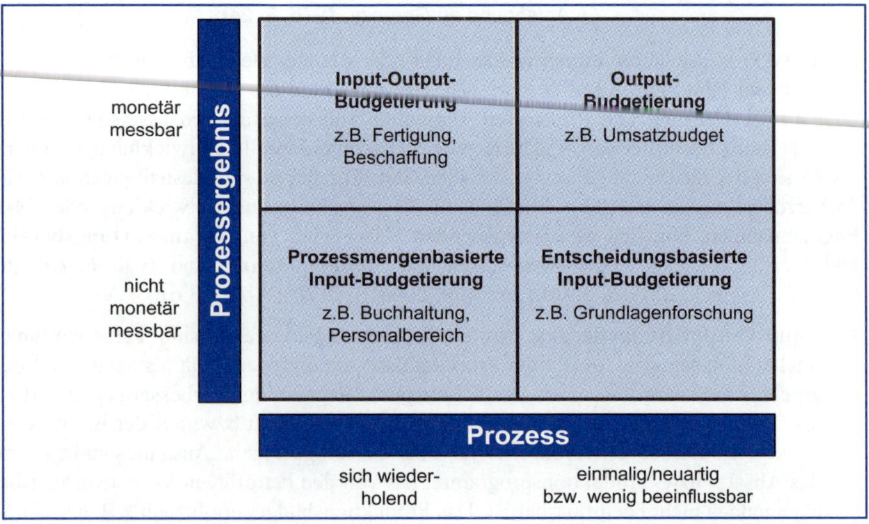


*Abb. 4.3.6: Verantwortungsbereiche und Budgetplanungsinstrumente (in Anlehnung an Camillus, 1984, S. 5; Friedl, 2003, S. 301)*

Die genannten Budgetierungsverfahren lassen sich in den einzelnen Verantwortungsbereichen **periodisch** einsetzen. Darüber hinaus gibt es ergänzende **aperiodische** Verfahren, die im Abstand von mehreren Perioden in ausgewählten Verantwortungsbereichen zum Einsatz kommen können. Zu nennen sind hier vor allem:

- **Projektbudgetierung**: Projekte als einmalige und komplexe Vorhaben sind jeweils fallweise zu budgetieren. Das Projektbudget umfasst Angaben über die benötigten monetären Ressourcen für Personal, Material, Betriebsmittel und Fremdleistungen sowie die bewerteten Projektergebnisse (vgl. Kap. 5.5.5).
- **Wertanalytische Verfahren**: Ziel der wertanalytischen Verfahren ist insbesondere die Verbesserung der Effizienz und die Senkung der Kosten in den Gemeinkostenbereichen. Die Analyse bezieht sich vor allem auf die einzusetzenden Ressourcen. Die Zweckmäßigkeit der Leistungen wird jedoch meist nicht in Frage gestellt. Ein Team aus Mitarbeitern der betroffenen Verantwortungsbereiche sucht dabei nach Möglichkeiten, um die Funktionen von Produkten bzw. Prozessen rationeller zu erbringen und überflüssige Funktionen abzubauen. Das bekannteste Verfahren ist die Gemeinkostenwertanalyse. Dabei sollen durch die Gegenüberstellung von Kosten und Nutzen von Verwaltungsleistungen deutliche Kosteneinsparungen ohne Leistungseinschränkungen erzielt werden.
- **Zero-Base-Budgeting**: Mit Hilfe der sog. „Null-Basis-Budgetierung" soll sichergestellt werden, dass in den Gemeinkostenbereichen die knappen finanziellen Ressourcen für die wirklich wesentlichen Aufgaben eingesetzt werden. Das Verfahren zielt weniger auf eine Senkung der Kosten ab, als vielmehr auf die Umverteilung der Ressourcen im Sinne strategischer Zielsetzungen. Jeder Verantwortungsbereich muss sein Budget für sämtliche Aktivitäten „von Null an" neu begründen. Dabei wird untersucht, ob und in welcher Qualität die Aktivitäten des Verantwortungsbereiches zu erbringen sind und wie dies zu möglichst geringen Kosten erfolgen kann. Aufgrund seiner Komplexität und des hohen Zeitaufwands ist das Zero-Base-Budgeting für akute Krisensituationen kaum geeignet. Es stößt jedoch auf geringeren Widerstand als die auf Kostensenkungen und Personalabbau ausgerichteten wertanalytischen Verfahren (vgl. *Mayer*, 2003, S. 835).

Die wesentlichen **Budgetkontrollinstrumente** sind die verschiedenen Formen der Abweichungsanalyse. Sie sollen der Unternehmensführung und den Budgetverantwortlichen die Abweichungsursachen aufzeigen. Denn nur bei Kenntnis der Abweichungsursachen können sinnvolle Gegenmaßnahmen eingeleitet und zukünftige Budgetierungsprozesse verbessert werden. Die Form der Abweichungsanalyse hängt stark von den bei der Budgetierung eingesetzten Verfahren der Kosten- und Leistungsrechnung ab. Wird beispielsweise im Produktionsbereich eine flexible Plankostenrechnung eingesetzt, dann lassen sich Abweichungen des Produktionsbudgets sehr differenziert z.B. nach Beschäftigungs-, Preis- oder Verbrauchsursachen analysieren. Zur Beurteilung der Bedeutung von Abweichungen und der Prognose zukünftiger Entwicklungen spielen auch die Verfahren der Statistik bei der Budgetkontrolle eine große Rolle (vgl. *Gaiser/Kieninger*, 2003, S. 103f.).

### 4.3.2.4 Fallstudie zur Budgetierung: Eder Möbel GmbH

Das folgende Beispiel ist eine detaillierte Beschreibung des Budgetierungsprozesses bei der *Eder Möbel GmbH*. Es zeigt die Zusammenhänge zwischen den Teilbudgets und deren Verdichtung. Aus Gründen der Übersichtlichkeit wird hier nur das erste Quartal dargestellt. Generell wird auch bei der *Eder Möbel GmbH* das Budget für das komplette folgende Geschäftsjahr erstellt. Die *Eder Möbel GmbH* erzielte im letzten Geschäftsjahr mit 100 Mitarbeitern einen Umsatz von 40 Mio. €. Das Organigramm des Unternehmens zeigt Abb. 4.3.7.

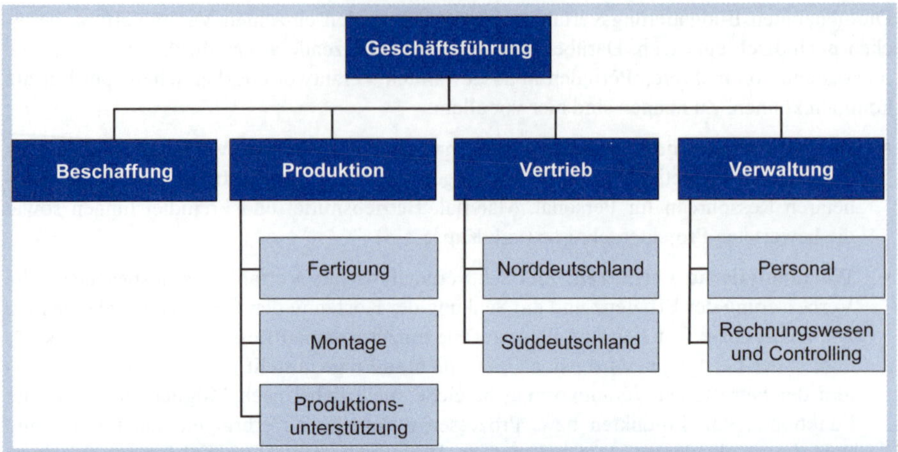


*Abb. 4.3.7: Organigramm der Eder Möbel GmbH*

Die *Eder Möbel GmbH* fertigt Gartentische in den Modellen „Luxus“ und „Standard“. Diese werden direkt an den Einzelhandel vertrieben (Kaufhäuser, Discounter, Möbelgeschäfte). Die Modelle Luxus und Standard haben empfohlene Verkaufspreise von 24,95 € und 19,95 €. Sie werden an die Händler ca. 40% unterhalb des Verkaufspreises zu 15,-€ und 12,-€ verkauft. Beide Tische haben einen Röhrenstahlrahmen, auf dem die Tischplatte aufliegt und aus dem auch die Tischbeine geformt sind. Die Oberteile bestehen aus einer mit Vinyl bezogenen Sperrholzplatte. Das Modell Luxus ist etwas höher und hat eine etwas größere Tischplatte als das Modell Standard. Beide Modelle verursachen in der Herstellung und in der Verwaltung in etwa den gleichen Zeitaufwand.

Die Budgetierung findet im Herbst eines jeden Jahres zirkulär in einem Top-down-Bottom-up-Prozess statt. *Erwin Eder*, Inhaber und Geschäftsführer des Unternehmens, teilt Anfang September den Leitern der Bereiche Beschaffung, Produktion, Vertrieb und Verwaltung die generellen Zielsetzungen bezüglich Umsatzentwicklung, Umsatzrentabilität und Marktanteil mit. Im Anschluss erstellen die Bereichsleiter bis Mitte Oktober die Budgets für ihre jeweiligen Verantwortungsbereiche. Dies erfolgt in enger Abstimmung mit *Paul-Uwe Mukl*, dem Controller des Unternehmens. Er koordiniert auch den gesamten Budgetierungsprozess. Die Budgets werden durch Herrn *Mukl* verdichtet und mit Herrn *Eder* besprochen. Danach werden je nach Bedarf erforderliche Verbesserungen mit den Bereichsleitern diskutiert und nach Abschluss dieser „Budgetknetphase“ wird das Budget Mitte November verabschiedet. Es stellt den verbindlichen formalzielorientierten Plan für das nächste Geschäftsjahr und die Basis für die Leistungsbeurteilung der Bereichs- und Abteilungsleiter nach Ablauf des Geschäftsjahres dar. Das **Budgetsystem** in Abb. 4.3.8 veranschaulicht den Zusammenhang der Teilbudgets. Die Budgeterstellung wird im Folgenden Schritt für Schritt dargestellt.

Wie in Abb. 4.3.8 zu sehen, bildet auch bei der *Eder Möbel GmbH* das **Umsatzbudget** den Ausgangspunkt für die Budgeterstellung. Es ist, wie in Tab. 1 (Abb. 4.3.9) dargestellt, nach den beiden Vertriebsregionen Nord- und Süddeutschland, den Produkten sowie den zu budgetierenden Monaten unterteilt. Im Umsatzbudget werden der Absatz der angebotenen Produkte sowie der dabei zu erzielende Preis in den einzelnen Monaten und Vertriebsregionen geplant. Preisunterschiede in den Vertriebsregionen und Preisänderungen in den einzelnen Monaten sind in der Praxis keine Seltenheit, werden hier aber aus Vereinfachungsgründen vernachlässigt.

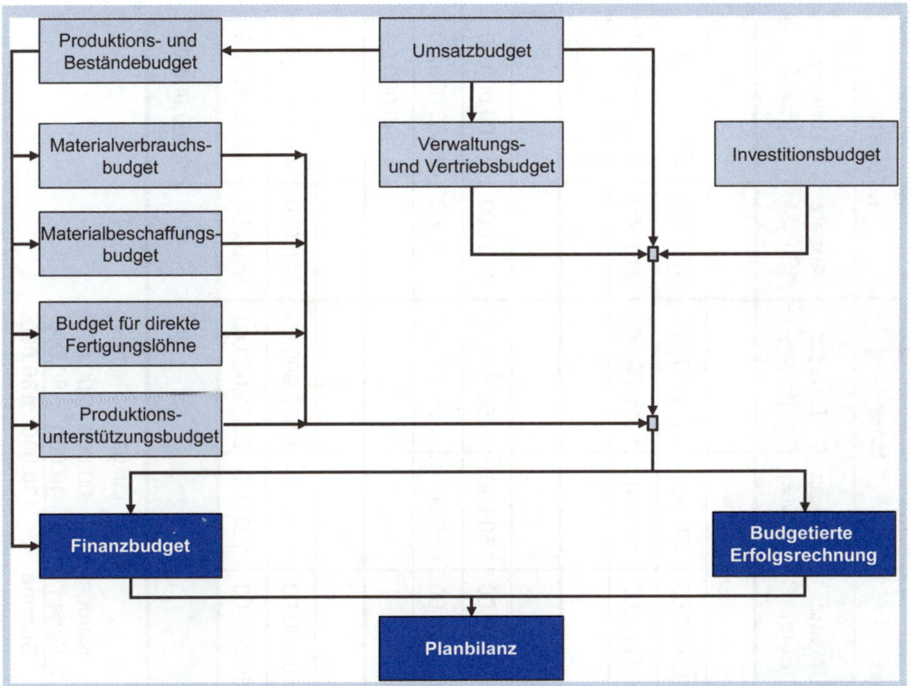


*Abb. 4.3.8: Das Budgetsystem der Eder Möbel GmbH*

Die Umsatzzahlen der einzelnen Monate werden zum Quartalsumsatz verdichtet. Auf diese Weise ergibt sich ein geplanter Umsatz für das erste Quartal in Höhe von 11.250.000 €.

Zeitgleich zur Budgeterstellung wird eine **Kostenplanung und Kalkulation der Herstellkosten** durchgeführt. Die Ergebnisse gehen beispielsweise in die Preisfindung, Bestandsbewertung oder die betriebliche Erfolgsrechnung ein. Bei der *Eder Möbel GmbH* wird in den Abteilungen Fertigung und Montage eine Vollkostenkalkulation durchgeführt.

Wie in Abb. 4.3.10 dargestellt, werden die anfallenden Lohnkosten auf Basis der direkten Arbeitsstunden (DAS) kalkuliert. Dies ist die geplante Arbeitszeit in den Abteilungen Fertigung und Montage. Die direkten Arbeitsstunden sind auch die Verteilungsbasis für die **Produktionsgemeinkosten**. Der Produktionsgemeinkostensatz beträgt 60 €/DAS. Berechnet wird er durch Division des Produktionsunterstützungsbudgets durch die direkten Arbeitsstunden. Die Aufstellung des Produktionsunterstützungsbudgets (Tab. 6) wird später noch dargestellt.

In der **Abteilung Fertigung** werden die Stahlrohre gebogen und verschweißt sowie die Sperrholzplatten zugesägt. Das Modell Luxus benötigt 10 m Stahlrohr sowie 1,2 m² Sperrholzplatte und das Modell Standard 9 m Stahlrohr und 0,9 m² Sperrholzplatte. Multipliziert mit dem Einstandspreis von 0,20 €/m Stahlrohr bzw. 1 €/m² Sperrholzplatte ergeben sich Materialkosten von 3,20 € (Luxus) bzw. 2,70 € (Standard). Da die Fertigung weitgehend automatisiert ist, fallen hierfür pro Tisch nur ca. 36 Sekunden bzw. 0,01 direkte Arbeitsstunden an. Der Stundensatz je Mitarbeiter in der Fertigung einschließlich Lohnnebenkosten beträgt 60 €/DAS. Daraus ergeben sich 0,6 € Lohnkosten pro Stück. Der Werkgemeinkostensatz beträgt (zufälligerweise) ebenfalls 60 €/DAS. Die Werkgemeinkosten werden auf Basis der direkten Arbeitsstunden verteilt, woraus sich Werkgemeinkosten von 0,6 €/Stück ergeben. Somit betragen die Herstellkosten pro Stück in der Abteilung Fertigung 4,40 € (Luxus) bzw. 3,90 € (Standard).

| | | Januar | | Februar | | März | | 1. Quartal | |
|---|---|---|---|---|---|---|---|---|---|
| **Region und Produkt** | **Stück-preis** [Euro] | **Absatz** [Stück] | **Umsatz** [Euro] | **Absatz** [Stück] | **Umsatz** [Euro] | **Absatz** [Stück] | **Umsatz** [Euro] | **Absatz** [Stück] | **Umsatz** [Euro] |
| **Norden** | | | | | | | | | |
| Luxus | 15,00 | 60.000 | 900.000,00 | 60.000 | 900.000,00 | 50.000 | 750.000,00 | 170.000 | 2.550.000,00 |
| Standard | 12,00 | 100.000 | 1.200.000,00 | 100.000 | 1.200.000,00 | 110.000 | 1.320.000,00 | 310.000 | 3.720.000,00 |
| Gesamt | | | | | | | | | 6.270.000,00 |
| **Süden** | | | | | | | | | |
| Luxus | 15,00 | 40.000 | 600.000,00 | 50.000 | 750.000,00 | 50.000 | 750.000,00 | 140.000 | 2.100.000,00 |
| Standard | 12,00 | 80.000 | 960.000,00 | 80.000 | 960.000,00 | 80.000 | 96.000,00 | 240.000 | 2.880.000,00 |
| Gesamt | | | | | | | | | 4.980.000,00 |
| **Deutschland** | | | | | | | | | |
| Luxus | 15,00 | 100.000 | 1.500.000,00 | 110.000 | 1.650.000,00 | 100.000 | 1.500.000,00 | 310.000 | 4.650.000,00 |
| Standard | 12,00 | 180.000 | 2.160.000,00 | 180.000 | 2.160.000,00 | 190.000 | 2.280.000,00 | 550.000 | 6.600.000,00 |
| **Umsatz für GuV- und Finanzbudget** | | | | | | | | | **11.250.000,00** |

geplante Absatzzahlen **für April** (notwendig für das Produktionsbudget):

| | Luxus | Standard |
|---|---|---|
| Norden | 60.000 | 100.000 |
| Süden | 40.000 | 80.000 |
| **Summe** | **100.000** | **180.000** |

*Abb. 4.3.9: Umsatzbudget der Eder Möbel GmbH (Tab. 1)*

In der **Abteilung Montage** wird die Sperrholzplatte mit einer Vinyloberfläche überzogen und der Stahlrohrrahmen mit der Tischplatte verschraubt. Die erforderlichen Materialien werden von einem Lieferanten als Montagesatz zum Preis von 1,- € geliefert. Addiert man hierzu die Kosten für die Vinyloberfläche von 0,5 €/m² ergeben sich daraus die Materialkosten von 1,60 € (Luxus) bzw. 1,45 € (Standard). In der Montage sind pro Tisch ca. 72 Sekunden bzw. 0,02 direkte Arbeitsstunden erforderlich. Bei einem Stundensatz von 50 €/DAS ergeben sich 1 € Lohnkosten und 1,20 € Werkgemeinkosten pro Stück. Die Herstellkosten in der Abteilung Montage betragen somit pro Stück 3,80 € (Luxus) bzw. 3,65 € (Standard). Insgesamt ergeben sich **Herstellkosten pro Stück** von 8,20 € für das Modell Luxus und von 7,55 € für das Modell Standard.

| Abteilung Fertigung | Menge | Preis | Geplante Kosten je Tisch Luxus | Standard |
|---|---|---|---|---|
| **Materialkosten** | | | | |
| Stahlrohr | 10 m | 0,20 Euro/m | 2,00 Euro | |
| | 9 m | 0,20 Euro/m | | 1,80 Euro |
| Sperrholzplatte | 1,2 m² | 1,00 Euro/ m² | 1,20 Euro | |
| | 0,9 m² | 1,00 Euro/ m² | | 0,90 Euro |
| **Gesamte Materialkosten** | | | 3,20 Euro | 2,70 Euro |
| | **DAS*** | **Stundensatz**** | | |
| **Lohn** | 0,01 | 60,00 Euro/DAS | 0,60 Euro | 0,60 Euro |
| **Produktionsgemeinkosten** | 0,01 | 60,00 Euro/DAS | 0,60 Euro | 0,60 Euro |
| **Herstellkosten/Stück** | | | 4,40 Euro | 3,90 Euro |

| Abteilung Montage | Menge | Preis | Geplante Kosten je Tisch Luxus | Standard |
|---|---|---|---|---|
| **Materialkosten** | | | | |
| Vinyloberfläche | 1,2 m² | 0,50 Euro/ m² | 0,60 Euro | |
| | 0,9 m² | 0,50 Euro/ m² | | 0,45 Euro |
| Montagesatz | 1 Stück | 1,00 Euro/Std. | 1,00 Euro | 1,00 Euro |
| **Gesamte Materialkosten** | | | 1,60 Euro | 1,45 Euro |
| | **DAS*** | **Stundensatz** | | |
| **Lohn** | 0,02 | 50,00 Euro/DAS | 1,00 Euro | 1,00 Euro |
| **Produktionsgemeinkosten** | 0,02 | 60,00 Euro/DAS | 1,20 Euro | 1,20 Euro |
| **Herstellkosten/Stück** | | | 3,80 Euro | 3,65 Euro |

| **Gesamte Herstellkosten/Stück** | **8,20 Euro** | **7,55 Euro** |
|---|---|---|

* DAS = direkte Arbeitsstunden
** Die Produktionsgemeinkosten werden in Tab. 6 kalkuliert
Gesamte budgetierte Produktionsunterstützung: 1.548.000 Euro
Gesamte budgetierte DAS (8.600 h + 17.200 h) 25.800 h
Produktionsgemeinkostensatz je DAS 60,00 Euro

*Abb. 4.3.10: Kostenplanung und Kalkulation der Eder Möbel GmbH*

Das Umsatzbudget (Tab. 1) enthält die geplanten Absatzzahlen der beiden Produkte. Um im nächsten Schritt auf die Produktionszahlen der einzelnen Monate zu kommen, müssen die Bestände an Fertigerzeugnissen und die produktionstechnischen Gegebenheiten in die Planung einbezogen werden. **Bestandspolitik** der *Eder Möbel GmbH* ist es, aus Gründen der Liefersicherheit am Ende jeden Monats einen Bestand an Fertigerzeugnissen zu haben, der dem für den nächsten Monat erwarteten Absatz entspricht. Um die in einem Monat zu produzierenden Einheiten zu bestimmen, wird zunächst der geplante monatliche Absatz zum geforderten Endbestand addiert. Dieser folgt aus dem Absatz des Folgemonats. Der Anfangsbestand entspricht somit immer dem Absatz des jeweiligen Monats. Aus der Differenz von geplantem Anfangs- und Endbestand ergeben sich die monatlich zu produzierenden Einheiten.

Diese bilden die Basis für die Planung der Materialbeschaffung, des Materialverbrauchs und des direkten Personalaufwands. Werden die gesamten zu produzierenden Einheiten im ersten Quartal aufsummiert und mit den Herstellkosten bewertet, so erhält man das in Tab. 2 (Abb. 4.3.11) dargestellte **Produktionsbudget**. Die *Eder Möbel GmbH* plant einen Produktionsaufwand von 6.694.500 €, der vom Produktionsleiter verantwortet wird.

| | Januar | Februar | März | 1. Quartal |
|---|---|---|---|---|
| **Luxus** | | | | |
| Verkaufte Einheiten (aus Tab. 1) | 100.000 | 110.000 | 100.000 | 310.000 |
| zzgl. geplanter Endbestand | 110.000 | 100.000 | 100.000 | 100.000 |
| Benötigte Einheiten für Verkäufe und Bestände | 210.000 | 210.000 | 200.000 | 410.000 |
| abzgl. geplanter Anfangsbestand | 100.000 | 110.000 | 100.000 | 100.000 |
| Zu produzierende Einheiten | 110.000 | 100.000 | 100.000 | 310.000 x 8,20 Euro = 2.542.000,- |
| **Standard** | | | | |
| Verkaufte Einheiten | 180.000 | 180.000 | 190.000 | 550.000 |
| zzgl. geplanter Endbestand | 180.000 | 190.000 | 180.000 | 180.000 |
| Benötigte Einheiten für Verkäufe und Bestände | 360.000 | 370.000 | 370.000 | 730.000 |
| abzgl. geplanter Anfangsbestand | 180.000 | 180.000 | 190.000 | 180.000 |
| Zu produzierende Einheiten | 180.000 | 190.000 | 180.000 | 550.000 x 7,55 Euro = 4.152.500,- |
| | | | **Produktionsbudget** | 6.694.500,- |

*Abb. 4.3.11: Produktionsbudget der Eder Möbel GmbH (Tab. 2)*

Nachdem die Produktionszahlen geplant wurden, kann im nächsten Schritt das **Materialverbrauchsbudget** aufgestellt werden (vgl. Tab. 3; Abb. 4.3.12). Dieses bestimmt den für die Herstellung der zu produzierenden Stückzahlen erforderlichen Materialaufwand. Hierzu sind zunächst die Verbrauchsmengen der einzelnen Materialarten (Stahlrohre, Sperrholzplatten, Vinylfolie und Montagesätze) zu ermitteln. Dies geschieht durch Multiplikation der geplanten Produktionszahlen mit dem Materialbedarf je Stück. Der Materialaufwand ergibt sich durch Multiplikation mit den Einstandspreisen der Materialarten. In Summe ergibt sich ein Materialverbrauch für das erste Quartal von 3.770.500 €, der in die budgetierte Erfolgsrechnung (Tab. 9) eingeht. Während der Produktionsleiter für die Einhaltung des mengenmäßigen Materialverbrauchs gem. Arbeitsplan verantwortlich ist, hat der Beschaffungsleiter für die Einhaltung der geplanten Einkaufspreise der Materialarten zu sorgen. Materialdisposition und Logistik werden aus Vereinfachungsgründen in diesem Beispiel nicht näher dargestellt.

Aufwandswirksam ist Material dann, wenn es verbraucht wird. Zahlungswirksam ist es hingegen bereits bei der Beschaffung. Aus diesem Grund ist ein separates Materialbeschaffungsbudget erforderlich. Im **Materialbeschaffungsbudget** wird geplant, zu welchem Zeitpunkt und in welchem Umfang das für die Produktion erforderliche Material zu beziehen ist. Das Materialbeschaffungsbudget ist in Tab. 4 (Abb. 4.3.13) dargestellt. Auch hier spielt die Bestandspolitik wieder eine wichtige Rolle. Analog zum Fertigwarenlager verfolgt die *Eder Möbel GmbH* auch im Materiallager das Ziel, am Ende jeden Monats bei jeder Materialart einen Bestand zu haben, der dem Materialbedarf für den nächsten Monat entspricht. Die im Januar zu beschaffende Menge an Stahlrohr von 2.710.000 m errechnet sich z.B. wie folgt: Zum Materialbedarf im Januar von 2.720.000 m wird der Materialbedarf des Februars von 2.710.000 m addiert. Dieser stellt gleichzeitig den geforderten Endbestand im Januar dar. Im nächsten Schritt wird davon der Anfangsbestand des Januars in Höhe von 2.720.000 m abgezogen. Dieser entspricht dem Materialbedarf im Januar und wurde somit bereits im Dezember bevorratet.

| Material und Monat | Luxus: geplante Produktion | Luxus: Menge je Einheit | Luxus: Benötigte Menge | Standard: geplante Produktion | Standard: Menge je Einheit | Standard: Benötigte Menge | Gesamt: Bedarf Produktion | Gesamt: Preis je Einheit | Gesamt: Gesamter Materialaufwand |
|---|---|---|---|---|---|---|---|---|---|
| **Stahlrohr (m)** | | | | | | | | | |
| Januar | 110.000 | 10 | 1.100.000 | 180.000 | 9 | 1.620.000 | 2.720.000 | 0,20 € | 544.000,00 € |
| Februar | 100.000 | 10 | 1.000.000 | 190.000 | 9 | 1.710.000 | 2.710.000 | 0,20 € | 542.000,00 € |
| März | 100.000 | 10 | 1.000.000 | 180.000 | 9 | 1.620.000 | 2.620.000 | 0,20 € | 524.000,00 € |
| Gesamt | 310.000 | | 3.100.000 | 550.000 | | 4.950.000 | 8.050.000 | | 1.610.000,00 € |
| **Sperrholzplatte (m²)** | | | | | | | | | |
| Januar | 110.000 | 1,2 | 132.000 | 180.000 | 0,9 | 162.000 | 294.000 | 1,00 € | 294.000,00 € |
| Februar | 100.000 | 1,2 | 120.000 | 190.000 | 0,9 | 171.000 | 291.000 | 1,00 € | 291.000,00 € |
| März | 100.000 | 1,2 | 120.000 | 180.000 | 0,9 | 162.000 | 282.000 | 1,00 € | 282.000,00 € |
| Gesamt | 310.000 | | 372.000 | 550.000 | | 495.000 | 867.000 | | 867.000,00 € |
| **Vinyl (m²)** | | | | | | | | | |
| Januar | 110.000 | 1,2 | 132.000 | 180.000 | 0,9 | 162.000 | 294.000 | 0,50 € | 147.000,00 € |
| Februar | 100.000 | 1,2 | 120.000 | 190.000 | 0,9 | 171.000 | 291.000 | 0,50 € | 145.500,00 € |
| März | 100.000 | 1,2 | 120.000 | 180.000 | 0,9 | 162.000 | 282.000 | 0,50 € | 141.000,00 € |
| Gesamt | 310.000 | | 372.000 | 550.000 | | 495.000 | 867.000 | | 433.500,00 € |
| **Montagesatz (Stück)** | | | | | | | | | |
| Januar | 110.000 | 1 | 110.000 | 180.000 | 1 | 180.000 | 290.000 | 1,00 € | 290.000,00 € |
| Februar | 100.000 | 1 | 100.000 | 190.000 | 1 | 190.000 | 290.000 | 1,00 € | 290.000,00 € |
| März | 100.000 | 1 | 100.000 | 180.000 | 1 | 180.000 | 280.000 | 1,00 € | 280.000,00 € |
| Gesamt | 310.000 | | 310.000 | 550.000 | | 550.000 | 860.000 | | 860.000,00 € |
| **Gesamter Materialverbrauch (in budgetierte GuV):** | | | | | | | | | **3.770.500,00 €** |

*Abb. 4.3.12: Materialverbrauchsbudget der Eder Möbel GmbH (Tab. 3)*

| Material und Monat | Mat.bedarf Produktion | zzgl. End-bestand | Gesamtbedarf | abzgl. Anfangs-bestand | Einkaufs-menge | Preis je Einheit | Gesamt |
|---|---|---|---|---|---|---|---|
| **Stahlrohr (m)** | | | | | | | |
| Januar | 2.720.000 | 2.710.000 | 5.430.000 | 2.720.000 | 2.710.000 | 0,20 € | 542.000,00 € |
| Februar | 2.710.000 | 2.620.000 | 5.330.000 | 2.710.000 | 2.620.000 | 0,20 € | 524.000,00 € |
| März | 2.620.000 | 2.620.000 | 5.240.000 | 2.620.000 | 2.620.000 | 0,20 € | 524.000,00 € |
| Gesamt | 8.050.000 | 7.950.000 | 16.000.000 | 8.050.000 | 7.950.000 | | 1.590.000,00 € |
| **Sperrholzplatte (m²)** | | | | | | | |
| Januar | 294.000 | 291.000 | 585.000 | 294.000 | 291.000 | 1,00 € | 291.000,00 € |
| Februar | 291.000 | 282.000 | 573.000 | 291.000 | 282.000 | 1,00 € | 282.000,00 € |
| März | 282.000 | 282.000 | 564.000 | 282.000 | 282.000 | 1,00 € | 282.000,00 € |
| Gesamt | 867.000 | 855.000 | 1.722.000 | 867.000 | 855.000 | | 855.000,00 € |
| **Vinyl (m²)** | | | | | | | |
| Januar | 294.000 | 291.000 | 585.000 | 294.000 | 291.000 | 0,50 € | 145.500,00 € |
| Februar | 291.000 | 282.000 | 573.000 | 291.000 | 282.000 | 0,50 € | 141.000,00 € |
| März | 282.000 | 282.000 | 564.000 | 282.000 | 282.000 | 0,50 € | 141.000,00 € |
| Gesamt | 867.000 | 855.000 | 1.722.000 | 867.000 | 855.000 | | 427.500,00 € |
| **Montagesatz (Stück)** | | | | | | | |
| Januar | 290.000 | 290.000 | 580.000 | 290.000 | 290.000 | 1,00 € | 290.000,00 € |
| Februar | 29[illegible].000 | 280.000 | 570.000 | 290.000 | 280.000 | 1,00 € | 280.000,00 € |
| März | 28[illegible].000 | 280.000 | 560.000 | 280.000 | 280.000 | 1,00 € | 280.000,00 € |
| Gesamt | 860.000 | 850.000 | 1.710.000 | 860.000 | 850.000 | | 850.000,00 € |

**Materialbeschaffungsbudget im ersten Quartal**

| | Stahlrohr | Sperrholz | Vinyl | Montagesatz | Gesamt |
|---|---|---|---|---|---|
| Januar | 542.000,00 € | 291.000,00 € | 145.500,00 € | 290.000,00 € | 1.268.500,00 € |
| Februar | 524.000,00 € | 282.000,00 € | 141.000,00 € | 280.000,00 € | 1.227.000,00 € |
| März | 524.000,00 € | 282.000,00 € | 141.000,00 € | 280.000,00 € | 1.227.000,00 € |
| **Gesamt** | 1.590.000,00 € | 855.000,00 € | 427.500,00 € | 850.000,00 € | **3.722.500,00 €** |

*Abb. 4.3.13: Materialbeschaffungsbudget der Eder Möbel GmbH (Tab. 4)*

Der Beschaffungsleiter hat dafür zu sorgen, dass diese Materialmengen in den einzelnen Monaten eingekauft werden. Werden diese mit den Einstandspreisen bewertet, so ergibt sich ein Materialbeschaffungsbudget von insgesamt 3.722.500 €, das in der Verantwortung des Beschaffungsleiters liegt. Unter der Annahme, dass die Materialbeschaffung im selben Monat voll zahlungswirksam ist (Skonti, Rabatte, Zahlungsziele etc. werden vernachlässigt), gehen diese Werte als Auszahlungen (Tab. 8b) in das Finanzbudget (Tab. 8) ein.

Ebenfalls auf Basis des Produktionsbudgets erfolgt die **Planung des direkten Personalaufwands** in den Abteilungen Fertigung und Montage. Die Beschäftigung in den Abteilungen wird ermittelt, indem die geplante Produktionsmenge aus dem Produktionsbudget (Tab. 2) mit dem Zeitaufwand je Stück multipliziert wird. Die Multiplikation der Fertigungs- und Montagestunden mit den jeweiligen Stundensätzen von 60 €/DAS bzw. 50 €/DAS ergibt den Lohnaufwand in den einzelnen Monaten und Abteilungen. Dabei wird vereinfachend unterstellt, dass die Vergütung der Mitarbeiter ausschließlich variabel ist und anhand der gefertigten Stückzahlen bzw. der tatsächlichen Arbeitsstunden erfolgt. Eventuell fixe Anteile bzw. Aufwendungen für nicht ausgelastete Kapazitäten werden vernachlässigt. Der Lohnaufwand im ersten Quartal in den Abteilungen Fertigung und Montage und somit das **Lohnbudget** beträgt 1.376.000 €. Es geht in die budgetierte Erfolgsrechnung (Tab. 9) ein. Der Lohnaufwand ist darüber hinaus als Auszahlung (Tab. 8b) im Finanzbudget (Tab. 8) zu berücksichtigen.

Die geplante **Kapazitätsauslastung** in den Abteilungen Fertigung und Montage im ersten Quartal beträgt insgesamt 25.800 direkte Arbeitsstunden. Sie geht in die Berechnung des Produktionsunterstützungszuschlagssatzes zur Kalkulation der Herstellkosten und in die Personalkapazitätsplanung ein. Das Lohnbudget ist in Tab. 5 (Abb. 4.3.15) dargestellt.

Die Produktionsunterstützung befasst sich mit planenden, steuernden und kontrollierenden Tätigkeiten im Produktionsbereich und ist für den Betrieb und die Instandhaltung der Produktionsanlagen zuständig. Aufwendungen entstehen insbesondere für Meistergehälter, Abschreibungen, Logistik und Energie. Darüber hinaus existiert eine Instandhaltungsabteilung für die Wartung und Reparatur des Maschinenparks, für die im **Produktionsunterstützungsbudget** direkte Instandhaltungsstunden (DIS) eingeplant werden.

Ein Großteil des in Abb. 4.3.16 dargestellten Produktionsunterstützungsbudgets wird flexibel in Abhängigkeit der direkten Arbeitsstunden aus dem Lohnkostenbudget (Tab. 5) bzw. in Abhängigkeit der direkten Instandhaltungsstunden eingeplant. Die direkten Instandhaltungsstunden werden separat geplant und sind in diesem Beispiel vorgegeben. Der Produktionsunterstützungsaufwand von 1.548.000 € geht in die budgetierte Erfolgsrechnung (Tab. 9) ein und wird über die direkten Arbeitsstunden (25.800 DAS) in der Kalkulation auf die Produkte mit einem Satz von 60 €/DAS verrechnet (vgl. hierzu die Kalkulation in Abb. 4.3.10). Die zahlungswirksamen Bestandteile des Produktionsunterstützungsaufwandes gehen in das Finanzbudget (Tab. 8) ein.

Das **Verwaltungs- und Vertriebsbudget** wird hier nicht eingehend dargestellt. Es wird für die ersten drei Monate geplant und besteht aus fixen Gehältern, Abschreibungen und einem variablen Anteil von 10% des geplanten Umsatzes. Der variable Anteil fällt insbesondere für Vertriebsaufwendungen an. Abb. 4.3.14 zeigt die Zusammensetzung des Verwaltungs- und Vertriebsbudgets in Höhe von 1.575.000 €.

| | Januar | Februar | März |
|---|---|---|---|
| variable Aufwendungen (10% v. Umsatz) | 366.000 € | 381.000 € | 378.000 € |
| fixe Gehälter | 120.000 € | 120.000 € | 120.000 € |
| Abschreibungen | 30.000 € | 30.000 € | 30.000 € |
| **Summe** | **516.000 €** | **531.000 €** | **528.000 €** |

*Abb. 4.3.14: Verwaltungs- und Vertriebsbudget der Eder Möbel GmbH (Tab. 7)*

Das **Investitionsbudget** enthält die geplanten Investitionen nach Zeitpunkt und Höhe. Die *Eder Möbel GmbH* plant Ende März die Anschaffung von zehn neuen Stahlrohrbiegemaschinen im Wert von insgesamt 3.477.500 €. Die Maschinen müssen bei Lieferung bezahlt werden und sollen ab 1. April alte Maschinen ersetzen. Ansonsten sind keine weiteren Investitionen im ersten Quartal vorgesehen.

| Monat und Abteilung | Luxus | | | Standard | | | Gesamt | | |
|---|---|---|---|---|---|---|---|---|---|
| | geplante Produktion | DAS je Stück | Stunden | geplante Produktion | DAS je Stück | Stunden | Gesamt-stunden | Lohn je DAS | Lohn-aufwand |
| **Januar** | | | | | | | | | |
| Fertigung | 110.000 | 0,01 | 1.100 | 180.000 | 0,01 | 1.800 | 2.900 | 60,00 € | 174.000 € |
| Montage | 110.000 | 0,02 | 2.200 | 180.000 | 0,02 | 3.600 | 5.800 | 50,00 € | 290.000 € |
| | | | 3.300 | | | 5.400 | 8.700 | | 464.000 € |
| **Februar** | | | | | | | | | |
| Fertigung | 100.000 | 0,01 | 1.000 | 190.000 | 0,01 | 1.900 | 2.900 | 60,00 € | 174.000 € |
| Montage | 100.000 | 0,02 | 2.000 | 190.000 | 0,02 | 3.800 | 5.800 | 50,00 € | 290.000 € |
| | | | 3.000 | | | 5.700 | 8.700 | | 464.000 € |
| **März** | | | | | | | | | |
| Fertigung | 100.000 | 0,01 | 1.000 | 180.000 | 0,01 | 1.800 | 2.800 | 60,00 € | 168.000 € |
| Montage | 100.000 | 0,02 | 2.000 | 180.000 | 0,02 | 3.600 | 5.600 | 50,00 € | 280.000 € |
| | | | 3.000 | | | 5.400 | 8.400 | | 448.000 € |
| **Quartal** | | | | | | | | | |
| Fertigung | 310.000 | 0,01 | 3.100 | 550.000 | 0,01 | 5.500 | 8.600 | 60,00 € | 516.000 € |
| Montage | 310.000 | 0,02 | 6.200 | 550.000 | 0,02 | 11.000 | 17.200 | 50,00 € | 860.000 € |
| | | | 9.300 | | | 16.500 | 25.800 | | |

**Lohnbudget für die budgetierte GuV: 1.376.000 €**

*Abb. 4.3.15: Lohnbudget der Eder Möbel GmbH (Tab. 5)*

| Abteilung / Kostenart [Euro] | Flexibles Budget fix | variabel | Januar Summe | Februar Summe | März Summe |
|---|---|---|---|---|---|
| **Fertigung** | | **DAS*:** | **2.900** | **2.900** | **2.800** |
| Meistergehälter | 30.000,00 + | 0,00 /DAS | 30.000,00 | 30.000,00 | 30.000,00 |
| Abschreibungen | 12.000,00 + | 0,00 /DAS | 12.000,00 | 12.000,00 | 12.000,00 |
| Logistik | 0,00 + | 10,00 /DAS | 29.000,00 | 29.000,00 | 28.000,00 |
| Energie | 20.000,00 + | 1,00 /DAS | 22.900,00 | 22.900,00 | 22.800,00 |
| Sonstiger Aufwand | 4.000,00 + | 9,00 /DAS | 30.100,00 | 30.100,00 | 29.200,00 |
| Gesamt | 66.000,00 + | 20,00 /DAS | 124.000,00 | 124.000,00 | 122.000,00 |
| **Montage** | | **DAS*:** | **5.800** | **5.800** | **5.600** |
| Meistergehälter | 48.000,00 + | 0,00 /DAS | 48.000,00 | 48.000,00 | 48.000,00 |
| Abschreibungen | 10.000,00 + | 0,00 /DAS | 10.000,00 | 10.000,00 | 10.000,00 |
| Logistik | 0,00 + | 20,00 /DAS | 116.000,00 | 116.000,00 | 112.000,00 |
| Energie | 10.000,00 + | 2,00 /DAS | 21.600,00 | 21.600,00 | 21.200,00 |
| Sonstiger Aufwand | 6.000,00 + | 8,00 /DAS | 52.400,00 | 52.400,00 | 50.800,00 |
| Gesamt | 74.000,00 + | 30,00 /DAS | 248.000,00 | 248.000,00 | 242.000,00 |
| **Instandhaltung** | | **DIS*:** | **3000** | **3000** | **4000** |
| Meistergehälter | 11.000,00 + | 0,00 /DIS | 11.000,00 | 11.000,00 | 11.000,00 |
| Indirekte Arbeitslöhne | 4.000,00 + | 1,00 /DIS | 7.000,00 | 7.000,00 | 8.000,00 |
| Sonstiger Aufwand | 0,00 + | 2,50 /DIS | 7.500,00 | 7.500,00 | 10.000,00 |
| Gesamt | 15.000,00 + | 3,50 /DIS | 25.500,00 | 25.500,00 | 29.000,00 |
| **Allg. Produktionsunterstützung (fix)** | | | | | |
| Gehälter | | | 60.000,00 | 60.000,00 | 60.000,00 |
| Abschreibungen | | | 40.000,00 | 40.000,00 | 40.000,00 |
| Sonstiger Aufwand | | | 20.000,00 | 20.000,00 | 20.000,00 |
| Gesamt | | | 120.000,00 | 120.000,00 | 120.000,00 |
| **Produktionsunterstützungsaufwand** | | | **517.500,00** | **517.500,00** | **513.000,00** |
| | | | | **1.548.000,00 Euro** | |

* DIS = Direkte Instandhaltungsstunden
DAS = Direkte Arbeitsstunden

*Abb. 4.3.16: Produktionsunterstützungsbudget der Eder Möbel GmbH (Tab. 6)*

Für die Aufstellung des **Finanzbudgets** sind die Zahlungsein- und -ausgänge im Budgetierungszeitraum zu ermitteln. Die Einzahlungen der *Eder Möbel GmbH* im ersten Quartal stammen aus dem geplanten Umsatz (Tab. 1). Nach Erfahrungen der *Eder Möbel GmbH* wird die Hälfte der Verkäufe im laufenden Monat bezahlt und der Rest im folgenden Monat. Zur Vereinfachung wird von Forderungsausfällen, Erlösschmälerungen und Finanzeinnahmen abgesehen. Die **Zahlungseingänge** im ersten Quartal sind in Tabelle 8a (Abb. 4.3.17) dargestellt. Die Forderungen aus Lieferungen und Leistungen belaufen sich am 31.03. auf 1.890.000€. Diese entsprechen dem halben März-Umsatz und gehen in die Planbilanz ein (Abb. 4.3.21).

| **Verkaufsmonat** (in Euro) | **Umsatz** | **Januar** | **Februar** | **März** |
|---|---|---|---|---|
| Dezember | 3.500.000,00 | 1.750.000,00 | | |
| Januar | 3.660.000,00 | 1.830.000,00 | 1.830.000,00 | |
| Februar | 3.810.000,00 | | 1.905.000,00 | 1.905.000,00 |
| März | 3.780.000,00 | | | 1.890.000,00 |
| **Monatliche Einzahlungen** | | **3.580.000,00** | **3.735.000,00** | **3.795.000,00** |

*Abb. 4.3.17: Zahlungseingänge der Eder Möbel GmbH im 1. Quartal (Tab. 8a)*

Die betrieblichen **Zahlungsausgänge** des ersten Quartals in Tab. 8b (Abb. 4.3.18) stammen aus unterschiedlichen Teilbudgets. Die jeweiligen Referenztabellen sind dabei in Klammern aufgeführt. Die Auszahlungen für Fertigungsmaterial werden im Materialbeschaffungsbudget (Tab. 4) und für Fertigungslöhne im Lohnbudget (Tab. 5) geplant. Beim Budget für die Produktionsunterstützung (Tab. 6) sowie für Verwaltung und Vertrieb (Tab. 7) muss die Zahlungswirksamkeit der Aufwendungen berücksichtigt werden. Beide Budgets werden deshalb um die nicht zahlungswirksamen Abschreibungen korrigiert.

| **Position** (in Euro) | **Januar** | | **Februar** | | **März** | |
|---|---|---|---|---|---|---|
| Material (Tab. 4) | | 1.268.500,00 | | 1.227.000,00 | | 1.227.000,00 |
| Lohn (Tab. 5) | | 464.000,00 | | 464.000,00 | | 448.000,00 |
| Prod.unterstützung (Tab. 6) | 517.500,00 | | 517.500,00 | | 513.000,00 | |
| abzgl. Abschreibungen | 62.000,00 | | 62.000,00 | | 62.000,00 | |
| Prod.unterstützung ohne AfA | | 455.500,00 | | 455.500,00 | | 451.000,00 |
| Allg. Verw./Vertrieb (Tab. 7) | 516.000,00 | | 531.000,00 | | 528.000,00 | |
| abzgl. Abschreibungen | 30.000,00 | | 30.000,00 | | 30.000,00 | |
| Allg. Verw./Vertrieb ohne AfA | | 486.000,00 | | 501.000,00 | | 498.000,00 |
| **Gesamte Auszahlungen** | | **2.674.000,00** | | **2.647.500,00** | | **2.624.000,00** |

*Abb. 4.3.18: Betriebliche Zahlungsausgänge der Eder Möbel GmbH im 1. Quartal (Tab. 8b)*

Im **Finanzbudget** (Tab. 8; Abb. 4.3.19) werden sämtliche Zahlungsein- und -ausgänge im Budgetierungszeitraum gegenübergestellt. Auf diese Weise wird erkennbar, ob in der betrachteten Periode ein Liquiditätsengpass auftritt oder ob überschüssige liquide Mittel z.B. für eine vorzeitige Kredittilgung zur Verfügung stehen. Das Finanzbudget ist deshalb ein wichtiges Instrument zur Liquiditätsplanung und -sicherung. Der geforderte Mindestbestand an liquiden Mitteln der *Eder Möbel GmbH* beträgt 50.000 €. Zu Beginn des Budgetjahres verfügt das Unternehmen über einen Anfangsbestand von 50.050 €, der durch die geplanten Ein- und Auszahlungen verändert wird. Der Bestand am Monatsende entspricht jeweils dem Anfangsbestand des Folgemonats. Für das langfristige Darlehen in Höhe von 1 Mio. € sind jeweils am Quartalsende Zinsen zu entrichten. Bei einem Darlehenszins von 9% p.a. ergeben sich somit vierteljährliche Zinszahlungen von 22.500 €. Trotz des Zuflusses an liquiden Mitteln aus dem Umsatzprozess ist der für Ende März geplante Kauf von zehn Stahlrohrbiegemaschinen nicht aus eigenen Mitteln zu finanzieren. Um einen Liquiditätsengpass zu vermeiden sowie den Mindestbestand an liquiden Mitteln sicherzustellen, ist deshalb im März die Aufnahme eines Bankkredits über 335.450 € erforderlich. Der Endbestand an liquiden Mitteln sowie die Aufnahme des Bankkredits gehen in die Planbilanz ein (vgl. Tab. 10; Abb. 4.3.21).

| **Position** (in Euro) | **Januar** | **Februar** | **März** |
|---|---|---|---|
| Anfangsbestand | 50.050,00 | 956.050,00 | 2.043.550,00 |
| zzgl. Einzahlungen (Tab. 8a) | 3.580.000,00 | 3.735.000,00 | 3.795.000,00 |
| **Gesamte liquide Mittel** | **3.630.050,00** | **4.691.050,00** | **5.838.550,00** |
| **Auszahlungen** | | | |
| aus gew. Geschäftstätigkeit (Tab. 8b) | 2.674.000,00 | 2.647.500,00 | 2.624.000,00 |
| Investition in neue Maschinen | 0,00 | 0,00 | 3.477.500,00 |
| Zinszahlung Darlehen | | | 22.500,00 |
| **Gesamte Auszahlungen** | **2.674.000,00** | **2.647.500,00** | **6.124.000,00** |
| **Saldo** | **956.050,00** | **2.043.550,00** | **-285.450,00** |
| **Finanzierung** | | | |
| Kreditaufnahme | 0,00 | 0,00 | 335.450,00 |
| Kredittilgung | 0,00 | 0,00 | 0,00 |
| **Liquide Mittel** | **956.050,00** | **2.043.550,00** | **50.000,00** |

*Abb. 4.3.19: Finanzbudget der Eder Möbel GmbH (Tab. 8)*

Die Gegenüberstellung der in den Teilbudgets enthaltenen Erträge und Aufwendungen erfolgt in der **budgetierten Erfolgsrechnung**. Sie ermittelt das aus den Teilbudgets resultierende Geschäftsergebnis und ist deshalb ein wichtiges Hilfsmittel zur Erfolgsplanung. Die *Eder Möbel GmbH* verwendet hierzu wie in Abb. 4.3.20 dargestellt das Gesamtkostenverfahren. Die Referenztabellen sind wiederum in Klammern angegeben. Die Umsatzerlöse stammen aus dem Umsatzbudget. Bestandsveränderungen sind im ersten Quartal nicht aufgetreten, sonst würden sie mit den kalkulierten Herstellkosten bewertet. Der Materialaufwand entstammt dem Materialverbrauchsbudget, der direkte Personalaufwand dem Lohnbudget, der Produktionsunterstützungsaufwand dem Produktionsunterstützungsbudget und der Vertriebs- und Verwaltungsaufwand dem Vertriebs- und Verwaltungsbudget. Das Finanzergebnis besteht aus den Zinszahlungen für das Darlehen, die aus dem Finanzbudget stammen. Daraus resultiert ein **Ergebnis vor Steuern** im ersten Quartal von 2.958.000 €. Unter Annahme eines Ertragssteuersatzes von 50% verbleibt ein Ergebnis nach Steuern von 1.479.000 €.

| | | |
|---|---|---|
| | Umsatz (Tab. 1) | 11.250.000,00 € |
| +/- | Bestandsveränderungen* | - € |
| - | Materialaufwand (Tab. 3) | 3.770.500,00 € |
| - | direkter Personalaufwand (Tab. 5) | 1.376.000,00 € |
| - | Produktionsunterstützungsaufwand (Tab. 6) | 1.548.000,00 € |
| - | Vertriebs-/Verwaltungsaufwand (Tab. 7) | 1.575.000,00 € |
| = | Betriebsergebnis | 2.980.500,00 € |
| - | Finanzergebnis (Darlehenszinsen) | 22.500,00 € |
| = | Gewinn vor Steuern | 2.958.000,00 € |
| - | Ertragssteuer (50%) | 1.479.000,00 € |
| = | Gewinn nach Steuern | 1.479.000,00 € |

*Abb. 4.3.20: Budgetierte Erfolgsrechnung nach dem Gesamtkostenverfahren (Tab. 9)*

Die Aufstellung der **Planbilanz** in Abb. 4.3.21 bildet den Schlusspunkt der Budgeterstellung. Sie stellt die aus den einzelnen Teilbudgets resultierenden Veränderungen der Aktiva- und Passivapositionen des Unternehmens dar. Die angegebenen Referenztabellen bestimmen die Herkunft der einzelnen Werte.

- Der Bestand an Fertigprodukten basiert auf dem Produktionsbudget (Tab. 2). Der Lagerendbestand des Monats März multipliziert mit den Herstellkosten je Stück ergibt den Wert der Bestände an Fertigerzeugnissen: 100.000 Luxus * 8,20 €/St
  + 180.000 Standard * 7,55 €/St
  = 2.179.000 €.
- Der Bestand an Material basiert auf dem Materialbeschaffungsbudget (Tab. 4). Der Lagerendbestand des Monats März multipliziert mit dem Einstandspreis der Materialarten ergibt den Wert der Materialbestände: 2.620.000 m Stahlrohr * 0,20 €/m
  + 282.000 m² Sperrholzplatte * 1,- €/m²
  + 282.000 m² Vinylfolie * 0,50 €/m²
  + 280.000 Montagesätze * 1,- €/St.
  = 1.227.000 €.
- Der Forderungsbestand entspricht der Hälfte des Umsatzes im Monat März und entstammt der Aufstellung der Einzahlungen im ersten Quartal (Tab. 8a).
- Die liquiden Mittel und der Bankkredit entstammen dem Finanzbudget (Tab. 8).
- **Jahresüberschuss** und **Ertragssteuer** wurden in der Plan-GuV (Tab. 9) ermittelt.

| | Aktiva | | Planbilanz zum 31. März [Euro] | Passiva | |
|---|---|---|---|---|---|
| | **Anlagevermögen** | | **Eigenkapital** | | |
| * | Grundstücke | 500.000 | Grundkapital | 10.000.000 | * |
| * | Gebäude | 9.000.000 | Kapitalrücklage | 4.000.000 | * |
| * | Maschinen | 5.727.500 | Gewinnrücklage | 2.280.050 | * |
| | | | Jahresüberschuss | 1.479.000 | Tab. 9 |
| | | | **Verbindlichkeiten** | | |
| | **Umlaufvermögen** | | *langfristige Verbindlichkeiten* | | |
| Tab. 2 | Bestand Fertigprodukte | 2.179.000 | Darlehen | 1.000.000 | * |
| Tab. 4 | Bestand Material | 1.227.000 | *kurzfristige Verbindlichkeiten* | | |
| Tab. 8a | Forderungsbestand | 1.890.000 | | | |
| Tab. 8 | Liquide Mittel | 50.000 | Bankkredit | 335.450 | Tab. 8 |
| | | | Steuerschuld | 1.479.000 | Tab. 9 |
| | | **20.573.500** | | **20.573.500** | |

* Diese Werte stellen im Fallbeispiel gegebene Größen dar und werden nicht näher betrachtet

*Abb. 4.3.21: Planbilanz der Eder Möbel GmbH zum 31. März (Tab. 10)*

Zum besseren Verständnis der Zusammenhänge wurden im Fallbeispiel der *Eder Möbel GmbH* nur die ersten drei Monate der Budgetplanung für ein relativ kleines Unternehmen mit zwei sehr ähnlichen Produkten betrachtet. Trotz dieser starken Vereinfachungen ist das Beispiel bereits recht komplex. Die Komplexität der Budgetierung in diversifizierten, globalen Unternehmen ist jedoch ungleich größer und verursacht deshalb einen entsprechenden Koordinationsaufwand. Um eine Vorstellung hiervon zu bekommen, wird im folgenden Kapitel die Planung der *Robert Bosch GmbH* ausführlich beschrieben.

### 4.3.2.5 Praxisbeispiel Robert Bosch GmbH

Die *Robert Bosch GmbH* gehört mit einem Umsatz im Geschäftsjahr 2006 von 43,7 Mrd. Euro und über 260.000 Mitarbeitern zu den größten Industrieunternehmen in Deutschland. Das Unternehmen verfügt über eine starke weltweite Präsenz, denn mehr als die Hälfte der Mitarbeiter sind im Ausland beschäftigt. Mit seinen 300 Tochter- und Beteiligungsgesellschaften ist *Bosch* in mehr als 50 Ländern vertreten.

Eine Besonderheit des Unternehmens ist seine gesellschaftsrechtliche Verfassung. 92 Prozent des Stammkapitals der *Robert Bosch GmbH* sind im Besitz der *Robert Bosch Stiftung*. Diese fördert mit ihrer Dividende die Bereiche Gesundheitswesen, Völkerverständigung, Bildung, Erziehung, Kunst und Kultur.

Die *Robert Bosch GmbH* ist divisional in die drei Unternehmensbereiche Kraftfahrzeugtechnik, Industrietechnik sowie Gebrauchsgüter und Gebäudetechnik gegliedert. Mit einem Umsatzanteil 2006 von 62% dominiert die Kraftfahrzeugtechnik, gefolgt von Gebrauchsgüter und Gebäudetechnik mit 25% sowie Industrietechnik mit 13%. Jeder der drei Unternehmensbereiche ist wiederum in mehrere ergebnisverantwortliche Geschäftsbereiche gegliedert. Die Organisationsstruktur des Unternehmens ist in Abb. 4.3.23 dargestellt.

| Kraftfahrzeugtechnik | Industrietechnik | Gebrauchsgüter und Gebäudetechnik |
|---|---|---|
| **Gasoline Systems** | **Automation Technology** (Bosch Rexroth AG) | **Power Tools** |
| **Diesel Systems** | **Packaging Technology** | **Thermotechnology** (BBT Thermotechnik GmbH) |
| **Chassis Systems Control** | | **Household Appliances** (BSH Bosch und Siemens Hausgeräte GmbH)* |
| **Chassis Systems Brakes** | | **Security Systems** (Bosch Sicherheitssysteme GmbH) |
| **Electrical Drives** | | |
| **Starter Motors and Generators** | | |
| **Car Multimedia** (Blaupunkt GmbH) | | |
| **Automotive Electronics** | | |
| **Steering Systems** (ZF Lenksysteme GmbH)* | | |
| **Automotive Aftermarket** | | |

* Bosch-Anteil 50%

*Abb. 4.3.23: Unternehmensbereiche der Robert Bosch GmbH*

Den Geschäftsbereichen sind wiederum mehrere Gesellschaften vollständig oder anteilig zugeordnet, in denen die Produkte entwickelt, hergestellt und vertrieben werden. Reine Fertigungsstätten werden als „Werk" sowie rechtlich selbstständige Gesellschaften im Inland als „Tochtergesellschaft" und im Ausland als „Regionalgesellschaft" bezeichnet.

Der Planungsprozess der *Robert Bosch GmbH* erfolgt in einem mehrstufigen Gegenstromverfahren mit Top-Down-Eröffnung und Bottom-Up-Rücklauf. Abb. 4.3.23 zeigt den Ablauf der Planung im Wechsel zwischen Gesamtunternehmensebene und Geschäftsbereichen. Der Prozess ist mehrstufig und interaktiv. Die Geschäftsbereiche gliedern sich ihrerseits in Produktbereiche, Gesellschaften und Funktionen. Diese Einheiten werden für die Planung wiederum in Kostenstellen und Abteilungen differenziert. Die Planung ist Top-down und Bottom-up in Regelschleifen angelegt. Zum besseren Verständnis wird die Planung an dieser Stelle aus Sicht der Konzernzentrale dargestellt.

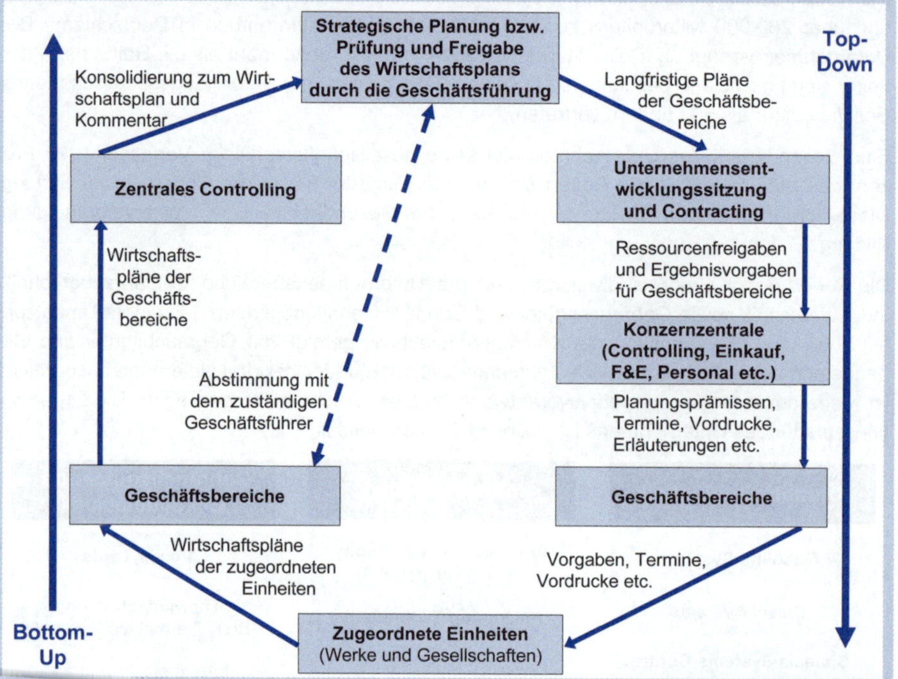


*Abb. 4.3.24: Ablauf der Wirtschaftsplanung bei der Robert Bosch GmbH*

Den Planungskalender zeigt Abb. 4.3.25. Der Planungsprozess beginnt Anfang Januar in den Geschäftsbereichen mit der **Geschäftsfeldentwicklungsplanung (GEP)**. Dabei werden die Strategien und langfristigen Ziele der Geschäftsbereiche bestimmt. Der Planungshorizont beträgt mindestens acht Jahre und die Planung umfasst mindestens drei Produkt- und Technologiegenerationen. Für alle bestehenden Geschäftsfelder werden die Markt- und Technologietrends sowie die gegenwärtige und zukünftige Positionierung beurteilt.

Darüber hinaus werden auch neue Geschäftsfelder und Regionen innerhalb des bestehenden Tätigkeitsbereichs sowie Wachstumsfelder und Innovationen außerhalb des Tätigkeitsbereichs des Geschäftsbereichs betrachtet. Wesentlicher Bestandteil ist die wirtschaftliche Beurteilung der vorgeschlagenen Maßnahmen. Auf Basis der bewerteten Chancen und Risiken werden die zur Erreichung der gesetzten Ziele erforderlichen Veränderungen der Wettbewerbsfähigkeit abgeleitet. Die GEP bildet die Grundlage für die Festlegung des langfristigen Vorgehens der Geschäftsbereiche.

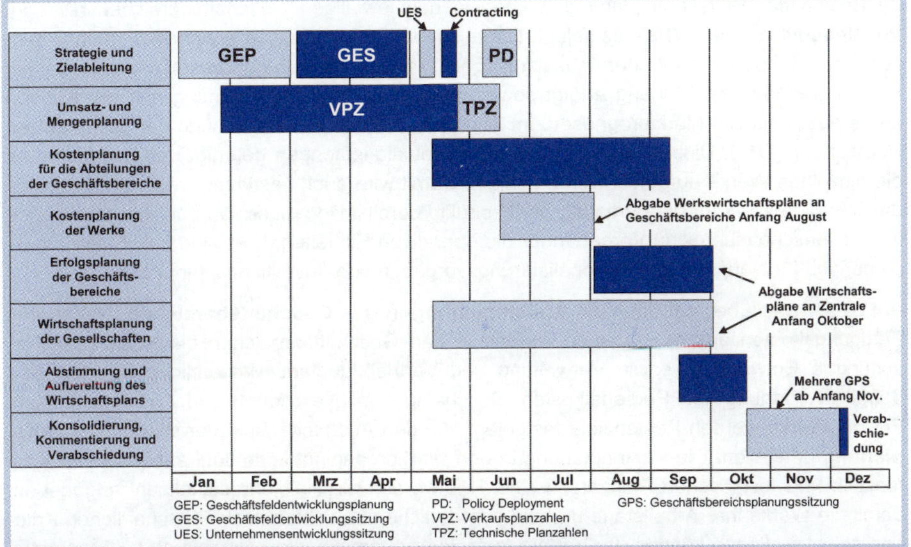


*Abb. 4.3.25: Planungskalender der Robert Bosch GmbH*

Die Geschäftsfeldentwicklungsplanung wird für jeden Geschäftsbereich in den Monaten März und April mit jeweils einer **Geschäftsfeldentwicklungssitzung (GES)** abgeschlossen. Dabei wird der Geschäftsfeldentwicklungsplan zwischen Geschäftsbereichen und Geschäftsführung des *Bosch-Konzerns* diskutiert und beschlossen. Im Fokus stehen Geschäftsfelder und Erzeugnisgebiete, die sich in einem dynamischen Umfeld bewegen bzw. bei denen wesentliche Veränderungen geplant sind. Diese können z.B. durch Technologiewandel, neue Fertigungsverfahren oder Standortveränderungen ausgelöst werden. Der Teilnehmerkreis der GES wird grundsätzlich so klein wie möglich gehalten. Teilnehmer sind die gesamte Geschäftsführung des *Bosch-Konzerns*, die Geschäftsleitung des jeweiligen Geschäftsbereichs sowie so weit erforderlich weitere leitende Mitarbeiter aus der Zentrale oder den Geschäftsbereichen.

In der **Unternehmensentwicklungssitzung (UES)** der *Bosch*-Geschäftsführung Anfang Mai wird entschieden, welche Maßnahmen der Geschäftsfeldentwicklungspläne umgesetzt werden sollen und dafür die erforderlichen Ressourcen freigegeben. Im Anschluss werden die Leiter der einzelnen Geschäftsbereiche im Rahmen des sog. **Contracting** auf die Einhaltung der Ressourcen sowie die Erzielung der vorgegebenen Ergebnisse und Wertbeiträge vertraglich verpflichtet. Die Einhaltung dieses Vertrages bestimmt deren leistungsabhängige Vergütung. Um die Umsetzung dieser Ziele sicherzustellen, werden diese systematisch durch die Geschäftsbereiche kaskadenförmig verfeinert und die Ziele auf die einzelnen Einheiten spezifiziert. Dieser Zielentfaltungsprozess wird als **Policy Deployment (PD)** bezeichnet und erstreckt sich auf sämtliche Gesellschaften, Werke und Abteilungen sowie die Produktgruppen der Geschäftsbereiche und bildet die Basis für die operative Planung.

Die Planung der kurz- und mittelfristigen Umsetzung der im Contracting und Policy Deployment festgelegten Ziele erfolgt im Rahmen der Budgetierung. Diese trägt bei *Bosch* den Namen **Wirtschaftsplanung (Wipl)**. Der Wirtschaftsplan umfasst einen Planungshorizont von drei Jahren und wird jährlich rollierend erstellt. Das erste Planjahr wird auf Monate detailliert, die beiden folgenden sog. Vorschaujahre auf Jahresbasis geplant. Die Konzernzentrale erarbeitet hierfür die zentralen Planungsprämissen wie z.B. Rohstoffpreise, konjunkturelle Entwicklungen oder Wechselkurse. Für den Ablauf der Planung ist das zentrale Controlling verantwortlich. Hierzu entwirft es Vordrucke und Formulare, definiert Begrifflichkeiten und legt den Planungsprozess sowie die einzuhaltenden Termine im Planungskalender fest.

Zu Beginn der Wirtschaftsplanung werden in den jeweiligen Geschäftsbereichen die sog. **Vertriebsplanzahlen (VPZ)** festgelegt. Dabei handelt es sich um die erwarteten, nach Regionen oder Kunden gegliederten Absatzmengen, Verkaufspreise und Umsätze der einzelnen Produktgruppen. Die Planung erfolgt soweit möglich in enger Abstimmung mit den Kunden sowie auf Basis von Marktprognosen. Im Anschluss erfolgt die Bestimmung der **technischen Planzahlen (TPZ).** Diese legen fest, welche Produktionsmengen gefertigt und wie diese auf die einzelnen Werke aufgeteilt werden sollen. Damit wird auch bestimmt, welche Kapazitäten das jeweilige Werk für die Fertigung der Produkte bereitstellen muss. Darüber hinaus erarbeiten die Geschäftsbereiche Vorgaben für die operativen Einheiten. Dies sind z.B. Einführungsplanungen für Neuprodukte, Rationalisierungsvorgaben oder Investitionsplanungen.

Auf dieser Basis beginnt dann die **Kostenplanung in den Geschäftsbereichen**. Neben den Fertigungskosten aus den Werken werden in den Geschäftsbereichen die Kosten für Forschung & Entwicklung sowie Verwaltung und Vertrieb geplant. Wesentliche Aspekte sind dabei die Planung von Personalkosten, Beschäftigung, Investitionen und Abteilungskosten. Für die Werke werden Kostenziele festgelegt, die den Ausgangspunkt der **Werkwirtschaftsplanung** darstellen. Die Kostenplanung in den Werken beginnt Mitte Juni auf Basis der Kostenziele und technischen Planzahlen. Die TPZ werden als Halbjahresstückzahl angegeben, damit die Werke ihre Arbeitstage und die erforderlichen Schichten nach wirtschaftlichen Kriterien selbst festlegen können. Im Vorfeld festgelegte Stammwerke koordinieren für Erzeugnisse, die an mehreren Standorten gefertigt werden, den jeweiligen Kapazitätsaufbau und das technische Konzept. Der Werkwirtschaftsplan enthält die geplanten Herstellkosten für das gesamte Werk und für die dort gefertigten Produkte sowie die geplanten Investitionen, Bestände, Mitarbeiter sowie Gemeinkosten des Werkes. Stichtag für die Abgabe des Werkwirtschaftsplans beim jeweiligen Geschäftsbereich ist Anfang August. Die Werkleitung spricht den Werkwirtschaftsplan mit der Leitung und dem Controlling des Geschäftsbereiches durch und erhält gegebenenfalls noch Änderungsauflagen. Die **Erfolgsplanung** erfolgt zeitgleich mit der Prüfung und Durchsprache der Werkwirtschaftspläne.

Der **Wirtschaftsplan** basiert auf den Herstellkosten aus den Werken, den geplanten Kosten und Erlösen des Geschäftsbereichs sowie der anteiligen Umlage der Kosten der Konzernzentrale. Er besteht aus einem umfangreichen Zahlenteil sowie einem zusätzlichen Verbalteil. Der Zahlenteil enthält Angaben zu den wesentlichen Eckdaten, insbesondere zu Umsatz, Ergebnissen, Vorräten, Mitarbeitern, Investitionen, Forderungen und Marktanteilen. Der Verbalteil liefert ergänzende Erläuterungen zum Zahlenteil, eine Analyse der gegenwärtigen und zukünftigen Situation sowie eine Beschreibung der wesentlichen Zielsetzungen und beabsichtigten Maßnahmen zu deren Erreichung. Die rechtlich selbstständigen Gesellschaften führen analog, in enger Abstimmung mit dem verantwortlichen Geschäftsbereich, eine eigene Wirtschaftsplanung durch. Stichtag für die Abgabe der Wirtschaftspläne der Geschäftsbereiche und Gesellschaften beim Controlling in der Konzernzentrale ist Anfang Oktober. Im Vorfeld wird der Wirtschaftsplan intensiv mit demjenigen Mitglied der Geschäftsführung abgestimmt, das für den jeweiligen Geschäftsbereich verantwortlich ist. Im zentralen Controlling werden die Wirtschaftspläne der Geschäftsbereiche geprüft, abgestimmt und aufbereitet. Jeder einzelne Wirtschaftsplan wird als Entscheidungsbasis für die *Bosch*-Geschäftsführung ausführlich kommentiert und eine Empfehlung gegeben, ob er in dieser Form oder nur mit Auflagen verabschiedet werden soll. Im zentralen Berichtswesen erfolgt derweil die weltweite Konsolidierung der Wirtschaftspläne zur Herausrechnung konzerninterner Lieferungen und Leistungen. Das Ergebnis ist ein Wirtschaftsplan für den gesamten *Bosch*-Konzern.

Nach Abschluss der Kommentierung und Konsolidierung der Wirtschaftspläne wird für jeden einzelnen Geschäftsbereich ab November jeweils eine ganztägige **Geschäftsbereichsplanungssitzung (GPS)** durchgeführt. Dort stellen die Geschäftsbereiche ihren Wirtschaftsplan der Geschäftsführung des *Bosch-Konzerns* zur Genehmigung vor. Auf Basis der Diskussion mit der Geschäftsleitung und der Empfehlung des zentralen Controllings erfolgt die Freigabe des Wirtschaftsplans und der damit verbundenen Ressourcen, die jedoch mit Auflagen verbunden sein kann. Nach Einarbeitung der beschlossenen Plananpassungen erfolgt eine nochmalige Konsolidierung zur Erstellung des Konzernwirtschaftsplans, der formell in der Gesellschaftersitzung Anfang Dezember verabschiedet wird. Er stellt die verbindliche Vorgabe und die Basis der Erfolgsbeurteilung für alle Konzerneinheiten im nächsten Geschäftsjahr dar und liefert darüber hinaus eine Vorschau auf die beiden folgenden Planjahre.

#### 4.3.2.6 Verhaltenswirkungen und Grundsätze

Budgets stellen für die dezentralen Entscheidungsträger Vorgaben dar, die deren **Verhalten** bei der Budgeterstellung, -erreichung und -kontrolle beeinflussen. Sie sollten so gestaltet werden, dass sich die Entscheidungsträger mit den budgetierten Zielen identifizieren können und diese somit motivierend wirken. Förderlich hierfür sind die Beteiligung der Budgetverantwortlichen an der Aufstellung der Ziele und eine möglichst klare Zielvorgabe. Wird die Zielerreichung mit Anreizen verbunden, dann beeinflusst die **Höhe der Zielvorgabe** in entscheidendem Ausmaß die Anstrengungen und Ergebnisse der Verantwortungsbereiche (vgl. *Locke/Latham*, 1984, S. 21ff.; *Friedl*, 2003, S. 347ff.). Die Frage ist, wie anspruchsvoll die budgetierten Ziele sein sollen. Die in Abb. 4.3.26 dargestellten beobachteten **Zusammenhänge zwischen der budgetierten Vorgabe und der erzielten Leistung** sind (vgl. *Coenenberg*, 1970, S. 1139ff.; *Stedry*, 1960; *Hofstede*, 1968; *Dambrowski*, 1985, S. 39ff.):

- Unterschreitet die Vorgabe ein von den Verantwortlichen erwartetes Ergebnis, so wird das Ziel zwar meist erreicht, allerdings wäre die erzielte Leistung ohne die Vorgabe höher ausgefallen. Das Ziel wirkt in diesem Falle leistungsmindernd. Es wird als so einfach angesehen, dass sich die Verantwortlichen nicht mehr anstrengen („Das schaffen wir mit links").
- Liegt die Vorgabe über dem erwarteten Ergebnis, dann steigt die Leistung mit zunehmender Vorgabenhöhe so lange an, wie sie von den Verantwortlichen noch als realisierbar angesehen wird. Das Ziel wirkt in diesem Falle leistungssteigernd, da es zwar als schwierig, aber auch erreichbar angesehen wird („Packen wir´s an").
- Wird die Vorgabe nicht mehr als realisierbar angesehen, dann wirkt sie wiederum leistungsmindernd. Die Verantwortlichen fühlen sich überfordert und resignieren („Was soll's, das schaffen wir sowieso nicht").

Die Höhe der erwarteten bzw. realisierbaren Ergebnisse ist vom individuellen Anspruchsniveau des Entscheidungsträgers und dessen Leistungsfähigkeit abhängig. Die Bestimmung des optimalen Schwierigkeitsgrades ist in der Praxis kaum möglich. Die beste Motivationswirkung ist bei einer mittleren Schwierigkeit zu erwarten. Darüber hinaus wird deutlich, dass es eigentlich zwei Budgets geben müsste: ein realistisches zur Planung und Prognose der Unternehmensaktivitäten und ein herausforderndes zur Motivation der Mitarbeiter. Bislang versuchen die meisten Unternehmen, hier einen Kompromiss zu finden. Auf die Möglichkeiten einer Trennung von Prognose und Zielsetzung wird im Kapitel 4.3.3 zur Fortentwicklung der Planung und Kontrolle eingegangen.

In der Praxis haben Budgets häufig unerwünschte, sog. **dysfunktionale Wirkungen**. Sie treten auf, wenn die persönlichen Ziele der dezentralen Verantwortlichen wie z.B. Sicherheit oder Karriere sich von den Unternehmenszielen unterscheiden und die Verantwortlichen Informationsvorsprünge gegenüber der Unternehmensführung besitzen. Falsche oder unvollständige Angaben über erreichbare Ziele, erforderliche Ressourcen oder Budgetabweichungen führen zu Budgetverschwendung und dem Aufbau von Budgetreserven (vgl. *Friedl*, 2003, S. 347ff.; *Horváth*, 2006, S. 230; *Höller*, 1978, S. 227ff.).

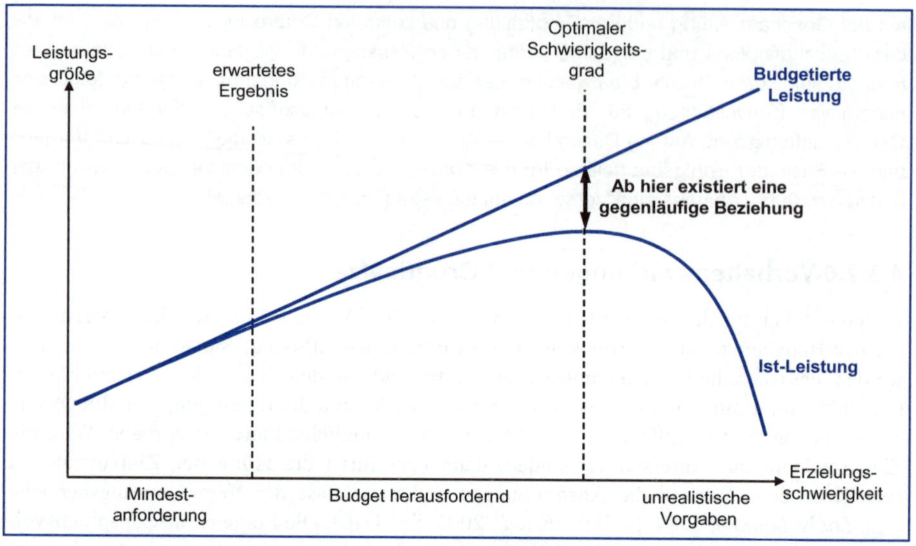


*Abb. 4.3.26: Leistungswirkungen von Vorgaben (vgl. Posselt, 1986, S. 136)*

Die **Budgetverschwendung** (Budget Wasting) tritt vor allem gegen Ende einer Periode auf. Dabei werden bis dato noch nicht benötigte Mittel ohne zwingende Notwendigkeit verbraucht. Ursachen dieses sog. „Dezemberfiebers" sind die Abhängigkeit der Neubewilligung inputorientierter Budgets aufgrund der tatsächlichen Ausschöpfung früherer Budgets sowie ein typisches Etatdenken der Verantwortlichen. Häufige Maßnahmen gegen die Budgetverschwendung sind das überraschende Einfrieren, Streichen oder Herabsetzen der Restbudgets vor dem erwarteten Verschwendungsbeginn. Ein solches Vorgehen ist jedoch unsinnig, da es Verantwortliche bestraft, die realistisch geplant haben. Im Endeffekt führt es zum Einbau von Budgetreserven und zu einer möglichst frühen Mittelverwendung vor der erwarteten Sperrung. Sinnvoller ist es, die Neubewilligung nicht von der Ausschöpfung der alten Budgets abhängig zu machen, sondern ausschließlich vom glaubhaften Nachweis des erforderlichen Mitteleinsatzes. Ebenfalls unter die Budgetverschwendung fällt das Unterlassen von Möglichkeiten zur Ergebnissteigerung bei outputorientierten Budgets. Dies liegt daran, dass die Verantwortlichen bei einer Übererfüllung der Budgetziele zukünftig höhere Leistungsanforderungen befürchten. Auch in diesem Falle sollte das Budget nicht auf Grundlage der Vorperiode, sondern anhand der als realistisch eingeschätzten zukünftigen Ergebnisse erstellt werden.

Ein Budget enthält **Reserven**, wenn die dezentralen Verantwortlichen absichtlich erreichbare Ergebnisse zu niedrig bzw. erforderliche Ressourcenbedarfe zu hoch ansetzen. Auf diese Weise wird die Erreichung der budgetierten Ziele erleichtert und es entstehen Handlungsspielräume für die Verantwortlichen. Diese werden bei unvorhergesehenen Ereignissen bzw. zur Vertuschung von Fehlern genutzt. Die entstehenden Handlungsspielräume führen jedoch nicht zwangsläufig zu Ineffizienzen, sondern können auch die Flexibilität und Innovation der Verantwortungsbereiche fördern. In jedem Fall sollten sie jedoch als solche ausgewiesen und nicht verdeckt gebildet werden.

Das Problem heimlicher Budgetreserven tritt insbesondere dann auf, wenn die Verantwortlichen an der Budgeterreichung gemessen werden und damit positive oder negative Sanktionen verknüpft sind. Die Verbindung der Budgeterreichung mit Anreizen führt auch häufig zu **verstärktem Bereichsdenken** und **kurzfristiger Unternehmenspolitik**. In diesem Fall versuchen die Verantwortlichen, ihre Ziele zu Lasten anderer organisatorischer Einheiten bzw. durch Unterlassung von langfristig notwendigen Maßnahmen zu erreichen.

**Budgetkontrollen** werden von der Betroffenen häufig als Beurteilung ihrer Persönlichkeit empfunden und wirken sich auf deren Selbsteinschätzung und auf die Beziehung zu den Kontrolleuren aus. Deshalb besteht gegenüber Kontrollen bei vielen Mitarbeitern eine (bewusst oder unbewusst) ablehnende Haltung und ein hohes Konfliktpotenzial. Dies kann zu unerwünschten Reaktionen der Kontrollierten führen. Die ausgelösten **Verhaltenswirkungen der Budgetkontrollen** bzw. von Kontrollen allgemein werden insbesondere durch die folgenden Faktoren bestimmt (vgl. *Küpper*, 2005, S. 273ff.; *Siegwart/Menzl*, 1978, S. 192ff.; *Höller*, 1978, S. 189ff.; *von Rosenstiel*, 2000, S. 230ff.; *Thieme*, 1982, S. 81ff.):

- **Aufgabe**: Die auszuführenden Aufgaben haben großen Einfluss auf die bestehenden Kontrollmöglichkeiten. Für schlecht strukturierte Aufgaben gibt es keinen eindeutigen Lösungsweg. Aus diesem Grund lässt sich auch die Qualität der gefundenen Lösung nicht exakt beurteilen. Je höher die Unsicherheit der Informationen und Lösungsmöglichkeiten und je geringer die Beeinflussbarkeit der Ergebnisse, umso weniger wird der Kontrollierte bereit sein, Verantwortung für die Ergebnisse zu übernehmen. In diesen Fällen sind Verhaltenskontrollen besser geeignet, weil dabei die Anstrengung des Kontrollierten unter Berücksichtigung externer Einflüsse beurteilt wird. Je höher der Kontrollierte die Bedeutung seiner Aufgabe einschätzt, umso eher akzeptiert er Kontrollen.
- **Arbeitssituation**: Je besser sich der Mitarbeiter in seinem Aufgabenbereich auskennt, desto sicherer kann er seine Aufgaben erledigen und umso geringer ist seine Furcht vor Kontrollen. Mit zunehmendem Wettbewerbs- und Konkurrenzdruck akzeptieren die Mitarbeiter ein höheres Maß an Kontrollen. Allerdings steigt in solchen Situationen die emotionale Anspannung der Mitarbeiter an und damit auch die Sensibilität gegenüber Kontrollen. In diesem Falle ist die Art und Weise der Kontrolle (s.u.) entscheidend.
- **Betriebsklima**: Ein positives Betriebsklima fördert die Kontrollakzeptanz. Misstrauen und Sensibilität gegenüber Kontrollen sind in diesem Fall geringer und auch die Beziehung zwischen Kontrolleur und Kontrolliertem ist besser.
- **Kontrollierter**: Die Einstellung der Mitarbeiter zu Kontrollen hängt stark von deren Motivation, Persönlichkeit und ihren bisherigen Erfahrungen mit Kontrollen ab. Personen, die eher extrinsisch wie z.B. durch Belohnungen motiviert sind, lassen sich durch Kontrollen gezielt beeinflussen. Sie sind darauf bedacht, Misserfolge zu vermeiden und empfinden Kontrollen als unangenehm. Die Angst vor Fehlern und deren Aufdeckung durch Kontrollen führt häufig zu einem übervorsichtigen und rechtfertigenden Verhalten. Anders dagegen Mitarbeiter, die intrinsisch motiviert sind und aus eigenem Antrieb handeln. Erfolgsorientierte Mitarbeiter haben gegenüber Kontrollen weniger Furcht, empfinden diese aber eher als Einschränkung ihrer Selbstbestimmtheit. Die Einstellung hängt auch davon ab, welche Erfahrungen die Mitarbeiter in der Vergangenheit mit Kontrollen gemacht haben.
- **Kontrolleur**: Mit Ausnahme maschineller Kontrollen werden die Verhaltenswirkungen auch durch die Persönlichkeit und das Verhalten des Kontrolleurs beeinflusst. Dieser kann eher emotional oder rational geprägt sein. Emotionale Führungskräfte können Mitarbeiter zwar begeistern, neigen auf der anderen Seite aber auch eher zu Aggressionen. Dies löst bei den Mitarbeitern Abwehr- und Gegenreaktionen aus. Sachliche Kontrollen und konstruktive Kritik wirken dagegen leistungsfördernd. Die Führungseigenschaften des Kontrolleurs zeigen sich darin, wie er seine Mitarbeiter von den Zielen seines Verantwortungsbereiches überzeugen kann. Wenn die Mitarbeiter die fachliche Qualifikation des Vorgesetzten anerkennen und ein gutes persönliches Verhältnis mit ihm pflegen, dann akzeptieren sie auch seine Kontrolle. Generell sollte der Kontrolleur darauf achten, dass durch die Kontrollen nicht das Selbstwertgefühl der Mitarbeiter verletzt wird.

- **Art und Weise**: Kontrollen sollten möglichst präzise, nachvollziehbar und objektiv sein, um die Gleichbehandlung aller Mitarbeiter zu gewährleisten. Durch die Beteiligung der Mitarbeiter an den Kontrollen erhalten diese direkte Informationen über die Ergebnisse ihres Handelns. Dadurch können sie ihre eigene Leistung selbst besser beurteilen. Diese Verbindung von Eigen- und Fremdkontrolle fördert auch die Beziehung zum Kontrolleur. Je eindeutiger die Vergleichsbasis, umso eher werden die Kontrollergebnisse akzeptiert. Deshalb werden Kontrollen auf Basis prognostizierter Werte häufig in Frage gestellt, wenn sie zu unerwünschten Ergebnissen führen. Verhaltenskontrollen können die spezifischen Umstände der Zielerreichung besser berücksichtigen als Ergebniskontrollen. Allerdings besteht dabei die Gefahr, dass der Mitarbeiter die Kontrollen auf seine Persönlichkeit bezieht und sich dies negativ auf sein Selbstwertgefühl und seine Leistungsmotivation ausübt. Zu häufige Kontrollen erhöhen den Druck auf die Mitarbeiter und provozieren Abwehrreaktionen. Allerdings fördern regelmäßige Kontrollen die Akzeptanz, da diese nicht mehr als außergewöhnlich angesehen werden. Werden die Kontrollergebnisse nicht zur Überwachung der Mitarbeiter, sondern für betriebliche Verbesserungen verwendet, dann wird ihre Zweckmäßigkeit leichter anerkannt.

Aufgrund der genannten Verhaltenswirkungen der Budgetierung sollten folgende **Budgetierungsgrundsätze** beachtet werden (vgl. *Friedl*, 2003, S. 361ff.; *Göpfert*, 1993, Sp. 599ff., *Controller-Verein*, o.J., S. 17; *Höller*, 1978, S. 129ff.; *Küpper*, 2005, S. 269ff.):

- **Verantwortung**: Für jedes Budget sollte es einen eindeutigen Verantwortlichen geben, um die Zielerreichung nicht dem Zufall zu überlassen.
- **Zielniveau**: Das Budget sollte herausfordernd, aber auch erreichbar sein. Erst die Ausgewogenheit motiviert zur Einhaltung. Die Zielvorgaben sollten eine am Leistungsvermögen des Verantwortlichen ausgerichtete mittlere Schwierigkeit aufweisen.
- **Beeinflussbarkeit**: Es sollten nur solche Ziele vorgegeben werden, die vom Verantwortlichen aufgrund seiner Kompetenzen auch beeinflusst werden können. Er sollte das Gefühl haben, dass die Zielerreichung primär von ihm abhängt. Ist sie dagegen stark von äußeren Umständen geprägt, dann wirkt dies demotivierend.
- **Partizipation**: Der Budgetverantwortliche sollte an der Erarbeitung des Budgets beteiligt sein, damit er sich mit den budgetierten Zielen identifizieren und dafür verantwortlich fühlen kann. Der Motivationswirkung und dem Einbezug des Fachwissens vor Ort steht jedoch die Gefahr der Manipulation von Informationen durch den Verantwortlichen gegenüber. Aus diesem Grund ist hier ein praktikabler Mittelweg zu finden.
- **Eindeutigkeit**: Das Budget ist ein vereinbartes Ziel. Deshalb sollte es für einen Verantwortungsbereich auch nur ein gültiges Budget geben. Schatten- oder Notbudgets sind unzulässig, denn bei mehreren Budgets wird keines richtig ernst genommen. Die Budgetvorgabe sowie die Abweichungstoleranzen sollten inhaltlich und zeitlich genau bestimmt sein, damit der Verantwortliche die Auswirkungen seiner Handlungen auf die Zielerreichung und die damit verbundenen Anreize möglichst gut abschätzen kann.
- **Differenzierung**: Um der Gefahr des kurzfristigen, bereichsorientierten und rein monetären Denkens zu begegnen, sollten die Zielvorgaben möglichst differenziert sein. Diese können sich beispielsweise auf unterschiedliche Zeiträume oder hierarchische Ebenen beziehen und durch Ziele der Aktionsplanung ergänzt werden.
- **Aufstellung**: Das Budget sollte im Gegenstromverfahren mit Top-down-Zielvorgaben und einem dezentralen Bottom-up-Rücklauf erstellt werden. Es sollte nicht auf Grundlage der Vorperiode fortgeschrieben, sondern stets anhand der zukünftig erforderlichen Aktivitäten bzw. der realisierbaren Ergebnisse vollständig neu erstellt werden.

- **Flexibilität**: Das Budget als Zielvorgabe und Maßstab der Zielerreichung sollte während der Budgetperiode grundsätzlich unverändert bleiben. Anpassungen sollten nur dann vorgenommen werden, wenn sich grundlegende Budgetprämissen nachhaltig verändern. Häufige Anpassungen haben einen ungünstigen Einfluss auf die Akzeptanz der Ziele. Zur Ausschaltung externer Einflüsse eignet sich eine flexible Budgetgestaltung, bei der sich der budgetierte Wert automatisch an die Entwicklung bestimmter Einflussgrößen wie z.B. der Beschäftigung in der Budgetperiode anpasst.
- **Kontrollen**: Die Zielerreichung sollte möglichst zeitnah kontrolliert werden. Kontrollen sollten regelmäßig, aber nicht übertrieben häufig stattfinden. Die Budgetverantwortlichen sollten in die Kontrolle einbezogen werden und die Kontrollergebnisse zuerst erhalten. Bei Überschreitung festgelegter Abweichungstoleranzen sollte der Budgetverantwortliche seinen Vorgesetzten verständigen. Kontrollen sollten möglichst sachlich und konstruktiv durchgeführt werden. Abweichungen sollten nicht als Schuldbeweise gelten, sondern Anlass für zukünftige Verbesserungen geben.

## 4.3.3 Fortentwicklung der Planung und Kontrolle

Die operative Planung und Kontrolle wird in der deutschen Unternehmenspraxis von der Budgetierung dominiert. Mit ihrer Hilfe sollen die Vorgänge in den unterschiedlichen hierarchischen Ebenen und Verantwortungsbereichen koordiniert, die Mitarbeiter zu einer hohen Leistung motiviert und die zu erwartenden Ergebnisse des nächsten Geschäftsjahres vorhergesagt werden. Da die gleichzeitige Erfüllung all dieser Funktionen im heutigen Wettbewerbsumfeld immer weniger gelingt, steht die traditionelle operative Planung und Kontrolle stark in der **Kritik**. Der erforderliche Ressourcenaufwand wird als zu hoch angesehen und der erzielte Nutzen teilweise sogar in Frage gestellt. **Problemfelder** aus Sicht der Unternehmensführung sind (vgl. *Gleich/Kopp*, 2001, S. 429ff.; *Kopp/Leyk*, 2004a, S. 4ff.):

- **Mangelnde Verbindung zwischen strategischer und operativer Planung**: Strategische und operative Planung werden in vielen Unternehmen voneinander unabhängig erstellt. Die Strategien werden dadurch in der operativen Planung zu wenig in konkrete Maßnahmen umgesetzt und nur selten wertmäßig abgebildet (vgl. Kap. 4.2.2).
- **Eindimensionalität**: Die operative Planung ist in vielen Unternehmen nur auf monetäre Größen ausgerichtet, während qualitative, nicht-monetäre Bestandteile wie z.B. Kundenzufriedenheit oder Servicegrad kaum Berücksichtigung finden.
- **Geringe Aktualität und Flexibilität**: Ursache sind vor allem eine lange Erstellungsdauer und die Festschreibung der operativen Pläne während des Planungshorizonts. Viele Unternehmen stellen zu Beginn eines Geschäftsjahres fest, dass die operativen Pläne nicht mehr der Realität entsprechen und nur bedingt zur Steuerung geeignet sind. Trotzdem findet oft keine Anpassung von Zielen an geänderte Rahmenbedingungen statt.
- **Hoher Ressourcenaufwand**: Im Controlling bindet die operative Planung und Kontrolle einen Großteil der Kapazitäten und auch der Zeitbedarf der Linienverantwortlichen und der Unternehmensführung ist erheblich. Gründe hierfür sind langwierige Planungsschleifen, zeitintensive Budgetverhandlungen, starre Periodenfixierung, unzureichende Informationssysteme sowie eine zu geringe Abstimmung der Teilpläne. Der größte Ressourcenfresser ist jedoch der hohe Detaillierungsgrad der Pläne.
- **Fehlende Akzeptanz**: Vor allem Controller klagen häufig über Vorurteile gegenüber der operativen Planung und Kontrolle bei den dezentralen Linienverantwortlichen. Deren geringe Kooperationsbereitschaft äußert sich z.B. in Verzögerungen bei der Abgabe der Teilpläne oder in geringer Sorgfalt bei der Erstellung der Planentwürfe.

Mit aufkommender Kritik sind unter den Schlagwörtern „Reengineering der Planung" oder „Führen ohne Budgets" verschiedene Ansätze zur Neugestaltung der operativen Planung und Kontrolle entwickelt worden. Auch wenn diese meist im Zusammenhang mit der Budgetierung diskutiert werden, betreffen sie die operative Planung und Kontrolle als Ganzes. Grundsätzlich lassen sich drei **Verbesserungsansätze der operativen Planung und Kontrolle** unterscheiden (vgl. *Fanning*, 2000):

- Stärkere Unterstützung durch Informationssysteme,
- schrittweise Effizienzsteigerung („Better Budgeting") oder der
- Ersatz von Budgets durch ein neues Steuerungsmodell („Beyond Budgeting").

Die **Unterstützung durch Informationssysteme** beschränkt sich in vielen Unternehmen auf den Einsatz von Tabellenkalkulationsprogrammen wie z.B. *Microsoft Excel*. Eine Umfrage des IS-Reports im Mai 2003 ergab, dass 83% der befragten Unternehmen damit ihre Planung ganz oder zumindest teilweise erstellen. Den vermeintlichen Vorteilen eines geringen Anschaffungspreises und der flexiblen und einfachen Handhabung stehen jedoch schwerwiegende Nachteile wie Fehleranfälligkeit, mangelnde Transparenz und ein hoher Pflegeaufwand gegenüber. Für komplexe Planungsaufgaben sind Tabellenkalkulationen daher kaum geeignet. Abhilfe verspricht die Einführung einer speziellen Planungssoftware, mit der sich Planung und Kontrolle nicht nur effizienter, sondern auch qualitativ besser durchführen lässt. Sie ermöglichen z.B. Simulationen, Bewertung von Planungsalternativen und Visualisierung von Ergebnissen. Der Einsatz von Planungssoftware allein löst jedoch nicht die strukturellen Probleme der operativen Planung und Kontrolle. Deshalb sollte der Einführung eines Informationssystems stets eine Verbesserung des Aufbaus und Ablaufs von Planung und Kontrolle vorangehen (vgl. *Koptik/Oehler*, 2003, S. 442ff.; *Oehler*, 2002, S. 155ff.; *Gleich/Voggenreiter*, 2003, S. 69ff.; *Pohl*, 2003, S. 11ff.).

Der Begriff „**Better Budgeting**" steht für eine ganze Reihe unterschiedlicher Verbesserungsmaßnahmen, um die operative Planung und Kontrolle vor allem schneller und einfacher zu machen. Ihre Rolle und Stellung werden dabei allerdings nicht in Frage gestellt. Das bestehende Planungs- und Kontrollsystem soll in kleinen, evolutionären Schritten verbessert werden. Die Vorschläge beziehen sich vor allem auf (vgl. *Horváth*, 2003a, S. 250ff.; *Kopp/Leyk*, 2004b, S. 16ff.):

- **Planungs- und Kontrollablauf**: Um die Notwendigkeit zeitaufwendiger Planungsschleifen zu reduzieren, sollen Ausmaß und Verbindlichkeit von Top-down-Vorgaben verstärkt werden. Frequenz und Anzahl von Fremdkontrollen werden dagegen zugunsten der Selbstkontrolle eingeschränkt. Abweichungen werden nur noch bei Überschreitung vorher vereinbarter Toleranzen an die nächsthöhere Ebene gemeldet.
- **Planungs- und Kontrollinhalte**: Durch Konzentration auf erfolgskritische Größen soll der Detaillierungsgrad der operativen Planung deutlich gesenkt werden. Da jede geplante Größe auch kontrolliert werden muss, wirkt sich dies auch positiv auf den Umfang der Kontrolle und des Berichtswesens aus. Beispielsweise werden im Umsatzbudget nur noch Produkte mit hoher Bedeutung detailliert geplant, während weniger bedeutende Produkte gemeinsam und im Durchschnitt z.B. auf Ebene der Produktgruppen betrachtet werden. Die Bedeutung eines Produktes bemisst sich dabei z.B. anhand des Deckungsbeitrages, des Umsatzvolumens oder der Marktposition. Ebenso können viele Kostenarten und Kostenstellen z.B. aufgrund geringen Volumens oder eingeschränkter Beeinflussbarkeit zusammengefasst werden. Der Detaillierungsgrad der Pläne und Kontrollen sollte generell an der spezifischen Komplexität und Dynamik des Verantwortungsbereiches ausgerichtet werden. Je dynamischer und komplexer ein Verantwortungsbereich ist, umso geringer sollte der Detaillierungsgrad sein.

Die genannten Maßnahmen können zur Beschleunigung der Planung, zur Reduktion des Planungsaufwands und zu höherer Aktualität beitragen. Die Verbindung zwischen strategischer und operativer Planung sowie die Eindimensionalität und Akzeptanz der Budgets werden dadurch allerdings nicht verbessert. Viele Kritiker fordern deshalb, die Budgetierung durch ein völlig neues Steuerungsmodell zu ersetzen. Hierfür wurde im Jahre 1997 von der britischen Vertretung der internationalen Forschungsvereinigung *CAM-I* (*Consortium for Advanced Manufacturing - International*) ein Projekt mit der Bezeichnung "**Beyond Budgeting**" ins Leben gerufen. Im folgenden Jahr wurde mit dem sog. *Beyond Budgeting Round Table (BBRT)* ein Arbeitskreis gegründet, in dem bislang über einhundert Organisationen in regelmäßigen Treffen zusammen an einer Neugestaltung der Planung und Kontrolle arbeiten.

Dies führte zum **Beyond Budgeting Modell**, bei dem die Funktionen der Budgetierung durch andere Führungsinstrumente und die Dezentralisierung von Verantwortung erfüllt werden sollen. Es besteht, wie in Abb. 4.3.27 dargestellt, aus zwölf Gestaltungsprinizipien, die den folgenden zwei **Grundregeln** zugeordnet werden können (vgl. *Fraser/Hope*, 2001):

- **Flexible und adaptive Führungsprozesse**: Relative Ziele, rollierende Prognosen und der Verzicht auf fixe Ressourcenpläne sollen eine schnelle, marktorientierte Anpassung an neue Kundenanforderungen bzw. neue Marktbedingungen ermöglichen.
- **Dezentralisierung von Verantwortung als neue Führungskultur**: Erweiterte Autonomie und Entscheidungsbefugnisse der Linienverantwortlichen sollen die Entscheidungen schneller und das Handeln flexibler machen. Auf diese Weise soll das Potenzial der Mitarbeiter besser genutzt werden. Dies erfordert vielfach einen kulturellen Wechsel in der Unternehmensführung. Statt die dezentralen Einheiten zu kommandieren und zu kontrollieren („Command & Control"), sollen diese vielmehr in ihren Aufgaben beraten und unterstützt werden („Coach & Support").

Abb. 4.3.28 verdeutlicht die Unterschiede zur traditionellen, in den meisten deutschen Unternehmen betriebenen Budgetsteuerung.

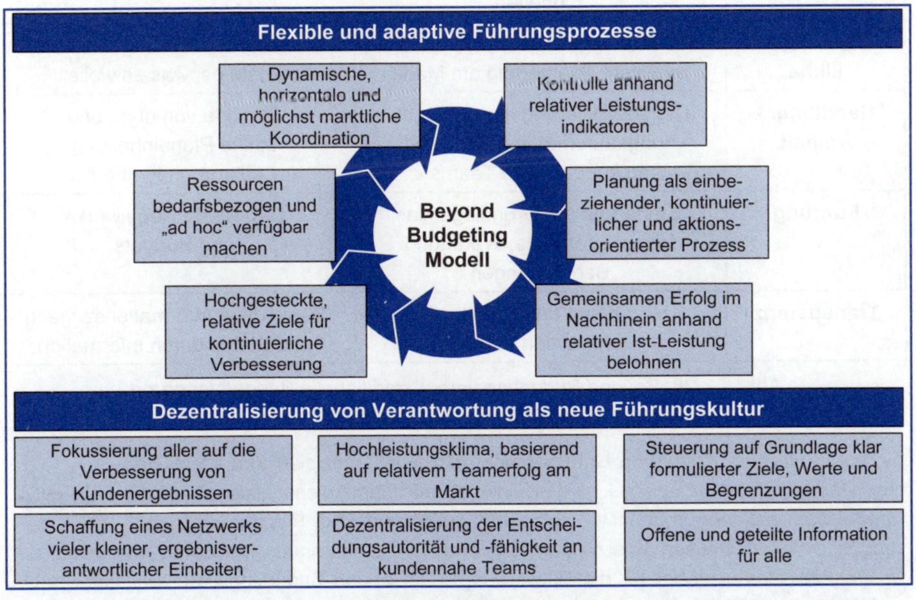


*Abb. 4.3.27: Die zwölf Prinzipien des Beyond Budgeting (vgl. Pfläging, 2003, S. 95ff.)*

| Führungsprozesse | | |
|---|---|---|
| **Prinzip** | **Tu dies! (Beyond Budgeting)** | **Nicht das! (Budgetsteuerung)** |
| **Zielsetzung** | Hochgesteckte, relative Ziele für kontinuierliche Verbesserung | Inkrementelle, fixierte Jahresziele |
| **Vergütung** | Gemeinsamen Erfolg anhand relativer Ist-Leistung belohnen | Erreichen individueller, vorab fixierter Ziele |
| **Planung** | Planung als einbeziehender, kontinuierlicher und aktionsorientierter Prozess | Planung als jährliches Top-Down-Event |
| **Kontrolle** | Kontrolle anhand relativer Leistungsindikatoren zu Markt/Kollegen/Vorperioden und Trends | Plan-Ist-Abweichungen |
| **Ressourcen** | Ressourcen bedarfsbezogen und „ad hoc“ verfügbar machen | Jährliche Budgetzuweisungen, Allokationen und Umlagen |
| **Koordination** | Dynamische, horizontale und möglichst marktliche Koordination | Jährliche Planungszyklen |

| Führungskultur | | |
|---|---|---|
| **Prinzip** | **Tu dies! (Beyond Budgeting)** | **Nicht das! (Budgetsteuerung)** |
| **Kundenfokus** | Fokussierung aller auf die Verbesserung von Kundenergebnissen | Erreichen vertikal verhandelter Ziele |
| **Verantwortung** | Schaffung eines Netzwerks vieler kleiner, ergebnisverantwortlicher Einheiten | Zentralisierende Hierarchien |
| **Leistungsklima** | Hochleistungsklima, basierend auf relativem Teamerfolg am Markt | Erreichen innengerichteter Ziele „koste es, was es wolle“ |
| **Handlungsfreiheit** | Dezentralisierung der Entscheidungsautorität und -fähigkeit an kundennahe Teams | Eingriffe von oben und strikte Planeinhaltung („Mikromanagement“) |
| **Führung** | Steuerung auf Grundlage klar formulierter Ziele, Werte und Begrenzungen | Detaillierte Regelwerke und Budgets |
| **Transparenz** | Offene und geteilte Information für alle | Restriktiver Informationszugang und Status durch Information |

*Abb. 4.3.28: Beyond Budgeting versus traditionelle Budgetsteuerung (vgl. Pfläging, 2003, S. 95ff.)*

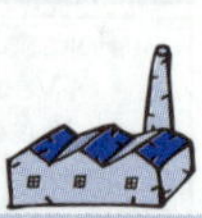

Es gibt heute eine Reihe von Unternehmen, die diese Prinzipien umgesetzt haben. Das bekannteste Beispiel ist der schwedische Finanzdienstleister *Svenska Handelsbanken*, der seit über 30 Jahren erfolgreich ohne fixe Ressourcenzuweisungen arbeitet. Dessen ehemaliger Vorstandsvorsitzender *Jan Wallander* war einer der wesentlichen Impulsgeber für die Entwicklung des Beyond Budgeting (vgl. *Wallander*, 1995 und 1999, S. 405ff.; *Grevelius*, 2001, S. 443ff.). Weitere Beispiele sind z.B. *Toyota* der deutsche Discounter *Aldi* oder *dm-drogerie markt* (vgl. *Pfläging*, 2006, S. 80ff.). Bislang überwiegen in der deutschen Unternehmenspraxis jedoch vielfach Zurückhaltung und Skepsis. Trotz zunehmender Kritik genießt die Budgetierung in deutschen Unternehmen immer noch einen hohen Stellenwert und die Forderung nach ihrer Abschaffung verursacht bei vielen Führungskräften und Controllern bislang häufig nur ungläubiges Kopfschütteln.

Das Beyond Budgeting Modell enthält einige interessante **Ansätze zu einer zweckmäßigeren Gestaltung der Planung und Kontrolle** (vgl. *Fraser/Hope*, 2001; *Pfläging*, 2003 und 2006; *Daum*, 2003; *Gleich/Kopp*, 2001, S. 429ff.; *Kopp/Leyk*, 2004a, S. 11ff.):

- **Integrierte strategische und operative statt getrennter Planung und Kontrolle:** Die strategische Planung und Kontrolle bildet den Rahmen für die operative Planung und Kontrolle. Diese soll wiederum aufzeigen, wie die strategischen Ziele konkret erreicht werden können. Die Abstimmung der Planung und Kontrolle zwischen diesen Ebenen ist eine laufende Aufgabe und kein einmaliger jährlicher Vorgang. Wie in Kap. 4.2.2 dargestellt, kann die Balanced Scorecard einen wertvollen Beitrag zur Integration der strategischen und operativen Planung und Kontrolle leisten.
- **Dynamisch rollierende Planung statt reinem Jahresbezug:** Starre Jahreshorizonte verhindern den Einbezug unterjährig auftretender, unvorhergesehener Ereignisse. Durch eine dynamisch rollierende Planung lassen sich dagegen Umweltänderungen zeitnah integrieren. Bei einer Unterteilung des Planungshorizonts in Quartale können die Pläne somit beispielsweise alle vier Monate überprüft und angepasst werden. Die Planung wird dadurch aktueller und realistischer.
- **Marktorientierte statt intern ausgerichtete Ziele:** Operative Planziele sind häufig das Ergebnis langwieriger Verhandlungen und reduzieren sich deshalb meist auf das intern Machbare als kleinstem gemeinsamen Nenner. Für die Motivation der Mitarbeiter und damit auch die erzielbare Leistung besser geeignet sind jedoch anspruchsvolle, herausfordernde und gleichzeitig realistische Ziele (vgl. Kap. 4.3.2.6). Idealerweise sollten die Ziele am Wettbewerb ausgerichtet werden, wobei dieser auch innerhalb des Unternehmens stattfinden kann. Zur Ableitung solcher Ziele eignet sich das Benchmarking.
- **Trennung von Prognose und Zielsetzung statt Verknüpfung beider Funktionen:** Budgets dienen sowohl zur Prognose der zukünftigen Entwicklung des Unternehmens als auch zur Vorgabe von Zielen für die Verantwortungsbereiche und Mitarbeiter. Ziele sollen jedoch herausfordernd und Prognosen möglichst realistisch sein. Beide Funktionen können deshalb durch die Budgetierung nicht in gleicher Weise erfüllt werden. Prognose und Zielsetzung sollten deshalb voneinander getrennt werden. Idealerweise sollten auch die Prognosen rollierend durchgeführt werden („Rolling Forecast"). Die Prognose bezieht sich dabei stets auf den gleichen Zeitraum von beispielsweise sechs Quartalen und wird dann z.B. alle vier Monate unter Berücksichtigung aktueller Informationen überarbeitet sowie um ein weiteres Quartal erweitert. Da die Linienverantwortlichen nicht an der Erreichung der prognostizierten Werte gemessen werden, besteht auch keine Veranlassung mehr für falsche Angaben. Dies gewährleistet ein realistisches und aktuelles Bild der zukünftigen Entwicklung des Unternehmens und damit eine verlässliche Basis für die Einleitung von Steuerungsmaßnahmen durch die Unternehmensführung.
- **Mehrdimensionale Ziele statt alleinige Ausrichtung auf monetäre Größen:** Während im Rahmen der strategischen Planung qualitative, nicht-monetäre Faktoren eine hohe Bedeutung besitzen, dominieren bei der operativen Planung und Kontrolle vor allem finanzielle Aspekte. Budgets sollen in Geldeinheiten detailliert über die betrieblichen Vorgänge im nächsten Geschäftsjahr Auskunft geben. Damit lassen sich zwar Soll-Ist-Abweichungen feststellen, deren Ursachen werden jedoch kaum ersichtlich. Waren beispielsweise die Kunden unzufrieden oder gab es Schwierigkeiten bei der Auftragsabwicklung? Die operative Planung und Kontrolle sollte deshalb stärker auch nicht-

monetäre Größen wie z.B. Qualitäten, Zeiten, Mengen oder Zufriedenheitswerte einbeziehen. Durch ihre leichte Verständlichkeit eignen sie sich besser zur Steuerung unterer hierarchischer Ebenen. Ein Meister in der Fertigung kann z.B. mit Ausschussquoten und Durchlaufzeiten mehr anfangen als mit Rentabilitäten und Wertbeiträgen.

- **Sich selbst anpassende und relative statt fixe und absolute Ziele:** Im Gegensatz zu fixen, absoluten und am Ressourceneinsatz (Input) orientierten Zielen sind relative Ziele am erzielten Ergebnis (Output) orientiert. Dadurch passen sie sich selbstständig an veränderte Umweltentwicklungen an. Bei fixen, absoluten Zielen besteht die Gefahr, dass sich während des Planungshorizontes ohne Zutun der Verantwortlichen der Schwierigkeitsgrad der Zielerreichung verändert. So kann die Erreichung einer absoluten Zielsetzung durch entsprechende Entwicklungen wie z.B. Qualitätsprobleme des Konkurrenten oder konjunkturelle Einbrüche entweder sehr einfach oder auch unmöglich werden. Relative Ziele sind dagegen meist an bestimmte Umweltfaktoren wie z.B. das Marktwachstum gekoppelt. Sie lassen sich aber auch auf Basis von Vergleichen mit anderen internen Verantwortungsbereichen oder mit externen Wettbewerbern aufstellen. Relative Ziele passen sich an veränderte Bedingungen kontinuierlich selbst an und garantieren somit einen gleich bleibenden Schwierigkeitsgrad. Die Linienverantwortlichen kennen zwar die Beurteilungskriterien ihrer Leistung, deren Höhe im Vergleich zu den anderen internen Einheiten bzw. den Wettbewerbern steht jedoch erst nach Ablauf der Periode fest. Dieser Wettbewerb soll die Verantwortungsbereiche zu einer höheren Leistung anspornen.

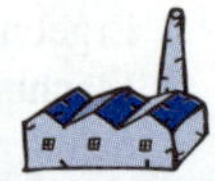

Ein Beispiel für den Unterschied zwischen absoluten und relativen Zielen zeigt Abb. 4.3.29. Während im einen Fall ein absoluter ROCE (Return on Capital Employed) bei einem prognostizierten Marktdurchschnitt von 12% vorgegeben wird, richtet sich das relative Ziel nach der Entwicklung des Gesamtmarktes. Es wird deutlich, dass die vermeintlich positive Überschreitung des absoluten ROCE um 6% zu falschen Schlüssen führt, da der bessere ROCE des Marktdurchschnittes und des wichtigsten Wettbewerbers nicht in die Beurteilung einbezogen wurden. Erst bei relativer Betrachtung wird deutlich, dass die realisierte Leistung negativ zu werten ist, denn sie bleibt um 4% hinter dem Markt und um 7% hinter dem wichtigsten Wettbewerber zurück. Bei relativen Zielen spielen somit absolute Annahmen zum Planungszeitpunkt, wie im Beispiel die Prognose des Marktdurchschnitts, keine Rolle. Auf diese Weise bleiben relative Ziele stets aktuell und relevant.

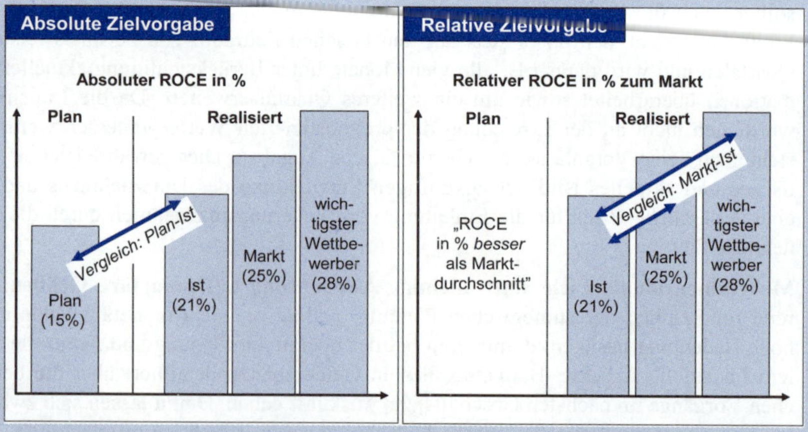


*Abb. 4.3.29: Absolute vs. relative Zielvorgabe (in Anlehnung an Pfläging, 2003, S. 291)*

Im Rahmen der operativen Planung und Kontrolle wird versucht, das gesamte betriebliche Geschehen detailliert vorauszuplanen. Diese hohe Detaillierung führt auf der einen Seite zu einem entsprechend hohen Planungs- und Kontrollaufwand, auf der anderen Seite wird dadurch die Handlungs- und Reaktionsfähigkeit der Linienverantwortlichen eingeschränkt. Zweckmäßiger ist eine globalere Betrachtung, die durch eine hohe dezentrale Leistungsverantwortung und erweiterte Handlungsspielräume gekennzeichnet ist. Die dezentralen Entscheidungsträger werden dadurch in die Lage versetzt, umgehend auf Marktereignisse reagieren zu können, ohne an starre, zentrale Regelungen gebunden zu sein. Die Verantwortungsbereiche stimmen ihren Ressourcenbedarf untereinander im Rahmen interner Märkte selbst ab. Regelmäßige systematische Vergleiche anhand festgelegter Kenngrößen schaffen internen Wettbewerb zwischen den dezentralen Verantwortungsbereichen. Die Unternehmensführung greift nur noch in Ausnahmefällen unterstützend ein. Voraussetzung hierfür ist jedoch eine von Vertrauen, Offenheit und Wettbewerb geprägte Unternehmenskultur.

## Literaturempfehlungen

*Dambrowski, J.*: Budgetierungssysteme in der deutschen Unternehmenspraxis, Darmstadt 1986.

*Friedl, B.*: Controlling, Stuttgart 2003, S. 275-393.

*Pfläging, N.*: Beyond Budgeting, Better Budgeting: Ohne feste Budgets zielorientiert führen und erfolgreich steuern, Freiburg u.a. 2003.

## Management Summary

- Die operative Planung und Kontrolle dient zur bestmöglichen Nutzung der bestehenden Erfolgspotenziale eines Unternehmens. Sie ist meist sehr detailliert und hat einen kurzfristigen Planungshorizont.
- Die operative Aktionsplanung und -kontrolle bestimmt, wer, was, wann, wie, womit und wo tun muss, um ein angestrebtes Sachziel zu erreichen. Die Budgetierung bezieht sich auf die finanziellen Auswirkungen von Handlungen und dient der Erreichung wertmäßiger Ergebnisse. Beide sind eng miteinander verbunden.
- Ein Budget ist ein formalzielorientierter, in wertmäßigen Größen formulierter Plan, der einem Verantwortungsbereich für einen gewissen Zeitraum verbindlich vorgegeben wird.
- Das Budgetierungssystem ist der Teil des Planungs- und Kontrollsystems, in dem die formalzielorientierte Planung und Kontrolle stattfindet.
- Die aufeinander abgestimmten Teilbudgets eines Unternehmens sowie deren Beziehungen untereinander bilden das Budgetsystem. Die Verdichtung der Teilbudgets erfolgt in drei Ergebnisbudgets: Finanzbudget, budgetierte Erfolgsrechnung und Planbilanz.
- Der Budgetierungsprozess beschreibt den zeitlichen und sachlichen Ablauf der Budgetierungsaktivitäten.
- Die Budgetierung ist einer der wesentlichen Aufgabenbereiche des Controllings.
- Ohne technische Instrumente ist die Budgetierung meist nicht praktikabel. Welche Budgetplanungsinstrumente eingesetzt werden, hängt vor allem vom Wiederholungsgrad der Prozesse und der monetären Quantifizierbarkeit der Prozessergebnisse ab. Wesentliches Budgetkontrollinstrument ist die Abweichungsanalyse.
- Budgets beeinflussen das Verhalten der dezentralen Entscheidungsträger. Dabei gibt es auch unerwünschte, dysfunktionale Wirkungen wie z.B. Budgetverschwendung oder der Aufbau von Budgetreserven. Aus diesem Grund sollten Budgetierungsgrundsätze beachtet werden.
- Problemfelder der Planung und Kontrolle sind die mangelnde Verbindung zwischen strategischer und operativer Planung, Eindimensionalität, unzureichende Aktualität und Flexibilität, hoher Ressourcenaufwand sowie fehlende Akzeptanz.
- Verbesserungsansätze sind eine stärkere Unterstützung durch Informationssysteme, die schrittweise Steigerung der Effizienz („Better Budgeting") oder der vollständige Ersatz der Budgetsteuerung durch ein neues Steuerungsmodell („Beyond Budgeting").

# 5. Organisation

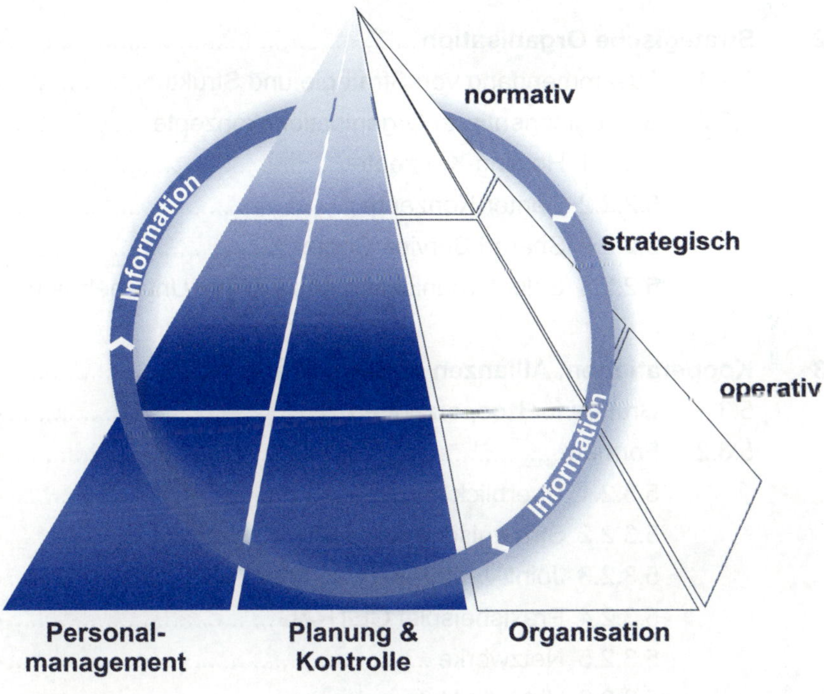

# 5.1 Grundlagen der Organisation

**Leitfragen**

- Was ist eine Organisation?
- Wie wird beim organisieren vorgegangen?
- Wodurch lässt sich eine Organisation gestalten?
- Welche grundlegenden Organisationsmodelle gibt es?

## 5.1.1 Organisationsbegriff

Die Unternehmensführung ist mit vielfältigen, arbeitsteiligen Aufgaben befasst. Um diese effizient bearbeiten zu können, ist ein **Ordnungsrahmen** erforderlich. Dessen Gestaltung ist Gegenstand der Unternehmensorganisation. Organisieren ist demnach rationales, zweckgerichtetes Handeln. Es schafft Strukturen für das Zusammenwirken von Personen, Sachmitteln und Informationen. Das Ergebnis der organisatorischen Gestaltung ist eine bestimmte Unternehmensstruktur (Konfiguration). Diese **Strukturen** bilden die Sichtweise der Unternehmensführung ab. Sie können sich von den Strukturen und Organen im juristischen Sinne unterscheiden. Auf diese wird im Zusammenhang mit Fragen zur Corporate Governance in Kapitel 2.5 näher eingegangen.

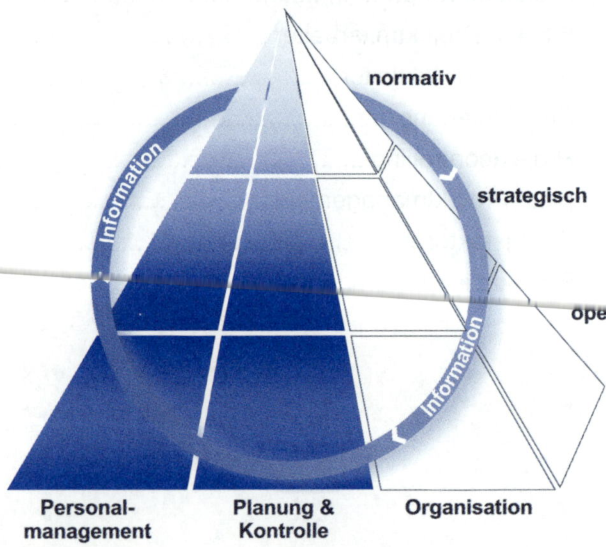


*Abb. 5.1.1: Organisation im System der Unternehmensführung*

Organisation legt dauerhafte Regeln zur Aufgabenerfüllung fest. Im Gegensatz dazu bezieht sich die **Disposition** auf eine fallweise, situationsbezogene Ordnung. Diese kann frei von Rahmenbedingungen (freie Disposition) oder unter Berücksichtigung von übergreifenden Vorschriften und Regeln (gebundene Disposition) erfolgen. Für die Bearbeitung einer Aufgabe werden einem Mitarbeiter innerhalb vorgegebener Grenzen Spielräume eingeräumt, die nach eigenen Vorstellungen im Einzelfall genutzt werden können. Dies wirkt motivierend auf die Mitarbeiter und ermöglicht kreative und innovative Lösungen.

Während Disposition eine fallweise Ordnung schafft, bedeutet **Improvisation** nur eine vorläufige Ordnung für einen begrenzten Zeitraum. Dies kann sinnvoll sein, wenn sich Bedingungen schnell ändern und daher dauerhafte Regelungen nicht effizient sind. Improvisation wird ebenfalls angewandt, wenn die Erfahrungen für eine organisatorische Regelung nicht ausreichen oder eine zu starke Festlegung vermieden werden soll.

Die drei Instrumente Organisation, Disposition und Improvisation bilden den **strukturellen Rahmen** eines Unternehmens (vgl. *Schulte-Zurhausen*, 2005, S. 3; *Olfert/Rahn*, 2004, S. 24f.). Die Grenze zwischen diesen Instrumenten ist jedoch fließend. Organisatorische Regelungen sind auf Dauer angelegt, müssen sich aber veränderten Bedingungen anpassen. Nach dem „**Substitutionsgesetz der Organisation**" wird mit zunehmender Gleichartigkeit und Wiederholungsrate Improvisation durch Disposition und Disposition durch Organisation ersetzt (vgl. *Gutenberg*, 1983, S. 239ff.). Dies erhöht die Stabilität und Effizienz, wobei sich gleichzeitig die Elastizität bzw. Flexibilität verringert. Daher ist auf ein ausgewogenes Verhältnis von Organisation, Disposition und Improvisation zu achten. Auf diese Weise soll Über- bzw. Unterorganisation vermieden werden. Regeln und Strukturen werden durch die handelnden Personen verändert. Daher sind Organisationen dynamisch zu betrachten.

Die **organisatorischen Gestaltungsaufgaben** sind:

- **Aufbauorganisation**: Festlegung wer (welche Personen), was (welche Aufgaben), unter Einsatz welcher Sachmittel und Informationen erledigt. Hierzu wird die Gesamtaufgabe des Unternehmens zunächst zerteilt. Dann wird sie anhand bestimmter Kriterien wieder zusammengefasst und einzelnen Aufgabenträgern zugewiesen. Dadurch wird die Unternehmensstruktur festgelegt. Im Vordergrund stehen die Zuständigkeiten von Organisationseinheiten für bestimmte Aufgaben und deren Kommunikationsbeziehungen.
- **Ablauforganisation**: Hierbei geht es darum, in welcher zeitlichen Reihenfolge und an welchen Orten die Aufgaben erfüllt werden. Die Ablauforganisation strukturiert demnach Prozesse zeitlich und räumlich.
- **Fremd- und Selbstorganisation**: Bestimmung des Ausmaßes an Formalisierung. Es geht darum, neben den formalen Regelungen auch ungeregelte, nicht explizit festgelegte Verhaltensweisen sowie informelle organisatorische Normen, Strukturen und Prozesse zu berücksichtigen.

Der **Begriff Organisation** wird unterschiedlich definiert. Organisation kann danach als Institution, als Instrument oder als Funktion der Unternehmensführung verstanden werden (vgl. *Schulte-Zurhausen*, 2005, S. 1; *Olfert/Rahn*, 2004, S. 18 sowie Abb. 5.1.2).

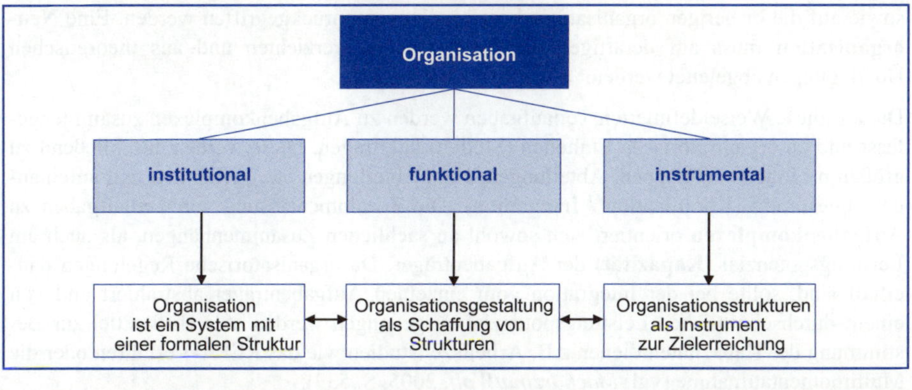


*Abb. 5.1.2: Kategorien von Organisationsbegriffen (vgl. Schulte-Zurhausen, 2005, S. 1)*

Nach dem **institutionalen Organisationsbegriff** werden Unternehmen und Organisation gleichgesetzt. „Das Unternehmen ist eine Organisation".

Dieser Organisationsbegriff wird vor allem in der sozialwissenschaftlichen und amerikanischen Organisationsliteratur verwendet. Eine Organisation wird als ein soziales Gebilde mit mehreren Mitgliedern angesehen (vgl. *Laux/Liermann* 1997).

Nach dem **funktionalen Organisationsbegriff** ist Organisation das durch die Gestaltung entstehende Ordnungsmuster eines Unternehmens. „Das Unternehmen hat eine Organisation".

In dieser funktionalen Definition steht das dauerhafte Ordnen bzw. Strukturieren eines Unternehmens, d.h. die Tätigkeit des Organisierens, im Vordergrund.

Nach dem **instrumentalen Organisationsbegriff** ist Organisation ein Instrument zur Erreichung von Unternehmenszielen.

Diese Definition ordnet Organisation als ein Teilsystem der Unternehmensführung ein, welches Regeln zur Aufgabenerfüllung bestimmt.

## 5.1.2 Organisationsgestaltung

Zunächst wird im Sinne des funktionalen Organisationsbegriffs der Prozess der Schaffung von Strukturen erläutert. Dabei kann Organisation nach der institutionalen Struktur von Aufgabenträgern (**Aufbaustruktur/Aufbauorganisation**) und nach der zeitlichen sowie räumlichen Struktur der Aufgabenerfüllung (**Ablauf- oder Prozessstruktur/Prozessorganisation**) unterschieden werden. Dabei wird die arbeitsteilige Aufgabenerfüllung im Unternehmen aus verschiedenen Blickwinkeln betrachtet (vgl. *Kosiol,* 1976, S. 32).

Ab einer Mindestbetriebsgröße erfüllen Unternehmen ihre Aufgaben arbeitsteilig. Damit alle Mitarbeiter eines Unternehmens trotz dieser Arbeitsteilung auf gleiche Ziele ausgerichtet sind, ist ihr Handeln zu koordinieren. **Arbeitsteilung und Koordination** sind untrennbar verbunden und eine zentrale Aufgabe der Organisation (vgl. *Hungenberg*, 2006, S. 341).

Bei der Gestaltung von Organisationsstrukturen wird die Gesamtaufgabe des Unternehmens in Teilaufgaben unterteilt (Arbeitsteilung/Differenzierung). Wie stark diese Unterteilung sein soll, ist eine Frage des **Organisationsgrads**. Er umschreibt die Detaillierung, Ausführlichkeit, Einheitlichkeit, Strenge und Dauerhaftigkeit von organisatorischen Regelungen sowie deren schriftliche Dokumentation in Organisationshandbüchern. Besteht bereits eine Organisation, so kann im Rahmen einer **Reorganisation** auf Erfahrungen der Fachexperten sowie auf die bisherigen organisatorischen Regelungen zurückgegriffen werden. Eine **Neuorganisation** muss auf derartige Informationsquellen verzichten und aus theoretischen Überlegungen abgeleitet werden.

Die auf diese Weise definierten Teilaufgaben werden zu Aufgabenkomplexen zusammengefasst und an organisatorische Einheiten (Stellen) übertragen. Diese werden anschließend zu größeren Einheiten (Gruppen, Abteilungen, Hauptabteilungen etc.) gebündelt und aufeinander abgestimmt (Koordination / Integration). Die Zusammenfassung von Teilaufgaben zu **Aufgabenkomplexen** orientiert sich sowohl an sachlichen Zusammenhängen, als auch am Leistungspotenzial (**Kapazität**) der Aufgabenträger. Da organisatorische Regelungen dauerhaft sind, sollte bei der Integration vom einzelnen Aufgabenträger abstrahiert und von einem durchschnittlichen Leistungspotenzial ausgegangen werden. Als Hilfsmittel zur Bestimmung der Kapazitäten dienen z.B. Arbeitszeitstudien wie das REFA-Verfahren oder die Multimomentaufnahme (vgl. *Macharzina/Wolf*, 2005, S. 539).

Während die Aufbaustruktur die institutionellen Beziehungen von Aufgabenträgern festlegt, ist die **Ablaufstruktur** das Resultat der Gestaltung der zeitlichen und räumlichen Aufgabenerfüllung. Die Gestaltung von Abläufen ist der zweite wesentliche Aufgabenbereich der Organisation. Zwischen beiden bestehen zahlreiche Wechselwirkungen. Sie bilden quasi zwei Seiten einer Medaille (vgl. *Hungenberg*, 2006, S. 31).

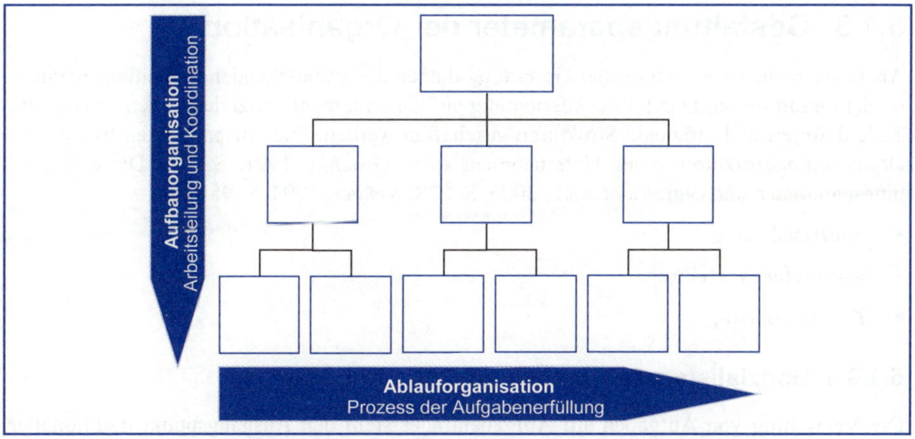


*Abb. 5.1.3: Zusammenhang von Aufbau- und Ablauforganisation (vgl. Hungenberg, 2006, S. 322)*

Der **traditionelle organisatorische Denkansatz** geht von der Vorstellung aus, dass zuerst Aufbaustrukturen zu gestalten sind. Innerhalb der bestehenden Aufbaustruktur werden die notwendigen Abläufe und Prozessschritte geregelt. Dabei stehen operative Ziele wie Kapazitätsauslastung und Durchlaufzeit im Vordergrund. Die Prozessorganisation ist dann der Aufbauorganisation nachgelagert. Die Arbeitsteilung in den Prozessen wird somit durch die Aufbaustruktur vorgegeben. Die Festlegung von Stellen und Abteilungen ist demnach eine strategische Aufgabe, der sich die Prozesse unterordnen (vgl. *Kosiol*, 1976, S. 187ff.).

Da Prozessen und deren Geschwindigkeit, Flexibilität und Kundenfreundlichkeit eine steigende Bedeutung im Wettbewerb zukommt, hat sich diese traditionelle Sichtweise gewandelt (vgl. *Hungenberg*, 2006, S. 342). Um durchgängige Material- und Informationsflüsse schnell, kostengünstig und qualitativ hochwertig abzuwickeln, sind Prozesse ganzheitlich zu betrachten und zu gestalten. Das **Prozessdenken** gewinnt an Bedeutung, weshalb Prozesse zunehmend den Ausgangspunkt der organisatorischen Gestaltung bilden. Die Prozessregelung wird dann zum bestimmenden Faktor für die Aufbaustruktur, um abteilungsübergreifende Geschäftsprozesse zu gestalten (vgl. *Gaitanides*, 1983, S. 62; Kap. 5.4).

Zusammenfassend beinhalten die organisatorischen Führungsaufgaben die Gestaltung der Strukturen eines Unternehmens. Im Einzelnen umfasst dies folgende **gestaltungsbezogene Aufgaben** (vgl. *Olfert/Rahn*, 2004, S. 26f.):

- Bildung von Stellen, Gruppen und Bereichen,
- Gestaltung von Kommunikationswegen,
- Ausstattung der Aufgabenträger mit Kompetenzen und Verantwortung,
- Gestaltung der Aufbauorganisation,
- Gestaltung der Ablauforganisation sowie
- Einführung und Dokumentation neuer Systeme.

Die Unternehmensführung ist in der Praxis durch vielfältige organisatorische Lösungen gekennzeichnet. Diese lassen sich jedoch auf einige strukturelle Grundmuster zurückführen. Sie entstehen aus unterschiedlichen Ausprägungen und Kombinationen der organisatorischen Gestaltungsparameter, welche deshalb im nächsten Kapitel erläutert werden.

## 5.1.3 Gestaltungsparameter der Organisation

Als Instrumente organisatorischer Gestaltung dienen die grundlegenden Gestaltungsparameter der Organisation. Durch ihre Ausrichtung auf die Unternehmensziele können strukturelle Ziele definiert und effiziente Strukturen geschaffen werden. Ihre Ausprägungen formen die Organisationsstrukturen eines Unternehmens (vgl. *Grochla*, 1991, S. 30). Diese Gestaltungsparameter sind (vgl. *Picot* et al., 2005, S. 238; *Krüger*, 1994, S. 95):

- **Spezialisierung**
- **Kompetenzverteilung**
- **Zentralisierung**

### 5.1.3.1 Spezialisierung

Die **Verteilung** von Aufgaben auf Aufgabenträger stellt den Ausgangspunkt traditioneller organisatorischer Strukturierung dar. Durch sie entsteht **Arbeitsteilung** im Unternehmen, bei der sich einzelne Personen auf bestimmte Aufgaben ausrichten. Dieser Prozess der **Differenzierung** führt zur **Spezialisierung**, wenn sich Personen auf bestimmte Aufgaben konzentrieren (vgl. *Kieser/Walgenbach*, 2003, S. 78ff.; *Robbins*, 2001, S. 486f.; *Grochla*, 1991, S. 32ff.; *Kieser/Kubicek*, 1992, S. 50ff.).

**Spezialisierung bzw. Differenzierung** umfasst sowohl die Verteilung von Aufgaben bzw. Arbeiten (Pflichten, Lasten, Verantwortung) als auch der organisatorischen Kompetenzen (Rechte, Befugnisse, Macht, Einfluss, Autorität).

Nach dem **Kongruenzprinzip** sollte für jede Organisationseinheit eine Balance zwischen ihren Aufgaben und ihren Rechten und Pflichten bestehen. Bei der einfachsten Form der Aufgabenverteilung erfüllt jeder Aufgabenträger eine Teilaufgabe. Sind die Aufgaben mehrerer Mitarbeiter inhaltlich identisch, dann wird dies als **Mengenteilung** bezeichnet. Sie ist immer dann erforderlich, wenn Teilaufgaben zu umfangreich sind, um von einem Aufgabenträger allein erfüllt zu werden. Echte Spezialisierung liegt vor, wenn es zu einer inhaltlichen Arbeitsteilung kommt und verschiedene Aufgabenträger unterschiedliche Teilaufgaben erfüllen. Diese **Artenteilung** kann durch Spezialisierung auf Funktionen (Verrichtungen), Objekte, Rang, Phase oder Arbeitsmittel erfolgen.

Daraus lassen sich folgende **Grundformen der Spezialisierung** unterscheiden (vgl. *Kosiol*, 1976, S. 45ff.; *Hungenberg*, 2006, S. 323f.):

- **Funktionale Spezialisierung**: Die zu erfüllenden Aufgaben werden so auf die Aufgabenträger verteilt, dass jeder von ihnen nur eine bestimmte Funktion oder Verrichtung erfüllt. Diese übt er an unterschiedlichen Objekten aus. Ein Aufgabenträger oder eine Gruppe gleichartiger Aufgabenträger erfüllt dann eine Funktion, wenn gleichartige Verrichtungen in einem Unternehmen zusammengefasst werden. Ein Beispiel ist die Montage von Produkten.
- **Objektorientierte Spezialisierung**: Dabei orientiert sich die Arbeitsteilung an unterschiedlichen Objekten, an denen verschiedene Tätigkeiten vollbracht werden. Objekte können z.B. die Produkte des Unternehmens sein. Dann ist ein Aufgabenträger nur für einen Teil der Produkte verantwortlich und übernimmt dafür unterschiedliche Funktio-

nen (produktorientierte Spezialisierung). Alternativ kann auch eine Aufgabenverteilung nach regionalen oder kundenorientierten Gesichtspunkten stattfinden.

- **Arbeitsmittelorientierte Spezialisierung**: Analog zur funktionalen Spezialisierung kann nach den zu verwendenden Arbeitsmitteln differenziert werden. In diesem Fall werden z.B. alle Tätigkeiten an einer Maschine von einem Mitarbeiter durchgeführt.
- **Hierarchische Spezialisierung**: Zerlegung einer Aufgabe nach der hierarchischen Stellung. Es wird zwischen Führungsaufgaben und ausführenden Tätigkeiten getrennt.
- **Phasenorientierte Spezialisierung**: Unterscheidung der Aufgaben in Planung, Durchführung und Kontrolle.

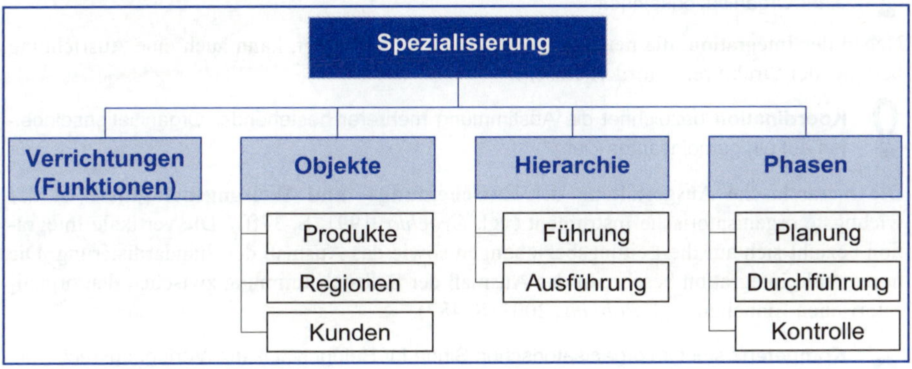


*Abb. 5.1.4: Formen organisatorischer Spezialisierung*

Die Stärken und Schwächen der Arbeitsteilung hängen von ihrer konkreten Ausgestaltung ab. Spezialisierung bietet einige Vorteile, die *Smith* bereits 1776 beschrieb (vgl. *Smith*, 1976, S. 9): So ist eine erhöhte Wirtschaftlichkeit der Aufgabenerfüllung zu erwarten, da die Anforderungen an eine spezialisierte Stelle reduziert werden, Übungs- und Lerneffekte auftreten und Verantwortlichkeiten klar abgegrenzt werden. Eine zu starke Arbeitsteilung kann jedoch auch zu Monotonie, Entfremdung, Flexibilitätsverlust und einseitiger Belastung der Mitarbeiter führen.

In Unternehmen können mehrere Gliederungsprinzipien auf verschiedenen Hierarchieebenen zur Anwendung kommen. Dadurch werden die Aufgaben des Unternehmens auf verschiedene Aufgabenträger verteilt. Als Ergebnis werden aus organisatorischer Sicht **Stellen und Abteilungen** gebildet (vgl. *Hungenberg*, 2006, S. 325).

- Eine **Stelle** ist eine organisatorische Einheit, der ein Aufgabenkomplex zugewiesen wird, welcher von einer qualifizierten Person unter normalen Umständen bewältigt werden kann. Eine Stelle ist damit grundsätzlich vom jeweiligen Stelleninhaber unabhängig.
- Eine **Abteilung** entsteht durch die Zusammenfassung mehrerer Stellen, die nach einem gemeinsamen Spezialisierungsmerkmal gebildet worden sind. Sie werden von einer Stelle mit Weisungsbefugnissen geleitet, die als Instanz bezeichnet wird.

Die Differenzierung bzw. Arbeitsteilung legt fest, wie die unternehmerische Gesamtaufgabe in einzelne Pakete zerteilt und einzelnen Stellen zugeteilt wird. Sie führt daher zu verschiedenen Organisationsformen, die z.B. nach Funktionen, Objekten oder Regionen gegliedert sein können.

### 5.1.3.2 Kompetenzverteilung

Aufgrund der bestehenden Abhängigkeiten zwischen den einzelnen Stellen ist im Anschluss an die Differenzierung eine Integration erforderlich. Die Arbeitsteilung bewirkt neben der Spezialisierung auch, dass der einzelne Aufgabenträger nicht mehr alle Aktivitäten im Unternehmen vollständig überblicken kann. Zudem verfolgen die Mitarbeiter auch eigene Interessen. Integration bedeutet daher, einzelne Arbeitspakete wieder zusammenzufassen und die Zusammenarbeit zwischen den betroffenen Stellen zu regeln. Sie ist daher das Gegenstück zur Differenzierung (vgl. *Kieser/Walgenbach*, 2003, S. 100ff.).

**Integration** bezeichnet die Zusammenfassung von Menschen, Aufgaben und Stellen zu einer Organisationseinheit.

Neben der Integration, die neue Organisationseinheiten bildet, kann auch eine Ausrichtung bestehender Strukturen erforderlich sein.

**Koordination** bezeichnet die Abstimmung mehrerer bestehender Organisationseinheiten auf ein gemeinsames Ziel.

Die hierarchische Ausgestaltung der **Entscheidungs- und Weisungsbefugnisse** ist das wichtigste organisatorische Instrument (vgl. *Grochla*, 1991, S. 37ff.). Die vertikale Integration bezieht sich auf die Leitungsbeziehungen sowie das Ausmaß der Standardisierung. Die horizontale Integration beschreibt das Ausmaß der Selbstabstimmung zwischen den organisatorischen Einheiten (vgl. *Robbins*, 2001, S. 487).

**Kompetenz** steht im organisatorischen Sinne für Befugnis, Lizenz, Verfügungsrecht. Sie drückt die Autonomie einer Organisationseinheit aus. Die **Kompetenzteilung** regelt die Aufteilung organisatorischer Kompetenzen auf mehrere Organisationseinheiten.

**Grundformen** der Gestaltung von Weisungsbefugnissen sind Ein-, Stab-Linien- und Mehrliniensysteme (vgl. *Picot* et al., 2005, S. 247ff.; *Kieser/Kubicek*, 1992, S. 105; *Hungenberg*, 2006, S. 326f.).

In einem **Einliniensystem** haben die Organisationseinheiten jeweils eine übergeordnete Instanz. Diese verfügt gegenüber der untergeordneten Einheit über Kompetenzen zur Entscheidung, Genehmigung, Anweisung und zum Veto.

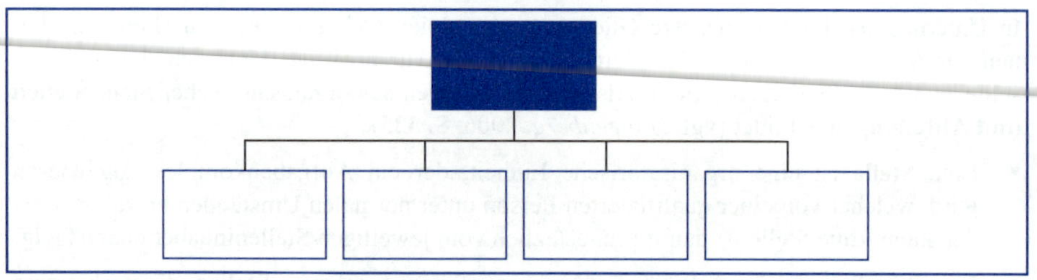

*Abb. 5.1.5: Einlinien-Organisation*

Das Einliniensystem oder Liniensystem gestaltet die Weisungsbefugnis nach dem Prinzip der Einheit der Auftragserteilung (Unité de Commande). Mitarbeiter unterstehen damit stets nur einem Vorgesetzten, dem sie allein verantwortlich sind. Umgekehrt hat jeder Vorgesetzte eine begrenzte Anzahl von direkt Untergebenen. Die Anzahl an untergeordneten Einheiten wird als **Kontroll- oder Leitungsspanne** bezeichnet.

Die Weisungsbeziehungen sind bei dieser Organisationsform einheitlich und klar geregelt. Die Eindeutigkeit der Kompetenzregelung bzw. Verantwortlichkeit sowie die guten Kontrollmöglichkeiten sind **Vorteile**. Bei Unstimmigkeiten wird das Anliegen bis zu der hierarchischen Stufe weitergeleitet, auf der sich der gemeinsame Vorgesetzte der betroffenen Parteien befindet. Auf Grund seiner Weisungsbefugnisse kann dieser dann Probleme regeln. Dies führt jedoch häufig zu einer starken Belastung der Instanzen mit Koordinationsaufgaben. Die streng hierarchische Ordnung kann zu einer Vielzahl von Hierarchieebenen führen. Daraus entstehen folgende **Nachteile** (vgl. *Macharzina/Wolf*, 2005, S. 483):

- Lange Kommunikationswege, die zu langwierigen Entscheidungsprozessen bei bereichsübergreifender Problemstellungen führen.
- Streng arbeitsteilige Aufgabenerfüllung fördert die Rivalität zwischen den Stelleninhabern und begrenzt Kreativität und Engagement.
- Einliniensysteme fördern eine Risikovermeidungs- und Sicherheitshaltung bei den Mitarbeitern, indem Entscheidungen nach oben delegiert werden. Insbesondere bei Veränderungen in der Unternehmensumwelt wird flexibles, informelles und eigenverantwortliches Handeln durch eine starre Kompetenzverteilung blockiert.

Um diese Probleme zu entschärfen, kann das Einliniensystem zum Stab-Linien-System weiterentwickelt werden. Dann werden die Entscheidungsträger von Stabstellen unterstützt, die Informations- und Beratungsaufgaben ohne Weisungsbefugnisse übernehmen. Die Leitungshilfsstellen bzw. Stäbe bringen ihre spezialisierten Fachkenntnisse in komplexe Entscheidungsprobleme ein. Stabseinheiten sind daher mit Fachleuten besetzt, die über spezielle Kenntnisse verfügen. Es sind z.B. juristische oder technische Experten. Sie treffen keine Entscheidungen, sondern bereiten diese vor. Ihre Aufgaben sind z.B. Sammlung von Informationen, Suche nach Lösungsalternativen oder die Empfehlung von Maßnahmen.

Eine **Stab-Linien-Organisation** delegiert die Entscheidungsvorbereitung auf Stabsstellen, während die Entscheidungskompetenzen bei den Linieneinheiten verbleiben.

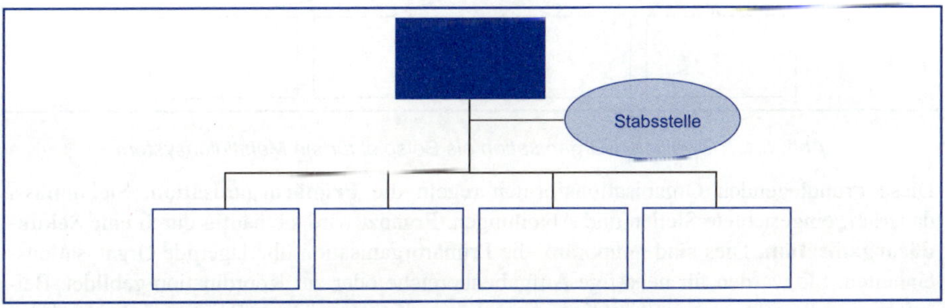


*Abb. 5.1.6: Stab-Linien-Organisation*

Bei der Stab-Linien-Organisation sind folgende Ausprägungen möglich:

- **Stab-Linien-System mit Führungsstab**: Nur die oberste Instanz, z.B. Vorstand oder Geschäftsführung, besitzt einen Stab.
- **Stab-Linien-System mit zentraler Stabsstelle**: Der Stab übernimmt Beratungs- und Unterstützungsfunktionen für alle untergeordneten Instanzen.
- **Stab-Linien-System mit Stäben auf mehreren hierarchischen Ebenen**: Stäbe können auf mehreren Ebenen existieren. Sie übernehmen dabei Beratungs- und Unterstützungsfunktionen für die jeweilige Instanz, der sie zugeordnet sind.
- **Stab-Linien-System mit Stabshierarchie**: Dabei besteht zwischen den Stäben der verschiedenen Hierarchieebenen ebenfalls ein hierarchisches Gefüge (Sekundärhierarchie). So kann es z.B. eine Controllinghierarchie geben, wobei ein zentrales Controlling als Stab der Unternehmensführung über Kompetenzen gegenüber Controlling-Stäben

untergeordneter Instanzen verfügt. Im Organigramm werden fachliche Weisungsbefugnisse von Stäben mit gestrichelten Linien verdeutlicht. Deshalb wird die Trennung fachlicher und disziplinarischer Kompetenzen auch als „Dotted-Line-Prinzip" bezeichnet.

Während Stäbe i.d.R. keine Weisungsbefugnisse besitzen, verfügen sie in der Praxis häufig über eine informelle Autorität. Die Macht eines Stabes ergibt sich aus seinem Wissens- und Informationsvorsprung. Darüber hinaus spielt auch dessen enger Kontakt zur Linieneinheit, der er zugeordnet ist, eine Rolle. Der Übergang zu einem Mehrliniensystem ist deshalb häufig fließend.

In einem **Mehrliniensystem** haben Organisationseinheiten zwei oder mehrere übergeordnete Stellen. Deren Weisungskompetenzen können sowohl gleich als auch unterschiedlich stark sein.

Beim Mehrliniensystem kommt es zu einer gewollten Überschneidung von Weisungsbefugnissen. Es wurde 1911 von *Taylor* entwickelt, der im Produktionsbereich mehrere spezialisierte Meister als Vorgesetzte empfahl (vgl. *Taylor*, 1911). Die Verallgemeinerung dieses Prinzips zur Stärkung der Fachkompetenz führt zum Mehrliniensystem. Dabei erhalten einzelne Stellen von mehreren Instanzen Weisungen, die unter Umständen widersprüchlich sein können. Dies kann zu unklaren Verhältnissen, Reibungsverlusten und Konflikten sowie zusätzlichem Abstimmungsaufwand führen. Auf der anderen Seite lassen sich durch die Spezialisierung der Vorgesetzten Entscheidungsprozesse verbessern und beschleunigen.

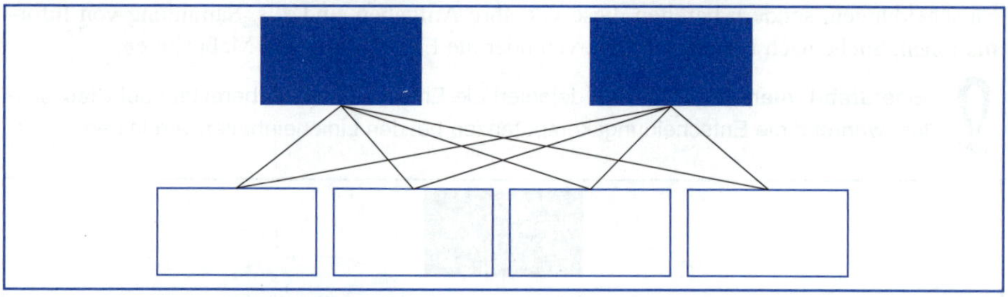

*Abb. 5.1.7: Zweilinien-Organisation als Beispiel für ein Mehrliniensystem*

Diese grundlegenden Organisationsformen regeln die **Primärorganisation.** Sie umfasst dauerhaft eingerichtete Stellen und Abteilungen. Ergänzt wird sie häufig durch eine **Sekundärorganisation.** Dies sind temporäre, die Primärorganisation überlagernde Organisationseinheiten. Sie werden für neuartige Aufgabenbereiche oder zur Koordination gebildet. Beispiele sind Projektgruppen, Gremien, Ausschüsse, Kommissionen, Beiräte, Zirkel und Arbeitskreise. Für einzelne Mitarbeiter kann sich eine **Dualorganisation** ergeben, d.h. eine Kombination von Primärorganisation und überlagernder Sekundärorganisation. Unterschiedliche Aufgaben sind dann unter verschiedenen organisatorischen Bedingungen zu leisten. Regelaufgaben werden z.B. im Rahmen der hierarchisch aufgebauten Linientätigkeit durchgeführt und Sonderaufgaben durch hierarchiefreie, vom Alltagsgeschäft abgekoppelte Teams erfüllt.

Neben der Kompetenzverteilung wird in der Unternehmenspraxis noch eine Vielzahl weiterer organisatorischer Instrumente zur Integration und Koordination eingesetzt. So können organisatorische Regelungen z.B. in Form von Stellenbeschreibungen, Datenflussplänen, Entscheidungstabellen, Netzplänen und Organisationsanweisungen eingesetzt werden. Dies sind Formen der **Fremdkoordination**, bei der die Koordination durch Dritte erfolgt. Dabei handelt es sich in der Regel um eine übergeordnete hierarchische Instanz. Dies lässt sich auch mit Elementen der **Selbstkoordination** kombinieren. Dabei erfolgt die Abstimmung über direkte Kommunikation zwischen den zu koordinierenden Organisationseinheiten. Beispielswiese durch informellen Informationsaustausch, Kollegien oder Teamarbeit.

Eine weitere Form der Kompetenzteilung ist die **Partizipation**. Dabei werden Rechte von mehreren Personen bzw. Stellen gemeinsam ausgeübt, die sich eigenständig koordinieren. Partizipation macht Betroffene zu Beteiligten. Für die Ausübung von Kompetenzen ist die Entscheidungsfindung zuvor zu regeln. Dies kann z.B. durch Mehrheitsbeschlüsse oder durch Einstimmigkeit (Konsensprinzip) geschehen. Bei der direkten Partizipation sind die Mitglieder selbst an den Entscheidungsprozessen beteiligt. Bei indirekter Partizipation werden hingegen die individuellen Interessen über Interessenvertreter eingebracht. Dies können z.B. Betriebsräte, Sprecher der leitenden Angestellten oder Gruppensprecher sein.

### 5.1.3.3 Zentralisierung

Der dritte organisatorische Gestaltungsparameter betrifft die Verteilung der Entscheidungsaufgaben. Es handelt sich dabei um einen speziellen Aspekt der Verteilung, nämlich die Bestimmung des **Autonomiegrades** von Organisationseinheiten (vgl. *Kieser/Walgenbach*, 2003, S. 163; *Robbins*, 2001, S. 490).

**Autonomie** bezeichnet die Ausstattung einer Organisationseinheit mit Entscheidungskompetenzen.

Die Autonomie ist nicht mit der **Autarkie** einer Einheit zu verwechseln. Sie bezeichnet die Ausstattung einer Organisationseinheit mit eigenen Ressourcen, wie z.B. Know-how, Mitarbeitern oder Anlagen.

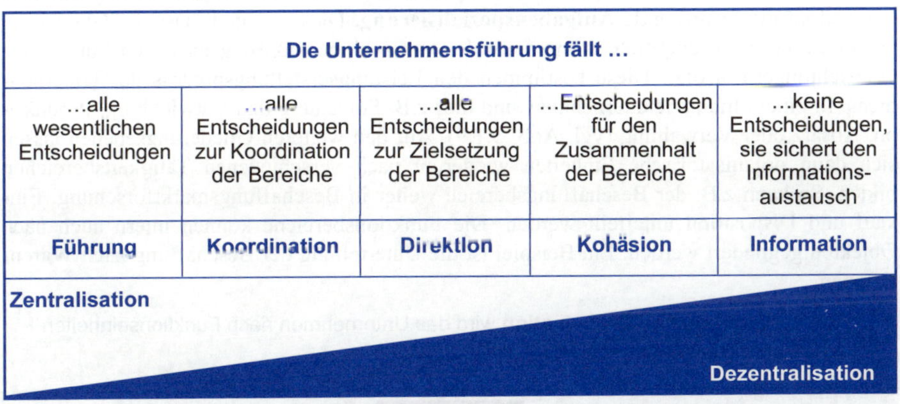


*Abb. 5.1.8: Dezentralisationsgrade (vgl. Hungenberg, 2006, S. 329)*

Die Verteilung von Entscheidungsaufgaben auf verschiedene Führungsebenen eines Unternehmens wird auch unter dem Stichwort **Zentralisation versus Dezentralisation** diskutiert. Werden die Kompetenzen bei einer Person oder wenigen Personen konzentriert, so bezeichnet dies eine hohe Entscheidungszentralisation; werden sie an einen größeren Personenkreis delegiert, so liegt Entscheidungsdezentralisation vor. Die beiden Begriffe stehen nicht nur für die Richtung der Kompetenzverteilung, sondern auch für deren maximale Ausprägung (vgl. *Hungenberg*, 2006, S. 328):

- **Dezentralisation** steht für die vollständige Aufteilung von Entscheidungskompetenzen auf untergeordnete Einheiten.
- **Zentralisation** steht für die vollständige Bündelung von Entscheidungskompetenzen in der Unternehmensspitze.

Beide Extreme sind lediglich theoretisch vorstellbar. Praktisch geht es bei der Verteilung von Entscheidungsaufgaben um die Bestimmung des **Dezentralisationsgrades**. Unterschiedliche Ausprägungen von Zentralisation und Dezentralisation unterscheiden sich durch das Ausmaß der Verteilung von Entscheidungsbefugnissen auf untergeordnete Führungsebenen (vgl. *Hungenberg*, 1995).

## 5.1.4 Formen der Aufbauorganisation

Aus den unterschiedlichen Ausprägungen der organisatorischen Gestaltungsparameter können idealtypische Aufbauorganisationen gebildet werden. Diese Grundformen sind in der Praxis kaum zu beobachten, doch lassen sich die realen Organisationen auf diese **Idealtypen** zurückführen. Variationen von Idealtypen sind Versuche, einzelne Elemente der verschiedenen Organisationsformen so miteinander zu vereinigen, dass sich ihre Schwächen vermeiden und ihre Stärken nutzen lassen (vgl. *Hungenberg*, 2004, S. 305). Die Beschreibung und Beurteilung der idealtypischen Organisationsformen ist daher Voraussetzung, um die **Realtypen** der Unternehmenspraxis verstehen und gestalten zu können. Diese hängen vom Kontext und der Geschichte des Unternehmens ab. **Grundformen** der Aufbauorganisation sind die funktionale Organisation, die divisionale Organisation und die Matrixorganisation (vgl. *Krüger,* 1994, S. 95ff.; *Frese,* 2000, S. 382ff; *Schreyögg,* 2003, S. 113ff.).

### 5.1.4.1 Funktionale Organisation

Die funktionale Organisation geht von den zentralen Funktionen eines Unternehmens aus. Prägend ist die **funktionale Aufgabenspezialisierung.** Dies bedeutet, dass die Gliederung der Führungsebene unmittelbar unterhalb der Unternehmensführung nach den Funktionen (Verrichtungen) erfolgt. Diese bestimmen den Leistungserstellungsprozess des Unternehmens. In einem Industrieunternehmen sind dies z.B. Forschung und Entwicklung, Produktion, Absatz oder Verwaltung (vgl. Abb. 5.1.9). Auf den weiteren Gliederungsebenen lassen sich dann organisatorische Einheiten wiederum nach verschiedenen Tätigkeitsbereichen bilden. So kann z.B. der Beschaffungsbereich weiter in Beschaffungsmarktforschung, Einkauf und Disposition unterteilt werden. Die Funktionsbereiche können intern auch nach Objekten gegliedert werden. Ein Beispiel ist die Unterteilung der Beschaffung nach Warengruppen.

Bei der **funktionalen Organisation** wird das Unternehmen nach Funktionseinheiten bzw. -bereichen unterteilt.

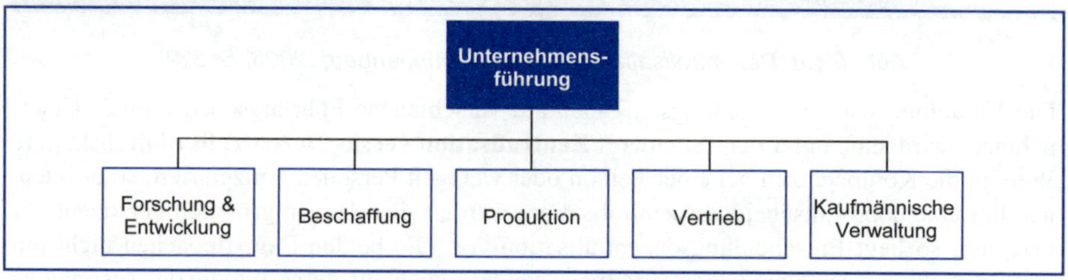


*Abb. 5.1.9: Funktionale Organisation*

Die Führung der Funktionsbereiche erfolgt nach dem **Einliniensystem**, d.h. sie sind der Unternehmensführung unmittelbar unterstellt. Jeder Mitarbeiter erhält nur von seinem direkten Vorgesetzten Weisungen. Zwischen den Funktionen bestehen allerdings vielfältige Abhängigkeiten, da kein Bereich eine eigenständige Marktleistung erbringt. Alle Bereiche müssen zusammenwirken, um die Kundenanforderungen zu erfüllen. Nur die Unternehmensführung verfügt über den Gesamtüberblick, weshalb die Funktionsbereiche daher intensiv koordiniert werden müssen. Daraus ergibt sich insbesondere bei strategischen Entscheidungen eine Tendenz zur **Zentralisation** von Entscheidungsaufgaben. Funktionale Organisationen haben folgende **Vorteile** (vgl. *Müller-Stewens/Lechner,* 2005, S. 446):

- **Spezialisierung und Aufbau funktionsspezifischer Fähigkeiten**: Einzelne Bereiche können sich ausschließlich auf die ihnen gestellte Teilaufgabe konzentrieren und ihr Wissen dort ständig auf dem aktuellsten Stand halten.
- **Lern- und Erfahrungskurveneffekte**: Je mehr Aufgaben routinemäßig zu erbringen sind, desto besser können Abläufe verbessert und die Effizienz gesteigert werden.
- **Klare Verantwortlichkeiten**: Es ist unmittelbar ersichtlich, wer für welche Funktion zuständig und verantwortlich ist. Die Leiter der Funktionsbereiche berichten meist auch direkt an die Unternehmensführung. Auf diese Weise lassen sich Planung und Kontrolle zentralisieren und die Strategie in den jeweiligen Funktionen direkt umsetzen.

**Nachteile** der funktionalen Organisation sind:

- **Hoher Koordinationsaufwand zwischen Bereichen und Funktionen**: Alle übergreifenden Entscheidungen müssen von der Unternehmensführung getroffen werden. Ein breites und relativ heterogenes Leistungsspektrum macht die Vorteile der Spezialisierung durch den erhöhten Koordinationsaufwand leicht zunichte.
- **Rivalitäten zwischen den Funktionsbereichen**: Auseinandersetzungen sind aufgrund unterschiedlicher funktionaler Interessen häufig unvermeidlich. Ein klassisches Konfliktfeld besteht z.B. zwischen den Wünschen der Produktion nach möglichst gleichmäßiger Auslastung und dem Vertrieb, der flexibel auf die Nachfrage reagieren möchte.
- **Bereichsegoismen**: Funktionale Strukturen lenken den Blickwinkel von Führungskräften auf ihre Bereiche und verstellen den Blick für die Anforderungen des gesamten Unternehmens. Dies kann durch Anreizsysteme verschärft werden, welche auf die Ergebnisse der einzelnen Funktionsbereiche abzielen. Die funktionale Spezialisierung erschwert zudem den Wechsel von Führungskräften und Mitarbeitern auf andere Bereiche.
- **Fehlende Ergebnisverantwortung**: Die Ergebnisverantwortung liegt ausschließlich bei der Unternehmensführung. Ihre hohe Leitungsspanne birgt die Gefahr der Überlastung und langwieriger Entscheidungsprozesse.

Die funktionale Organisation ist die älteste Organisationsform und für **kleine und mittlere Unternehmen** typisch. Sie ermöglicht Spezialisierungsvorteile und effiziente Ressourcennutzung. Prozesse innerhalb einzelner Funktionen sind durch die Arbeitsteilung effizient, bereichsübergreifende Prozesse allerdings nicht. Ihre wesentliche Schwäche liegt in der geringen Marktorientierung. Die funktionale Organisation ist für Unternehmen geeignet, die über ein geringes Produktspektrum verfügen und nur in einem Geschäftsfeld tätig sind.

Keiner der Funktionsbereiche verfügt über eine Sicht auf das gesamte Leistungsspektrum des Unternehmens. Dies behindert das wechselseitige Verständnis der Bereiche und führt zum Entstehen von Bereichsegoismen. Flexibilität ist daher nur bedingt gegeben, denn die Veränderung der Organisation ist nur schwer möglich. Bei Anpassungen sind wegen der ausgeprägten Abhängigkeiten alle Funktionsbereiche einzubeziehen (vgl. *Hungenberg*, 2004, S. 314). Eine Variation der funktionalen Organisationsstruktur ist die Orientierung an Produkten statt an Tätigkeiten. So kann eine Stab-Produkt-Organisation die Unternehmensführung produktorientiert unterstützen. Dies kann auch durch die produktorientierte Untergliederung eines Funktionsbereichs erreicht werden. Dabei wird der Funktionsbereich, z.B. das Marketing, nach Produktgruppen unterteilt (vgl. *Frese*, 2000, S. 327ff.).

### 5.1.4.2 Divisionale Organisation

Bei der **divisionalen Organisation** wird ein Unternehmen nach Objekten strukturiert. Objekte können Produktgruppen, Kundengruppen oder Regionen sein. Die entstehenden Organisationseinheiten werden auch Divisionen, Bereiche oder Sparten genannt.

**Differenzierungsmöglichkeiten** der divisionalen Organisation sind (vgl. *Hungenberg*, 2006, S. 325; *Müller-Stewens/Lechner*, 2005, S. 447):

- **Produktgruppen**: Dies ist die häufigste Form der divisionalen Organisation. Sie bietet sich an, wenn die Produkte sich hinsichtlich Kunden, Wettbewerberstrukturen und Leistungserstellungsprozessen deutlich voneinander unterscheiden. Dies ist oft bei Industrieunternehmen der Fall, die über ein heterogenes Produktprogramm verfügen. So entwickelt, produziert und vertreibt z.B. die *Robert Bosch GmbH* u.a. Automobilkomponenten, Haushaltsgeräte, Hydrauliksysteme und Heizungen. Diese Geschäftsbereiche sind hinsichtlich Marktanforderungen, Technologie, Produktion und Beschaffung so unterschiedlich, dass getrennt voneinander agierende Divisionen eingerichtet wurden.
- **Kundengruppen**: Bedient das Unternehmen heterogene Kundensegmente mit unterschiedlichen Bedürfnissen, so kann eine Aufteilung nach Kundengruppen sinnvoll sein. Exemplarisch bietet die *WITTENSTEIN AG* hochpräzise wartungsarme Antriebstechnik an, die sowohl im Maschinenbau, der Medizintechnik und der Luftfahrt eingesetzt wird. Diese Kundengruppen unterscheiden sich hinsichtlich Losgrößen, Marketing, Vertriebskanal etc. stark voneinander. Deshalb wurden separate Sparten gebildet.
- **Regionen**: Insbesondere für international tätige Unternehmen kann die Regionalorganisation zweckmäßig sein. Auf diese Weise lassen sich bestehende Unterschiede z.B. im Nachfrageverhalten, in gesetzlichen Bestimmungen, den Wettbewerbsbedingungen oder Kulturen besser berücksichtigen.

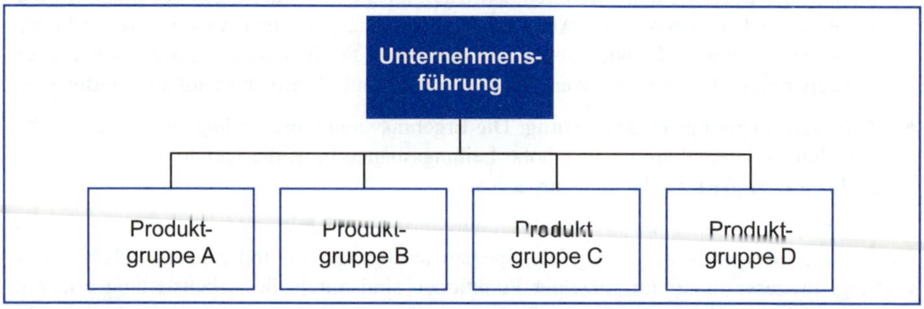


*Abb. 5.1.10: Divisionale Organisation*

Bei der divisionalen Organisation sind die Weisungsbeziehungen nach dem **Einliniensystem** gestaltet. Jeder Mitarbeiter erhält nur von seinem direkten Vorgesetzten Weisungen. Da in den einzelnen Divisionen weitgehend vollständige Marktleistungen erbracht werden, gibt es deutlich weniger bereichsübergreifende Interdependenzen als in der funktionalen Organisation. Die Divisionen sind gewissermaßen „Unternehmen im Unternehmen“, die unabhängig voneinander handeln. Damit verringert sich auch der Koordinationsbedarf an der Unternehmensspitze. Es besteht eine Tendenz zu relativ großer Autonomie der Divisionen und damit zur **Dezentralisation** von Entscheidungen. Dennoch unterliegen die Divisionen einer einheitlichen Führung durch die Unternehmensspitze. Innerhalb einer Sparte kann wiederum eine funktionale oder eine objektorientierte Struktur gewählt werden. Die Divisionen sind mit allen Funktionen auszustatten, die zur Erfüllung ihrer Marktaufgabe erforderlich sind.

Von dieser Regel sind zumeist solche Funktionen ausgenommen, die

- nicht unmittelbar der Leistungserbringung dienen und in allen Divisionen in ähnlicher Form anfallen wie z.B. Personalwesen,
- durch Bündelung besondere Vorteile für das Gesamtunternehmen erzielen wie z.B. Beschaffung oder
- der divisionsübergreifenden Koordination des Unternehmens dienen wie z.B. Controlling.

Diese Aufgaben werden in sog. **Zentralbereichen** gebündelt, die für ihren Aufgabenbereich fachliche Richtlinienkompetenzen gegenüber den Divisionen besitzen. Dadurch werden die Autonomie der Divisionen und die Eindeutigkeit der Weisungsbeziehungen eingeschränkt. Auf der anderen Seite lassen sich Größen- und Spezialisierungsvorteile nutzen, die bei einer Aufteilung der Aufgaben auf die einzelnen Divisionen nicht zu realisieren wären. Typische Querschnittsfunktionen wie Personalwesen, Organisation, Finanzierung oder Controlling werden dann in den Geschäftsbereichen durchgeführt, aber in der Unternehmenszentrale organisatorisch verankert. Zentralbereiche haben die Aufgabe, Rahmenbedingungen für die Funktionserfüllung in den Geschäftsbereichen zu setzen (vgl. *Frese*, 2000, S. 381ff.). Nach dem Ausmaß der **Erfolgsverantwortung** der Divisionen werden auch **Center-Konzepte** unterschieden (vgl. Kap. 5.2.2.2).

Die Entstehung und Verbreitung der Spartenorganisation als Antwort auf die Nachteile der funktionalen Struktur hat mehrere **Ursachen** (vgl. *Macharzina/Wolf*, 2005, S. 486):

- Mit zunehmender **Diversifikation und Internationalisierung** von Unternehmen verliert die funktionale Organisation an Effizienz. So sind bereits 1930 einige amerikanische Mischkonzerne wie z.B. *DuPont* zur Spartenorganisation übergegangen.
- Eine weitere Ursache für die Entwicklung der Spartenorganisation ist das **Größenwachstum** eines Unternehmens. Funktionale Strukturen führen ab einer kritischen Größe von ca. 10.000 Mitarbeitern zu Funktionsbereichen, die kaum noch zu überschauen sind (vgl. *Wittlage*, 1998, S. 129).
- Bei steigender **Umweltdynamik**, z.B. durch Markt- und Technologieentwicklungen, sind funktionale Strukturen weniger flexibel als Spartenorganisationen.

**Vorteile** der divisionalen Organisation sind (vgl. *Müller-Stewens/Lechner*, 2005, S. 448; *Hungenberg*, 2006, S. 337):

- **Marktorientierung**: Mit den Divisionen werden überschaubare, eigenständige Einheiten gebildet, die sich vollständig auf die Besonderheiten eines bestimmten Produktes, einer Region oder einer Kundengruppe konzentrieren können.
- **Flexibilität**: Durch die größere Marktnähe werden Umfeldentwicklungen schneller erkannt und es ist möglich, rasch und selbstständig darauf zu reagieren.
- **Autonomie**: Da die Divisionen relativ autonome Einheiten sind, können divisionale Entscheidungen rasch getroffen und realisiert werden. Die Spartenleitung trägt unternehmerische Verantwortung. Dies erhöht die Motivation der Führungskräfte und ermöglicht eine gezielte Bearbeitung der jeweiligen Aufgaben.
- **Entlastung der Unternehmensführung**: Ein Großteil der erforderlichen Koordination in einer funktionalen Organisation entfällt. Die Ergebnisverantwortung liegt bei den Objektbereichen, während sich die Unternehmensleitung der übergreifenden, strategischen Ausrichtung zuwendet.

Wesentliche **Nachteile** der divisionalen Organisation sind (vgl. *Müller-Stewens/Lechner*, 2005, S. 448; *Hungenberg*, 2006, S. 337):

- **Bereichsegoismen**: Der Einfluss auf die einzelnen Objektbereiche ist geringer als in der funktionalen Organisation. Die Sparten verfolgen nur ihre eigenen Ziele, auch wenn dies zu Lasten des Gesamtunternehmens geschieht. Die Schaffung von Synergien obliegt der Unternehmensführung.
- **Konflikte**: Für den Fall gemeinsam genutzter Ressourcen sowie der Betreuung gemeinsamer Kunden können zwischen den Divisionen Konflikte entstehen. Dies erfordert eine übergreifende Koordination.
- **Geringe Ressourceneffizienz**: Spezialisierungsvorteile gehen verloren, da die Divisionen ihre Aufgaben unabhängig voneinander erfüllen. Die Dezentralisierung kann zu Doppelarbeiten und Redundanzen führen. Gleichartige Funktionsbereiche werden u.U. mehrfach im Unternehmen gebildet. So ist es z.B. denkbar, dass jede Sparte eine eigene Personalabteilung hat. Dies erhöht auch den Bedarf an qualifizierten Führungskräften.

### 5.1.4.3 Matrixorganisation

Matrixstrukturen wurden erstmals bei amerikanischen Großprojekten der Luft- und Raumfahrt eingesetzt (vgl. *Grochla*, 1991, S. 140). Sie sind eine Kombination von funktionaler und divisionaler Organisation. Es handelt sich daher um eine **mehrdimensionale Organisationsstruktur**. Häufig wird die funktionale Gliederung weiter nach Produkten oder Regionen differenziert (vgl. *Müller-Stewens/Lechner,* 2005, S. 449). In Frage kommen auch Kombinationen zwischen mehreren Objektbereichen, z.B. Regionen und Produktgruppen. Somit kann die Strukturierung durch Kombinationen von Funktionen, Produkten, Regionen oder Projekten erfolgen (vgl. *Robbins*, 2001, S. 494; *Davis/Lawrence*, 1977).

Eine **Matrixorganisation** ist ein Zweiliniensystem, bei dem gleichzeitig nach zwei Kriterien differenziert wird. Die Mitarbeiter sind somit zwei Instanzen unterstellt.

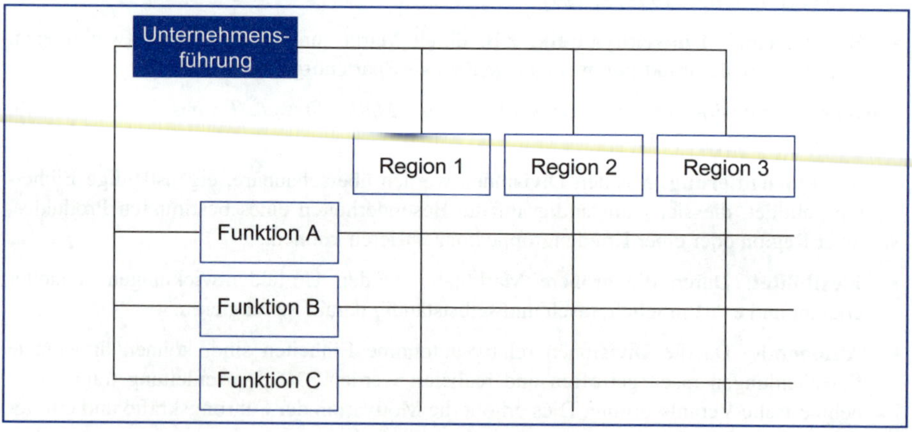


*Abb. 5.1.11: Matrixorganisation*

Eine Matrixorganisation besteht aus der Matrixleitung, den Matrixstellen sowie den Matrixschnittstellen. An der Schnittstelle kommt es zur absichtlichen Überkreuzung von Zuständigkeiten: Zwei Matrixstellen, die je nach Gliederung mit Funktions- oder Objektaufgaben betraut sind, müssen sich für die Aufgabenerfüllung an der Schnittstelle miteinander abstimmen. Die Schnittstelle wird nach dem Mehrliniensystem geführt.

Im **Grundmodell** der Matrixorganisation werden Weisungsbefugnisse gleichberechtigt auf die beiden Führungsebenen verteilt. Die betroffenen Mitarbeiter auf der untergeordneten Ebene bekommen von beiden Instanzen gleichberechtigte Weisungen. Hierdurch soll die Koordination im Unternehmen gefördert werden. Allerdings werden so auch Konfliktfelder geschaffen, die nach einer produktiven Konfliktlösung verlangen. Die ausgewogene Berücksichtigung von Funktions- und Objektinteressen soll zu qualitativ besseren Entscheidungen führen. Diese werden insbesondere aufgrund der „produktiven" Konflikte zwischen den beiden Linienmanagern erwartet. Im Verhältnis zwischen der ersten und der zweiten Führungsebene geht die Matrixorganisation dabei von einer dezentralen Verteilung von Entscheidungsaufgaben aus. Angesichts der Mehrfachunterstellung der Mitarbeiter ist jedoch eine weitergehende Dezentralisation kaum noch möglich.

Das zentrale Gestaltungsproblem der Matrixorganisation besteht in der Kompetenzabgrenzung zwischen den beiden Linienstellen. Abweichend vom Grundmodell kann jeweils einer Führungsebene mehr Kompetenz eingeräumt werden. Dann entsteht eine **asymmetrische Matrixorganisation,** die auch als unbalancierte oder abgeschwächte Matrixorganisation bezeichnet wird. Darin verwischen allerdings die Unterschiede zu den eindimensionalen Organisationsformen, z.B. zur divisionalen Organisation mit Zentralbereichen. Die Kompetenzverteilung kann so aussehen, dass eine Linie entscheidet was und wann etwas zu tun ist, während die zweite Linie über die Ressourcen (wie und wer) bestimmt.

Die Doppelunterstellung bringt hohe Anforderungen für die beteiligten Stellen mit sich. Daher ist sie nur zu empfehlen, wenn folgende **Bedingungen** erfüllt sind (vgl. *Müller-Stewens/Lechner,* 2005, S. 450):

- Die Aufgabenstellung ist so komplex, dass mindestens zwei Gliederungskriterien erforderlich sind. Andernfalls rechtfertigt sich der hohe Abstimmungsaufwand nicht.
- Die beteiligten Stellen haben mit der Doppelunterstellung potenzielle Konflikte zu lösen. Jede Aufgabenstellung wird zwangsläufig aus unterschiedlichen Blickwinkeln analysiert. Dadurch wird die Entscheidungsfindung komplexer und ggf. sachgerechter, aber auch langwieriger.
- Zur bestmöglichen Erfüllung der unternehmerischen Aufgabe ist die gemeinsame Nutzung von Ressourcen durch Funktionen und Objekte erforderlich. Sind die Ressourcen problemlos aufteilbar, dann ist jedoch keine Matrixstruktur erforderlich.

Die Matrixorganisation ist entstanden, um die Stärken der beiden eindimensionalen Organisationsformen zu kombinieren und ihre Schwächen zu vermeiden. Daher gelten die Stärken der beiden anderen Idealtypen hier analog. Ergänzend weist die Matrixstruktur eine Reihe weiterer **Vorteile** auf (vgl. *Hungenberg*, 2006, S. 339):

- Sie ermöglicht eine mehrdimensionale Entscheidungsfindung, da zwei oder mehrere Ausrichtungen in der Organisation verankert und mit Prioritäten versehen sind.
- Ein System gegenseitiger Kontrolle („checks and balances") führt unterschiedliche Sichtweisen zusammen.
- Innerbetriebliche Kooperation und der Aufbau von Konsens wird unterstützt. Dies trägt zur Koordination komplexer Aufgabenstellungen bei.

Die Matrixorganisation besitzt aber auch einige **Nachteile**, die weder in der funktionalen noch der divisionalen Organisation auftreten. Sie werden vor allem durch die institutionalisierten Konflikte hervorgerufen, die aus der Mehrfachunterstellung der Mitarbeiter folgen:

- Das Konfliktpotenzial ist zwischen den einzelnen Stellen relativ hoch. Unterschiedliche Interessen prallen aufeinander und sollen zu kreativen und produktiven Problemlösungen führen. Es kann aber auch zu Machtkämpfen kommen, die Entscheidungs- und Anpassungsprozesse verlangsamen und wenig sachgerechte Kompromisslösungen hervorbringen. Dies fördert eine Innenorientierung, da interne Verhandlungsprozesse und Absicherungsbedarf die Folge sind.

- Es besteht die Gefahr einer Überlastung der Unternehmensführung. Können sich beide Matrixstellen nicht einigen, so hat die Matrixleitung eine Entscheidung zu treffen. Die Doppelunterstellung kann dabei auch zu unklaren Verantwortlichkeiten führen. Je mehr Konflikte auftreten und je gespannter der Umgang ist, desto mehr hat sie folglich zu tun.
- Die Leitungsspanne auf der Unternehmensführung ist groß, da zwei Linien zu führen sind. Dies bedeutet auch einen hohen Bedarf an Führungskräften, um den Koordinationsaufwand zu leisten. Dies macht die Matrixorganisation relativ kostspielig.

Die Beurteilung des Grundmodells der Matrixorganisation ist aufgrund der Schwachstellen eher negativ (vgl. *Reiß*, 1994, S. 152ff.). Reine Matrixstrukturen sind daher in nur wenigen Unternehmen zu finden. Meist dominiert eine Dimension über die andere und kann Entscheidungen letztendlich in ihrem Sinne fällen (vgl. *Müller-Stewens/Lechner,* 2005, S. 451).

Als besondere Variante eines Mehrliniensystems ist es möglich, dass auf der zweiten Führungsebene eine gleichberechtigte Spezialisierung nach mehr als zwei Dimensionen erfolgt (vgl. *Hungenberg*, 2006, S. 341). Eine dreidimensionale Struktur wird als **Tensororganisation** bezeichnet. Sie wird meist nach den Kriterien Funktion, Produkt bzw. Projekt und Region gegliedert (vgl. *Bleicher*, 1991, S. 593ff.). Sie ist in einigen Großunternehmen zu finden. Beispielsweise verwendet die *VW AG* die Marken, Funktionen und Regionen als Gliederungsmerkmale. Große Wirtschaftsprüfungsgesellschaften gliedern nach den drei Dimensionen Regionen, Klientengruppen bzw. Branche und Produkt bzw. Dienstleistung (vgl. *Müller-Stewens/Lechner*, 2005, S. 449). Die Tensororganisation erscheint vor allem für international tätige Unternehmen interessant, die in vergleichsweise heterogenen Märkten und Regionen operieren. Sie ist eine Erweiterung der Matrixorganisation, weshalb sie in ihren Stärken und Schwächen mit dieser vergleichbar ist. Deren Nachteile werden allerdings durch die zusätzliche Dimension noch verstärkt. Dies betrifft insbesondere die Konflikt- und Koordinationsproblematik.

### 5.1.4.4 Beurteilung der Aufbaustrukturen

Welche Strukturen den Unternehmenserfolg in welcher Weise beeinflussen, wurde durch zahlreiche **empirische Forschungen** untersucht. Diese liefern einige interessante Ergebnisse (vgl. *Kieser/Walgenbach*, 2003, S. 207ff.):

- **Umweltdynamik und Organisationsstruktur**: Die Gestaltung der Organisation ist abhängig von der Dynamik der Unternehmensumwelt. In relativ stabilen ökonomischen und technologischen Umwelten eignen sich eher bürokratische Strukturen, während flexible Strukturen bei dynamischen Umwelten mehr Erfolg versprechen (vgl. *Burns/Stalker*, 1971, S. 147ff.).
- **Umweltdifferenzierung und Organisationsstruktur**: Strukturen sind von der Dynamik und Unsicherheit ihrer Umwelten geprägt. Bereiche, die dynamischen und unsicheren Umweltsegmenten gegenüberstehen, weisen weniger Hierarchieebenen auf und besitzen einen geringeren Formalisierungsgrad (vgl. *Lawrence/Lorsch*, 1967, S. 23ff.).
- **Umweltunsicherheit und Organisationsstruktur**: Unternehmen, die eine durch den Wettbewerb bedingte Umweltunsicherheit erleben, bevorzugen personale Spezialisierung und Koordinationsmechanismen. Bei vorwiegend technischem Wandel wird eher über Pläne und Regelungen koordiniert (vgl. *Khandwalla*, 1974, S. 74ff.).

- **Unternehmensgröße und Organisationsstruktur**: Mit steigender Größe und damit struktureller Komplexität einer Organisation nimmt der Grad an Dezentralisation zu (vgl. *Blau/Schoenherr*, 1971). Zudem haben größere Unternehmen ein höheres Maß an Spezialisierung, Standardisierung und Formalisierung als kleine Unternehmen (vgl. *Pugh/Hickson*, 1976).

Es ist methodisch schwierig, Organisationen empirisch zu beurteilen. Dennoch liefern diese empirischen Ergebnisse Hinweise darauf, dass die organisatorischen Gestaltungsparameter stark von der Unternehmensumwelt und der Strategie abhängig sind. Dies verdeutlicht die Notwendigkeit zur engen Abstimmung der Teilsysteme der Unternehmensführung. Die Eignung einer Organisationsform kann daher nur vor dem Hintergrund der Ziele eines Unternehmens beurteilt werden. Sie richten ein Unternehmen aus und finden ihre Ausgestaltung in Strategien. Die Beurteilung von Organisationsstrukturen erfolgt daher durch die Untersuchung auf ihre **Ziel- und Strategieauswirkung** und ist abhängig von der Situation, in der sich ein Unternehmen befindet (vgl. *Bleicher*, 1991, S. 593ff.).

Als **Anforderungen** an die Organisation können folgende Kriterien verwendet werden. Sie stehen in Beziehung zu den übergeordneten Unternehmenszielen und erlauben eine differenzierte Beurteilung der Organisationsformen (vgl. *Hungenberg*, 1995, S. 119ff.):

- **Marktorientierung**: Wie gut unterstützt die Organisation das Unternehmen bei der Ausrichtung auf die Anforderungen seiner Märkte, der dort herrschenden Wettbewerbsbedingungen und der Kundenbedürfnisse?
- **Ressourceneffizienz**: Wie gut unterstützt die Organisation die Nutzung sachlicher, personeller und finanzieller Ressourcen?
- **Qualifikation und Motivation**: Wie gut unterstützt die Organisation die Ausschöpfung und Entwicklung des Mitarbeiterpotenzials?
- **Flexibilität**: Wie gut unterstützt die Organisation die Fähigkeit zur Anpassung an Veränderungen des Unternehmensumfelds?

Funktionale und divisionale Organisationen besitzen gegensätzliche Stärken: Die funktionale Organisation zielt auf die Ressourceneffizienz ab, während die divisionale Organisation die Marktorientierung betont. Diese beiden Anforderungen sind konfliktär (vgl. *Frese*, 2000, S. 338ff.). Welche Stärke für ein Unternehmen wichtig ist, kann vor dem Hintergrund der Wettbewerbsstrategie beantwortet werden. Werden die generischen **Wettbewerbsstrategien** der Kostenführerschaft bzw. Differenzierung nach *Porter* verwendet (vgl. Kap. 3.3.3), dann lassen sich folgende Schlüsse ziehen (vgl. *Hungenberg*, 2006, S. 339ff.):

- Die Strategie der **Kostenführerschaft** legt die Priorität auf effizienten Ressourcenumgang. Dies wird durch eine **funktionale Organisation** unterstützt. Die Bündelung von Funktionen ermöglicht Skaleneffekte und fördert das Kostenmanagement. Dies gilt für ein relativ homogenes Produktprogramm, in dem bereichsübergreifende Aufgaben überschaubar sind. In dynamischen Umfeldern kommt die funktionale Organisation an ihre Grenzen. Dort ist aber auch eine Kostenführerschaft generell problematisch.
- Bei einer **Differenzierungsstrategie** bezieht sich ein Unternehmen konsequent auf den Kunden, um sich in dessen Augen von den Konkurrenten abzuheben. Diese Marktorientierung wird durch die **divisionale Organisation** am besten unterstützt. Sie richtet alle Funktionen auf die jeweiligen Produkte, Märkte oder Kunden aus und schafft hierfür eine ganzheitliche Verantwortung. Durch die dezentralen Entscheidungskompetenzen verbessert sie auch die Flexibilität des Unternehmens.
- Die **Matrixorganisation** passt zu keinem der beiden Strategietypen nach *Porter*. Für eine Strategie der Kostenführerschaft ist sie zu aufwendig. Für eine Differenzierungs-

strategie bindet sie zuviel Energie in internen Abstimmungsprozessen, um eine konsequente Marktorientierung zu erreichen. Werden **dynamische oder simultane Wettbewerbsstrategien** verfolgt, bei denen mehrere Erfolgsfaktoren gleichzeitig zu erfüllen sind, dann kann die Matrixorganisation geeignet sein. Diese Anforderungen können z.B. in Unternehmen der Luft- und Raumfahrt oder Unternehmensberatungen erfüllt sein. Teilweise ist eine Matrixorganisation auch nur für einzelne Teilbereiche eines Unternehmens, wie z.B. die Forschung und Entwicklung, sinnvoll.

Abb. 5.1.12 fasst die Eignung der Organisationsformen in Abhängigkeit der Unternehmensstrategie zusammen.

| Kriterien | Funktionale Organisation | Divisionale Organisation | Matrix-organisation |
|---|---|---|---|
| Marktorientierung | ○ | ● | ◐ |
| Ressourceneffizienz | ● | ○ | ◐ |
| Qualifikation und Motivation | ○ | ◐ | ◐ |
| Flexibilität | ◐ | ● | ◐ |
| Strategieeignung | Kosten-führerschaft | Differenzierung | Dynamische und simultane Strategien |

● ◐ ○

Voll erfüllt … kaum erfüllt

*Abb. 5.1.12: Strategieorientierte Beurteilung von Organisationsformen (vgl. Hungenberg, 2006, S. 340)*

## Literaturempfehlungen

*Kieser, A ./ Walgenbach, P.:* Organisation, 4. Aufl., Stuttgart 2003.

*Robbins, S.P.:* Organisation der Unternehmung, 9. Aufl., München 2001.

*Schulte-Zurhausen, M.:* Organisation, 4. Aufl., München 2005.

*Picot, A./Dietl, H./Franck, E.:* Organisation – Eine ökonomische Perspektive, 4. Aufl., Stuttgart 2005.

## Management Summary

- Institutional ist eine Organisation ein System mit einer formalen Struktur.
- Funktional bedeutet Organisation die Gestaltung von Strukturen.
- Instrumental dient die Organisation zur Erreichung von Unternehmenszielen.
- Die Zuteilung von Aufgaben und Kompetenzen auf organisatorische Einheiten ist Gegenstand der Aufbauorganisation.
- Die Ablauforganisation regelt den Prozess der Aufgabenerfüllung.
- Für die Gestaltung einer Organisation ist die Arbeitsteilung meist verrichtungs- oder objektorientiert vorzunehmen, um Spezialisierungsvorteile zu erzielen. Die gebildeten Stellen sind zu integrieren und zu koordinieren, wozu Kompetenzen verteilt werden. Daraus lassen sich Ein-, Stab-Linien- und Mehrliniensysteme bilden.
- Durch die Ausgestaltung der organisatorischen Parameter lassen sich drei grundlegende Organisationsformen für die Aufbauorganisation unterscheiden.
- Eine funktionale Organisation gliedert ein Unternehmen nach betrieblichen Funktionen. Es schafft eindeutige Verantwortungsbereiche und eine effiziente Ressourcennutzung. Der Marktbezug bleibt dagegen auf die Unternehmensführung beschränkt.
- Eine divisionale Organisation gliedert ein Unternehmen nach Produktgruppen, Kundengruppen oder Regionen. Die Divisionen sind flexible und marktorientierte Einheiten. Die Ressourceneffizienz und die Nutzung von Synergien bilden den Schwerpunkt der Unternehmensführung.
- Eine Matrixorganisation ist ein Mehrliniensystem, bei dem das Unternehmen gleichzeitig nach zwei Kriterien strukturiert wird. Auf diese Weise wird versucht, die Vorteile von funktionaler und divisionaler Organisation zu kombinieren. Allerdings steigt auch die Komplexität der Organisation und die institutionalisierten Konflikte können zu Problemen führen.

# 5.2 Strategie und Organisation

**Leitfragen**

- Wie ist der Zusammenhang zwischen Strategie und Organisation?
- Was sind Holding-, Center- und Shared Service-Modelle?
- Wie lassen sich selbstorganisatorische Potenziale nutzen?

Die Organisation hat auf der strategischen Ebene wesentlichen Einfluss auf die Erreichung der Unternehmensziele. Wie diese zu erreichen sind, ist eine Frage der Strategie. Die Organisation beeinflusst die Strukturen eines Unternehmens, die wiederum Auswirkungen auf die strategische Planung haben. Ebenso hängt die Umsetzung von Strategien auch von den handelnden Personen ab und die strukturellen Rahmenbedingungen nehmen Einfluss auf das Personalmanagement. So sind die Teilsysteme der Unternehmensführung auch auf der strategischen Ebene zu einem integrierten Gesamtsystem abzustimmen.

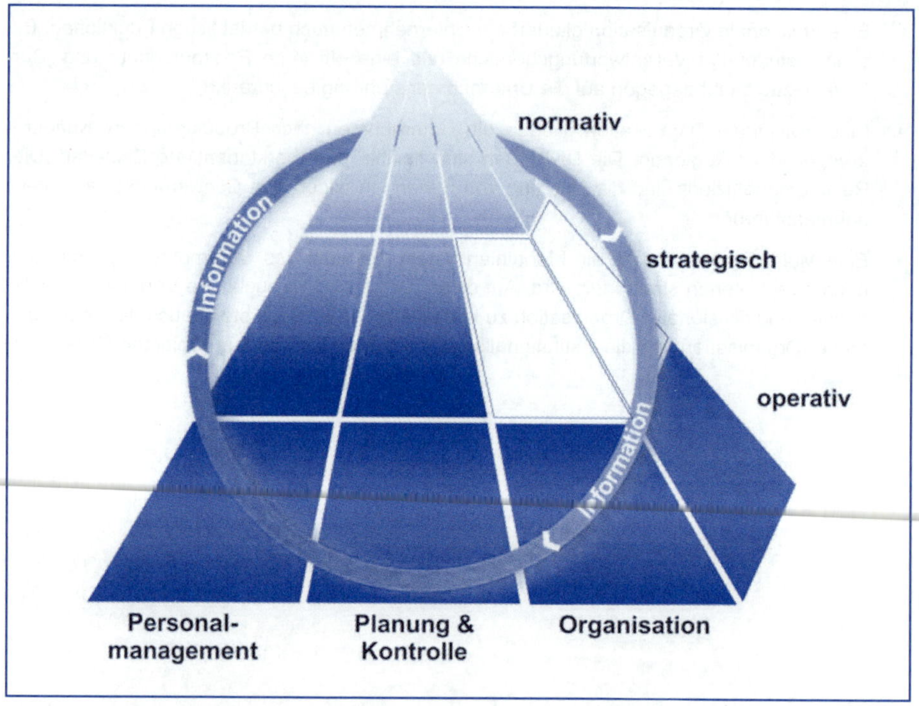


*Abb. 5.2.1: Strategische Organisation im System der Unternehmensführung*

Als strategische Aspekte der Organisation werden im Folgenden behandelt:

- Das Zusammenwirken von Strategie und Struktur (Kap. 5.2.1),
- Strategieorientierte Organisationskonzepte (Kap. 5.2.2) sowie
- Kooperationen, Allianzen und Netzwerke (Kap. 5.3).

Übernahmen und Fusionen (Mergers and Acquisitions) wurden bereits ausführlich in Kap. 3.5 dargestellt.

## 5.2.1 Zusammenhang von Strategie und Struktur

Strategien und Strukturen stehen in engem Zusammenhang. *Chandler* machte dazu bereits Anfang der 1960er Jahre eine Langzeituntersuchung über die Entwicklung US-amerikanischer Unternehmen (vgl. *Chandler,* 1962). Diese zeigte, dass Veränderungen von Strategien mit Anpassungen der Organisationsstrukturen einhergingen. Beispielsweise gingen Unternehmen mit zunehmender Diversifikation von einer funktionalen zu einer divisionalen Organisationsstruktur über. Auf Basis dieser Untersuchung formulierte *Chandler* seine berühmte These **„Structure follows Strategy"**. Ihre Gültigkeit wurde auch in 156 deutschen Unternehmen über einen 40-Jahreszeitraum von 1955 bis 1995 untersucht. Folgende **Zusammenhänge** wurden entdeckt (vgl. *Wolf,* 2000):

- Divisionale Organisationen richten sich immer weniger an Regionen und Kunden aus, dafür steigt die Produktorientierung an.
- Zentralbereiche und Holding-Strukturen gewinnen an Bedeutung.
- Als Antwort auf gestiegene Komplexität werden häufiger Matrixstrukturen angewendet.
- Organisationsstrukturen deutscher und angelsächsischer Unternehmen nähern sich an.
- Reorganisationen und Strategiewechsel finden häufiger statt.

In vielen weiteren theoretischen und empirischen Arbeiten wurde der Strategie-Struktur-Zusammenhang überprüft. Ihre Ergebnisse können in zwei **Grundaussagen** zusammengefasst werden (vgl. *Hungenberg*, 2006, S. 320):

- Strategie ist neben vielen weiteren beeinflussenden Faktoren eine wesentliche Einflussgröße auf die Organisation (**„Structure follows Strategy"**).
- Die Gegenthese **„Strategy follows Structure"** verdeutlicht, dass die Aufgaben- und Machtverteilung einer Organisationsstruktur aber auch die Strategie beeinflussen kann.

Beide Grundthesen sind nicht unabhängig voneinander. Strukturen und Strategien bedingen sich wechselseitig und wirken aufeinander ein (vgl. *Müller-Stewens/Lechner*, 2005, S. 444). Obwohl die Strukturen eines Unternehmens die Wahl von Strategien beeinflussen, sollte die in der Strategie formulierte sachliche Aufgabe die Struktur dominieren. Daher ist die Strategie eines Unternehmens eine der wichtigsten Einflussgrößen auf die Organisation. Umgekehrt gilt eine **strategiegerechte Organisation** als maßgebliche Erfolgsbedingung für die Umsetzung einer Strategie. Strukturen sind dafür so zu gestalten, dass die Mitarbeiter ihr Verhalten bestmöglich auf die strategischen Anforderungen ausrichten. Organisation wird als Rahmenbedingung für das Handeln der Menschen gesehen. Somit beeinflusst die Gestaltung der Strukturen das Verhalten der Mitarbeiter. Da eine Änderung der Strategie auch ein anderes Verhalten erfordert, zieht eine strategische Veränderung meist auch eine Anpassung der **Aufbauorganisation** nach sich (vgl. *Hinterhuber*, 2004, S. 109).

Welche Strukturen zu welchen Strategien passen bzw. diese unterstützen, lässt sich erst im Zusammenhang mit Einflussgrößen wie z.B. der Dynamik der Unternehmensumwelt, dem Produktportfolio, den Technologien oder der Eigentümerstruktur sagen. Anforderungen des Markt- und Wettbewerbsumfelds und die Wettbewerbsstrategie spiegeln sich nicht nur in der Aufbauorganisation, sondern auch in der Gestaltung erfolgskritischer **Geschäftsprozesse** wider. So legt z.B. in der Automobilindustrie der Kernprozess „Produktentwicklung" sowohl die Kundenakzeptanz als auch das Kostenniveau der Produkte fest. Er trägt daher maßgeblich zum Erfolg bei.

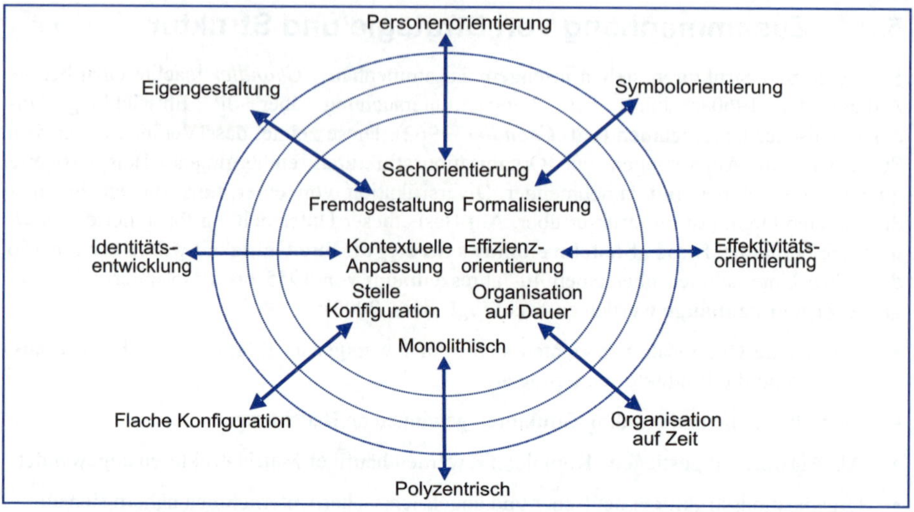


*Abb. 5.2.2: Organisationsstrukturprofil im St. Galler Management-Konzept (vgl. Müller-Stewens/Lechner, 2005, S. 453)*

Neben Fragen der Aufbau- und der Ablauforganisation können Organisationsstrukturen noch differenzierter ausgearbeitet werden. Hierdurch entstehen mehrdimensionale Betrachtungen. Damit kann eine Organisation auf die Anforderungen der Strategie abgestimmt werden. Für eine solche ganzheitliche Koordination der Organisation eignet sich das **Klassifikationsraster** aus dem integrierten *St. Galler Management-Konzept*. Es besteht aus den in Abb. 5.2.2 dargestellten acht **Dimensionen** (vgl. *Gomez/Zimmermann,* 1993; *Müller-Stewens/Lechner*, 2005, S. 453*):*

- **Sach- vs. Personenorientierung**: Strukturen können an sach-rationalen Aspekten ausgerichtet sein. Beispiele sind Optimierungs- und Funktionalitätsgesichtspunkte. Alternativ kann die Prägung durch die Motivation und Macht einzelner Personen erfolgen.
- **Formalisierung vs. Symbolorientierung**: Einerseits ist die formale Organisation durch schriftliche Regelungen, Verteilung von Aufgaben, Kompetenzen und Arbeitsprozessen geformt. Andererseits sind in der organisatorischen Gestaltung auch informelle Handlungen, verbale Kommunikation sowie Normen und Werte bedeutsam.
- **Effizienz- vs. Effektivitätsorientierung**: Eine Organisation kann entweder auf Effizienz ausgerichtet werden. Dann stehen z.B. Rationalisierungs- und Kostensenkungspotenziale im Vordergrund. Der Gegenpol dazu ist die Orientierung an Effektivität im Sinne zielgerichteter, einzelfallspezifischer und flexibler Strukturierung strategischer Einheiten.
- **Organisation auf Dauer vs. auf Zeit**: Strukturen können zeitlich befristet oder dauerhaft angelegt sein.
- **Monolithische vs. polyzentrische Strukturen**: Dies betrifft die Verteilung von Entscheidungsmacht. Bei monolithischer Struktur ist die Entscheidungsgewalt auf die höchstmögliche Instanz zentriert. Polyzentrische Strukturen dezentralisieren Verantwortung auf die Stelle mit der höchsten Sachkompetenz.
- **Steile vs. flache Konfiguration**: Hierunter wird die Anzahl der Hierarchieebenen verstanden. Eine flache Konfiguration bedeutet wenige und eine steile Konfiguration viele Ebenen.

- **Kontextuelle Anpassung vs. Identitätsentwicklung**: Analog zur Strategieentwicklung können Strukturen an die Umweltbedingungen und folglich stark außengerichtet angepasst werden (kontextuelle Anpassung). Als Gegenpol kann sich die Organisation orientiert an eigenständigen Prinzipien, Normen und Fähigkeiten eine innengerichtete Struktur aufbauen (Identitätsentwicklung).
- **Fremd- vs. Eigengestaltung**: Das letzte Spannungsfeld betrifft die Fremd- und Selbstorganisation (vgl. Kap. 5.2.4.4).

Das Raster kann zur Analyse einer bestehenden Organisation oder auch zur Gestaltung eines Soll-Profils verwendet werden. Die acht Dimensionen stellen Spannungsfelder dar, zwischen deren Polen die jeweilige Organisation positioniert wird. Die im Innenkreis liegenden Ausprägungen stehen für eine stabile, robuste Organisation und die außen stehenden Ausprägungen für flexible, entwicklungsfähige Strukturen (vgl. *Müller-Stewens/Lechner,* 2005, S. 454). Liegen die Ausprägungen der Dimensionen auf einer Kreislinie, dann sind die Strukturen homogen. Weichen einzelne Dimensionen von der Kreislinie ab, sind Koordinationsprobleme zu erwarten. In Phasen des Wandels empfehlen sich nach außen weisende Ausprägungen, während in Phasen relativer Stabilität innen liegenden Gestaltungen besser geeignet sind.

## 5.2.2 Strategieorientierte Organisationskonzepte

Aus den organisatorischen Gestaltungsoptionen (vgl. Kap. 5.1), der erforderlichen Abstimmung mit den weiteren Teilsystemen der Unternehmensführung und der Strategie lassen sich geeignete Organisationsstrukturen gestalten. Strukturen beeinflussen den Erfolg eines Unternehmens. Sie bestimmen dessen Fähigkeit, auf Veränderungen und Entwicklungen der Umwelt zu reagieren. Da sich aus den Kontextbedingungen und Strategien immer wieder **neue Anforderungen an die Organisation** ergeben, unterliegt diese ebenfalls einer evolutionären Veränderung. Neue und innovative Organisationskonzepte sind eine Reaktion auf geänderte Anforderungen an die Unternehmensführung. Sie unterscheiden sich in der Ausgestaltung der hierarchischen Organe, der Prozessgestaltung sowie deren Koordination und Kooperation.

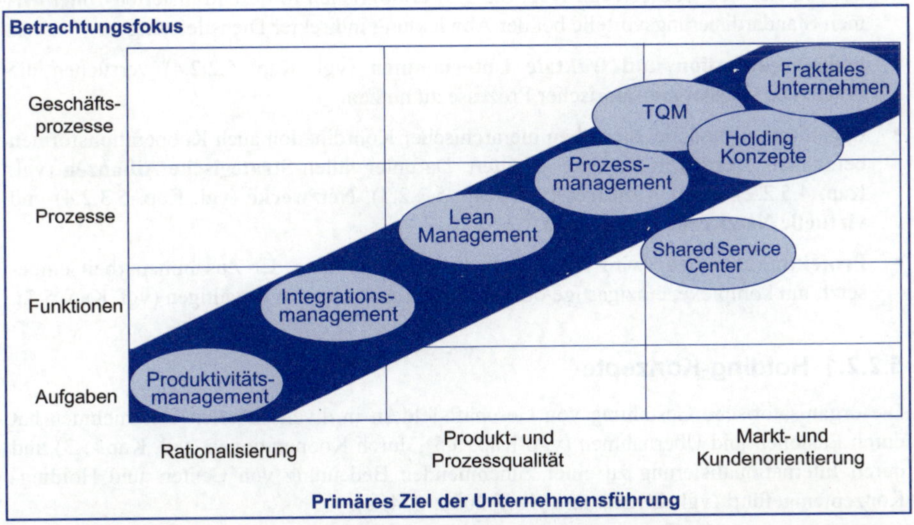


*Abb. 5.2.3: Evolution von Organisationskonzepten (vgl. Zahn/Dillerup, 1995, S. 42)*

Mit der Zunahme von Markt- und Wettbewerbsanforderungen im Zeitablauf hat sich die Zielsetzung der Organisation von rationeller Aufgabenerfüllung über Prozess- und Produktqualität zu Markt- und Kundenorientierung verlagert. Dieser **Zielevolution** von operativer Effizienz über kontinuierliche Verbesserung zur strategischen Erneuerung tragen innovative Organisationskonzepte Rechnung (vgl. *Zahn/Dillerup*, 1995, S. 42).

In den 1980er Jahren antworteten Unternehmen auf die zunehmenden Herausforderungen ihrer Aufgabenumwelt durch rationellere Ausführung von Aufgaben im Rahmen eines **Produktivitätsmanagements.** Aus der wachsenden Individualisierung von Kundenwünschen und den daraus folgenden Anforderungen an die Flexibilität und Schnelligkeit der Unternehmen, erfolgte die Notwendigkeit zur besseren Integration der betrieblichen Funktionen. Daher rückte das **Integrationsmanagement** in den Vordergrund. Exemplarisch wurden informationstechnische Möglichkeiten genutzt und integrierte Informationssysteme bestimmten die Organisation. Die zu Beginn der 1990er Jahre einsetzende Rezession löste bei vielen Unternehmen eine Welle von „Schlankheitskuren“ aus. Das **Lean Management** konzentrierte sich auf die Beseitigung von Ressourcenverschwendungen und die Suche nach Potenzialen zur Kostensenkung und Leistungsverbesserung. Damit ging eine stärkere Prozessorientierung einher. Im Zuge des Lean Managements wurden auch **gruppen- und teamorientierte Strukturen** stärker betont. Dabei werden Entscheidungen nicht von Einzelpersonen, sondern von Gruppen getroffen. Die bekanntesten Formen sind z.B. das Modell sich überlappender Gruppen nach *Likert* oder das Kollegien-Modell (vgl. z.B. *Macharzina/Wolf*, 2005, S. 499f.). Aufbauend auf dem **Prozessmanagement** (vgl. Kap. 5.4) entwickelte sich das **Total Quality Management** (TQM) als Führungsphilosophie, bei der die Qualität im Mittelpunkt der unternehmerischen Betrachtung steht (vgl. Kap. 8.1).

Eine Vielzahl **strategieorientierter Organisationskonzepte** wurde in den vergangenen Jahren in der Praxis erprobt. Davon werden folgende Konzepte erläutert:

- **Holding- und Center-Konzepte** (vgl. Kap. 5.2.2.1 und 5.2.2.2) erfreuen sich in diversifizierten Unternehmen, aufgrund von Fusionen und Übernahmen (vgl. Kap. 3.5) und überbetrieblicher Kooperationen (vgl. Kap. 5.3), einer zunehmenden Bedeutung. Sie führen auch in kleineren und mittleren Unternehmen zu konzernähnlichen Strukturen.
- **Shared Service Center** (vgl. Kap. 5.2.2.3) ermöglichen in dezentralisierten Unternehmen Standardisierungsvorteile bei der Abwicklung indirekter Dienstleistungen.
- **Selbstorganisation und fraktale Unternehmen** (vgl. Kap. 5.2.2.4) versuchen die Potenziale selbstorganisatorischer Prozesse zu nutzen.
- Organisationsmodelle, die neben hierarchischer Koordination auch Kooperationsformen beinhalten, werden in Kap. 5.3 erläutert. Darunter fallen **Strategische Allianzen** (vgl. Kap. 4.5.2.2), **Joint Ventures** (vgl. Kap. 5.3.2.3), **Netzwerke** (vgl. Kap. 5.3.2.4) und **virtuelle Netzwerke** (vgl. Kap. 5.3.2.5).
- **Projektmanagement** wird für zeitlich befristete Formen der Zusammenarbeit eingesetzt, um komplexe, einzigartige oder neuartige Aufgaben zu bewältigen (vgl. Kap. 5.5).

### 5.2.2.1 Holding-Konzepte

Die organisatorische Gestaltung von Geschäftsfeldern in diversifizierten Unternehmen hat durch Fusionen und Übernahmen (vgl. Kap. 3.5), durch Kooperationen (vgl. Kap. 5.3) und durch Internationalisierung zu einer zunehmenden Bedeutung von Center- und Holding-Konzepten geführt (vgl. *Macharzina/Wolf*, 2005, S. 494).

Nach dem Aktienrecht ist ein **Konzern** ein unter einheitlicher Leitung stehendes Unternehmen mit mindestens zwei rechtlich selbstständigen Teilgesellschaften (vgl. § 18 AktG).

Beim Umfang der Verbindung von Unternehmen kann in Abhängigkeit der Gesetzeslage und der Rechnungslegungsvorschriften zwischen folgenden **Formen** unterschieden werden (vgl. *Schulte-Zurhausen,* 2005, S. 277):

- **Minderheitseinfluss** auf ein Unternehmen besteht, wenn die Mehrheit der Unternehmensanteile eine Abhängigkeit zu einem anderen Unternehmen begründet.
- **Beherrschender Einfluss** beschreibt eine Situation, bei der ein herrschendes Unternehmen unmittelbar oder mittelbar auf ein Unternehmen einwirkt.
- **Konzernzugehörigkeit** bezeichnet ein Unternehmen, das unter einheitlicher Leitung steht. Dies ist meist in einem Beherrschungsvertrag geregelt.

In den meisten Fällen wird der Konzernbegriff jedoch weiter gefasst und auch für Verbindungen rechtlich selbstständiger Teilgesellschaften und unselbstständig operierender Unternehmens- oder Geschäftsbereiche verwendet (vgl. *Bleicher,* 1992, Sp. 1152f.). 90% der Aktiengesellschaften und mehr als die Hälfte der Personengesellschatten verfügen in Deutschland über konzernähnliche Verbindungen mit weiteren Gesellschaften (vgl. *Theisen,* 2000, S. l). Daher soll der Konzernbegriff nicht als Rechts-, sondern als **Organisationsform** der Holding betrachtet werden.

! Eine **Holdingorganisation** ist ein Verbund mehrerer, rechtlich selbstständiger Unternehmen unter einer einheitlichen Leitung

In einer Holdingorganisation erfolgt die Gliederung des Unternehmens objektorientiert in Divisionen (vgl. Kap. 5.1.4.2). Im Unterschied zur divisionalen Organisation sind in der Reinform einer Holding die einzelnen Divisionen gesellschaftsrechtlich selbstständig (vgl. *Bühner,* 1987, S. 41). Die **Rollenverteilung** zwischen der Holding als Obergesellschaft und den Teilgesellschaften (z.B. den Geschäftsbereichen, Beteiligungen oder Auslandsgesellschaften) kann unterschiedlich sein. Als Extrempunkte kann zwischen Management- und Finanzholding unterschieden werden. In der Praxis existieren jedoch zahlreiche Zwischenstufen (vgl. *Macharzina/Wolf*, 2005, S. 495f.):

- **Finanz-Holding**: Die Holding betrachtet die Teilbereiche als Beteiligungen oder Investitionsobjekte. Sie beschränkt sich auf die juristische Verwaltung, Finanzierung und gegebenenfalls eine Kontrolle der untergeordneten Unternehmen oder Unternehmenseinheiten. Die strategische und operative Unternehmensführung obliegt den Teilbereichen.
- **Management-Holding**: Die übergeordnete Holding nimmt inhaltlichen Einfluss auf die Führung der Teilbereiche. Sie bestimmt die Rechtsform, legt die Gesamtstrategie fest, trifft Entscheidungen über Ressourcen, besetzt wichtige Führungspositionen und überwacht einzelne Bereiche. Diese Organisationsform realisiert organisatorisch die strategische Zweiteilung in Geschäftseinheiten und Gesamtunternehmen. Das Management der Obergesellschaft trägt die Gesamtverantwortung und legt übergeordnete Ziele und Strategien fest. Die Holding vollzieht die unternehmensweite Kapital-, Liquiditäts- und Erfolgsplanung sowie Kauf und Verkauf von Unternehmen oder Unternehmensteilen. Die Ziele und Strategien der Holding bilden den Handlungsrahmen für das Management der Teilgesellschaften. Diese sind für die Produktions-, Absatz- und Vertriebsstrategien, das Technologie- und Personalmanagement sowie das Tagesgeschäft zuständig. Die Management-Holding wird häufig bei größeren diversifizierten Unternehmen angewandt und erlaubt ein hohes Maß an Flexibilität. Beispielsweise fungiert die *Daimler AG* als Managementholding. Die Konzernzentrale führt die Sparten, welche z.T. unabhängig von der rechtlichen Struktur ein Geschäftssegment verantworten. So ist z.B. die *Evobus GmbH* für das Geschäft mit Bussen nach Vorgaben der Holding verantwortlich.

| Aufgaben und Kompetenzen der | |
|---|---|
| Holding | Bereichsleitung |
| ▪ Gruppenziele und -strategie<br>▪ Genehmigung der Bereichsziele und -strategien<br>▪ Genehmigung operativer Pläne und Budgets<br>▪ Kapital beschaffen und zuordnen<br>▪ Bestellung von Führungskräften der Bereiche<br>▪ Führungskräftenachwuchs<br>▪ Zentralbereiche mit Richtlinienkompetenz, z.B. Finanzen, Personal, Controlling<br>▪ Konzernstäbe mit Beratungsfunktionen, z.B. Ökologie, Öffentlichkeitsarbeit | ▪ Bereichsziele und -strategien<br>▪ Operative Geschäftsführung<br>▪ Erstellen und umsetzen operativer Pläne<br>▪ Ergebnisverantwortung<br>▪ Verantwortung für Schlüssel- und Querschnittsfunktionen |

*Abb. 5.2.4: Aufgaben- und Kompetenzverteilung in einer Management-Holding (vgl. Bleicher, 1994, S. 405)*

### 5.2.2.2 Center-Konzepte

Die **Erfolgsverantwortung** kann unabhängig von der rechtlichen Struktur eines Unternehmens unterschiedlich stark delegiert werden. Daraus folgen unterschiedliche Center-Konzepte als organisatorische Gestaltungsvarianten. Center sind ein Instrument der strategieorientierten Organisation und erlauben eine klare Zielorientierung und Zuordnung von Kompetenzen (vgl. *Krüger*, 2004).

**Center** sind Organisationseinheiten, die Aufgaben bereichsübergreifend wahrnehmen. Sie erbringen Leistungen für mehrere interne Kunden und sind für einen bestimmten Leistungsumfang verantwortlich (vgl. *Werder/Stöber*, 2004).

| Center-Art | Befugnisse | Erfolgsmaßstab |
|---|---|---|
| Discretionary Expense Center | ▪ Keine eindeutig messbare Leistung<br>▪ Entscheidung über den Ressourcenverbrauch<br>▪ Vorgegebene, bestehende Kapazitäten | Kosten- oder Budgeteinhaltung |
| Standard Cost Center | ▪ Eindeutig messbare Leistung<br>▪ Entscheidung über den Ressourcenverbrauch<br>▪ Vorgegebene, bestehende Kapazitäten | Kosten-Leistungs-Relation |
| Umsatzcenter (Revenue Center) | ▪ Leistung des Centers sind Erlöse<br>▪ Entscheidung über den Ressourcenverbrauch in einer feststehenden Kosten-Erlös-Relation<br>▪ Vorgegebene, bestehende Kapazitäten | Umsatz |
| Profit Center | ▪ Entscheidung über den Ressourcenverbrauch<br>▪ Entscheidung über Erlöse<br>▪ Vorgegebene, bestehende Kapazitäten | Gewinn oder Deckungsbeitrag |
| Investment Center | ▪ Entscheidung über den Ressourcenverbrauch<br>▪ Entscheidung über Erlöse<br>▪ Entscheidung über Kapazitäten (Investitionen) | ROI, Wertbeitrag |

*Abb. 5.2.5: Arten von Centern (vgl. Coenenberg, 1999, S. 531ff.)*

Center sind relativ autarke und autonome unternehmerische Organisationseinheiten. Sie können nach der erwarteten Leistung unterschieden werden (vgl. Abb. 5.2.5; *Schulte-Zurhausen,* 2005, S. 268; *Werder/Stöber*, 2004):

- **Cost-Center**: Die Leitung eines Bereichs ist lediglich für die Einhaltung von Kostenbudgets verantwortlich. Dies kann auch in einem Kosten-Leistungsverhältnis definiert sein, z.B. in der Buchhaltung je Buchungsvorgang. Cost Center sind die häufigste Centervariante.
- **Umsatz-Center**: Eine organisatorische Einheit ist für den Umsatz verantwortlich, der unter gegebenen Bedingungen z.B. durch den Vertriebsregionalleiter zu erreichen ist.
- **Profit-Center**: Die Führung einer Sparte hat Ergebnisverantwortung. Dies kann bis zur eigenverantwortlichen Festlegung des Produktprogramms ohne Rücksprache mit der Unternehmensführung reichen.
- **Investment-Center**: Das Spartenmanagement trägt neben der Ergebnisverantwortung auch die Verantwortung für Investitionsentscheidungen des Geschäftsbereichs.

### 5.2.2.3 Shared Service Center

Der globale Wettbewerb erhöht in Hochlohnländern den **Kostendruck**, so dass Effizienzvorteile durch Standardisierung auch für dezentrale Unternehmen an Bedeutung gewinnen (vgl. *von Campenhausen/Rudolf,* 2001, S. 82ff.). Dezentrale Einheiten ermöglichen zwar Markt- und Kundenorientierung, dafür führen lokal angepasste Prozesse und Systeme zu einem Anstieg der Gemeinkosten (vgl. *Deimel/Quante,* 2003, S. 301f.). Im Vergleich zu zentralisierten Einheiten entstehen höhere Personal- und Infrastrukturkosten sowie geringere Skaleneffekte. Darüber hinaus verfügen die dezentralen Einheiten häufig über nicht standardisierte Informationssysteme und redundante Prozesse (vgl. *Wißkirchen/Mertens,* 1999, S. 79ff.). Um dennoch Effizienzvorteile aus standardisierten Prozessabläufen und Systemen zu erzielen, werden Shared Service Center gegründet.

**Shared Service Center** führen zuvor verteilt wahrgenommene interne Dienstleistungen zur Unterstützung der Geschäftseinheiten in einer wirtschaftlich und z.T. auch rechtlich eigenständigen Einheit zusammen.

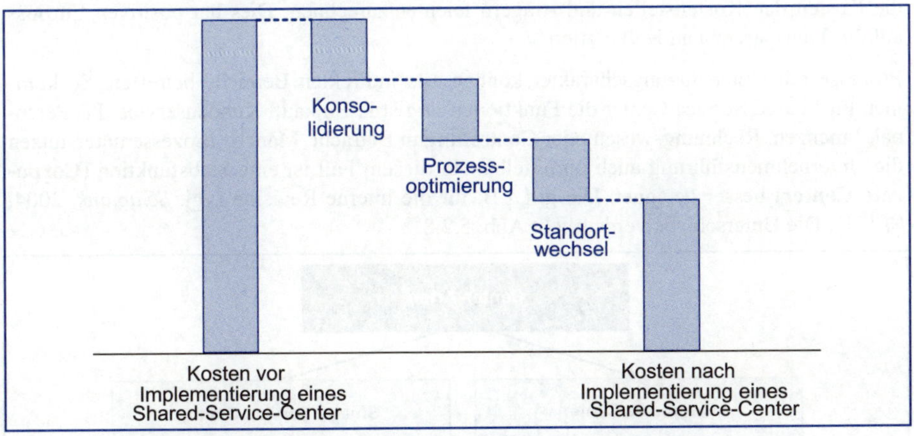


*Abb. 5.2.6: Schrittweise Kosteneinsparung durch Shared Service Center (vgl. von Campenhausen/Rudolf, 2001, S. 82ff.)*

Dienstleistungen sind das Kerngeschäft für Shared Service Center. Diese werden den Geschäftsbereichen und teilweise auch externen Dritten unter marktähnlichen Bedingungen und zu wettbewerbsorientierten Preisen angeboten. Daher werden Shared Service Center auch als internes Outsourcing oder Ausgliederung bezeichnet (vgl. *Riedl,* 2003, S. 7). Sie eignen sich insbesondere für administrative und unterstützende Prozesse mit hohem Transaktionsvolumen. Beispiele sind Personalabrechnung, Finanzbuchhaltung oder Datenverarbeitung (vgl. *Wißkirchen,* 2002, S. 26).

Shared Service Center entlasten die Geschäftseinheiten von Aufgaben, die nicht zu ihren Kernprozessen gehören. Dies ermöglicht **Prozessverbesserungen** durch Standardisierung und Optimierung des Ressourceneinsatzes. Die Bündelung des Transaktionsvolumens kann weitere **Synergie- und Skaleneffekte** mit sich bringen (Konsolidierung). Kostensenkungen können auch über Personalkosteneinsparungen durch die Verlagerung des Standorts, wie z.B. nach Osteuropa oder Indien, erzielt werden. Ein **Wechsel des Standorts** oder der Rechtsform kann auch Änderungen in den Tarifverträgen ermöglichen (vgl. *Dillerup/Foschiani,* 1996, S. 39).

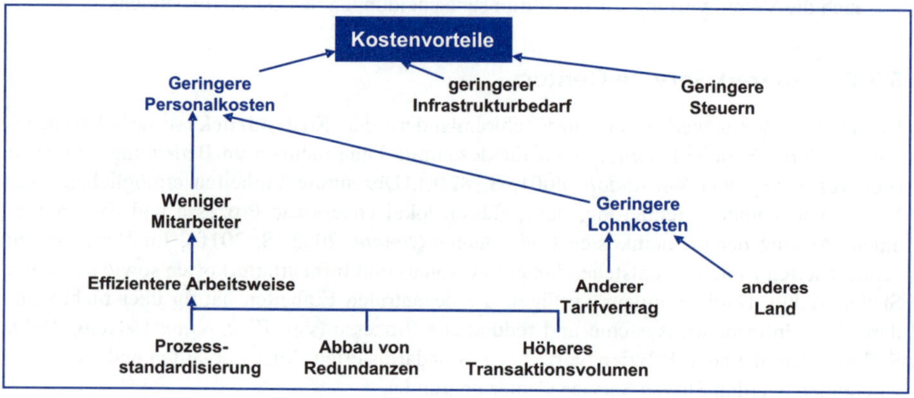


*Abb. 5.2.7: Ursachen von Kostenvorteilen in Shared Service Centern*

Die Quellen der Kostenvorteile sind in Abb. 5.2.7 dargestellt. Häufig sind somit Kostensenkungen von 25 bis 30% erzielbar (vgl. *Deimel/Quante,* 2003, S. 301f.). Zudem lassen sich die Kosten den Kostenstellen und -trägern leichter zurechnen. Dies hat positiven Einfluss auf die Transparenz und Kalkulation.

Prozesse mit Unterstützungscharakter können alle indirekten Bereiche betreffen. So kommen für Shared Service Center die Funktionen Logistik, Einkauf, Kundenservice, IT, Personal, Finanzen, Rechnungswesen oder Controlling in Betracht. Manche Prozesse unterstützen die Unternehmensführung auch unmittelbar. In diesem Fall ist eine Stabsfunktion (**Corporate Center**) besser geeignet. Die gilt z.B. für die interne Revision (vgl. *Schimank,* 2004, S. 171). Die Unterschiede verdeutlicht Abb. 5.2.8.

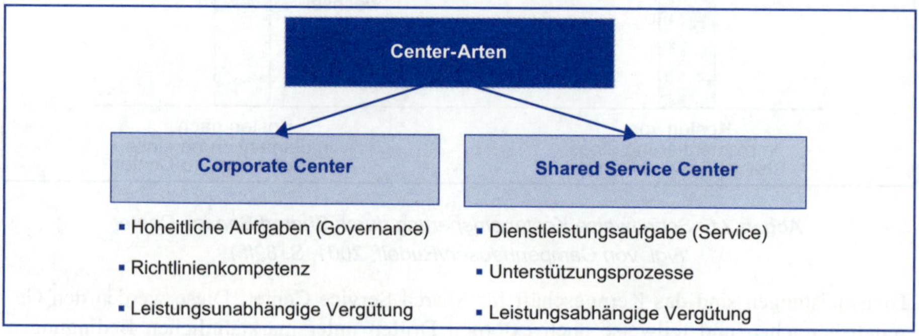


*Abb. 5.2.8: Corporate versus Service Center (vgl. Werder/Stöber, 2004)*

Ob in einem Service Center die o.g. Potenziale realisiert werden können, lässt sich mit Hilfe des **Prüfschemas für Prozesse** aus Abb. 5.2.9 feststellen. Daraus kann bestimmt werden, ob ein Prozess entfallen kann, besser in einer dezentralen Einheit verbleibt oder die Einrichtung eines Service Centers sinnvoll ist.

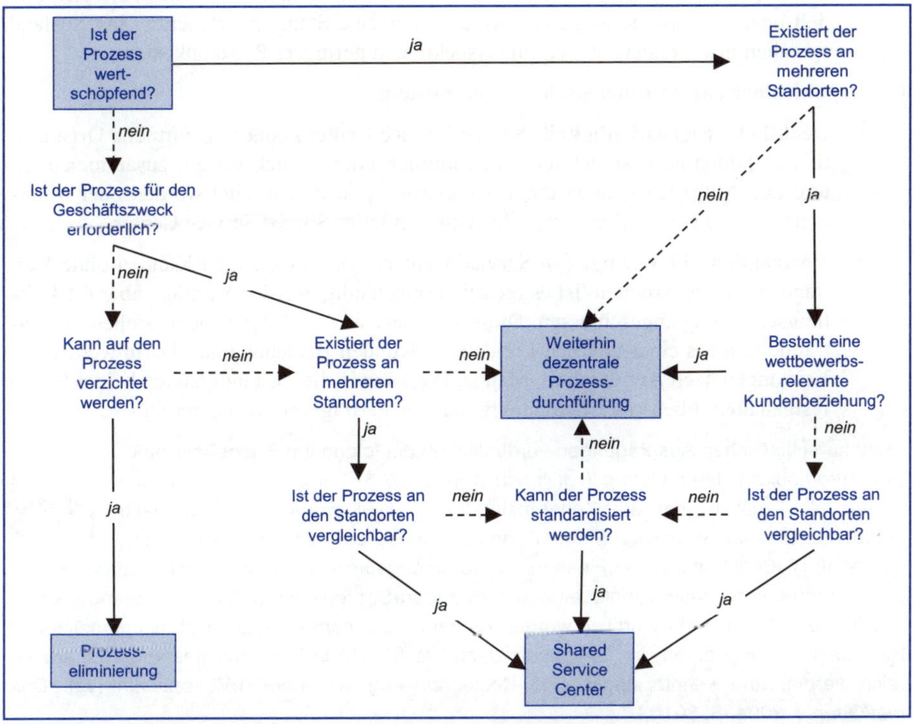


*Abb. 5.2.9: Schema zur Auswahl geeigneter Prozesse für ein Shared Service Center*

Die Gestaltung eines Shared Service Centers orientiert sich an drei **Gestaltungsbereichen** (vgl. *Schulmann*, 1999, S. 11; *Wißkirchen*, 2002, S. 26ff.; *von Campenhausen/Rudolf*, 2001, S. 82ff.; *The Economist*, 2003, S. 16f.):

**(1) Prozessumfang**

- **Funktionen:** Ein Shared Service Center kann sich über einen Funktionalbereich, mehrere Funktionen oder alle unterstützenden Prozesse erstrecken.
- **Funktionsumfang**: Festzulegen sind, in welchem Umfang eine Funktion oder ein Prozess in ein Shared Service Center eingebracht werden soll. Das Spektrum reicht von einzelnen Aktivitäten über Prozesse bis zum vollständigen Funktionsbereich.

**(2) Standort**

- **Standortanzahl:** Ein Shared Service Center kann für das gesamte Unternehmen zentral oder an mehreren Standorten aufgebaut werden. Sind mehrere Einheiten mit einer hierarchischen Struktur untereinander verknüpft. Dann entsteht ein so genanntes **Center of Excellence.** Es führt die jeweils unterstellten Satelliten-Einheiten.
- **Reichweite:** Festlegung der geografischen Region, für die das Shared Service Center seine Leistungen erbringt. Regionale Center können auf regionale Besonderheiten eingehen. Ein regionales Call Center kann z.B. Mitarbeiter mit regionalem Dia-

lekt beschäftigen. Nationale Center können Besonderheiten eines Landes berücksichtigen. Dies ist z.B. in der Buchführung wichtig. Darüber hinaus können kontinentale oder sogar globale Center mit weltweiter Reichweite eingerichtet werden.

- **Länderorientierung:** Ein Standort kann im Heimatland des Unternehmens angesiedelt oder im Ausland aufgebaut werden. Für eine Standortverlagerung ins Ausland sprechen insbesondere steuerliche Aspekte und geringere Personalkosten.

**(3) Organisatorische und juristische Ausgestaltung**

- **Rechtliche Eigenständigkeit:** Shared Service Center können als virtuelle Organisationseinheiten ausgestaltet sein, die räumlich oder zeitlich verteilt zusammenarbeiten. Die Aufgaben können durch Heimarbeitsplätze bearbeitet werden oder Mitarbeiter verschiedener Standorte bilden ein virtuelles Shared Service Center.
- **Vertragliche Fixierung:** Ein Service Center kann mit internen Kunden ohne Verträge zusammenarbeiten. Ist es rechtlich selbständig, werden Verträge über die Leistungserstellung abgeschlossen. Diese sog. Service Level Agreements stellen die vertragliche Basis einer internen Lieferanten-Kunden-Beziehung dar. Darin werden die Leistungen nach Art, Qualität, Menge, Preis sowie die Zuständigkeiten beider Seiten festgehalten. Ebenso werden Sanktionen bei Vertragsverletzung vereinbart.

Die unterschiedlichen Ausprägungen verdeutlichen die folgenden **Praxisbeispiele**. Der Automobilzulieferer *Getrag* (vgl. auch Kap. 5.3.2.3) hat ein Shared Service Center als Profit Center am Konzernstandort in Heilbronn-Untergruppenbach aufgebaut. Dies ist der einzige Standort, an dem mehrere Funktionalbereiche, z.B. Personal, IT, Buchhaltung und Finanzen, zusammengefasst sind (vgl. *Boschen*, 2004, S. 97). Das Unternehmen *Oracle* verfolgt eine Multi-Standort-Strategie mit weltweit drei Standorten. In Dublin, den USA und in Australien werden Aufgaben aus dem Finanzbereich als gemeinsame Dienstleistung angeboten. Im Gegensatz dazu hat *Rhodia* in Prag den gesamten Finanzbereich vereint und konnte damit eine Kostensenkung von über 15% erzielen (vgl. *Deimel/Quante*, 2004, S. 301ff.).

Abb. 5.2.10 fasst die Ausgestaltungsalternativen zusammen.

| Kriterium | Ausprägungen | | | |
|---|---|---|---|---|
| Umfang an Funktionen | Eine Funktion | Mehrere Funktionen | | Alle Unterstützungsfunktionen |
| Funktionsbreite | Einzelne Funktionen | Partieller Funktionalbereich | | Vollständiger Funktionsumfang |
| Standortzahl | Ein Standort | Center of Excellence und Satelliten | | Mehrere Standorte |
| Reichweite | Regional | National | Kontinental | Global |
| Standort | Inland | | Ausland | |
| Rechtliche Form | Virtuelle Organisation | Abteilung | Rechtlich unabhängig, wirtschaftlich abhängig | Rechtlich und wirtschaftlich unabhängig |
| Verträge | Keine | Service Level Agreements | | Outsourcing-Vertrag |

*Abb. 5.2.10: Ausprägungen von Shared Service Centern*

**Erfolgsfaktoren** für Shared Service Center sind (vgl. *Deimel/Quante,* 2003, S. 301ff.; *von Campenhausen/Rudolf, 2001, S. 82ff.; Dietrich, 2005, S. 9ff.):*

- **Markt- und Wettbewerbsbedingungen**: Marktähnliche Verhältnisse sind erforderlich. Ansatzpunkte sind Benchmarks oder die Teilnahme am Wettbewerb auf dem externen

Markt. Wettbewerbsbedingungen werden auch dadurch geschaffen, dass interne Kunden befristet oder teilweise von externen Lieferanten beziehen dürfen.

- **Performance Measurement**: Leistungen des Shared Service Centers sind mit geeigneten Maßgrößen zu planen und zu kontrollieren, um den Vergleich mit externen Leistungsanbietern zu ermöglichen.
- **Prozessauswahl und -gestaltung**: Wird ein Dienstleistungszentrum aufgebaut, so sind zunächst die hierfür geeigneten Aktivitäten zu identifizieren und an die Kundenanforderungen anzupassen.
- **Vertragsvereinbarungen**: Ohne vertragliche Festlegung fehlt der Anreiz, Kostenstrukturen zu überprüfen und die Prozesse am externen Markt auszurichten. Die Service Level Agreements sind das zentrale Steuerungsinstrument eines Shared Service Centers.
- **Strategieorientierung**: Das Betreiben eines Dienstleistungszentrums bringt langfristige Verpflichtungen mit sich und reduziert die Flexibilität z.B. beim Verkauf von Unternehmenseinheiten. Daher sind Shared Service Center nicht nur aus Kostengründen, sondern auch in strategischer Hinsicht sinnvoll.

Für global agierende Unternehmen bieten Shared Service Center die Chance, Kostensenkungen und Transparenz in den Gemeinkostenbereichen zu erzielen. Ausschlaggebend hierfür sind die Bündelung von Unternehmensressourcen sowie die Restrukturierung und Verbesserung interner Abläufe. Neben der Kostenkomponente erhöht sich die Kunden- und Marktorientierung, da das Shared Service Center seine Leistungen an die Geschäftseinheiten verkaufen muss.

### 5.2.2.4 Selbstorganisation und fraktale Unternehmen

Organisation wird traditionell gleichgesetzt mit Fremdorganisation, d.h. der Organisator als fremde Instanz gestaltet die Strukturen und Abläufe. Daneben gibt es aber innerhalb eines Unternehmens auch die Möglichkeit der Selbstorganisation. Sie verspricht besonders in dynamischen Umfeldern schnelle, flexible und kreative Strukturen. Organisatorische Flexibilität kann aus einem **Spannungsfeld von Selbst- und Fremdorganisation** entstehen. Hier einen Mittelweg zwischen perfekter Ordnung und völliger Unordnung, zwischen Flexibilität und Stabilität zu finden, ist die Herausforderung der Organisation (vgl. *Boyton/Victor*, 1994, S. 53; *Zahn/Dillerup*, 1995, S. 46).

Im Alltagsverständnis bilden **Chaos und Ordnung** zwei gegensätzliche Pole. Chaos wird als Regellosigkeit aufgefasst. Wo Chaos herrscht, ist unmittelbare Ordnung nicht erkennbar (vgl. *Haken* et al., 1993, S. 20). Naturwissenschaftlich ist Chaos jedoch der Grenzbereich zwischen Unordnung und Ordnung (vgl. *Feichtinger/Kopel*, 1994, S. 26). Jedes dynamische System durchläuft eine bestimmte Entwicklung, bei der zu bestimmten Zeitpunkten Gleichgewichtslagen (Attraktoren) eingenommen werden. Das Verhalten komplexer, dynamischer Systeme ist nur begrenzt vorhersehbar und kleinste Änderungen in den Anfangswerten (Anfangswertsensibilität) führt zu unvorhersehbarem, chaotischem Verhalten (vgl. *Mainzer,* 1992, S. 265; *Schnabl,* 1991, S. 556). An instabilen Punkten der Entwicklung treten Verzweigungspunkte (Bifurkationen) auf. Dort kann die weitere Entwicklung in die eine oder andere Richtung erfolgen. Dies ist gleichsam der Übergang zwischen Ordnung und Chaos. Änderungen eines Parameters bewirken, dass die alte Struktur instabil und dadurch in eine neue Struktur überführt wird. Diese Prozesse werden naturwissenschaftlich durch die **Synergetik** beschrieben. Dort werden Phänomene, bei denen durch das Zusammenwirken von Subsystemen spontan geordnete Strukturen entstehen, als **Selbstorganisation** bezeichnet (vgl. *Haken/Wunderlin*, 1986, S. 55f.; *Dillerup*, 1998, S. 172).

In der Naturwissenschaft werden die Übergänge zwischen Ordnung und Chaos mit Hilfe der **fraktalen Geometrie** beschrieben (vgl. *Jürgens* et al., 1989, S. 106f.). *Mandelbrot* prägte den Begriff des Fraktals zur Beschreibung von Organismen und Gebilden in der Natur, die aus wenigen, sich wiederholenden Bausteinen komplexe Lösungen bilden (vgl. *Mandelbrot*, 1991, S. 13). Fraktale sind mathematische Objekte, die eine detaillierte Struktur besitzen, unabhängig davon, wie stark sie vergrößert werden (vgl. *Wegner* et al., 1993, S. 25). Allgegenwärtige geometrische Naturphänomene, z.B. Wolken, Berge oder Küstenlinien, können mit Hilfe der fraktalen Geometrie beschrieben werden. Sie misst Unregelmäßigkeit in allen Größenordnungen. Ausgedrückt wird diese Maßeinheit in der fraktalen Dimension, einem nicht ganzzahligen Wert zwischen eins und zwei. Mathematisch lassen sich Fraktale durch Rekursivformeln konstruieren und als Computergrafik visualisieren. Ein Beispiel ist das in Abb. 5.2.11 dargestellte „Apfelmännchen". Zentrale Merkmale der fraktalen Geometrie sind die Selbstähnlichkeit und die Selbstorganisation. Diese beschreibt den Prozess der Konstruktion von Fraktalen aus selbstähnlichen Strukturelementen (vgl. *Dillerup*, 1998, S. 171).

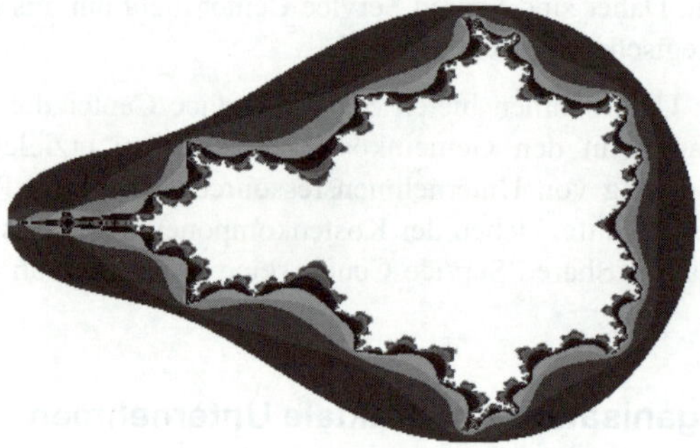

*Abb.5.2.11: Darstellung eines Fraktals als „Apfelmännchen"*

Unternehmen sind soziale Systeme (vgl. Kap. 1.2.3) und unterscheiden sich in wesentlichen Aspekten von rein physikalischen Systemen. Im übertragenen Sinne bedeutet **Selbstorganisation sozialer Systeme** nicht Regellosigkeit, sondern ist durch folgende **Merkmale** gekennzeichnet (vgl. *Probst,* 1992, Sp. 2255ff.; *Dillerup*, 1998, S. 172f.):

- **Redundanz** beschreibt das mehrfache Vorhandensein von Ressourcen, Fähigkeiten und Verfügungsmöglichkeiten einer Organisationseinheit.
- **Selbstreferenz** ist die Geschlossenheit eines Systems, welches aus selbstähnlichen Elementen besteht, die sich aufeinander beziehen.
- **Autonomie** charakterisiert den Handlungsspielraum einzelner Organisationseinheiten. Sie wird durch eine ausreichende Ausstattung mit Kompetenzen und Verantwortung für die zu erbringende Leistung definiert.
- **Komplexität** resultiert aus den genannten Merkmalen sowie selbstorganisatorischen Prozessen. Das System beinhaltet eine Vielzahl an zu berücksichtigenden Elementen (Kompliziertheit), die sich laufend verändern (Dynamik).

**Selbstorganisation** umfasst nicht hierarchisch kontrollierte (selbst gesteuerte) und nicht extern angetriebene (selbst generierte) Prozesse. Durch spontane Systemänderungen, die auf zufälligen und unerwarteten Ereignissen beruhen, werden neue Muster erzeugt. Die Selbstorganisation führt zu neuen, stabilen Strukturen (vgl. *Goldstein,* 1994, S. 33ff.).

Merkmale und Gestaltungsempfehlungen zur **Gestaltung von Prozessen der Selbstorganisation** sind (vgl. *Zahn/Dillerup,* 1995, S. 48ff.; *Goldstein,* 1994, S. 36f.):

- **Spontane Prozessauslösung**: Selbstorganisation wird durch externe Faktoren in Gang gesetzt. So kann verschärfter Wettbewerb zu Strategiewechseln und zu Reorganisationen führen. Dies kann durch neue Einsichten, z.B. in Strategieworkshops, Krisensitzungen und Beratungsprozessen, ausgelöst werden.
- **Entfernung vom alten Gleichgewicht**: Durch nichtlineare Prozesse, d.h. ungewohnte Maßnahmen, kann ein System aus seinem ursprünglichen Gleichgewichtszustand gebracht werden. Beispielsweise kann freier Informationszugang oder Delegation von Verantwortung das Potenzial der Selbstorganisation entfesseln. Dabei gilt es, einen Rückfall in herkömmliche Verhaltensweisen bzw. den alten Gleichgewichtszustand zu verhindern (vgl. Kap. 3.6). Diese „Fernab-vom-Gleichgewicht"-Bedingungen ermöglichen Veränderungen im Denken und führen so zu neuen Gleichgewichtssituationen.
- **Errichtung fester, aber durchlässiger Systemgrenzen**: Selbstorganisation findet im Rahmen von Grenzen statt. Diese stellen sicher, dass das System als Ganzes intakt bleibt. So kann z.B. ein Unternehmensbereich als feste Grenze bestehen, aber seine Durchlässigkeit durch Unternehmensübernahmen oder Auf- und Abbau von Aktivitäten gegeben sein. Dadurch können neue Gleichgewichte mit veränderten Aufgaben, Kulturen, Rollen und Verantwortlichkeiten folgen.
- **Gelenkte Selbstorganisation**: Selbstorganisation ist ein evolutionärer und damit auch zufälliger Vorgang. Er generiert unvorhersehbare Ereignisse. Richtung und Geschwindigkeit von Veränderungen werden maßgeblich durch das Auftreten neuer Chancen und Risiken beeinflusst. Dies macht eine Vorhersage und Planung der Prozessverläufe und Ergebnisse unmöglich. Die Ergebnisse entstehen aus spontaner Selbstregelung, die zwar schnell ist, aber nicht immer zu einem Gesamtoptimum führt. Insofern bewirkt Selbstorganisation Flexibilität, die jedoch nicht unbedingt effektiver und effizienter als fremdorganisatorische Lösungen sein muss. Nach der Idee spontaner Ordnung soll die Unternehmensführung geeignete Bedingungen schaffen, um die Selbstorganisation zu ermöglichen. Beispielsweise erfordern selbstorganisatorische Prozesse Informationen, weshalb eine offene und freie Informationsversorgung im Unternehmen gewährleistet sein sollte. Um diese Voraussetzungen zur Selbstorganisation zu schaffen, ist jedoch Fremdorganisation erforderlich.

Eine stärkere Berücksichtigung selbstorganisatorischer Prozesse ist insbesondere in Unternehmen in turbulenten Umfeldern sinnvoll. Unter solchen Bedingungen kann Marktorientierung nur mit flexiblen, dynamisch stabilen Organisationen erreicht werden (vgl. *Zahn* et al., 1997, S. 185). Ein Führungsansatz, der auf der Problemlösungskraft selbstorganisatorischer Prozesse basiert, ist die **fraktale Fabrik** (vgl. *Warnecke,* 1993).

In Übertragung der fraktalen Geometrie gliedert sich ein Unternehmen in **Fraktale** als selbstorganisierende, teilautonome, dynamische und selbstähnliche Gebilde. In ihnen werden möglichst ganzheitliche Tätigkeiten wahrgenommen und Verantwortung weitgehend delegiert. Die Freiräume der Einheiten sind Voraussetzung zur Selbstorganisation, Selbstoptimierung und -steuerung sowie zur Zielorientierung (vgl. *Westkämper*, 1995, S. 18). Sie verfügen über Leistungspotenziale z.B. in Form von Ressourcen, Fähigkeiten, Kompetenzen oder Qualifikationen. Darüber hinaus werden ihnen durch eine übergeordnete Führungseinheit Entwicklungsfreiräume zugestanden. Die Fraktale agieren weitgehend eigenständig. Sie wirken an ihrer eigenen Entstehung, Veränderung und Auflösung aktiv mit und richten ihre Ziele an den übergeordneten Unternehmenszielen aus.

Die Fraktale bieten ihre Leistungen den unternehmensinternen oder -externen Kunden an. Sie beziehen erforderliche Vorleistungen ebenfalls aus einem internen oder externen **Netzwerk** (vgl. Kap. 5.3). Im Verbund mit anderen Fraktalen kooperieren sie bei der gemeinsamen Leistungserstellung über intensive Informations- und Kommunikationsbeziehungen miteinander. Andererseits verfolgen sie ihre individuellen Interessen und konkurrieren z.B. um Ressourcen. Das Zusammenwirken der Fraktale erfolgt nach Regeln der Kooperation und des Wettbewerbs (vgl. *Zahn/Schmid*, 1996, S. 102f.). Die einzelnen Fraktale und deren Netzwerk sollen durch die Unternehmensführung im Sinne einer **geplanten Evolution** fortentwickelt werden. Fraktale Unternehmen lassen sich auch als eigenständig agierende Fraktale um einen starken Kern der **Unternehmensführung** interpretieren. Diese nimmt normative Aufgaben wahr, indem sie z.B. über grundsätzliche Werte entscheidet. Aber auch strategische Entscheidungen, wie z.B. die zu betreibenden Geschäftsfelder, werden dort getroffen. Sie muss organisatorisch dann eingreifen, wenn andere Koordinationsmechanismen versagen. Die hierarchische Koordination wird daher umso strenger, je weniger selbstbewusst und erfolgreich die Fraktale operieren (vgl. *Reichwald/Koller*, 1996, S. 121). Die Unternehmensführung hat dafür Sorge zu tragen, dass die Fraktale über Entscheidungsfreiheit verfügen und Verantwortung für das Gesamtunternehmen übernehmen.

Die **Praxisbeispiele** von Unternehmen auf dem Weg in Richtung eines fraktalen Unternehmens sind vielversprechend. Der Automobilzulieferer *Pleuco GmbH* und der Waagenhersteller *Mettler-Toledo* führen ihren Erfolg maßgeblich auf Freiräume zur Selbstorganisation zurück. Dies gilt dabei nicht nur für die Produktionsbereiche (vgl. *Hüser/Kaun*, 1995, S. 315ff.; *Braun et al.*, 1995, S. 26ff.). Die eindrucksvollen Erfolgsbeispiele einzelner Ansätze fraktaler Unternehmen zeigen, wie selbstorganisatorische Potenziale genutzt werden können. Eine umsetzbare Gesamtkonzeption befindet sich noch im Entwicklungsstadium (vgl. *Dillerup*, 1998, S. 181).

## Literaturempfehlungen

*Dillerup, R.:* Strategische Optionen für vertikale Wertschöpfungssysteme, Frankfurt u.a. 1998.

*Schulte-Zurhausen, M.:* Organisation, 4. Aufl., München 2005.

*Wisskirchen, F. (Hrsg.):* Outsourcing Projekte erfolgreich realisieren, Stuttgart 1999.

## Management Summary

- Strategie und Organisation bedingen sich wechselseitig und wirken aufeinander ein. Sowohl die These „Structure follows Strategy“ als auch die Gegenthese „Strategy follows Structure“ haben somit ihre Gültigkeit. Strategiegerechte Organisation ist ein maßgeblicher Erfolgsfaktor des Unternehmens.
- Eine Holdingorganisation ist ein Verbund mehrerer rechtlich selbständiger Unternehmen unter einer einheitlichen Leitung.
- Center sind Organisationseinheiten, die Aufgaben bereichsübergreifend wahrnehmen. Sie erbringen Leistungen für interne Kunden und verfügen über bestimmte Leistungs- und Entscheidungsverantwortung.
- Shared Service Center führen bisher verteilte interne Dienstleistungen zur Unterstützung der Geschäftseinheiten in einer wirtschaftlich, z.T. auch rechtlich eigenständigen Einheit zusammen.
- Selbstorganisation ist nicht hierarchisch kontrolliert, nicht extern angetrieben und bringt spontane Systemveränderungen nach neuen Mustern hervor. Sie basiert auf zufälligen und unerwarteten Ereignissen und erzeugt eine neue und stabile Struktur. Ein Managementkonzept, das auf die Problemlösungskraft selbstorganisatorischer Prozesse setzt, ist die fraktale Fabrik.

# 5.3 Kooperationen, Allianzen und Netzwerke

**Leitfragen**

- Was sind Kooperationen, Allianzen und Netzwerke?
- Welche Formen von Kooperationen gibt es?
- Wann sind Kooperationen sinnvoll und was macht sie erfolgreich?

Kooperationen, Allianzen und Netzwerke sind Organisationsformen eines Unternehmens, die über dessen Grenzen hinaus reichen. Die Gründe für ihr Entstehen und deren Nutzen sind vorwiegend strategischer Natur. Daher werden sie als organisatorische Elemente der Unternehmensführung auf der strategischen Ebene eingeordnet.

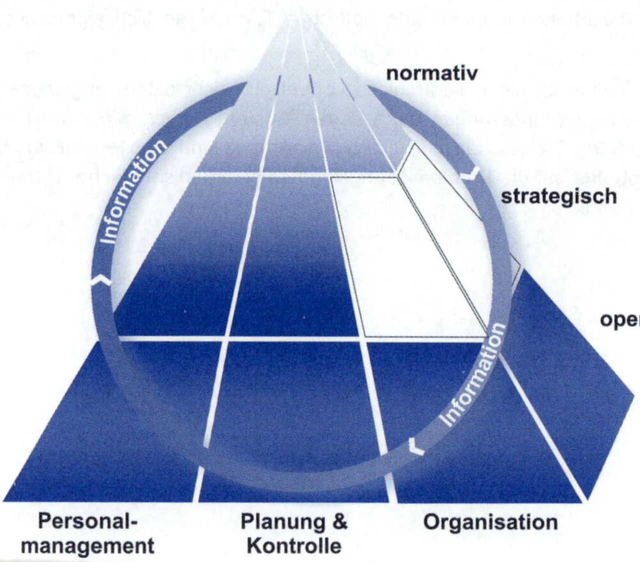


*Abb. 5.3.1: Kooperationen, Allianzen und Netzwerke als strategische Organisationsformen*

## 5.3.1 Gründe für Kooperationen

Koordination ist die wechselseitige Abstimmung einzelner Organisationseinheiten auf ein gemeinsames Ziel. Dafür stehen grundsätzlich die Mechanismen **Markt** und **Hierarchie** zur Verfügung (vgl. *Williamson*, 1990). **Kooperation** steht zwischen Markt und Hierarchie als Misch- bzw. kombinierte Struktur, die auch als **Hybridmodell** bezeichnet wird (vgl. *Sydow/Möllering*, 2004, S. 209). Wird diese Mischform als Koordinationsmechanismus auf die Zusammenarbeit zwischen zwei oder mehreren Unternehmen angewandt, so ist dies eine **Kooperation** im engeren Sinne (vgl. *Macharzina/Wolf*, 2005, S. 515). Sie ermöglicht neue Formen der Zusammenarbeit sowohl im als auch zwischen Unternehmen.

! Eine **Kooperation** ist eine längerfristige Zusammenarbeit mit gemeinsamer Nutzung von Ressourcen zwischen rechtlich selbstständigen Unternehmen.

Damit ist jede Art der Zusammenarbeit, die nicht durch reine Markttransaktionen oder unter einheitlicher Leitung stattfindet, eine Kooperation. Im Unterschied zu einem Unternehmenskauf oder -zusammenschluss (vgl. Kap. 3.5) bleiben die betroffenen Unternehmen selbstständig und sind meist gleichberechtigt (vgl. *Welge/Al-Laham*, 2003, S. 463). Abb. 5.3.2 veranschaulicht die Kooperation als Mischform zwischen Hierarchie und Markt.

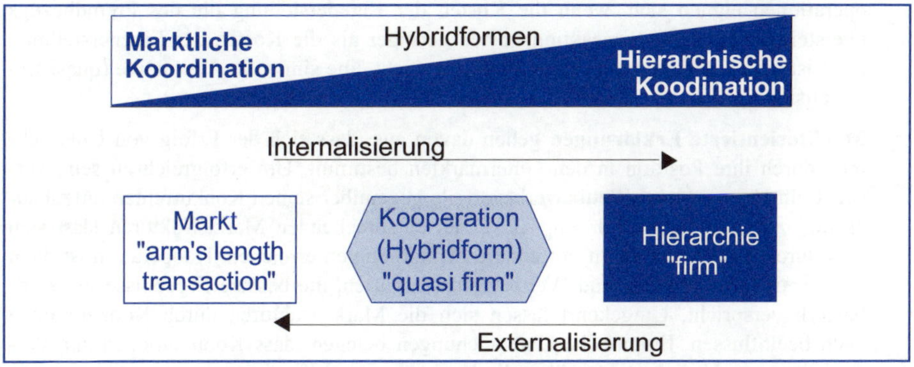


*Abb. 5.3.2: Kooperation als Mischform (vgl. Sydow/Möllering, 2004, S. 210)*

Im Rahmen innovativer Organisationsstrukturen kann Kooperation auch **unternehmensintern** sinnvoll sein. Dies ist der Fall, wenn Teilbereiche eines Unternehmens, wie z.B. Abteilungen oder Sparten, in sehr unterschiedlichen Umwelten agieren. Dabei wäre eine durchgängige Organisationsstruktur hinderlich (vgl. *Bartlett/Ghoshal,* 1987, S. 57f.). Dann können neben Hierarchie und Markt kooperative Koordinationsmechanismen wie Komitees, Intranet, Newsletter oder persönliche Treffen genutzt werden.

Traditionelle Organisationen sind i.d.R. hierarchisch orientiert. Die Tiefe der **hierarchischen Struktur** und die Anzahl der einer Ebene unterstellten Einheiten können in der Praxis recht unterschiedlich sein. Viele Bemühungen zielen auf die Abflachung der Organisationsstrukturen durch Verringerung der Leitungsebenen und die Ausweitung der Leitungsspannen. Damit sollen Strukturen einfacher und flexibler werden. Exemplarisch hierfür stehen teilautonome Gruppenstrukturen oder Informationssysteme zum effizienten Informationsaustausch (vgl. *Macharzina/Wolf*, 2005, S. 438).

**Marktliche Koordination** bildet die Austauschbeziehungen über standardisierte Schnittstellen ab. Für diese wird am Markt über Kaufverträge und Preisverhandlungen ein Leistungsaustausch gestaltet.

**Kooperationen** sind durch die Verknüpfung von marktlichen und hierarchischen Prinzipien gekennzeichnet. Kooperationen ermöglichen somit die Zusammenarbeit von Unternehmen, indem Schnittstellen zur gemeinsamen Aufgabenerfüllung gestaltet werden (vgl. *Dillerup,* 1998, S. 250). Wird eine ursprünglich marktliche Koordination mit hierarchischen Mechanismen verknüpft, so findet eine **Internalisierung** statt. Dies ist z.B. der Fall, wenn bislang unabhängige Unternehmen in einem Joint Venture zusammenarbeiten (vgl. Kap. 5.3.2.3). **Externalisierung** ist dagegen der Ersatz hierarchischer Koordination durch den Markt (vgl. *Brockhoff/Hauschildt,* 1993, S. 400). Dies erfolgt z.B. beim **Outsourcing**, wenn Aktivitäten entweder rechtlich verselbstständigt, ausgegliedert oder an einen Partner übertragen werden. Auf diese Weise werden sie aus der eigenen hierarchischen Struktur herausgelöst (vgl. *Dillerup/Foschiani*, 1996, S. 39ff.).

Für die Existenz von Kooperationen gibt es unterschiedliche **theoretische Erklärungsansätze** (vgl. *Picot* et al., 2003, S. 293f.; *Welge/Al-Laham*, 2003, S. 464f.; *Hammes*, 1994; *Hungenberg*, 2006, S. 529ff.):

- **Transaktionskostentheoretische Erklärung**: Die Anbahnung, Vereinbarung, Kontrolle und Anpassung von Austauschprozessen zwischen Marktteilnehmern verursacht Transaktionskosten. Diese sollten minimiert werden. Marktliche Beziehungen sind sinnvoll, wenn die Marktpartner weitgehend über gleiche Informationen verfügen (keine Informationsasymetrie) und die transaktionsspezifischen Investitionen gering sind. Kooperationen eignen sich, wenn die Kosten der Eigenerstellung die des Fremdbezugs übersteigen. Sind die Transaktionskosten geringer als die Kosten der Eigenerstellung, dann ist eine Kooperation aus ökonomischer Sicht eine sinnvolle Alternative (quasi Externalisierung).
- **Marktorientierte Erklärungen** gehen davon aus, dass sich der Erfolg von Unternehmen durch ihre Position in den Gütermärkten bestimmt. Um erfolgreich zu sein, versucht ein Unternehmen Wettbewerbsvorteile gegenüber seinen Konkurrenten aufzubauen und zu verteidigen (vgl. Kap. 3.3). Bei entsprechenden Marktstrukturen lässt sich dies durch eine Kooperation mit anderen Unternehmen erreichen. Kooperation ist dann eine Antwort auf Markt- und Wettbewerbsstrukturen, die bessere Ergebnisse im Wettbewerb verspricht. Umgekehrt lassen sich die Marktstrukturen durch Kooperationen auch beeinflussen. Empirische Untersuchungen belegen, dass Kooperationen zur Verringerung von Unsicherheiten über die Nachfrage- und Wettbewerbsentwicklung sowie zur Verringerung der Wettbewerbsintensität eingegangen werden. In diesen Fällen sind Kooperationen dadurch gekennzeichnet, dass zwei oder mehrere Unternehmen Teile ihrer Aktivitäten zusammenlegen, um ein bestimmtes Geschäftsfeld gemeinsam zu bearbeiten. Dies stellt eine Mischform der internen und externen Entwicklung eines Geschäfts dar. Aus Sicht der beteiligten Unternehmen wird ein Geschäftsfeld teilweise selbst entwickelt, indem Prozesse aus dem eigenen Unternehmen in eine Kooperation eingebracht werden. Zugleich wird aber auch auf die Unterstützung anderer Unternehmen zurückgegriffen.
- **Ressourcenorientiert** lassen sich Kooperationen durch die unterschiedliche Ressourcenausstattung der beteiligten Partner erklären. Der wesentliche Vorteil einer Kooperation wird dabei in der gemeinsamen Nutzung einer oder mehrerer Ressourcen gesehen. Im Wettbewerb sind dabei vor allem solche Kooperationen attraktiv, die sich auf besonders wertvolle oder schwer substituierbare bzw. imitierbare Ressourcen beziehen. Eine Kooperation kann auch den Zugang zu einer erfolgsrelevanten Ressource ermöglichen. Es kann aber auch sinnvoll sein, eigene überlegene Ressourcen durch eine Kooperation im Wettbewerb auf einer breiteren Basis einzusetzen. Dies kann insbesondere in unsicheren, dynamischen Umfeldern mit hoher Wettbewerbsintensität oder bei neuartiger technologischer Ausrichtung wichtig sein. Beispielweise kann durch Lizenzvergabe für neue Technologien ein Marktstandard etabliert werden.

Kooperationen haben in der Praxis erheblich an Bedeutung gewonnen (vgl. *Hungenberg*, 2006, S. 529ff.). Dies gilt insbesondere in Branchen mit raschem technologischem Wandel. Beispiele sind Luft- und Raumfahrt, Biotechnologie oder Informationstechnik (vgl. *Welge/Al-Laham*, 2003, S. 465). Darüber hinaus trägt die Entwicklung der Informationstechnik durch die Senkung der entstehenden Transaktionskosten wesentlich zur wachsenden Zahl von Kooperationen bei (vgl. *Picot* et al., 2003, S. 296ff.).

Wesentliche **Vorteile** bietet eine Kooperation in folgenden Punkten (vgl. *Hungenberg*, 2006, S. 527f.; *Welge/Al-Laham*, 2003, S. 466ff.; *Müller-Stewens/Lechner*, 2005, S. 292f.):

- **Markt**: Marktzugang oder größere Marktmacht in bestehenden Märkten, z.B. um Standards zu etablieren.
- **Kompetenz**: Transfer eigener Kompetenzen auf neue Aktivitäten oder Zugang zu Kompetenzen eines anderen Unternehmens.

- **Ressourcen und Kosten**: Verbreiterung der finanziellen oder personellen Ressourcen oder bessere Auslastung bestehender Kapazitäten.
- **Zeit**: Schnellerer Zugang zu neuen Geschäften, z.B. Verkürzung von Entwicklungszeiten durch Produkte oder Technologien der Kooperationspartner.
- **Flexibilität**: Im Vergleich zu einer Akquisition ist die Bindung an ein neues Geschäftsfeld wesentlich geringer.
- **Risiko:** Die Kosten und das Risiko werden auf die Kooperationspartner verteilt.

Den Vorteilen stehen auch gewichtige **Probleme** gegenüber:

- **Abhängigkeit**: In Kooperationen verfügt das Unternehmen über weniger Freiheiten bzw. ist auf die Kooperationspartner angewiesen. Ein Unternehmen kann die Kooperation nicht vollständig in seinem Sinne beeinflussen und überwachen. Jeder Kooperationspartner versucht, seine eigenen Interessen durchzusetzen.
- **Stabilitätsrisiko**: Ein wesentliches Konfliktfeld ist die Aufteilung der Kooperationsergebnisse auf die Partner. Dies gilt besonders dann, wenn sie in einem Wettbewerbsverhältnis stehen, sich ihre Interessen auseinander entwickeln oder die ursprünglichen Kooperationsziele unterschiedlich schnell erreicht werden. Daher werden Kooperationen oft nur als eine Zwischenstufe bei der Entwicklung eines neuen Geschäftsfelds angesehen. Sie sind in der Praxis häufig instabil und werden oft von einer internen Entwicklung oder einer Akquisition abgelöst.
- **Führungsrisiko**: Strukturelle, politische und kulturelle Unterschiede können trotz gemeinsamer Ziele einen hohen Steuerungsaufwand sowie zeitraubende Abstimmungen mit sich bringen. In internationalen Kooperationen kommen Sprachbarrieren und weitere kulturelle Unterschiede hinzu.

## 5.3.2 Formen von Kooperationen

Es gibt sehr viele unterschiedliche Formen der Zusammenarbeit von Unternehmen, die unter dem Begriff Kooperation zusammengefasst werden. Die nahezu unüberschaubare Vielfalt an Formen und rechtlichen Ausprägungen (vgl. *Welge/Al-Laham*, 2003, S. 463) wird nachfolgend zunächst systematisiert.

### 5.3.2.1 Überblick

In der Praxis ist eine Typisierung von Kooperationen nach den Beziehungen zwischen den beteiligten Kooperationspartnern entlang der Wertschöpfungskette (**Kooperationsrichtung**) üblich (vgl. *Picot* et al., 2003, S. 305):

- **Vertikale Kooperation**: Partner sind Unternehmen, deren Wertschöpfung als Lieferant oder Abnehmer unmittelbar miteinander in Beziehung steht. Die Kooperation erstreckt sich über verschiedene Wertschöpfungsstufen und verfestigt bzw. vertieft bestehende Partnerschaftsverhältnisse. Grundidee derartiger Kooperationen ist es, Schnittstellen zwischen vor- und nachgelagerten Wertschöpfungsstufen zu optimieren. So arbeiten z.B. Automobilhersteller mit ihren Zulieferern in der Produktentwicklung zusammen.
- **Horizontale Kooperation**: Horizontale Kooperationen verbinden Unternehmen der gleichen Wertschöpfungsstufe. Bestehende oder potenzielle Wettbewerber arbeiten dabei zusammen, um ihre Kräfte im Wettbewerb zu bündeln. Die Zusammenarbeit kann sich auf alle Tätigkeiten oder auf einzelne Teilbereiche erstrecken. Beispielsweise ko-

operieren Automobilhersteller in der Entwicklung des Hybridantriebs oder in der politischen Interessenvertretung.

- **Konglomerate (laterale/diagonale) Kooperation**: Hierunter wird die Zusammenarbeit von Unternehmen verstanden, die weder in einer Wertschöpfungsbeziehung zueinander stehen, noch unmittelbar miteinander konkurrieren. Solche Kooperationen werden gebildet, wenn Unternehmen komplementäre Produkte anbieten, deren gemeinsame Vermarktung sinnvoll ist. So wird häufig z.B. in einer Tankstelle neben Kraftstoff auch ein Angebot an Lebensmitteln vertrieben.

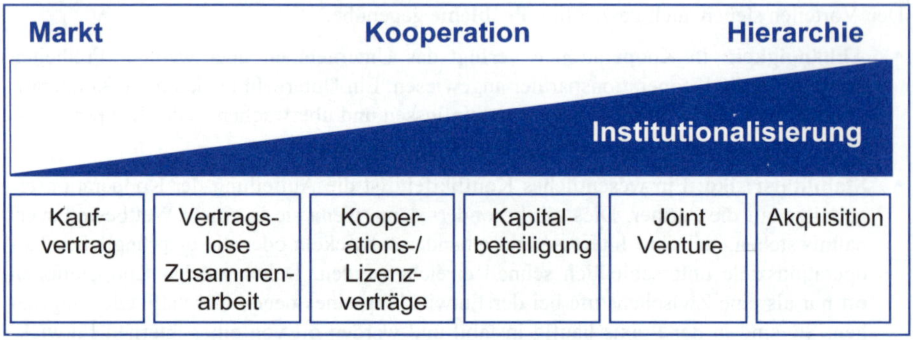


*Abb. 5.3.3: Formen der Institutionalisierung zwischen Markt und Hierarchie (vgl. Dillerup, 1998, S. 250)*

Kooperationen können auch nach deren **Institutionalisierung**, d.h. ihrer juristischen und organisatorischen Gestaltung unterschieden werden. Dies führt zu den in Abb. 5.3.3 dargestellten **Kooperationsformen** (vgl. *Schulte-Zurhausen*, 2005, S. 289f.; *Sydow/Möllering*, 2004, S. 210; *Hungenberg*, 2006, S. 523f.; *Picot* et al. 2003, S. 304ff.; *Picot* et al., 2002, S. 195):

- **Vertragslose Zusammenarbeit**: Die einfachste Kooperationsform liegt vor, wenn zwei oder mehr Unternehmen lediglich durch Absprachen und ohne vertragliche Bindung zusammenarbeiten. Diese Form der Zusammenarbeit ist einfach, kann aber instabil sein.
- **Vertragliche Zusammenarbeit**: Wird die Zusammenarbeit der beteiligten Unternehmen durch Verträge abgesichert, gewinnt die Kooperation an Stabilität. Hierzu zählen Kooperationsverträge, die Verhalten und Strategie der Zusammenarbeit festlegen. Beispiele sind langfristige Lieferverträge, die über den Zeitraum eines Produktlebenszyklus abgeschlossen werden.
- **Lizenzverträge**: Sie sind eine besondere Form der vertraglichen Zusammenarbeit. Eine Lizenzvereinbarung räumt das Recht auf Nutzung bestimmter Schutzrechte, Patente oder Marken ein. Dafür erhält der Lizenzgeber eine Gebühr. Eine besondere Form der Lizenzvereinbarung ist das **Franchising**. Der Franchisegeber arbeitet mit mehreren rechtlich selbstständigen Partnern zusammen. Das Franchise-Paket besteht aus den Rechten an einem Beschaffungs-, Marketing- und Organisationskonzept sowie Finanzierungs- und Führungsunterstützung. Häufig wird noch eine Marke mit Gebietsschutz überlassen. Die Franchisegeber verfügen meist über umfangreiche Kontrollrechte zur Sicherung des Qualitätsstandards. So kann mit wenig Kapitaleinsatz und Risiko expandiert werden. Franchising-Modelle sind z.B. durch *McDonalds*, Tiefkühlkostbetriebe wie *Eismann* oder Baumärkte wie *Obi* bekannt.
- **Kapitalbeteiligungen**: Gehen Unternehmen ein- oder wechselseitige Kapitalbeteiligungen ein, so wird die Institutionalisierung der Kooperation weiter verstärkt. Die Unter-

nehmen gewinnen durch die Beteiligung einen stärkeren Einfluss auf den Partner und stabilisieren so die Kooperation.

- **Joint Ventures**: Die stärkste Institutionalisierung wird durch eine Ausgliederung betroffener Tätigkeiten aus den Unternehmen und die Eingliederung in ein neues, eigenständiges Unternehmen erreicht. Sie werden in Kap. 5.3.2.3 erläutert.
- **Akquisition:** Eine vollständige Institutionalisierung eines anderen Unternehmens erfolgt in Übernahmen und Fusionen (vgl. Kap. 3.5). Dann wird hierarchisch koordiniert. Es handelt sich daher nicht mehr um eine Kooperationsform.

Weitere **spezielle Kooperationsformen** sind (vgl. *Picot* et al., 2002, S. 186ff.):

- **Kartelle** sind horizontale Kooperationen, um den Wettbewerb zu beschränken oder die Marktmacht der beteiligten Partner zu erhöhen. In Deutschland sind Kartelle prinzipiell verboten bzw. werden durch das Gesetz gegen Wettbewerbsbeschränkungen eingegrenzt. Es gibt z.B. Preiskartelle, bei denen gleiche Preise oder Preisuntergrenzen festgelegt werden. Alternativ legen Kontingentkartelle die Produktion oder die Absatzmengen fest. Ein Beispiel ist die *Vereinigung Erdöl exportierender Staaten (OPEC)*.
- **Konsortien** sind Gemeinschaften für eine begrenzte Dauer und werden z.B. für Bauprojekte in Arbeitsgemeinschaften oder für Großkredite in Bankenkonsortien genutzt.

Kooperationen lassen sich nach einer Vielzahl weiterer Kriterien systematisieren. Die **Intensität** einer Kooperation kann von Erfahrungsaustausch, Abstimmung der Aufgaben, wechselseitiger Spezialisierung von Aufgaben und Funktion bis hin zu Gemeinschaftsunternehmen reichen. Abb. 5.3.4 zeigt zusammenfassend Unterscheidungskriterien und deren Ausprägungen (vgl. *Dillerup*, 1998, S. 235; *Welge/Al-Laham*, 2003, S. 469f.).

| | | | | | | |
|---|---|---|---|---|---|---|
| **Institutionalisierung** | Vertragslose Zusammenarbeit | Vertragliche Zusammenarbeit | Kapitalbeteiligung | Joint Ventures | | |
| **Kooperationsrichtung** | Vertikale Kooperation | Horizontale Kooperation | Konglomerate (laterale/ diagonale) Kooperation | | | |
| **Intensität** | Erfahrungsaustausch | Aufgabenabstimmung | Wechselseitige Spezialisierung | Gemeinschaftsunternehmen | | |
| **Anzahl der Partner** | Bilaterale Kooperation (2 Partner) | Netzwerk (mehr als 2 Partner) | | | | |
| **Machtverhältnisse** | Partnerschaft | Führerschaft | | | | |
| **Zeitperspektive** | Vorübergehend | Mittelfristig | Dauerhaft | | | |
| **Partnerherkunft** | Lokal | Regional | International | | | |
| **Kooperationsgegenstand** | Beschaffung/ Einkauf | Produktion | Absatz / Vertrieb | Marktforschung | Forschung & Entwicklung | Sonstige |

*Abb. 5.3.4: Kooperationsformen*

Von besonderer praktischer Relevanz sind dabei strategische Allianzen, Joint Ventures, Netzwerke und virtuelle Unternehmen. Sie werden in den nachfolgenden Kapiteln näher erläutert.

### 5.3.2.2 Strategische Allianzen

Eine **strategische Allianz** ist eine Zusammenarbeit rechtlich selbständiger Unternehmen, um gemeinsam Strategien zu verfolgen und die Wettbewerbsposition zu verbessern. Es handelt sich um eine formalisierte, längerfristige Beziehung mit dem Ziel, eigene Schwächen durch Stärken anderer Partner zu kompensieren (vgl. *Schulte-Zurhausen*, 2005, S. 288).

**Strategische Allianzen bzw. Partnerschaften** sind horizontale Kooperationen, die durch die Zusammenarbeit von Wettbewerbern in einer Branche gekennzeichnet sind. Sie sind eine lockere Form der Zusammenarbeit, die auf Absprachen und vertraglichen Regelungen basieren. Darin wird das Verhalten und die Strategie untereinander abstimmt (vgl. *Welge/Al-Laham,* 2003, S. 463). In der Praxis haben strategische Allianzen durch Globalisierung und intensiveren Wettbewerb stark an Bedeutung gewonnen (vgl. *Hungenberg*, 2006, S. 524). Ein Beispiel ist die Gemeinschaftsproduktion von *VW Sharan* und *Ford Galaxy*.

### 5.3.2.3 Joint Ventures

**Joint Ventures** bezeichnen die wirtschaftliche Zusammenarbeit zwischen zwei oder mehreren Unternehmen, für die ein rechtlich selbstständiges Unternehmen gemeinsam gegründet oder erworben wird.

Joint Ventures können durch eine Ausgliederung betroffener Aktivitäten aus den kooperierenden Unternehmen entstehen. Dazu werden die Tätigkeiten in ein eigenständiges Unternehmen eingebracht, welches das Geschäftsfeld im Interesse der beteiligten Partner fortführt (vgl. *Picot* et al., 2002, S. 195). Die Gründung kann durch eine Beteiligung an einem bestehenden Unternehmen, durch eine Neugründung oder durch die gemeinsame Übernahme eines dritten Unternehmens erfolgen. Die häufigste Form des Joint Ventures ist das Gemeinschaftsunternehmen, bei dem die Anteile unter den beteiligten Unternehmen gleich verteilt sind. In diesem Fall ist eine hierarchische Beherrschung durch einen Kooperationspartner ausgeschlossen. Das Joint Venture wird somit gemeinsam geleitet (vgl. *Schulte-Zurhausen*, 2005, S. 288). Es sind aber auch Formen mit ungleichmäßiger Anteilsverteilung denkbar.

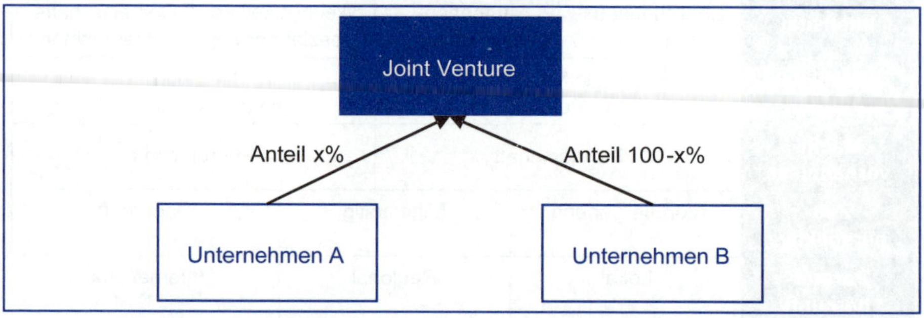


*Abb. 5.3.5: Joint Venture als Gemeinschaftsunternehmen*

Die Bedeutung von Joint Ventures ist durch die Globalisierung gestiegen. Politische Rahmenbedingungen und protektionistische Regelungen erfordern für den Eintritt in einen ausländischen Markt häufig einen regionalen Partner. Dieser kann sein marktspezifisches Know-how einbringen und den Kapitalbedarf senken. Darüber hinaus kann dadurch das Gemeinschaftsunternehmen in dem jeweiligen Land auch als inländisches Unternehmen in Erscheinung treten. Empirisch sind Joint Ventures wenig erfolgreich. Ursachen sind Zielkonflikte zwischen den Partnern, personalpolitische Probleme, die Gefahr von Wissensverlusten und kulturelle Integrationsprobleme (vgl. *Welge/Al-Laham,* 2003, S. 470ff.).

### 5.3.2.4 Praxisbeispiel GETRAG

Das Unternehmen *GETRAG Getriebe- und Zahnradfabrik Hermann Hagenmeyer GmbH & Cie KG* wurde 1935 von Hermann Hagenmeyer in Ludwigsburg gegründet und hat seinen Sitz in Untergruppenbach. Es entwickelt, fertigt und vertreibt manuelle und automatisierte Schaltgetriebe sowie Doppelkupplungsgetriebe für die Automobilindustrie. Dem Wandel in der Branche begegnete *GETRAG* durch eine Wachstumsstrategie. Im Jahr 2007 erzielte das Unternehmen weltweit einen Umsatz von ca. 2,6 Mrd. Euro. Der Umsatz entwickelte sich sprunghaft von 851 Mio. Euro im Jahre 2000. Auch die Zahl der Mitarbeiter erhöhte sich im gleichen Zeitraum von 5.058 auf 13.334. Ursache dieses starken Wachstums war das Joint Venture mit *Ford Europa* als Ausgangspunkt der Wachstumsstrategie.

Zum 1. Februar 2001 wurde das Joint Venture *GETRAG FORD Transmissions GmbH* gegründet. Das Gemeinschaftsunternehmen stellt eine 50:50 Partnerschaft zwischen *GETRAG* und *Ford* dar. Die operative Führung liegt jedoch bei *GETRAG*. Das Unternehmen mit Sitz in Köln umfasst den europäischen Unternehmensbereich „Manuelle Getriebe“ von *Ford*, der über mehrere Produktions-, Entwicklungs-, Konstruktions- und Testanlagen verfügt. Das Gemeinschaftsunternehmen entwickelt und produziert manuelle und automatisierte Schaltgetriebe für PKW's, Vans und leichte Nutzfahrzeuge an insgesamt sechs Standorten in Europa. Die rund 3.700 Mitarbeiter sollen durch das Joint Venture eine führende Position im Bereich Technologie, Produktentwicklung und Fertigung einnehmen. Hierzu bringt *GETRAG* zukunftsweisende Technologien und Investitionen ein. *Ford* als Hauptkunde des Gemeinschaftsunternehmens profitiert von der Gründung eines langfristig konkurrenzfähigen Schaltgetriebe-Herstellers. Dieser trägt auch dazu bei, die fixen Kosten von *Ford* zu senken und die Anlagen besser auszulasten.

Im Jahr 2004 wurde ein weiterer Wachstumsschritt mit einem Joint Venture eingeleitet. Die *GETRAG All Wheel Drive AB* in Köping ist ein neu gegründetes, schwedisches Gemeinschaftsunternehmen. Die Partner *GETRAG* und die *Dana Corporation* aus Toledo, USA halten zusammen 60% der Anteile und die *Volvo Car Corporation* in Köping, Schweden die restlichen 40%. Die operative Führung liegt wieder bei *GETRAG*. Das Ziel des Joint Ventures ist ein „All Wheel Drive Center of Excellence“. Es soll Entwicklung, Produktanpassung, Vertrieb, Einkauf und Produktion von Allrad-Antriebskomponenten für die europäische Automobilindustrie umfassen.

Die langfristige vertragliche Gestaltung sieht eine Serviceleistung für den *Ford*-Konzern vor. Das auf Allrad-Antriebskomponenten ausgerichtete Unternehmen beschäftigt rund 1.000 Mitarbeiter. Die Verantwortung für die Schaltgetriebeentwicklung der *Volvo Car Corporation* wurde zum 1. Januar 2004 von der *GETRAG FORD Transmissions GmbH* übernommen.

Im Jahr 2007 wurde die nächste große Kooperation beschlossen. *GETRAG* und die *Daimler AG* planen eine gemeinsame Entwicklung und Produktion von Doppelkupplungsgetrieben für den nordamerikanischen Markt.

### 5.3.2.5 Netzwerke

**Netzwerke** sind unternehmensübergreifende Kooperationen von mehr als zwei rechtlich selbständigen Unternehmen, die zur Erreichung gemeinsamer Ziele freiwillig und koordiniert zusammenarbeiten (vgl. *Richardson*, 1972, S. 883).

Die Unternehmen eines Netzwerks, die auch als **dynamische oder strategische Netzwerke** bezeichnet werden, können in der Form von Joint Ventures oder sonstigen Allianzen miteinander verbunden sein. Beispiele sind Lizenz-, Technologie- oder Managementverträge (vgl. *Macharzina/Wolf*, 2005, S. 517). Netzwerke gelten als eine der erfolgversprechendsten

Formen der unternehmensübergreifenden Zusammenarbeit (vgl. *Prahalad/Hamel*, 1994, S. 34). Sie haben ihren Ursprung in **gestiegenen Markt- und Wettbewerbsanforderungen**. Dadurch werden traditionelle Strategien der Wettbewerbspositionierung zunehmend durch dynamische Strategien mit wechselnden Wettbewerbsvorteilen verdrängt (vgl. Kap. 3.3.6.2). Dies erfordert die Mobilisierung aller strategischen Potenziale und Ressourcen sowie die Suche nach Wettbewerbsvorteilen durch unternehmensübergreifende Kooperationen (vgl. *Zahn*, 1996, S. 4). Netzwerke sind demnach eine strategisch motivierte Kooperationsform. Ziel ist es, die Wertschöpfung effizienter zu erbringen als durch ein Unternehmen allein oder die Kooperation mit nur einem Partner.

Durch die koordinierte Zusammenarbeit sollen **Spezialisierungsvorteile** und Synergien erzielt werden. Diese folgen aus der Arbeitsteilung der Partner. Dabei können sich die Unternehmen eines Netzwerks auf einzelne Aufgaben spezialisieren. Netzwerke bieten somit eine Alternative zur vertikalen oder horizontalen Integration sowie zur reinen Markttransaktion. Im Gegensatz zum unternehmerischen Alleingang oder einer Akquisition bzw. Fusion (vgl. Kap. 4.2.3), können sich die Partner bei einer Kooperation ausschließlich auf die wettbewerbsrelevanten Aktivitäten und die hierzu erforderlichen Ressourcen konzentrieren.

Ein Netzwerk bietet die Möglichkeit, für einzelne Projekte die jeweils **optimale Betriebsgröße** zu wählen. Dies wird auch als Überwindung des sog. Groß-Klein-Paradoxons bezeichnet (vgl. *Erhardt,* 1993). Vor dem Hintergrund der Globalisierung ist internationale Präsenz und damit Unternehmensgröße genauso wichtig, wie die Konzentration auf Kernkompetenzen und die flexible Reaktion kleiner Einheiten. Ein Netzwerk bzw. eine strategische Partnerschaft kann hier einen Ausweg bieten. Größennachteile einzelner Unternehmen können durch den Verbund kompensiert werden. Beispielsweise haben sich Fluggesellschaften in Netzwerken organisiert, um weltweit Flüge anzubieten sowie um Synergien in Wartung, Service und Einkauf zu realisieren. Dabei geben sie ihre Eigenständigkeit als Unternehmen nicht auf, sondern bringen ihre spezifischen Fähigkeiten, wie z.B. ihre regionale Präsenz, in das Netzwerk ein.

Netzwerke verknüpfen demnach **Flexibilitätsvorteile** kleiner Organisationen mit den **Integrationsvorteilen** großer Unternehmen (vgl. *Hinterhuber/Levin,* 1994, S. 43). Sie bieten sowohl für große als auch für kleinere Unternehmen Chancen. Großunternehmen können ihre einzelnen Einheiten mit ihren spezifischen Kompetenzen vernetzen und kleinere Unternehmen Größennachteile überwinden.

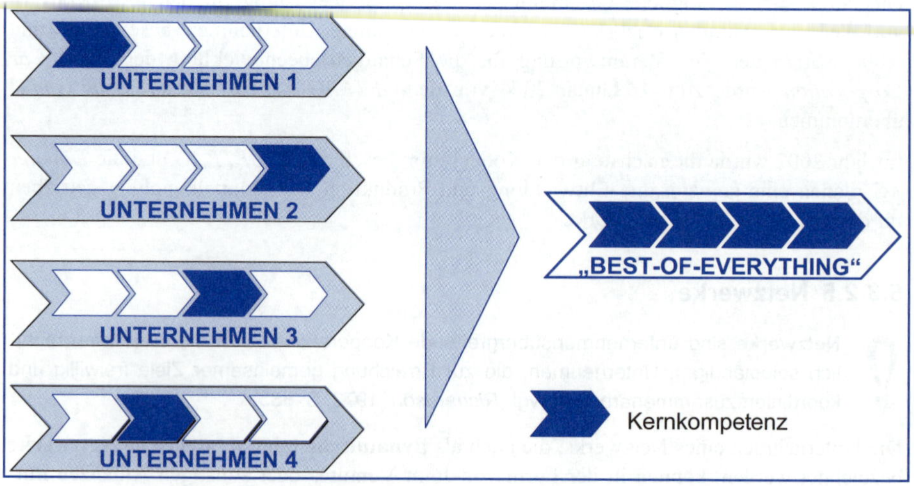


*Abb. 5.3.6: Netzwerke als „Best-of-everything"-Kooperation (vgl. Dillerup, 1998, S. 233)*

Die Grundidee von Netzwerken ist die Bildung einer „Best-of-everything"-Organisation. In diese bringt jeder Netzwerkpartner seine jeweilige **Kernkompetenz** ein, um eine gemeinsame Gesamtleistung zu erstellen (vgl. Abb. 5.3.6). Die Wettbewerbsvorteile von Unternehmen beziehen sich meist auf unterschiedliche Bereiche der Wertschöpfungskette. Die Netzwerkkonstruktion erlaubt es, dass sich die Unternehmen auf diese Bereiche konzentrieren. Da die Netzwerkunternehmen ihre spezialisierten Leistungen für mehrere Netzwerkpartner erbringen, können sie hohe Skalen- und Flexibilitätseffekte erzielen. Die Erfolgsverantwortung der einzelnen Netzwerkunternehmen bleibt dabei erhalten (vgl. *Macharzina/Wolf*, 2005, S. 501). Dies schafft eine optimale Kompetenz und Effizienz, auch weil redundante Kompetenzen bzw. Ressourcen vermieden werden (vgl. *Zahn*, 1997, S. 4). Die **Erfolgsformel für Netzwerke** lautet: Minimierung der Organisation bei Maximierung der Anpassungsfähigkeit und Kompetenz (vgl. *Sydow/Well*, 1996, S. 194). Um diese potenziellen Vorteile realisieren zu können, bedarf es einer Reihe von **Voraussetzungen** (vgl. *Picot* et al., 2002, S. 210ff.):

- **Koordinationsmechanismen**: Die Abstimmung in einem Netzwerk erfolgt in erster Linie durch Marktmechanismen. Im Vordergrund steht dabei der Preis. Bei längerer Zusammenarbeit wird die Kooperation auf eine gemeinsame Planung ausgeweitet. Zudem wird häufig auch ein Vermittler (Broker/Fokal) eingesetzt. Er stimmt die Leistungen der spezialisierten Netzwerkunternehmen aufeinander ab und ist z.B. im Finanz-, Versicherungs- und Informationsmarkt weit verbreitet.

- **Geringe Transaktionskosten** zwischen den Netzwerkpartnern sind erforderlich, um den wirtschaftlichen Vorteil der Zusammenarbeit sicherzustellen. Hierfür bedarf es eines netzwerkumspannenden Informationssystems. Die drastische Verringerung der Transaktionskosten, insbesondere durch das Internet, eröffnet viele neue Anwendungsmöglichkeiten. Netzwerke stellen keine organisatorische Innovation dar, da es unternehmensübergreifende Verflechtungen schon in frühkapitalistischen Verlagssystemen und projektartigen Partnerschaften gab. Ein Beispiel sind die Arbeitsgemeinschaften (ARGEN) im Baugewerbe. Neu an heutigen Netzwerken ist, dass durch moderne Informationstechnik die Ressourcen nicht aus den partizipierenden Unternehmen ausgliedert werden müssen und dennoch einem Netzwerk zur Verfügung gestellt werden können.

- **Beziehungen und Vertrauen** zwischen den Partnern bilden die Basis eines Netzwerks. Sofern sich ein konkretes Vorhaben ergibt, kann aus dem Beziehungsgeflecht eine nicht dauerhafte, projektbezogene Kooperation entstehen. Somit kann ein Netzwerk durch Arbeitsteilung unter den Netzwerkbeteiligten eine hohe Flexibilität erreichen (vgl. *Macharzina/Wolf*, 2005, S. 501ff.; *Miles/Snow*, 1993, S. 71).

- **Netzwerkbereitschaft** ist eine unabdingbare Voraussetzung, da die Unternehmen ihre wirtschaftliche Selbstständigkeit im Netzwerk einschränken. Dafür erhalten sie Zugriff auf die Netzwerkressourcen. Die strikte Abgrenzung zwischen eigenen und fremden Ressourcen verliert an Bedeutung und schränkt die Autonomie der Netzwerkpartner ein.

Netzwerke weisen zusammenfassend folgende **Charakteristika** auf (vgl. *Miles/Snow*, 1986, S. 64f.; *Macharzina/Wolf*, 2005, S. 501ff.; *Müller-Stewenes/Lechner*, 2005, S. 296):

- Projektbezogene Zusammenarbeit, deren Dauer sich nach der (Projekt-)Aufgabe richtet
- Spezialisierungsvorteile durch Arbeitsteilung
- Aufgabenspezifische Zusammenstellung in einer optimalen Betriebsgröße
- Nutzung der Kernkompetenzen aller Netzwerkpartner
- Netzwerkweites Informationssystem

Netzwerke sind nicht nur zur Koordination unternehmensinterner Aktivitäten, sondern auch zur Abstimmung der Beziehungen zwischen den Marktpartnern zweckmäßig (vgl. *Macharzina/Wolf*, 2005, S. 502). Sie ergänzen oder überlagern dabei die vorhandene Organisationsstruktur, ohne diese zu ersetzen. Dadurch erhöht sich die Komplexität für die Unternehmensführung. Deshalb ist der erreichbare Nutzen mit den entstehenden Autonomieverlusten und Koordinationskosten abzuwägen.

Die allgemeine Definition eines Netzwerks als multilaterale Kooperation umfasst eine Fülle unterschiedlicher Formen. In Abgrenzung zu internen, informellen oder technikbasierten Netzwerken wird häufig von **strategischen Netzwerken** gesprochen, wenn eine unternehmensübergreifende Zusammenarbeit auf die Erschließung von Wettbewerbsvorteilen gerichtet ist (vgl. *Sydow*, 1995a, Sp. 1626). Häufig wird auch nach der **Lebensdauer** eines Netzwerks in stabile bzw. längerfristige sowie dynamische bzw. temporäre Netzwerke unterschieden. Als Netzwerk gelten auch die japanischen **Keiretsu-Strukturen** (vgl. *Picot* et al., 2002, S. 212). Sie bestehen aus finanziellen Überkreuzbeteiligungen führender Industrieunternehmen, großer Handelshäuser und Großbanken, die ein Keiretsu-Netzwerk bilden.

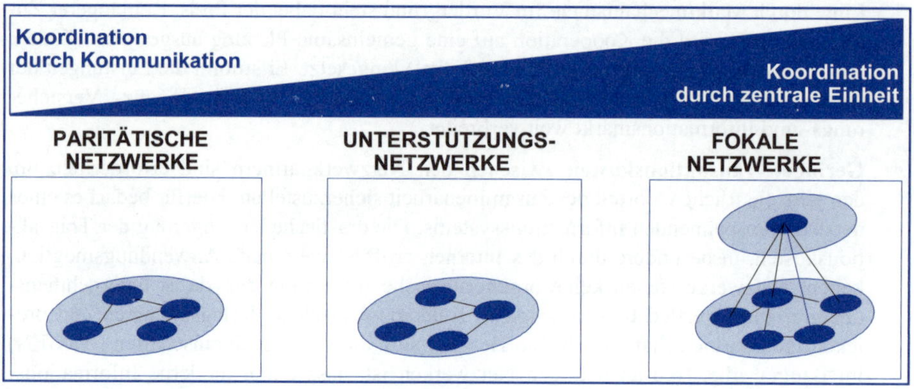


*Abb. 5.3.7: Netzwerktypen in Abhängigkeit der Koordinationsform*

In Abhängigkeit davon, ob die Netzwerkpartner durch gleichberechtigte Kommunikation oder durch eine zentrale Einheit koordiniert werden, lassen sich grundlegende **Formen von Netzwerken** unterscheiden (vgl. *Albers/Wolf*, 2003, S. 53; *Dillerup*, 1998, S. 238; Abb. 5.3.7):

- **Paritätische Netzwerke** bestehen aus gleichgestellten Akteuren. Häufig finden sich solche Strukturen in regionalen oder überregionalen Verbänden. Sie stimmen sich ab und verfolgen so ihre Interessen. Die Partner können dabei in Größe, Beteiligung und Entscheidungsfindung unterschiedlich sein. Als Beispiel können lokale Verbände von Gewerbetreibenden dienen, die aus unterschiedlichen Branchen zusammengesetzt sind und gemeinsame Ziele wie z.B. die Verbesserung der Infrastruktur verfolgen.
- **Comissioner Netzwerke / Unterstützungsnetzwerke** sind im Handel bekannt geworden und erbringen gemeinsam eine ergänzende (Dienst-)Leistung. Es kooperieren Partner mit komplementären Kernkompetenzen. Da die Leistungsprozesse bei diesem Typ stark voneinander abhängig sind, ist eine intensive Koordination erforderlich. So kann z.B. ein Recyclingsystem von den Herstellern kooperativ aufgebaut und den Händlern angeboten werden. Koordiniert werden solche Servicenetzwerke häufig über eigens dafür eingerichtete Einheiten, welche die Koordination und Kommunikation ermöglichen.
- **Fokale / geführte Netzwerke** werden von mindestens einem Unternehmen als Fokal strategisch geführt. Dieser definiert den Markt, die Ziele und die Rollenverteilung im

Netzwerk. Je nach Kernkompetenzverteilung kann weiter unterschieden werden. Bei Generalunternehmen sind die Kernkompetenzen der Netzwerkpartner über unterschiedliche Stufen der Wertschöpfungskette verteilt. Um die Kapazitäten schnell anpassen zu können, kommt ein Verteilungsnetzwerk durch Kooperation von Partnern mit ähnlichen Kernkompetenzen zustande.

Beispiel für ein fokales Netzwerk sind Wertschöpfungsnetzwerke, wie z.B. in der Automobilindustrie (vgl. *Sydow/Möllering*, 2004, S. 209). Dort sind die Kraftfahrzeughersteller in der Rolle des Fokals. Sie kombinieren eigen- und fremdbezogene Leistungen zur marktfähigen Wertschöpfung und vermarkten diese. Die Automobilzulieferer sind selbständige Unternehmen, die aber in ihrer Zielsetzung und Rolle koordiniert werden. Nach der Stellung im Wertschöpfungsprozess lassen sich **Lieferanten der ersten Ebene** („First-Tier"-Lieferanten), die mit dem Fahrzeughersteller direkt in Kontakt stehen und **Lieferanten nachfolgender Ebenen** („Second-Tier" usw.) unterscheiden. Die Zulieferer der ersten Ebene übernehmen die Gesamtverantwortung und Koordination für die Entwicklung, Produktion und Logistik ihrer Produkte. Abb. 5.3.8 veranschaulicht den pyramidenförmigen Aufbau.

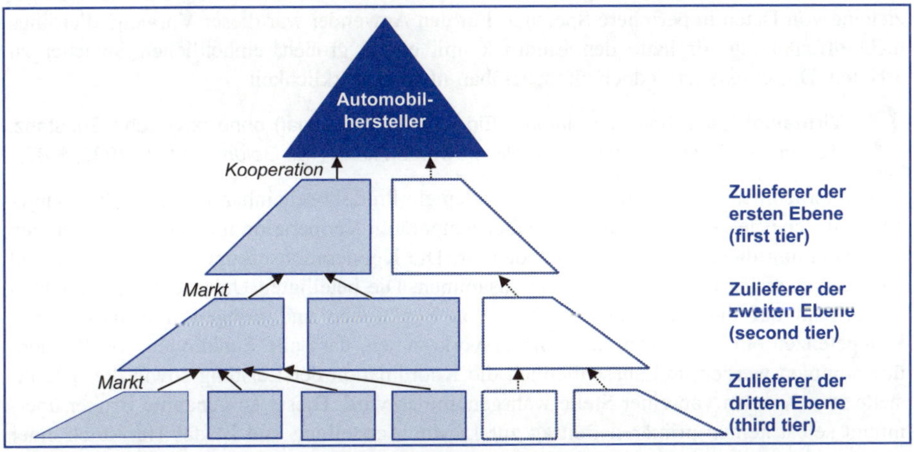


*Abb. 5.3.8: Zuliefererpyramide in der Automobilindustrie*

Die *STAR ALLIANCE* ist ein Netzwerk von 17 Fluggesellschaften, die den Kunden abgestimmte Flugpläne für ein weltweites Angebot bieten. Im Verbund der *Star Alliance* finden täglich mehr als 16.000 Flüge statt. Es werden 841 Ziele in 157 Ländern angeflogen. Die *STAR ALLIANCE* besteht aus *Air Canada, Air New Zealand, ANA* (Japan), *Asiana* (Korea), *Austrian, bmi* (UK), *LOT Polish Airlines, Lufthansa, SAS, Singapore Airlines, South African Airways, Spanair, SWISS, TAP Portugal, Thai Airways, United* und *US Airways.* Ein einheitliches Code Sharing System ermöglicht aufeinander abgestimmte Linienflüge in einem weltweiten Netzwerk und verbessert die Kapazitätsauslastung, indem die Kunden der unterschiedlichen Unternehmen mit denselben Flugzeugen befördert werden. Zudem kann durch die Kooperation das Einkaufsvolumen gebündelt und Verbundeffekte durch wechselseitige Pflege- und Wartungsdienste erreicht werden. Die Marketingaktivitäten zeichnen sich durch gemeinsame Markenwerbung und Kundenbindungsprogramme aus. So sind die Bonusmeilen-Programme, Reservierungssysteme und die Angebote für First und Business Class Kunden aufeinander abgestimmt (vgl. *www.staralliance.de*).

### 5.3.2.6 Virtuelle Unternehmen

Ein noch weiter gehendes Konzept sind virtuelle Netzwerke bzw. virtuelle Unternehmen (vgl. *Davidow/Malone,* 1992).

**Virtuelle Unternehmen** sind temporäre Netzwerke unabhängiger Unternehmen oder autonom handelnder Unternehmensteile. Sie organisieren und optimieren ihre Geschäftsprozesse mit Hilfe moderner Informationstechnik. Gegenüber den Kunden treten sie als eigenständiges Unternehmen auf.

**Virtuelle Unternehmen** sind Netzwerke mit besonders hoher struktureller Veränderlichkeit. Da ihre Strukturen einem fortwährenden Wandel unterworfen sind, verfügen sie weder über ein Entscheidungszentrum noch eine Organisationsstruktur (vgl. *Schulte-Zurhausen*, 2005, S. 292). Die Strukturen existieren eigentlich gar nicht und werden deshalb als virtuell bezeichnet. Der Begriff virtuell stammt aus der Informationstechnik. Ursprünglich stand er für die scheinbare Vergrößerung von Arbeitsspeichern durch die Auslagerung und Einbeziehung von Daten in periphere Speicher. Für den Anwender war dieser Vorgang allerdings nicht offenkundig. Er hatte den Eindruck, mit einem großen, einheitlichen Speicher zu arbeiten. Dieser existiert jedoch nur scheinbar, nicht in Wirklichkeit.

**Virtualität** bezeichnet eine latente Eigenschaft (Potenzial) ohne physische Substanz, die unter gewissen Umständen realisiert werden kann (vgl. *Goldman* et al., 1995, S.87).

Auf Unternehmen übertragen wird den Kunden ein Produkt scheinbar aus einer Hand angeboten, welches jedoch tatsächlich aus einer temporären Kooperation mehrerer Unternehmen zur Erstellung dieser Leistung entstanden ist. Die Kooperation nimmt Chancen wahr und arbeitet bis zur Erreichung ihrer Ziele zusammen. Die beteiligten Unternehmen verzichten weitgehend auf die Institutionalisierung von Funktionen und bringen ihre spezifischen Kompetenzen ein. Im Extremfall kann es vorkommen, dass alle Funktionen von Partnern übernommen werden und ausschließlich die Koordination der Leistung sowie die Schnittstelle zum Kunden von einer Stelle wahrgenommen wird. Dieser so genannte Broker übernimmt selbst keinen primären Beitrag zur Leistungserstellung und ist das Herzstück einer „**Hollow Organization**" (vgl. *Miles/Snow* 1986).

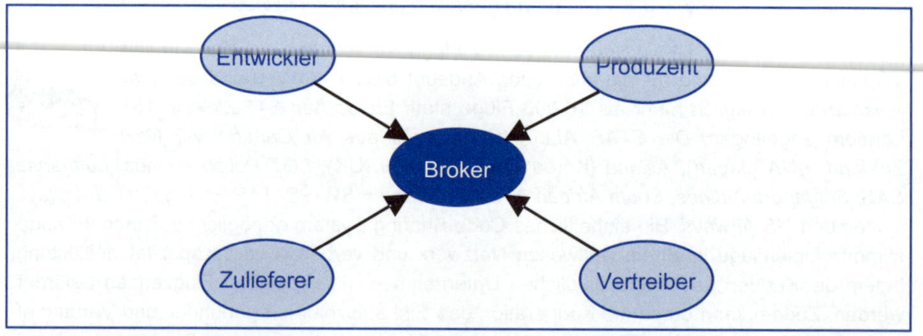


*Abb. 5.3.9: Grundmuster virtueller Organisationen (vgl. Miles/Snow, 1986, S. 65)*

Virtuelle Unternehmen gibt es z.B. in der Sportartikelindustrie. Unternehmen wie *Nike Inc.* oder die *Puma AG* besitzen keine eigene Produktion, Logistik oder Produktentwicklung. Selbst für das Marketing werden externe Spezialisten hinzugezogen. Deshalb reicht eine kleine Unternehmenszentrale mit nur wenigen Mitarbeitern aus, um als Broker die virtuelle Organisation zu steuern.

Die Koordination der Partnerunternehmen erfolgt durch den Einsatz leistungsfähiger **Informationstechnik** (vgl. Kap. 7.3). Nach deren Einsatzbereich werden verschiedene Dimensionen der Virtualisierung unterschieden:

- **Business to Customer (B2C)**: Arbeiten eigenständige Unternehmen zusammen (Inter-Business), so kann die Zusammenarbeit in Richtung Kunde ausgerichtet sein. Technisch sind hier Marketing-, Verkaufs- oder Servicetätigkeiten miteinander zu vernetzten.
- **Business to Business (B2B)**: Wird mit anderen Unternehmen ohne Kundenintegration kooperiert, steht die technische Zusammenarbeit im Bereich Einkauf, Disposition und Logistik im Vordergrund.

Aufgrund ihrer technischen Voraussetzungen gilt die Internet-Branche als Vorzeigemodell der Virtualisierung. Auch bei wissensintensiven Dienstleistern, wie z.B. Softwarehäusern oder Beratungsunternehmen, sind bereits virtuelle Teams in der täglichen Arbeit üblich (vgl. *Niemeier*, 2005).

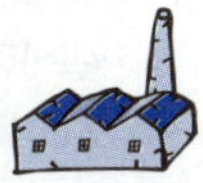

Ein **Extrembeispiel** für kaum koordinierte virtuelle Netzwerke ist die Softwareentwicklung in *Open Source Communities*. Dabei entwickeln Unternehmen oder Einzelpersonen Software und legen deren Quellcode offen (open source). Die Open Source-Software kann von den Nutzern angepasst und verbessert werden. Der Austausch und die Diskussion über Software in den Communities ermöglicht gemeinsame Projekte. Auf diese Weise entstand das PC-Betriebssystem *Linux*, das laufend weiter entwickelt wird (vgl. *Raymond*, 2005). Diese virtuelle Kooperation ist trotz fehlender Koordinationsinstrumente erfolgreich und bildet eine konkurrenzfähige Alternative zu dem über lange Zeit unangefochtenen Marktführer *Microsoft Windows*. Explizite Regeln und Erfordernisse für eine Aufnahme in die Community bestehen nicht. Die Qualität der aktiven Mitglieder wird über einen Selbstselektionsprozess erreicht. Die Zusammenarbeit basiert auf Freiwilligkeit und jeder verfolgt dabei eigene Ziele. Die Mitglieder unterwerfen sich allerdings einer Qualitätskontrolle durch Kollegen (Peers) und den *Linux*-Gründer *Linus Torvalds*. Die Zusammenarbeit in virtuellen Organisationen wie *Linux* folgt somit primär dem Prinzip des Vertrauens. Kritisch dabei ist, ob die Motivation der Mitglieder ausreicht, um im Wettbewerb mit etablierten Software-Anbietern zu bestehen (vgl. *Macharzina/Wolf*, 2005, S. 518).

Derartige virtuelle Organisationen zeichnen sich durch folgende **Merkmale** aus (vgl. *Schulte-Zurhausen*, 2005, S. 292; *Niemeier*, 2005):

- Die beteiligten Unternehmen beschränken sich auf die Bereiche, die sie besser bewältigen können als andere Einheiten und für die Lösung des Kundenbedarfs erforderlich sind. Alle anderen Tätigkeiten werden Partnern überlassen.
- Da es keine organisatorische Regelung gibt, wird von den Beteiligten ein hohes Maß an Kreativität, Lernfähigkeit und Eigeninitiative gefordert. Handlungsnotwendigkeiten und Maßnahmen sind stets neu zu definieren.
- Planungsaufgaben werden auf ein Mindestmaß reduziert und arbeitsteilig erbracht.
- Dynamische Prozesse sind dezentralisiert und beherrschen die Organisation. Auf eine formale Organisationsstruktur wird weitgehend verzichtet.
- Führungskräfte wirken nicht hierarchisch, sondern personenorientiert als „Moderatoren", „Katalysatoren" oder „Netzverstärker". Es werden kaum Verträge geschlossen, sondern die Arbeit basiert auf gegenseitigem Vertrauen und losen Übereinkünften.

Für temporäre Kooperationen wird insbesondere die erforderliche Vertrauensbasis und der geringe Planungs- und Organisationsaufwand leicht zum Mythos (vgl. *Niemeier*, 2005). Virtuelle Netzwerke sind daher in den meisten Branchen eher eine visionäre Vorstellung als Realität.

Wesentlich häufiger finden sich Formen der Virtualisierung, bei der die technischen Vernetzungsmöglichkeiten unternehmensintern (**Intra-Business**) genutzt werden. Virtuelle Organisationsformen nutzen keine gängigen, zeitkonstanten Strukturierungsformen. Sie verändern problemorientiert fortwährend ihre Strukturen. Sie sind damit eine Variante der flexiblen Arbeitsgestaltung.

Dabei können folgende organisatorische **Dimensionen** der Virtualität unterschieden werden (vgl. *Niemeier*, 2005):

- **Institutionelle Virtualisierung**: Zusammenarbeit im Sinne virtueller Netzwerke über Unternehmensgrenzen hinweg.
- **Räumliche Virtualisierung**: Die Informationstechnik ermöglicht z.B. Heim- oder Telearbeit (vgl. *Picot* et al., 2003, S. 403ff.). Telearbeit bezeichnet die mediengestützte verteilte Aufgabenbewältigung und kann sowohl die Aufgabenkoordination (Telemanagement), als auch die Aufgabenerfüllung (Teleleistung) umfassen. Ebenso können z.B. an einer Produktentwicklung Personen an unterschiedlichen Orten auf der ganzen Welt zusammenarbeiten.
- **Zeitliche Virtualisierung**: Die Aufgabendurchführung kann durch moderne Informationstechnik individualisiert werden. Beispiele sind der Wegfall fester Arbeitszeiten durch ständigen Informationszugang und elektronische Kommunikationsmöglichkeiten

Unterschiedliche Ausprägungen der beiden Dimensionen sind in Abb. 5.3.10 dargestellt.

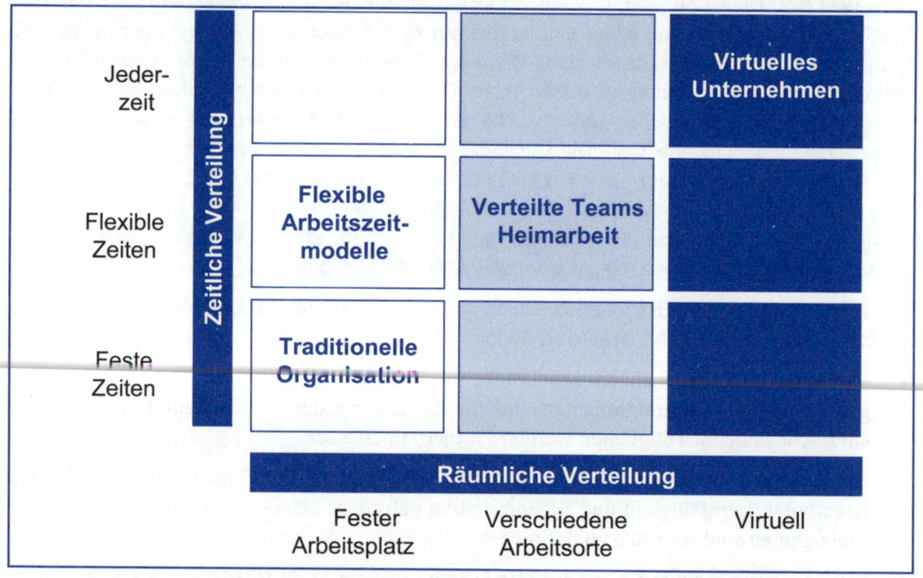


*Abb. 5.3.10: Dimensionen der Virtualisierung (vgl. Niemeier, 2005)*

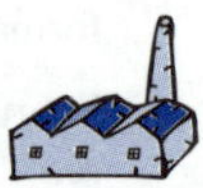

Ein **Beispiel** für Virtualisierung sind Beratungsunternehmen. Sie stellen projektbezogen ein Expertenteam zusammen, das sich an dem Lösungsprozess und nicht an aufbauorganisatorischen Gegebenheiten orientiert. Ist das Ziel erreicht, so löst sich das Team wieder auf. Dabei werden häufig auch Formen der räumlichen Virtualisierung genutzt. Beispielsweise kann das Projektteam durch Mitarbeiter eines Büros unterstützt werden, ohne das diese beim Kunden präsent sind. Zudem ist auch eine zeitliche Virtualisierung möglich, indem z.B. Präsentationen über Nacht in anderen Kontinenten und Zeitzonen erstellt werden.

## 5.3.3 Führung von Kooperationen

Kooperationen weisen einen **Lebenszyklus** auf und durchlaufen darin unterschiedliche Phasen. Anhand der Verflechtungsintensität der Kooperationspartner kann der Gesamtlebenszyklus in folgende Phasenabschnitte unterteilt werden. Diese stellen jeweils spezifische Anforderungen an die Unternehmensführung (vgl. *Dillerup*, 1998, S. 239ff.):

- **Gründung**: Die Entscheidung für das Mitwirken in einer Kooperation basiert für jeden Teilnehmer auf einer Abwägung von Chancen und Risiken. Der Trend zur Dezentralisierung in relativ autonome Unternehmenseinheiten fördert das Entstehen von Kooperationen. Die Dezentralisierung, Ausgliederung oder Externalisierung betrieblicher Funktionen in kleinere Einheiten führt zu einer Vernetzung der so entstehenden Segmente und Einheiten (vgl. *Sydow*, 1995, Sp. 1627). So können z.B. eine flexible Ressourcennutzung oder eine transparente Kostenverteilung Motive einer Kooperation sein.
- **Wachstum**: Um Wertschöpfung in einer Kooperation einbringen zu können, bedarf es eines Pools an Kooperationskandidaten. Sie bilden einen informellen Markt potenzieller Partner, die eine Vertrauensbasis untereinander besitzen. Basis eines Partnerpools sind daher häufig informelle, soziale Beziehungen, aus denen sich Kooperationen bilden. Vertrauen kann auch aus finanziellen, informationstechnischen oder anderen Verflechtungen entstehen. Je größer die Vertrauensbasis und die Partneranzahl, umso mehr Chancen für gemeinsame Aktivitäten und damit für Wachstum bietet eine Kooperation.
- **Verfestigung und Reife**: Mit der Zeit sind die Prozesse der Rollenfindung, der Positionierung und des Eintritts bzw. Austritts der Akteure abgeschlossen. Die Kooperation erreicht einen produktiven Status und verfügt über geeignete Koordinationsmechanismen. Um die Vorteile einer Kooperation sicher zu stellen und eine wettbewerbsfähige Gesamtleistung zu erbringen, ist eine Koordination erforderlich. Häufig bildet sich hierfür eine koordinierende Einheit, ein sog. Fokal bzw. ein Broker. Er hat die Aufgabe, die Potenziale der Kooperation mit den Marktanforderungen in Einklang zu bringen. Häufig wird diese Funktion von einem Unternehmen wahrgenommen, das entweder direkten Zugang zu den Absatzmärkten besitzt oder die Kooperation aufgrund des höchsten Wertschöpfungsanteils dominiert. Beide Voraussetzungen ermöglichen es, eine Kooperation zu beherrschen und vermeiden Opportunismus zwischen den Partnern (vgl. *Picot et al.*, 1996, S. 286).
- **Abschluss**: Das Ende einer Kooperation ist gekommen, wenn der Geschäftszweck des Verbundes bzw. die gemeinsamen Ziele erreicht sind. Dann können die bestehenden Beziehungen aufgelöst oder in einem Gemeinschaftsunternehmen weiter verfestigt werden. Eine Kooperation kann aber aus verschiedensten Gründen bereits zuvor enden. Beispielsweise wenn die Leistung nicht wirtschaftlich erbracht wird, Imageverluste eintreten oder einseitiger Know-how-Verlust droht (vgl. *Porter/Fuller*, 1986, S. 329).

Die Anforderungen in den Phasen einer Kooperation zeigen eine Reihe potenzieller **Probleme** (vgl. *Dillerup*, 1998, S. 241f.):

- **Fluktuationskosten**: Scheidet ein Kooperationsteilnehmer aus, dann kann dies durch die Suche nach einem neunen Partner und dessen Einbindung in die Kooperation zu hohen Kosten führen. Fluktuationsgefahr besteht, wenn die Beiträge und Ergebnisse für die Partner aus dem Gleichgewicht geraten und kaum Sanktionsmöglichkeiten gegen einen vorzeitig ausscheidenden Partner bestehen.
- **Egoistische Ziele** der Teilnehmer können die Gesamteffizienz mindern, indem z.B. kurzfristig nicht ausgelastete Ressourcen in einer Kooperation beschäftigt werden.

- **Abstimmung der Individualziele** und Rücksichtnahme auf die Interessen der Partner schränkt den unternehmerischen Entscheidungsspielraum ein und behindert die Handlungsfreiheit.
- **Komplexitätserhöhung und Planungsunsicherheit** entsteht, wenn heterogene Mitglieder zusammenarbeiten. Dies gilt insbesondere in offenen Kooperationen und bei hoher Umweltdynamik.
- Potenzielle **Konzentrationsprozesse** gefährden eine Kooperation durch Vorwärts- oder Rückwärtsintegration.

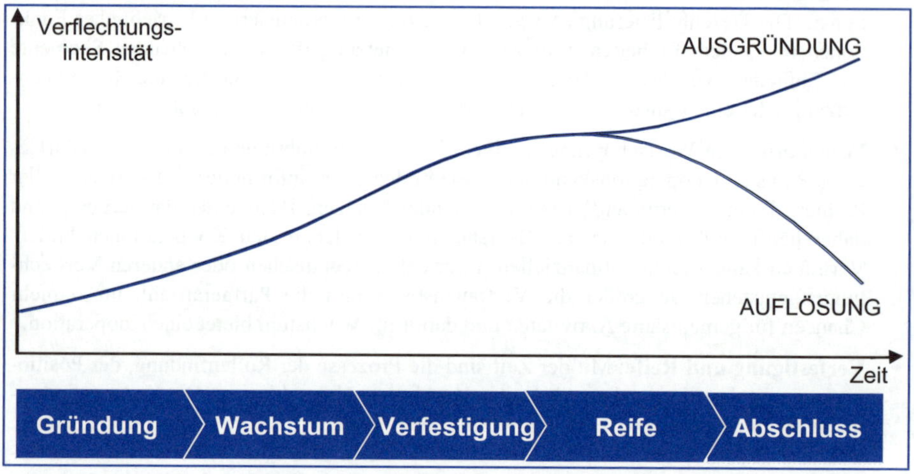


*Abb. 5.3.11: Lebenszyklus einer Kooperation (vgl. Dillerup, 1998, S. 239)*

Um diese Gefahren zu umgehen, hat die Führung einer Kooperation folgende **Funktionen** (vgl. *Sydow/Möllering*, 2004, S. 211f.; *Picot* et al., 2003, S. 265ff.):

- **Selektionsfunktion**: Um eine Kooperation zu bilden, sind die erforderlichen wettbewerbsrelevanten Kompetenzen zu bestimmen, die zu einer koordinierten Zusammenarbeit entwickelt werden sollen. Kompetenzen, die unter Wettbewerbsaspekten eine nachrangige Bedeutung besitzen, sind abzugrenzen und werden über den Markt ausgetauscht. Aktive Marktbeobachtung ist erforderlich, um potenzielle neue Partner gewinnen zu können. Im Falle fehlenden Konkurrenzdrucks besteht die Gefahr der Degeneration einer Kooperation zu einer sog. rent seeking society. Die gleichzeitige Existenz von Kooperation und Konkurrenz, von Autonomie und Abhängigkeit sowie von Vertrauen und Wandel erschwert die Führung einer Kooperation. Daher sind auftretende Kompetenzlücken über weitere Kooperationen zu schließen.
- **Regulationsfunktion**: Die erforderlichen Abstimmungs- und Integrationsmechanismen sind zu entwickeln. Der Einsatz hierarchischer Koordinationsinstrumente wird aufgrund der partnerschaftlichen Basis erschwert. Eine große Bedeutung haben daher miteinander vereinbare Kulturen, Philosophien und Führungsstile. Zielbewusstes Handeln einer Kooperation erfordert einen strategischen Grundkonsens über Spielregeln sowie eine übergreifende strategische Ausrichtung. Eine gemeinsame strategische Planung der Geschäftsbeziehungen, der Geschäftsfelder und Geschäftsprozesse sowie die Definition der Ziel- und Aktionsräume der Kooperation ist daher erforderlich.
- **Allokationsfunktion**: Auf der Basis einer realistischen Einschätzung der Partner hinsichtlich ihrer Aufgaben und Kapazitäten sind die gemeinsam genutzten Ressourcen im Sinne der Kooperation aufzuteilen. Um Kosten und Nutzen möglichst gerecht zu vertei-

len, sind vertrauliche Informationen wie z.B. Kalkulationsunterlagen offen zu legen. Der so entstehende Informationsvorsprung sowie die Marktkenntnis der koordinierenden Einheit wirken integrierend auf die Kooperationspartner. Dies legitimiert die Koordinations- und Führungskompetenz. Als Gegenleistung erhalten die Kooperationspartner oftmals besondere Zusagen. Beispiele sind Abnahmegarantien oder Preisangleichungen bei Veränderungen der Faktoreinsatzkosten.

- **Evaluationsfunktion**: Die Ermittlung von Kosten und Nutzen einer Kooperation und deren Verteilung ist eine wichtige Stabilisierungsfunktion. Das Ausbalancieren der verschiedenartigen, sich u.U. wandelnden Interessen ist eine zentrale Aufgabe eines Fokals. Er ist bemüht, die Kooperationspartner fair zu behandeln, um so den Austritt und Verlust wertvoller Ressourcen zu vermeiden. Andererseits kennen die einzelnen Kooperationsmitglieder aufgrund ihres Informationsnachteils ihre strategische Bedeutung für die Kooperation häufig nicht. Sie werden deshalb motiviert sein, ihre Leistungsfähigkeit und ein kooperatives Verhalten zu demonstrieren. Eine solche Stabilisierung kann auch durch vertragliche Bindung einzelner Mitglieder, das Versperren des Zugangs zu alternativen Partnerschaften oder durch Absprachen erfolgen.

Meist übernehmen diese Führungsaufgaben fokale Unternehmen. So wird z.B. die *Star-Alliance* durch den dominanten Akteur *Lufthansa* oder das Joint Venture *GETRAG FORD Transmissions GmbH* von *GETRAG* geführt.

## 5.3.4 Erfolgsfaktoren

Abschließend sind wesentliche **Vorteile** von Kooperationen:

- Sie ermöglichen strategische **Flexibilität** und erlauben rasche Strategiewechsel. Die Zusammenarbeit mit anderen Unternehmen gestattet schnelleren Wandel und Fortschritt.
- Die Konzentration auf eigene Stärken bzw. **Kernkompetenzen** ist möglich, ohne das Angebot am Markt einschränken zu müssen. Die eingebrachten Kernkompetenzen können jedoch anderen Geschäftsbereichen fehlen oder an Einzigartigkeit und damit an Wert verlieren. Die Bündelung und Integration externer Funktionen und Leistungen kann jedoch selbst zu einer neuen Kernkompetenz werden.
- Eine koordinierte Kooperation kann zu **Effizienzsteigerung** führen, wodurch sich die individuellen Wettbewerbspositionen der Partner und auch die der Kooperation verbessern. Dies kann durch Vermeidung von Leerkapazitäten, wirtschaftlichen Einsatz knapper Ressourcen, Nutzung von Verbundvorteilen oder durch verbesserten Zugang zu Märkten und Ressourcen geschehen. Ebenso lassen sich Größennachteile überwinden. Kleinere Unternehmen können dadurch ähnliche Skaleneffekte wie Großunternehmen erzielen.
- Der **Kundennutzen** kann durch die bessere Erfüllung kritischer Erfolgsfaktoren gesteigert werden. Zudem ermöglicht die Integration unterschiedlicher Leistungen maßgeschneiderte Kundenlösungen.
- Ist ein Unternehmen gleichzeitig in mehreren Kooperationen aktiv oder findet eine Verfestigung und Standardisierung der Kooperationsprozesse statt, dann lassen sich **geringe Transaktionskosten** realisieren. Einen wesentlichen Beitrag liefert dabei die Informationstechnik.

Daneben beinhalten Kooperationen auch **Nachteile** bzw. Risiken:

- Mitarbeiter betrachten Kooperationen durchaus kritisch, da die Arbeitsplatzsicherheit traditioneller **Beschäftigungsverhältnisse** oft nicht mehr vorhanden ist. Vielmehr spielen häufig neue und flexiblere Beschäftigungsformen eine Rolle. Beispiele sind Scheinselbständigkeit oder Zeitarbeit (vgl. *Picot* et al., 2003, S. 451ff.).
- Abhängigkeiten von anderen Unternehmen schränken die unternehmerischen Freiräume ein. Das **Risiko von Autonomieverlusten** besteht besonders dann, wenn ein Unternehmen sich einem fokalen Kooperationspartner unterordnet.
- Kooperationen bringen eher **kurzfristige Effizienzsteigerungen** mit sich. Diese beziehen sich auf die Erbringung einer definierten Leistung, eines Auftrags oder eines Projektes. Da die Stabilität einer Partnerschaft nicht auf lange Sicht gewährleistet ist, lassen sich die strategischen Potenziale eines Unternehmens meist nicht dauerhaft stärken.
- Die Gefahr der **Instabilität und Komplexität** ist abhängig von der Vertrauensbasis und dem Rechtsstatus einer Kooperation und kann zu hohem Koordinationsaufwand führen.

Die Effizienzvorteile aus einer unternehmensübergreifenden Vernetzung hängen von der Stärke der eingebrachten Kernkompetenzen ab. Die **Fitness der beteiligten Akteure** bestimmt die Leistungsfähigkeit der Kooperation. Kooperationen werden aber auch eingegangen, wenn ein geschwächter Partner dadurch fehlende Kompetenzen kompensieren möchte.

Kooperationen sind in der Praxis weit verbreitet und werden immer beliebter. Die Nutzung der Möglichkeiten moderner Informationstechnik zur räumlichen und zeitlichen Entkoppelung sowie zur Verteilung der Wertschöpfung sind hierzu eine wesentliche Triebfeder (vgl. *Picot* et al., 2003, S. 327f.). Die gemeinsame Ressourcennutzung selbstständiger Unternehmen mit ihren spezifischen Stärken lassen Kooperationen als das **Organisationsdesign der Zukunft** erscheinen. Doch die Realisierung der potenziellen Vorteile birgt auch Risiken und bedarf einer sorgfältigen Führung. Abb. 5.3.12 stellt die Vor- und Nachteile nochmals zusammenfassend gegenüber.

| Vorteile | Nachteile |
|---|---|
| Strategische Flexibilität | Risiko von Autonomieverlusten |
| Konzentration auf Kernkompetenzen | Fehlende Sicherheit für Mitarbeiter |
| Effizienzvorteile | Keine dauerhafte Effizienzverbesserung |
| Gesteigerter Kundennutzen | Instabilität und Komplexität |
| Geringe Transaktionskosten | Abhängigkeit eingebrachter Kompetenzen |

*Abb. 5.3.12: Kritische Würdigung von Kooperationen*

## Literaturempfehlungen

*Picot, A./Reichwald, R./Wigand, R.T.:* Die grenzenlose Unternehmung, 5. Aufl., Wiesbaden 2003.

*Sydow J./Möllering, G.:* Produktion in Kooperationen, München 2004.

*Schulte-Zurhausen, M.:* Organisation, 4. Aufl., München 2005.

### Management Summary

- Kooperationen bezeichnen die Zusammenarbeit selbstständiger Unternehmen. Netzwerke sind Kooperationen mit mehr als zwei Partnern. Strategische Allianzen sind lockere horizontale Kooperationen, um Wettbewerbsvorteile zu erzielen.
- Kooperationen sind eine Koordinationsform zwischen Markt und Hierarchie.
- Es gibt eine Vielzahl an Kooperationsformen, die sich nach der Institutionalisierung und der Kooperationsrichtung unterscheiden lassen.
- Kooperationen bieten Flexibilität, Kompetenz- und Effizienzvorteile sowie erlauben kundenspezifische Angebote. Dem stehen jedoch Autonomieverluste, Instabilität und erhöhter Führungsaufwand gegenüber.
- Zusätzliche Führungsaufgaben entstehen in der Ziel-, Markt- und Kompetenzfestlegung sowie in der Suche nach geeigneten Partnern. Eine bestehende Kooperation muss partnerschaftliche Abstimmungs- und Integrationsmechanismen entwickeln und zu einer gerechten Aufgaben- und Ressourcenverteilung kommen. Schließlich ist ein angemessenes Verhältnis von Beiträgen und Ergebnissen der Partner für die Stabilität einer Kooperation entscheidend.

## 5.4 Prozessmanagement

**Leitfragen**

- Was bedeutet es, ein Unternehmen prozessorientiert zu organisieren?
- Welche Kennzeichen und Merkmale hat ein Prozess?
- Welche Ziele werden beim Prozessmanagement verfolgt?
- In welchen Schritten wird Prozessmanagement durchgeführt?

Die Ablauforganisation umfasst die Gestaltung von Tätigkeiten und Prozessen. Nach traditionellem Organisationsverständnis orientiert sie sich dabei an der Aufbauorganisation (vgl. Kap. 5.1). Obwohl das Prozessmanagement auch strategische Aspekte beinhalten kann, liegt sein Schwerpunkt auf der operativen Ebene. Die Einordnung in das System der Unternehmensführung zeigt Abb. 5.4.1.

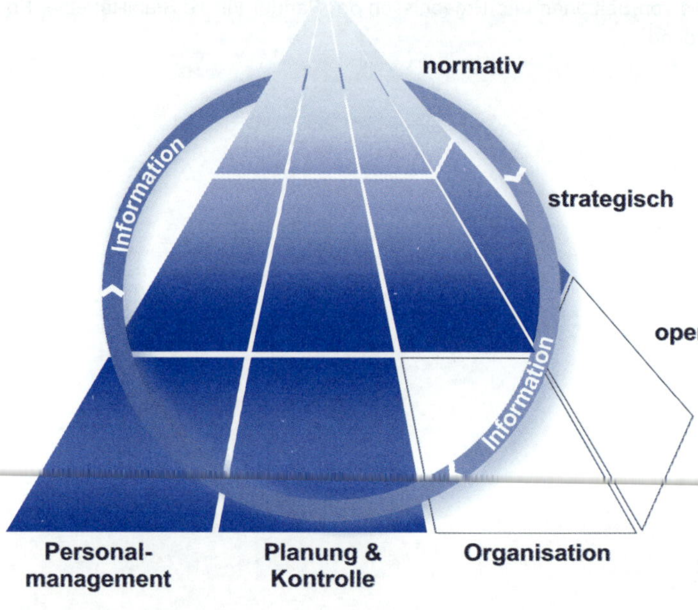


*Abb. 5.4.1: Prozessmanagement im System der Unternehmensführung*

Arbeitsteilige Produktion prägt seit Beginn des 20. Jahrhunderts maßgeblich die Leistungserstellung der Unternehmen. Die Produktivität soll dabei - basierend auf dem Gedankengut von *Taylor* - durch Spezialisierung und Aufgabenteilung erhöht werden. Die betrieblichen Abläufe richten sich an der Aufbauorganisation mit ihren Hierarchien und Instanzen aus.

Die Zerlegung betrieblicher Abläufe in Teilaufgaben und die Trennung von Entscheidung, Ausführung und Kontrolle erzeugt jedoch eine Vielzahl an Schnittstellen. Diese verursachen einen hohen Koordinationsaufwand und verlangsamen dadurch die Vorgänge im Unternehmen. Doch nur Unternehmen, die sich konsequent am Markt ausrichten und schnell an veränderte Anforderungen anpassen, werden in der heutigen Wirtschaft langfristig erfolgreich sein. Die Zuweisung spezialisierter Arbeitsschritte auf hierarchisch gegliederte Stellen im Rahmen funktionaler Organisationsstrukturen ist hierfür nicht mehr ausreichend.

Wesentliche **Nachteile** dieser **funktionalen Organisationsformen** sind (vgl. *Kosiol*, 1976, S. 187; *Hammer/Champy*, 2003; *Bullinger*, 1995, S. 780):

- Reibungsverluste durch viele Schnittstellen. Dies führt z.B. zu Bereichsegoismus, Suboptima oder Kommunikationsdefiziten.
- Mangelnde Kundenorientierung: Die Bedürfnisse des Kunden sind häufig unbekannt.
- Inflexibilität und langwierige Bearbeitungszeiten durch die zur Vermeidung von Fehlern und Redundanzen erforderliche Abstimmung.
- Übertriebene Standardisierung und lange Entscheidungswege (Dienstwegprinzip).
- Intransparenz der Leistungserstellung erschwert das Erkennen von Zusammenhängen.
- Mangelhafte informationstechnische Unterstützung. Folge ist z.B. die aufgrund von Medienbrüchen erforderliche mehrmalige Eingabe eines gleichen Datensatzes.
- Geringe Motivation der Mitarbeiter durch eintönige Arbeit und fehlenden Leistungszusammenhang.

Durch Ausrichtung des Unternehmens am Ablauf der Leistungserstellung lassen sich Abteilungsgrenzen überwinden und die erforderliche Flexibilität und Kundenorientierung erreichen. Dies wird bei der Betrachtung des in Abb. 5.4.2 dargestellten typischen Verlaufs eines Prozesses in einer funktionalen Organisation deutlich. Die Vielzahl der beteiligten Organisationseinheiten und die dabei zu überwindenden Schnittstellen führen zu den oben beschriebenen Problemen. Eine rein funktionale Arbeitsteilung vernachlässigt, dass die meisten betrieblichen Prozesse stellenübergreifend ablaufen und deshalb als Ganzes gesehen und gestaltet werden sollten (vgl. *Schulte-Zurhausen*, 2002, S. 45ff.). Beispiele hierfür sind Auftragsabwicklung oder Produktentwicklung.

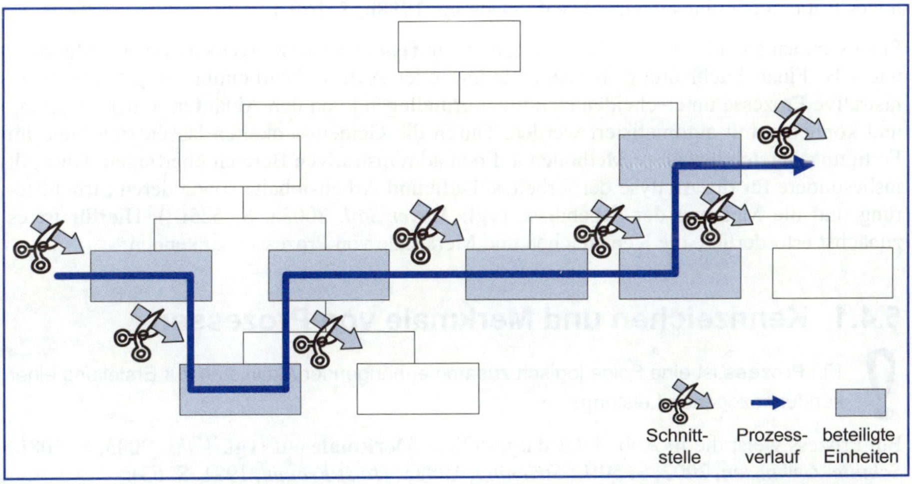


*Abb. 5.4.2: Prozessverlauf in einer funktionalen Organisationsstruktur*

Während die traditionelle Organisationsgestaltung versucht, gleichartige Tätigkeiten zu Funktionsbereichen zusammenzufassen, geht die **prozessorientierte Organisationsgestaltung** von zusammenhängenden Abläufen aus, die als Ganzes optimiert werden (vgl. *Gaitanides,* 2007, S. 32ff.). Durch ablauforientierte Strukturen sollen Schnittstellen entlang der betrieblichen Prozesse weitgehend vermieden und überschaubare, transparente organisatorische Einheiten geschaffen werden. Doch nicht die Abschaffung, sondern eine andere Form der Arbeitsteilung ist das eigentliche Ziel der prozessorientierten Organisation. Entscheidung und Ausführung sachlich zusammenhängender Aktivitäten werden ganzheitlich zusammengefasst und auf eine oder wenige beteiligte Stellen übertragen. Auf diese Weise sollen folgende **Verbesserungen** realisiert werden (vgl. *Bea/Göbel*, 2006, S. 422f.):

- Reduzierung hierarchischer Strukturen („flache Organisation"),
- erweiterter Arbeitsinhalt und höhere Motivation durch Selbststeuerung,
- Abbau nicht-wertschöpfender Tätigkeiten,
- verbesserter Informationsaustausch,
- ständige Ausrichtung an den Erfordernissen des Marktes,
- hohe Flexibilität und Reaktionsfähigkeit auf geänderte Anforderungen,
- höhere Kundenzufriedenheit durch Ausrichtung an den Kundenwünschen.

Prozessorientierte Betrachtung des Unternehmens wird häufig als Prozessmanagement bezeichnet (in Anlehung an *Gaitanides* et al., 1994, S. 3):

**Prozessmanagement** umfasst die ganzheitliche Planung, Steuerung und Kontrolle der betrieblichen Abläufe im Hinblick auf deren Kosten, Zeit und Qualität. Ziel ist die Erfüllung der Kundenanforderungen durch das Prozessergebnis.

Das Prozessmanagement basiert insbesondere auf einem **neuen Verständnis administrativer Tätigkeiten**, deren zentrales Merkmal der Umgang mit Daten und Informationen ist. Administrative Aufgaben sind nicht auf einen Funktionsbereich beschränkt, sondern durchdringen alle Bereiche eines Unternehmens. Im Gegensatz zu Fertigungsprozessen, bei denen die Kontrolle der hergestellten Mengen, der Kostenvorgaben und der Qualitätskriterien die Eckpfeiler aller planenden und ausführenden Maßnahmen bilden, werden administrative Tätigkeiten meist nur sehr vage geplant und kontrolliert. Hier besteht deshalb häufig ein hohes Rationalisierungspotenzial (vgl. *Striening*, 1988b, S. 16ff.).

Prozessmanagement eignet sich vorwiegend für **repetitive bzw. strukturierte Aufgaben**, wie z.B. Finanzbuchhaltung, Kostenrechnung oder Auftragsbearbeitung. Repetitive administrative Prozesse unterscheiden sich nicht grundlegend von den Abläufen in der Fertigung und können somit automatisiert werden. Durch die Gemeinsamkeiten lassen sich viele im Fertigungsbereich bewährte Methoden auf den administrativen Bereich übertragen. Dies gilt insbesondere für die Analyse der Arbeitsabläufe und Arbeitsinhalte sowie deren Strukturierung und die Messung der Ergebnisse (vgl. *Mayer/Stoi*, 2003a, S. 625ff.). Hierfür ist es zunächst erforderlich, die Kennzeichen und Merkmale von Prozessen zu kennen.

## 5.4.1 Kennzeichen und Merkmale von Prozessen

Ein **Prozess** ist eine Folge logisch zusammenhängender Aktivitäten zur Erstellung einer kundenbezogenen Leistung.

Ein Prozess weist die in Abb. 5.4.3 dargestellten **Merkmale** auf (vgl. *Vahs*, 2003, S. 208f., *Schulte-Zurhausen*, 2002, S. 50ff.; *Striening*, 1988a; *Haist/Fromm*, 1991, S. 53):

- Der Prozess wird von einem **Ereignis** ausgelöst. Dies kann z.B. der Anruf eines Kunden, die Anfrage eines Vorgesetzten oder ein bestimmter Termin sein.
- Der Prozess hat eine **Eingabe**, die von mindestens einer **Quelle** stammt. Eingaben können z.B. eine Bestellung, Rohstoffe oder ein defektes Produkt sein. Die Quelle wird auch als **Lieferant** bezeichnet.
- Der Prozess hat ein festgelegtes **Ergebnis** (Ausgabe), das an mindestens eine **Senke** geliefert wird. Ergebnisse können z.B. das Eintreffen der Lieferung, ein fertiges Produkt oder eine Garantieleistung sein. Die Senke wird auch als **Kunde** bezeichnet.

- Die **Leistungsanforderungen** des Kunden bestimmen das zu erzielende Ergebnis hinsichtlich Zeit, Termin, Qualität und Kosten.
- Zwischen Quellen und Senken bestehen **Kunden-Lieferanten-Beziehungen**. Kunden und Lieferanten können von innerhalb oder außerhalb des Unternehmens stammen.
- Die wertschöpfende Umwandlung der Eingabe in das Ergebnis erfolgt durch inhaltlich miteinander verknüpfte **Aktivitäten**. Diese können von Menschen und/oder Sachmitteln sowohl sukzessive als auch parallel durchgeführt werden.

Welche Aktivitäten zusammen als Prozess angesehen werden, hängt vom jeweiligen Sachverhalt ab. Eine Vorgangskette wird als inhaltlich abgeschlossen angesehen, wenn sie zur Erstellung oder Verwertung einer betrieblichen Leistung führt und isoliert von vor-, neben- oder nachgelagerten Vorgängen betrachtet werden soll (vgl. *Gaitanides*, 2007, S. 32ff.).

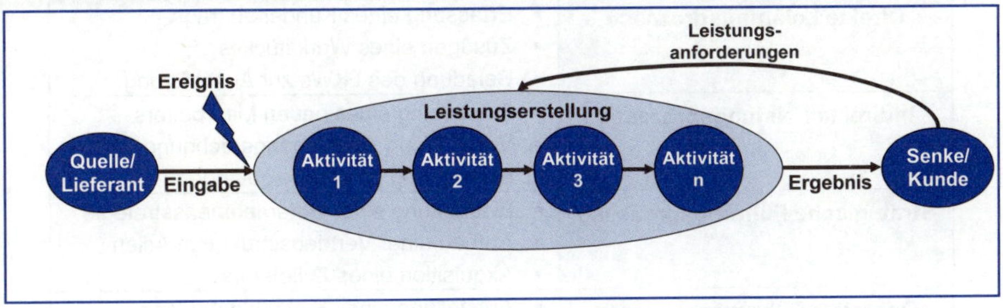


*Abb. 5.4.3: Bestandteile eines Prozesses (in Anlehnung an Schulte-Zurhausen, 2002, S. 50)*

Als wesentliche **Prozessarten** lassen sich unterscheiden (vgl. *Vahs*, 2003, S. 210ff.; *Schulte-Zurhausen*, 2002, S. 51ff.; *Hill* et al., 1994, S. 26ff.; *Porter*, 1996, S. 65ff.):

- **nach dem Prozessgegenstand**
  - **Materielle Prozesse** beinhalten die Bearbeitung und den Transport von körperlichen Gegenständen (Güterströme) und lassen sich i.d.R. gut strukturieren.
  - **Informationsprozesse** beinhalten den Austausch und die Verarbeitung von Informationen sowie die Handhabung materieller Informationsträger wie z.B. Disketten. Sie verlaufen häufig verzweigt und sind deshalb nicht bzw. schwer strukturierbar.
- **nach der Art der Tätigkeit**
  - **Leistungsprozesse** dienen zur Erstellung und Verwertung materieller oder immaterieller Leistungen. Direkte Leistungsprozesse erbringen eine Leistung für einen externen Kunden und werden dabei durch indirekte Leistungsprozesse unterstützt.
  - **Führungsprozesse** dienen zur Planung, Steuerung und Kontrolle der Leistungsprozesse. Sie können strategisch oder operativ sein.
- **nach dem Marktbezug**
  - **Primäre Prozesse** entsprechen weitgehend den direkten Leistungsprozessen und erbringen eine Leistung für einen externen Kunden.
  - **Sekundäre Prozesse** entsprechen weitgehend den indirekten Leistungsprozessen. Sie stellen die Betriebsbereitschaft sicher und unterstützen die Ausführung der primären Prozesse.
  - **Innovative Prozesse** dienen der Entwicklung und Einführung neuer Produkte (Produktinnovationen), Verfahren (Prozessinnovationen) und Strukturen (Strukturinnovationen).

Abb. 5.4.4 zeigt einige praktische Beispiele für die einzelnen Prozessarten.

| Unterteilung nach dem Prozessgegenstand | |
|---|---|
| **Prozessarten** | **Beispiele** |
| **Materielle Prozesse** | ▪ Einlagerung von Rohstoffen<br>▪ Montage eines Produktes<br>▪ Auslieferung eines Produktes |
| **Informationsprozesse** | ▪ Analyse von Verwaltungstätigkeiten<br>▪ Aufstellung einer Planung<br>▪ Beratung eines Kunden |
| **Unterteilung nach der Art der Tätigkeit** | |
| **Prozessarten** | **Beispiele** |
| **Direkte Leistungsprozesse** | ▪ Erfassung eines Kundenauftrags<br>▪ Zusägen eines Werkstückes<br>▪ Beladung des LKWs zur Auslieferung |
| **Indirekte Leistungsprozesse** | ▪ Einstellung eines neuen Mitarbeiters<br>▪ Verbuchung der Eingangsrechnung<br>▪ Bewachung des Werksgeländes |
| **Strategische Führungsprozesse** | ▪ Erarbeitung einer Unternehmensstrategie<br>▪ Aufbau einer Vertriebsstruktur in Asien<br>▪ Akquisition eines Zulieferers |
| **Operative Führungsprozesse** | ▪ Aufstellung eines Fertigungsbudgets<br>▪ Produktionsplanung und -steuerung<br>▪ Kontrolle der Mitarbeiterleistung |
| **Unterteilung nach dem Marktbezug** | |
| **Prozessarten** | **Beispiele** |
| **Primäre Prozesse** | ▪ vgl. Beispiele direkte Leistungsprozesse |
| **Sekundäre Prozesse** | ▪ vgl. Beispiele indirekte Leistungsprozesse |
| **Innovative Prozesse** | ▪ Entwicklung eines neuen Produktes<br>▪ Reorganisation des Vertriebsbereichs<br>▪ Einführung einer neuen Software |

*Abb. 5.4.4: Beispiele für Prozessarten in einem Industrieunternehmen*

Das Prozessergebnis kann wiederum die Eingabe für einen nachfolgenden Prozess als internen Kunden darstellen und diesen auch auslösen. Auf Basis der Eingabe erfolgt die wertschöpfende Leistungserstellung mit anschließender Weitergabe des Ergebnisses an den nächsten internen bzw. schlussendlich an den externen Kunden.

Mehrere inhaltlich zusammenhängende Prozesse bilden gemeinsam eine **Prozesskette**. Jeder Prozess ist somit als ein Glied dieser Kette gleichzeitig Kunde, Produzent und Lieferant. Lieferant und Kunde sind nicht nur externe Marktpartner, sondern häufig auch Abteilungen, Stellen oder Bereiche innerhalb des Unternehmens. Diese stehen miteinander in vielfältiger Beziehung und bilden so ein **Lieferanten-Kunden-Netzwerk**. Zwischen ihnen existieren Schnittstellen, die koordiniert werden müssen. Hierfür werden verantwortliche Mitarbeiter bestimmt, die auf die Erfüllung der Kundenanforderungen an die jeweilige Prozessleistung achten (vgl. *Schulte-Zurhausen,* 2002, S. 59f.). Prozessorientierung ist deshalb immer mit **Kundenorientierung** verbunden. Diese erstreckt sich dabei nicht nur auf den Absatz- und Beschaffungsmarkt, sondern auch auf unternehmensinterne Lieferanten-Kunden-Beziehungen. Diesen Zusammenhang verdeutlicht Abb. 5.4.5.

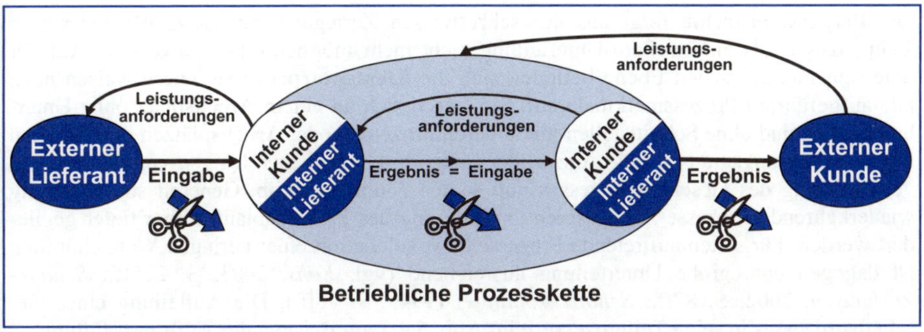


*Abb. 5.4.5: Prozesskette und Prozessschnittstellen (in Anlehnung an Schulte-Zurhausen, 2002, S. 60)*

## 5.4.2 Geschäftsprozesse

Die Gesamtheit der in einem Unternehmen ablaufenden Prozesse bildet die **Prozessstruktur**. Horizontal gesehen haben die Prozesse einen Anfang und ein Ende. An diesen Schnittstellen sind sie mit anderen Prozessen zu einer Vielzahl unterschiedlicher Prozessketten verknüpft. Vertikal lassen sich die Prozesse mit einem unterschiedlichen Detaillierungsgrad betrachten und bilden somit eine **Prozesshierarchie** (vgl. *Kajüter*, 2002, S. 252f.).

Die oberste hierarchische Ebene bilden die **Geschäftsprozesse**, mit denen die grundlegenden Aufgabenfelder des Unternehmens beschrieben werden. Sie werden auch als Kern- oder Schlüsselprozesse bezeichnet und leisten einen wesentlichen Beitrag zum Kundennutzen und zur betrieblichen Wertschöpfung. Ihre Prozessergebnisse gehen unmittelbar an externe Kunden bzw. sind – wie im Fall des Produktentstehungsprozesses – für diese bestimmt. Da die Unternehmen im Grunde durch ihre Geschäftsprozesse miteinander konkurrieren, kommt ihnen strategische Bedeutung zu. Sie werden unternehmensspezifisch festgelegt, wobei das Leistungsspektrum eines Unternehmens i.d.R. mit nicht mehr als zehn Geschäftsprozessen abgedeckt wird (vgl. *Schmelzer/Sesselmann*, 2006, S. 59ff.; *Gleich*, 2002, S. 313ff.; *Scholz/ Vrohlings*, 1994a, S. 45ff.). Grundlegende Geschäftsprozesse eines Industrieunternehmens zeigt Abb. 5.4.6.

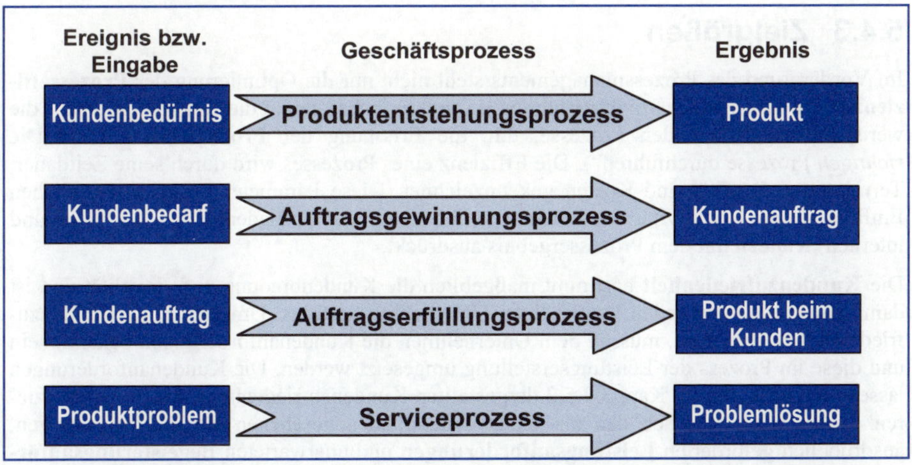


*Abb. 5.4.6: Grundlegende Geschäftsprozesse eines Industrieunternehmens (in Anlehnung an Schmelzer/Sesselmann, 2006, S. 66)*

Die **Prozesshierarchie** folgt aus der schrittweisen Zerlegung der Geschäftsprozesse in **Teilprozesse**, bis eine weitere Unterteilung nicht mehr möglich oder sinnvoll ist. Auf der untersten hierarchischen Ebene befinden sich die **Elementarprozesse**. Diese weisen noch alle aufgeführten Prozessmerkmale auf. Sie lassen sich an einem Arbeitsplatz ohne Unterbrechungen und ohne Schnittstellen mit anderen Prozessen oder Arbeitsplätzen durchführen. Der Detaillierungsgrad und die Anzahl der hierarchischen Ebenen hängen von der Art und vom Umfang des Geschäftsprozesses und seiner Teilprozesse ab. Generell sollten häufig wiederkehrende Prozesse zur besseren Optimierung des Prozessablaufes eher tiefer gegliedert werden. Für selten auftretende Prozesse bzw. solche mit einer geringen Wertschöpfung ist dagegen eine grobe Unterteilung ausreichend (vgl. *Vahs*, 2003, S. 225ff.; *Schulte-Zurhausen*, 2002, S. 87ff.; *Scholz/Vrohlings*, 1994a, S. 45ff.). Die Aufteilung eines Geschäftsprozesses in seine Teilprozesse zeigt Abb. 5.4.7 am Beispiel der Auftragserfüllung.

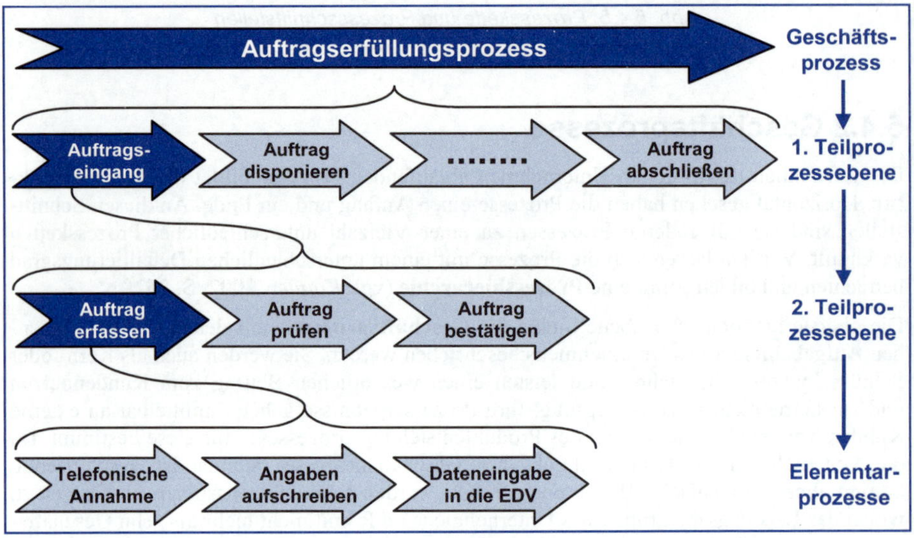


*Abb. 5.4.7: Hierarchische Struktur des Geschäftsprozesses „Auftragserfüllung"*

### 5.4.3 Zielgrößen

Im Vordergrund des Prozessmanagements steht nicht nur die Optimierung der **Prozesseffizienz** („Die Prozesse *richtig* durchführen"), sondern insbesondere die Konzentration auf die wertschöpfungserhöhenden Prozesse, d.h. die Erhöhung der **Prozesseffektivität** („Die *richtigen* Prozesse durchführen"). Die Effizienz eines Prozesses wird durch seine Zeitdauer, Termintreue, Qualität und Kosten gekennzeichnet. Diese Parameter haben maßgeblichen Einfluss auf die Effektivität eines Prozesses, die sich in der Zufriedenheit der (externen und internen) Kunden mit dem Prozessergebnis ausdrückt.

Die **Kundenzufriedenheit** bestimmt maßgeblich die Kundenbindung und -loyalität und ist damit die Basis eines jeden langfristigen Unternehmenserfolgs. Um eine hohe Kundenzufriedenheit zu erreichen, müssen dem Unternehmen die Kundenanforderungen bekannt sein und diese im Prozess der Leistungserstellung umgesetzt werden. Die Kundenanforderungen lassen sich nach dem in Kap. 3.3.5.2 dargestellten Kundenzufriedenheitsmodell differenzieren. Dabei wird zwischen den als selbstverständlich angesehenen **Basisanforderungen**, ausdrücklich geforderten **Leistungsanforderungen** und unerwarteten **Begeisterungsanforderungen** unterschieden (vgl. *Kano*, 1993, S. 12ff.).

Die **Messung der Kundenzufriedenheit** kann durch direkte Befragung des Kunden bestimmt werden. Sie lässt sich jedoch auch indirekt durch Befragung der Mitarbeiter mit

Kundenkontakt bzw. durch Analyse interner Daten wie z.B. Lieferzeiten, Kundenbeschwerden oder Garantiefälle ermitteln. Die unmittelbare Befragung des Kunden nach Übergabe der Prozessergebnisse ermöglicht eine schnelle Reaktion auf Beanstandungen. Dies ist häufig der beste Weg, um die Zufriedenheit des Kunden wiederherzustellen.

Die **Prozessleistung** wird durch Prozesszeit, Termintreue, Prozessqualität, Prozesskosten und Kundenzufriedenheit bestimmt. Sie sind damit die wesentlichen Zielgrößen des Prozessmanagements und sollten stets ganzheitlich betrachtet werden.

Eine Fokussierung auf eine Zielgröße zu Lasten der anderen Dimensionen ist nicht zu empfehlen. In vielen Fällen stehen die Ziele sogar in einem komplementären Verhältnis. Beispielsweise wirkt sich eine Verringerung der Prozesszeit auch positiv auf die Termintreue und die Prozesskosten aus (vgl. im Folgenden *Schmelzer/Sesselmann*, 2006, S. 241ff.; *Scholz/Vrohlings*, 1994b, S. 58ff.; *Schulte-Zurhausen*, 2002, S. 71ff.).

Die Anforderungen der externen Kunden bestimmen, welche Prozesse erforderlich sind und welche Leistungen dabei in welcher Form zu erbringen sind (vgl. Kap. 8.1.4.2). Geplante und für den Kunden wertschöpfende Prozesse erbringen **Nutzleistungen**, die optimiert werden sollten. Sind die Prozesse selbst nicht wertschöpfend, aber für die Unterstützung der Nutzleistungen erforderlich, dann werden sie als **Unterstützungsleistungen** („Stützleistungen“) bezeichnet. Beispiele sind Rüst- oder innerbetriebliche Transportvorgänge. Sie sollten so weit als möglich reduziert werden. Unnötige Prozesse und Aktivitäten, die keinen Beitrag zum Kundennutzen leisten, sind als nicht wertschöpfende **Blindleistungen** zu identifizieren und soweit als möglich abzubauen. Die fehlerhafte Durchführung von Prozessen und Aktivitäten wird als **Fehlleistung** bezeichnet, die es gilt zu vermeiden.

### 5.4.3.1 Prozessqualität

Die Kundenzufriedenheit ist eng mit der Prozessqualität verbunden. Wird unter Qualität im Allgemeinen die Erfüllung der Kundenanforderungen verstanden (vgl. Kap. 8.1.1), dann ist die Kundenzufriedenheit ein Maß für die Qualität. Im Prozessmanagement steht die **Kundenzufriedenheit** für die subjektive Sicht des Kunden auf die Qualität des Prozesses, d.h. wie zufrieden er mit dem Prozessergebnis ist (kundenorientierter Qualitätsbegriff). Dabei kann es auch sein, dass der Kunde trotz Mängeln im Prozessergebnis zufrieden ist, da auf der anderen Seite Anforderungen besser als erwartet erfüllt wurden. Der Walkman von *Sony* wurde beispielsweise trotz seiner anfänglichen Schwächen bei den Basis- und Leistungsanforderungen aufgrund seiner völlig neuen Nutzungsmöglichkeiten (Begeisterungsanforderung) zu einem weltweiten Erfolg (vgl. *Benz*, 1997, S. 115).

Die **Prozessqualität** bezeichnet das Ausmaß der Umsetzung der für das Prozessergebnis im Vorfeld definierten Anforderungen sowie die fehlerfreie Leistungserstellung im Rahmen des Prozessablaufs (technischer Qualitätsbegriff). Die Prozessqualität setzt sich aus vielen einzelnen Aspekten zusammen. Deshalb sollte sie nicht nur am Ende des Prozesses, sondern bereits während des Prozessablaufes gemessen und kontrolliert werden (vgl. *Schmelzer/Sesselmann*, 2006, S. 260f.). Um eine hohe Prozessqualität zu gewährleisten, müssen Fehler, Beanstandungen, Terminverzögerungen und sonstige Abweichungen von den Kundenanforderungen weitgehend vermieden werden. Gemessen werden kann die Prozessqualität durch die Kennzahl **First Pass Yield** (FPY). Diese sog. Ersttrefferquote drückt aus, welcher Anteil an Prozessergebnissen bereits im ersten Prozessdurchlauf korrekt war und keinerlei Nacharbeit wie z.B. Rückfragen, Korrekturen oder Vervollständigungen erfordert hat (vgl. *Thomas*, 1991, S. 117f.):

$$FPY = \frac{\sum \text{Prozessergebnisse ohne Nacharbeit}}{\sum \text{aller Prozessergebnisse}} \%$$

Die Qualität eines Prozesses ergibt sich wie in Abb. 5.4.8 dargestellt aus der Multiplikation der Ersttrefferquoten seiner Teilprozesse (vgl. *Schmelzer/Sesselmann*, 2006, S. 263f.). Obwohl im Beispiel die drei Teilprozesse mittlere bis hohe Ersttrefferquoten aufweisen, ist mit 43,2% nicht einmal die Hälfte der Prozessergebnisse im ersten Prozessdurchlauf korrekt. Bereits ein unzureichender Teilprozess kann somit die gesamte Prozessqualität gefährden. Dies verdeutlicht die Notwendigkeit einer integrativen Betrachtung des gesamten Prozessablaufes und einer Minimierung von Schnittstellen als potenziellen Fehlerquellen.

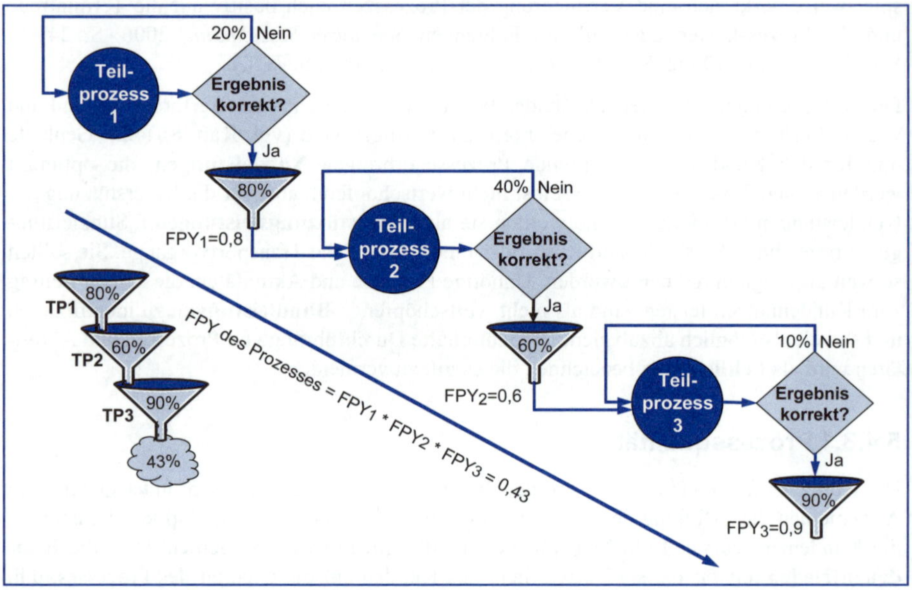


*Abb. 5.4.8: Aus der Qualität der Teilprozesse resultiert die Qualität des Gesamtprozesses*

## 5.4.3.2 Prozesszeiten und -termine

Die Prozesszeit hat großen Einfluss auf die Effektivität, Effizienz, Reaktionsfähigkeit und Flexibilität des Unternehmens. Verzögert sich beispielsweise der Prozess einer Produktentwicklung und ein Konkurrent kommt dem Unternehmen zuvor, so gehen wichtige Pioniererträge und Marktanteile verloren. Darüber hinaus führen Verzögerungen in den Prozessen meist zur Unzufriedenheit des Kunden.

Die **Durchlaufzeit** eines Prozesses ist die Zeitspanne von seiner Auslösung bis zur Übergabe des Prozessergebnisses an den Kunden.

Die Durchlaufzeit setzt sich wie in Abb. 5.4.9 dargestellt zusammen aus:

- **Bearbeitungszeit**: Zeitbedarf für die unmittelbare Erstellung des Prozessergebnisses (Ausführungszeit) sowie zur Vorbereitung der eigentlichen Arbeitsgänge (Rüstzeit).
- **Transportzeit**: Zeitbedarf, um das Prozessergebnis dem Kunden zu überbringen.
- **Liegezeit**: Zeitspanne vom Prozesseingang bis zu seiner Bearbeitung sowie Verweildauer des unfertigen bzw. fertigen Prozessergebnisses im Prozessablauf, in deren Rahmen dieses weder bewegt noch bearbeitet wird.

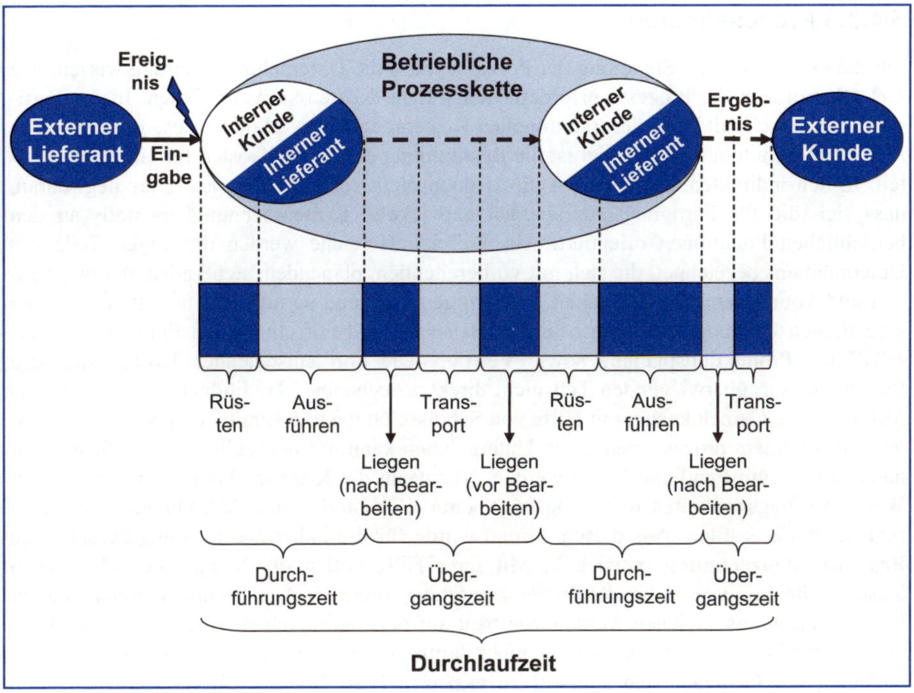


*Abb. 5.4.9: Zusammensetzung der Durchlaufzeit eines Prozesses*

Nur die im Rahmen der Ausführungszeit erbrachte Nutzleistung ist wertschöpfend. Deshalb sind Rüst- und Transportzeiten (Stützleistungen) sowie Liegezeiten (Blindleistungen) soweit als möglich zu reduzieren (vgl. Kap. 5.4.3).

Das Verhältnis von Ausführungszeit zur gesamten Durchlaufzeit wird als **Zeiteffizienz** bezeichnet. Statt der Ausführungszeit wird teilweise auch die Bearbeitungszeit zur Berechnung herangezogen. Da die Rüstzeiten jedoch nicht direkt wertschöpfend sind, ist die Ausführungszeit als Bezugspunkt geeigneter. In vielen Geschäftsprozessen liegt die Zeiteffizienz bei lediglich 5% oder sogar darunter.

$$\text{Zeiteffizienz} = \frac{\text{Ausführungszeit}}{\text{Durchlaufzeit}} \%$$

Während die Prozesszeit Aussagen über die Dauer der Leistungserstellung macht, gibt der **Prozesstermin** an, wann das Prozessergebnis dem Kunden übergeben werden soll. Ein Überschreiten der Prozesstermine kann zu Verzögerungen in nachfolgenden Prozessen sowie insbesondere zur Beeinträchtigung der Kundenzufriedenheit führen.

Die Termineinhaltung kann mit der Kennzahl **Termintreue** gemessen werden, die den Anteil der rechtzeitig fertig gestellten Ergebnisse ausdrückt. Wie bei der Berechnung des First Pass Yield folgt die Termintreue eines Prozesses aus den jeweiligen Ergebnissen seiner Teilprozesse. Dies erfordert somit eine ganzheitliche Terminverfolgung über den gesamten Prozessablauf.

$$\text{Termintreue} = \frac{\sum \text{termingerechte Prozessergebnisse}}{\sum \text{aller Prozessergebnisse}} \%$$

### 5.4.3.3 Prozesskosten

Für die Gestaltung und Steuerung der Prozesse muss die Unternehmensführung wissen, wie viele Ressourcen die Prozesse erfordern und welche Kosten sie verursachen. In der Fertigung lassen sich mit Hilfe der traditionellen Kostenrechnungsverfahren diese Prozesskosten relativ gut ermitteln. Ein Beispiel ist die Bestimmung der Herstellkosten für ein Karosserieteil. In den indirekten Bereichen ist dies jedoch nicht so leicht möglich. Dies liegt daran, dass sich die für Fertigungsunternehmen entwickelte Kostenrechnung ebenfalls an den betrieblichen Funktionen orientiert. Als indirekte Bereiche werden diejenigen Teile des Unternehmens bezeichnet, die sich mit vorbereitenden, planenden, steuernden, überwachenden und koordinierenden Aufgaben beschäftigen. Sie sind somit nicht unmittelbar an der eigentlichen Leistungserstellung beteiligt. Beispiele sind Forschung und Entwicklung, Beschaffung, Produktionsplanung sowie Vertrieb. Die dort entstehenden Kosten sind den Produkten zum überwiegenden Teil nicht direkt zurechenbar. Traditionelle Verfahren verrechnen diese Gemeinkosten mit Hilfe von Schlüsselungen und somit wenig verursachungsgerecht. In einem prozessorientierten Unternehmen kann das betriebliche Geschehen damit häufig nicht zutreffend abgebildet werden. Nur wenn die Kostenrechnung den veränderten Wertschöpfungsstrukturen Rechnung trägt, kann sie weiterhin ihre Abbildungs- und Steuerungsfunktion erfüllen. Aus diesem Grund wurde für die indirekten Leistungsbereiche die **Prozesskostenrechnung** entwickelt. Mit ihrer Hilfe sollen die Mängel der klassischen Kostenrechnungssysteme bei der Prozessbewertung sowie der Analyse und Verrechnung der Gemeinkosten ausgeglichen werden. Sie baut auf der traditionellen Kostenarten- und Kostenstellenrechnung auf. Dabei geht es nicht darum, diese zu ersetzen, sondern bei der Verrechnung der Gemeinkosten sinnvoll zu ergänzen (vgl. *Horváth/Mayer*, 1993; *Horváth*, 1997, S. 236; *Horváth* et al. 1993; *Stoi*, 1999a, S. 24ff.; *Mayer/Stoi*, 2003b, S. 623ff.). Die Methodik der Prozesskostenrechnung wird im Folgenden anhand ihrer Einführung im Unternehmen bzw. in einem Unternehmensbereich erläutert.

Die **Einführung** läuft generell in **fünf Schritten** ab (vgl. *Horváth/Mayer*, 1993, S. 19ff.):

(1) **Bestimmung der relevanten Unternehmensbereiche und Zielsetzungen:** Die Prozesskostenrechnung erfordert eine neue, prozessorientierte Betrachtung der Vorgänge in den indirekten Bereichen. Deshalb wird die Einführung häufig zunächst auf einen abgegrenzten Teil des Unternehmens beschränkt, um zunächst Erfahrungen zu sammeln. Die Prozesskostenrechnung eignet sich besonders für Bereiche mit großem Gemeinkostenvolumen sowie undurchsichtigen Strukturen. Neben den Bereichen sind auch die verfolgten Zielsetzungen festzulegen, d.h. ob „nur" die Transparenz gesteigert oder auch beispielsweise die Planung der Gemeinkostenbereiche oder die Kalkulation prozessorientiert durchgeführt werden soll.

(2) **Ermittlung hypothetischer Hauptprozesse:** Die wesentlichen Prozesse eines Unternehmens werden bei der Prozesskostenrechnung als **Hauptprozesse** bezeichnet. Sie setzen sich aus mehreren homogenen Aktivitäten zusammen, die idealerweise demselben Kosteneinflussfaktor unterliegen. Maßgrößen der Hauptprozesse sind die sog. **Cost Driver**. Der Cost Driver des Hauptprozesses „Auftragsabwicklung" ist z.B. die „Anzahl der Aufträge". Zu Beginn der Einführung der Prozesskostenrechnung sind Hypothesen über mögliche Hauptprozesse und deren Cost Driver aufzustellen, um ein strukturiertes Vorgehen zu gewährleisten. Die Hauptprozesse lassen sich ebenfalls zu Geschäftsprozessen verdichten (vgl. Kap. 5.4.2).

(3) **Tätigkeitsanalyse:** Nachdem die hypothetischen Hauptprozesse festgelegt sind, wird in allen einbezogenen Kostenstellen eine Tätigkeitsanalyse durchgeführt. Dies geschieht insbesondere durch Interviews mit den Kostenstellenleitern, aber auch durch Dokumentenanalysen und Selbstaufschreibungen. Die Aktivitäten werden zunächst ermittelt,

strukturiert und zu Teilprozessen verdichtet. Danach wird geprüft, ob sich die Teilprozesse in Abhängigkeit vom Arbeitsvolumen der Kostenstelle mengenvariabel verhalten oder nicht. Ändert sich der Ressourcenverbrauch mit steigendem Leistungsanfall, dann bezeichnet man den Prozess als **leistungsmengeninduziert (lmi)**. Ist der Ressourcenverbrauch vom Leistungsvolumen der Kostenstelle unabhängig, handelt es sich um einen **leistungsmengenneutralen (lmn)** Prozess. Typische leistungsmengenneutrale Prozesse sind allgemeine Leitungstätigkeiten oder Sekretariatsaufgaben. Im Anschluss sind für die lmi-Prozesse geeignete Maßgrößen zu finden, mit denen diese quantifiziert werden können. Diese Maßgrößen der Teilprozesse werden als **Kostentreiber** bezeichnet. Bereits in der Prozessanalyse werden häufig Rationalisierungspotenziale wie beispielsweise Redundanzen oder Prozessschleifen deutlich.

(4) **Durchführung der Prozesskostenstellenrechnung:** Im nächsten Schritt werden den einzelnen Teilprozessen die in Anspruch genommenen Ressourcen und damit die Kostenstellenkosten zugeordnet. Da der Personalaufwand im Gemeinkostenbereich vorherrschend ist, wird häufig eine Verteilung nach dem Zeitbedarf der Mitarbeiter zur Durchführung der Teilprozesse vorgenommen. Für jeden Teilprozess ist hierbei die benötigte Mitarbeiterkapazität in **Mannjahren (MJ)** zu ermitteln. Ein Mannjahr ist dabei die pro Jahr tatsächlich zur Verfügung stehende Arbeitszeit eines Mitarbeiters (also ohne Pausen, Urlaub und Feiertage). Sie variiert in Deutschland je nach Unternehmen, Bundesland, Branche und Jahr. Durchschnittlich können beispielsweise bei einer 38-Stunden-Woche hierfür ca. 1.650 Arbeitsstunden angesetzt werden.

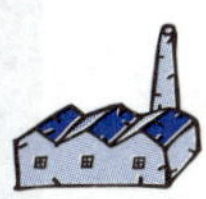

Die Berechnung der einzelnen Prozesskapazitäten lässt sich dann z.B. in einer Versicherung wie folgt durchführen: Angenommen, die Bearbeitung eines Neuantrags dauert durchschnittlich eine Stunde. Kostentreiber des Prozesses „Versicherungsantrag bearbeiten“ ist die Anzahl der Versicherungsanträge. Bei einer jährlichen Menge von 1.485 Anträgen verwendet ein Sachbearbeiter hierfür somit 1.485 Stunden pro Jahr. Geteilt durch 1.650 Stunden ergibt sich ein Prozessaufwand von 0,9 Mannjahren.

Durch Multiplikation der eingesetzten Mitarbeiterkapazität der Teilprozesse mit den Kosten pro Mannjahr in der jeweiligen Kostenstelle ergeben sich die für die Teilprozesse jährlich aufgewendeten **Prozesskosten**. Die Kosten der leistungsmengenneutralen Tätigkeiten werden i.d.R. auf die leistungsmengeninduzierten Prozesse im Verhältnis ihrer Kosten verteilt. Die anschließende Division der Prozesskosten durch die Prozessmenge der Kostentreiber ergibt die **Prozesskostensätze**. Sie geben an, wie viel die einmalige Ausführung eines Teilprozesses kostet. Der Ablauf der Prozesskostenstellenrechnung lässt sich anhand eines Beispiels verdeutlichen. In Abb. 5.4.10 (links) ist das Ergebnis der Untersuchung einer Kostenstelle im sog. **Prozesskostenblatt** dargestellt. Es enthält die Gesamtkapazität der Kostenstelle in Mannjahren und die Kostenstellenkosten. Daraus ergeben sich die Kosten pro MJ dieser Kostenstelle. Die Maßgrößen der leistungsmengeninduzierten Teilprozesse und die Kostentreibermengen wurden durch Interviews mit den Mitarbeitern ermittelt. Durch Multiplikation der Zeitdauer für die einmalige Ausführung der Prozesse mit der Anzahl der Maßgrößen erhält man die leistungsmengeninduzierten Teilprozesskosten. Die Kosten der leistungsmengenneutralen Tätigkeiten werden anschließend wie beschrieben umgelegt, woraus sich die Gesamtprozesskosten (lmi + lmn) ergeben. Durch Multiplikation der benötigten Mitarbeiterkapazität mit den Kosten pro MJ der Kostenstelle ergeben sich die jeweiligen Teilprozesskosten. Werden diese durch die Anzahl der Maßgrößen dividiert, folgen daraus die Prozesskostensätze. Dabei wird häufig zwischen induzierten Prozesskostensätzen (lmi) und Gesamtprozesskostensätzen (lmi + lmn) unterschieden. Die Prüfung einer Kundenanfrage kostet im Beispiel von Abb. 5.4.10 (links) somit 47,34 Euro.

| Kostenstelle Vertrieb | | Kapazität: 10 MJ Kosten: 600 T€ | | Kosten pro MJ: 60 T€ | | | | | | | |
|---|---|---|---|---|---|---|---|---|---|---|---|
| | Teilprozess | Kostentreiber: | Prozess- | Mitarbeitereinsatz (MJ) | | | Teilprozesskosten (T€) | | | PK-Satz (€) | |
| Nr. | Bezeichnung | Anzahl der | menge | Imi | Umlage Imn | Imi+Imn | Imi | Umlage Imn | Imi+Imn | Imi | Imi+Imn |
| 1 | Kundenanfrage entgegennehmen | Kunden-anfragen | 10.000 | 1,43 | 0,16 | 1,59 | 85,80 | 9,60 | 95,40 | 8,58 | 9,54 |
| 2 | Kundenanfrage prüfen | Kunden-anfragen | 10.000 | 7,10 | 0,79 | 7,89 | 426,00 | 47,40 | 473,40 | 42,60 | 47,34 |
| 3 | Kundenauftrag bestätigen | Kunden-aufträge | 1.500 | 0,47 | 0,05 | 0,52 | 28,20 | 3,00 | 31,20 | 18,80 | 20,80 |
| | | | | 9,00 | 1,00 | 10,00 | 540,00 | 60,00 | 600,00 | | |

| Imn-Prozesse | Aufwand (MJ) |
|---|---|
| Abteilung leiten | 1 |

Umlage im Verhältnis der Imi-Prozesse

| Hauptprozess Kundenauftrag bearbeiten | | Cost Driver: Anzahl Kundenaufträge Menge: 1500 | | | | | | | |
|---|---|---|---|---|---|---|---|---|---|
| Teilprozesse | Herkunft Kostenstelle | Mitarbeitereinsatz (MJ) | | | Prozesskosten (T€) | | | PK-Satz (€) | |
| | | Imi | Umlage Imn | Imi+Imn | Imi | Umlage Imn | Imi+Imn | Imi | Imi+Imn |
| Kundenanfr. entgegennehmen | Vertrieb | 1,43 | 0,16 | 1,59 | 85,80 | 9,60 | 95,40 | 57,20 | 63,60 |
| Kundenanfrage prüfen | Vertrieb | 7,10 | 0,79 | 7,89 | 426,00 | 47,40 | 473,40 | 284,00 | 315,60 |
| Kundenauftrag erfassen | DV | 1,05 | 0,09 | 1,14 | 73,50 | 6,30 | 79,80 | 49,00 | 53,20 |
| Kundenauftrag bestätigen | Vertrieb | 0,47 | 0,05 | 0,52 | 28,20 | 3,00 | 31,20 | 18,80 | 20,80 |
| Summe | | 10,05 | 1,09 | 11,14 | 613,50 | 66,30 | 679,80 | 409,00 | 453,20 |

*Abb. 5.4.10: Beispiel für eine Prozesskostenrechnung (Stoi, 1999a, S. 30)*

(5) **Verdichtung der Teilprozesse zu übergreifenden Hauptprozessen:** In der Verdichtung der Teilprozesse der Kostenstellen zu übergreifenden Hauptprozessen liegt der eigentliche Innovationsgrad der Prozesskostenrechnung. Die Hauptprozesse sind von Kostenstellen und Organisationsstrukturen unabhängig und beschreiben die wesentlichen Abläufe in den untersuchten indirekten Bereichen. Die Hauptprozesse und ihre Cost Driver verdeutlichen die Ursachen der Kostenentstehung im Unternehmen. Dies liefert wichtige Anstöße für die Prozessgestaltung (vgl. Kap. 5.4.3). Das Prinzip der Hauptprozessverdichtung zeigt Abb. 5.4.11. In Abb. 5.4.10 (rechts) ist beispielhaft der Hauptprozess „Kundenauftrag bearbeiten" dargestellt. Dieser setzt sich aus mehreren Teilprozessen der Kostenstellen „Vertrieb" und „Datenverarbeitung" zusammen. Für diesen Hauptprozess wird ein gemeinsamer Cost Driver festgelegt. Im Beispiel ist das die Anzahl der Aufträge. Die Mitarbeiterkapazität und Kosten der Teilprozesse werden den jeweiligen Kostenstellen entnommen und kumuliert. Aus der Division der kumulierten Teilprozesskosten mit der Menge des Cost Drivers folgt der **Hauptprozesskostensatz**. Er drückt die Kosten einer einmaligen Hauptprozessdurchführung aus. Die Bearbeitung eines Kundenauftrags kostet im Beispiel aus Abb. 5.4.10 (rechts) 453,20 Euro.

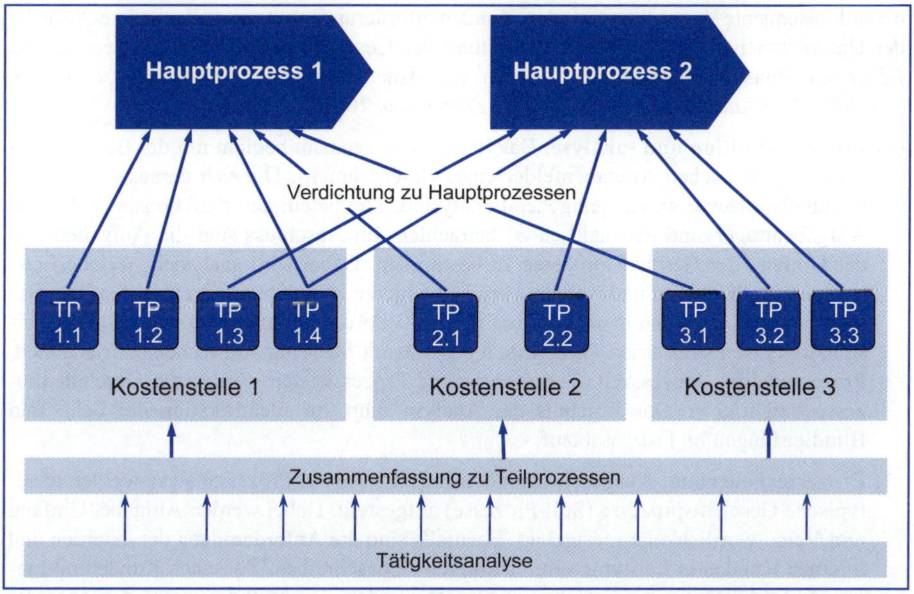


*Abb. 5.4.11: Prinzip der Hauptprozessverdichtung in der Prozesskostenrechnung (vgl. Mayer, 1991, S. 86)*

Nach den Ergebnissen einer Ende der 1990er Jahre in Deutschland durchgeführten empirischen Studie ermöglicht die Prozesskostenrechnung eine verbesserte Planung und Steuerung der indirekten Bereiche sowie Prozessoptimierungen und Komplexitätsreduktionen. Die Prozesskostenrechnung konnte in den befragten Unternehmen zur Senkung der Gemeinkosten und zur Verbesserung der Produkt- und Kundenrentabilität beitragen (vgl. ausführlich *Stoi*, 1999a, S. 137ff.).

Die Prozesskostenrechnung ist dem Wesen nach eine Vollkostenrechnung. **Kritiker** bemängeln deshalb, dass die Kostenermittlung über Prozessmengen und Prozesskostensätze die tatsächliche Kostenveränderbarkeit ignoriert und eine proportionale Kostenveränderung ohne die Berücksichtigung sachlicher und zeitlicher Abhängigkeiten unterstellt (vgl. *Glaser* 1992, *Kloock* 1992, *Küpper* 1991, *Küting/Lorson* 1991). Die geplanten Prozesskosten zeigen jedoch das „bewertete Arbeitsvolumen" an. Stellt man diese den Istkosten gegenüber, ergeben sich wertvolle Aussagen über die Auslastung der Bereiche und die Möglichkeiten einer Kapazitätsanpassung. Die Ermittlung der Prozesskosten ist zu deren Beeinflussung jedoch nicht ausreichend. So führt eine Reduzierung der Prozessmengen oder eine Verkürzung der Durchlaufzeiten kurzfristig nicht zu einer Senkung der Prozesskosten. Dies liegt daran, dass die hinter den Prozessen stehenden Kapazitäten und damit die meisten in der Prozesskostenrechnung erfassten Kostenbestandteile kurzfristig nicht beeinflussbar sind. Der Einsatzschwerpunkt der Prozesskostenrechnung liegt deshalb vor allem im strategischen Entscheidungsbereich mit lang- bis mittelfristigem Planungshorizont. Zur Senkung der Prozesskosten ist es erforderlich, die hinter diesen stehenden Strukturen und Kostentreiber zu beeinflussen. Dies wird als **Prozesskostenmanagement** bezeichnet (vgl. *Horváth* et al., 1993, S. 623; *Lorson* 1993, S. 257; *Stoi*, 1999a, S. 36ff.).

## 5.4.4 Prozessgestaltung

Die Beherrschung der wesentlichen wertschöpfenden Aktivitäten eines Unternehmens und deren konsequente Ausrichtung an den Kundenanforderungen ist eine permanente Aufgabe der Unternehmensführung. Bei der Gestaltung der Geschäftsprozesse können generell die folgenden **Phasen** unterschieden werden (in Anlehnung an *Scholz/Vrohlings*, 1994b, S. 115ff.; *Bea/Haas*, 2001, S. 405; *Schulte-Zurhausen*, 2002, S. 75ff.):

(1) **Prozessdefinition und -analyse**: Das Prozessmanagement beginnt mit der Bestimmung der erfolgskritischen Aufgabenfelder eines Unternehmens. Die sich daraus ergebenden Geschäftsprozesse werden eingehend analysiert. Die beteiligten Funktionsbereiche und Aufgabenträger sind ganzheitlich zu betrachten. Im Anschluss sind die Aufgaben und der Umfang der Geschäftsprozesse zu bestimmen. Dabei wird analysiert, welche Leistungen erstellt werden und welche Aktivitäten hierzu in welcher Form ablaufen. Die Geschäftsprozesse werden je nach Bedarf in ihre Teilprozesse unterteilt und auf diese Weise hierarchisch strukturiert (vgl. Kap. 5.4.2). Durch Messung von Kundenzufriedenheit, Prozessqualität, Prozesszeit, Termintreue und Prozesskosten werden die Geschäftsprozesse beschrieben. Das Ergebnis der Analyse führt zur Identifikation der Fehl- und Blindleistungen im Prozessablauf.

(2) **Prozesserneuerung:** Ausgehend von den Ergebnissen der Prozessanalyse werden idealtypische Geschäftsprozesse (Soll-Prozesse) aufgestellt. Dabei werden Aufgabe, Umfang und Verantwortlichkeiten festgelegt. Ebenfalls sind die Anforderungen der externen und internen Kunden in Leistungsvereinbarungen zu beschreiben. Zwischen Kunde und Lieferant kann z.B. eine Art Vertrag geschlossen werden, der zur Präzisierung der Anforderungen und Verpflichtungen dient. Oberstes Gebot ist die Ausrichtung auf den Markt und externen Kunden. Deshalb sollten alle nicht wertschöpfenden Aktivitäten, die keinen Beitrag zum Kundennutzen leisten, so weit als möglich eliminiert werden. Die Prozessgestaltung kann durch Einbezug von Lieferanten und Kunden sogar unternehmensübergreifend stattfinden. Dies ist Gegenstand des **Supply Chain Managements** (vgl. Kap. 3.4.2.1). Werden die Geschäftsprozesse bei der Prozesserneuerung fundamental überdacht und radikal umgestaltet, so wird dies als **Prozessreorganisation (Business Process Reengineering)** bezeichnet. Sie wird als Top-down-Projekt durchgeführt und soll zu einer grundlegenden Verbesserung der Geschäftsprozesse führen. *Hammer/Champy* (vgl. 2003) preisen sie euphorisch als „Radikalkur für Unternehmen". Diese Radikalität kann jedoch organisatorische Widerstände erzeugen, die das Erreichen der hoch gesteckten Ziele verhindern. Abb. 5.4.12 zeigt eine Auswahl der vielfältigen **Ansatzpunkte zur Prozesserneuerung**. Dabei sollten stets alle Zielgrößen in die Betrachtung einbezogen werden. Das größte Potenzial zur Senkung der Prozesszeit und zur

Verbesserung der Termintreue bieten die nicht wertschöpfenden Transport- und Liegezeiten. Vor allem bei Verwaltungsprozessen können diese über 90% der Durchlaufzeit ausmachen. Durch Integration von Teilprozessen auf einen Bearbeiter können z.B. Einarbeitungs- und Kommunikationsaufwand sowie Übergangszeiten verringert werden. Eine weitere Möglichkeit zur Senkung der Durchlaufzeit ist die Parallelisierung von Abläufen. Die Prozessqualität lässt sich vor allem durch die Einrichtung einer klaren Verantwortung für den Prozessablauf und das Prozessergebnis erreichen. Diese wird auf den sog. **Prozessverantwortlichen (Process Owner)** übertragen, der „seinen" Prozess ganzheitlich und funktionsübergreifend steuert. In Zusammenarbeit mit dem Projektteam identifiziert und gestaltet er die internen und externen Prozessschnittstellen. Die Verringerung der Durchlaufzeit und die Erhöhung der Prozessqualität haben zumeist auch einen positiven Einfluss auf die Prozesskosten. Schlussendlich wirken sich nahezu alle an den Kundenanforderungen orientierten Maßnahmen zur Verbesserung der Prozesszeit, Termintreue, Prozessqualität und Prozesskosten letztlich auch positiv auf die Kundenzufriedenheit aus. Insbesondere bei der Gestaltung administrativer Prozesse kommt der Informationstechnik (vgl. Kap. 7.3) hohe Bedeutung zu. Vorgangssteuerungs- oder auch **Workflow-Management-Systeme** unterstützen die Modellierung, Analyse, Simulation und Steuerung beliebiger Geschäftsprozesse. Sie ermöglichen die Einbindung anderer zur Vorgangsbearbeitung benötigter computergestützter Hilfsmittel. Dies können z.B. Anwendungssoftware, Dokumentenmanagement- und Gruppenunterstützungssysteme sowie Kommunikationsmittel sein. Aufgrund vorgegebener Ablauf- und Entscheidungsregeln bestimmt das Workflow-Management-System über den Verlauf eines Vorgangs. Die zu bearbeitenden Dokumente werden vom System auf elektronischem Wege termingerecht an die zuständigen Mitarbeiter und Stellen weitergeleitet. Automatische Erinnerungen, Wiedervorlagen und Weiterleitungen tragen dazu bei, Verzögerungen in der Vorgangsbearbeitung zu vermeiden. Durch Zusammenfassung einzelner Vorgangsschritte eines Geschäftsprozesses zu ganzheitlichen Aufgabenkomplexen wird zudem die Arbeitsteilung reduziert. Auf diese Weise kann u.a. eine erhebliche Verringerung der Durchlaufzeit erzielt werden. Anwendungsgebiet sind vor allem papierintensive, arbeitsteilige Geschäftsprozesse, bei denen die beteiligten Stellen zeitlich und räumlich getrennt sind (vgl. *Heilmann*, 1994, S. 8ff.).

(3) **Prozessrealisation und -kontrolle sowie kontinuierliche Verbesserung**: Im Anschluss an die Prozesserneuerung erfolgt die Implementierung der neuen Geschäftsprozesse. Nach Einführung der neuen Abläufe gilt es, die verbesserte Prozessleistung zu stabilisieren und die Prozesse an neue Anforderungen anzupassen. Hierfür müssen die Geschäftsprozesse hinsichtlich ihrer Zeit, Termintreue, Qualität, Kosten und Kundenzufriedenheit einer regelmäßigen Kontrolle unterzogen werden. Dabei wird die realisierte Prozessleistung mit der in der Prozesserneuerung geplanten Soll-Prozessleistung verglichen und auftretende Abweichungen analysiert. An die fallweise Neugestaltung der Geschäftsprozesse schließt sich die **kontinuierliche Verbesserung** an. Sie erfolgt in kleinen Schritten und unter Einbezug aller am Prozess beteiligten Mitarbeiter. Häufig wird sie als **KVP** (kontinuierlicher Verbesserungsprozess) oder nach ihrem japanischen Ursprung als **Kaizen** (japanisch für „Veränderung zum Besseren") bezeichnet. Die dahinter stehende Philosophie stammt aus dem Zen-Buddhismus, nach dem kein Zustand so gut ist, als dass man ihn nicht noch verbessern könnte (vgl. *Imai*, 1997; *Teufel*, 2003, S. 504). Die zur Verfügung stehenden Verbesserungsmöglichkeiten entsprechen grundsätzlich den in Abb. 5.4.12 dargestellten Ansätzen zur Prozesserneuerung, lediglich das Ausmaß der Prozessänderung ist geringer. Inwieweit bei einer unbefriedigenden Prozessleistung bzw. neuen Kundenanforderungen eine kontinuierliche Verbesserung ausreicht oder eine Neugestaltung des Prozesses erforderlich ist, entscheidet i.d.R. der Prozessverantwortliche.

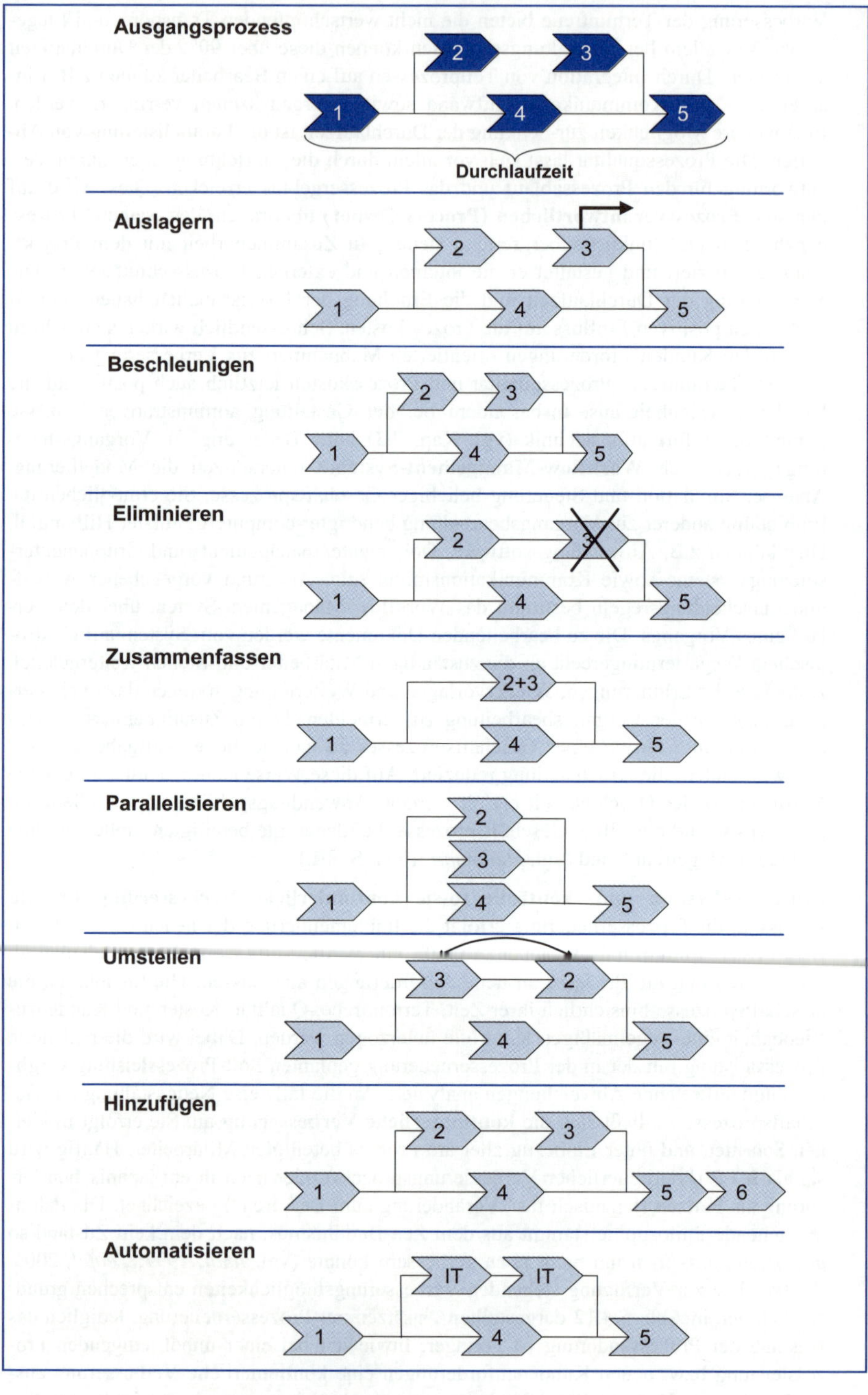


*Abb. 5.4.12: Ansatzpunkte zur Prozesserneuerung und -verbesserung (in Anlehnung an Bleicher, 1991, S. 196)*

Wie in Abb. 5.4.13 dargestellt, ergänzen sich Prozesserneuerung und -verbesserung. Ohne eine laufende Verbesserung geht die Prozessleistung häufig sogar nach und nach zurück. Eine Prozesserneuerung ist spätestens dann erforderlich, wenn ein Geschäftsprozess gravierende Mängel aufweist oder die Prozessleistung deutlich von den Anforderungen des Kunden abweicht. Erfolgreiches Prozessmanagement beinhaltet stets einen regelmäßigen Wechsel zwischen kontinuierlicher Verbesserung und grundlegender Prozesserneuerung.

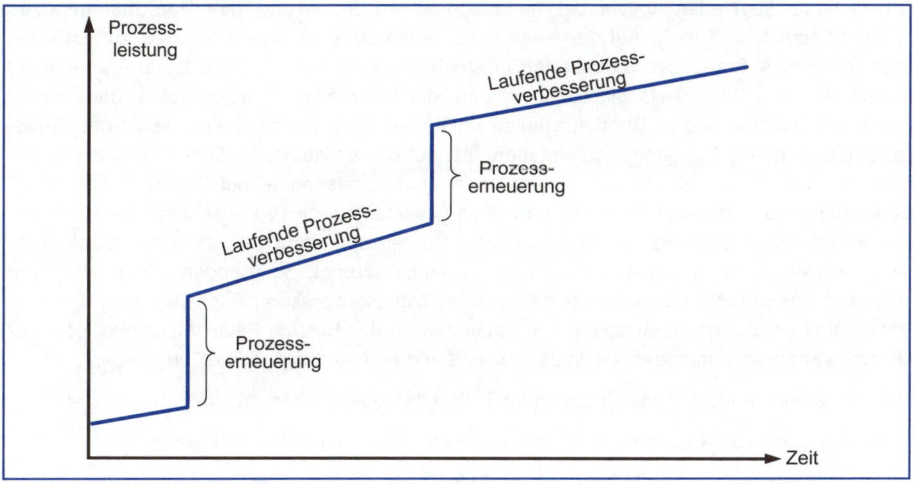


*Abb. 5.4.13: Wechsel zwischen kontinuierlicher Verbesserung und Prozesserneuerung (vgl. Imai, 1986, S. 50)*

## 5.4.5 Praxisbeispiel DB Dialog Telefonservice GmbH

DBDialog
Deutsche Bahn Gruppe

Die *DB Dialog Telefonservice GmbH* ist ein Call Center- und Customer Care-Dienstleister im Personenverkehrssegment des *Deutsche Bahn* Konzerns. Im Jahr 2006 erwirtschaftete die *DB Dialog Telefonservice GmbH* mit 1.600 Mitarbeitern einen Umsatz von 65 Mio. Euro. Das Serviceportfolio umfasst alle branchenüblichen Disziplinen und verfügbaren Kommunikationswege im Dialog mit den Kunden:

- **Inbound-Telefonie**: Bearbeitung eingehender Anrufe zur Produktberatung und telefonischen Bestellaufnahme sowie von Reklamationen und Kundenbeschwerden (B2C: Business to Customer). Darüber hinaus auch Bereitstellung von Verkäufer-Help-Desks (B2B: Business to Business).
- **Outbound-Telefonie**: Durchführung von Anrufen zur Neukundengewinnung, Adresserfassung und -qualifizierung sowie zur Kundenbefragung und Marktforschung.
- **Internet-Services**: Bearbeitung von Internet-Anfragen und -Buchungen (z.B. über www.bahn.de) sowie eingehender E-Mails.
- **Fulfillment**: Versand von Tickets aus dem telefonischen und internetbasierten Verkauf und Durchführung von Mailingaktionen.
- **Integrierte Dialog-Lösungen**: Erstellung und Umsetzung von Customer-Relationship-Konzepten, Konzeption und Pflege von Kundendatenbanken sowie Entwicklung und Implementierung von Spracherkennungssystemen (IVR: Interactive Voice Response).

Die *DB Dialog Telefonservice GmbH* verfügt über sechs Standorte in Deutschland. Alle Standorte sind miteinander zu einem virtuellen Call Center vernetzt, so dass die Leistungsfähigkeit der örtlichen Telefonanlagen gesteigert wird. Erfolgsgrundlage der *DB Dialog Telefonservice GmbH* ist das optimierte Zusammenspiel von Mensch und Technik. Das Ziel auf der Technikseite besteht in der Optimierung der bereit gestellten Buchungs- und Informationssysteme für die Mitarbeiter, die als „Call Center-Agenten“ bezeichnet werden. Als wichtigste Ressource des Unternehmens werden sie einem kontinuierlichen Fach- und Kommunikationstraining unterzogen, um den qualitativen Aspekt („Right Quality in Time“) abzudecken. Der größte Erfolgshebel liegt allerdings in der bedarfsgerechten **Steuerung des Personaleinsatzes** („Right Quantity in Time“). Auf der einen Seite sollen stets genügend Agenten zur Erfüllung des mit dem Auftraggeber vereinbarten Leistungsumfangs (sog. Service Level Agreements) bereit stehen. Andererseits gilt es aber auch, die Mitarbeiter so auszulasten, dass weder dauerhaft, noch temporär Überkapazitäten entstehen. Dies erfordert eine detaillierte Personaleinsatzplanung. Sie erfolgt systemunterstützt auf Basis historischer Daten, Bedarfsprognosen in Zusammenarbeit mit den Auftraggebern und insbesondere auf den systemtechnisch sekundengenau erfassten Prozessen des Call Centers. Auf diese Weise kann der Personalbedarf genau eingeschätzt sowie Ansätze für Prozessoptimierungen und Kostensenkungen ermittelt werden. Im operativen Bereich der Kommunikation mit den Kunden („Front Office“) ist dies seit Jahren üblich. Bei den internen Unterstützungsprozessen („Back Office“) fehlte allerdings eine vergleichbare Systematik. Deshalb wurde der Bereich Finanzen/Controlling einer **Prozessanalyse** unterzogen, die in den folgenden drei Schritten durchgeführt wurde:

(1) Auflistung periodisch wiederkehrender Tätigkeiten durch die Mitarbeiter,

(2) Festlegung von Kategorien zur Zusammenfassung der einzelnen Tätigkeiten,

(3) Ermittlung der Personalkosten/Std. der Mitarbeitergruppen unter Verwendung eines modifizierten Zeitschemas aus dem Front Office und Bestimmung der Prozesskosten.

Als Orientierungsrahmen für die Erhebung der Prozesse diente der bereichsinterne Jahresterminkalender, der alle wiederkehrenden Berichts- und sonstigen Fertigstellungstermine in den Teilbereichen Controlling und Buchhaltung enthält. Die im Zuge der Erfassung definierten Prozesskategorien zeigt Abb. 5.4.14.

| Nr. | Prozesskategorie | Nr. | Prozesskategorie |
|---|---|---|---|
| 1 | Administration | 11 | Planung |
| 2 | Anlagenbuchhaltung | 12 | Projektcontrolling |
| 3 | Bank | 13 | Prüfung/ Kontrolle/ Korrektur |
| 4 | Budgetierung | 14 | Reisekostenabrechnung |
| 5 | Debitorenbuchhaltung | 15 | Risikocontrolling |
| 6 | Erstellen/ bearbeiten BAB | 16 | Standardreporting |
| 7 | Jahresabschluss | 17 | Standortcontrolling |
| 8 | Kreditorenbuchhaltung | 18 | Vertriebscontrolling |
| 9 | Meeting | 19 | Wirtschaftsförderung |
| 10 | Monatsabschluss | | |

*Abb. 5.4.14: Prozesskategorien*

Auf dieser Basis wurden einzelne Tätigkeiten je Mitarbeiter ermittelt und als Teilschritte in einem Erfassungsraster eingetragen. Dabei wurden für jede Tätigkeit die Kurzbezeichnung, der geschätzte Zeitaufwand des Prozesses, der verantwortliche Kostentreiber und der Erstellungszyklus aufgelistet. Daraus wurde wiederum die Prozessmenge pro Jahr abgeleitet. Bei der ersten Erhebung wurden auf diese Weise 336 Einzeltätigkeiten ermittelt. Einen Auszug aus der Tätigkeitsliste der Prozessanalyse zeigt Abb. 5.4.15.

Auf Basis der Prozessanalyse konnten drei wesentliche Fragen beantwortet werden:

- Wie hoch ist die Kapazitätsauslastung des gesamten Bereichs Finanzen/Controlling mit wiederkehrenden Tätigkeiten?
- Welcher Kapazitäts- und damit Kostenanteil wird für welche Tätigkeiten eingesetzt?
- Wie hoch ist die Auslastung einzelner Mitarbeiter mit wiederkehrenden Tätigkeiten?

| lfd Nr. | Verantwortlich | Tätigkeit | Zyklus | Menge/ Jahr | Zeitaufwand je Prozess (in Min.) | Zeitaufwand je Prozess (in Std) | Zeitaufwand je Prozess p.a. | Personalkosten je Std in € | Prozesskosten in € |
|---|---|---|---|---|---|---|---|---|---|
| 31 | MA1 | Abruf Kontoauszug Cash-Pool-Konto | täglich | 250 | 3 Min. | 12,5 Std. | 1,6 Tage. | ##### | ##### |
| 37 | MA2 | Buchen der Kontoauszüge | täglich | 250 | 14 Min. | 58,3 Std. | 7,4 Tage. | ##### | ##### |
| 50 | MA3 | Aktualisieren Budgetdateien | n. Bedarf | 3 | 600 Min. | 10,0 Std. | 3,8 Tage. | ##### | ##### |
| 65 | MA4 | Buchen der Ausgangsrechnungen | monatlich | 700 | 3 Min. | 35,0 Std. | 4,4 Tage. | ##### | ##### |
| 79 | MA2 | Pflege der Kostenstellenübersicht | n. Bedarf | 6 | 60 Min. | 6,0 Std. | 0,8 Tage. | ##### | ##### |
| 91 | MA5 | Ermittlung der finanziellen Verpflichtungen | jährlich | 1 | 240 Min. | 4,0 Std. | 0,5 Tage. | ##### | ##### |
| 143 | MA2 | Erstellung der monatlichen GuV | monatlich | 12 | 10 Min. | 2,0 Std. | 0,3 Tage. | ##### | ##### |
| 172 | MA7 | Planungsgespräche mit Spartenleiter After Sales | jährlich | 3 | 480 Min. | 20,0 Std. | 2,5 Tage. | ##### | ##### |
| 208 | MA1 | Buchen Reisekostenabrechnungen | täglich | 3.400 | 1,5 Min. | 85,0 Std. | 10,8 Tage. | ##### | ##### |
| 213 | MA3 | Risikoermittlung Services | monatlich | 12 | 30,0 Min. | 6,0 Std. | 0,8 Tage. | ##### | ##### |
| 220 | MA6 | Abweichungsanalyse zum Monatsergebnis Reiseservice | monatlich | 12 | 30,0 Min. | 6,0 Std. | 0,8 Tage. | ##### | ##### |
| 336 | MA3 | Erstellung der Verwendungsnachweise | jährlich | 1 | 1200 Min. | 20,0 Std. | 2,5 Tage. | ##### | ##### |

*Abb. 5.4.15. Auszug aus der Tätigkeitsliste zur Prozessanalyse*

Durch die ausschließliche Erfassung der wiederkehrenden Tätigkeiten konnte ein wesentliches Problem bei der Erfassung der Prozessmengen gemindert werden. Da keine Rechtfertigung für eine hundertprozentige Auslastung erforderlich war, wurde die Differenz zwischen der ermittelten Auslastung je Mitarbeiter und der zur Verfügung stehenden Arbeitszeit als Anteil der unregelmäßigen oder vereinzelt auftretenden Aufgaben angesehen. Diese fallen bei den Controllern für Beratung und die Anfertigung von Ad-hoc-Analysen an. Bei den Buchhaltungsmitarbeitern betrifft dies die Abstimmung oder Klärung von Geschäftsvorfällen. Auf diese Weise entstand eine realitätsnahe Status-Quo-Darstellung, die als Diskussionsgrundlage für die weitere Entwicklung des Tätigkeitsspektrums einschließlich der Gewichtung zwischen wiederkehrenden Standardthemen und Ad-hoc-Aufgaben diente.

Aufbauend auf der Prozessanalyse konnte im Rahmen einer internen Best-Practice-Betrachtung zunächst eine Synchronisierung solcher Tätigkeiten vorgenommen werden, die von mehreren Mitarbeitern parallel für verschiedene Adressaten ausgeführt wurden. Darüber hinaus entstand mit der Prozessanalyse eine Basis zur Diskussion und nachfolgenden Redimensionierung der Aufgaben des Bereiches Controlling/Finanzen. Dies war möglich, da die eingesetzten Zeiten und die resultierenden Kosten einzelner Tätigkeiten bzw. Produkte transparent wurden. Zusammenfassend lässt sich sowohl für die Durchführung der Prozessanalyse als auch für die auf Basis der Ergebnisse getroffenen Entscheidungen feststellen:

- Der Zugewinn an Transparenz durch die erfassten Prozesse wurde sowohl von den Mitarbeitern als auch der Leitungsebene als durchgängig positiv bewertet und unterstützt die Versachlichung der nachfolgenden Diskussion.
- Wichtig war, dass die Ergebnisse während der einzelnen Durchführungsphasen der Analyse stets allen beteiligten Mitarbeitern zugänglich gemacht und mit ihnen besprochen wurden.
- Letztlich entstand auf der Grundlage der Prozessanalyse auch Akzeptanz für die Verringerung des Spektrums der wiederkehrenden Tätigkeiten, da die resultierende Verringerung des Personaleinsatzes mit der Streichung konkreter Tätigkeiten einherging.

## 5.4.6 Bewertung

Grundsätzlich ist die Forderung nach der Ausrichtung der Organisation am Leistungsprozess nicht neu. Das Prozessmanagement hat jedoch zu einer Rückbesinnung auf die Bedeutung der Ablauforganisation geführt. Gründe hierfür sind seine Ausrichtung an der betrieblichen Umsetzbarkeit, neue technologische Möglichkeiten zur Abbildung und Steuerung von Prozessen sowie nicht zuletzt die verschärfte Wettbewerbs- und Kostensituation, in der sich viele Unternehmen heute befinden. Die Besonderheit des Prozessmanagements ist die durchgehende Orientierung am Kunden, in deren Rahmen auch interne Kunden-Lieferanten-Beziehungen berücksichtigt werden. Neu ist auch die übergreifende, ablauforientierte Sichtweise, die sogar Prozesse bei vor- und nachgelagerten Unternehmen beinhalten kann. Ergänzt wird das Konzept durch eine prozessorientierte Kontrolle und laufende Verbesserung, die sinnvollerweise für die Mitarbeiter mit entsprechenden Anreizen verbunden ist (vgl. *Picot/Franck*, 1996, S. 13ff.).

Die Einführung des Prozessmanagement bedingt einen Veränderungsprozess im Unternehmen, der sich nicht allein durch eine neue Organisationsstruktur erreichen lässt. Die Führungskräfte sollten die Notwendigkeit des Prozessmanagements erkennen und Verhaltensweisen und Einstellungen der Mitarbeiter entsprechend gestalten. Dadurch soll eine ablauforientierte Ausrichtung an den Kundenanforderungen und eine ganzheitliche Sichtweise ermöglicht werden. Hierfür sollten die Mitarbeiter entsprechend qualifiziert und mit den notwendigen Kompetenzen und Handlungsspielräumen ausgestattet sein. Sind diese Voraussetzungen erfüllt, dann kann das Prozessmanagement ebenfalls zu einer höheren Motivation der Mitarbeiter beitragen. Die Einführung sollte zuerst bei den Geschäftsprozessen erfolgen, die ein hohes Rationalisierungspotenzial versprechen und bei denen die beteiligten Bereiche und Abteilungen ein gemeinsames Interesse an einer Verbesserung der Abläufe haben. Sobald positive Ergebnisse vorliegen, kann das Prozessmanagement schrittweise auf andere Geschäftsprozesse ausgedehnt werden (vgl. *Mayer/Stoi*, 2003a, S. 625f.).

Das Prozessmanagement stellt einen umfassenden Ansatz dar, um insbesondere das Rationalisierungspotenzial der indirekten Bereiche aufzuspüren sowie die Kundenorientierung zu steigern. Doch eine völlige Abschaffung funktionaler Bereiche und Hierarchien kann daraus nicht abgeleitet werden. Bei einfachen, relativ autonomen Tätigkeiten können die Produktivitätsvorteile der funktionalen Arbeitsteilung die Flexibilitätsvorteile der prozessorientierten Organisation übersteigen. Eine ausschließlich an den Abläufen orientierte Bildung autonomer Stellen birgt die Gefahr der ineffizienten Ressourcennutzung. Aufgaben, bei denen die Spezialisierungsvorteile überwiegen, werden in einer Prozessorganisation ineffizienter ablaufen als zuvor. Ist beispielsweise der Projektleiter auch für die Projektdokumentation verantwortlich, so kann dies aufgrund mangelnder Kenntnisse im Umgang mit den entsprechenden Anwendungsprogrammen recht viel Zeit in Anspruch nehmen. Ein darin geübter Sachbearbeiter könnte dies dagegen viel schneller erledigen. Die Integration von Aufgaben kann auch demotivierend wirken, wenn der Mitarbeiter dadurch entweder überfordert wird oder die Tätigkeiten nicht seinem organisatorischen Status entsprechen (vgl. *Bea/Göbel*, 2006, S. 424). Die Vorteile beider Organisationsformen lassen sich beispielsweise dadurch realisieren, dass im Rahmen einer Matrixorganisation die funktionale Organisationsstruktur durch eine Strukturierung nach Geschäftsprozessen ergänzt wird (vgl. *Kieser*, 1996, S. 183; *Kajüter*, 2002, S. 250).

## Literaturempfehlungen

*Hammer, M./Champy, J.*: Business Reengineering, 7. Aufl., Frankfurt 2003.

*Gaitanides, M./Scholz, R./Vrohlings, A./Raster, M.*: Prozessmanagement, München 1994.

*Schulte-Zurhausen, M.*: Organisation, 3. Aufl., München 2002, S. 45-127.

*Schmelzer, H./Sesselmann, W.*: Geschäftsprozessmanagement in der Praxis, 5. Aufl. München/Wien 2006.

## Management Summary

- Eine funktionale Organisation erzeugt viele Schnittstellen, die einen hohen Koordinationsaufwand verursachen und dadurch die Vorgänge im Unternehmen verlangsamen.
- Prozessmanagement umfasst die ganzheitliche Planung, Steuerung und Kontrolle der betrieblichen Abläufe im Hinblick auf deren Kosten, Zeit und Qualität. Ziel ist die Erfüllung der Kundenanforderungen durch das Prozessergebnis.
- Ein Prozess ist eine Folge logisch zusammenhängender Aktivitäten zur Erstellung einer kundenbezogenen Leistung.
- Die Geschäftsprozesse bilden als oberste hierarchische Prozessebene die grundlegenden Aufgabenfelder des Unternehmens ab. Ihre Prozessergebnisse gehen an externe Kunden und sie leisten einen wesentlichen Beitrag zur betrieblichen Wertschöpfung.
- Die stets ganzheitlich zu betrachtenden Zielgrößen des Prozessmanagements sind Prozesszeit, Termintreue, Prozessqualität, Prozesskosten und Kundenzufriedenheit.
- Während die Kundenzufriedenheit die subjektive Sicht des Kunden auf die Qualität ausdrückt, bezeichnet die Prozessqualität die objektive Sicht im Hinblick auf die vollständige Umsetzung der definierten Anforderungen sowie die fehlerfreie Leistungserstellung.
- Die Durchlaufzeit eines Prozesses ist die Zeitspanne von seiner Auslösung bis zur Übergabe des Prozessergebnisses an den Kunden. Sie setzt sich aus Bearbeitungs-, Transport- und Liegezeit zusammen.
- Das Prozessmanagement benötigt Informationen darüber, welche Ressourcen die Prozesse erfordern. Diese Prozesskosten lassen sich mit Hilfe der Prozesskostenrechnung ermitteln.
- Die Gestaltung der Geschäftsprozesse erfolgt in den Schritten: 1) Prozessdefinition und -analyse, 2) Prozesserneuerung und 3) Prozessrealisation und -kontrolle sowie kontinuierliche Verbesserung.
- Beim Prozessmanagement sollten sich kontinuierliche Verbesserung und grundlegende Prozesserneuerung laufend abwechseln.

# 5.5 Projektmanagement

**Leitfragen**

- Was ist ein Projekt?
- Welche Bausteine hat das Projektmanagement?
- Wie ist mit einer Vielzahl an parallelen Projekten umzugehen?
- Was sind die erfolgskritischen Faktoren des Projektmanagements?

Projekte sind **temporäre Organisationseinheiten**, die für besondere Anlässe gebildet und anschließend wieder aufgelöst werden. Die Anlässe können sowohl strategischer als auch operativer Natur sein. Für die Organisation eines Unternehmens verändern Projekte die Primärorganisation jedoch nicht grundlegend. Deshalb ist Projektmanagement ein Element der operativen Organisation im System der Unternehmensführung (vgl. Abb. 5.5.1).

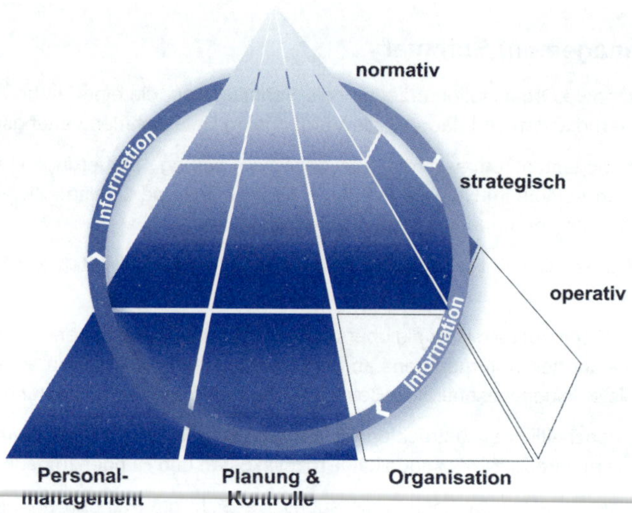


*Abb. 5.5.1: Projektmanagement im System der Unternehmensführung*

## 5.5.1 Zweck und Bausteine des Projektmanagements

Die Notwendigkeit des Projektmanagements folgt u.a. aus zunehmenden überbetrieblichen Kooperationen, steigender Komplexität oder dem Trend zu kundenspezifischen Systemlösungen. Auch steigende Ansprüche an die Transparenz gegenüber internen und externen Auftraggebern spielen eine Rolle. In dauerhaften Organisationsformen bewirken solche interdisziplinären Aufgaben komplizierte und langwierige Entscheidungsprozesse. Hierarchische Organisationsformen sind durch starre Entscheidungs- und Kompetenzaufteilung gekennzeichnet. Ist ein stellenübergreifendes Problem zu lösen, so ist die jeweils übergeordnete hierarchische Ebene zuständig. Für interdisziplinäre Fragestellungen folgt daraus die Trennung zwischen fachlicher Kompetenz und Entscheidungsbefugnis. Für bestimmte Vorhaben ist die Durchführung als Projekt daher die bessere Alternative (vgl. *Süß/Eschlbeck*, 2002, S. 11ff.). Projekte besitzen das Potenzial zur Steigerung der organisatorischen Flexibilität, zur Dezentralisierung von Managementfunktionen und Verantwortung sowie zur ganzheitlichen Lösung einer Aufgabe (vgl. *Dillerup*, 1998, S. 148).

Projektmanagement wurde bereits in der frühen Menschheitsgeschichte betrieben. Heute würde z.B. der Bau der ägyptischen Pyramiden oder der chinesischen Mauer als (Groß-) Projekt bezeichnet. Die Geburtsstunde des Projektmanagements im heutigen Sinne ist das 1941 gestartete *Manhattan Engineering District Project* (vgl. *Madauss*, 2006, S. 12ff.). Die Entwicklung der Atombombe in den USA erschien mit traditionellen Organisationsformen undurchführbar, so dass dabei erstmals Projektmanagement als **neue Organisationsform** zum Einsatz kam. Nachfolgend wurde es in Rüstungs- und Raumfahrtprojekten verwendet und verbreitete sich auch in Europa.

Für Projekte existiert eine Vielzahl von Definitionen. Zur Vereinheitlichung wurde in der *DIN 69901* folgende Festlegung vorgenommen: Ein Projekt ist ein „Vorhaben, das im Wesentlichen durch Einmaligkeit der Bedingungen in ihrer Gesamtheit gekennzeichnet ist, wie z.B. projektspezifische Organisation, Zielvorgabe, zeitliche, finanzielle, personelle oder andere Begrenzungen". Diese Begriffsauffassung ist durch eine unscharfe Umschreibung der „Einmaligkeit der Bedingungen" gekennzeichnet. Daher wird folgende Begriffsbestimmung zugrunde gelegt:

! Ein **Projekt** bezeichnet ein einmaliges und komplexes Vorhaben, zu dessen Bewältigung mehrere Mitarbeiter aus unterschiedlichen Organisationseinheiten und Fachbereichen erforderlich sind (vgl. *Madauss*, 2006, S. 9).

Ein Projekt ist damit durch folgende **Merkmale** gekennzeichnet:

- **Einmaligkeit**: Die zu lösende Aufgabe ist keine wiederkehrende Routineaufgabe. Verschiedenartige Bedingungen bewirken einen hohen Aufwand, wenn die Aufgabe im Rahmen der klassischen Linienorganisationen gelöst würde. Aufgrund topografischer Anforderungen und den Wünschen der Bauherren sind z.B. Bauvorhaben so unterschiedlich, dass diese als einmalig angesehen werden können und eine eigenständige Organisation erfordern.
- **Terminierung**: Ein Projekt besitzt einen definierten Start- und Endtermin.
- **Komplexität**: Projekte sind durch eine hohe Anzahl der zu berücksichtigenden Elemente (Kompliziertheit) und starke Veränderlichkeit im Zeitablauf (Dynamik) gekennzeichnet (vgl. *Litke*, 1995, S. 44). Dies erhöht den Koordinationsaufwand und spricht gegen die Eingliederung der Aufgaben in eine dauerhafte Organisationsstruktur.
- **Interdisziplinarität**: Ein Projekt erfordert die Beteiligung mehrerer Stellen und Ressourcen aus unterschiedlichen Disziplinen, welche zur effizienten Problemlösung organisatorisch zusammengefasst werden.
- **Optionale bzw. häufige Merkmale**: Die genannten Merkmale kennzeichnen grundlegend jedes Projekt. Darüber hinaus weisen Projekte häufig weitere Merkmale auf. So sind einmalige Vorhaben häufig auch innovativ und bergen daher besondere wirtschaftliche Risiken. Dies gilt z.B. hinsichtlich der Realisation, Verwertbarkeit, Termine oder der Kosten. Die Aufgabenstellung ist nur lösbar, wenn die gegenseitige Abhängigkeit (Interdependenz) der Mitwirkenden berücksichtigt wird. Projekte unterliegen einem Lebenszyklus, da sie gegründet werden und das Projekt meist am definierten Termin endet. Während dieser Zeit kann sich ein Projekt ausschließlich auf die Erreichung eines Ziels ausrichten. Daraus ergeben sich auch Konflikte z.B. im Zusammenwirken mit der dauerhaften Linienorganisation. Derartige ergänzende Merkmale resultieren aus den vier konstituierenden Merkmalen.

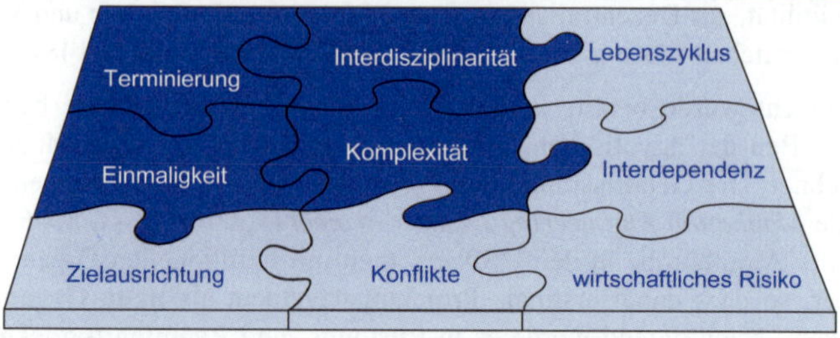


*Abb. 5.5.2: Merkmale von Projekten*

Die Definition von Projekten ist sehr umfassend und trifft für eine Vielzahl an Vorhaben zu. Deshalb werden Projekte nach verschiedenen Kriterien **klassifiziert**. Sie lassen sich nach folgenden Kriterien unterscheiden (vgl. *Kessler/Winkelhofer*, 2004, S. 32ff.):

- **Reichweite**, z.B. International, National, Konzern, Unternehmen, Werk, Bereich
- **fachlicher Inhalt**, z.B. Strategie, Struktur, Produkt, Bau, Kooperation, Markt
- **Größe**, z.B. hinsichtlich Zeitdauer, Kosten, Kapazitäten, Bedeutung
- **Vorgehen**, z.B. Ablaufschritte einer Prozessgestaltung oder in IT-Vorhaben
- **Strukturelemente**, z.B. Vorprojekte, Analyse, Konzeption, Implementierung

Neben diesen Einteilungen werden Projekte oftmals auch nach der Art und Konkretisierbarkeit der Ziele in **offene und deterministische Projekte** unterschieden (vgl. *Diethelm,* 2000, S. 14ff.). Bei einigen Projekten, z.B. bei Rationalisierungsprojekten, lässt sich sowohl Zielsetzung als auch Nutzen im Vorfeld exakt bestimmen. Von diesen deterministischen Projekten unterscheiden sich offene Projekte, bei denen die Ziele während des Vorhabens laufend angepasst werden und der Erfolg nicht exakt ermittelbar ist. In solchen Projekten, wie z.B. der Grundlagenforschung, ist das Risiko sehr hoch. Sie unterscheiden sich auch in der Vorgehensweise, im Zeitrahmen sowie in den Kosten. Hier können exakte Zielvorgaben sogar den Weg zu unerwarteten Lösungen verbauen (vgl. *Kühl* et al., 2005, S. 24).

Für die unterschiedlichen Projektarten wurden spezifische Methoden entwickelt, die unter dem Begriff **spezifisches Projektmanagement** zusammengefasst werden. Exemplarisch hierfür sind folgende **Projektarten** (vgl. *Nehlsen/Gatzmaga,* 2001, S. 239f.):

- **Bauprojekte**: In Bauprojekten spielen Verträge eine wichtige Rolle. Der Umfang, die Ziele und Risiken des Projekts sind darin bereits vor Projektstart bis ins Detail festgehalten. Es ist eine Vielzahl an gewerblichen Mitarbeitern beteiligt. Die den Bauprojekten zugrunde liegenden Prozesse sind bekannt und die ausführenden Mitarbeiter meist sehr erfahren. Während sich der Zeitdruck häufig in Grenzen hält, kommt den Kosten entscheidende Bedeutung zu.
- **Produktentwicklungsprojekte** sind äußerst risikoreich, da sie den State-of-the-Art verändern. Die Zeitspanne bis zur Markteinführung kann oftmals eine weitaus größere Bedeutung als die Projektkosten haben. Ein weiterer kritischer Faktor im Bereich der Produktentwicklung ist die Qualität. Der Projektumfang kann sich während der Projektrealisierung verändern.
- **Forschungsprojekte** sind offene Projekte und erstrecken sich über längere Zeiträume. Im Vordergrund steht die Qualität der Projektergebnisse. Charakteristisch ist ein zeitintensiver, kreativer Prozess, wobei Projektumfang und Projektziele meist zu Beginn nicht eindeutig feststehen. Häufige, radikale Änderungen des Projektumfanges und der Projektziele sind typische Merkmale dieser Projektart. Hieraus folgt ein hohes Risiko.

Projekte unterscheiden sich grundlegend von **dauerhaften Organisationsformen** (vgl. *Heiche*, 2004, S. 8ff.). Abteilungen sind auf sich wiederholende Leistungen und Prozesse ausgerichtet. Sie verfolgen fortlaufend mehrere Ziele, die mit größerer Sicherheit bezüglich Ergebnis, Kosten und Terminen versehen sind, als dies in Projekten der Fall ist. Zudem sind Systeme zur Leistungsintegration und -unterstützung vorhanden. Die Mitarbeiter sind eher homogen und eingespielt. Projekte konzentrieren sich dagegen auf die Erreichung einer Zielsetzung mit begrenzter Dauer. Dazu sind Mitarbeiter unterschiedlicher Disziplinen erforderlich, die deshalb in ihrer Zusammensetzung heterogen sind. Die Prozesse und Systeme zur Leistungsintegration sind erst zu definieren. Wegen dieser Unterschiede hat sich für Projekte ein **eigenständiger Führungstypus** etabliert.

**Projektmanagement** bezeichnet die Gesamtheit aller für die Abwicklung eines Projekts erforderlichen Führungsbausteine. Dies umfasst Projektziele, Aufbau- und Ablauforganisation, Projektplanung und -controlling sowie Mitarbeiterführung (in Anlehnung an *DIN 69901*).

Das Projektmanagement kann in sechs **Bausteine** aufgeteilt werden (vgl. *Litke*, 1995, S. 20):

- **Projektziele**: Eindeutige Vorgabe von Zielen hinsichtlich Zeit, Kosten und Ergebnisqualität. Diese Vorgaben beeinflussen alle anderen Bausteine, weshalb der Zielsetzung eine übergeordnete Rolle zukommt.
- **Aufbauorganisation**: Aufbau einer zeitlich befristeten, für die Aufgabe geeigneten Projektorganisation mit personifizierter Verantwortung.
- **Ablauforganisation**: Bestimmung des technisch und wirtschaftlich geeigneten Projektablaufs mit eindeutigen Zwischenergebnissen.
- **Führung**: Motivation, Engagement und Zusammenarbeit aller Betroffenen.
- **Projektplanung**: Planung von realistischen und abgestimmten Leistungen, Terminen, Kapazitäten und Kosten.
- **Projektcontrolling**: Laufende Überwachung und sofortige Gegensteuerung bei Abweichungen für alle Rahmenbedingungen, Ziele und Ergebnisse.

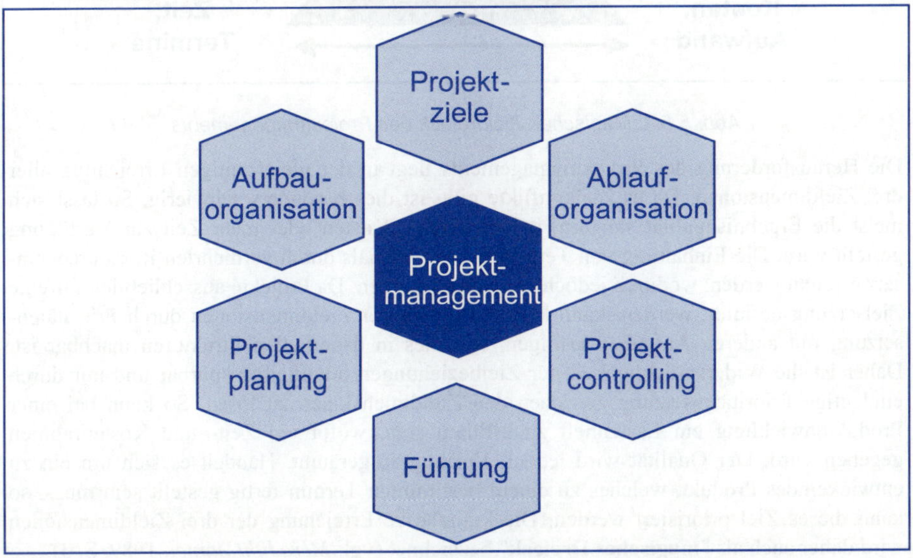


*Abb. 5.5.3: Bausteine des Projektmanagements*

## 5.5.2 Ziele

Projekte dienen der Erreichung einer bestimmten Zielsetzung. Dies zeichnet sie im Vergleich zu dauerhaften Organisationsstrukturen aus, in denen gleichzeitig eine Reihe von unterschiedlichen Zielen zu erfüllen sind. Die ausschließliche Zielausrichtung eines Projekts erfordert es, alle anderen Bausteine des Projektmanagements konsequent darauf auszurichten. Die Ziele eines Projekts sind dabei dreifach zu spezifizieren:

- **Ergebnisqualität**: Das gewünschte Projektergebnis wird durch Qualitätsmerkmale beschrieben. Dies wird häufig in einem Pflichten- oder Lastenheft dokumentiert. Darin werden die zu erfüllenden Merkmale soweit beschrieben, dass die Ergebnisse messbar und in Zwischenschritten überprüfbar sind. So kann z.B. ein Produktentwicklungsprojekt eindeutige Beschreibungen des zu entwickelnden Produktes enthalten.
- **Kosten / Aufwand**: Zur Erfüllung des Projektauftrags ist entweder ein Kosten- oder ein Aufwandsrahmen festzulegen. Welche Wertekategorie verwendet wird, ist dabei abhängig vom Entwicklungsstand des Rechnungswesens. Dieses Budget an verfügbaren Ressourcen steht zur Erreichung der angestrebten Ergebnisqualität zur Verfügung und steckt den Ressourcenrahmen für ein Projekt ab.
- **Zeit / Termine**: Als dritte Zieldimension ist der Zeitrahmen festzulegen. Dies betrifft insbesondere Start- und Endtermine sowie Meilensteine als Zwischenetappen.

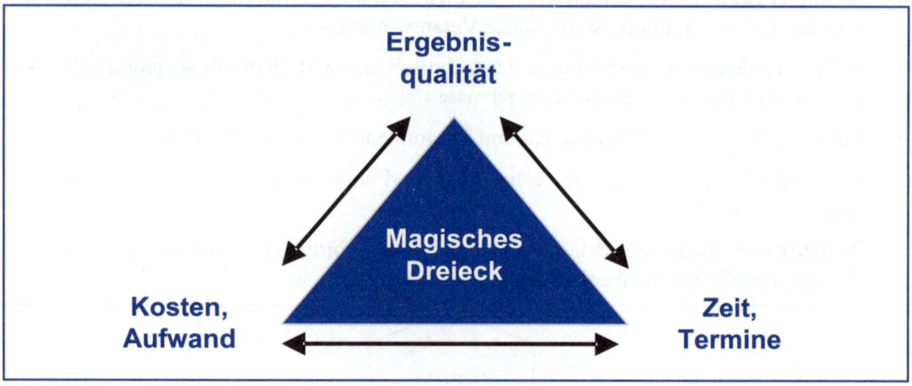


*Abb. 5.5.4: Magisches Zieldreieck des Projektmanagements*

Die Herausforderung des Projektmanagements liegt in der gleichzeitigen Erreichung aller drei Zieldimensionen. Da es Zielkonflikte gibt, ist dies besonders schwierig. So lässt sich meist die Ergebnisqualität steigern, indem erhöhte Kosten oder mehr Zeit zur Verfügung gestellt wird. Die Einhaltung von Terminen kann oftmals durch vermehrten Ressourceneinsatz erreicht werden, wodurch jedoch die Kosten steigen. Da Projekte ausschließlich für eine Zielsetzung definiert werden, kann kein Ausgleich der Zieldimensionen durch Prioritätensetzung mit anderen Aufgaben erfolgen, wie dies in dauerhaften Strukturen machbar ist. Daher ist die Widersprüchlichkeit der Zielbeziehungen unmittelbar spürbar und nur durch eindeutige Prioritätensetzung zwischen den Zieldimensionen zu lösen. So kann bei einer Produktenwicklung ein Lastenheft zu erfüllen sein, wofür ein Zeit- und Kostenrahmen gegeben wird. Der Qualität wird jedoch Vorrang eingeräumt. Handelt es sich um ein zu entwickelndes Produkt, welches zu einem bestimmten Termin fertig gestellt sein muss, so kann dieses Ziel priorisiert werden. Die kumulative Erreichung der drei Zieldimensionen wird daher auch als "**magisches Dreieck**" bezeichnet (vgl. *Meredith/Mantel*, 1989, S. 3).

## 5.5.3 Projektorganisation

Die Projektorganisation schafft Strukturen zur Projektdurchführung. Projekte sind temporäre Organisationseinheiten und müssen daher zunächst strukturell festgelegt werden. Von zentraler Bedeutung ist es, die von einem Projekt betroffenen Einheiten und deren Mitwirkung am Projekt zu definieren. Dies sind z.B. die zur Problemlösung erforderlichen Mitarbeiter, deren Linienvorgesetzte, die von den Projektergebnissen betroffenen Personen sowie Kunden, Berater etc. (vgl. *Strategic Management Group*, 1991, S. 5ff.). Ihr Einfluss kann sehr unterschiedlich sein. Das Spektrum reicht von direkter Einwirkung über mittelbare Beeinflussung bis zu rein informativem Interesse. Zudem können die einzelnen **Projektbetroffenen und -beteiligten** einem Projekt gegenüber unterschiedliche Rollen einnehmen. Dies kann von Unterstützung bis zum massiven Widerstand reichen. Somit sollten die Interessen der betroffenen Gruppen im Vorfeld eines Projekts genau analysiert und deren Einbindung geplant werden (vgl. *Boos/Heitger,* 1996, S. 177).

Dies erfolgt zusammen mit der sachlichen Strukturierung des Problems im Vorfeld eines Projekts. Hierzu wird häufig eine Vorstudie erstellt. Die Ergebnisse werden in einem Projektantrag zusammengefasst, der die Projektziele festschreibt und als Entscheidungsgrundlage für die Durchführung des Projekts dient (vgl. *Hansel/Lomnitz*, 2003, S. 31f.). Die Entscheidungsträger, welche auf Basis eines Projektantrags ein Projekt ins Leben rufen, werden **Auftraggeber** genannt. Diese Rolle können eine oder mehrere Personen gemeinsam als Steuerungsgremium erfüllen. Sie stammen stets aus dem Unternehmen, verfügen über die erforderlichen Ressourcen und nehmen das Projektergebnis entgegen. Die Rolle des Auftraggebers unterscheidet sich vom externen Kunden, der z.B. einem Spezialmaschinenbauer einen Auftrag erteilt. Die Auftragsbearbeitung erfolgt dann unternehmensintern z.B. durch ein Projekt, das vom internen Auftraggeber verantwortet wird (vgl. *Litke*, 1995, S. 35).

Der Auftraggeber hat dabei folgende **Aufgaben** zu erfüllen (vgl. *Möller/Dörrenberg,* 2003, S. 8; *Kraus/Westermann,* 1997, S. 28f.):

- Formulierung des **Projektauftrags** mit einer detaillierten Zielformulierung der Randbedingungen sowie Zuteilung der für ein Projekt erforderlichen Ressourcen.
- Ernennung eines **Projektleiters** und Festlegung einer Projektorganisation.
- Festlegung von **Prioritäten und Kompetenzen** zwischen verschiedenen Projekten sowie zwischen Projekt und Linie.
- Festlegung von **Projektphasen und Zwischenergebnissen** (Meilensteine) sowie Genehmigung der Teilergebnisse.
- **Unterstützung (Promotion)** des Projekts gegenüber der Linie und anderen Projekten sowie Durchsetzung übergeordneter Unternehmensinteressen.
- **Mitwirkung bei der Steuerung** des Projekts. Dies erfolgt zusammen mit dem Projektleiter.

Die Mitwirkung eines Auftraggebers ist **abhängig von der Art des Projekts** (vgl. *Aggteleky/Bajna*, 1992, S. 43). Bei deterministischen Projekten ist zu Beginn und im Vorfeld eine starke Mitwirkung zur Zielfestlegung erforderlich. In einem laufenden Projekt wird der Auftraggeber lediglich für Meilensteinentscheidungen benötigt. Im Gegensatz dazu ist bei offenen Projekten eine laufende Mitwirkung des Auftraggebers bei der Planung und der fortlaufenden Projektüberwachung gefordert. Partner des Auftraggebers sind die Auftragnehmer, nämlich Projektleiter und -mitarbeiter (vgl. *Kraus/ Westermann,* 1997, S. 28ff.).

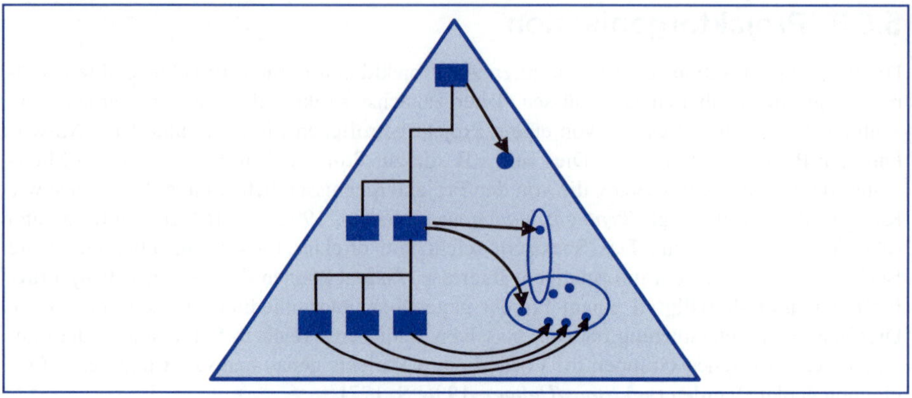

*Abb. 5.5.5: Projektbeteiligte in der temporären Projektorganisation (vgl. Keßler/Winkelhofer, 2004, S. 95)*

Die Projektmitarbeiter werden für die Dauer der Projektarbeit ganz oder teilweise aus der dauerhaften Organisation herausgelöst. Sie übernehmen ihre Rollen im Rahmen einer temporären Projektorganisation. Ein Projekt kann dabei Mitarbeiter verschiedener Hierarchiestufen unter der Leitung eines Projektleiters beinhalten. In Abb. 5.5.5 ist auch die Auftraggeberrolle dargestellt, die von einer oberen Führungsebene wahrgenommen wird.

### 5.5.3.1 Aufbauorganisation

Die **aufbauorganisatorischen Gestaltungsformen** von Projekten unterscheiden sich in der Ausrichtung auf die Projektziele und in den Weisungsbefugnissen voneinander (vgl. *Zijl* et al., 1988, S. 12). Die Ausprägungen reichen von Fachabteilungs-Projektorganisation bis hin zur reinen Projektorganisation. Die erste Form enthält kaum Weisungsbefugnisse der Projektleitung und damit geringe Ausrichtung auf die Projektziele. Die reine Projektorganisation zeichnet sich durch maximale Ausrichtung auf die Projektziele und volle Weisungsbefugnisse aus. Dazwischen liegen die Stabs- und die Matrix-Projektorganisation (vgl. *Rinza*, 1985, S. 129). Diese Gestaltungsformen stellen Grundmuster dar, die in der Praxis in ihrer Ausprägung differenziert und zu Mischformen kombiniert werden.

Als **Fachabteilungs-Projektorganisation** wird eine Organisationsform bezeichnet, bei der eine Fachabteilung zusätzlich zu den bestehenden Linienaufgaben noch die Leitung für ein Projekt übernimmt.

Die Fachabteilung mit gleichzeitiger Projektleitung koordiniert Teilaufträge an andere Fachabteilungen. Die Unternehmensführung ermächtigt sie, Aufgaben an andere Abteilungen zu delegieren. Diese Organisationsform verändert die bestehende Organisation kaum. Daher entstehen nur geringe zusätzliche Personalkosten und die Akzeptanz der Linie ist hoch.

Die Fachabteilungs-Projektorganisation ist zweckmäßig, wenn eine Abteilung großen Anteil an einem Projekt hat und die Mitwirkung anderer Bereiche gering ist. Zudem sollte der Projektumfang klein sein und die eigentliche Aufgabenstellung der Fachabteilung nicht dominieren. In diesem Fall ist die direkte Abstimmung und Entscheidung in der Abteilung mit der Projektleitung vorteilhaft. Zudem kann das Projektergebnis und das dort entstandene Know-how nach Ende des Projekts direkt in den Linienbereichen genutzt werden.

Schwierigkeiten können bei abteilungsübergreifenden Informations- und Entscheidungsprozessen auftreten. Die Projektleitung verfügt lediglich über projektbezogene Weisungsbefugnisse ohne direkten Zugriff auf die erforderlichen Ressourcen anderer Abteilungen. Im

Konfliktfall kann es zu unklaren Kompetenz- und Weisungsbefugnissen sowie zu Zeitverzögerungen kommen. Zudem liegt die Aufgabe der Projektüberwachung und -kontrolle bei der Instanz, die den größten Anteil an der Umsetzung hat. Somit ist keine neutrale Projektkontrolle gewährleistet (vgl. *Rinza*, 1985, S. 119ff.; *Kraus/Westermann*, 1997, S. 43ff.).

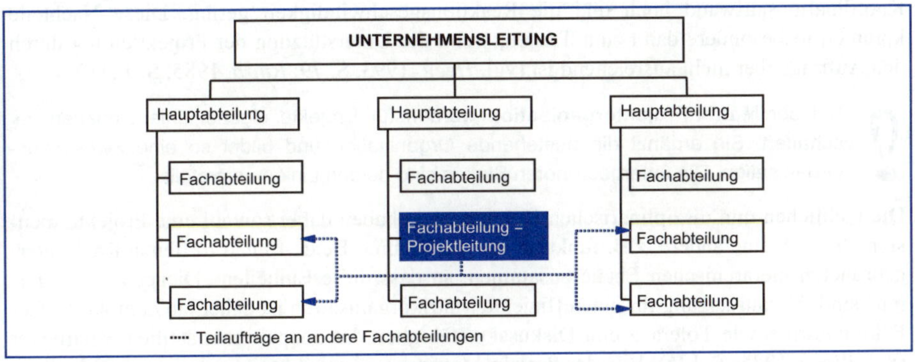


*Abb. 5.5.6: Fachabteilungs-Projektorganisation*

Bei der **Stabs-Projektorganisation** bzw. dem **Einfluss-Projektmanagement** wird für die Projektleitung eine eigenständige Stabsstelle eingerichtet. Alle weiteren Projektbeteiligten verbleiben jedoch in ihren Fachabteilungen.

Die Stabsstelle koordiniert die Projektarbeit, welche in Form von Teilaufgaben an die bestehenden Organisationseinheiten delegiert werden. Der Projektleiter besitzt projektbezogene und keine disziplinarischen Weisungsbefugnisse. Damit hat das Projekt eine eigenständige Leitung, die den Projektzielen verpflichtet ist und als neutrale Instanz über das Projektgeschehen wacht. Auch bei dieser Organisationsform wird die bestehende Organisation nicht wesentlich verändert. Durch die einzurichtende Stabsstelle entstehen allerdings zusätzliche Personalkosten. Am Ende des Projekts ist die Integration der Projektergebnisse in die Linie und auch die Akzeptanz der Projektergebnisse zu gewährleisten. Die Stabs-Projektorganisation eignet sich für viele Arten von Projekten. Die Identifikation mit dem Projekt ist durch die auf eine Person übertragene Projektleitung hoch und die erforderlichen organisatorischen Änderungen überschaubar. Die Durchsetzungsfähigkeit des Projektleiters ist abhängig von der Unterstützung der Stabsstelle durch die hierarchisch vorgesetzte Führungskraft. Mit der Unterstützung und Einbeziehung des Projektauftraggebers kann der Projektleiter eine hohe Wirkung erzielen. Fehlt diese Rückendeckung für die Projektleitung, dann eignet sich die Stabs-Projektorganisation kaum bzw. eher für kleinere Projekte mit geringem Zeitdruck.

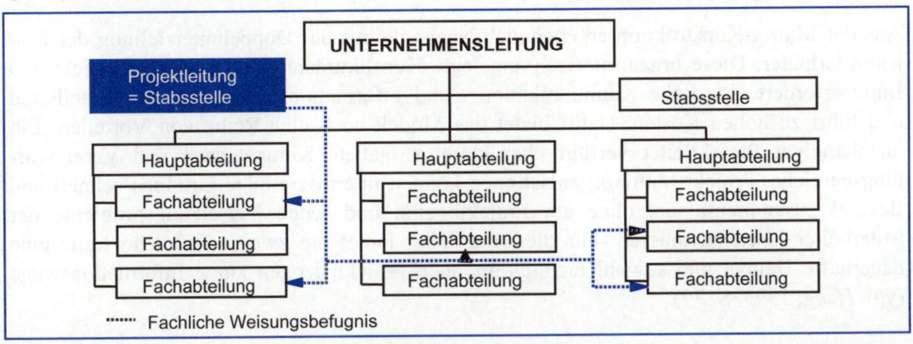


*Abb. 5.5.7: Stabs-Projektorganisation*

Die Vorteile der Stabs-Projektorganisation liegen darin, dass eine neutrale Instanz hierarchisch getrennte Bereiche koordiniert und die bestehende Organisation kaum geändert wird. Die Nachteile liegen in der eingeschränkten Weisungsbefugnis des Projektleiters, der somit keine umfassende Verantwortung übernehmen kann. Bei Störungen im Projektablauf ist der Koordinationsaufwand hoch und die Reaktionsgeschwindigkeit gering. Diese Nachteile kommen insbesondere dann zum Tragen, wenn die Unterstützung der Projektleitung durch den Auftraggeber nicht ausreichend ist (vgl. *Heeg,* 1993, S. 79; *Rinza*, 1985, S. 121f.).

Bei der **Matrix-Projektorganisation** werden für Projekte eigene Linieneinheiten geschaffen. Sie ergänzt die bestehende Organisation und bildet so eine Zwei-Linien-Organisation. Die untergeordneten Stellen sind beiden Linien unterstellt.

Die fachlichen und disziplinarischen Kompetenzen haben dabei sowohl eine Projektdimension als auch eine andere, z.B. funktionale Ausprägung. Beide Linien treffen auf der untergeordneten hierarchischen Ebene zusammen, so dass diese Einheiten „Diener zweier Herren" sind. Voraussetzung für eine effiziente Matrixorganisation ist daher ein demokratischer Führungsstil sowie Toleranz und Diskussionsfähigkeit der doppelt unterstellten Mitarbeiter (vgl. *Rinza*, 1985, S. 126). Von der Projekt-Matrixorganisation kann es drei unterschiedliche **Ausprägungen** geben:

- Die **balancierte Matrix** besteht aus zwei gleichbedeutenden Linien, die beide mit gleichen Kompetenzen ausgestattet sind. Jede Linie koordiniert ihre Belange. Die untergeordneten Stellen sollen gleichzeitig die Anforderungen des Projekts und der anderen Linie erfüllen. Dies erfordert hohen Abstimmungsaufwand.
- Bei der **projektdominierten Matrix** ist die Projektdimension mit stärkeren Befugnissen ausgestattet.
- Umgekehrt verhält es sich mit der **funktionsdominierten Matrix**. Dort verfügen die Funktionen über stärkere Befugnisse.

Je nach Organisationsziel kann mit einer projekt- oder funktionsdominierten Matrix der hohe Koordinationsaufwand einer Matrix reduziert werden. Eine weitere Voraussetzung für diese Organisation ist, dass ständig mehrere Projekte parallel vorhanden sind. Dies ist z.B. für die Produktentwicklung im Automobilbau der Fall. Dort werden laufend komplexe Produktprojekte mit hohem Koordinationsaufwand sowohl hinsichtlich der Produktprojekte als auch in funktionaler Hinsicht durchgeführt. Auch in Beratungsunternehmen, bei denen laufend neue Projekte bzw. Projektteams mit variablem Bedarf an Mitarbeitern über die Projektlaufzeit gebildet werden, eignet sich diese Organisationsform. Die Projekte integrieren alle zur Problemlösung erforderlichen Mitarbeiter. Die funktionale Linie achtet auf methodische Qualität oder effektive Ressourcennutzung und bietet den Mitarbeitern Konstanz sowie fachliche Heimat.

Aus der Matrix-Konstruktion ergeben sich Nachteile aus der Doppelunterstellung der Projektmitarbeiter. Diese organisatorisch angelegte Konfliktträchtigkeit zwischen Projekt und Linie erfordert eine hohe Kommunikations- und Informationsbereitschaft der Beteiligten und führt zu hohen Kosten. Dafür bietet das Modell auch eine Reihe von Vorteilen. Ein unabhängiger Projektleiter verfügt über klare Aufgaben, Kompetenzen und Verantwortungsbereiche. Projekt-Matrixorganisationen können interdisziplinäre Gruppen schnell und flexibel zusammenfassen, ohne am Projektbeginn und -ende Versetzungsprobleme der Mitarbeiter lösen zu müssen. Für die Mitarbeiter bietet die zweite, fachliche Linie eine dauerhafte Heimat und sowohl fachlich als auch projektbezogen kurze Informationswege (vgl. *Heeg*, 1993, S. 79).

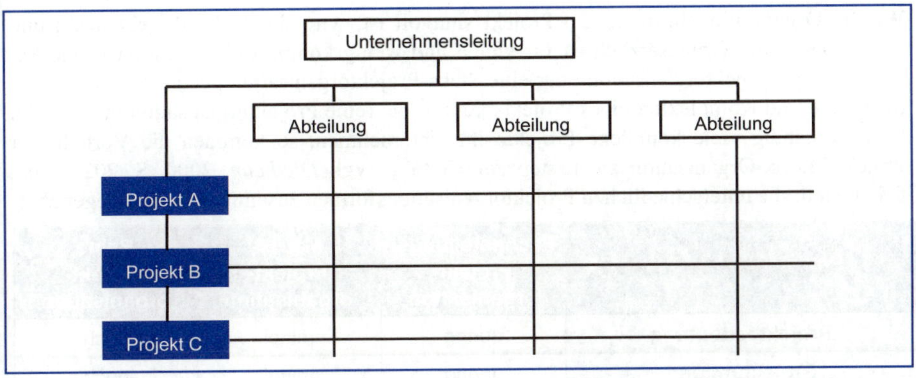


*Abb. 5.5.8: Matrix-Projektorganisation*

In der **reinen Projektorganisation** werden Projektleiter und Projektmitarbeiter für die Projektdauer zu einer eigenständigen Organisationseinheit zusammengefasst.

Während der Projektlaufzeit besitzt der Projektleiter damit volle disziplinarische und fachliche Weisungsbefugnisse und kann über die erforderlichen Ressourcen entscheiden. Damit ist die maximale Verantwortung und Identifikation mit dem Projekt gewährleistet. Die reine Projektorganisation ist für große, bedeutende Projekte zu empfehlen, die zu einem schnellen Ergebnis kommen sollen. Da die Projektleitung über volle Kompetenz und Verantwortung verfügt, kann auf Störungen schnell reagiert werden. Die Kommunikationswege im Projekt sind kurz und daher ist der Koordinationsaufwand gering.

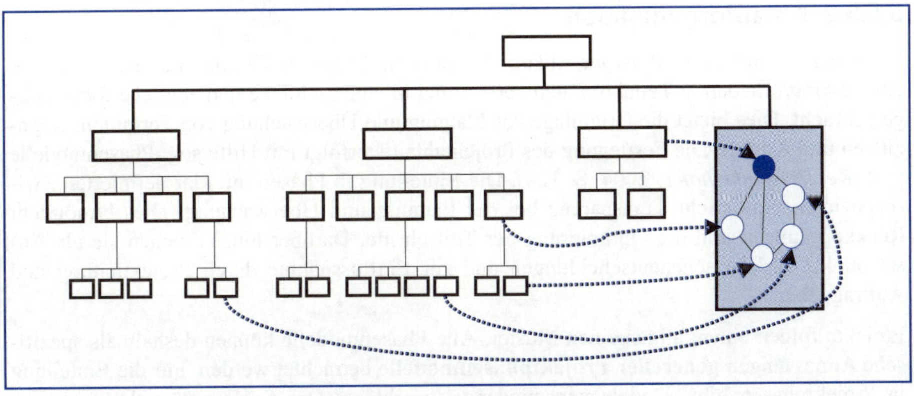

*Abb. 5.5.9: Reine Projektorganisation*

Diesen Vorteilen der reinen Projektorganisation stehen jedoch auch Nachteile gegenüber. So bewirkt die Eigenständigkeit des Projekts die Gefahr von Parallelarbeit und Redundanzen zwischen Projekt und Linie. Die Ressourcen werden vollständig in das Projekt integriert. Dadurch sollen temporär schlecht ausgelastete Kapazitäten vermieden werden. Dies birgt aber auch Konflikte, wenn nur sporadisch für ein Projekt erforderliche Ressourcen außerhalb des Projektteams beschafft werden. Weitere Probleme sind die Sicherung des Know-hows am Ende eines Projekts sowie der Transfer von Resultaten der Projektarbeit in die Linie. Auch für die Mitarbeiter sind die beruflichen Perspektiven nach Projektende zu klären und Versetzungsprobleme zu lösen. Das ausgeprägte Eigenleben einer Projektgruppe birgt das Risiko, dass sich Projekte gegenüber der Linienorganisation verselbstständigen. Deshalb ist eine neutrale Projektüberwachung erforderlich, um auch die Akzeptanz eines Projekts in der Linie sicherzustellen (vgl. *Kraus/Westermann* 1997, S. 39 f.).

Welche Organisationsform für ein Projekt sinnvoll ist, wird durch die Projektanzahl und -größe bestimmt. Grundsätzlich ist für kleine und wenig komplexe Projekte eher eine Fachabteilungs-Projektorganisation oder eine Stabs-Projektorganisation geeignet. Mit steigender Größe und Komplexität eines Projekts kommt die reine Projektorganisation in Betracht. Gibt es ständig viele komplexe Projekte im Unternehmen, so kommen die Vorteile der Projekt-Matrix-Organisation am besten zur Geltung (vgl. *Diethelm*, 2000, S. 202). Abb. 5.5.10 stellt die unterschiedlichen Projektorganisationsformen zusammenfassend gegenüber.

| | Fachabteilungs-Projekt-organisation | Matrix-Projekt-organisation | Reine Projekt-organisation |
|---|---|---|---|
| **Projektbedeutung** | gering | mittel | hoch |
| **Projektumfang** | gering | mittel | hoch |
| **Projektkomplexität** | gering | mittel | hoch |
| **Projektrisiko** | gering | mittel | hoch |
| **Zeitdruck im Projekt** | gering | mittel | hoch |
| **Projektdauer** | kurz | mittel | lang |
| **Mitarbeitereinsatz im Projekt** | nebenamtlich (Stab) | teilzeit (variabel) | hauptamtlich |

*Abb. 5.5.10: Anwendungskriterien verschiedener Projektorganisationsformen (vgl. Keßler/Winkelhofer, 2004, S. 30; Rinza, 1998, S. 132ff.)*

### 5.5.3.2 Ablauforganisation

Da Projekte einmalig sind, ist ihr Ablauf ebenfalls am Projektziel zu orientieren. Dazu wird ein Gesamtvorhaben in Teilaktivitäten zerlegt und in eine sachliche und zeitliche Reihenfolge gebracht. Dies bietet die Grundlage zur Planung und Überwachung von Terminen, Kapazitäten und Kosten. Die Festlegung des Projektablaufs erfolgt mit Hilfe sog. Phasenmodelle (vgl. *Keßler/Winkelhofer,* 2004, S. 124). Die Einteilung in Phasen mit klar definierten Zwischenzielen ermöglicht Transparenz bei der Planung und Überwachung. Dies ermöglicht Rückkopplungen und die Optimierung der Teilschritte. Darüber hinaus dienen sie als Ansatzpunkte für Zwischenentscheidungen und zur Einflussnahme durch Projektleitung und Auftraggeber.

Projekte folgen einem allgemeinen Muster. Alle Phasenmodelle können deshalb als spezifische Anpassungen **genereller Projektphasenmodelle** betrachtet werden. Für die Einteilung in Projektphasen gibt es viele verschiedene Vorschläge. Das Spektrum reicht von einer Zweiteilung in Planung und Realisierung (vgl. *Diethelm*, 2000, S. 157) über eine Dreiteilung in Planung, Realisierung und Projektabschluss (vgl. *Möller/Dörrenberg*, 2003, S. 22) bis hin zu vier (vgl. *Boy* et al., 2002, S. 35ff.) und fünf Projektphasen. Die Inhalte über die Projektlebensdauer sind dabei weitgehend identisch, lediglich die Differenzierung in unterschiedliche Abschnitte unterscheidet sich. Generell besteht ein Projekt aus folgenden **Phasen** (vgl. *Keßler/Winkelhofer,* 2004, S. 117ff.):

- **Projektdefinition** (Phase 0, Anlaufphase, Vorprojekt): In der ersten Projekthase sind die Voraussetzungen des Projekts zu prüfen. Darauf aufbauend werden die Aufgaben und Ziele grob mit Vorgaben, Prioritäten und zu berücksichtigenden Randbedingungen definiert. Im Anschluss erfolgt ein erster Vorschlag zur Projektaufbauorganisation und zum Projektablauf. Dies dient zur Planung von Anlaufmaßnahmen und zur Auswahl des Schlüsselpersonals, insbesondere des Projektleiters. Zusammenfassend werden Kosten und Nutzen sowie der Zeitrahmen abgeschätzt. Die Ergebnisse der Definitionsphase dienen als Projektantrag, der die Basis für die Genehmigung des Auftraggebers ist. Die Freigabe des Projektantrags ist der Startpunkt für die nächste Phase. Er sollte als Projektauftrag schriftlich fixiert sein.

- **Konzeption** (Grobkonzeption, Analysephase): Nachdem in der Projektdefinition ein grober Rahmen für das Projekt abgesteckt wurde, werden nun alternative Lösungswege ausgearbeitet und beurteilt. Ziel ist es, die beste Problemlösungsalternative zu finden und das Lösungskonzept festzulegen. Dazu ist die Ausgangsituation zu analysieren und mögliche Problemfelder zu untersuchen. Auf dieser Basis ist die Zielsetzung präzise festzulegen. Alternative Lösungen sind zu erarbeiten und hinsichtlich ihrer Chancen, Risiken und Wirtschaftlichkeit zu prüfen. Der Auftraggeber genehmigt in seiner Meilensteinentscheidung das Konzept und erteilt die Freigabe für die folgende Phase.
- **Gestaltung** (Planungsphase, Feinkonzeption): Auf der Basis des festgelegten Lösungskonzeptes wird das Projekt inhaltlich spezifiziert. Die endgültige Leistungsbeschreibung wird in Arbeitspakete gegliedert und daraus der Ablauf im Detail geplant. Dem Projekt werden Kapazitäten und Ressourcen zugeordnet. Nach Lösung von Kapazitäts- und Terminkollisionen kann daraus eine Kosten- und Finanzplanung abgeleitet sowie eine detaillierte Wirtschaftlichkeitsanalyse erstellt werden. Das Ergebnis ist die operative Projektplanung, welche im nachfolgenden Kapitel näher erläutert wird. Sie bildet die Basis für das Projektcontrolling. Die Meilensteinentscheidung des Auftraggebers teilt die Ressourcen verbindlich zu und schreibt eine Planvariante fest.
- **Realisierung** (Umsetzungsphase): Die Umsetzung eines Projekts beinhaltet die Bearbeitung der Arbeitpakete und ist meist die zeit- und kostenintensivste Phase. Die Projektleitung ist mit der Überwachung und Steuerung der Leistungserbringung hinsichtlich Termine, Kosten und der Ergebnisqualität beschäftigt. Für diesen Projektabschnitt ist ein effizientes und maßgeschneidertes Projektcontrolling erforderlich. Die Realisierungsphase wird durch inhaltlich geprägte Meilensteinentscheidungen begleitet, welche die Arbeitspakete abschließen.
- **Implementierung** (Projektabschluss, -auslauf, -ende): Jedes Projekt sollte am Ende ausführlich dokumentiert werden. Ansonsten würde das im Projekt erworbene Wissen verloren gehen. Die Projektergebnisse sollten für die arbeitenden Linieneinheiten nachvollziehbar sein. Schließlich ist kritisch zu prüfen, ob die Projektziele erreicht wurden. Bevor die Projektorganisation aufgelöst wird, sind Maßnahmen zur Sicherstellung des Projekterfolgs zu bestimmen (Post-Project-Aktivitäten). Dies könnten z.B. Pflege- und Wartungsarbeiten für eine neu entwickelte Software sein. Zudem sollte aus einem Projekt heraus noch festgehalten werden, welche neuen Erkenntnisse das Projekt erbracht hat. Dies kann dazu führen, dass weitere Projekte oder Maßnahmen an den Auftraggeber herangetragen werden (Follow-up-Aktivitäten). So könnte sich z.B. die Nutzung einer neuen Software auch für Unternehmensbereiche eignen, die im ursprünglichen Projektumfang nicht enthalten waren. Diese Aspekte werden in einem Abschlussbericht zusammengefasst und dem Auftrageber übergeben. Dieser löst dann bei erfolgreichem Projektabschluss die Projektorganisation auf.

Die sequentielle Darstellung der Projektphasen bedeutet nicht, dass diese immer streng nacheinander ablaufen. Um Zeit einzusparen, kann es durchaus sinnvoll sein, einzelne Projektphasen überlappend durchzuführen. Die Bedeutung der einzelnen Phasen für den Projekterfolg ist unterschiedlich. Frühe Phasen haben großen Einfluss, ohne jedoch den Umsetzungsstand voran zu bringen. In späteren Phasen wird dagegen der Bearbeitungsstand beeinflusst, die Tragweite der Entscheidungen nimmt jedoch kontinuierlich ab. Mit anderen Worten wird zu Projektbeginn über die strategischen Elemente eines Projekts entschieden. Es geht um die Lösung des richtig definierten Problems und die Minimierung des Projektrisikos. In den nachfolgenden Phasen wird dann nicht mehr auf die **Projekteffektivität**, sondern über die **operative Qualität** bzw. die **Projekteffizienz** entschieden (vgl. *Zijl*, 1988, S. 9). Dies zeigt sich auch in einem relativen Kostenvergleich der einzelnen Projektphasen (vgl. *Madauss*, 2006, S. 67). Die Phasen vor der Realisierung verursachen häufig weniger als 10% der gesamten Projektkosten, beeinflussen aber maßgeblich das gesamten Kostenvolumen. Daher ist den frühen Phasen große Bedeutung zuzumessen. Erst nach einer wohlüberlegten Projektplanung sollte mit der Umsetzung begonnen werden. Mit dem Übergang von Projektplanung zur Umsetzung ändern sich die Aufgaben des Projektmanagements. Liegt der Aufgabenschwerpunkt in den frühen Phasen auf Planungstätigkeiten, so steht in der Realisierungsphase die Umsetzungskonsequenz im Vordergrund (vgl. *Corsten*, 2000, S. 12).

Da es viele unterschiedliche Projektarten gibt und für bestimmte Branchen Besonderheiten zu berücksichtigen sind, gibt es eine Vielzahl von **spezifischen Phasenmodellen**. Abb. 5.5.11 zeigt exemplarisch einige Beispiele. In manchen Branchen, wie z.B. der Baubranche, dienen die Phasenmodelle als Standard. Danach werden alle Vorhaben einheitlich gegliedert. Sie werden für die Bestimmung des Auftragsumfangs und die Abrechnung verbindlich festgelegt. Die Phasenmodelle werden dabei nicht nur für deterministische, sondern auch für offene Projekte verwendet. Beispiele sind Forschungs- oder Kreativprojekte (vgl. *Balk*, 1989, S. 401).

<table>
<tr><th>Investitionsprojekte</th><th>F&E Projekte</th><th colspan="2">Organisationsprojekte</th></tr>
<tr><th>Anlagenbau Bauwirtschaft</th><th>Produkt-entwicklung</th><th>Verwaltungs-projekt</th><th>IT-Projekt</th></tr>
<tr><td>Grundlagen-vermittlung</td><td>Problemanalyse</td><td>Vorstudie</td><td>Problemanalyse</td></tr>
<tr><td>Vorplanung</td><td>Konzeptfindung</td><td>Konzeption</td><td>Systemplanung</td></tr>
<tr><td>Entwurfs-planung</td><td>Produkt-definition</td><td>Detail-planung</td><td>Detail-organisation</td></tr>
<tr><td>Genehmigungs-planung</td><td>Produkt-entwicklung</td><td rowspan="2">Realisierung</td><td rowspan="2">Realisierung</td></tr>
<tr><td>Ausführungs-planung</td><td rowspan="2">Realisierung</td></tr>
<tr><td>Ausschreibung und Vergabe</td><td rowspan="2">Einführung</td><td>Installation</td></tr>
<tr><td>Bauausführung</td><td>Produktion</td><td>Abnahme</td></tr>
<tr><td>Objekt-verwaltung</td><td>Ausserdienst-stellung</td><td>Abnahme</td><td>Pflege</td></tr>
</table>

*Abb. 5.5.11: Übersicht von Projektphasenmodellen (vgl. Möller/Dörrenberg, 2003, S. 49)*

## 5.5.4 Projektführung

Die Führung der Projektmitarbeiter kann nach sachlichen, methodischen und personellen Aspekten differenziert werden. Die Sachebene beschäftigt sich mit der inhaltlichen Lösung der Projektaufgabe, während die Methodenebene das Vorgehen und die angewandten Prozesse beschreibt. Die Personenebene beinhaltet die Führungsaspekte im Zusammenwirken der beteiligten Personen. Damit ergeben sich die in Abb. 5.5.12 aufgeführten Ebenen der Projektführung.

| Reichweite | Projektmitarbeiter | Projektleiter |
|---|---|---|
| **Sachebene** (Inhalte, Ziele) | Realisierung der Projektaufgaben | Koordination der Projektelemente |
| **Methodenebene** (Vorgehen, Prozess) | Projektstrukturierung, Projektorganisation, Controlling | Planung und Kontrolle, Beauftragung, Steuerung |
| **Personenebene** (Beziehungen) | Konfliktmanagement, Gruppenprozesse | Motivation, Information, Teamentwicklung |

*Abb. 5.5.12: Ebenen der Projektführung (vgl. Keßler/Winkelhofer, 2004, S. 12)*

### 5.5.4.1 Projektmitarbeiter

**Projektmitarbeiter** sind sämtliche Personen, die einen Beitrag zur Erreichung der Projektergebnisse leisten. Diese weite Begriffsfassung, häufig auch als Projektteam im weiteren Sinne bezeichnet, beinhaltet u.U. sehr viele Personen. Deshalb erfolgt eine weitere Unterscheidung nach der **Art der Mitarbeit**.

Direkten Einfluss auf ein Projekt hat zunächst der **Projektleiter**, welcher im folgenden Abschnitt betrachtet wird. Nach dem Umfang der Projektbeeinflussung kann um den Kern der Projektleitung das **Projektteam** angeordnet werden (vgl. *Zielasek*, 1999, S. 50; *Stern/Jaberg*, 2003, S. 227). Es beschäftigt sich als Gruppe mit der Projektumsetzung und arbeitet intensiv zusammen. Das Projektteam wird durch **zeitweilig Beteiligte** unterstützt. Dies sind z.B. spezifisch hinzugezogene Experten, Auftraggeber oder ein begleitendes Steuerungsgremium. Zudem können Dienstleistungen aus der Linie und von **Unternehmensexternen** erbracht werden. Beispiele sind logistische oder administrative Aufgaben.

Welche **Beteiligte und Betroffene** in welcher Form einzubinden sind, ist eine wesentliche Frage der Projektführung (vgl. *Möller/Dörrenberg*, 2003, S. 40). Sämtliche unmittelbar am Projekt beteiligte Know-how-Träger sollten Teil des Projektteams sein. Mittelbar Beteiligte sind z.B. vom Projektergebnis Betroffene oder Vorgesetzte der Teammitglieder. Sie sollten regelmäßig informiert werden, um ihre Unterstützung sicherzustellen. Andere an einem Projekt interessierte Personen sollten laufend informiert werden. Dies kann z.B. durch Auftaktveranstaltungen (Kick-off) oder Informations-broschüren geschehen (vgl. *Stern/Jaberg*, 2003, S. 228).

Die Anzahl der Mitwirkenden ist sorgfältig abzuwägen. Die Größe eines Projektteams ist erfolgskritisch, da sie hohen Einfluss auf die Effizienz der Projektarbeit hat. Die **Anzahl der Projektmitarbeiter** eines Projektteams hängt insbesondere davon ab, wie intensiv sich die Teammitglieder untereinander abstimmen müssen. Sind die Teammitglieder aufgrund eindeutig abgrenzbarer Teilaufgaben weitgehend unabhängig voneinander, so kann durch Verteilung der Aufgaben auf ein größeres Projektteam das Ergebnis schneller erzielt werden. Ist jedoch eine intensive Kommunikation unter den Teammitgliedern erforderlich, dann ist die Gruppengröße begrenzt (vgl. *Zielasek*, 1999, S. 53). Kommunizieren alle Gruppenmitglieder direkt miteinander, so ergibt sich die Anzahl der **Kommunikationsbeziehungen** aus der nachfolgenden Formel:

$$N = n * \frac{(n-1)}{2}$$

N = Anzahl der Kommunikationsbeziehungen
n = Anzahl der Teammitglieder

| Teammitglieder | 3 | 4 | 5 | 10 |
|---|---|---|---|---|
| Kommunikations-struktur | 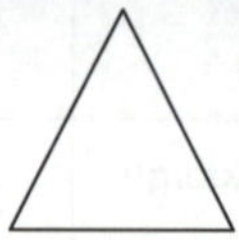 | 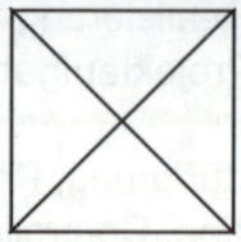 | 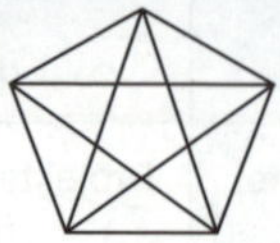 | 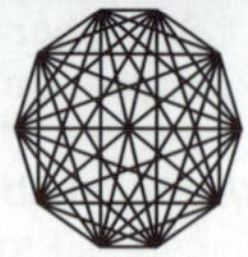 |
| Anzahl der Kommunikations-möglichkeiten | 3 | 6 | 10 | 45 |

*Abb. 5.5.13: Kommunikationsstrukturen und -beziehungen*

Aus der Formel folgt, dass drei Teammitglieder drei Kommunikationsbeziehungen haben. Vier Partner benötigen bereits sechs Beziehungen und bei acht Personen steigt die Anzahl auf 28. Ist eine intensive direkte Abstimmung erforderlich, dann liegt die ideale Gruppengröße zwischen sechs und neun Personen. Allerdings werden nicht in jedem Projekt alle Kommunikationsbeziehungen benötigt. Dieses theoretische Modell dient deshalb nur als Anhaltspunkt.

Für jedes Projekt ist die Kommunikationsintensität in Abhängigkeit der Aufgaben und ihrer Dynamik zu bestimmen. Die aufgabenbezogene Zusammenstellung und die richtige Größe eines Projektteams sind zwei Erfolgsfaktoren für effiziente Teams. Um aus einer Arbeitsgruppe ein wirkliches Team zu formen, bedarf es aber weiterer Aspekte.

**Merkmale effizienter Projektteams** sind (vgl. *Diethelm,* 2000, S. 32):

- **Eindeutige Ziele**: Die Teammitglieder haben ein klar definiertes Ziel, das auch von allen verstanden und geteilt wird. Die Identifikation mit dem Projektziel stiftet Klarheit über die Rollen, Verantwortung und Beiträge der Teammitglieder.
- **Hohe gegenseitige Abhängigkeit**: Da die Projektaufgabe ohne die Zusammenarbeit in der Gruppe nicht gelöst werden kann, sind die Mitglieder bei der Zielerreichung aufeinander angewiesen.
- **Teamgeist**: Aus intensiver Zusammenarbeit und dem Verbinden von Eigeninteressen zu einem Gruppenkonsens entsteht Identität und Zusammengehörigkeit der Gruppe.
- **Vertrauen**: Meinungsverschiedenheiten sollten offen angesprochen und konstruktiv gelöst werden. Ein offener, respektvoller Umgang kann ein Team beflügeln.
- **Überzeugung**: Ein kollektiver Glaube an die Erreichung der Projektziele ist eine wichtige Motivationsquelle. Deshalb sind schnelle Anfangserfolge von Vorteil.

Ein **effizientes Projektteam** ist eine kleine Arbeitsgruppe mit gemeinsamer Zielsetzung, intensiven, wechselseitigen Beziehungen, einem ausgeprägten Gemeinschaftsgeist und einer relativ hohen Zusammengehörigkeit.

Um eine Gruppe von Mitarbeitern zu einem effizienten Projektteam zu formen, durchlaufen die Projektmitglieder einen gruppendynamischen Prozess. Da ein Projektteam für eine Aufgabenstellung zusammengestellt wird, fehlt im Gegensatz zur Linienorganisation zunächst die Vertrautheit mit den Personen und der Aufgabe. In Abb. 5.5.14 sind die zu durchlaufenden **Phasen der Teamentwicklung** beschrieben.

| Phase | Emotionales Verhalten | Aufgabenbezogenes Verhalten |
|---|---|---|
| **Formierungs-phase (Forming)** | ▪ Unsicherheit<br>▪ Gegenseitiges Abtasten<br>▪ Abhängigkeit von der Führung<br>▪ Akzeptables Verhalten testen<br>▪ Hohe Erwartung und Abwarten | ▪ Mitglieder definieren Aufgaben, Regeln u. Methoden<br>▪ Informationsbedarfe decken<br>▪ Verständnisbildung |
| **Konflikt-phase (Storming)** | ▪ Konflikte zwischen Untergruppen<br>▪ "Aufstand" gegen den Führer<br>▪ Polarisierung der Meinungen<br>▪ Ablehnung von Kontrolle<br>▪ Konflikte um Einsatz der Mittel | ▪ emotionale Ablehnung der Aufgabenanforderungen<br>▪ "Konfliktregelung" abhängig von der Kommunikation |
| **Normierungs-phase (Norming)** | ▪ Gruppenzusammengehörigkeit und Gruppennormen entstehen<br>▪ Abbau von Widerständen<br>▪ Gruppe wird arbeitsfähig | ▪ offener Austausch von Meinungen und Gefühlen<br>▪ Kooperation entsteht<br>▪ Redefinition von Aufgaben |
| **Arbeits-phase (Performing)** | ▪ Interpersonelle Probleme gelöst<br>▪ Funktionale Gruppenstruktur<br>▪ Flexibel funktionale Rollen<br>▪ Vertrauen, Zielbewusstsein, Kommunikation und Kooperation innerhalb der Gruppe | ▪ Problemlösungen tauchen auf<br>▪ konstruktive Aufgabenbearbeitung<br>▪ Energie wird ganz der Aufgabe gewidmet |
| **Auflösungs-/ Trauerphase (Mourning)** | ▪ Rollenverhalten wird verlassen<br>▪ Eigeninteressen werden wichtiger<br>▪ Perspektivfragen | ▪ Zeitdruck der Abschlussarbeiten<br>▪ Redefinition von Aufgaben |

*Abb. 5.5.14: Phasen der Teamentwicklung (vgl. Keßler/Winkelhofer, 2004, S. 57f.)*

### 5.5.4.2 Projektleiter

Die Gruppendynamik und das unterschiedliche Verhalten der Projektmitarbeiter bei der Teamentwicklung stellen den Projektleiter immer wieder vor neue Herausforderungen. Mit den Phasen der Teamentwicklung wandelt sich der angemessene **Führungsstil** von einem direktiven über einen beratenden zu einem delegativen Führungsstil (vgl. Kap. 6.1.3.3). Ebenso verändern sich im Laufe der Zeit die erfolgskritischen Teammerkmale. Während zu Beginn eindeutige Zielvorgaben dominieren, ist in der Konfliktphase ein Verständnis für die gegenseitige Abhängigkeit zu erzeugen. Gegen Ende eines Projekts wird der Glaube an die Erreichung des Ziels wichtiger. Somit verändert sich die **Rolle der Projektleitung** (vgl. *Kraus/Westermann*, 1997, S. 157). Sie ist im Projektverlauf sowohl als Berater, Stratege, Moderator, Teamentwickler aber auch als Macher mit Umsetzungsqualitäten gefordert.

Aus diesem Grund unterscheidet sich die **Leitung von Projekten** von einer **Führungsaufgabe in der Linie**. In einer dauerhaften Organisationseinheit sind Prozesse definiert, Zuständigkeiten festgelegt und Abhängigkeiten im Zusammenhang mit anderen Abteilungen oder im Jahresablauf zu berücksichtigen. Die Führung einer Linieneinheit erfordert sowohl fachliches Spezialwissen als auch Kontinuität. In Projekten hingegen stehen nicht kontinuierliche Abläufe, sondern die Motivation zur Erreichung des Projektziels im Vordergrund. Prozesse und Abhängigkeiten sind somit erst zu etablieren. Da die Projektarbeit interdisziplinär und ganzheitlich zu lösen ist, sollten Projektleiter eher Generalisten sein (vgl. *Ditt-*

*berner*, 1990, S. 36). Ein Projektleiter ähnelt einem Trainer für Kurzstreckenläufer. Es gilt, alle Kraft schnellstmöglich zu entfalten, um ein Ziel zu erreichen. Linienführungskräfte trainieren dagegen eher Marathon-Läufer, bei denen die Ausdauer im Vordergrund steht.

Eine wichtige Aufgabe des Projektleiters ist die **Lösung von Konflikten**. Im Umgang mit Projektmitarbeitern, aber auch mit Linienmanagern gibt es viele Konfliktursachen. Abb. 5.5.15 stellt Ursachen, Quellen und Intensität von Konflikten gegenüber. Mögliche Reaktionen auf Konflikte sind Flucht, Rückzug, Druckausübung, Einigung oder Konsensfindung bis hin zur Schlichtung (vgl. *Möller/Dörrenberg*, 2003, S. 152; *Boy* et al., 2002, S. 64).

**Quellen:** Konflikte traten meistens auf mit

| Konfliktursachen | Linienmanagern | Linienmitarbeitern | Zwischen Projektmitarbeitern | Vorgesetzten | Mitarbeitern |
|---|---|---|---|---|---|
| Zeitpläne | X | X | | | |
| Prioritäten | X | X | X | | |
| Arbeitskräfte | X | X | | | |
| Technik | X | X | X | | |
| Verfahren | X | X | | X | X |
| Persönlichkeit | X | X | X | X | X |
| Kosten | X | X | | X | |

Konfliktintensität: hoch ↕ gering

*Abb. 5.5.15: Konflikte im Projektmanagement (vgl. Kerzner, 2003, S. 256)*

Um Projekte erfolgreich zu führen, sollte ein Projektleiter vor allem über soziale Fähigkeiten verfügen. Die Fachkompetenz spielt im Vergleich zum Linienmanagement eine untergeordnete Rolle. Wichtig ist die Persönlichkeit des Projektleiters, der über folgende **Qualifikationen** verfügen sollte (vgl. *Keßler/Winkelhofer*, 2004, S. 86ff.): Er sollte in der Lage sein, die Projektkomplexität zu beherrschen. Dies erfordert Erfahrung, strategisches Denken, Gestaltungs- und Interventionskompetenz. Darüber hinaus sollte er auch mit Krisen umgehen können. Eine weitere Schlüsselqualifikation ist ein dem Team angepasstes, flexibles Führungsverhalten. Dazu gehören ausgeprägte kommunikative Fähigkeiten sowie unternehmerisches Denken und Handeln. Diese Führungsfähigkeiten sollten je nach Projekt mit fachlichen Kenntnissen und speziellen Fähigkeiten für die Projektaufgabe einhergehen.

Ein Projekt ist dadurch gekennzeichnet, dass unterschiedliche Disziplinen zusammengeführt werden müssen, um eine ganzheitliche Problemlösung zu erzielen. Der Projektleiter hat deshalb die Aufgabe, Spezialisten aus verschiedenen Bereichen zu führen und ein geeignetes Umfeld für diese zu schaffen. Die wichtigste Aufgabe ist die **Motivation der Mitarbeiter** (vgl. *Reichardt*, 1989, S. 285). Motivierend wirken z.B. die Projektarbeit selbst und die mit ihr verbundene Herausforderung. Häufig spielt auch die willkommene Abwechslung zur Routine des Tagesgeschäfts eine Rolle. Vorteilhaft ist zudem ein erkennbarer Arbeitsfortschritt, die Anerkennung der Leistung sowie selbstständiges Arbeiten. Sichtbare Fortschritte, häufige und intensive Projektaktivitäten sowie rasche Konfliktlösung wirken auf die Projektmitarbeiter motivierend. Demotivierend wirken dagegen z.B. ausbleibende Projektfortschritte, fehlende Anerkennung und Zeitverzögerungen (vgl. *Keplinger*, 1991, S. 184).

Für den Projekterfolg ist auch eine entsprechende **Projektkultur** bedeutend. Im Gegensatz zur historisch gewachsenen Unternehmenskultur wird die Kultur eines Projekts gezielt gestaltet. Die Projektkultur umfasst die Gesamtheit der in einem Projekt gelebten, z.T. über

Symbole und Rituale erfahrbaren gemeinsamen Wertvorstellungen, Grundprämissen, Normen und Verhaltensweisen. Diese prägen das Denken und Verhalten der Teammitglieder (vgl. *Grasl* et al., 2004, S. 278) Abb. 5.5.16 zeigt die Aspekte der Projektkultur ergänzend zu den allgemeinen Elementen einer Unternehmenskultur (vgl. Kap. 2.6).

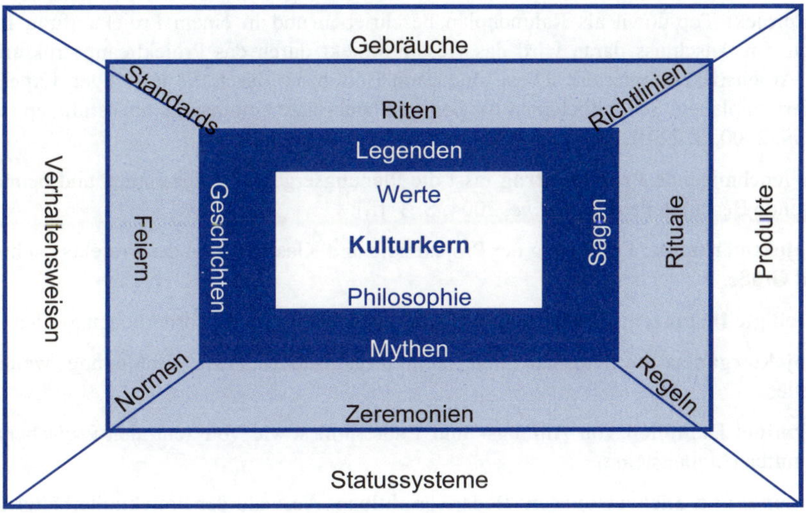


*Abb. 5.5.16: Elemente einer Projektkultur (vgl. Grasl et al., 2004, S. 278)*

So wie zu Projektbeginn eine Kultur zu schaffen ist, trägt der Projektleiter am Ende eines Projekts die Verantwortung für die Zukunft der Teammitglieder. Im Falle einer reinen Projektorganisation sind diese wieder in die Linie zu **integrieren**. Meist kehren sie auf ihre alten Arbeitsplätze zurück oder arbeiten in einem Folgeprojekt weiter. Projektleiter kehren meist nicht in ihre alte Funktion zurück, sondern übernehmen in der Regel die Leitung eines weiteren Projekts. Aufgrund unterschiedlicher Anforderungen gibt es für Projektleiter eigene Karrierewege, die sich von Linienkarrieren unterscheiden (vgl. *Volpp*, 1991, S. 201).

## 5.5.5 Projektplanung

Folgende **Ziele** werden in der Projektplanung angestrebt (vgl. *Zielasek*, 1999, S. 119):

- Prognose des Projektgeschehens aufgrund einer systematischen Analyse.
- Aufzeigen von Handlungsmöglichkeiten und deren Folgen.
- Wirtschaftliche Gestaltung des Projektablaufs.
- Vorgabe von Planzielen für einzelne Projektschritte und -mitarbeiter als Voraussetzung der Projektkontrolle.
- Risikoreduktion, da in frühen Projektphasen das Projektergebnis noch stark beeinflussbar ist (vgl. Kap. 5.5.2.2).

Die Projektplanung soll die widersprüchlichen **Ziele des magischen Dreiecks** (vgl. Abb. 5.5.4) in Einklang bringen (vgl. *Horsch*, 2003, S. 21; *Möller/Dörrenberg,* 2003, S. 4). Generell führt Zeitmangel zu höheren Kosten. Umgekehrt lassen sich die Kosten senken, wenn mehr Zeit für ein Projekt zur Verfügung steht. Die Ergebnisqualität verhält sich gegensätzlich zu den Kosten: Zu hohe Qualität, z.B. durch Überdimensionierung, verursacht ebenso erhöhte Kosten wie erforderliche Nachbesserungen im Falle von zu geringer Qualität. Auch zwischen Terminen und der Qualität gilt es ein Optimum zu finden. Zu großer Zeitdruck führt zu hektischem Arbeiten, worunter die Qualität leidet. Ist jedoch zu viel Zeit verfügbar, so senkt dies die Ergebnisqualität ebenfalls, da die Konzentration fehlt oder gebummelt wird (vgl. *Diethelm,* 2000, S. 61f.).

Wird die Projektplanung im Gegenstromverfahren durchgeführt, dann wird zunächst das Gesamtprojekt Top-down als Rahmenplan beschrieben und in einem Projektauftrag festgehalten. Im Anschluss daran wird das Gesamtprojekt durch das Projektteam strukturiert und in Arbeitspakete unterteilt. Diese sind dann Bottom-up durch die jeweiligen Experten detailliert zu planen. Schließlich sind die beiden Planansätze aufeinander abzustimmen (vgl. *Diethelm*, 2000, S. 224ff.).

Der zu genehmigende **Projektantrag** fasst die Planungsergebnisse zusammen und beinhaltet folgende Bestandteile (vgl. *Heche*, 2004, S. 31ff.):

- **Projektmerkmale**: Festlegung der Projektziele und Klassifikation des Projekts nach Art und Größe.
- **Beteiligte Instanzen**: Bestimmung des Auftraggebers und der erforderlichen Stellen.
- **Projektorganisation**: Aufbau- und Ablauforganisation sowie Einbindung weiterer Stellen.
- **Termine**: Definition von Anfangs- und Endtermin sowie von zentralen Zwischenabschnitten (Meilensteine).
- **Personal und Sachressourcen**: Bedarfsermittlung, Auswahl der Projektmitarbeiter und Vergabe der Projektleitung.
- **Wirtschaftlichkeitsschätzung**: Gegenüberstellung von Kosten und Nutzen.

Die Projektplanung basiert auf dem Projektauftrag und läuft in folgenden **Schritten** ab (vgl. *Burghardt*, 2006, S. 15):

(1) Strukturplanung

(2) Terminplanung

(3) Kapazitäts- und Einsatzmittelplanung

(4) Kostenplanung

(5) Planung des Qualitätsmanagements

(6) Planung des Risikomanagements

(7) Erstellung der Projektpläne

Die ersten vier Schritte werden durch die für Projekte entwickelte **Netzplantechnik** unterstützt und können mit entsprechenden Software-Werkzeugen durchgeführt werden. Die Netzplantechnik vereinfacht große Projekte durch Aufspaltung in kleinere Teilaufgaben. Dies zwingt zum detaillierten Durchdenken des Projekts. Auf diese Weise lassen sich Abhängigkeiten oder Engpässe erkennen. Das Instrumentarium ist leicht verständlich und basiert auf dem **Projektablaufplan** (vgl. *Fiedler*, 2003, S. 99; *Süß/Eschlbeck*, 2002, S. 137ff.).

Der Projektablauf ist das Ergebnis der **Strukturplanung.** Dabei wird das Projekt in kleinere Einheiten, Teilprojekte, Arbeitspakete und einzelne Vorgänge zerlegt. Neben den Aktivitäten werden auch Ereignisse, wie z.B. Meilensteinentscheidungen, geplant. Dieses Modell der Ablaufstruktur (Projektstrukturplan) wird hinsichtlich der Abhängigkeiten zwischen den Vorgängen bzw. Ereignissen analysiert. Daraus ergeben sich Anordnungsbeziehungen, die Reihenfolge sowie zeitliche Mindest- und Höchstabstände zwischen den Vorgängen. Die Projektstruktur wird häufig in Form eines Projektstrukturplans dargestellt (vgl. Abb. 5.5.17).

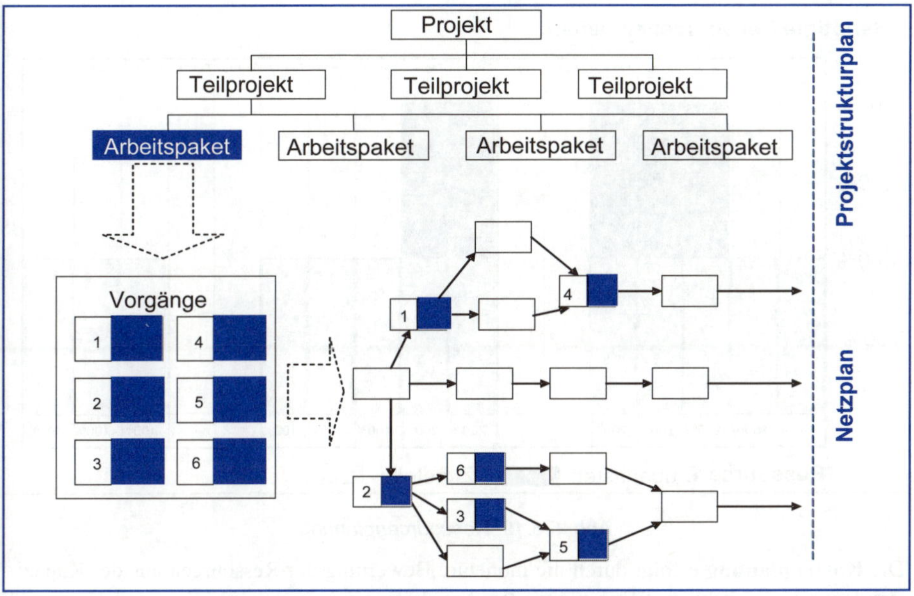


*Abb. 5.5.17: Projektstrukturplanung (vgl. Schwarze, 2001, S. 39)*

Aufbauend auf der Strukturplanung wird die **Terminplanung** vorgenommen. Dazu werden die einzelnen Vorgangsdauern geschätzt. Ausgehend von einem Starttermin wird unter Berücksichtigung der zeitlichen Abfolge das Ende des Projekts errechnet (Vorwärtsterminierung). Alternativ kann von einem Projektendtermin der rechnerische Starttermin ermittelt werden (Rückwärtsterminierung). Wichtig ist die Bestimmung der Vorgänge, von denen die Gesamtdauer des Projekts abhängt (kritische Vorgänge bzw. kritischer Pfad). Dies ermöglicht bei Störungen die Bestimmung der Auswirkungen auf die Einhaltung des Projektendtermins. In Abb. 5.5.18 ist die zeitliche Anordnung von Vorgängen in einem *Gantt-Diagramm* dargestellt.

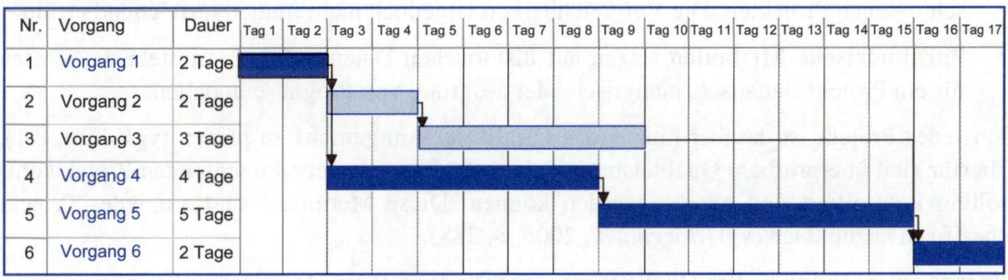


*Abb. 5.5.18: Gantt-Diagramm zur Terminplanung*

Sind die Termine eines Projekts geplant, dann werden den Vorgängen die erforderlichen Kapazitäten zugeordnet. Die **Kapazitäts- und Ressourcenplanung** bestimmt den Bedarf an Ressourcen hinsichtlich Kapazitätshöhe und Einsatzzeitpunkt (Kapazitätsbereitstellungsplanung). Entstehen im Zeitverlauf Kapazitätsengpässe oder ungleiche Kapazitätsbelastungen, dann kann ein Kapazitätsausgleich vorgenommen werden. Dazu lassen sich nicht zeitkritische Vorgänge verschieben und Pufferzeiten nutzen. Reicht dies nicht aus, so kann über eine Verlängerung der Projektdauer bzw. über den Einsatz zusätzlicher Ressourcen ein Kapazitätsausgleich herbeigeführt werden. Die gleichmäßige Auslastung aller Ressourcen ist umso schwerer, je mehr Ressourcen und Vorgänge zu planen sind. Abb. 5.5.19 zeigt hierfür ein Beispiel.

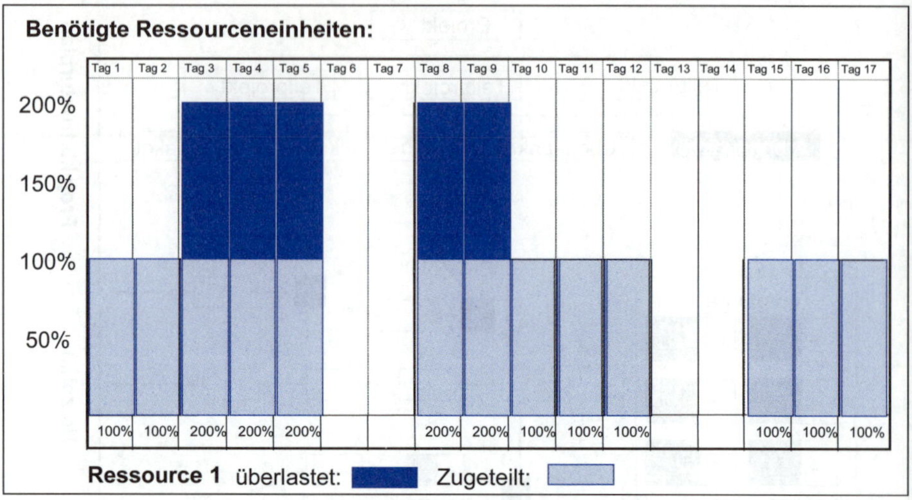


*Abb. 5.5.19: Ressourcenplanung*

Die **Kostenplanung** erfolgt durch die monetäre Bewertung der Ressourcen aus der Kapazitätsplanung. Sie kann zur Ermittlung des Angebotspreises sowie zur Kostenplanung und -kontrolle dienen. Darüber hinaus können auch die benötigten liquiden Mittel im Rahmen einer Finanzplanung festgelegt werden. Die Kostenplanung verwendet folgende **Methoden** (vgl. *Diethelm*, 2000, S. 326):

- **Kalkulationsmethoden** setzen an den einzusetzenden Faktoren an. Sie errechnen die Projektkosten auf Basis der Zeiten und bekannter Faktorkosten je Zeiteinheit.
- **Befragungen von internen oder externen Experten** eignen sich, sofern solche verfügbar sind und die Aufgabenstellung ausreichend genau beschreiben werden kann. Solche Schätzungen sind allerdings immer subjektiv.
- **Analogie-Methoden** basieren auf empirischen Vergleichen mit ähnlichen bereits abgeschlossenen Projekten. Die Vergleichbarkeit ist jedoch nicht immer ausreichend erfüllt.
- **Parametrische Methoden** setzen auf historischen Daten auf und ermitteln die Kosten für ein Projekt statistisch, analytisch oder aufgrund von Prognosemodellen.

Für jedes Projekt ist darüber hinaus das **Qualitätsmanagement** zu planen (vgl. Kap. 8.1). Hierfür sind überprüfbare Qualitätsmerkmale festzulegen, welche im laufenden Projektcontrolling kontrolliert und geprüft werden können. Diese Merkmale sind auf jedes Projekt spezifisch anzupassen (vgl. *Burghardt*, 2006, S. 388).

Ebenso ist ein individuelles **Risikomanagement** vorzusehen. Da Projekte einmalige Vorhaben sind, bergen sie eine Reihe von Risiken (vgl. *Zijl* et al., 1988, S. 58). Risiken entstehen auch aus Mängeln in der Planung, z.B. bei unpräziser Zielformulierung, bei falscher Bewertung von Alternativen oder unklaren Planungsgrundlagen. Wichtig sind hierbei insbesondere die der Projektplanung zugrunde liegenden Planungsprämissen (vgl. *Schelle,* 1992, S. 379). Um diese später überwachen zu können, sind sie transparent zu machen. Der Schwerpunkt liegt auf den Annahmen, welche für die Erreichung der Projektziele wichtig sind. Die Überwachung dieser kritischen Annahmen ermöglicht frühzeitige Steuerungsmaßnahmen und verringert das Projektrisiko. Bei der **Planung der Projektrisiken** sind folgende Aufgaben zu erfüllen (vgl. *Burghardt,* 2006, S. 302; *Stern/Jaberg,* 2003, S. 197):

- **Risikoanalyse**: Projektrisiken werden identifiziert und bewertet.

- **Risikoabsicherung**: Festlegung von Maßnahmen zur Risikoreduktion und Aufbau eines Risiko-Controllings.
- **Risikoeintrittsmanagement**: Planungen zur Reaktion auf Störungen und Krisen.

Die Projektplanung wird in den **Projektplänen** dokumentiert. Sie lassen sich in zwei Kategorien einteilen (vgl. *Möller/Dörrenberg*, 2003, S. 119):

- Die **Produktdokumentation** beschreibt das Ergebnis eines Projekts. Beispielsweise als Pflichtenheft, Leistungsbeschreibung, Spezifikation, Programmlisting, Bauunterlagen, Test- und Prüfunterlagen oder Benutzerhandbuch.
- Die **Projektdokumentation** beschreibt den Projektablauf. Sie umfasst z.B. Projektauftrag, Projektstrukturplan, Terminplan, Kostenplan, Qualitätssicherungsbericht, Fortschrittsbericht, Projektkalkulation und Projektabschlussbericht.

Zur Erstellung der Projektpläne stehen softwaregestützte Projektmanagement-Werkzeuge zur Verfügung. Sie vereinfachen die Erstellung, Dokumentation und Steuerung erheblich und erhöhen so die Flexibilität und Effizienz des Projektmanagements (vgl. *Süß/Eschlbeck*, 2002, S. 137ff.).

Die Qualität der gesamten Projektplanung ist abhängig von einer Vielzahl an Faktoren, die in Abb. 5.5.20 zusammengefasst sind. Wesentlich sind die Qualität der Plandaten, Erfahrung und Planungs-Know-how sowie die Zusammensetzung der Planungsträger. Da Projekte stets auch innovativ sind, ist jede Planung mit mehr oder weniger hohen Unsicherheiten behaftet.

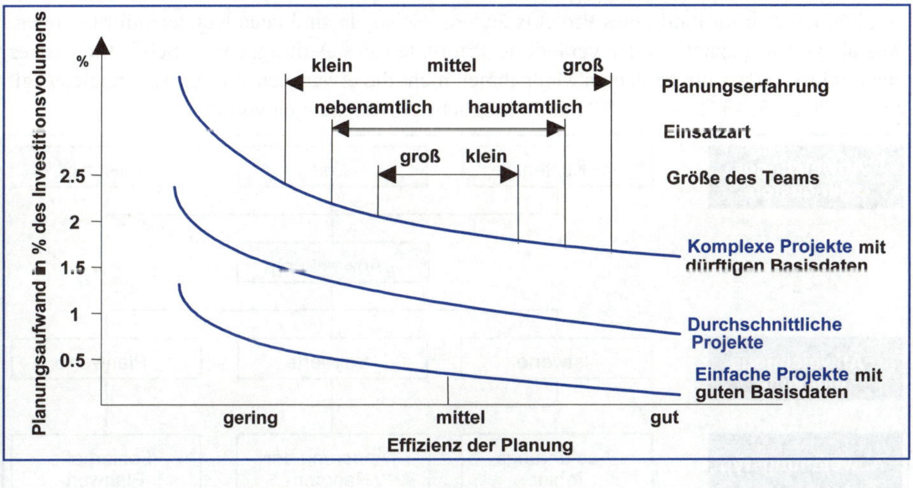


*Abb. 5.5.20: Einflussfaktoren auf den Planungsaufwand (vgl. Aggteleky/Bajna, 1992, S. 207)*

## 5.5.6 Projektcontrolling

Aufgaben des Projektcontrollings sind die Projektberichterstattung, Informationsversorgung sowie die Koordination der Projektplanung und -kontrolle. Letztere umfasst die Sammlung der Ist-Werte und die Durchführung von Soll-Ist-Vergleichen. Die Abweichungen sind zu analysieren und gegebenenfalls korrigierende Maßnahmen aufzuzeigen (vgl. *Patzak/Rattay*, 2004, S. 321). Die **Projektüberwachung und -steuerung** vollzieht sich in folgenden **Schritten** (vgl. *Horsch*, 2003, S. 258):

(1) **Freigabe von Arbeitspaketen** auf Basis der Projektplanung, sofern die geplanten Ressourcen zur Verfügung stehen und im Arbeitspaket eingesetzt werden.

(2) **Regelmäßige Überwachung** des Projekts durch Sammlung und Aufbereitung von Ist-Daten für die Projektparameter Qualität, Zeit und Kosten.

(3) **Erfassung und Dokumentation von Abweichungen** durch den Vergleich von Soll- und Istwerten der einzelnen Parameter.

(4) **Analyse von Abweichungen**.

(5) **Maßnahmen** zur Projektsteuerung vorschlagen.

(6) **Aktualisierung der Projektstruktur** hinsichtlich Ablauf-, Termin-, Kapazitäts- und Kostenplanung sowie Prognose des weiteren Projektverlaufs.

(7) **Kontrolle der Wirksamkeit** beschlossener Maßnahmen.

Die regelmäßige **Projektüberwachung** dient der Bestimmung des Projektfortschritts (vgl. *Zielasek*, 1999, S. 168f.). Bei der Terminüberwachung sollte besonders auf kritische Vorgänge geachtet werden. Die Kostenüberwachung stellt laufend die angefallenen den geplanten Kosten gegenüber. Die Kapazitätsüberwachung dient der regelmäßigen Überprüfung der geplanten Auslastung.

**Abweichungen** treten aus vielfältigen Gründen auf. Es kann sich um Planungsfehler handeln, z.B. weil Tätigkeiten vergessen wurden, Kapazitäten überlastet sind oder die Mitarbeiter nicht die passende Qualifikation aufweisen. Darüber hinaus können auch im Rahmen der Projektdurchführung Probleme auftreten. Teilweise genügen z.B. die von außen bezogenen Leistungen nicht den Anforderungen oder treffen verspätet ein. Auch die Rahmenbedingungen können sich im Lauf eines Projekts ändern. Beispiele sind neue Kundenanforderungen, Ausfall von Kapazitäten oder veränderte Prioritäten des Auftraggebers. Schließlich ist es auch möglich, dass die geplanten Maßnahmen nicht die erwarteten Wirkungen erzielen (vgl. *Birker*, 2003, S. 144). Abb. 5.5.21 stellt mögliche Abweichungen von Projekten dar.

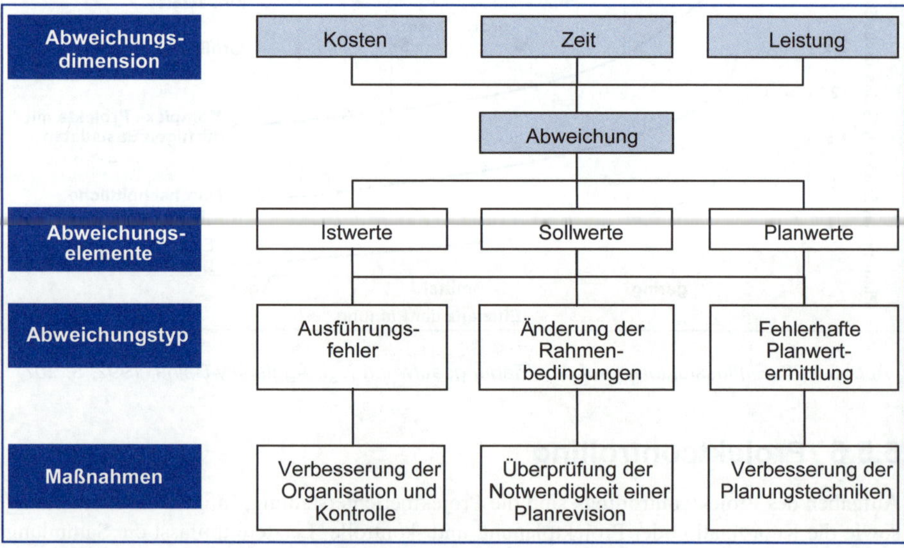


*Abb. 5.5.21: Projekt-Abweichungen (vgl. Horsch, 2003, S. 257)*

Für die Messung und Feststellung von Abweichungen werden in der Praxis häufig Checklisten und Formulare eingesetzt. Zudem können auch Indizes aufgestellt werden. Der Projektfortschritt wird mit dem **Fortschrittsindex** gemessen. Er gibt an, zu welchem Prozentsatz ein Arbeitspaket, ein Teilprojekt oder das Gesamtprojekt abgeschlossen ist. Die Einschätzung erfolgt durch die für die Durchführung verantwortlichen Mitarbeiter. Die Ermittlung des Fortschrittindex ist recht einfach, unterliegt allerdings einer hohen Subjektivität. Abb. 5.5.22 zeigt ein Beispiel. Dargestellt ist der geschätzte Fortschritt im Verhältnis zur Bearbeitungszeit für einen Vorgang. Es wird deutlich, dass die Schätzwerte häufig sehr optimistisch sind. Der Zeitaufwand zur Erfüllung der letzten 5% der zu erbringenden Leistung kann durchaus 50% der Bearbeitungszeit erfordern. Dieses Phänomen wird auch als das „95%-Syndrom" bezeichnet.

$$\text{Fortschrittsindex} = \frac{\text{Istfortschritt in \%}}{\text{Sollfortschritt in \%}}$$

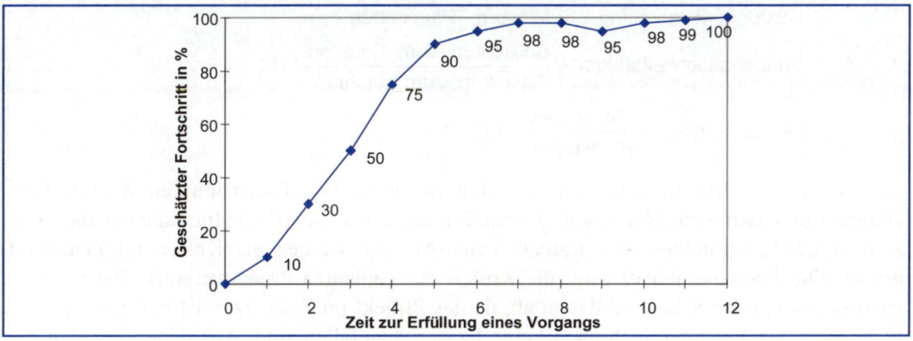


*Abb. 5.5.22: 95%-Syndrom (in Anlehnung an Riedl, 1990)*

Eine weitere Methode zur Terminverfolgung stellt die **Meilenstein-Trend-Analyse** dar (vgl. *Fiedler*, 2003, S. 255ff.). Dabei werden die Termine jedes einzelnen Meilensteins verfolgt. Zu den festgelegten Berichtszeiträumen werden Schätzungen darüber abgegeben, zu welchen Zeitpunkten die Meilensteinergebnisse voraussichtlich erreicht werden. Ein waagerechter Verlauf bedeutet in der grafischen Darstellung, dass das Projekt planmäßig verläuft. Werden die Termine unterschritten, ist der Meilenstein-Trend fallend. Ein ansteigender Verlauf weist darauf hin, dass ein Terminverzug droht. Abb. 5.5.23 zeigt ein Beispiel für eine Meilenstein-Trend-Analyse.

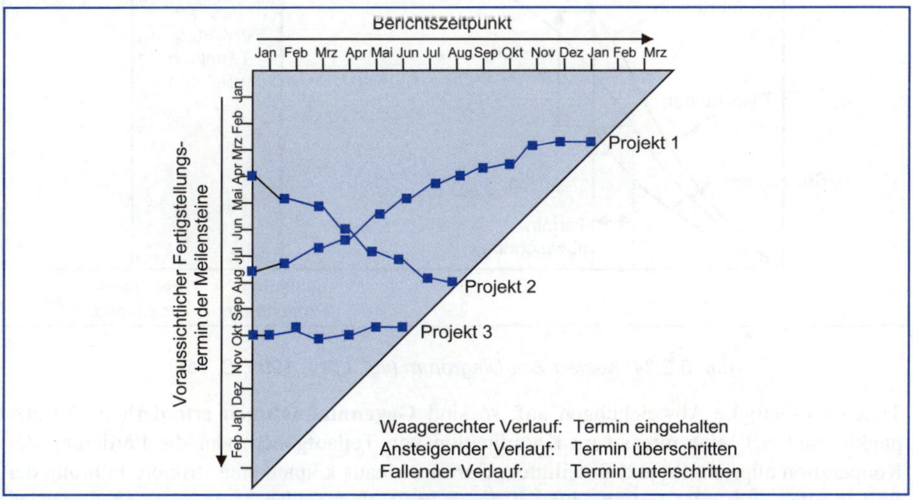


*Abb. 5.5.23: Meilenstein-Trend-Analyse*

Die Kostenkontrolle und -überwachung kann anhand des **Kostenindex** erfolgen. Dabei werden zu einem bestimmten Stichtag die Istkosten (Actual Cost of Work Performed) den geplanten Kosten (Sollkosten, Budgeted Cost of Work Performed) gegenüber gestellt (vgl. *Patzak/Rattay,* 2004, S. 339f.). Bei der Erfassung der Istkosten ist insbesondere die Zuordnung der indirekten Kosten auf ein Projekt problematisch. Den Istkosten werden die Sollkosten als geplante Kosten des erreichten Projektstands gegenübergestellt. Neben dem Kostenindex lassen sich folgende weitere Indizes bilden:

$$\text{Kostenindex} = \frac{\text{Istkosten\_zum\_Stichtag}}{\text{Sollkosten\_zum\_Stichtag}}$$

$$\text{Kostenabweichung} = \text{Sollkosten} - \text{Istkosten}$$

$$\text{Leistungsabweichung} = \text{Sollkosten} - \text{Plankosten}$$

$$\text{Wirtschaftlichkeitsfaktor} = \frac{\text{Sollkosten\_zum\_Stichtag}}{\text{Istkosten\_zum\_Stichtag}} * 100$$

$$\text{Leistungsfaktor} = \frac{\text{Sollkosten}}{\text{Plankosten}} * 100$$

Häufig wird die Kosten- und Zeitdimension zu einem **zweidimensionalen Kosten-Zeit-Diagramm** zusammengefasst (vgl. *Patzak/Rattay*, 2004, S. 339f.). Im Rahmen dieser in Abb. 5.5.24 dargestellten sog. Earned Value-Analyse werden die Kosten im Zeitablauf erfasst. Die Plankostenkurve zeigt die Kosten des geplanten Projektverlaufs. Die Sollkostenkurve weicht im Schaubild davon ab, da das Projekt im Zeitverzug ist und für die noch nicht erbrachte Leistung auch noch keine Kosten angefallen sind. Aus dem Vergleich der drei Kostenwerte können die Abweichungsursachen ermittelt werden. Die oben stehenden Formeln zeigen die Berechnungslogik.

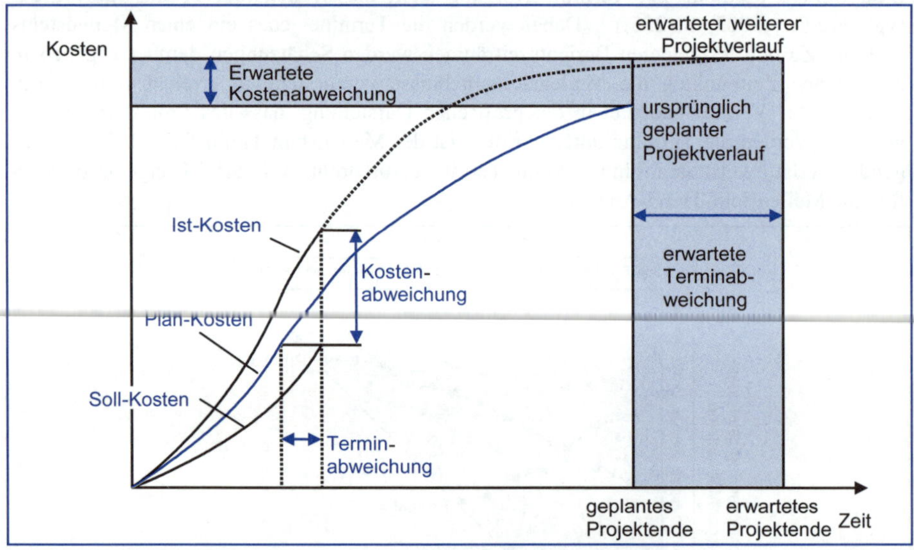


*Abb. 5.5.24: Kosten-Zeit-Diagramm (vgl. Litke, 1995, S. 166)*

Treten wesentliche Abweichungen auf, so sind **Gegenmaßnahmen** erforderlich. Ansatzpunkte sind z.B. eine intensivere Koordination von Teilaufgaben oder die Förderung der Kooperation aller am Projekt Beteiligten. Darüber hinaus können eine striktere Führung der Projektmitarbeiter oder Entscheidungen durch Projektleiter oder Auftraggeber erforderlich sein. Mögliche konkrete Maßnahmen zeigt Abb. 5.5.25.

| Leistung unterschritten | Zeit überschritten | Kosten überschritten | Teamarbeit gestört |
|---|---|---|---|
| ▪ Höherer Ressourceneinsatz<br>▪ Leistungsanreize, Prämien, Motivation, Teamentwicklung<br>▪ Projektmitarbeiter auswechseln<br>▪ Höherqualifizierte Lieferanten<br>▪ Stärkere Kontrolle<br>▪ Stärkere Projektfokussierung | ▪ Kritischen Pfad verkürzen (z.B. Abstände verringern, Vorgänge splitten, Rationalisierungspotenziale ausschöpfen etc.)<br>▪ Höherer Ressourceneinsatz<br>▪ Einsatz externer Ressourcen<br>▪ Verringerung von Abhängigkeiten / Parallelarbeit<br>▪ Änderungen im Projektumfang für Terminverschiebungen nützen | ▪ Kosten überwälzen<br>▪ Teilleistungen an kostengünstigere Subauftragnehmer vergeben<br>▪ Qualität reduzieren, Leistungsreduktion<br>▪ Nutzung von günstigeren Varianten<br>▪ Zusatzwünsche für verschleierte Budgetausweitung nützen | ▪ Projektmarketing verstärken<br>▪ Beziehungspflege intensivieren<br>▪ Spielregeln entwickeln und vereinbaren<br>▪ Identifikationsmaßnahmen entwickeln |

*Abb. 5.5.25: Gegenmaßnahmen bei Projektabweichungen (vgl. Patzak/Rattay, 2004, S. 342)*

Das Projektcontrolling ist auch für das **Projektberichtswesen** verantwortlich. Es bestimmt die Berichtszeitpunkte und legt Informationsbedürfnisse und Informationskanäle fest. Projektberichte sind „an einen bestimmten Empfänger oder Empfängerkreis gerichtete Darstellungen über Entwicklung und Stand eines Projekts" (*DIN 69901*). Sie sind auch ein wichtiger Bestandteil der **Projektdokumentation,** als einer „Zusammenstellung ausgewählter, wesentlicher Daten über Konfiguration, Organisation, Mitteleinsatz, Lösungswege, Ablauf und erreichte Ziele des Projekts" (*DIN 69901*).

Diese Aufgaben werden meist durch softwaregestützte Projektinformationssysteme übernommen (vgl. *Grasl* et al., 2004, S. 175). Sie gestatten einen integrierten Zugang zu allen Projektergebnissen und machen Zusammenhänge zwischen den Projektergebnissen deutlich. Die Projektdokumentation ist entscheidend für die laufende Verbesserung des Projektmanagements und der zukünftigen Abwicklung von Projekten. Mit ihrer Hilfe soll aus Erfahrungen gelernt und auf bisherige Erkenntnisse zurückgegriffen werden. Projektübergreifende Systeme bieten die Basis für den Wissenstransfer zwischen Projekten und der Linie. Abb. 5.5.26 zeigt ein Beispiel für einen Projektfortschrittsbericht. Der Fortschrittsindex zeigt als Balken in den Vorgängen den aktuellen Status des Projekts an.

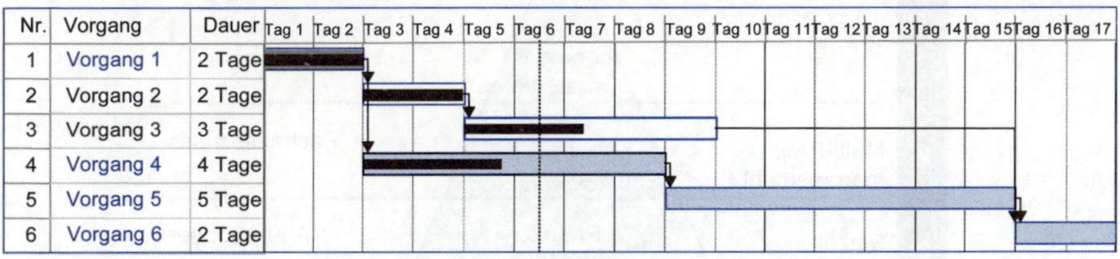


*Abb. 5.5.26: Projektplan mit Fortschrittsüberwachung*

## 5.5.7 Multi-Projektmanagement

Projektmanagement kann sich sowohl auf ein einzelnes Projekt, als auch auf eine Vielzahl von Projekten beziehen. Das Management eines Projekts wird auch als klassisches Projektmanagement bezeichnet.

Das **Multi-Projektmanagement** bezeichnet das Management einer Vielzahl gleichzeitiger Projekte.

Multi-Projektmanagement wurd auch als strategisches Projektmanagement bezeichnet. Es ist erforderlich, da bei parallelen Projekten eine Reihe von **Problemen** auftreten können (vgl. *Dillerup*, 1998, S. 149):

- **Unzureichende Transparenz** über die laufenden Projekte. Dies kann z.B. zu Redundanzen zwischen Projektaufgaben und Linientätigkeiten führen.
- **Komplexität:** Die Vielzahl an Projektaktivitäten erschwert eine zielgerichtete und effiziente Koordination.
- **Überforderte Gremien und Ausschüsse** sind der Komplexität der Koordinationsaufgabe als Mittler zwischen Projekt und Linie häufig nicht gewachsen.

Multi-Projektmanagement dient der Effizienzsteigerung aller Projekte (vgl. *Balzer*, 1998, S. 32). Es soll integriert und ganzheitlich eine Vielzahl von Projekten steuern und die Beziehungen zwischen den Projekten und der Linienorganisation im Sinne des Gesamtunternehmens gestalten (vgl. *Dillerup*, 1998, S. 149). Zur **Verankerung der Projekte mit der Linie** sind die Unternehmensstrategie in die Projekte sowie die Projektergebnisse in die Linie zu integrieren. Hierfür werden Führungsaufgaben für Projekte auch aus der Linie erfüllt. Beispielsweise als Projektauftraggeber oder durch Zuteilung von Ressourcen. Weitere Aufgaben des Multi-Projektmanagements sind die Gestaltung der Projektfreigabe und die Priorisierung von Projekten (vgl. *Fiedler*, 2003, S. 12ff.). Darüber hinaus legt es Regeln, Methoden und Werkzeuge für das Projektmanagement fest. Als Instrumente können Portfolios, Risikoanalysen, Wirtschaftlichkeitsberechnungen oder auch Nutzwertanalysen verwendet werden.

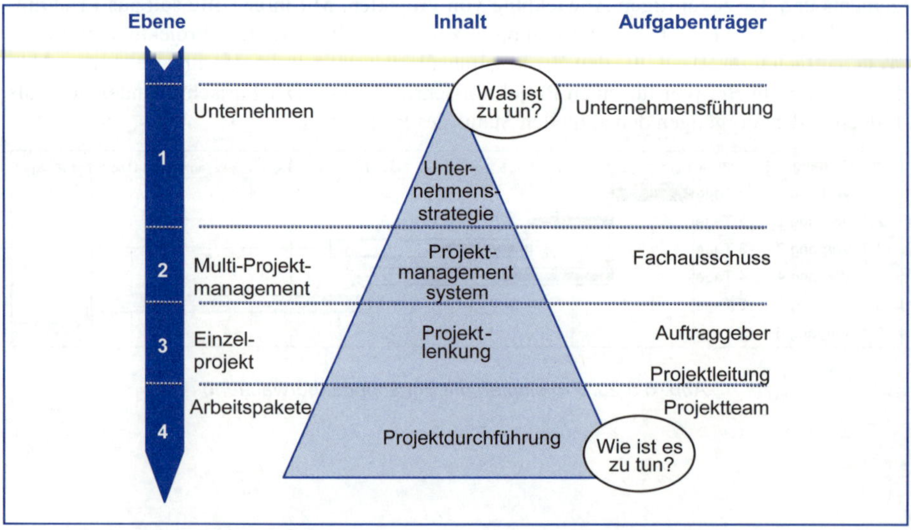


*Abb. 5.5.27: Aufgaben und Ebenen des Multi-Projektmanagements*

Damit nimmt das Multi-Projektmanagement eine Mittlerrolle zwischen der Unternehmensführung und der Leitung einzelner Projekte ein (vgl. *Klett/Zanner,* 1990; Abb. 5.5.27). Diese **zweite Steuerungsebene** übersetzt die Unternehmensstrategie in das Projektmanagementsystem. Darin werden die Beziehungen zwischen Projekt und Linie, aber auch zwischen den Projekten geregelt. Das Multi-Projektmanagement kann aus Gremien und Ausschüssen bestehen, in denen die Projektebenen verknüpft werden. Sie werden als Fach- oder Lenkungsausschuss bzw. als Steering Committee bezeichnet Der Projektleiter kann darin seine Erfahrungen aus den laufenden Projekten einbringen. (vgl. *Krawczyk*, 1998, S. 86). Dies ermöglicht eine schnelle Durchsetzung von Entscheidungen zur inhaltlichen und zeitlichen Abstimmung der einzelnen Projekte. Durch laufenden Erfahrungsaustausch können Synergien zwischen den Projekten erzielt werden.

Zentrale Aufgabe des Multi-Projektmanagements ist die effektive Gestaltung („doing the right projects") des Projektportfolios (vgl. *Dillerup*, 1998, S. 150). Hierzu hat es eine Reihe von Aufgaben. Hierunter fallen beispielsweise die Formulierung des Projektauftrags, Promotion einzelner Projekte oder Durchsetzung übergeordneter Unternehmensinteressen. Darüber hinaus hat das Multi-Projektmanagement folgende **Aufgaben** (vgl. *Madauss,* 2006, S. 431ff.; *Dillerup*, 1998, S. 150; *Balzer*, 1998, S. 33f.; *Krawczyk*, 1998, S. 57):

- **Projektantragswesen**: Gestaltung des Projektfreigabeprozesses von der Projektinitialisierung über den Entwurf bis zum Projektantrag.
- **Projekttransparenz**: Zusammenfassung aller Projektideen, Anträge und Projekte in einem Projektpool und Analyse ihre gegenseitigen Abhängigkeiten.
- **Prioritätsmanagement**: Prioritäten und Abhängigkeiten zwischen den Projekten und zwischen Projekt und Linie sind als Rahmenbedingung für ein Projekt zu bestimmen und zu überprüfen. Damit werden Prioritäten in dem Projektportfolio mit Projektideen, Anträgen und Projekten vergeben und mit Ressourcen versehen. Daraus sind Entscheidungen über Auswahl, Freigabezeitpunkt und ggf. Abbruch von Projekten zu treffen.
- **Qualifikationsmanagement**: Die Projektleiter sind in geeigneter Form zu qualifizieren. Damit entsteht auch ein „Heimathafen" für Projektleiter. Für die Projektmitarbeiter ist Teamfähigkeit und die Qualität der Kommunikation sicher zu stellen.
- **Projektmitarbeiter**: Unterstützung der Projektleiter bei der Zusammensetzung und Auflösung des Projektteams. Zudem ist die Projektarbeit in das Anreiz- und Karrieresystem des Unternehmens zu integrieren.
- **Organisation**: Definition der Schnittstelle zwischen Multi-Projektmanagement, strategischer Planung und Initialisierung von Projekten. Für die Projekte sind Kategorien und die jeweils passende Organisationsform vorzugeben. Auch die Schnittstellen zwischen Projekt und Linie sind zu gestalten.
- **Methoden des Projektmanagements**: Standardisierung der im Projektmanagement einzusetzenden Methoden und Schulung bzw. Unterstützung der Projektleiter in deren Anwendung. Es können Projektmanagement-Handbücher erstellt werden, die z.B. Phasenkonzepte, Strukturierungsrichtlinien, Zeitmanagement, Planungstechniken oder Richtlinien für die Projektdokumentation vorgeben.
- **Software**: Bereitstellung leistungsfähiger Projektmanagement-Software, die in das Informationssystem des Unternehmens integriert sind.

**Instrumente des Multi-Projektmanagements** sind z.B. Portfolios, Risikoanalysen, Wirtschaftlichkeitsrechnungen oder Nutzwertanalysen (vgl. *Fiedler*, 2003, S. 13). Spezifische Anpassungen sind durch das Multi-Projektmanagement vorzunehmen. Hierzu können z.B.

die Methode der Wirtschaftlichkeitsrechnung oder die Kriterien zur Priorisierung von Projekten vereinheitlicht werden (vgl. *Hirzel,* 1998, S. 11).

Abb. 5.5.29 zeigt das **Leistungs-Kosten-Portfolio** als Instrument des Multi-Projektcontrollings. Der mit dem Fortschrittsindex gemessenen Leistungsabweichung wird die Kostenabweichung gegenübergestellt, die durch den Kostenindex quantifiziert wird. Projekte werden als Kreis dargestellt, wobei die Größe des Kreises der Projektgröße entspricht. Diese kann z.B. anhand des Budgets oder der Manntage gemessen werden. Die Positionierung eines Projekts im Portfolio liefert **Handlungsempfehlungen für die Projektsteuerung**:

- **Katastrophen-Projekte** sind im Leistungsverzug und haben ihre Kosten überschritten. Hier sind unverzügliches Handeln und einschneidende Maßnahmen erforderlich. Gegebenenfalls ist sogar ein Projektabbruch vorzunehmen.
- **Ideal-Projekte** sind hingegen in der Optimalposition. Das Projekt kommt schneller als geplant voran und die Kosten werden unterschritten. Die Projektleitung sollte gelobt werden. Darüber hinaus ist zu prüfen, ob Erkenntnisse und Methoden auf andere Projekte übertragen werden können.
- Bei **Bummel- und Express-Projekten** ist jeweils eine Dimension über- und eine untererfüllt. Hier kann versucht werden, einen Ausgleich zu erzielen. Beispielsweise könnte ein Projekt beschleunigt und dafür ein anderes verlangsamt werden.

Alternativ können als Portfoliodimensionen auch Wirtschaftlichkeit, Einfluss auf die Wettbewerbsposition oder der Nutzen für das Unternehmen verwendet werden (vgl. *Balzer*, 1998, S. 36f.).

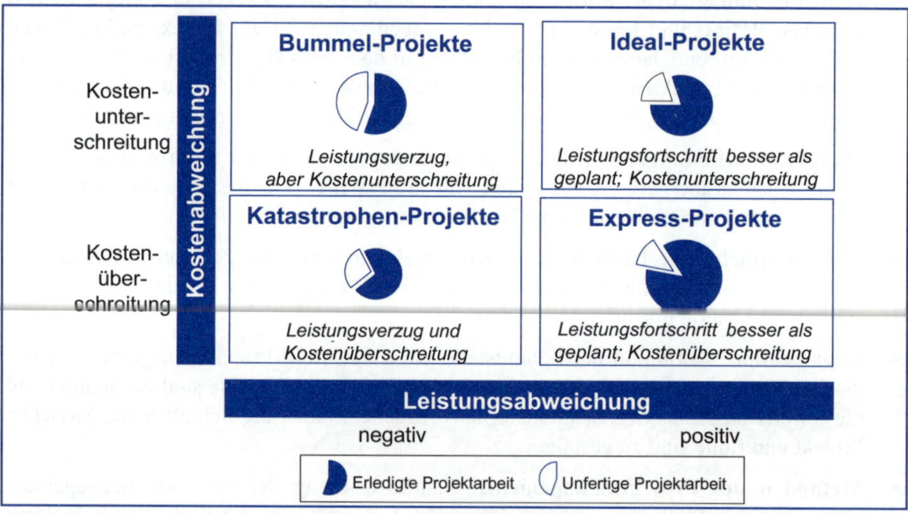


*Abb. 5.5.28: Leistungs-Kosten-Portfolio (in Anlehnung an Schelle, 1992, S. 383)*

Das Multi-Projektmanagement kann auch andere **Zielsetzungen** verfolgen. So kann es die Aufgabe haben, strategische Projekte zu steuern sowie organisationales Lernen oder unternehmerischen Wandel zu initieren (vgl. *Dillerup*, 1998, S. 158). Gerade beim Management des Wandels (vgl. Kap. 3.6) werden in den Phasen der Mobilisierung und Umsetzung eine Reihe von Teilprojekten in Gang gesetzt, die sich mit spezifischen Aufgaben oder organisatorischen Teilbereichen beschäftigen. Die zeitliche und sachliche Abhängigkeit der Teilprojekte erfordert einen hohen Abstimmungsbedarf und macht eine wie in Abb. 5.5.27 dargestellte differenzierte, mehrstufige Projektorganisation erforderlich. Als Experten sind Change Agents einzusetzen, welche das Multi-Projektmanagement in diesem Sinne ausrichten.

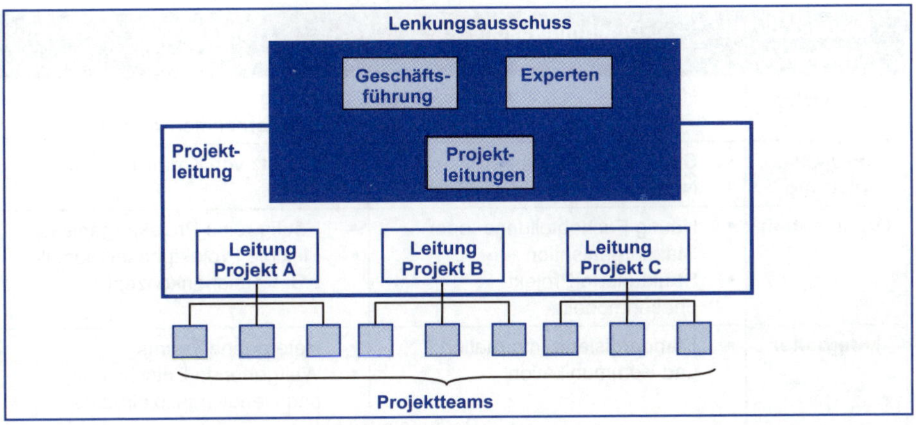


*Abb. 5.5.29: Projektorganisation des Wandels (vgl. Brehm et al., 2006, S. 226)*

## 5.5.8 Erfolgsfaktoren

Für die **Messung des Projekterfolgs** gibt es mehrere Ansätze. Der Erfolg kann sich auf die Größen Kosten, Zeit und Qualität, aber auch z.B. auf die Zufriedenheit der Beteiligten erstrecken (vgl. *Corsten*, 2000, S. 44). Kritisch sind dabei die Personen und der Zeitpunkt der Messung. Deshalb ist es nicht verwunderlich, dass sehr unterschiedliche Erfolgsfaktoren des Projektmanagements genannt werden. Exemplarisch zeigt Abb. 5.5.30 das Modell der *Deutschen Gesellschaft für Projektmanagement e.V.* zur Messung des Projekterfolgs. Auf dessen Basis werden jährlich für besonders erfolgreiche Projekte Auszeichnungen verliehen. Dazu werden unterschiedliche Kriterien miteinander kombiniert. Diese sind in die Dimensionen Projektmanagement und Projektergebnisse eingeteilt und werden unterschiedlich gewichtet. Die höchste Bedeutung haben die Zielerreichung und die Kundenzufriedenheit.

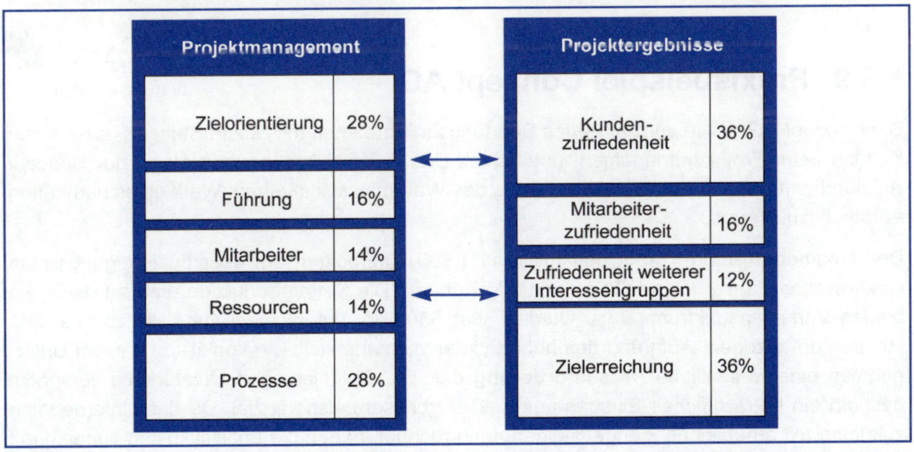


*Abb. 5.5.30: Project Excellence der Deutsche Gesellschaft für Projektmanagement e.V.*

Aus der Analyse erfolgreicher Projekte können Erfolgsfaktoren für Projekte abgeleitet werden. Exemplarisch sind sie in Abb. 5.5.31 dargestellt. Unabhängig von der Projektart ist der wichtigste Erfolgsfaktor die **Motivation der Projektmitarbeiter** (vgl. *Strategic Management Group*, 1991, S. 2ff.). Sie ist in allen Projektphasen die dominierende Einflussgröße auf den Projekterfolg.

<table>
<tr><th>Einfluss-faktoren</th><th>Deterministische Projekte</th><th>Offene Projekte</th></tr>
<tr><td>Projektziele</td><td colspan="2">▪ Eindeutige Zielsetzung<br>▪ Unterstützung der Unternehmensführung</td></tr>
<tr><td>Projekt-planung</td><td>▪ Strukturierte Methoden<br>▪ Netzplantechnik</td><td>▪ Einsatz von Kreativitätstechniken</td></tr>
<tr><td>Organisation</td><td>▪ Häufig Fachabteilungs- oder Stabsorganisation<br>▪ Strukturierte Projekt-phasenmodelle</td><td>▪ Häufig reine Projektorganisation<br>▪ Flexible Projektphasenmodelle z.B. Versionenkonzept</td></tr>
<tr><td rowspan="2">Mitarbeiter</td><td>▪ Standardisierte Information und Kommunikation</td><td>▪ Heterogene Teams<br>▪ Weitgehende Entscheidungs- und Handlungsspielräume</td></tr>
<tr><td colspan="2">▪ Personalauswahl</td></tr>
<tr><td rowspan="2">Projekt-leitung</td><td>▪ Konfliktbewältigung<br>▪ Motivation sowie soziale Fähigkeiten<br>▪ Integrationsfördernde und leistungsorientierte Projektkultur</td><td>▪ Zur Projektorganisation passende Führung und Motivation<br>▪ Kreativitäts- und innovationsfördernde Projektkultur<br>▪ Karriereplanung für die aus der Linie herausgelösten Mitarbeiter</td></tr>
<tr><td colspan="2">▪ Realisierungskompetenz<br>▪ Konfliktbewältigung<br>▪ Straffe Überwachung und Steuerung</td></tr>
<tr><td>Projekt-ergebnis</td><td colspan="2">▪ Einbindung / Akzeptanz durch Projektbetroffene<br>▪ Aktive Unterstützung der Implementierung</td></tr>
</table>

*Abb. 5.5.31: Erfolgsfaktoren des Projektmanagements nach Projekttypen (in Anlehnung an Hansel/Lomnitz, 2000, S. 23f., Zielasek, 1999, S. 201ff., Mühlfelder/Nippa, 1989, S. 380; Slevin/Pinto, 1989, S. 194ff.)*

CONCEPT AG
RESULT. CONSULTING

## 5.5.9 Praxisbeispiel Concept AG

Die *Concept AG* ist ein spezialisiertes Beratungsunternehmen mit Sitz in Stuttgart, dass seine Kunden beim Projektmanagement unterstützt. Das Beispiel beschreibt ein von der *Concept AG* durchgeführtes Projekt zur Optimierung des Warenflusses in einem Werk eines namhaften Automobilzulieferers.

Der Automobilzulieferer produziert mit rund 1.800 Mitarbeitern auf über 50 Fertigungslinien elektronische Fahrzeugbauteile für fast 300 Kunden. Die Serienproduktion umfasst dabei ein breites Variantenspektrum. Dazu wurden über 650 Mio. unterschiedliche Teile von ca. 250 Lieferanten bezogen. Aufgrund des hohen Liefervolumens stellt die Logistik in diesem Unternehmen eine wesentliche **Herausforderung** dar. Die Optimierung der Lieferkette verspricht deshalb ein beträchtliches Einsparungs- und Verbesserungspotenzial. Da das Unternehmen zukünftig mit erheblichen Mengensteigerungen rechnet, haben die Logistikkosten zunehmend an Bedeutung gewonnen. Dies verstärkt sich noch dadurch, dass aufgrund des Preisdrucks in der Zulieferindustrie trotz des Mengenwachstums keine Umsatzsteigerungen erwartet werden. Zur Sicherstellung der Wettbewerbsposition waren deshalb Kostensenkungen erforderlich. Im Logistikbereich wurden Kosteneinsparungen um 30% innerhalb von 18 Monaten angestrebt.

Hierfür wurde ein Projekt ins Leben gerufen, um den gesamten logistischen Ablauf zu optimieren. Das **Projektziel** war nur mit einschneidenden Maßnahmen und gravierenden Änderungen realisierbar. So wurden z.B. die Lager des Unternehmens beim Kunden (Konsignationslager) abgeschafft und für A-Artikel hinsichtlich des Teilewertes Anliefersysteme mit häufiger Lieferfrequenz aufgebaut. Die Aufgaben des zuvor eingesetzten Logistikdienstleisters wurden selbst übernommen und ein eigenes Lager errichtet. Die Beherrschung der Logistikprozesse wurde auf diese Weise zu einem Wettbewerbsvorteil.

Die **Projektorganisation** bestand aus den Ebenen Projektpromotor, Lenkungsausschuss, Projektleitung sowie Bereichsprojektleitung (BPL) und Querschnittsfunktionen (QF). Die wesentlichen Projektaufgaben wurden gemäß den wesentlichen Hauptprozessen entlang der Lieferkette in sog. Bereichsprojekten angeordnet. Diese unterteilen sich in Lieferanten (L), Produktion (P) und Kunden (K). Zudem wurden Querschnittsfunktionen zur Koordination der Bereichsprojekte definiert. Beispiele waren Lagerinfrastruktur, bauliche Maßnahmen oder Schulung. Für alle Bereichsprojekte wurden 14 Teilprojektteams (TPL) aus jeweils maximal drei bis vier Mitarbeitern gebildet, die eng mit der Linienorganisation des Unternehmens verknüpft waren. Darin wurden inhaltliche Konzepte erstellt, geprüft, Tests durchgeführt und die Umsetzung der Projektergebnisse in den Linienbereichen koordiniert und inhaltlich begleitet. Die Querschnittsfunktionen übernahmen für die Bereichs- und Teilprojekte übergreifende Aufgaben. Abb. 5.5.32 fasst die Projektorganisation zusammen.

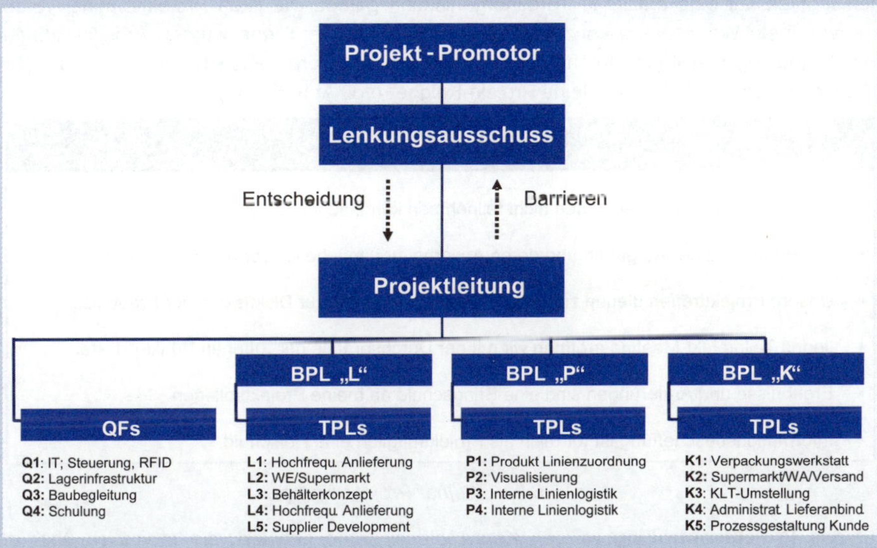


*Abb. 5.5.32: Projektorganisation*

Einige Teilprojekte verdeutlichen exemplarisch die **Projektplanung** und die definierten Maßnahmen:

- In den **Querschnittsfunktionen** wurden alle Aktivitäten durchgeführt, die ausgehend vom Kundenbedarf zur Einführung einer verbrauchsorientierten Logistiksteuerung erforderlich waren. Dabei wurde der Informationsfluss im *SAP*-System übergreifend optimiert. Die Steuerungssysteme wurden festgelegt und in verschiedenen Ausprägungen auf die 51 Linien angepasst. Eine weitere Querschnittsfunktion bildete der Aufbau einer neuen Infrastruktur der Lager mit der gesamten Warenabwicklung und der damit verbundenen Informationstechnik. Zudem wurden bauliche Maßnahmen im Gesamtprojekt übergreifend bearbeitet.

- Im **Bereichsprojekt Produktion** wurde die Logistiksteuerung verbrauchsorientiert umgestellt. Dies erforderte neue Organisationsformen und Abläufe in der Produktion. Warenan- und -ablieferungen werden nun nicht mehr durch die Fertigung, sondern durch die Logistik gesteuert. Die eigentliche Warenversorgung erfolgt weitgehend ohne IT-Einsatz durch selbststeuernde Regelkreise.
- Das **Bereichsprojekt Lieferanten** beschäftigt sich mit der logistischen Anbindung der Lieferanten. Dabei wurden z.B. die Konsignationsläger aufgelöst, für die A-Teile Anliefersysteme realisiert sowie die informationstechnischen Veränderungen vorgenommen.
- Im **Bereichsprojekt Kunden** wurde die Belieferung der Kunden gemäß deren Abrufen und Abholzyklen optimiert. Hier ging es insbesondere um die Realisierung zahlreicher Verpackungsvarianten und das Handling der verschiedenen Anlieferstellen.

Für eine erfolgreiche Projektarbeit war eine intensive **Kommunikation** zwischen allen Projektbeteiligten sicherzustellen. Dazu wurden Kommunikationsstrukturen aufgebaut. Projektleitung und Lenkungsausschuss trafen sich z.B. alle zwei Wochen. Die Projektleitung hatte einen wöchentlichen Termin mit den Bereichsprojektleitern und den Querschnittsfunktionen. Die Bereichsprojektleiter trafen sich wiederum wöchentlich mit ihren Teilprojektverantwortlichen und den anderen Bereichsprojekt- und Querschnittsfunktionsleitern. Um unzählige Besprechungen zu vermeiden, wurde insbesondere in der Planungsphase des Projektes große Aufmerksamkeit auf eine effiziente Terminorganisation gelegt. Die fixen Projekttermine wurden auf zwei feste Wochentage konzentriert. An den restlichen Tagen wurden Arbeitssitzungen und Umsetzungsaktivitäten durchgeführt. Zudem wurden Verhaltensrichtlinien für die Projektarbeit festgelegt, wie z.B. der „kleine Projekt-Knigge" (vgl. Abb. 5.5.33).

**„Kleiner Projekt-Knigge"**

- Falls ich an einem Projekttreffen nicht teilnehmen kann, sende ich einen Stellvertreter.
- Die Erledigung der Aufgaben und deren Ausarbeitung mache ich vor den Projekttreffen.
- Unsere Projekttreffen dienen zur Ergebnisvorstellung bzw. zur Diskussion der Ergebnisse.
- Jedes Teilprojekt-Meeting eröffnen wir mit der Durchsprache der „offenen Punkte"-Liste.
- Ergebnisse und Änderungen sind eine Bringschuld an meine Projektkollegen.
- Informationsbeschaffung ist für mich als Projektmitglied eine Holschuld.

*Abb. 5.5.33: „Kleiner Projekt-Knigge"*

Für das **Projektcontrolling** wurden Kennzahlensysteme definiert, die monatlich über die Projektleitung an den Lenkungsausschuss berichtet wurden. Die Datenerhebung erfolgte in den operativen Bereichen, welche die Informationen an das Projektteam weiterleitete. Die verwendeten Berichte wurden bereits standardisiert für die Linieneinheiten erstellt. Das Projektcontrolling nutzte die bestehenden Informationen und Berichte (Vgl. Abb. 5.5.34), um den zusätzlichen Aufwand für das Projektcontrolling so gering wie möglich zu halten.

Wesentliche Komponente eines leistungsfähigen Projektmanagements ist der Aufbau kleiner und schlagkräftiger **Teams** mit drei bis vier Personen. Die Trennung nach Prozessabschnitten und Abgrenzung nach Querschnittsfunktionen brachte Klarheit in die Arbeitspakte. Dadurch konnte die Überschneidungsfreiheit von Arbeitspaketen weitgehend erreicht werden. So wurde die Arbeitszeit bestmöglich genutzt und der Kommunikationsaufwand reduziert.

Wesentliche Antriebsfeder war die Motivation der Mitarbeiter. Durch die Übertragung hoher Eigenverantwortung auf die Projektmitglieder konnte ein sehr hohes Engagement erreicht werden. Dies zeigte sich z.B. darin, dass die Mitarbeiter bemüht waren, gesetzte Termine nicht nur zu halten, sondern zu unterschreiten. Dadurch wurden Zeitreserven geschaffen und das Projekt konnte in der zeitlichen Zielvorgabe bleiben.

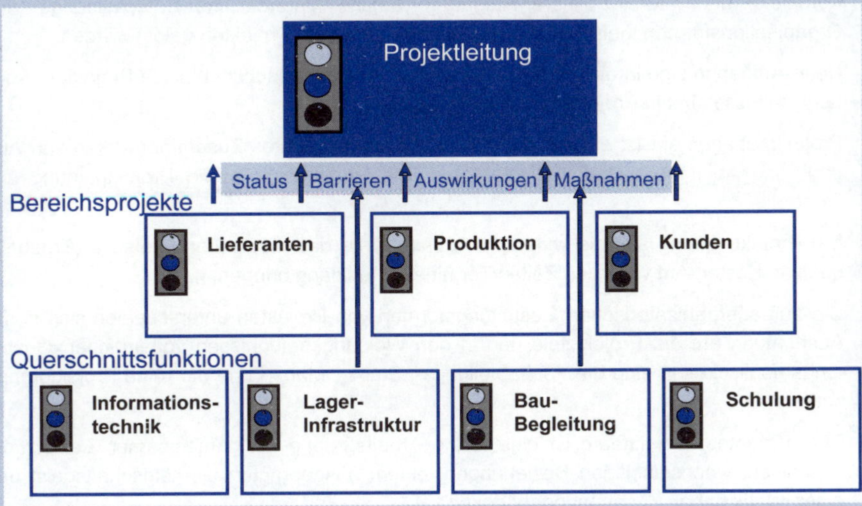


*Abb. 5.5.34: Berichts- und Controlling-Stufen*

## Literaturempfehlungen

*Burghardt, M.:* Einführung in das Projektmanagement, 7. Aufl. 2006.

*Diethelm, G.:* Projektmanagement, Bd.1, Herne/Berlin 2000.

*Madauss, B.J.:* Handbuch Projektmanagement, 7. Aufl., Stuttgart 2006.

*Zielasek, G.:* Projektmanagement: Erfolgreich durch Aktivierung aller Unternehmensebenen, 2. Aufl., Berlin u.a. 1999.

## Management Summary

- Ein Projekt ist ein einmaliges und komplexes Vorhaben, zu dessen Bewältigung eine interdisziplinäre und institutionelle Bearbeitung erforderlich ist.
- Komplexe und interdisziplinäre Aufgaben, welche hierarchische Entscheidungs- und Organisationsformen ineffizient werden lassen, können in Projekten gelöst werden.
- Neue Aufgaben sind in etablierten Strukturen schlechter abzubilden als in Projekten. Auch Lernprozesse sind in Projektteams besser zu erzielen.
- Projektmanagement ist ein auf das Projektziel abgestimmtes Zusammenwirken von Aufbau- und Ablauforganisation, Projektleiter und Projektteam sowie Projektplanung und -kontrolle.
- Die Projektplanung soll die widersprüchlichen Ziele des magischen Dreiecks (Ergebnisqualität, Kosten/Aufwand und Zeiten/Termine) in Einklang bringen.
- Die aufbauorganisatorischen Gestaltungsformen von Projekten unterscheiden sich in der Ausrichtung auf die Projektziele und in den Weisungsbefugnissen voneinander. Gestaltungsmöglichkeiten sind die Fachabteilungs-, Stabs-, Matrix- und die reine Projektorganisation.
- Ein effizientes Projektteam ist eine kleine Arbeitsgruppe mit gemeinsamer Zielsetzung, intensiven, wechselseitigen Beziehungen, einem ausgeprägten Gemeinschaftsgeist und einer relativ hohen Zusammengehörigkeit.
- Aufgaben des Projektcontrollings sind die Projektberichterstattung, Informationsversorgung sowie die Koordination der Projektplanung und -kontrolle.
- Multi-Projektmanagement schafft Transparenz über die Vielzahl von Projekten und steuert diese übergreifend.
- Der Schlüssel zum Erfolg von Projekten ist die Motivation der Projektmitarbeiter, die maßgeblich durch das Zusammenspiel von Projektleiter und -team beeinflusst wird.

# 6. Personalmanagement

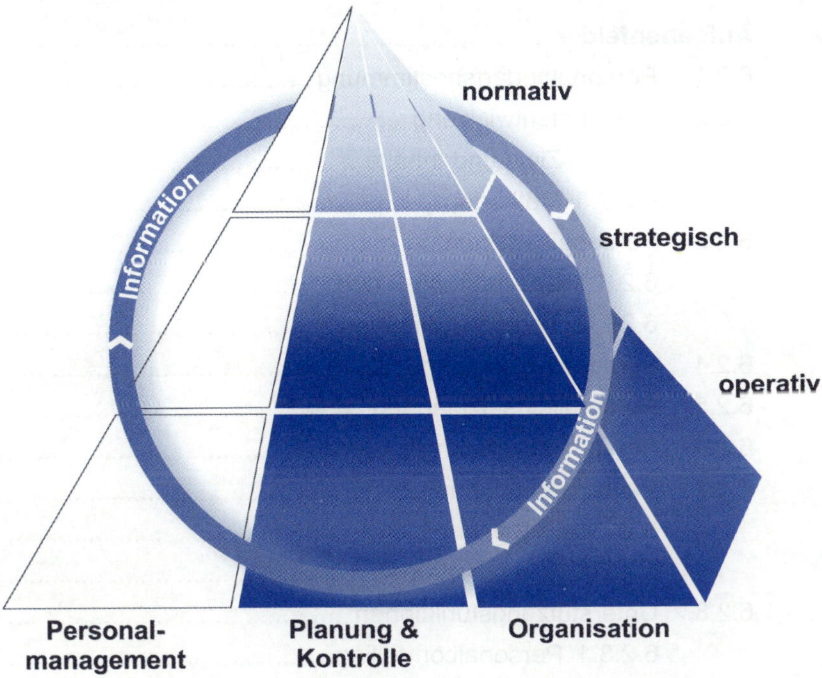

# 6.1 Grundlagen und Ebenen

**Leitfragen**

- Welche Aufgaben hat das Personalmanagement?
- Was ist Personalführung und worauf ist dabei zu achten?
- Welche Führungsprinzipien können eingesetzt werden?
- Auf welchen Ebenen findet Personalmanagement statt?

## 6.1.1 Gegenstand

Eine zentrale Aufgabe der Unternehmensführung besteht darin, die grundsätzliche Richtung langfristiger Unternehmensentwicklung zu bestimmen. Die Mission und Strategie kann dabei noch so brillant sein, letztendlich sind es die ausführenden Mitarbeiter, die über eine erfolgreiche Umsetzung entscheiden. Nicht ohne Grund werden die Mitarbeiter heute vielfach als „Humankapital" bezeichnet und als Vermögenswert angesehen (vgl. Kap. 8.3.2). Mitarbeiter setzen die geplanten Handlungen um und sind die Träger des organisationalen Wissens eines Unternehmens (vgl. Kap. 8.2). Obwohl immer noch viele Unternehmen auf Krisen vor allem mit Entlassungen reagieren, breitet sich das Verständnis vom Personal als strategische Ressource auch in der Praxis immer mehr aus. Mitarbeiter sind nicht mehr „Mittel zum Zweck", sondern rücken in den Fokus der Unternehmensführung. Diese Funktion ist wie in Abb. 6.1.1 dargestellt Teil der Unternehmensführung und wird in der einschlägigen Fachliteratur unter dem Begriff **Personalmanagement** behandelt (vgl. z.B. *Berthel/Becker*, 2007; *Bühner*, 2005; *Scholz*, 2000).

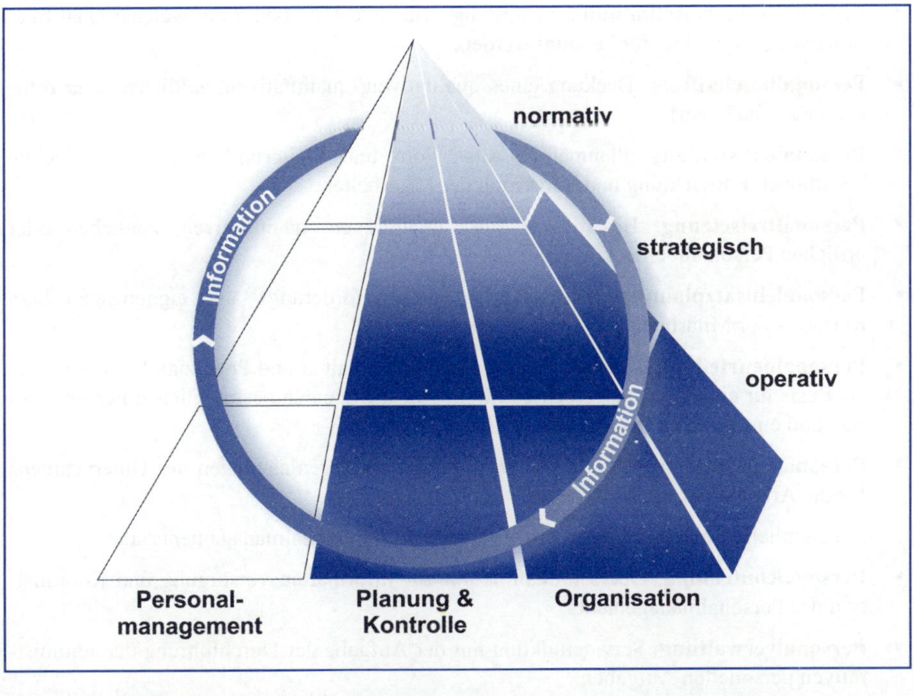


*Abb. 6.1.1: Personalmanagement als Teil der Unternehmensführung*

Das **Personalmanagement** umfasst alle im Zusammenhang mit den Mitarbeitern eines Unternehmens anfallenden Planungs-, Steuerungs- und Kontrollaufgaben. Es stellt die benötigten Mitarbeiter mit der erforderlichen Qualifikation bereit und beeinflusst ihr Verhalten im Hinblick auf die Erreichung der Unternehmensziele.

Die **Ziele** des Personalmanagements leiten sich aus den Unternehmenszielen ab und lassen sich grundsätzlich in wirtschaftliche und soziale Ziele unterteilen. **Wirtschaftliche Ziele** sind die Optimierung der erbrachten Arbeitsleistung im Sinne einer Erhöhung der Produktivität bzw. Wirtschaftlichkeit der ausführenden Handlungen. **Soziale Ziele** beziehen sich auf die Gestaltung der Arbeitsbedingungen sowie die Erfüllung der Bedürfnisse der Mitarbeiter. Beispiele sind eine leistungsgerechte Bezahlung, ein sicherer Arbeitsplatz oder die Erhaltung der Gesundheit (vgl. *Domsch*, 2005, S. 389f.).

Grundsätzlich ist es Aufgabe des Personalmanagements, durch eine geeignete **Personalführung** das Verhalten der Mitarbeiter im Hinblick auf die Erreichung der Unternehmensziele zu beeinflussen. Ihre Art und Weise bestimmt das Verhältnis zwischen Vorgesetzten und unterstellten Mitarbeitern. Aspekte der Personalführung spielen in sämtlichen Aufgabenfeldern und auf allen Ebenen des Personalmanagements eine Rolle.

Das **normative Personalmanagement** betrifft die Gestaltung und Auswahl der Führungsphilosophie und deren Umsetzung in einer betrieblichen Personalpolitik. Dabei werden auch die Führungsgrundsätze festgelegt. Auf Basis dieser normativen Ausrichtung erfolgt das **strategische Personalmanagement**, in dessen Rahmen die Personalstrategie abgeleitet wird. Das **operative Personalmanagement** übernimmt die detaillierte Planung und Umsetzung konkreter Maßnahmen zur Realisierung der in der Personalstrategie festgelegten Ziele. Das sich daraus ergebende breite Spektrum des Personalmanagements erstreckt sich auf die folgenden **Aufgabenfelder** (vgl. *Holtbrügge*, 2005, S. 73f.; *Bröckermann*, 2003, S. 18ff.; *Jung,* 2006, S. 4ff.; *Domsch*, 2005, S. 434; *Scholz*, 2000, S. 83ff.):

- **Personalbedarfsbestimmung**: Ermittlung, wie viele Mitarbeiter mit welcher Qualifikation wann, wo und wofür benötigt werden.
- **Personalbeschaffung**: Deckung eines qualitativen, quantitativen, zeitlichen oder örtlichen Personalbedarfs.
- **Personalentwicklung**: Planmäßige Aus-, Fort- und Weiterbildung zur individuellen beruflichen Entwicklung und Förderung der Mitarbeiter.
- **Personalfreisetzung**: Beseitigung einer qualitativen, quantitativen, zeitlichen oder örtlichen Personalüberdeckung.
- **Personaleinsatzplanung**: Sicherstellung eines anforderungs- und eignungsgerechten Einsatzes der Mitarbeiter.
- **Personalbeurteilung**: Erfassung von Leistung, Verhalten und Potenzial der Mitarbeiter als Basis für eine leistungsgerechte Entlohnung sowie einen bestmöglichen Personaleinsatz und eine gezielte Personalentwicklung.
- **Personalentlohnung**: Materielle und immaterielle Gegenleistungen des Unternehmens für die Arbeitskraft der Mitarbeiter.

Zwei wesentliche **Funktionen zur Unterstützung** des Personalmanagements sind:

- **Personalcontrolling**: Querschnittsfunktion zur Informationsversorgung und Koordination des Personalmanagements.
- **Personalverwaltung**: Servicefunktion mit der Aufgabe der Durchführung der administrativen personellen Aufgaben.

Personalentwicklung, Personalfreisetzung und Personalbeschaffung verändern den quantitativen, qualitativen, zeitlichen oder örtlichen Personalbestand. Die Abstimmung der dabei verfolgten Maßnahmen wird unter dem Begriff **Personalveränderungsmanagement** zusammengefasst. Die Aufgabenfelder des Personalmanagements sind vielfach miteinander vernetzt und umfassen planende, steuernde und kontrollierende Tätigkeiten. Sie werden mit verschiedenen Schwerpunkten von unterschiedlichen hierarchischen Einheiten wahrgenommen (vgl. *Scholz*, 2000, S. 83ff.).

Personalmanagement umfasst normative, strategische und operative Fragestellungen. Abb. 6.1.2 gibt einen Überblick über die generelle Zuordnung der Aufgaben zu den Ebenen des Personalmanagements. Darin ist zu erkennen, auf welchen Ebenen die einzelnen Aufgabenfelder schwerpunktmäßig bearbeitet werden. Eine eindeutige Zuordnung ist aufgrund der vielfältigen Überschneidungen und der Breite der Aufgabenfelder nicht möglich.

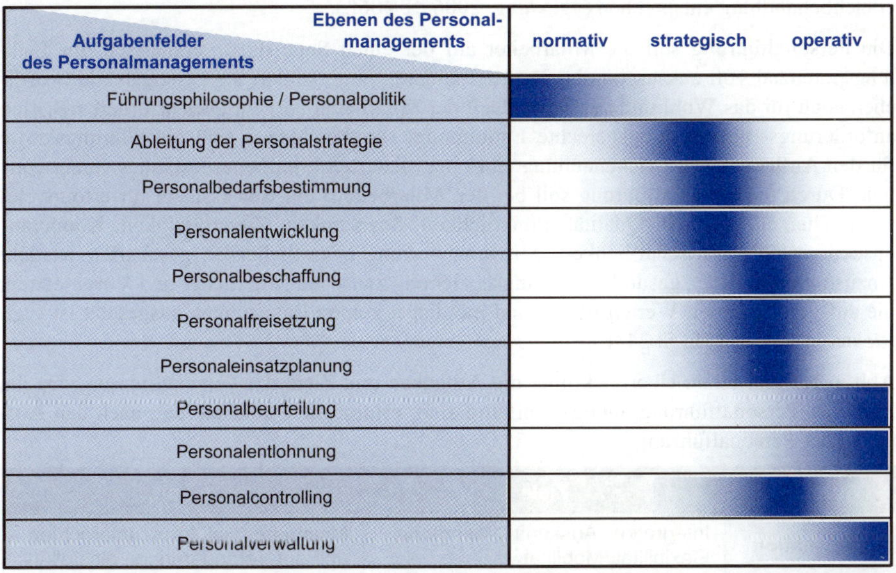


*Abb. 6.1.2: Zuordnung der Aufgabenfelder zu den Ebenen des Personalmanagements*

Im Folgenden wird zunächst auf die Personalführung eingegangen, denn diese erstreckt sich auf alle Ebenen des Personalmanagements. Im Anschluss wird die normative Ebene dargestellt sowie die strategische und operative Ebene voneinander abgegrenzt. Die Aufgabenfelder und die darin enthaltenen strategischen und operativen Fragestellungen werden in Kap. 6.2 behandelt.

## 6.1.2 Personalführung

**Personalführung** ist die zielorientierte Verhaltensbeeinflussung der Mitarbeiter durch Vorgesetzte (vgl. *Drumm*, 2005, S. 355; *Hentze/Graf*, 2005, S. 261).

Der Personalführung kommt eine zentrale Bedeutung für die Steigerung der Arbeitsleistung und Zufriedenheit der Mitarbeiter zu. Fragen der Personalführung betreffen deshalb letztendlich sämtliche Aspekte und Aufgabenfelder auf allen Ebenen des Personalmanagements.

Führung kann sowohl auf **formaler Ebene** durch autorisierte Unternehmensmitglieder als auch auf **informaler Ebene** durch wechselseitige Beziehungen zwischen einzelnen Mitgliedern bzw. Gruppen des Unternehmens erfolgen. Die Verhaltensbeeinflussung kann prinzipiell auf **Motivation** (kooperative Führung) oder **Macht** (autoritäre Führung) basieren (vgl. *Holtbrügge*, 2005, S. 170f.; *Hentze/Graf*, 2005, S. 261)

Personalführung kann direkt oder indirekt erfolgen. Die **direkte bzw. interaktive Personalführung** beruht auf der zwischenmenschlichen, wechselseitigen Beziehung zwischen dem Vorgesetzten als Führer und dem Mitarbeiter als Geführtem. Die Verhaltensbeeinflussung erfolgt durch persönliche Einflussnahme des Vorgesetzten wie z.B. durch ein Gespräch. Sie ist besonders geeignet, um auf die Besonderheiten einer Führungssituation einzugehen. Die **indirekte bzw. strukturelle Personalführung** erfolgt dagegen durch feste organisatorische Regeln, Normen und Strukturen. Beispiele sind Stellenbeschreibungen, Arbeitsplatzgarantien oder die hierarchische Organisationsstruktur. Sie bilden einen für alle Mitarbeiter verbindlichen Rahmen. Durch die Kombination beider Formen kann die Personalführung sowohl auf individuelle Besonderheiten der Mitarbeiter eingehen als auch dem Grundsatz der Gleichbehandlung entsprechen (vgl. *Jung,* 2006, S. 406f.).

Die Personalführung soll die Mitarbeiter auf der einen Seite dazu veranlassen, ihr Leistungspotenzial voll auszuschöpfen. Auf der anderen Seite sollten die Personalverantwortlichen auch für das Wohl und die Gesundheit der Mitarbeiter sorgen. Dies erfordert z.B. eine anforderungs- und leistungsgerechte Entlohnung. Darüber hinaus sind die Führungskräfte für den Aufbau und die Sicherstellung eines qualifizierten Mitarbeiterbestandes verantwortlich. Durch die Personalführung soll bei den Mitarbeitern ein Bewusstsein für erfolgsrelevante Themen, wie z.B. Qualität, Pünktlichkeit, Sparsamkeit, Zuverlässigkeit, Kooperationsbereitschaft, Wirtschaftlichkeit, Mitverantwortung oder Sicherheit geschaffen werden. Anzustreben ist eine „gesunde" Führungsbeziehung zwischen Mitarbeiter und Vorgesetzten, die auf gemeinsamen Werten beruht und möglichst keinen Belastungen ausgesetzt ist (vgl. *Richter*, 1994, S. 17f., S. 243f.).

Abb. 6.1.3 gibt einen Überblick über die Aufgaben und Ziele der Personalführung. Da die Ziele der Personalführung äußerst vielfältig sind, erfolgt die Strukturierung nach den Aufgaben der Personalführung.

| Aufgaben | Ziele | Inhalt |
|---|---|---|
| **Information** | Integration, Auskunft, Mitsprache, Flexibilität, Mobilität | Mitarbeiter einführen, unterrichten und auf Veränderungen einstellen |
| **Leitung** | Qualifizierter Mitarbeiterstamm, rationelle Arbeitsweise, Personalkostensenkung, Entlohnungsgerechtigkeit, Konfliktminimierung, Leistungsanreize, Förderung | Mitarbeiter auswählen, einsetzen, auslasten, anerkennen, entlohnen und mit Kompetenzen versehen |
| **Kontrolle** | Leistungsbewertung, Verhaltenssteuerung, Förderung, Mitverantwortung, Disziplinierung | Mitarbeiter beurteilen, kritisieren, loben, beaufsichtigen |
| **Menschenführung** | Einsatzbereitschaft, Qualifikationssteigerung, Leistungsanreiz | Mitarbeiter motivieren, weiterbilden, fördern |
| **Beziehungspflege** | Flexibilität, Verständnis für Zusammenhänge, Solidarität, Kooperation | Mitarbeiter zum Mitdenken, gemeinschaftlichen Handeln und Mitwirkung anregen |

*Abb. 6.1.3: Aufgaben und Ziele der Personalführung (vgl. Stopp, 2006, S. 151)*

Die grundsätzliche Entscheidung über die Art und Weise der Personalführung in einem Unternehmen und die damit verbundene Beeinflussung der Unternehmenskultur erfolgt auf der normativen Ebene des Personalmanagements. Dort werden organisatorische Regeln, Normen und Strukturen festgelegt, um das Führungsverhalten der Vorgesetzten zu regulieren. Auf der strategischen Ebene wird die Anwendung der Führungsgrundsätze im Rahmen der Personalstrategie und der darin enthaltenen generellen Entscheidungen zur Personalveränderung, zum Personaleinsatz und zur Gestaltung von Anreizsystemen weiter konkretisiert. Die konkrete, direkte Personalführung findet auf der operativen Ebene in der täglichen Zusammenarbeit zwischen den Vorgesetzten und den ihnen unterstellten Mitarbeitern im Rahmen der Steuerung und Kontrolle der ausführenden Handlungen statt. Die operative Personalführung wird maßgeblich von den auf den beiden anderen Ebenen festgelegten Rahmenbedingungen geprägt.

### 6.1.3 Normatives Personalmanagement

Das **normative Personalmanagement** umfasst grundsätzliche Entscheidungen über die generellen Ziele, Richtungen und Regeln im Umgang mit den Mitarbeitern.

Das normative Personalmanagement stellt für die Mitarbeiter und Vorgesetzten eine Richtschnur für ihr individuelles und kollektives Verhalten dar und liefert Gestaltungsempfehlungen für das Führungshandeln. Auf diese Weise hat das normative Personalmanagement wesentlichen Einfluss auf die Unternehmensidentität. Den Rahmen des normativen Personalmanagements bilden die Mission (vgl. Kap. 2.5), Kultur (vgl. Kap. 2.6) und Verfassung (Kap. 2.7) des Unternehmens. Das normative Personalmanagement prägt die **Führungsphilosophie** als Bestandteil der Unternehmensphilosophie (vgl. Kap.2.2). Sie verkörpert die grundsätzlichen ethischen, moralischen und sozialen Einstellungen und Werthaltungen gegenüber den Mitarbeitern. Ihren Ausdruck findet die Führungsphilosophie in der Personalpolitik und den Führungsgrundsätzen des Unternehmens.

Ein anschauliches Beispiel ist die **Führungsphilosophie** der *Siemens AG*: „Dialog und Commitment - nach diesem Prinzip führen wir unsere Mitarbeiter weltweit. Im jährlichen Gespräch mit der Führungskraft vereinbaren unsere Mitarbeiter individuelle, verbindliche Ziele, an denen sie gemessen werden. So führen wir die Interessen beider Seiten zusammen und motivieren unsere Mitarbeiter zu Spitzenleistungen. Dies ist die Grundlage der Siemens-Unternehmenskultur, die geprägt ist von der Vielfalt der Menschen und Kulturen, von offenem Dialog, gegenseitigem Respekt, klaren Zielen und entschlossener Führung“ (*Siemens AG*, 2006).

Die **Personalpolitik** konkretisiert und präzisiert die in der Führungsphilosophie enthaltenen Grundsätze und Richtlinien im Umgang mit den Mitarbeitern. Sie ist Bestandteil der Unternehmensmission und sollte für eine unternehmenseinheitliche Umsetzung möglichst schriftlich fixiert sein. Die Personalpolitik beschreibt damit, wie das Personalmanagement grundsätzlich betrieben werden soll. Ein Beispiel ist das Prinzip der internen Stellenbesetzung, nach dem Führungspositionen möglichst durch interne Mitarbeiter besetzt werden sollen. Die Personalpolitik sollte im Einklang mit der Unternehmenskultur stehen, da ansonsten Widerstände und Konflikte bei den Mitarbeitern drohen (vgl. *Olfert,* 2006, S. 35ff.; *Jung,* 2006, S. 21ff.).

**Führungsgrundsätze** sind verbindliche und schriftlich fixierte Vorschriften zum Handeln und Verhalten von Führungskräften. Sie sind Bestandteil der Personalpolitik und bestimmen die Art und Weise der Personalführung im Unternehmen. Dafür regeln sie die Beziehung zwischen Vorgesetzten und Mitarbeitern und legen die zu verfolgenden Führungsprinzipien sowie den gewünschten Führungsstil fest. Auf diese Weise sollen sie für ein einheitliches Führungsverhalten aller Vorgesetzten sorgen und die Stabilität und Effizienz des Unternehmens sicherstellen. Sie regeln die Art und Weise der Zielvereinbarung, Delegation, Information, Entscheidung, Motivation, Weiterbildung, Förderung, Beurteilung, Kontrolle, Konfliktbewältigung und Zusammenarbeit. Für ihre Anwendung sind entsprechende Instrumente des Personalmanagements (z.B. ein standardisiertes System zur Personalbeurteilung) zu entwerfen und den Führungskräften zur Verfügung zu stellen. Führungsgrundsätze geben der einzelnen Führungskraft mehr Sicherheit in ihrem Führungsverhalten und können sie von Rechtfertigungszwängen entlasten. Aus Sicht des Mitarbeiters können sie zu einer besseren Berechenbarkeit des Führungsverhaltens und zur Vermeidung von Diskriminierung beitragen. Allerdings besteht auch die Gefahr, dass einzelne Führungskräfte in der Umsetzung überfordert sind. In diesem Fall wird die Führung von den Mitarbeitern als unflexibel, bürokratisch und unpersönlich empfunden. Aufgrund ihrer stabilisierenden Funktion sollten die Führungsgrundsätze längerfristig Bestand haben (vgl. *Jung,* 2006, S. 509ff.; *Domsch*, 2005, S. 406). Ein Beispiel für einen Führungsgrundsatz ist das Prinzip der offenen Tür, nach dem jeder Mitarbeiter direkt auf Vorgesetzte zugehen kann, um Anliegen und Probleme persönlich anzusprechen.

Die Führungsgrundsätze legen den von der Unternehmensführung gewünschten Umgang mit seinen Mitarbeitern fest. In der **Führungskultur** zeigt sich, wie das Personalmanagement tatsächlich betrieben wird. Wesentlicher Bestandteil ist dabei die von den Führungskräften gelebte Personalführung. Sie prägt maßgeblich die Unternehmenskultur (vgl. Kap. 2.6) und das Betriebsklima. Der Umgang mit den Mitarbeitern beeinflusst deren Verhalten gegenüber Vorgesetzten, Kollegen, Lieferanten, Kunden, Geschäftspartnern und der Öffentlichkeit. Abb. 6.1.4 stellt die Zusammenhänge des normativen Personalmanagements dar.

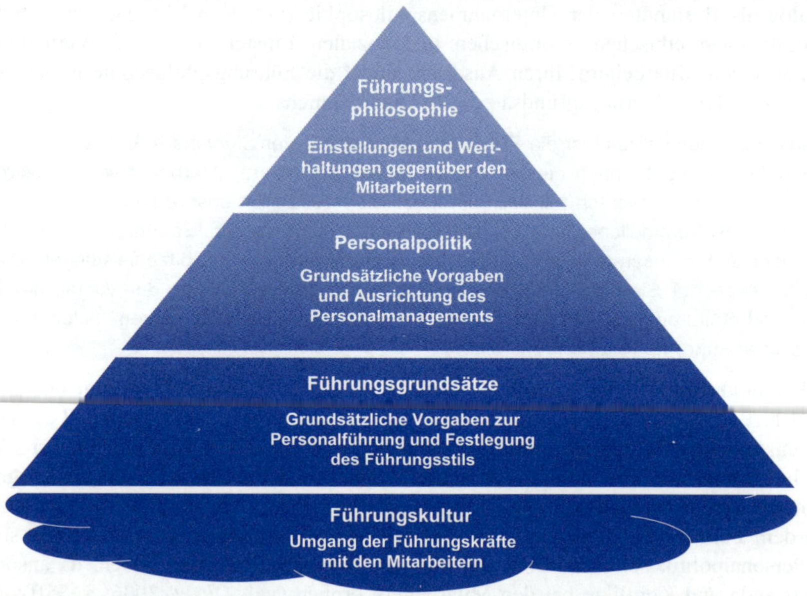


*Abb. 6.1.4: Inhalte des normativen Personalmanagements*

Für die Aufstellung der betrieblichen Führungsgrundsätze ist die Kenntnis der grundsätzlichen Führungsprinzipien erforderlich. Diese basieren auf Führungstheorien, die aus Menschenbildern und Motivationstheorien abgeleitet sind. Zur Erläuterung des Spektrums des normativen Personalmanagements werden deshalb im Folgenden zunächst in Kap. 6.1.3.1 die Menschenbilder und in Kap. 6.1.3.2 die bekanntesten Motivationstheorien erläutert. Darauf aufbauend erfolgt in Kap. 6.1.3.3 eine Vorstellung existierender Führungstheorien. Abschließend werden in Kap. 6.1.3.4 die wichtigsten Führungsprinzipien dargestellt, aus denen im Rahmen des normativen Personalmanagements von der obersten Unternehmensführung die Führungsgrundsätze und die Personalpolitik abgeleitet werden.

### 6.1.3.1 Menschenbilder

Ein **Menschenbild** ist ein grundlegendes Verständnis von der Natur des Menschen. Es enthält Annahmen über die Bedürfnisstrukturen und Werthaltungen der Mitarbeiter und prägt dadurch das Führungsverhalten (vgl. *Drumm*, 2005, S. 355).

*McGregor* (1970) unterscheidet in seiner **XY-Theorie** zwei gegensätzliche Menschenbilder:

- **Theorie X**: Der Mensch ist arbeitsscheu und vermeidet Verantwortung. Er strebt nach Sicherheit und hat keinen Ehrgeiz. Ein solcher Mitarbeiter muss zur Arbeit gezwungen werden und erfordert deshalb einen eher autoritären Führungsstil.
- **Theorie Y**: Der Mensch arbeitet gerne und zieht Befriedigung aus seiner Arbeit. Er sucht Verantwortung und verfolgt die Ziele des Unternehmens, wenn er dadurch seine eigenen Ziele erreichen kann. Typ Y erfordert einen eher kooperativen Führungsstil.

*McGregor* propagiert, dass Führungskräfte stets vom Typ Y ausgehen sollten. Die Anwendung der Theorie X würde zwangsläufig dazu führen, dass sich die Mitarbeiter auch tatsächlich so verhalten. Ob die Einräumung von Autonomiespielraum aber für jeden Mitarbeiter sinnvoll ist, bleibt umstritten (vgl. *Scholz*, 2000, S. 119).

*Schein* (1965) unterscheidet **vier Grundtypen**, die den Wandel des Menschenbildes im Laufe der Zeit widerspiegeln (vgl. *Scholz*, 2000, S. 120ff.; *Jung*, 2006, S. 367ff.):

- **Der rational-ökonomische Mensch** („Rational Man" / ca. 1900 bis 1930) wird hauptsächlich durch materielle Anreize gesteuert und strebt nach der Erhöhung seines Nutzens („Homo Oeconomicus"). Er lässt sich nicht von Emotionen leiten. In den Zeitraum dieses Menschenbildes fällt auch das von *Taylor* geprägte Scientific Management.
- **Der soziale Mensch** („Social Man" / ca. 1930 bis 1950) leitet seine Identität aus seinen sozialen Beziehungen zu anderen Menschen ab. Er hat soziale Bedürfnisse und will diese befriedigen. Erfährt dieser Mensch Anerkennung und Aufmerksamkeit, ist er bereit, eine höhere Leistung zu erbringen. Dieses Bild geht auf die durch den Psychologen *Mayo* geprägte Human-Relations-Bewegung zurück.
- **Der sich selbst verwirklichende Mensch** („Self-actualising Man" / ab ca. 1950) versucht, seine Fähigkeiten so weit wie möglich zu entfalten. Nur selten benötigt er äußere Anreize und Kontrolle. Er strebt nach Unabhängigkeit und Partizipation. Dieses Bild entspricht dem Y-Typ von *McGregor*.
- **Der komplexe Mensch** („Complex Man" / ab ca. 1950) ist vielschichtig, wandlungsfähig und von den verschiedensten Faktoren beeinflusst. Dieses Bild drückt die Individualität der menschlichen Natur aus, wonach sich der Mensch nicht in ein Schema pressen lässt. Führung hat danach situativ zu erfolgen. Sie soll sowohl die individuellen Merkmale des Mitarbeiters, als auch die jeweilige Führungssituation einbeziehen.

Sowohl die Bilder des rational-ökonomischen als auch des sozialen Menschen gelten heute als überholt. Menschen funktionieren nicht wie bei der rational-ökonomischen Anschauung wie Maschinen, die nur durch Geld zu einer höheren Leistung bewegt werden können. Das dazu entwickelte Gegenmodell des sozialen Menschen überbetont den Einfluss der Arbeitszufriedenheit auf die Effizienz der Mitarbeiter und basiert auf einem realitätsfernen Harmoniedenken. Die beiden ab ca. 1950 entstandenen Bilder des sich selbst verwirklichenden bzw. komplexen Menschen haben auch heute noch Gültigkeit und stellen die Basis für die im folgenden Kapitel dargestellten Motivationstheorien dar (vgl. *Jung*, 2006, S. 370ff.).

### 6.1.3.2 Motivationstheorien

**Motivationstheorien** versuchen, menschliches Verhalten und die hierfür bestimmenden Faktoren zu erklären.

Sie lassen sich grundsätzlich in **zwei Gruppen** unterscheiden (vgl. *Jung,* 2006, S. 374ff.):

- **Inhaltstheorien** beziehen sich auf die Inhalte von Motiven und versuchen, diese zu klassifizieren. Sie sind statisch und versuchen zu erklären, *was* Menschen motiviert, aber nicht *wie* sie motiviert werden.
- **Prozesstheorien** beziehen sich nicht auf den Inhalt der Motive, sondern auf den Vorgang der Motivation. Sie sind dynamisch und versuchen zu erklären, wie das Zusammenwirken verschiedener Variablen ein bestimmtes Verhalten des Mitarbeiters auslöst.

Aus der Vielzahl an Motivationstheorien werden als bedeutendste Inhaltstheorien die Bedürfnispyramide nach *Maslow*, die ERG-Theorie von *Alderfer* und die Zwei-Faktoren-Theorie von *Herzberg* erläutert. Als Grundmodell der Prozesstheorien wird die Erwartungstheorie von *Vroom* vorgestellt (vgl. *Domsch*, 2005, S. 400ff.; *Jung,* 2006, S. 374ff.).

- **Bedürfnishierarchie**: *Maslow* (1970) unterscheidet in seinem 1942 vorgestellten Modell die in Abb. 6.1.5 aufgeführten hierarchisch angeordneten fünf Bedürfnisklassen (vgl. *Jung,* 2006, S. 376f.):
  - **Physiologische Grundbedürfnisse** richten sich auf die Selbsterhaltung des Menschen wie z.B. Essen, Trinken, Kleidung oder Wohnung.
  - **Sicherheitsbedürfnisse** beziehen sich auf den Schutz vor physischen, psychischen oder wirtschaftlichen Gefahren wie z.B. Gesetze, Altersversorgung oder Sicherheit des Arbeitsplatzes.
  - **Soziale Bedürfnisse** kennzeichnen den Wunsch nach Kontakt zu anderen Menschen wie z.B. Gemeinschaft, Zugehörigkeit, Zuneigung etc.
  - **Wertschätzungsbedürfnisse** umfassen die Achtung und Anerkennung durch andere Menschen (Fremdbestätigung) und die Achtung vor sich selbst (Selbstbestätigung). Beispiele sind Lob, Erfolgserlebnisse oder Kompetenzen.
  - **Selbstverwirklichungsbedürfnisse** betreffen den Wunsch nach bestmöglicher Entfaltung und Realisierung der eigenen individuellen Ziele. Beispiele sind das Streben nach Macht, Verfassung von Gedichten oder die Besteigung des Mont Blanc.

  Die Befriedigung der menschlichen Bedürfnisse erfolgt nach ihrer Dringlichkeit in einer festgelegten hierarchischen Reihenfolge. Hierarchisch höher stehende Bedürfnisse gewinnen nach dieser **Stufentheorie** erst dann an Bedeutung, wenn die niedriger positionierten Bedürfnisse ausreichend befriedigt sind. Ein erfülltes Bedürfnis führt nicht mehr zu verstärkter Anstrengung. Aufgrund seiner leichten Verständlichkeit ist das Modell weit verbreitet. Die getroffenen Annahmen werden allerdings häufig kritisiert. Sowohl die Auswahl der Bedürfnisklassen als auch deren Rangfolge ist nicht eindeutig. Auch nach Auffassung von *Maslow* selbst gibt es viele Ausnahmen. Übereinstimmung besteht darin, dass ohne die Befriedigung der physiologischen Grundbedürfnisse und z.T. auch der Sicherheitsbedürfnisse die Bedürfnisse höherer Ordnung keine hohe Bedeutung besitzen. Die Existenz einer Rangordnung bei höheren Bedürfnissen gilt allerdings nach herrschender Meinung als widerlegt (vgl. *Staehle*, 1999, S. 171). Trotzdem ist das Modell für ein grundlegendes Verständnis der motivierenden Faktoren geeignet.

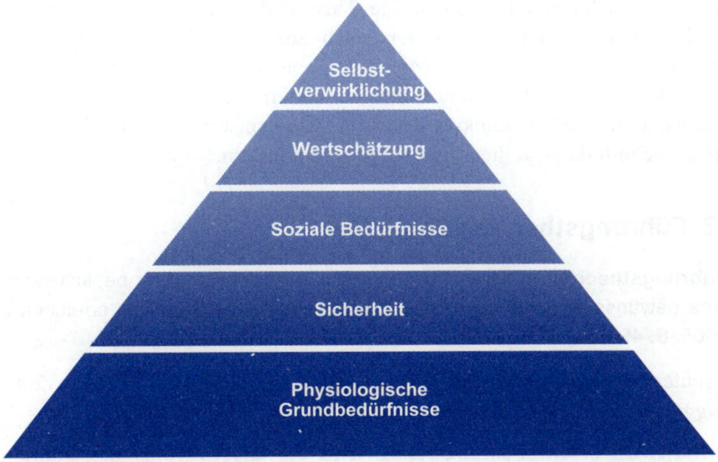


*Abb. 6.1.5: Bedürfnishierarchie nach Maslow (1970)*

- **ERG-Theorie**: *Alderfer* (1972) reduziert die Bedürfnishierarchie von *Maslow* auf drei Bedürfnisklassen:
  - **Existence Needs** (Existenzbedürfnisse): physiologische Bedürfnisse, Sicherheit, Bezahlung etc.
  - **Relatedness Needs** (Beziehungsbedürfnisse): Kontakt, Ansehen, Einfluss etc.
  - **Growth Needs** (Wachstumsbedürfnisse): Entfaltung, Selbstverwirklichung etc.

  Die Bedürfnisklassen sind aus den oben genannten Gründen nicht mehr hierarchisch gestaffelt, sondern werden als gleichzeitig wirksam angesehen. Beziehungs- und Wachstumsbedürfnisse verstärken sich dabei gegenseitig.
- **Zwei-Faktoren-Theorie**: *Herzberg* et al. (1959) identifizierten durch Befragung von 203 Ingenieuren und Büroangestellten mehrere Einflussfaktoren, die sich auf die Arbeitszufriedenheit der Mitarbeiter auswirken. Sie werden unterteilt in **Motivatoren** (z.B. Anerkennung, Verantwortung oder Arbeitsinhalte) und **Hygienefaktoren** (z.B. Bezahlung, Sicherheit, soziale Beziehungen oder Führungsqualität). Motivatoren erhöhen die Zufriedenheit, während das Fehlen von Hygienefaktoren Unzufriedenheit erzeugt. Hygienefaktoren erhöhen aber nicht zwingend die Mitarbeiterzufriedenheit. Bei der Untersuchung wurden auch Überschneidungen zwischen Motivatoren und Hygienefaktoren festgestellt. Es ist individuell unterschiedlich, welche Faktoren ein Mitarbeiter als Hygienefaktor oder Motivator empfindet. Es gibt allerdings statistische Häufungen.
- **Erwartungstheorie**: Nach der Erwartungstheorie von *Vroom* (1964) ist die Motivation eines Menschen abhängig von der subjektiven Bedeutung eines bestimmten Ziels und der Erwartung, mit einer bestimmten Handlung dieses auch zu erreichen. Ein Mensch, der ein bestimmtes Ziel anstrebt, bildet sich zunächst ein Urteil darüber, wie wünschenswert dieses Ziel ist (Valenz). Anschließend prüft er, inwieweit er dieses Ziel mit den verfügbaren Mitteln erreichen kann (Instrumentalität) und wie groß seine subjektive Einschätzung der Wahrscheinlichkeit ist, es zu erreichen (Erwartung). Diese Erwartung ist abhängig von der individuellen Persönlichkeit des Menschen. Die Leistungsbereitschaft stellt dann das Produkt aus den drei Faktoren Valenz, Instrumentalität und Erfolgserwartung dar. Die Erwartungstheorie wurde durch empirische Untersuchungen gestützt, dennoch ist ihre praktische Anwendbarkeit aufgrund der schwierigen Messbarkeit der Faktoren eingeschränkt.

Letztlich existiert keine allgemeingültige Theorie darüber, wodurch Menschen motiviert werden. Die dargestellten Ansätze versuchen auf unterschiedliche Weise, menschliches Leistungsverhalten zu erklären. Da Motivation aber aus einer Vielzahl individueller Faktoren eines jeden einzelnen Mitarbeiters entsteht, liefern sie lediglich Hinweise auf bestehende Motivationsmöglichkeiten. Konkrete Gestaltungshinweise zur Personalführung sollen die im nächsten Abschnitt dargestellten Führungstheorien liefern.

### 6.1.3.3 Führungstheorien und -stile

**Führungstheorien** erklären, wie Vorgesetzte ihre Mitarbeiter beeinflussen können, um eine gewünschte Leistung oder ein gewünschtes Verhalten zu erreichen (vgl. *Drumm*, 2005, S. 493).

Die bedeutendsten **Gruppen von Führungstheorien** sind (vgl. *Bühner*, 2005, S. 275ff.; *Holtbrügge*, 2005, S. 178ff.; *Jöstingmeier*, 2004; *Jung*, 2006, S. 407ff.):

- **Verhaltenstheorien**: Führungserfolg wird als das Ergebnis des Führungsverhaltens angesehen. Bezieht der Vorgesetzte beispielsweise seine Mitarbeiter in seine Entscheidungsfindung ein, kann er dadurch eventuell bessere Leistungen erzielen.
- **Situationstheorien**: Führungserfolg wird nicht nur auf das Führungsverhalten, sondern auf weitere situative Faktoren, wie z.B. die Aufgabenstellung, die Fähigkeiten und Erwartungen der Mitarbeiter oder externe Einflüsse zurückgeführt.
- **Eigenschaftstheorien**: Führungserfolg hängt primär von den persönlichen Eigenschaften der Führungskraft ab. Um diese Führungseigenschaften zu identifizieren, wurden zahlreiche Untersuchungen, wie z.B. Interviews, Analyse von Biographien oder Verhaltensbeobachtungen, durchgeführt. Die am häufigsten genannten Führungseigenschaften sind: Intelligenz, Durchsetzungs- und Einfühlungsvermögen, Energie, Selbstbewusstsein, Ausdauer, Belastbarkeit und Verantwortungsbewusstsein. An der Eigenschaftstheorie wird vor allem die Überbewertung der Rolle des Führers kritisiert. Führungserfolg hängt nicht nur von persönlichen Eigenschaften, sondern auch von anderen Faktoren ab.
- **Attributionstheorien**: Führung existiert nicht unabhängig von den Geführten, sondern wird insbesondere durch deren Wahrnehmung beeinflusst. Erhält beispielsweise eine Abteilung einen neuen Vorgesetzten, dann beobachten die Mitarbeiter dessen Verhalten. Diese Beobachtungen werden mit den eigenen Erwartungen verglichen, wobei auch die Meinung Dritter berücksichtigt wird. Auf dieser Basis beurteilen die Mitarbeiter die Führungsqualitäten des Vorgesetzten. Dies führt zur Akzeptanz oder Kritik an der neuen Führungskraft, die durch die Mitarbeiter verdeckt oder offen zum Ausdruck gebracht werden.
- **Interaktionstheorien**: Der Führungserfolg hängt von der wechselseitigen Beeinflussung (Interaktion) zwischen Vorgesetzten und Mitarbeitern ab. Erst eine erfolgreiche Beeinflussung führt zur Unterscheidung zwischen Führer und Geführtem. Beispielsweise kann durch rationale Argumente, freundliches oder aggressives Verhalten sowie durch das Einschalten übergeordneter Instanzen sogar „Führung von unten“ oder „Führung durch Gleichgestellte“ erfolgen.

Aufgrund ihrer praktischen Bedeutung werden im Folgenden die Verhaltens- und Situationstheorien näher betrachtet.

### 6.1.3.3.1 Verhaltenstheorien

Im Rahmen der Verhaltenstheorien wird der **Führungsstil** des Vorgesetzten als wichtigster Einflussfaktor auf den Führungserfolg angesehen.

Als **Führungsstil** wird ein konstantes persönliches Verhaltensmuster des Vorgesetzten bezeichnet, in dem sich dessen individuelle Grundhaltungen ausdrücken.

Der Führungsstil bestimmt, wie Entscheidungen getroffen, Anweisungen übermittelt sowie Aufgaben zugeordnet und überprüft werden. Da er von vielen Faktoren abhängt, können nur idealtypische Führungsstile beschrieben werden. In der Praxis kommen Mischformen dieser idealtypischen Führungsstile zum Einsatz. Generell gibt es keinen universell einsetzbaren Führungsstil. Vielmehr ist im Rahmen des normativen Personalmanagements zu entscheiden, welcher Führungsstil dem jeweiligen Unternehmen und seinen Mitarbeitern am ehesten gerecht wird.

Nach der Anzahl der betrachteten Beurteilungskriterien lassen sich **ein-, zwei- und mehrdimensionale Ansätze** zur Beschreibung idealtypischer Führungsstile unterscheiden. Im Folgenden werden exemplarisch mit dem Führungsstilkontinuum von *Tannenbaum/Schmidt* eine eindimensionale und mit dem Verhaltensgitter von *Blake/Mouton* eine zweidimensionale Führungsstiltypologie vorgestellt. Mehrdimensionale Ansätze kategorisieren den Führungsstil anhand unterschiedlicher Kriterien. Die Darstellung erfolgt meist in Form eines Führungsprofils, bei dem das Ausmaß der jeweiligen Dimensionen auf einer Skala abgetragen wird. Beispielsweise wird die Einstellung des Vorgesetzten zwischen den Polen „Misstrauen“ und „Vertrauen“ kategorisiert. Sie eignen sich für die Analyse einer Führungssituation z.B. im Rahmen einer Mitarbeiterbefragung (vgl. *Bühner*, 2005, S. 277ff.; *Golas*, 1997, S. 82ff.).

- **Das Führungsstil-Kontinuum von Tannenbaum/Schmidt**: *Tannenbaum* und *Schmidt* (1958) differenzieren das Führungsverhalten nach dem Einbezug der Mitarbeiter in die Entscheidungsfindung als Kontinuum sieben idealtypischer Verhaltensweisen.

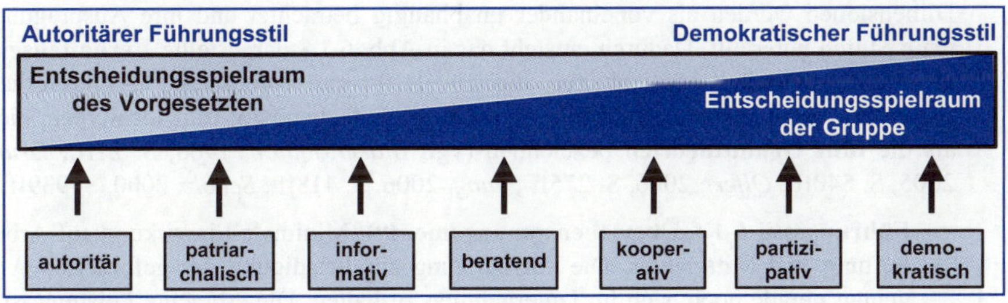


*Abb. 6.1.6: Führungsstil-Kontinuum (vgl. Tannenbaum/Schmidt, 1958, S. 96)*

Die Typologisierung geht von einem rein autoritären Führungsstil über unterschiedliche Zwischenstufen hin zu einem demokratischen Führungsstil:

- **autoritär**: Vorgesetzter entscheidet ohne Einbezug der Mitarbeiter und ordnet an.
- **patriarchalisch**: Vorgesetzter versucht die Mitarbeiter von seinen Entscheidungen zu überzeugen, bevor er sie anordnet.
- **informativ**: Vorgesetzter lässt zu seinen Entscheidungen Fragen zu, mit deren Beantwortung er die Akzeptanz seiner Entscheidungen erreichen will.
- **beratend**: Vorgesetzter informiert seine Mitarbeiter über seine beabsichtigten Entscheidungen. Die Mitarbeiter haben die Möglichkeit, ihre Meinung zu äußern und Vorschläge zu machen, bevor der Vorgesetzte die endgültige Entscheidung trifft.

- **kooperativ**: Nachdem der Vorgesetzte das Problem dargestellt hat, entwickeln die Mitarbeiter Lösungsvorschläge. Der Vorgesetzte wählt daraus die von ihm favorisierte Lösung aus.
- **partizipativ**: Vorgesetzter zeigt das Problem auf und legt den Spielraum fest, in dessen Rahmen sich die Gruppe autonom für eine Problemlösung entscheiden kann.
- **demokratisch**: Der Vorgesetzte übernimmt die gemeinsam mit der Gruppe entwickelte Lösung.

Nach *Tannenbaum/Schmidt* ist keiner der sieben Führungsstile zu bevorzugen. Der Führungserfolg wird bestimmt durch die Auswahl eines situationsabhängig richtigen Führungsstils. Die Eignung eines Führungsstils hängt von der Konstellation der in Abb. 6.1.7 genannten Faktoren und der dadurch beschriebenen Führungssituation ab. Eine erfolgreiche Führungskraft muss die unterschiedlichen Einflussfaktoren richtig einschätzen und ihr Führungsverhalten der gegebenen Situation anpassen. Hauptkritikpunkt an dieser Typologisierung ist, dass lediglich die Entscheidungsbeteiligung als Unterscheidungskriterium herangezogen wird (vgl. *Jung*, 2006, S. 416f.; *Albert*, 2005, S. 145f.).

| Eigenschaften des Vorgesetzten | Eigenschaften der Mitarbeiter | Eigenschaften der Situation |
|---|---|---|
| ▪ Wertesystem<br>▪ Vertrauen in Mitarbeiter<br>▪ Führungsqualitäten<br>▪ Selbstsicherheit in einer bestimmten Situation | ▪ Erfahrung in der Entscheidungsfindung<br>▪ Engagement<br>▪ Persönliche Ansprüche und Bedürfnisse | ▪ Art der Organisation und des Problems<br>▪ Gruppeneigenschaften<br>▪ Zeitlicher Abstand zur Handlung |

*Abb. 6.1.7: Einflussfaktoren auf die Wahl des Führungsstils (vgl. Bühner, 2005, S. 277)*

- **Das Verhaltensgitter von Blake/Mouton**: Führungsverhalten wird durch das Ausmaß der Aufgaben- und Mitarbeiterorientierung des Vorgesetzten beschrieben. Diese zwei Dimensionen werden als voneinander unabhängig betrachtet und ihre Ausprägung in neun Stufen unterteilt. Dadurch entsteht das in Abb. 6.1.8 dargestellte **Verhaltensgitter** aus 81 Kombinationsmöglichkeiten, die jeweils für ein bestimmtes Führungsverhalten stehen. *Blake* und *Mouton* konzentrieren sich vereinfachend auf fünf Idealtypen, die sie als die **fünf Grundtheorien** bezeichnen (vgl. *Blake/Mouton*, 1968, S. 21ff.; *Drumm*, 2005, S. 540ff.; *Olfert*, 2006, S. 275ff.; *Jung*, 2006, S. 418ff.; *Scholz*, 2000, S. 939ff.):
  - **Führungsstil 1-1 („Überlebensmanagement")**: Minimale Einwirkung auf Arbeitsleistung und Mitarbeiter. Die Anstrengung zur Erledigung der geforderten Arbeit genügt gerade noch, sich im Unternehmen zu halten. Die erbrachte Leistung ist gering und Konflikte werden vermieden. Folge können Resignation und Apathie sein.
  - **Führungsstil 1-9 („Glacéhandschuh-Management")**: Die Rücksichtnahme auf die zwischenmenschlichen Bedürfnisse der Mitarbeiter bewirkt ein gemächliches Arbeitstempo und freundliches Betriebsklima. Die erbrachte Leistung ist gering und Konflikte werden vermieden. Die Führungskraft übernimmt Meinungen und Ideen anderer, statt eigene Ideen durchzusetzen und selbst aktiv zu werden. Bei Konflikten versucht sie, die Parteien zu versöhnen.
  - **Führungsstil 5-5 („Organisationsmanagement")**: Kompromisslösung, die auf durchschnittliche Leistungen bei durchschnittlicher Mitarbeiterzufriedenheit abzielt. Die Führungskraft handelt nach der Devise „leben und leben lassen". Meinungen und Ideen anderer kommt sie entgegen. Bei Konflikten sucht sie nach einer für alle Beteiligten fairen Lösung. Bei Spannungen ist sie unsicher und weiß nicht genau, wie sie die Erwartungen anderer erfüllen soll.

- **Führungsstil 9-1 („Befehl-Gehorsam-Management")**: Starke Betonung der Arbeitsleistung bei geringer Beachtung zwischenmenschlicher Beziehungen. Der Betriebserfolg beruht darauf, die Arbeitsbedingungen so einzurichten, dass der Einfluss persönlicher Faktoren auf ein Minimum beschränkt wird. Die Führungskraft fordert von ihren Mitarbeitern absoluten Gehorsam. Sie ist Antreiber und behält über jede Situation die Kontrolle. Ihre Ideen und Meinungen setzt sie konsequent durch. Konflikte erstickt sie im Keim oder versucht, sie für sich zu entscheiden.
- **Führungsstil 9-9 („Team-Management")**: Die gleichzeitige Betonung von Aufgaben- und Mitarbeiterorientierung ermöglicht eine hohe Arbeitsleistung durch engagierte Mitarbeiter. Ergebnisse werden gemeinsam erreicht, Konflikte gemeinschaftlich gelöst. Die Führungskraft hört zu und sucht nach Alternativen. Sie besticht durch feste Überzeugungen, nimmt aber plausible Vorschläge ihrer Mitarbeiter auf. Bei Konflikten sucht sie nach Ursachen und gemeinsamen Lösungen. Der Vorgesetzte handelt als Vorbild für seine Mitarbeiter.

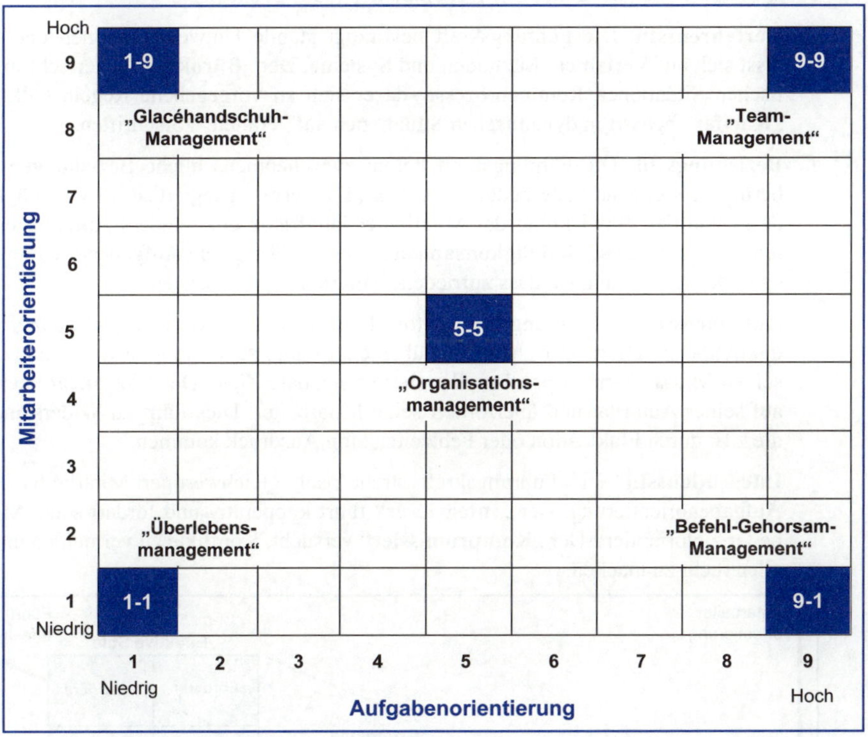


*Abb. 6.1.8: Führungsstile im Verhaltensgitter (vgl. Blake/Mouton, 1968, S. 33)*

*Blake/Mouton* können mit Hilfe des Verhaltensgitters ein breites Spektrum an Führungsverhalten abbilden. Kritisch anzumerken ist, dass das Verhaltensgitter situative Einflüsse vernachlässigt, da in allen Situationen nur der Führungsstil 9-9 als erfolgreich angesehen wird. Dies ist jedoch nicht immer der Fall. Die Wahl des Führungsstils hängt auch von anderen Faktoren ab, wie z.B. den betroffenen Mitarbeitern oder der Aufgabe. Weitere Kritik wird an der Einstufung des Führungsverhaltens in das Gitter geübt, da hierfür keinerlei anwendbare Regeln existieren (vgl. *Holtbrügge*, 2005, S. 181ff.; *Jung,* 2006, S. 417ff.; *Albert*, 2005, S. 144ff.).

### 6.1.3.3.2 Situationstheorien

Der Grundgedanke der Situationstheorie besteht darin, dass Führungsverhalten und Führungserfolg vor allem von situativen Gegebenheiten abhängen. Je nach Situation wird somit eher aufgaben- oder mitarbeiterorientiert geführt. Der Zusammenhang zwischen den unterschiedlichen Situationsmerkmalen, Führungsstilen und dem Führungserfolg wird z.B. in den Modellen von *Reddin*, *Fiedler* und *Hersey/Blanchard* thematisiert (vgl. *Holtbrügge*, 2005, S. 183ff.).

- **3-D-Theorie von Reddin**: Das dreidimensionale Modell von *Reddin* erweitert das Verhaltensgitter von *Blake/Mouton* um eine situative Komponente. Neben den beiden Dimensionen Mitarbeiter- und Aufgabenorientierung verwendet er zusätzlich den Faktor Führungseffektivität. Dieser ergibt sich aus dem Führungsverhalten und der Führungssituation. Die Wahl des besten Führungsstils ist demnach situationsabhängig. *Reddin* unterscheidet vier **Grundstile** mit jeweils zwei Ausprägungen (vgl. *Reddin*, 1981; *Jung*, 2006, S. 422ff.; *Scholz*, 2000, S. 940ff.; *Staehle*, 1999, S. 843ff.):
  - **Verfahrensstil**: Die Führungskraft bevorzugt stabile Umweltsituationen und verlässt sich auf Verfahren, Methoden und Systeme. Der „**Bürokrat**" beherrscht in statischen Situationen Routineprozesse, da er sich an vorgegebene Regeln hält. Der „**Kneifer**" beharrt in dynamischen Situationen auf veraltete Vorschriften.
  - **Beziehungsstil**: Die Führungskraft betont zwischenmenschliche Beziehungen und berücksichtigt Mitarbeiterbedürfnisse. Der „**Förderer**" delegiert soviel wie möglich, da er von der Entwicklung der Mitarbeiter langfristig eine bessere Aufgabenerfüllung erwartet. Der „**Gefälligkeitsapostel**" vernachlässigt die Aufgabenorientierung, da er der Auffassung ist, dass zufriedene Mitarbeiter mehr leisten.
  - **Aufgabenstil**: Die Führungskraft betont Leistungsergebnisse und denkt dabei produktivitätsorientiert. Der „**Macher**" überzeugt durch sein Expertenwissen und setzt seinen Mitarbeitern anspruchsvolle, aber erreichbare Ziele. Der „**Autokrat**" beharrt auf seiner Autorität und überfordert seine Mitarbeiter. Dies führt zu Widerständen, die z.B. durch Fluktuation oder Fehlzeiten zum Ausdruck kommen.
  - **Integrationsstil**: Die Führungskraft strebt nach gleichwertiger Mitarbeiter- und Aufgabenorientierung. Der „**Integrierer**" führt kooperativ und fördert seine Mitarbeiter zielorientiert. Der „**Kompromissler**" versucht, Konflikte zu vermeiden und es allen recht zu machen.

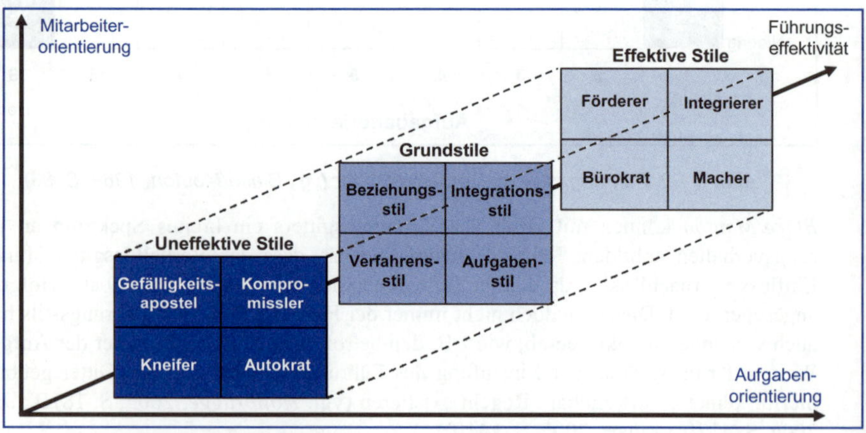


*Abb. 6.1.9: 3-D-Modell der situativen Effektivität der Führungsstile (in Anlehnung an Reddin, 1981, S. 28)*

*Reddin* favorisiert keinen Führungsstil, sondern sieht die Effektivität des Führungsverhaltens als situationsabhängig an. Für ihn ist die richtige Analyse und Einschätzung der Führungssituation entscheidend. Die konkrete Situation bestimmt den Grundstil, der für eine effektive Führung angewendet werden sollte. *Reddins* Ansatz wird als relativ vage kritisiert. Insbesondere die Messung der Führungseffektivität bleibt unklar. Darüber hinaus muss der Vorgesetzte die Führungssituation laufend analysieren und sollte alle vier Grundstile beherrschen. Die meisten Führungskräfte dürften hiermit überfordert sein (vgl. *Ridder*, 1999, S. 490ff.).

- **Das Kontingenzmodell von Fiedler** entstand aus einer empirischen Untersuchung zur Wirkung von alternativen Führungsstilen auf die Effektivität von Gruppen in verschiedenen Situationen. *Fiedler* geht davon aus, dass der Einfluss des Führers auf die Leistung der Gruppe von seinem Verhalten und der jeweiligen Situation abhängt. Die Verhaltensweise des Führers wird durch den LPC-Wert (Least prefered Co-Worker) gemessen, der mit Hilfe eines Fragebogens ermittelt wird. Er quantifiziert die Einstellung des Vorgesetzten zu seinem am wenigsten geschätzten Mitarbeiter, wobei nicht die persönliche Wertschätzung, sondern die Aufgabenerfüllung beurteilt wird. Die Führungssituation wird durch die drei Aspekte Führer-Geführten-Beziehung, Aufgabenstruktur und Positionsmacht beschrieben. *Fiedler* fand heraus, dass aufgabenorientierte Vorgesetzte in sehr vorteilhaften und sehr unvorteilhaften Situationen erfolgreich führen, während mitarbeiterorientierte Vorgesetzte in mittleren Führungssituationen größere Erfolge haben (vgl. *Fiedler*, 1967, S. 164ff.; *Drumm*, 2005, S. 508ff.). Das Kontingenzmodell ist zwar einfach, aber theoretisch und empirisch nur wenig fundiert. Die Situationsvariablen des Modells sind wegen mangelnder Eindeutigkeit und Operationalität zur Erklärung einer effektiven Führung nicht ausreichend. Deshalb kann es zur Wahl des richtigen Führungsverhaltens nur wenig beitragen (vgl. *Hentze* et al., 2005, S. 311f.). Die Problematik des Modells wird deutlich, wenn der am wenigsten geschätzte Mitarbeiter entlassen wird. Bei einer erneuten Befragung wird der Führer einen neuen „Least prefered Co-Worker" besser einschätzen und der LPC-Wert dadurch erheblich steigen. Da sich somit der LPC-Wert durch einen Mitarbeiterwechsel massiv verändern kann, ist das Kontingenzmodell von *Fiedler* wissenschaftlich fragwürdig (vgl. *Jöstingmeier*, 2004).
- **Die situative Reifegrad-Theorie von Hersey/Blanchard** betrachtet ebenfalls die Aufgaben- und Mitarbeiterorientierung sowie die situationsabhängige Effektivität des Führungsstils. Das zentrale Kriterium für die Wahl des effektiven Führungsstils ist bei ihnen der situative Reifegrad des Mitarbeiters. Dieser setzt sich zusammen aus seiner Fähigkeit, die Aufgabe zu erfüllen und aus seiner psychologischen Reife, die sich in dessen Selbstbewusstsein, Motivation und Verantwortungsbereitschaft widerspiegelt. Der **Reifegrad** wird in vier Stadien (M1 bis M4) eingeteilt und hierfür jeweils ein adäquater Führungsstil vorgeschlagen (vgl. *Hersey/Blanchard*, 1982, S. 151ff.; *Ridder*, 1999, S. 492ff.; *Jung*, 2006, S. 424ff.; *Scholz*, 2000, S. 942ff.):
  - **Reifegrad M1**: Unreife Mitarbeiter verfügen für die Lösung der Aufgabensituation nicht über ausreichende Fähigkeiten und es fehlt ihnen meist auch an Motivation. Sie erfordern einen autoritären Führungsstil, bei der die Aufgabenorientierung im Vordergrund steht. Der Vorgesetzte erteilt klare Anweisungen, wie eine Aufgabe durchzuführen ist.
  - **Reifegrad M2**: Die Meinung von Mitarbeitern mit geringer bis mäßiger Reife kann bei einem integrierenden Führungsstil berücksichtigt werden, wobei der Vorgesetzte die Entscheidung trifft. Er versucht jedoch, die Mitarbeiter von seinen Entscheidungen zu überzeugen.

- **Reifegrad M3**: Mitarbeiter mit mäßiger bis hoher Reife können bei der Entscheidungsfindung und Durchführung eine aktivere Rolle einnehmen. Durch einen partizipativen Führungsstil lässt sich ihre Motivation erhöhen.
- **Reifegrad M4**: Reife Mitarbeiter sollten möglichst selbstständig arbeiten können. Durch einen delegativen Führungsstil überlässt der Vorgesetzte die Aufgabenerfüllung dem Mitarbeiter und beschränkt sich lediglich auf gelegentliche Kontrollen.

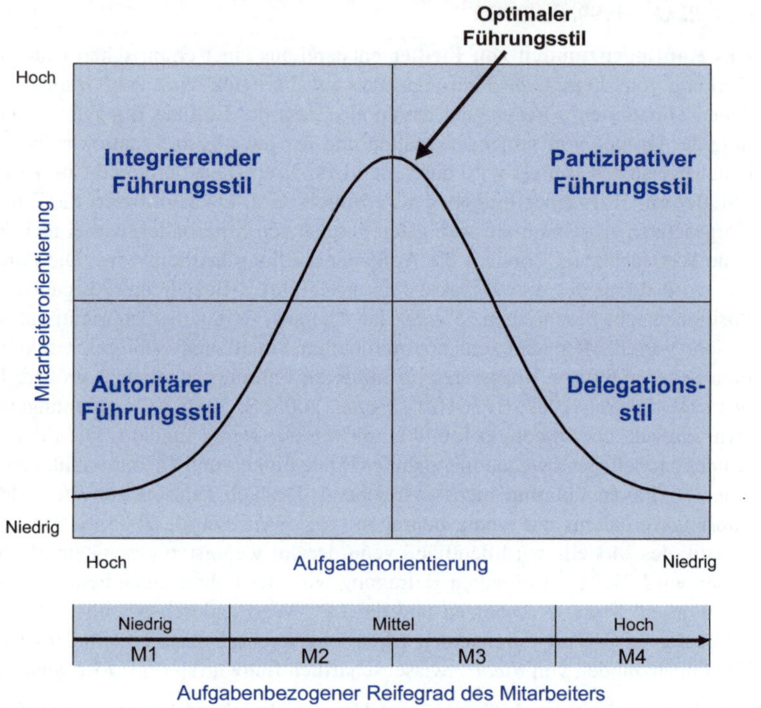


*Abb. 6.1.10: Abhängigkeit des Führungsstils vom Reifegrad des Mitarbeiters (vgl. Hersey/Blanchard, 1982, S. 152)*

Die in Abb. 6.1.10 dargestellte Kurve beschreibt den optimalen Führungsstil in Abhängigkeit vom Reifegrad des Mitarbeiters. Ein neu eingestellter Mitarbeiter mit entsprechendem Potenzial entwickelt sich idealerweise vom Reifegrad M1 bis zu M4. *Hersey* und *Blanchard* haben mit der Betrachtung des Reifegrads einen wesentlichen Einflussfaktor auf den Führungserfolg identifiziert. Allerdings bleiben in ihrem Modell andere situationsbezogene Faktoren unberücksichtigt (vgl. *Hentze* et al., 2005, S. 300). Der Reifegrad des Mitarbeiters ist außerdem nur schwer zu ermitteln. Dieselbe Person kann bezüglich einer Aufgabenstellung eine hohe Reife und bezüglich einer anderen Aufgabenstellung eine geringe Reife aufweisen (vgl. *Albert*, 2005, S. 146).

Nach der **situativen Reifegrad-Theorie** müssen deshalb Vorgesetzte ihr Führungsverhalten gegebenenfalls mehrmals am Tag ändern, je nachdem, welche Aufgabe der Mitarbeiter gerade erfüllen soll. Dies mag für die Aufgabenorientierung noch sinnvoll erscheinen. Für die Mitarbeiterorientierung ist ein solches Vorgehen aber abzulehnen, da ein ständiger Wechsel in der Beziehungsorientierung die betroffenen Mitarbeiter verwirren und demotivieren kann (vgl. *Jöstingmeier*, 2004).

Den dargestellten Führungstheorien liegen unterschiedliche Annahmen zu Grunde, worauf eine erfolgreiche Personalführung basiert. Sie beziehen sich entweder auf das Führungsverhalten, situative Faktoren, persönliche Eigenschaften der Führungskraft oder den wechselseitigen Beziehungen zwischen Vorgesetzten und Mitarbeitern. Aufgrund der Komplexität der Führungssituation und der Individualität der Mitarbeiter existiert ebenfalls keine allgemein gültige Führungstheorie. Die dargestellten Zusammenhänge liefern jedoch Hinweise für die Lösung praktischer Führungsaufgaben und bilden die Grundlage für die Ableitung von Führungsprinzipien.

### 6.1.3.4 Führungsprinzipien

**Führungsprinzipien** sind Gestaltungsregeln für die Personalführung, die meist als „Management-by-Ansätze" formuliert sind.

Einige der bekanntesten Konzepte der betrieblichen Praxis werden nachfolgend exemplarisch mit ihren Vor- und Nachteilen erläutert (vgl. *Hentze* et al., 2005, S. 583ff.; *Jung,* 2006, S. 488ff.; *Schneck* ,1998, S. 479ff.; *Albert*, 2004, S. 150ff.; *Oechsler*, 2006, S. 430ff.):

- **Management by Objectives (MbO)** bezeichnet die **Führung durch Zielvereinbarungen** bzw. Zielvorgaben. Durch eine Zielvereinbarung wird den Mitarbeitern ein eigenständiger Entscheidungsspielraum eingeräumt. In dessen Rahmen können die Mitarbeiter die vorgegebenen Ziele nach ihren Vorstellungen realisieren. Auf diese Weise sollen Kreativität, Motivation und Flexibilität sowie Ergebnisverantwortung gesteigert werden. Das Ziel sollte vielmehr zusammen mit dem Mitarbeiter kooperativ erarbeitet und nicht autoritär durch den Vorgesetzten bestimmt werden. Dies wirkt sich positiv auf die Akzeptanz der Ziele und die Leistungsmotivation der Mitarbeiter aus. Zielvereinbarungen sind häufig mit einer leistungsorientierten Vergütung verknüpft. Ziele sollten nach Inhalt, Ausmaß und Termin eindeutig formuliert und an den Fähigkeiten des Mitarbeiters ausgerichtet sein. Die Zielerreichung sollte objektiv messbar sein und im Einfluss des Mitarbeiters liegen. MbO erfordert einen hohen organisatorischen Aufwand und qualifizierte Mitarbeiter, die selbständig arbeiten und Verantwortung übernehmen. Die Zurechenbarkeit der Zielerreichung auf Einzelleistungen kann problematisch sein und die einseitige Konzentration auf Leistungsziele kann zu einer Vernachlässigung der Mitarbeiterorientierung führen.

| Vorteile | Nachteile |
|---|---|
| ▪ Entlastung des Managements<br>▪ Förderung von Eigeninitiative, Verantwortung und Leistungsmotivation<br>▪ Identifikation der Mitarbeiter mit den Unternehmenszielen<br>▪ Höhere Objektivität bei der Mitarbeiterbeurteilung als Grundlage für eine leistungsgerechte Entlohnung | ▪ Finden eindeutiger und messbarer Ziele für alle Ebenen problematisch<br>▪ Zeitintensive Planung und Zielbildung<br>▪ Gefahr überhöhten Leistungsdrucks<br>▪ Vernachlässigung qualitativer Aspekte durch Fokus auf messbare Größen<br>▪ Nicht für alle Mitarbeiter geeignet |

*Abb. 6.1.11: Bewertung des Management by Objectives (vgl. Jung, 2006, S. 494)*

- **Management by Delegation (MbD)** bezeichnet die **Führung durch Aufgabenübertragung**, d.h. die weitgehende Delegation von Kompetenzen und Aufgaben an untergeordnete Hierarchieebenen. Den Mitarbeitern wird die Verantwortung für einen definierten Aufgabenbereich eingeräumt. Nur wenn Probleme auftreten, die der Mitarbeiter nicht alleine lösen kann, greift der Vorgesetzte ein. Der Mitarbeiter übernimmt die Handlungsverantwortung, die Führungsverantwortung verbleibt beim Vorgesetzten.

| Vorteile | Nachteile |
|---|---|
| ▪ Entlastung des Managements<br>▪ Förderung von Eigeninitiative und Leistungsmotivation<br>▪ Transparenz durch festgelegte Aufgabenbereiche und Stellenbeschreibungen<br>▪ Nutzung der Mitarbeiterkompetenzen<br>▪ Schnelle Entscheidung durch Dezentralisierung von Entscheidungsbefugnissen<br>▪ Schlanke Führungsebenen | ▪ Zusammenarbeit der Mitarbeiter wird nicht gefördert<br>▪ Gefahr, dass nur unattraktive Aufgaben delegiert werden<br>▪ Gefahr bürokratischer Überregulierung und Hierarchieverfestigung<br>▪ Starke Aufgabenorientierung zu Lasten der Mitarbeiterorientierung |

*Abb. 6.1.12: Bewertung des Management by Delegation*

- **Management by Exception (MbE)** bedeutet **Führung durch Abweichungskontrolle**. Es stellt eine spezielle Form des Management by Delegation dar, bei dem Vorgesetzte vor allem von Routineaufgaben entlastet werden. Die Mitarbeiter entscheiden innerhalb eines vorgegebenen Handlungsrahmens selbstständig, solange vorgeschriebene Toleranzgrenzen nicht überschritten werden oder Ausnahmefälle bzw. unvorhersehbare Ereignisse eintreten. Die Festlegung der Toleranzgrenzen und Ausnahmen erfolgt durch den Vorgesetzten.

| Vorteile | Nachteile |
|---|---|
| ▪ Entlastung der Führungskräfte von Routineaufgaben<br>▪ Verbesserung der Mitarbeitermotivation durch selbständiges Arbeiten<br>▪ Erleichterung der Mitarbeiterbeurteilung durch objektive Bewertungskriterien | ▪ Gefahr von Fehleinschätzungen der Mitarbeiter bei Ausnahmefällen<br>▪ Toleranzgrenzen sind schwierig festzulegen<br>▪ Kaum Lerneffekte und Gefahr der Demotivation, da anspruchsvolle Aufgaben dem Vorgesetzten vorbehalten sind |

*Abb. 6.1.13: Bewertung des Management by Exception*

- **Management by Results (MbR)** beschreibt die **Führung durch Ergebnisüberwachung.** Nur die Ergebnisse zählen. Die zu erreichenden Ziele, wie z.B. Umsätze oder Stückzahlen, werden von der Führungsebene festgelegt und laufend kontrolliert. Mitarbeiter werden dabei vor allem durch Kontrolle statt auf Basis von Vertrauen geführt. Der Leistungswille des Mitarbeiters hängt hier auch von der Erreichbarkeit der Resultate ab. Dieses Führungsprinzip wird häufig zur Steuerung von Center-Organisationen (vgl. Kap. 5.1) verwendet.

| Vorteile | Nachteile |
|---|---|
| ▪ Klare Zielvorgaben<br>▪ Einfache Kontrolle | ▪ Bereichsegoismus<br>▪ Reine Zahlenorientierung<br>▪ Bei unrealistischen Zielvorgaben Gefahr der Demotivation der Mitarbeiter |

*Abb. 6.1.14: Bewertung des Management by Results*

Die genannten Punkte sind nur eine kleine Auswahl aus der Vielzahl existierender Führungsprinzipien. Bereits dabei wird jedoch deutlich, dass diese sich häufig überschneiden und nicht eindeutig voneinander abgrenzbar sind. Führungsprinzipien sind leicht verständlich, aber dafür oftmals recht pauschal und plakativ. Für die Gestaltung einer einheitlichen Personalführung sind sie hilfreich. Allerdings sollten sie von den Führungskräften auch tatsächlich gelebt werden und nicht nur auf dem Papier stehen. Ansonsten laufen sie Gefahr, ins Lächerliche gezogen zu werden. So existieren in der Praxis eine Reihe zynischer Formulierungen, mit denen die Mitarbeiter ihre Unzufriedenheit mit der Personalführung ausdrücken. Beispiele sind **Management by Helicopter** („Von oben herein schweben, viel Staub aufwirbeln und wieder verschwinden") oder **Management by Crocodile** („Immer das Maul aufreißen und wenn's brenzlig wird abtauchen").

Eine Ausweitung und Verknüpfung von Führungsprinzipien stellen **Führungsmodelle** dar. Sie versuchen, das gesamte Führungshandeln im Sinne einer ganzheitlichen Führungskonzeption darzustellen.

Eines der bekanntesten Führungsmodelle ist das **Harzburger Modell**. Es wurde in den 1950er Jahren von *Höhn* (1977) als dem Gründer der Führungsakademie von Bad Harzburg entwickelt. Es wird auch als **Führung im Mitarbeiterverhältnis** bezeichnet. Das Modell bezieht sich auf die Führung von selbstständig denkenden und handelnden Mitarbeitern und sollte ein Gegenstück zum damals weit verbreiteten autoritär-patriarchalischen Führungsstil bilden (vgl. *Höhn*, 1977; *Kropp*, 1997, S. 442ff.; *Schneck*, 1998, S. 325f.; *Jung*, 2006, S. 496ff.).

Das Harzburger Modell basiert auf dem Prinzip des Management by Delegation. Die Aufgabendelegation erfolgt dabei nach dem **Grundsatz der Subsidiarität**, wonach übergeordnete Ebenen nur solche Aufgaben übernehmen, zu deren Wahrnehmung untergeordnete Ebenen nicht mehr in der Lage sind. Die untergeordnete Ebene gibt eine Aufgabe erst dann an eine übergeordnete Ebene ab, wenn sie Hilfe benötigt oder dazu nicht berechtigt ist. Jeder Mitarbeiter trägt die volle Verantwortung für seinen Aufgabenbereich, der in einer Stellenbeschreibung festgehalten wird. Der Vorgesetzte greift nur in Ausnahmefällen ein und beschränkt sich ansonsten auf die Kontrolle (Management by Exception). Die Zusammenarbeit von Vorgesetzten und Mitarbeitern erfolgt nach festgelegten Regeln, die als „Grundsätze der Führung im Mitarbeiterverhältnis" formuliert sind. Das Modell hat sich in der Praxis in Bereichen mit hohem Anteil an Routineaufgaben bewährt.

| Vorteile | Nachteile |
|---|---|
| ▪ Stellenbeschreibung zeigt jedem Mitarbeiter, was er zu tun und zu lassen hat<br>▪ Entlastung der Führungskräfte<br>▪ Selbständiges Arbeiten wird gefördert | ▪ Umfangreiches, wenig flexibles Regelwerk<br>▪ Kreative Lösungen werden erschwert<br>▪ Fördert Ressortdenken und Bürokratie<br>▪ Informelle Aspekte werden vernachlässigt<br>▪ Autoritäre Züge, da Mitarbeiter auf wichtige Entscheidungen keinen Einfluss haben |

*Abb. 6.1.15: Bewertung des Harzburger Modells*

Zusammenfassend lässt sich feststellen, dass normative Festlegungen aufgrund der Individualität der Mitarbeiter und der Komplexität der Führungssituation meist allgemein und generell sind. Sie schaffen einen Rahmen, in dem auf der strategischen und operativen Ebene die situativen Einflüsse und individuellen Bedürfnisse berücksichtigt werden können.

## 6.1.4 Strategisches Personalmanagement

Das **strategische Personalmanagement** umfasst alle im Rahmen der strategischen Unternehmensführung anfallenden mitarbeiterbezogenen Aufgaben. Es bezieht sich auf das gesamte Unternehmen und abstrahiert von einzelnen Mitarbeitern und Stellen (vgl. *Scholz*, 2000, S. 90).

Das strategische Personalmanagement basiert auf den normativen Zielen, Richtungen und Regeln im Umgang mit den Mitarbeitern. Zeitgemäße Unternehmen sehen das Personal als

**strategischen Erfolgsfaktor** an. Auf die Realisierung dieses Anspruches hat die strategische Personalführung wesentlichen Einfluss. Es gilt, den Mitarbeitern die strategischen Ziele zu verdeutlichen, bei der Ableitung konkreter Maßnahmen zur Umsetzung der Strategie auf die Kompetenzen der ausführenden Ebene zurückzugreifen und die Mitarbeiter zu befähigen und zu motivieren, die strategischen Ziele zu erreichen.

Das strategische Personalmanagement ist für die Aufstellung der **Personalstrategie** verantwortlich, die insbesondere den strategischen Personalbedarf sowie die strategische Personalentwicklung und -veränderung bestimmt. Für die **Rolle der Personalstrategie** in der strategischen Unternehmensführung gibt es vier Möglichkeiten (vgl. *Scholz*, 2000, S. 91ff.):

- **Kein Bezug zur Unternehmensstrategie**: Aufgabe des Personalmanagements ist es, ein Klima für die Strategieumsetzung zu schaffen. Es existiert aber kein inhaltlicher Zusammenhang zwischen Personal- und Unternehmensstrategie.
- **Abhängigkeit von der Unternehmensstrategie**: Die Personalstrategie folgt den Anforderungen der Unternehmensstrategie. Es ist jedoch nicht sichergestellt, dass das zur Umsetzung der Unternehmensstrategie erforderliche Mitarbeiterpotenzial auch aufgebaut werden kann.
- **Vorgabe für die Unternehmensstrategie**: Die Unternehmensstrategie richtet sich nach dem in der Personalstrategie festgelegten Mitarbeiterpotenzial. Dies kann jedoch die strategischen Handlungsmöglichkeiten deutlich einengen.
- **Teil der Unternehmensstrategie**: Die Unternehmensstrategie ergibt sich aus der Integration der funktionalen Teilstrategien, die unter Berücksichtigung wechselseitiger Abhängigkeiten aufgestellt, umgesetzt und kontrolliert werden.

Da nur das letzte Prinzip das Zusammenspiel der Funktionsbereiche bei der Umsetzung der Strategie sicherstellt, sollte die **Personalstrategie ein Bestandteil der Unternehmensstrategie** sein.

Wesentliche **Aufgabenfelder des strategischen Personalmanagements** sind:

- **Personalbedarfsbestimmung**: Grobplanung der durch die strategische Absatz- und Produktionsplanung langfristig zu erwartenden Veränderungen des qualitativen, quantitativen, zeitlichen oder örtlichen Personalbedarfs (vgl. *Scholz*, 2000, S. 91).
- **Personalbeschaffung**: Grundlegende Entscheidungen über die generelle und langfristige Deckung eines qualitativen, quantitativen, zeitlichen oder örtlichen Personalbedarfs sowie Aufbau und Gestaltung des Personalmarketings.
- **Personalentwicklung**: Langfristige Gestaltung des Mitarbeiterpotenzials zum Aufbau der für die Erreichung der strategischen Ziele erforderlichen zukünftigen Kompetenzen. Die strategische Personalentwicklung kann zum Aufbau von Wettbewerbsvorteilen genutzt werden.
- **Personalfreisetzung**: Weitreichende Entscheidungen zur grundsätzlichen Beseitigung einer qualitativen, quantitativen, zeitlichen oder örtlichen Personalüberdeckung.
- **Personaleinsatzplanung**: Sicherstellung eines strategiegerechten Mitarbeitereinsatzes mit dem Ziel der Erhöhung von Flexibilität und Leistung unter Berücksichtigung humaner Aspekte.
- **Personalanreizsysteme**: Gestaltung entsprechender Anreize zur Motivation der Mitarbeiter im Hinblick auf die Strategieumsetzung.
- **Personalcontrolling**: Koordination der Personalstrategie mit den anderen Funktionsbereichsstrategien, Aufbau und Implementierung eines Personalinformationssystems sowie langfristige Gestaltung der Personalkostenstruktur.

Nach der Bestimmung des strategischen Personalbedarfs wird über die Personalbeschaffung, -entwicklung oder -freisetzung als Optionen der Personalveränderung entschieden. Das strategische Personalmanagement ist abhängig von der Unternehmensstrategie und bildet den Rahmen, in dem das operative Personalmanagement stattfindet. Die Beschreibung der strategischen Aufgabenfelder des Personalmanagements erfolgt in Kap. 6.2.

## 6.1.5 Operatives Personalmanagement

Das **operative Personalmanagement** umfasst die detaillierte Planung und Umsetzung konkreter Maßnahmen zur Realisierung der in der Personalstrategie festgelegten Ziele sowie die administrative Abwicklung der personalwirtschaftlichen Abläufe.

Die Ausrichtung des operativen Personalmanagements ist kurz- bis mittelfristig. Gegenstand sind primär die einzelnen Mitarbeiter und Abteilungen sowie deren Zusammenspiel bei der Aufgabenerfüllung. Das operative Personalmanagement ist stark reglementiert. Dies liegt auch an den weitreichenden Mitbestimmungsrechten des Betriebsrates bei personellen Einzelmaßnahmen.

Aufgabenträger des operativen Personalmanagements sind neben der Personalabteilung vor allem die unmittelbaren Vorgesetzten der einzelnen Mitarbeiter (vgl. *Scholz*, 2000, S. 110ff.). Die Beschreibung der operativen Aufgabenfelder des Personalmanagements erfolgt in Kap. 6.2.

Wesentliche **Aufgabenfelder des operativen Personalmanagements** sind:

- **Personalbedarfsbestimmung**: Konkrete und detaillierte Ermittlung, welcher Mitarbeiter mit welcher Qualifikation für welche Stelle wann und wofür benötigt wird.
- **Personalbeschaffung**: Durchführung von Maßnahmen zur Beseitigung eines qualitativen, quantitativen, zeitlichen oder örtlichen Personalbedarfs, insbesondere die Personalsuche sowie die Personalauswahl und -einstellung.
- **Personalfreisetzung**: Durchführung von Maßnahmen zur Beseitigung einer qualitativen, quantitativen, zeitlichen oder örtlichen Personalüberdeckung unter besonderer Beachtung rechtlicher und sozialer Aspekte.
- **Personalentwicklung**: Durchführung von Maßnahmen zur Förderung sowie Aus-, Fort- und Weiterbildung der Mitarbeiter.
- **Personaleinsatzplanung**: Anforderungs- und eignungsgerechter Einsatz jedes einzelnen Mitarbeiters durch Planung von Arbeitsaufnahme, -inhalt, -ort und -zeit.
- **Personalbeurteilung**: Detaillierte und zeitnahe Erfassung der Leistung und des Verhaltens der Mitarbeiter mit Hilfe geeigneter Maßgrößen.
- **Personalentlohnung**: Auswahl der Entlohnungsform und Festsetzung des individuellen Arbeitsentgelts für jeden einzelnen Mitarbeiter.
- **Personalcontrolling**: Laufende Informationsversorgung und Koordination des Personalmanagements mit dem Schwerpunkt auf der Budgetierung der Personalkosten.
- **Personalverwaltung**: Abwicklung administrativer Personalaufgaben wie z.B. Lohn- und Gehaltsabrechnung, Erfassung von Fehlzeiten oder Pflege von Personaldaten.

## 6.1.6 Praxisbeispiel Wittenstein AG

Die Unternehmensgeschichte der *Wittenstein AG* begann bereits im Jahr 1949. Die beiden Unternehmer *Walter Wittenstein* und *Bruno Dähn* gründeten die Firma *Dewitta*. Schwerpunkt des kleinen Unternehmens war die Produktion einer Doppelkettenstichmaschine zur Herstellung von Handschuhen. Heute ist die *Wittenstein AG* ein mittelständisches Unternehmen mit Hauptsitz in Igersheim/Baden-Württemberg. Produkte der *Wittenstein AG* sind überall dort zu finden, wo äußerst präzise angetrieben, gesteuert und geregelt werden muss. Entwickelt, produziert und vertrieben werden unter anderem hochpräzise Planetengetriebe, komplette elektromechanische Antriebssysteme, sowie AC-Servosysteme und -motoren. Einsatzgebiete sind Roboter, Werkzeugmaschinen, die Verpackungstechnik, Förder- und Verfahrenstechnik, Papier- und Druckmaschinen, die Medizintechnik sowie die Luft- und Raumfahrt. Die *Wittenstein AG* beschäftigt derzeit weltweit rund 1.100 Mitarbeiter, davon ca. 900 in Deutschland. Im Geschäftjahr 2006/07 wurde ein Umsatz von 147 Mio. Euro erzielt. Weltweit verfügt die *Wittenstein AG* über 50 Tochterunternehmen und Vertretungen in 35 Ländern.

Die *Wittenstein AG* wurde im Jahr 2004 unter 118 Unternehmen als **bester Arbeitgeber des deutschen Mittelstandes** ausgezeichnet. Ausschlaggebend dafür war und ist die Ausrichtung des Personalmanagements an den Mitarbeitern. Dahinter steht auch die Notwendigkeit zur Gewinnung und Bindung qualifizierter Mitarbeiter an einem ländlich geprägten Firmenstandort wie Igersheim.

Das **normative Personalmanagement** ist durch gegenseitiges Vertrauen geprägt. Die Eigenverantwortung der Mitarbeiter und die Identifikation mit dem Unternehmen und dessen Zielen stehen dabei im Mittelpunkt. Dies zeigt sich in einer jährlich ermittelten Mitarbeiterzufriedenheit von über 75%. Auch die sowohl bei Führungskräften als auch bei Mitarbeitern unterdurchschnittliche Fluktuation und geringe Fehlzeiten lassen auf ein gesundes Betriebsklima schließen. Maßgeblichen Anteil am Unternehmenserfolg hat die in Abb. 6.1.16 aufgeführte Unternehmensphilosophie, die den Mitarbeiter in den Mittelpunkt stellt. Der Führungsstil ist von kooperativen und situativen Grundsätzen geprägt und zeichnet sich durch eine sehr flache Hierarchie aus. Insgesamt gibt es nur vier Hierarchiestufen: Mitarbeiter, Teamleiter, Bereichsleiter und Geschäftsführung.

Im Rahmen des **strategischen Personalmanagements** der *Wittenstein AG* steht die langfristige Bindung qualifizierter Mitarbeiter an das Unternehmen und den Standort im Vordergrund. Hierfür werden vor allem Maßnahmen der Personalentwicklung eingesetzt. Auch Aufgabenerweiterung mit ähnlichen Tätigkeiten (Job-Enlargement), Arbeitsplatzwechsel (Job-Rotation) und Arbeitsbereicherung durch Integration höherwertiger Arbeitsinhalte (Job-Enrichment) sowie teilautonome Arbeitsgruppen werden angeboten. Hohen Stellenwert hat dabei die Teamarbeit.

Die Entwicklungschancen sind für jeden Mitarbeiter gleich. Beispielsweise begann der Personalvorstand als Mechanikerlehrling. Mit der Gründung der *Wittenstein-Akademie* wird die Möglichkeit des lebenslangen Lernens für Mitarbeiter, Lieferanten, Kunden aber auch bestimmte Bereiche der Öffentlichkeit geboten. Da das Unternehmen sehr forschungsintensiv ist, stellt die permanente Fortbildung einen wichtigen Erfolgsfaktor dar. Alle Mitarbeiter haben die Möglichkeit, kostenlos und freiwillig verschiedene Seminare, Kurse, Workshops und Vorträge z.B. zu Betriebswirtschaft, Technik oder Sprachen zu besuchen. Sie können auch Bücher in der eigens eingerichteten Bibliothek bestellen, die den Mitarbeitern jederzeit zugänglich ist. Neben der hauseigenen Akademie gibt es weitere Möglichkeiten zur berufsbegleitenden Weiterbildung. Ist eine externe Bildungsmaßnahme überwiegend von betrieblichem Interesse, so beteiligt sich das Unternehmen an den Kosten. Jeder Mitarbeiter verfügt über ein Bildungsbudget in Höhe von 1% seines jährlichen Bruttogehalts, welches er über drei Jahre hinweg ansammeln und bei einer entsprechenden Weiterbildungsmaßnahme abrufen kann. Dieses

Budget ermöglicht z.B. die Teilnahme an Meister- und Technikerkursen. Der Gefahr der Betriebsblindheit soll durch intensive Kooperation mit externen Bildungsträgern, Lehraufträgen der Mitarbeiter an Hochschulen und einem kontinuierlichen Verbesserungsprozess begegnet werden. Mitarbeiter der *Wittenstein AG* sollen Kritik und Fehler nicht als Manko, sondern als Verbesserungschancen ansehen.

*Wittenstein* will dauerhaft für seine Kunden weltweit ein exzellenter Partner auf dem Gebiet hochwertiger Getriebesysteme, bürstenloser Servosysteme und Motoren, sowie kompletter elektromechanischer Antriebssysteme sein.

- Die Verwirklichung dieser Zielsetzung beginnt beim Menschen. Dies gilt für unser Haus sowie für unsere Geschäftspartner.
- Eingebettet in den Organismus des Unternehmens wirkt unser Mitarbeiter. Er ist einerseits an vorgegebene Regeln und Handlungsmuster gebunden, andererseits gestaltet er diese fortlaufend mit.
- Das Innere der Wittenstein-Gruppe mit seiner Unternehmenskultur ist dafür verantwortlich, dass die Arbeit im Unternehmen von Loyalität, Engagement und Identifikation mit getragen ist. Unsere Unternehmenskultur ist damit Voraussetzung für Leistung und Produktivität.
- Die Wittenstein-Gruppe schafft eine beflügelnde, gemeinsam getragene Firmenkultur, in der hochmotivierte Mitarbeiter nach dem richtigen Weg suchen und entsprechend handeln.
- Wir orientieren uns hierbei an der Würde unserer Mitarbeiter.
- Ausgerichtet auf den Markt sind sich die Mitarbeiter unseres Unternehmens bewusst, dass nur die dauerhafte Kundenzufriedenheit das erfolgreiche Überleben und damit die Zukunft sichert. Technologische und soziale Entwicklungen verändern ständig die Marktanforderungen. Vor diesem Hintergrund ist die Anpassungsfähigkeit des Mitarbeiters und seines Unternehmens zu erhalten und auszubauen.
- In der optimalen Gestaltung der Anpassungsfähigkeit, auf Basis der Unternehmenskultur, liegt die große Chance für sinnhaftes Tun der Mitarbeiter und erfolgreicher unternehmerischer Arbeit.
- Wir orientieren uns hierbei am Erhalt der Lebensgrundlage zukünftiger Generationen.

*Abb. 6.1.16: Unternehmensphilosophie der Wittenstein AG*

Die *Wittenstein AG* bildet in 16 verschiedenen Berufen aus. Der Anteil Auszubildender an der Gesamtbelegschaft liegt bei etwa 11%. Zudem engagiert sich das Unternehmen als Mitbegründer an der Berufsakademie in Bad Mergentheim und Initiator des Studiengangs Mechatronik an der Hochschule Heilbronn. Abb. 6.1.17 stellt die Personalstrategie des Unternehmens dar.

Wichtige Instrumente des **operativen Personalmanagements** sind Zielvereinbarungsgespräche und Feedback. Aufgrund der wenigen Hierarchiestufen ist ein direkter Kontakt zwischen Führungskräften und Mitarbeitern möglich. Die Kommunikation findet sowohl Top-down als auch Bottom-up statt und kann als persönlich, systematisch und offen charakterisiert werden. Instrumente der täglichen internen Kommunikation sind z.B. Mitarbeiterbesprechungen, E-Mails, Telefonate sowie das Intranet. Die Förderung der Kommunikation zwischen Vorgesetzten und Mitarbeitern wird weiterhin durch eine positive Gesprächskultur gewährleistet. So werden z.B. Lohnabrechnungen persönlich verteilt, um den Kontakt zu den Mitarbeitern zu pflegen.

*Wittenstein* möchte dauerhaft für seine Mitarbeiter ein exzellenter Partner sein:

- Die Unternehmensgruppe Wittenstein schafft eine beflügelnde, gemeinsam getragene Firmenkultur, innerhalb der hoch motivierte Mitarbeiter nach dem richtigen Weg suchen und entsprechend handeln.
- Die Mitarbeiter sind die wichtigste Ressource unseres Unternehmens. Unser Unternehmenserfolg ist somit das Ergebnis von hoch motivierten und qualifizierten Mitarbeitern. Wir verstehen uns als ein lernendes, innovatives und freundliches Unternehmen, in dem die Mitarbeiter ihre Arbeit in offener und intensiver Teamarbeit mitplanen, mitdenken, mitverantworten und mitgestalten.
- Für das gesamte Unternehmen, wie auch für einzelne Teams werden Ziele entwickelt, formuliert und kommuniziert. Gemeinsam mit jedem Mitarbeiter werden ergänzend dazu in Mitarbeitergesprächen persönliche Ziele vereinbart. Die Mitarbeiter begreifen somit ihre Arbeit als ihren persönlichen Beitrag zur Zielerreichung des Unternehmens.
- Die Teamarbeit bildet das Fundament, auf dem unser lernendes, innovatives und freundliches Unternehmen aufbaut. Alle Mitarbeiter sollen im Sinne des kontinuierlichen Verbesserungsprozesses ihre Ideen einbringen und in hohem Maße selber umsetzen können. Dazu wollen wir Entscheidungen delegieren und die Mitarbeiter in Teams befähigen, in weitgehender Eigenverantwortung und Zusammenarbeit ihre Arbeit zu gestalten.

Um so im Unternehmen arbeiten zu können, müssen folgende Voraussetzungen gegeben sein:

- Bei der Personalauswahl ist darauf zu achten, dass Mitarbeiter eingestellt werden, die sich durch Eigeninitiative, Verantwortungsbereitschaft, Teamfähigkeit, Engagement, Lernbereitschaft und Flexibilität auszeichnen.
- Eine weitere wichtige Voraussetzung ist ein kooperativer und situativer Führungsstil. Deshalb legen wir großen Wert auf die Auswahl und das Training unserer Führungskräfte.
- Die Anpassungsfähigkeit des Mitarbeiters und unseres Unternehmens ist zu erhalten und auszubauen. Hohe Qualität, Innovation und sinnvolle Mitgestaltung sind nur möglich mit hoch qualifizierten Mitarbeitern. Deshalb legen wir auf eine strategisch ausgerichtete Bildung großen Wert und schaffen mit unserer Wittenstein-Akademie entsprechende Bildungseinrichtungen und Förderinstrumente für die Qualifikation der Mitarbeiter.

*Abb. 6.1.17: Personalstrategie der Wittenstein AG*

Als attraktiver Arbeitgeber achtet das Unternehmen auf die **Arbeitsplatzgestaltung**. Büro- und Produktionsräume sind hell und modern eingerichtet. Arbeitsplätze im Produktionsbereich sollen genauso sauber und ansprechend sein wie Büroräume. Auf dem Firmengelände sind mehrere z.T. kostenlos nutzbare Snack- und Kaffeeautomaten aufgestellt. Offenheit und Transparenz werden auch durch die Gestaltung der Arbeitsplätze deutlich. Glastüren finden sich nicht nur in Großraumbüros, sondern auch in den Büros der Vorgesetzten. Kunstwerke in Form von Bildern oder Skulpturen sollen die Entfaltung der Mitarbeiter fördern. Deshalb befindet sich in jedem Raum der *Wittenstein AG* mindestens ein Kunstobjekt und im Atrium haben regionale Künstler die Möglichkeit, Ausstellungen durchzuführen. Für die Erholung der Mitarbeiter ist durch eine Cafeteria, einen Grillplatz, eine Grünanlage, einen Fitnessraum, einen Beachvolleyballplatz, Kommunikationsecken sowie ein Internetcafé gesorgt.

Das **Arbeitszeitmodell** des Unternehmens besteht aus einem Zeitkonto mit flexibler Arbeitszeit. Eine Kernzeit existiert nicht, d.h. es gibt keine festgelegte Arbeitszeit. Der Mitarbeiter legt seine tägliche Arbeit selbstverantwortlich und nach dem Arbeitsanfall in Absprache mit dem Vorgesetzten fest. Das Gleitzeitmodell ermöglicht die Ansammlung bzw. den Abbau von bis zu 120 Stunden. Es ist für alle Mitarbeiter über 18 Jahre in einem Gleitzeitrahmen von Montag bis

Freitag zwischen 6:00 und 20:00 Uhr gültig. Für Schichtmitarbeiter gibt es entsprechende Sonderregelungen.

Um Konflikte zu lösen bzw. vorzubeugen, werden zweimal jährlich **Mitarbeitergespräche** durchgeführt. Dabei werden neben der Überprüfung des Zielerreichungsgrades und der Vereinbarung neuer Ziele auch das Verhalten der Mitarbeiter gegenüber Kollegen, Vorgesetzten und Kunden besprochen. Mitarbeiter haben in diesen Gesprächen auch die Möglichkeit, über ihre Zusammenarbeit mit Kollegen sowie über ihre Arbeitsumgebung Stellung zu nehmen. Dabei werden auch Verbesserungsvorschläge diskutiert. Bestandteil dieser Gespräche sind sowohl Bildungsmaßnahmen als auch die Karriereplanung.

Die **Integration neuer Mitarbeiter** wird durch feste Ansprechpartner und den Vorgesetzten gefördert. Neue Mitarbeiter und Führungskräfte durchlaufen zu Beginn ihrer Tätigkeit alle Abteilungen. Besonders bei Auszubildenden wird auf die Gemeinschaft Wert gelegt. Für neue Auszubildende findet eine „Kennenlernwoche“ statt und die Eltern können an einem Informationstag Fragen zur Ausbildung ihrer Kinder stellen.

Das Unternehmen bringt seinen Mitarbeitern ein hohes **soziales Engagement** entgegen. In der Kinderbetreuung wird mit umliegenden Kindergärten kooperiert und der Kindergartenbeitrag bezuschusst. Für die Zukunft ist sogar ein hauseigener Kindergarten geplant. Eine Initiative junger Eltern trifft sich regelmäßig zu gemeinsamen Veranstaltungen. Jeder ehrenamtlich tätige Mitarbeiter hat Anspruch auf jährlich 1.000 Euro für soziale Zwecke. Auch Wettbewerbe zur Förderung des kreativen und technischen Nachwuchses werden ins Leben gerufen. Ein Beispiel ist der europäische Gesangswettbewerb „Debut“ für junge Opernsänger. Die *Wittenstein AG* zeichnet sich auch durch eine hohe Arbeitsplatzsicherheit aus. Seit zwanzig Jahren fanden keine betriebsbedingten Kündigungen mehr statt. Auf eine vertraglich fixierte Probezeit wird verzichtet und es gibt kaum befristete Arbeitsverträge.

## Literaturempfehlungen

*Bühner, R.*: Personalmanagement, 3. Aufl., München 2005.

*Jung, H.*: Personalwirtschaft, 7. Aufl., München 2006.

*Scholz, C.*: Personalmanagement, 5. Aufl., München 2000.

## Management Summary

- Das Personalmanagement umfasst alle im Zusammenhang mit den Mitarbeitern eines Unternehmens anfallenden Planungs-, Steuerungs- und Kontrollaufgaben. Es stellt die benötigten Mitarbeiter mit der erforderlichen Qualifikation bereit und beeinflusst ihr Verhalten im Hinblick auf die Erreichung der Unternehmensziele.
- Die Aufgabenfelder des Personalmanagements sind: Bedarfsbestimmung, Beschaffung, Entwicklung, Freisetzung, Einsatz, Beurteilung und Entlohnung des Personals.
- Unterstützende Funktionen für das Personalmanagement übernehmen das Personalcontrolling und die Personalverwaltung.
- Personalführung ist die zielorientierte Verhaltensbeeinflussung der Mitarbeiter durch den Vorgesetzten.
- Normatives Personalmanagement umfasst grundsätzliche Entscheidungen über generelle Ziele, Richtungen und Regeln im Umgang mit den Mitarbeitern. Es prägt die Führungsphilosophie, die in der Personalpolitik konkretisiert und schriftlich fixiert wird und beinhaltet die Führungsgrundsätze zum Handeln und Verhalten von Führungskräften.
- Führungsprinzipien basieren auf unterschiedlichen Führungstheorien, die wiederum aus Menschenbildern und Motivationstheorien abgeleitet sind.
- Ein Menschenbild ist ein grundlegendes Verständnis von der Natur des Menschen und prägt dadurch das Führungsverhalten.
- Motivationstheorien versuchen, menschliches Verhalten und die hierfür bestimmenden Faktoren zu erklären. Es lassen sich Inhalts- und Prozesstheorien unterscheiden.
- Führungstheorien erklären, wie Vorgesetzte ihre Mitarbeiter beeinflussen können, um ein gewünschtes Leistungs- oder Verhaltensniveau zu erreichen. Es lassen sich Eigenschafts-, Verhaltens-, Situations-, Attributions- und Interaktionstheorien unterscheiden.
- Führungsprinzipien sind Gestaltungsregeln für die Personalführung, die meist als „Management-by-Ansätze" formuliert sind.
- Strategisches Personalmanagement zielt auf die Gestaltung des Personalmanagements als strategischen Erfolgsfaktor des Unternehmens ab. Die Personalstrategie sollte Bestandteil der Unternehmensstrategie sein.
- Operatives Personalmanagement umfasst die detaillierte Planung und Umsetzung konkreter Maßnahmen zur Realisierung der in der Personalstrategie festgelegten Ziele sowie die administrative Abwicklung der personalwirtschaftlichen Aufgaben.

# 6.2 Aufgabenfelder

**Leitfragen**

- Welche Aufgabenfelder umfasst das Personalmanagement?
- Wie hängen diese Aufgabenfelder zusammen?
- Welche Instrumente werden dabei eingesetzt?

In diesem Kapitel werden die grundlegenden Aufgabenfelder des Personalmanagements erläutert. Darüber hinaus werden das Personalcontrolling und die Personalverwaltung als wesentliche Unterstützungsfunktionen des Personalmanagements vorgestellt.

Den **Zusammenhang** der Aufgabenfelder zeigt Abb. 6.2.1. Die Personalbedarfsbestimmung erfolgt auf Grundlage der in der Personalstrategie festgelegten Zielsetzungen. Unter Rückgriff auf die Ergebnisse der Personalbewertung wird im Anschluss festgelegt, wie der bestehende Personalbedarf gedeckt und eventuelle Personalüberdeckungen abgebaut werden sollen. Dies kann durch Personalentwicklung, -beschaffung oder -freisetzung erfolgen, die in aller Regel kombiniert eingesetzt werden. Die Personaleinsatzplanung ordnet dann die Mitarbeiter auf die Stellen des Unternehmens zu, wodurch die wesentlichen Rahmenbedingungen ihrer Entlohnung festgelegt werden. Dabei greift sie auch auf die Einschätzung der Leistung und des Potenzials der Mitarbeiter im Rahmen der regelmäßig erfolgenden Personalbeurteilung zurück. Diese bildet die Grundlage für eine leistungs- und verhaltensgerechte Personalentlohnung.

In Kap. 6.1 wurde deutlich, dass sämtliche Aufgabenfelder strategische und operative Aspekte enthalten. Die unterschiedlichen **Aufgabenschwerpunkte** sind in Abb. 6.2.1 zu sehen. Während sich die Unterstützung des Personalcontrollings auf sämtliche Aufgabenfelder sowie operative und strategische Fragestellungen erstreckt, bezieht sich der administrative Service der Personalverwaltung vor allem auf das operative Personalmanagement.

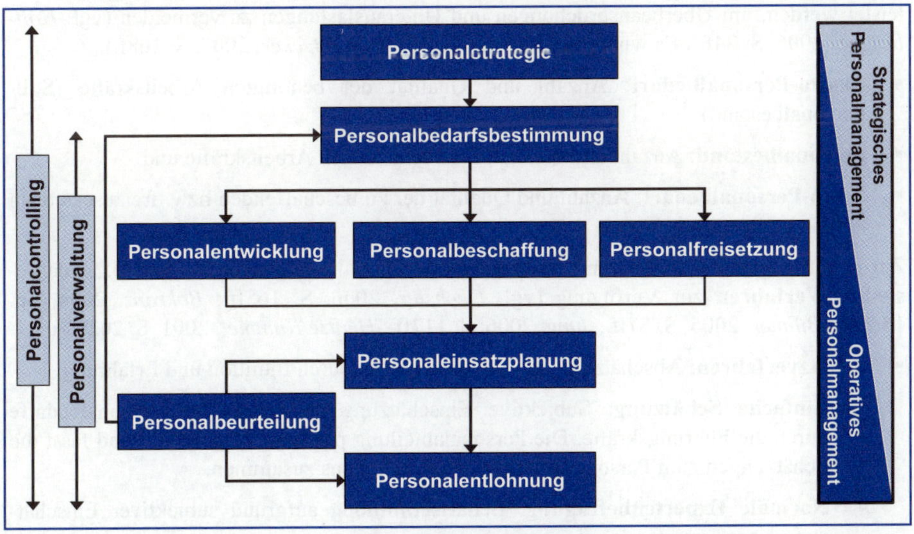


*Abb. 6.2.1: Zusammenhang und Schwerpunkte der Aufgabenfelder des Personalmanagements*

### 6.2.1 Personalbedarfsbestimmung

Ziel der **Personalbedarfsbestimmung** ist die qualitative, quantitative, zeitliche und örtliche Ermittlung des Bedarfs an Mitarbeitern, die zur Realisierung gegenwärtiger und zukünftiger Leistungen erforderlich sind (vgl. *Drumm*, 2005, S. 239).

Unter- oder Überdeckungen beim Personal wirken sich unmittelbar auf das Unternehmensergebnis aus. Die Personalbedarfsbestimmung steht deshalb am Anfang des Personalmanagementprozesses (vgl. *Scholz*, 2000, S. 251). Der **örtliche Personalbedarf** bestimmt die Einsatzorte der Mitarbeiter. Der **zeitliche Personalbedarf** gibt an, wann und wie lange sie benötigt werden. Geplant werden die Zeitpunkte sowie die Dauer des Personalbedarfs. Die Planung des örtlichen und zeitlichen Personalbedarfs dient vor allem dazu, Personalengpässe festzustellen und im Vorfeld zu vermeiden. Der **qualitative Personalbedarf** bezeichnet die Fähigkeiten und Kenntnisse, über die ein Mitarbeiter für eine bestimmte Stelle verfügen soll. Im Rahmen der qualitativen Personalbedarfsbestimmung wird ermittelt, welche Qualifikationen die Mitarbeiter in Zukunft brauchen. Hierfür werden die Arbeitsanforderungen erfasst und mit den vorhandenen Mitarbeiterqualifikationen verglichen, um bestehende Defizite und Lücken zu erkennen. Die qualitative Personalbedarfsbestimmung erfolgt durch Stellenbeschreibungen oder nach Berufsgruppen. Die Stellenbeschreibung enthält neben dem detaillierten Anforderungsprofil einer organisatorischen Stelle mit deren Aufgaben und Kompetenzen auch Stellvertretungsregelungen und Kommunikationsbeziehungen. Die Personalbedarfsbestimmung nach Berufsgruppen fasst ähnliche Anforderungsprofile einzelner Stellen zu Berufsgruppen, wie z.B. Sekretärin oder Controller, zusammen und ermittelt dann in den einzelnen Berufsgruppen den quantitativen Personalbedarf. Der **quantitative Personalbedarf** gibt die Anzahl der benötigten Mitarbeiter an. Ziel ist die Erhöhung der Wirtschaftlichkeit, d.h. bestehende Aufgaben sollen mit möglichst wenigen Mitarbeitern realisiert werden. Dagegen stehen die Ziele der Leistungssicherung (Vermeidung von Kapazitätsengpässen bei konjunkturellen oder saisonalen Schwankungen), der Anpassungsfähigkeit an veränderte Umweltbedingungen und der Innovationsfähigkeit des Unternehmens. Zudem soll eine angemessene und gleichmäßige Arbeitsbelastung der Mitarbeiter gewährleistet werden, um Überbeanspruchungen und Unterauslastungen zu vermeiden (vgl. *Holtbrügge*, 2005, S. 74f.). Es wird unterschieden (vgl. *Berthel/Becker*, 2007, S. 168f.):

- **Brutto-Personalbedarf**: Anzahl und Qualität der benötigten Arbeitskräfte (Soll-Personalbestand),
- **Personalbestand**: Anzahl und Qualität der vorhandenen Arbeitskräfte und
- **Netto-Personalbedarf**: Anzahl und Qualität der zu beschaffenden bzw. freizusetzenden Arbeitskräfte.

Zur Ermittlung des quantitativen Personalbedarfs stehen die folgenden, in Abb. 6.2.2 dargestellten **Verfahren** zur Verfügung (vgl. *Oechsler*, 2006, S. 165ff.; *Bokranz*, 2004, Sp. 1385ff.; *Bühner*, 2005, S. 57ff.; *Jung*, 2006, S. 117ff.; *Hentze/Kammel*, 2001, S. 202ff.):

- **Schätzverfahren**: Abschätzung des Personalbedarfs durch Intuition und Erfahrung.
  - **Einfache Schätzung**: Subjektive Einschätzung der jeweiligen Personalbedarfe durch die Führungskräfte. Die Personalabteilung prüft auf Plausibilität und fasst die Schätzungen zum Personalbedarf des Unternehmens zusammen.
  - **Normale Expertenbefragung**: Bedarfsermittlung aufgrund subjektiver Einschätzung einer Expertengruppe.
  - **Systematisierte Expertenbefragung**: Bedarfsermittlung aufgrund einer strukturierten, mehrstufigen Befragung einer Expertengruppe nach der Delphi-Methode.

- **Organisatorische Verfahren**: Die Bedarfsermittlung erfolgt nicht aufgrund leistungsbezogener Merkmale, sondern auf Basis organisatorischer Gesichtspunkte wie z.B. gesetzlicher Bestimmungen oder der Organisationsstruktur. Die Methoden werden vor allem dann eingesetzt, wenn die zu besetzenden Stellen weitgehend unabhängig von der quantitativen Arbeitsleistung sind. Ein Beispiel ist der Datenschutzbeauftragte. Bei der weit verbreiteten **Stellenplanmethode/Arbeitsplatzmethode** erfolgt die Bedarfsermittlung aufgrund des Stellenplans. Dort sind alle Stellen des Unternehmens ausgewiesen, unabhängig davon, ob diese besetzt sind oder nicht. Die unbesetzten Stellen zeigen den aktuellen Personalbedarf. Dieser wird systematisch durch Berücksichtigung von Stellenzugängen, -veränderungen und -abgängen fortgeschrieben, um den zukünftigen Personalbedarf zu erhalten.
- **Statistische Verfahren:** Personalbedarfsermittlung mit Hilfe statistischer Verfahren auf Basis von Vergangenheitswerten.
  - **Kennzahlenmethode**: Es wird ein direkter Zusammenhang zwischen dem Personalbedarf und einer messbaren betrieblichen Kennzahl angenommen und aus der Entwicklung der Kennzahl auf die Personalbedarfsentwicklung geschlossen. Häufig wird dazu die Kennzahl Arbeitsproduktivität verwendet. Diese setzt eine Ertragsgröße (wie z.B. Produktionsmenge oder Umsatz) in Beziehung zum Arbeitseinsatz (wie z.B. Mitarbeiterzahl oder Arbeitszeit). Aus der geplanten Ertragsgröße lässt sich mit Hilfe der Arbeitsproduktivität der Personalbedarf ableiten.
  - **Trendextrapolation/Trendanalogie**: Bedarfsermittlung aufgrund der Fortschreibung von Vergangenheitsdaten unter Annahme einer kontinuierlichen bzw. analogen Entwicklung des Personalbedarfs.
  - **Regressions-/Korrelationsrechnungen**: Der Personalbedarf wird als abhängige Variable in einen funktionalen Zusammenhang mit einer oder mehreren Einflussgrößen gesetzt und daraus Aussagen über den Personalbedarf abgeleitet.
- **Personalbemessungsverfahren (Kapazitätsrechnung):** Um den Personalbedarf zu bestimmen, wird die insgesamt für das Leistungsprogramm erforderliche Arbeitszeit durch die pro Mitarbeiter zur Verfügung stehende Arbeitszeit geteilt. Die erforderliche Arbeitszeit ergibt sich aus der Multiplikation der Anzahl der Arbeitsvorgänge mit den erforderlichen Bearbeitungszeiten je Arbeitsvorgang. Diese kann nach den folgenden Methoden ermittelt werden:
  - **Selbstaufschreibungen**: Die Mitarbeiter erfassen die während ihrer Arbeitszeit ausgeführten Tätigkeiten. Aus diesen Angaben werden dann die durchschnittlichen Arbeitszeiten je Tätigkeit ermittelt.
  - **Multi-Moment-Verfahren**: Erfassung der Tätigkeiten in einem festgelegten Untersuchungsbereich durch eine systematische Folge von Arbeitsplatzbeobachtungen. Aus der Häufigkeit der Einzeltätigkeiten wird auf deren Zeitaufwand geschlossen.
  - **REFA-Zeitaufnahmeverfahren**: Die Arbeitsvorgänge werden in Rüst-, Ausführungs- und Verteilzeitanteile zerlegt und zu einer Normalleistung pro Zeiteinheit zusammengefasst.
  - **Systeme vorbestimmter Zeiten**: Die Arbeitsvorgänge werden in kleinste Teilvorgänge zerlegt und deren Dauer einer vorgegebenen Zeittabelle entnommen. Die Zeiten werden aufsummiert und unter Berücksichtigung von Zuschlagsfaktoren wird schließlich die Vorgabezeit ermittelt. Bekannte Verfahren sind die Methods-Time-Measurement-Analyse und die Work-Factor-Analyse.

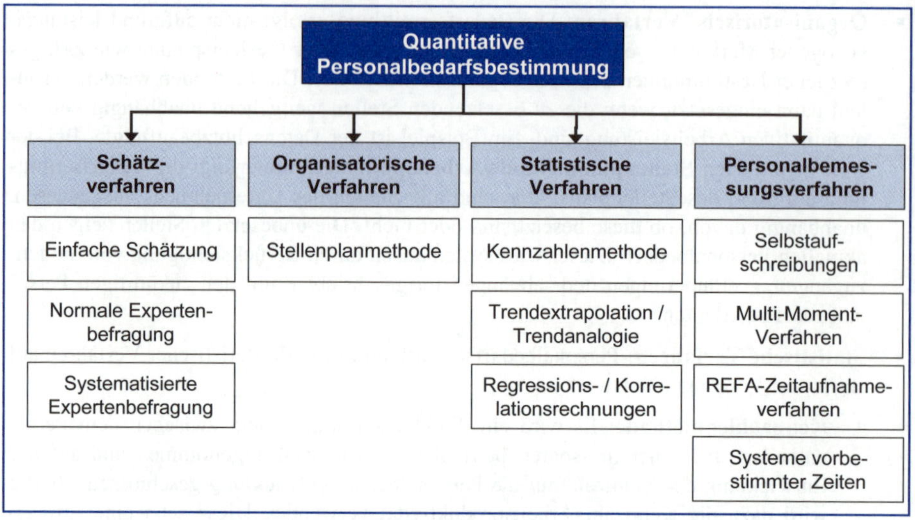


*Abb. 6.2.2: Verfahren zur quantitativen Personalbedarfsbestimmung*

Alle genannten Verfahren haben spezifische Vor- und Nachteile. Die Wahl eines Verfahrens hängt auch vom qualitativen Personalbedarf ab. Die Schätzverfahren sind aufgrund ihrer Einfachheit insbesondere bei kleinen und mittleren Unternehmen sehr verbreitet. Allerdings mangelt es ihnen an objektiven Maßstäben, so dass die Gefahr von Fehleinschätzungen besteht. Bei den statistischen Verfahren wird angenommen, dass sich zukünftige Entwicklungen aus der Vergangenheit ableiten lassen. Vorteile sind die Nachvollziehbarkeit der Ergebnisse und der geringe Erhebungsaufwand. Nachteile sind die teilweise komplizierte und schwer durchschaubare Berechnung sowie die unreflektierte Fortschreibung von Entwicklungen der Vergangenheit in die Zukunft. Die organisatorischen Verfahren haben den Vorteil, dass die einzelnen Stellen mit einer detaillierten Stellenbeschreibung versehen werden, die den qualitativen Personalbedarf beschreiben. Allerdings beschränkt sich ihr Einsatzfeld auf Verwaltungs- und Dienstleistungsbereiche. Die Personalbemessungsverfahren werden vor allem im Fertigungsbereich eingesetzt, da hier die Voraussetzung einer quantitativ messbaren Leistung gegeben ist. Kritisch dabei ist die objektive Bestimmung der erforderlichen Bearbeitungszeiten, da die Messungen z.B. durch bewusste oder unbewusste Verhaltensänderungen der beobachteten Mitarbeiter beeinflusst werden.

Ergibt die Personalbedarfsbestimmung eine qualitative, quantitative, zeitliche oder örtliche Personalunterdeckung, so lässt sich diese durch Maßnahmen der Personalentwicklung oder Personalbeschaffung beheben. Im Falle einer Personalüberdeckung sind entsprechend Maßnahmen der Personalfreisetzung erforderlich. In den meisten Fällen hat das Unternehmen in einigen Bereichen einen zu hohen und in anderen einen zu niedrigen Personalbestand. Dies wird dann durch Kombination von Personalentwicklung, -freisetzung und -beschaffung ausgeglichen, auf die in den folgenden Abschnitten eingegangen wird.

## 6.2.2 Personalentwicklung

Die **Personalentwicklung** beinhaltet alle geplanten Aus-, Fort- und Weiterbildungsmaßnahmen zur individuellen beruflichen Entwicklung und Förderung von Mitarbeitern (vgl. *Holtbrügge*, 2005, S. 102; *Hentze/Kammel*, 2001, S. 339).

Unter Beachtung ihrer persönlichen Interessen und Bedürfnisse sollen ihnen die erforderlichen fachlichen, methodischen, sozialen und persönlichen Qualifikationen zur Bewältigung derzeitiger und zukünftiger Aufgaben vermittelt werden. Es lassen sich drei berufsbezogene **Personalentwicklungsarten** unterscheiden:

- **Ausbildung** als berufsvorbereitende Personalentwicklung,
- **Fortbildung** als berufsbegleitende Personalentwicklung zur Vertiefung und Aktualisierung der Mitarbeiterqualifikation und
- **Weiterbildung** als berufsverändernde Personalentwicklung.

Die Grenzen zwischen Fort- und Weiterbildung sind meist fließend. Ein **Personalentwicklungsbedarf** entsteht bei Differenzen zwischen den Arbeitsanforderungen und dem Qualifikationsprofil der Mitarbeiter, die nicht durch Personalbeschaffung ausgeglichen werden können bzw. sollen. Der Entwicklungsbedarf hängt von externen Einflüssen wie z.B. Bildungssystem, Arbeitsmarkt oder Wettbewerbern sowie internen Faktoren wie z.B. Branche, Größe, Strategie und insbesondere den Mitarbeitern selbst ab (vgl. *Bühner*, 2005, S. 96f.; *Holtbrügge*, 2005, S. 102ff.).

Zur Bestimmung des Personalentwicklungsbedarfs ist zunächst das aktuelle Potenzial der Mitarbeiter einzuschätzen. Stärken und Schwächen eines Mitarbeiters werden ermittelt und daraus individuelle Entwicklungsziele abgeleitet. Im Anschluss werden Entwicklungsmaßnahmen ausgewählt, vereinbart und durchgeführt. Nach den Maßnahmen ist eine Kontrolle der erzielten Erfolge sinnvoll. Die Veränderung der Qualifikation des Mitarbeiters entzieht sich jedoch häufig einer direkten Bewertung und zeigt sich erst im Laufe der Zeit in der Qualität der Arbeitsergebnisse oder in einer Verhaltensänderung. Die Kontrolle der Entwicklungsmaßnahmen findet deshalb i.d.R. langfristig im Rahmen der Beurteilung des Mitarbeiterpotenzials z.B. durch Mitarbeitergespräche statt und fällt in den Aufgabenbereich des direkten Vorgesetzten. Um die Rentabilität von Investitionen in die Personalentwicklung zu gewährleisten, sollten sie durch entsprechende Maßnahmen zur Mitarbeiterbindung flankiert werden. Ansonsten geht einem Unternehmen zusammen mit einem austretenden Mitarbeiter auch dessen angesammeltes Wissen verloren (vgl. hierzu auch Kap. 8.2).

### 6.2.2.1 Ziele und Inhalte

Die Personalentwicklung berücksichtigt sowohl die Ziele des Unternehmens (Organisationsziele) als auch der Mitarbeiter (Individualziele). Zwischen diesen Zielen können auch Konflikte auftreten. Die Vernachlässigung der Mitarbeiterinteressen führt z.B. zu Widerständen und mangelnder Motivation, so dass wiederum die betriebs- bzw. arbeitsplatzbezogenen Ziele nicht erreicht werden können (vgl. *Hentze/Kammel*, 2001, S. 347; *Bühner*, 2005, S. 95).

Die **betrieblichen Ziele der Personalentwicklung** leiten sich aus den Unternehmenszielen ab. Exemplarische Ziele eines mitarbeiterorientierten Personalmanagements sind z.B. (vgl. *Staehle*, 1999, S. 875):

- Sicherung eines qualifizierten Mitarbeiterbestands,
- Leistungsverbesserung der Beschäftigten,
- Erhaltung und Verbesserung der Wettbewerbsfähigkeit,
- Erhöhung der fachlichen Qualifikation der Mitarbeiter,
- Erhöhung der Mitarbeiterzufriedenheit,
- Bindung der Mitarbeiter an das Unternehmen,

- Unabhängigkeit vom externen Arbeitsmarkt,
- Anpassung an veränderte Technologien und Marktverhältnisse.

Die Mitarbeiter erwarten von der Personalentwicklung i.d.R. eine Förderung ihrer beruflichen Möglichkeiten. Beispiele für **Anforderungen der Mitarbeiter** an die Personalentwicklung sind (vgl. *Berthel/Becker*, 2007, S. 313f.; *Bühner*, 2005, S. 95):

- Entfaltung der Persönlichkeit,
- Schaffung von Voraussetzungen für einen beruflichen Aufstieg,
- Erhöhung des persönlichen Prestiges,
- Übertragung neuer und erweiterter Aufgaben und Kompetenzen,
- Steigerung des Einkommens,
- Breitere Einsatz- und Karrieremöglichkeiten.

Die im Rahmen der Personalentwicklung vermittelten **Qualifikationen** lassen sich in drei Gruppen unterscheiden (vgl. *Holtbrügge*, 2005, S. 104ff.; *Olfert,* 2006, S. 386ff.; *Staehle*, 1999, S. 884; *Berthel/Becker*, 2007, S. 310f.):

- **Vermittlung von Fachwissen (Knowledge):**
  - Wissen über das Unternehmen wie z.B. über Produkte oder Prozesse sowie über dessen Umwelt wie z.B. Kunden, Lieferanten oder Wettbewerber.
  - Betriebswirtschaftliche und technische Kenntnisse für berufliche Aufgaben.
- **Erweiterung der Fähigkeiten (Skills):**
  - **Methodische Fähigkeiten**: Eigenständige Anwendung des Wissens auf praktische Problemstellungen.
  - **Analytische Fähigkeiten**: Systematische Annäherung an eine Aufgabe sowie konzeptionelles und strukturiertes Denken.
  - **Soziale Fähigkeiten**: Offener und partnerschaftlicher Umgang mit Kollegen und Vorgesetzten, wirksame Kommunikation und Zusammenarbeit sowie konstruktive Lösung von Konflikten. Bei Führungskräften fällt hierunter auch die Wahl eines geeigneten Führungsstils (vgl. Kap. 6.1.3.3.1).
- **Bildung neuer Einstellungen (Attitudes):** Beispiele für wünschenswerte Einstellungen von Mitarbeitern sind Toleranz, Streben nach permanentem Lernen, unternehmerisches Denken sowie Offenheit gegenüber Veränderungen.

Die erforderlichen Qualifikationen einer Stelle werden durch den qualitativen Personalbedarf bestimmt. Aus dem Vergleich mit den Qualifikationen des jeweiligen Mitarbeiters ergeben sich die individuell vorzusehenden Maßnahmen der Personalentwicklung. Einen Überblick über die hierfür zur Verfügung stehenden Methoden gibt das nächste Kapitel.

#### 6.2.2.2 Methoden

Zur Personalentwicklung stehen eine Vielzahl unterschiedlicher Methoden zur Verfügung. Nach dem Einbezug der Teilnehmer in die Erarbeitung der Qualifikationen lassen sich **aktive** und **passive** Methoden unterscheiden. Personalentwicklung kann von **internen** oder **externen** Trägern sowie für **einzelne Personen** oder eine **Gruppe** von Mitarbeitern durchgeführt werden. Eine gängige Klassifizierung ist die Einteilung nach ihrer **Nähe zur Arbeitsaufgabe** bzw. dem Ort des Lernens.

Danach lassen sich die in Abb. 6.2.3 dargestellten **Methoden** unterscheiden (vgl. *Bühner*, 2005, S. 111ff..; *Jung*, 2006, S. 275ff; *Holtbrügge*, 2005, S. 106ff.; *Berthel/Becker*, 2007, S. 339ff.; *Hentze/Kammel*, 2001, 376ff.; *Klötzl*, 1996, S. 34ff.):

- **Into the Job**: Vorbereitung auf zukünftige berufliche Aufgaben.
  - **Berufsausbildung**: Vermittlung systematischer beruflicher Kenntnisse und Fähigkeiten in staatlich anerkannten Ausbildungsberufen. Nach dem dualen System der Berufsausbildung in Deutschland erfolgt der praktische Teil der Ausbildung im Unternehmen, während in der Berufsschule vor allem theoretische Kenntnisse vermittelt werden.
  - **Anlernausbildung**: Diese wird bei Mitarbeitern eingesetzt, die einfache, überwiegend manuelle und ausführende Tätigkeiten mit geringem Anspruchsniveau wahrnehmen. Es erfolgt keine theoretische Ausbildung in der Berufsschule, sondern praktische Unterweisungen, bei denen die Entwicklung von Fertigkeiten im Vordergrund steht.
  - **Trainee-Programme**: Maßnahmen zur systematischen Einarbeitung von Hochschulabsolventen, bei denen mehrere betriebliche Stationen durchlaufen werden.
- **On the job**: Vermittlung praktischer Kenntnisse und Erfahrungen am Arbeitsplatz. Das Lernfeld der Mitarbeiter entspricht ihrem Aufgabenbereich. Die Mitarbeiter lernen während ihrer laufenden Tätigkeit schrittweise und häufig unbewusst.
  - **Systematische Unterweisung**: Der Vorgesetzte zeigt und erklärt das neue Aufgabengebiet und/oder macht die Arbeit vor. Anschließend probiert der Mitarbeiter unter Anleitung des Vorgesetzten die Tätigkeiten aus. Danach wird die Arbeit selbstständig eingeübt, bis sie vollständig beherrscht wird.
  - **Coaching**: Unterstützung und Training einzelner Mitarbeiter oder Mitarbeitergruppen in einer begrenzten Entwicklungsphase durch geschulte Trainer bei der Lösung fach- und personenbezogener Problemstellungen.
  - **Qualifikationsfördernde Arbeitsgestaltung:**

    ***Job rotation*** (Arbeitsplatzwechsel): Systematischer Tausch des Arbeitsplatzes verbunden mit einer Veränderung von Aufgaben, Kompetenzen und Verantwortung.

    ***Job enlargement*** (Arbeitserweiterung): Horizontale Erweiterung des Aufgabenspektrums mit qualitativ gleichwertigen Arbeitsanforderungen.

    ***Job enrichment*** (Arbeitsbereicherung): Vertikale Erweiterung des Aufgabenspektrums mit qualitativ höherwertigen Arbeitsanforderungen und mehr Verantwortung.
- **Near the Job**: Maßnahmen, die in enger räumlicher, zeitlicher und inhaltlicher Nähe zum Arbeitsplatz stattfinden. Die Personalentwicklung bezieht sich nicht auf die eigentliche Arbeitsaufgabe, sondern erfolgt durch zeitlich befristete Sonderaufgaben.
  - **Projektarbeit**: Die Mitarbeit in einem zeitlich befristeten Projekt (vgl. Kap. 5.5) kann den fachlichen Horizont und soziale Fähigkeiten erweitern. Sie dient häufig zur Führungskräfteentwicklung.
  - **Stellvertretung/Assistenz**: Durch vorübergehende oder schrittweise Übernahme von Aufgaben, Kompetenzen und Verantwortung einer ranghöheren oder gleichgestellten Position werden Mitarbeiter für anspruchsvollere oder andere Tätigkeiten qualifiziert.

  - **Qualitätszirkel**: Gesprächsrunden, die sich meist wöchentlich mit einem Moderator treffen, um Schwachstellen zu identifizieren und Verbesserungen bei der Produktqualität und in den Arbeitsabläufen zu erreichen.
  - **E-Learning**: Multimediales Lernen mit Hilfe von Schulungssoftware am Computer (Computer-based Training, CBT) oder durch Nutzung von Angeboten im Intra- bzw. Internet (Web-based Training, WBT).
- **Off the Job**: Maßnahmen, die nicht am Arbeitsplatz durchgeführt werden und von der eigentlichen Arbeitsaufgabe losgelöst sind. Ziel ist vorwiegend die Vermittlung von neuem theoretischen Wissen und das Erlernen von Verhaltensweisen.
  - **Konferenzen/Workshops/Fachseminare**: Spezifische Inhalte werden innerhalb oder außerhalb des Unternehmens durch Fachexperten dargestellt bzw. in Gruppen erarbeitet und diskutiert.
  - **Corporate Universities**: Unternehmenseigene Bildungseinrichtung, die ein speziell auf die Bedürfnisse eines Unternehmens abgestimmtes Angebot zur Vermittlung theoretischer Kenntnisse bietet.
  - **Erlebnispädagogik** (Outdoor bzw. Survival Trainings): Die Teilnehmer werden außerhalb ihres alltäglichen Arbeitsumfeldes mit überraschenden Problemstellungen konfrontiert, die im Team zu bewältigen sind. Vorwiegendes Ziel ist die Entwicklung sozialer Fähigkeiten und die Verbesserung der Zusammenarbeit.
- **Along the Job**: Gestaltung der zukünftigen beruflichen Laufbahn des Mitarbeiters.
  - **Beratungs- und Fördergespräche**: Klärung des Bedarfs und der Entwicklungsmöglichkeiten zwischen Vorgesetztem, Personalabteilung und Mitarbeiter.
  - **Karriere- und Nachfolgeplanung**: Gedankliche Vorwegnahme der zukünftigen beruflichen Laufbahn des Mitarbeiters bzw. der Besetzung freiwerdender Positionen. Häufig existieren festgelegte Entwicklungspfade in Form von Fach- bzw. Führungslaufbahnen. Dies soll den Mitarbeitern berufliche Perspektiven aufzeigen, ihre Leistungsbereitschaft steigern und Beförderungen objektiver machen.
  - **Mentoring**: Hochrangige Führungskräfte agieren über einen längeren Zeitraum als Berater und Förderer vielversprechender Nachwuchstalente.
- **Out of the Job**: Vorbereitung des Austritts von Mitarbeitern aus dem Unternehmen.
  - **Ruhestandsvorbereitung**: Erleichterung des Übergangs in den beruflichen Ruhestand für ältere Mitarbeiter.
  - **Outplacement**: Maßnahmen für gekündigte Mitarbeiter zur Verringerung sozialer Härten und zur Unterstützung bei der Suche nach einem neuen Arbeitsplatz (vgl. Kap. 6.2.4).

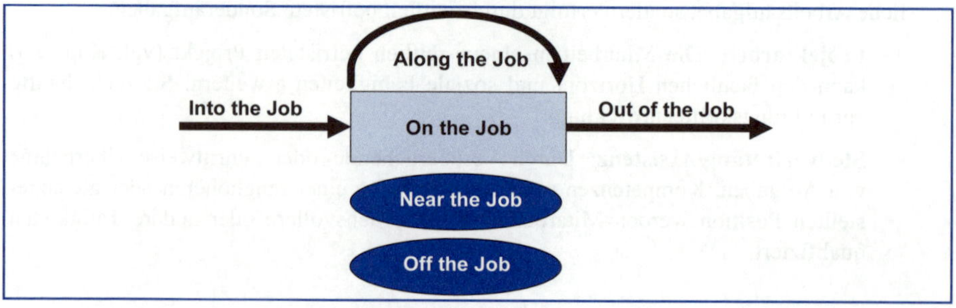


*Abb. 6.2.3: Methoden der Personalentwicklung (vgl. Holtbrügge, 2005, S. 106)*

Aus der Vielzahl an Methoden ist für jeden einzelnen Mitarbeiter je nach individuellem Entwicklungsbedarf eine Kombination geeigneter Maßnahmen auszuwählen. Dies geschieht auf Basis der Personalbeurteilung (vgl. Kap. 6.2.6) im Austausch zwischen Vorgesetztem und Mitarbeiter sowie mit fachlicher Unterstützung der Personalabteilung.

## 6.2.3 Personalbeschaffung

**Personalbeschaffung** ist die Suche und Bereitstellung von Mitarbeitern zur Deckung eines qualitativen, quantitativen, zeitlichen oder örtlichen Personalbedarfs (vgl. *Berthel/Becker,* 2007, S. 245f.).

Die Deckung des Personalbedarfs kann nicht nur durch neue Mitarbeiter erfolgen, sondern auch innerbetrieblich auf Basis der bereits beschäftigten Mitarbeiter erreicht werden. Einen Überblick über die vielfältigen zur Verfügung stehenden Wege der Personalbeschaffung gibt Kap. 6.2.3.1. Im Anschluss wird in Kap. 6.2.3.2 auf das Personalmarketing eingegangen, mit dessen Hilfe der externe Arbeitsmarkt durch Aufbau eines positiven Unternehmensimages erschlossen werden soll.

### 6.2.3.1 Beschaffungswege

Je nachdem, ob der Personalbedarf durch bereits beschäftigte oder durch neue Mitarbeiter gedeckt wird, lassen sich **interne** (innerbetriebliche) und **externe** (außerbetriebliche) Personalbeschaffung unterscheiden. Die Entscheidung zwischen interner und externer Personalbeschaffung ähnelt grundsätzlich einer Make-or-Buy-Entscheidung im Produktionsbereich (vgl. *Bühner*, 2005, S. 69). Dabei sind vielfältige rechtliche Bestimmungen zu beachten. Die Vor- und Nachteile der Personalbeschaffungswege zeigt Abb. 6.2.4.

| | Personalbeschaffung<br>Intern | Personalbeschaffung<br>Extern | |
|---|---|---|---|
| **Vorteile** | • Motivationswirkung und Mitarbeiterbindung durch Aufstiegschancen<br>• geringe Beschaffungskosten<br>• geringes Risiko aufgrund der Bekanntheit des Mitarbeiters<br>• Betriebskenntnis<br>• schnelle Stellenbesetzung<br>• Freie Stellen für Nachwuchs | • Demotivation durch fehlende interne Aufstiegschancen<br>• hohe Beschaffungskosten<br>• höheres Risiko durch Unbekanntheit des Mitarbeiters („Katze im Sack")<br>• betriebliche Einarbeitung erforderlich<br>• zeitaufwendig<br>• Blockierung für Nachwuchs | **Nachteile** |
| **Nachteile** | • geringe Auswahl<br>• Gefahr der Betriebsblindheit<br>• quantitativer Personalbedarf wird nur verlagert und nicht gedeckt<br>• qualitativer Personalbedarf erfordert Personalentwicklungsmaßnahmen<br>• Spannungen bei Aufrücken eines Mitarbeiters in Vorgesetztenposition | • breite Auswahl<br>• neue Person bringt neue Impulse<br>• quantitativer Personalbedarf wird direkt gedeckt<br>• qualitativer Personalbedarf wird direkt gedeckt<br>• Externer Mitarbeiter wird leichter als neuer Vorgesetzter anerkannt | **Vorteile** |

*Abb. 6.2.4: Vor- und Nachteile der Personalbeschaffungswege (vgl. Bühner, 2005, S. 70)*

**Interne Personalbeschaffung** bedeutet die Besetzung freier Stellen aus den eigenen Reihen. Sie kann entweder mit oder ohne Personalbewegung erfolgen. Bei der Bedarfsdeckung ohne Personalbewegung erfolgt keine Änderung der bestehenden Arbeitsverhältnisse. Sie wird durchgeführt, wenn es sich um einen vorübergehenden Personalbedarf handelt (vgl. *Berthel/Becker*, 2007, S. 247ff.; *Bühner*, 2005, S. 71ff.; *Hentze/Kammel*, 2001, S. 261ff.).

- Möglichkeiten der **Bedarfsdeckung ohne Personalbewegung** sind:
  - **Mehrarbeit/Überstunden**: Deckung kurzfristiger Bedarfsspitzen.
  - **Arbeitszeitverlängerung**: Deckung saisonaler Bedarfsschwankungen.
  - **Urlaubsverschiebungen**: Deckung saisonaler Bedarfsschwankungen.
  - **Personalentwicklung**: Bedarfsdeckung durch Qualifikation von Mitarbeitern.
- Möglichkeiten der **Bedarfsdeckung mit Personalbewegung** sind:
  - **Versetzung**: Dem Mitarbeiter wird eine gleich-, höher- oder geringerwertige Stelle zugewiesen. Bei einer horizontalen Versetzung bleibt der Mitarbeiter auf der gleichen hierarchischen Stufe, die vertikale Versetzung bedeutet meist einen Aufstieg.
  - **Innerbetriebliche Stellenausschreibungen** geben den Mitarbeitern die Möglichkeit, ihren Wunsch nach beruflicher Veränderung geltend zu machen. Die Besetzung von Führungspositionen aus den eigenen Reihen bietet einen hohen Anreiz für Mitarbeiter. Externe Besetzungen sollten deshalb sorgfältig überlegt und genau begründet werden, da sie demotivierend auf die Belegschaft wirken können.
  - **Umschulung**: Qualifikation von Mitarbeitern mit anschließender Versetzung.
  - **Umwandlung** von Teilzeit- in Vollzeitarbeitsverträge oder von befristeten in unbefristete Arbeitsverhältnisse.
  - **Übernahme** z.B. von Auszubildenden nach Abschluss ihrer Ausbildung.

Bei der **externen Personalbeschaffung** wird der Personalbedarf von außen entweder durch Abschluss neuer Arbeitsverträge oder durch Inanspruchnahme von Fremdarbeitnehmern gedeckt. **Externe Personalbeschaffungswege** sind (vgl. *Hentze/Kammel*, 2001, S. 263ff.; *Fröhlich/Holländer*, 2004, Sp. 1413; *Bühner*, 2005, S. 71ff.; *Jung, 2006*, S. 138ff.; *Olfert*, 2006, S. 112ff.; *Berthel/Becker*, 2007, S. 249ff.):

- **Arbeitsvermittlung**: Unternehmen können bei der Suche und Auswahl von Bewerbern durch staatliche oder private Arbeitsvermittler unterstützt werden. Die staatliche Vermittlung übernimmt in Deutschland die *Bundesagentur für Arbeit* sowie private Agenturen. Private Vermittler werden meist bei der Besetzung hochrangiger Positionen eingesetzt (sog. Headhunter).
- **Stellenanzeigen**: Stellenangebote werden vor allem in Tages- und Wochenzeitungen sowie Fachzeitschriften unter Angabe der spezifischen Anforderungen der zu besetzenden Position veröffentlicht. Zunehmende Bedeutung gewinnen Stellenanzeigen im Internet z.B. auf der Homepage des Unternehmens oder in speziellen Jobbörsen.
- **College-Recruiting**: Mit Hilfe von Werbeaktionen an Schulen und Hochschulen wie z.B. Firmenpräsentationen, Kontaktmessen oder Bereitstellung von Praktika sollen potenzielle Bewerber für das Unternehmen gewonnen werden.
- **Anwerbung durch eigene Mitarbeiter**: Informationen über freie Stellen werden im persönlichen Umfeld der Mitarbeiter verteilt.
- **Initiativbewerbungen**: Die Bewerbung erfolgt nicht auf eine konkrete ausgeschriebene Stelle, sondern auf Eigeninitiative des Bewerbers (sog. Blindbewerbung).

- **Bewerberkartei**: Erstellung einer Kartei aus interessanten Kandidaten, die zum Zeitpunkt ihrer Bewerbung nicht berücksichtigt werden konnten. Aus Gründen des Datenschutzes bedarf dies der Zustimmung der Bewerber.
- **Auswertung von Stellengesuchen** z.B. in Tageszeitungen oder Internet-Jobbörsen.
- **Personalleasing** (Arbeitnehmerüberlassung): In den vergangenen Jahren wurde diese Möglichkeit immer beleibter, weil sie den Unternehmen eine hohe Flexibilität bei der Personalbedarfsdeckung bietet. Das Beschäftigungsrisiko wird auf die Zeitarbeitsfirma ausgelagert, das seine Arbeitnehmer zeitweise gegen Gebühr an das Unternehmen verleiht. Der Leiharbeitnehmer hat einen Arbeitsvertrag mit der Zeitarbeitsfirma.
- **Inanspruchnahme von Fremdarbeitnehmern**: Die Durchführung von Tätigkeiten durch unternehmensexterne Personen kann über einen Werk- oder Dienstleistungsvertrag vollzogen werden. Bei einem Dienstleistungsvertrag verpflichtet sich der Fremdarbeitnehmer zur Durchführung vertraglich vereinbarter Tätigkeiten wie z.B. Beratung oder Schulung. Dies entspricht den Pflichten aus dem Arbeitsvertrag der beschäftigten Arbeitnehmer. Beim Werkvertrag schuldet der Fremdarbeitnehmer hingegen die Erzielung eines bestimmten Erfolges. Beispiele sind die Gebäudereinigung oder Reparaturarbeiten eines Handwerkers.

Eine Übersicht über die Beschaffungswege gibt Abb. 6.2.5. Welcher Beschaffungsweg davon im Einzelfall geeignet ist, hängt von der Bedeutung der zu besetzenden Stelle, der Situation am Arbeitsmarkt und der geforderten Qualifikation des zu beschaffenden Mitarbeiters ab (vgl. *Olfert,* 2006, S. 112). Auf das Personalmarketing als übergeordnete und vorgeschaltete Maßnahme der externen Personalbeschaffung wird im nächsten Kapitel eingegangen.

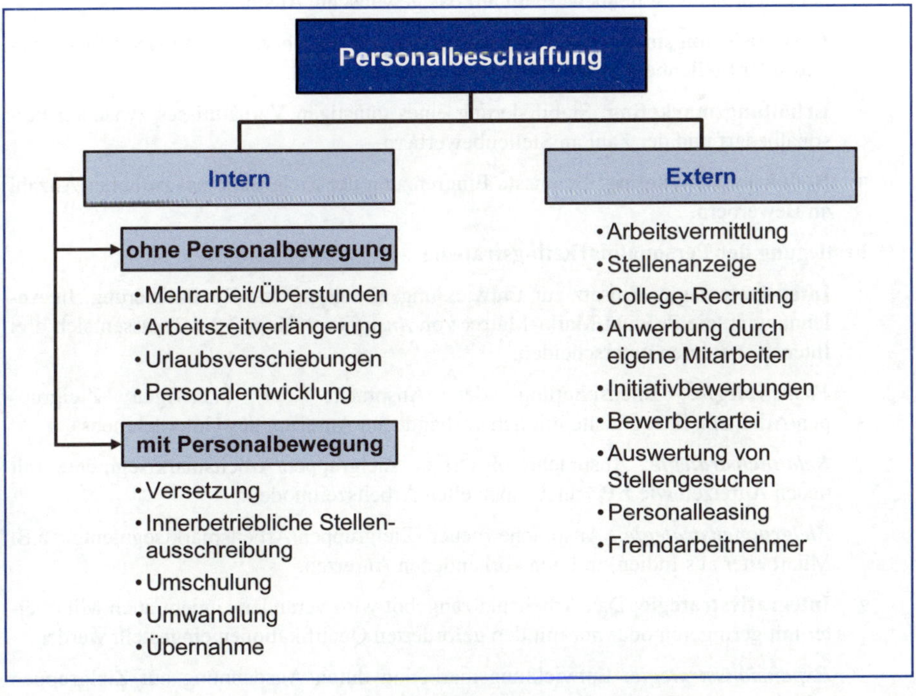


*Abb. 6.2.5: Personalbeschaffungswege*

### 6.2.3.2 Personalmarketing

**Personalmarketing** soll ein positives Image des Unternehmens auf den relevanten Arbeitsmarktsegmenten aufbauen, um dadurch qualifizierte Mitarbeiter beschaffen und langfristig an das Unternehmen binden zu können (vgl. *Becker*, 2002, S. 437).

Das Personalmarketing überträgt die Ziele und Verfahren des Absatzmarketings auf das Personalmanagement. Zielsetzung ist nicht die unmittelbare Personalbeschaffung, sondern die Erschließung des externen Arbeitsmarktes. Dadurch sollen sich auf freie Stellen möglichst viele Personen bewerben. Das Personalmarketing hat darüber hinaus auch positive Auswirkungen auf die Einstellung und Motivation der bereits beschäftigten Mitarbeiter (vgl. *Dietmann*, 1993; *Scholz*, 2000, S. 420f.).

Die **Stufen** des Personalmarketings sind (vgl. *Scholz*, 2000, S. 424ff.):

(1) **Situationsanalyse**: Ermittlung von Engpässen und Problemen bei der Personalbeschaffung. Ursachen hierfür sind z.B. ein bestehender Facharbeitermangel oder ein schlechtes Image des Unternehmens auf dem Arbeitsmarkt.

(2) **Bestimmung von Ansatzpunkten des Personalmarketings**: In Abhängigkeit der Problemstellung und Konstellation auf dem Arbeitsmarkt ist der Ansatzpunkt des Personalmarketings zu bestimmen:

- **Anreizmarketing**: Bei fehlenden Stellenbewerbern soll am Arbeitsmarkt bei möglichst vielen Personen der Wunsch geweckt werden, in dem jeweiligen Unternehmen zu arbeiten.
- **Entwicklungsmarketing**: Erhöhung eines latent vorhandenen Arbeitsplatzwunsches bei potentiellen Stellenbewerbern auf das gewünschte Ausmaß.
- **Revitalisierungsmarketing**: Anpassung der Anreize an veränderte Bedürfnisse potenzieller Stellenbewerber bei stockender Bewerberzahl.
- **Erhaltungsmarketing**: Stabilisierung eines günstigen Verhältnisses zwischen Personalbedarf und der Zahl an Stellenbewerbern.
- **Reduktionsmarketing**: Bewusste Eingrenzung der Zielgruppe bei zu hoher Anzahl an Bewerbern.

(3) **Festlegung der Personalmarketingstrategie**

- **Intensivstrategie**: Einsatz zur Entwicklung, Erhaltung und Revitalisierung. In Anlehnung an die Produkt/Markt-Matrix von *Ansoff* (vgl. Kap. 3.3.4.2) lassen sich drei Intensivstrategien unterscheiden:

  ***Pushstrategie***: Intensivierung der Ansprache der bisherigen Zielgruppen/Arbeitsmarktsegmente mit den vorhandenen Anreizen des Unternehmens.

  ***Relaunchstrategie***: Ansprache bisheriger Zielgruppen/Arbeitsmarktsegmente mit neuen Anreizen wie z.B. einem speziellen Arbeitszeitmodell.

  ***Zielgruppenstrategie***: Ansprache neuer Zielgruppen/Arbeitsmarktsegmente (z.B. Mitarbeiter aus Indien) mit den vorhandenen Anreizen.

- **Integrativstrategie**: Das Arbeitsplatzangebot wird verändert, indem auch Mitarbeiter mit geringeren oder nur mit den geforderten Qualifikationen eingestellt werden.

  ***Expansionsstrategie***: Entwicklungsmarketing durch Ausdehnung auf Zielgruppen mit niedrigerer Qualifikation und anschließender Personalentwicklung.

  ***Akquisitionsstrategie***: Reduktionsmarketing durch ausschließliche Beschaffung von Mitarbeitern, die ohne Personalentwicklung dem Anforderungsprofil entsprechen.

- **Diversifikationsstrategie**: Erhöhung der Vielfältigkeit des Personalbestandes durch Einstellung von Mitarbeitern aus neuen Zielgruppen/Arbeitsmarktsegmenten.

(4) **Positionierung am Arbeitsmarkt durch Einsatz von Personalmarketinginstrumenten**: Die Umsetzung der Personalmarketing-Strategie erfolgt durch die Auswahl und den Einsatz geeigneter Instrumente. Das Unternehmen kann auf dem Arbeitsmarkt durch sachliche Information und/oder emotionale Botschaften in Erscheinung treten. Einen Überblick über das Spektrum der Instrumente zeigt Abb. 6.2.6. Zunächst präsentiert sich das Unternehmen dabei durch Kontakte zum Arbeitsmarkt und zu Ausbildungsinstituten sowie generell durch das Auftreten nach außen. Darauf aufbauend wird versucht, den Bewerber für das Unternehmen zu begeistern. Dies gilt auch, wenn seine Bewerbung keinen Erfolg hat. Die Bereitstellung von Anreizen für die bestehenden Mitarbeiter stellt eine Art von „After Sales Service" dar. Abschließend prägt auch die Art und Weise des Ausscheidens von Mitarbeitern das Image des Unternehmens auf dem Arbeitsmarkt.

(5) **Erfolgskontrolle**: Überprüfung, ob die Umsetzung der Personalmarketingstrategie gelungen ist. Dies zeigt sich insbesondere an der Veränderung der qualitativen und quantitativen Bewerbungen. Eine Möglichkeit ist z.B. auch die Durchführung von Imagestudien.

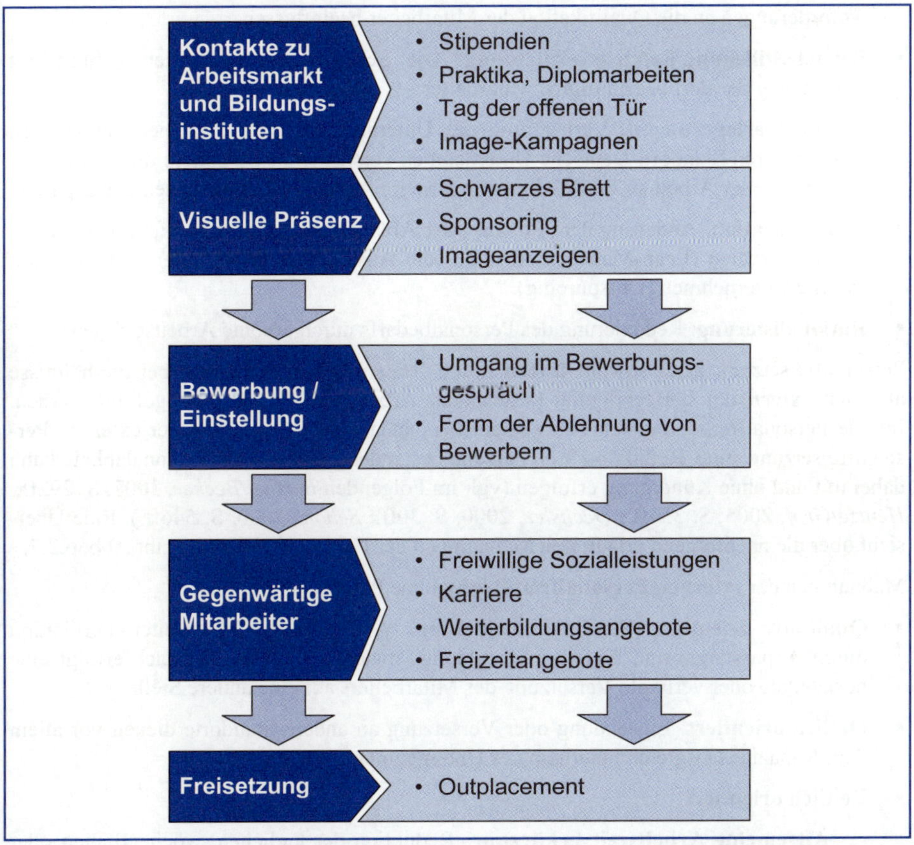


*Abb. 6.2.6: Überblick und Zusammenhang der Instrumente des Personalmarketings (in Anlehnung an Scholz, 2000, S. 429)*

## 6.2.4 Personalfreisetzung

Die **Personalfreisetzung** dient dem Abbau von Personalressourcen aufgrund einer qualitativen, quantitativen, zeitlichen oder örtlichen Personalüberdeckung (vgl. *Jung, 2006*, S. 308; *Hentze/Graf*, 2005, S. 349f.).

**Ursachen** der Personalfreisetzung sind (vgl. *Berthel/Becker*, 2007, S. 288f.; *Hentze/Graf*, 2005, S. 356ff.):

- **Konjunkturelle Entwicklung**: Rückläufige konjunkturelle Entwicklungen wirken sich auf Branchen und Betriebe einer Volkswirtschaft unterschiedlich aus und können Absatz- und Produktionsrückgänge zur Folge haben.
- **Strukturelle Veränderungen**: Nationale oder internationale Bedarfsverschiebungen in bestimmten Betrieben und Branchen.
- **Saisonale Schwankungen**: In vielen Branchen ergibt sich aufgrund saisonal unterschiedlicher Nachfrage das Problem eines zeitlich schwankenden Personalbedarfs.
- **Technologischer Wandel**: Der technologische Wandel kann sowohl das Arbeitsvolumen (z.B. durch die Erledigung von menschlicher Arbeit durch Maschinen) als auch die Anforderungen an die Qualifikation der Mitarbeiter beeinflussen.
- **Betriebsstillegung/Betriebsvernichtung**: Die Schließung von Betrieben führt zur Freisetzung der dort beschäftigten Mitarbeiter.
- **Standortverlagerungen**: Verlagerung des Unternehmens oder einzelner Bereiche an einen anderen Standort. Deutsche Unternehmen versuchen insbesondere durch Verlagerung manueller Arbeit an Produktionsstandorte im Ausland Personalkosten einzusparen.
- **Reorganisation**: Änderung der Aufbau- oder Ablauforganisation z.B. durch den Abbau von Hierarchien (Lean-Management) oder die Auslagerung bestimmter Aufgaben auf externe Unternehmen (Outsourcing).
- **Rationalisierung**: Reduzierung des Personalbedarfs durch erhöhte Arbeitseffizienz.

Personalfreisetzung kann sowohl **intern** durch Änderung bestehender Arbeitsverhältnisse als auch **extern** durch Beendigung bestehender Arbeitsverhältnisse durchgeführt werden. Interne Personalfreisetzung führt zu keinem Personalabbau, während bei der externen Personalfreisetzung eine Reduktion des Personalbestandes erfolgt. Der Personalabbau kann dabei mit und ohne Kündigung erfolgen (vgl. im Folgenden *Berthel/Becker*, 2007, S. 292ff.; *Hentze/Graf*, 2005, S. 354ff.; *Oechsler*, 2000, S. 30ff.; *Scholz*, 2000, S. 546ff.). Eine Übersicht über die nachfolgend erläuterten Maßnahmen der Personalfreisetzung gibt Abb. 6.2.7.

Maßnahmen der **internen Personalfreisetzung** ohne Personalabbau sind:

- **Qualitativ orientiert (Personalentwicklung)**: Änderung der Mitarbeiterqualifikation durch Anpassungs- und Aufstiegsfortbildung sowie Umschulung. Danach erfolgt eine horizontale oder vertikale Versetzung des Mitarbeiters auf eine andere Stelle.
- **Örtlich orientiert**: Entsendung oder Versetzung an andere Standorte dienen vor allem dem Kapazitätsausgleich innerhalb des Unternehmens.
- **Zeitlich orientiert**
  - **Allgemeine Arbeitszeitverkürzung**: Reduktion der täglichen, wöchentlichen oder monatlichen Arbeitszeit für alle Mitarbeiter. Eine Verkürzung ohne Lohnausgleich führt zur Senkung der Personalkosten, allerdings auch zu Einkommensverlusten der Mitarbeiter. Aufgrund von Tarifverträgen und Betriebsvereinbarungen ist dies nur begrenzt realisierbar.

- **Kurzarbeit**: Vorübergehende Verkürzung der betrieblichen Arbeitszeit. Hierbei kann ein Unternehmen seinen Personalbestand erhalten und gleichzeitig Personalkosten senken. Der Einkommensausfall der Mitarbeiter wird durch Kurzarbeitszahlungen der *Bundesagentur für Arbeit* teilweise kompensiert.
- **Arbeitszeitflexibilisierung**: Die Umwandlung von Voll- in Teilzeitarbeitsverhältnisse oder Job Sharing erfordern eine Teilbarkeit von Stellen und Aufgaben. Sie sind in der Regel nur mit Zustimmung der Mitarbeiter realisierbar.
- **Abbau von Überstunden**: Abbau angesammelter Mehrarbeitszeit, welche die tarif- oder arbeitsvertraglich vereinbarte Arbeitszeit übersteigt. Durch Wegfall von Überstundenzuschlägen ist ein deutlicher Abbau der Personalkosten möglich, der für Mitarbeiter mit finanziellen Einbußen verbunden ist.
- **Urlaubsplanung**: Ausgleich kurzfristiger Personalüberdeckungen z.B. aufgrund saisonaler Beschäftigungsschwankungen. Denkbar sind eine Verlagerung der Betriebsferien, Gewährung von unbezahltem Urlaub oder Verlagerung von Urlaubsansprüchen in beschäftigungsschwache Zeiten. Die Wirkung dieser Maßnahme hängt stark von der Bereitschaft der Mitarbeiter ab.

Möglichkeiten der **externen Personalfreisetzung** mit Personalabbau sind:

- **Ohne Kündigung** („weicher" Personalabbau):
  - **Einstellungsbeschränkung**: Durch natürliche Fluktuation kann im Zeitablauf eine Reduktion des Personalbestandes erreicht werden. Dabei werden die aufgrund des Todes, der Pensionierung oder der Kündigung von Mitarbeitern freiwerdenden Arbeitsplätze nicht oder nur teilweise durch externe Bewerber ersetzt.
  - **Nichtverlängerung befristeter Arbeitsverträge**: Ein befristeter Arbeitsvertrag endet automatisch nach einer festgelegten Zeitspanne oder der Erreichung eines bestimmten Zwecks, ohne dass er gekündigt werden muss. Der Abschluss befristeter Arbeitsverträge bietet dem Unternehmen einen beachtlichen Flexibilitätsspielraum.
  - **Aufhebungsverträge**: Beendigung eines Arbeitsvertrages in beiderseitigem Einverständnis von Mitarbeiter und Arbeitgeber gegen Zahlung einer Abfindung.
  - **Altersteilzeit/Frühpensionierung**: Reduktion der Arbeitszeit bzw. Verrentung älterer Mitarbeiter. Dadurch verjüngt sich die Alterstruktur der Belegschaft, aber es geht auch Know-how verloren.
- **Mit Kündigung** („harter" Personalabbau): Führen die weichen Abbaumaßnahmen nicht zu einer ausreichenden Senkung des Personalbestandes, dann sind Kündigungen meist unausweichlich. Es handelt sich hierbei um eine einseitige empfangsbedürftige und rechtsgestaltende Willenserklärung, durch welche ein Arbeitsverhältnis aufgelöst wird. Es gibt ordentliche und außerordentliche Kündigungen:
  - **Ordentliche Kündigung**: Entlassung unter Beachtung gesetzlicher, tarifvertraglicher und betrieblicher Kündigungsfristen. Sie kann folgende Gründe haben:

    ***Personenbedingte Kündigung***: Kündigungsgrund ist die mangelnde Leistungsfähigkeit des Mitarbeiters. Sie erfolgt meist aus Krankheitsgründen.

    ***Verhaltensbedingte Kündigung***: Kündigungsgrund ist das Verhalten des Mitarbeiters, das eine Weiterbeschäftigung ausschließt. Pflichtverletzungen sind z.B. fehlerhafte Leistungen, Diebstahl oder Störungen des Betriebsablaufs.

    ***Betriebsbedingte Kündigung***: Kündigungsgrund ist eine Änderung der Personalbedarfsstruktur. Eine Kündigung ist nur dann gerechtfertigt, wenn sie aufgrund von Rationalisierung, Umsatzrückgängen oder Betriebsstilllegungen unvermeidbar ist.

Bei einer betriebsbedingten Kündigung mehrerer Mitarbeiter muss der Arbeitgeber bei der Auswahl der zu kündigenden Arbeitnehmer soziale Aspekte berücksichtigen (Sozialauswahl). Hierzu zählen z.B. das Lebensalter, der Familienstand, die Dauer der Betriebszugehörigkeit oder etwaige Unterhaltspflichten.

- **Außerordentliche Kündigung**: Die Entlassung erfolgt fristlos oder mit einer Auslauffrist. Sie ist allerdings nur dann zulässig, wenn eine Fortführung des Arbeitsverhältnisses für den Arbeitgeber aus schwerwiegenden Gründen unzumutbar ist. Gründe für eine außerordentliche Kündigung können z.B. dauernde Arbeitsunfähigkeit, Betrug oder Diebstahl von Betriebseigentum sein.

Vor einer Kündigung ist in Deutschland der Betriebsrat anzuhören und es bedarf einer umfangreichen Begründung. Bei außerordentlichen Kündigungen besitzt der Betriebsrat lediglich ein Anhörungsrecht. Bei der ordentlichen Kündigung kann er Widerspruch einlegen, wodurch der Arbeitnehmer bis zur rechtskräftigen Entscheidung einen Weiterbeschäftigungsanspruch hat (vgl. *Jung,* 2006, S. 87).

Die sozialen Folgen einer Kündigung für den Mitarbeiter lassen sich durch ein sog. **Outplacement** mildern. Dabei hilft ihm das Unternehmen bei der Suche nach einem neuen Arbeitsplatz. Dies soll die Trennungskosten für Arbeitnehmer und Arbeitgeber reduzieren, verbleibende Mitarbeiter und das Image des Unternehmens positiv beeinflussen sowie den Abschluss von Aufhebungsverträgen fördern. Zu den Maßnahmen des Outplacement zählen z.B. Bewerbertraining, psychologische Betreuung oder bezahlte Freistellung für Bewerbungsgespräche.

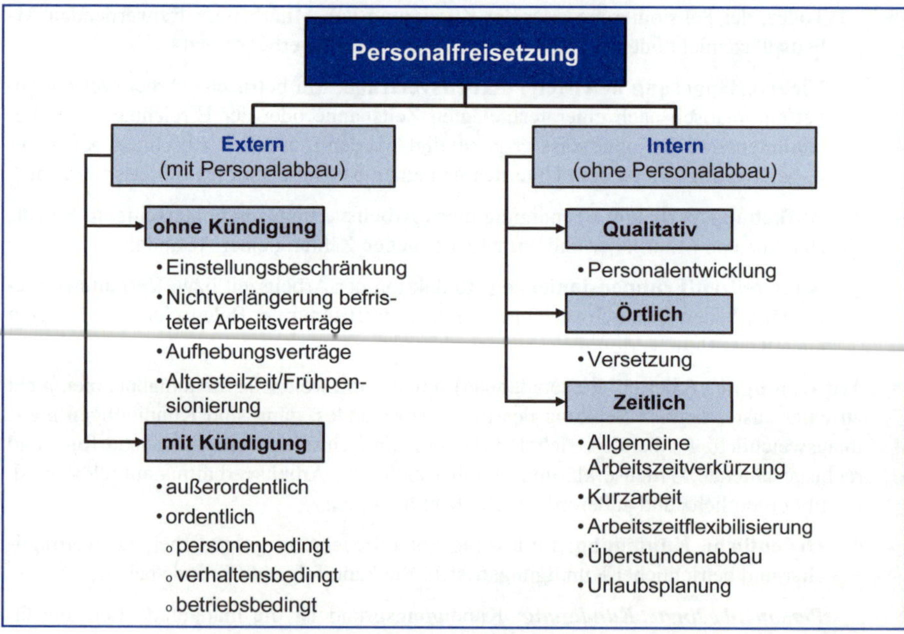


*Abb. 6.2.7: Maßnahmen der Personalfreisetzung (in Anlehnung an Berthel/Becker, 2007, S. 245)*

## 6.2.5 Personaleinsatzplanung

Bei der **Personaleinsatzplanung** werden die Mitarbeiter den Stellen des Unternehmens zugeordnet, um ihren anforderungs- und eignungsgerechten Einsatz sowie die Betriebsbereitschaft zu gewährleisten.

Die Planung des Personaleinsatzes liefert auf der einen Seite Hinweise auf erforderliche Maßnahmen zur **Anpassung des Personals an die Arbeitsaufgabe** durch Personalbeschaffung und -entwicklung. Auf der anderen Seite soll eine an ökonomischen und sozialen Zielsetzungen ausgerichtete Gestaltung der Arbeitsbedingungen für eine **Anpassung der Arbeit an den Menschen** sorgen (vgl. *Bühner*, 2005, S. 148f.).

Die Personaleinsatzplanung erfolgt quantitativ, qualitativ, zeitlich und örtlich. Dabei werden folgende **Fragen** beantwortet (vgl. *Jung,* 2006, S. 180):

- **Wie viele** Mitarbeiter braucht das Unternehmen?
- **Welche Qualifikationen** sind für die zukünftig anfallenden Tätigkeiten erforderlich?
- **Ab wann** und **für welchen Zeitraum** sollen Mitarbeiter eingesetzt werden?
- **Wo** sollen die Mitarbeiter eingesetzt werden?

Die Personaleinsatzplanung kann somit in die Planung der Arbeitsaufnahme, des Arbeitsinhalts, des Arbeitsorts und der Arbeitszeit unterteilt werden (vgl. *Jung,* 2006, S. 206ff.; *Olfert,* 2006, S. 176ff.; *Scholz*, 2000, S. 617ff.):

- **Arbeitsaufnahme:** Am Anfang des Personaleinsatzes steht die Einführung und Einarbeitung des Mitarbeiters. Die Einarbeitung kann entweder durch systematische Einarbeitungsprogramme vor Übernahme der Tätigkeit oder durch das schrittweise Einlernen während der Tätigkeit erfolgen. Der Ablauf der Einarbeitung sollte systematisch geplant werden. Der Einarbeitungsplan enthält die Reihenfolge der zu erledigenden Aufgaben, die erforderlichen Bearbeitungszeiten, Kriterien für die Beherrschung der Arbeitsaufgabe sowie zusätzlich angestrebte Qualifikationen.
- **Arbeitsinhalt**: Ziel der inhaltlichen Arbeitsgestaltung ist die stärkere Anpassung des Arbeitsinhaltes an die physischen und psychischen Bedürfnisse des Menschen. Auf diese Weise soll die Arbeit humaner gestaltet werden. Um die Arbeitszufriedenheit zu erhöhen, sind abwechslungsreiche und interessante Tätigkeiten sowie Mitgestaltung und Verantwortung anzustreben. Bei der Vergrößerung von Arbeitsinhalten können zwei Dimensionen unterschieden werden: Die horizontale Dimension beschreibt den Umfang der operativen Aufgaben und die vertikale Dimension den Umfang des Entscheidungs- und Kontrollspielraums des Mitarbeiters. Abb. 6.2.8 stellt Möglichkeiten zur Vergrößerung des Arbeitsinhaltes dar (vgl. zur Erläuterung Kap. 6.2.2). Eine teilautonome Arbeitsgruppe ist ein Team aus drei bis zehn Mitgliedern, die selbstständig eine in sich weitgehend abgeschlossene Aufgabe bearbeitet. Die Gruppe regelt sowohl die Vergabe der Aufgaben an die Gruppenmitglieder, als auch innerhalb gewisser Grenzen die Einteilung von Arbeitszeiten und Pausen.

| Arbeitsstrukturierung | Individuell | Kollektiv |
|---|---|---|
| **Horizontale, quantitative Vergrößerung des Aufgabeninhaltes** | Job Enlargement | Job Rotation |
| **Vertikale, qualitative Vergrößerung des Aufgabeninhaltes** | Job Enrichment | Teilautonome Gruppen |

*Abb. 6.2.8: Formen der Vergrößerung des Arbeitsinhalts (Jung, 2006, S. 206)*

- **Arbeitsort**: Der Arbeitsplatz eines Mitarbeiters kann sich an folgenden Orten befinden:
  - **Innerhalb des Unternehmens**: Die größte Zahl der Arbeitsplätze in Deutschland befindet sich innerhalb des Unternehmens. Hier hat ein Unternehmen die Aufgabe, den Arbeitsplatz so zu gestalten, dass die Bedingungen menschengerecht sind und die Mitarbeiter ihre Tätigkeit bestmöglich ausführen können. Gegenstand der Arbeitsplatzgestaltung ist die wechselseitige Anpassung von Arbeitsplatz und Mensch. Die Gestaltung sollte ergonomisch, d.h. unter Berücksichtigung arbeitswissenschaftlicher, arbeitspsychologischer und arbeitsmedizinischer Erkenntnisse erfolgen. Wesentliche Gesichtspunkte sind dabei:

    ***Anthropometrische Arbeitsplatzgestaltung***: Die Anthropometrie ist die Lehre der durchschnittlichen menschlichen Körpermaße. Ziel ist die menschengerechte Gestaltung der Arbeitsplatzabmessungen sowie der Arbeitsmittel. Die Anpassung des Arbeitsplatzes bezieht sich auf die Arbeitsplatzhöhe, den Griffbereich und das Gesichtsfeld. Bei der Anpassung der Arbeitsmittel geht es z.B. um die Gestaltung von Griffen, Pedalen, Druckknöpfen oder Schaltern.

    ***Physiologische Arbeitsplatzgestaltung***: Die Physiologie beschäftigt sich mit der körperlichen und geistigen Beanspruchung sowie der daraus resultierenden Ermüdung des menschlichen Körpers. Die Arbeitsmethoden und -bedingungen sollen so gestaltet werden, dass die Gesundheit und Leistungsfähigkeit der Mitarbeiter auf Dauer erhalten bleibt. Dies betrifft vor allem die Verbesserung des Wirkungsgrads der menschlichen Arbeit als Quotient aus dem Arbeitsergebnis und der dadurch verursachten Beanspruchung. Hierfür sollen günstige Umgebungseinflüsse geschaffen werden. Dazu zählen insbesondere das Klima, der Geräuschpegel sowie die Beleuchtung am Arbeitsplatz.

    ***Sicherheitstechnische Arbeitsplatzgestaltung***: Maßnahmen zur Vermeidung von Arbeitsunfällen.

    ***Psychologische Arbeitsplatzgestaltung***: Schaffung einer angenehmen Arbeitsatmosphäre z.B. durch farbliche Gestaltung des Arbeitsraums, Musik oder Pflanzen.

    ***Informationstechnische Arbeitsplatzgestaltung***: Festlegung, welche Informationen in welcher Form übertragen werden sollen, damit sie von den Mitarbeitern wahrgenommen werden. Dies betrifft die Auswahl und Stärke der Signale sowie deren zeitliche Abfolge und räumliche Anordnung. Beispiele sind Hinweistafeln, Lautsprecherdurchsagen oder Warnsignale.
  - **Außerhalb des Unternehmens**: Der Arbeitsplatz liegt nicht in den Räumlichkeiten des Unternehmens.

    ***Heimarbeitsplatz***: Heimarbeiter sind arbeitnehmerähnliche Personen, die ihre Arbeit in der eigenen Wohnung durchführen. Wenn sie hauptsächlich für ein Unternehmen arbeiten, gelten sie unter Umständen als Arbeiter bzw. Angestellter.

    ***Telearbeitsplatz***: Oberbegriff für dezentrale, durch Informationstechnik (vgl. Kap. 7.3) unterstützte Arbeitsplätze. Die Telearbeit kann an einem Heimarbeitsplatz (Tele-Heimarbeit), in einem ausgelagerten Telearbeitsbüro (Telecenter) oder an wechselnden Orten (mobile Telearbeit) stattfinden.
- **Arbeitszeit** bezeichnet den Zeitraum, in dem ein Arbeitnehmer seine Arbeitskraft dem Unternehmen zur Verfügung stellt. Die tägliche Arbeitszeit umfasst die Zeitspanne vom Beginn bis zum Ende der Arbeitstätigkeit abzüglich der Ruhepausen. Die flexible Gestaltung dieser Arbeitszeit hat heute in vielen Unternehmen für die Wettbewerbsfähigkeit hohe Bedeutung.

- **Traditionelle Gestaltungsformen** der Arbeitszeit sind:

  ***Mehrarbeit***: Über der tarif- oder arbeitsvertraglich vereinbarten Arbeitszeit liegende Zeitspanne (Überstunden), für die meist ein Zuschlag gewährt wird.

  ***Kurzarbeit***: Vorübergehende Herabsetzung der betriebsüblichen regelmäßigen Arbeitszeit zur Erzielung von Personalkosteneinsparungen.

  ***Schichtarbeit***: Gegenüber der normalen Tagesarbeitszeit versetzte Arbeitszeit, um die Betriebszeiten des Unternehmens oder einzelner Bereiche zu erhöhen.

- **Flexible Gestaltungsformen** der Arbeitszeit sind:

  ***Teilzeitarbeit***: Im Verhältnis zu einem vollzeitbeschäftigten Arbeitnehmer verkürzte regelmäßige Wochenarbeitszeit. Teilzeitarbeit kann halbtags, stunden-, tages- oder wochenweise, kontinuierlich sowie in Intervallen erfolgen.

  ***Gleitende Arbeitszeit***: Der Arbeitnehmer kann den Beginn und bei der Gewährung eines Zeitausgleichs auch die Dauer seiner täglichen Arbeitszeit innerhalb eines festgelegten Zeitrahmens (Kernzeit) selbst bestimmen.

  ***Jahresarbeitszeit***: Die jährliche Arbeitszeit eines Mitarbeiters wird mit dem Unternehmen im beiderseitigen Interesse vereinbart. Auf diese Weise kann z.B. auf saisonale Schwankungen oder Wünsche des Mitarbeiters eingegangen werden.

  ***Kapazitätsorientierte variable Arbeitszeit***: Die Lage und Dauer der Arbeitszeit wird an den Arbeitsanfall angepasst (Arbeit auf Abruf).

Um einen optimalen betrieblichen Ablauf zu gewährleisten, sollten die Stellenanforderungen mit den Fähigkeiten, Bedürfnissen und Entwicklungspotentialen der Mitarbeiter in Einklang gebracht werden (vgl. *Jung*, 2006, S. 180). Aus der Fülle der Personaleinsatzmöglichkeiten sind hierzu für jeden Mitarbeiter individuelle, maßgeschneiderte Lösungen zu entwickeln.

## 6.2.6 Personalbeurteilung

! Bei der **Personalbeurteilung** wird die Leistung und das Potenzial der Mitarbeiter eingeschätzt. Sie bildet die Grundlage einer leistungs- und verhaltensgerechten Entlohnung sowie eines bestmöglichen Personaleinsatzes und einer gezielten Personalentwicklung (vgl. *Becker*, 2002, S. 412).

Die Personalbeurteilung gliedert sich in zwei Bereiche (vgl. *Jung*, 2006, S. 724ff.; *Hentze/Kammel*, 2001, S. 279f.):

- Bei der **Leistungsbeurteilung** handelt es sich um eine vergangenheitsorientierte Erfassung und Bewertung des Leistungsergebnisses und -verhaltens eines Mitarbeiters. Während bei der Beurteilung des Leistungsergebnisses das Ausmaß der Zielerreichung betrachtet wird, geht es bei der Beurteilung des Leistungsverhaltens um die Art und Weise der Zielerreichung. Die Leistungsbeurteilung ist Grundlage einer leistungs- und verhaltensgerechten Personalentlohnung (vgl. Kap. 6.2.7).
- Die **Potenzialbeurteilung** dient dagegen der Einschätzung der Eignung eines Mitarbeiters für die Erfüllung höherwertiger Aufgaben. Vorhandene Fähigkeiten sollen erkannt und mit den erforderlichen Anforderungen abgeglichen werden. Daraus lassen sich Personalentwicklungsmaßnahmen (vgl. Kap. 6.2.2) ableiten. Dies bildet auch die Grundlage für Auswahlentscheidungen wie z.B. Beförderung, Versetzung oder Entlassung von Mitarbeitern sowie zur Überprüfung getroffener Auswahlentscheidungen.

Die **Verfahren der Leistungsbeurteilung** lassen sich unterscheiden nach (vgl. *Olfert,* 2006, S. 253ff.; *Jung,* 2006, S. 739f.; *Hentze/Kammel*, 2001, S. 283):

- **Beurteilungskriterien**: Bei quantitativen Methoden erfolgt die Beurteilung mit Hilfe quantifizierbarer Größen wie z.B. Anzahl hergestellter Produkte oder erreichter Umsatz. Bei qualitativen Methoden wird der Mitarbeiter anhand qualitativer Kriterien wie z.B. Verhalten, Zuverlässigkeit oder Kundenzufriedenheit eingeschätzt.
- **Differenzierung der Beurteilungskriterien**: Bei der summarischen Mitarbeiterbeurteilung wird die Leistung des Mitarbeiters als Ganzes beurteilt. In der Praxis dominiert die analytische Mitarbeiterbeurteilung. Dabei werden mehrere Leistungskriterien einzeln beurteilt und anschließend zu einer Gesamtbeurteilung zusammengefasst.
- **Beurteilungsumfang**: Die Personalbeurteilung kann sich auf einzelne (Einzelbeurteilung) oder mehrere Mitarbeiter (Team- oder Gruppenbeurteilung) beziehen.
- **Beurteilungshäufigkeit**: Beurteilungen können regelmäßig in festen Zeitabständen z.B. zur Ermittlung der Personalentlohnung oder aus bestimmten Anlässen durchgeführt werden. Solche Anlässe können z.B. das Ausscheiden eines Mitarbeiters oder der Ablauf einer Probezeit sein.
- **Beurteiler:** Die Personalbeurteilung kann durch Vorgesetzte, Kollegen, Untergebene oder den Mitarbeiter selbst erfolgen (vgl. *Scholz*, 2000, S. 444f.; *Jung,* 2006, S. 740ff.; *Hentze/Kammel*, 2001, S. 295; *Domsch/Gerpott*, 2004, Sp. 1434ff.):
  - **Untergebenenbeurteilung**: Bei der Mitarbeiterbeurteilung durch den Vorgesetzten können Verfahren, Kriterien und Maßstab der Beurteilung entweder durch das Unternehmen festgelegt sein (systematische bzw. gebundene Beurteilung) oder dem Beurteiler überlassen werden (systemlose bzw. freie Beurteilung). Die gebundene Beurteilung soll die Objektivität von Beurteilungen vergrößern. Dennoch sind Beurteilungen, die nicht durch Messungen der Quantität (Arbeitsmenge) oder Zeit (Arbeitsgeschwindigkeit) eindeutig überprüft werden können, immer subjektiv. Die Vorgesetzten können gleiche Leistungen unterschiedlich einschätzen, obwohl sie die gleiche Skala wie z.B. ein Schulnotensystem benutzen. Gebundene Beurteilungen weisen daher lediglich eine Scheinobjektivität auf (vgl. *Jöstingmeier*, 2004). Zu den gebundenen Beurteilungsverfahren zählen:

    ***Einstufungsverfahren***: Qualitative Beurteilung durch Einschätzung der Merkmale mit Hilfe einer mehrstufigen Skala. Die Skalenwerte werden durch Zahlen (z.B. 1 bis 10), Adjektive (z.B. gut, mittel oder schlecht) oder Verhaltensbeschreibungen (z.B. „arbeitet fleißig und konzentriert" bis „ist faul und unkonzentriert") ausgedrückt.

    ***Rangordnungsverfahren***: Mitarbeiter werden gemäß einzelner Beurteilungskriterien bzw. nach ihrer Gesamtleistung in eine Rangfolge gebracht.

    ***Polaritätsprofile***: Paarweise Gegenüberstellung mehrerer gegensätzlicher Attribute wie z.B. „ fleißig" und „ faul". Der Vorgesetzte ordnet den Mitarbeiter bei jedem Attribut durch Ankreuzen auf einer Skala ein. Die Verbindung der untereinander stehenden Merkmale durch eine Linie ergibt das Eigenschaftsprofil des Mitarbeiters, das mit einem idealen Eigenschaftsprofil verglichen wird.

    ***Vorgabevergleichsverfahren***: Prozentuale Beurteilung einer quantitativ messbaren Leistung im Verhältnis zur vorgegebenen Leistung. Ein Zielerreichungsgrad über 100% bedeutet eine Übererfüllung, Werte darunter eine Untererfüllung.

    ***Methode der kritischen Ereignisse***: Erfolgreiche und nicht erfolgreiche Verhaltensweisen und Merkmale des Mitarbeiters werden vom Vorgesetzten in regelmäßigen Zeitabständen schriftlich erfasst. Nach einem bestimmten Zeitraum werden die aufgezeichneten Ereignisse mit dem Mitarbeiter durchgesprochen. Auf dieser Basis wird gemeinsam nach Maßnahmen zur Leistungsverbesserung und Personalentwicklung gesucht. Im Gegensatz zur freien Beurteilung sind die Merkmale nicht frei wählbar, sondern einem Kriterienkatalog zu entnehmen.

- **Selbstbeurteilung**: Die eigene Einschätzung des Mitarbeiters bezüglich seiner Leistung stimmt häufig nicht mit der Beurteilung durch Vorgesetzte oder Untergebene überein. Dennoch ist eine Selbstbeurteilung hilfreich, um Abweichungen und Übereinstimmungen zwischen Fremd- und Selbstbild zu analysieren und darauf aufbauend entsprechende Maßnahmen einzuleiten.
- **Vorgesetztenbeurteilung**: Bei der Personalbeurteilung durch Untergebene beurteilen die Mitarbeiter ihre direkten Vorgesetzten bezüglich ihres Führungsverhaltens und/oder ihrer Kenntnisse und Fähigkeiten.
- **Gleichgestelltenbeurteilung**: Hierarchisch gleichrangige Mitarbeiter beurteilen sich gegenseitig, da sie durch gemeinsame Tätigkeiten einen guten Einblick in die Leistungen und das Leistungsverhalten ihrer Kollegen haben. Sie dient vor allem der Beeinflussung des Sozialverhaltens.

Eine Weiterentwicklung von Vorgesetzten- und Gleichgestelltenbeurteilung ist das **360°-Feedback**. Dabei werden Führungskräfte unternehmensintern durch Kollegen, Vorgesetzte und unterstellte Mitarbeiter sowie unternehmensextern durch Kooperationspartner, wie z.B. Kunden und Lieferanten beurteilt. Diese vier Gruppen decken jeweils eine 90°-Perspektive ab, wodurch sich ein 360°-Feedback-Kreis und dadurch ein differenziertes Leistungsbild ergibt. Die Verläßlichkeit der Beurteilung kann durch den Einbezug unterschiedlicher Rückmeldungen höher sein als bei anderen Verfahren, allerdings gewährleistet die Summe subjektiver Eindrücke noch keine objektive Beurteilung (vgl. *Scholz*, 2000, S. 445f.).

Zum Abschluss der Personalbeurteilung ist durch den Vorgesetzten ein **Beurteilungsgespräch** mit dem Mitarbeiter zu führen, in dem ihm die Ergebnisse seiner Leistungsbewertung unter vier Augen dargelegt und erörtert werden. Es soll dem Mitarbeiter seine Schwachstellen aufzeigen und ihn dazu motivieren, seine Leistung zu verbessern. Das Beurteilungsgespräch dient auch der Kontrolle des Beurteilungsverfahrens durch den Mitarbeiter. Nach dem Betriebsverfassungsgesetz hat der Mitarbeiter das Recht auf eine Begründung der Beurteilungsergebnisse durch den Vorgesetzten. Hierzu kann er auch ein Mitglied des Betriebsrates hinzuziehen. Deshalb sollte dem Mitarbeiter eine Möglichkeit zur Stellungnahme gegeben werden. Die Beurteilung wird meist schriftlich festgehalten und von beiden Parteien unterzeichnet (vgl. *Hentze/Kammel*, 2001, S. 296; *Scholz*, S. 745f.).

Um die Effizienz des Beurteilungsgesprächs zu verbessern, sind die folgenden **Gestaltungsempfehlungen** zu beachten (vgl. *Domsch/Gerpott*, 2004, Sp. 1438):

- Beurteiler und Beurteilter sollten das Gespräch gut vorbereiten und es unterbrechungsfrei ohne Zeitdruck führen.
- Das Gespräch sollte offen und im Dialog geführt werden.
- Gegenstand sollte grundsätzlich die Leistung und nicht die Person des Beurteilten sein.
- Kritik sollte kurz, konkret und konstruktiv sein.
- Im Gespräch sollten klare Aussagen über Leistungen, Entwicklungsperspektiven und die Entgelthöhe des Beurteilten getroffen werden.
- Personalbeurteilungsgespräche sollten häufiger als einmal pro Jahr und bei Bedarf zeitlich flexibel stattfinden.

## 6.2.7 Personalentlohnung

Durch die **Personalentlohnung** erhält ein Mitarbeiter für seine Arbeitsleistung vom Arbeitgeber materielle und immaterielle Gegenleistungen. Diese bilden Anreize für die Leistungserbringung des Mitarbeiters.

Der wesentliche materielle Anreiz für den Mitarbeiter sind **monetäre Zahlungen**. Sie setzen sich aus seiner arbeitsvertraglich vereinbarten Vergütung in Form von Lohn oder Gehalt, betrieblichen Sozialleistungen und Erfolgs- und Kapitalbeteiligungen zusammen (vgl. *Jung,* 2006, S. 554ff.).

Darüber hinaus können Mitarbeitern noch andere Formen von Anreizen wie z.B. ein eigenes Büro geboten werden, um ihre Leistungsbereitschaft und Zufriedenheit zu steigern. Auf die Ermittlung des Entgelts, die Formen der Entlohnung sowie die Gestaltung von Anreizsystemen wird im Folgenden eingegangen.

### 6.2.7.1 Entgeltermittlung

Bei der Ermittlung des Entgelts in Form von Lohn bzw. Gehalt sollten folgende **Verteilungsprinzipien** berücksichtigt werden, um der Forderung nach **Entgeltgerechtigkeit** zu entsprechen (vgl. *Domsch*, 2005, S. 411ff.). Die Entlohnung sollte erfolgen nach:

- der Schwierigkeit der Arbeit und des Arbeitsaufwandes (**anforderungsgerecht**),
- dem Arbeitsergebnis und der Leistung des Arbeitnehmers (**leistungsgerecht**),
- sozialen Aspekten wie z.B. Familienstand, Alter etc. (**sozial gerecht**),
- der erforderlichen Qualifikation des Mitarbeiters (**qualifikationsgerecht**) und
- dem Verhalten des Mitarbeiters wie z.B. Betriebszugehörigkeit, Zusammenarbeit mit Kollegen oder Kunden (**verhaltensgerecht**).

Darüber hinaus wird die Entlohnung auch durch **Angebot und Nachfrage auf dem Arbeitsmarkt** bestimmt. Als beispielsweise in den 1990er Jahren ein hoher Mangel an EDV-Fachkräften bestand, bezahlten die Unternehmen weit überdurchschnittliche Gehälter, um diese als Arbeitskräfte gewinnen bzw. halten zu können. Anfang der 2000er Jahre sah die Realität für Hochschulabgänger aufgrund der Flaute am Arbeitsmarkt völlig anders aus: Sie mussten sich vielfach erst als unterbezahlte Praktikanten verdingen, bevor sie eine Festanstellung erhielten.

Die Relation zwischen dem Einkommen eines Vorstandsvorsitzenden und dem eines Straßenbauarbeiters lässt sich aber nicht ausschließlich aus Unterschieden in deren Qualifikation, Arbeitsleistung und Arbeitsschwierigkeit begründen. Der Straßenbauarbeiter gefährdet täglich seine Gesundheit durch den Umgang mit krebserregenden Stoffen wie z.B. Teer und physischen Belastungen z.B. durch schlechte Witterungsbedingungen oder die Arbeit mit einem Presslufthammer. Der Vorstandsvorsitzende verbringt seinen Arbeitstag dagegen im bequemen Sessel seines vollklimatisierten Büros. Der Unterschied ihrer Entlohnung erklärt – sich neben der Angebots- und Nachfragesituation auf dem Arbeitsmarkt für Straßenarbeiter bzw. Vorstandsvorsitzende – vor allem durch ihre Verantwortung und ihr Schadensverursachungspotenzial. Ein Fehler des Straßenbauarbeiters verursacht dem Unternehmen eventuell einen Schaden von einigen tausend Euro. Begeht dagegen der Vorstandsvorsitzende Fehler, so kann dies Milliardenverluste oder gar den Konkurs des Unternehmens zur Folge haben. Aus den genannten Zusammenhängen folgt, dass es keine absolute Entgeltgerechtigkeit geben kann. Es lässt sich lediglich eine im Bezug auf bestimmte Kriterien **relative Entgeltgerechtigkeit** erreichen (vgl. *Jöstingmeier*, 2004).

Für eine **anforderungsgerechte Entlohnung** werden mit Hilfe der Arbeitsbewertung Unterschiede in der Arbeitsschwierigkeit gemessen. Diese entstehen durch verschiedene Anforderungen an einzelne Arbeitsplätze oder Arbeitsvorgänge.

Die **Arbeitsbewertung** vollzieht sich in vier Schritten (vgl. *Bühner*, 2005, S. 143ff.):

(1) Beschreibung der Arbeit oder des Arbeitsplatzes,

(2) Analyse und Bewertung der Anforderungen anhand der Arbeits- oder Arbeitsplatzbeschreibungen,

(3) Ermittlung des Gesamtarbeitswertes und

(4) Zuordnung der Löhne und Gehälter zu den Gesamtarbeitswerten.

Um Schwierigkeit und Anforderungen einer Arbeit zu bestimmen, gibt es verschiedene **Verfahren der Arbeitsbewertung** (vgl. *Hentze/Graf*, 2005, S. 99ff.; *Jung*, 2006, S. 556ff.):

- **Summarisch**: Die einzelnen Anforderungen einer Arbeit werden gleichzeitig erfasst und als Ganzes bewertet.
- **Analytisch**: Die Arbeit wird in einzelne Anforderungsarten oder -merkmale unterteilt. Diese werden dann einzeln bewertet und abschließend zu einem Arbeitswert zusammengefasst.

Beide Bewertungsverfahren können dabei nach einem der folgenden **Bewertungsprinzipien** vorgehen (vgl. *Becker*, 2002, S. 26f.):

- **Reihung**: Wechselseitiger Vergleich, bei dem die Arbeitsplätze nach ihrem Schwierigkeitsgrad sortiert und dadurch in eine Rangfolge gebracht werden.
- **Stufung**: Vergleich mit vorher festgelegten Anforderungsstufen, bei dem die Arbeitsplätze festgelegten Klassen zugeordnet werden, die jeweils unterschiedliche Schwierigkeitsbereiche beschreiben.

Eine **leistungsgerechte Entlohnung** erfolgt entsprechend der in einem bestimmten Zeitraum tatsächlich erbrachten quantitativen und/oder qualitativen Leistung eines Mitarbeiters. Schwer quantifizierbare Leistungen können durch Leistungsbeurteilungen bewertet werden (vgl. Kap. 6.2.6). Zur Bestimmung des Arbeitsentgeltes gemäß der Arbeitsleistung stehen bei Tätigkeiten mit gleicher Arbeitsschwierigkeit folgende Entlohnungsgrundsätze bzw. **Entgeltformen** zur Auswahl (vgl. *Berthel/Becker*, 2007, S. 455ff.; *Bühner*, 2005, S. 143ff.; *Drumm*, 2005, S. 599ff.; *Jung*, 2006, S. 576ff.):

- **Zeitlohn**: Die Entlohnung erfolgt unabhängig von der erbrachten Leistung nach dem Umfang der Arbeitszeit. Für eine Zeiteinheit (Stunde, Tag, Woche, Monat) wird ein fester Lohnsatz bezahlt. Die Vergütung des Mitarbeiters berechnet sich wie folgt:

  Zeitlohn = Lohnsatz pro Zeiteinheit · Anzahl der Zeiteinheiten

  Der Zeitlohn ist dann sinnvoll, wenn sich die Leistung nicht oder nur schwer quantifizieren lässt. Das Gehalt als Vergütung für Angestellte sowie die Besoldung für Beamte sind auch Zeitlöhne. Da der Lohn pro Zeiteinheit konstant ist, bleibt aus Sicht des Mitarbeiters die Höhe seines Lohns von der Leistungsmenge unabhängig. Dennoch enthält der Zeitlohn einen mittelbaren Leistungsbezug, da vom Mitarbeiter erwartet wird, dass er die vertraglich vereinbarte und durchschnittlich zu erwartende Leistung (Normalleistung) während seiner Arbeitszeit erbringt. Aus Sicht des Unternehmens fallen die Lohnkosten pro Stück mit zunehmender Leistungsmenge. Über die vertraglich vereinbarte Arbeitszeit hinausgehende Mehrarbeiten (Überstunden) können separat und meist mit Zuschlägen vergütet werden. Um zusätzliche Leistungsanreize zu schaffen, wird der Zeitlohn oft um eine Leistungszulage ergänzt. Sie wird in größeren Zeitabständen auf

Basis einer Leistungsbeurteilung ermittelt. Beispiele sind Qualitätsprämien oder Prämien für die Dauer der Betriebszugehörigkeit.

- **Akkordlohn**: Die Entlohnung orientiert sich an der erbrachten quantitativen Leistung. Diese wird in Stück oder anderen Mengeneinheiten gemessen. Es können zwei **Formen** unterschieden werden:
  - **Geldakkord (Stückakkord)**: Für die erbrachte Arbeitsleistung wird ein fester Betrag pro Leistungsmenge (Akkordsatz) bezahlt.

    Geldakkord = Leistungsmenge · Akkordsatz je Mengeneinheit (Stücklohn)

  - **Zeitakkord**: Für die Herstellung einer Leistungseinheit wird eine bestimmte Zeit in Minuten vorgegeben, die dem Mitarbeiter mit einem festen Betrag pro Minute (Minutenfaktor) vergütet wird.

    Zeitakkord = Leistungsmenge · Vorgabezeit je Mengeneinheit · Minutenfaktor

  Im Gegensatz zum Geldakkord ist beim Zeitakkord die Zeitvorgabe unmittelbar erkennbar und bei Tariferhöhungen muss lediglich der Minutenfaktor korrigiert und nicht der gesamte Akkordsatz neu berechnet werden. Beim Akkordlohn variiert aus Sicht des Mitarbeiters der Lohn pro Zeiteinheit mit der Leistungsmenge, während aus Sicht des Unternehmens die Lohnkosten pro Leistungseinheit (z.B. pro Stück) konstant bleiben.

- **Prämienlohn**: Die Entlohnung setzt sich aus einem leistungsunabhängigen Grundlohn sowie einer leistungsabhängigen Prämie zusammen. Die Prämie wird i.d.R. auf Basis quantifizierbarer Größen in jeder Periode neu berechnet. Abhängig von der Bezugsgröße werden Mengenleistungs-, Qualitäts-, Ersparnis- oder Nutzungsgradprämien gewährt. Die Mehrleistung wird einem Mitarbeiter nicht wie beim Akkordlohn in allen Fällen voll vergütet, sondern teilweise zwischen Unternehmen und Arbeitnehmer aufgeteilt. Im Vergleich zum Akkordlohn ist der Prämienlohn wesentlich flexibler, da nicht nur die Mengenleistung, sondern auch andere Leistungsfaktoren einbezogen werden können. Der Prämienlohn wird häufig verwendet, wenn die Ermittlung von Akkordvorgaben nicht möglich oder unwirtschaftlich ist.

  Prämienlohn = Grundlohn + Prämie

Aufgrund der direkten Beziehung zwischen der Höhe des Entgeltes und der Leistung werden Akkord- und Prämienlohn unter dem Begriff **Leistungslohn** zusammengefasst. Im Gegensatz zum Zeitlohn mit Leistungszulage ist dabei die Leistung meist quantitativ messbar (vgl. *Jung,* 2006, S. 577).

Die Höhe des Entgelts bestimmt die **Personalbasiskosten**. Sie stehen in unmittelbarem Zusammenhang mit der Leistungserstellung der Mitarbeiter. Darüber hinaus gewähren Unternehmen ihren Mitarbeitern betriebliche Sozialleistungen. Diese führen zu Personalzusatz- oder Personalnebenkosten, die nicht in direktem Zusammenhang mit der eigentlichen Arbeitsleistung stehen.

Die **Personalzusatzkosten** setzen sich wie folgt zusammen (vgl. *Domsch*, 2005, S. 415f.; *Olfert,* 2006, S. 364ff.; *Oechsler*, 2000, S. 519f.):

- **Gesetzliche Sozialleistungen**: Arbeitgeberanteil zur Sozialversicherung (Kranken-, Pflege-, Arbeitslosen-, Renten- und Unfallversicherung), Lohnfortzahlung im Krankheitsfall, bezahlte Feiertage etc.

- **Tarifliche Sozialleistungen**: Gesetzliche Vorschriften können durch tarifvertragliche oder betriebliche Regelungen ausgeweitet werden. Diese beziehen sich z.B. auf bezahlten Urlaub, 13. Monatsgehalt, Urlaubs- und Weihnachtsgeld oder über die gesetzliche Dauer von sechs Wochen hinausgehende Lohnfortzahlung im Krankheitsfall.
- **Freiwillige Sozialleistungen**: Auf die vom Arbeitgeber freiwillig gewährten Sozialleistungen hat ein Arbeitnehmer zwar keinen Anspruch, doch entsteht nach mehrmaliger vorbehaltloser Gewährung ein Rechtsanspruch durch Gewohnheitsrecht. Zu den freiwilligen Sozialleistungen zählen z.B. Betriebsrente, Bildungsangebote, Arbeitskleidung oder Essensgeld.

Da beim Akkordlohn meist ein garantiertes Mindestentgelt tarifvertraglich festgelegt ist, sind reine Akkordlöhne heutzutage nur noch selten. Generell ist in der Entlohnung ein Trend zu einer stärker erfolgsabhängigen Bezahlung zu beobachten. Diese wird häufig als Prämienlohn realisiert, bei dem zusätzlich zum Zeit- oder Akkordlohn eine erfolgsabhängige Entgeltkomponente einbezogen wird. Auf diese Weise sollen bestimmte Leistungen oder Verhaltensweisen der Mitarbeiter gefördert werden.

### 6.2.7.2 Anreizsysteme

Bei der Gestaltung von **Anreizsystemen** zur Motivation der Mitarbeiter sollte darauf geachtet werden, dass sie transparent, individuell, flexibel und gerecht sind (vgl. *Bleicher*, 1992, S. 19). Einen Überblick über das breite Spektrum möglicher Anreize für die Mitarbeiter zeigt Abb. 6.2.9. Wichtig ist dabei das richtige Zusammenspiel der einzelnen Anreize und die Berücksichtigung der individuellen Bedürfnisse der Mitarbeiter.

Anreize werden nach ihrer **Herkunft** unterteilt in (vgl. *Frey/Osterloh*, 1997, S. 308ff.):

- **Extrinsische Anreize** werden dem Mitarbeiter für gewünschte Verhaltensweisen und Ergebnisse gewährt und können materiell oder immateriell sein.
  - **Materielle Anreize** sind direkte monetäre Zuwendungen oder Leistungen mit materiellem Wert wie z.B. ein Firmenwagen. Ihr Vorteil liegt darin, dass sie variabel und leicht steuerbar sind. Für einen Mitarbeiter stellen sie ein nahezu universelles Mittel zur Bedürfnisbefriedigung dar.
  - **Immaterielle Anreize** werden hierzu ergänzend eingesetzt, da die Wirkung materieller Anreize mit zunehmender Höhe des Entgelts abnimmt. Immaterielle Anreize beziehen sich auf die Bereiche Karriere, Unternehmenskultur, persönliches Umfeld, Führungsverhalten, Arbeitsumfeld und Qualifikation. Beispiele sind die Einladung des Vorgesetzten auf sein Segelboot oder die Möglichkeit, Überstunden für einen mehrmonatigen Urlaub anzusparen. Immaterielle Anreize sind situationsabhängig und werden von den Mitarbeitern unterschiedlich wahrgenommen und beurteilt.
- **Intrinsische Anreize** ergeben sich aus Erfolgserlebnissen des Mitarbeiters. Sie sind eng mit der Arbeit und ihrer Ausgestaltung verbunden, da die Motivation aus dem Erleben des Arbeitsinhaltes, der übertragenen Verantwortung und dem Arbeitsergebnis folgt. Die Gestaltung intrinsischer Anreize ist Aufgabe der Personalführung und hängt insbesondere vom Führungsstil des Vorgesetzten ab (vgl. Kap. 6.1.2).

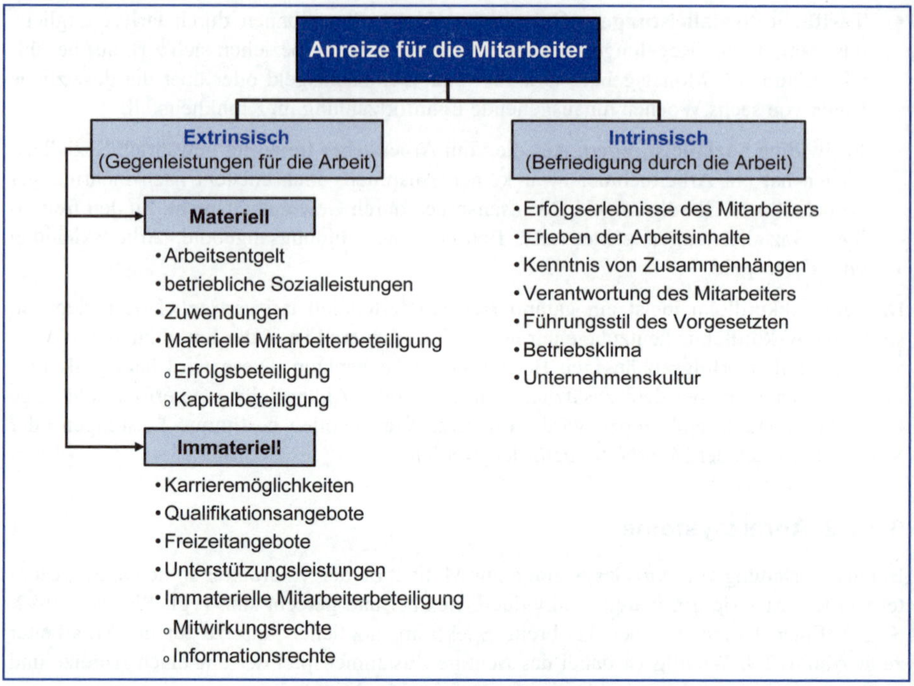


*Abb. 6.2.9: Anreize für die Mitarbeiter*

Ausgangsbasis für die Entlohnung der Arbeitsleistung sind materielle extrinsische Anreize. Ihre Wirkung sinkt jedoch mit zunehmender Höhe und für die Erzielung eines erwünschten Leistungsverhaltens reichen sie oft alleine nicht aus. Deshalb sind sie durch immaterielle extrinsische sowie durch intrinsische Anreize zu ergänzen. Die Eignung und Auswahl der Anreize ist abhängig von den Anforderungen des Unternehmens und den individuellen Bedürfnissen des Mitarbeiters.

Eine besondere Form der Anreizgewährung ist die **Mitarbeiterbeteiligung**. Die Mitarbeiter sollen dadurch zu unternehmerischem Denken und Handeln bewegt werden und mehr Ergebnisverantwortung tragen. **Immaterielle Mitarbeiterbeteiligung** bedeutet die Gewährung von Mitwirkungs- und Informationsrechten für die Belegschaft. Die **materielle Mitarbeiterbeteiligung** kann sich auf den Erfolg oder das Kapital des Unternehmens beziehen. Eine Übersicht über die Formen der materiellen Mitarbeiterbeteiligung gibt Abb. 6.2.10.

Die materielle Mitarbeiterbeteiligung läßt sich grundsätzlich unterteilen in (vgl. *Bühner*, 2005, S. 162ff.; *Berthel/Becker*, 2007, S. 447ff.; *Domsch*, 2005, S. 416):

- **Erfolgsbeteiligungen** sind materielle Beteiligungen der Mitarbeiter an einer betrieblichen Erfolgsgröße wie z.B. Jahresüberschuss. Sie werden zusätzlich zu anderen Vergütungen (Direktvergütung, Sozialleistungen) gewährt. Nach der Erfolgsgröße lassen sich Leistungs-, Ertrags- und Gewinnbeteiligung unterscheiden.
- **Kapitalbeteiligungen**: Mitarbeiter werden am Eigen- oder Fremdkapital des Unternehmens beteiligt. Die Beteiligung erfolgt entweder direkt durch den Mitarbeiter selbst oder durch Zuwendungen des Arbeitgebers. Die verbreitetste Form der Eigenkapitalbeteiligung ist die Ausgabe von Belegschaftsaktien. Die Fremdkapitalbeteiligung erfolgt meist in Form von Mitarbeiterschuldverschreibungen. Diese können bei einer Wandelschuldverschreibung nach einem gewissen Zeitraum in Aktien umgetauscht werden bzw. bei einer Gewinnschuldverschreibung einen Gewinnanteil beinhalten.

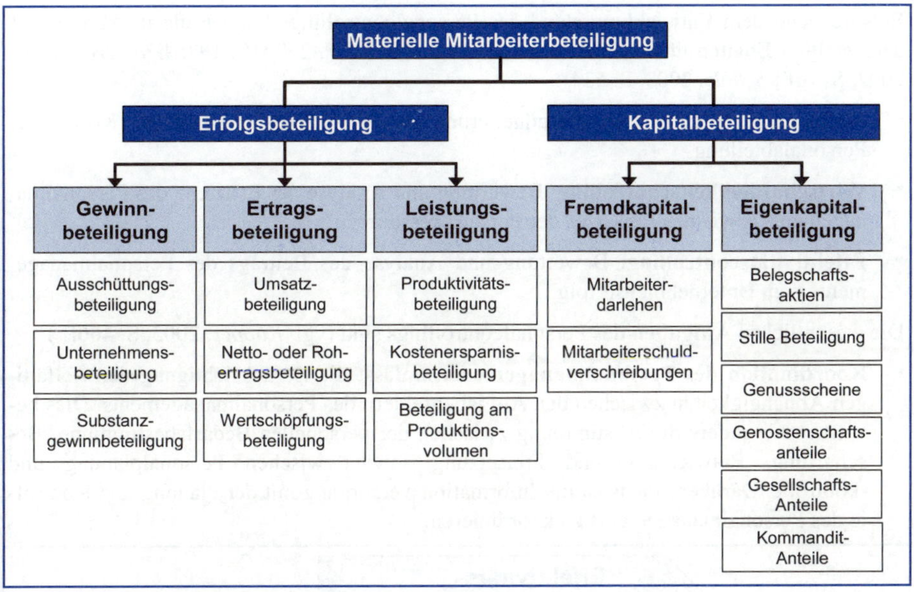


*Abb. 6.2.10: Formen der materiellen Mitarbeiterbeteiligung (vgl. Berthel/Becker, 2007, S. 447)*

Eine flexible Möglichkeit zur Anreizgestaltung bieten sog. **Cafeteria-Systeme**. Dabei können Mitarbeiter innerhalb eines festgelegten finanziellen Rahmens wie in einer Cafeteria nach ihren Präferenzen aus verschiedenen Anreizen auswählen. Auf diese Weise kann auf individuelle Wünsche und Bedürfnisse eines Mitarbeiters eingegangen werden. Diese werden unter anderem stark vom Alter des Mitarbeiters beeinflusst. Während für einen älteren Mitarbeiter eine höhere Altersversorgung oder ein früherer Ausstieg aus dem Arbeitsleben attraktiv sind, interessiert sich ein junger Mitarbeiter eher für eine qualifizierte Weiterbildung (z.B. MBA-Programm) oder einen Langzeiturlaub (Sabbatical). Cafeteria-Systeme werden insbesondere bei außertariflichen Fach- und Führungskräften eingesetzt, da dort der Anteil gewinn- oder leistungsabhängiger Entgeltbestandteile einen entsprechenden Spielraum bietet (vgl. *Oechsler*, 2000, S. 521; *Olfert,* 2006, S. 352f.).

## 6.2.8 Unterstützungsfunktionen

Das Personalmanagement wird in den beschriebenen Funktionen durch das Personalcontrolling und die Personalverwaltung unterstützt. Diese werden im Folgenden dargestellt.

### 6.2.8.1 Personalcontrolling

Das **Personalcontrolling** gestaltet und koordiniert als Unterstützungs- und Querschnittsfunktion die Planung und Kontrolle sowie die Informationsversorgung des Personalmanagements (vgl. *Metz*, 1995, S. 17).

Aufgrund des steigenden Bedarfs an frühzeitigen und entscheidungsorientierten Informationen bildet das Personalcontrolling seit Anfang der 1980er Jahre eine eigenständige Teilfunktion des Personalmanagements (vgl. *Scholz*, 2003, S. 534). Es soll das Personalmanagement durch eine konsequente ökonomische Betrachtung und Ausrichtung unterstützen (vgl. *Berthel*, 2004, Sp. 1441f.).

Entsprechend dem Entwicklungsstand des Personalcontrollings können die in Abb. 6.2.11 dargestellten **Ebenen** unterschieden werden (vgl. *Oechsler*, 2000, S. 192; *Wunderer/Jaritz*, 2002, S. 16f.; *Scholz*, 2003, S. 534):

- **Personalkosten-Controlling**: Budgetierung der Personalkosten sowie der Kosten der Personalabteilung.
- **Wirtschaftlichkeitscontrolling**: Bewertung und Analyse der Effizienz des Personalmanagements sowie des Einsatzes der Personalressourcen.
- **Effektivitätscontrolling**: Bewertung und Analyse des Beitrags des Personalmanagements zum Unternehmenserfolg.

Die wesentlichen **Aufgaben** des Personalcontrollings sind (vgl. *Küpper*, 2005, S. 466ff.):

- **Koordination des Personalmanagements** umfasst die Berücksichtigung der vielfältigen Abhängigkeiten zwischen den Aufgabenfeldern des Personalmanagements. Dies betrifft insbesondere die Abstimmung zwischen der personellen Bedarfsbestimmung, Beschaffung, Entwicklung und Freisetzung sowie zwischen Personalplanung und -kontrolle. Darüber hinaus ist die Informationsversorgung mit der Planung und Kontrolle des Personalmanagements zu koordinieren.

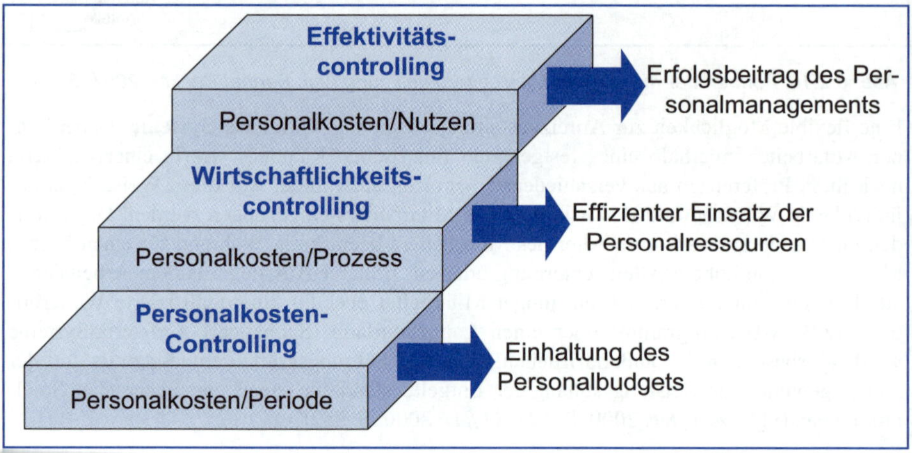


*Abb. 6.2.11: Ebenen des Personalcontrollings (in Anlehnung an Wunderer/Sailer, 1987, S. 602f.)*

- **Verknüpfung des Personalmanagements mit anderen Funktionsbereichen**, um personelle Aspekte durchgängig zu berücksichtigen und die Personalplanung mit den anderen betrieblichen Teilplanungen abzustimmen.
- **Einbindung in das strategische Personalmanagement**, um die Erarbeitung und Umsetzung der Personalstrategie in Abstimmung mit der Strategie des Unternehmens zu unterstützen.
- **Ökonomische Transparenz und Ausrichtung des Personalmanagements**: Der Personalcontroller soll die wirtschaftlichen Auswirkungen der Personalentscheidungen bestimmen und den Beitrag des Personalmanagements zur Erreichung der Unternehmensziele beurteilen. Auf diese Weise soll er die wirtschaftliche Ausrichtung des Personalmanagements und den effizienten Einsatz der Personalressourcen sicherstellen.

Die Informationsversorgung des Personalmanagements und die Erfüllung der genannten Aufgaben des Personalcontrollings erfordern ein rechnergestütztes **Personalinformationssystem**. Dies stellt quantitative, qualitative, regionale und zeitliche Daten über den Personalbestand und die Arbeitsplätze des Unternehmens zur Verfügung. Beispiele für personenbezogene Daten sind Bildungsstand, Berufserfahrung, physische und psychische Merkmale sowie Lohn oder Gehalt. Diese werden unter Berücksichtigung der Anforderungen an den Datenschutz und in Abstimmung mit dem Betriebsrat laufend erfasst. Darüber hinaus beinhaltet das Personalinformationssystem Verfahren und Methoden zur Durchführung von Verwaltungsaufgaben, zur Analyse von Personal- und Arbeitsplatzdaten sowie für die Planung des Personalbedarfs, des Personaleinsatzes und der Personalkosten.

Einen wesentlichen Bestandteil des Personalinformationssystems bildet die **Personalkostenrechnung**. Sie dient der Erfassung der Personalkosten in allen Unternehmensbereichen sowie zur ökonomischen Bewertung des Erfolges des Personalmanagements (vgl. *Domsch*, 2005, S. 418f.). Da der Anteil der Personalkosten an den Gesamtkosten des Unternehmens meist erheblich ist, kommt dem **Personalkostenmanagement** für den Erfolg des Unternehmens maßgebliche Bedeutung zu. Im Gegensatz zu anderen Funktionsbereichen wird bei den Personalkosten nicht der Faktorverbrauch, sondern überwiegend die Anwesenheit der Mitarbeiter bewertet. Die aktive Beeinflussung der Personalkosten ist vor allem über die Mitarbeiterzahl und nur eingeschränkt über die Form und Höhe der Entlohnung möglich. Die Personalkostenstruktur ergibt sich überwiegend aus den Tarifabschlüssen und gesetzlichen Änderungen in der Sozialversicherung. Personalkostensenkungen erfolgen in der Praxis am häufigsten durch Personalabbau. Zur Vermeidung unnötiger Belastungen des Betriebsklimas wird dieser vorzugsweise über Fluktuation mit Verzicht auf betriebsbedingte Kündigungen durchgeführt. Aufgrund der hohen Arbeitslosigkeit in Deutschland können von den Unternehmen zunehmend aber auch Abstriche in der Entlohnung wie z.B. die Streichung des Weihnachtsgeldes oder Arbeitszeiterhöhungen ohne Lohnausgleich durchgesetzt werden. Als Gegenleistung wird den Mitarbeitern häufig eine befristete Arbeitsplatzgarantie eingeräumt.

Die Personalkosten lassen sich in drei **Personalkostengruppen** unterscheiden (vgl. *Scholz*, 2000, S. 689ff.):

- **Bestandskosten** entstehen für die Bereitstellung des Personals. Bestandskosten sind die Summe der zu zahlenden Mitarbeiterentlohnung.
- **Aktionskosten** entstehen für Maßnahmen des Personalmanagements zur:
  - **Personalbeschaffung**: Kosten für Personalmarketing, -auswahl sowie -einstellung und -einarbeitung. Beispiele sind Zeitungsanzeigen, Personalberaterhonorar, Reisekosten von Bewerbern oder Umzugskosten.
  - **Personalentwicklung**: Kosten der Aus- und Weiterbildung. Beispiele sind Schulungsmaterial, Trainee-Programme oder Seminargebühren.
  - **Personalfreisetzung:** Kosten zur Vermeidung oder Begrenzung nachteiliger Folgen eines Personalabbaus. Beispiele sind Vorruhestandsgeld, Outplacementberatung oder Abfindungen.
- **Reaktionskosten** entstehen nicht aus eigenem Antrieb. Sie fallen an z.B. aufgrund von:
  - **Fluktuation**: Kosten durch Austritt eines Mitarbeiters. Dabei geht das im Laufe der Beschäftigung angehäufte Humanvermögen verloren. Weitere Kosten können für die administrative Abwicklung des Mitarbeiterabgangs, sinkende Leistungsbereitschaft gekündigter Arbeitnehmer und die Neubesetzung der Stelle anfallen.
  - **Fehlzeiten:** Kosten durch Abwesenheit vom Arbeitsplatz z.B. aufgrund von Krankheit, Unfall, fehlender Motivation (Absentismus), Urlaub, gesetzlicher Feiertage oder Mutterschutz.

Das **Personalbudget** ist in den direkten Unternehmensbereichen i.d.R. leistungsbezogen und flexibel. Seine Erstellung erfolgt in Abhängigkeit der Beschäftigung in den Material- und Fertigungsstellen. In indirekten Bereichen wie z.B. Vertrieb, Forschung und Entwicklung oder auch Personal überwiegt die starre Budgetierung. Sie geht nicht von den zu erstellenden Leistungen, sondern von Personalplänen und dem geplanten Personalbedarf aus. Grund für dieses aus Planungs- und Steuerungsgesichtspunkten unbefriedigende Vorgehen ist die Vielfalt und Verschiedenartigkeit der in diesen Bereichen erstellten Leistungen (vgl. *Küpper*, 2005, S. 471f.). Abhilfe kann hier eine Budgetierung auf Basis der Prozesskostenrechnung schaffen (vgl. Kap. 5.4.3.3).

Die detaillierte Erfassung der Personalkosten bereitet in aller Regel keine großen Schwierigkeiten. Dafür ist die **Bewertung des Nutzens** des Personalmanagements problematisch. Meist lassen sich monetäre Wirkungen nicht quantifizieren, da qualitative und nichtmonetäre Aspekte überwiegen. Um dem Personalmanagement dennoch eine Grundlage für die Planung, Steuerung und Kontrolle zu liefern, werden die steuerungsrelevanten Aspekte mit Hilfe von **Kennzahlen** dargestellt und quantifiziert. Neben der Analyse der Personalkosten beziehen sich diese vor allem auf die Mitarbeiterstruktur und den Arbeitseinsatz. Der Vergleich der Kennzahlen im Zeitablauf, zwischen verschiedenen Organisationseinheiten und mit anderen Unternehmen liefert Hinweise auf bestehende Schwachstellen und Verbesserungsbedarf. Durch den Ausbau zu einem Benchmarking lässt sich das Personalmanagement wettbewerbsorientiert gestalten (vgl. *Küpper*, 2005, S. 472f.). Mögliche **Kennzahlen des Personalmanagements** zeigt Abb. 6.2.12.

| Personalstruktur | Arbeitseinsatz | Personalkosten |
|---|---|---|
| ▪ Bildungsstruktur<br>▪ Altersstruktur<br>▪ Tätigkeitsstruktur<br>▪ Vertragsstruktur<br>▪ Einkommensstruktur<br>▪ hierarchische Stellung<br>▪ regionale Aufteilung | ▪ Leistungsgrad<br>▪ Arbeitsproduktivität<br>▪ Überstundenquote<br>▪ Fehlzeiten<br>▪ Fluktuationsrate<br>▪ effektive Arbeitszeit<br>▪ Anteil Schichtarbeit | ▪ Personalkosten je Mitarbeiter<br>▪ Personalkosten je Stunde<br>▪ Personalkostenarten (z.B. Personalbeschaffung, -entwicklung, -freisetzung)<br>▪ Personalkostenintensität (Verhältnis zu den Gesamtkosten bzw. anderen Kostenarten) |

*Abb. 6.2.12: Beispiele für Kennzahlen des Personalmanagements (in Anlehnung an Potthoff/Trescher, 1986, S. 239f.; Schulte, 1989, S. 35ff.)*

Die Kennzahlen lassen sich zu einem Kennzahlensystem verknüpfen. Ein Beispiel für ein umfassendes **Personalkennzahlensystem** findet sich bei *Schulte* (vgl. 1989, S. 51f.). Dabei werden die 61 Kennzahlen in folgende funktionale Kategorien unterteilt: Personalbedarf und -struktur, -beschaffung, -einsatz, -erhaltung und Leistungsstimulation, Personalentwicklung, betriebliches Vorschlagswesen, Personalfreisetzung sowie -kostenplanung und -kontrolle. Im Rahmen des strategischen Personalmanagements bietet sich zur Umsetzung der Personalstrategie der Einsatz einer Balanced Scorecard an (vgl. Kap. 7.2.3.2). Um darüber hinaus auch nicht quantifizierbare Aspekte des Personalmanagements zu berücksichtigen, werden ergänzend qualitative Beurteilungsmethoden eingesetzt. Hierzu zählen vor allem **Mitarbeiterbefragungen** zur Bestimmung von Stärken und Schwächen des Personalmanagements (vgl. *Domsch*, 2005, S. 421).

Ein Instrument des strategischen Personalcontrollings zur Berücksichtigung qualitativer Faktoren sind **Personal-Portfolios**. Sie dienen vor allem dazu, Stärken und Schwächen der Personalstruktur sowie einzelner Mitarbeiter zu analysieren. Durch die Einstufung in das Portfolio lassen sich normative Handlungsempfehlungen für das Personalmanagement ableiten. In dem in Abb. 6.2.13 dargestellten Portfolio wird z.B. die derzeitige Leistung (Performance) dem Entwicklungspotenzial der Mitarbeiter gegenübergestellt. Es dient vor allem zur Bestimmung des Personalentwicklungsbedarfs von Führungskräften (vgl. *Odiorne*, 1984, 65ff.). Portfolios sind in der Praxis aufgrund ihrer Anschaulichkeit sehr beliebt. Aufgrund ihrer starken Vereinfachung lassen sich jedoch die vielfältigen Mitarbeitermerkmale nicht ausreichend berücksichtigen. Portfolios sind deshalb keine ausreichende Grundlage für Personalmanagemententscheidungen (vgl. *Becker*, 2002, S. 254f.).

Dem Personalcontrolling kommt eine **Brückenfunktion** zwischen dem Personalmanagement und anderen Bereichen der Unternehmensführung zu. Es soll die Wirtschaftlichkeit in den Aufgabenfeldern und Ebenen des Personalmanagements gewährleisten und Indikatoren für den Erfolg des Personalmanagements ermitteln. Bei der Durchführung des Personalcontrollings ist vor allem darauf zu achten, dass die Mitarbeiter nicht nur unter wirtschaftlichen Gesichtspunkten betrachtet werden. Ansonsten ist aus Angst vor dem „gläsernen Mitarbeiter" mit starken Widerständen zu rechnen und das Personalcontrolling kann seine wichtige Unterstützungs- und Querschnittsfunktion nicht ausreichend wahrnehmen (vgl. *Küpper*, 2005, S. 469ff.; *Scholz*, 2003, S. 538).

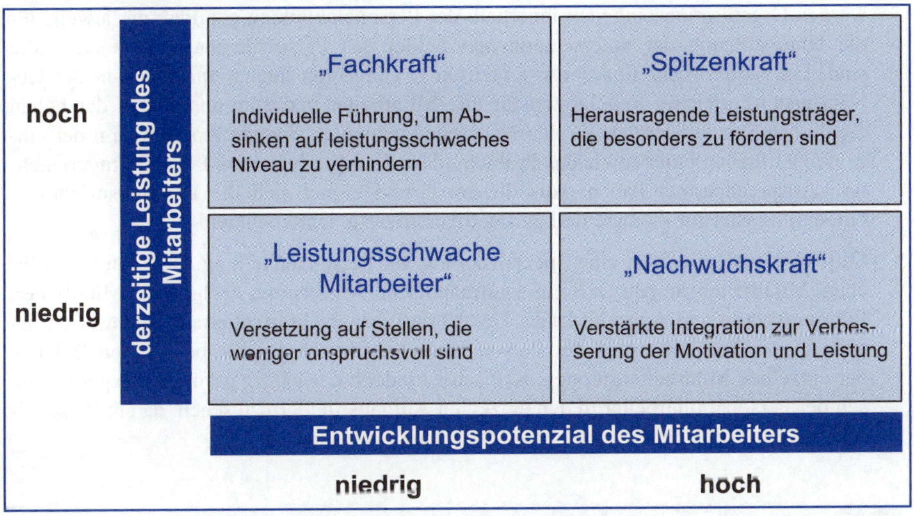


*Abb. 6.2.13: Personal-Portfolio (vgl. Odiorne, 1984, S. 66)*

### 6.2.8.2 Personalverwaltung

Die **Personalverwaltung** führt administrative Serviceaufgaben durch. Sie nimmt eine Unterstützungsfunktion für das Personalmanagement wahr.

Die Ausführung dieser routinemäßig ablaufenden Tätigkeiten erfolgt meist in der Personalabteilung als eigenständiger Organisationseinheit. Wesentliche **Aufgaben** der Personalverwaltung sind (vgl. *Berthel/Becker*, 2007, S. 500ff.; *Olfert,* 2006, S. 468ff.):

- **Information**: Gewinnung, Speicherung, Aufbereitung, Verdichtung und Auswertung von Informationen über einzelne Mitarbeiter, Mitarbeitergruppen oder die Belegschaft.
- **Abrechnung**: Hierzu zählt die Lohn- und Gehaltsabrechnung, aber auch andere Abrechnungsaufgaben wie z.B. von Reisekosten, Werksverkäufen, privaten Telefongesprächen oder Essensgeld. Bei der Lohn- und Gehaltsabrechnung handelt es sich um eine Nebenbuchhaltung, die sowohl der Personalabteilung als auch dem Rechnungswesen zugeordnet werden kann.

- **Abwicklung**: Vorbereitung und Durchführung personalbezogener Vorgänge wie z.B. Einstellung, Versetzung, Beförderung oder Veränderung.
- **Meldung**: Meldeaufgaben der Personalverwaltung umfassen sowohl interne als auch externe Meldungen. Externe Meldungen sind z.B. Arbeitsamtmeldungen, Lohnnachweise für die Berufsgenossenschaften oder Lohnsteueranmeldungen beim Finanzamt. Interne Meldungen beziehen sich z.B. auf Versetzungen oder Jubiläen.
- **Überwachung**: Die Personalverwaltung beaufsichtigt personelle Vorgänge wie z.B. Fluktuation, Krankenstand, Arbeitszeiten oder Überstunden. Sie hat dabei für die Einhaltung von Terminen und arbeitsrechtlichen Vorschriften zu sorgen. Beispiele sind Kündigungsfristen oder die gesetzlich zulässige tägliche Arbeitszeit.

Die Personalabteilung kann funktions- oder objektorientiert strukturiert werden (vgl. *Domsch*, 2005, S. 392; *Holtbrügge*, 2005, S. 44f.; *Bröckermann*, 2007, S. 8f.):

- **Funktionsorientiert** wird sie nach den einzelnen Aufgabenfeldern unterteilt. Dabei werden Organisationseinheiten innerhalb der Personalabteilung gebildet, die jeweils für die Unterstützung der unterschiedlichen Felder des Personalmanagements zuständig sind. Die Vorteile der funktionsorientierten Organisation liegen zum einen in der Gewährleistung gleicher Regelungen für alle Mitarbeiter und zum anderen in der hohen fachlichen Spezialisierung. Zu den Nachteilen zählen erschwerte Koordination der einzelnen Aufgabenfelder sowie das Problem, dass die Mitarbeiter bei Personalfragen mehrere Ansprechpartner haben. Aus diesem Grund eignet sich die funktionsorientierte Gliederung eher für kleinere und gering diversifizierte Unternehmen.
- **Objektorientiert** erfolgt eine Spezialisierung der Personalabteilung nach unterschiedlichen Mitarbeitergruppen, z.B. in kaufmännische Mitarbeiter, technische Mitarbeiter, Führungskräfte und Auszubildende. Der Vorteil der objektorientierten Organisation besteht in der Spezialisierung der Personalverantwortlichen auf die besonderen Belange der einzelnen Mitarbeitergruppen. Kritisch ist jedoch das häufig geringere Expertenwissen der Personalmitarbeiter in den einzelnen Aufgabenfeldern zu sehen, da ein Personalreferent alle Aufgabenfelder für eine Mitarbeitergruppe betreut.

## Literaturempfehlungen

*Berthel, J./Becker. F.G.:* Personalmanagement, 8. Aufl., Stuttgart 2007.

*Bühner, R.:* Personalmanagement, 3. Aufl., München 2005.

*Jung, H.:* Personalwirtschaft, 7. Aufl., München 2006.

*Holtbrügge, D.:* Personalmanagement, 2. Aufl., Berlin u.a. 2005.

## Management Summary

- Die Personalbedarfsbestimmung ermittelt, wie viele Mitarbeiter mit welcher Qualifikation wann, wo und wofür benötigt werden.
- Die Personalentwicklung umfasst die planmäßige Aus-, Fort- und Weiterbildung zur individuellen beruflichen Entwicklung und Förderung der Mitarbeiter.
- Die Personalbeschaffung deckt einen qualitativen, quantitativen, zeitlichen oder örtlichen Personalbedarf und die Personalfreisetzung eine qualitative, quantitative, zeitliche oder örtliche Personalüberdeckung.
- Der Personaleinsatz soll anforderungs- und eignungsgerecht sein.
- Die Personalbeurteilung schätzt die Leistung und das Potenzial der Mitarbeiter ein und bildet die Grundlage für Personalentlohnung, -einsatz und -entwicklung.
- Die Personalentlohnung beschäftigt sich mit der Bestimmung des Entgelts für die Arbeitsleistung der Mitarbeiter.
- Das Personalcontrolling ist eine Querschnittsfunktion mit der Aufgabe der Informationsversorgung und Koordination des Personalmanagements.
- Die Personalverwaltung ist eine Servicefunktion zur Durchführung der administrativen personellen Aufgaben

# 7. Informationsmanagement

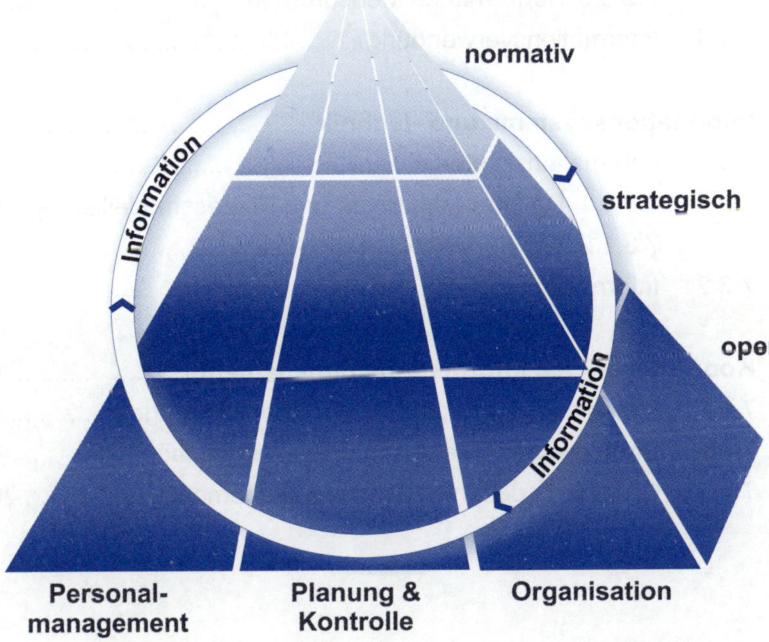

# 7.1 Grundlagen

**Leitfragen**

- Welche Rolle spielen Information und Kommunikation für die Unternehmensführung?
- Welche Aufgaben hat das Informationsmanagement?
- Wie wird das Informationsmanagement im Unternehmensführungssystem eingeordnet?

**Informationen** sind das Rohmaterial für die Entscheidungen der Unternehmensführung. Entscheidungen sind nur so gut, wie die Informationen, auf denen sie beruhen. Informationen werden auf allen Ebenen und in allen Phasen der Unternehmensführung benötigt (vgl. Kap. 1). Sie ermöglichen, verbinden und koordinieren die Führungsfunktionen Personalmanagement, Planung und Kontrolle sowie Organisation. Zudem verknüpfen sie das Führungssystem mit dem Ausführungssystem. Im Führungskreislauf werden Informationen aufgenommen, zur Entscheidungsfindung interpretiert und verarbeitet sowie in Form von Zielen, Plänen und Anweisungen weitergegeben. Informationen werden durch Entscheidungen in Aktionen überführt. Erfolgreiche Unternehmensführung zeichnet sich vor allem durch systematisches Erkennen und konsequentes Ausnutzen von Informationsvorsprüngen im Wettbewerb aus (vgl. *Zahn*, 2005, S. 400ff.). Unternehmensführung ist somit ohne entsprechende Informationsversorgung nicht möglich.

Informationen für die Unternehmensführung sollen in der richtigen Menge, in der richtigen Qualität, zum richtigen Zeitpunkt und am richtigen Ort vorliegen. Dies ist die Aufgabenstellung des **Informationsmanagements** als einer zentralen **Unterstützungsfunktion** der Unternehmensführung. Das Informationsmanagement ist für den Informationsfluss verantwortlich, der im Führungssystem als umlaufender Kreis symbolisiert wird (vgl. Abb. 7.1.1).

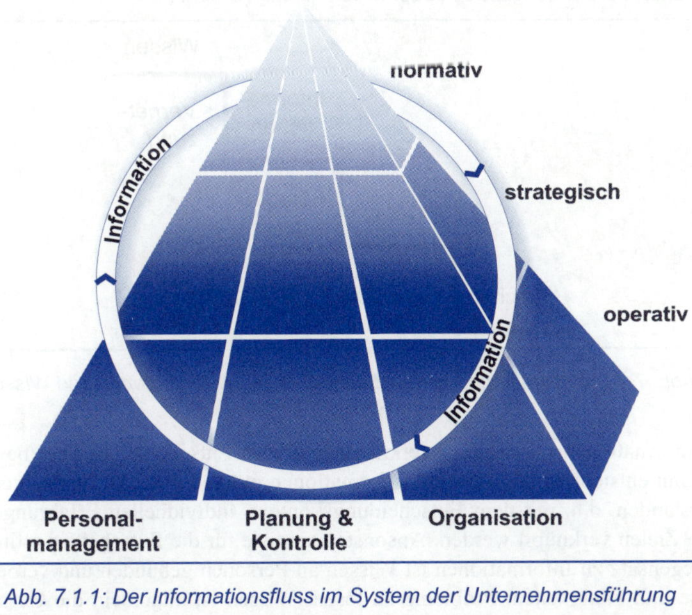


*Abb. 7.1.1: Der Informationsfluss im System der Unternehmensführung*

Im Folgenden werden zunächst die Bedeutung von Information und Kommunikation sowie die Aufgaben des Informationsmanagements beschrieben. Danach werden die Informationswirtschaft (Kap. 7.2) und die Informationssysteme und -technik (Kap. 7.3) als wesentliche Aufgabenbereiche des Informationsmanagements dargestellt. Abschließend wird in Kap. 7.4 auf die Koordination des Informationsmanagements durch die Unternehmensführung eingegangen.

### 7.1.1 Bedeutung von Information und Kommunikation

Obwohl häufig von Information und Kommunikation gesprochen wird, sind diese Begriffe nicht eindeutig definiert. Nachfolgend wird deshalb zunächst erläutert, was unter Information und Kommunikation verstanden werden soll. Im Anschluss wird auf deren Bedeutung für die Unternehmensführung eingegangen.

**Informationen** können je nach Kontext und Interpretation von unterschiedlicher Bedeutung sein. In einem umgangssprachlichen Verständnis ist Information eine Mitteilung, die in einem bestimmten Moment vom jeweiligen Adressaten als wichtig angesehen wird (vgl. *Seiffert*, 1971, S. 24). Für eine führungsorientierte Betrachtung ist die in Abb. 7.1.2 dargestellte schrittweise **Annäherung an den Informationsbegriff** besser geeignet (vgl. *Probst* et al., 2006, S. 22ff.; *North*, 2005, S. 32ff.; *Hopfenbeck*, 2000, S. 111ff.):

- **Zeichen** sind zusammenhanglose Elemente einer Gesamtmenge, die Zeichenvorrat genannt wird. Sie dienen zur Darstellung und Beschreibung von Daten. Beispiele für Zeichen sind Buchstaben und Ziffern.
- **Daten** bestehen aus Zeichen, die nach bestimmten Regeln (Syntax) angeordnet sind. Sie entstehen bei allen betrieblichen Aktivitäten, haben aber ohne die Einbindung in einen Kontext keine Bedeutung für unternehmerische Entscheidungen. Daten lassen sich speichern, bearbeiten und übermitteln. Sie sind der Rohstoff für Informationen.
- **Informationen** sind Daten, die als Grundlage von Entscheidungen dienen und damit einen Verwendungszweck oder Problembezug erhalten.

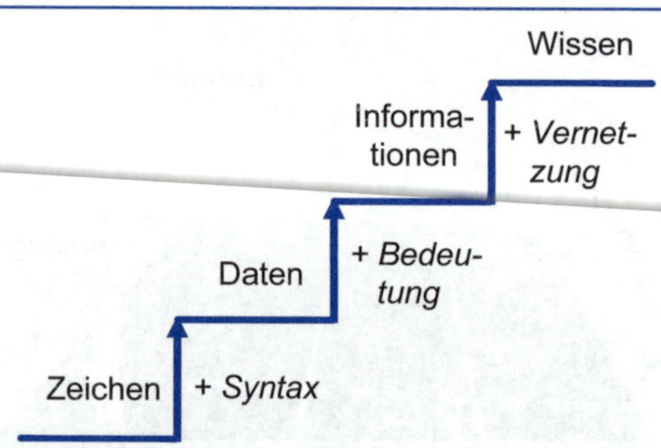


*Abb. 7.1.2: Zusammenhang von Zeichen, Daten, Informationen und Wissen (vgl. North, 2005, S. 32)*

Werden Informationen miteinander verknüpft und vom Entscheidungsträger bewusst interpretiert, dann entsteht daraus **Wissen**. Informationen müssen demnach vom Entscheidungsträger verstanden, d.h. mit dem Entscheidungskontext, individuellen Erfahrungen und den verfolgten Zielen verknüpft werden. Ansonsten sind sie für die Entscheidungsfindung wertlos. Im Gegensatz zu Informationen ist Wissen an Personen gebunden und verbessert deren Kenntnisse und Fähigkeiten, Probleme zu lösen. Wissen ist allgemein die Gesamtheit von Kenntnissen und Fähigkeiten zur Lösung von Problemen (vgl. *Probst* et al., 2006, S. 22).

Durch **Wissensmanagement** soll das im Unternehmen vorhandene Wissen zum Nutzen des Unternehmens verwendet und gesteigert werden. Das in einem Unternehmen verfügbare Wissen stellt zunehmend einen bedeutenden Wettbewerbsfaktor dar. Da Wissen personenbezogen ist, bezieht sich das Wissensmanagement insbesondere auf die Mitarbeiter des Unternehmens. Das Wissensmanagement wird ausführlich in Kap. 8.2 dargestellt.

Eine weit verbreitete Definition bezeichnet Informationen als „zweckbezogenes Wissen" (vgl. *Wittmann*, 1959, S. 14). Als Zweck wird dabei die Vorbereitung von Handlungen oder Entscheidungen angesehen. Da Wissen aber erst durch die Vernetzung von Informationen entsteht, ist die Beschreibung der Information als zweckbezogener Anteil des Wissens nicht sinnvoll. Darüber hinaus ist Wissen an Menschen gebunden, während Informationen z.B. auch in schriftlichen Aufzeichnungen oder Datenbanken enthalten sein können. Informationen bilden deshalb die Bausteine für das menschliche Wissen.

Informationen sind immaterielle Güter, die aber nicht kostenlos zur Verfügung stehen (vgl. *Witte*, 1972, S. 64). Es sind **Wirtschaftsgüter**, wenn sie (vgl. *Bode*, 1993, S. 61f.)

- entsprechend der Zielsetzung des Unternehmens für den Zweck geeignet,
- im Wirkungsbereich des Unternehmens vorhanden und verfügbar,
- zwischen verschiedenen Wirkungsbereichen übertragbar,
- relativ knapp sind sowie
- nachgefragt werden.

Für ein Unternehmen können Informationen zugleich Rohstoff, Betriebsmittel oder Endprodukt sein. Die Verarbeitung von Informationen ist für das Unternehmen wertschöpfend (vgl. *Reichwald*, 2005, S. 249ff.). Deshalb lassen sich Informationen als **Produktionsfaktor** ansehen (vgl. *Mag*, 1984, S. 803ff; *Pietsch* et al., 2004, S. 39). Aufgrund ihres immateriellen Charakters verfügen sie über besondere **Eigenschaften** (vgl. *Pietsch* et al., 2004, S. 46f.; *Strassmann*, 1982, S. 75f.; *Picot/Franck*, 1988, S. 608ff. sowie ausführlich Kap. 8.3):

- Sie werden durch ihre Nutzung nicht verbraucht,
- Sie lassen sich in digitaler Form ohne Wertverlust und fast beliebig teilen,
- Ihre Vervielfältigung und Weitergabe verursacht keine oder nur geringe Kosten,
- Ihr Wert ist nur schwer bestimmbar und von Zeit und Kontext abhängig,
- Ihre Sicherheit und ihr Schutz ist problematisch,
- Sie können gleichzeitig im Besitz mehrerer Personen sein und
- Erweitern, Weglassen, Auswählen und Verdichten verändert ihre Qualität.

Der Austausch und die Übermittlung von Informationen erfolgt durch **Kommunikation**. Diese kann zwischen Personen, zwischen Personen und Computern (Mensch-Maschine-Kommunikation) oder zwischen Computern stattfinden. Bei der Kommunikation werden Informationen in Form von Nachrichten ausgetauscht. Der Adressat empfängt die Nachricht, die für seine Zwecke relevante Daten enthält und dementsprechend für ihn eine Information darstellt (vgl. *Reichwald*, 2005, S. 257).

**Kommunikation** ist der Austausch von Informationen zur aufgabenbezogenen Verständigung (vgl. *Reichwald*, 2005, S. 257).

Für die Unternehmensführung ist Kommunikation die Basis für die Koordination arbeitsteiliger Prozesse. Ohne Kommunikation können weder innerhalb des Unternehmens noch über die Unternehmensgrenzen hinweg Leistungen ausgetauscht werden. Darüber hinaus dient sie auch dem Aufbau und der Pflege zwischenmenschlicher Beziehungen. Dabei kann sogar der eigentliche Informationsinhalt in den Hintergrund treten. Ein Beispiel ist eine Unterhaltung über das Wetter. Besonders im Rahmen des Personalmanagements (vgl. Kap. 6) gestaltet die Unternehmensführung durch Kommunikation das Betriebsklima und nimmt damit Einfluss auf die Arbeitszufriedenheit und Motivation der Mitarbeiter (vgl. *Reichwald*, 2005, S. 249ff.). Unternehmensführung besteht vor allem aus Kommunikation. Führungskräfte nehmen z.B. Informationen in Form von Ergebnisberichten oder Marktstudien entgegen, diskutieren diese mit Kollegen und Fachleuten z.B. aus dem Marketing oder Controlling und treffen daraufhin Entscheidungen, die sie an die nachgeordneten Ebenen weiterleiten.

**Information und Kommunikation** stellen die Grundlage für die Führung eines Unternehmens als arbeitsteilige Organisation dar. Sie sind zentrale Bestandteile wirtschaftlichen Handelns (vgl. *Reichwald*, 2005, S. 249).

## 7.1.2 Aufgabenbereiche des Informationsmanagements

Aus der Bedeutung der Information und Kommunikation für die Unternehmensführung folgt, dass die betrieblichen Informationsflüsse und Kommunikationsprozesse innerhalb und zwischen den Führungsfunktionen und -ebenen aktiv zu gestalten sind. Dies ist Gegenstand des Informationsmanagements. Es soll die Entscheidungsprozesse der Unternehmensführung durch organisatorische, personelle und technische Maßnahmen der Informationsversorgung unterstützen. Das Informationsmanagement stellt somit selbst keine Funktion der Unternehmensführung dar. Es dient vielmehr auf allen Führungsebenen der Unterstützung der grundlegenden Führungsfunktionen Planung und Kontrolle, Organisation sowie Personalmanagement.

**Informationsmanagement** umfasst die Planung, Steuerung und Kontrolle der Information und Kommunikation sowie der dazu erforderlichen Informationssysteme und -technik eines Unternehmens (vgl. *Krcmar*, 2005, S. 1.; *Heinrich/Lehner*, 2005, S. 7).

Trotz der Bezeichnung „Informationsmanagement" bezieht es sich nicht nur auf die Information, sondern immer auch auf die Kommunikation. Es soll eine effektive und effiziente Gestaltung und Verwendung von Informationen und der dazugehörigen Informations- und Kommunikationsinfrastruktur im Unternehmen sicherstellen (vgl. *Horton*, 1981). Bei der Beschreibung des Aufgabenspektrums lassen sich drei **Ansätze des Informationsmanagements** unterscheiden (vgl. *Krcmar*, 2005, S. 28ff.):

- **Problem- und aufgabenorientierte Ansätze** (vgl. *Benson/Parker*, 1985; *Seibt*, 1990; *Griese*, 1990; *Cash* et al., 1992; *Heinrich/Lehner*, 2005) sind an den Problemen bzw. Aufgaben des Informationsmanagements ausgerichtet. Sie verzichten meist auf zusammenhängende Darstellungen betriebswirtschaftlicher und technischer Aspekte. Stattdessen beinhalten sie überwiegend Aufzählungen und detaillierte Beschreibungen der zu lösenden Probleme bzw. Aufgaben. Durch ihre in der Regel geringe Strukturierung sind sie für eine ganzheitliche Darstellung des Informationsmanagements kaum geeignet. Die darauf aufbauenden prozessorientierten Konzepte (vgl. *Österle* et al., 1992) fassen deshalb Aufgaben zu Informationsmanagementprozessen zusammen.
- **Architekturorientierte Ansätze** (vgl. *Zachman*, 1987; *Krcmar*, 2005) beschäftigen sich nicht mit der Strukturierung des Informationsmanagements, sondern mit der technischen Gestaltung von Informationssystemen. Der Aufbau des betrieblichen Informationssystems soll ganzheitlich erfasst und strukturiert werden.
- **Ebenenorientierte Ansätze** beschreiben hierarchisch den Zusammenhang zwischen den Aufgaben des Informationsmanagements und der hierfür eingesetzten Informations- und Kommunikationstechnik. Das von *Wollnik* (vgl. 1988) entwickelte Referenz-

modell gliedert das Informationsmanagement nach seiner Nähe zur Informations- und Kommunikationstechnik in drei Ebenen:

(1) **Informations- und Kommunikationsinfrastruktur** ist die unterste Ebene und betrachtet vor allem die technische Strukturierung der Informationssysteme.

(2) **Informationssysteme:** Planung, Organisation und Kontrolle der Bereitstellung der Informations- und Kommunikationssysteme.

(3) **Informationseinsatz** ist die oberste Ebene und beschreibt die Verwendung der Informationen im Unternehmen.

Im Folgenden wird das Informationsmanagement nach seinen Aufgabenschwerpunkten in zwei **Bereiche** unterteilt (in Anlehnung an *Krcmar*, 2005, S. 48ff.; *Wollnik*, 1988, S. 38ff.):

- Die **Informationswirtschaft** beinhaltet die fachlichen Aufgaben der Informationsversorgung der Unternehmensführung. Die Informationswirtschaft bedient sich zur Erfüllung ihrer Aufgaben der Informationssysteme und -technik.
- **Informationssysteme und -technik** umfasst die technischen Aufgaben der Gestaltung der Informationsinfrastruktur und der darauf aufbauenden Informationssysteme. Aufgrund ihrer technischen Ausrichtung werden die von *Wollnik* unterschiedenen Ebenen Informations- und Kommunikationsinfrastruktur und Informationssysteme hierunter zusammengefasst.

Da die Aufgabenbereiche des Informationsmanagements alle Führungsfunktionen und -ebenen betreffen, kann es im Unternehmensführungssystem als **unterstützende Querschnittsfunktion** eingeordnet werden. In Abb. 7.1.3 sind die beiden Bereiche des Informationsmanagements deshalb als dritte Dimension dargestellt, die sich auf alle Ebenen und Funktionen der Unternehmensführung bezieht. Aufgrund des Stellenwertes der Information und der daraus resultierenden Bedeutung des Informationsmanagements muss es auf die Anforderungen der Unternehmensführung abgestimmt sein.

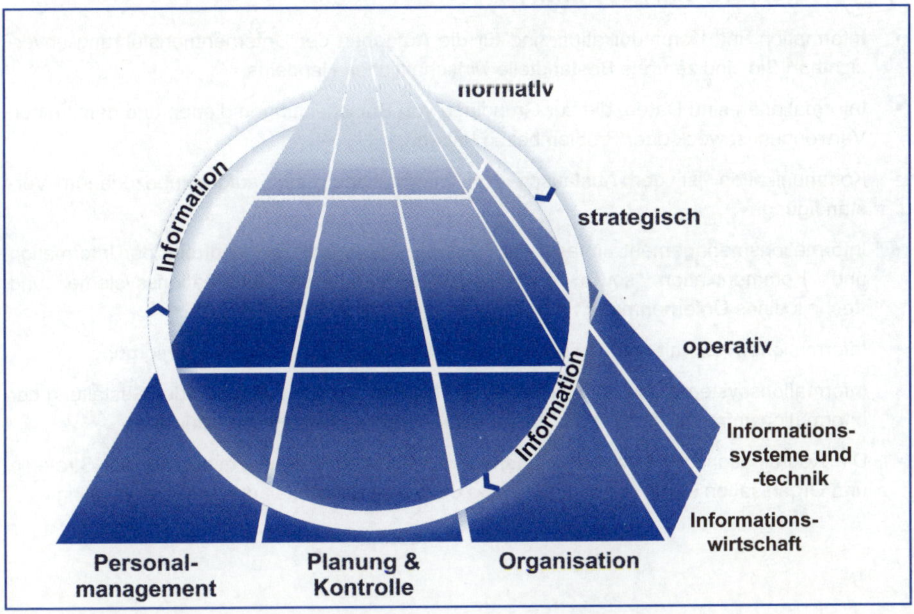


*Abb. 7.1.3: Informationsmanagement als unterstützende Querschnittsfunktion der Unternehmensführung*

Der Unternehmensführung kommen folgende Aufgaben der **Koordination des Informationsmanagements** zu:

- **Organisatorische Gestaltung** des Informationsmanagements zur Abstimmung der Informationssysteme und -technik auf die Anforderungen der Informationswirtschaft sowie zur Festlegung der hierarchischen Stellung, Strukturierung und personellen Verantwortung des Informationsmanagements.
- **Strategische Ausrichtung** des Informationsmanagements im Bezug auf die Unternehmensstrategie. Dabei ist insbesondere die strategische Rolle der Informationssysteme und -technik für das Unternehmen festzulegen.
- **Controlling** des Informationsmanagements zur Sicherstellung seiner Effektivität und Wirtschaftlichkeit.

Die Aufgabenbereiche des Informationsmanagements sowie die Aufgaben der Koordination des Informationsmanagements werden in den folgenden Kapiteln dargestellt.

## Literaturempfehlungen

*Heinrich, L.J./Lehner, F.*: Informationsmanagement - Planung, Überwachung und Steuerung der Informationsinfrastruktur, 8. Aufl., München u.a. 2005.

*Krcmar, H.*: Informationsmanagement, 4. Aufl., Berlin u.a. 2005.

*Zarnekow, R./Brenner, W./Grohmann,* H. (Hrsg.): Informationsmanagement, Heidelberg 2004.

## Management Summary

- Information und Kommunikation sind für die Aufgaben der Unternehmensführung unverzichtbar. Sie sind zentrale Bestandteile wirtschaftlichen Handelns.
- Informationen sind Daten, die zur Grundlage von Entscheidungen dienen und damit einen Verwendungszweck oder Problembezug haben.
- Kommunikation ist der Austausch von Informationen zur aufgabenbezogenen Verständigung.
- Informationsmanagement umfasst die Planung, Steuerung und Kontrolle der Information und Kommunikation sowie der hierzu erforderlichen Informationssysteme und -technik eines Unternehmens.
- Informationswirtschaft betrifft die fachlichen Aufgaben der Informationsversorgung.
- Informationssysteme und -technik umfassen die technischen Aufgaben der Gestaltung der Informationsinfrastruktur und der darauf aufbauenden Informationssysteme.
- Die Koordination des Informationsmanagements beinhaltet die Festlegung der Strategie und Organisation sowie die Sicherstellung der Wirtschaftlichkeit durch das Controlling.

# 7.2 Informationswirtschaft

**Leitfragen**

- Welche Führungsinformationen sind erforderlich?
- Woher stammen Führungsinformationen?
- Wie werden Führungsinformationen übermittelt?

Die Informationswirtschaft soll dafür sorgen, dass die zur Vorbereitung und Unterstützung von Entscheidungen der Unternehmensführung relevanten Informationen zur Verfügung stehen. Sie soll den Informationsbedarf der Unternehmensführung durch ein entsprechendes Informationsangebot decken und dadurch für ein **informationswirtschaftliches Gleichgewicht** sorgen (vgl. *Link*, 1982, S. 285). Die Herausforderung ist dabei heutzutage eher die Flut von Informationen, der die Entscheidungsträger gegenüber stehen.

Die **Informationswirtschaft** soll die von der Unternehmensführung benötigten Informationen dem richtigen Empfänger mit angemessener Genauigkeit und Verdichtung rechtzeitig und wirtschaftlich zur Verfügung stellen.

Zur Erfüllung ihrer Aufgaben greift die Informationswirtschaft auf Informationssysteme und -technik zurück. Sie bestimmt daher die Anforderungen an deren Gestaltung, Funktion und Struktur. Die Informationsversorgung soll möglichst effektiv und effizient erfolgen. Die Beschaffung, Verarbeitung und Weitergabe von Informationen ist jedoch mit Kosten verbunden. Aus diesem Grund muss die Informationswirtschaft auch eine Betrachtung der Wirtschaftlichkeit von Informations- und Kommunikationsprozessen und eine Bewertung des Nutzens von Informationen beinhalten.

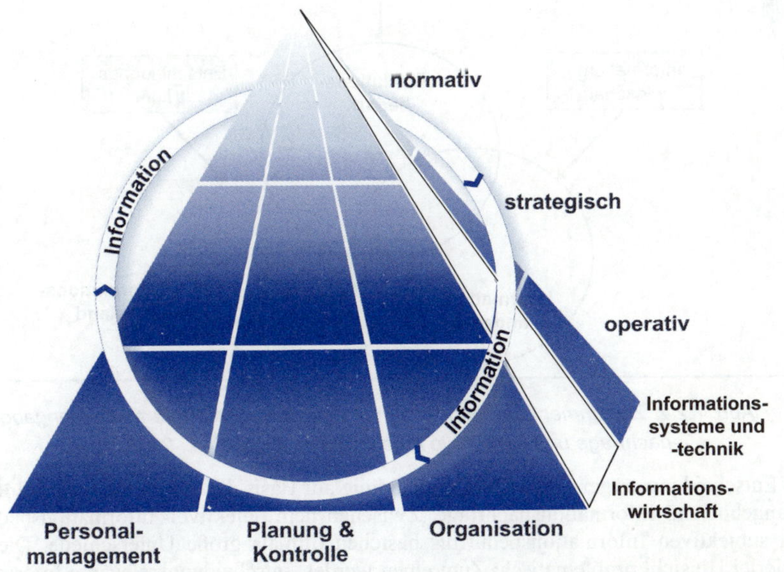


*Abb. 7.2.1: Informationswirtschaft im Führungssystem des Unternehmens*

Die Informationswirtschaft soll folgende **Fragen** beantworten:

- Welche Informationen sind für eine Entscheidung erforderlich?
- Wie und woher lassen sich diese Informationen beschaffen?
- Wie sollen diese Informationen an die Unternehmensführung übermittelt werden?
- Welche Bedeutung haben diese Informationen für die Entscheidung?

Ziel der Informationswirtschaft ist es, den **Informationsstand** des Entscheidungsträgers zu optimieren. Hierzu sind Informationsangebot, -nachfrage und -bedarf zur Deckung zu bringen. Der Informationsstand ist der Teil des nachgefragten Informationsangebots, der objektiv zur Entscheidungsfindung erforderlich ist. Die Optimierung des Informationsstandes soll vor allem durch ein Informationsangebot erreicht werden, das am Informationsbedarf ausgerichtet ist (vgl. *Reichwald*, 2005, S. 267f.)

Der **Informationsbedarf** bezeichnet die Art, Menge und Qualität an Informationen, die ein Entscheidungsträger aus objektiver Sicht für die Durchführung einer Entscheidung benötigt (vgl. *Szyperski*, 1980, S. 904; *Picot* et al., 2003, S. 81).

Der Informationsbedarf wird somit durch die zu treffende Entscheidung bestimmt. Wird er dem Entscheidungsträger zur Verfügung gestellt, dann hat dieser prinzipiell alle Informationen, um sich richtig zu entscheiden. Dem Informationsbedarf steht jedoch das **subjektive Informationsbedürfnis** des Empfängers gegenüber. Das sind diejenigen Informationen, von denen der Empfänger glaubt, dass sie für seine Entscheidung von Bedeutung sind. Ein Teil des subjektiven Informationsbedarfs wird vom Entscheidungsträger als **Informationsnachfrage** angefordert. Das **Informationsangebot** stellt schließlich die Informationen dar, welche dem Entscheidungsträger zur Verfügung gestellt werden (vgl. *Picot* et al., 2003, S. 81). Abb. 7.2.2 veranschaulicht den Zusammenhang der Begriffe.

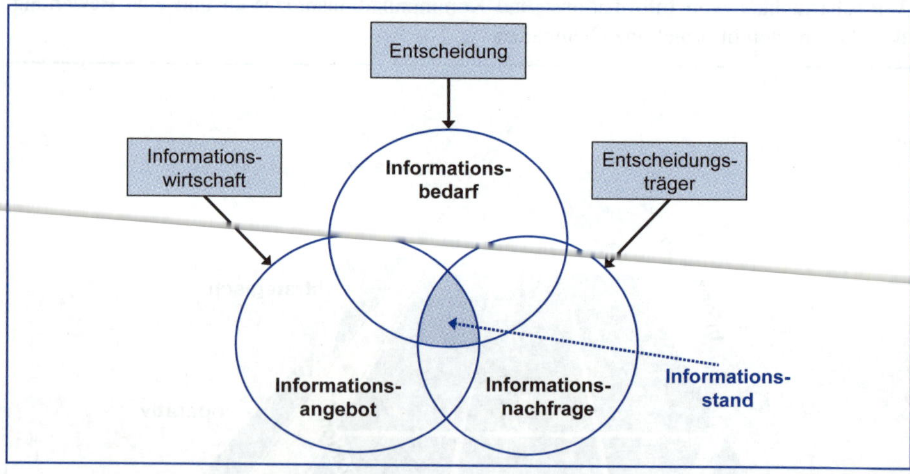


*Abb. 7.2.2: Zusammenhang und Bestimmungsfaktoren von Informationsangebot, -nachfrage und -bedarf (in Anlehnung an Picot et al., 2003, S. 82)*

Der Entscheidungsträger fällt seine Entscheidung auf Basis der Schnittmenge aus Informationsangebot und Informationsnachfrage. Zwischen dem objektiven Informationsbedarf und dem subjektiven Informationsbedürfnis bestehen oftmals große Unterschiede. Dies ist in zweierlei Hinsicht problematisch: Zum einen werden entscheidungsrelevante Informationen nicht als solche erkannt. Zum anderen kann dies dazu führen, dass irrelevante Informationen in die Entscheidung eingehen. Je größer die Diskrepanz zwischen Informationsbedarf und subjektivem Informationsbedürfnis, umso höher ist die Gefahr einer Fehlentscheidung.

Die Aufgaben der Informationswirtschaft lassen sich in folgende **Phasen des Informationsversorgungsprozesses** aufteilen (in Anlehnung an *Picot*, 1988, S. 248f.; *Berthel*, 1992, Sp. 872ff.; *Krcmar*, 2005, S. 55ff.):

- **Informationsbedarfsermittlung**: Ausgangspunkt der Informationsversorgung ist die Bestimmung der für eine Entscheidung objektiv erforderlichen Informationen. Auf Basis von Informationsbedarf und -nachfrage wird das Informationsangebot festgelegt.
- **Informationsbeschaffung**: Das Informationsangebot wird aus internen und externen Quellen beschafft.
- **Informationsübermittlung**: Das Informationsangebot wird den Entscheidungsträgern anforderungsgerecht zur Verfügung gestellt.
- **Informationsverwendung**: Die Entscheidungsträger fragen die Informationen nach und basieren darauf ihre Entscheidung.

Fällt die Beschaffung und Verwendung von Informationen zeitlich auseinander, dann sind diese in geeigneter Form zu speichern. Diese Aufgabe kommt überwiegend den Informationssystemen zu, die hierzu die Informationstechnik nutzen (vgl. Kap. 7.3). Die einzelnen Phasen werden in den folgenden Kapiteln erläutert.

## 7.2.1 Informationsbedarfsermittlung

Bei der **Informationsbedarfsermittlung** werden die für eine Entscheidung objektiv erforderlichen Informationen bestimmt.

Die Ermittelbarkeit des objektiven Informationsbedarfs hängt von der jeweiligen Aufgabe und den dabei zu treffenden Entscheidungen ab. Maßgeblich hierfür ist die **Strukturiertheit** der Aufgabe. Sie gibt an, inwieweit das angestrebte Ergebnis (Was soll erreicht werden?) sowie die dafür erforderlichen Lösungsschritte (Wie soll es erreicht werden?) im voraus bekannt sind (vgl. *Reichwald*, 2005, S. 265ff.):

- Bei **gut strukturierten Aufgaben** kann der Informationsbedarf grundsätzlich ermittelt und das Informationsangebot darauf abgestimmt werden. Beispiele sind die Bestellung von Rohstoffen oder die Verbuchung von Rechnungen. Fallen diese Aufgaben häufig in ähnlicher Form an, so lässt sich die Informationsversorgung planen und automatisieren. Bei sehr komplexen oder sich laufend ändernden Aufgaben ist dies aus Zeit- und Kostengründen jedoch nicht sinnvoll.
- Bei **schlecht strukturierten Aufgaben** kann der Informationsbedarf nur schwer oder gar nicht bestimmt werden. Beispiele sind Grundlagenforschung oder normative Unternehmensführung. Problematisch ist dabei, dass gerade schlecht strukturierte Aufgaben häufig einen hohen Informationsbedarf haben. In diesem Fall sollte deshalb die Informationsbeschaffung weitgehend dem Entscheidungsträger überlassen und ihm dafür geeignete Informationssysteme zur Verfügung gestellt werden. Die Entscheidungsqualität hängt in hohem Maße davon ab, ob der Entscheidungsträger die relevanten Informationen bestimmen und richtig interpretieren kann. Er sollte deshalb durch organisatorische und personelle Maßnahmen unterstützt werden. Beispiel für eine organisatorische Maßnahme ist die Entscheidungsfindung durch ein interdisziplinäres Team. Eine personelle Maßnahme ist z.B. die Schulung des Entscheidungsträgers in der Anwendung der Informationssysteme und der Interpretation der dort enthaltenen Informationen.

Bei gut strukturierten Aufgaben kann der Informationsbedarf grundsätzlich mit folgenden **Verfahren** bestimmt werden (vgl. *Horváth*, 2006, S. 335ff.; *Küpper*, 2005, S. 145ff.):

- **Dokumentenanalyse**: Der Informationsbedarf wird aus den Dokumenten wie z.B. Statistiken oder Berichten abgeleitet, die dem Entscheidungsträger für einzelne Entscheidungen zur Verfügung stehen.
- **Befragung**: Der Informationsbedarf wird mit Hilfe von Interviews, Fragebögen oder Berichten aus den Einschätzungen und Wünschen der Entscheidungsträger bestimmt.
- **Aufgabenanalyse**: Der Informationsbedarf wird durch die Analyse des Ablaufs einer Aufgabenlösung ermittelt. Daraus wird ein Informationskatalog erstellt, der typische Informationen zur Erfüllung der anstehenden Aufgabe enthält. Dies sind z.B. Informationen über Unternehmen, Markt, Zulieferer oder Wettbewerber. Darüber hinaus lassen sich Planungsmodelle erstellen, die den Informationsbedarf zur Lösung eines bestimmten Entscheidungsproblems zeigen, wie z.B. die Bestimmung der optimalen Losgröße.

Das Problem der Aufgabenanalyse liegt in der Notwendigkeit zur Vereinfachung und Generalisierung. Dadurch kann der für eine konkrete Entscheidung erforderliche Informationsbedarf in vielen Fällen nicht ausreichend genau ermittelt werden. Dokumentenanalyse und Befragung unterstellen, dass sich die vorhandenen Dokumente im Laufe der Zeit an den Informationsbedarf angenähert haben bzw. die Entscheidungsträger eine Einschätzung des Informationsbedarfs treffen können. Der objektive Informationsbedarf wird dadurch nicht ermittelt, sondern mit dem Informationsangebot bzw. dem subjektiven Informationsbedürfnis gleichgesetzt. In der Praxis werden häufig mehrere Verfahren der Informationsbedarfsermittlung verwendet, um durch die Kombination der Ergebnisse eine möglichst gute Einschätzung zu erhalten (vgl. *Horváth*, 2006, S. 336).

Für die Unternehmensführung sind **strategische Informationen** von besonderer Bedeutung. Sie sollen frühzeitig Signale für zukünftige Chancen und Risiken liefern sowie Stärken und Schwächen des Unternehmens aufdecken. Strategische Informationsvorsprünge können zur Schaffung von Wettbewerbsvorteilen genutzt werden. Aus diesem Grund sollten die relevanten Beobachtungsbereiche nicht eingeschränkt werden. Die strategische Bedeutung einer Information kann sich schnell ändern bzw. auch erst mit der Zeit ergeben. Während operative Informationen für konkrete Entscheidungen ermittelt werden, geht es beim strategischen Informationsbedarf um die Suche nach Entscheidungsmöglichkeiten. Strategische Informationen sind deshalb unsicher, überwiegend qualitativer Natur und damit wenig präzise. Besondere Schwierigkeiten ergeben sich bei der Prognose der Auswirkungen strategischer Entscheidungen. Da strategische Aufgaben meist schlecht strukturiert sind, lässt sich der strategische Informationsbedarf mit den oben genannten Verfahren nicht bestimmen (vgl. *Bea/Haas*, 2001, S. 240ff.; *Horváth*, 2006, S. 341ff.).

Eine Möglichkeit zur Ermittlung des strategischen Informationsbedarfs ist die **Methode der kritischen Erfolgsfaktoren** (KEF, Vgl. Kap. 3.1.2.3). Dabei wird unterstellt, dass für jedes Unternehmen einige wenige kritische Erfolgsfaktoren (Critical Success Factors) existieren, die über Erfolg oder Misserfolg entscheiden. Beispiele sind Image, Produktionskosten oder Innovationsfähigkeit. Die Ermittlung der KEF und deren Zusammenhänge erfolgt durch Befragung von Führungskräften. Im Anschluss daran werden Maßgrößen für die kritischen Erfolgsfaktoren und die hierfür erforderlichen Informationen abgeleitet. Auf diese Weise wird der Kern des strategischen Informationsbedarfs festgelegt. Die Subjektivität der Ermittlung soll durch Befragung einer möglichst großen Zahl an Führungskräften und Einbezug von Methodenspezialisten verringert werden. Die Methode der kritischen Erfolgsfaktoren macht den Entscheidungsträgern diejenigen Faktoren bewusst, denen die größte Aufmerksamkeit gewidmet werden soll. Dadurch steuert sie die Suche und Auswahl von strategisch relevanten Informationen (vgl. *Rockart*, 1979, S. 85ff.; *Picot* et al., 2003, S. 81).

## 7.2.2 Informationsbeschaffung

Auf Basis der Ergebnisse der Informationsbedarfsermittlung wird bei der **Informationsbeschaffung** festgelegt, welche Informationen zu welchem Zeitpunkt, aus welchen Quellen und für welchen Entscheidungsträger beschafft werden sollen.

Informationsbeschaffung verursacht Kosten. Generell sind diese umso höher, je genauer, aktueller und exklusiver die Informationen sein sollen. Aus Gründen der Wirtschaftlichkeit sollten Informationen deshalb nur dann beschafft werden, wenn ihr zu erwartender Nutzen die Kosten übersteigt. Deshalb sollte vor der Informationsbeschaffung eine **Ermittlung des Informationswertes** erfolgen.

Dabei steht die Informationswirtschaft jedoch vor einigen grundsätzlichen **Problemen** (vgl. *Berthel*, 1975, S. 54ff.; *Horváth*, 2006, S. 346; *Reichwald*, 2005, S. 253f.):

- **Informationsparadoxon/Zirkelproblem**: Für eine exakte, quantitative Bestimmung des Nutzens einer Information muss diese bekannt sein. Ist die Information aber bekannt, dann muss sie nicht mehr beschafft werden.
- **Prognoseunsicherheit**: Informationsbewertung auf Grundlage von Prognosen setzt voraus, dass zukunftsbezogene Informationen aus der Vergangenheit abgeleitet werden können. Darüber hinaus müssen nicht nur die Informationen selbst, sondern auch deren Wirkungen prognostiziert werden.
- **Zurechnungsproblem**: Entscheidungen der Unternehmensführung und die damit erwirtschafteten Erträge beruhen auf einer Vielzahl von Informationen. Eine Bestimmung des Erfolgsanteils einzelner Informationen ist kaum möglich.
- **Detaillierungsproblem**: Je höher der Detaillierungsgrad einer Information, umso größer ist ihr potenzieller Nutzen. Allerdings erfordert die Erhebung detaillierter Informationen einen höheren Zeitaufwand, wodurch die Aktualität der Information und dadurch ihr Wert zurückgehen.

In der Praxis werden die angesprochenen Probleme pragmatisch gelöst, indem der erwartete Informationsnutzen wie z.B. Kosteneinsparungen oder Ertragssteigerungen nach Wahrscheinlichkeit und Quantifizierbarkeit unterteilt wird. Diese Aspekte werden dann bei der Entscheidung über die Informationsbeschaffung abgewogen (vgl. *Horváth*, 2006, S. 347).

Die Informationsbeschaffung kann einmalig oder in regelmäßigen Abständen erfolgen. Informationen können dabei grundsätzlich aus internen oder externen Quellen beschafft werden. Externe Quellen sind z.B. Lieferanten, Kunden, Geschäftspartner oder das Internet. Interne Quellen sind z.B. eigene Mitarbeiter oder betriebliche Informationssysteme. Im Folgenden werden exemplarisch Prognosen und Früherkennungssysteme für die Beschaffung strategischer Informationen sowie das Rechnungswesen als eine der wesentlichen internen Informationsquellen dargestellt.

### 7.2.2.1 Prognosen und Früherkennungssysteme

Die Beschaffung von strategischen Informationen erfolgt durch die Analyse des Unternehmens und seiner Umwelt sowie durch die Prognose ihrer zukünftigen Entwicklung. Strategische Informationen beziehen sich auf Stärken und Schwächen des Unternehmens sowie Chancen und Risiken der Unternehmensumwelt (vgl. Kap. 3.3).

**Prognosen** sind Aussagen über zu erwartende Ereignisse in der Zukunft, die auf Basis von Beobachtungen der Vergangenheit und Annahmen über deren Zustandekommen getroffen werden (vgl. *Brockhoff*, 2005, S. 759).

Es handelt sich also um eine Voraussage, dass bestimmte Sachverhalte in der Zukunft vorliegen oder eintreten werden. Prognosen beschreiben die möglichen zukünftigen Zustände des Unternehmens und der Unternehmensumwelt. Sie können kurz-, mittel- oder langfristig sein. Es ist aber nicht sicher gestellt, dass die bisherigen Erfahrungen und beobachteten Entwicklungen auch für die Zukunft bzw. den zu prognostizierenden Sachverhalt gültig sind. Aus diesem Grund sind Prognosen immer mit **Unsicherheit** verbunden (vgl. *Berthel*, 1975, S. 265f.; *Klein/Scholl*, 2004, S. 263).

**Prognosen können fehlschlagen**, wenn (vgl. *Brockhoff*, 2005, 760f.):

- die Hypothesen über die zu berücksichtigenden Größen und deren Einfluss auf den zu prognostizierenden Sachverhalt nicht ausreichend zutreffen oder veraltet sind,
- die verfügbaren empirischen Daten zu ungenau oder fehlerhaft sind,
- unvorhersehbare Ereignisse eintreten,
- methodische Fehler bei der Erstellung gemacht oder
- wesentliche Zusammenhänge übersehen wurden.

Für die Durchführung von Prognosen existiert eine Vielzahl an **Prognoseverfahren**. Diese lassen sich grundsätzlich nach der Art der Datengewinnung und -verarbeitung einteilen in (vgl. *Klein/Scholl*, 2004, S. 265):

- **Quantitative Verfahren** werden mit statistischen und mathematischen Methoden erstellt. Es sind weitgehend rationale, bedingte Vorhersagen, die sich logisch aus quantitativen Daten ableiten. Beispiele sind Zeitreihenanalysen oder Indikatormodelle.
- **Expertengestützte Verfahren** sind subjektive Einschätzungen auf Basis der Erfahrung oder Intuition von Experten. Beispiele sind Vorhersagen eines Expertengremiums über zukünftige technologische Entwicklungen oder die Delphi-Methode.
- **Simulationsverfahren** spielen Umweltentwicklungen und/oder Wirkungen von Handlungsalternativen durch, um eine Einschätzung der Zukunft abgeben zu können. Ein Beispiel ist die auf Stichprobenexperimenten basierende Monte-Carlo-Simulation.

Zur Prognose gesamtwirtschaftlicher oder branchenbezogener Entwicklungen können externe Quellen wie z.B. Branchenverbände oder statistische Bundes- und Landesämter herangezogen werden. Prognosen der Markt- oder Technologieentwicklung und deren Bedeutung für das Unternehmen sind vor allem Aufgabe interner Organisationseinheiten wie z.B. Marketing oder Forschung und Entwicklung.

Prognosen verfügen auch über eine gewisse **Eigendynamik**. Sie können sich selbst erfüllen oder auch widerlegen. Ein Beispiel für eine selbst erfüllende Prognose (self fulfilling prophecy) ist die Vorhersage eines steigenden Aktienkurses eines bekannten Börsenexperten, die eintritt, weil viele Menschen seiner Kaufempfehlung folgen. Eine sich selbst widerlegende Prognose könnte die Vorhersage einer negativen Geschäftsentwicklung sein, die so viel Initiative und hohen Einsatz bei den Mitarbeitern freisetzt, dass die prognostizierte Situation verhindert wird. Die Eigendynamik von Prognosen eröffnet somit für die Unternehmensführung auch die Möglichkeit, Entwicklungen in gewünschte Bahnen zu lenken (vgl. *Brockhoff*, 2005, 762f.).

Im Rahmen der Beschaffung strategischer Informationen kommt häufig die **Szenariotechnik** als expertengestütztes Prognoseverfahren zum Einsatz. Dabei werden qualitative Expertenschätzungen quantitativ aufbereitet und analysiert. Als Szenarien werden mögliche zukünftige Zustände von Unternehmen und der Unternehmensumwelt bezeichnet, die aus der gegenwärtigen Situation systematisch und nachvollziehbar abgeleitet werden. Die große Zahl möglicher Szenarien wird zu wenigen repräsentativen Szenarien verdichtet. Diese potenziell in der Zukunft auftretenden Entwicklungen stellen Rahmenbedingungen für die Entscheidungen der Unternehmensführung dar. Hierfür werden verschiedene Strategiealternativen erarbeitet. Die Szenarien zeigen nicht nur mögliche Bilder der Zukunft, sondern auch die Entwicklungen dorthin. Dabei ist es nicht erforderlich, alle möglichen Szenarien zu betrachten. Zweckmäßig sind zwei aussagekräftige, konträre und stabile Szenarien, welche zum Denken in Alternativen anregen. Die Szenariotechnik dient nicht vorrangig Prognosezwecken, sondern soll vielmehr erklären, wie zukünftige Entwicklungen zustande kommen. Die Schwankungsbreite zukünftiger Situationen bildet wie in Abb. 7.2.3 dargestellt einen Trichter, der sich aufgrund der zunehmenden zukünftigen Entscheidungsmöglichkeiten immer weiter öffnet. Die Grenzen des Trichters ergeben sich aus den Szenarios, die die extremen Entwicklungen abbilden. Eine sehr optimistische Betrachtung wird als „best case" und eine äußerst pessimistische Sichtweise als „worst case" bezeichnet. Ausgehend vom wahrscheinlichsten Szenario werden mögliche Veränderungen und die in diesen Fällen bestehenden Reaktionsmöglichkeiten analysiert. Tritt beispielsweise wie in Abb. 7.2.3 eine Störung in Form der Markteinführung eines Konkurrenzproduktes ein, so wird im Vorfeld die Wirkung von Gegenmaßnahmen wie z.B. Rabattaktionen untersucht, um verlorene Marktanteile wieder zurückzuerobern (vgl. *Geschka/Hammer*, 1990, S. 314ff.; *Horváth*, 2006, S. 379ff.; *Klein/Scholl*, 2004, S. 308ff.; *Reibnitz*, 1987, S. 51).

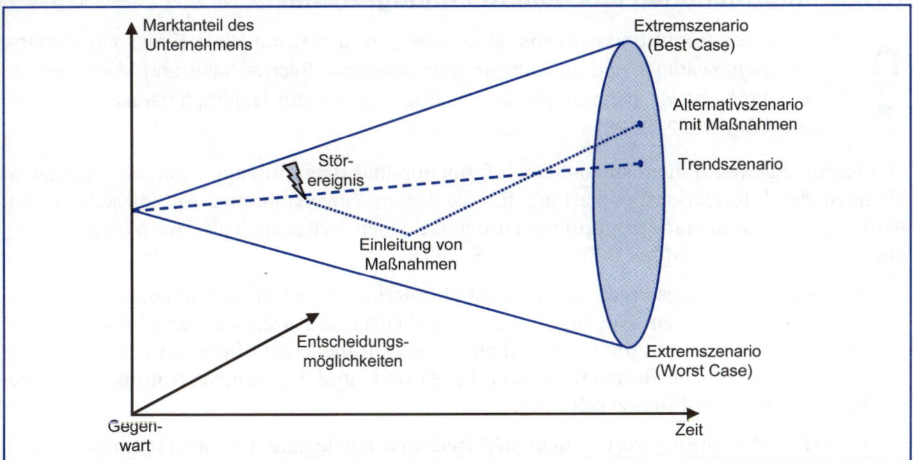


*Abb. 7.2.3: Szenariotechnik (in Anlehnung an Geschka/Hammer, 1990, S. 315)*

Bei der Informationsbeschaffung in der Praxis erfolgt die Erkennung von Chancen und Risiken für das Unternehmen häufig zu spät. Um die daraus entstehende Krisengefahr abzuwenden und keine Chancen zu versäumen, werden **Früherkennungssysteme** eingesetzt.

**Früherkennungssysteme** sollen potenzielle Chancen und Risiken durch die Beobachtung und Analyse relevanter und noch nicht allgemein wahrnehmbarer Sachverhalte frühzeitig signalisieren (vgl. *Horváth*, 2006, S. 367).

Nach ihrer Leistungsfähigkeit werden folgende **Generationen** von Früherkennungssystemen unterschieden (vgl. *Krystek/Müller-Stewens*, 1992, S. 339; *Bea/Haas*, 2001, S. 280ff.):

- **1. Generation: Kennzahlenmodelle** basieren auf Informationen des traditionellen Rechnungswesens wie z.B. Umsatz- oder Gewinnentwicklung. Die Früherkennung erfolgt durch Vergleich zwischen geplanten und den realisierten bzw. prognostizierten Größen. Unerwartete Veränderungen lassen sich auf diese Weise jedoch nicht erkennen.
- **2. Generation: Indikatorenmodelle** signalisieren zukünftige Veränderungen auf Basis statistischer Zusammenhänge mit Hilfe quantitativer Indikatoren. Ein Beispiel ist die Prognose des Auftragseingangs bei einem Windelhersteller auf Basis der Geburtenrate. Entscheidend für die Früherkennung ist es, dass die Indikatoren auch tatsächlich einen Zusammenhang mit der zu prognostizierenden Größe aufweisen und einen entsprechend hohen zeitlichen Vorlauf haben. Beispielsweise dürfte die Anzahl der Störche als Auftragseingangsindikator für den Windelhersteller ungeeignet sein. Durch die Fokussierung auf ausgewählte Zusammenhänge besteht die Gefahr, dass Chancen und Risiken übersehen und unvorhergesehene Entwicklungen nicht erkannt werden.

- **3. Generation:** Der **Strategische Radar** geht davon aus, dass strategisch relevante Veränderungen von Menschen initiiert werden und auf Meinungen oder Äußerungen von Schlüsselpersonen oder -organisationen beruhen. Grundlage ist das Konzept der schwachen Signale von *Ansoff* (1976). Danach können unerwartete Entwicklungen der Unternehmensumwelt durch schwache Signale im Vorfeld erkannt und in der strategischen Planung berücksichtigt werden. Diese Anzeichen sollen möglichst breit erfasst und ihre Auswirkung auf das Unternehmen interpretiert werden. Ein Beispiel hierfür wäre die Äußerung des deutschen Umweltministers, den $CO_2$-Ausstoß langfristig reduzieren zu wollen. Dies könnte für einen Automobilhersteller ein schwaches Signal sein, über die Entwicklung eines umweltfreundlicheren Motors nachzudenken.

### 7.2.2.2 Informationen aus dem Rechnungswesen

Aufgabe des **Rechnungswesens** ist die mengen- und wertmäßige Erfassung vergangener, gegenwärtiger und zukünftiger wirtschaftlicher Sachverhalte und Vorgänge im Unternehmen sowie der wirtschaftlichen Beziehungen zur Unternehmensumwelt (vgl. *Coenenberg,* 1992, S. 26).

Das Rechnungswesen dient sowohl der Information und Beeinflussung externer Adressaten als auch der Informationsbeschaffung für die Unternehmensführung. Aus diesem Grund wird nach den **Informationsempfängern** unterschieden zwischen (vgl. *Ewert/Wagenhofer*, 2005, S. 4f.; *Weber/Schäffer*, 2006, S. 101, S. 127):

- **Internes Rechnungswesen** ist nur betriebsinternen Informationsempfängern zugänglich. Die betrieblichen Vorgänge sollen so realistisch und wahrheitsgemäß wie möglich abgebildet werden, um die Entscheidungsträger mit monetären Informationen zu unterstützen. Wesentliche Bestandteile sind die **Kosten- und Leistungsrechnung** sowie die **Investitions- und Finanzrechnung**.
- **Externes Rechnungswesen** dient der Rechenschaftslegung für unternehmensexterne Informationsempfänger wie z.B. Anteilseigner, Staat oder Banken. Es dokumentiert betriebliche Vorgänge und Ergebnisse aufgrund gesetzlicher oder vertraglicher Verpflichtungen. Bestandteile sind die **Finanzbuchhaltung** als Datenbasis sowie die **Bilanz** und **Gewinn- und Verlustrechnung** als Auswertungsrechnungen. Das externe Rechnungswesen soll die Vermögens-, Finanz- und Ertragslage des Unternehmens darstellen.

Durch die Einhaltung handels- und steuerrechtlicher Bilanzierungs- und Bewertungsvorschriften sowie dem Einfluss bilanzpolitischer Überlegungen stellt das externe Rechnungswesen die betriebliche Realität meist verzerrt dar. Für Entscheidungen der Unternehmensführung ist es deshalb keine geeignete Informationsbasis. Hierfür dienen die Informationen des internen Rechnungswesens. Es ist nicht durch externe Vorgaben geregelt, sondern wird freiwillig und nach den Anforderungen des Unternehmens erstellt. Darüber hinaus ist es wesentlich differenzierter und bietet die Möglichkeit, unterschiedliche Betrachtungsobjekte wie z.B. einzelne Geschäftsbereiche oder Produkte zu analysieren (vgl. *Weber/Schäffer*, 2006, S. 102f., S. 128ff.).

Aufgrund der unterschiedlichen Empfänger des internen und externen Rechnungswesens haben sich diese in den vergangenen Jahrzehnten immer weiter auseinander entwickelt. Doppelarbeiten, komplexe Rechnungssysteme und schwere Interpretierbarkeit der unterschiedlichen Ergebnisse waren die Folge. Daher gibt es Bemühungen, das externe und interne Rechnungswesen wieder zu harmonisieren. Diese Entwicklung wird durch die zunehmende Internationalisierung des Rechnungswesens begünstigt. Die internationalen Rechnungslegungsnormen wie z.B. IFRS (*International Financial Reporting Standards*) sind vor allem auf die Informationsbedürfnisse der Anleger ausgerichtet. Die Wirtschaftlichkeit der Informationsbeschaffung wird durch die **Integration des Rechnungswesens** verbessert, da die Informationen nur einmal erfasst, aber mehrfach verwendet werden. Das externe Rechnungswesen führt zu finanziellen Folgen in Form von Gewinnausschüttungen und Steuerzahlungen. Darüber hinaus beeinflussen die Informationen des externen Rechnungswesens die Entscheidungen externer Anspruchsgruppen wie z.B. Kapitalgeber. Aus diesen Gründen sind sie auch für die Unternehmensführung von hoher Bedeutung. Konkret bedeutet die Reintegration, dass intern orientierte Bilanzen bzw. Ergänzungsrechnungen erstellt werden, die die Aussagefähigkeit der bisherigen Buchhaltung und Bilanz für die internen Entscheidungen verbessern. Dazu werden insbesondere vorausschauende Planbilanzen und Plan-Gewinn- und Verlustrechnungen aufgestellt. Auf diese Weise lassen sich bilanzielle Auswirkungen von Entscheidungsalternativen verdeutlichen, Maßnahmen der Bilanzpolitik bewerten und externe Empfänger frühzeitig informieren. Gegen eine vollständige Integration sprechen jedoch spezifische interne Anforderungen an die Entscheidungsunterstützung durch das Rechnungswesen. Hierfür kann z.B. der Einbezug von Planwerten oder Opportunitätskosten sinnvoll sein (vgl. *Ewert/Wagenhofer*, 2005, S. 64f.; *Horváth*, 2006, S. 438ff.; *Hax*, 2002, Sp. 758ff.).

Das interne Rechnungswesen dient vor allem zur Beschaffung von **operativen Informationen**. Im Vordergrund stehen die Zielgrößen Periodenerfolg und Liquidität sowie die Abbildung des zugrunde liegenden Ressourcenverbrauchs (vgl. *Ewert/Wagenhofer*, 2005, S. 5ff.):

- **Investitions- und Finanzrechnungen** sind der liquiditätsorientierte Teil des betrieblichen Rechnungswesens. Sie stellen periodisierte Ein- und Auszahlungen bzw. Einnahmen und Ausgaben gegenüber. Investitionsrechnungen sollen die Wirtschaftlichkeit von Investitionen beurteilen und Finanzrechnungen die Liquidität sicherstellen. Die Finanzrechnung verfolgt neben der Vermeidung einer Zahlungsunfähigkeit auch weitere finanzwirtschaftliche Zielsetzungen. Beispiele sind der Abbau unrentabler Überliquidität oder die Absicherung von Währungsrisiken.
- **Kosten- und Leistungsrechnung** bildet den betrieblichen Prozess der Leistungserstellung im Unternehmen ab. Der bewertete Güterverzehr (Kosten) und die bewertete Güterausbringung (Leistung) wird durch Vorgabe, Prognose, Ermittlung und Kontrolle gesteuert. Betrachtet werden Produkte, Produktionsverfahren oder Organisationseinheiten und die damit verbundenen Entscheidungen. Beispiele sind die Wahl zwischen Eigenfertigung und Fremdbezug oder die Ermittlung von Preisuntergrenzen. Die kurzfristige Erfolgsrechnung ermittelt den betrieblichen Erfolg für unterjährige Zeiträume. Dies können z.B. Wochen, Monate oder Quartale sein. Auf diese Weise können die Ursachen des betrieblichen Erfolgs oder Misserfolgs analysiert werden. Die Kosten- und Leistungsrechnung unterscheidet zwischen den tatsächlich angefallenen Kosten (Istkosten), den durchschnittlich anfallenden Kosten (Normalkosten) und den geplanten Kosten (Plankosten). Die Analyse der Abweichungen zwischen diesen Kostengrößen ermöglicht die Bestimmung von Abweichungsursachen. Auf dieser Grundlage kann die Unternehmensführung Maßnahmen zu deren Beseitigung einleiten.

Die vom Rechnungswesen bereitgestellten Informationen beschreiben betriebliche Tatbestände und Vorgänge. Das Rechnungswesen bildet den Verbrauch an Produktionsfaktoren ab und bestimmt die Wirtschaftlichkeit betrieblicher Abläufe. Der Austausch von Informationen zwischen dem Rechnungswesen und der Unternehmensführung verläuft entlang des Führungsprozesses. Die Informationen der Planung in Form von Problemdefinitionen, Prognosen und Entscheidungsalternativen werden durch das Rechnungswesen mengen- und wertmäßig abgebildet. Dadurch werden Entscheidungen der Unternehmensführung fundiert und zugleich die zu erreichenden Sollwerte festgelegt. Diese werden im Rahmen der Kontrolle mit den tatsächlich erreichten Ergebnissen verglichen. Die Erhebung dieser Kontrollinformationen sollte institutionalisiert und in festgelegten Zeitabständen durchgeführt werden. Auf diese Weise kann eine vollständige, überschneidungsfreie, zielkonforme und aktuelle Informationsversorgung sichergestellt werden (vgl. *Szyperski/Winand*, 1981, Sp. 1354; *Horváth*, 2006, S. 398).

Die Beschaffung von entscheidungsorientierten Informationen aus dem Rechnungswesen hat jedoch **Grenzen** (vgl. *Szyperski/Schünemann*, 1973, S. 200ff.; *Horváth*, 2006, S. 395):

- Das Rechnungswesen beschreibt nur Auswirkungen von Entscheidungen, macht aber keine Aussagen zu deren Ursachen.
- Die ausschließlich mengen- und wertmäßige Erfassung vernachlässigt wichtige Sachverhalte wie z.B. zeitliche oder qualitative Aspekte von Entscheidungen.
- Traditionelle Verfahren des Rechnungswesens sind in der ersten Hälfte des 20. Jahrhunderts entstanden und auf die industrielle Massenproduktion ausgerichtet. Die unternehmerische Realität sieht jedoch heute meist anders aus. Dies betrifft beispielsweise veränderte Kostenstrukturen durch steigende Gemeinkosten, zunehmende Produktvarianten oder auch betriebliche Kooperationen. Für den stark an Bedeutung gewonnen Dienstleistungssektor leisten die traditionellen Verfahren kaum Entscheidungsunterstützung.

Der Ende der 1980er Jahre beklagte Verlust an Entscheidungsrelevanz der Informationen aus dem Rechnungswesen („Relevance lost"; vgl. *Johnson/Kaplan*, 1987) führte in der Folge zur Entwicklung einer Reihe neuer Verfahren und Instrumente des Rechnungswesens und Controllings. Beispiele für solche Instrumente des **strategischen Kostenmanagements** sind Shareholder Value-Analyse (vgl. Kap. 3.2), Lebenszykluskostenrechnung, Zielkostenmanagement oder Prozesskostenmanagement (vgl. Kap. 5.4.3.3).

## 7.2.3 Informationsübermittlung

Die **Informationsübermittlung** soll dem Entscheidungsträger das Informationsangebot anforderungsgerecht, d.h. in qualitativ, quantitativ, zeitlich und räumlich geeigneter Form, zur Verfügung stellen (vgl. *Picot/Franck*, 1988, S. 611).

Die Bereitstellung des Informationsangebots muss den Anforderungen des Entscheidungsträgers entsprechen. Bei der Informationsübermittlung ist darauf zu achten, dass ein Entscheidungsträger nur eine begrenzte Anzahl an Informationen verarbeiten und damit bei seiner Entscheidung berücksichtigen kann. Die Flut an Information stellt für Entscheidungsträger in der Praxis häufig ein Problem dar. Entscheidend bei der Festlegung des Informationsangebots ist deshalb die **Selektion** der entscheidungsrelevanten Informationen. Aus der Vielzahl der von Führungskräften häufig unter Zeitdruck zu treffenden Entscheidungen ergeben sich spezielle **Anforderungen der Unternehmensführung** an die Informationsübermittlung, die in Abb. 7.2.4 zusammengefasst sind. Diese bestimmen die zu wählende Form der Informationsübermittlung. Je höher die Komplexität und Vertraulichkeit der Information und je wichtiger der Beziehungsaspekt in der Kommunikation, umso größere Bedeutung hat die direkte individuelle Übermittlung. Diese erfolgt im persönlichen Gespräch oder per Telefon. Sollen dagegen lediglich Daten übermittelt werden, dann sind schriftliche Dokumente besser geeignet. Eine Führungskraft nimmt Informationen generell besser auf, wenn diese schnell und bequem zugreifbar, zusammengefasst, mündlich überbracht sowie ansprechend und verständlich aufbereitet sind (vgl. *Reichwald*, 2005, S. 254f.).

Durch die wachsenden Möglichkeiten moderner Informationstechnik kommt auch der Flexibilität der Informationsübermittlung zunehmende Bedeutung zu. So können z.B. Führungskräfte heutzutage fast überall auf der Welt Informationen per Mobiltelefon und Laptop empfangen, bearbeiten und versenden. Die Form der Informationsübermittlung wird daneben insbesondere durch die **Strukturiertheit** der Aufgabe geprägt, die den Informationsbedarf auslöst. Bei schlecht strukturierten Aufgaben (vgl. Kap. 7.2.1) lässt sich der Informationsbedarf kaum bestimmen. Deshalb erfolgt die Informationsübermittlung vor allem durch die Bereitstellung von Informationssystemen, die dem Entscheidungsträger den Zugriff auf eine Vielzahl an Informationsquellen erlauben. Dieser führt die Auswahl und Verdichtung der relevanten Informationen mit Hilfe geeigneter Zugriffs- und Suchfunktionen selbst durch. Diese computergestützten Informationssysteme zur Unterstützung schlecht strukturierter Aufgaben werden häufig als **Managementinformationssysteme** (MIS) bezeichnet. Die Informationsübermittlung bei gut strukturierten Aufgaben lässt sich dagegen standardisieren und automatisieren. Hierzu werden die betrieblichen Abläufe und zugehörigen Informationsstrukturen analysiert, modelliert und mit Hilfe einer Software abgebildet. Modellierung und Programmierung lohnen sich aber nur bei Aufgaben, die häufig und in ähnlicher Form anfallen und nicht zu komplex sind (vgl. *Reichwald*, 2005, S. 268ff.). Im Folgenden wird die Informationsübermittlung im Unternehmen dargestellt.

| Anforderungen der Unternehmensführung an die Informationsübermittlung | |
|---|---|
| **richtig und genau** | ▪ Objektiv<br>▪ Korrekt und unverfälscht<br>▪ Übertragung des exakten Wortlauts<br>▪ Überprüfbarkeit und Dokumentierbarkeit<br>▪ Einfache Weiterverarbeitung |
| **verständlich** | ▪ Wunsch nach eindeutigem Verstehen des Inhaltes<br>▪ Schwierige Sachzusammenhänge aufbereiten<br>▪ Klärung von Kontroversen<br>▪ Problemlösungsorientiert |
| **vertraulich** | ▪ Kein Einblick für Unbefugte<br>▪ Schutz vor Verfälschung<br>▪ Identifizierbarkeit des Absenders |
| **schnell und bequem** | ▪ Kurze Übermittlungszeit<br>▪ Wunsch nach schneller Rückantwort<br>▪ Einfache Informationsübermittlung<br>▪ Übertragung kleiner Informationsmengen |

*Abb. 7.2.4: Anforderungen an die Informationsübermittlung (vgl. Picot/Reichwald, 1987, S. 47)*

### 7.2.3.1 Berichtswesen

Das **Berichtswesen** soll führungsrelevante Informationen anforderungsgerecht an betriebliche Entscheidungsträger übermitteln (vgl. *Franz*, 2004, S. 127).

Die Entstehung von Informationen und der Informationsbedarf fallen häufig zeitlich, sachlich, räumlich oder organisatorisch auseinander. Die Informationsübermittlung an die Unternehmensführung erfolgt deshalb durch **Berichte**. Sie dienen vor allem zur Vorbereitung und Kontrolle von Entscheidungen, zur Auslösung betrieblicher Vorgänge und zur Dokumentation von Ereignissen. Je genauer sich der jeweilige **Berichtszweck** bestimmen lässt, um so besser kann der Informationsbedarf befriedigt werden. Zur Gestaltung der internen Berichte ist dafür folgende Frage zu beantworten: **Was soll wann an wen berichtet werden?** Das Berichtswesen orientiert sich am Führungsprozess (vgl. Kap. 1.3.2.1). Es versorgt die Entscheidungsträger der unterschiedlichen Führungsebenen entsprechend ihrer Aufgaben in der angemessenen Häufigkeit und Verdichtung mit Informationen. Diese können dabei aus internen und externen Quellen stammen. Eine der wichtigsten internen Informationsquellen ist die Kosten- und Leistungsrechnung. In der Regel werden die Berichtsinformationen mit zunehmender Führungshierarchie stärker verdichtet, sind umfassender und werden seltener aktualisiert. Die Einrichtung und Pflege des Berichtswesens ist eine wesentliche Aufgabe des Controllings (vgl. *Küpper*, 2005, S. 170ff.; *Horváth*, 2006, S. 583; *Franz*, 2004, S. 127).

Nach dem Grund ihrer Erstellung und ihrer Erscheinungsweise lassen sich folgende **Berichtsarten** unterscheiden (vgl. *Küpper*, 2005, S. 171f.; *Horváth,* 2006, S. 585f.):

- **Standardberichte** werden in regelmäßigen Zeitabständen erstellt und sollen einen wiederkehrenden Informationsbedarf befriedigen. Form, Inhalt und Erstellungszeitpunkt der Berichte sind genau festgelegt. Die Entscheidungsträger müssen die für sie relevanten Informationen aus einer standardisierten Menge an Daten selbst erkennen und auswählen. Die Berichterstellung ist relativ wirtschaftlich, da die Berichte in der Regel einer großen Zahl an Entscheidungsträgern zur Verfügung gestellt werden. Daraus folgt, dass individuelle und aktuelle Informationsbedürfnisse nicht berücksichtigt werden.

- **Abweichungsberichte** werden nur dann erstellt, wenn vorgegebene Grenzwerte über- oder unterschreiten werden. Auf diese Weise lässt sich die Überflutung der Entscheidungsträger mit Informationen verhindern. Abweichungsberichte weisen auf bestehende Probleme hin und sollen Anpassungsmaßnahmen auslösen.

- **Bedarfsberichte** werden von den Entscheidungsträger ergänzend zu den Standardberichten angefordert, wenn eine detaillierte Analyse eines Sachverhalts erforderlich ist. Wird z.B. im monatlichen Standardverkaufsbericht ein Umsatzeinbruch in einer bestimmten Verkaufsregion sichtbar, dann kann der Vertriebsleiter beispielsweise zur Bestimmung der Ursache einen Bedarfsbericht anfordern. Darin werden dann z.B. die Umsätze der einzelnen Kunden und Produkte in der Region genau dargestellt. Bedarfsberichte sind somit direkt auf den Entscheidungsträger und dessen Informationsnachfrage ausgerichtet. Sie werden fallweise angefordert und sind somit kaum standardisierbar. Da sie nur von einem oder wenigen Entscheidungsträgern genutzt werden und ihre Erstellung recht aufwendig sein kann, sind sie relativ teuer. Allerdings können sie die Informationsnachfrage des Entscheidungsträgers unmittelbar erfüllen.

Die Funktionalität von **Berichtssystemen** reicht von vordefinierten Zusammenstellungen für Standard- oder Abweichungsberichte bis zur Unterstützung von Bedarfsberichten. Diese können durch selbständige Systemabfragen des Entscheidungsträgers oder im Dialog mit dem Informationssystem unter Nutzung von Prognose- und Entscheidungsmodellen erstellt werden. Bedarfsberichte gewinnen mit der steigenden Leistungsfähigkeit der Informationssysteme und -technik zunehmend an Bedeutung. Sie versetzen die Entscheidungsträger immer mehr in die Lage, selbständig die von ihnen benötigten Informationen aus Datenbanken direkt abzurufen bzw. ihre Berichte individuell zu gestalten. Voraussetzung für die Akzeptanz bei den Führungskräften ist eine einfach zu bedienende Benutzeroberfläche. Auf diese Weise kann die Informationsnachfrage sowohl wirtschaftlich als auch individuell auf den Entscheidungsträger abgestimmt erfolgen (vgl. *Küpper*, 2005, S. 172; *Mertens/Griese*, 1993, S. 1f.). Da Berichte für die Unternehmensführung häufig aus einer Vielzahl an Kennzahlen bestehen, wird auf diese im nächsten Abschnitt näher eingegangen.

### 7.2.3.2 Kennzahlen und Kennzahlensysteme

**!** **Kennzahlen** stellen betriebliche Sachverhalte und Zusammenhänge in verdichteter und quantitativ messbarer Form dar (vgl. *Horváth*, 2006, S. 543).

Kennzahlen geben schnell und prägnant Auskunft über breite betriebliche Themenfelder. Sie dienen nicht nur der Informationsversorgung, sondern unterstützen den gesamten Führungsprozess. Sie ermöglichen die Operationalisierung von Zielen und der Zielerreichung, die Vereinfachung und Anregung von Steuerungsprozessen sowie die Erkennung von Soll-Ist-Abweichungen. Eine wesentliche Funktion von Kennzahlen ist die Vorgabe kritischer Werte als Ziele für betriebliche Teilbereiche (vgl. *Weber/Schäffer*, 2006, S. 167ff.)

Kennzahlen lassen sich nach unterschiedlichen Gesichtspunkten differenzieren. Besondere praktische Bedeutung kommt der Unterscheidung nach der statistischen Form in absolute und relative Kennzahlen zu. **Absolute Kennzahlen** sind einzelne Werte, Summen oder Differenzen. Beispiele sind Preise, Kosten, Umsatz oder Gewinn. **Relative Kennzahlen** setzen absolute Größen ins Verhältnis, um diese miteinander zu vergleichen. Sie lassen sich in drei **Arten** unterscheiden (vgl. *Küpper*, 2005, S. 359f.; *Reichmann*, 2006, S. 20ff.):

- **Gliederungszahlen** drücken den Anteil einer Zahl an einer übergeordneten Größe aus. Die Eigenkapitalquote stellt z.B. den Anteil des Eigenkapitals am Gesamtkapital dar.

- **Beziehungszahlen** setzen begrifflich unterschiedliche Größen ins Verhältnis, um Aussagen über deren Zusammenhang abzuleiten. Die Umsatzrentabilität drückt beispielsweise die Relation zwischen Gewinn und Umsatz aus. Sie beschreibt die Gewinnspanne des Unternehmens und dessen Spielraum, Preisrückgänge und Kostensteigerungen auffangen zu können.

- **Indexzahlen** beschreiben das Verhältnis gleichartiger Kennzahlen, die zu unterschiedlichen Zeitpunkten oder an unterschiedlichen Orten gemessen werden. Einem der Werte wird der Indexwert 100 zugewiesen. An dieser Basis wird dann die Entwicklung der anderen Größen gemessen und deren Abweichungen dargestellt. Beispiele sind Lohn-, Kosten- oder Preisindizes.

Besondere Bedeutung kommt dem **Vergleich von Kennzahlen** zu. Um Entwicklungen darzustellen, können sie zu verschiedenen Zeitpunkten verglichen werden (**Zeitvergleich**). Zur Beurteilung der Zielerreichung werden geplante und realisierte Kennzahlenwerte einander gegenübergestellt (**Soll-Ist-Vergleich**). Ein Kennzahlenvergleich kann sowohl innerbetrieblich zwischen Organisationseinheiten des Unternehmens als auch zwischenbetrieblich mit anderen Unternehmen erfolgen.

Eine Weiterentwicklung des Betriebsvergleichs ist das **Benchmarking**. Dabei werden Produkte, Funktionsbereiche oder Prozesse mit Unternehmen verglichen, die auf dem jeweiligen Feld besonders ausgezeichnete Leistungen erzielen („Vergleich mit den Besten der Besten"). Auf diese Weise soll von den Erfahrungen, Methoden und Ergebnissen erfolgreicher Unternehmen gelernt werden. Wettbewerbsvorteile lassen sich insbesondere aus dem Vergleich mit Unternehmen aus einer anderen Branche erzielen (vgl. *Horváth*, 2006, S. 543, S. 383ff.).

Bei der Informationsversorgung wird den Entscheidungsträgern meist eine Vielzahl unterschiedlicher Kennzahlen zur Verfügung gestellt. Um dabei keine widersprüchlichen und verwirrenden Aussagen zu erhalten, sollten die einzelnen Kennzahlen im Rahmen eines **Kennzahlensystems** untereinander geordnet und in eine sachlich sinnvolle Beziehung gesetzt werden. Die Einzelkennzahlen ergänzen sich dabei oder erklären einander. Sie informieren dann gemeinsam über einen übergeordneten Sachverhalt wie z.B. den Erfolg des Unternehmens. Dies ermöglicht eine vollständigere und übersichtlichere Informationsversorgung der Entscheidungsträger (vgl. *Küpper*, 2005, S. 360; *Reichmann*, 2006, S. 22f.).

Nach ihrem Aufbau lassen sich grundsätzlich zwei **Arten** von Kennzahlensystemen unterscheiden (vgl. *ZVEI*, 1993, S. 23; *Horváth*, 2006, S. 545):

- **Ordnungssysteme** bestehen aus einer Sammlung einzelner Kennzahlen zu einer bestimmten Thematik, die häufig zu Gruppen zusammengefasst werden. Die Kennzahlen hängen nicht unmittelbar zusammen und sind nicht rechnerisch verknüpft. Ein Beispiel ist ein Vertriebskennzahlensystem, dass Kennzahlen zu den Bereichen Vertriebsregionen, Händler und Vertriebsergebnis enthält.

- **Rechensysteme** bestehen aus einer Spitzenkennzahl, die rechnerisch in mehreren Schritten in ihre Bestandteile zerlegt wird. Daraus ergibt sich eine hierarchische, pyramidenförmige Struktur. Auf diese Weise sollen die Ursachen von Veränderungen und Ergebnissen systematisch analysiert werden. Die Spitzenkennzahl stellt die übergeordnete Zielsetzung des Unternehmens dar. Ein Beispiel ist der Return-on-Investment (RoI). Er bildet die Basis des in Abb. 7.2.5 dargestellten *DuPont-System of Financial Control*, bei dem das Rentabilitätsziel im Vordergrund steht. Obwohl die ausschließliche Ausrichtung auf den Return on Investment heute keine zeitgemäße Zielsetzung mehr darstellt, ist es nach wie vor in der Praxis weit verbreitet. Moderne Kennzahlensysteme orientieren sich an wertorientierten Zielen wie z.B. dem Economic Value Added (EVA). Wertorientierte Kennzahlensysteme sind in Kap. 3.2 dargestellt.

In der Praxis werden auch Mischformen eingesetzt. Das *ZVEI-Kennzahlensystem* besteht z.B. aus einem Ordnungssystem zur Wachstumsanalyse und einem Rechensystem zur Strukturanalyse mit der Rentabilität des Eigenkapitals als Spitzenkennzahl (vgl. *ZVEI*, 1993).

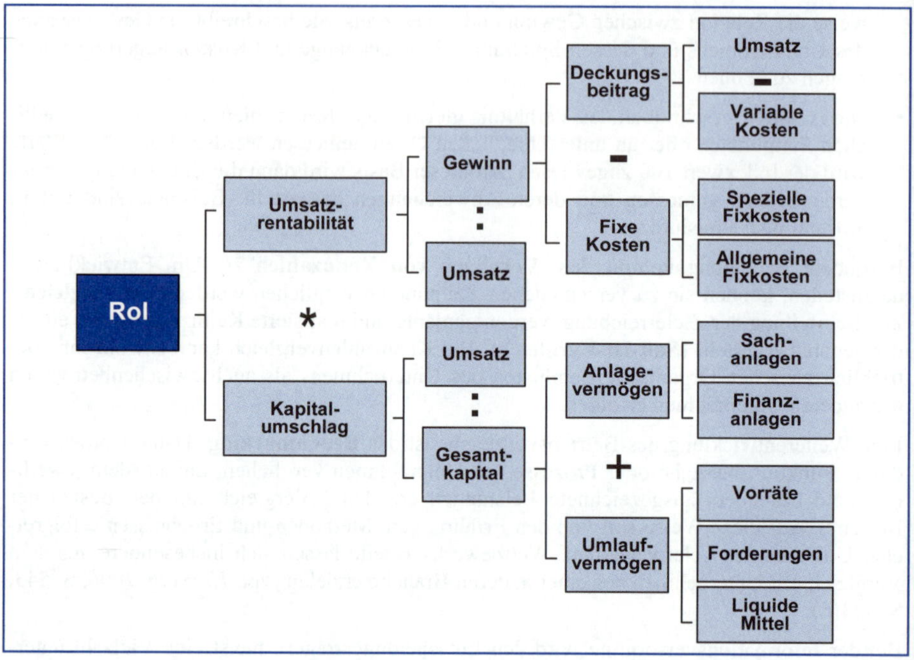


*Abb. 7.2.5: DuPont-System of Financial Control (vgl. Horváth, 2006, S. 547)*

Die hohe Informationsverdichtung von Kennzahlen und Kennzahlensystemen verursacht jedoch auch Probleme. Da die Leistung der Mitarbeiter an der Erreichung der Kennzahlenwerte gemessen wird, besteht die Gefahr, dass diese ihr Handeln nur an diesen Größen ausrichten. Weitere wichtige Aspekte wie z.B. strategische oder bereichsübergreifende Wirkungen werden nicht erfasst und deshalb vernachlässigt. Insbesondere monetäre Kennzahlen wie z.B. der Return on Investment fördern ein kurzfristiges Denken und Handeln der Mitarbeiter. Traditionelle Kennzahlensysteme sind häufig in zu hohem Maße an diesen monetären Kennzahlen ausgerichtet. Sie vernachlässigen andere nicht-monetäre Aspekte wie Zeit, Qualität oder Zufriedenheit der Kunden, Lieferanten und Mitarbeiter. Die in der Praxis vorherrschenden Rechensysteme können auch keine qualitativen Zusammenhänge abbilden. Dadurch besteht die Gefahr, dass strategische Erfolgspotenziale zu Gunsten kurzfristiger Ergebnisse vernachlässigt werden (vgl. *Weber/Schäffer*, 2006, S. 194f.). Aufgrund dieser Kritikpunkte wurden Performance Measurement Systeme entwickelt.

### 7.2.3.3 Performance Measurement

**Performance Measurement** bezeichnet die Beurteilung der Leistung unterschiedlicher Bezugsobjekte wie z.B. Organisationseinheiten, Mitarbeiter oder Prozesse mit Hilfe quantifizierbarer Maßgrößen unterschiedlicher Dimensionen wie z.B. Zeit, Kosten, Qualität und Kundenzufriedenheit (vgl. *Gleich*, 2001, S. 11f.)

Zielsetzung eines Performance Measurement Systems ist es, durch Messung der kritischen Erfolgsfaktoren diese dahingehend zu beeinflussen, dass sich die Leistung des gesamten Unternehmens verbessert. Die angestrebte Leistungstransparenz soll die Effektivität von Planung und Steuerung erhöhen und dadurch zu einer Leistungsverbesserung beitragen. Strategien sollen quantifizierbar und dadurch operationalisierbar gemacht werden. Zusätzlich soll das Performance Measurement die Kommunikation und Motivation der Mitarbeiter fördern (vgl. *Gleich*, 2001, S. 12f.). Wesentliche Unterschiede zu traditionellen Kennzahlensystemen verdeutlicht Abb. 7.2.6.

| Traditionelle Kennzahlensysteme | Performance Measurement |
|---|---|
| ▪ Eindimensionale, monetäre Ausrichtung | ▪ Mehrdimensionale Ausrichtung |
| ▪ Vergangenheitsorientiert | ▪ Zukunftsorientiert |
| ▪ Begrenzt flexibel (ein System deckt interne und externe Informationsinteressen ab) | ▪ Aus den operativen Steuerungserfordernissen abgeleitete hohe Flexibilität |
| ▪ Einsatz primär zur Überprüfung des Erreichungsgrads finanzieller Ziele | ▪ Überprüfung der Strategieumsetzung und Impulse zur Prozessverbesserung |
| ▪ Globale Abweichungsanalyse | ▪ Abweichungen werden direkt zugeordnet |
| ▪ Individuelle Leistungsanreize | ▪ Gruppenbezogene Leistungsanreize |

*Abb. 7.2.6: Vergleich von Kennzahlensystemen und Performance Measurement (vgl. Klingebiel, 1998, S. 10 in Anlehnung an Lynch/Cross, 1991, S. 64ff.)*

Kritisch für den erfolgreichen Einsatz eines Performance Measurement Systems ist die Auswahl der **relevanten Maßgrößen**. Sie müssen nicht nur einfach quantifizierbar sein, sondern insbesondere eine verlässliche und realistische Aussage über den betrachteten Sachverhalt ermöglichen. So wird beispielsweise die Mitarbeiterzufriedenheit häufig mit der Fluktuationsrate gemessen. Da Mitarbeiter jedoch nicht nur aus Unzufriedenheit sondern auch einer Reihe anderer Gründe ein Unternehmen verlassen, macht die Fluktuationsrate nur sehr eingeschränkte Aussagen über deren Zufriedenheit. Problematisch ist auch die Bestimmung der Zusammenhänge zwischen den betrachteten Maßgrößen. Dies gilt insbesondere für die Relevanz und Ergebniswirksamkeit nicht-monetärer Kennzahlen. Beispielsweise ist unklar, in welcher Form und Höhe eine Verbesserung der Mitarbeiterzufriedenheit zum monetären Ergebnis eines Unternehmens beiträgt.

Das bei deutschen Unternehmen bekannteste und am häufigsten eingesetzte Performance Measurement System ist die **Balanced Scorecard** (vgl. *Günther/Grüning*, 2002, S. 6). Sie wurde Anfang der 1990er Jahre von *Kaplan/Norton* aus der Kritik an bestehenden Kennzahlensystemen entwickelt, um die betriebliche Leistungsmessung zu verbessern (vgl. *Kaplan/Norton*, 1997, S. 71ff.). Der Name „Balanced Scorecard" verdeutlicht die Intention des Konzeptes: Eine „Scorecard" ist (in Anlehnung an eine Zählkarte aus dem Boxsport) ein Berichtsbogen, mit dem erzielte Ergebnisse erfasst werden. Die Erfassung soll sich dabei auf die wichtigsten Größen beschränken und ausgewogen („balanced") sein. Sie basiert nicht nur auf rein finanziellen Maßgrößen, sondern erfolgt aus unterschiedlichen Perspektiven und mit mehrdimensionalen Kennzahlen. Die verwendeten Kennzahlen sollen über die Vergangenheit, Gegenwart und die Zukunft des Unternehmens Auskunft geben. Deshalb besteht eine Balanced Scorecard sowohl aus Ergebniskennzahlen, die als Spätindikatoren die Resultate von Prozessen oder Aktivitäten messen (z.B. Umsatz, Marktanteil, Kundenrentabilität, Mitarbeiterzufriedenheit etc.) als auch aus Leistungstreiberkennzahlen, die als Frühindikatoren auf zukünftige Entwicklungen und Potenziale hinweisen (z.B. Schulungstage pro Mitarbeiter, Umsatzanteil neue Produkte etc.). Die Leistungsmessung mit Hilfe dieses „ausgewogenen Berichtsbogens" soll darüber hinaus einen engeren Strategiebezug aufweisen (vgl. Kap. 4.2.2.1) als die kurzfristig und operativ ausgerichteten traditionellen Kennzahlensysteme. Die Ableitung der verwendeten Perspektiven und Maßgrößen erfolgt deshalb immer auf Basis der Strategie und Vision des Unternehmens.

Die Unternehmensleistung wird im Grundkonzept der Balanced Scorecard gemäß Abb. 7.2.7 aus **vier Perspektiven** betrachtet (vgl. *Kaplan/Norton*, 1997, S. 9ff.):

- Die **finanzwirtschaftliche Perspektive** soll zeigen, welche finanziellen Ergebnisse durch die Umsetzung der Unternehmensstrategie erreicht werden.
- Die **Kundenperspektive** soll darstellen, wie die Erwartungen der Kunden an das Unternehmen durch seine Produkte und Dienstleistungen erfüllt werden.

- Die **interne Geschäftsprozessperspektive** soll Auskunft über die betrieblichen Abläufe geben, die wesentlichen Einfluss auf die Erfüllung der Kundenbedürfnisse haben.
- Die **Lern- und Entwicklungsperspektive** wird auch als Potenzial- bzw. Innovations- und Wissensperspektive bezeichnet. Sie soll die Fähigkeit des Unternehmens deutlich machen, seine Leistung zukünftig zu steigern und Innovationen hervorzubringen. Eine wichtige Rolle spielen dabei die Mitarbeiter.

Da jedes Unternehmen eine andere Strategie und Vision hat, ist eine Balanced Scorecard stets unternehmensindividuell zu gestalten. Deshalb kann sie sowohl aus anderen Perspektiven als auch aus mehr oder weniger als vier Perspektiven bestehen.

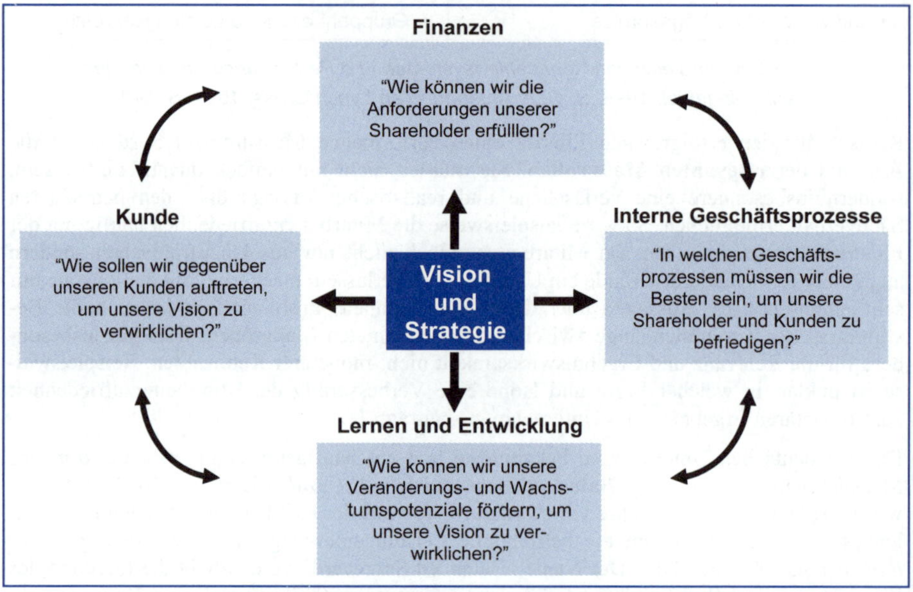


*Abb. 7.2.7: Die vier Perspektiven der Balanced Scorecard (vgl. Kaplan/Norton, 1997, S. 9)*

Für jede Perspektive werden aus der Unternehmensstrategie strategische (Teil-)Ziele abgeleitet, deren Erreichung vor allem durch nicht-finanzielle Kennzahlen gemessen werden soll. Die gleichgewichtige Berücksichtigung der Perspektiven bei der Ableitung der strategischen Ziele und die Verwendung von Ergebnis- und Leistungstreiberkennzahlen führen zu einer ausgewogenen Betrachtung. Für jede Kennzahl werden Vorgabewerte vereinbart und anschließend Maßnahmen bestimmt, mit denen diese erreicht werden sollen. Auf diese Weise trägt die Balanced Scorecard nicht nur zur Verbesserung der Leistungsmessung, sondern insbesondere zur **Strategieumsetzung** bei. Sie hat sich somit von einem Kennzahlensystem zu einem Führungskonzept entwickelt (vgl. Kap. 4.2.2; *Kaplan/Norton,* 2001, 2004, 2006).

Abb. 7.2.8 zeigt die Sichtweisen der Balanced Scorecard und einige Beispiele für strategische Ziele und Maßgrößen. Darin wird sowohl das Herunterbrechen der Vision und Strategie auf die einzelnen Perspektiven als auch der zwischen diesen angenommene **Ursache-Wirkungszusammenhang** sichtbar: Die Grundlage für den zukünftigen Unternehmenserfolg und die Zielerreichung in den anderen Perspektiven bildet die Potenzialperspektive. Ein ausgeprägtes Lern- und Entwicklungspotenzial ermöglicht es, in den internen Geschäftsprozessen eine Prozessexzellenz zu erreichen, mit der die Kundenanforderungen erfüllt werden können. Die daraus resultierende Kundenzufriedenheit und -bindung soll die Erreichung der finanziellen Zielsetzungen des Unternehmens ermöglichen.

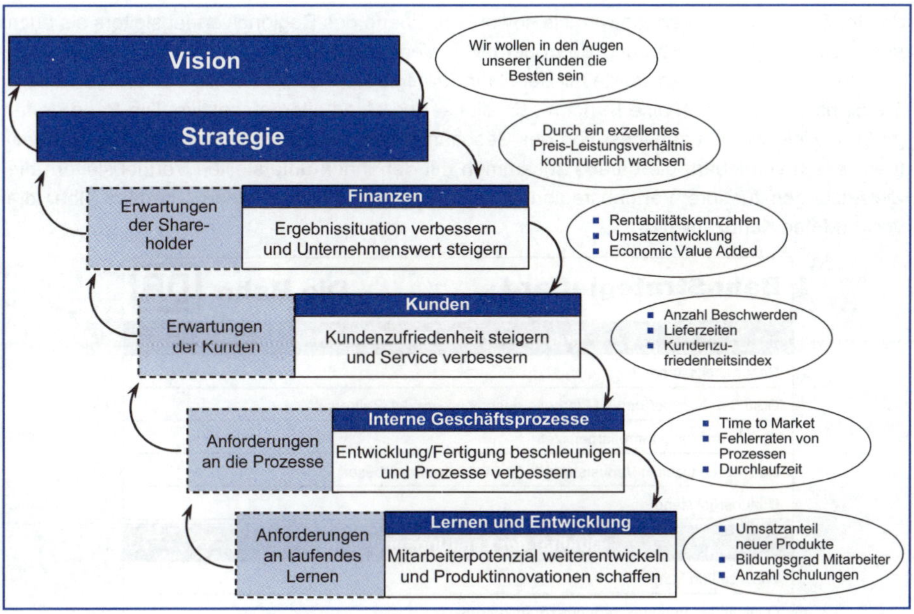


*Abb. 7.2.8: Blickwinkel und Zusammenhänge der Balanced Scorecard (in Anlehnung an Maisel, 1992, S. 49)*

Ein **praktisches Beispiel** für den Aufbau und Einsatz einer Balanced Scorecard soll im Folgenden am Servicecenter Vertrieb der *Deutsche Bahn AG* aufgezeigt werden. Die *Deutsche Bahn AG* besteht aus den fünf Unternehmensbereichen Personenverkehr, Transport und Logistik, Personenbahnhöfe, Fahrweg sowie Dienstleistungen und erzielte im Geschäftsjahr 2006 mit 229.200 Mitarbeitern einen Umsatz von 30,05 Milliarden Euro. Der Unternehmensbereich Personenverkehr (*DB Personenverkehr GmbH*) umfasst die Geschäftsfelder Regionalverkehr, Stadtverkehr und Fernverkehr. Im *Servicecenter Vertrieb* der *DB Personenverkehr GmbH* wird der Vertrieb für alle drei Geschäftsfelder abgewickelt. Dies umfasst die Betreuung der Fahrgäste bei der Reisebuchung, die Entwicklung neuer Vertriebsstrukturen, Vertriebsschulungen, Erlösabrechnung sowie Vertriebscontrolling. Als interner Dienstleister finanziert sich das *Servicecenter* durch Provisionen und Serviceentgelte aus den mit den Geschäftsfeldern abgeschlossenen Leistungsvereinbarungen. Das Ziel des *Servicecenters* ist die Erhaltung der Wettbewerbsfähigkeit der Geschäftsfelder. Das operative Vertriebsgeschäft verantworten die Regionalvertriebsleiter. Sie sind für die Einnahmen innerhalb ihrer Region verantwortlich und führen im Schnitt ca. sechs bis zehn Vertriebsleiter, denen jeweils zehn bis 15 Filialen unterstellt sind. Die Vision der *Deutsche Bahn AG* ist der Wandel von einer ehemals öffentlichen Behörde zu einem privatwirtschaftlich agierenden Dienstleistungsunternehmen. Strategische Zielsetzungen sind die stetige Verbesserung der Dienstleistungen und die Sicherstellung einer verkehrsträgerübergreifenden internationalen Wettbewerbsfähigkeit. Zur Erreichung dieser Ziele verfolgt die *Deutsche Bahn AG* die Strategie "Offensive Bahn", die aus den Säulen Sanieren, Leisten und Wachsen besteht. Die daraus abgeleiteten strategischen Ziele des Servicecenters Vertrieb lauten: Umsetzung der Kostensenkungspotenziale, Steigerung der Einnahmen, Verbesserung der Qualität, Kooperation mit Dritten sowie Optimierung des Vertriebskanalmixes.

Die *Deutsche Bahn AG* hat die Balanced Scorecard unter der Bezeichnung „**BahnStrategieCard**" konzernweit mit dem Ziel eingeführt, die Leistungsmessung und Strategieumsetzung zu verbessern. Mittlerweile wird die *BahnStrategieCard* auf sämtlichen Konzernebenen verwendet. Im *Servicecenter Vertrieb* wird sie sowohl auf Ebene des Regionalvertriebsleiters als auch der Vertriebsleiter zur Führung des operativen Vertriebsgeschäfts eingesetzt. Die bisherige Planung von Finanzzielen wurde mit der *BahnStrategieCard* um qualitative Faktoren erweitert. Sie beinhaltet nun auch eine Kunden-, Qualitäts- und Mitarbeiterperspektive. Die *BahnStrategieCard*-Ziele werden zunächst von der Geschäftsführung Vertrieb mit den vier Regionalvertriebsleitern vereinbart, die daraus zusammen mit den ihnen unterstellten Vertriebsleitern die Zielsetzungen für ihre Vertriebsregion ableiten. Abb. 7.2.9 zeigt einen Überblick über die verwendeten Kennzahlen.

| BahnStrategieCard Die Bahn DB |
|---|
| **Engagement der Mitarbeiter** |
| Gesundheitsstand |
| Grad der durchgeführten Mitarbeitergespräche pro def. Zeitraum |
| Gleichverteilung Jahresarbeitszeit |
| Jahresarbeitszeit in Verluststunden (in Std/Vollzeitmitarbeiter) |
| Urlaubsrückstand |
| **Qualität der Leistungserstellung** |
| Wartezeit (in Min) |
| Qualität des Verkaufsvorgangs (Schulnote) |
| Anteil Einnahmen 1. Klasse |
| Reservierungsquote |
| EC- Kartenquote |
| **Kundenzufriedenheit/ Markt** |
| Anzahl verkaufter und verlängerter Bahncards |
| Anteil der Automateneinnahmen |
| **Effizienz/ Finanzziele** |
| Erfüllungsgrad Gesamteinnahmen (in Mio. €) |
| Erfüllungsgrad Einnahmeplanung Kerngeschäft (in Mio. €) |
| Erfüllungsgrad Einnahmeplanung Verbund- und Partnerverkäufe (in Mio. €) |
| Deckungsbeitragsrate |
| Gesamtproduktivität |
| Erfüllungsgrad Personalaufwand (in %) |

*Abb. 7.2.9: Auszug aus der BahnStrategieCard des Servicecenters Vertrieb*

Die erreichten Ergebnisse werden über monatlich erstellte *BahnStrategieCard*-Berichte an das Vertriebscontrolling gemeldet. Neben den monatlichen Berichten werden von den Vertriebsleitern quartalsweise Prognosen auf die zu erwartenden Jahresergebnisse erstellt. Quartalsweise werden auch *BahnStrategieCard*-Gespräche zwischen der Geschäftsführung des Unternehmensbereichs Personenverkehr und den regionalen Vertriebsleitern sowie zwischen den Regionalvertriebsleitern und ihren Vertriebsleitern durchgeführt. In diesen Gesprächen wird die bisherige Leistung in den Bereichen diskutiert, Abweichungen zu den vereinbarten Zielwerten analysiert sowie gegensteuernde Maßnahmen festgelegt.

Die Mitarbeiter werden regelmäßig über die erzielten Ergebnisse der *BahnStrategieCard* durch den sog. *BahnStrategieCard-Tacho* informiert. Wie in Abb. 7.2.10 zu sehen, handelt es sich dabei um die Darstellung der *BahnStrategieCard* als Cockpit, in dem die einzelnen Kennzahlen und der Stand der Leistungserfüllung anschaulich visualisiert werden. Der *BahnStrategieCard-Tacho* zeigt jeweils eine Perspektive und enthält für jede Maßgröße ein Tachometer.

Der Wertebereich der Maßgröße ist darin jeweils in drei Sektoren unterteilt, die durch Ampelfarben gekennzeichnet sind. Werte im roten Bereich (in Abb. 7.2.10 dunkelblau) sind kritisch und erfordern entsprechende Maßnahmen. Bei Werten im gelben Bereich (in Abb. 7.2.10 blau) ist zu untersuchen, ob gegengesteuert werden muss. Werte im grünen Bereich (in Abb. 7.2.10 hellblau) entsprechen einer optimalen Ausprägung. Dargestellt werden sowohl der Ist-Wert des Monats, der zu erreichende Soll-Wert sowie der Wert der Vorperiode. Auf diese Weise lassen sich Soll-Ist-Abweichungen und die Entwicklung der Kennzahlen ablesen.

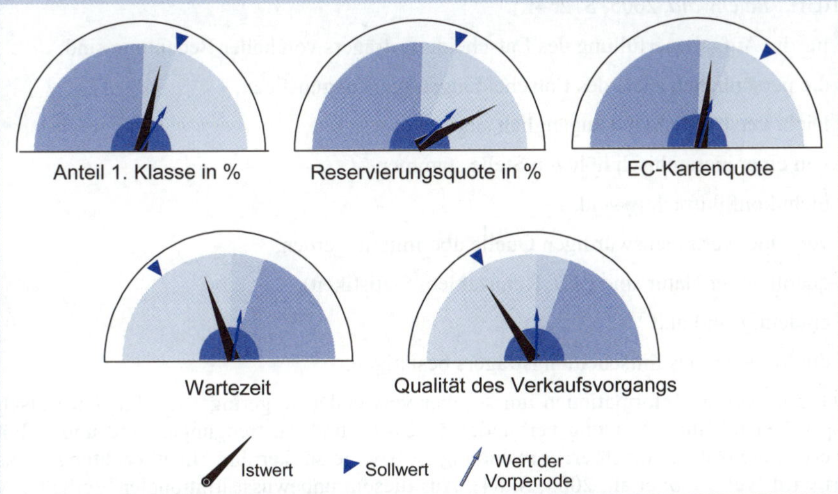


*Abb. 7.2.10: BahnStrategieCard-Tacho am Beispiel der Prozessperspektive*

**Schwierigkeiten** in der Anwendung der Balanced Scorecard bereiten vor allem die Entwicklung geeigneter Kennzahlen zur Messung der strategischen Ziele und die hierarchische Verknüpfung von Balanced Scorecards, d.h. das Herunterbrechen einer übergeordneten Balanced Scorecard auf nachgeordnete Ebenen. Die Anbindung der Balanced Scorecard an Anreizsysteme stößt aufgrund der Messungenauigkeiten bei nicht-finanziellen Maßgrößen noch auf Zurückhaltung. Die **Stärken** der Balanced Scorecard liegen in ihrer übersichtlichen und für Mitarbeiter und Führungskräfte leicht verständlichen Darstellung und Quantifizierung der strategischen Zielsetzungen. Die Zuordnung zu unterschiedlichen Perspektiven verhindert einseitiges Denken bei der Ableitung und Verfolgung der Ziele. Den Durchbruch in der Praxis schaffte die Balanced Scorecard vor allem im Zusammenhang mit Fragen der **Strategieumsetzung**. Die Verbesserung der Strategierealisierungskompetenz ist in vielen Unternehmen der herausragende Grund, eine Balanced Scorecard einzuführen (vgl. *Gaiser/Greiner*, 2002, S. 216ff.). Wie die Strategieumsetzung mit der Balanced Scorecard gelingen kann, wird in Kap. 4.2.2 dargestellt (vgl. auch *Kaplan/Norton,* 2004 und 2006).

## 7.2.4 Informationsverwendung

Im Rahmen der **Informationsverwendung** nutzen die Entscheidungsträger Informationen aus dem Informationsangebot und basieren darauf ihre Entscheidung.

Im Idealfall richtet ein Entscheidungsträger seine Nachfrage am Informationsbedarf aus, wertet alle zur Verfügung stehenden Informationen aus und berücksichtigt sie bei der Entscheidungsfindung. Das tatsächliche Vorgehen von Entscheidungsträgern ist jedoch häufig wenig rational. Sie beziehen relevante Informationen trotz ihrer Verfügbarkeit nicht in die Entscheidung ein oder suchen Informationen erst nachträglich, um bereits getroffene Entscheidungen zu rechtfertigen. Informationen führen deshalb nicht immer zu einer rationalen Entscheidung (vgl. *Picot* et al., 2003, S. 80f.).

Dieses **irrationale Verhalten** hat viele Ursachen. Sowohl die geistigen Fähigkeiten eines Menschen zur Verarbeitung von Informationen als auch die im Rahmen der Entscheidungsfindung zur Verfügung stehende Zeit sind begrenzt. Entscheidungsträger sind deshalb gezwungen, aus einem breiten Informationsangebot die relevanten Informationen auszuwählen. Die meisten Entscheidungen basieren deshalb auf unvollständigen Informationen. Die erforderliche **Selektion** findet nach subjektiven Kriterien statt.

Informationen werden eher für eine Entscheidung verwendet, wenn sie (vgl. *O'Reilly*, 1983, S. 103ff.; *Reichwald*, 2005, S. 254f.):

- für die Aufgabenerfüllung des Entscheidungsträgers von hoher Bedeutung sind,
- die persönlichen Ziele des Entscheidungsträgers begünstigen,
- leicht verständlich und zugänglich sind,
- von einer hierarchisch höheren Stelle stammen,
- nicht konfliktträchtig sind,
- von einer vertrauenswürdigen Quelle übermittelt werden,
- quantitativer Natur sind (z.B. Kennzahlen, Statistiken),
- eindeutig sind und
- die Meinung des Entscheidungsträgers bestätigen.

Insgesamt werden Informationen um so eher verwendet, je geringer die für den Entscheidungsträger mit ihrer Nutzung verbundenen Kosten und Anstrengungen sind und je höher der erwartete Nutzen aus ihrer Verwendung ist bzw. je stärker ihre Nichtbeachtung sanktioniert wird (vgl. *Picot* et al., 2003, S. 84). Aus diesem unbewusst irrationalen Verhalten von Entscheidungsträgern bei der Informationsverwendung resultierende Fehlfunktionen werden als **Informationspathologien** bezeichnet. Sie resultieren aus den individuellen Eigenschaften oder Einstellungen der Entscheidungsträger. Menschen empfinden z.B. widersprüchliche Wahrnehmungen grundsätzlich als unangenehm. Sie versuchen deshalb, diese sog. **kognitive Dissonanzen** abzubauen, indem sie bestätigende Informationen verstärkt aufnehmen, während widersprechende Informationen ignoriert, verdrängt oder vergessen werden.

Weitere Fehler der Informationsverwendung entstehen durch **Störungen der Kommunikation** (vgl. *Scholl*, 1992, Sp. 901ff.; *Reichwald*, 2005, S. 256f.; *Picot* et al., 2003, S. 87):

- Menschen neigen dazu, bevorzugt mit Gleichgesinnten Informationen auszutauschen. Wissen kann durch Kommunikation mit Personen, die über andere Kenntnisse oder Auffassungen verfügen, jedoch stärker erweitert werden.
- Unterschiedliche Denkweisen, Begriffsauffassungen und Fachsprachen einzelner Mitarbeitergruppen können den Informationsaustausch behindern. Dies ist beispielsweise bei der Kommunikation zwischen Kaufleuten und Ingenieuren zu beobachten.
- Hierarchische Strukturen können dazu führen, dass Informationen nicht weitergegeben werden („Information ist Macht"). Darüber hinaus behindern sie die Aufnahme neuer und unvorhergesehener Informationen, die strukturelle Anpassungen nach sich ziehen.
- Lange und bürokratische Kommunikationswege führen zu Verzerrungen („Stille Post").
- Der Informationsaustausch wird auch durch starkes Bereichs- und Konkurrenzdenken erschwert. Probleme werden verschwiegen oder verharmlost, um nicht dafür verantwortlich gemacht zu werden.

Die Informationsverwendung kann auch durch **Probleme der Informationsübermittlung** beeinträchtigt oder verhindert werden (vgl. *Küpper*, 2005, S. 179ff.; *Koch*, 1994, S. 98ff.):

- Es werden für den Entscheidungsträger irrelevante Informationen übermittelt.
- Die Informationsübermittlung erfolgt zu spät, in ungeeigneter Form oder fehlerhaft.

- Informationen werden vom Empfänger nicht verstanden oder falsch interpretiert.
- Ein Entscheidungsträger ist nicht bereit, Informationen wahrzunehmen, weil sie für ihn unangenehm sein könnten oder gegen seine Einstellungen verstoßen.

Um die Informationsverwendung der Entscheidungsträger zu verbessern, gibt es mehrere Ansatzpunkte. Die **Akzeptanz von Informationen** lässt sich durch die Erhöhung des Vertrauens in das Informationsangebot steigern. Um dies zu erreichen, sollte das Informationsangebot zuverlässig zur Verfügung gestellt und der Berichtersteller als objektiv und fachlich qualifiziert wahrgenommen werden. Die Mitwirkung des Entscheidungsträgers bei der Beschaffung der Informationen sowie bei der Festlegung von Inhalt, Zeitpunkt und Frequenz der Berichte wirkt sich ebenfalls positiv auf die Informationsverwendung aus. Grundsätzlich ist eine Informationsübermittlung im Rahmen eines persönlichen Gespräches wirksamer als die Weitergabe schriftlicher Informationen (vgl. *Küpper*, 2005, S. 185f.; *Koch*, 1994, S. 169ff.).

Generell lässt sich feststellen, dass sich die Qualität von Entscheidungen bei gut strukturierten Aufgaben durch ein möglichst breites und am Informationsbedarf ausgerichtetes Informationsangebot steigern lässt. Schlecht strukturierte Führungsentscheidungen werden dagegen in der Regel auf Basis unsicherer und wenig detaillierter Informationen getroffen. Eine Ausweitung des Informationsangebotes führt deshalb in diesen Fällen meist nicht zwangsläufig zu besseren Entscheidungen. Durch die entstehende Informationsflut kann sogar das Gegenteil eintreten und Entscheidungen verzögert oder unter Vernachlässigung wichtiger Sachverhalte getroffen werden (vgl. *Krcmar*, 2005, S. 88).

Zur Verbesserung der Informationsverwendung lassen sich aus den genannten Aussagen folgende **Regeln für die Gestaltung von Berichten** ableiten (vgl. *Mertens/Griese*, 1993, S. 41ff.; *Küpper*, 2005, S. 180ff.; *Koch*, 1994, S. 115ff.):

- **Empfängerorientierung**: Informationen sollten entsprechend den Anforderungen der Entscheidungsträger aufbereitet werden. Um eine Überfrachtung zu vermeiden, sollte eine Abstimmung auf den individuellen Bedarf des Empfängers erfolgen und die wesentlichen Informationen in den Mittelpunkt gestellt werden.
- **Kontinuität**: Aufbau und Gestaltung von Berichten sollten einheitlich sein und möglichst nicht verändert werden.
- **Verständlichkeit**: Der Berichtsinhalt sollte für den Entscheidungsträger leicht zu verstehen sein. Hierfür sind z.B. eindeutige Begriffe zu verwenden, Zusammenhänge und Bedeutungen zu erklären, verwendete Abkürzungen aufzulisten und eine einfache Sprache zu nutzen.
- **Relevanz**: Der Entscheidungsträger sollte die für seine Entscheidung relevanten Informationen erkennen. Auf irrelevante und redundante Informationen sollte verzichtet werden. Bei Standardberichten ist dies aufgrund der Vielzahl an Informationsempfängern nur bedingt möglich.
- **Erfassbarkeit**: Die in den Berichten enthaltenen Informationen sollten für den Entscheidungsträger leicht zu erfassen sein. Dies kann erreicht werden durch Trennung von Übersichts- und Detailinformation, Verwendung von Grafiken anstelle von Zahlenkolonnen, Hervorhebung wichtiger oder außergewöhnlicher Aspekte z.B. mit Farben oder Symbolen sowie durch Angabe von Vergleichsgrößen zur Relativierung von Sachverhalten. Zur Übersichtlichkeit trägt auch eine Informationsverdichtung bei.

Daneben leisten auch Informationssysteme und -technik einen Beitrag zur Verbesserung der Informationsverwendung. Sie können das Informationsverhalten der Mitarbeiter effizienter und effektiver machen sowie Probleme aus deren beschränkter Rationalität und Informationsverarbeitungskapazität verringern (vgl. *Picot* et al., 2003, S. 139). Informationssysteme und -technik werden im nächsten Kapitel dargestellt.

## Literaturempfehlungen

*Picot, A./Reichwald, R./Wigand, R.:* Die grenzenlose Unternehmung, 5. Aufl., Wiesbaden 2003, Kapitel 3.

*Horváth*, P.: Controlling, 10. Aufl., München 2006, Kapitel 4.

*Weber, J./Schäffer, U.*: Einführung in das Controlling, 11. Aufl., Stuttgart 2006, Kapitel 4, 7, 9.

## Management Summary

- Die Informationswirtschaft soll die von der Unternehmensführung benötigten Informationen dem richtigen Empfänger mit angemessener Genauigkeit und Verdichtung rechtzeitig und wirtschaftlich zur Verfügung stellen.
- Der Informationsbedarf bezeichnet die Art, Menge und Qualität an Informationen, die ein Entscheidungsträger aus objektiver Sicht für die Durchführung einer Entscheidung benötigt.
- Der Informationsversorgungsprozess besteht aus den Phasen Informationsbedarfsermittlung, -beschaffung, -übermittlung und -verwendung.
- Bei der Informationsbedarfsermittlung werden die für eine Entscheidung objektiv erforderlichen Informationen bestimmt.
- Bei der Informationsbeschaffung wird festgelegt, welche Informationen zu welchem Zeitpunkt, aus welchen Quellen und für welchen Entscheidungsträger beschafft werden sollen.
- Die Informationsübermittlung soll dem Entscheidungsträger das Informationsangebot anforderungsgerecht, d.h. in qualitativ, quantitativ, zeitlich und räumlich geeigneter Form, zur Verfügung stellen.
- Im Rahmen der Informationsverwendung nutzen die Entscheidungsträger Informationen aus dem Informationsangebot und stützen darauf ihre Entscheidung.
- Wichtige Regeln für die Gestaltung von Berichten sind: Empfängerorientierung, Kontinuität, Verständlichkeit, Relevanz und Erfassbarkeit.

# 7.3 Informationssysteme und -technik

**Leitfragen**

- Was sind Informationssysteme und welche Informationstechnik verwenden sie?
- Welche Bedeutung haben Informationssysteme für das Informationsmanagement?
- Wie stellt das Informationsmanagement den anforderungsgerechten und effizienten Einsatz der Informationssysteme und -technik sicher?

Die Informationswirtschaft benötigt zur Erfüllung ihrer Aufgaben **Informationssysteme**, die aus personellen, organisatorischen und technischen Elementen bestehen. Die technischen Bestandteile werden unter dem Begriff **Informationstechnik** zusammengefasst (vgl. *Stahlknecht/Hasenkamp*, 2005, S. 11f.).

In diesem Kapitel wird zunächst das Unterstützungspotenzial der Informationssysteme und -technik für das Informationsmanagement erläutert. Darauf aufbauend werden dann die Aufgaben des Informationsmanagements zur Sicherstellung eines anforderungsgerechten und wirtschaftlichen Einsatzes von Informationssystemen und -technik dargestellt. Die Einordnung von Informationssystemen und -technik in das Unternehmensführungssystem veranschaulicht Abb. 7.3.1.

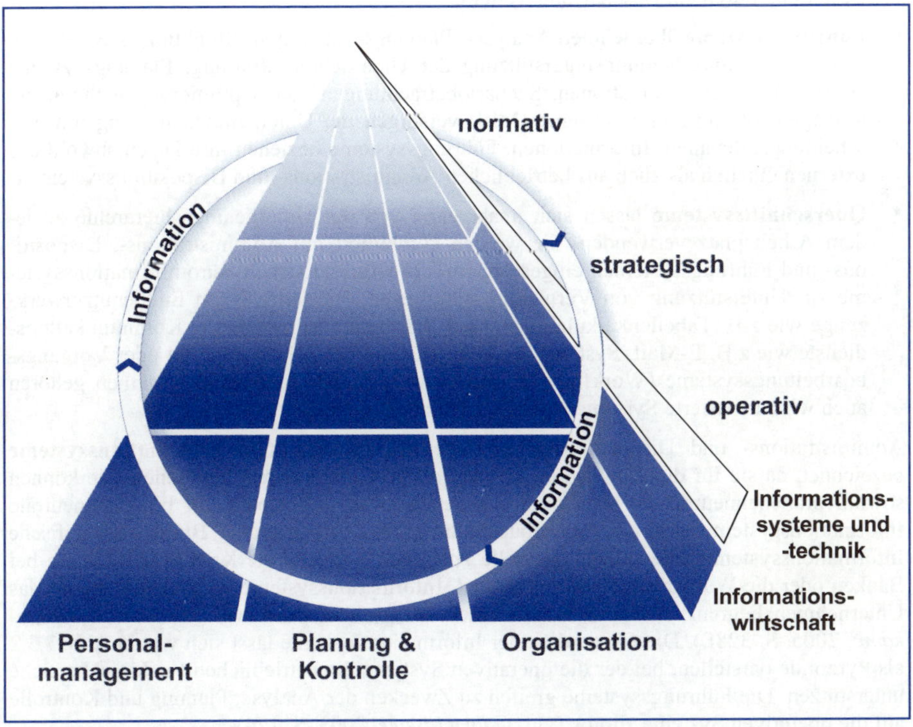


*Abb.7.3.1: Informationssysteme und -technik im System der Unternehmensführung*

## 7.3.1 Informationssysteme

**Informationssysteme** bestehen aus Menschen und Maschinen, die Informationen erzeugen, nutzen und über Kommunikationsbeziehungen untereinander austauschen (vgl. *Hansen/Neumann*, 2005, S. 84).

Da nicht alle Informationsverarbeitungsprozesse programmierbar sind, ist ein vollkommen automatisiertes Informationssystem (Maschine-Maschine-System) nicht realisierbar. Allerdings können Informationssysteme ausschließlich aus Personen bestehen (Mensch-Mensch-Systeme). Dies ist z.B. bei einer jährlichen Strategietagung der Fall, bei dem sich Führungskräfte an einen ruhigen Ort außerhalb des Unternehmens zurückziehen und eine Strategie entwerfen. Da diese Vorgänge sehr unternehmensspezifisch sind, werden im Folgenden nur weitgehend standardisierbare **rechnergestützte Informationssysteme** (Mensch-Maschine-Systeme) betrachtet. Diese nutzen Informationstechnik zur Erfassung, Verarbeitung, Speicherung und Übermittlung von Informationen (vgl. *Hansen/Neumann*, 2005, S. 85).

Nach ihrem **Verwendungszweck** lassen sich unterscheiden (vgl. *Stahlknecht/Hasenkamp*, 2005, S. 326.; *Mertens/Griese*, 1993, S. 330ff.; *Hansen/Neumann*, 2005, S. 91ff.):

- **Administrationssysteme** zur Speicherung und Verarbeitung von standardisierten und in großen Mengen anfallenden Massendaten wie z.B. ein Finanzbuchhaltungssystem.
- **Dispositionssysteme** unterstützen kurzfristige operative Tätigkeiten, indem sie für untere und mittlere Führungsebenen Entscheidungen vorbereiten oder selbst treffen. Ein Beispiel sind die Angabe von Bestellvorschlägen oder die automatische Auslösung einer Bestellung durch ein Beschaffungssystem.
- **Führungssysteme** übernehmen Analyse-, Planungs- und Kontrollfunktionen. Sie dienen dadurch der Entscheidungsunterstützung der Unternehmensführung. Planungssysteme ermöglichen z.B. Simulationen, Szenariobetrachtungen oder Optimierungsrechnungen. Managementinformationssysteme (MIS) versorgen die Unternehmensführung mit entscheidungsrelevanten Informationen. Führungssysteme beziehen ihre Daten sowohl aus externen Quellen als auch aus betrieblichen Administrations- und Dispositionssystemen.
- **Querschnittssysteme** lassen sich unabhängig von der Unternehmenshierarchie an jedem Arbeitsplatz verwenden. Sie werden kombiniert mit Administrations-, Dispositions- und Führungssystemen eingesetzt. Im Vordergrund stehen Büroinformationssysteme zur Unterstützung von Verwaltungstätigkeiten. Hierunter fallen Endbenutzerwerkzeuge wie z.B. Tabellenkalkulationen oder Präsentationsprogramme, Kommunikationsdienste wie z.B. E-Mail, Systeme zur Unterstützung von Gruppenarbeit oder Vorgangsbearbeitungssysteme (Workflow-Management). Zu den Querschnittssystemen gehören auch wissensbasierte Systeme wie z.B. Expertensysteme.

Administrations- und Dispositionssysteme werden als **operative Informationssysteme** bezeichnet, da sie für die Abwicklung des laufenden Geschäftsbetriebs dienen. Sie können sowohl branchenneutral als auch branchenspezifisch sein. Beispiele für branchenneutrale Informationssysteme sind die Finanzbuchhaltung oder Fakturierung. Branchenspezifische Informationssysteme unterstützen spezielle Aufgaben wie z.B. die Kreditüberwachung bei Banken oder die Warendisposition im Handel. Informationssysteme können sowohl auf das Unternehmen begrenzt als auch unternehmensübergreifend sein (vgl. *Stahlknecht/Hasenkamp*, 2005, S. 328f.). Die Gesamtheit der Informationssysteme lässt sich wie in Abb. 7.3.2 als Pyramide darstellen, bei der die operativen Systeme die betrieblichen Funktionsbereiche unterstützen. Die Führungssysteme greifen zu Zwecken der Analyse, Planung und Kontrolle auf die operativen Systeme zurück (vgl. *Gabriel/Beier*, 2003, S. 174).

Bei einem **integrierten Informationssystem** sind die einzelnen Teilsysteme inhaltlich aufeinander abgestimmt, über einheitliche Schnittstellen miteinander verbunden und bauen auf einer gemeinsamen Datenbasis auf (vgl. *Stahlknecht/Hasenkamp*, 2005, S. 329). Wie in der Pyramide der Informationssysteme zu sehen, kann die Integration dabei sowohl in vertikaler als auch in horizontaler Richtung erfolgen. Bei der **horizontalen Integration** sollen unterschiedliche operative Informationssysteme miteinander verbunden werden, um die ablaufenden Geschäftsprozesse besser zu unterstützen. Die **vertikale Integration** soll den Zusammenhang zwischen den operativen Systemen und den Führungssystemen sicherstellen. Sie ist erforderlich, damit die Führungssysteme auf die operativen Daten zurückgreifen und diese verdichten und analysieren können (vgl. *Gabriel/Beier*, 2003, S. 174). Ein integriertes Informationssystem, das alle wesentlichen Funktionen der Administration, Disposition und Führung unterstützt, wird als **Enterprise Resource Planning-System** (ERP-System) bezeichnet (vgl. *Stahlknecht/Hasenkamp*, 2005, S. 327). Das in der Praxis am weitesten verbreitete ERP-System ist *SAP R/3*©.

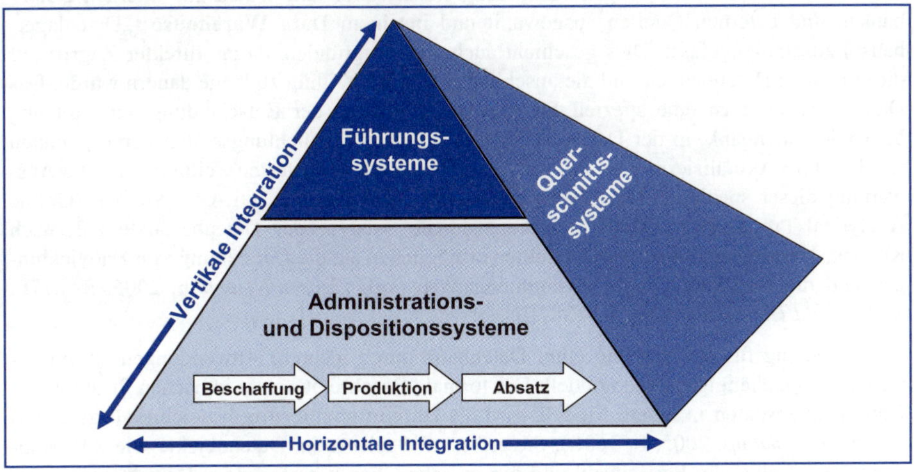


*Abb. 7.3.2: Zusammenhang und Integrationsrichtung von Informationssystemen*

Informationssysteme dienen vor allem der Automatisierung betrieblicher Abläufe. Diese sind jedoch zunächst formal zu beschreiben, bevor sie durch eine Anwendung unterstützt oder vollständig übernommen werden können. Die im Rahmen der betrieblichen Abläufe anfallenden Daten werden gespeichert und verarbeitet. Aus diesen Daten werden dann zur Unterstützung betrieblicher Entscheidungen Informationen generiert. Wesentliche Aufgabenfelder des Informationsmanagements sind deshalb das Datenmanagement, die Prozessmodellierung und die betrieblichen Anwendungen.

### 7.3.1.1 Datenmanagement und Prozessmodellierung

Das **Datenmanagement** sorgt für die optimale Nutzung der Unternehmensdaten. Es sichert ihre Richtigkeit, Aktualität, Konsistenz sowie ihren Aufgabenbezug und Zusammenhang (vgl. *Krcmar*, 2005, S. 111).

Das Datenmanagement legt fest, welche Daten für welche Aufgaben zur Verfügung gestellt werden sollen, wer für die Erfassung und Pflege der Daten verantwortlich ist und in welcher Form diese bereitzustellen sind (vgl. *Krcmar*, 2005, S. 111ff.). Da Unternehmensdaten für unterschiedliche Entscheidungen und Aufgaben genutzt werden, sollten sie zentral verwaltet werden. Ansonsten besteht die Gefahr, dass gespeicherte Daten inkonsistent, d.h. nicht vollständig, korrekt und widerspruchsfrei sind. In diesem Fall kann die Abfrage der gleichen Daten zu unterschiedlichen Ergebnissen führen. Werden z.B. Kundenadressdaten in mehreren Fachabteilungen getrennt erfasst, ist es möglich, dass für den gleichen Kunden verschiedene Adressen gespeichert sind. Außerdem sind in diesem Falle die Daten auch redundant, d.h. die gleiche Information ist in mehreren Datenbeständen enthalten. Deshalb werden Daten und Anwendungen voneinander getrennt. Die Datenbestände werden in einer zentralen Datenbank abgelegt. Die Verarbeitung und Auswertung der Daten erfolgt durch Anwendungen, die auf diese Datenbank zugreifen und die darin gespeicherten Daten verändern können. In einer zentralen Datenbank werden Daten nur einmal und damit konsistent und ohne Redundanz gespeichert. Durch diese **Datenintegration** können mehrere Programme und Anwender mit Hilfe eines Datenbankmanagementsystems dieselben Daten zur gleichen Zeit nutzen (vgl. *Hansen/Neumann*, 2005, S. 158ff.). Es verwaltet und steuert den Zugriff auf die Datenbasis. Auf diese Weise können Anwendungen geändert oder ausgetauscht werden, ohne dass eine Anpassung der Datenbank erforderlich ist. Ebenso lassen sich die Daten ohne Änderung der Anwendungen umorganisieren (vgl. *Reichwald*, 2005, S. 283f.).

Für Zwecke der Entscheidungsunterstützung werden relevante Daten aus internen Datenbanken und externen Quellen ausgewählt und in einem **Data Warehouse** („Datenlagerhaus") zusammengefasst. Dies geschieht auch aus Zeitgründen, da ein direkter Zugriff auf die einzelnen Datenbanken und die anschließende Aufbereitung zu lange dauern würde. Das Data Warehouse ist eine speziell für die Anforderungen der Entscheidungsunterstützung dienende Datenbank, in der Daten in unterschiedlichen Verdichtungsstufen bereit gehalten werden. Ihre Aktualisierung erfolgt nicht laufend, sondern zu festen Zeitpunkten. Die Auswertung dieser speziellen Datenbank erfolgt mit Hilfe von sog. OLAP-Systemen (Online Analytical Processing). Durch mehrdimensionale Analyse der Datenbestände z.B. nach Kunden, Vertriebsregionen und Produkten ermöglichen sie die Darstellung von Entwicklungen und die Bestimmung von Zusammenhängen (vgl. *Hansen/Neumann*, 2005, S. 817f.; *Stahlknecht/Hasenkamp*, 2005, S. 387f.).

Voraussetzung für die Nutzung einer Datenbank durch mehrere Anwendungen ist ein anwendungsunabhängiges Datenmodell. Die formale Beschreibung der logischen Struktur von Unternehmensdaten in einem Modell wird als **Datenmodellierung** bezeichnet (vgl. *Stahlknecht/Hasenkamp*, 2005, S. 163f.). Sie erfasst alle relevanten Datenobjekte wie z.B. Kundenname, Straße oder Postleitzahl und die zwischen diesen bestehenden Beziehungen. Dies geschieht meist in Form von Tabellen, die über gleiche Datenobjekte miteinander verknüpft sind. So erhält z.B. eine Tabelle Angaben über die Kundenadresse und eine andere Tabelle die Auftragsdaten des Kunden. Beide Tabellen sind über die Kundennummer miteinander verknüpft. Mit Hilfe dieser sog. **relationalen Datenbanken** lassen sich beispielsweise die Kundenaufträge nach bestimmten Verkaufsregionen auswerten. Die Datenmodellierung fördert die Transparenz und Kommunikation, vermeidet Redundanz in der Datenhaltung und schafft ein unternehmensweites, ganzheitliches Verständnis für die Unternehmensdaten (vgl. *Zahn*, 1995, S. 81f.).

Viele Daten eines Unternehmens sind vertraulich und sollen deshalb nur von wenigen Mitarbeitern eingesehen und verändert werden können. Beispiele sind strategische Pläne, Entwicklungsprojekte oder Kundeninformationen. Darüber hinaus erfordert die Erfassung und Verarbeitung von Daten häufig einen hohen Arbeitsaufwand. Aus diesem Grund ist die **Datensicherheit** von zentraler Bedeutung. Sie soll den Verlust, Diebstahl oder die Verfälschung von Daten vermeiden. Die Datensicherheit kann z.B. durch defekte Geräte und Speichermedien, Brand- und Wasserschäden, Einbruch, Spionage oder Computerviren gefährdet sein. Aus diesem Grund sind in einem Unternehmen **Maßnahmen zur Datensicherheit** erforderlich (vgl. *Hansen/Neumann*, 2005, S. 285):

- **Physikalische** Maßnahmen sind z.B. Einbruchsicherung oder Brandschutz.
- **Technische** Maßnahmen sind z.B. Sicherungskopien, die Verschlüsselung von Daten oder Virenabwehrprogramme.
- **Organisatorische** Maßnahmen sind z.B. die Vergabe von Zugriffsberechtigungen für die Mitarbeiter, die festlegen, zu welchen Daten sie Zugang haben. Die Autorisierung wird durch Passwörter und verstärkt auch durch biometrische Daten wie z.B. einen Fingerabdruck sichergestellt.

Maßnahmen zur Vermeidung des unberechtigten Zugriffs und Missbrauchs von personenbezogenen Daten fallen unter den Bereich des **Datenschutzes**. In Deutschland sind die Rechte auf die Vertraulichkeit personenbezogener Daten durch das Bundesdatenschutzgesetz (BDSG) geregelt. Dort ist festgelegt, wer über wen welche Daten speichern darf (vgl. *Reichwald*, 2005, S. 288). Beispielsweise darf die Adresse und Telefonnummer eines Kunden nicht ohne dessen Zustimmung an Dritte weitergegeben werden.

Informationssysteme dienen zur Automatisierung betrieblicher Abläufe. Sie beziehen sich vor allem auf gut strukturierte Aufgaben, da diese ausreichend standardisierbar sind (vgl. Kap. 7.2.1). Um betriebliche Abläufe zu automatisieren, sind sie formal zu beschreiben. Hierzu werden sie analysiert und in ihre Bestandteile zerlegt. Da es nicht sinnvoll ist, ineffiziente oder unwirksame Prozesse zu automatisieren, werden sie zuvor meist einem Prozessmanagement (vgl. Kap. 5.4) untcrzogen. Auf diese Weise sollen sie ganzheitlich im Hinblick auf ihre Kosten, Zeit, Qualität und Kundenzufriedenheit optimiert werden. Die optimierten Prozesse werden im Anschluss modelliert und programmiert, um deren Planung, Durchführung und Kontrolle weitgehend dem Informationssystem zu überlassen (vgl. *Reichwald*, 2005, S. 272ff.)

! **Prozessmodellierung** ist die formale Abbildung der betrieblichen Abläufe, die durch ein Informationssystem unterstützt oder automatisiert werden sollen. Der informationstechnischen Abbildung geht meist eine Optimierung oder Neugestaltung der Prozesse voraus (vgl. *Reichwald*, 2005, S. 272f.).

Zur Prozessmodellierung dienen Beschreibungssprachen wie z.B. die Abbildung als sog. **ereignisgesteuerte Prozesskette**. Dabei wird bestimmt, aus welchen Aktivitäten die Prozesse bestehen und welche Ereignisse diese Aktivitäten auslösen und beenden. Die Darstellung des Prozessablaufs erfolgt durch standardisierte grafische Symbole. Abb. 7.3.3 zeigt ein Beispiel für eine ereignisgesteuerte Prozesskette.

Eine in der Praxis weit verbreitete Methode zur ganzheitlichen Modellierung von Geschäftsprozessen ist die von *Scheer* (1998) entwickelte *Architektur Integrierter Informationssysteme* (ARIS). Neben der Darstellung des Prozessablaufs als ereignisgesteuerter Prozesskette werden die ausführenden Organisationseinheiten und die erforderlichen Daten und informationstechnischen Ressourcen festgelegt. Die Prozessmodellierung erfolgt auf unterschiedlichen Ebenen. Ausgangspunkt ist die Fachkonzept-Ebene, auf der zunächst die betriebswirtschaftliche Problemstellung des Geschäftsprozesses beschrieben wird. Auf der DV-Konzept-Ebene wird das Informationssystem zur Umsetzung des Fachkonzepts erarbeitet und auf der Ebene der Implementierung die hierzu erforderliche Informationstechnik ermittelt (vgl. *Gabriel/Beier*, 2003, S. 107f.; *Hansen/Neumann*, 2005, S. 178ff.).

Die Erstellung von Prozessmodellen ist sehr aufwendig und erfordert entsprechendes Knowhow. Aus diesem Grund werden von den Unternehmen häufig sog. **Referenzmodelle** verwendet. Dabei handelt es sich um allgemeine Beschreibungen typischer Bestandteile und Abläufe von betrieblichen Funktionen wie z.B. der Finanzbuchhaltung oder branchenbezogener Aufgabenfelder wie z.B. der Warendisposition im Großhandel. Referenzmodelle sind für Unternehmen nicht nur kostengünstiger und schneller verfügbar, sondern auch häufig qualitativ besser als selbst erstellte Prozessmodelle. Zudem sind für Referenzmodelle meist bereits mehrere standardisierte Anwendungen am Markt erhältlich. Die Verwendung eines Referenzmodells kann jedoch eine Neugestaltung der Geschäftsprozesse und Anpassungen der betrieblichen Ablauforganisation erforderlich machen (vgl. *Krcmar*, 2005, S. 125f.; *Curran/Keller*, 1999, S. 63). Dies kann zu Verbesserungen der Geschäftsprozesse beitragen. Der mit der Standardisierung verbundene Verzicht auf betriebsindividuelle Regelungen kann aber bei strategischen Geschäftsprozessen den Verlust von Wettbewerbsvorteilen bedeuten.

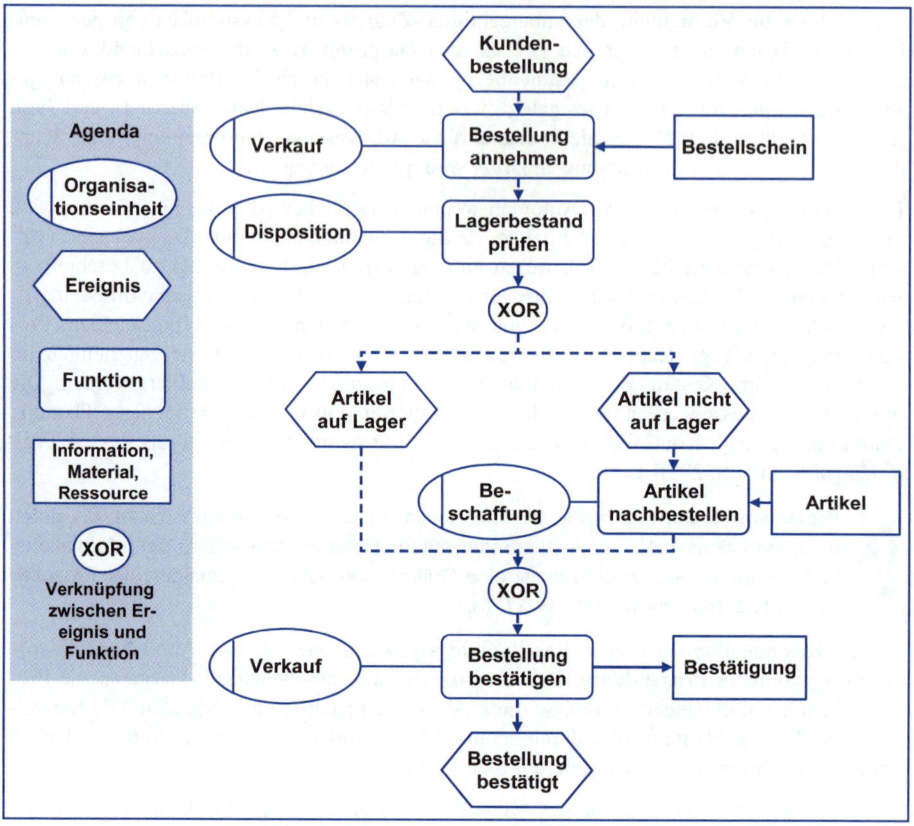


*Abb. 7.3.3: Beispiel für eine ereignisgesteuerte Prozesskette (in Anlehnung an Hansen/Neumann, 2005, S. 240)*

### 7.3.1.2 Anwendungen

**Anwendungen** bzw. Anwendungssoftware sind Programme zur Bearbeitung fachlicher Aufgaben (vgl. *Hansen/Neumann*, 2005, S. 163).

Zu den Anwendungen zählen **technisch-wissenschaftliche Programme** wie z.B. CAD-Software, **Programme zur Unterstützung allgemeiner betrieblicher Funktionen** wie z.B. Finanzbuchhaltungssoftware und **Branchenprogramme** wie z.B. ein Buchungssystem in einem Reisebüro. Das Informationsmanagement sorgt für die wirtschaftliche und anforderungsgerechte Entwicklung und Nutzung dieser betrieblichen Anwendungen. Die Anforderungen an eine Anwendung sind vielfältig und hängen von ihren Aufgaben ab. Die **Anwendungsqualität** lässt sich anhand folgender Kriterien beurteilen (vgl. *Rauh*, 1990, S. 110ff.; *Stahlknecht/Hasenkamp*, 2005, S. 309ff.):

- **Funktionalität:** Erfüllung aller geforderter Funktionen.
- **Zuverlässigkeit:** Fehlerfreies und korrektes Arbeiten sowie dauerhafte Verfügbarkeit.
- **Benutzerfreundlichkeit:** Vom Benutzer leicht zu erlernen und zu bedienen.
- **Effizienz:** Vertretbare Beanspruchung der Hardwareressourcen sowie für den Benutzer befriedigende Antwort- und Laufzeiten.

- **Zugriffsschutz** vor unberechtigtem Zugang zu Daten und Programmen.
- **Robustheit** bei unsachgemäßer Bedienung oder Hardwaredefekten.
- **Wartungsfreundlichkeit:** Einfache Anpassung an geänderte Anforderungen.
- **Übertragbarkeit:** Einsetzbarkeit in anderen oder veränderten Systemumgebungen.

Der Zeitraum von der Entwicklung bis zur Ablösung einer Anwendung wird als **Anwendungslebenszyklus** (Software Life Cycle) bezeichnet. Er wird in die beiden Abschnitte Systementwicklung und Systembetrieb unterteilt. Bei der Systementwicklung werden allgemein die Phasen Analyse, Entwurf/Design, Realisierung und Einführung unterschieden. Die Systementwicklung erfolgt in aller Regel als Projekt und erfordert deshalb ein entsprechendes Projektmanagement und -controlling (vgl. Kap. 5.5 und Kap. 7.4.3). Danach beginnt der Systembetrieb, der den größten zeitlichen Anteil am Anwendungslebenszyklus ausmacht. Während dieser Nutzungszeit unterliegt eine Anwendung ständiger Wartung, um sie an veränderte Anforderungen anzupassen, zu erweitern und qualitativ zu verbessern. Entspricht eine Anwendung nicht mehr den Anforderungen und ihre Wartung ist aus wirtschaftlichen und/oder technischen Gründen nicht mehr sinnvoll, dann wird sie abgeschafft bzw. durch eine neue Anwendung ersetzt (vgl. *Stahlknecht/Hasenkamp*, 2005, S. 213ff.). Der typische Verlauf von Kosten und Nutzen einer Anwendung in den Phasen Entwicklung, Einführung, Betrieb und Ablösung ist in Abb. 7.3.4 dargestellt.

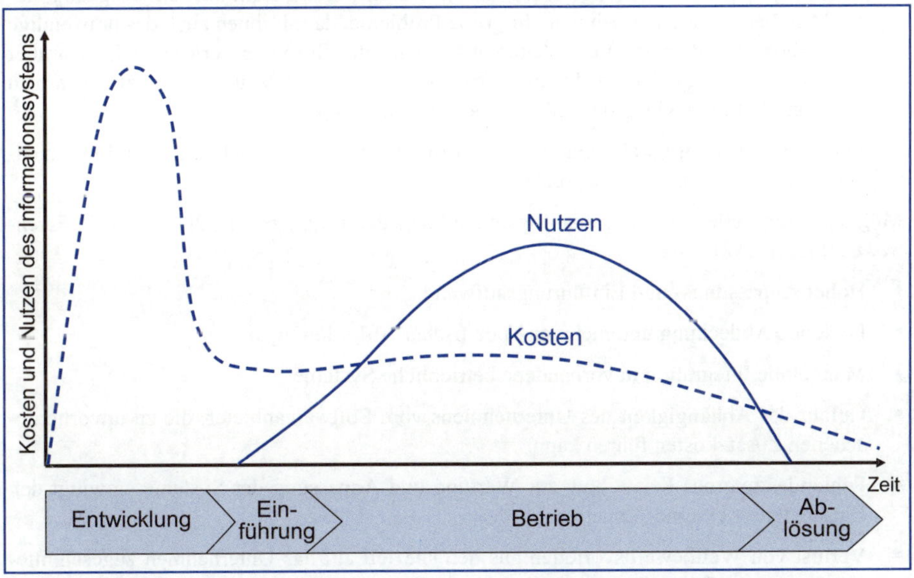


*Abb. 7.3.4: Kosten und Nutzen im Lebenszyklus einer Anwendung (in Anlehnung an Heinrich/Lehner, 2005, S. 238; Krcmar, 2005, S. 147)*

Anwendungen können spezifisch für ein Unternehmen als **Individualsoftware** durch interne oder externe Mitarbeiter entwickelt werden. Alternativ dazu setzen vor allem bei Administrations- und Dispositionssystemen die meisten Unternehmen **Standardsoftware** ein. Diese Programme sind auf typische Anforderungen und mehrfache Nutzung ausgelegt. Sie decken entweder vollständige Geschäftsprozesse ab wie z.B. die Auftragsabwicklung oder umfassen abgeschlossene betriebliche Aufgabengebiete wie z.B. die Produktionsplanung und -steuerung (vgl. *Stahlknecht/Hasenkamp*, 2005, S. 295ff.).

Für den Einsatz von Standardsoftware spricht eine Reihe von **Vorteilen** (vgl. *Krcmar*, 2005, S. 137; *Hansen/Neumann*, 2005, S. 165; *Reichwald*, 2005, S. 281):

- **Kostenersparnis**: Da Standardsoftware an mehrere Abnehmer verkauft wird, kann der Softwareanbieter seine Entwicklungskosten verteilen. Aus diesem Grund ist der Kauf einer Anwendung häufig deutlich günstiger als die Eigenentwicklung.
- **Zeitersparnis**: Die Zeit für die Anpassung der Standardsoftware an die Anforderungen des Unternehmens ist meist kürzer, als die Entwicklung von Individualsoftware.
- **Qualitätsvorteil:** Softwareanbieter sind aufgrund ihrer Erfahrung und ihrer spezialisierten Mitarbeiter besser in der Lage, eine hohe Anwendungsqualität zu realisieren. Bei der Eigenentwicklung sind auch aus Zeit- und Kostengründen meist nur weniger anspruchsvolle Lösungen möglich. Die Qualität der Standardsoftware wird zudem durch den Wettbewerb unter den Anbietern gefördert.
- **Standardisierung:** Der Einsatz einer Standardsoftware erleichtert die unternehmensübergreifende Zusammenarbeit durch gemeinsame Schnittstellen und Datenstrukturen.
- **Zukunftssicherheit:** Seriöse, etablierte Softwareanbieter bieten für ihre Anwendungen Servicedienstleistungen sowie eine laufende Wartung und Weiterentwicklung. Ein Unternehmen ist damit nicht von wenigen internen oder externen Mitarbeitern abhängig, die für die Eigenentwicklung verantwortlich waren. Häufig stellt z.B. ein Weggang dieser Mitarbeiter ein Unternehmen vor große Probleme, da mit ihnen auch das notwendige Know-how zur Wartung und Weiterentwicklung der Software verloren geht. Darüber hinaus ist das eigene Unternehmen häufig nicht in der Lage, seine Individualsoftware an die schnelle Entwicklung der Informationstechnik anzupassen.
- **Personalunabhängigkeit**: Qualifizierte Mitarbeiter zur Entwicklung von Individualsoftware sind knapp und entsprechend teuer.

Mögliche **Nachteile** von Standardsoftware sind dagegen (vgl. *Krcmar*, 2005, S. 137; *Reichwald*, 2005, S. 282):

- Hoher Anpassungs- und Einführungsaufwand.
- Fehlende Abdeckung unternehmensspezifischer Anforderungen.
- Mangelnde Integration in vorhandene betriebliche Systeme.
- Gefahr der Abhängigkeit des Unternehmens vom Softwareanbieter, die zu unvorhergesehenen Zusatzkosten führen kann.
- Fehlendes internes Know-how zur Wartung und Anpassung der Systeme erzwingt den Einsatz teurer externer Experten.
- Verlust von Wettbewerbsvorteilen aus den speziell auf das Unternehmen zugeschnittenen Lösungen. Dies gilt insbesondere dann, wenn die Einführung der Standardsoftware auch eine Anpassung der Unternehmensorganisation erfordert.

Die Entscheidung für eine Standardsoftware kann nur mit erheblichem Aufwand wieder rückgängig gemacht werden. Deshalb sollte die Auswahl sehr sorgfältig erfolgen. Insbesondere kleine Unternehmen stehen dabei vor dem Problem, dass sie nicht über das erforderliche Know-how für die Auswahl aus dem nahezu unüberschaubaren Angebot an Standardsoftware verfügen. **Auswahlkriterien** für die Anschaffung einer Standardsoftware richten sich generell nach den bereits beschriebenen Merkmalen der Anwendungsqualität. Ein Unternehmen sollte seine Anforderungen bezüglich dieser Merkmale vorab genau in einem Pflichtenheft festlegen und die Eignung der am Markt erhältlichen Anwendungen daraufhin gegebenenfalls mit Hilfe externer Experten überprüfen. Bei der Anschaffung sollte das Unternehmen nicht nur auf den Kaufpreis, sondern auf sämtliche über den Lebenszyklus entstehenden Einführungs-, Betriebs- und Ablösungskosten achten. Diese werden auch als **Total Cost of Ownership** (TCO) bezeichnet. Diese umfassende Betrachtung ist deshalb wichtig, weil gerade die Einführungs- und Betriebkosten häufig um ein Vielfaches über dem Kaufpreis der Software liegen. Beispielsweise ist die Anpassung der Software *SAP R/3*© an die spezifischen Anforderungen des Unternehmens und die dabei häufig erforderliche Reorganisation von Geschäftsprozessen meist aufwendig und damit teuer (vgl. *Stahlknecht/Hasenkamp*, 2005, S. 32, S. 472f.). Um die Vorteile beider Alternativen zu nutzen, wird Standardsoftware häufig so konzipiert, dass sie über Programmparameter an die spezifischen Anforderungen der Kunden angepasst werden kann (Customizing). Die meisten Unternehmen beschränken heute die Eigenentwicklung auf strategisch bedeutsame Anwendungen und verwenden in allen anderen Fällen standardisierte Softwarekomponenten, die in das Unternehmen integriert werden (vgl. *Reichwald*, 2005, S. 282).

Die Entwicklung einfacher Anwendungen kann auch durch die Anwender selbst erfolgen. Diese sog. **individuelle Datenverarbeitung** wird durch benutzerfreundliche Standardsoftware unterstützt. Ein Beispiel ist ein Controller, der eine Finanzplanung mit Hilfe von *Microsoft Excel* erstellt. Problematisch bei der individuellen Datenverarbeitung ist die Gefahr von Wildwuchs und Insellösungen. Dies kann zu ineffizienten Doppelentwicklungen für identische Problemstellungen und inkonsistenten Daten führen. Darüber hinaus sind die selbst entwickelten Programme bei Weggang des jeweiligen Mitarbeiters aufgrund häufig mangelnder Dokumentation nur schwer zu pflegen (vgl. *Krcmar*, 2005, S. 136).

## 7.3.2 Informationstechnik

**Informationstechnik** bezeichnet die zur Verarbeitung, Speicherung und Übermittlung von Informationen erforderlichen Anwendungen (Software), Rechner (Hardware) und Kommunikationstechniken wie z.B. Übertragungsverfahren, Geräte oder Netze (vgl. *Stahlknecht/Hasenkamp*, 2005, S. 11f.; *Krcmar*, 2005, S. 27).

Um Anwendungen betreiben zu können, muss eine entsprechende **Infrastruktur** im Unternehmen vorhanden sein. Die **technische Infrastruktur** besteht aus der erforderlichen Hard- und Software. Die Installation eines Programms benötigt z.B. einen dafür geeigneten Computer und ein bestimmtes Betriebssystem. Für die Installation und den Betrieb der Anwendungen ist darüber hinaus eine **organisatorische Infrastruktur** in Form von Menschen und Dienstleistungen erforderlich (vgl. *Krcmar*, 2005, S. 211). Dies könnte z.B. ein IT-Mitarbeiter sein, der ein Programm in einer Fachabteilung installiert und dem Benutzer die Programmfunktionen erklärt. Für die Beschreibung der Informationstechnik wird auf die Literaturempfehlungen am Ende des Kapitels verwiesen.

Das **Management der Informationstechnik** betrifft die strategische und operative Ebene (vgl. *Krcmar*, 2005, S. 217ff.; *Heinrich/Lehner*, 2005, S. 152ff.):

- **Strategisch** geht es um die Entwicklung einer informationstechnischen Strategie. Darin werden der langfristige Bedarf an Informationstechnik und ihr Einsatz im Unternehmen festgelegt. Hierfür sind Entwicklungen und Trends zu beobachten und ihr Potenzial für das Unternehmen zu beurteilen. Neue Informationstechniken können sich z.B. als teure Fehlinvestition erweisen, wenn deren zukünftige Weiterentwicklung und Unterstützung durch den Anbieter nicht sichergestellt ist. Darüber hinaus ist der Umfang und Zeitpunkt der Einführung neuer Informationstechniken festzulegen.
- **Operativ** ist die Funktionalität und effiziente Nutzung der Informationstechniken sicherzustellen. Hierzu zählen Anschaffung, Betrieb, Wartung und Ablösung von Hard- und Software sowie die Unterstützung und Schulung der Anwender. Der Einsatz der Informationstechnik wird durch Aufzeichnung und Auswertung der Nutzungsdaten wie

z.B. Anzahl der Zugriffe, Häufigkeit von Systemabstürzen oder Programmlaufzeiten beurteilt. Dies liefert Hinweise auf den langfristigen Entwicklungsbedarf der Informationstechnik und geht in die strategische Planung ein. Wesentliche operative Aufgaben sind auch die Gewährleistung von Datensicherheit und Datenschutz (vgl. Kap. 7.3.1.1).

Die Informationstechnik dient der Verarbeitung, Speicherung und Übermittlung von Informationen. Das Management der Informationstechnik hat die Aufgabe, die informationstechnische Infrastruktur zu planen sowie deren effiziente und effektive Implementierung, Nutzung und Weiterentwicklung sicherzustellen.

Im einzelnen umfasst das Management der Informationstechnik somit die folgenden **Aufgabenbereiche** (vgl. *Krcmar*, 2005, S. 216ff.; *Stahlknecht/Hasenkamp*, 2005, 437ff.):

- **Verarbeitungsmanagement** schafft einen Ausgleich zwischen den Anforderungen der Anwender und den technischen Möglichkeiten der Datenverarbeitung. Dies betrifft z.B. die zeitliche Abwicklung der Verarbeitung, die Herkunft der Daten sowie die gleichzeitige Nutzung durch mehrere Anwender. Dabei kann z.B. zwischen Stapel- und Dialogverarbeitung gewählt werden. Bei der Stapelverarbeitung muss der Verarbeitungsauftrag vollständig beschrieben sein, bevor er abgewickelt werden kann. Bei der Dialogverarbeitung erteilt der Anwender dagegen Teilaufträge, die vom Informationssystem sofort abgewickelt werden. Die Stapelverarbeitung wird überwiegend in Rechenzentren eingesetzt, während die Dialogverarbeitung die typische Verarbeitungsform an Bildschirmarbeitsplätzen ist. Für das Informationsmanagement sind insbesondere wirtschaftliche Aspekte der Datenverarbeitung von Bedeutung. Beispielsweise kann die höhere Auslastung kostenintensiver Hardware für eine Stapelverarbeitung sprechen.
- **Speichermanagement** stellt das Ablegen und Wiederfinden von Daten sicher. Hierfür ist zu klären, welche Speichertechnik eingesetzt werden soll, welche Daten wann und wo bereitgehalten werden müssen und wie die Datensicherheit zu gewährleisten ist. Die ansteigenden Datenmengen erfordern eine strukturierte Speicherung mit schneller Zugriffsmöglichkeit, denn die physische Datenhaltung beeinträchtigt die Leistungsfähigkeit aller darauf basierenden Anwendungen.
- **Kommunikationsmanagement** zielt auf die wirtschaftliche und anforderungsgerechte Übermittlung von Daten und Informationen. Kommunikationstechnik ist erforderlich, wenn die Beteiligten an unterschiedlichen Orten oder zu unterschiedlichen Zeitpunkten Informationen austauschen wollen. Dies erfordert geeignete Kommunikationsmittel und eine entsprechende Infrastruktur. Im Vordergrund stehen dabei Netzwerke zur Sprach- und Datenkommunikation. Wesentliche Bedeutung für die Kommunikation hat heute das Internet. Die meisten Unternehmen verfügen darüber hinaus über ein Intranet als unternehmensinternes Netzwerk für den innerbetrieblichen Informationsaustausch. Aufgaben des Kommunikationsmanagements sind die Planung und Auswahl von Hard- und Software sowie der Verkabelung und Installation der Endgeräte. Die sog. Netztopologie legt dabei die physische Verknüpfung zwischen den Rechnern bzw. Endgeräten fest. Darüber hinaus hat das Kommunikationsmanagement den Netzwerkbetrieb durch laufende Instandhaltung und Benutzerservice aufrecht zu erhalten.

Die nach wie vor rasante Entwicklung der Informationstechnik liefert den Unternehmen immer wieder neue Möglichkeiten. Dies betrifft sowohl die Unterstützung der eigenen Geschäftsprozesse, als auch die unternehmensübergreifende Zusammenarbeit. Beispiele für solche Entwicklungen sind die Abwicklung von Markttransaktionen auf elektronischen Märkten oder der aktive Einbezug des Kunden in die Produktentwicklung durch geeignete Kommunikationsplattformen (vgl. *Reichwald*, 2005, S. 291ff.).

## Literaturempfehlungen

*Hansen, H.R./Neumann, G.*: Wirtschaftsinformatik I, 9. Aufl., Stuttgart 2005.

*Krcmar, H.*: Informationsmanagement, 4. Aufl., Berlin u.a. 2005.

*Stahlknecht, P./Hasenkamp, U.*: Einführung in die Wirtschaftsinformatik, 11. Aufl., Berlin u.a. 2005.

## Management Summary

- Informationssysteme bestehen aus Menschen und Maschinen, die Informationen erzeugen, nutzen und untereinander austauschen.
- Bei rechnergestützten Informationssystemen erfolgt die Erfassung, Verarbeitung, Speicherung und Übermittlung von Informationen mit Hilfe der Informationstechnik.
- Nach dem Verwendungszweck lassen sich Administrations-, Dispositions-, Führungs- und Querschnittssysteme unterscheiden.
- Datenmanagement soll für die optimale Nutzung der Unternehmensdaten durch die Sicherstellung ihrer Richtigkeit, Aktualität, Konsistenz sowie ihres Aufgabenbezugs und Zusammenhangs sorgen.
- Prozessmodellierung ist die formale Abbildung der betrieblichen Abläufe, die durch ein Informationssystem unterstützt oder automatisiert werden sollen. Der informationstechnischen Abbildung geht meist die Optimierung oder Neugestaltung der Prozesse voraus.
- Anwendungen sind Programme zur Bearbeitung fachlicher Aufgaben.
- Der Zeitraum von der Entwicklung bis zur Ablösung einer Anwendung wird als Anwendungslebenszyklus bezeichnet. Er teilt sich in die Systementwicklung und den Systembetrieb, die jeweils in weitere Phasen differenziert werden.
- Kriterien der Anwendungsqualität sind Funktionalität, Zuverlässigkeit, Benutzerfreundlichkeit, Effizienz, Zugriffsschutz, Robustheit, Wartungsfreundlichkeit und Übertragbarkeit.
- Informationstechnik bezeichnet die zur Verarbeitung, Speicherung und Übermittlung von Informationen erforderlichen Anwendungen, Rechner und Kommunikationstechniken.
- Das Informationsmanagement soll die informationstechnischen Basisfunktionen Verarbeitung, Speicherung und Übermittlung von Daten und Informationen gewährleisten.

# 7.4 Koordination des Informationsmanagements

**Leitfragen**

- Wie ist das Informationsmanagement organisatorisch zu gestalten?
- Welche strategische Bedeutung hat das Informationsmanagement?
- Wie wird die Effektivität und Effizienz des Informationsmanagements sichergestellt?

Damit das Informationsmanagement seine Unterstützungsfunktion wahrnehmen kann, sollte es auf die Anforderungen der Unternehmensführung abgestimmt sein. Die Unternehmensführung legt dazu die organisatorische Gestaltung, die personelle Verantwortung sowie die strategische Rolle des Informationsmanagements fest. Mit Hilfe des Controllings soll darüber hinaus dessen Wirtschaftlichkeit und Effektivität sichergestellt werden. Diese Aufgaben der Koordination des Informationsmanagements werden im Folgenden erläutert.

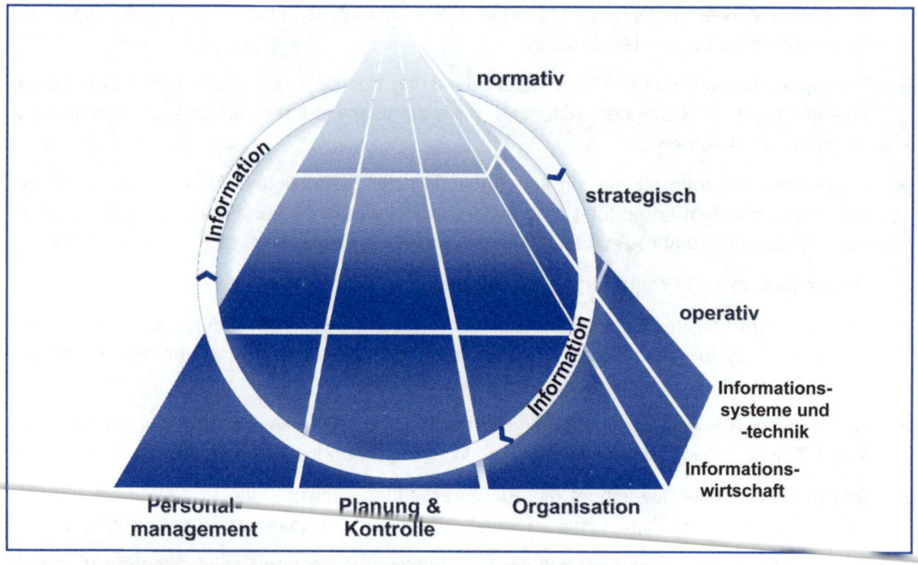


*Abb. 7.4.1: Koordination des Informationsmanagements im Führungssystem*

## 7.4.1 Organisation und personelle Verantwortung

Die Frage der organisatorischen Gestaltung des Informationsmanagements betrifft sowohl dessen Aufbau als auch seine Stellung innerhalb des Unternehmens. Historisch gesehen lassen sich vier **Phasen der Entwicklung des Informationsmanagements** unterscheiden. Sie verdeutlichen die zunehmende Bedeutung von Informationssytemen und -technik in Unternehmen und damit auch den steigenden Stellenwert des Informationsmanagements (vgl. *Rockart*, 1988; *Gabriel/Beier*, 2003, S. 154ff.):

- **Zeitalter des Rechnungswesens** (Accounting Era): Die Ausbreitung betrieblicher Informationssysteme begann im Finanz- und Rechnungswesen. Ursache hierfür waren die dort anfallenden großen Datenvolumen sowie der hohe Anteil an formalisierten und wiederkehrenden Aufgaben. Der Einsatz von Informationssystemen ermöglichte hohe Effizienzsteigerungen. Ein Beispiel ist die monatliche Lohn- und Gehaltsabrechnung.

- **Betriebszeitalter** (Operational Era): Die Ausweitung des Einsatzes auf andere Bereiche mit hohem Formalisierungs- und Wiederholungsgrad führte zu einer stark wachsenden Zahl unterschiedlicher Informationssysteme. Um Probleme wie Redundanzen oder Inkonsistenzen zu vermeiden, wurden die Informationssysteme bereichsübergreifend integriert. Es entstanden eigenständige IT-Abteilungen bzw. Stabsstellen.
- **Informationszeitalter** (Information Era): Der Anwendungsbereich von Informationssystemen wurde auf schlecht strukturierte und wenig formalisierbare Aufgaben ausgeweitet. Beispiele sind Planungs- und Steuerungstätigkeiten oder die Entscheidungsunterstützung der Unternehmensführung. Ausschlaggebend für diese Entwicklung war die zunehmende Verbreitung und wachsende Leistungsfähigkeit von Computern. Um die Anforderungen der Fachabteilungen zu berücksichtigen, wurden dezentrale Lenkungsausschüsse außerhalb der IT-Abteilungen gebildet.
- **Vernetzte Gesellschaft** (Wired Society): Informationssysteme sind auf die Bedürfnisse der Anwender ausgerichtet. Die Vernetzung dieser individuellen Informationssysteme nimmt immer mehr zu. Endnutzer sind selbst für die Verarbeitung und Speicherung der Informationen verantwortlich und greifen lediglich auf die von der IT-Abteilung zur Verfügung gestellten technischen Lösungen zurück. Informationssysteme werden zunehmend auch über die Unternehmensgrenzen hinweg ausgedehnt. Die Informationsversorgung und hierzu erforderliche Informationssysteme erfordern eine ganzheitliche Planung, Steuerung und Kontrolle, wozu das Informationsmanagement als Querschnittsfunktion organisiert wird.

In der Praxis wird die **Verantwortung für das Informationsmanagement** häufig organisatorisch getrennt. Während Entwicklung, Betrieb und Wartung der Informationssysteme und -technik durch die IT-Abteilung erfolgen, wird die Informationswirtschaft häufig von einem oder mehreren Fachbereichen wahrgenommen. Dies kann z.B. die Organisationsabteilung, eine eigens dafür eingerichtete Stelle oder in vielen Fällen das Controlling sein. Dieser Fachbereich ist dann für die Koordination der Informationsversorgung der Unternehmensführung verantwortlich. Allerdings ist er zur Erfüllung seiner Aufgaben wiederum auf die Informationssysteme und -technik angewiesen. Die inhaltlichen Anforderungen an die Informationssysteme werden deshalb vom verantwortlichen Fachbereich festgelegt, während die Umsetzung durch die IT-Abteilung erfolgt. Die **IT-Abteilung** wird je nach Unternehmen auch als Informationsverarbeitung (IV) oder Informationssysteme (IS) bezeichnet. Deren Größe und Aufgabendifferenzierung ist überwiegend von der Unternehmensgröße sowie der betrieblichen Bedeutung der Informationssysteme abhängig. In einer vernetzten Gesellschaft mit dezentralen Strukturen spielt insbesondere der Endbenutzerservice eine zunehmende Rolle. Die IT-Abteilung unterstützt dabei die Benutzer bei Problemen nach dem Prinzip der Hilfe zur Selbsthilfe. Dieser Aufgabenbereich trägt meist den Namen **Information Center**. Eine Aufstellung der wesentlichen Aufgaben der IT-Abteilung gibt Abb. 7.4.2 (vgl. *Heilmann*, 1990, S. 690ff.).

Da das Informationsmanagement eine Querschnittsfunktion darstellt, betrifft es nicht nur die IT-Abteilung, sondern alle Fachabteilungen des Unternehmens. Der Leiter des Informationsmanagements wird deshalb oft als **Chief Information Officer** (CIO) bezeichnet. Er ist für die Informationssysteme und -technik im Unternehmen verantwortlich und soll deren Befähigungs- und Unterstützungsmöglichkeiten für die Unternehmensführung erkennen und nutzen. Teilweise übernimmt er auch Aufgaben der Organisationsgestaltung, da informationstechnologische Veränderungen häufig organisatorische Auswirkungen wie z.B. die Neugestaltung von Arbeitsabläufen oder ganzen Geschäftsprozessen nach sich ziehen. Entsprechend der zunehmenden Bedeutung der Informationssysteme bewegt sich die hierarchische Position des Chief Information Officers je nach Größe des Unternehmens und der strategischen Rolle des Informationsmanagements zwischen der Leitung der IT-Abteilung bis zum Vorstandsmitglied (vgl. *Werner*, 2001, S. 409f.; *Krcmar*, 2005, S. 304ff.).

| Aufgabenbereich | Inhalt |
|---|---|
| **Infrastrukturelle Bereitstellungs-aufgaben** | ▪ Auswahl und Anpassung von Standardsoftware<br>▪ Entwicklung und Wartung von Informationssystemen<br>▪ Methoden zur internen/externen Datenbeschaffung<br>▪ Standardisierung eingesetzter Hard- und Software<br>▪ Standardisierung der Softwareentwicklung<br>▪ Erteilung und Verwaltung von Zugriffsberechtigungen<br>▪ Betrieb des Rechenzentrums<br>▪ Zentrale Datenerfassung und Datenpflege |
| **Benutzer-orientierte Dienstleistungs-aufgaben** | ▪ Beratung bei der Auswahl von Hard- und Software<br>▪ Unterstützung bei Beschaffung, Installation und Wartung von Hard- und Software und Verbrauchsmaterial<br>▪ Planung und Durchführung von Benutzerschulungen<br>▪ Gewährleistung der Datensicherheit<br>▪ Beratung bei auftretenden Problemen |
| **Interne und externe Marketing-aufgaben** | ▪ Förderung der individuellen, dezentralen Datenverarbeitung<br>▪ Durchführung und Betreuung von Pilotprojekten<br>▪ Publikation von IS-Projekterfolgen<br>▪ Kommunikation und Erfahrungsaustausch zw. Benutzern<br>▪ Marktbeobachtung, Test, Auswahl und Beschaffung von Hard- und Software |
| **Administrative Aufgaben** | ▪ Kostenermittlung und -verrechnung<br>▪ Steuerung und Kontrolle des Datenaustausches<br>▪ Bereitstellung von Datenbeschaffungsmethoden<br>▪ Sicherstellung des Datenschutzes |

*Abb. 7.4.2: Aufgaben der IT-Abteilung (in Anlehnung an Heilmann, 1990, S. 692; Mertens/Knolmayer, 1998, S. 96)*

Das Informationsmanagement muss nicht unbedingt durch das Unternehmen selbst erfolgen, sondern kann auch ausgelagert werden. Für ein solches **Outsorcing** kommen insbesondere infrastrukturelle Bereitstellungsaufgaben wie z.B. Wartung und Betrieb von Rechnern und Netzen, benutzerorientierte Dienstleistungen wie z.B. Schulung und Unterstützung der Anwender oder die Entwicklung und Pflege von Software in Frage. Trotz vieler potenzieller Vorteile wie z.B. niedrigeren Kosten oder einer professionelleren Betreuung ist die Entscheidung für ein Outsourcing insbesondere bei Informationssystemen mit strategischer Bedeutung sorgfältig abzuwägen. Neben der Gefahr der Abhängigkeit des Unternehmens vom Outsourcing-Partner bedeutet es einen Verlust an Know-how. In der Folge ist das Unternehmen nicht mehr in der Lage, die strategische Bedeutung neuer technologischer Entwicklungen ausreichend zu beurteilen. Dies kann zur Verringerung der Wettbewerbsfähigkeit führen. Outsourcing-Entscheidungen sind deshalb grundsätzlich strategischer Natur. Sie sollten nicht nur der kurzfristigen Kostensenkung, sondern der langfristigen und anforderungsgerechten Versorgung mit Informationssystemen und der hierzu erforderlichen Informationstechnik dienen. Eine funktionierende Zusammenarbeit zwischen internen Mitarbeitern und dem externen Outsourcing-Anbieter kann im Vorfeld insbesondere mit Hilfe exakter Leistungsvereinbarungen (sog. Service Level Agreements) sichergestellt werden (vgl. Kap. 5.2.2.3; *Saunders* et al., 1997, S. 63ff.; *Reichwald*, 2005, S. 279ff.).

## 7.4.2 Strategische Rolle des Informationsmanagements

Um die strategische Rolle des Informationsmanagements festlegen zu können, sollte zunächst dessen Leistungspotenzial für das Unternehmen ermittelt werden. Eine Möglichkeit hierzu bietet die in Abb. 7.4.3 abgebildete **Bedeutungsmatrix**. Darin wird die operative und strategische Bedeutung der Informationssysteme gegenübergestellt. Je kritischer die Informationssysteme für den Fortbestand des Unternehmens sind, umso höher ist ihre Bedeutung.

Es lassen sich vier **Typen von Informationssystemen** unterscheiden (vgl. *McFarlan* et al., 1983, S. 145ff.; *Gabriel/Beier*, 2003, S. 94f.):

- **Unterstützung**: Informationssysteme unterstützen die Bearbeitung operativer Aufgaben. Sie sind weder für das operative Geschäft erfolgskritisch, noch verfügen sie über strategische Bedeutung. Ein Beispiel ist eine Finanzbuchhaltungssoftware.
- **Fabrik**: Die Informationssysteme sind für die operativen Abläufe äußerst kritisch, denn ihr Ausfall kann zum Zusammenbruch der betrieblichen Aktivitäten führen. Investitionen beziehen sich vor allem auf die Wartung und Weiterentwicklung zur Effizienzsteigerung der Systeme. Sie verfügen jedoch über kein strategisches Potenzial. Ein Beispiel ist das Kundentransaktionssystem einer Bank.
- **Durchbruch**: Die Informationssysteme haben zwar derzeit noch keine vorrangige Bedeutung für die Abwicklung der operativen Tätigkeiten, sie werden aber zukünftig wettbewerbsentscheidend sein. Ein Beispiel ist das Flottenmanagement einer Spedition.
- **Waffe**: Die Informationssysteme sind sowohl für die operativen Abläufe als auch für die zukünftige Wettbewerbsposition von hoher Bedeutung. Ein Beispiel ist ein Unternehmen der New Economy (vgl. Kap. 8.4), das Software über das Internet vertreibt.

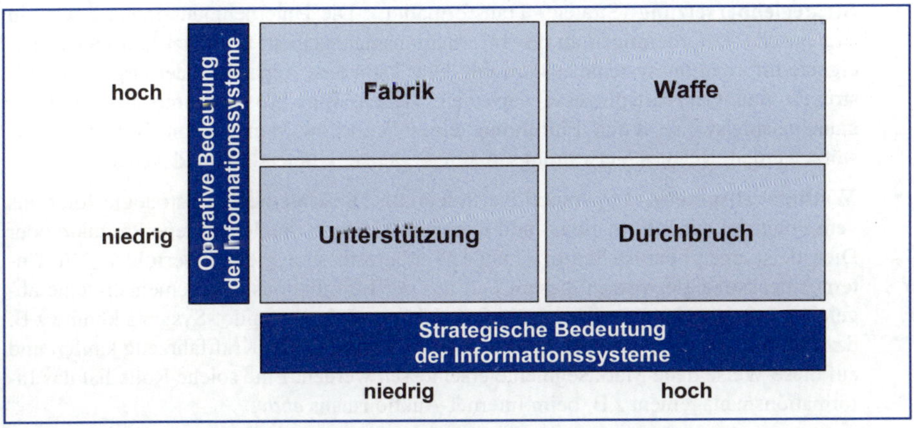


*Abb. 7.4.3: Bedeutungsmatrix für Informationssysteme (in Anlehnung an McFarlan et al., 1983, S. 150)*

Die Bedeutungsmatrix verdeutlicht den Entwicklungsstand der Informationssysteme im Unternehmen. Die Geschäftsbereiche eines Unternehmens können sich allerdings durchaus in unterschiedlichen Entwicklungsstadien befinden. Innerhalb eines Geschäftsbereichs sollte sich die Unternehmensführung für eine der vier strategischen Rollen des Informationsmanagements entscheiden. Die Bedeutungsmatrix liefert keine Aussage, welche Wettbewerbsvorteile durch ein spezielles Informationssystem erreicht werden können und wie diese zu erreichen sind. Hierfür sollte das Informationssystem auf die Unternehmensstrategie ausgerichtet werden. Der strategische Wert eines Informationssystems ist somit im Zusammenhang mit der Unternehmensstrategie zu beurteilen (vgl. *Krcmar*, 2005, S. 322f.; *Pietsch* et al., 2004, S. 104ff.).

Im Rahmen der strategischen Unternehmensführung können Informationssysteme entweder eine **Unterstützungsfunktion** (Alignment) bei der Strategieumsetzung wahrnehmen oder neue strategische Handlungsmöglichkeiten im Sinne einer **Befähigungsfunktion** (Enabler) eröffnen (vgl. *Krcmar*, 2005, S. 316). Im Bankensektor kann z.B. Online-Banking zur Verbesserung des Kundenservice eingesetzt werden (Unterstützungsfunktion). Es kann aber auch die Basis für ein neues Geschäftsmodell einer virtuellen Bank sein, wie z.B. die *Deutsche Bank24* (Befähigungsfunktion).

Nachdem festgestellt wurde, welches Leistungspotenzial die Informationssysteme für ein Unternehmen derzeitig und zukünftig haben, wird über deren Beibehaltung bzw. Realisierung und ihre strategische Aufgabe entschieden. Informationssysteme können auf der einen Seite die Organisationsstruktur und Geschäftsprozesse oder die Übersetzung der Unternehmensstrategie unterstützen. Auf der anderen Seite können sie zur Optimierung und Reorganisation der Geschäftsprozesse oder aber als Waffe im Wettbewerb eingesetzt werden.

Danach lassen sich wie in Abb. 7.4.4 dargestellt vier **strategische Funktionen von Informationssystemen** unterscheiden (vgl. *Henderson/Venkatraman*, 1993, S. 472ff.; *Krcmar*, 2005, S. 316ff.):

- **Strategieausführung** (Strategy Execution): Die Unternehmensstrategie bestimmt die Gestaltung der Organisationsstruktur und Geschäftsprozesse. Diese legen wiederum die Anforderungen an die Informationssysteme fest, um die Strategieumsetzung zu unterstützen. Informationssysteme zur Strategieausführung spielen heute in jedem Unternehmen eine wichtige Rolle. Eine Kostenführerschaftsstrategie erfordert z.B. einen effizienten Produktionsablauf, der durch ein PPS-System zur Produktionsplanung und -steuerung sichergestellt werden soll.
- **Strategieübersetzung** (Strategy Transformation): Die Unternehmensstrategie wird in strategische Anforderungen an das Informationsmanagement übersetzt und hierfür geeignete Informationssysteme ausgewählt. Dies kann eine Anpassung der Organisationsstruktur und Geschäftsprozesse nach sich ziehen. Eine Kostenführerschaftsstrategie kann beispielsweise durch Einführung eines Workflow-Management-Systems unterstützt werden, welches Verwaltungsabläufe organisiert, unterstützt und steuert.
- **Wettbewerbspotenzial** (Competitive Potential): Die Unternehmensstrategie folgt aus dem Potenzial der Informations- und Kommunikationstechnologie, neue Produkte oder Dienstleistungen herzustellen bzw. neue Wettbewerbsstrategien zu verfolgen. Die Unternehmensstrategie wird in diesem Fall aus der Informationsmanagementstrategie abgeleitet und danach ausgerichtet. Die Entwicklung eines Autopilot-Systems könnte z.B. dazu führen, dass sich auch Menschen ohne Führerschein ein Kraftfahrzeug kaufen und auf diese Weise neue Marktsegmente erschlossen werden. Eine solche Rolle hat das Informationsmanagement z.B. beim Internet-Auktionshaus *ebay*.
- **Optimierung und Reorganisation** (Service): Die aus der Informationsmanagementstrategie resultierenden Informationssysteme bieten neue Möglichkeiten zur Verbesserung und Reorganisation der Organisationsstruktur und Geschäftsprozesse. Die Einführung eines Managementinformationssystems führt z.B. dazu, dass die Führungskräfte ihren Informationsbedarf selbst decken und das formalisierte Berichtswesen stark reduziert werden kann. Ein weiteres Beispiel ist die durch Gruppenarbeitssysteme (Groupware) unterstützte Zusammenarbeit eines internationalen Projektteams, das aus Mitarbeitern unterschiedlicher Standorte in verschiedenen Ländern zusammengesetzt ist.

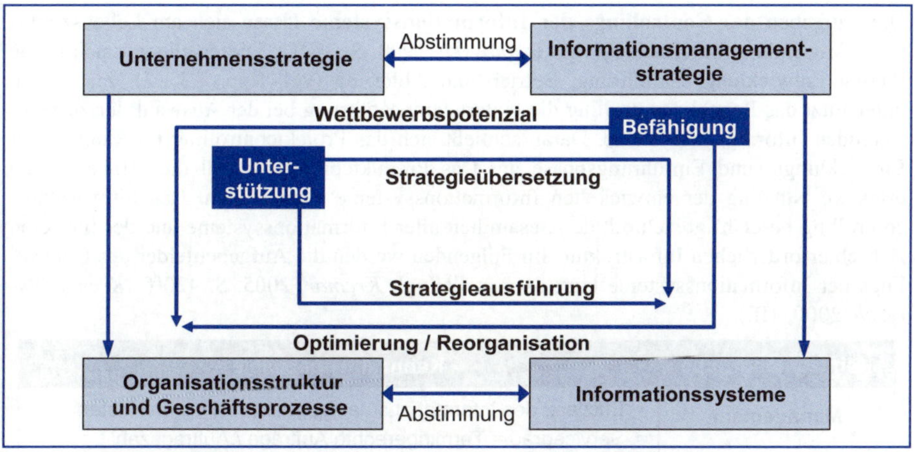


*Abb. 7.4.4: Strategische Funktionen von Informationssystemen (in Anlehnung an Henderson/Venkatraman, 1993, S. 476)*

## 7.4.3 Controlling des Informationsmanagements

Die Wirtschaftlichkeit und Effektivität des Informationsmanagements sicherzustellen, ist bei der rasanten technologischen Entwicklung und der hohen Komplexität betrieblicher Informationssysteme keine einfache Aufgabe. Sie macht deshalb in vielen Fällen ein speziell auf die Anforderungen des Informationsmanagements ausgerichtetes Controlling erforderlich. Es soll für Transparenz, betriebswirtschaftliches Denken und systematische Planung im Informationsmanagement sorgen. Das Controlling des Informationsmanagements bezieht sich sowohl auf den Informationsfluss im Unternehmen, als auch auf die Informationssysteme, die diesen erst ermöglichen (vgl. *Horváth*, 2006, S. 687; *Ruthekolck*, 1990, S. 28; *Reichmann*, 2006, S. 699).

Aufgrund der Querschnittsfunktion des Informationsmanagements durchdringen Informationssysteme das gesamte Unternehmen. Das Controlling des Informationsmanagements sollte sich deshalb nicht nur auf die IT-Abteilung beschränken, sondern funktions- und unternehmensübergreifend alle informationswirtschaftlichen Aktivitäten unterstützen. Operativ stellt es die Effizienz der Informationsversorgung und die Wirtschaftlichkeit der Informationssysteme sicher. Strategisch trägt es zur besseren Versorgung der Entscheidungsträger mit Informationen bei und wirkt bei der Bestimmung der strategischen Rolle des Informationsmanagements mit (vgl. *Horváth*, 2006, S. 690; *Ruthekolck*, 1990, S. 28ff.).

Das **Informationsmanagement-Controlling** koordiniert und unterstützt das Informationsmanagement, um Effizienz und Effektivität aller informationswirtschaftlichen Aktivitäten sowie der Informationssysteme und -technik sicherzustellen (vgl. *Krcmar/Buresch*, 2000, S. 3f.).

Die Wirtschaftlichkeitsbetrachtung von Informationssystemen ist eine der wesentlichen Aufgaben des Controllings des Informationsmanagements. Hierfür eignet sich z.B. die dynamische Investitionsrechnung (vgl. *Mertens* et al., 2005, S. 188). Daneben sind noch weitere Informationen über die Gestaltung und den Betrieb der Informationssysteme für das Informationsmanagement von Bedeutung. Zu dessen Entscheidungsunterstützung ermittelt das Controlling deshalb eine Reihe an Kennzahlen, die häufig in ein **Informationsmanagement-Kennzahlensystem** integriert werden. Eine mögliche Strukturierung und Beispiele einzelner Kennzahlen zeigt Abb. 7.4.5 (zur Erläuterung vgl. *Reichmann*, 2006, S. 706ff.).

Die Aufgaben des **Controllings der Informationssysteme** lassen sich am Lebenszyklus einer Anwendung beschreiben (vgl. *Sokolovsky*, 1990, S. 309f.). Dieser gliedert sich in die Phasen Entwicklung, Einführung, Betrieb und Ablösung (vgl. Kap. 7.3.1.2). Zu Beginn unterstützt das Portfoliocontrolling die Unternehmensführung bei der Auswahl der zu realisierenden Informationssysteme. Daran schließt sich das Projektcontrolling im Rahmen der Entwicklungs- und Einführungsphase an. Das Produktcontrolling soll die effiziente und effektive Nutzung der entwickelten Informationssysteme sicherstellen. Das Infrastrukturcontrolling beschäftigt sich mit der Gesamtheit aller Informationssysteme und der für deren Betrieb erforderlichen Infrastruktur. Im Folgenden werden die Aufgabenfelder des Controllings der Informationssysteme kurz dargestellt (vgl. *Krcmar*, 2005, S. 420ff.; *Krcmar/Buresch*, 2000, 1ff.).

| Kennzahlengruppe | Kennzahlenbeispiele |
|---|---|
| **Management** | ▫ Effizienz des Informationsmanagements = Nutzen/Kosten<br>▫ Servicegrad = Termingerechte Aufträge / Auftragszahl<br>▫ Verfügbarkeit der Informationssysteme = Tatsächliche Verfügbarkeit / Technisch mögliche Verfügbarkeit |
| **Technische Infrastruktur** | ▫ Kapazitätsauslastungsgrad der Informationssysteme = Effektive Nutzung / Technisch mögliche Nutzung in CPU-Min/h<br>▫ Ausfallzeiten der Informationssysteme = Reparaturbedingte Down-Time / Geplante Verfügbarkeit in CPU-Min/h<br>▫ Wartungskostenanteil = Wartungskosten / IT-Kosten |
| **Software- und Systemstruktur** | ▫ Systemleistung in Million Instructions per Second (MIPS)<br>▫ Benutzerfreundlichkeit = Bearbeitungszeit / Eingabezeit<br>▫ Standardsoftwareanteil = Anzahl Standardsoftware / Gesamtzahl an Anwendungen |
| **Personal** | ▫ Anteil der Informationsmanagement-Mitarbeiter an der Gesamtmitarbeiterzahl<br>▫ Ausbildungskosten je Informationsmanagement-Mitarbeiter<br>▫ Fluktuationsrate der Informationsmanagement-Mitarbeiter |

*Abb. 7.4.5: Informationsmanagement-Kennzahlensystem (vgl. Reichmann, 2006, S. 706ff.)*

Das **Portfolio- bzw. Ideencontrolling** unterstützt das Informationsmanagement bei der Bewertung und Auswahl neuer, geplanter oder laufender IS-Projekte auf Basis der Portfolio-Analyse. Es soll sicherstellen, dass die Projekte strategisch relevant und wirtschaftlich sinnvoll sind. In einem Projektportfolio werden z.B. Risiko und Nutzen eines jeden IS-Projekts gegenübergestellt. Merkmale zur Einschätzung des Risikos sind z.B. Projektdauer und -größe oder die Verfügbarkeit der erforderlichen Ressourcen. Mögliche Kriterien zur Abschätzung des Projektnutzens sind der über den Lebenszyklus des Informationssystems zu erwartende Ertrag abzüglich des Aufwands. Ein weiteres Beispiel ist das Umfeldportfolio, mit dem die Unterstützung der Informationsmanagementstrategie durch die IS-Projekte (Projekt-Strategie-Fit) und die Übereinstimmung mit innovativer und verfügbarer Informationstechnik (Projekt-Technik-Fit) dargestellt werden soll. Die Portfolios bilden die Grundlage zur Priorisierung und Auswahl der IS-Projekte (vgl. *Krcmar/Buresch*, 2000, 7ff.).

Aufgabe des **Informationssystem-Projektcontrollings** ist die Unterstützung des Projektmanagements bei der Planung, Steuerung und Kontrolle der Entwicklung von Informationssystemen (vgl. Kap. 5.5). Aufgabenschwerpunkte sind die Aufstellung und phasenbezogene Überwachung des Projektbudgets sowie die Analyse von Abweichungen. Zur Informationssystem-Projektplanung existieren verschiedene Vorgehensmodelle. In der Praxis werden vor allem Phasenkonzepte verwendet, die das Projekt in mehrere Abschnitte unterteilen (vgl.

Kap. 7.3.1.2). Projektablauf und -budget werden in einer ersten Grobplanung grundsätzlich festgelegt. Basis für die Kapazitäts-, Termin- und Kostenplanung sowie die abschließende Projektkontrolle ist die Aufwandsschätzung des Informationssystem-Projekts. Sie wird durch das Projekt-Controlling sowohl zu Beginn als auch während des Projekts durchgeführt. In der Detailplanung erfolgt die Konkretisierung für die jeweils anstehende und darauf folgende Projektphase. Dies ist erforderlich, da bei Informationssystem-Projekten die Anforderungen der Benutzer meist zu Projektbeginn nicht vollständig bekannt sind und sich erst im Projektverlauf nach und nach konkretisieren. Das Projekt-Controlling führt während des Projektverlaufs Wirtschaftlichkeitsanalysen durch und überwacht die Einhaltung des Projektbudgets und die Erreichung der Projektziele. Darüber hinaus ist es für die Projektdokumentation verantwortlich. Der Aufbau einer Erfahrungsdatenbank ermöglicht die Verbesserung der Planung und Steuerung nachfolgender Informationssystem-Projckte (vgl. *Krcmar*, 2005, S. 423ff.; *Horváth*, 2006, S.699ff.; *Krcmar/Buresch*, 2000, 10ff.).

Das **Produktcontrolling** schließt direkt an das Projekt-Controlling an und bezieht sich auf den laufenden Betrieb von Informationssystemen. Seine Hauptaufgabe ist die Sicherstellung der effektiven Nutzung, Wartung, Pflege sowie Fortentwicklung der Informationssysteme. Die Bedeutung des Produkt-Controllings ergibt sich aus den hohen Folgekosten von Informationssystemen. Sie betragen häufig 50 bis 70% der gesamten Lebenszykluskosten des Informationssystems. Dieser Zusammenhang wird oft wie in Abb. 7.4.8 dargestellt mit einem Eisberg verglichen, bei dem nur die Spitze über der Wasseroberfläche herausragt. Die Höhe der „unter der Oberfläche" liegenden Kosten ist häufig bei der Entwicklung und Einführung eines Informationssystems nur schwer abschätzbar. Aus diesem Grund ist die Begleitung des laufenden Betriebs durch ein Produkt-Controlling erforderlich. Die Beurteilung der Wirtschaftlichkeit des Einsatzes durch das Produkt-Controlling ist auch maßgeblich für die Entscheidung über den Ersatz eines Informationssystems (vgl. *Krcmar*, 2005, S. 426ff.; *Krcmar/Buresch*, 2000, 13ff.).

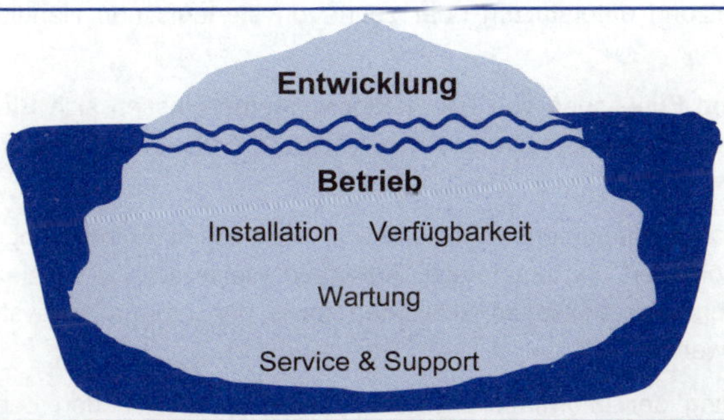


*Abb. 7.4.6: „Eisberg-Modell" der Kosten von Informationssystemen*

Das **Infrastrukturcontrolling** bezieht sich auf alle eingesetzten Informationssysteme und die informationstechnologische Infrastruktur des Unternehmens, die unter anderem aus Rechnern, Netzen und Rechenzentrum besteht. Das Infrastrukturcontrolling unterstützt zum einen die Planung, Steuerung und Kontrolle der Infrastruktur und versorgt andererseits die Unternehmensführung mit Informationen über technologische Entwicklungen und Benutzeranforderungen. Während des laufenden Betriebs der Informationssysteme steht die Sicherstellung der Wirtschaftlichkeit der Informationsinfrastruktur im Vordergrund. Seine Aufgaben sind dabei die Budgetierung der Infrastruktur sowie die verursachungsgerechte Verrechnung der im Rahmen der Nutzung entstandenen Kosten. Auswahl und Bewertung alternativer Hardware- und Softwarekonfigurationen sowie Schwachstellenanalyse erfolgen vor allem mit Hilfe des Benchmarking (vgl. *Krcmar*, 2005, S. 428ff.; *Krcmar/Buresch*, 2000, 15ff.).

## Literaturempfehlungen

*Gabriel, R./Beier, D.*: Informationsmanagement in Organisationen, Stuttgart 2003.

*Heinrich, L.J./Lehner, F.*: Informationsmanagement – Planung, Überwachung und Steuerung der Informationsinfrastruktur, 8. Aufl., München u.a. 2005.

*Krcmar, H.*: Informationsmanagement, 4. Aufl., Berlin u.a. 2005.

## Management Summary

- Bei der Entwicklung des Informationsmanagements lassen sich das Zeitalter des Rechnungswesens, des Betriebs, der Information und der vernetzten Gesellschaft unterscheiden.
- Der Leiter des Informationsmanagements wird heute oft als Chief Information Officer (CIO) bezeichnet.
- Die Verantwortung für das Informationsmanagement wird häufig organisatorisch getrennt. Entwicklung, Betrieb und Wartung der Informationssysteme und -technik erfolgen durch die IT-Abteilung, während die Informationswirtschaft von einem oder mehreren Fachbereichen wie z.B. dem Controlling wahrgenommen wird.
- Informationssysteme lassen sich nach ihrer Bedeutung in die Gruppen Unterstützung, Fabrik, Durchbruch und Waffe unterteilen.
- Informationssysteme können die strategische Unternehmensführung entweder bei der Strategieumsetzung unterstützen oder zu neuen strategischen Handlungsmöglichkeiten befähigen.
- Als strategische Funktionen von Informationssystemen lassen sich Strategieausführung, Strategieübersetzung, Wettbewerbspotenzial sowie Optimierung und Reorganisation unterscheiden.
- Das Informationsmanagement wird durch ein auf dessen Anforderungen ausgerichtetes Controlling koordiniert und unterstützt. Auf diese Weise soll die Effizienz und Effektivität aller informationswirtschaftlichen Aktivitäten sowie der Informationssysteme und -technik sichergestellt werden.
- Beim Controlling der Informationssysteme lassen sich nach den Lebenszyklusphasen einer Anwendung das Portfolio-, Projekt-, Produkt- und Infrastrukturcontrolling unterscheiden.

# 8. Ausrichtungen der Unternehmensführung

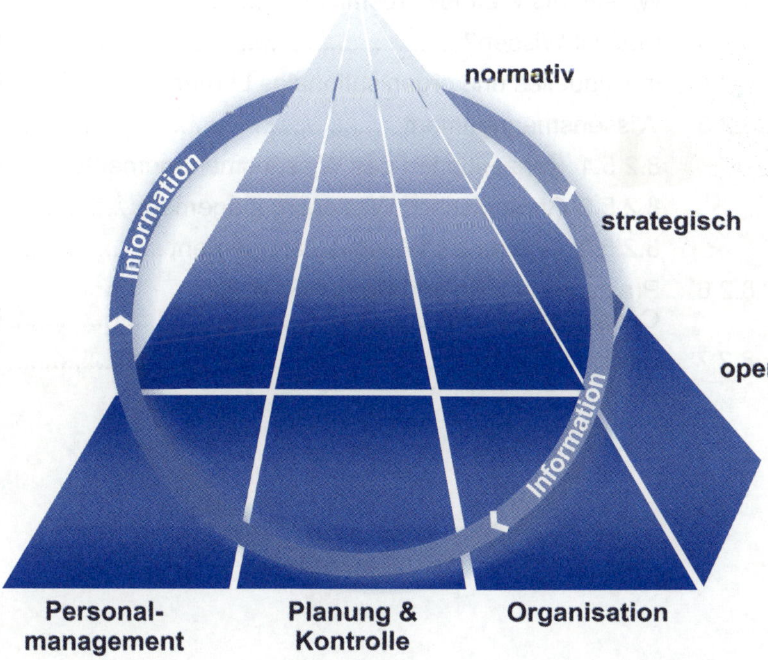

# 8.1 Qualitätsorientierte Unternehmensführung

**Leitfragen**

- Was ist Qualität und was bedeutet qualitätsorientierte Unternehmensführung?
- Welche Kosten und welcher Nutzen sind mit Qualitätsmanagement verbunden?
- Welche Techniken und Werkzeuge werden zur Steigerung der Qualität eingesetzt?
- Wie kann die Unternehmensführung auf Qualität ausgerichtet werden?

## 8.1.1 Qualitätsbegriff

Umgangssprachlich wird der Begriff Qualität nach seinem lateinischen Ursprung als **Beschaffenheit** eines Produktes verwendet. Auch durch den Einfluss der Werbung verbinden viele Menschen mit Qualität vor allem eine besonders gute Ausprägung der Leistungsmerkmale von Gütern oder Dienstleistungen. Dies ist jedoch in zweifacher Hinsicht irreführend. Zum einen kann Qualität nicht als besondere Güte verstanden werden, denn es gibt auch Produkte mit Qualitätsmängeln, bei denen dann konsequenterweise von „Unqualität" gesprochen werden müsste. Zum anderen ist in der umgangssprachlichen Verwendung völlig unklar, wie und von wem diese Beschaffenheit bewertet werden soll. Für unternehmerische Zwecke wird deshalb Qualität ausschließlich als wertneutraler **Maßstab** für die Übereinstimmung zwischen geforderter und tatsächlicher Beschaffenheit eines betrachteten Objektes verstanden. Das Betrachtungsobjekt wird häufig auch als „Einheit" bezeichnet und kann beispielsweise ein Produkt in Form eines Gutes oder einer Dienstleistung, ein Prozess, eine Abteilung oder auch das ganze Unternehmen sein (vgl. *Geiger*, 2001, S. 801ff.).

**Qualität im allgemeinen Sinne** ist das Ausmaß der Übereinstimmung der geforderten mit der tatsächlich realisierten Beschaffenheit eines Betrachtungsobjektes.

Die Beschaffenheit eines Betrachtungsobjektes wird durch die Gesamtheit seiner Merkmale und Eigenschaften beschrieben. Für die geforderte Beschaffenheit existieren jedoch zwei Sichtweisen, die für unterschiedliche **Qualitätsauffassungen** stehen (vgl. *Ishikawa*, 1987, S. 46ff.; *Sakurai*, 1997, S. 161ff.; *Wendehals*, 2000, S. 11ff.; *Garvin*, 1988, S. 43ff.):

- **Technischer Qualitätsbegriff:** Die geforderte Beschaffenheit wird durch technische, objektiv messbare Merkmale beschrieben. Hohe Qualität bedeutet demnach, dass die realisierten Merkmalsausprägungen im Rahmen festgelegter Toleranzbereiche liegen. Ein Beispiel wäre eine geforderte Blechdicke zwischen 3 und 4 mm. Diese Qualität kann objektiv beurteilt und gezielt beeinflusst werden. Qualität bedeutet somit Fehlerfreiheit. Sie lässt sich z.B. durch den prozentualen Ausschuss der auf einer Maschine hergestellten Teile messen. In der Automobilindustrie wird z.B. häufig die Fehleranzahl bei einer Million produzierter Einheiten (ppm = parts per million) als Qualitätsmaß verwendet.
- **Kundenorientierter Qualitätsbegriff:** Die geforderte Beschaffenheit wird durch die subjektiven Anforderungen der Kunden bestimmt. Um hohe Qualität zu erreichen, sind die Erwartungen des Kunden möglichst gut zu erfüllen. Der Kunde nimmt jedoch nur diejenigen Eigenschaften des Betrachtungsobjektes war, die für seinen individuellen Gebrauch einen Nutzen haben. Diese wahrgenommene Qualität ist darüber hinaus nicht nur von den Eigenschaften des Betrachtungsobjektes abhängig, sondern auch von anderen Faktoren, welche die Wahrnehmung des Kunden beeinflussen. Einen solchen Einfluss kann z.B. das Image des Unternehmens, bislang gemachte Produkterfahrungen oder Marketingmaßnahmen ausüben. Die Qualität ist somit relativ, denn sie hängt so-

wohl von den individuellen Ansprüchen als auch der Wahrnehmung des Kunden ab. Sie ist nicht objektiv messbar und wird von einer Vielzahl von Faktoren beeinflusst. Deshalb ist die kundenorientierte Qualitätssicht zur Steuerung und Kontrolle der Leistungserstellung weniger geeignet. Sie bestimmt jedoch die Kundenzufriedenheit und ist deshalb für den Markterfolg entscheidend. Solche kundenorientierten Qualitätsmerkmale wären beispielsweise bei einem Rasierapparat: Liegt er gut in der Hand, welche Geräusche macht er und ist die Rasur angenehm, schnell und gründlich?

Beide Qualitätsbegriffe verfolgen unterschiedliche **Zielsetzungen**. Die technische Qualität ist fertigungs- bzw. prozessorientiert und dient der internen Steuerung der Leistungserstellung. Sie stellt die Fehlerfreiheit des Produktes sicher, aber garantiert allein noch keinen Verkaufserfolg. Hierfür hat ein Produkt die subjektiven Kundenwünsche zu erfüllen, d.h. es muss auch über eine hohe kundenorientierte Qualität verfügen. Da der Kunde die Fehlerfreiheit des Produktes voraussetzt, wird er technische Mängel nur in geringem Maße akzeptieren. Somit stellt die Sicherstellung der technischen Qualität eine notwendige, aber keine hinreichende Bedingung für eine hohe kundenorientierte Qualität dar. Ein aussagekräftiger Qualitätsbegriff sollte deshalb sowohl subjektive, kundenorientierte als auch objektive, technische Aspekte beinhalten (vgl. *Wendehals*, 2000, S. 16f.). Diese finden sich in der international einheitlichen Definition der Qualitätsnorm DIN EN ISO 9000 wieder. Danach steht Qualität für den „Grad, in dem ein Satz inhärenter Merkmale Anforderungen erfüllt“. Inhärent bedeutet, dass diese Merkmale der Einheit innewohnen.

! **Qualität im betriebswirtschaftlichen Sinn** ist ein Maßstab für die Erfüllung von Anforderungen durch die Merkmale eines Betrachtungsobjektes.

Qualität drückt somit den Erfüllungsgrad der an ein Betrachtungsobjekt gestellten Anforderungen aus. Sie bezieht sich sowohl auf die Wünsche des Kunden als auch auf technische Merkmale. Wie in Abb. 8.1.1 dargestellt, bezeichnet Qualität das Ergebnis des Vergleichs sowohl der technischen als auch der kundenorientierten Anforderungen mit der Beschaffenheit eines Betrachtungsobjektes. Während die kundenorientierten Anforderungen die Wünsche der Kunden widerspiegeln, werden die technischen Anforderungen vom Unternehmen festgelegt (vgl. *Masing*, 1999, S. 3f.). Die tatsächlich realisierte Qualität stellt somit die **Schnittmenge aus kundenorientierter und technischer Qualität** dar. Die Schwierigkeit für die Unternehmensführung besteht zunächst darin, die Anforderungen der Kunden zu bestimmen. Sie werden von den Kunden häufig nicht ausdrücklich gefordert, sondern als selbstverständlich vorausgesetzt oder sind den Kunden gar nicht bewusst. Auf Basis der Kundenforderungen legt die Unternehmensführung die objektiv messbaren technischen Anforderungen so fest, dass ihre Einhaltung auch zur Erfüllung der Kundenwünsche führt.

Für die Kaufentscheidung des Kunden ist neben der Qualität auch der **Preis** des Produktes entscheidend. In aller Regel besteht hier eine **Austauschbeziehung**: Bei einem geringen Preis sind die Anforderungen des Kunden an das Produkt niedriger und somit einfacher zu erfüllen. Aus einem hohen Produktpreis resultieren dagegen im Umkehrschluss auch hohe Kundenerwartungen. Die Qualität ist in diesem Falle nur mit großen Anstrengungen zu erfüllen. Deshalb zählt der Preis nicht zu den Qualitätsmerkmalen, sondern wird gesondert betrachtet (vgl. Kap. 8.1.4). Das Unternehmen hat auch die mit der Erfüllung der Kundenanforderungen verbundenen Kosten zu berücksichtigen. Je nach strategischer Zielsetzung ist dabei die für das Unternehmen geeignete Positionierung festzulegen. Eine Hochpreisstrategie kann nur erfolgreich sein, wenn hohe Kundenanforderungen auch mit vertretbaren Kosten erfüllt werden. Eine Niedrigpreisstrategie zielt meist auf die Erstellung eines Standardproduktes, das ausschließlich grundlegende Anforderungen erfüllt. Wegen des geringen Preises verzichtet der Kunde auf außergewöhnliche Produktmerkmale. Um konkurrenzfähig zu sein, müssen die dabei entstehenden Kosten niedrig gehalten werden.

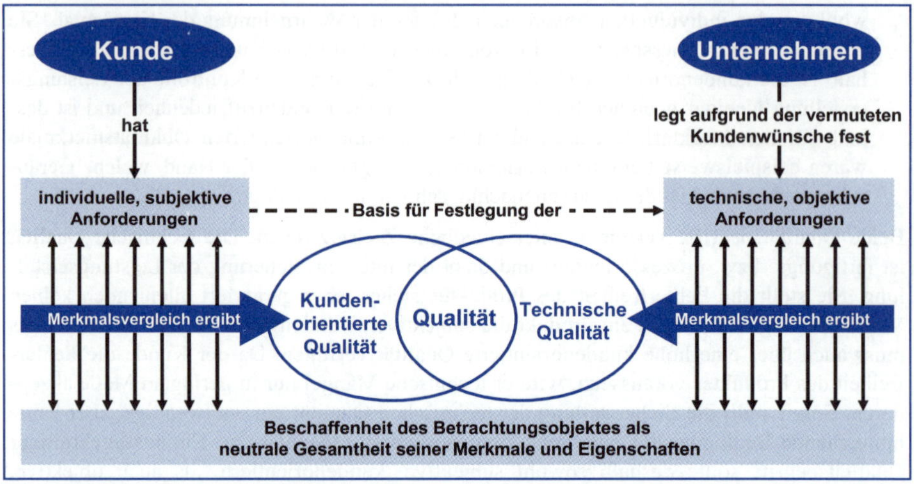


*Abb. 8.1.1: Qualität als Übereinstimmung der Anforderungen mit der Beschaffenheit*

Werden die Anforderungen aus Sicht des Kunden nicht ausreichend erfüllt, dann wird er – wenn überhaupt – nur mit einem Preisabschlag bereit sein, das Produkt zu kaufen. Werden seine Anforderungen dagegen übererfüllt, dann stört ihn das zwar nicht, aber er wird auch keinen Preisaufschlag dafür bezahlen (vgl. *Masing*, 1999, S. 7). Da die Ansprüche der Kunden sehr unterschiedlich sind, werden sie deshalb häufig in sog. **Anspruchsklassen** eingeteilt. Für diese werden dann spezifische Produktvarianten angeboten. So bieten beispielsweise Luftfahrtgesellschaften ihren Kunden die Möglichkeit, bei einem Flug zwischen Economy und Business Class zu wählen. Die Beförderungsleistung ist in beiden Fällen dieselbe, die Passagiere in der Business Class erhalten jedoch gegen eine entsprechend höhere Bezahlung mehr Platz und einen besseren Service als die Economy-Passagiere. Bei letzteren steht vor allem der Flugpreis im Vordergrund und ihre Qualitätsanforderungen sind deshalb geringer. Durch Variation der Basisleistung lassen sich somit unterschiedliche Kundenanforderungen realisieren, für die der Kunde auch bereit ist zu bezahlen.

## 8.1.2 Entwicklung des Qualitätsmanagements

Seit Güter und Dienstleistungen erstellt werden, spielt auch deren Qualität eine Rolle. Bereits ca. 1700 v.Chr. drohte im alten Babylon Baumeistern der Tod, wenn durch den Einsturz eines ihrer Gebäude jemand ums Leben kam. Im Mittelalter gab es amtlich bestellte, vereidigte Sachverständige, die Qualitätsprüfungen durchführten und Qualitätsmarken in Form des jeweiligen Stadtwappens vergaben. Mit zunehmender Industrialisierung erlangten im 19. Jahrhundert Qualitätsaspekte immer mehr an Bedeutung (vgl. *Ebel*, 2003, S. 26).

Bei der Ausbreitung des Qualitätsdenkens in der westlichen Welt lassen sich die in Abb. 8.1.2 dargestellten **drei Entwicklungsstufen** unterscheiden (vgl. *Schwickert* et al., 1995a, S. 127ff.; *Geiger*, 2001, S. 806f.; *Ebel*, 2003, S. 26ff.; *Haist/Fromm*, 1991, S. 7ff.):

- **1. Stufe: Qualitätskontrolle (bis zu den 1960er Jahren):** Zu Beginn der Industrialisierung beschränkten sich Unternehmen überwiegend auf abschließende Endkontrollen der technischen Merkmale fertiger Produkte. Fehler wurden dadurch erst am Ende des Herstellungsprozesses erkannt, wodurch erhebliche Kosten aufgrund von Nacharbeit und Ausschuss entstanden. Deshalb wurden im Arbeitsablauf nach und nach Kontrollstellen eingerichtet, an denen Inspektoren die Qualität durch Stichproben beurteilen sollten. Tolerierbare Abweichungen von den geforderten Qualitätsmerkmalen wurden zuvor als sog. „Acceptable Quality Level" (AQL) genau festgelegt. Betrachtungsgegenstand war ausschließlich das Produkt und nicht die dahinter stehenden direkten und indirekten Abläufe. Darüber hinaus führten die durch *Taylor* ausgelöste zunehmende Arbeitsteilung und die Trennung zwischen Ausführung und Kontrolle dazu, dass die häufig gering qualifizierten Fertigungsmitarbeiter sich nicht mit der Qualität ihrer Arbeit identifizierten. Sie wurden nicht mit den Auswirkungen ihrer Handlungen konfrontiert und hatten auch kein Interesse an Verbesserungsvorschlägen. Die Qualitätskontrolle ermöglichte somit zwar das Erkennen und Beseitigen von Produktfehlern, aber nicht deren Ursachen.

- **2. Stufe: Qualitätssicherung (1960er und 1970er Jahre):** Endprüfungen sind teuer und die Kosten von Fehlern umso höher, je später diese erkannt werden. Deshalb wurde zunehmend versucht, auftretende Fehler nicht am Ort ihrer Entdeckung, sondern bereits bei ihrer Entstehung zu beseitigen bzw. durch den verstärkten Einsatz präventiver Maßnahmen gar nicht erst entstehen zu lassen. Hierzu wurden verstärkt Prüf-, Mess- und Analyseverfahren eingesetzt. Die Qualitätssicherung beschränkte sich vor allem auf die Vermeidung und Beseitigung von Fehlern in der Entwicklung und Fertigung. Auf diese Weise sollte eine hohe technische Qualität erreicht werden. Die Erfüllung der Kundenanforderungen bezog sich auf die Funktionalität und Zuverlässigkeit der Produkte.
- **3. Stufe: Qualitätsmanagement (seit den 1980er Jahren):** Durch immer anspruchsvollere Kunden wandelte sich der Qualitätsfokus von einer rein technischen Produktqualität zu einer von allen Mitarbeitern angestrebten möglichst hohen kundenorientierten Qualität. Sie wird zu einer zentralen strategischen Zielsetzung des Unternehmens. Die Qualität beschränkt sich nicht mehr nur auf die Entwicklung und Herstellung, sondern umfasst sämtliche Tätigkeiten des Unternehmens. Da sich das Qualitätsdenken auf das gesamte Unternehmen und alle dort ablaufenden Prozesse erstreckt, wird diese Ausrichtung der Unternehmensführung als integriertes bzw. umfassendes Qualitätsmanagement oder auch als **Total Quality Management** (TQM) bezeichnet. Eine umfassende Qualitätskonzeption stellte bereits der Ende der 1950er Jahre entwickelte Ansatz des **Total Quality Control** (TQC=„umfassende Qualitätssteuerung") von *Feigenbaum* (1961) dar. Die Übersetzung seines gleichnamigen Buches stieß in Japan aufgrund der dort zu dieser Zeit vorherrschenden Qualitätsprobleme auf breites Interesse. Es wurde im Laufe der Folgejahre insbesondere von *Ishikawa* (1976) zum Konzept des **Company Wide Quality Control** (CWQC=„unternehmensweite Qualitätssteuerung") weiterentwickelt. Als maßgebliche Pioniere des Total Quality Managements gelten vor allem die beiden US-Amerikaner *Juran* (1974) und *Deming* (1982), die durch ihre Seminare und Vorträge zur Ausbreitung des Qualitätsdenkens in Japan beitrugen. Mit dem zunehmenden wirtschaftlichen Erfolg Japans breitete sich das Total Quality Management zu Beginn der 1980er Jahre auch in den USA und Europa aus. Es ist heute ein wesentliches Merkmal einer fortschrittlichen Unternehmensführung.

Durch die Ausbreitung des Qualitätsdenkens entstanden in den 1960er und 1970er Jahren zahlreiche internationale, nationale und sogar branchen- und firmenspezifische **Qualitätsnormen**. Um die Qualitätsfähigkeit der Lieferanten sicherzustellen, wurde die Einhaltung der Qualitätsnormen zunehmend vertraglich vereinbart und überprüft. Die Vielzahl unterschiedlicher Vorschriften und Regeln wurde vor allem für international tätige Unternehmen schnell zu einem Handelshemmnis. Deshalb wurden von den Unternehmen schon bald allgemein anerkannte und einheitliche Vorschriften zur Beurteilung von Qualitätssicherungssystemen gefordert. Dies führte Ende der 1970er Jahre auf Bestreben des *Deutschen Instituts für Normung e.V.* (DIN) zur Erarbeitung international einheitlicher Normen.

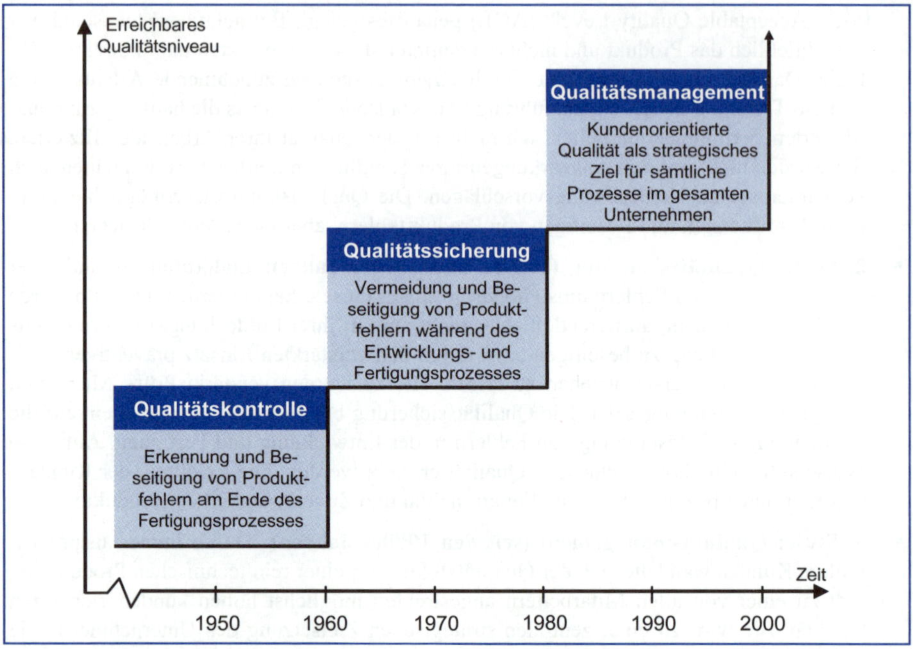


*Abb. 8.1.2: Die Treppe zur umfassenden Qualität (in Anlehnung an Haist/Fromm, 1991, S. 11)*

Hierfür wurde 1979 von der *International Organization for Standardization* (ISO), der weltweiten Dachorganisation nationaler Normungsinstitute aus rund 90 Ländern, ein technisches Komitee eingesetzt. Die daraus entstandene **Normenreihe ISO 9001-9004** (kurz: ISO 9000ff.) wurde 1987 verabschiedet und im gleichen Jahr in Deutschland (DIN 9000ff.) sowie 1993 in Europa (zunächst als EN 2900ff., später EN 9000ff.) zur Norm erhoben. Sie stellt seitdem eine unverzichtbare Grundlage des Qualitätsmanagements dar (vgl. im Folgenden *Petrick*, 2001, S. 969ff.; *Petrick/Reihlen*, 1999, S. 89ff.; *Schwickert* et al., 1995a, S. 127ff, 1995b, S. 207ff.).

Um Unternehmen durch eine neutrale Institution auf die Normerfüllung überprüfen zu können, wurde 1985 die *Deutsche Gesellschaft zur Zertifizierung von Qualitätssicherungssystemen mbH* (DQS) gegründet. Dort können Unternehmen seit 1987 ihr Qualitätssicherungssystem zertifizieren lassen. Der **Zertifizierung** kam für die Wettbewerbsfähigkeit der Unternehmen schnell eine bedeutende Rolle zu. Viele Unternehmen sehen die Zertifizierung ihrer Lieferanten heute als Bedingung für eine Zusammenarbeit an (vgl. Kap. 8.1.5.3.3).

Danach wurden die Normen weiter detailliert und erweitert sowie in den Jahren 1994 und 2000 überarbeitet. Als Oberbegriff aller qualitätsbezogenen Tätigkeiten wurde die Bezeichnung „Qualitätssicherung“ durch den Begriff „Qualitätsmanagement“ abgelöst. Mit der zweiten Überarbeitung wurde eine prozessorientierte Betrachtung des Unternehmens eingeführt, an der sich das Qualitätsmanagement ausrichten soll. Heute tragen die Normen den zusammenfassenden Namen **DIN EN ISO 9000-Familie**. Die wichtigsten **Teilnormen** sind:

- **DIN EN ISO 9000**: Beschreibung der Grundlagen und Begriffe des Qualitätsmanagements. Dadurch ist ein einheitliches Verständnis sichergestellt.
- **DIN EN ISO 9001**: Festlegung der Anforderungen an ein Qualitätsmanagementsystem, deren Erfüllung sich das Unternehmen zertifizieren lassen kann.

- **DIN EN ISO 9004**: Leitfaden zur Einführung und Verbesserung von Qualitätsmanagementsystemen.
- **DIN EN ISO 19011**: Leitfaden für das Auditieren von Qualitäts- und Umweltmanagementsystemen.

**Sinn und Zweck** der Normierung ist nicht, die Produktmerkmale und -eigenschaften festzulegen oder die Qualität der Endprodukte zu prüfen. Vielmehr werden in den Normen Regeln und Hilfestellungen für den Aufbau eines Qualitätsmanagementsystems und die Anwendung von Qualitätsverfahren getroffen. Dabei wird angenommen, dass ein normgerechtes Qualitätsmanagementsystem das Unternehmen befähigt, qualitativ hochwertige Produkte herzustellen. Die Zertifizierung dient somit in erster Linie der Schaffung von Vertrauen in die **Qualitätsfähigkeit** des Unternehmens.

### 8.1.3 Total Quality Management

Der weitreichendste unternehmerische Qualitätsansatz wird als umfassendes Qualitätsmanagement bzw. Total Quality Management (TQM) bezeichnet. Das Streben nach Qualität wird dabei zur grundlegenden Ausrichtung des Unternehmens, die von allen Mitarbeitern getragen wird. Die Qualität hat erste Priorität („Quality first"). DIN EN ISO 8402 beschreibt es als eine „auf der Mitwirkung aller ihrer Mitglieder basierende Managementmethode einer Organisation, die Qualität in den Mittelpunkt stellt und durch Zufriedenstellung der Kunden auf langfristigen Geschäftserfolg sowie auf Nutzen für die Mitglieder der Organisation und für die Gesellschaft zielt". Dahinter steht die Überzeugung, dass der Kunde letztendlich die Qualität der Produkte bestimmt und zur Erfüllung seiner Anforderungen alle Mitarbeiter im gesamten Unternehmen ihren Beitrag leisten müssen. Für die Qualität des Unternehmens ist nach dieser Auffassung nicht nur die Erfüllung der Kundenanforderungen, sondern auch der Ansprüche von Mitarbeitern und Gesellschaft von Bedeutung (vgl. im Folgenden *Kamiske*, 2001, S. 1163ff.; *Frehr*, 1999, S. 31ff.; *Benz/Becker-Flügel*, 1997, S. 2f.; *Ebel*, 2003, S. 46ff.; *Oess*, 1993, S. 89ff.).

- **Total** steht für den umfassenden Einbezug aller Mitarbeiter sowie die Berücksichtigung der Ansprüche von Kunden, Arbeitnehmern und der Gesellschaft
- **Quality** steht für eine ganzheitliche Betrachtung, bei der die Qualität der Produkte aus der Qualität der Prozesse und Arbeitsbedingungen folgt.
- **Management** steht für die Erreichung hoher Qualität als zentraler Führungsaufgabe.

! **Total Quality Management** ist eine qualitätsorientierte Ausrichtung der Unternehmensführung, die alle Mitarbeiter und Unternehmensbereiche einbezieht. Auf diese Weise soll das Unternehmen sowohl die Anforderungen der Kunden als auch die der Beschäftigten und der Gesellschaft erfüllen.

Wesentliche **Prinzipien** des Total Quality Management sind (vgl. *Kamiske*, 2001, S. 1163f.; *Ebel*, 2003, S. 46ff.; *Oess*, 1993, S. 89ff.):

- **Kundenorientierung**: Qualitätsmaßstab sind die Bedürfnisse der Kunden. Die Ausrichtung am Kunden wird dabei auch innerhalb des Unternehmens vollzogen, denn jeder Mitarbeiter im Leistungsprozess kann als Kunde seines vorhergehenden Kollegen angesehen werden („The next process is your customer").
- **Gesellschaftliche Orientierung**: Da Unternehmen in der Öffentlichkeit stehen, müssen sie auch gesellschaftliche Interessen wie z.B. den Umweltschutz berücksichtigen.

- **Prozessorientierung**: Eine hohe Produktqualität entsteht erst dann, wenn alle am Prozess der Leistungserstellung beteiligten Mitarbeiter optimal zusammenarbeiten und die betrieblichen Abläufe ganzheitlich gestaltet werden (vgl. Kap. 5.4).
- **Mitarbeiterorientierung**: Verankerung eines hohen Qualitätsbewusstseins in den Köpfen der Beschäftigten durch gezielte Schulungsmaßnahmen und Einbezug aller Mitarbeiter in die Qualitätsverbesserung.
- **Kontinuierliche Verbesserung**: Die Qualitätsverbesserung ist eine laufende Aufgabe mit der Zielsetzung „Null-Fehler". Grundlage hierfür ist eine möglichst exakte und begleitende Messung der relevanten Qualitätsmerkmale.
- **Fehlervermeidung**: Präventive Maßnahmen stehen im Vordergrund, damit Fehler nach dem Prinzip „Do it right the first time" (*Crosby*, 1984) gar nicht erst entstehen. Fehler werden systematisch auf ihre Ursachen untersucht, um diese zu beseitigen.
- **Verpflichtung der Unternehmensführung**: Die Verantwortung für die Qualität trägt nicht mehr allein das Qualitätswesen, sondern jede Führungskraft für ihren Bereich. Qualitätskultur und kontinuierliche Verbesserung sind von der Unternehmensführung zu gestalten und vorzuleben.

Als Rahmen für die Umsetzung des Total Quality Managements benötigt das Unternehmen ein **Qualitätsmanagementsystem**. Es beschreibt den Aufbau und Ablauf des Qualitätsmanagements, die Qualitätsaufgaben und die hierfür verantwortlichen Mitarbeiter sowie die einzusetzenden gedanklichen und informationstechnischen Instrumente. Das Qualitätsmanagementsystem umfasst folgende **Bestandteile** (vgl. *Geiger*, 1998, S. 51ff.):

- **Qualitätsplanung**: Festlegung der Qualitätspolitik und Qualitätsziele sowie der Maßnahmen und Verantwortlichkeiten, um diese zu erreichen. Die Qualitätsziele der *Deutschen Post AG* sind z.B. Schnelligkeit, Zuverlässigkeit, korrekte Zustellung, Beschädigungsfreiheit und Verlustfreiheit.
- **Qualitätslenkung**: Durchführung der in der Qualitätsplanung festgelegten Maßnahmen zur Erreichung der Qualitätsziele. Dies kann beispielsweise die Analyse und Beseitigung von Fehlerursachen, die Optimierung von Geschäftsprozessen oder die Schulung von Mitarbeitern sein.
- **Qualitätssicherung**: Darstellung aller Bestandteile und Maßnahmen des Qualitätsmanagements, um Vertrauen in die Qualitätsfähigkeit zu schaffen. Sie wird auch als Qualitätsdarlegung bezeichnet und kann beispielsweise durch eine Zertifizierung erfolgen.
- **Qualitätsprüfung**: Feststellung der Qualitätserreichung durch Vergleich von geplanten und realisierten Ausprägungen der Qualitätsmerkmale. Für das Qualitätsziel Schnelligkeit der *Deutschen Post AG* gilt z.B. die Maßgabe, dass 95% aller Briefe ihren Empfänger am darauf folgenden Werktag erreichen sollen. Geprüft wird dies durch den regelmäßigen Versand von Testbriefen.
- **Qualitätsverbesserung**: Bestimmung und Umsetzung von Maßnahmen, um die Qualität einer Einheit oder die Qualitätsfähigkeit des Unternehmens kontinuierlich zu steigern.

Ein Gestaltungs- und Beurteilungsrahmen für ein Qualitätsmanagementsystem ist das **europäische TQM-Modell** von der *European Foundation for Quality Management* (EFQM). Dabei handelt es sich um eine gemeinnützige Organisation, die 1988 von 14 europäischen Unternehmen gegründet wurde. Sie soll die Ausbreitung des Total Quality Managements in Europa vorantreiben. Heute verfügt sie europaweit über mehr als 800 Mitglieder. Um eine qualitätsorientierte Führungskultur zu fördern, zeichnet die EFQM jährlich besonders leistungsfähige TQM-Systeme mit dem europäischen Qualitätspreis aus (vgl. Kap. 8.1.5.3.3). Die Bewertung der teilnehmenden Organisationen erfolgt anhand des europäischen Modells für Total Quality Management, dem sog. **EFQM Excellence-Modell**. Viele Unternehmen führen auf seiner Basis auch eine Selbstbewertung ihres Qualitätsmanagements oder einen Vergleich mit anderen Unternehmen durch. Es beschreibt die für die Umsetzung eines umfassenden Qualitätsmanagements zu beachtenden Elemente und Bereiche sowie deren Zusammenhänge. Die konkrete Ausgestaltung des Qualitätsmanagements muss stets unternehmensindividuell erfolgen, da dabei Faktoren wie Produktprogramm, Branche oder Marktstellung zu berücksichtigen sind (vgl. im Folgenden *EFQM*, 2003a, S.12ff.; *Wunderer*, 2006, S. 452ff.).

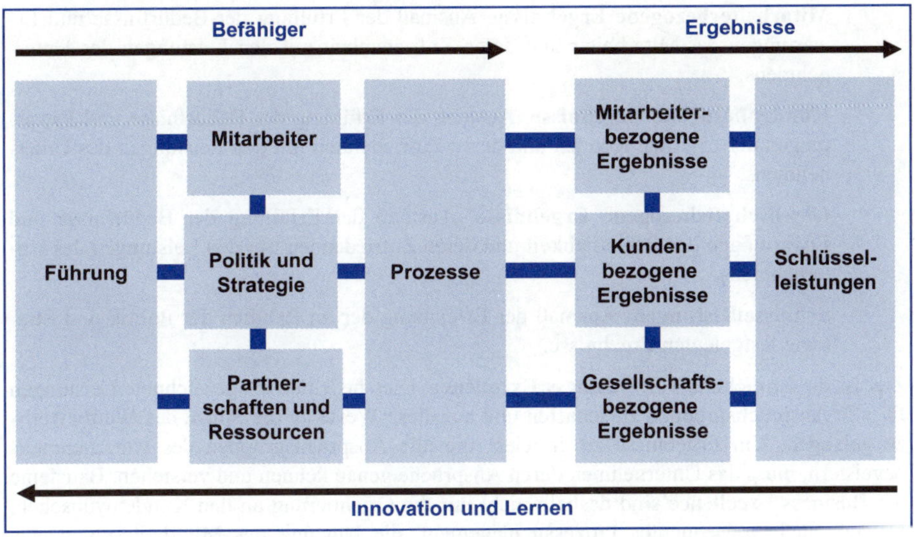


*Abb. 8.1.3: Das EFQM Excellence-Modell (EFQM, 2003a, S. 5)*

Die **Kernidee** des in Abb. 8.1.3 dargestellten Modells ist es, durch Einbezug aller Mitarbeiter und kontinuierlicher Prozessverbesserung für alle Anspruchsgruppen des Unternehmens vorteilhafte Ergebnisse zu erzielen. Die Unternehmensführung soll durch Mitarbeiterorientierung, eine geeignete Politik und Strategie sowie durch das Management der Partnerschaften, Ressourcen und Prozesse für die Mitarbeiter, Kunden, Öffentlichkeit und Anteilseigner positive Resultate erreichen. Die daraus folgenden **neun Kriterien** werden in **zwei Bereiche** unterteilt, bei denen sich das Unternehmen in einem ständigen **Innovations- und Lernprozess** befindet (vgl. *EFQM*, 2003a, S.12ff.):

- **Befähiger (Enablers)** sind Mittel und Wege des Qualitätsmanagements. Sie beschreiben, wie ein Unternehmen vorgeht, um Anforderungen zu erfüllen. Die Befähiger sind somit verantwortlich für den zukünftigen Erfolg:
  - **Führung**: Anregung, Unterstützung und Förderung einer qualitätsorientierten Unternehmenskultur. Die Führungskräfte sollten hierfür Ressourcen und Unterstützung bereitstellen, Leistungen der Mitarbeiter anerkennen und selbst mit gutem Beispiel vorangehen.
  - **Mitarbeiter**: Freisetzung des gesamten Mitarbeiterpotenzials z.B. durch Mitarbeiterentwicklung, offene Kommunikation, Zielvereinbarungen und deren Einbindung in den Prozess der ständigen Verbesserung.
  - **Politik und Strategie**: Konsequente Ausrichtung an der Qualität und durchgängige Umsetzung in Pläne, Maßnahmen und eindeutige Zielvorgaben.

  - **Partnerschaften und Ressourcen**: Die Zusammenarbeit mit anderen Unternehmen, Kunden oder Lieferanten, der Einsatz finanzieller und materieller Ressourcen sowie Informationen und Technologie dienen zur Erreichung der Qualitätsziele.
  - **Prozesse**: Identifikation, Bewertung, Erneuerung und kontinuierliche Verbesserung aller betrieblichen Abläufe.
- **Ergebnisse (Results)** beziehen sich darauf, was das Unternehmen erreicht hat bzw. in Zukunft noch erreichen wird:
  - **Mitarbeiterbezogene Ergebnisse**: Ausmaß der Erfüllung der Bedürfnisse und Erwartungen der Mitarbeiter und deren Zufriedenheit mit den Leistungen des Unternehmens.
  - **Kundenbezogene Ergebnisse**: Ausmaß der Erfüllung der Bedürfnisse und Erwartungen der externen Kunden und deren Zufriedenheit mit den Leistungen des Unternehmens.
  - **Gesellschaftsbezogene Ergebnisse**: Ausmaß der Erfüllung der Bedürfnisse und Erwartungen der Öffentlichkeit und deren Zufriedenheit mit den Leistungen des Unternehmens.
  - **Schlüsselleistungen**: Ausmaß der Erreichung der im Rahmen der Politik und Strategie festgelegten Ergebnisse.

Ziel ist die Erreichung von **Business Excellence**. Dies bedeutet, ausgezeichnete Leistungen für alle Anspruchsgruppen zu schaffen und auf diese Weise an die Spitze des Wettbewerbs zu gelangen. Um Ergebnisse zu erzielen, die alle Anspruchsgruppen des Unternehmens begeistern, muss das Unternehmen deren Ansprüche genau kennen und verstehen. Bausteine der Business Excellence sind deshalb nicht nur die Orientierung an den Kundenwünschen, sondern auch konsequentes Prozessmanagement, die Nutzung des Mitarbeiterpotenzials, kontinuierliches Streben nach Innovation und Verbesserung sowie die Nutzung wertschöpfender Partnerschaften mit Kunden, Gesellschaft, Lieferanten oder sogar Wettbewerbern (vgl. Abb. 8.1.4). Business Excellence bedeutet aber auch die Wahrnehmung von Verantwortung für das gesellschaftliche Umfeld des Unternehmens (vgl. *EFQM*, 2003b, S. 5ff.).

Das EFQM Excellence-Modell zeigt den **hoch gesteckten Anspruch** des Total Quality Management-Ansatzes. Ohne Zweifel ist die Ausrichtung an den Kundenwünschen eine notwendige Bedingung für einen dauerhaften Markterfolg und sollte deshalb in der Unternehmensführung verankert sein. Beim Total Quality Management wird diese Orientierung durch den Einbezug von Mitarbeitern und Gesellschaft aber stark ausgedehnt. Bei näherer Betrachtung des EFQM Excellence-Modells entsteht der Eindruck, dass es sich hier eher um ein generelles Modell der Unternehmensführung als um ein Qualitätsmanagementsystem handelt. In der vorherigen Fassung des Modells waren zumindest die Geschäftsergebnisse und damit die Erfüllung der Erwartungen der Anteilseigner das Gesamtziel des Unternehmens. Der Begriff der Schlüsselleistungen wird dagegen nicht eindeutig definiert und führt zu einer weiteren Verwässerung des Modells. Qualitätsmanagement sollte aber generell nicht als allumfassender Ansatz der Unternehmensführung verstanden werden, sondern den **Fokus auf die Erreichung der Kundenanforderungen** richten. Die Erfüllung der Anforderungen der Mitarbeiter und der Gesellschaft beziehen sich auf andere Aspekte der Unternehmensführung wie z.B. die Motivation der Mitarbeiter im Rahmen des Personalmanagements (vgl. Kap. 6) oder den Schutz der Umwelt im Rahmen einer auf ethischen Prinzipien basierenden normativen Unternehmensführung (vgl. Kap. 2).

Im Folgenden wird das Qualitätsmanagement als eine **auf die Erreichung der Kundenanforderungen ausgerichtete Unternehmensführung** verstanden. Inwieweit und ob es die Wirtschaftlichkeit verbessern kann, wird im nächsten Kapitel dargestellt. Eine Auswahl der wichtigsten Qualitätstechniken und -werkzeuge folgt in Kap. 8.1.5. Nach einem Beispiel zur Qualität der Ausbildung bei der *DB Fernverkehr AG* wird im letzten Kapitel abschließend ein kurzes Fazit gezogen. Auf die Besonderheiten des Qualitätsmanagements für Dienstleistungen wird an dieser Stelle nicht näher eingegangen (vgl. ausführlich *Bruhn*, 2006).

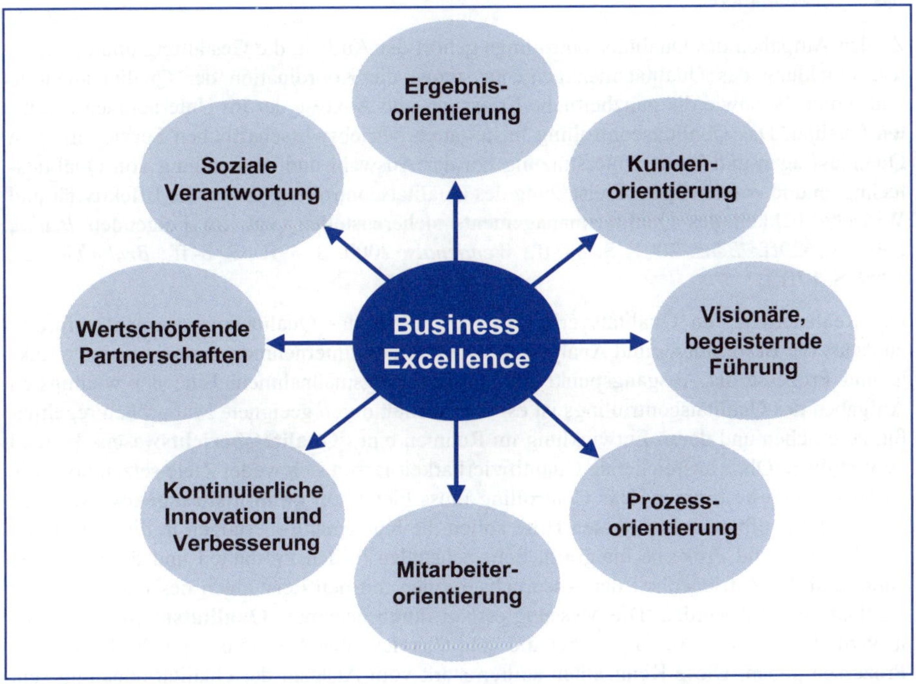


*Abb. 8.1.4: Grundkonzepte der Business Excellence (in Anlehnung an EFQM, 2003b, S. 4)*

## 8.1.4 Wirtschaftlichkeit des Qualitätsmanagements

Viele Unternehmen gehen davon aus, dass eine Erhöhung der Qualität ausschließlich mit höheren Kosten zu erreichen ist. Doch dies muss nicht sein, denn durch Qualitätsverbesserungen lassen sich oft sogar Kosten einsparen. Nach Ansicht von *Crosby* (1979) rechnen sich Qualitätsverbesserungen dadurch sogar von selbst („**Quality is free**“). Obwohl dies sicher nicht in allen Fällen zutrifft, kann die Steigerung der Qualität generell auf zwei Arten zur **Erhöhung der Wirtschaftlichkeit** beitragen: Auf der einen Seite ist für höhere Qualität ein höherer Marktpreis und dadurch höhere Erlöse zu erzielen. Auf der anderen Seite lässt sich bei gegebenem Marktpreis durch Qualitätsverbesserung der Marktanteil und damit auch die Absatzmenge steigern. Die mit den höheren Produktionszahlen verbundenen Skaleneffekte führen zu geringeren Herstellkosten und ebenfalls zu einer höheren Gewinnmarge (vgl. *Brunner/Wagner*, 2004, S. 243f.). Diese Zusammenhänge wurden bereits mehrfach empirisch bestätigt (vgl. *Buzzel/Gale*, 1989; *Rommel* et al., 1994).

Qualitätsmanagement kann darüber hinaus auch Kosten einsparen, die durch Fehler verursacht werden und auch weitere nicht monetäre Verbesserungen zur Folge haben. Auf der anderen Seite fallen für die Implementierung und Durchführung des Qualitätsmanagements auch Kosten an. Die Bestimmung und Analyse von Kosten und Nutzen des Qualitätsmanagements ist eine wesentliche Aufgabe des Qualitätscontrollings.

### 8.1.4.1 Qualitätscontrolling

**Qualitätscontrolling** ist eine Unterstützungsfunktion des Qualitätsmanagements und dient zur ergebniszielorientierten Koordination aller qualitätsbezogenen Aktivitäten des Unternehmens.

Zu den Aufgaben des Qualitätscontrollings gehört der Aufbau, die Gestaltung und die Weiterentwicklung des Qualitätsmanagementsystems, die Koordination der Qualitätsplanung und -kontrolle sowie die ganzheitliche Erfassung und Analyse der im Unternehmen erstellten Qualität. Das Qualitätscontrolling leistet auch betriebswirtschaftlichen Service in allen Qualitätsfragen und bietet Unterstützung bei der Auswahl und Anwendung von Qualitätstechniken und -werkzeugen. Zielsetzung des Qualitätscontrollings ist es, die Effektivität und Wirtschaftlichkeit des Qualitätsmanagements sicherzustellen (vgl. im Folgenden *Bruhn*, 2003, S. 629ff.; *Benz*, 2001, S. 883ff.; *Wendehals*, 2000, S. 39ff., S. 84ff.; *Bruhn/Georgi*, 1999, S. 17ff.).

Die Realisierung von Qualitätsverbesserungen durch das Qualitätsmanagement erfordert zunächst die Bestimmung und Analyse der Qualität des Unternehmens sowie seiner Produkte und Prozesse als Ausgangspunkt für Verbesserungsmaßnahmen. Eine der wichtigsten Aufgaben des Qualitätscontrollings ist es, die Qualität durch geeignete Maßgrößen regelmäßig zu erheben und deren Entwicklung im Rahmen eines **Qualitätsberichtswesens** laufend zu verfolgen. Ohne ausreichende Quantifizierbarkeit lassen sich weder Ziele setzen noch die Zielerreichung bestimmen. Das Controlling muss hierzu ein **qualitätsbezogenes Informationssystem** aufbauen. Mit dessen Hilfe sollen die Kundenanforderungen in die Gestaltung der Produkte und Prozesse integriert, Schwachstellen in den Produkten und Prozessen erkannt und die Zufriedenheit der Anspruchsgruppen mit den Leistungen des Unternehmens deutlich gemacht werden. Die Messung erfolgt durch geeignete **Qualitätskennzahlen**, die in verdichteter Form Aussagen über die qualitätsrelevanten Merkmale von Produkten und Prozessen geben. Diese Kennzahlen sollten stark vom Ausmaß der Qualität abhängig sein und nicht von anderen Störgrößen beeinflusst werden. Daneben sollten sie möglichst frei von subjektiven Bewertungen und zuverlässig sein, d.h. bei wiederholter Messung zum gleichen Ergebnis führen. Für die Qualitätsmessung werden Indikatoren verwendet, die entweder auf eine hohe oder niedrige Qualität hinweisen. Die Messung kann beim Lieferanten, im Unternehmen oder beim Kunden erfolgen und sich auf den Input, den Prozess oder den Output der Leistungserstellung beziehen (vgl. *Wendehals*, 2000, S. 41ff.). Abb. 8.1.5 zeigt einige Beispiele für mögliche Qualitätskennzahlen.

Die **Messung der Zufriedenheit** der Mitarbeiter und Kunden erfolgt in der Regel durch schriftliche oder mündliche Befragung und die Bildung daraus abgeleiteter quantitativer Indizes. Problematisch dabei ist, dass die Urteile der Befragten subjektiv sind und bei wiederholter Befragung aufgrund veränderter Wahrnehmung unterschiedlich ausfallen können. Darüber hinaus hängt die Beurteilung von einer Reihe von Faktoren ab, die das Unternehmen teilweise nicht beeinflussen kann. Bei der Kundenzufriedenheit sind dies z.B. die Erfahrungen mit Konkurrenzprodukten, die Veränderung der Wahrnehmung durch Werbemaßnahmen oder die Anzahl an alternativen Produkten. Sie stellen deshalb ein meist längerfristig geprägtes Stimmungsbild dar, das Hinweise auf generellen Handlungsbedarf liefert (vgl. *Wendehals*, 2000, S. 43; *Bruhn*, 2006, S. 88ff.).

Besser als bei den Lieferanten oder Kunden lässt sich die Qualität im Unternehmen selbst beurteilen. Hierzu eignen sich insbesondere prozessorientierte Kennzahlen (vgl. Kap. 5.4). Fehlerbezogene Kennzahlen können meist relativ einfach und detailliert quantitativ erfasst werden. Im Rahmen der Ursachenanalyse ist von den festgestellten Produktfehlern auf die dahinter stehenden Prozesse zu schließen. Unternehmensintern kann durch die systematische Erfassung und Auswertung von Reklamationen auf die Kundenzufriedenheit geschlossen werden. Ebenso können Fehlerursachen aufgezeigt und Maßnahmen zu deren Beseitigung bestimmt werden. Um ein zuverlässiges, gültiges und umfassendes Bild der Qualität zu erhalten, ist ein unternehmensspezifisches **Qualitätskennzahlensystem** aufzubauen. Es soll die vielfältigen Aspekte der Qualität abbilden (vgl. *Wendehals*, 2000, S. 46ff.). Zur vergleichenden Beurteilung der Qualität und zur Suche nach Wegen zur Optimierung der eigenen Produkte und Prozesse eignet sich das **Benchmarking** (vgl. Kap. 7.2.3). Dabei können durch Gegenüberstellung mit internen Unternehmensbereichen, mit Wettbewerbern oder auch mit branchenfremden Unternehmen Schwachstellen aufgedeckt werden.

| Messung hoher Qualität | Messung niedriger Qualität |
|---|---|
| ▫ Kundenzufriedenheit<br>▫ Kundenbindung z.B. Anzahl der Wiederholkäufe<br>▫ Erreichte Punktzahl beim Qualitätsaudit<br>▫ Erhalt einer Qualitätsauszeichnung | ▫ Anzahl an Reklamationen<br>▫ Absolute Höhe der Fehlerkosten<br>▫ Anteil der Fehlerkosten an den qualitätsbezogenen Kosten<br>▫ Anzahl an Nacharbeitsstunden |

| Lieferanten | Unternehmen | Kunden |
|---|---|---|
| ▫ Anzahl fehlerhafter Lieferungen<br>▫ ISO 9000ff-Zertifikat | ▫ Anzahl an Verbesserungsvorschlägen<br>▫ Mitarbeiterzufriedenheit | ▫ Anzahl an verlorenen Kunden<br>▫ Kundenzufriedenheit |

| Input | Prozess | Output |
|---|---|---|
| ▫ Anzahl Mitarbeiter in Qualitätszirkeln<br>▫ Alter der Maschinen | ▫ Ersttrefferquote / First Pass Yield (vgl. Kap. 5.4)<br>▫ Zeiteffizienz (vgl. Kap. 5.4) | ▫ Prozentualer Anteil an Garantiefällen<br>▫ Fehlerkosten je Produkt |

*Abb. 8.1.5: Qualitätskennzahlen (in Anlehnung an Wendehals, 2000, S. 42)*

**Qualitätsbezogene Kosten** (vgl. Kap. 8.1.4.2) spielen bei der Beurteilung der Qualität eine wesentliche Rolle, da sie die aktuelle Qualitätsleistung aufzeigen und monetär bewerten. Sie ermöglichen einen Soll-Ist-Vergleich und die Messung von Verbesserungsfortschritten. Qualitätsbezogene Kosten werden in der **Qualitätskostenrechnung** periodisch erfasst, strukturiert und analysiert. Sie soll aufzeigen, woraus die qualitätsbezogenen Kosten bestehen, wie sie sich senken lassen und welche Maßnahmen die höchsten Einsparungen versprechen. Darüber hinaus werdem das Qualitätsbewusstsein der Mitarbeiter und die Unterstützung der Unternehmensführung gefördert. Hierzu werden die qualitätsbezogenen Kosten den verursachenden Bereichen, Prozessen und Produkten zugerechnet sowie Betriebs- und Zeitvergleiche durchgeführt. Die auftretenden Abgrenzungsprobleme bei der Erfassung der qualitätsbezogenen Kosten (vgl. Kap. 8.1.4.2) sind beim Aufbau der Qualitätskostenrechnung durch eine klare und eindeutige Festlegung der einzubeziehenden Kostenbestandteile zu vermeiden (vgl. *Bruhn/Georgi*, 1999, S. 44ff.; *Wendehals*, 2000, S. 91ff.). Für den Einbezug der qualitätsbezogenen Kosten aus indirekten Bereichen bietet sich der Einsatz der Prozesskostenrechnung an (vgl. Kap. 5.4.3.3).

Da nach der Philosophie des Qualitätsmanagements sämtliche Mitglieder des Unternehmens für die Qualität verantwortlich sind, kann auch das **Qualitätscontrolling nicht nur Aufgabe der Controller** sein. Deshalb ist prinzipiell jeder Mitarbeiter dazu angehalten, die Qualität seiner Arbeit und der von ihm verantworteten Prozesse laufend zu erfassen, zu bewerten und weiterzuverfolgen. Zentrale Service- und Koordinationsaufgaben wie beispielsweise die Gestaltung des Qualitätsmanagementsystems, Aufbau und Pflege des unternehmensweiten

Qualitätsberichtswesens, die Koordination der Qualitätsplanung und -kontrolle sowie Hilfestellung beim Einsatz von Qualitätstechniken werden dagegen von der Controllingabteilung oder in größeren Unternehmen auch einem speziellen Qualitätscontroller übernommen (vgl. *Benz*, 2001, S. 885). Eine zentrale Aufgabe des Qualitätscontrollings ist die **Analyse und Sicherstellung der Wirtschaftlichkeit des Qualitätsmanagements** durch Gegenüberstellung von qualitätsbezogenen Kosten und Nutzen (vgl. *Bruhn*, 2003, S. 631). Diese beiden Aspekte werden im Folgenden näher betrachtet.

### 8.1.4.2 Qualitätsbezogene Kosten

Historisch wurden alle im Zusammenhang mit der Qualität stehenden Kosten und Aufwendungen unter dem Begriff „**Qualitätskosten**" zusammengefasst. Diese Bezeichnung wird häufig kritisiert, denn sie vermittelt den Eindruck, dass Qualitätssteigerungen immer automatisch mit höheren Kosten verbunden sind. Obwohl diese Kritik von einem falschen Verständnis von Qualität ausgeht - nämlich nicht als wertneutraler Maßstab sondern im Sinne hoher Güte (vgl. Kap. 8.1.1) - hat sich auch in der internationalen Normung der Begriff „**qualitätsbezogene Kosten**" durchgesetzt. Hierunter fallen jedoch nicht nur Kosten im betriebswirtschaftlichen Sinn, sondern auch neutrale, außergewöhnliche Aufwendungen z.B. für Gewährleistungen oder Rückrufaktionen. Insofern ist die Bezeichnung nach wie vor unglücklich, denn eigentlich soll damit der **qualitätsbezogene Güterverzehr** ausgedrückt werden. Dieser kann außerordentlich, aus der gewöhnlichen Geschäftstätigkeit oder kalkulatorisch bedingt sein (z.B. Opportunitätskosten durch verlorene Kunden). Eine klare und eindeutige Bezeichnung hat sich jedoch nicht durchgesetzt. Ein Grund hierfür ist auch die mangelnde Abgrenzbarkeit des qualitätsbezogenen Güterverzehrs. Deshalb wird auch hier von qualitätsbezogenen Kosten gesprochen (vgl. im Folgenden *Wendehals*, 2000, S. 50ff.; *Füermann*, 2001, S. 876ff.; *Steinbach*, 1999, S. 65ff.; *Bruhn/Georgi*, 1999, S. 44ff.). In der **traditionellen, tätigkeitsorientierten Sichtweise** werden die qualitätsbezogenen Kosten in **drei Kategorien** unterteilt (vgl. *Steinbach*, 1999, S. 67ff.; *Bruhn/Georgi*, 1999, S. 46ff.):

- **Fehlerverhütungskosten** (Prevention Costs) entstehen für vorausschauende Maßnahmen, um das Entstehen von Fehlern zu vermeiden. Hierunter fallen beispielsweise Qualitätsplanung, Qualitätsschulungen, Lieferantenbeurteilungen oder die Aufrechterhaltung des Qualitätsmanagementsystems.
- **Prüfkosten** (Appraisal Costs) entstehen für die Beurteilung der Erfüllung von Qualitätsforderungen und sollen die Weiterverarbeitung fehlerhafter Produkte oder deren Auslieferung an den Kunden vermeiden. Beispiele sind Wareneingangskontrollen, Zwischenprüfungen in verschiedenen Fertigungsstufen, Warenendkontrollen oder Verpackungsprüfungen.
- **Fehlerkosten** (Failure Costs) entstehen durch die mangelhafte Erfüllung von Qualitätsforderungen. Nach dem **Ort der Fehlerentdeckung** werden unterschieden:
  - **Interne Fehlerkosten** durch Fehler, die vor der Auslieferung der Produkte entdeckt werden. Sie dienen der Beseitigung von gefundenen Qualitätsmängeln und fallen z.B. für Ausschuss, Wertminderung oder Nacharbeit an.
  - **Externe Fehlerkosten** durch Fehler, die nach der Auslieferung und somit erst beim Kunden entdeckt werden. Sie treten auf, weil im Rahmen der Qualitätsprüfung Fehler nicht gefunden wurden. Beispiele sind die Abwicklung von Reklamationen sowie Produkthaftungs- oder Gewährleistungsansprüche.

Mit der Dreiteilung qualitätsbezogener Kosten ist häufig auch die Annahme verbunden, dass die Fehlerverhütungs- und Prüfkosten mit den Fehlerkosten in einer **Austauschbeziehung** stehen (vgl. *Juran/Gryna*, 1993). Dieser Zusammenhang ist in Abb. 8.1.6 dargestellt. Im linken Kurvenabschnitt sind Fehlerverhütungs- und Prüfkosten gering und die Fehlerkosten entsprechend hoch. Es werden kaum Anstrengungen unternommen, um Fehler zu vermeiden bzw. zu entdecken. Durch verstärkte Maßnahmen der Fehlerverhütung und die Erhöhung der Anzahl an Prüfungen steigen die damit verbundenen Kosten. Gleichzeitig sinken die Fehlerkosten, da die Anzahl der auftretenden bzw. nicht gefundenen Fehler zurückgeht. Im rechten Kurvenabschnitt steigen Fehlerverhütungs- und Prüfkosten stark an, da die Wirksamkeit der zusätzlichen Bemühungen abnimmt und eine weitere Senkung der Fehlerrate nur mit großen Anstrengungen möglich ist. Nach dieser Auffassung existiert eine **optimale Fehlerrate**, bei der die gesamten qualitätsbezogenen Kosten minimal sind. Zunächst wurde angenommen, dass wie auch in Abb. 8.1.6 dargestellt, dieses Minimum im Schnittpunkt der beiden Kostenkurven liegt. Später wurde jedoch festgestellt, dass es sich vielmehr an dem Punkt befindet, an dem die Steigungen der beiden Kostenkurven identisch sind (vgl. *Brunner*, 1988, S. 41; *Wendehals*, 2000, S. 73ff.). Dort entspricht die Erhöhung der Fehlerverhütungs- und Prüfkosten genau der dadurch erreichten Senkung der Fehlerkosten. Dies trifft jedoch nur im Ausnahmefall auf den Schnittpunkt der beiden Kurven zu.

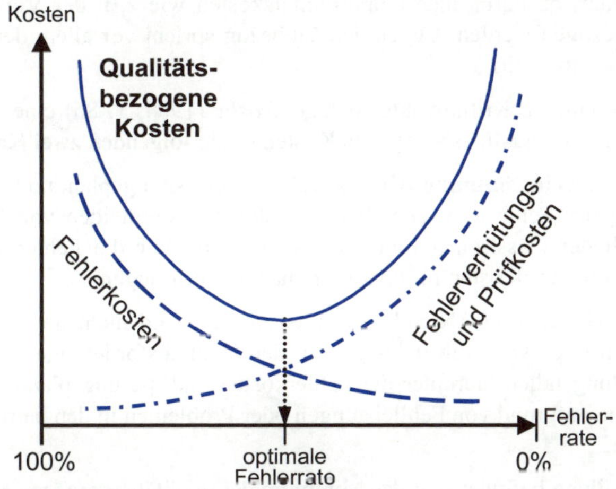


*Abb. 8.1.6: Das tätigkeitsorientierte Modell der qualitätsbezogenen Kosten (in Anlehnung an Gryna, 1999, S. 19)*

Obwohl diese klassische Dreiteilung der qualitätsbezogenen Kosten in der Praxis weit verbreitet ist, weist sie eine Reihe an **Kritikpunkten** auf (vgl. *Füermann*, 2001, S. 878f.; *Bruhn/Georgi*, 1999, S. 68ff.):

- **Lage des Qualitätsoptimums**: Da das optimale Qualitätsniveau bei einer Fehlerrate von über 0% liegt, wäre es sinnvoll, eine gewisse Anzahl an Fehlern zu tolerieren. Dies widerspricht jedoch dem Grundsatz des Qualitätsmanagements, nach dem Fehlerfreiheit angestrebt werden soll.
- **Fehlende Austauschbeziehung**: Der wechselseitige Zusammenhang zwischen den Fehlerkosten und den Fehlerverhütungs- und Prüfkosten ist in vielen Fällen nicht gegeben. So resultieren Qualitätsverbesserungen z.B. nicht aus höheren Planungs- oder Schulungskosten, sondern aus kontinuierlichen Verbesserungsmaßnahmen eines jeden einzelnen Mitarbeiters. Diese verursachen aber oft nur geringe bzw. keine zusätzlichen Kosten. Qualitätssteigerungen tragen häufig nicht nur zur Senkung der Fehlerkosten bei. Sie führen auch zu nicht-monetären Verbesserungen wie z.B. der Kundenzufriedenheit oder der Flexibilität, die sich wiederum positiv auf das Unternehmensergebnis auswirken können. In dem Modell sind aber nur die Fehlerkosten berücksichtigt.

- **Mangelnde zeitliche Abgrenzung der qualitätsbezogenen Kosten**: Während die Fehlerkosten einer Periode genau zugerechnet werden können, sollten die Fehlerverhütungskosten als Investition in die Zukunft gesehen und deshalb über mehrere Perioden verteilt werden. Fehlerverhütungsmaßnahmen haben darüber hinaus häufig erst nach einiger Zeit Auswirkungen auf die Fehlerkosten.
- **Mangelnde inhaltliche Abgrenzung der qualitätsbezogenen Kosten**: Dies gilt besonders für die Fehlerverhütungskosten, denn im Rahmen des Qualitätsmanagements dient quasi jede Tätigkeit der Fehlerverhütung. Bei den Prüfkosten werden zwei grundlegend verschiedene Sachverhalte zusammengefasst. Zum einen fallen Prüfkosten für das Aussortieren fehlerhafter Produkte an, die folglich eigentlich den Fehlerkosten zugerechnet werden müssten. Zum anderen überprüfen Mitarbeiter die Qualität ihrer Tätigkeit während der Leistungserstellung selbst oder Prüfungen werden im Fertigungsprozess automatisch maschinell durchgeführt. Diese durch prozessimmanente Prüfungen verursachten Kosten können (wenn überhaupt) meist nur sehr schwer ermittelt werden und sind darüber hinaus auch eher der Fehlerverhütung zuzurechnen. Bei den Fehlerkosten ist ebenfalls unklar, ob darin auch Opportunitätskosten wie z.B. der Verlust bestehender Kunden einbezogen werden. Gegen den Einbezug spricht vor allem deren mangelhafte objektive Bewertbarkeit.

Aufgrund der vielfältigen Kritikpunkte schlägt *Crosby* (1984, S. 86) eine **wirkungsorientierte Unterteilung** der qualitätsbezogenen Kosten in die folgenden **zwei Kategorien** vor:

- **Kosten der Übereinstimmung** (Konformitätskosten) sind geplant und entstehen für die Verringerung der Fehlerwahrscheinlichkeit oder das Vermeiden von Fehlerwiederholungen. Nach der klassischen Einteilung fallen hierunter die Fehlerverhütungskosten und die geplanten Prüfkosten für prozessimmanente Prüfungen.
- **Kosten der Abweichung** (Nichtkonformitätskosten) sind nicht geplant und entstehen durch das Auftreten von Abweichungen zu den Qualitätsforderungen. Nach der klassischen Einteilung fallen hierunter die Fehlerkosten und die ungeplanten Prüfkosten für Prüfungen, die aufgrund von Fehlleistungen oder Problemen in den betrieblichen Abläufen entstehen.

Nach dieser Einteilung befindet sich das Minimum der qualitätsbezogenen Kosten wie beim Qualitätsmanagement gefordert bei vollkommener Fehlerfreiheit (vgl. *Wildemann*, 1992, S. 762ff.). Einige der zuvor genannten Kritikpunkte werden zwar durch diese Zweiteilung beseitigt, allerdings bleibt unklar, wie die Kosten der Übereinstimmung abgegrenzt werden sollen. In letzter Konsequenz zählen hierzu - mit Ausnahme der Nichtkonformitätskosten - die gesamten Kosten des Unternehmens. Für die Analyse der Wirtschaftlichkeit des Qualitätsmanagements ist eine solche Betrachtung somit weitgehend unbrauchbar.

Unabhängig davon, wie die qualitätsbezogenen Kosten differenziert werden, sollten für die Qualitätskostenanalyse die einbezogenen Kostenarten zuvor eindeutig festgelegt werden. Insbesondere die Fehlerkosten lassen Rückschlüsse auf Qualitätsprobleme und Verbesserungspotenziale zu. Welche Kosten schlußendlich in welcher Differenzierung betrachtet werden, hängt auch von der Zielsetzung der Untersuchung ab.

Nachdem die qualitätsbezogenen Kosten erfasst und analysiert wurden, ist es Aufgabe des Qualitätscontrollings, die Wirtschaftlichkeit der dahinter stehenden betrieblichen Abläufe zu optimieren. Hierfür bietet sich eine **prozessbezogene Betrachtung** an (vgl. Kap. 5.4). Dabei wird untersucht, ob die Teilprozesse des Unternehmens einen Beitrag zum Kundennutzen leisten und somit wertschöpfend sind oder nicht.

Danach lassen sich vier **Arten von Prozessleistungen** unterscheiden (vgl. *Tomys*, 1994, S. 64ff.; *Füermann*, 2001, S. 880f.):

- **Nutzleistungen** sind geplant und für den Kunden wertschöpfend. Beispiele sind Montage, Materialbeschaffung oder Kundenberatung. Nutzleistungen gilt es zu **optimieren**.
- **Unterstützungsleistungen** („Stützleistungen") sind geplant, aber selbst nicht wertschöpfend. Sie dienen der Unterstützung der Nutzleistungen und tragen somit nur indirekt zur Wertsteigerung bei. Vom Kunden werden sie nicht wahrgenommen. Beispiele sind Rüstvorgänge, Personalplanung oder innerbetrieblicher Transport. Unterstützungsleistungen gilt es möglichst wirtschaftlich zu erbringen und auf das für die Nutzleistungen unbedingt erforderliche Ausmaß zu **reduzieren**.
- **Blindleistungen** sind nicht geplant und tragen weder direkt noch indirekt zur Wertschöpfung bei. Für die Leistungserstellung sind sie unnötig und werden vom Kunden weder wahrgenommen noch honoriert. Beispiele sind Wartezeiten, Doppelarbeiten oder Rückfragen. Blindleistungen gilt es zu **eliminieren**.
- **Fehlleistungen** sind ursprünglich geplante, aber fehlerhaft erstellte Nutz- oder Unterstützungsleistungen, deren Ergebnisse unbrauchbar sind. Für den Kunden sind sie wertmindernd und er erwartet deshalb häufig eine Entschädigung, die über die ursprüngliche Leistung hinausgeht. Beispiele sind defekte Produkte, Fehllieferungen oder Ausschuss. Fehlleistungen gilt es zu **vermeiden**.

Grundsätzlich ist es kostengünstiger, Fehler im vornherein zu vermeiden, als diese erst entstehen zu lassen und im Anschluss mühevoll zu suchen und zu beseitigen. In den frühen Phasen des Produktlebenszyklus sind Fehlerverhütungsmaßnahmen deshalb besonders wirkungsvoll. Nach der **80/20-Regel** sind am Ende der Konstruktionsphase nur 20% der Produktlebenszykluskosten aufgelaufen, aber 80% der Kosten und 70% der Produktqualität bereits festgelegt (vgl. *Tanaka*, 1992, S. 49; *Bolwijn/Kumpe*, 1991, S. 136). Je später also ein Fehler erkannt wird, umso höhere Kosten verursacht er. Als Faustformel gilt die in Abb. 8.1.7 dargestellte „**Zehnerregel der Fehlerkosten**" (vgl. *Pfeifer*, 2001, S. 8f.). Danach steigen die zur Fehlerbehebung erforderlichen Kosten mit jeder Produktlebensphase um das Zehnfache an. Das Qualitätsmanagement muss deshalb vor allem in den frühen Phasen des Produktlebenszyklus ansetzen (vgl. *Masing*, 1999, S. 12f.).

### 8.1.4.3 Nutzen des Qualitätsmanagements

Der potenzielle **Nutzen** des Qualitätsmanagements ist vielfältig und lässt sich in finanzielle und nicht-finanzielle Auswirkungen unterscheiden (vgl. *Bruhn/Georgi*, 1999, S. 73ff.):

- **Finanzielle Auswirkungen** beziehen sich auf die Senkung der Kosten und die Steigerung der Erlöse des Unternehmens. Kostensenkungspotenziale ergeben sich beispielsweise durch die Reduktion von Ausschuss, Nacharbeit, Prüf- und Kontrollvorgängen, Entwicklungskosten, Lagerbeständen, Produktänderungen, Reklamationen sowie die Optimierung der Nutzleistungen und den Abbau von Unterstützungs-, Blind- und Fehlleistungen. Auf die Erlöse kann eine verbesserte Qualität wie einleitend beschrieben durch höhere Marktpreise oder Absatzsteigerungen positiven Einfluss haben.
- **Nicht-finanzielle Auswirkungen** sind auf der einen Seite Zeiteinsparungen beispielsweise durch Vermeidung von Nacharbeiten, Abbau von Kontrollen, Reduktion von Warte-, Transport- und Liegezeiten oder eine auf die Kundenanforderungen ausgerichtete Produktentwicklung. Auf der anderen Seite kann sich das Qualitätsmanagement z.B. auch positiv auf Unternehmens- und Produktimage, Kundenbindung, Mitarbeitermotivation, Lieferantenbeziehungen und die Erfüllung der Kundenanforderungen auswirken.

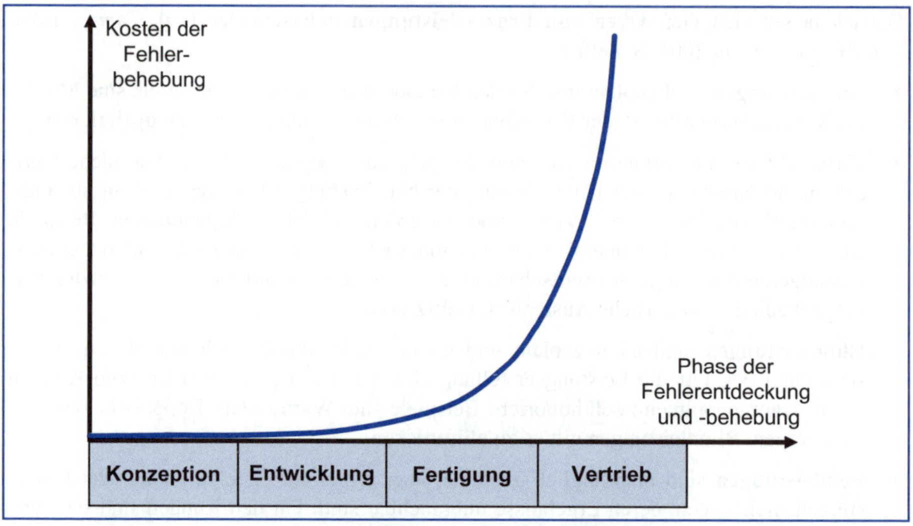


*Abb. 8.1.7: Zehnerregel der Fehlerkosten (in Anlehnung an Pfeifer, 2001, S. 11)*

Zur **Beurteilung des Nutzens** sollte das Qualitätscontrolling sämtliche für das Unternehmen relevanten internen und externen Auswirkungen genau erfassen und möglichst finanziell quantifizieren. In vielen Fällen ist dies, wie z.B. bei Erlöswirkungen oder Opportunitätskosten, nur schätzungsweise möglich. Häufig lassen sich die Auswirkungen, wie z.B. bei der Kundenzufriedenheit oder Mitarbeitermotivation, auch nur indirekt bzw. subjektiv ermitteln. Das Qualitätsmanagement als grundlegende Ausrichtung des Unternehmens versteht hohe Qualität als wesentliche Voraussetzung für den langfristigen wirtschaftlichen Erfolg eines Unternehmens. *Deming* (vgl. 1982) stellt die Verbesserung des finanziellen Ergebnisses nach Abb. 8.1.8 als **Kettenreaktion** der Qualitätsverbesserung dar. Danach wirken sich die aus Qualitätsverbesserungen resultierenden Produktivitätssteigerungen kostensenkend aus. Werden diese durch niedrigere Verkaufspreise an die Kunden weitergegeben, lässt sich der Marktanteil des Unternehmens steigern und dadurch die Marktposition sichern. Dies bewirkt sichere Arbeitsplätze und langfristigen wirtschaftlichen Erfolg. Dieses Resultat folgt jedoch nur, wenn Qualitätsverbesserungen am Anfang stehen. Viele Unternehmen versuchen dagegen, durch reine Kostensenkung zum Erfolg zu kommen. Allerdings übersehen sie, dass Rationalisierungsmaßnahmen häufig die Leistungen für die Kunden verschlechtern und damit zur Verringerung der Kundenzufriedenheit führen. Die Folge sind Marktanteilsverluste und letztendlich die Gefährdung der Zukunft des Unternehmens. Qualitätsmanagement verspricht dagegen, **Kostensenkungen und Marktanteilssteigerungen vereinen** zu können (vgl. *Frehr*, 1999, S. 37).

## 8.1.5 Qualitätstechniken und -werkzeuge

! **Qualitätstechniken und -werkzeuge** sind gedankliche Instrumente des Qualitätsmanagements zur systematischen Lösung spezifischer Qualitätsprobleme.

Mit ihrer Hilfe sollen Qualitätsprobleme bestimmt und analysiert sowie darauf aufbauend Lösungsalternativen ermittelt, ausgewählt und umgesetzt werden. Auch wenn viele Qualitätstechniken und -werkzeuge relativ komplex erscheinen, lassen sie sich meist auf wenige elementare Prinzipien zurückführen. Allen gemeinsam ist eine systematische Vor-

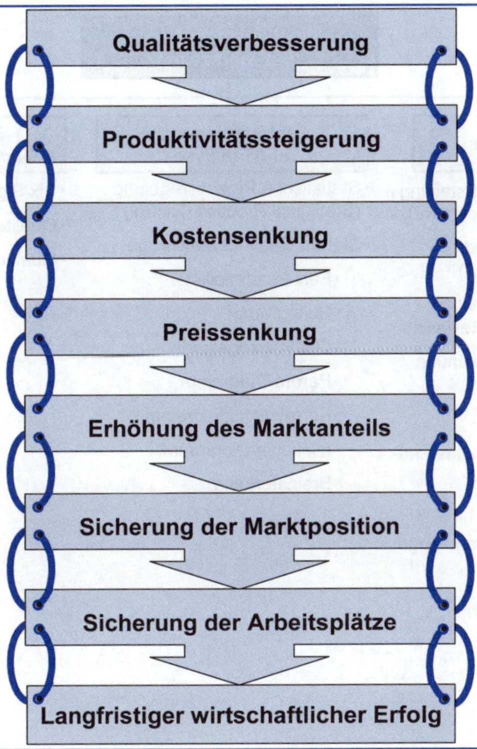


*Abb. 8.1.8: Reaktionskette der Qualitätsverbesserung (in Anlehnung an Deming, 1982)*

gehensweise nach festen Regeln. Im Laufe der Zeit wurden sie abgewandelt und ergänzt, so dass dem Qualitätsmanagement eine fast unüberschaubare Auswahl an Qualitätstechniken und -werkzeugen mit unterschiedlichen Bezeichnungen zur Verfügung steht (vgl. *Theden*, 2001, S. 1004ff.).

Qualitätstechniken und -werkzeuge werden dazu eingesetzt, Fehler vorausschauend zu vermeiden, auftretende Fehler zu erfassen und zu analysieren sowie die Qualitätsverbesserung kontinuierlich voranzutreiben. Die in der Praxis gebräuchlichsten Qualitätstechniken und -werkzeuge sind nach ihrem **Einsatzschwerpunkt** in Abb. 8.1.9 systematisiert dargestellt.

Für die im Rahmen der Suche nach Alternativen zu Qualitätsverbesserung eingesetzten Kreativitätstechniken (Methode 6-3-5, morphologischer Kasten etc.) ist stellvertretend das Brainstorming aufgeführt, da diese nicht nur im Qualitätsmanagement verwendet werden. Der Einsatz der Qualitätstechniken und -werkzeuge wird durch ein breites Angebot an **informationstechnischen Qualitätsmanagementinstrumenten** unterstützt. Informations- und Kommunikationstechnik entlastet auf der einen Seite die Mitarbeiter von zeitintensiven Routineaufgaben (z.B. Erfassung und Analyse von Prüfdaten) und unterstützt auf der anderen Seite den Einsatz der gedanklichen Qualitätsmanagementinstrumente.

Die Qualitätstechniken und -werkzeuge werden nicht isoliert eingesetzt, sondern entfalten ihre volle Wirkung bei ineinander verzahnter und kombinierter Anwendung. Sie sind ein unverzichtbares Hilfsmittel des Qualitätsmanagements. Ihre Anwendungsbereiche und Funktionsweise werden in den folgenden Abschnitten erläutert.

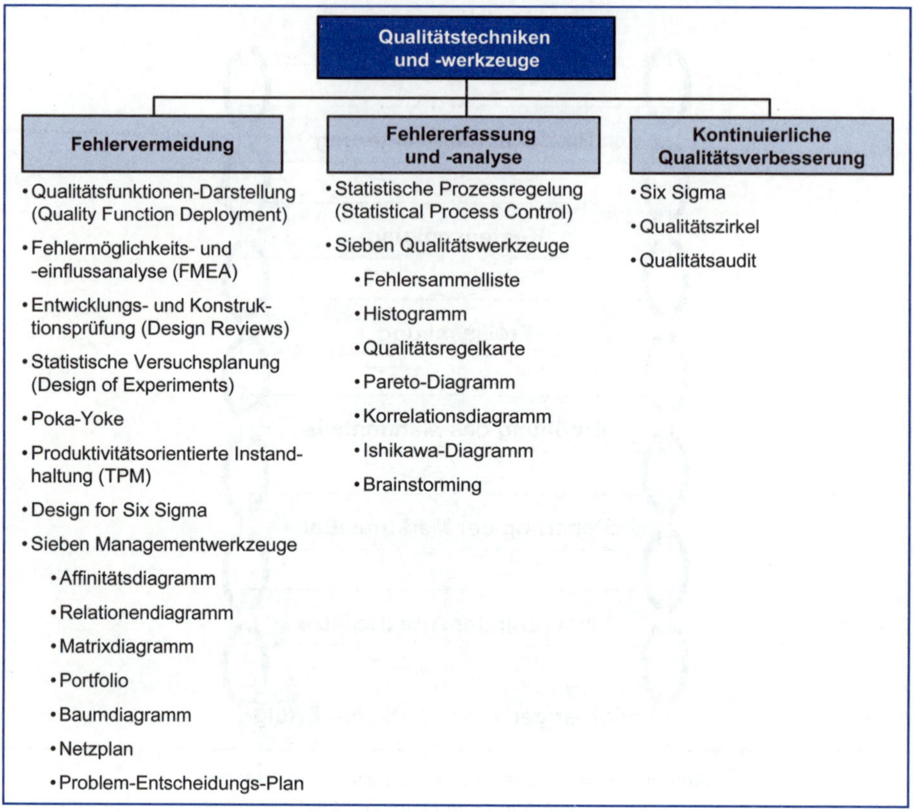


*Abb. 8.1.9: Übersicht der Qualitätstechniken und -werkzeuge*

## 8.1.5.1 Fehlervermeidung

Der Schwerpunkt des Qualitätsmanagements liegt wie bereits erwähnt darin, Fehler möglichst gar nicht erst entstehen zu lassen. Dies ist meist wirtschaftlicher, als bereits aufgetretene Fehler und deren Folgen nachträglich zu beseitigen. Als **Fehlerursachen** lassen sich grundsätzlich **personenbedingte** Fehler aufgrund von Unwissenheit und Unaufmerksamkeit und **systembedingte** Fehler aufgrund der Arbeitsbedingungen und des Arbeitsumfelds unterscheiden (vgl. *Frehr*, 1999, S. 45). **Qualitätstechniken und -werkzeuge zur Fehlervermeidung** werden vor allem eingesetzt, um diese Ursachen zu finden und zu beseitigen (vgl. *Ebel*, 2003, S. 249ff.; *Brunner/Wagner*, 2004, S. 110ff.; *Oess*, 1993, S. 179ff.):

- **Quality Function Deployment (Qualitätsfunktionen-Darstellung (QFD))**: Instrument zur Planung und Entwicklung von Produkten entsprechend den vom Kunden geforderten Qualitätsanforderungen (vgl. Kap. 8.1.5.1.1).
- **Fehlermöglichkeits- und -einflussanalyse (Failure Mode and Effects Analysis (FMEA))**: Formalisierte Methode zur vorausschauenden Vermeidung von Fehlern und deren Risiken bei Produkten, Bauteilen und Prozessen (vgl. Kap. 8.1.5.1.2).
- **Entwicklungs- und Konstruktionsprüfung (Design Reviews)**: Mehrfache Überprüfung der Konstruktionsergebnisse im Rahmen der Produktentwicklung durch ein interdisziplinäres Team aus unterschiedlichen Bereichen wie z.B. F&E, Marketing und Cont-

rolling. Auf diese Weise soll sichergestellt werden, dass Produktanforderungen erfüllt sowie potenzielle Fehler vor Beginn der Serienproduktion erkannt und beseitigt werden.

- **Statistische Versuchsplanung (Design of Experiments (DoE))**: Ziel ist es, das Produkt möglichst robust, d.h. störunanfällig zu konstruieren. Hierzu werden unterschiedliche Konstruktions- und Produktionsalternativen systematisch erprobt und optimiert.
- **Poka-Yoke**: Vermeidung bzw. sofortige Entdeckung unbeabsichtigter menschlicher Fehler durch technische oder konstruktive Vorkehrungen am Arbeitsplatz oder Produkt. Fehler in der Montage lassen sich beispielsweise dadurch ausschalten, dass vorhandene Steckverbindungen immer nur an der jeweils richtigen Stelle passen. Wie am Namen zu erkennen, stammt das Konzept aus Japan („Poka“ = unbeabsichtigter Fehler; „Yoke“ = Vermeidung).
- **Produktivitätsorientierte Instandhaltung (Total Productive Maintainance (TPM))**: Vorbeugende Beseitigung sämtlicher maschinenbedingter Störungen und Fehler durch Einbezug aller Mitarbeiter sowie dem Einsatz einfach und schnell zu wartender Maschinen. Es erfolgt keine organisatorische Trennung zwischen Anlagenbediener und Instandhaltungsmitarbeiter, sondern die Instandhaltung wird durch die Anlagenbediener selbst vorgenommen. Bei dem aus Japan stammenden Ansatz wird in den Produktionsstätten besonderer Wert auf Ordnung und Sauberkeit gelegt („Wohnzimmer-Fabrik“).
- **Design for Six Sigma**: Six Sigma (vgl. Kap. 8.1.5.3.1) ist eine umfassende Methode zur kontinuierlichen Qualitätsverbesserung durch Abbau der Variation und Verbesserung der Durchschnittsleistung von Prozessen. Beim präventiven „Design for Six Sigma“ wird bereits im Entwicklungsprozess versucht, neue Produkte so zu gestalten, dass möglichst wenige Fehler auftreten können.
- **Sieben Managementwerkzeuge (M7)**: Auf die Anforderungen des Qualitätsmanagements bezogene Auswahl an sieben allgemeinen Problemlösungstechniken zur Datenanalyse sowie Lösungsfindung und -realisierung (vgl. Kap. 8.1.5.1.3).

Im Folgenden werden exemplarisch das Quality Function Deployment, die Fehlermöglichkeits- und -einflussanalyse sowie die sieben Managementwerkzeuge näher erläutert.

#### 8.1.5.1.1 Quality Function Deployment

Das Quality Function Deployment (Qualitätsfunktionen-Darstellung, kurz: QFD) wurde 1966 in Japan von *Akao* (1990) entwickelt. Es dient der Planung und Entwicklung von Produkten gemäß den Qualitätsanforderungen der Kunden. Dabei werden verschiedene Kommunikations- und Problemlösungstechniken eingesetzt. Der Schwerpunkt der Anwendung des QFD liegt in den frühen Phasen der Produktentwicklung (vgl. im Folgenden *Saatweber*, 1999, S. 445ff.; *Arnaout*, 2001, S. 56ff., *Westkämper* et al., 1996, S. 13-28ff.; *Theden/Colsman, 2005*, S. 68ff.).

Ziel ist es, die bewussten und unbewussten Wünsche der Kunden so in ein Produkt umzusetzen, dass dessen Markterfolg weitgehend sichergestellt ist. Hierfür sollten die Kundenanforderungen aber nicht nur erfüllt, sondern sogar übertroffen werden. Diese werden nach dem **Kundenzufriedenheitsmodell** (vgl. Kap. 3.3.5.2) des japanischen Qualitätsforschers *Kano* unterteilt in (vgl. *Kano*, 1984, S. 39ff.; 1993, S. 12ff.; *Seidenschwarz*, 1997, S. 61ff.):

- **Basisanforderungen**: Sie werden von Kunden nicht ausdrücklich gefordert, sondern als selbstverständlich vorausgesetzt. Werden sie nicht erfüllt, resultiert daraus hohe Unzufriedenheit. Basisanforderungen an ein Kraftfahrzeug sind z.B. das es fährt, es nicht hereinregnet oder die Tankanzeige funktioniert.

- **Leistungsanforderungen**: Ihre Erfüllung wird vom Kunden ausdrücklich gefordert und mit anderen Anbietern genau verglichen. Gelingt es dem Unternehmen, die gewünschten Leistungsanforderungen zu übertreffen, so steigt dadurch die Kundenzufriedenheit. Bei einem Kraftfahrzeug wäre dies beispielsweise PS-Zahl, Brems- und Beschleunigungswerte, Benzinverbrauch oder das Kofferraumvolumen.
- **Begeisterungsanforderungen**: Durch positive Überraschungen in Form einzigartiger und unerwarteter Leistungen kann die Kundenzufriedenheit stark verbessert werden. Bei einem Kraftfahrzeug könnte dies z.B. eine automatische Türentriegelung bei Annäherung des Fahrers sein („Keyless go").

Diese Kundenanforderungen sind nicht statisch, sondern ändern sich im Laufe der Zeit. Ein Leistungsmerkmal, das heute noch Begeisterung auslöst, kann in naher Zukunft schon eine Basisanforderung sein. Ein Beispiel ist die Ausstattung eines Rechners mit einem DVD-Brenner. Um Kunden dauerhaft zu begeistern, muss das Unternehmen deshalb ständig nach neuen und innovativen Leistungsmerkmalen suchen. Während Leistungsanforderungen und ihre Bedeutung üblicherweise durch Befragung der Kunden ermittelt werden, obliegt die Bestimmung der Basis- und insbesondere der Begeisterungsanforderungen einem interdisziplinären Team z.B. aus F&E, Marketing und Controlling.

Die Umsetzung der Kundenanforderungen in ein Produkt erfolgt dann mit Hilfe des QFD in vier aufeinander aufbauenden **Phasen** (vgl. *Saatweber*, 1999, S. 449ff.):

**(1) Produktplanung**: Ableitung der Qualitätsmerkmale des Produktes aus den Kundenanforderungen.

**(2) Teileplanung**: Ableitung der Qualitätsmerkmale der einzelnen Produktkomponenten aus den Qualitätsmerkmalen des Gesamtprodukts.

**(3) Prozessplanung**: Ableitung der Anforderungen an den Produktionsprozess aus den Qualitätsmerkmalen der einzelnen Produktkomponenten.

**(4) Produktionsplanung**: Ableitung der Arbeitsschritte und qualitätssichernder Maßnahmen in der Fertigung aus den Anforderungen an den Produktionsprozess.

Ein wichtiges Hilfsmittel bei der Durchführung des QFD sind die vom *American Supplier Institute* für jede einzelne Phase entwickelten vier „**Qualitätshäuser**" („Houses of Quality"). Dabei handelt es sich um eine Reihe miteinander kombinierter Matrizen, mit denen die Beziehungen zwischen Anforderungen und Qualitätsmerkmalen bestimmt und veranschaulicht werden können. Den Zusammenhang zeigt Abb. 8.1.10.

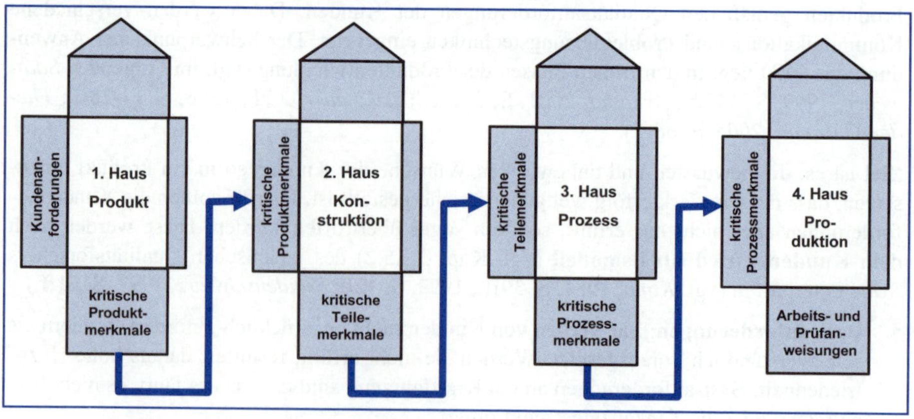


*Abb. 8.1.10: Zusammenhang der Phasen und Qualitätshauser des QFD (vgl. Theden/Colsman, 2005, S. 70)*

Abb. 8.1.11 zeigt das für die Produktplanung verwendete **erste Qualitätshaus**. Es beginnt mit der Auflistung und Gewichtung der ermittelten Kundenanforderungen. Die Gewichtung erfolgt meist auf einer Skala von eins bis zehn. Danach wird die Erfüllung dieser Kundenanforderungen durch das geplante Produkt aus Sicht des Kunden mit den Konkurrenzprodukten verglichen. Im nächsten Schritt werden die in der Sprache der Kunden formulierten Kundenanforderungen als technische Merkmale in die Sprache der Entwicklungsingenieure übersetzt und durch Maßgrößen quantifiziert. Beispielsweise wird bei einem Rasierapparat die Kundenanforderung „leises Geräusch" in das technische Merkmal „Lautstärke unter vier Dezibel" übersetzt. Im Dach des Hauses werden die Beziehungen zwischen den technischen Merkmalen dargestellt, die positiv, neutral oder negativ sein können. Hier werden Konflikte deutlich, die aus gegenläufigen Kundenanforderungen wie beispielsweise „hohe Leistung" und „geringer Verbrauch" herrühren. Im Zentrum des Qualitätshauses wird der Einfluss der technischen Merkmale auf die Erfüllung der Kundenanforderungen eingetragen und mit Hilfe von Beziehungsfaktoren bewertet. Üblicherweise stehen die Faktoren „9" für starken, „6" für mittleren, „3" für geringen und „0" für keinen Einfluss des technischen Merkmals auf die Erfüllung der Kundenanforderung. Die Gewichtung der einzelnen technischen Merkmale ergibt sich durch Multiplikation der Beziehungsfaktoren mit der Gewichtung der Kundenanforderungen und Addition aller Ergebnisse innerhalb einer Spalte. Das Ergebnis zeigt, welche technischen Merkmale für den Kunden von hoher Bedeutung und somit für den Markterfolg des Produktes kritisch sind. Im Anschluss werden die zu erreichenden Zielwerte für die einzelnen technischen Merkmale geplant und im Rahmen von Versuchen mit den Werten von Konkurrenzprodukten verglichen (vgl. *Benz*, 1997, S. 126ff.)

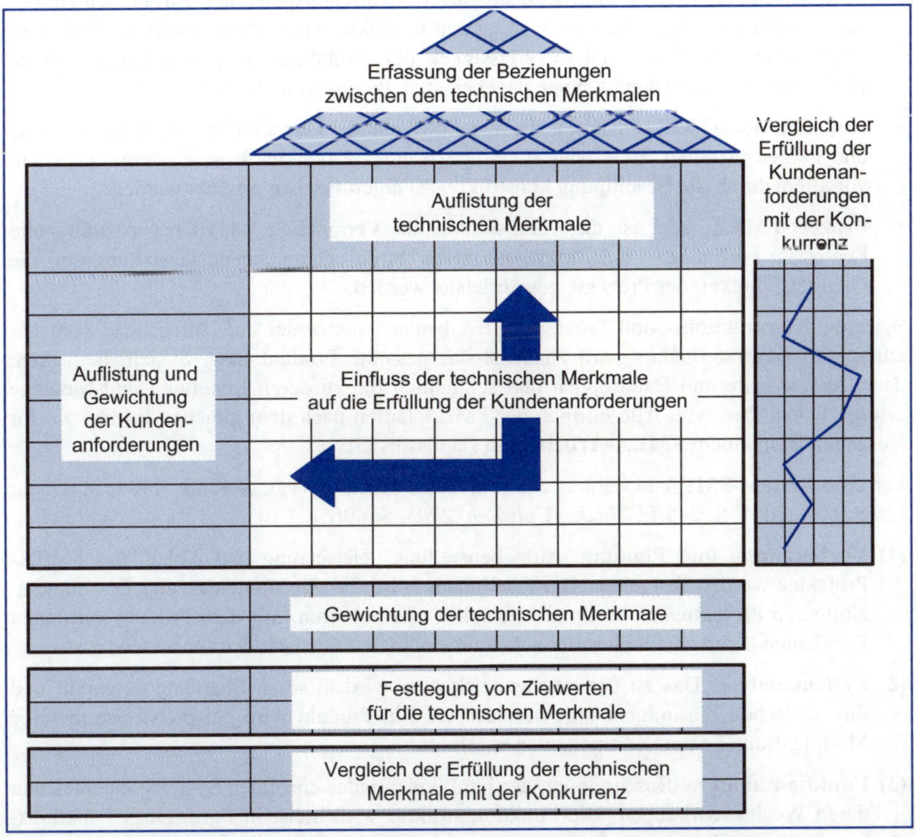


*Abb. 8.1.11: Das erste Qualitätshaus (vgl. Saatweber, 1999, S. 451)*

Um nicht nur eine optimale Umsetzung der Kundenanforderungen, sondern auch einen konkurrenzfähigen Marktpreis für das neue Produkt zu gewährleisten, wird das Quality Function Deployment häufig mit dem **Zielkostenmanagement** (Target Costing) kombiniert. Dabei steht am Beginn der Produktentwicklung nicht die Frage im Vordergrund, was das Produkt kosten wird, sondern was es kosten darf, um am Markt erfolgreich zu sein (vgl. *Seidenschwarz*, 1997; *Arnaout*, 2001).

### 8.1.5.1.2 Fehlermöglichkeits- und -einflussanalyse

Die **F**ehler**m**öglichkeits- und -**e**influss**a**nalyse (**F**ailure **M**ode and **E**ffects **A**nalysis, kurz: FMEA) ist eine formalisierte Methode, um Fehler und deren Risiken bei Produkten, Bauteilen und Prozessen vorausschauend zu vermeiden. Hierfür werden potenzielle Fehler möglichst umfassend erfasst, beschrieben und hinsichtlich ihrer Auswirkungen, der Häufigkeit ihres Auftretens sowie der Möglichkeit ihrer Entdeckung qualitativ bewertet. Es ist eine wirksame Methode der Fehlervermeidung, die Mitte der 1960er Jahre durch die NASA im Rahmen der Apollo-Projekte entwickelt wurde. Sie hat sich international und in vielen Branchen bewährt und ihre Anwendung ist europaweit genormt (vgl. im Folgenden *Theden/Colsman, 2005*, S. 80ff.; *Kersten*, 1999, S. 469ff.; *Brunner/Wagner*, 2004, S. 123ff.; *Herb/Herb*, 2001, S. 244ff.).

Nach dem jeweiligen **Betrachtungsobjekt** wird unterschieden zwischen (vgl. *Kersten*, 1999, S. 474ff.):

- **System-FMEA**: Ziel ist die Sicherstellung des funktionsgerechten Zusammenwirkens der einzelnen Komponenten eines gesamten Produktes als System aus Teilen und Baugruppen. Die Sicherheit und Zuverlässigkeit des Produktes soll gewährleistet werden. Untersuchungsgegenstand können daneben auch Prozesssysteme sein.
- **Konstruktions-FMEA**: Ziel ist die vorausschauende Vermeidung möglicher Ausfälle und Fehler einzelner Teile oder Baugruppen eines Produktes bzw. Systems. Dies soll vor allem durch die Beseitigung konstruktiver Fehlerursachen erreicht werden.
- **Prozess-FMEA**: Ziel ist die vorausschauende Vermeidung möglicher Ausfälle und Fehler im Fertigungs- und Montageprozess. Durch entsprechende Gestaltung soll die Qualitätsfähigkeit der Prozesse gewährleistet werden.

System-, Konstruktions- und Prozess-FMEA bauen aufeinander auf. Ausgehend vom gewünschten Gesamtergebnis wird zunächst das gesamte Produkt bzw. System betrachtet, dann dessen Teile und Baugruppen und schließlich die zu deren Erstellung und Montage erforderlichen Prozesse. Alle Formen der FMEA laufen nach dem gleichen Prinzip ab. Ihr Vorgehen ist in einem **FMEA-Arbeitsplan** standardisiert.

Für eine **System-FMEA** besteht er aus folgenden Schritten (vgl. *Kersten*, 1999, S. 475ff.; *Herb/Herb*, 2001, S. 245ff.; *Theden/Colsman, 2005*, S. 80ff.):

(1) **Vorbereitung und Planung**: Aufgabenstellung, Zielsetzung und Ablauf des FMEA-Projektes werden festgelegt. Darüber hinaus wird die Zusammensetzung des interdisziplinären Projektteams bestimmt. Es sollte aus mehreren, mit dem Produkt vertrauten Fachleuten unterschiedlicher Bereiche und einem neutralen Moderator bestehen.

(2) **Systemanalyse**: Das zu untersuchende System wird in seine Elemente aufgeteilt und ihre logischen Zusammenhänge beschrieben. Ein Produkt wird beispielsweise in seine Module, Bauteile und Komponenten unterteilt.

(3) **Funktionsanalyse**: Beschreibung der Funktionen jedes einzelnen Systemelementes und deren Wechselwirkungen. Die Funktionsstruktur wird meist in Form eines Funktionsbaums dargestellt.

(4) **Fehleranalyse**: Mit Hilfe eines FMEA-Formblattes werden zunächst alle denkbaren potenziellen Fehler sowie deren Folgen und Ursachen ermittelt. Das Ergebnis ist ein detaillierter Fehler-Folgen-Ursachen-Baum. Darüber hinaus werden für jeden möglichen Fehler die bereits existierenden Maßnahmen zu dessen Vermeidung und Entdeckung erfasst. Abb. 8.1.12 zeigt ein Beispiel für ein solches FMEA-Formblatt.

(5) **Risikobewertung**: Für jeden potenziellen Fehler wird durch das FMEA-Team auf einer Skala von eins bis zehn die Wahrscheinlichkeit seines ***Auftretens*** (A: 1 = selten, 10 = häufig) und seiner ***Entdeckung*** (E: 1 = immer, 10 = nie) sowie der ***Bedeutung*** seiner Auswirkungen aus Sicht des Kunden (B: 1 = gering, 10 = gravierend) qualitativ bewertet. Die Multiplikation der drei Kenngrößen ergibt die *Risikoprioritätszahl* als relatives Maß für das mit dem Fehler verbundene Risiko: RPZ = A * E * B. Ihre Werte liegen zwischen 1.000 (= maximales Risiko) und 1 (= minimales Risiko). Fehler mit einer Risikoprioritätszahl über 100 werden normalerweise als nicht mehr tolerierbar angesehen und erfordern deshalb Verbesserungsmaßnahmen. Darüber hinaus sind aber auch die Fehler näher zu betrachten, die trotz geringer Risikoprioritätszahl in einer der drei Kategorien einen besonders hohen Wert aufweisen.

(6) **Suche nach Qualitätsverbesserungsmaßnahmen**: Insbesondere für die Fehler mit hohem Risikopotenzial erarbeitet das FMEA-Team Maßnahmen, um die Fehlerursache zu vermeiden, die Auftrittswahrscheinlichkeit (A) bzw. die Fehlerfolgen (B) zu minimieren sowie die Entdeckungswahrscheinlichkeit (E) zu erhöhen.

(7) **Bewertung und Auswahl**: Es wird bewertet, welche Reduktion des Risikopotenzials die vorgeschlagenen Maßnahmen versprechen, in welchem Zeitraum sie umsetzbar sind und welcher Realisierungsaufwand dem entgegensteht. Auf dieser Basis erfolgt die Auswahl der zu realisierenden Alternativen.

(8) **Optimierung**: Für die Umsetzung der geeigneten Verbesserungsvorschläge werden Ablauf, Termine und Verantwortlichkeiten festgelegt. Nach ihrer Realisierung wird die FMEA erneut durchgeführt.

Die umfassende Bestimmung der potenziellen Fehler und die möglichst objektive Bewertung der damit verbundenen Risiken sind für den erfolgreichen Einsatz der FMEA bedeutsam. Problematisch ist, dass die Konstrukteure und Prozessplaner ihre eigene Arbeit kritisieren müssen, was den meisten Menschen schwer fällt. Dies ist einer der Gründe, warum für die Methode der Einsatz eines Moderators sinnvoll ist. Damit die FMEA nicht nur oberflächlich durchgeführt wird und ohne nennenswerten Nutzen versandet, ist eine sehr detaillierte Untersuchung erforderlich. Auch aufgrund des recht hohen Zeitaufwandes erfolgt deshalb in der Regel eine Beschränkung auf wesentliche Funktionen des Untersuchungsobjektes. Um ein offenes Arbeitsklima zu schaffen, hat die Unternehmensführung dafür Sorge zu tragen, dass den Verantwortlichen für die entdeckten Fehler keine negativen Folgen entstehen (vgl. *Kersten*, 1999, S. 488f.; *Theden/Colsman*, 2005, S. 90f.).

#### 8.1.5.1.3 Sieben Managementwerkzeuge

Bei den „sieben Managementwerkzeugen" handelt es sich um eine für das Qualitätsmanagement getroffene Zusammenstellung aus allgemeinen gedanklichen Instrumenten der Unternehmensführung. Eine überzeugende Begründung, warum gerade diese sieben Instrumente ausgewählt wurden, gibt es allerdings nicht (vgl. *Zollondz*, 2001b, S. 513). Sie werden überwiegend im Rahmen der Qualitätsplanung und Produktentwicklung verwendet, da dort häufig noch kein bzw. nur sehr geringes Zahlenmaterial vorliegt. Sie unterstützen den Problemlösungsprozess durch die Veranschaulichung und Aufgliederung von Informationen.

| Komponente/ Bauteil | Potenzieller Fehler | Potenzielle Fehlerfolgen | Potenzielle Fehlerursachen | Derzeitige Prüfmaßnahmen | Auftreten | Bedeutung | Entdeckung | Risikoprioritätszahl | Empfohlene Abstellmaßnahmen | Termine und Verantwortung | Getroffene Abstellmaßnahmen | Auftreten | Bedeutung | Entdeckung | Risikoprioritätszahl |
|---|---|---|---|---|---|---|---|---|---|---|---|---|---|---|---|
| | | | | | A | B | E | RPZ = A*B*E | | | | A | B | E | RPZ = A*B*E |
| Fahrradgabel | Gabelbruch | Fahrer stürzt und verletzt sich | Materialermüdung<br>Bruch de Schweißnaht | Kontrolle der Schweißnaht | 3 | 9 | 7 | 189 | Belastungstest durchführen<br>Schweißnaht verstärken | KW 40<br>Abt. Qualitätssicherung & Montage | Belastungstest mit Stoßbelastung 900 N<br>doppelte Schweißnaht | 2 | 9 | 2 | 36 |
| Risikoanalyse | | | | | Risikobewertung | | | | Risikominimierung | | | | | | |

*Abb. 8.1.12: Formblatt für eine Konstruktions-FMEA am Beispiel eines Fahrrads*

Auf diese Weise unterstützen sie die Problemerkennung, das Finden, Ordnen und Bewerten von Lösungsalternativen sowie die Lösungsumsetzung. Ihre Anwendung baut, wie in Abb. 8.1.13 dargestellt, logisch aufeinander auf und wird deshalb häufig miteinander kombiniert. Hierfür wird meist ein interdisziplinäres Team von Mitarbeitern aus unterschiedlichen Bereichen gebildet.

Die sieben Managementwerkzeuge unterteilen sich in **drei Gruppen** (vgl. *Theden/Colsman, 2005*, S. 43ff.; *Zollondz*, 2001b, S. 513ff.):

- **Datenanalyse**: Veranschaulichung des vorliegenden Problems, Verdeutlichung der Problemzusammenhänge und Festlegung der Untersuchungsschwerpunkte.
  - **Affinitätsdiagramm**: Moderationstechnik zur Strukturierung komplexer Problemfelder. Die gemeinsam von den Teilnehmern erarbeiteten Stichworte und Ideen werden in Gruppen (sog. „Cluster“) eingeteilt und mit Oberbegriffen versehen.
  - **Relationendiagramm** (Beziehungsdiagramm): Strukturierte Darstellung der Ursache-Wirkungs-Beziehungen innerhalb komplexer Problemstellungen.
- **Lösungsfindung**: Bestimmung und Bewertung von Alternativen zur Problemlösung.
  - **Matrixdiagramm**: Übersichtliche, tabellarische Darstellung wechselseitiger Abhängigkeiten zwischen verschiedenen Faktoren.
  - **Portfolio** (Matrix-Daten-Diagramm): Positionierung von Objekten wie z.B. Produkte oder strategische Geschäftsfelder innerhalb von zwei Koordinaten.
  - **Baumdiagramm** (Ziel-Mittel-Diagramm): Hierarchische Darstellung der Zusammenhänge zwischen Zielen und den zu ihrer Erreichung geeigneten Maßnahmen, die weiter in einzelne Aktivitäten unterteilt werden.
- **Lösungsrealisierung**: Umsetzung der ausgewählten Lösungsalternative.
  - **Netzplan** (Pfeildiagramm): Festlegung der zeitlichen Reihenfolge der innerhalb eines Qualitätsprojektes anfallenden Tätigkeiten zur Optimierung des Ablaufes und der Überwachung zeitkritischer Vorgänge.
  - **Problem-Entscheidungs-Plan**: Vorbeugende Ermittlung von Gegenmaßnahmen für eventuell bei der Umsetzung auftretende Schwierigkeiten. Die Darstellung erfolgt meist in Form eines Baumdiagramms, das sich in die einzelnen Vorgänge, dabei mögliche Probleme und hierfür geeignete Gegenmaßnahmen aufteilt.

### 8.1.5.2 Fehlererfassung und -analyse

Fehler lassen sich meist nicht ganz vermeiden. Deshalb ist es wichtig, die entstandenen Fehler systematisch zu erfassen und ihre Ursachen im Rahmen einer eingehenden Fehleranalyse festzustellen. Durch das „Lernen aus Fehlern“ soll eine Fehlerwiederholung ausgeschlossen werden. Hierfür kommen u.a. die statistische Prozessregelung und die sog. sieben Qualitätswerkzeuge zum Einsatz.

Die **statistische Prozessregelung** (Statistical Process Control) dient zur Überwachung und Lenkung von standardisierten Prozessen insbesondere aus der Fertigung. Dabei werden wesentliche Qualitätsmerkmale eines Prozesses regelmäßig gemessen und in Qualitätsregelkarten (s.u.) eingetragen. Dadurch sollen unerwünschte Entwicklungen und die Notwendigkeit eines korrigierenden Eingriffs bei Über- bzw. Unterschreitung festgelegter Grenzwerte bestimmt werden. Es wird somit direkt in den Produktionsprozess eingegriffen. Dadurch soll sichergestellt werden, dass die Produkte nach Durchlauf des Prozesses den Qualitätsan-

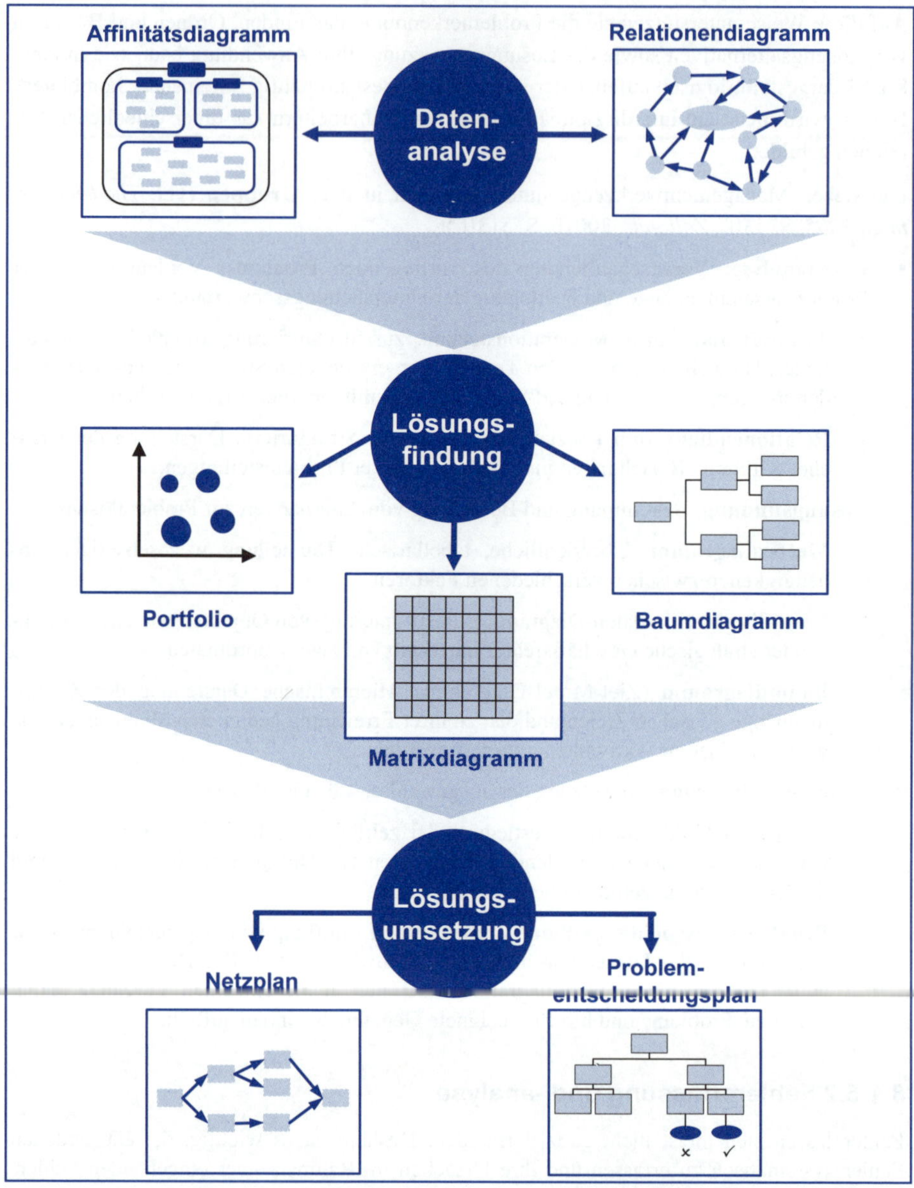


*Abb. 8.1.13: Die sieben Managementwerkzeuge (vgl. Theden/Colsman, 2005, S. 44)*

forderungen entsprechen. Systematische, auf bestimmte Ursachen zurückzuführende Einflüsse sollen beseitigt werden. Dadurch sollen Abweichungen vom definierten Standard auf ein Minimum reduziert werden. Die Prozesse gelten als beherrscht, wenn sie stets innerhalb der festgelegten Schwankungsbreite bleiben und Abweichungen nur noch auf zufälligen Einflüssen beruhen (vgl. *Osanna*, 2001, S. 1101ff.).

Die **sieben Qualitätswerkzeuge** sind, wie in Abb. 8.1.14 dargestellt, eine Auswahl an Methoden zur Unterstützung von gruppenbasierten Problemlösungsprozessen. Mit ihrer Hilfe können Fehler strukturiert erfasst und untersucht werden. Sie sind anschaulich, leicht verständlich und einfach durchführbar.

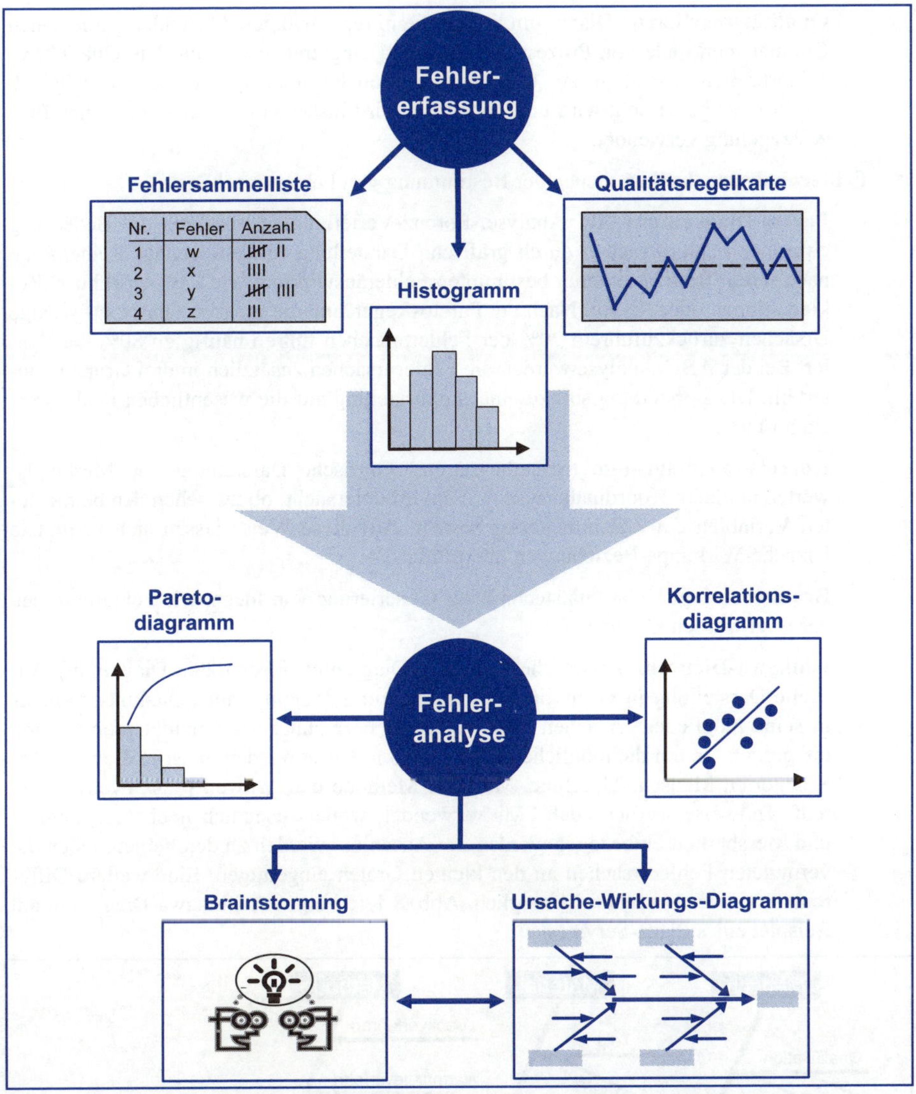


*Abb. 8.1.14: Die sieben Qualitätswerkzeuge (vgl. Theden/Colsman, 2005, S. 10)*

Die sieben Qualitätswerkzeuge bauen aufeinander auf und werden deshalb meist miteinander kombiniert. Sie unterteilen sich in **zwei Gruppen** (vgl. *Theden/Colsman, 2005*, S. 9ff.; *Ebel*, 2003, S. 249ff.; *Zollondz*, 2001c, S. 775ff.):

- **Fehlererfassungstechniken** dienen der Aufzeichnung und grafischen Darstellung von Fehlern nach Art, Ort und Häufigkeit.
  - **Fehlersammelliste** (Strichliste): Erfassung der Häufigkeit des Auftretens bekannter Fehlerarten in einer einfachen Strichliste, durch die Fehlerschwerpunkte deutlich werden.
  - **Histogramm**: Einfache, grafische Darstellung von Häufigkeitsverteilungen als Säulendiagramm in einem Koordinatensystem, die Hinweise auf die Streuung von Prozessen gibt.

- **Qualitätsregelkarte**: Diagramm, in das die in regelmäßigen Abständen gemessenen Qualitätsmerkmale von Prozessen fortlaufend eingetragen werden. Die Qualitätsregelkarte dient vor allem zur Überwachung von Fertigungsprozessen und zeigt, ob ein Prozess beherrscht wird oder nicht. Sie wird insbesondere zur statistischen Prozessregelung verwendet.

- **Fehleranalysetechniken** dienen der Bestimmung von Fehlerursachen.
  - **Pareto-Diagramm** (ABC-Analyse, Lorenz-Verteilung): Ermittlung der Bedeutung einzelner Fehlerursachen durch grafische Darstellung in absteigender Reihenfolge nach ihrem Beitrag zu einer bestimmten Fehlerauswirkung wie z.B. Ausschuss, Reklamationen oder Risiko. Nach der Pareto-Regel sind die meisten Fehler auf wenige Ursachen zurückzuführen: 20% der Fehlerursachen führen häufig zu 80% der Fehler. Bei der ABC-Analyse werden die Fehlerursachen zusätzlich in drei Gruppen unterteilt. Die Darstellung soll zu einer Fokussierung auf die wesentlichen Fehlerursachen führen.
  - **Korrelationsdiagramm** (Streudiagramm): Grafische Darstellung von Merkmalswerten in einem Koordinatensystem. Es wird untersucht, ob zwischen den betrachteten Variablen ein Zusammenhang besteht. Auf diese Weise lassen sich vermutete Ursache-Wirkungs-Beziehungen überprüfen.
  - **Brainstorming**: Kreativitätstechnik zur Generierung von Ideen, wie Fehlerursachen beseitigt werden könnten.
  - **Ishikawa-Diagramm** (Ursache-Wirkungs-Diagramm, Fischgräten-Diagramm): Visuelle Darstellung in Form einer Fischgräte zur Zerlegung eines Qualitätsproblems in seine möglichen Ursachen. Der Fischkopf bezeichnet das Qualitätsproblem und die großen Gräten die möglichen Fehlerquellen. Diese werden meist in die sog. 5M-Kategorien Mensch, Maschine, Material, Methode und Mitwelt (= Umwelt) eingeteilt. Teilweise werden auch 7Ms verwendet, wobei zusätzlich noch Management und Messbarkeit einbezogen werden. Im Anschluss werden zu den Fehlerquellen die vermuteten Fehlerursachen an den kleinen Gräten eingetragen. Eine weitere Differenzierung der Ursachen ist möglich. Abb. 8.1.15 zeigt ein Ishikawa-Diagramm am Beispiel eines Pizza-Services.

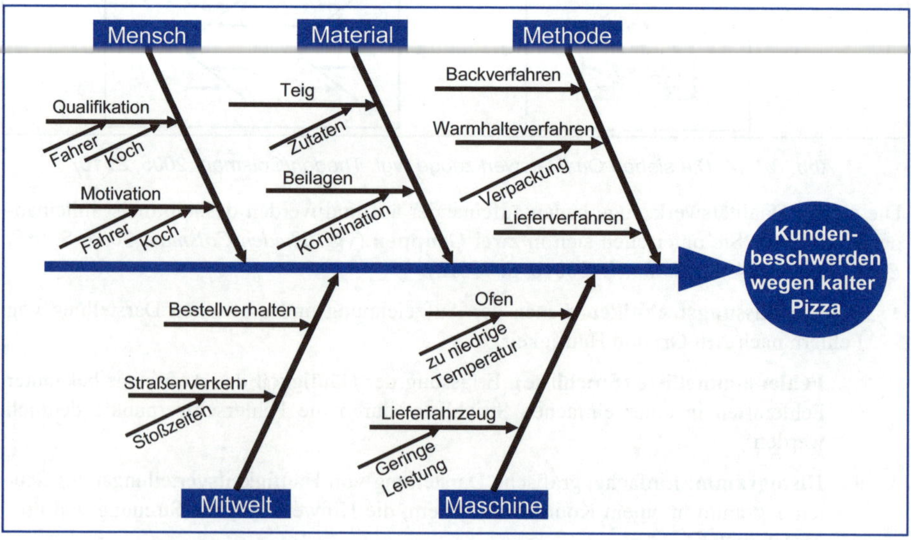


*Abb. 8.1.15: Ishikawa-Diagramm am Beispiel eines Pizza-Service*

### 8.1.5.3 Kontinuierliche Qualitätsverbesserung

Eine der wesentlichen Zielsetzungen des Qualitätsmanagements ist die Implementierung eines kontinuierlichen Verbesserungsprozesses (KVP) für alle Leistungen und Tätigkeiten des Unternehmens. In Japan bezeichnet man dies mit dem Begriff „Kaizen" (vgl. Kap. 5.4.4). Dies erfordert eine Unternehmenskultur, durch die alle Mitarbeiter ständig nach Verbesserungen streben (vgl. *Frehr*, 1999, S. 46ff.).

Eine universelle Vorgehensbeschreibung zur kontinuierlichen Prozessverbesserung ist der Plan-Do-Check-Act-Zyklus oder kurz **PDCA-Zyklus**. Er wird nach einem seiner wesentlichen Verfechter auch als *Deming*-Kreis bezeichnet. Er ist in Abb. 8.1.16 dargestellt und besteht aus den **Phasen**:

- **Plan** (Planung): Detaillierte Analyse der Ausgangssituation, Festlegung der Ziele sowie Suche, Bewertung und Auswahl von geeigneten Lösungsmöglichkeiten.
- **Do** (Ausführung): Umsetzung der geplanten Verbesserungsmaßnahmen.
- **Check** (Überprüfung): Bestimmung der Auswirkungen der durchgeführten Maßnahmen und Bewertung, ob das Ergebnis die geplante Zielsetzung erfüllt.
- **Act** (Verbesserung): Analyse des noch bestehenden Verbesserungspotenzials und Entscheidung über den Start einer neuen Planungsphase.

Die Phasen werden als unablässiger Prozess verstanden. Jeder Durchlauf führt zu einer verbesserten Situation, die Ausgangspunkt des nächsten Planungsprozesses ist. Auf diese Weise erfolgt eine schrittweise, kontinuierliche Verbesserung. Der PDCA-Zyklus erfreut sich in der Praxis großer Beliebtheit. Bei genauerer Betrachtung stellt sich jedoch die Frage, ob es sich hier nicht im Grunde um den allgemeinen Ablauf eines Führungsprozesses (vgl. Kap. 1.3.2.1) handelt.

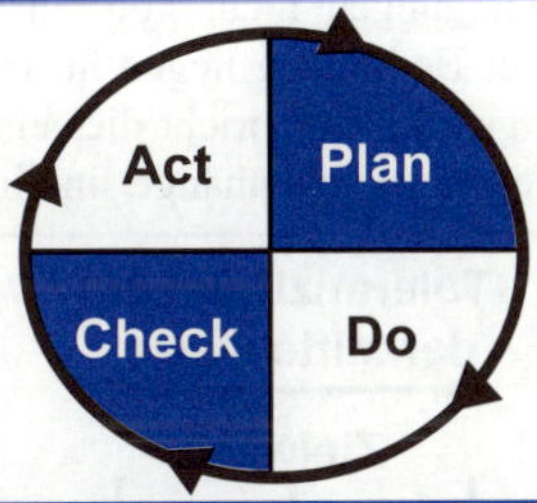


*Abb. 8.1.16: Der PDCA-Zyklus nach Deming*

Im Folgenden werden mit dem Six Sigma-Konzept und dem Qualitätszirkel zwei wesentliche Ansätze zur kontinuierlichen Verbesserung exemplarisch vorgestellt. Eine Rolle spielt auch die regelmäßige Durchführung von Qualitätaudits, die im Anschluss erläutert werden.

#### 8.1.5.3.1 Six Sigma

Six Sigma ist eine umfassende Methode zur kontinuierlichen Qualitätsverbesserung durch Abbau der Variation und Verbesserung der Durchschnittsleistung von Fertigungs- und zunehmend auch Verwaltungsprozessen. Die Streuung der Prozessergebnisse gilt dabei als wesentliche Fehlerursache, die auf ein absolutes Minimum reduziert werden soll. Six Sigma wurde im Jahr 1987 von der amerikanischen Firma *Motorola* entwickelt. Seine erfolgreiche Anwendung machte *Motorola* im darauf folgenden Jahr zum ersten Gewinner des amerikanischen Qualitätspreises *Malcolm Baldrige National Quality Award* (vgl. im Folgenden *Kroslid* et al., 2003, S. 11ff.; *Kamiske/Brauer*, 2006, S. 271ff.; *Töpfer*, 2004, S. 44ff.; *Schipp/Töpfer*, 2004, 189ff.; *Harry/Schroeder*, 2005, S. 15ff.; *Töpfer/Günther*, 2004, S. 3ff.)

In der Statistik drückt die **Standardabweichung σ** (Sigma) die Streuung von Merkmalswerten um den **Mittelwert μ** aus. Bei den in Abb. 8.1.17 dargestellten normalverteilten Merkmalswerten liegen zwei Drittel davon im Intervall μ ± σ, im Intervall μ ± 3σ bereits 99,73% und im Intervall μ ± 6σ schließlich 99,99999999%.

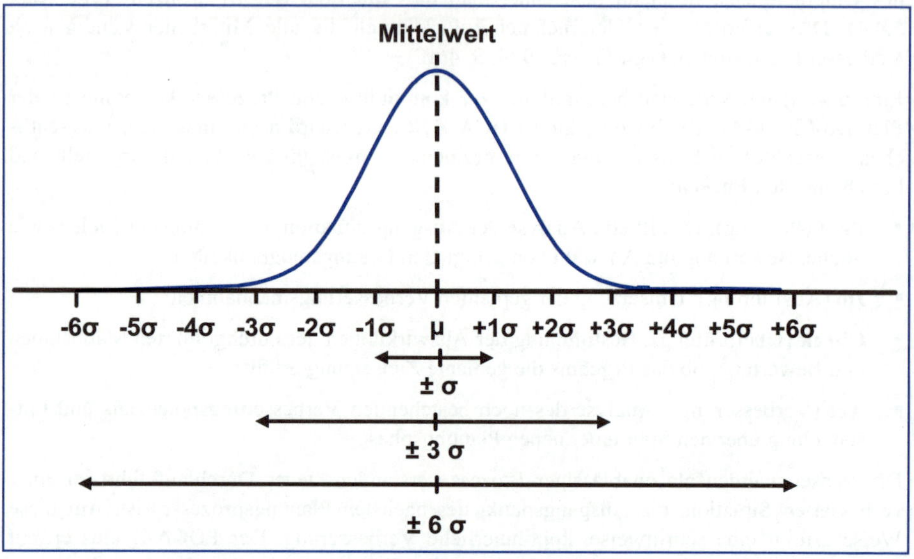


*Abb. 8.1.17: Standardabweichung σ um den Mittelwert μ*

Da der Mittelwert betrieblicher Abläufe jedoch im Zeitverlauf beispielsweise aufgrund unterschiedlicher Umgebungsbedingungen nicht konstant ist, gilt eine Schwankung um ± 1,5σ als tolerierbar. Unter dieser Bedingung liegen im Intervall μ ± 6σ noch 99,99966% aller Merkmalswerte. Statistisch gesehen entspricht dies einem Intervall von μ ± 4,5σ (vgl. *Schipp/Töpfer*, 2004, S. 191*)*. Diese Zusammenhänge sind in Abb. 8.1.18 dargestellt.

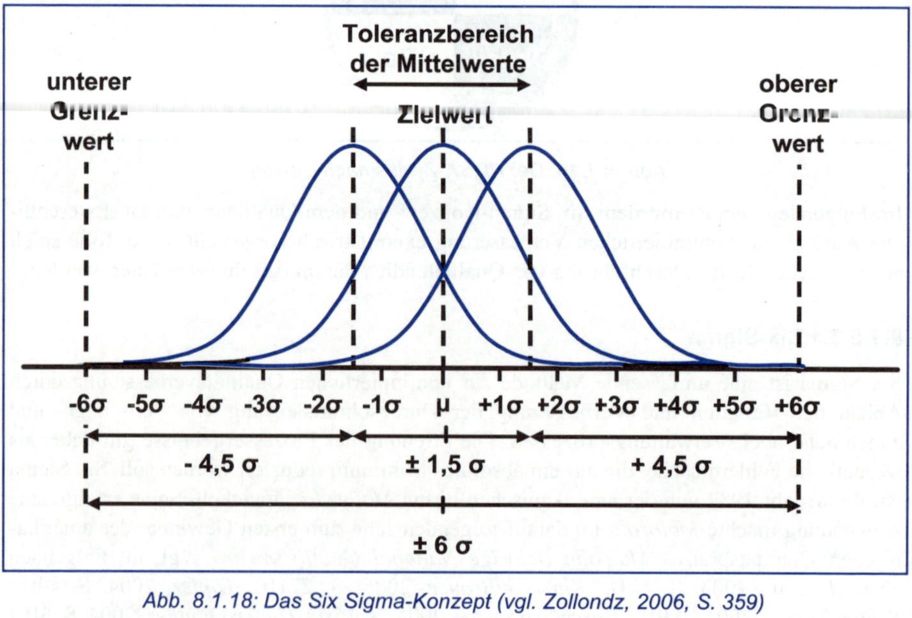


*Abb. 8.1.18: Das Six Sigma-Konzept (vgl. Zollondz, 2006, S. 359)*

Die Forderung nach der Erreichung von Six Sigma bedeutet, dass die Merkmalswerte eine so kleine Streuung um ihren Mittelwert haben, dass nur 0,0034% außerhalb der festgelegten Grenzwerte liegen. Das bedeutet, dass **bei einer Million Prozesse nur 3,4 fehlerhafte Ergebnisse** auftreten dürfen. Der Sigma-Wert eines Prozesses wird aus seiner Fehlerrate bestimmt und ist ein Maß für dessen Fehlerfreiheit (vgl. *Schipp/Töpfer*, 2004, 191).

Deutsche Industrieunternehmen liegen im Durchschnitt bei ca. 3,8σ. Das bedeutet eine Fehlerfreiheit von 98,9% (vgl. *Töpfer*, 2004, S. 45). Das klingt zwar gut, reicht aber im Wettbewerb einiger Branchen heute trotzdem nicht aus. Beispielsweise würde dieses Qualitätsniveau für die *Deutsche Post AG* bei durchschnittlich 70 Mio. Briefen pro Werktag bedeuten, dass täglich 770.000 Briefe falsch zugestellt werden oder verloren gehen. In diesem Fall würde sicher niemand mehr wichtige und wertvolle Sendungen per Post schicken. Noch anschaulicher wird die Bedeutung eines fehlerfreien Qualitätsniveaus in den Bereichen, in denen Fehler für die Kunden schwerwiegende Folgen haben. Bei rund 148.000 Herzoperationen im Jahr 2006 in Deutschland würde z.B. ein Qualitätsniveau von 3,8σ bedeuten, dass 1.628 Operationen fehlerhaft durchgeführt werden. Da dies schwerwiegende Folgen haben kann, wäre ein solches Qualitätsniveau sicher nicht tolerierbar.

Bei der Verknüpfung von Prozessen folgt die Fehlerrate des Gesamtprozesses aus der Multiplikation der einzelnen Fehlerraten (vgl. Kap. 5.4.3.1). Ein Prozess aus 30 Teilprozessen mit einer Fehlerrate von je 98,9% hat beispielsweise nur noch eine Ausbeute von 71,8%. Der gleiche Zusammenhang gilt für unterschiedliche Bauteile, die gemeinsam eine Produktfunktion erfüllen. Für ein komplexes Produkt, wie beispielsweise den aus vier Millionen Einzelteilen bestehenden *Airbus A 380,* wäre ein solches Qualitätsniveau nicht akzeptabel. Die Zielsetzung vieler Unternehmen und Organisationen ist deshalb die Erreichung des Qualitätsniveaus von sechs Sigma, das für eine nahezu fehlerfreie Produktion steht. Six Sigma gilt als eines der maßgeblichen Konzepte im Rahmen einer Null-Fehler-Strategie.

Six Sigma-Projekte zur kontinuierlichen Verbesserung werden in folgenden **Phasen** (**DMAIC-Zyklus**) durchgeführt, die aus dem PDCA-Zyklus abgeleitet sind (vgl. *Töpfer*, 2004, S. 78ff):

- **Define** (Projektdefinition): Projektplanung, Bestimmung des Projektteams und Abbildung des zu verbessernden Prozesses.
- **Measure** (Messung): Bestimmung der qualitätskritischen Prozessmerkmale aus Kundensicht (CTQ = Critical to Quality Characteristics) und der aktuellen Prozessleistung.
- **Analyze** (Analyse): Bestimmung der Abweichung von den Kundenanforderungen und Suche nach den Fehlerursachen.
- **Improve** (Verbesserung): Aufstellung und Umsetzung von Verbesserungsmaßnahmen.
- **Control** (Steuerung): Stabilisierung der optimierten Prozesse durch Kontrolle der Wirksamkeit der Verbesserungsmaßnahmen und falls nötig Einleitung von Korrekturen.

Zu Beginn einer Six Sigma-Initiative steht meist die kontinuierliche Verbesserung in abgegrenzten Bereichen im Vordergrund. Zur Erreichung eines Qualitätsniveaus von fünf Sigma und darüber reicht dies jedoch in aller Regel nicht aus. Hierfür muss der Anwendungsbereich von Six Sigma auf den Produktentwicklungsprozess ausgeweitet werden. Durch ein „**Design for Six Sigma**" wird versucht, neue Produkte von vornherein so zu gestalten, dass möglichst wenige Fehler auftreten können. In diesem Fall dient Six Sigma auch der präventiven Fehlervermeidung.

Entscheidend für den Erfolg von Six Sigma-Projekten ist die umfassende Einbindung der Mitarbeiter auf allen Ebenen des Unternehmens. Hierfür sind umfangreiche Schulungsmaßnahmen bei erfahrungsgemäß ca. 10% der Belegschaft erforderlich. Die Mitarbeiter nehmen unterschiedliche **Funktionen** wahr. Diese werden in Anlehnung an asiatische Kampfsportarten bezeichnet (vgl. *Kroslid* et al., 2003, S. 33ff.; *Harry/Schroeder*, 2005, S. 213f.):

- **Champions** sind Mitglieder der Geschäftsführung oder des leitenden Managements. Sie dienen als Machtpromotoren und entscheiden über die Durchführung und Besetzung eines Six Sigma-Projektes.
- **Master Black Belts** beraten, schulen und unterstützen die einzelnen Projektmanager (Black Belts) und sind die Schnittstelle zu den Champions.
- **Black Belts** sind für das Projektmanagement verantwortlich und üblicherweise von ihren anderen Aufgaben freigestellt.
- **Green Belts** arbeiten als Teammitglied zeitweilig an der Durchführung des Six Sigma-Projektes mit und sind hierfür teilweise von ihren anderen Aufgaben freigestellt.

Six Sigma-Projekte versprechen im Allgemeinen hohe Kosteneinsparungen. Während bei einem durchschnittlichen Qualitätsniveau von vier Sigma die Qualitätskosten erfahrungsgemäß noch einen Anteil zwischen 15 und 25% vom Umsatz ausmachen, liegen diese bei fünf Sigma zwischen 5 und 15% und bei sechs Sigma sogar unter 1% (vgl. *Töpfer/Günther*, 2004, S. 12f.). Die realisierten Verbesserungen haben natürlich auch qualitative Auswirkungen. Aufgrund der schweren Bewertbarkeit werden diese jedoch meist nicht ausdrücklich in die Kosten-Nutzen-Analyse von Six Sigma-Projekten einbezogen.

Six Sigma wird bei *General Electric* seit 1995 eingesetzt. Im Jahr 2000 konnte *General Electric* z.B. dadurch Einsparungen in Höhe von 3 Mrd. US$ realisieren. Die schwedische *Volvo Car Group* mit 27.575 Mitarbeitern (Stand Ende 2004) startete Six Sigma im Jahr 2000. Hierfür wurden vom Top-Management bis hin zur Produktion über 3.000 Mitarbeiter geschult. Bis Ende 2002 konnte die *Volvo Car Group* dadurch Einsparungen von über 55 Mio. Euro erzielen und die Kundenzufriedenheit nachweislich verbessern (vgl. *Kroslid* et al., 2003, S. 20ff.).

#### 8.1.5.3.2 Qualitätszirkel

Verbesserungsmöglichkeiten lassen sich im Team meist besser finden und umsetzen. Der einzelne Mitarbeiter ist aufgrund seiner Spezialisierung und der komplexen Abläufe in heutigen Unternehmen hierzu oft nicht in der Lage. In der Gruppe werden die unterschiedlichen Fähigkeiten der Mitglieder eingebracht und die Zusammenarbeit fördert Initiative und Motivation. **Gruppenarbeit** kann deshalb wichtige Impulse für kontinuierliche Verbesserungsprozesse liefern. Ein wirkungsvoller Ansatz hierzu sind Qualitätszirkel (vgl. im Folgenden *Schubert*, 1999, S. 1075ff.; *Breisig*, 2001, S. 1024ff.; *Deppe*, 1986, S. 15ff.).

**Qualitätszirkel** sind kleine Gruppen von durchschnittlich vier bis acht Mitarbeitern, die sich während der Arbeitszeit regelmäßig auf freiwilliger Basis treffen, um selbst gewählte Probleme des eigenen Arbeitsbereichs zu diskutieren. Die Mitglieder stammen aus unteren Hierarchieebenen und sind vor allem mit ausführenden Tätigkeiten beschäftigt. Diese Mitarbeiter wissen selbst am besten, welche Schwierigkeiten in ihrer täglichen Arbeit auftreten und wie sich diese beseitigen lassen. Das auf dieser Ebene häufig ungenutzte Mitarbeiterpotenzial soll im Qualitätszirkel unter Anleitung eines geschulten Moderators und mit Hilfe verschiedener Problemlösungstechniken aktiviert und genutzt werden. Die Treffen finden regelmäßig z.B. einmal wöchentlich mit einer Dauer von meist ein bis zwei Stunden statt. Die Umsetzung der erarbeiteten Verbesserungsvorschläge erfolgt entweder durch die Mitglieder des Qualitätszirkels selbst oder wird über den Vorgesetzten eingeleitet, da der Qualitätszirkel über keine Entscheidungsbefugnisse verfügt. Ergebnisse und Verlauf der Verbesserungsmaßnahmen werden vom Qualitätszirkel verfolgt (vgl. *Schubert*, 1999, S. 1075ff.).

Qualitätszirkel breiteten sich in den 1960er Jahren im Rahmen der Qualitätsoffensive des Landes explosionsartig in **Japan** aus. Dies wurde auch durch die dort ausgeprägte Gruppenkultur begünstigt. Heute sind schätzungsweise ein Drittel aller japanischen Mitarbeiter in einem Qualitätszirkel aktiv. Erst Mitte der 1970er Jahre wurden auch in den USA und Europa verstärkt Qualitätszirkel eingeführt. In der Zwischenzeit sind sie in den meisten größeren deutschen Unternehmen weit verbreitet. Dabei werden sie heute nicht nur in der Industrie, sondern auch in Dienstleistung und Handel eingesetzt (vgl. *Breisig*, 2001, S. 1025).

Qualitätszirkel lassen sich relativ leicht einführen, da sie **keine Veränderung der bestehenden Organisationsstrukturen** erfordern. Fachlich werden sie in erster Linie von den jeweiligen Vorgesetzten sowie gegebenenfalls von Experten aus den Fachabteilungen unterstützt. Die unternehmensweite Abstimmung der Qualitätszirkel und die methodische Unterstützung erfolgt durch einen aus verschiedenen Führungskräften zusammengesetzten Lenkungskreis. Dieser wird häufig durch einen speziell eingerichteten Qualitätszirkel-Koordinator unterstützt. Die Vorgesetzten sind dafür zuständig, die Qualitätszirkelarbeit zu fördern. Sie sollten hierzu die notwendigen Voraussetzungen wie z.B. Freistellung der Mitarbeiter oder Bereitstellung eines Raumes schaffen. Darüber hinaus sollen sie die Umsetzung der erarbeiteten Verbesserungsmaßnahmen unterstützen. Der Moderator leitet die Teamsitzungen und unterstützt die Gruppe methodisch bei der Erarbeitung von Verbesserungsmaßnahmen. Qualitätszirkel ermöglichen nicht nur eine Steigerung der betrieblichen Effizienz durch Optimierung der Arbeitsabläufe, sondern dienen insbesondere der **Personalentwicklung**. Auf diese Weise soll bei den Mitarbeitern langfristig ein qualitätsbewusstes Denken und Handeln erreicht werden. Darüber hinaus fördern sie das Betriebsklima und die Motivation. Sie geben den Mitarbeitern die Möglichkeit, über ihre Probleme zu reden, Zusammenhänge zu erkennen, Lösungsvorschläge einzubringen und bessere Arbeitsbedingungen zu erreichen (vgl. *Schubert*, 1999, S. 1098; *Deppe*, 1986, S. 15ff.).

#### 8.1.5.3.3 Qualitätsaudits

Bei einem Qualitätsaudit handelt es sich um eine systematische und unabhängige Untersuchung der Wirksamkeit qualitätsbezogener Aktivitäten eines Unternehmens. Eine derartig fundamentale Bestandsaufnahme soll Schwachstellen deutlich machen sowie Verbesserungen anregen und überwachen. Qualitätsaudits dienen der kontinuierlichen Verbesserung des Unternehmens und seines Qualitätsmanagements (vgl. im Folgenden *Kamiske/Brauer,* 2006, S. 5ff.; *Gaster*, 1999, S. 927ff.; *Ebel*, 2003, S. 152ff.).

Nach dem **Gegenstand des Qualitätsaudits** sind zu unterscheiden (vgl. *Kamiske/Brauer,* 2006, S. 5ff.; *Gaster*, 1999, S. 930ff.):

- **Produktaudit**: Überprüfung der Übereinstimmung der Produkte und Bauteile mit den festgelegten Anforderungen.
- **Verfahrensaudit (Prozessaudit)**: Überprüfung der Wirksamkeit und Zweckmäßigkeit einzelner betrieblicher Abläufe und Verfahren.
- **Systemaudit**: Nachweis der Wirksamkeit und Funktionsfähigkeit des gesamten Qualitätsmanagementsystems.

Qualitätsaudits können intern von **eigenen Mitarbeitern** (first party audit) und extern von **Kunden** (second party audit) oder **neutralen Stellen** (third party audit) durchgeführt werden (vgl. *Ebel*, 2003, S. 152ff.). Abb. 8.1.19 zeigt einen Überblick über die Formen von Qualitätsaudits nach der Herkunft des Auditors.

**Interne Audits** werden in regelmäßigen Abständen durchgeführt. Sie sollen feststellen, wie das Qualitätsmanagement im Unternehmen umgesetzt wird und ob es zu den gewünschten

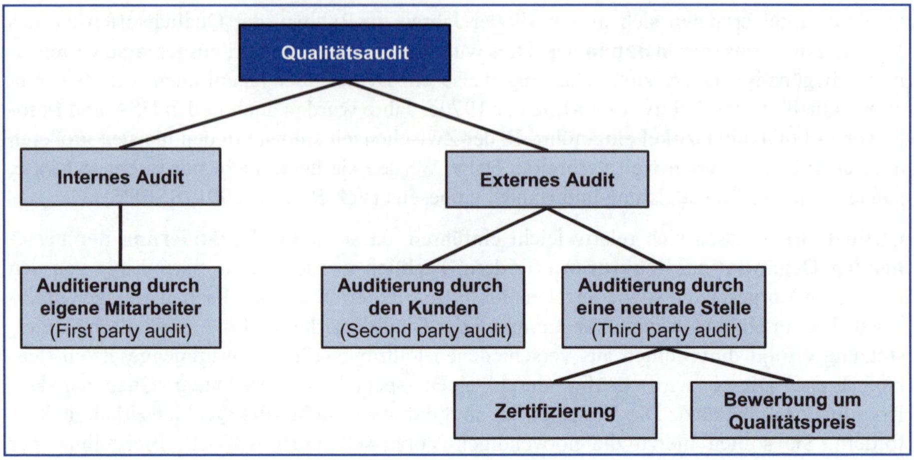


*Abb. 8.1.19: Formen von Qualitätsaudits nach der Herkunft des Auditors*

Ergebnissen insbesondere hinsichtlich Kundenzufriedenheit und Wirtschaftlichkeit führt. Um ihre Objektivität zu wahren, sollten die internen Auditoren keine Verantwortung für die geprüften Bereiche tragen. Interne Audits werden häufig im Vorfeld einer externen Überprüfung durchgeführt, um negative Beurteilungen zu vermeiden.

**Externe Audits** beziehen sich im Normalfall auf das gesamte Qualitätsmanagementsystem (Systemaudit). Früher wurden sie häufig zur Beurteilung der Qualitätsfähigkeit von Lieferanten durchgeführt. Aufgrund der damit verbundenen Vielzahl zeitaufwändiger Prüfungen erfolgt die externe Auditierung heute üblicherweise von einer anerkannten neutralen Zertifizierungsstelle. Im Auftrag des Unternehmens überprüft diese, ob die in DIN EN ISO 9001 festgelegten Anforderungen an ein Qualitätsmanagementsystem erfüllt sind und erteilt bei erfolgreicher Prüfung dafür ein zeitlich befristetes Zertifikat. In vielen Branchen wie z.B. der Automobilindustrie wird die **Zertifizierung** heute vielfach von den Kunden zwingend vorausgesetzt. Allerdings attestiert sie lediglich die formale Übereinstimmung des Qualitätsmanagementsystems mit der Norm, aber nicht eine hohe Qualität der Leistungen des Unternehmens. Die Anforderungen an ein Qualitätsmanagementsystem zur Verleihung einer **Qualitätsauszeichnung** (Quality Award) sind wesentlich höher. Dabei versuchen neutrale Institutionen, die Leistungsfähigkeit von Unternehmen anhand bestimmter Kriterien und Bewertungsmaßstäbe zu beurteilen. Um einen solchen Qualitätspreis zu erhalten, muss sich das Unternehmen mit den entsprechenden Unterlagen bewerben und einer eingehenden Begutachtung unterziehen. Die Teilnahme an einem solchen Bewerbungsprozess und die Ergebnisse der Begutachtung können wichtige Hinweise für die Verbesserung des Qualitätsmanagements liefern. Gewinner von Qualitätspreisen nutzen die positiven Imagewirkungen häufig für Marketingmaßnahmen.

Die **bekanntesten Qualitätsauszeichnungen** sind der seit 1951 in Japan verliehene *Deming Application Prize*, der seit 1988 in den USA verliehene *Malcolm Baldrige National Quality Award* und der seit 1992 in Europa verliehene *European Quality Award*. Der europäische Qualitätspreis bewertet die Leistungsfähigkeit eines Unternehmens anhand des in Kap. 8.1.3.2 dargestellten *EFQM Excellence-Modells*. Darüber hinaus gibt es auch noch nationale Auszeichnungen wie z.B. den seit 1997 in Deutschland verliehenen *Ludwig-Erhard-Preis* und auch regionale Qualitätspreise wie z.B. den seit 1993 verliehenen *Bayerischen Qualitätspreis*. Zielsetzung all dieser Auszeichnungen ist es, die Ausbreitung des Qualitätsmanagements in den betroffenen Ländern und Regionen zu fördern (vgl. *Ebel*, 2003, S. 63ff.).

## 8.1.6 Praxisbeispiel DB Fernverkehr AG

Die Bahn DB

Die *Deutsche Bahn AG* ist organisatorisch in zwei Ebenen unterteilt. Die erste Ebene stellt die Konzernleitung mit den Funktionen Finanzen/Controlling, Personal und Marketing, sowie den drei zentralen Vorstandsressorts „Personenverkehr", „Infrastruktur und Dienstleistungen" sowie „Transport und Logistik" dar. Die zweite Ebene bilden die wirtschaftlich selbständigen und ergebnisverantwortlichen Geschäftsfelder. Ein zentrales Geschäftfeld der *DB AG* ist die *DB Fernverkehr AG* mit einem Umsatz von 3,234 Milliarden € und 14.641 Mitarbeitern im Jahr 2006. Die *DB Fernverkehr AG* verantwortet das Marktsegment des Tageslinienverkehrs ab einer Entfernung von 100 km.

Der *DB-Konzern* ist einer der größten Ausbilder in Deutschland. Rund 2.200 Auszubildende haben dort am 1. September 2006 ihre Ausbildung begonnen. Das Spektrum reicht von kaufmännisch-serviceorientierten, gewerblich-technischen bis zu eisenbahnspezifischen und IT-Berufen. Die fünf Regionalbereiche der *DB Fernverkehr AG* sind dabei jeweils selbst für die Ausbildung und Rekrutierung ihres Personals verantwortlich.

Die Ausbildung erfolgt in Zusammenarbeit des Vorstandressorts Personal, des Dienstleistungszentrums Bildung (DZB) der *DB AG* und der Regionalbereiche (RB). Das Vorstandsressort Personal ist zuständig für die Gewährleistung einer einheitlichen Berufsausbildung im gesamten Konzern. In der zentralen Personalentwicklung wurde dazu ein Betreuungskonzept für die Regionalbereiche entwickelt, um die innerbetriebliche Berufsausbildung zu koordinieren und deren Umsetzung zu regeln. Das DZB der *DB AG* ist verantwortlich für das bundesweite Ausbildungsmarketing und die Vermittlung spezifischer Fachkenntnisse außerhalb des Ausbildungsbetriebs. Der Regionalbereich trägt die Verantwortung für die betriebliche Ausbildung.

Die *DB AG* hat sich als oberstes **Qualitätsziel** gesetzt, „die beste Bahn für ihre Kunden" zu werden. Um dieses Ziel zu erreichen, soll sichergestellt sein, dass:

- alle Mitarbeiter die Qualitätspolitik- und ziele des Unternehmens kennen,
- alle Verantwortlichkeiten und Befugnisse festgelegt und bekannt sind,
- alle Arbeitsabläufe geregelt sind und
- alle Mitarbeiter die Arbeitsabläufe kennen und einhalten.

Insbesondere die kaufmännischen Auszubildenden als zukünftige Mitarbeiter im Kundenservice sollen für diese Unternehmenspolitik sensibilisiert werden. Dadurch sollen sie auf die Anforderungen des Kundenkontakts vorbereitet sein. Um geeignete Nachwuchskräfte zu erhalten, sollte das Qualitätsmanagement deshalb bereits in der Ausbildung ansetzen. Diese Aspekte veranlassten die *DB Fernverkehr AG RB Nord* ein Qualitätsmanagement und insbesondere ein Monitoringinstrument zu erarbeiten. Die als oberstes Qualitätsziel abgeleitete Zielsetzung hierfür lautet, „die besten Auszubildenden für die beste Bahn" zu gewährleisten. Die Ausbildung wird als langfristige Zukunftsinvestition angesehen, die auf die Bedürfnisse der internen Fachbereiche als Kunden ausgerichtet werden muss. Dies soll durch intensive Kommunikation, wirtschaftlichen Ressourceneinsatz und Aktualität gewährleistet werden.

Konkretisiert wird dies durch die im RB Nord entwickelten und in Abb. 8.1.20 aufgeführten **Ausbildungsleitsätze** als Basis für die in der Ausbildung durchzuführenden Qualitätslenkungs- und Verbesserungsmaßnahmen.

Durch eine **Prozessanalyse** wurden die wesentlichen Abläufe der Ausbildung erfasst und dargestellt. Auf dieser Basis erfolgt die laufende Verbesserung. Die Ergebnisse der Prozessanalyse gewährleisten eine transparente Zuordnung der Aufgaben und Verantwortlichkeiten sowie eine reibungslose Zusammenarbeit der beteiligten Stellen.

1) Wir erreichen durch die Qualität unserer Ausbildung und deren Ausrichtung an den Kundenbedürfnissen höchste Kundenzufriedenheit.
2) Wir sichern einen hohen Ausbildungsstandard durch die bestmögliche Betreuung unserer Auszubildenden.
3) Wir schaffen Transparenz in der Ausbildung durch strukturierte Prozesse und stetige Kommunikation nach innen und außen.
4) Wir orientieren uns an der Zukunft und gewährleisten eine stets innovative Ausbildung.
5) Wir leisten eine kostenoptimale, ressourcenschonende und zielbezogene Ausbildung.

*Abb. 8.1.20: Ausbildungsleitsätze*

Als Hauptprozesse wurden die Einstellung, die Durchführung der Ausbildung nach dem betrieblichen Ausbildungsplan sowie der anschließende Übernahmeprozess identifiziert. Abb. 8.1.21 zeigt beispielhaft einen Ausschnitt aus dem Einstellungsprozess.

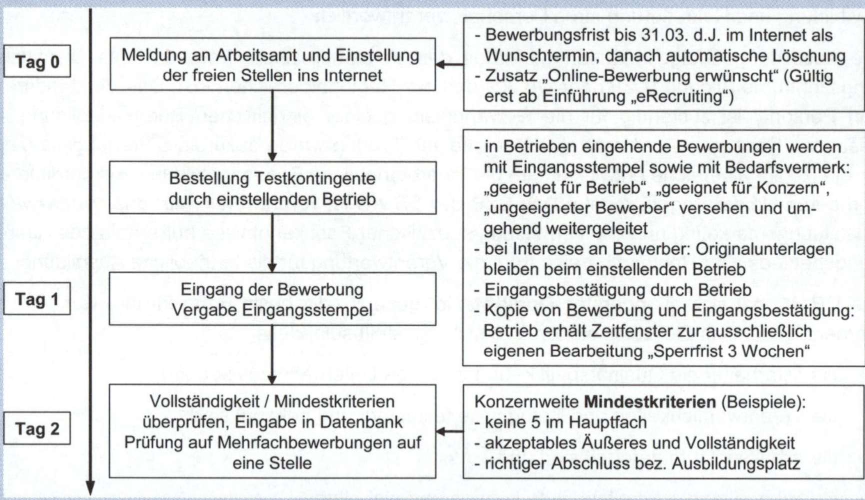


*Abb. 8.1.21: Ausschnitt aus dem Einstellungsprozess für Auszubildende*

Zur Qualitätsprüfung wurde als zentrales Instrument eine **Ausbildungsscorecard** (in Anlehnung an die Balanced Scorecard von *Kaplan/Norton*; vgl. Kap. 7.2.3.3) bestehend aus vier Perspektiven entwickelt und eingeführt. Dieses Instrument ermöglicht die Verbindung der Strategie mit dem operativen Tagesgeschäft. Unter anderem findet in diesem Rahmen eine jährliche schriftliche Befragung sowohl der Auszubildenden als auch der Fachabteilungen als Kunden statt.

Darüber hinaus werden die Leistungen eines jeden Auszubildenden regelmäßig überprüft und in der Ausbildungsscorecard festgehalten. Dies erfolgt z.B. durch Kontrolle der Ausbildungspässe und der Berufsschulnoten sowie der Erstellung eines Entwicklungsbogens nach jeder Ausbildungsstation. Mit Hilfe eines Entwicklungsbogens werden die Arbeitsqualität und -organisation sowie die fachliche, persönliche und soziale Kompetenz des Auszubildenden regelmäßig beurteilt.

Die Implementierung dieses umfassenden Qualitätsmanagementkonzeptes ermöglicht es der *DB Fernverkehr AG RB Nord* die Nachwuchsgewinnung und -entwicklung sowohl auf die Bedürfnisse des Unternehmens als auch auf die Kundenforderungen auszurichten.

## 8.1.7 Fazit

Qualitätsmanagement ist kein kurzfristig wirkendes Patentrezept, sondern erfordert langen Atem und ausreichende Investitionen in Schulung und Kommunikation. Doch die Anstrengung lohnt sich, denn schlechte Qualität verursacht nicht nur Kosten, sondern führt vor allem zur Unzufriedenheit der Kunden.

Im schlimmsten Fall verliert das Unternehmen diese Kunden an die Konkurrenz. Außerdem sorgen unzufriedene Kunden durch Mundpropaganda an Freunde und Verwandte für ein schlechtes Image des Unternehmens. *Schnetzer/Soukup* bringen dies treffend auf den Punkt (2001, S. 11):

> „Qualität bedeutet, dass der Kunde zurückkommt und nicht das Produkt"

Für eine langfristige Kundenbindung reicht es aber nicht aus, die vorhandenen Kundenanforderungen zu erfüllen. Kunden sind durch Produkte mit neuen Merkmalen oder auch besondere Serviceleistungen zu begeistern. Da alle Mitarbeiter direkt oder indirekt Einfluss auf die Kundenzufriedenheit haben, muss auch jeder für die Qualität des Unternehmens verantwortlich sein.

Erfolgreiche Unternehmen geben ihren Mitarbeitern das Gefühl, Teil einer Gemeinschaft zu sein, die etwas Besonderes leistet. Japanische Unternehmen, von denen viele schon über 40 Jahre qualitätsorientierte Unternehmensführung betreiben, werden von ihren Mitarbeitern häufig als „große Familie" angesehen. In solch einer Unternehmenskultur ist das Streben nach immer besseren Leistungen ein ganz normales Verhalten.

Heute kann im Grunde kein Unternehmen mehr auf eine qualitätsorientierte Unternehmensführung verzichten. Für eine erfolgreiche Umsetzung ist eine langfristige Perspektive ohne kurzfristigen Erfolgsdruck notwendig. Qualität lässt sich nicht verordnen, sondern ist das Ergebnis einer Denkweise, die Qualität nicht zwangsweise mit höheren Kosten verbindet (vgl. *Walsh*, 1995, S. 21ff.). Qualitätsbewusstsein und der Wunsch nach kontinuierlicher Verbesserung bei allen Mitarbeitern erfordert einen kulturellen Wandel. Aufgabe der Unternehmensführung ist es, diesen durch ein Management des Wandels zielorientiert zu gestalten (vgl. Kap. 3.6). Dies verlangt nach einer visionären und begeisternden Führung, die das Unternehmen klar auf die Erreichung der Kundenanforderungen ausrichtet.

### Literaturempfehlungen

*Zollondz, H.-D.*: Grundlagen Qualitätsmanagement, 2. Aufl., München/Wien 2006.

*Masing, W.* (Hrsg.): Handbuch Qualitätsmanagement, 4. Aufl., München/Wien 1999.

*Ebel, B.:* Qualitätsmanagement, 2. Aufl., Herne/Berlin 2001.

## Management Summary

- Qualität ist ein Maßstab für die Erfüllung von Anforderungen durch die Merkmale eines Betrachtungsobjektes.
- Total Quality Management ist eine qualitätsorientierte Ausrichtung der Unternehmensführung, die alle Mitarbeiter und Unternehmensbereiche einbezieht. Auf diese Weise soll das Unternehmen sowohl die Anforderungen der Kunden als auch die der Beschäftigten und der Gesellschaft erfüllen.
- Begriffe und Anforderungen an ein Qualitätsmanagementsystem sind in der Normenreihe DIN EN ISO 9000ff. international einheitlich festgelegt.
- Qualitätscontrolling ist eine Unterstützungsfunktion des Qualitätsmanagements und dient zur ergebniszielorientierten Koordination aller qualitätsbezogenen Aktivitäten des Unternehmens.
- Traditionell werden qualitätsbezogene Kosten tätigkeitsorientiert in Fehlerverhütungs-, Prüf- und Fehlerkosten unterteilt.
- Beim Nutzen des Qualitätsmanagements lassen sich monetäre und nicht-monetäre Auswirkungen unterscheiden.
- Qualitätstechniken und -werkzeuge sind gedankliche Instrumente des Qualitätsmanagements zur systematischen Lösung spezifischer Qualitätsprobleme. Mit ihrer Hilfe lassen sich Fehler vorausschauend vermeiden, auftretende Fehler erfassen und analysieren sowie die Qualitätsverbesserung kontinuierlich vorantreiben.
- Qualitätsaudits sind systematische und unabhängige Untersuchungen der Wirksamkeit qualitätsbezogener Aktivitäten eines Unternehmens. Sie werden intern von eigenen Mitarbeitern und extern von Kunden oder neutralen Stellen durchgeführt.

# 8.2 Wissensorientierte Unternehmensführung

**Leitfragen**

- Welche Bedeutung hat das Wissen für ein Unternehmen im Wettbewerb?
- Was ist Wissensmanagement?
- Wie lässt sich Wissen entwickeln, einsetzen, bewerten und sichern?
- Welche Aspekte sind bei wissensorientierter Unternehmensführung zu beachten?

## 8.2.1 Die Wissensgesellschaft

Wir leben heute in einer Informations- und Wissensgesellschaft, in der nicht mehr Arbeit und Kapital, sondern Informationen und daraus erzeugtes Wissen die wertvollsten Ressourcen sind. Die rasante Entwicklung der Informationstechnik (vgl. Kap. 7.3) und hiervon insbesondere das Internet ermöglichen es, Information zu geringen Kosten und über weite Entfernungen auszutauschen.

Diese Entwicklung hat maßgeblich zum Anstieg des Welthandels beigetragen. Die bisherigen Industrienationen werden zu **Wissensgesellschaften**, die sich auf die Entwicklung und Vermarktung von Produkten und die Durchführung innovativer, anspruchsvoller Dienstleistungen konzentrieren. Die physische Produktion und einfache, wissensarme Dienstleistungen verlagern sich in die heutigen Schwellenländer. Diese entwickeln sich somit zu neuen Industrienationen (vgl. *Drucker*, 1998, S. 9ff.; *North*, 2002, S. 16ff.).

Grundlage der Wettbewerbsfähigkeit ist immer weniger die physische Produktion, sondern vielmehr der Aufbau, die Sicherung und die Übertragung von Wissen und die Umsetzung dieses Wissens in finanzielle Ergebnisse. **Wissen** bezeichnet interpretierte und vernetzte Informationen, die es einem Träger ermöglichen, Handlungskompetenzen aufzubauen und unternehmerische Ziele zu erreichen (vgl. *Götz/Schmid*, 2004, S. 199). Wissen ist zunehmend ein wichtiger Bestandteil von Produkten und Dienstleistungen und wird zu einem wesentlichen Differenzierungsmerkmal im Wettbewerb. Es beeinflusst auch den Wert eines Unternehmens, der immer weniger von dessen physischen Bestandteilen abhängt. Entscheidend für die Börsennotierungen vieler Unternehmen sind zunehmend immaterielle Werte und dabei insbesondere der Wert des Wissens als integraler Bestandteil der Organisation. Es wird deshalb auch als Wissens- oder Humankapital bezeichnet (vgl. Kap. 8.3).

Dieser **gesellschaftliche Wandel** hat auch Auswirkungen auf die Arbeitsbedingungen. Traditionelle Arbeitsstrukturen, bei denen fest angestellte Mitarbeiter eines Unternehmens über einen langen Zeitraum eine bestimmte Tätigkeit durchführen und hierarchisch eingebunden sind, verschwinden. Sie werden durch hierarchiearme Prozessorganisationen ersetzt, in denen die Mitarbeiter als unabhängige Partner ihr Know-how anbieten. Weiterbildung und Qualifikation gehen zunehmend in die Eigenverantwortung eines jeden Mitarbeiters über. **Stetiges Lernen** wird in Zukunft für alle Menschen die unabdingbare Voraussetzung zur Sicherung ihrer Beschäftigungsfähigkeit sein (vgl. *Lutz*, 1997, S. 131ff.)

! Eine **wissensorientierte Unternehmensführung** zeichnet sich dadurch aus, Wissen im Unternehmen aufzubauen, sicherzustellen und zur Differenzierung im Wettbewerb als Kernkompetenz zu nutzen (vgl. *North*, 2005, S. 9).

Die Aspekte einer wissensorientierten Ausrichtung der Unternehmensführung werden in diesem Kapitel dargestellt.

### 8.2.2 Wissen als Wettbewerbsfaktor

Wissen stellt für viele Unternehmen heute einen maßgeblichen Faktor dar, um **Wettbewerbsvorteile** zu erzielen (vgl. *North*, 2005, S. 58ff.):

- **Marktorientiert** betrachtet entstehen Wettbewerbsvorteile aus dem ungleich verteilten Wissen zwischen den Unternehmen. Auf diese Weise können manche Unternehmen zukünftige Chancen und Risiken früher erkennen oder besser nutzen und dadurch entsprechende Erfolgspositionen aufbauen. Diese sind jedoch meist nicht von langer Dauer, da sich Märkte dynamisch entwickeln und erfolgreiche Strategien von der Konkurrenz nachgeahmt werden (vgl. Kap. 3.3).
- **Ressourcenorientiert** gesehen differenziert sich das Unternehmen im Wettbewerb durch Ressourcen, die gegenüber der Konkurrenz einzigartig sind und sich nur schwer imitieren oder substituieren lassen (vgl. Kap. 3.4). Diese Kriterien treffen für das Wissen in besonderem Maße zu. Es soll einen Beitrag zum Kundennutzen generieren, für den dieser bereit ist zu bezahlen.

Der Erfolg eines Unternehmens hängt zunehmend von seiner Fähigkeit ab, das vorhandene individuelle Wissen verfügbar zu machen, bestmöglich zu nutzen und zu entwickeln sowie ständig neues Wissen durch Lernen zu generieren (vgl. *Hopfenbeck*, 1999, S. 109). Dieses Wissen kann dabei sowohl im Rahmen der Geschäftsprozesse (Prozessintelligenz) als auch für das Produkt oder die Dienstleistung selbst (Produktintelligenz) von Bedeutung sein (vgl. *Porter/Millar*, 1985, S. 153f.; *North*, 2005, S. 21). Einerseits nimmt das Wissen also eine zentrale Rolle im Prozess der Leistungserstellung ein, während es andererseits auch ein Ergebnis der Leistungserstellung darstellen kann (vgl. *Pawlowsky*, 1998, S. 13):

- **Prozessintelligenz** entsteht durch den Einsatz von Wissen bei der Konzeption und Abwicklung von Geschäftsprozessen (vgl. Kap. 5.5). Dies kann zum Beispiel eine besondere Form der Auftragsabwicklung, eine integrierte Gestaltung der Wertschöpfungskette (vgl. Kap. 3.4.2.2) oder eine moderne Produktionsplanung und -steuerung sein. Durch den Wisseneinsatz werden diese Geschäftsprozesse besser beherrscht bzw. in anderer Art und Weise durchgeführt als bei den Konkurrenten. Dadurch entsteht für den Kunden ein zusätzlicher Nutzen. Das Express- und Logistikunternehmen *DHL* garantiert z.B. nicht nur eine termingerechte Auslieferung, sondern ermöglicht es dem Kunden, seine Paketsendung auf dem weltumspannenden Distributionsnetz per Internet oder Call-Center jederzeit zu verfolgen.
- **Produktintelligenz** entsteht, wenn zur Erstellung eines Produktes oder einer Dienstleistung Wissen in hohem Maße oder in besonderer Form benötigt wird. Dies ist z.B. für High-Tech-Produkte wie eine Digital-Kamera oder forschungsintensive Produkte wie Medikamente der Fall. Produktintelligenz ist aber auch für Dienstleistungen wichtig, die eine wissensintensive Qualifikation voraussetzen. Dies gilt z.B. für die Leistungen einer Unternehmensberatung. In diesem Falle stellt das Wissen selbst das eigentliche Produkt dar bzw. hat daran einen hohen Anteil. Diesem steht kein oder nur ein geringer physischer Wert gegenüber. Der Verkaufspreis eines Medikamentes wird z.B. in hohem Maße durch den erforderlichen Forschungsaufwand bestimmt. Dieser entsteht für die Generierung des zur Medikamentenherstellung erforderlichen Wissens.

Unternehmen können also durch die Intelligenz ihrer Produkte oder ihrer Prozesse Wettbewerbsvorteile erzielen. Kombiniert ein Unternehmen beide Aspekte, dann handelt es sich um ein **wissensintensives Unternehmen**. In einem solchen Unternehmen sind für die Herstellung der angebotenen wissensintensiven Leistungen entweder besonders intelligente Prozesse erforderlich oder es versucht, sich über die Produktintelligenz hinaus durch wissensintensive Geschäftsprozesse im Wettbewerb zu differenzieren.

Das Wissen spielt jedoch nicht in jedem Unternehmen eine zentrale strategische Rolle. Es wird immer Branchen und Unternehmen geben, bei denen die Produktionsfaktoren Arbeit und Kapital weiter im Vordergrund stehen, auch wenn deren Bedeutung immer weiter zurückgeht. Derartige **wissensschwache Unternehmen** sind nicht nur im primären Sektor zu finden. Es gibt sie auch im sekundären Sektor bei industrieller Massenfertigung standardisierter, technisch einfacher Produkte und im tertiären Sektor bei Dienstleistungen, die keine besonders wissensintensive Qualifikation erfordern.

Eine Darstellung der strategischen Optionen sowie einige Beispiele zeigt Abb. 8.2.1. Die Einordnung eines Unternehmens sollte dabei vor allem danach stattfinden, wodurch es seinen entscheidenden Wettbewerbsvorteil erzielt.

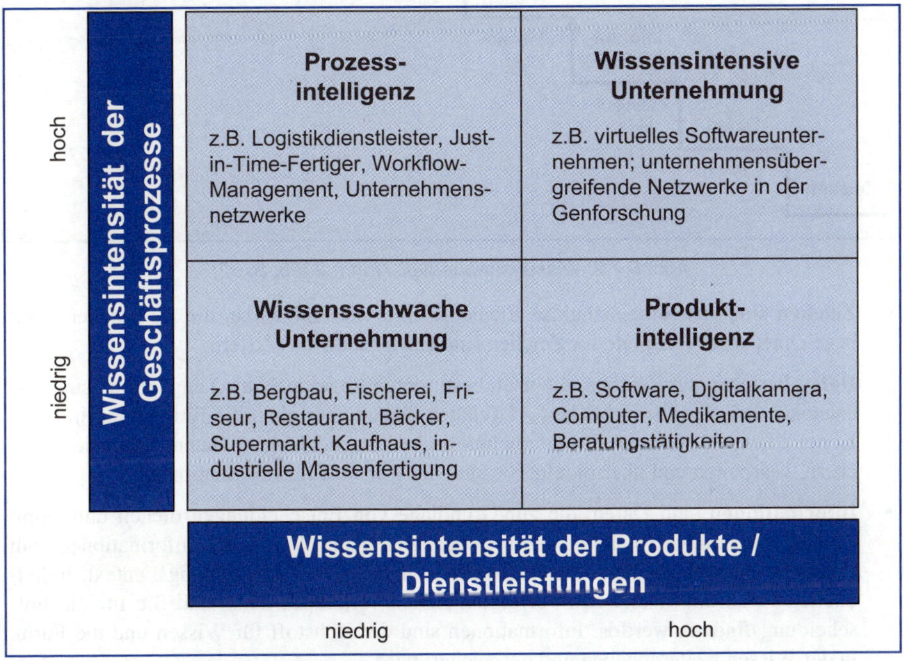


*Abb. 8.2.1: Die Bedeutung des Wissens im Wettbewerb (in Anlehnung an Porter/Millar, 1985, S. 152ff.; North, 2005, S. 22)*

## 8.2.3 Was ist Wissen?

Im Allgemeinen wird unter **Wissen** eine Erkenntnis verstanden, die aus Informationen gewonnen wird (vgl. *Bürgel/Zeller*, 1998, S. 53). Doch was bedeutet dies konkret? Die Vorstellungen hierüber gehen weit auseinander. Je nach Fragestellung und Kontext existieren unterschiedliche, teils philosophische Auffassungen, was Wissen ist.

Unter dem Aspekt einer führungsorientierten Betrachtung ist eine schrittweise Annäherung an den Begriff des Wissens zweckmäßig. Dabei wird diese „**Wissenstreppe**" von Zeichen über Daten und Informationen bis zum Wissen durchschritten (vgl. *Probst* et al. 2006, S. 22ff.; *North*, 2005, S. 32ff.; *Hopfenbeck*, 2000, S. 111ff.). Durch die Addition weiterer Attribute lässt sich das Wissen schrittweise in die Begriffe Können, Handeln, Kompetenz und Wettbewerbsfähigkeit überführen (vgl. *North*, 2005, S. 35). Diese begriffliche Hierarchie verdeutlicht Abb. 8.2.2.

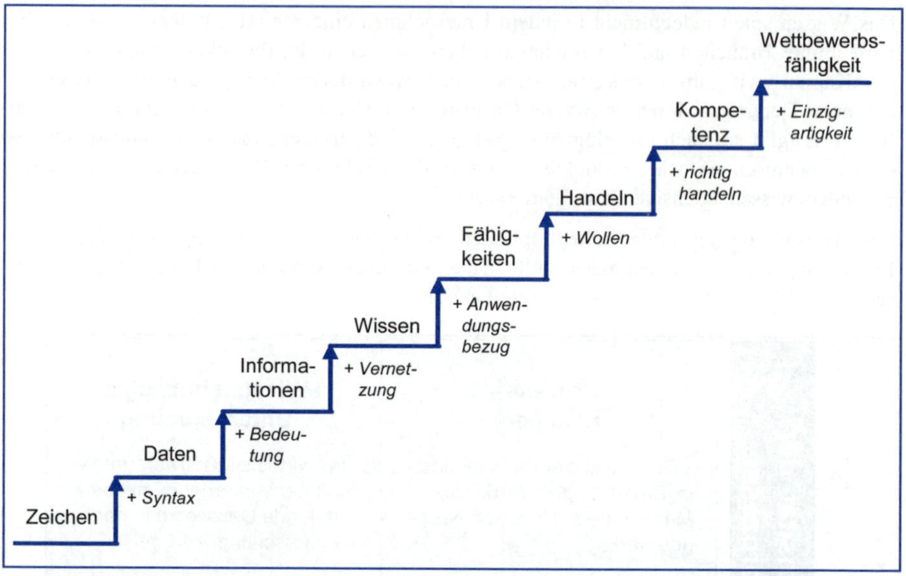


*Abb. 8.2.2: Wissenstreppe (vgl. North, 2005, S. 32)*

- **Zeichen** sind zusammenhanglose Elemente einer Gesamtmenge, die als Zeichenvorrat bezeichnet wird. Beispiele für Zeichen sind Buchstaben und Ziffern.
- **Daten** bestehen aus Zeichen, die nach bestimmten Regeln (Syntax) angeordnet sind. Sie entstehen bei allen betrieblichen Aktivitäten, haben aber ohne die Einbindung in einen Kontext keine Bedeutung für unternehmerische Entscheidungen. Daten lassen sich speichern, bearbeiten und übermitteln. Sie sind der Rohstoff für Informationen.
- **Informationen** sind Daten, die zur Grundlage von Entscheidungen dienen und damit einen Verwendungszweck oder Problembezug erhalten. Werden die Informationen vom Entscheidungsträger aber nicht verstanden, d.h. mit dem Entscheidungskontext, individuellen Erfahrungen und den verfolgten Zielen verknüpft, dann sind Sie für die Entscheidungsfindung wertlos. Informationen sind der Rohstoff für Wissen und die Form, in der Wissen weitergegeben und gespeichert wird.
- **Wissen** basiert auf Informationen, die miteinander verknüpft und vom Entscheidungsträger bewusst interpretiert werden. Sie können dadurch zur Lösung eines Entscheidungsproblems dienen. Im Gegensatz zu Informationen ist Wissen an Personen gebunden und verbessert deren Fähigkeiten, Probleme zu lösen.
- **Fähigkeiten** sind anwendungsbezogenes Wissen, das vom Mitarbeiter zur Lösung von betrieblichen Problemstellungen angewendet werden kann.
- **Handeln** wird erreicht, wenn der Mitarbeiter seine Fähigkeiten zur Lösung einer konkreten Problemstellung anwendet. Dies erfordert eine ausreichende Motivation des Mitarbeiters.
- **Kompetenz** entsteht, wenn das Handeln zur Lösung dieser Problemstellung geeignet ist.
- **Wettbewerbsfähigkeit** (vgl. Kap. 1.2.5) erlangt ein Unternehmen, wenn seine Kompetenzen schwer imitierbar und einzigartig sind und einen Wert für den Kunden erzeugen.

Wissen lässt sich nach mehreren Kriterien differenzieren (vgl. ausführlich *Romhardt*, 1998, S. 27ff.). Nach der Verbreitung des Wissens wird unterschieden zwischen **individuellem Wissen**, das nur für einzelne Individuen zugänglich ist, und **kollektivem Wissen**, das von mehreren Individuen geteilt wird und damit auch von mehreren genutzt werden kann. **Organisationales Wissen** umfasst das von allen Organisationsmitgliedern geteilte Wissen, das problemlos zugänglich gemacht werden kann. Die **organisationale Wissensbasis** setzt sich deshalb aus allen individuellen und kollektiven Wissensbeständen zusammen, auf die eine Organisation zurückgreifen kann.

Nach dem Träger des Wissens wird unterschieden zwischen **internem Wissen**, welches im Unternehmen vorhanden ist und **externem Wissen**, welches von Quellen außerhalb des Unternehmens wie z.B. Kunden, Lieferanten, Beratern oder Hochschulen stammt.

Bedeutsam ist auch die Unterscheidung nach der **Strukturiertheit, Transparenz und Verfügbarkeit** in (vgl. *Nonaka/Takeuchi*, 1997, S. 71ff.; *Schneider*, 1996, S. 20):

- **Implizites Wissen** beruht auf den subjektiven Erfahrungen, Werten und Fertigkeiten einer Person oder Gruppe. Es ist persönlich, kontextspezifisch und zu einem großen Teil unbewusst. Deshalb lässt es sich nur schwer dokumentieren und weitergeben. Implizites Wissen ist z.B. die Fähigkeit eines Kochs, aus verschiedenen Zutaten ein schmackhaftes Gericht zuzubereiten.
- **Explizites Wissen** hingegen ist objektiv, systematisiert und lässt sich in einer formalen Sprache dokumentieren. Es ist bewusst mit dem Verstand erfassbar und kann verarbeitet, beliebig rekonstruiert und übertragen werden. Explizites Wissen sind z.B. Kochrezepte, die genau beschreiben, wie aus verschiedenen Zutaten ein Essen zubereitet wird.

Im Gegensatz zu physischen Rohstoffen wird Wissen **durch seine Nutzung nicht verbraucht**. Es verliert somit nicht an Wert, sondern kann sich sogar durch Austausch zwischen Personen vermehren. Bei Kreativitätstechniken werden z.B. auf diese Weise neue Ideen generiert. Wissen kann aber auch veralten sowie abrupten Änderungen unterliegen.

## 8.2.4 Individuelles und organisationales Lernen

**Lernen** ist ein Prozess zum Erwerb neuen Wissens. Es erhöht bzw. verändert die Wissensbasis von Individuen und verbessert deren Problemlösungsfähigkeit und Handlungskompetenz (vgl. *Probst/Büchel*, 1998, S. 18; *Willke*, 1998, S. 39).

Lernen findet in allen Unternehmen statt, unabhängig ob Lernprozesse unbewusst oder bewusst ablaufen. Systematisches Fördern des **organisationalen Lernens** schafft jedoch Potenziale zur kontinuierlichen Selbsterneuerung und ist damit eine fundamentale Aufgabe der wissensorientierten Unternehmensführung (vgl. *Reinhardt*, 1995, S. 30f.; *Zahn/Greschner*, 1994, S. 609ff.).

Organisationen lernen, indem ihre einzelne Mitglieder lernen. Dieses **individuelle Lernen** ist schon lange Gegenstand psychologischer Lerntheorien. Vereinfachend lassen sich zwei **lerntheoretische Ansätze** unterscheiden. Sie basieren auf unterschiedlichen Grundpositionen (vgl. *Bower/Hilgard*, 1984; *Götz/Schmid*, 2004a, S. 184f.):

- **Behavioristische Lerntheorien** stellen die Verknüpfung von Reizen und Reaktionen in den Vordergrund. Lernen bedeutet nach diesem Verständnis, dass ein Individuum auf einen bestimmten Reiz (Stimulus) anders reagiert als zuvor. So werden z.B. einem Hund durch Belohnungen bestimmte Verhaltensweisen antrainiert.
- **Kognitive Lerntheorien** beziehen dagegen das Bewusstsein bzw. das menschliche Gehirn als Ort des Lernens mit ein. Sie interpretieren Lernen weniger als einen Versuchs-Irrtums-Prozess, sondern als Vorgang zunehmender Einsicht in Beziehungszusammenhänge. Wesentliche Quelle des Wissens ist somit – im Gegensatz zur behavioristischen Theorie – nicht die Erfahrung, sondern das Denken (Rationalismus). Ver-

brennt sich ein Kind z.B. an einer heißen Herdplatte die Finger (=Erfahrungswissen), so kann die erlernte Einsicht in den Zusammenhang zwischen Hitze und Verletzung auch auf andere heiße Gegenstände übertragen werden.

Für das **individuelle Lernen** sind beide Ansätze von Relevanz: Lernen wird zu einem erheblichen Teil durch Umwelteinflüsse und durch die wahrgenommenen Konsequenzen des bisherigen Verhaltens geprägt. Menschen reagieren aber nicht mechanisch auf solche Anreize, sondern selektieren und interpretieren die ihnen zur Verfügung stehenden Informationen (vgl. *Zahn/Dillerup*, 1995, S. 62f.).

Diese Lernprozesse stellen, wie in Abb. 8.2.3 dargestellt, **individuelle Lernzyklen** dar. Dabei werden Handlungskonzepte entworfen und getestet. Deren Ergebnisse werden erfasst und bewertet. Dies kann zu einer weiteren Änderung des Konzeptes führen. So kann z.B. ein Läufer seine Leistung durch eine Verbesserung seines Laufstils erhöhen.

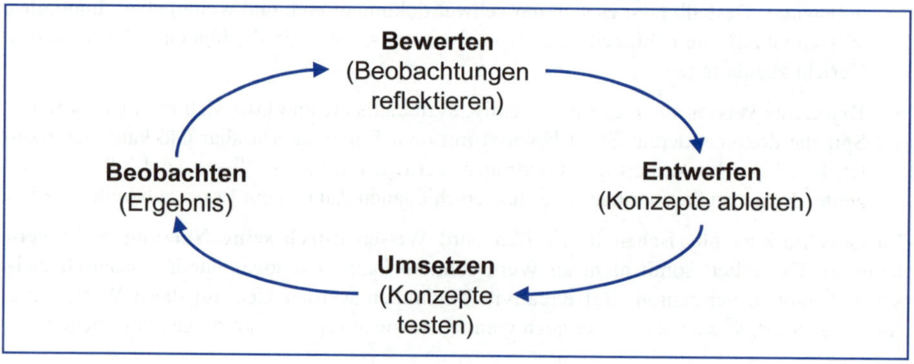


*Abb. 8.2.3: Individueller Lernzyklus (in Anlehnung an Kim, 1993, S. 39)*

**Mentale Modelle** bezeichnen vereinfachte, erfahrungsbasierte Bilder der Wirklichkeit, die jedem Verstehen und Entscheiden zugrunde liegen (vgl. *Zahn*, 1993, S. 18f.). Diese Vorstellungen dienen dazu, beobachtete Abläufe und Zusammenhänge zu erklären. Sie werden auch zur Selektion relevanter Umweltinformationen und zur Interpretation von Verhaltenswirkungen benötigt. Damit bilden sie das zugrunde liegende Erklärungsmodell. Im Sport sind das beispielsweise die Regeln (z.B. Abseitsregel im Fußball). Darauf aufbauend lässt sich Lernen – entsprechend dem individuellen Lernzyklus – auch als das Einordnen von Informationen in bestehende mentale Modelle verstehen (vgl. *Greschner/Weidler*, 1996).

Nach dem Ausmaß der Veränderung geteilter mentaler Modelle existiert eine Vielzahl von Typologisierungen des Lernens (vgl. *Pawlowsky*, 1992). Grundsätzlich lassen sich drei **Ebenen des Lernens** unterscheiden (vgl. *Argyris/Schön*, 1978, S. 10ff.; *Götz/Schmid*, 2004a, S. 190f.):

- **Lernen erster Ordnung (Single-Loop-Learning)** bezeichnet reines Anpassungslernen (Einkreislernen). Dabei werden Soll-Ist-Abweichungen durch die Bestimmung und Vermeidung von Fehlerquellen beseitigt. Dieses adaptive Lernen findet auf der Basis der bestehenden mentalen Modelle statt. So kann ein Läufer mit Hilfe seines Trainers seinen Laufstil verbessern und dadurch seine Leistung steigern.
- **Lernen zweiter Ordnung (Double-Loop-Learning)** ist erforderlich, wenn sich Störungen durch Lernvorgänge der ersten Ebene nicht mehr beseitigen lassen. Hierzu müssen die Organisationsmitglieder bereit sein, ihre bislang erfolgreich eingesetzten mentalen Modelle aufzugeben und neue Wege zu gehen (Zweikreislernen). Beispielsweise kann der Läufer durch innovative Trainingsmethoden, neue Schuhe oder eine andere Lauftechnik seine Leistung verbessern.

- **Lernen dritter Ordnung (Deutero-Learning)** bezeichnet das „Lernen des Lernens". Die bisherigen Lernprozesse erster und zweiter Ordnung werden analysiert und daraus lernhemmende und -fördernde Faktoren bestimmt. Auf diese Weise soll die organisationale Lernfähigkeit verbessert werden. Dies geschieht insbesondere durch die Beseitigung von Lernbarrieren und das Stimulieren von Lernbereitschaft (Problemlösungs- bzw. Prozesslernen).

Abb. 8.2.4 gibt einen Überblick über die Zusammenhänge des individuellen Lernens.

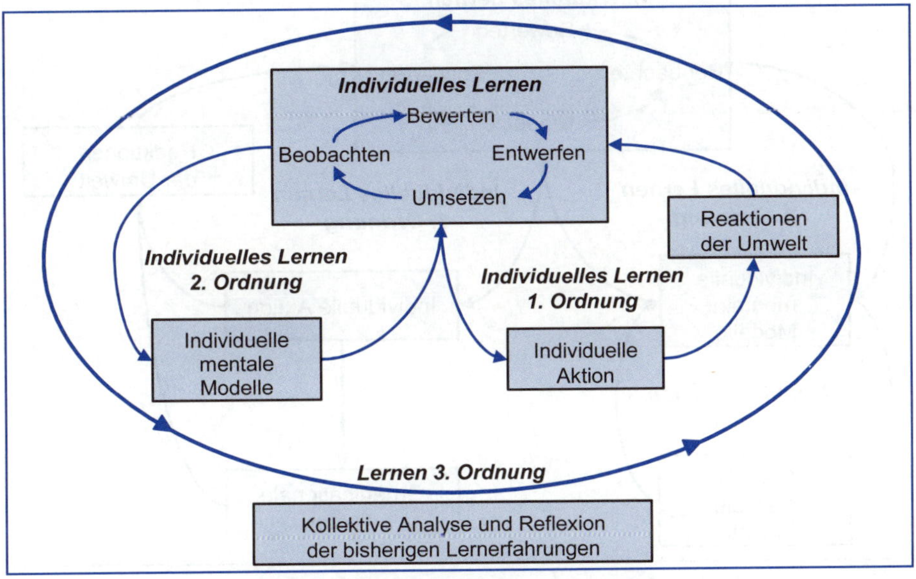


*Abb. 8.2.4: Die drei Ebenen des Lernens (in Anlehnung an Kim, 1993, S. 44; Götz/Schmid, 2004a, S. 190)*

Da Unternehmen durch ihre Mitglieder lernen, lässt sich das Modell des individuellen Lernens auf das Lernen von Organisationen erweitern. So besitzen Personen einer Organisation Erwartungen über die Konsequenzen ihres Handelns, eine sog. organisationale Handlungstheorie (Theory of Action). Im Rahmen ihrer Wahrnehmung überprüfen die Organisationsmitglieder diese Erwartungen und lernen bzw. verlernen, indem sie ihre mentalen Modelle konstruieren, testen und rekonstruieren (vgl. *Argyris/Schön,* 1978, S. 10ff.). **Organisationales Lernen** bezeichnet dabei die Fähigkeit einer Organisation, neue Problem- und Handlungskompetenzen zu generieren. Dies geschieht zum einen durch systematische Erkennung und Beseitigung von Fehlern und zum anderen durch laufende Anpassung der organisationalen Werte und des organisationalen Wissens (vgl. *Götz/Schmid*, 2004a, S. 191).

Organisationales Lernen erfordert die Bildung und Weiterentwicklung geteilter mentaler Modelle auf Unternehmensebene. Unternehmen benötigen zur Gestaltung und Optimierung ihrer Geschäftsprozesse ein breites Spektrum an Wissen, das sie zur Erfüllung von Aufgaben und für Problemlösungen verwenden. Dieser Bestand an Wissen repräsentiert die organisationale Wissensbasis, die durch organisationale Lernvorgänge genutzt, geändert und weiterentwickelt wird (vgl. *Pautzke*, 1989, S. 63 ff.). Das individuelle Wissen einzelner Mitarbeiter muss dazu zumindest teilweise offengelegt und im Hinblick auf seinen Erklärungswert einer kritischen Überprüfung unterzogen werden. Auf diese Weise kann geprüftes individuelles Wissen Eingang in organisationale Handlungsroutinen wie z.B. Standardprozesse finden (vgl. *Kim*, 1993, S. 46f.).

In Abb. 8.2.5 ist ein vereinfachtes **Modell des organisationalen Lernens** dargestellt. Es beinhaltet individuelle und organisationale Lernprozesse erster und zweiter Ordnung. Dabei wird der individuelle Lernprozess (vgl. Abb. 8.2.4) durch das Lernen auf organisationaler Ebene erweitert. Das organisationale Lernen erfolgt auf der zweiten Ebene über ausgetauschte individuelle mentale Modelle. Diese führen zur Anpassung der organisationalen Basis an Erklärungsmodellen.

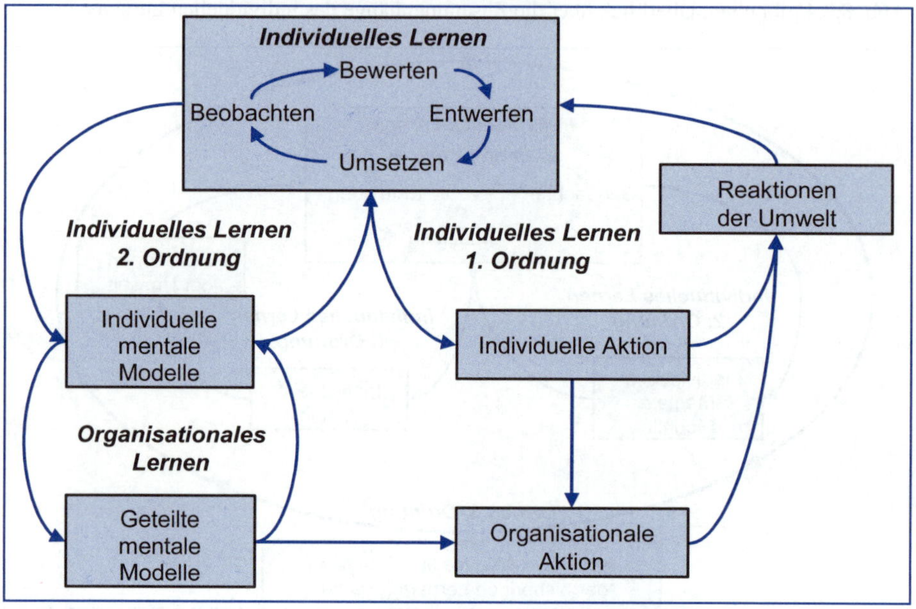


*Abb. 8.2.5: Integriertes Modell des organisationalen Lernens (in Anlehnung an Kim, 1993, S. 44)*

Organisationales Lernen findet somit immer durch Lernen auf der individuellen Ebene bzw. in Gruppen statt. Deshalb ist organisationales Lernen erheblich schwerer zu erreichen als individuelles Lernen. Das zeigt sich z.B. darin, dass die Lernintensität von Gruppen häufig nur dem kleinsten gemeinsamen Nenner entspricht (vgl. *de Geus*, 1989, S. 28). Daraus entsteht die Gefahr einer unzureichenden Veränderungsfähigkeit des Unternehmens.

Zur **Förderung des organisationalen Lernens** sollten Unterbrechungen und Störungen der Lernprozesse identifiziert und beseitigt werden. Lernprozesse können nur dann wirkungsvoll ablaufen, wenn die Rückkopplungsbeziehungen nicht unterbrochen sind. Folgende **Störungen** können hierbei auftreten (vgl. *March/Olsen*, 1988, S. 147 ff.):

- **Rollen-beschränktes Lernen** ist eine Situation, in der individuelle Handlungskonzepte nicht in Handlungen umgesetzt werden und deshalb keine Lernprozesse stattfinden. Organisationsmitglieder wollen zwar gemäß ihren Überzeugungen handeln, aber auferlegte Rollenbeschränkungen verhindern dies. So kann z.B. der Wunsch eines Abteilungsleiters, einen Facharbeiter einzustellen, an einem generellen Einstellungsstopp scheitern.
- **Publikums-Lernen** charakterisiert eine Situation, bei der zwar eine individuelle Handlung stattfindet, aber daraus keine organisationale Aktion folgt. Individuelle und organisationale Handlungen besitzen nur eine schwache Verknüpfung. Dies kann vielfältige Ursachen haben. Beispielsweise kann eine individuelle Aktion die Organisation in mehrdeutiger Weise beeinflussen. Ebenso kann die individuelle Aktion organisatorische Widerstände hervorrufen.

- **Abergläubiges Lernen** liegt vor, wenn Umweltreaktionen als Folge organisationaler bzw. individueller Aktionen beobachtet werden, deren kausaler Zusammenhang nicht objektiv nachvollziehbar ist. Die Ursache-Wirkungs-Beziehung zwischen Aktion und Reaktion wird in diesem Fall subjektiv interpretiert. Dies kann der Fall sein, wenn in einem komplexen Problemkontext mehrere Aktionen objektiv zu einer gewünschten Reaktion führen, diese aber subjektiv lediglich als Ergebnis einer Aktion interpretiert wird. Beispielsweise kann eine Vielzahl von Kostensenkungsmaßnahmen und Kundennutzensteigerungen objektiv in Produktivitätsverbesserungen resultieren. Eine Person, die nur an einer zugehörigen Aktion beteiligt war, kann diese jedoch als alleinige Ursache der Produktivitätsverbesserung ansehen.
- **Mehrdeutiges Lernen** beruht auf einer gestörten Beziehung zwischen Umweltreaktion und daraus abgeleiteten individuellen Handlungskonzepten. Die Umweltbedingungen werden unterschiedlich interpretiert, da Kausalzusammenhänge zwischen Umweltsituationen und entsprechenden Handlungskonzepten mehrdeutig und unsicher sind. Beispiel ist ein steigender Absatz von Alarmanlagen in einem Stadtteil. Dieser kann im Unternehmen verschieden interpretiert werden. So kann dieser Stadtteil eine zunehmende Kriminalitätsrate aufweisen oder dort ein Konkurrent sein Geschäft eingestellt haben.

## 8.2.5 Wissensmanagement

Wissen hat für ein Unternehmen in vielen Fällen eine hohe strategische Bedeutung. Deshalb stellt sich für die Unternehmensführung die Frage, wie sie das organisationale Wissen optimal nutzen, weiterentwickeln und in ihren Geschäftsprozessen und Produkten umsetzen kann. Diesen Sachverhalt wird unter dem Begriff des Wissensmanagements zusammengefasst (vgl. *Probst* et al. 2006, S. 28ff.; *Bullinger* et al., 1998, S. 23f.; *North*, 2005, S. 174ff.):

**Wissensmanagement** bezeichnet die systematische Identifikation, Beschaffung, Entwicklung, Verteilung, Nutzung und Bewahrung des organisationalen Wissens mit dem Ziel, dieses zum Nutzen des Unternehmens einzusetzen.

Der Nutzen des Wissensmanagements ergibt sich aus seinem Beitrag zur Erreichung der betrieblichen Zielsetzungen. Es bezieht sich nicht nur auf das Unternehmen selbst, sondern auch auf externe Wissensquellen wie z.B. Kunden, Lieferanten oder Geschäftspartner.

### 8.2.5.1 Konzeptionen des Wissensmanagements

In der Literatur existiert eine Vielzahl unterschiedlicher Ansätze des Wissensmanagements. Dabei lassen sich folgende **Denkrichtungen** unterscheiden (vgl. *North*, 2005, S. 171ff.):

- Das **technokratische Wissensmanagement** betrachtet Wissen als Objekt und geht davon aus, dass dessen Aufbau und Nutzung genau geplant, gesteuert und gemessen werden kann. Dies soll vor allem durch den Einsatz von Informationstechnik erreicht werden.
- Die **Wissensökologie** versteht Wissen als Prozess. Ihr Schwerpunkt liegt in der Gestaltung der Rahmenbedingungen, um Mitarbeiter zu motivieren, organisationales Wissen aufzubauen und zu nutzen. Unternehmen werden dabei als dynamisch lernende Systeme verstanden, die nicht beliebig steuerbar sind.
- **Phasenmodelle** integrieren diese beiden Sichtweisen. Wissen wird situativ als Objekt bzw. Prozess angesehen und Wissensmanagement in einzelne Phasen unterteilt.

Im Folgenden werden wesentliche deutschsprachige Konzepte vorgestellt, welche das Wissensmanagement ganzheitlich betrachten. Organisationales Wissen wird dabei als eigenständiges Objekt der Unternehmensführung mit hohem Stellenwert angesehen (Holistische Ansätze). Daneben existieren Konzepte, die nur auf einzelne Teilaspekte des Wissensmanagements eingehen (Partialansätze). Diese werden nachfolgend soweit erforderlich im Rahmen der jeweiligen Themenstellung behandelt (vgl. *Al-Laham*, 2003, S. 79ff.).

- **Kontextgestaltung organisationaler Lernprozesse nach *Pawlowsky* (1994):** *Pawlowsky* versteht unter Wissensmanagement die zielgerichtete Gestaltung organisationaler Lernprozesse. Diese erfolgt auf Basis der Identifikation, Erzeugung und Entwicklung des erfolgsrelevanten Wissens. Es soll im Unternehmen verfügbar gemacht und in Verhalten umgesetzt werden. Da jeder Lernprozess auf der einen Seite durch das dabei verwendete Wissen bestimmt wird und auf der anderen Seite die Wissensbasis verändert, entsteht ein Kreislauf organisatorischen Lernens. Die vier grundlegenden Phasen organisatorischer Lernprozesse bilden die Ansatzpunkte des Wissensmanagements. Die erste Phase bezieht sich auf die Identifikation und Generierung relevanten organisationalen Wissens. Im Anschluss findet in der zweiten Phase die Diffusion des Wissens in der Organisation statt. In der dritten Phase wird das Wissen integriert und die organisationale Wissensbasis modifiziert. In der vierten Phase der Aktion und Nutzung ist es entscheidend, inwieweit das neue Wissen zu einer Änderung des Verhaltens der Mitarbeiter führt. Personelle Führungsaspekte stehen bei diesem Ansatz im Vordergrund.
- **Wandlungsorientierte Konzeption nach *Schüppel* (1996):** Wissensmanagement wird von *Schüppel* als Ansatz verstanden, um komplexe Wandlungsprozesse im Unternehmen zu beherrschen. Durch vier Akte soll das prinzipiell erreichbare Lern- und Wissenspotenzial des Unternehmens ausgeschöpft und Wissens- und Lernbarrieren beseitigt werden. Im ersten Akt findet die Rekonstruktion der Wissensbasis statt, die einen Überblick über das Wissen der Organisation und die vorhandenen Wissensträger liefern soll. Im zweiten Akt erfolgt die Analyse der eigenen Lernprozesse. Daraufhin folgt im dritten Akt die Identifikation von Wissens- und Lernbarrieren, die potenziell in jedem Lernprozess vorhanden sind. Erst nachdem in diesen drei Akten die Wissenssituation des Unternehmens genau analysiert ist, kann im vierten Akt die Gestaltung des Wissensmanagements zur Überwindung der Lern- und Transferbarrieren vorgenommen werden.
- **Lebenszyklusorientiertes Wissensmanagement nach *Rehäuser/Krcmar* (1996):** Während die ersten beiden Ansätze der Wissensökologie zuzuordnen sind, ist das Konzept von *Rehäuser/Krcmar* ein Vertreter des technokratischen Wissensmanagements. Die Aufgaben des Wissensmanagements werden dort in fünf Managementphasen gegliedert. Der Zyklus beginnt mit dem „Management der Wissens- und Informationsquellen", d.h. dem Erkennen und Erheben von Wissen, das noch keinen Eingang in die Wissensträger und Informationsressourcen gefunden hat. Das „Management der Wissensträger und Informationsressourcen" beschäftigt sich mit der Darstellung und Speicherung des Wissens sowie der Bereitstellung und Pflege geeigneter Wissensträger. Beim anschließenden „Management des Wissensangebotes" geht es um die Bereitstellung des Wissens zur Lösung konkreter Probleme. In der Phase des „Managements des Wissensbedarfs" wird das bereitgestellte Wissen vom Wissensnutzer interpretiert und angewandt. Die letzte Phase des „Managements der Infrastrukturen" zielt auf die Schaffung einer personalen, organisatorischen und technologischen Infrastruktur ab. Dieser Zyklus wird im Unternehmen ständig durchlaufen. Jeder neue Lebenszyklusprozess bewegt sich auf einer höheren Wissensebene. Wissen wird als ein sich selbst produzierendes und aufrechterhaltendes Netzwerk von Strukturen angesehen. Das Modell beschäftigt sich vor allem mit explizitem Wissen, das durch Informationstechnik genutzt werden soll.

- **Führungskreislauforientierte Konzeption nach *Probst* et al. (2006):** *Probst* et al. unterteilen in ihrem Phasenmodell das Wissensmanagement in Bausteine: Wissensziele, -identifikation, -erwerb, -entwicklung, -verteilung, -nutzung, -bewahrung und -bewertung. Diese Bausteine sind miteinander vernetzt und bilden in Anlehnung an den klassischen Führungsprozess (vgl. Kap. 1.3.2.1) den **Kreislauf des Wissensmanagements**. Er ist in Abb. 8.2.6 dargestellt. Identifikation, Erwerb, Entwicklung, Verteilung, Nutzung und Bewahrung stellen die operativen Aufgabenbereiche des Wissensmanagements dar. Sie fallen laufend an, beeinflussen sich gegenseitig und bauen aufeinander auf. Um aber ein wirkungsvolles Wissensmanagement betreiben zu können, benötigen diese operativen Tätigkeiten eine strategische Ausrichtung als Orientierungsrahmen, der von der Unternehmensführung vorzugeben ist. Dies sind die Wissensziele und die Wissensbewertung, die sich auf alle operativen Aufgabenbereiche beziehen. In der Grafik müssten deshalb (im Gegensatz zur Darstellung von *Probst* et al.) von den Wissenszielen Pfeile zu allen Bausteinen ausgehen und von allen Bausteinen ein Pfeil zur Wissensbewertung führen. Aus Gründen der Übersichtlichkeit verdeutlicht dies ein Pfeil von den Wissenszielen zum operativen Wissensmanagementsystem und zurück zur Wissensbewertung.

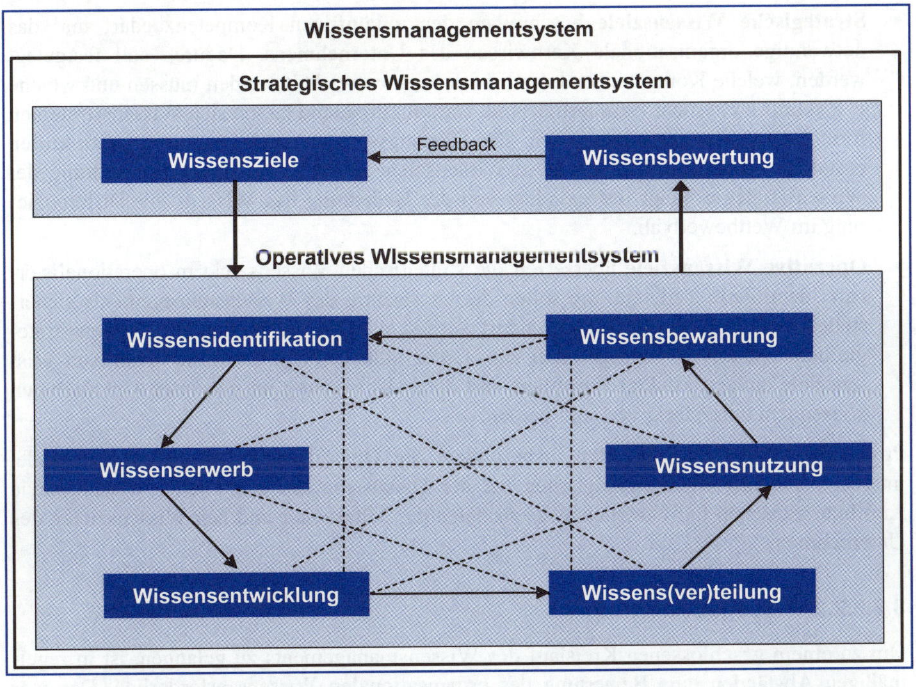


*Abb. 8.2.6: Kreislauf des Wissensmanagements im Wissensmanagementsystem (vgl. Probst et al., 2006, S. 32)*

Das integrative Modell von *Probst* et al. ist ausgesprochen anwendungsorientiert und im deutschsprachigen Raum weit verbreitet. Aus diesem Grund bildet es in diesem Kapitel die Basis der weiteren Darstellung des Wissensmanagements (vgl. im Folgenden *Probst* et al., 2006, S. 35ff.).

### 8.2.5.2 Strategisches Wissensmanagement

#### 8.2.5.2.1 Wissensziele

Ausgangspunkt des Wissensmanagements ist die Festlegung der Wissensziele, die das Unternehmen verfolgt. Diese bestimmen, auf welcher Zielebene welches Wissen und welche Kompetenzen aufzubauen sind. Alle weiteren Aktivitäten sind darauf gerichtet, diese Wissensziele zu erreichen. Auf diese Weise laufen organisationale Lernprozesse zielgerichtet ab und der Erfolg des Wissensmanagements kann beurteilt werden. Ihre Definition wird in der Praxis jedoch häufig vernachlässigt (vgl. *Probst* et al., 2006, S. 35ff.).

- **Normative Wissensziele** bilden die Basis für die Bereitschaft des Unternehmens und seiner Mitarbeiter, sich mit Aspekten des Wissens auseinander zu setzen. Hierzu gehört insbesondere die Schaffung einer wissensorientierten Unternehmenskultur. Diese soll bei Führungskräften und Mitarbeitern ein Bewusstsein dafür schaffen, dass Wissen eine zentrale Größe für den Unternehmenserfolg darstellt. Ohne ein derartiges Bewusstsein und Umfeld haben die Maßnahmen des Wissensmanagements auf nachfolgenden Ebenen nur geringe Aussicht auf Erfolg.
- **Strategische Wissensziele** beschreiben den zukünftigen Kompetenzbedarf und das notwendige organisationale Kernwissen des Unternehmens. Dadurch soll festgelegt werden, welche Kompetenzen bewahrt oder neu entwickelt werden müssen und welche in Zukunft nicht mehr erforderlich sind. Darauf aufbauend lassen sich Wissensstrategien formulieren. Sie beschreiben, wie die Führungssysteme und Organisationsstrukturen gestaltet werden müssen, um diese Wissensziele zu erreichen. Die Ausgestaltung der Wissensstrategie hängt insbesondere von der Bedeutung des Wissens zur Differenzierung im Wettbewerb ab.
- **Operative Wissensziele** übersetzen die strategischen Wissensziele in operationalisierbare, detaillierte Teilziele. Sie sollen die Umsetzung des Wissensmanagements sicherstellen. Auf diese Weise soll verhindert werden, dass die Verfolgung der Wissensstrategie dem operativen Tagesgeschäft zum Opfer fällt. Dafür müssen die operativen Wissensziele äußerst konkret formuliert und deren Umsetzung im gesamten Unternehmen konsequent unterjährig verfolgt werden.

Probleme in der Praxis bereiten insbesondere die Quantifizierbarkeit der Wissensziele, interne Verständigungsschwierigkeiten bei der Diskussion um das Thema Wissen sowie Konflikte zwischen individuellen Wissenszielen der Mitarbeiter und den Wissenszielen des Unternehmens.

#### 8.2.5.2.2 Wissensbewertung

Um zu einem geschlossenen Kreislauf des Wissensmanagements zu gelangen, ist in regelmäßigen Abständen eine Bewertung des organisationalen Wissens erforderlich. Darunter soll jedoch keine monetäre Bewertung verstanden werden. Vielmehr ist zu prüfen, ob die Wissensziele erreicht wurden. Aus diesem Grund sollte die Messung entsprechend den normativen, strategischen und operativen Wissenszielen erfolgen. Dabei ist ein **Zielerreichungsgrad** zu ermitteln, der den Erfolg des Wissensmanagements beurteilbar macht und Maßnahmen abgeleitet bzw. Ziele angepasst werden können. Um dies zu erreichen, sollte bereits bei der Festlegung der Wissensziele auf deren Operationalisierbarkeit und Umsetzbarkeit in konkrete Maßnahmen geachtet werden (vgl. *Probst* et al., 2006, S. 211ff.). Die Darstellung der erzielten Ergebnisse kann darüber hinaus auch einen Beitrag zur Rechtfertigung des Bedarfs an finanziellen und personellen Ressourcen liefern.

Die Einführung des Wissensmanagements bei der *Porsche Engineering Services GmbH* (vgl. Kap. 8.2.5.3.1) führte z.B. für die Mitarbeiter zu einer Vereinfachung der täglichen Informationssuche und half dadurch, Fehler und Doppelarbeiten zu vermeiden. Eine interne Untersuchung ergab, dass auf diese Weise pro Tag und Mitarbeiter ca. 40 Minuten bei der Wissenssuche eingespart werden konnten. Dadurch ließ sich die Effizienz der Entwicklungsprojekte um ca. 10% steigern.

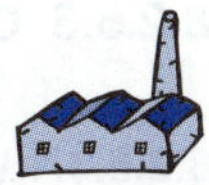

Eine direkte Quantifizierung der personengebundenen Ressource „Wissen" scheint weder möglich noch sinnvoll zu sein. Deshalb wird in aller Regel eine indirekte Bewertung mit Hilfe von **Wissensindikatoren** durchgeführt. Durch die Messung ihrer Veränderung werden Rückschlüsse auf die Entwicklung der organisationalen Wissensbasis gezogen. Diese Indikatoren sind für jedes Unternehmen auf Basis der Wissensstrategie und der Wissensziele individuell festzulegen. Beispiele sind Anzahl und Wert von Patenten, Lizenzen und Urheberrechten, die Menge berücksichtigter Verbesserungsvorschläge oder Schulungstage. Darüber hinaus sind auch personelle Aspekte wie z.B. die Zufriedenheit und Motivation der Mitarbeiter, deren Erfahrungen und Kompetenzen in einem Wissensgebiet und die Wertschöpfung pro Mitarbeiter in die Bewertung einzubeziehen.

Die Indikatoren lassen sich in folgende aufeinander aufbauende und zusammenhängende **Klassen** einteilen (vgl. *North* et al., 1998, S. 160ff.):

- **Bestandsindikatoren** sollen darstellen, woraus sich die organisationale Wissensbasis zu einem bestimmten Zeitpunkt zusammensetzt. Beispiele sind Kompetenzprofile der Mitarbeiter oder die Zahl an Patenten. Sie lassen sich zu einer Wissensbilanz ausbauen.
- **Interventionsindikatoren** beschreiben die Aktivitäten zur Veränderung der Wissensbasis. Beispiele sind die Durchführung von Schulungen oder die Erstellung von Expertenprofilen.
- **Übertragungsindikatoren** sollen die direkten Ergebnisse der Wissensaktivitäten messen. Beispiele sind die Anzahl an Verbesserungsvorschlägen oder die Antwortzeiten auf Kundenanfragen.
- **Finanzielle Indikatoren** messen die Geschäftsergebnisse am Ende der Betrachtungsperiode. Sie werden ergänzend zu den Wissensindikatoren ermittelt. Inwieweit die Wissensaktivitäten jedoch Auswirkungen auf die finanziellen Ergebnisse genommen haben, ist nicht eindeutig feststellbar.

Die Darstellung der organisationalen Wissensbasis in Form einer **Wissensbilanz** bildet den Anfangs- und Endpunkt der Wissensbewertung. Die Veränderungen des organisationalen Wissens lassen sich im Rahmen einer Bewegungsbilanz analysieren. Durch die Wissensbewertung soll vor allem ein Verständnis für Ursache-Wirkungs-Zusammenhänge zwischen den Bausteinen des Wissensmanagements und der Erreichung unternehmerischer Zielsetzungen hergestellt werden (vgl. Kap. 8.3).

Die Frage der Wissensbewertung ist noch nicht abschließend gelöst. Definition und Auswahl geeigneter Indikatoren stoßen in der Praxis auf erhebliche Schwierigkeiten. Problematisch sind insbesondere deren standardisierte und objektive Messbarkeit sowie ihr Aussagegehalt (vgl. *Grübel* et al., 2004, S. 26f.). Generell ist die Bewertung des Wissens ohne den Einbezug anderer immaterieller Vermögenswerte wenig sinnvoll. Deshalb wird auf die bestehenden Bewertungsansätze erst im Kapitel 8.3.4 ausführlicher eingegangen.

Aus der Wissensbewertung folgt ein **Feedback**, inwieweit die Wissensziele erreicht wurden. Dies bildet den Ausgangspunkt für die Überarbeitung und Festlegung neuer Wissensziele. Auf diese Weise wird aus einer Kette von Bausteinen ein geschlossener **Wissensmanagementkreislauf**.

### 8.2.5.3 Operatives Wissensmanagement

#### 8.2.5.3.1 Wissensidentifikation

Die fehlende Transparenz über das innerhalb und außerhalb der Organisation vorhandene Wissen stellt in vielen Unternehmen heute ein Problem dar. Eine immer größer werdende Informationsflut erschwert es vielen Führungskräften, die zur Zielerreichung erforderlichen Informationen zu finden und auszuwählen (vgl. Kap. 7.2).

Die Identifikation der für das Unternehmen relevanten Wissensträger und -inhalte bildet deshalb die Grundlage für ein effektives Wissensmanagement. Sie ermöglicht es dem einzelnen Mitarbeiter, Wissensträger zu finden und mit ihnen Kontakte zu knüpfen, kooperativ zusammenzuarbeiten und Synergien zu erzielen. Interne und externe Wissensressourcen lassen sich somit besser nutzen (vgl. *Probst* et al., 2006, S. 61ff.).

**Wissens(land)karten** sind graphische Verzeichnisse von Wissensträgern, -strukturen, -beständen, -quellen oder -anwendungen. Sie stellen das Wissen und die betreffenden Wissensträger strukturiert dar und erleichtern das Auffinden von Wissensträgern oder -quellen. Auf diese Weise erhöhen sie die Transparenz über das vorhandene Wissen. Die wichtigsten **Arten** von Wissenslandkarten sind:

- **Wissensträgerkarten** geben Auskunft darüber, welches Wissen in welcher Ausprägung bei welchem Wissensträger vorhanden ist.
- **Wissensbestandskarten** zeigen, wo und in welcher Form bestimmte Wissensbestände gespeichert sind.
- **Wissensstrukturkarten** veranschaulichen die Zusammenhänge im Rahmen eines Wissensgebietes bzw. zwischen unterschiedlichen Wissensgebieten.

Eine effektive und mit relativ geringem Aufwand verbundene Möglichkeit der Wissensidentifikation ist die Erstellung von Wissensträgerkarten in Form von Expertenverzeichnissen. Sie enthalten die internen Experten mit ihren betrieblichen Kontaktdaten und beschreiben, auf welchen Themengebieten diese über spezielles Wissen verfügen. Deshalb werden diese Verzeichnisse häufig auch die „Gelben Seiten" des Unternehmens genannt. Eine Integration in das betriebliche Intranet bietet sich an.

Zur Verbesserung der Transparenz über das im Unternehmen vorhandene Wissen können alle Mitarbeiter ihren Beitrag leisten. Jeder sollte seinen Kollegen seine Fähigkeiten kommunizieren und ihnen den Zugriff auf sein Wissen erleichtern. Die infrastrukturellen Voraussetzungen hierfür sind durch das Unternehmen zu schaffen. Dabei sollte jedoch stets auf bestehende Wissensstrukturen aufgebaut und auf ein angemessenes Kosten-Nutzen-Verhältnis geachtet werden (vgl. *Herbst*, 2000, S. 83 f.; *Roehl*, 2000, S. 240f.).

Noch schwieriger als die Bestimmung des unternehmenseigenen Wissens ist es, einen Überblick über das relevante externe Wissen zu erhalten. Dabei geht es vor allem darum, sich über Markttrends zu informieren und die maßgeblichen externen Wissensträger und -quellen zu kennen. Dies können z.B. Professoren, Berater, Lieferanten oder Kunden sein. Diese verfügen über spezielles Wissen, welches im Unternehmen nicht vorhanden ist. Ein enormes Informationspotenzial bietet hier das Internet. Dies erschwert jedoch gleichzeitig das Auffinden und Selektieren der relevanten Informationen. Ein nützliches Hilfsmittel sind Suchmaschinen (z.B. *www.google.de*). Bei der Suche nach externem Wissen wird in der Praxis häufig unnötiger Aufwand betrieben. Dies liegt vor allem daran, dass nicht die richtigen Wissensträger befragt werden, die Suchziele unklar formuliert sind und die Mitarbeiter zu wenig Erfahrung im Umgang mit externen Wissensquellen haben.

Die Identifikation des vorhandenen Wissens zeigt auch bestehende Wissensdefizite auf. Um sie zu beseitigen, sind Lernprozesse erforderlich (vgl. Kap. 8.2.4). Wissenslücken können entweder durch die Nutzung externer Quellen (Wissenserwerb) oder die Schaffung neuen Wissens durch das Unternehmen selbst (Wissensentwicklung) geschlossen werden.

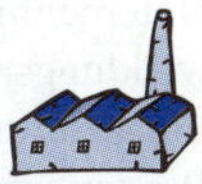

Die *Porsche Engineering Services GmbH* ist eine Tochtergesellschaft der *Porsche AG* mit Sitz in Bietigheim-Bissingen und erstellt Entwicklungsdienstleistungen für die Automobilindustrie. Die Gelben Seiten des Unternehmens sind für alle Mitarbeiter in *Lotus Notes* zugänglich. Diese Lösung wurde gewählt, da auf diese Weise die Zugriffsrechte besser zuordenbar sind als im Intranet.

Die **Mitarbeiter-Stammdaten** (Name, Lichtbild, Telefonnummer etc.) werden bei Eintritt eines neuen Mitarbeiters von der IT-Abteilung eingepflegt. Zusätzlich werden die im Laufe der Betriebszugehörigkeit durchgeführten **Schulungen** von der Personalabteilung eingetragen.

Die **Qualifikationsdaten** wie z.B. Ausbildung, Tätigkeitsbeschreibung, Sprachkenntnisse, EDV-Kenntnisse sowie Projekterfahrungen und spezielle Qualifikationen werden von den Mitarbeitern selbst eingepflegt und regelmäßig aktualisiert.

Die Mitarbeiter können ihrerseits mit Hilfe einer standardisierten Suchmaske nach einem geeigneten Ansprechpartner in der Datenbank suchen. Den Aufbau eines solchen Mitarbeiterprofils zeigt Abb. 8.2.7.

**Mitarbeiterprofil**

| | | |
|---|---|---|
| **Name:** | Elvira Musterfrau | |
| **Alter:** | 32 | |
| **Sprachkenntnisse:** | Französisch, Italienisch, Spanisch, Englisch | |
| **Funktion in der PES GmbH:** | OTL | |
| **Fachbereich in PES GmbH:** | EKR | |
| **Ausbildungs-/Studiengänge:** | techn. Zeichnerin<br>Dipl.-Ing. Maschinenbau<br>Projektmanagement -Fachfrau RKW/GPM | |
| **Berufserfahrung:** | Technische Zeichnerin im Maschinenbau<br>Konstruktion im Sondermaschinenbau<br>Konstruktion im Automobilbau | **Mitarbeit in Fachabteilungen:**<br>EGX 3, EKX, EKX |
| **„Know-how"-Schwerpunkte:** | Zeichnungskontrolle<br>Stücklistenerstellung -/Pflege<br>Technische Dokumentation<br>Konstruktion mit Kunststoffen<br>Projektmanagement | Erstellen von Montageanweisungen<br><br><br>Kunststoffanbindungen |
| **Projekterfahrung:** | Porsche Sportwagenvariante<br>Porsche Strassenrennwagen<br>Porsche SUV<br>Daimler Chrysler VAN | Frontend<br>Anbauteile<br>Frontend<br>Frontend |
| **PC/DV/CAD -Kenntnisse:** | Corel Draw, Lotus Notes, MS Office, MS Project, MS Mindmanager, CATIA, Pro Engineer | |

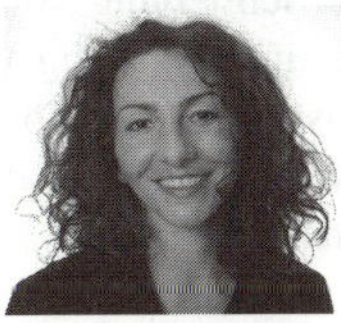

*Abb. 8.2.7: Mitarbeiterprofil in den Gelben Seiten der Porsche Engineering Services GmbH*

### 8.2.5.3.2 Wissenserwerb

Unternehmen sind häufig nicht in der Lage, sämtliches Wissen selbst zu entwickeln. Ein effektiver Weg, um Wissenslücken zu schließen, ist deshalb der Erwerb des Wissens von externen Wissensträgern (vgl. *Probst* et al., 2006, S. 91ff.). Dies kann zum Beispiel durch Einstellung eines neuen Mitarbeiters geschehen, der über das erforderliche Wissen verfügt. Externe Experten lassen sich aber auch zeitweise „mieten". Ein Beispiel hierfür sind Unternehmensberater. Weitere Möglichkeiten sind Kooperationen mit anderen Organisationen (z.B. Universitäten) oder indem das Unternehmen mit anderen Unternehmen fusioniert bzw. diese akquiriert (vgl. Kap. 3.5).

Besonders nützlich ist das **Wissen von Interessengruppen** (Stakeholder), mit denen das Unternehmen in Beziehung steht (vgl. Kap. 2.4.1). Dies kann z.B. ein gemeinsames Entwicklungsprojekt mit einem Lieferanten oder die Zusammenarbeit mit der Hausbank bei der Finanzierung eines Investitionsprojekts sein. Im Vordergrund steht selbstverständlich das Wissen über den Kunden und seine Bedürfnisse sowie die von ihm gemachten Erfahrungen mit den Leistungen des Unternehmens. Diesem Wissen kommt für die gezielte Entwicklung und Vermarktung der Produkte eine Schlüsselrolle zu (vgl. Kap. 3.3.5).

Darüber hinaus kann das Unternehmen auch Wissen in Form von **Wissensprodukten** erwerben. Dies können z.B. Lizenzen und Patente, Blaupausen oder Software sein. Da das Wissen hier personenunabhängig als Information gespeichert ist, bezeichnet man diese auch als Wissenskonserven.

**Problematisch** beim Wissenserwerb ist die geringe Markttransparenz, die Vergleich und Bewertung des zu erwerbenden Wissens erschwert. Darüber hinaus sind interne Barrieren zu beseitigen, die bei den Mitarbeitern gegenüber erworbenem Wissen bestehen. Beispiele sind das „Not-invented-here"-Syndrom, Mobbing gegen neue Mitarbeiter oder Widerstand gegen Konzepte von Unternehmensberatern.

Die Schließung von Wissenslücken durch Wissenserwerb reicht aber in aller Regel nicht aus, um langfristig Wettbewerbsvorteile zu erzielen. Der einfache Grund hierfür ist, dass die meisten dieser Möglichkeiten natürlich auch der Konkurrenz hoffen stehen. Der Aufbau schwierig imitierbaren, organisationalen Wissens erfordert die Entwicklung durch das Unternehmen selbst.

#### 8.2.5.3.3 Wissensentwicklung

Die eigene Entwicklung von Wissen kann für das Unternehmen sowohl aus wirtschaftlichen als auch aus strategischen Gesichtspunkten von Vorteil sein. Für die Differenzierung im Wettbewerb ist die Entwicklung neuen Wissens entscheidend. Dieses lässt sich nicht extern erwerben und steht damit auch nicht der Konkurrenz zur Verfügung. Angestrebt wird neues Wissen, das zu innovativeren Produkten, höherem Kundennutzen und leistungsfähigeren Prozessen führt (vgl. *Pawlowsky*, 1998, S. 25; *Probst* et al., 2006, S. 111ff.).

Nach *Nonaka* und *Takeuchi* (vgl. im Folgenden 1997, S. 72ff.) ist nur der Mensch als Individuum in der Lage, neues Wissen zu entwickeln. Dies geschieht durch das Zusammenwirken von implizitem und explizitem Wissen. Die Entwicklung neuen Wissens erfolgt, wie in Abb. 8.2.8 dargestellt, in Form einer **Wissensspirale**. Dabei werden vier verschiedene **Stufen der Wissensumwandlung** durchlaufen:

- **Sozialisation** (Implizites Wissen aus implizitem Wissen): Die Sozialisation ist ein Erfahrungsaustausch zwischen Individuen, bei dem aus implizitem Wissen des einen Mitarbeiters neues implizites Wissen beim anderen Mitarbeiter entsteht. Der Mitarbeiter erwirbt neues Wissen von seinem Kollegen oder Vorgesetzten nicht durch Anweisungen, sondern vor allem durch Beobachtung, Nachahmung und praktische Anwendung. Voraussetzung der Sozialisation ist jedoch ein gemeinsamer Erfahrungskontext, denn ansonsten ist es für den Mitarbeiter schwer, die Denk- und Handlungsweise seines Kollegen nachzuvollziehen. Dies gilt z.B. für das Erlernen von kulturellen Normen, Richtlinien und Werten des Unternehmens (vgl. Kap. 2.1).
- **Externalisierung** (Explizites Wissen aus implizitem Wissen): Durch die Externalisierung wird das implizite Wissen in eine kommunizierbare und transferierbare Form ge-

bracht. Dadurch kann es von vielen Mitarbeitern genutzt werden. Dies lässt sich z.B. durch Aufschreiben erreichen. Ein Beispiel hierfür ist ein Personalvorstand, der auf Basis seiner eigenen langjährigen Erfahrungen als Führungskraft (= implizites Wissen) Personalführungsgrundsätze aufstellt, die den anderen Führungskräften in einem Rundschreiben bekannt gemacht werden (= explizites Wissen).

- **Kombination** (Explizites Wissen aus explizitem Wissen): Bei der Kombination wird das explizite Wissen eines Mitarbeiters mit anderem expliziten Wissen verbunden, in einen anderen Kontext gestellt und neu geordnet. Eine individuelle Problemlösung eines Mitarbeiters lässt sich zum Beispiel auf andere Abteilungen übertragen. Allerdings wird die Wissensbasis der Organisation dadurch nicht vergrößert, sondern lediglich bestehendes Wissen in eine andere Form und in einen anderen Kontext gebracht. Häufig lässt es sich dadurch jedoch besser nutzen als zuvor.
- **Internalisierung** (Implizites Wissen aus explizitem Wissen): Die Internalisierung stellt die Verinnerlichung und Anwendung des neuen expliziten Wissens dar („Learning by doing"). Die Mitarbeiter ergänzen, erweitern und ordnen ihr eigenes implizites Wissen neu und vergrößern auf diese Weise ihre Problemlösungs- und Handlungskompetenz. Dies geschieht beispielsweise, wenn ein Mitarbeiter die dokumentierten Erfahrungen vergangener Unternehmensprojekte dazu nutzt, die Planung eines neuen Entwicklungsvorhabens durchzuführen und auf diese Weise seine Planungsfähigkeit verbessert.

Nach der Internalisierung wird die Wissensspirale auf einem höheren Wissensniveau erneut durchlaufen. In der graphischen Darstellung erhält man deshalb einen spiralförmigen Verlauf. Die beiden kritischen Teilschritte sind die Externalisierung und die Internalisierung, da diese in besonderem Maße das persönliche Engagement der Mitarbeiter erfordern.

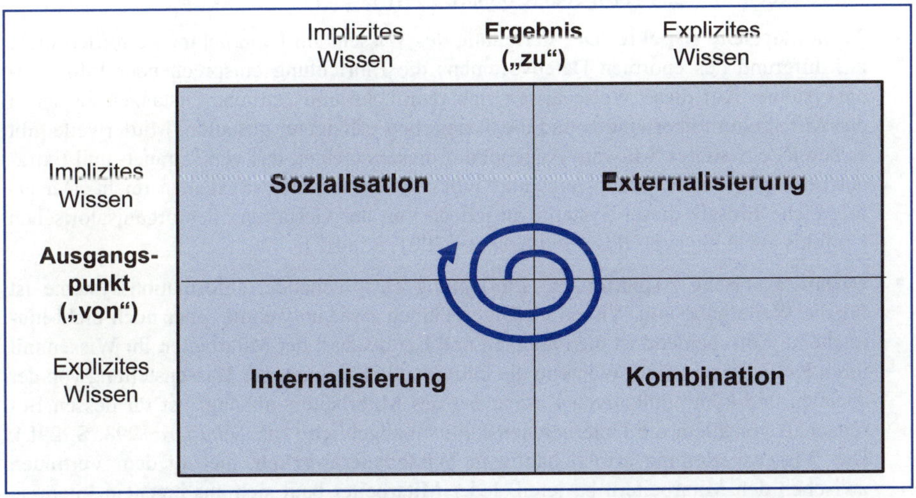


*Abb. 8.2.8: Die Spirale des Wissens (vgl. Nonaka/Takeuchi, 1997, S. 75)*

Wissensentwicklung kann auf individueller und kollektiver Ebene stattfinden. **Individuelle Lernprozesse** erfordern Kreativität und systematische Problemlösungskapazität. Sie führen zu neuem, persönlichem Wissen. Aus Sicht des Unternehmens sind jedoch individuelle Lernprozesse erforderlich, die neues organisationales Wissen und Innovationen hervorbringen. Die meisten Innovationen werden aber nicht von einzelnen Mitarbeitern, sondern von Teams entwickelt, die aus Mitarbeitern unterschiedlicher Funktionsbereiche bestehen. In diesem Rahmen kommen Instrumente der **kollektiven Wissensentwicklung** wie z.B. Kreativitätstechniken, Think tanks oder Lernarenen zum Einsatz. Ein **Think tank** ist eine Gruppe spezialisierter Mitarbeiter, die mit der Schaffung neuen kritischen Wissens beauftragt wird. Ein Beispiel ist ein Genforschungsteam in einem Pharma-Unternehmen. In einer **Lernarena** treffen sich die Mitarbeiter regelmäßig. Durch Erfahrungsaustausch und den Einsatz geeigneter Lernprozesse soll entweder das Wissen der Gruppe weiterentwickelt oder im Rahmen eines bestimmten Zeitraums vorgegebene Lernziele erreicht werden (vgl. *Romhardt*, 1995, S. 13ff.).

Innovationen treffen häufig auf individuelle und kollektive **Widerstände**. Alte Vorgehensweisen sollen durch neue Lösungen ersetzt werden, deren Leistungsfähigkeit sich erst noch zeigen muss. Oft spielen dabei auch Machtstrukturen eine Rolle (vgl. Kap. 3.6). Auf individueller Ebene äußern sich diese Widerstände z.B. durch geringe Aufgeschlossenheit gegenüber abweichenden Auffassungen und Einstellungen sowie dem Denken in Gefahren und Problemen statt in Chancen und Lösungen. Auf kollektiver Ebene besteht wegen mangelnder Wissenstransparenz die Gefahr von Redundanzen in der Wissensentwicklung. In diesen Fällen wird „das Rad immer wieder neu erfunden". Dies ist eine Verschwendung unternehmerischer Ressourcen (vgl. *Romhardt*, 1995, S. 173ff.).

#### 8.2.5.3.4 Wissens(ver)teilung

Im nächsten Schritt soll das beschaffte bzw. entwickelte Wissen den Mitarbeitern zur Verfügung gestellt werden. Es ist auf diejenigen Mitarbeiter zu übertragen, die nicht am Prozess der Wissensgenerierung beteiligt waren (vgl. *Güldenberg*, 2001, S. 286ff.). Die (Ver)teilung ist erforderlich, um isoliert vorhandenes Wissen für das gesamte Unternehmen nutzbar zu machen. Es ist zu entscheiden, welche Mitarbeiter über welches Wissen verfügen sollen und auf welche Weise dies erreicht werden kann. Dabei sind folgende **Aspekte der Wissensverteilung** zu beachten (vgl. *Probst* et al., 2006, S. 139ff.):

- **Technologische Aspekte:** Die Verteilung des Wissens im Unternehmen erfordert nicht nur aufgrund des enormen Datenvolumens die Einrichtung entsprechender Informationssysteme. Auf diese Weise lassen sich räumliche und zeitliche Distanzen zwischen den Mitarbeitern überwinden und die Teamarbeit effizienter gestalten. Mittlerweile gibt es bereits ein breites Software-Angebot auf diesem Gebiet, das von Intranet- und Extranet-Lösungen bis zu Groupware- und Workflowmanagement-Systemen reicht. Der erfolgreiche Einsatz dieser Systeme ist jedoch von der Gestaltung des organisatorischen Umfelds abhängig (vgl. *Böhmann/Krcmar*, 2001, S. 84ff.).
- **Organisatorische Aspekte:** Die Einrichtung entsprechender Informationssysteme ist für die Weitergabe von Wissen im Unternehmen zwar notwendig, aber noch nicht hinreichend. Entscheidend ist die Fähigkeit und Bereitschaft der Mitarbeiter, ihr Wissen mit ihren Kollegen zu teilen. Während die individuelle Fähigkeit zur Wissensteilung von der sozialen und kommunikativen Kompetenz des Mitarbeiters abhängt, ist für dessen Bereitschaft vor allem die Unternehmenskultur maßgeblich (vgl. *Schuller*, 1998, S. 29f.). Die Wissensverteilung erfolgt häufig in **Wissensnetzwerken**, die auf dem Vertrauen zwischen den Mitarbeitern basieren. Jeder Mitarbeiter baut sich aus eigenem Interesse ein individuelles und informelles Netzwerk aus Kollegen, Vorgesetzten oder Geschäftspartnern auf. Auf deren Wissen kann er dann im Bedarfsfall aufgrund persönlicher Beziehungen zurückgreifen. Für das Unternehmen ist es sinnvoll, eine solche Wissensverteilung bewusst und systematisch zu gestalten. Anstelle einer automatisierten zentralen Wissensverteilung wird dadurch ein bedarfsgerechtes fallweises Zugreifen auf dezentral im Unternehmen vorhandenes Wissen ermöglicht. Auf diese Weise kann die aktive Wissensnachfrage der Mitarbeiter gefördert werden (vgl. *Wieman*, 1998, S. 24f.; *Seufert* et al., 2000, S. 140f.).

- **Personelle Aspekte:** Der Wissensaustausch sollte auf der personellen Ebene durch entsprechende Maßnahmen und Anreizsysteme gefördert werden. Er vollzieht sich zwischen den Mitarbeitern hauptsächlich im Rahmen persönlicher Kontakte. Deshalb kann er z.B. durch die räumliche Gestaltung der Arbeitsplätze oder die Einrichtung von Kommunikationsorten wie beispielsweise Pausenräumen oder Kaffeeecken begünstigt werden. Die Wissensteilung lässt sich auch durch Anreizsysteme fördern, welche die Weitergabe und Inanspruchnahme von Wissen honorieren.

Die Wissensverteilung ist in direkter oder indirekter Form durchführbar. Beim **direkten Wissenstransfer** wird gezielt organisationales Wissen auf die Mitarbeiter übertragen. Im Vordergrund steht die Weitergabe von explizitem Wissen. Beispiele hierfür sind Weiterbildungsmaßnahmen, Qualitätszirkel oder Mentorenprogramme. Der **indirekte Wissenstransfer** verfolgt nicht ausdrücklich das Ziel, organisationales Wissen zu übertragen. Dies ist lediglich ein mehr oder weniger erwünschter Nebeneffekt bestimmter personeller Maßnahmen. Implizites Wissen wird häufig in dieser Form weitergegeben. Durch Job-Rotation, d.h. den planmäßigen und systematischen Wechsel von Arbeitsplatz und Arbeitsaufgaben, wird beispielsweise ein Mitarbeiter mit der Unternehmenskultur vertraut gemacht und kann sukzessive sein eigenes Wissensnetzwerk aufbauen (vgl. *Güldenberg*, 2001, S. 286ff.).

Die organisatorische Wissensverteilung lässt sich entweder nach dem Push- oder dem Pull-Prinzip gestalten (vgl. *Romhardt*, 1998, S. 209f.). Beim **Push-Prinzip** werden die Mitarbeiter mit dem für sie notwendigen Wissen von einer oder mehreren zentralen Stellen versorgt. Dies kann von Vorteil sein, wenn es sich um einen standardisierten und laufend wiederkehrenden Wissens- und Informationsbedarf handelt. Es ist auch dann sinnvoll, wenn der einzelne Mitarbeiter nicht in der Lage ist, eigene Wissensdefizite rechtzeitig festzustellen. Generell sollte der Mitarbeiter jedoch das für seine Aufgabe erforderliche Wissen gezielt auf eigene Initiative nachfragen, wenn er ein Defizit bei sich festgestellt hat (**Pull-Prinzip**). Auf diese Weise ist am ehesten gewährleistet, dass der Mitarbeiter das zur Verfügung gestellte Wissen auch aktiv nutzt.

Die Verteilung des organisationalen Wissens trifft in der Praxis auf eine Reihe von **Hindernissen und Barrieren** (vgl. *Bendt*, 2000, S. 53f.):

- **Transferiertes Wissen**: Implizites Wissen ist durch seine begrenzte Kodifizierbarkeit nur schwer übertragbar. Probleme können auch dadurch entstehen, dass das transferierte Wissen in einem anderen Kontext nicht mehr verwendet werden kann.
- **Wissenssender**: Ein potenzieller Wissenssender kann sich weigern, sein Wissen mit seinen Kollegen zu teilen. Dies gilt umso mehr, je stärker die Mitarbeiter bestimmte Teile des persönlichen Wissens als ihre unternehmensinterne Machtbasis ansehen („Wissen ist Macht"). Teilweise haben Mitarbeiter auch Angst, sich durch die Weitergabe ihres Wissens überflüssig zu machen und so ihren Arbeitsplatz oder Status zu gefährden. Aufgrund des erforderlichen Zeitbedarfs besteht bei Fehlen entsprechender Anreize häufig auch keine Motivation, ihr Wissen anderen zugänglich zu machen. Die Wissensverteilung hängt auch davon ab, inwieweit der Mitarbeiter in der Lage ist, sein Wissen zu beschreiben und anderen verständlich mitzuteilen.
- **Wissensempfänger**: Auch potenzielle Wissensempfänger können nicht bereit sein, das zur Verfügung gestellte Wissen aufzunehmen. Dies kann durch die generelle Ablehnung von Neuem und Fremden, die Angst vor Veränderung oder die Gefahr von Reputations- und Machtverlusten begründet sein. Darüber hinaus können auch die Fähigkeiten zur Aufnahme und Anwendung des Wissens beim Empfänger begrenzt sein.
- **Kontext des Wissenstransfers**: Das organisationale Umfeld ist die Basis des Wissenstransfers. Kommunikationshindernisse wie z.B. Konflikte zwischen Sender und Empfänger oder eine transferfeindliche Kultur können die Wissensverteilung behindern.

Die Beseitigung dieser Hindernisse ist eine zentrale Aufgabe der wissensorientierten Unternehmensführung. Für die Mitarbeiter sollten geeignete Anreize vorhanden sein, ihr Wissen mit ihren Kollegen zu teilen (vgl. Kap. 6.2.7.2).

### 8.2.5.3.5 Wissensnutzung

Wissen schafft erst dann einen Nutzen, wenn es für konkrete Handlungen oder für unternehmerische Entscheidungen eingesetzt wird (vgl. *Hopfenbeck*, 2000, S. 130f.). Durch die Wissensnutzung soll Wissen verwertet, d.h. in konkrete, messbare Resultate und wirtschaftlichen Nutzen umgewandelt werden. Diese **Wissensverwertung** kann sowohl direkt als auch indirekt erfolgen. Bei der direkten Wissensverwertung stellt das Wissen selbst das eigentliche Produkt dar. Es wird z.B. in Form von Lizenzrechten, Schulungen oder Beratungsleistungen vertrieben wird. Eine indirekte Wissensverwertung findet statt, wenn es zur Entwicklung entsprechender Produkte und Dienstleistungen bzw. zur Verbesserung von Geschäftsprozessen dient (vgl. *Güldenberg*, 2001, S. 297).

Der produktive Einsatz des Wissens wird jedoch ebenfalls von einer Reihe von **Barrieren** beschränkt. Insbesondere zunehmende Routine senkt die Nutzungsbereitschaft neuen Wissens (sog. Betriebsblindheit). Darüber hinaus begibt sich der Nutzer fremden Wissens in eine Position der Verwundbarkeit, da er eigene Wissenslücken eingesteht. Deshalb ist es erforderlich, die Bereitschaft zur Nutzung des Wissens auf individueller und kollektiver Ebene zu fördern. Folgende **Nutzungsbarrieren** sind dabei zu überwinden (vgl. *Probst* et al., 2006, S. 177ff.):

- **Individuelle Barrieren** erfordern Überzeugungsarbeit bei den potenziellen Anwendern. Es sollte ihnen klar gemacht werden, dass die Nutzung des Wissens für sie vorteilhaft ist. Dies kann insbesondere durch nutzerfreundliche Gestaltung der Infrastrukturen erreicht werden. Die individuelle Wissensnutzung sollte vor allem einfach und bequem sein. Wesentliche Anforderungen dabei sind Aktualität und Zeitnähe sowie die unkomplizierte Anwendung und Weiterverwendbarkeit des Wissens. Beispiele hierfür sind die Aufbereitung von Dokumenten durch grafische Elemente, eingehende Strukturierung und übersichtliche Zusammenfassungen oder die Kompatibilität des Speichermediums mit der Bearbeitungssoftware des Mitarbeiters. Nutzungsbarrieren, die auf zu großen Distanzen zwischen den Mitarbeitern und dem für sie relevanten Wissen beruhen, lassen sich durch die räumliche Gestaltung und Anordnung der Arbeitsplätze beseitigen.
- **Kollektive Barrieren** erfordern häufig eine Veränderung der Unternehmenskultur. Bestehende Verhaltensnormen, Denkhaltungen und Vorgehensweisen sollten hierfür laufend überprüft werden. Fragen dürfen nicht als Zeichen von Inkompetenz, sondern als Bereitschaft zu Lernen und Veränderung angesehen werden.

### 8.2.5.3.6 Wissensbewahrung

Damit das organisationale Wissen nicht verloren geht, ist es in geeigneter Form sicherzustellen. Diese Wissensbewahrung erfolgt in den folgenden **Schritten** (vgl. *Probst* et al., 2006, S. 193ff.):

(1) **Selektion**: Wissensbewahrung kostet Geld und das organisationale Wissen wächst prinzipiell mit jedem unternehmerischen Ereignis. Deshalb ist es weder möglich noch sinnvoll sämtliches Wissen zu bewahren. Somit muss zunächst jenes Wissen ausgewählt werden, das für das Unternehmen zukünftig von Nutzen ist. Dabei kommt es darauf an, das vorhandene Wissen auf Kernaussagen zu konzentrieren und einen Bezug zu konkreten Problemstellungen herzustellen. Beispiele sind Erfahrungsberichte („Lessons learned"), Abweichungsanalysen oder Prozessbeschreibungen („Best practices").

**(2) Speicherung**: Organisationales Wissen kann je nach Ausprägung personenbezogen oder elektronisch gespeichert werden. Die personenbezogene Speicherung lässt sich individuell oder kollektiv durchführen (vgl. *Güldenberg*, 2001, S. 271ff.):

- **Individuell personenbezogen**: Da nur Menschen in der Lage sind, neues Wissen zu erzeugen, ist es zunächst immer in den Köpfen der Mitarbeiter gespeichert. Das menschliche Gehirn ist jedoch kein besonders verlässliches Speichermedium. Darüber hinaus besteht die Gefahr des Wissensverlustes beim Ausscheiden eines Mitarbeiters aus dem Unternehmen. Sie lässt sich bis zu einem gewissen Grad durch Austrittsbarrieren und Anreizsysteme vermeiden.
- **Kollektiv personenbezogen**: Das Verlustrisiko des individuellen Wissens lässt sich durch dessen Verteilung auf eine Gruppe von Personen reduzieren. Im Falle impliziten Wissens ist dies jedoch nur in begrenztem Umfang möglich, da ein Mensch nicht sein gesamtes Wissen anderen zugänglich machen kann. Die kollektive Bewahrung kann durch Dokumentation von Erfahrungen, die Bildung einer gemeinsamen Sprache sowie kollektive Erfahrungen erreicht werden. Eine mögliche Form ist die Unternehmenskultur, die den Kern des organisationalen Wissens dauerhaft sicherstellt.
- **Elektronisch**: In elektronischen Speichersystemen lässt sich explizites Wissen in kodierter Form abspeichern. Dadurch kann organisationales Wissen relativ sicher, dauerhaft und zu geringen Kosten sichergestellt werden. Das Risiko des Wissensverlustes sowie der persönliche Interpretationsspielraum wird auf ein Minimum reduziert. In den meisten Unternehmen geschieht dies in Form relationaler Datenbanken und zunehmend auch im Intranet mit Hilfe von Hypertext-Verbindungen. Für das spätere Auffinden von Informationen ist auf eine möglichst strukturierte Ablage nach festgelegten Klassifikationsmerkmalen zu achten. Darüber hinaus existieren Expertensysteme, die das abgespeicherte Wissen auch zu Schlussfolgerungen heranziehen und kombinieren können. Zukünftig sollen neuronale Netze in der Lage sein, Wissensbestände aufgrund von Problemlösungen verbessern und weiterentwickeln zu können.

**(3) Aktualisierung**: Wissen ist nur dann sinnvoll gespeichert, wenn es erneut in angemessener Qualität abrufbar ist. Da Wissen veraltet und die Wissensbasis laufend anwächst, sollte der Umfang des gespeicherten Wissens begrenzt und das Wissen laufend aktualisiert werden. Elektronische Wissenssysteme werden von den Anwendern nur dann genutzt und auch gepflegt, wenn neben einer einfachen Bedienung vor allem die Qualität der hinterlegten Informationen gewährleistet ist.

Durch die Schritte der Wissensbewahrung soll der Gefahr des organisationalen Vergessens entgegengewirkt werden. Insbesondere bei Restrukturierungsmaßnahmen und Entlassungen beklagen viele Unternehmen eine „kollektive Amnesie“. Sie wird durch eine unbedachte Zerstörung informeller Netzwerke und dem Verlust wertvollen Know-hows einzelner Individuen hervorgerufen. Trotz aller Fortschritte bei elektronischen Speichermedien bleiben die Mitarbeiter die zentralen Wissensspeicher des Unternehmens. Deshalb ist der beste Weg zur Wissensbewahrung, die zentralen Know-how-Träger zu identifizieren und langfristig an das Unternehmen zu binden.

### 8.2.6 Praxisbeispiel Roland Berger Strategy Consultants GmbH

Die *Roland Berger Strategy Consultants GmbH* ist ein international tätiges Beratungsunternehmen mit im Jahr 2006 über 1.700 Mitarbeitern und weltweit 33 Niederlassungen. Bei Unternehmensberatungen ist das Wissen in Form von Beratungsleistungen das eigentliche Produkt. Die organisationale Wissensbasis bildet die Kernkompetenz eines Beratungsunternehmens. Sie besteht aus selbstentwickelten Konzepten, Modellen und Methoden sowie der praktischen Erfahrung der Mitarbeiter. Beratungsunternehmen sind deshalb darauf angewiesen, die Qualität ihres Wissens sicherzustellen und den Mitarbeitern zugänglich zu machen. Um sich dieser Herausforderung zu stellen, wurde bei der *Roland Berger Strategy Consultants GmbH* das unternehmensweite Netzwerk *„Berger Research and Information Network“* (BRAIN) aufgebaut.

Das System basiert auf einer *Oracle*-Datenbank und der Software *Livelink*, welche Dokumentenmanagement-, Groupware- und Suchfunktionen enthält. Es steht jedem autorisierten Mitarbeiter im Intranet des Unternehmens rund um die Uhr und weltweit zur Verfügung. Mit Hilfe eines einfachen Browsers können die Mitarbeiter u.a. auf firmeneigene Managementkonzepte, Kundendaten, Fachliteratur, dokumentierte Projekterfahrungen, volkswirtschaftliche Rahmendaten und betriebseigene gelbe Seiten zugreifen. Diese Informationen stammen sowohl aus externen Quellen als auch aus internen Expertenverzeichnissen, Erfahrungsdatenbanken, digitalen Bibliotheken und einem Customer Relationship System.

Das Wissensmanagementsystem soll jedoch nicht nur zur Bereitstellung des Wissens dienen, sondern auch den Wissensaustausch zwischen den Mitarbeitern fördern. Jeder Mitarbeiter hat die Möglichkeit, Diskussionsforen und virtuelle Teamräume einzurichten. Auf diese Weise soll die Arbeit von Projektteams unterstützt werden, die globale Unternehmen weltweit an unterschiedlichen Standorten beraten. Die Mitarbeiter sollten bereit sein, ihr Wissen zur Verfügung zu stellen und durchgeführte Projekte sorgfältig zu dokumentieren. Dies wird dadurch sichergestellt, dass diese Aspekte in die Bewertung der Mitarbeiter eingehen und damit ihre Karrierechancen beeinflussen. Dabei wird z.B. berücksichtigt, wie häufig andere Berater auf ein Dokument des Mitarbeiters zugegriffen haben.

Nicht jedes Wissen ist auch werthaltig für das Unternehmen. Das Speichern von Wissen verursacht zwar nur geringe Kosten für die physische Ablage auf einem Speichermedium, dafür aber umso höhere Kosten für die Suche, Verwaltung sowie daraus entstehende Fehler. Deshalb ist klar geregelt, wer an welcher Stelle welches Wissenselement an wen weitergibt und wer für welches Wissen verantwortlich ist. Das System wird von einem redaktionellen Team betreut. Es ermittelt den Wissensbedarf und ist für die laufende Filterung und Evaluation des Wissensbestands verantwortlich.

Für den Erfolg des Wissensmanagements ist nach den Erfahrungen der *Roland Berger Strategy Consultants GmbH* die technische Umsetzung nur ein Aspekt. Entscheidend ist das richtige Zusammenspiel von Unternehmenskultur, Organisation und Technologie.

### 8.2.7 Erfolgsfaktor Mensch

Da Wissen stets an Menschen gebunden ist, stehen die Mitarbeiter im Zentrum der wissensorientierten Unternehmensführung. Zentrale Bedeutung hat dabei die Unternehmenskultur. Es geht darum, ein Klima des Vertrauens und der Offenheit zu schaffen. Es sollte die Mitarbeiter dazu motivieren, ihr Wissen zu teilen, neues Wissen zu nutzen sowie von- und miteinander zu lernen. Mitarbeiter sollten ohne Angst vor negativen Konsequenzen ihre Fehler eingestehen können, um diese in Zukunft zu vermeiden. Auf diese Weise kann das gesamte Unternehmen daraus lernen. Alle betrieblichen Ebenen sollten für die Bedeutung der Ressource Wissen sensibilisiert werden. Die Unternehmensführung muss hier mit gutem Beispiel vorangehen. Wissen darf insbesondere nicht als Macht- und Herrschaftsfaktor missbraucht werden.

Bestehende Barrieren lassen sich durch die Gestaltung entsprechender **Anreizsysteme** abbauen. Diese sollten transparent, individuell, flexibel, motivierend und gerecht sein (vgl. *Bleicher*, 1992, S. 19). Anreize können dabei sowohl extrinsischen als auch intrinsischen Charakter haben (vgl. Kap. 6.2.7.2; *Frey/Osterloh*, 1997, S. 308ff.). Der Wissenserwerb von externen Quellen basiert auf extrinsischen, insbesondere monetären Anreizen. Ein Unternehmensberater oder ein Marktforschungsunternehmen werden für die zur Verfügungstellung ihres Wissens entsprechend honoriert. Es gibt jedoch auch immaterielle Anreize, die externe Wissensträger dazu veranlassen, ihr Wissen bereitzustellen. So erprobt beispielsweise ein Doktorand seine theoretische Konzeption oder ein Kunde stellt seine Erfahrungen mit den Produkten des Unternehmens zur Verfügung.

Hauptziel der wissensorientierten Unternehmensführung sollte es sein, die Wissensentwicklung und Nutzung bei den Mitarbeitern durch eine entsprechende Unternehmenskultur intrinsisch zu motivieren. Die Mitarbeiter sollten einen Sinn darin sehen, ihr Wissen an andere weiterzugeben. Sie können hierzu auch für bestimmte Wissensgebiete verantwortlich gemacht werden. Manche Mitarbeiter erarbeiten sich z.B. aus eigenem Interesse einen Expertenstatus. Die Mitarbeiter profitieren ebenfalls von neuen Kompetenzen, denn sie sichern damit ihre Beschäftigungsfähigkeit. Direkte monetäre Anreize sind schwer zu realisieren. Sie würden eine objektive Messung und Bewertung des Mitarbeiterwissens und dessen Nutzung voraussetzen. Immaterielle Anreize sind jedoch ein wichtiges Hilfsmittel zur Beseitigung von Barrieren. Mitarbeiter müssen Zeit in die Dokumentation und Weitergabe ihres Wissens sowie in die Entwicklung neuer Kenntnisse und Fähigkeiten investieren. Deshalb sind sie dafür auch z.B. durch bessere Karrierechancen und soziale Anerkennung zu belohnen.

Der erfolgreiche Austausch von Wissen basiert auf **Beziehungsnetzwerken** und Infrastrukturen. Eine wissensorientierte Unternehmensführung hat die Aufgabe, diese zielorientiert aufzubauen und zu pflegen. *Siemens* bezeichnet dies als „Knowledge Networking". Um die Wissensflüsse im Unternehmen zu verbessern, wurden beispielsweise Wissensgruppen gegründet. Darüber hinaus dient ein eigens entwickeltes Logo zur Wiedererkennung und Identifikation. Mit über 250 Wissensmanagement-Spezialisten wurde im gesamten Unternehmen eine „Community of Practice" geschaffen, die den weltweiten Erfahrungsaustausch zwischen Mitarbeitern, Kunden und Lieferanten fördert.

Moderne **Informationssysteme und -technik** bietet die Möglichkeit, die organisationale Wissensbasis intelligent zu strukturieren und darauf weltweit zuzugreifen. Sie ist jedoch lediglich ein Hilfsmittel. Ohne die Bereitschaft der Mitarbeiter zu dessen aktiver Nutzung, ist auch das beste Wissensmanagementsystem wertlos.

Auch die **organisatorische Gestaltung** kann einen positiven Einfluss nehmen. Eine ideale Organisationsstruktur für wissensorientierte Unternehmen gibt es jedoch nicht, denn die strukturellen Entscheidungen haben ambivalente Auswirkungen. So wirkt sich eine dezentrale Unternehmensstruktur zwar positiv auf die interne Wissensentwicklung aus, reduziert aber gleichzeitig die Transparenz und Nutzungsmöglichkeit der dezentralen Wissensbestände (vgl. *Probst* et al., 2006, S. 241).

Wissensorientierte Unternehmensführung reicht über das Unternehmen hinaus bis zu Kunden und Lieferanten. Durch den Erfahrungsaustausch mit anderen Unternehmen lassen sich gemeinsam Verbesserungspotenziale aufdecken und Innovationen generieren. Dies kann z.B. im Rahmen eines Benchmarkings geschehen. Eine wissensorientierte Ausrichtung der Unternehmensführung ist bereits heute für einen Großteil der Unternehmen unabdingbar. Nur die Unternehmen, die ihr organisationales Wissen über Märkte, Kunden und Prozesse effektiv einsetzen und weiterentwickeln, können langfristig im Wettbewerb bestehen. In den 1990er Jahren standen vor allem technologieorientierte Aspekte und die Digitalisierung des Wissens im Vordergrund. Heute findet bei vielen Unternehmen zunehmend eine Rückbesinnung darauf statt, dass der Erfolg wissensorientierter Unternehmensführung vor allem von den Mitarbeitern abhängt.

## Literaturempfehlungen

*Probst, G./Raub, S./Romhardt, K.:* Wissen managen: Wie Unternehmen ihre wertvollste Ressource optimal nutzen, 5. Aufl., Frankfurt a.M./Wiesbaden 2006.

*North, K.:* Wissensorientierte Unternehmensführung: Wertschöpfung durch Wissen, 4. Aufl., Wiesbaden 2005.

*Nonaka, I./Takeuchi, H.:* Die Organisation des Wissens: Wie japanische Unternehmen eine brachliegende Ressource nutzbar machen, Frankfurt a.M./New York 1997.

## Management Summary

- Wissen besteht aus Informationen, die miteinander verknüpft sind und vom Entscheidungsträger bewusst interpretiert werden. Es ist an Personen gebunden und verbessert deren Kenntnisse und Fähigkeiten, Probleme zu lösen.
- Lernen geschieht durch verbessern bestehender Konzepte und durch verändern zugrunde liegender Erklärungsmodelle. Auf organisationaler Ebene geschieht dies durch gemeinsame mentale Modelle und letztlich immer über die individuellen und organisationalen Aktionen eines Unternehmens.
- Wissensmanagement bezeichnet die systematische Identifikation, Beschaffung, Entwicklung, Verteilung, Nutzung und Bewahrung des organisationalen Wissens mit dem Ziel, dieses zum Nutzen des Unternehmens einzusetzen.
- Wissensziele legen fest, auf welcher Ebene welches Wissen und welche Kompetenzen aufgebaut werden sollen.
- Die Wissensidentifikation schafft Transparenz über die relevanten Wissensträger und Wissensinhalte.
- Da nicht sämtliches Wissen selbst entwickelt werden kann, wird ein Teil des Wissens von externen Wissensträgern erworben.
- Die Entwicklung neuen Wissens erfolgt durch Wissensumwandlung von implizitem und explizitem Wissen in der Wissensspirale: Sozialisation, Externalisierung, Kombination und Internalisierung.
- Wissens(ver)teilung ist erforderlich, um isoliert vorhandenes Wissen für das gesamte Unternehmen nutzbar zu machen.
- Durch die Wissensnutzung soll das Wissen in konkrete, messbare Resultate und wirtschaftlichen Nutzen umgewandelt werden.
- Die Wissensbewahrung erfolgt durch Selektion, Speicherung sowie Aktualisierung des organisationalen Wissens.
- Im Rahmen der Wissensbewertung wird überprüft, ob die Wissensziele erreicht wurden.
- Wissensorientierte Unternehmensführung ist eine Frage des optimalen Zusammenspiels zwischen Unternehmenskultur, Organisation und Informationssystemen.
- Die Mitarbeiter sollten dazu motiviert werden, ihr Wissen zu teilen, neues Wissen zu nutzen sowie von- und miteinander zu lernen.

# 8.3 Immateriell orientierte Unternehmensführung

**Leitfragen**

- Was sind immaterielle Vermögenswerte?
- Was ist an immateriellen Werten so besonders?
- Wie lässt sich immaterielles Vermögen messen?
- Wie kann immaterielles Vermögen gesteuert werden?

## 8.3.1 Immaterielle Werte rücken in den Mittelpunkt

In modernen Industrienationen basiert die betriebliche Wertschöpfung zunehmend auf immateriellen Faktoren. Beispiele sind das Wissen der Mitarbeiter (vgl. Kap. 8.2), die Beziehungen zu Geschäftspartnern, das Image oder die Markenbekanntheit. Materielle Vermögensgegenstände werden zunehmend austauschbarer und verlieren damit zur Differenzierung im Wettbewerb und zur Steigerung des Unternehmenswertes an Bedeutung. Die Bedeutung der immateriellen Vermögenswerte, die auch als „**Intangibles**" oder intellektuelles Kapital bezeichnet werden, wird heute in vielen Unternehmen bereits erkannt. Seit dem Jahr 2000 übersteigen in den OECD-Ländern die Investitionen in immaterielle Vermögenswerte die Investitionen in Sachanlagen. Ohne dass dies aus der Bilanz ersichtlich wird, verfügen deshalb auch Unternehmen traditioneller Branchen heute über signifikantes immaterielles Vermögen (vgl. *OECD*, 1999, S. 2; *Gu/Lev*, 2001, S. 12). Die betrieblichen Führungssysteme sind jedoch noch vorwiegend auf industrielle Massenfertigung ausgerichtet. Sie konzentrieren sich auf die Produktionsfaktoren Kapital und Arbeit, während nicht-monetäre und nicht-materielle Produktionsfaktoren nicht ausreichend berücksichtigt werden.

Dies zeigt sich auch in der zunehmenden Differenz zwischen Markt- und Buchwert börsennotierter Unternehmen. Für amerikanische Unternehmen des Aktienindex *Standard & Poor's 500* ist z.B. Ende des 20. Jahrhunderts der Anteil der materiellen Werte am Marktwert durchschnittlich von 62 Prozent (1982) auf unter 20 Prozent (2002) gesunken (vgl. *Daum*, 2004, S. 47f.). Diese Differenz zwischen Markt- und Buchwert darf zwar nicht mit dem Wert des immateriellen Vermögens gleichgesetzt werden (vgl. Kap. 8.3.4.2). Dennoch werden offensichtlich immer höhere Anteile der betrieblichen Vermögenswerte nicht mehr mit den klassischen Führungsinstrumenten erfasst und somit auch nicht aktiv gesteuert.

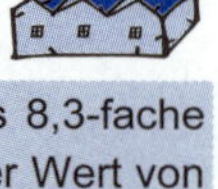

Abb. 8.3.1 zeigt das **Auseinanderklaffen zwischen Markt- und Buchwert** exemplarisch am Beispiel der Unternehmen *SAP*, *Procter & Gamble* und *3M*:

- **SAP**: Trotz deutlicher Kurskorrekturen in den vorangegangenen Jahren übersteigt der Marktwert der *SAP AG* den Buchwert zum 31.12.2006 um das 8,3-fache (während des Börsenbooms im Jahr 1999 betrug er sogar das 21,7-fache!). Der Wert von *SAP* beruht offensichtlich nur zu einem geringen Teil auf seinen Gebäuden, Grundstücken und Rechnern. Die wesentlichen Werte des Unternehmens sind dessen Know-how in der Softwareentwicklung, innovative Unternehmenskultur, weltweite Kundenbasis und führende Position im Bereich integrierter, betriebswirtschaftlicher Anwendungssoftware.
- **Procter & Gamble** (3,2-facher Marktwert) schöpft seinen Wert nicht nur aus seinem flächendeckenden globalen Produktions- und Vertriebssystem, sondern insbesondere aus seinen Marken. In Deutschland sind dies z.B. *Ariel*, *Lenor*, *Pantene*, *Wick*, *Pampers* oder *Tempo*. Auf diese Weise kann das Unternehmen für seine Produkte höhere Erlöse erzielen als die Konkurrenz.

- **3M** (5,8-facher Marktwert) zeichnet sich durch seine besondere Innovationskraft und die mehr als hundert Jahre Erfahrung im Bereich von Beschichtungen aus. Daraus entstanden völlig neue Produkte wie z.B. Reflexfolien für Verkehrsschilder (1939), Magnetbänder für Tonaufnahmen (1947) und Videos (1954) oder die Post-it-Haftnotizzettel (1980).

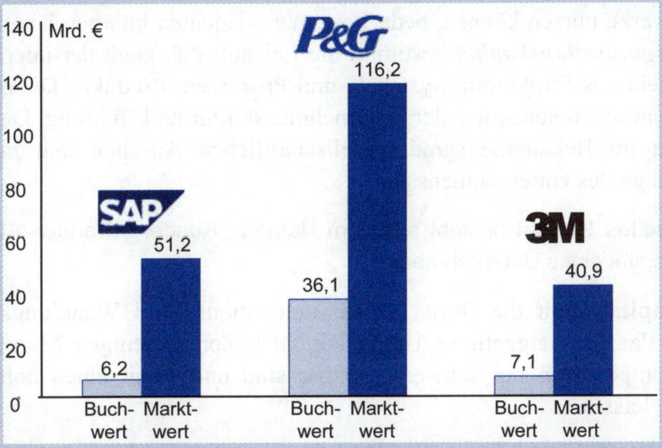


*Abb. 8.3.1: Buch- und Marktwerte ausgewählter Unternehmen (Stand: 31.12.2006)*

Wenn aber ein immer größerer Anteil am Unternehmenswert mit Hilfe klassischer Bewertungsverfahren nicht mehr erfasst wird, dann lassen sich Unternehmen auf dieser Basis auch nicht mehr angemessen steuern oder beurteilen. Die Unternehmen werden somit undurchschaubarer und die werttreibenden Aktivitäten bleiben verborgen. Der Unternehmensführung fehlen verlässliche Informationen über große Teile des Unternehmenswertes. Damit steigt das Risiko von Fehlentscheidungen und die Gefahr, dass Chancen zu spät erkannt werden.

## 8.3.2 Begriff und Arten intellektuellen Kapitals

Wie bei jedem neuen betriebswirtschaftlichen Thema existiert für den Begriff der „Intangibles" noch keine einheitliche Definition. Die Begrifflichkeiten reichen von einer engen Auslegung als Wissenskapital (z.B. bei *Teece*, 2000) bis zu einer umfassenden Definition als „alle Vermögenswerte, die einen Wert für das Unternehmen besitzen und keine materiellen Güter oder monetären Werte darstellen" (*Lev*, 2001, S. 5). Während die Eingrenzung auf das Wissen der Mitarbeiter zu eng ist und nur einen Bruchteil der immateriellen Vermögenswerte abdeckt, bleibt die letztgenannte Definition für eine konkrete Auseinandersetzung mit dem Thema zu vage. Für eine Annäherung an die immateriellen Vermögenswerte lässt sich festhalten, dass Finanzanlagen und Vermögensgegenstände mit körperlicher Substanz nicht in diese Kategorie fallen. Sie werden im Folgenden unter dem Begriff **Finanzkapital** zusammengefasst. Der verbleibende Wert des Unternehmens kann auf immaterielle Ressourcen zurückgeführt werden. Die deutsche Begrifflichkeit, die das weite Spektrum dieser immateriellen Ressourcen am ehesten beschreibt, ist die des **intellektuellen Kapitals**. Es wird wie in *Abb. 8.3.2* dargestellt nach den **Quellen** der immateriellen Werte unterteilt in (vgl. *Stoi, 2004, S. 189f.; Alwert* et al., 2005, S.6):

- **Humankapital**: Wissen, Fach- und Sozialkompetenz, Kreativität, Motivation und Einstellung der Mitarbeiter.
- **Kundenkapital**: Kundenstamm und Kundenbeziehungen.
- **Beziehungskapital** (Partner-/Allianzkapital): Anzahl und Potenzial von Beziehungen und Partnerschaften innerhalb der Wertschöpfungskette. Hierzu zählen Lieferanten, ko-

operierende Unternehmen, das eigene Produktspektrum ergänzende Anbieter (sog. Komplementoren; vgl. Kap. 3.3.3.3) sowie Finanz- und Medienvertreter.

- **Strukturkapital** ist die Basis für den Ausbau und die Nutzung intellektuellen Kapitals. Damit Mitarbeiter überlegenes Wissen aufbauen, Innovationen schaffen oder die Beziehungsnetzwerke nutzen können, bedarf es einer adäquaten internen Unternehmensstruktur. Das ***Organisationskapital*** bestimmt die Leistungsfähigkeit der internen Organisation. Es besteht aus Strukturen, Systemen und Prozessen, Produkt-, Dienstleistungs- und Verfahrensinnovationen sowie der Unternehmenskultur und -führung. Das ***Imagekapital*** drückt sich im Bekanntheitsgrad, gesellschaftlichen Ansehen und in den Marken-/Warenzeichen des Unternehmens aus.

**Intellektuelles Kapital** besteht aus dem Human-, Kunden-, Partner-/Allianz- und dem Strukturkapital eines Unternehmens.

Das **Humankapital** stellt die Basis für die Innovations- und Wandlungsfähigkeit eines Unternehmens dar. Das eigentliche Humankapital bilden diejenigen Mitarbeiter, die aufgrund ihrer Kompetenzen nur schwer ersetzbar sind und somit einen hohen Beitrag zur Wertschöpfung leisten.

Beim **Kundenkapital** sind hohe Kundenzufriedenheit und -bindung entscheidend. Sie bestimmen das zukünftige Umsatzpotenzial und damit den Wert des Kundenstamms. Denn die Gewinnung eines Neukunden ist um ein Vielfaches teurer als der Erhalt einer bestehenden Kundenbeziehung. Zum Kundenkapital gehören auch die mit dem bestehenden Kundenstamm verbundenen Informationen über Kundenbedürfnisse und -verhalten. Sie lassen sich sowohl in der Produktentwicklung als auch zur Kundenbetreuung einsetzen.

*Amazon* ist der führende Internethändler von Büchern, Musik und Filmen. Das Unternehmen generiert aus dem bisherigen Kaufverhalten der Kunden Produktinformationen, die sich wiederum verkaufsfördernd auswirken. Hierzu gehören Bewertungen der Produkte durch andere Kunden sowie die Abgabe gezielter Kaufempfehlungen („Kunden, die diesen Artikel gekauft haben, haben auch jene Artikel gekauft").

**Beziehungen** in Form von Partnerschaften und Allianzen sind angesichts neuer Technologien und steigender Kundenerwartungen heute erforderlich, um sich auf seine Kernkompetenzen konzentrieren zu können. Neue Informationstechniken ermöglichen einen einfachen, kostengünstigen Kontakt zwischen Käufer und Verkäufer. Ein Beispiel ist der Handel in elektronischen Märkten. Dies hat dazu geführt, dass die Unternehmen ihre Fertigungstiefe immer weiter reduzieren und auf externe Partner zurückgreifen. Im Rahmen derartiger Allianzen konzentriert sich jeder Partner auf die Bereiche im Wertschöpfungsprozess, die er am besten beherrscht (vgl. Kap. 5.3). Daraus resultiert ein höherer Marktwert für sämtliche Partner einschließlich der Endkunden (vgl. *Daum*, 2002, S. 46f.; vgl. Kap. 5.3.2.5).

Auf diese Weise erzielte z.B. der Sportartikelhersteller *Puma* im Geschäftsjahr 2006 mit nur 6.831 Mitarbeitern einen weltweiten Markenumsatz von 2,76 Mrd. Euro. Das Unternehmen konzentriert sich auf seine Kernkompetenzen Produktentwicklung, Produktdesign sowie insbesondere Marketing. Die überwiegende Mehrheit der Produkte wird von unabhängigen Herstellern vor allem in Asien produziert. Die Unternehmenszentrale in Herzogenaurach wird durch dezentrale Kompetenzzentren ergänzt, die in Deutschland, USA und Hongkong angesiedelt sind (vgl. *Puma*, 2007).

Das **Strukturkapital** nimmt im Rahmen des intellektuellen Kapitals eine Sonderstellung ein. Es stellt die Basis und Voraussetzung sowohl für den Aufbau als auch für die Nutzung der anderen Formen des immateriellen Vermögens dar. Ohne entsprechende Unternehmenskultur und Führungsstruktur kann beispielsweise das Wissenskapital der Mitarbeiter nur unzureichend genutzt und vor Verlust z.B. durch Kündigung geschützt werden. Ohne entsprechende Geschäftsprozesse z.B. der Auftragsabwicklung lässt sich kein loyaler Kundenstamm mit hoher Wiederkaufrate aufbauen. Für ein Unternehmen mit hohem Bekanntheitsgrad und Ansehen in Wirtschaft und Gesellschaft ist es beispielsweise auch einfacher einen Geschäftspartner zu finden. Darüber hinaus ist das Strukturkapital entscheidend für die Wandlungs- und Innovationsfähigkeit eines Unternehmens.

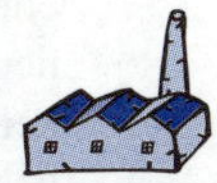

Dem schwedischen Versicherungs- und Finanzdienstleister *Skandia* ist es beispielsweise durch die Dokumentation von Erfahrungen in Form von Handbüchern und Software gelungen, die Zeit für die Eröffnung einer neuen ausländischen Niederlassung von sieben Jahren auf sieben Monate zu verkürzen. Durch Transformation von individuellem Wissen in strukturelles Kapital konnte das Unternehmen auf diese Weise Zeit und Geld sparen (vgl. *Stewart*, 1998, S. 85ff.).

Mit Ausnahme des Strukturkapitals sind die Verfügungsrechte an den aufgeführten Kapitalbestandteilen begrenzt und nur im Rahmen vertraglicher Regelungen durchsetzbar. Deshalb kann nach dem **Verfügungsrecht** des Unternehmens zusätzlich unterschieden werden:

- **Externes intellektuelles Kapital**: Human-, Kunden-, Partner-/Allianzkapital und
- **Internes intellektuelles Kapital**: Strukturkapital

Nur das Strukturkapital ist Eigentum des Unternehmens, während es an seinen Mitarbeitern, Kunden und Geschäftspartnern und dem damit verbundenen intellektuellen Kapital kein Eigentum erwerben kann.

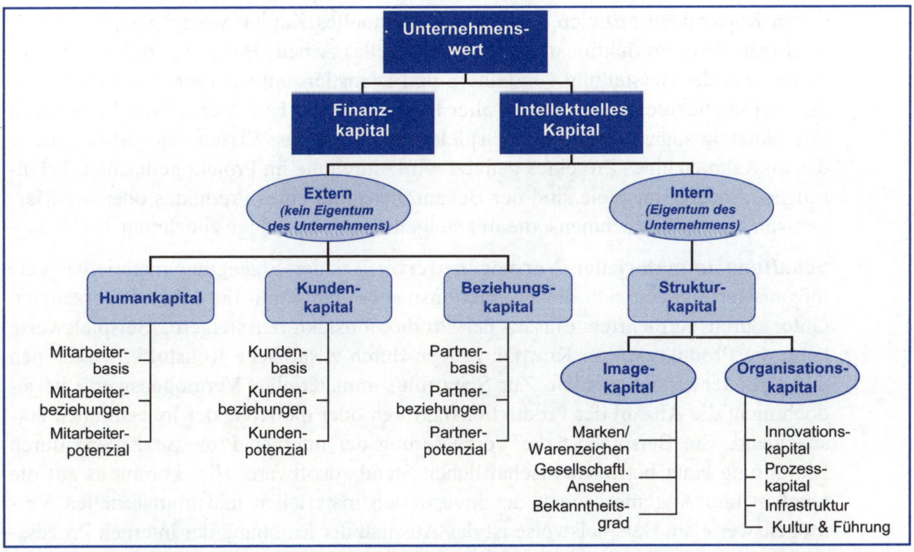


*Abb. 8.3.2: Differenzierung des intellektuellen Kapitals (vgl. Stoi, 2004, S. 190)*

## 8.3.3 Neue Anforderungen an die Unternehmensführung

Intellektuelles Kapital unterscheidet sich in der Kostenstruktur, Wertschöpfung, Handelbarkeit und bei den Verfügungsrechten von materiellen Vermögenswerten. Darüber hinaus ist die Frage zu beantworten, wie sich immaterielle Investitionen beurteilen und immaterielle Erlöse erfassen lassen (vgl. *Lev*, 2001). Diese neuen Anforderungen lassen sich unter den folgenden Stichworten zusammenfassen.

- **Kostenstruktur und Wertschöpfung:** Während der Aufbau intellektuellen Kapitals hohe Investitionen erfordert, verursacht dessen Nutzung dagegen kaum Kosten. Beispiele sind die Verwendung eines Markennamens, Gebrauch und Vervielfältigung von Software oder der Einsatz des Wissens eines Mitarbeiters. Ursachen hierfür sind:
  - **Nicht-Rivalität der Nutzung:** Materielle Gegenstände, wie z.B. eine Maschine, können zu einem Zeitpunkt jeweils nur für einen Zweck genutzt werden. Intellektuelles Kapital kann dagegen gleichzeitig mehrfach verwendet werden. Somit entstehen keine Opportunitätskosten. Ihre Nutzung für einen bestimmten Zweck bedeutet keinen Nutzenentgang an anderer Stelle. Das bedeutet, dass immaterielle Vermögenswerte per se keine Kapazitätsbeschränkung aufweisen.
  - **Hohe Fixkosten und steigende Skalenerträge:** Zum Aufbau immateriellen Vermögens entstehen hohe Fixkosten und sehr geringe proportionale Nutzungskosten. Dies führt zu konstanten bzw. steigenden Skalenerträgen. Bei immateriellen Produkten wie z.B. einer Software bedeutet dies, dass jedes verkaufte Produkt quasi einen Deckungsbeitrag in Höhe des Verkaufserlöses erzielt. Aus diesem Grund steht für die Amortisation produktbezogener immaterieller Ressourcen die schnelle Erreichung eines hohen Marktanteils im Vordergrund. Hier spielen auch Netzwerkeffekte bei den Kunden (Etablierung von Standards) eine wichtige Rolle (vgl. Kap. 8.4.2.3; *Stoi*, 2002). Diese veränderten Kosten- und Erlösstrukturen müssen abgebildet und dadurch gestaltbar gemacht werden.
  - **Nutzung bedingt keinen Wertverlust**: Führungstechniken, die auf die effiziente Nutzung der materiellen Vermögenswerte und die optimale Auslastung der vorhandenen Kapazitäten abzielen, sind für Intellektuelles Kapital wenig geeignet. Während materielle Produktionsfaktoren - (manuelle) Arbeit, Betriebsmittel und Werkstoffe - bei der Herstellung von Gütern und Dienstleistungen verbraucht werden, ist dies bei intellektuellem Kapital in aller Regel nicht der Fall. Deren Wert kann durch ihre Nutzung sogar zunehmen. Beispielsweise steigt das Wissen eines Mitarbeiters, das im Rahmen eines Projektes genutzt wird, durch die im Projekt gemachten Erfahrungen. Andere Beispiele sind der Bekanntheitsgrad eines Produktes oder der Markenwert eines Unternehmens, die mit steigender Absatzmenge zunehmen.
  - **Schaffung immaterieller Vermögenswerte**: Bei der Erzeugung materieller Vermögenswerte lassen sich die Produktionsmenge und damit der Wert der erzeugten Güter durch vermehrten Einsatz der Produktionsfaktoren steigern. Beispielsweise kann die Produktion von Kraftfahrzeugen durch zusätzliche Rohstoffe, Maschinen und Arbeiter erhöht werden. Zur Schaffung immaterieller Vermögenswerte ist jedoch nicht die Anzahl der Produktionsfaktoren oder die Höhe der Investitionen entscheidend. Ein Beispiel ist die Verbesserung der internen Prozessexzellenz durch Einführung einer betriebswirtschaftlichen Standardsoftware. Hier kommt es auf die Qualität und Angemessenheit der investierten materiellen und immateriellen Vermögenswerte an. Beispielsweise ist das Ausmaß der Erhöhung der internen Prozessexzellenz durch Investitionen in eine neue Software davon abhängig, ob sich diese für das Unternehmen eignet und wie deren Implementierung abläuft. Eine nicht adäquate Software oder fehlende Bedienungskenntnisse der Mitarbeiter führen trotz hoher monetärer Investitionen zur Minderung der internen Prozessexzellenz. Das intellektuelle Kapital geht somit zurück. Immaterielle Faktoren generieren niemals Wert aus sich heraus. Entscheidend ist die richtige Kombination der materiellen und immateriellen Faktoren im Rahmen der Strategie und der betrieblichen Situation des Unternehmens. Der Unternehmensführung fehlen bislang geeignete Methoden, um Aufbau, Einsatz und Nutzung des intellektuellen Kapitals beurteilen zu können.

- **Verfügungsrechte und Handelbarkeit:** Die Verfügungsrechte des Unternehmens an seinen immateriellen Vermögenswerten sind sehr unterschiedlich. Nur in den wenigsten Fällen, wie z.B. bei Marken, Urheberrechten oder Patenten, lässt es sich rechtlich schützen und auch einzeln veräußern. An immateriellen Vermögenswerten aus externen Quellen wie Mitarbeitern, Kunden, Lieferanten oder Geschäftspartnern kann ein Unternehmen kein Eigentum erwerben. Teile davon lassen sich durch **vertragliche Regelungen** zumindest zeitweise an das Unternehmen binden. Beispiele sind Arbeitsverträge mit den Mitarbeitern, Lieferverträge mit Kunden oder Lieferanten sowie Joint Ventures. In den meisten Fällen kann die Unternehmensführung nur durch eine möglichst positive **Gestaltung der Beziehungen** zu den externen Quellen immaterieller Werte dafür sorgen, dass diese dem Unternehmen nicht verloren gehen. Beispiele sind ein gutes Betriebsklima, dem Aufbau langfristiger Geschäftsbeziehungen zu den Lieferanten oder die Erhöhung der Kundenzufriedenheit mit Hilfe von Qualitätsmaßnahmen. Das implizite Wissen der Mitarbeiter sollte zusätzlich soweit möglich durch ausreichende Dokumentation sichergestellt und damit in explizites Wissen umgewandelt werden. Auf diese Weise bleibt es beim Ausscheiden von Mitarbeitern dem Unternehmen erhalten.

  Das häufig geringe Ausmaß an Verfügungsrechten hat auch zur Folge, dass intellektuelles Kapital (mit wenigen Ausnahmen) **nicht frei handelbar** ist. Darüber hinaus lassen sich aber andere Parteien nicht vollständig von seiner Nutzung ausschließen **(partielle Exkludierbarkeit)**. In den 1980er Jahren waren beispielsweise die japanischen Automobilhersteller dafür berüchtigt, das Design europäischer Fahrzeuge nachzuahmen. Ein anderes Beispiel ist der Wechsel eines erfahrenen Mitarbeiters zu einem Konkurrenten. Diese sog. **Spillover-Effekte** begrenzen oder gefährden den potenziellen Nutzen der Schaffung immaterieller Werte. Dadurch erhöht sich auch das Risiko einer solchen Investition. Das Fehlen eines freien Marktes für intellektuelles Kapital erschwert zudem dessen objektive Bewertung.

- **Immaterielle Investitionen:** Investitionen in (aktivierungsfähige) materielle Vermögenswerte werden in den Unternehmen einer eingehenden Beurteilung unterzogen. Hierfür stehen der Unternehmensführung seit langem eine Reihe an Instrumenten und Verfahren (wie z.B. die Kapitalwertrechnung) zur Verfügung. Der Aufbau immaterieller Vermögenswerte wird jedoch bilanziell nicht als Investition betrachtet. Durch die Verbuchung immaterieller Investitionen als Aufwand werden sie einer investitionsrechnerischen Beurteilung entzogen. Beispiele hierfür sind Grundlagenforschung, der Aufbau einer Marke oder die Ausbildung eines Mitarbeiters. Für deren Beurteilung wären sowohl eine Bewertung des immateriellen Vermögensaufbaus als auch eine Prognose der daraus resultierenden Einzahlungsüberschüsse erforderlich. Der Zusammenhang zwischen immateriellen Investitionen und ihrer Auswirkung auf betriebliche Erfolgsgrößen ist den meisten Unternehmen unklar. Darüber hinaus lässt sich auch die Wirksamkeit und Wirkungsrichtung einer solchen Investition oft nicht eindeutig bestimmen.

  Bei immateriellen Investitionen besteht zunächst die Gefahr, dass sie zu keiner Steigerung des immateriellen Vermögens bzw. zu keinen positiven Erfolgswirkungen führen. Darüber hinaus lassen sich zwei Arten von **Zeitverzögerungen** (time lags) bei der Wirkung auf das immaterielle Vermögen bzw. den Erfolg des Unternehmens beobachten:

  - **Investment effectiveness lag:** Zeitdauer zwischen Investition und Steigerung des intellektuellen Kapitals (Frage: Wann hat die Investition einen positiven Effekt auf das immaterielle Vermögen?)
  - **Intangible effectiveness lag:** Zeitdauer zwischen der Steigerung des intellektuellen Kapitals und dessen Wirkung auf den Unternehmenserfolg (Frage: Wann hat der Zuwachs an immateriellem Vermögen einen positiven Effekt auf Ergebnis und Unternehmenswert?)

- **Risikomanagement:** Generell ist das **Risiko von Investitionen** in intellektuelles Kapital wesentlich höher als bei materiellen Vermögenswerten, da intellektuelles Kapital größere und häufigere Wertschwankungen aufweist. Während der Wert einer Maschine im Rahmen ihrer Nutzungsdauer abnimmt, kann beispielsweise das Wissen eines Programmierers sehr schnell wertlos werden, wenn sich auf dem Markt eine andere Programmiersprache durchsetzt. Investitionen in intellektuelles Kapital werden zudem vor allem am Beginn des Innovations- bzw. Produktentwicklungsprozesses durchgeführt. In dieser Phase ist die Unsicherheit über den Erfolg der Investition am höchsten. Deshalb ist auch die Gefahr eines totalen Verlustes wesentlich größer als bei Investitionen in materielle Vermögenswerte. Diese finden vor allem gegen Ende der Produktentwicklung statt. Auf der anderen Seite nimmt der Wert des intellektuellen Kapitals aber nicht zwangsläufig durch dessen Nutzung oder im Zeitablauf ab. Die Unternehmensführung muss dies bei der Investitionsbeurteilung und der Ermittlung der (kalkulatorischen) Abschreibungen berücksichtigen und ein entsprechendes Risikomanagement betreiben.

  Traditionelle Investitionsbeurteilungsverfahren führen durch Vernachlässigung des zeitlichen Spielraums und der Alternativen der Investitionsentscheidung in vielen Fällen zur Ablehnung sinnvoller Investitionen. Zur Berücksichtigung der Handlungsflexibilität und des phasenweisen Investitionsprozesses bietet sich der **Realoptionsansatz** (vgl. Kap. 4.2) an. Das Ergebnis wäre eine Objektivierung der Investitionsentscheidung und eine Sensibilisierung des Managements für die Bedeutung von intellektuellem Kapital. Konkrete Anwendungsbeispiele hierfür sind jedoch noch selten. Das Hauptproblem des praktischen Einsatzes ist die Komplexität des Verfahrens und die Schwierigkeit der Datenbeschaffung. Dies gilt insbesondere für die Prognose der Rückflüsse und deren Eintrittswahrscheinlichkeiten.

- **Immaterielle Erlöse:** Neben finanziellen Erlösen erzielt ein Unternehmen auch immaterielle Erlöse. Beispiele sind die Verbesserung des Firmenimage durch Referenzkunden, die Erhöhung der Innovationskraft durch Projekte mit besonders innovativen, kritischen und anspruchsvollen Kunden oder die Steigerung der Kompetenz der Mitarbeiter durch neuartige oder innovative Projekte. Diese immateriellen Erlöse (bzw. im negativen Falle: immaterielle Kosten) werden bislang weder qualitativ noch quantitativ erfasst. Sie wirken sich jedoch auf das intellektuelle Kapital aus. Aufgrund dieser fehlenden Erfassung erkennt die Unternehmensführung vielfach nicht die Bedeutung immaterieller Kosten und Erlöse. In Folge werden diese weder systematisch geplant noch gesteuert. Die ausschließliche Berücksichtigung monetärer Erlöse ist für eine langfristige und wertorientierte Unternehmensführung aber nicht ausreichend. Monetäre Erlöse sind das Ergebnis der Nutzung von intellektuellem Kapital, das in der Vergangenheit aufgebaut wurde. Beispiele sind F&E, Geschäftsprozesse, Markennamen oder Mitarbeiterkompetenzen. Immaterielle Erlöse stellen dagegen die Ertragskraft des Unternehmens und damit die zukünftigen monetären Erlöse sicher. Verfügt das Unternehmen nicht über ausreichende immaterielle Erlöse, kann trotz guter finanzieller Erlöslage der zukünftige Bestand des Unternehmens gefährdet sein. Ein Ansatz für die Erfassung immaterieller Erlöse wird in Kapitel 8.3.4.2 vorgestellt.

### 8.3.4 Messung und Bewertung von intellektuellem Kapital

Im Rahmen der Auseinandersetzung mit dem intellektuellen Kapital tauchte schnell die Frage nach dessen Messung und Bewertung auf. Im Folgenden werden der derzeitige Stand im externen Rechnungswesen sowie die Erfassung für interne Steuerungszwecke dargestellt.

### 8.3.4.1 Externe Rechnungslegung

Im **deutschen Bilanzrecht nach HGB** hat bisher keine Anpassung an die geänderten Wertschöpfungsstrukturen unserer heutigen Wirtschaft stattgefunden. Die externe Rechnungslegung ist vor allem auf die Erfassung und Abbildung materieller Werte gerichtet. Der mangelnde Bezug zur Realität zeigt sich besonders im **pauschalen Ansatzverbot** für alle nicht entgeltlich erworbenen immateriellen Vermögensgegenstände des Anlagevermögens nach §248 Abs. 2 HGB. Während der durch den Aufbau des intellektuellen Kapitals verursachte Aufwand in Bilanz und GuV erfasst wird, erscheinen immaterielle Werte dort nur dann, wenn sie entgeltlich erworben wurden. Investitionen in den Aufbau immateriellen Vermögens erhöhen aber die Ertragskraft, d.h. das Potenzial zur Erwirtschaftung zukünftiger Einzahlungsüberschüsse und damit den Wert des Unternehmens. Deshalb können viele Unternehmen ihr Erfolgspotenzial heute nicht mehr realistisch im Jahresabschluss darstellen (vgl. *Arbeitskreis*, 2004, S. 223).

Das Ausmaß der nicht aktivierten immateriellen Werte wird besonders bei **Akquisitionen** deutlich. Häufig besteht dabei eine beträchtliche Differenz (sog. **Goodwill** bzw. derivativer Firmenwert) zwischen dem Kaufpreis eines Unternehmens und dessen Nettosubstanzwert. Ein Beispiel ist die Übernahme von *Mannesmann* durch *Vodafone* im Jahr 2000 mit einem Goodwill von 150 Mrd. Euro. Dieser derivative Firmenwert kann zwar nicht mit dem intellektuellen Kapital gleichgesetzt werden. Dennoch enthält er wesentliche immaterielle Werte, die häufig sogar den Anstoß für die Akquisition gaben. Sie werden beim kaufenden Unternehmen als Goodwill aktiviert und entziehen sich dadurch jeglicher Beurteilung durch interne und externe Adressaten.

Um die enthaltenen immateriellen Werte transparent zu machen, wurden die amerikanischen Rechnungslegungsgrundsätze **US-GAAP** (Generally Accepted Accounting Principles) im Jahr 2001 durch die Vorschriften SFAS 141 und 142 (Statement of Financial Accounting Standards) grundlegend reformiert. Danach darf der Goodwill nicht mehr wie zuvor planmäßig entsprechend dem angenommenen wirtschaftlichen Werteverzehr abgeschrieben werden. Dieser ist mindestens einmal jährlich einem Werthaltigkeitstest (Impairment-Test) zu unterziehen. Liegt der Marktwert unter dem Buchwert, dann ist die Differenz ergebniswirksam abzuschreiben. Darüber hinaus sollen immaterielle Werte im Rahmen eines Unternehmenszusammenschlusses soweit möglich identifiziert, aus dem Goodwill herausgelöst und separat aktiviert werden.

Diese Regelungen wurden Ende 2002 vom International Accounting Standards Board (IASB) weitgehend in die **International Financial Reporting Standards** (IFRS) übernommen. Seit dem Jahr 2005 sind sie auch für den Konzernabschluss börsennotierter europäischer Aktiengesellschaften verbindlich (vgl. *Bruns* et al., 2004, S. 255ff.; *Arbeitskreis*, 2004, S. 224ff.). Die bilanzielle Behandlung des immateriellen Anlagevermögens ist mit wenigen Ausnahmen in IAS 38 geregelt. Darin wird zunächst definiert, welche Eigenschaften einen immateriellen Vermögenswert ausmachen. Ein Vermögenswert muss demnach identifizierbar, nicht monetär und ohne physische Substanz sein sowie zur betrieblichen Wertschöpfung beitragen. Um diese Eigenschaften weiter zu präzisieren, werden in IAS 38 weitere Merkmale genannt. Beispiele sind die Separierbarkeit, langfristige Verwendungsabsicht oder der erwartete künftige Nutzenzufluss. Die Schwierigkeiten einer genauen Bestimmung zeigen, dass auch nach IFRS bei weitem nicht alle immateriellen Vermögensgegenstände bilanzierbar sind. Beispielsweise fällt der Nachweis über eine wirtschaftliche Verwertbarkeit häufig schwer. Dies führt beim IFRS jedoch nicht wie im HGB zu einem generellen Ansatzverbot. Die **Aktivierungsfähigkeit eines Vermögensgegenstands** hängt von folgenden Faktoren ab:

- Ist für selbst erstellte immaterielle Vermögenswerte der Nutzenzufluss wahrscheinlich und die Kosten des Vermögenswertes sind zuverlässig messbar, so besteht Aktivierungspflicht.
- Für selbst erstellte immaterielle Vermögenswerte wird zwischen Forschung und Entwicklung unterschieden. Forschungsaufwendungen dürfen nicht angesetzt werden. Entwicklungsaufwendungen lassen sich bei Nachweis der technischen Durchführbarkeit und wirtschaftlichen Verwertungsfähigkeit aktivieren.
- Für bestimmte selbst erstellte immaterielle Werte, wie z.B. Marken, Verlagsrechte oder Kundenlisten sieht IAS 38 ein Aktivierungsverbot vor.
- Separat erworbene immaterielle Vermögenswerte, welche die o.g. Eigenschaften erfüllen, sind aktivierungsfähig. Für im Rahmen einer Unternehmensakquisition erworbene immaterielle Anlagewerte gilt eine analoge Aktivierungspflicht als Goodwill.

Werden immaterielle Vermögenswerte aktiviert, dann sind sie planmäßig und außerplanmäßig ab- bzw. zuzuschreiben. Planmäßige Abschreibungen sollen i.d.R. über 20 Jahre linear vorgenommen werden. Wird von einer unbestimmten Nutzungsdauer ausgegangen, dann ist i.d.R. einmal jährlich ein sog. Impairment-Test durchzuführen. Dabei wird der Abschreibungsbetrag ermittelt, wodurch es auch zu außerplanmäßigen Abschreibungen kommen kann. Alternativ ist die Neubewertungsmethode möglich, welche sogar zu Zuschreibungen führen kann (vgl. *Bruns* et al., 2004, S. 254ff.; *Pellens/Fülbier*, 2000, S. 35ff.).

Der überwiegende Teil der immateriellen Vermögenswerte wird jedoch auch nach den neuen Regelungen des IFRS bzw. des US-GAAP auf Grund mangelnder Identifizier- und Bewertbarkeit in der Bilanz nicht ausgewiesen. Damit bleiben diese Werte sowohl dem externen Analysten als auch der Unternehmensführung weiterhin verborgen. Deshalb wird in diesem Zusammenhang auch vom **unsichtbaren Vermögen** eines Unternehmens gesprochen. Abb. 8.3.3 veranschaulicht diesen Sachverhalt.

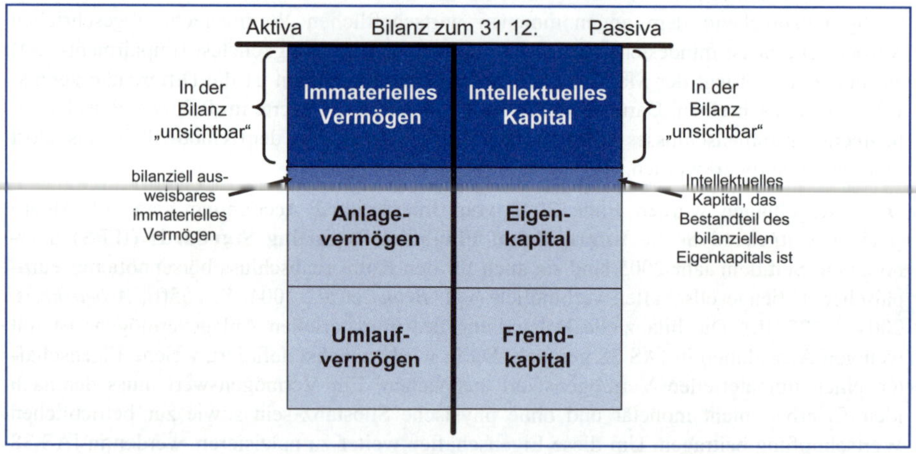


*Abb. 8.3.3: Immaterielles Vermögen und intellektuelles Kapital bleiben in der Bilanz weitgehend verborgen*

Um das unsichtbare immaterielle Kapital und damit auch die zukünftige Ertragskraft für mögliche Investoren deutlich zu machen, sind einige Unternehmen dazu übergegangen, hierüber in ihrem Jahresabschluss freiwillig Auskunft zu geben. Vorreiter sind hier vor allem skandinavische Unternehmen wie beispielsweise *Skandia*, *Celemi* oder *WM-data*. Während in Dänemark und Österreich die Veröffentlichung von Wissensbilanzen bereits Pflicht ist, besteht in Deutschland hierzu lediglich eine Empfehlung im Rahmen der Konzernbilanzierung (DRS 12.33). In den Geschäftsberichten deutscher börsennotierter Unternehmen finden sich daher häufig **qualitative Informationen** zu immateriellen Vermögenswerten. Diese werden jedoch selten quantifiziert oder mit konkreten Zielen und Maßnahmen verbunden. Dadurch bleibt der Informationsgehalt für externe Adressaten niedrig. Wünschenswert wäre eine systematische und weitgehend standardisierte Berichterstattung insbesondere für Unternehmen, die von öffentlichem Interesse sind oder bei denen die immateriellen Werte eine besondere Rolle spielen.

Wie eine derartige Berichterstattung aussehen könnte, zeigt der im Jahr 2004 veröffentlichte Leitfaden „**Wissensbilanz Made in Germany**". Dieser vom *Bundesministerium für Wirtschaft und Technologie* (2005) in Auftrag gegebene Leitfaden gibt einen Rahmen und Beispiele an. Mit Kennzahlen und qualitativen Beschreibungen wird so über die Mitarbeiter, Kunden, Prozesse und Technologien des Unternehmens berichtet. Auch in den USA gibt es Bestrebungen, den Jahresabschluss durch qualitative Informationen zu ergänzen. So hat beispielsweise die US-Börsenaufsicht *SEC* (Securities and Exchange Commission) die Empfehlung ausgegeben, zusätzlich einen sog. **Supplement report** zu erstellen. Darin sollen die Unternehmen über ihre Geschäftsstrategie, ihr Geschäftsmodell sowie über wesentliche immaterielle Schlüsselgrößen Auskunft geben (vgl. *SEC*, 2001). Informationen über die immateriellen Vermögenswerte finden sich bei deutschen Unternehmen häufig im Lagebericht wieder.

### 8.3.4.2 Verfahren zur internen Messung und Bewertung

Für eine zielgerichtete Steuerung und Gestaltung des immateriellen Vermögens ist eine systematische Messung und Bewertung erforderlich. Aufgrund der dargestellten Defizite in der externen Rechnungslegung ist diese als Informationsgrundlage für Entscheidungen der Unternehmensführung ungeeignet. Dies macht eine separate interne Messung und Bewertung erforderlich. Tatsächlich existiert bereits eine **Bandbreite an Bewertungsverfahren**, wobei jedoch noch kein allgemeingültiger Ansatz zu erkennen ist.

Generell lassen sich die Verfahren in **vier Gruppen** unterteilen (in Anlehnung an *Sveiby*, 2002b; *Galli/Wagner*, 2006, S. 1531ff.):

- **Kostenorientierte Verfahren (Cost Approach):** Die Bewertung erfolgt anhand der Kosten der (Wieder-)Herstellung oder (Wieder-)Beschaffung des immateriellen Vermögenswertes. Hierzu müssen alle immateriellen Werte identifiziert und einzeln mit ihren Kosten bewertet werden. Dieser Bewertungsansatz stößt rasch an seine Grenzen, da eine objektive Kostenermittlung einzelner immaterieller Vermögensteile wie z.B. einer Kundenbeziehung oder der Managementqualität kaum durchführbar ist. Die eindeutige Zuordenbarkeit und Quantifizierbarkeit der Kostenbestandteile erweist sich in der Praxis ebenfalls als schwierig.
- **Überschussorientierte Verfahren (Income Approach):** Im Mittelpunkt stehen die zukünftigen Zahlungsüberschüsse bzw. Erfolgsbeiträge, die durch immaterielle Vermögenswerte erzielt werden. Ihr Barwert stellt den Wert des intellektuellen Kapitals dar. Diese Verfahren basieren somit auf der Investitionsrechnung und Unternehmensbewertung (vgl. Kap. 3.2). Ihrer guten Nachvollziehbarkeit stehen allerdings die methodische Vielfalt und Komplexität sowie die hohe Subjektivität bei der Interpretation der Ergebnisse gegenüber. Hinzu kommen die eingeschränkte Prognostizierbarkeit der Zahlungsüberschüsse und Erfolgsbeiträge sowie deren mangelnde Zuordenbarkeit auf einzelne immaterielle Vermögenskomponenten.
- **Marktorientierte Verfahren (Market Approach):** Der Wert einzelner immaterieller Vermögenskomponenten wird mit den am Markt gehandelten Vermögenswerten vergli-

chen und bei Bedarf mit unternehmensspezifischen Multiplikatoren korrigiert. Die Anwendung des Verfahrens ist jedoch schwierig, da nur wenige vergleichbare immaterielle Werte am Markt existieren bzw. die relevanten Informationen meist nicht zugänglich sind. Andere marktorientierte Verfahren interpretieren die Differenz zwischen Markt- und Buchwert börsennotierter Unternehmen als den Wert des intellektuellen Kapitals. Zwar beinhaltet der Marktwert immaterielle Vermögenswerte, da er aber auf den zukünftigen Erwartungen der Anleger und nicht selten auf spekulativen Überlegungen beruht, ist eine derartige Interpretation fraglich. Es ist auch nicht anzunehmen, dass externe Anleger über die notwendigen Informationen verfügen, um das immaterielle Vermögen des Unternehmens realistisch bewerten zu können (vgl. *Speckbacher* et al., 2004, S. 437f.). Darüber hinaus ist aufgrund umfassender bilanzieller Ansatz- und Bewertungswahlrechte auch nicht davon auszugehen, dass der Buchwert dem tatsächlichen Wert des materiellen Vermögens entspricht.

- **Scorecard-Verfahren**: Die oben genannten Verfahren versuchen, einen monetären Wert für das immaterielle Vermögen zu bestimmen. Allerdings treten dabei generell Probleme der Quantifizierbarkeit, Zuordenbarkeit und Subjektivität auf. Darüber hinaus leisten sie keinen Beitrag zur Planung, Steuerung und Kontrolle des immateriellen Vermögens. Die Scorecard-Verfahren verzichten deshalb auf eine monetäre Bewertung. Sie identifizieren und klassifizieren zunächst die einzelnen immateriellen Vermögenswerte, um diese anschließend mit Hilfe mehrdimensionaler Indikatoren quantitativ zu messen. Diese Verfahren erweiterten anfänglich das betriebliche Berichtswesen um nichtfinanzielle Maßgrößen. Beispiele sind Balanced Scorecard (vgl. Kap. 7.2.3.3), Tableau de Bord oder Quantum Performance Measurement. Die Verfahren waren jedoch anfangs statisch und enthielten keine Aussagen über die kausalen Beziehungen zwischen den einbezogenen Kenngrößen. Deshalb greifen neuere Ansätze auch die Ursache-Wirkungsbeziehungen zwischen den Dimensionen explizit auf, stellen diese dar und machen sie damit steuerbar. Beispiele sind Strategy Maps (vgl. Kap. 4.2.2), Success Maps und IC-Navigator. Problematisch dabei ist jedoch, dass die Kausalbeziehungen auf subjektiven Einschätzungen beruhen und nicht empirisch fundiert sind. Obwohl die Verfahren auch finanzielle Kenngrößen beinhalten, eignen sie sich nicht zur Ermittlung eines monetären Wertes des intellektuellen Kapitals. Sie bestechen vielmehr durch ihre Praktikabilität und fokussieren auf das Management des intellektuellen Kapitals.

Für eine **Quantifizierung** des intellektuellen Kapitals kann nicht davon ausgegangen werden, dass der Unternehmenswert der Summe der unabhängig bewerteten Bestandteile des immateriellen Vermögens und des Finanzkapitals entspricht. Tatsächlich ergeben die kumulierten Einzelbewertungen meist höhere Werte als die einer Gesamtunternehmensbewertung. Für derartige Differenzen gibt es eine Reihe von **Ursachen** (vgl. *Dillerup/Hannss*, 2006, S. 28-32):

- **Abgrenzungsprobleme** der „wertschöpfenden" Wirkung von immateriellem Kapital: Mehrere Komponenten intellektuellen Kapitals z. B. Kundenbeziehungen (Beziehungskapital) werden meist marktorientiert bewertet und hierfür ein Umsatzmultiplikator verwendet. Welcher Umsatzanteil jedoch auf eben diese immaterielle Komponente zugerechnet werden kann, ist kaum verlässlich zu bestimmen. Immaterielle Vermögensgegenstände entfalten ihren Wert erst im Zusammenwirken miteinander. So ändern gute Kundenbeziehungen gleichzeitig auch den Wert des Images (Strukturkapital). In der Addition einzeln bewerteter Bereiche des intellektuellen Kapitals kommt es daher zu Überschneidungen und somit zur ungewollten mehrfachen Bewertung des gleichen Sachverhalts.

- **Zeitverzögerungen** erschweren die Bewertung. Es ist nicht eindeutig vorhersehbar, wann sich getätigte Investitionen in intellektuelles Kapital auswirken. So setzen z.B.

Mitarbeiter in Fortbildungsmaßnahmen erworbene Qualifikationen individuell und abhängig von deren Motivation ein. Wann und wie stark sich eine Erhöhung z.B. des Humankapitals in messbaren Erfolgen auswirkt, kann daher nicht realistisch widergespiegelt werden.

- **Prognosehorizont:** Eine weitere Schwierigkeit bei den Verfahren der Gesamt- und Einzelbewertung nach den erfolgsorientierten Bewertungsansätzen liegt in der Wahl des betrachteten Zeitraums. Die Verfahren basieren auf der Überlegung, dass sich der Wert aus den zukünftig aus einem Vermögensgegenstand erzielbaren Erfolgen ermittelt. Derart ermittelte Ergebnisse hängen stark von der Festlegung des Prognosehorizonts ab.

Die Gesamtheit dieser Probleme führt zu einem **Bewertungsdilemma** für intellektuelles Kapital. Derzeit besteht eine Koexistenz verschiedener, konkurrierender Bewertungsverfahren. Sind diese miteinander zu verknüpfen, wie z.B. im Falle einer Akquisitionsbewertung, so lassen sich die verschiedenen Werte lediglich mit plausiblen Annahmen annähern. Beispielsweise kann der Gesamtumsatz pragmatisch auf einzelne Bereiche des intellektuellen Kapitals verteilt werden oder durch die geschickte Wahl des Diskontierungsfaktors das Problem des Prognosehorizonts und der Zeitverzögerungen durch Finanzmathematik „berücksichtigt“ werden.

Zentraler Grund für das Bewertungsdilemma intellektuellen Kapitals ist eine Vermischung von Erfolgspotenzialen mit dem tatsächlichen Erfolg. Die strategische Unternehmensführung eines Unternehmens hat zur Aufgabe, Wettbewerbsvorteile für ein Unternehmen zu generieren. Dazu sind neue Erfolgspotenziale zu schaffen und bestehende Potenziale weiter zu entwickeln (vgl. Kap. 3.1). Der **Erfolg** eines Unternehmens ist das Ergebnis der effizienten Ausnutzung der bestehenden Erfolgspotenziale im Rahmen der operativen Unternehmensführung. Er mündet in die Gewinn- und Verlustrechnung bzw. fließt dem Unternehmen als Liquidität zu. Diese Zahlungsströme werden als realisierbarer Erfolg in einer Unternehmensbewertung berücksichtigt.

Das **Erfolgspotenzial** eines Unternehmens setzt sich aus einem Bündel einzelner erworbener und generierter, materieller und immaterieller Ressourcen zusammen. Erfolgspotenziale umfassen damit sämtliche produkt- und marktspezifische Voraussetzungen für den zukünftigen Erfolg eines Unternehmens. Das intellektuelle Kapital stellt demnach ein Erfolgspotenzial dar.

## 8.3.5 Steuerung immateriellen Vermögens

Zur Bestimmung eines monetären Wertes des intellektuellen Kapitals existiert derzeit noch kein standardisiertes, allgemein anerkanntes und objektives Verfahren. Ein solcher monetärer Wert ist im Grunde auch nur bei Veräußerung des Unternehmens bzw. einzelner Komponenten des immateriellen Vermögens von Relevanz. In diesem Fall ist er jedoch weniger eine Frage der Bewertung, sondern vielmehr des Verhandlungsgeschicks und der Anzahl der Interessenten.

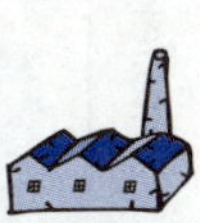

Erinnert sei an dieser Stelle an das Gerangel im Herbst 1998 zwischen *VW* und *BMW* um die Marke *Rolls-Royce*. *VW* kaufte für 780 Mio. US$ von *Vickers* das marode *Rolls-Royce*-Produktionswerk (= materielles Vermögen) sowie die Marke *Bentley* (= immaterielles Vermögen). *BMW* konnte sich dagegen vom Triebwerkshersteller *Rolls-Royce* für „nur“ 66 Mio. US$ die Rechte für die als wertvoller angesehene Marke *Rolls-Royce* (= immaterielles Vermögen) sichern.

Für ein Unternehmen ist im laufenden Geschäft nicht der Wert des intellektuellen Kapitals entscheidend, sondern in welcher Form es zur **Steigerung des Unternehmenswertes** beiträgt. Trotz der Kritik an den Indikatoren zur Beurteilung des intellektuellen Kapitals (vgl.

z.B. *North* et al., 1998), stellen die Scorecard-Ansätze für eine wertorientierte Gestaltung und Steuerung des intellektuellen Kapitals bislang das praktikabelste Vorgehen dar. Deshalb werden nachfolgend zunächst einige Scorecard-Verfahren betrachtet, um im Anschluss auf die Erfassbarkeit immaterieller Erlöse und die Wertgenerierung durch intellektuelles Kapital einzugehen.

### 8.3.5.1 Scorecard-Verfahren

Das bekannteste Scorecard-Verfahren aus der Praxis ist der in *Abb. 8.3.4* dargestellte ***Skandia-Navigator*** des schwedischen Versicherungs- und Finanzdienstleisters *Skandia* – einem der Vorreiter der immateriell orientierten Unternehmensführung. Die Betrachtung erfolgt aus **fünf Perspektiven**, die jeweils durch eine Reihe von Indikatoren dargestellt werden (vgl. *Edvinsson/Brünig*, 2000, S. 58ff.):

- Der **Finanzfokus** enthält die finanziellen Ergebnisse des Unternehmens und verkörpert die Vergangenheit, da diese das Resultat vergangener Handlungen und Vorgänge sind.
- Die gegenwärtigen Aktivitäten des Unternehmens repräsentieren **Kunden-, Mitarbeiter- und Prozessfokus**.
- Der **Erneuerungs- und Entwicklungsfokus** bezieht sich auf strategische Maßnahmen im Hinblick auf das zukünftige Geschäftsfeld des Unternehmens.

Der Prozessfokus bildet zusammen mit dem Erneuerungs- und Entwicklungsfokus das Strukturkapital des Unternehmens ab. Im Mittelpunkt des Navigators steht – sozusagen als Herzstück – der Mitarbeiterfokus. Er soll als aktive Kraft die anderen Dimensionen verbinden. Kunden-, Prozess-, Mitarbeiter- sowie Erneuerungs- und Entwicklungsfokus bilden das intellektuelle Kapital ab und sollen es dadurch steuerbar machen.

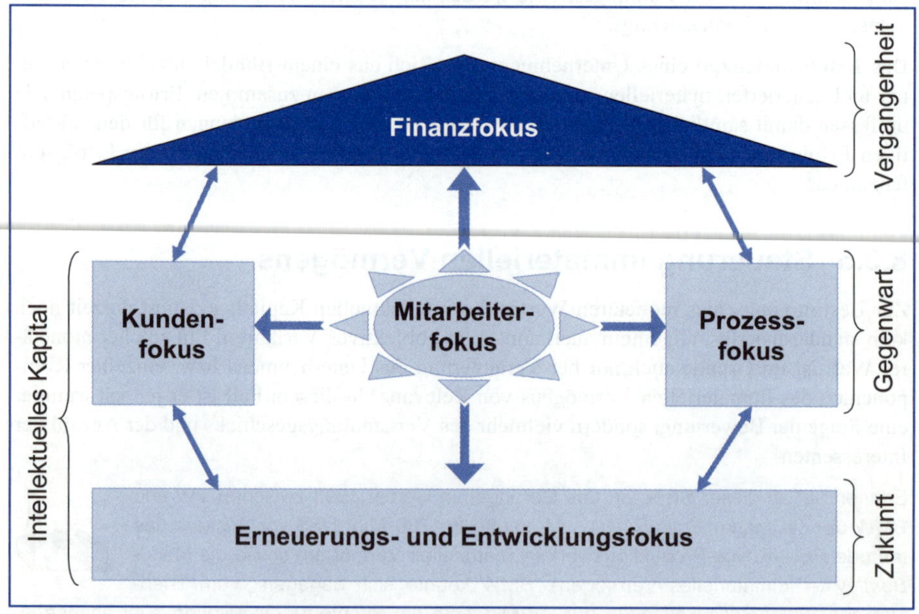


*Abb. 8.3.4: Skandia-Navigator (Edvinsson/Brünig, 2000, S. 58)*

Ein weiteres Scorecard-Verfahren, das bereits in mehreren skandinavischen Unternehmen wie z.B. *WM-data* oder *Ericsson* angewendet wird, ist der von *Sveiby* entwickelte ***Intangible Asset-Monitor*** (*Sveiby*, 1997). Das intellektuelle Kapital wird dort unterteilt in:

- **Externe Struktur:** Beziehungen zu Kunden und Lieferanten sowie Markennamen, Warenzeichen und Image des Unternehmens,
- **Interne Struktur:** Patente, Konzepte, Modelle, Computer- und Verwaltungssysteme sowie die Unternehmenskultur und die
- **Kompetenz der Mitarbeiter.**

Diese drei Kategorien des intellektuellen Kapitals werden mit Hilfe unternehmensspezifischer Indikatoren nach ihrem Beitrag zu

- **Wachstum und Erneuerung,**
- **Effizienz** sowie
- **Stabilität**

des Unternehmens beurteilt. Die Effizienz der Mitarbeiter wird z.B. durch die Wertschöpfung pro Mitarbeiter abgebildet. Die Stabilität der externen Struktur wird z.B. durch den Anteil an Wiederholungsaufträgen gemessen. Bei der Auswahl der Indikatoren tritt jedoch häufig das Problem der Abgrenzung zwischen den verwendeten Kategorien und Gesichtspunkten auf.

### 8.3.5.2 Messung und Steuerung immaterieller Erlöse

Wie bereits in Kap. 8.3.3.4 erwähnt, ist ein Unternehmen zur langfristigen Sicherung seiner Wettbewerbsfähigkeit nicht nur auf finanzielle, sondern auch auf **immaterielle Erlöse** angewiesen. Viele dieser immateriellen Erlöse lassen sich jedoch nicht monetär bewerten. Um sie beeinflussen und steuern zu können, müssen sie jedoch gemessen werden. Wie eine solche Messung erfolgen könnte, wurde bislang kaum thematisiert.

Eine Möglichkeit für die **Quantifizierung** immaterieller Erlöse stellt die Zuordnung der monetären Umsätze zu denjenigen immateriellen Vermögenskategorien dar, zu denen diese einen Beitrag leisten. Dabei werden, wie in *Abb. 8.3.6* dargestellt, die Kunden zunächst absteigend nach den erzielten Umsätzen sortiert. Anschließend wird für jeden Kunden untersucht, ob er zur Steigerung des Humankapitals, Kundenkapitals, Beziehungskapitals oder des Strukturkapitals beiträgt und dies in der entsprechenden Spalte vermerkt. Beispiele für mögliche Zuordnungskriterien sind in *Abb. 8.3.6* in Klammern aufgeführt.

Im Beispiel wird zwar Kundenkapital aufgebaut, aber die Mitarbeiter scheinen bei den Aufträgen zu wenig zu lernen, wodurch langfristig die Innovationskompetenz des Unternehmens gefährdet ist. Die Unternehmensführung sollte sich daher um innovative Kundenprojekte bemühen, die zu einem Ausbau der Mitarbeiterkompetenzen führen. Außerdem leistet nur ein Kunde einen Beitrag zum Humankapital. Solche Abhängigkeiten von einem oder wenigen Kunden sollten ebenfalls langfristig vermieden werden. Kunden, die zu keiner Kategorie beitragen, sind nur bei entsprechender Profitabilität beizubehalten. Darüber hinaus ist deren immaterielles Erlöspotenzial genau zu beurteilen und zukünftig entsprechend besser zu nutzen. Auf der anderen Seite macht diese Betrachtung deutlich, dass auch vermeintliche Verlustkunden für das Unternehmen einen hohen Stellenwert einnehmen können, wenn sie einen entsprechenden Beitrag zum intellektuellen Kapital leisten. Gerade diese Sichtweise wird bisher in der Unternehmensführung vernachlässigt, deren Schwerpunkt auf dem (kurzfristigen) monetären Erfolg liegt.

Dieser Vorschlag basiert auf einem Ansatz von *Sveiby* (2002a), der eine andere Kategorisierung verwendet und auch den Beitrag des Umsatzes zum Finanzkapital einbezieht. Dieser Beitrag ist jedoch weder eindeutig definiert noch für die Beurteilung der immateriellen Erlöse erforderlich. Auch die geforderte prozentuale Gleichverteilung in allen Erlöskatego-

| Kunde | Umsatz | Beitrag zum **Humankapital** (Best-Practice, innovative Projekte, Mitarbeiterakquise) | Beitrag zum **Kundenkapital** (Referenzkunden, Neukundengewinnung) | Beitrag zum **Partner-/Allianzkapital** (Gemeinschaftsprojekte, Erfahrungsaustausch) | Beitrag zum **Strukturkapital** (Wiederverwendbarkeit von Lösungen, Imageaufbau) |
|---|---|---|---|---|---|
| A | € 100.000 | | | | € 100.000 |
| B | € 90.000 | | € 90.000 | | |
| C | € 70.000 | € 70.000 | | € 70.000 | |
| D | € 60.000 | | | | |
| E | € 50.000 | | | | € 50.000 |
| F | € 30.000 | | € 30.000 | € 30.000 | € 30.000 |
| Rest | € 100.000 | | | | |
| **Summe** | **€ 500.000** | **€ 70.000** | **€ 120.000** | **€ 100.000** | **€ 180.000** |
| **Anteil am Gesamtumsatz*** | | **14%** | **24%** | **20%** | **36%** |
| **Soll-Verteilung** | | **50%** | **40%** | **15%** | **20%** |
| **Abweichung** | | **- 36%** | **- 16%** | **+ 5%** | **+ 16%** |

* Die Spaltensummen entsprechen nicht 100 Prozent

*Abb. 8.3.5: Quantifizierung und Struktur immaterieller Erlöse*

rien ist in den meisten Fällen keine geeignete Zielsetzung. Um keine Kategorie des intellektuellen Kapitals langfristig zu vernachlässigen, sollte zunächst ein prozentualer Mindestanteil festgelegt werden. Darauf aufbauend sollte es Ziel der Unternehmensführung sein, immaterielle Erlöse entsprechend einer prozentualen **Verteilungsstruktur** zu erzielen. Dies sollte analog zur Strategie und den kritischen Erfolgsfaktoren des Unternehmens festgelegt werden. Die in *Abb. 8.3.5* dargestellte Soll-Verteilung könnte z. B. von einer kleinen Unternehmensberatung stammen, deren Wettbewerbsvorteil vor allem auf der Erfahrung und Qualifikation ihrer Berater und deren Kundenbeziehungen beruht (vgl. im Beispiel in Kap. 8.3.5.3 die Beratung A). Auf diese Weise wird sichergestellt, dass die für das Unternehmen entscheidenden immateriellen Vermögenswerte durch entsprechende immaterielle Erlöse aufgebaut werden. Sie tragen zur zukünftigen Strategieerreichung bei.

### 8.3.5.3 Intellektuelles Kapital als zentraler Werttreiber

Bei ihren Bestrebungen zur Erhöhung monetärer Ergebnisse und des Unternehmenswerts hat sich die Unternehmensführung bislang auf die materiellen Vermögenswerte konzentriert. Die immateriellen Vermögenswerte als eigentliche Quelle des Unternehmenswerts konnten dagegen bisher weder strukturiert erfasst noch systematisch gesteuert werden.

In Zukunft wird es jedoch für die Unternehmen entscheidend sein, sich der Bedeutung ihrer immateriellen Ressourcen in der Wertschöpfungskette bewusst zu werden und diese als Wettbewerbsvorteil zu nutzen. Für manche Unternehmen nimmt z.B. der Markenwert eine zentrale Stellung ein. Beispielsweise schätzt das Schweizer Markenberatungsunternehmen *Interbrand* für das Jahr 2006 den Markenwert von *Coca-Cola* auf 65 Mrd. US-Dollar und von *Microsoft* auf 59 Mrd. US-Dollar. Zu den zehn wertvollsten Marken gehören darüber hinaus auch *IBM*, *General Electric*, *Nokia*, *Toyota*, *Intel*, *McDonald's*, *Disney* und *Mercedes* (vgl. *Interbrand*, 2007). Bei Unternehmen wie *SAP* oder *McKinsey* steht dagegen das Wissen der Mitarbeiter im Vordergrund. Es können jedoch auch andere immaterielle Komponenten ausschlaggebend sein. Bei *Netscape* und *Adobe* sind dies z.B. Netzwerkeffekte und bei *Cisco* dessen Organisationskapital. Sind diese zentralen immateriellen Werttreiber identifiziert, so kann sich die Unternehmensführung auf deren Gestaltung, Steuerung und Ausbau konzentrieren. **Immaterielle Werttreiber** generieren keinen Wert aus sich heraus, sondern erst in Kombination mit anderen materiellen und immateriellen Produktionsfaktoren. Die Art und Weise ist vom Unternehmen und seiner Wettbewerbsstrategie abhängig.

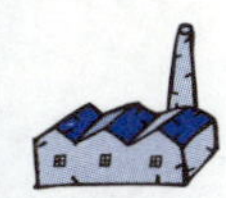

Diese Wertgenerierung soll am Beispiel zweier Unternehmensberatungen verdeutlicht werden (vgl. *Roos* et al., 2004, S. 130f.):

- **Unternehmensberatung A** besteht aus hochspezialisierten Fachleuten, die über eine mehrjährige Berufserfahrung als Führungskräfte in ihren vorherigen Unternehmen verfügen. Sie sind allesamt starke Persönlichkeiten mit hoher Kompetenz. Sie haben ein breites Netzwerk an Beziehungen zu Führungskräften anderer Unternehmen, von denen eine Vielzahl ihre Kunden sind. Formalisierte Prozesse und Strukturen existieren nicht. Aus diesem Grund wird für jedes Projekt „das Rad neu erfunden". Wert wird dadurch generiert, dass für die Berater aufgrund ihrer Kompetenz und Erfahrung hohe Stundensätze fakturierbar sind. Darüber hinaus ermöglicht die enge persönliche Beziehung zu den Kunden die Gewinnung neuer Beratungsprojekte.
- **Unternehmensberatung B** stellt dagegen vor allem junge Hochschulabsolventen ein, die nach einem kurzen Crashkurs standardisierte Beratungslösungen bei den Kunden umsetzen. Die Qualität der Beratungsleistung wird durch interne Strukturen und Prozesse sowie umfassender Dokumentation sichergestellt. Die Beziehung der Kunden ist stärker auf das Unternehmen als Organisation und dessen Image und weniger auf den einzelnen Berater ausgerichtet. Für die unerfahrenen Berater können nur moderate Stundensätze berechnet

werden. Wert wird vor allem durch die Standardisierung der Beratungsleistung und die organisationale Beziehung zwischen der Unternehmensberatung und den Kundenunternehmen generiert.

Es ist nun durchaus denkbar, dass beide Unternehmen den gleichen Umsatz und Gewinn erwirtschaften und auch die gleiche Kundenzufriedenheit erzielen. Der **Unterschied in der Wertgenerierung** wird deutlich, wenn die immateriellen Faktoren und deren Kombination betrachtet werden. Unternehmen A schöpft seinen Wert aus seinem Humankapital, das darüber hinaus Kundenkapital schafft. Die Verfügungsrechte an seinen immateriellen Werttreibern sind jedoch begrenzt. Deshalb besteht die Gefahr, dass beim Weggang einzelner Berater nicht nur das Humankapital sinkt, sondern auch das damit in Beziehung stehende Kundenkapital verloren geht. Dies gilt insbesondere für den Fall, dass Berater sich selbständig machen oder zu einem Konkurrenten wechseln. Das Unternehmen B schöpft seinen Wert vor allem aus seinem Strukturkapital, welches Eigentum des Unternehmens ist. Das Humankapital nimmt keine vergleichbar herausragende Stellung wie beim Unternehmen A ein. Die Mitarbeiter sind aufgrund des Organisationskapitals (Strukturen, Prozesse, Unternehmensführung) mehr oder weniger leicht austauschbar. Das Kundenkapital wird überwiegend durch das Imagekapital generiert. Ein laufender Wechsel von Mitarbeitern ist relativ unproblematisch und dient der Auswahl von Führungskräften („Up or out").

Die Wertschöpfung von Unternehmen und daraus resultierend auch die Anforderungen an ihre Führung unterscheiden sich somit je nach ihren immateriellen Werttreibern. Ihre Bestimmung und das Verständnis ihrer Beziehungen und Wirkungsrichtungen im Hinblick auf den Unternehmenswert werden somit zur herausragenden Aufgabe der Unternehmensführung. Jedes Unternehmen sollte deshalb seine immateriellen Werttreiber möglichst umfassend identifizieren und die kausalen Zusammenhänge im Hinblick auf eine nachhaltige Wertsteigerung deutlich machen. Eine längerfristige Ausrichtung auf die Entwicklung von Potenzialen ist erfolgversprechender als die einseitige, kurzfristig-monetäre Orientierung traditioneller Unternehmensführung (vgl. *Servatius*, 2004, S. 91 ff.).

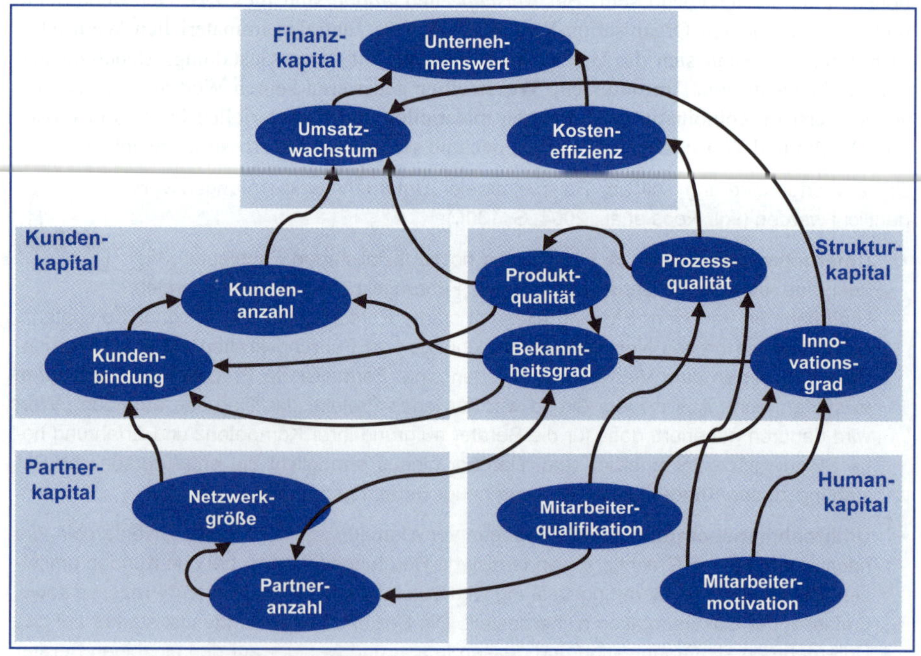


*Abb. 8.3.6: Beispiel für eine immaterielle Landkarte*

Zur Veranschaulichung der wichtigsten immateriellen Werttreiber wäre der Aufbau einer **immateriellen Landkarte** (Intangible Value Map) denkbar. Darin werden die Bestandteile des intellektuellen Kapitals mit ihren Beziehungen sowohl untereinander als auch zum Finanzkapital dargestellt. Eine solche immaterielle Landkarte wäre nicht nur bei der Formulierung und Überarbeitung der Strategie, sondern auch bei deren operativer Umsetzung von hohem Nutzen. Soweit möglich sollten ihr Aufbau und die Bestimmung der Ursache-Wirkungs-Beziehungen empirisch fundiert und statistisch begründet sein. Wie solch eine immaterielle Landkarte aussehen könnte zeigt Abb. 8.3.6.

Ein **integriertes Bewertungs- und Steuerungsverfahren** für intellektuelles Kapital wurde an der *Hochschule Heilbronn* entwickelt(vgl. *Dillerup/Ramos*, 2005, S. 37f.; 2006, S. 116ff.). Dieses Heilbronner Verfahren baut auf der Scorecard-Methodik auf. Es erfasst exemplarisch für den Maschinenbau relevante immaterielle Werttreiber mit Hilfe von Kennzahlen. Für die Bereiche Human-, Beziehungs- und Strukturkapital sind branchenübliche Kennzahlen festgelegt. Diese werden in Dimensionen differenziert. Humankapital untergliedert sich beispielsweise in die Dimensionen Wissensbestand, Wissensveränderung und Motivation. Jede Dimension besteht aus Komponenten, die sich aus aussagekräftigen, standardisierten und individuellen Kennzahlen zusammensetzen. Die unterschiedliche Relevanz der Werttreiber wird durch Gewichtungen abgebildet. Die Standardkennzahlen wurden in Kooperation mit mehreren Unternehmen und dem *Branchenverband VDMA* festgelegt. Sie bilden einen Kompromiss zwischen wünschenswerten Informationen und den erfassbaren Daten.

Auf dieser Basis kann sowohl eine interne Steuerung erfolgen, als auch eine Wissensbilanz zur externen Berichterstattung aufgebaut werden. Die Kennzahlen ermöglichen eine Zeit- und Trendanalyse für das intellektuelle Kapital. Ergänzend können Planwerte und externe Benchmarks hinzugefügt werden. Dadurch wird eine Steuerung immaterieller Werttreiber möglich. Mittels eines Plan-Ist-Vergleichs können Zielabweichungen frühzeitig festgestellt und rechtzeitig angegangen werden. Unterstützend kann ein externer Branchenvergleich Stärken und Schwächen aufdecken und dem Unternehmen wertvolle Impulse für strategische Investitionsentscheidungen geben. Schließlich können die Kennzahlen gemäß ihrer strategischen Relevanz gewichtet und in leicht kommunizierbare Indexwerte transferiert werden.

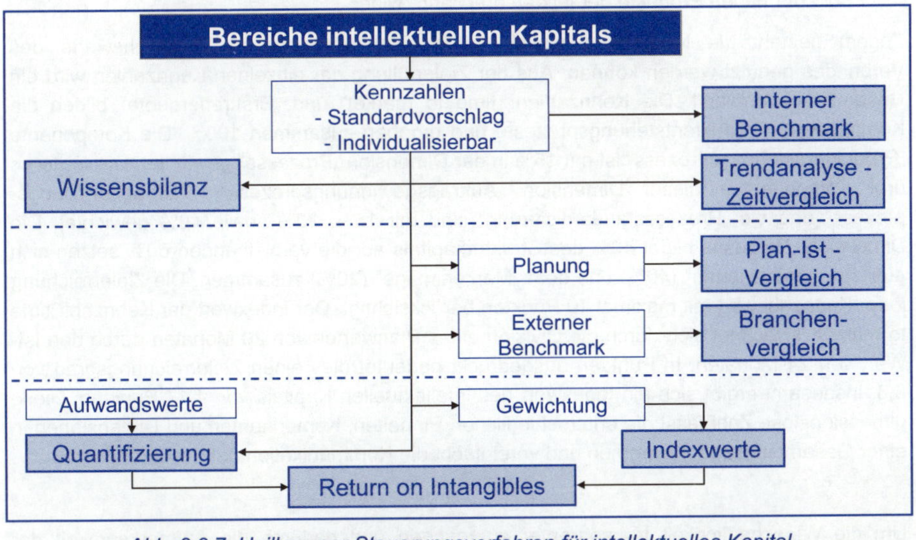


*Abb. 8.3.7: Heilbronner Steuerungsverfahren für intellektuelles Kapital (vgl. Dillerup/Göttert, 2005, S. 60)*

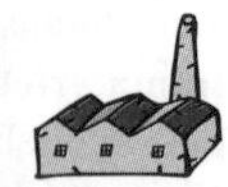

Die *SiCo GmbH* ist mit der Herstellung und dem Vertrieb von Maschinen für die Automobil- und Automobilzuliefererindustrie beschäftigt. Das Fallbeispiel ist an ein reales Unternehmen orientiert und verwendet anonymisierte Zahlenwerte (vgl. *Dillerup* et al., 2005, S. 58ff.). Die Maschinen basieren alle auf einem Grundmodul, welches kundenspezifisch angepasst wird. Die *SiCo*-Produkte haben eine Lebensdauer von etwa fünf Jahren. Die Kunden schätzen die qualitativ hochwertigen Produkte und belohnen das Unternehmen mit einer hohen Loyalität. Deshalb legt das Unternehmen großen Wert auf die Beziehung insbesondere zu seinen Stammkunden. Die *SiCo GmbH* bearbeitet jährlich rund 10.000 Aufträge mit 900 Mitarbeitern. Im laufenden Jahr konnte bei einem Umsatz von 150 Mio. Euro ein Gewinn von 12 Mio. Euro erwirtschaftet und der Marktanteil auf 30% ausgebaut werden. Mit einer durchschnittlichen Produktentwicklungszeit (time to market) von 24 Monaten bringt das Unternehmen jährlich zwei Produktinnovationen auf den Markt. Daraus resultiert ein Umsatzanteil der in den letzten drei Jahren neu eingeführten Produkte von etwa 75%.

Die *SiCo GmbH* erstellt jährlich eine Wissensbilanz. Darin werden Standardkennzahlen des aktuellen und vorangegangenen Jahres dargestellt. Diese freiwillige Berichterstattung dient der frühzeitigen Einbindung der Stakeholder in die Unternehmensentwicklung.

Für die interne Steuerung werden unterjährig Vergleichsdaten erhoben . Die *SiCo GmbH* hatte sich für das laufende Jahr Ziele für das intellektuelle Kapital gesetzt. Als Auszug daraus folgende zwei Kennzahlen:

- Time to market umfasst die Zeitspanne von der Produktentwicklung bis zum Produktionsstart. Die *SiCo GmbH* sichert ihren Wettbewerbsvorteil und somit ihren Umsatz durch Produktinnovationen. Für die Abschöpfung von Pioniergewinnen ist eine schnelle Markteinführung der Produkte erforderlich. Im Zahlenbeispiel verfehlte das Unternehmen aufgrund einer Verzögerung im Rahmen des Patentierungsprozesses im laufenden Jahr die angestrebten 20 Monate um vier Monate (20%).
- Der Umsatzanteil der in den letzten 3 Jahren eingeführten Produkte repräsentiert den Markterfolg der Produktinnovationen. Trotz der Zielabweichung bezüglich der Produktentwicklungszeit (time to market) übertraf die *SiCo GmbH* ihr geplantes Ziel von 70% leicht. Dies spiegelt sowohl die gestiegene Nachfrage als auch den andauernden Erfolg der neuen Produkte der letzten drei Jahre wider.

Zudem besteht die Möglichkeit zu einem Branchenvergleich, da Vergleichswerte des Verbandes genutzt werden können. Aus der Zielerfüllung der einzelnen Kennzahlen wird ein Gesamtindex ermittelt. Die Kennzahlen „time to market“ und „Ersttrefferquote“ bilden die Komponente „Produktentstehungsprozess“ und ergeben zusammen 100%. Die Komponente „Produktentstehungsprozess“ ist mit 15% in der Dimension „Prozesse“ gewichtet. Die weiteren drei Komponenten dieser Dimension „Auftragsgewinnungsprozess“, „Auftragserfüllungsprozess“ und die „Prozessstandardisierung“ sind mit 15%, 30% sowie 40% gewichtet. Die Dimension „Prozesse bildet 40% des Strukturkapitals ab, die verbleibenden 60% setzen sich aus den „Innovationen“ (40%) und dem „Markenimage“ (20%) zusammen. Die Zielerreichung jeder Kennzahl wird mit maximal 10 Punkten berücksichtigt. Der Indexwert der Kennzahl „time to market“ errechnet sich durch die Division eines Planwertes von 20 Monaten durch den Ist-Wert von 24 Monaten. In Punkten ausgedrückt bedeutet dies einen Zielerreichungsgrad von 8,3. Insgesamt ergibt sich ein Indexwert des intellektuellen Kapitals von 4,17 Punkten. Diese dimensionslose Zahl fasst die unterschiedlichen Einheiten, Komponenten und Dimensionen in einer Gesamtaussage zusammen und vereinfacht die Kommunikation der Steuerungsgrößen.

Um die Wirtschaftlichkeit transparenter zu machen und dadurch die Aufmerksamkeit der Unternehmensführung zu erhöhen, erfolgt eine Monetarisierung des intellektuellen Kapitals.

Die Komponenten des intellektuellen Kapitals fließen als Treiber des Unternehmenswertes in die Quantifizierung mit ein. Bei einem innovationsgetriebenen Unternehmen wie der *SiCo GmbH* hängt der Wettbewerbsvorteil maßgeblich vom Erfolg der Produktinnovationen ab. Die Monetarisierung setzt an den Innovationsumsätzen und den zugehörigen Aufwandswerten an. Zu einem Großteil sind diese auf Personalaufwendungen aus der Forschungs- und Entwicklungsabteilung zurückzuführen. Um Mehrfachzählungen des Umsatzes bei der Berechnung einzelner Komponenten zu vermeiden, muss dieser auf die verursachenden Elemente des intellektuellen Kapitals aufgeteilt werden. Die Aufsplittung des Gesamtumsatzes erfolgt analog der Komponentengewichtung. Die Innovationsgewinne werden über die Lebensdauer der betrachteten Produktinnovationen prognostiziert und mit einem risikoadäquaten Zinssatz diskontiert. Die *SiCo GmbH* legt einen gewichteten Kapitalkostensatz (WACC; vgl. Kap. 3.2.3.2) von 8,5% zugrunde. Der Wert der Produktinnovation ergibt sich aus der Summe der Barwerte der Produktinnovationsgewinne für einen fünfjährigen Zeithorizont in Höhe von 581 Mio. Euro. Dieser Betrag stellt das Erfolgspotenzial aus den Innovationen der *SiCo GmbH* dar. Allerdings wird daraus nur ein Anteil in tatsächlichen Erfolg umzuwandeln sein, da volkswirtschaftliche, branchenübliche und unternehmensspezifische Faktoren die Umwandlung des Potenzials in tatsächlichen Erfolg einschränken.

## 8.3.6 Fazit

Wettbewerbsvorteile basieren zunehmend auf immateriellen Werten. Bei der Planung, Steuerung und Kontrolle von intellektuellem Kapital steht für die Unternehmen nicht die Frage im Vordergrund, wie hoch der monetäre Wert des intellektuellen Kapitals einer Organisation ist. Eine objektive Ermittlung ist kaum möglich und deren Nutzen unter dem Gesichtspunkt der Unternehmensführung ohnehin fraglich. Viel wichtiger ist die zielgerichtete Gestaltung des intellektuellen Kapitals zur Steigerung des Unternehmenswertes und damit im Endeffekt die **Transformation von intellektuellem Kapital in monetäre Resultate**. Um ein adäquates Führungssystem zu gestalten, ist ein besseres Verständnis für die Wertschöpfung der Unternehmen erforderlich.

Die Unternehmensführung ist bisher auf materielle Ressourcen, physische Produktion und monetäre Ergebnisse fokussiert. Sie muss um Instrumente erweitert werden, die die immateriellen Faktoren mess- und damit steuerbar machen sowie untereinander als auch mit anderen Einflussgrößen in Zusammenhang stellen. Sie wird diese Herausforderung annehmen und ihren Fokus auf das intellektuelle Kapital mit all seinen Besonderheiten legen müssen. Im Vordergrund steht das **Verständnis für dessen Natur** und seine **Auswirkung auf den Unternehmenswert**. Nur wenn die Unternehmensführung weiß, wie die immateriellen Faktoren wirken und welche Rolle ihnen für die Steigerung des Unternehmenswerts zukommt, wird sie in der Lage sein, die unternehmerische Herausforderung des 21. Jahrhunderts zu meistern.

### Literaturempfehlungen

*Lev, B.*: Intangibles. Management, Measurement, and Reporting, Washington 2001.

*Edvinsson, L./Brünig, G.*: Aktivposten Wissenskapital, Wiesbaden 2000.

*Daum, J.*: Intangible Assets, Bonn 2002.

## Management Summary

- Die immateriellen Werte haben einen entscheidenden Anteil an der Wertschöpfung.
- Bei Kostenstruktur und Wertschöpfung sowie der Handelbarkeit und den Verfügungsrechten weisen immaterielle Vermögenswerte Besonderheiten auf.
- Investitionen in intellektuelles Kapital sind riskant und schwer zu beurteilen.
- Unternehmen erzielen auch immaterielle Erlöse.
- Der Großteil der immateriellen Werte ist nicht in der Bilanz ersichtlich.
- Eine strukturierte Erfassung und Messung ist notwendig, um die immateriellen Werte steuern zu können.
- Für die Ermittlung eines monetären Wertes immaterieller Vermögensgegenstände existiert noch kein allgemein anerkanntes und objektives Verfahren. Deshalb kommen in der Praxis häufig Sorecard-Verfahren zum Einsatz, deren Schwerpunkt auf dem Management des intellektuellen Kapitals liegt.
- Im Vordergrund steht das Verständnis über die Bedeutung und den Zusammenhang der immateriellen Werttreiber.
- Erfassung, Aufbau und Gestaltung immaterieller Werte und deren Einsatz zur Differenzierung im Wettbewerb wird für die Unternehmensführung zur erfolgsentscheidenden Herausforderung.

# 8.4 Unternehmensführung im E-Business

**Leitfragen**

- Welche betriebswirtschaftlichen Besonderheiten gibt es im E-Business?
- Wie wird ein E-Business-Unternehmen geplant, gesteuert und kontrolliert?
- Wie muss die Informationsversorgung gestaltet sein?

## 8.4.1 E-Business als neue Form des Wirtschaftens

Die rasante Entwicklung neuer Informationstechniken sowie Wachstum und steigende Bedeutung des Internets brachte Mitte der 1990er Jahre eine Reihe neuer, junger Unternehmen hervor. Deren Geschäftsmodell – aber auch die Beschaffenheit und der Vertrieb ihrer Produkte – unterschied sich deutlich von den existierenden Industrie- und Dienstleistungsunternehmen. Da auch bisher bekannte Markt- und Unternehmensgesetzmäßigkeiten keine Gültigkeit mehr zu haben schienen, entstand für diese Unternehmen der Begriff der neuen Ökonomie bzw. **New Economy**.

Ein Großteil dieser Unternehmen finanzierte das Wachstum durch den Gang an die Börse. Ende der 1990er Jahre stiegen die Kurse dieser Newcomer teilweise sprunghaft an, obwohl viele keinen Gewinn erwirtschafteten. Traditionelle Bewertungsmuster schienen außer Kraft gesetzt und statt Gewinnerzielung stand für die Investoren Umsatzwachstum, Maximierung des Marktanteils und die Aussicht auf neue visionäre Geschäftsfelder im Vordergrund. Deren Unternehmensführung basierte meist auf einer kurzfristigen Finanzplanung zur Liquiditätssicherung und einer einfachen Preiskalkulation der Produkte und Dienstleistungen.

Zu Beginn des Jahres 2000 trat die New Economy nach massiven Kurseinbrüchen an der Börse in eine Phase der Selektion und Konsolidierung ein. Analysten und Investoren achten seitdem wieder verstärkt auf klassische Kenngrößen der Unternehmens- und Erfolgsbewertung. Seitdem ist auch der Begriff der New Economy aus der Mode gekommen und wird heute vielfach durch die Bezeichnung als „elektronisches Geschäft" bzw. **E-Business** ersetzt. Es wird geprägt durch (vgl. *von Pierer*, 2001, S. 2)

- die Internettechnologie und die elektronische Vernetzung der Unternehmen,
- neue Formen der Zusammenarbeit mit Lieferanten und Kunden,
- die Entstehung neuer Produkte und Dienstleistungen und
- der zunehmenden Mobilität des Informationsaustauschs.

Im weitesten Sinne steht E-Business für den Wandel von der Industrie- und Dienstleistungsgesellschaft in eine Wissens- und Informationsgesellschaft, in der Materie und räumliche Entfernung an Bedeutung verlieren (vgl. Kap. 8.3; *Späth*, 2001, S. 9). Getrieben wurde dieser Wandel durch Quantensprünge in der Informationstechnik und Internettechnologie, die eine durchgängige und effiziente Verknüpfung von Geschäftsprozessen möglich macht. Doch die elektronische Abbildung und Vernetzung der bestehenden Abläufe reicht nicht aus. Für das E-Business müssen die Geschäftsprozesse grundlegend neu gestaltet und ausgerichtet werden. Die enorme Transparenz des Angebotes und der Preise im Internet erhöht auf der einen Seite den Wettbewerb. Auf der anderen Seite ermöglicht das Internet auch kleinen Unternehmen, ihre Produkte und Dienstleistungen weltweit anzubieten (vgl. *von Pierer*, 2001, S. 2).

In einer engen Begriffsauffassung wird E-Business mit dem elektronischen Handel (E-Commerce) in Form der elektronischen Geschäftsabwicklung über Rechnernetze gleichgesetzt (vgl. *Hansen/Neumann*, 2005, S. 105; *Hermanns/Sauter*, 2001, S. 16). Im Folgenden soll E-Business jedoch relativ umfassend als „doing business electronically" (*Bullinger/Berres*, 2000, S. 29) verstanden werden.

**E-Business** bezeichnet die vernetzte Abwicklung und Integration von Geschäftsprozessen mit Hilfe moderner Informationstechnik.

Diese Geschäftsprozesse können innerhalb des Unternehmens, zwischen verschiedenen Unternehmen (**Business-to-Business**; B2B) oder zwischen Unternehmen und Endkunden (**Business-to-Consumer**; B2C) ablaufen. E-Business ermöglicht neue Vertriebswege und führt zu grundlegenden Veränderungen der Wertschöpfungskette (vgl. *Hermanns/Sauter*, 2001, S. 18). Zentrales Merkmal von **E-Business-Unternehmen** ist, dass ihr Geschäftsmodell auf dem Internet basiert.

Mögliche **Geschäftsmodelltypologien** sind (vgl. *Wirtz/Kleineicken*, 2000, S. 629):

- **Content**: Bereitstellung von Inhalten (z.B. Spiegel-Online, competence-site.de)
- **Commerce**: Anbahnung/Abwicklung von Geschäftstransaktionen (z.B. *Dell*, *eBay*)
- **Context**: Klassifikation/Systematisierung von Informationen aus dem Internet (z.B. *Google*, *Lycos*)
- **Connection**: Herstellung von Kommunikationsverbindungen (z.B. *AOL*, *T-Online*)

## 8.4.2 Neue Anforderungen an die Unternehmensführung

E-Business-Unternehmen unterscheiden sich in einer Reihe von Merkmalen grundsätzlich von traditionellen Industrie- und Dienstleistungsunternehmen. Daraus ergeben sich neue Anforderungen an die Unternehmensführung.

### 8.4.2.1 Kostenstruktur

In der Mikroökonomik erreicht ein Unternehmen in Märkten mit vollkommener Konkurrenz und bei steigenden Grenzkosten dann sein Gewinnmaximum, wenn die Grenzkosten des zuletzt produzierten Gutes dem Marktpreis entsprechen. Diese Gesetzmäßigkeit verliert im E-Business seine Gültigkeit. Die erstmalige Erstellung eines informationstechnologischen Produktes verursacht sehr hohe Fixkosten insbesondere für Entwicklung, Marketing und Informationstechnik. Für dessen Vervielfältigung und Vertrieb entstehen dagegen keine oder nur sehr geringe variable Kosten. Dies bedeutet, die **Grenzkosten sind gleich bzw. gehen gegen Null** (vgl. *Hickel*, 2001, S. 63).

Wenn aber die gesamten Lebenszykluskosten des Produzenten bei Verkaufsbeginn anfallen, entspricht der Verkaufserlös nahezu dem Deckungsbeitrag. Auf diese Weise lassen sich bei der Produktion digitaler Güter kaum Effizienzgewinne erzielen – einer der Schwerpunkte der Unternehmensführung bei der Herstellung materieller Güter. Die bereits bei Industrieunternehmen in den letzten Jahrzehnten zu beobachtende Entwicklung von den Einzel- zu den Gemeinkosten erreicht im E-Business damit ihren Höhepunkt.

Die Unternehmensführung hat deshalb verstärkt ihren Fokus auf die frühen Phasen der Produktentstehung sowie auf die Produktvermarktung zu richten (vgl. *Erben*, 2001, S. 236f.).

### 8.4.2.2 Markt und Kunden

In traditionellen Märkten verfügt der Anbieter eines Produktes über bessere Informationen als der Nachfrager (**Informationsasymmetrie**). Hinzu kommen hohe Transaktionskosten. Im Internet kann der Käufer einfache und kostengünstige Anbietervergleiche vornehmen und die Transaktionskosten sind vergleichsweise niedrig. Die hohe Markttransparenz verbunden mit marginalen Transaktionskosten führt zu einem Machtzuwachs des Kunden. Dies wird als das **Phänomen des reversen Marktes** bezeichnet.

Für digitale Produkte besteht oftmals keine oder nur eine sehr geringe Zahlungsbereitschaft. Da die Anzahl an Nutzern eines Produktes erfolgskritisch ist, werden sog. **indirekte Preismodelle** verwendet. Dabei wird das Kernprodukt kostenlos abgegeben und der Erlös erst durch Werbung für Dritte oder Komplementärleistungen erzielt (vgl. *Picot*, 2002, S. 38f.).

Die geringen physischen Wechselbarrieren erfordern **neue Formen der Kundenbindung**. Nach dem Delta-Modell der Wettbewerbsstrategien (vgl. Kap. 3.3.3.3) können sich Unternehmen z.B. auf umfassende, **systemische Kundenlösungen** spezialisieren. Diese bestehen aus einer Kombination mehrerer Teillösungen, die für den Kunden einen signifikanten Mehrwert schafft. Durch proprietäre **De-facto-Standards** und die Bindung möglichst vieler **Kooperationspartner** lassen sich aber auch Wechselbarrieren für die Kunden und Markteintrittsbarrieren für die Wettbewerber aufbauen (vgl. *Hax/Wilde*, 1999, S. 12ff.).

Kundenkontakte im Internet liefern aber auch eine Fülle an wertvollen Informationen über die Bedürfnisse und das Verhalten der Kunden. Eine direkte und individuelle Kundenansprache ermöglicht **neue Formen der Kundenbeziehung** und eine auf die Kundenwünsche ausgerichtete Produktgestaltung. Die Produkte werden dadurch immer individueller und entziehen sich somit auch der Vergleichbarkeit in transparenten Märkten. Die Unternehmensführung muss lernen, diese Kunst der Individualisierung zu beherrschen, die weit über das industrielle Mass Customizing hinausgeht (vgl. *Gürtler*, 2000, S. 151).

In einem transparenten Markt mit minimalen Wechselkosten der Nachfrager und geringen physischen Ein- und Austrittsbarrieren kommt dem Aufbau einer engen Kundenbeziehung zentrale Bedeutung zu. Im Vordergrund steht dabei nicht das sofortige Erreichen eines Kaufabschlusses, sondern die Gestaltung der Kundenbeziehungen in Form eines **1:1-Marketings** (vgl. *Peppers/Rogers*, 1993). Dabei werden die Kunden nicht mehr in Segmente eingeteilt, die aus einer aggregierten, anonymen Masse bestehen. Prinzipiell wird jeder einzelne (potenzielle) Kunde als eigenständiges Marktsegment betrachtet. Jede im Rahmen der Interaktion mit dem Kunden gewonnene Information lässt sich dazu verwenden, den Marketing-Mix gezielter auf den Kunden auszurichten (vgl. *Frenko*, 2000, S. 178f.).

Die bereits bei traditionellen Unternehmen viel beschworene **Komplexität** von Markt und Wettbewerb steigt im E-Business nochmals sprunghaft an. Zum Ausdruck kommt dies in kurzen Produktlebenszyklen, sprunghaften Veränderungen von Kundenverhalten und Technologie, kontinuierlichen Veränderungen der Wettbewerbsstrukturen durch Verschwinden alter und Eintritt neuer Wettbewerber und zunehmender Globalisierung durch einfache Internationalisierung des Marktauftritts.

In einem derartigen Umfeld reicht intuitive Unternehmensführung für die langfristige Existenzsicherung nicht aus. Einerseits erhöht sich die Notwendigkeit einer formalen Planung und Kontrolle, andererseits wird diese durch das größere Ausmaß möglicher zukünftiger Umweltzustände erschwert. Dies erfordert eine **systematische Früherkennung** von Chancen und Risiken (vgl. *Erben*, 2001, S. 236).

### 8.4.2.3 Netzwerke

Der einzelwirtschaftliche Nutzen eines informationstechnologischen Produktes hängt in hohem Maße von der Zahl der Anwender ab. Nach dem **Gesetz von Metcalfe**, dem Erfinder des Ethernet und Gründer von *3COM*, steigt der Nutzen eines Netzwerkes mit der Anzahl seiner Benutzer im Quadrat an. Aus diesem Grund bieten viele Unternehmen ihre Produkte kostenlos an, um möglichst rasch die kritische Masse an Nutzern zu erreichen und De-facto-Standards zu etablieren. Der Anbieter mit den meisten Anwendern bietet auch den höchsten Nutzen und kann sich demzufolge am Markt durchsetzen. Die **Netzwerkökonomie** impliziert die Tendenz zum natürlichen Monopol, wobei der ständige technologische Wandel dafür sorgt, dass auch Monopole in vielen Fällen nur von kurzer Dauer sind (vgl. *Breuer*, 2001, S. 23f.). Der **Faktor Zeit** wird in der Produktentwicklung und der Besetzung von Marktanteilen bzw. der Beherrschung neu geschaffener Märkte wettbewerbsentscheidend.

Netzwerkeffekte spielen nicht nur für die Kunden, sondern auch für E-Business-Unternehmen selbst eine Rolle. *Coase* (1937) führte das Entstehen komplexer, geografisch verstreuter Unternehmen auf Marktineffizienzen zurück (vgl. Transaktionskostentheorie Kap. 1.2). Im E-Business ist es gerade die Markteffizienz, die zu einer fortschreitenden **Unternehmensatomisierung** führt. Je effizienter der Markt, desto unökonomischer wird die Größe und organisatorische Komplexität von Unternehmen (vgl. *Mui/Downes*, 2000).

### 8.4.2.4 Immaterielle Produktionsfaktoren

Gegenstand heutiger Unternehmensführung sind hauptsächlich materielle Vermögensgegenstände. Für die Gründung eines E-Business-Unternehmens genügt dagegen ein Computer mit Internetanschluss. Deshalb spielt materielles Vermögen hier keine herausragende Rolle mehr. Beim E-Business stehen somit die immateriellen Produktionsfaktoren **Human-**, **Kunden-** und **Imagekapital** im Vordergrund (vgl. Kap. 8.3).

Die Unternehmensführung steht dabei vor der schwierigen Aufgabe, Investitionen in diese Faktoren zu beurteilen. Dies beinhaltet sowohl die Bewertung des immateriellen Vermögensaufbaus als auch die Prognose der dadurch erzielbaren zukünftigen Einzahlungsüberschüsse. Die Herausforderung für die Unternehmensführung besteht darin, das immaterielle Vermögen gezielt zu steigern. Dabei gilt es, hoch qualifizierte Mitarbeiter zu gewinnen, deren Wissen weiterzuentwickeln und sie gleichzeitig an das Unternehmen zu binden.

Die *Amazon.de Deutschland GmbH* erwartet z.B. von ihren Mitarbeitern hohe Qualifikation und Einsatzwillen. Andererseits verspricht sie, in einer erfolgsorientierten Umgebung mit Spaß arbeiten zu können. Das Unternehmensmotto lautet: „Work hard, have fun, make history" (*Sommer* et al., 2000, S. 396).

### 8.4.2.5 Folgen für die Unternehmensführung

Die **hohe Fixkostenbelastung** führt in Verbindung mit den **kurzen Produktlebenszyklen** und den beschriebenen **Netzwerkeffekten** dazu, dass die Unternehmen bei Einführung eines neuen Produktes auf ein rasches und nachhaltiges Wachstum der Kundenbasis angewiesen sind. Es gilt, den neuen Markt möglichst schnell und vollständig zu besetzen. Dem Bekanntheitsgrad und Image des Produktes kommt entscheidende Bedeutung zu.

Der **Zwang zum Wachstum** erfordert während des Einführungsprozesses ein kostenintensives Marketing. Die Unternehmen müssen damit in Vorleistung treten, um schnell einen hohen Marktanteil zu erobern. Der dadurch entstehende große Kapitalbedarf in der Anfangsphase junger E-Business-Unternehmen war ein wesentlicher Grund für die vielen Börsengänge. Abb. 8.4.1 fasst die Anforderungen an die Unternehmensführung zusammen.

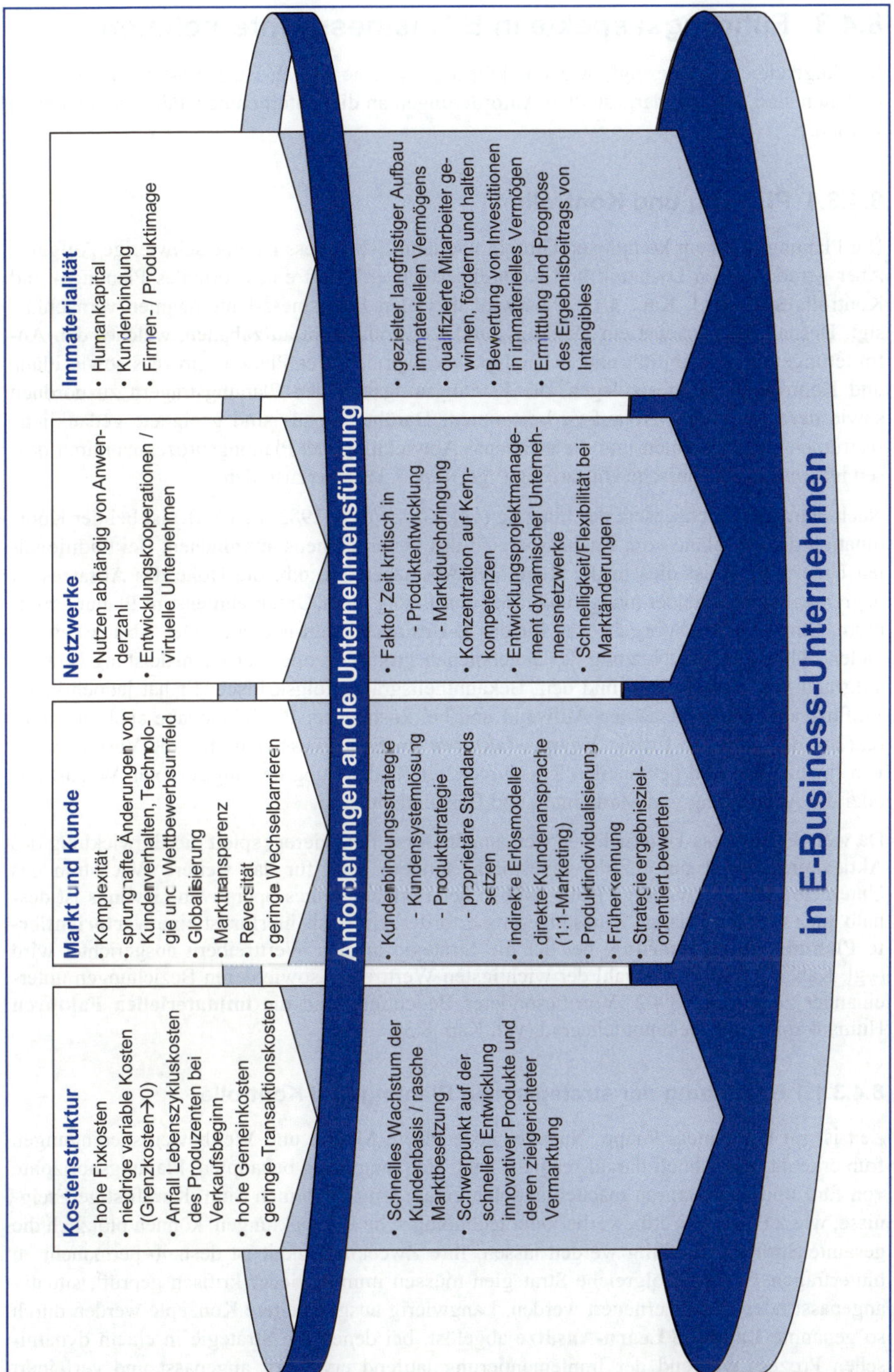


*Abb. 8.4.1: Anforderungen an die Unternehmensführung in E-Business-Unternehmen*

## 8.4.3 Führungsaspekte in E-Business-Unternehmen

Im Folgenden wird gezeigt, wie die Führungssysteme von E-Business-Unternehmen zu gestalten sind, um den dargestellten Anforderungen an die Unternehmensführung gerecht zu werden.

### 8.4.3.1 Planung und Kontrolle

Die Planung in einem komplexen Umfeld wie dem E-Business ist eine schwierige Aufgabe. Aber gerade dessen Dynamik und Kompliziertheit erfordert eines formales Planungs- und Kontrollsystem (vgl. Kap. 4.1). Dies wird in vielen E-Business-Unternehmen vernachlässigt. Deshalb ist zunächst ein Planungs- und Kontrollsystem aufzubauen, welches den Anforderungen an Flexibilität und Schnelligkeit entspricht. Der Planungsprozess sowie Pläne und Kontrollen sind festzulegen, die Planungsaufgaben den Planungsträgern zuzuordnen sowie deren zeitlicher Ablauf zu bestimmen. Darüber hinaus sind geeignete gedankliche Instrumente auszuwählen und die effiziente Abwicklung des Planungsprozesses durch dessen informationstechnische Umsetzung (vgl. Kap. 7.3) sicherzustellen.

Nach dem Ausgleichsgesetz der Planung (vgl. *Gutenberg*, 1983, S. 163ff.) ist bei der Koordination der Teilpläne vom Engpassbereich des Unternehmens auszugehen. Bei traditionellen Unternehmen ist dies in der Regel der Absatzbereich, d.h. die Höhe des Absatzes ist begrenzt und entscheidet maßgeblich über den Erfolg eines Unternehmens im Planungszeitraum. Ein derartiges Vorgehen ist für das E-Business kaum geeignet. Der Absatz bzw. in vielen Fällen eher die Nutzung des angebotenen Produktes oder der Dienstleistung ist zwar aufgrund von Netzeffekten und dem Bekanntheitsgrad erfolgskritisch. Er hat jedoch kaum Einfluss auf den verursachten Aufwand und bei kostenloser Produktabgabe auch nur indirekt auf den erzielten Ertrag. **Engpassfaktoren** im E-Business sind eher die Verfügbarkeit von finanziellen und personellen Ressourcen zur Realisierung des angestrebten Wachstums oder die Ausweitung von Marktanteil und Bekanntheitsgrad.

Da viele E-Business-Unternehmen sich an der Börse finanzieren, spielt die Entwicklung des Aktienkurses nicht nur für die Investoren, sondern auch für das weitere Wachstum des Unternehmens eine wichtige Rolle. Neben der Erzielung eines operativen Gewinns ist deshalb auch eine langfristige Kurssteigerung erforderlich. Basis hierfür ist eine **wertorientierte Planung und Steuerung**, bei der die Strategie an den Werttreibern ausgerichtet wird (vgl. Kap. 3.2). Eine Auswahl der wichtigsten Werttreiber sowie deren Beziehungen untereinander zeigt Abb. 8.4.2. Von besonderer Bedeutung sind die **immateriellen Faktoren** Humankapital und Bekanntheitsgrad (vgl. Kap. 8.3).

#### 8.4.3.1.1 Gestaltung der strategischen Planung und Kontrolle

Zeit ist im E-Business knapp. Nur wer neue Ideen, Märkte und Wettbewerbsbedingungen früh erkennt und schnell darauf reagiert, kann sich langfristig behaupten. Planungshorizonte von fünf und mehr Jahren machen in solch einem Umfeld keinen Sinn. Kurzfristige Ereignisse, wie z.B. neue Wettbewerber oder technologische Entwicklungen, können plötzlich die gesamte Strategie hinfällig werden lassen. Ihre Zweckmäßigkeit ist deshalb permanent zu hinterfragen. Selbst erfolgreiche Strategien müssen immer wieder kritisch geprüft, situativ angepasst oder kreativ erneuert werden. Langwierig ausgearbeitete Konzepte werden durch so genannte **Launch&Learn-Ansätze** abgelöst, bei denen die Strategie in einem dynamischen Prozess während der Implementierung laufend erweitert, angepasst und verfeinert wird (vgl. *Pohl*, 2000, S. 58).

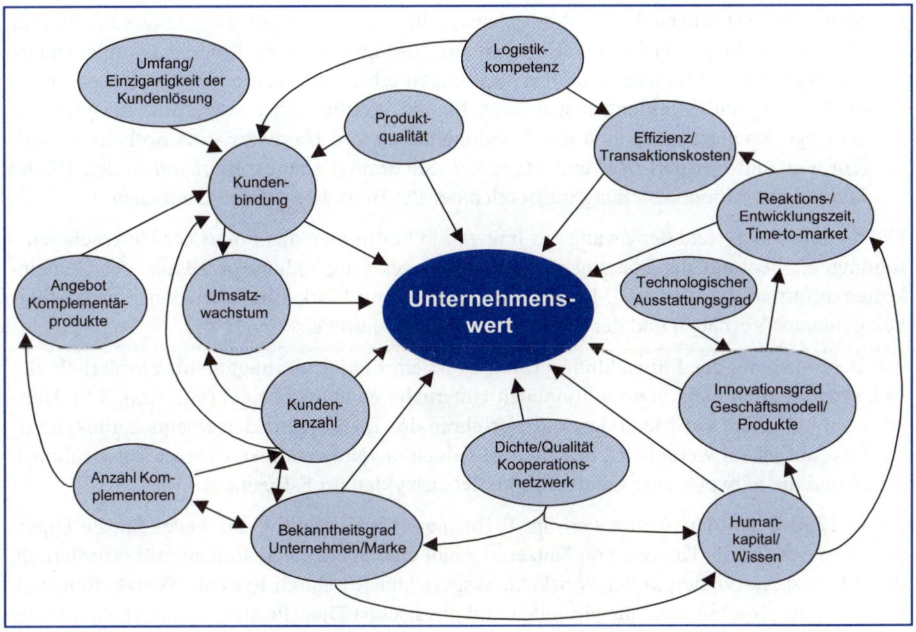


*Abb. 8.4.2: Werttreiber im E-Business*

Diese **dynamischen Strategien** (vgl. Kap. 3.3.6.2) sind dual auszurichten: Es geht nicht nur darum, bestehende Marktpositionen zu nutzen und auf Marktveränderungen flexibel zu reagieren, sondern um die Fähigkeit, Marktveränderungen zu initiieren und neue Marktpositionen zu besetzen (vgl. *Zahn*, 2000, S. 12ff.). Dies ist eine permanente Führungsaufgabe. Strategische Entscheidungen müssen demnach **häufiger** und **schneller** getroffen werden. Noch wichtiger ist jedoch deren rasche und durchgängige Umsetzung. Hierfür ist die Strategie mit Hilfe geeigneter Steuerungsgrößen so zu operationalisieren, dass jeder einzelne Mitarbeiter erkennt, welchen Beitrag er zur Umsetzung der Strategie leistet. Auf diese Weise kann er seine Handlungen auf die Erreichung der strategischen Ziele des Unternehmens ausrichten.

Die **strategische Planung** mit dem Ziel der Schaffung neuer Erfolgspotenziale ist im E-Business eine laufende Führungsaufgabe. Von den allgemeinen Planungsinstrumenten kommen dabei insbesondere den Techniken zur Generierung und Bewertung von Planalternativen hohe Bedeutung zu. Mit Hilfe von Szenariobetrachtungen werden Marktveränderungen antizipiert. Treten diese dann tatsächlich ein, kann die Führung kurzfristig reagieren und das Unternehmen ohne Verzögerung auf die angepasste Strategie ausrichten. Unterstützt wird dies durch immer leistungsfähigere Planungssoftware, die eine umfassende Abbildung und Bewertung komplexer Szenarien ermöglicht.

Grundsätzlich haben E-Business-Unternehmen nach dem in Kap. 3.3.3.3 dargestellten **Delta-Modell** drei strategische Optionen (vgl. *Hax/Wilde*, 1999, S. 12ff.):

- **Produktstrategie**: Dies sind die klassischen generischen Wettbewerbsstrategien, wonach sich die Produkte entweder durch einen besonders niedrigen Preis (Kostenführerschaft) oder durch ihre Einzigartigkeit (Differenzierung) auszeichnen.
- **Kundenlösungsstrategie**: Spezialisierung auf umfassende Kundenlösungen, die aus einer Kombination mehrerer Teillösungen bzw. Produkte bestehen und für den Kunden dadurch einen signifikanten Mehrwert schaffen.

- **Strategie systemischer Wettbewerbsvorteile**: Durch proprietäre De-facto-Standards und die Bindung von Kooperationspartnern, die zum eigenen Produkt komplementäre und ergänzende Produkte und Dienstleistungen erbringen, werden Wechselbarrieren für die Kunden und Markteintrittsbarrieren für die Wettbewerber aufgebaut. Beispiele für derartige Kooperationen sind die Zusammenarbeit von Hardware- und Softwareherstellern wie zum Beispiel *IBM* und *Microsoft*. Sie ermöglichte es *Microsoft* in den 1980er Jahren, eine Monopolstellung im Bereich der PC-Betriebssysteme aufzubauen.

Die Kostenstruktur und der Zwang zur Innovation bestimmen den Fokus der Unternehmensführung. Er liegt auf der Planung und Steuerung des Entwicklungsprozesses, der Gemeinkosten aufgrund von Personal, Informationstechnik und Marketing sowie der Finanzierbarkeit geplanter Vorhaben und der Sicherstellung der Liquidität.

Zur Beherrschung des Entwicklungsprozesses ist ein **Projektmanagement** erforderlich, das sich grundsätzlich nicht von traditionellen Unternehmen unterscheidet (vgl. Kap. 5.5). Hierbei kann vor allem auf Methoden und Verfahren des IT-Projektmanagements zurückgegriffen bzw. aufgebaut werden. Zu beachten ist jedoch die Notwendigkeit kurzer Entwicklungszeiten und die teilweise sehr kurzen Produktlebenszyklen im E-Business.

*Porter* (2001) hält den Wettbewerb im E-Business für destruktiv und weder für die Unternehmen noch für die Kunden von Nutzen. Er hält eine Wettbewerbstrategie für erforderlich, die auf neue Aktivitäten in der Wertkette ausgerichtet ist. Durch **hybride Wertketten** (vgl. Kap. 3.4) als Kombination aus virtuellen und physischen Dienstleistungen lassen sich seiner Ansicht nach Wettbewerbsvorteile im E-Business erzielen. Die Unternehmen sollten sich nicht nur auf Werbeeinnahmen beschränken, sondern Dienstleistungen erbringen, für die der Kunde auch bereit ist zu bezahlen.

#### 8.4.3.1.2 Gestaltung der operativen Planung und Kontrolle

Eine operative Planung mit einjährigem Planungshorizont und hierarchischer Struktur ist für die Anforderungen des E-Business zu detailliert, zu träge und zu starr. Es reicht nicht aus, den Planungsprozess um ein paar Wochen zu verkürzen. Vielmehr ist eine **flexible Planung** notwendig, die sich an relevante Marktveränderungen anpasst (vgl. *Horváth* et al., 2001, S. 47ff.). Das Planungs- und Kontrollsystem soll die erforderlichen Änderungen zeitnah und mit geringem Aufwand integrieren und deren Auswirkungen transparent darstellen (vgl. *Erben*, 2001, S. 240).

Die Umsetzung der Strategie in operative Maßnahmenpläne wird im Zusammenhang mit dem Performance Measurement in Kapitel 8.4.3.2.2 dargestellt. Deshalb soll zunächst die formalzielorientierte Planung betrachtet werden.

Die **Flexibilisierung** ist dabei in zwei Formen denkbar:

- **Ereignisgesteuert:** Budgets werden bei relevanten Marktveränderungen angepasst. Die Anpassung kann sich dabei nur auf das Restbudget innerhalb einer Periode mit anschließender Erstellung eines neuen Budgets für die Folgeperiode oder aber auf die Erstellung eines neuen Budgets mit dem gleichen, fixen Planungshorizont erstrecken.
- **Revolvierend**: Der Planungshorizont wird in kurze Teilperioden aufgeteilt, für die jeweils ein Budget mit abnehmendem Detaillierungsgrad für weiter in der Zukunft liegende Perioden erstellt wird. Nach Ablauf einer Teilperiode, wie z.B. eines Monats oder Quartals, erfolgt eine Budgetüberprüfung und -anpassung sowie eine Erweiterung um eine Teilperiode (vgl. Kap. 4.1.6.4.4).

Beide Formen verstehen die Budgetierung nicht mehr als einmaliges jährliches Ereignis, sondern als **permanenten, kontinuierlichen Prozess** mit laufender Aktualisierung der Plandaten. Das Unternehmen ist gezwungen, sich permanent mit dem Markt zu beschäftigen und kann rasch auf Marktveränderungen reagieren.

Bei der **ereignisgesteuerten Budgetierung** erfolgt die Reaktion sofort, bei der revolvierenden Budgetierung nach Ende der Teilperiode. Die Entscheidung über die Notwendigkeit einer Budgetänderung ist von der Unternehmensführung zu treffen. Dabei ist sorgfältig zwischen Vorgabe- und Beurteilungsfunktion des Budgets und dessen Aktualität und Relevanz abzuwägen. Denn ständige Planrevisionen verunsichern nicht nur die Mitarbeiter, sondern können auch den Vorgabecharakter und Leistungsanreiz des Budgets untergraben. Dies ist sicherlich vor allem bei der ereignisgesteuerten Budgetierung ein nicht zu unterschätzendes Problem. In diesem Fall findet die Neuplanung innerhalb der Budgetperiode statt und somit kann das Budget nicht als Beurteilungsmaßstab für die Mitarbeiterleistung verwendet werden. Bei der revolvierenden Budgetierung kann zumindest auf Basis der Teilperioden, in denen das Budget fix ist, eine Leistungsbeurteilung stattfinden. Mit einer gewissen „Planungsnervosität" müssen Mitarbeiter im E-Business aber leben.

Die Zeit zur Budgeterstellung ist bei revolvierender Budgetierung mit kurzen Planungsperioden äußerst knapp. Bei monatlicher Budgetierung bleiben z.B. nur noch drei Wochen für die Budgeterstellung, wenn der Abschluss des Vormonats in einer Woche erfolgt. Dies ist nur durch drastische **Reduktion des Detaillierungsgrades** realisierbar. Aber ein hoher Detaillierungsgrad ist aufgrund der Prognoseunsicherheiten im E-Business ohnehin nicht sinnvoll. Darüber hinaus erfordert die flexible Budgetierung ein integriertes computergestütztes Informationssystem, das eine leichte und rasche Budgetrevision auch nach Reorganisationen und Strategieänderungen ermöglicht.

Der Zwang zur Schnelligkeit der Planung spricht für einen **retrograden Planungsablauf**, d.h. einem Top-down-Vorgehen. Aufgrund der meist überschaubaren Größe der E-Business-Unternehmen wird dabei nicht auf Hinweise nachrangiger Ebenen verzichtet, aber ein formales Gegenstromverfahren oder partizipative Ansätze sind meist zu zeitaufwendig. Daneben erfordert die flexible Planung selbstverständlich auch laufende Kontrollen und Feed-back-Schleifen über die Leistung des Unternehmens und seiner Mitarbeiter. Top-down-Planungen und formale Kontrollen stellen in E-Business-Unternehmen allerdings ein sehr sensibles Thema dar. Denn es sind häufig die weitgehend hierarchiefreien und wenig reglementierten Strukturen, die diese Unternehmen für junge, hoch qualifizierte Mitarbeiter attraktiv machen. Hierbei ist die Unternehmensführung gefordert, auf der einen Seite bei den Mitarbeitern für dieses Vorgehen Verständnis zu erzeugen und auf der anderen Seite im Rahmen der Kontrolle nicht nach Schuldigen, sondern nach Problemlösungen zu suchen.

### 8.4.3.2 Informationswirtschaft

Nachfolgend wird auf spezifische Besonderheiten des E-Business bei der Informationsversorgung der Unternehmensführung sowie der Leistungsmessung und -bewertung eingegangen. Die Ermittlung des Informationsbedarfs als erste Stufe des Informationsversorgungsprozesses sowie die dabei eingesetzten Methoden und Verfahren unterscheiden sich im E-Business nicht grundsätzlich von traditionellen Unternehmen (vgl. Kap. 7.2). Eine Besonderheit ist jedoch, dass der Informationsbedarf nicht einmalig in größeren Zeitabständen, sondern wesentlich häufiger, wenn nicht gar permanent zu ermitteln ist. Die zeitlichen Abstände hängen dabei in hohem Maße von der Planungsfrequenz des Unternehmens sowie dem Turbulenzgrad des (Teil-)Marktes ab.

#### 8.4.3.2.1 Strategische Informationsversorgung

In E-Business-Unternehmen kommt bei der Beschaffung von Informationen für die strategische Planung dem Aufbau von **Früherkennungssystemen** (vgl. Kap. 7.2.2.1) eine wichtige Rolle zu. Relevante Marktveränderungen und damit Chancen und Risiken für das Unternehmen sind frühzeitig zu erkennen, um die Strategie rechtzeitig anpassen zu können. Kurzfristige grobe Prognosen sind wesentlich wertvoller als präzise aber späte Informationen. Ein Beispiel für ein solches Früherkennungssystem ist die in Abb. 8.4.3 dargestellte **Environmental Scorecard**, die das Unternehmen aus unterschiedlichen Perspektiven betrachtet. Für jede Perspektive sind die für das jeweilige Unternehmen als Früherkennungsindikatoren relevanten Maßgrößen abzuleiten und deren Veränderungen im Sinne eines „Strategischen Radars" zu prognostizieren und zu überwachen (vgl. *Andersen/F.A.Z.-Institut*, 2001; *Fröhling/Nonnenmacher*, 2002).

Einerseits erhöhen die genannten Aspekte die Anforderungen an die Informationsversorgung, andererseits ermöglichen gerade die neuen Informationstechniken des E-Business eine rasche Beschaffung und Aufbereitung von Informationen. Für die Unternehmensführung entsteht somit nicht nur ein höherer Informationsbedarf, sondern zugleich auch ein großes **Informationspotenzial**, um die Führung effizienter und auch effektiver zu gestalten. Mit Hilfe webbasierter Berichtssysteme lassen sich beispielsweise weltweit Daten dezentral vor Ort erfassen und pflegen. Die Führungskräfte können dadurch jederzeit ortsunabhängig auf den jeweils aktuellen Informationsstand zugreifen und auf dieser Basis schneller und besser entscheiden (vgl. *Erben*, 2001, S. 235ff.). Diese neuen Informationssysteme basieren in der Regel auf einem Data Warehouse und werden unter dem Begriff **Business Intelligence** zusammengefasst (vgl. *Fröhling*, 2000b, S. 199ff.). Mit Hilfe einer mehrdimensionalen Datenhaltung lassen sich Daten sehr flexibel handhaben und auswerten, Szenarien auf einfache Weise durchrechnen und nachträgliche Änderungen leicht aufnehmen (vgl. Kap. 7.3.1.1). Die Geschäftsabwicklung über das Internet liefert den Unternehmen zudem Informationen über das Such- und Kaufverhalten der Kunden. Die Auswertung der Log-Files, das sog. **Web-log-Mining**, ergibt detaillierte Kundenprofile. Diese lassen sich z.B. für Marketingmaßnahmen sowie zur kundenindividuellen Produktgestaltung oder Analyse der Kundenrentabilität verwenden.

Eine rasche Produktentwicklung und Amortisation sind aufgrund der kurzen Produktlebenszyklen im E-Business überlebensnotwendig. Aufgrund der hohen Produktentwicklungskosten und der Anforderung, technologische Entwicklungen und Innovationen schnell in marktfähige Produkte umzusetzen, ist eine **marktorientierte Unternehmensführung** (vgl. Kap. 3.3.3) erforderlich.

Sinnvoll wäre dabei auch der Einsatz des **Target Costing**. Dies ist im E-Business jedoch aus zwei Gründen problematisch. Zum einen besteht bei der Bestimmung der Zielerlöse die Schwierigkeit, dass Produkte häufig kostenlos abgegeben und Erlöse nur mittelbar z.B. über Bannerwerbung, Grundgebühren oder kostenpflichtige Produktfeatures erzielt werden. Zum anderen reagiert die Umsatzrentabilität als Zielgewinnvorgabe aufgrund des hohen Fixkostenanteils sehr sensibel auf Änderungen der Zielerlöse. Im Rahmen der Zielkostenrechnung sind deshalb Szenario- und Sensitivitätsanalysen durchzuführen, um Erkenntnisse über Gewinnveränderungen bzw. Anpassungen von Zielkostenvorgaben bei Variation der Erlösprognosen zu erhalten. Die **Produktfunktionen** können in die Kategorien Zugang (Schnelligkeit, Auffindbarkeit, Zugangsbedingungen etc.), Nutzung (Bedienbarkeit, Sicherheit, Übersichtlichkeit etc.), Inhalt (Aktualität, Vielfalt, Serviceangebot etc.) und Kommunikation (Antwortgeschwindigkeiten etc.) unterteilt werden. Die Beurteilbarkeit der Produktfunktionen durch den Kunden ist jedoch teilweise eingeschränkt. Aufgrund der schnellen technologischen Entwicklung ist er z.T. nicht in der Lage, diese zu bewerten (vgl. *Seidenschwarz/Knust*, 2000, S. 429ff.).

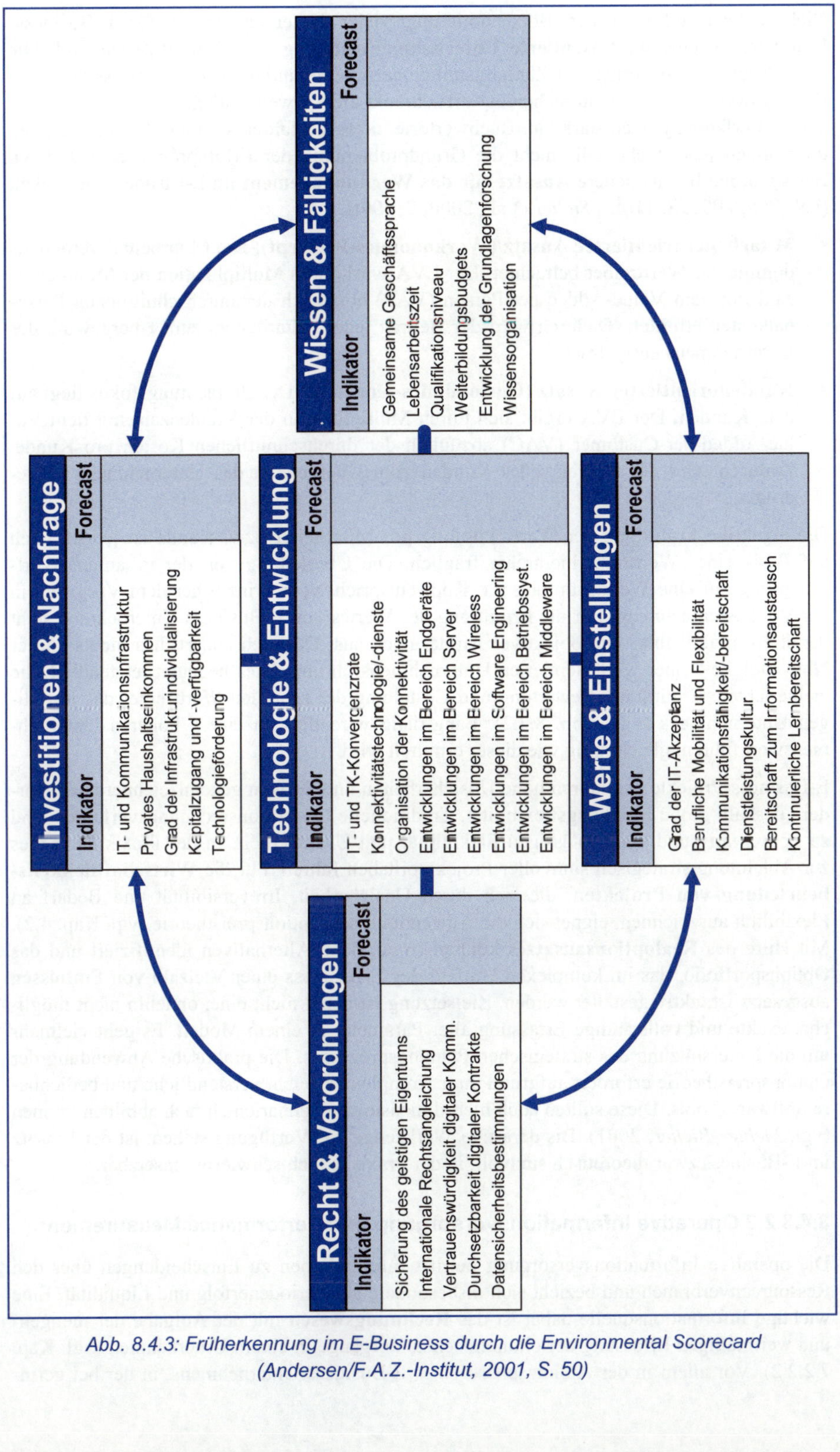


*Abb. 8.4.3: Früherkennung im E-Business durch die Environmental Scorecard (Andersen/F.A.Z.-Institut, 2001, S. 50)*

Nicht zuletzt aufgrund der Börsennotierung vieler Unternehmen ist für E-Business-Unternehmen eine **wertorientierte Unternehmensführung** (vgl. Kap. 3.2) sinnvoll. Die hohe Prognoseunsicherheit der Zahlungsmittelüberschüsse und der starke Einfluss des Fortführungswertes auf den Unternehmenswert schränkt die Verwendbarkeit von cashfloworientierten Verfahren jedoch stark ein. Buchwertorientierte Verfahren sind hier besser geeignet, überwinden jedoch ebenfalls nicht die Grundproblematik der Erfolgprognose. Auf deren Basis wurden bereits neuere **Ansätze für das Wertmanagement** im E-Business entwickelt (vgl. *Witt*, 2001, S. 116ff.; *Stelter* et al., 2000, S. 409ff.):

- **Mitarbeiterorientierter Ansatz (Workonomics-Konzept)**: Die Mitarbeiter werden als dominanter Werttreiber betrachtet. Der EVA wird durch Multiplikation der Mitarbeiterzahl mit dem Value-Added-per-Person (VAP) abzüglich der durchschnittlichen Personalkosten ermittelt. Dadurch wird der Beitrag jedes Mitarbeiters zum Übergewinn des Unternehmens ausgedrückt.
- **Kundenorientierter Ansatz (Custonomics-Konzept)**: Der Betrachtungsfokus liegt auf dem Kunden. Der EVA ergibt sich durch Multiplikation der Kundenzahl mit dem Value-Added-per-Customer (VAC) abzüglich der durchschnittlichen Kosten pro Kunde. Dadurch wird der Beitrag jedes Kunden zum Übergewinn des Unternehmens ausgedrückt.

Die objektive Ermittlung der Wertschöpfung pro Mitarbeiter bzw. Kunde ist jedoch auch auf Basis einer Werttreiberhierarchie fraglich. Die Überleitung von der gesamten Wertschöpfung auf eine Wertschöpfung pro Kopf entspricht vom Prinzip her dem Vorgehen in der Vollkostenrechnung. Für die Ermittlung des Wertes von E-Business-Unternehmen steht damit ein praktikabler und objektiver Ansatz noch aus. Dennoch ändert dies nichts an der Notwendigkeit einer wertorientierten Unternehmensführung. Dies bedeutet letztendlich die zielgerichtete Ermittlung, Bewertung und Gestaltung der zentralen Werttreiber des jeweiligen Unternehmens (vgl. Abb. 8.4.2). Langfristig wird dies zu einem höheren Unternehmenswert führen, gleichgültig wie dieser ermittelt wird.

E-Business-Projekte sind durch hohe Unsicherheiten und Risiken gekennzeichnet und erfordern deshalb große Handlungsflexibilität. Traditionelle Investitionsrechnungsverfahren sind zu konservativ und vernachlässigen Flexibilität und Unsicherheit. In der Praxis kann dies zur Ablehnung strategisch sinnvoller Projektvorhaben führen. Für die **Wirtschaftlichkeitsbeurteilung von Projekten**, die sich durch Unsicherheit, Irreversibilität und Bedarf an Flexibilität auszeichnen, eignet sich die Anwendung der Optionspreistheorie (vgl. Kap. 4.2). Mit Hilfe des **Realoptionsansatzes** können strategische Alternativen identifiziert und das Optionsportfolio, das im komplexen Umfeld des E-Business einer Vielzahl von Einflüssen ausgesetzt ist, aktiv gestaltet werden. Zielsetzung ist dabei nicht eine, ohnehin nicht mögliche, exakte und vollständige Erfassung aller Parameter in einem Modell. Es geht vielmehr um die Unterstützung des strategischen Planungsprozesses. Die praktische Anwendung der Optionspreistheorie erfordert aufgrund ihrer Komplexität leicht verständliche und bedienbare Software-Tools. Diese sollten auch mehrdimensionale Szenarien einfach abbilden können (vgl. *Mehler-Bicher*, 2001). Bis derartige Werkzeuge zur Verfügung stehen, ist der Einsatz im E-Business zwar theoretisch sinnvoll, in der Praxis jedoch schwierig umsetzbar.

#### 8.4.3.2.2 Operative Informationsversorgung und Performance Measurement

Die operative Informationsversorgung betrifft Informationen zu Entscheidungen über den Ressourcenverbrauch und bezieht sich insbesondere auf Periodenerfolg und Liquidität. Eine wichtige Informationsquelle dabei ist das **Rechnungswesen** mit der Aufgabe der mengen- und wertmäßigen Erfassung der ökonomischen Vorgänge in einem Unternehmen (vgl. Kap. 7.2.2.2). Vor allem in der Anfangsphase eines E-Business-Unternehmens, in der bei geringen Erträgen hohe Vorleistungen für Produktentwicklung und Marketing zu erbringen sind, steht die **Liquiditätssicherung** im Vordergrund. Im Rahmen einer kurz- und mittelfristigen Liquiditätsplanung wird mit Hilfe von Finanzrechnungen erfasst, wann welche Zahlungseingänge zu erwarten sind und ob die anstehenden Auszahlungen dadurch gedeckt werden können. Vorrangiges Ziel dabei ist es, die Zahlungsfähigkeit und damit den Fortbestand des Unternehmens sicherzustellen (vgl. *Schubert/Kämker*, 2001, S. 28).

Zur Erfolgsbeurteilung, Produktkalkulation, Rentabilitätsbetrachtung sowie als Informationsbasis anderer operativer Entscheidungen ist der Aufbau einer **Kosten- und Leistungsrechnung** erforderlich. Die spezifische Kostenstruktur von E-Business-Unternehmen erfordert ein darauf abgestimmtes Kostenrechnungssystem. Es sollte den hohen Anteil an Gemeinkosten, die fixen Vorlaufkosten für Produktentwicklung und -marketing, den geringen Anteil variabler Kosten, die Bedeutung immaterieller Vermögenswerte sowie neue Erlösmodelle adäquat abbilden. Darüber hinaus sind die Kosten und Erlöse verursachungsgerecht zuzurechnen.

Auch im E-Business dienen Kennzahlen dazu, relevante Zusammenhänge in verdichteter, quantitativ messbarer Form wiederzugeben. Mit Hilfe eines **Performance Measurement Systems** sollen die Leistungen des Unternehmens ganzheitlich, d.h. hinsichtlich Unternehmensressourcen, Kunden, Produkten, Mitarbeitern, Marktanforderungen und technologischen Entwicklungen, beurteilt werden (vgl. Kap. 7.2.3.3).

Die **Balanced Scorecard** ermöglicht eine derartige ganzheitliche Sichtweise und lässt sich auch im E-Business zur Operationalisierung der Unternehmensstrategie und zur Erhöhung der Leistungstransparenz einsetzen. Perspektiven und Kennzahlen sollten sich dabei grundsätzlich an den zentralen Werttreibern des Unternehmens ausrichten (vgl. Abb. 8.4.4; zu einzelnen Kennzahlen vgl. *Fröhling*, 2000a, S. 228f.; *Marr* et al., 2001, S. 19):

- **Finanzperspektive**: Zur Auskunft über den finanziellen Erfolg des Unternehmens und seiner Produkte sollten nicht nur klassische monetäre Kennzahlen wie Umsatz, ROI und Gewinn verwendet werden. Es sollten auch unternehmenswertorientierte Aspekte und die Entwicklung immaterieller Vermögenswerte in die Betrachtung einfließen.
- **Kundenperspektive**: Informationen über die Kundenbindung und -zufriedenheit liefern z. B. folgende Kennzahlen: Conversion Rate (Anteil der Homepagebesucher, die tatsächlich etwas bestellen), Markenbekanntheitsgrad, Kundenakquisitionskosten oder Stickiness (Verweildauer je Internetseite pro Tag und Besucher).
- **Prozessperspektive**: Die Beherrschung der Geschäftsprozesse kann z.B. durch Prozesskosten, Lieferbereitschaftsgrad, Response- und Abwicklungsdauern von Webtransaktionen, First Pass Yield (vgl. Kap. 5.4) oder Zielkostenerreichungsgrad gemessen werden.
- **Innovations- und Wissensperspektive**: Es soll beurteilt werden, inwieweit das Unternehmen in der Lage ist, zukünftige Innovationen hervorzubringen. Darüber hinaus soll das organisationale Wissen und dessen Entwicklung beurteilt werden. Mögliche Kennzahlen hierfür sind: Anzahl und Erlösanteil neuer Produkte, Zahl der Netzwerkpartner, Anzahl und Umsatz mit Komplementoren, Intranet-Zugriffshäufigkeiten sowie Weiterbildungsintensität.

Die Ausgestaltung der Balanced Scorecard hängt selbstverständlich vom einzelnen Unternehmen und dessen Strategie ab. Bei Anpassung der Strategie ist sie ebenfalls zu überarbeiten. Gerade im E-Business bietet sie aber eine stabile Basis, mit der die Operationalisierung einer neuen bzw. geänderten Strategie kurzfristig durchgeführt werden kann. Denkbar wären verschiedene **Ursache-Wirkungs-Modelle**, mit denen strategische Neuausrichtungen unterstützt werden können (vgl. *Kaplan/Norton*, 2001, S. 271ff.).

Voraussetzung für die rasche Anpassung der Balanced Scorecard ist eine flexible, integrierte informationstechnische Umsetzung. Business-Intelligence-Anwendungen unterstützen die Unternehmensführung bei der Analyse der einzelnen Kennzahlen. OLAP-Werkzeuge ermöglichen eine mehrdimensionale Auswertung und mit Hilfe von Data-Mining können Interdependenzen zwischen den Kennzahlen bestimmt werden (vgl. Kap. 7.3). Darüber hinaus lassen sich auch die Auswirkungen der Variation einer oder mehrerer Maßgrößen auf andere Kennzahlen simulieren. Es bietet sich an, die Balanced Scorecard in das intranetbasierte Berichtssystem aufzunehmen. Auf diese Weise können sich Führungskräfte und Mitarbeiter (eventuell nach Zugangsrecht mit unterschiedlichen Sichten) jederzeit ein umfassendes Bild über die Unternehmenssituation und die Erreichung der strategischen Ziele machen (vgl. *Schwab/Weich*, 2001, S. 159ff.).

### 8.4.3.3 Organisatorische und personelle Führungsaspekte

Die Möglichkeit der Koordination dezentral verteilter, selbstständig agierender Einheiten mit Hilfe moderner Informationstechnik sowie die Notwendigkeit kurzer Entwicklungszeiten führen zu einer Ausweitung von Kooperationen und Partnerschaften. Es bilden sich **dynamische Unternehmensnetzwerke** (vgl. Kap. 5.3.2.5). Die Arbeitsteiligkeit der Wertschöpfungskette steigt, infolgedessen sinkt die Wertschöpfungstiefe der beteiligten Unternehmen. Diese konzentrieren sich auf ihre Kernkompetenzen, sind aber durch die Kooperation mit anderen Partnern dennoch in der Lage, komplexe Leistungsbündel anzubieten.

Kleine Einheiten mit flachen Hierarchien und kurzen Entscheidungswegen ermöglichen eine schnelle und flexible Reaktion auf Veränderungen des Marktes. Diese Partnerschaften sind dabei nicht immer langfristig angelegt, sondern unterliegen häufig einer permanenten Umstrukturierung und Neugestaltung. Die Erstellung von Leistungen in einem dynamischen Netzwerk reduziert jedoch zwangsläufig den Einfluss der Unternehmensführung auf den gesamten Wertschöpfungsprozess.

Die in der Regel informationstechnisch hoch qualifizierten Unternehmensgründer verfügen häufig nur über **kaufmännische Grundkenntnisse**. Sie bilden allerdings beim Börsengang den Vorstand des Unternehmens. Vor allem um die Jahrtausendwende wiesen diese Gesellschaften enorme Marktwerte auf. Ohne fundiertes betriebswirtschaftliches Know-how lassen sich aber Konzepte wie die wertorientierte Unternehmensführung oder die Wirtschaftlichkeitsbeurteilung mit Hilfe der Optionspreistheorie kaum realisieren. Hinzu kommt, dass diese Konzepte noch an die Besonderheiten des E-Business angepasst werden müssen.

Dies ist zweifellos ein **Dilemma**, denn gerade E-Business-Unternehmen erfordern innovative betriebswirtschaftliche Konzepte. Auch ein flexibles und einfach zu bedienendes Informationssystem bietet lediglich eine notwendige, aber keine hinreichende Lösung. Denn was nützen die besten Informationen, wenn die Führungskräfte sie nicht richtig interpretieren können? Die **kaufmännische Qualifizierung** der Unternehmensführung ist deshalb in vielen E-Business-Unternehmen ein wichtiges Thema. Durch ihre Anschaulichkeit und leichte Verständlichkeit auch für betriebswirtschaftliche Laien bietet die Einführung einer auf Strategien und Werttreiber basierenden Balanced Scorecard deshalb einen guten Start in eine fortschrittliche Unternehmensführung. Sobald das Unternehmen eine ausreichende Größe erreicht hat, sollte darüber hinaus auch ein Controller eingestellt werden. Dieser kann die Unternehmensführung bei der Erreichung der Ergebnisziele als betriebswirtschaftlicher Experte mit fortschrittlichen Instrumenten unterstützen.

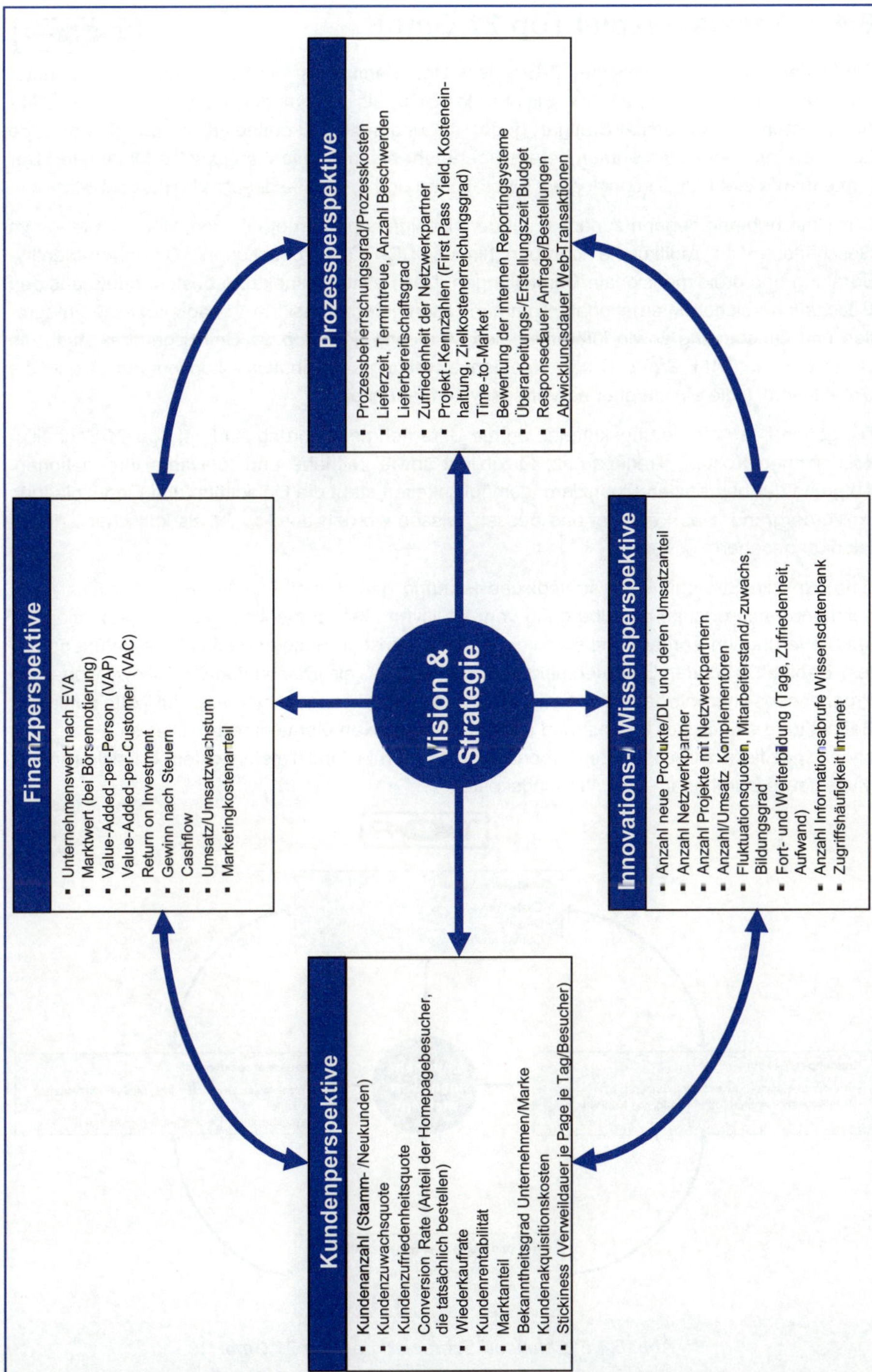


*Abb. 8.4.4: Balanced Scorecard für E-Business-Unternehmen*

## 8.4.4 Praxisbeispiel Top 21 GmbH

Ein in vielerlei Hinsicht typisches E-Business-Unternehmen ist die Stuttgarter Internetagentur *Top 21 GmbH* (www.top21.de). Sie wurde 1999 als Multimedia-Agentur von drei BWL-Absolventen der Universität Stuttgart gegründet und seitdem kontinuierlich gewachsen. Ende 2007 verfügte das Unternehmen bereits über mehr als fünfzig fest angestellte Mitarbeiter. Der Firmenname steht für „Technologien, Operationen und Prozesse des 21. Jahrhunderts".

Das Unternehmen begann zunächst mit dem Design von Internetauftritten. Heute bietet es im Geschäftsbereich Multimedia darüber hinaus CD-ROM-Produktionen, Corporate-Identity-Beratung und dreidimensionale Darstellungen. Das Leistungsspektrum besteht heute aus den Geschäftsbereichen internationale Kommunikation, internetbasierte Verlagsprozesse, Integration und Outsourcing sowie internationales Marketing. Zur *Top 21 GmbH* gehören auch die Unternehmen *DAM Group GmbH* (Medienverwaltung, -distribution, -konvertierung) und die *Solseit GmbH*, die ein integriertes Verlagssystem anbietet.

Die generellen Anforderungskriterien an die Unternehmensführung sind bei *Top 21* Schnelligkeit, geringe Kosten, Transparenz, Flexibilität sowie zeitnahe und relevante Informationen. Aufgrund der begrenzten Finanzierungsmöglichkeiten steht die Liquiditäts- und Finanzplanung im Vordergrund. Das Personal und dessen Wissen werden bei *Top 21* als kritischer Erfolgsfaktor angesehen.

Eine explizite Strategie oder strategische Planung gab es bei *Top 21* lange Zeit nicht. Erst nach und nach erfolgte der Übergang vom intuitiven Management zu einer strategieorientierten Steuerung. Im Vordergrund stand dabei die langfristige Steigerung des Unternehmenswertes. Ermittelt wird der Unternehmenswert bei *Top 21* als Discounted-Cash-flow, wobei die Prognoseunsicherheit der Cash-flows als problematisch angesehen wird. Im Mittelpunkt der Betrachtung stehen der Umsatz und die größtenteils fixen Gemeinkosten. Dies sind z.B. nicht projektspezifisch zurechenbare Personalkosten, Internet- und Telefonkosten, Versicherungen, Miete sowie Bürobedarf- und Werbungskosten.

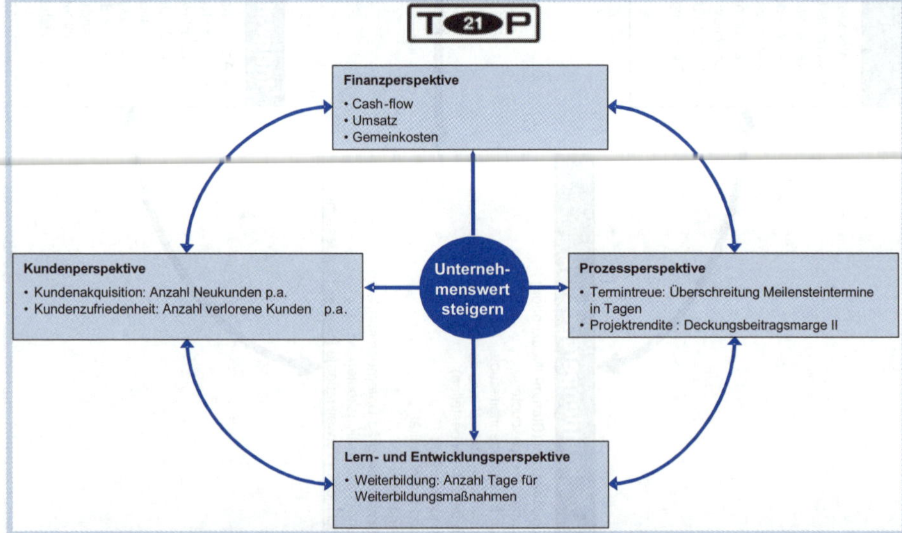


*Abb. 8.4.5: Balanced Scorecard der Top 21 GmbH*

Die Steuerung des Unternehmens erfolgt auf Basis der einzelnen Kundenprojekte nach Qualität, Zeit und Kosten. Jedes Projekt wird als Kostenträger betrachtet und im Rahmen einer zweistufigen Deckungsbeitragsrechnung kalkuliert. Hierzu werden vom Projektumsatz zunächst alle variablen Kosten und im Anschluss die für das Projekt erforderlichen Mitarbeiterkosten abgezogen. Die Planung wird rollierend unter Anwendung von Umsatz- und Kostenfortschreibungen auf der Basis von Erfahrungswerten sowie des Auftragsbestandes durchgeführt. *Top 21* verfügt ebenso über eine Balanced Scorecard. Die Erreichung der Zielgrößen wird dabei einmal pro Monat erfasst und im Rahmen von Geschäftsführermeetings besprochen. Um den Überblick nicht zu verlieren, hat man sich zunächst auf wenige und einfache Kennzahlen beschränkt. Abb. 8.4.5 stellt die Balanced Scorecard der *Top 21 GmbH* dar. Abgesehen von der Bestimmung des Unternehmenswertes dominieren in der Unternehmensführung der *Top 21 GmbH* einfache betriebswirtschaftliche Verfahren und Maßgrößen. Dennoch ist dies bereits mehr, als manches E-Business-Unternehmen aufweisen kann.

## 8.4.5 Fazit

E-Business bedeutet für die Unternehmen, ihre Stärken mit Hilfe der Internettechnologie auszubauen. Old und New Economy sind heute bereits zu einer **elektronischen Wirtschaft** verschmolzen. Auch die klassischen Industrieunternehmen erschließen sich durch E-Business neue Märkte, steigern ihre Effizienz und gewinnen neue Kunden. Langfristig werden deshalb nur diejenigen E-Business-Unternehmen überleben, die über eine starke Marke, eine effiziente Logistik und einen guten Kundenservice verfügen (vgl. *Porter*, 2001, S. 78; *Mangold*, 2001, S. 82; *von Pierer*, 2001, S. 3).

Die besten Voraussetzungen haben traditionelle Unternehmen, die ihr Geschäftsmodell erfolgreich durch Internet-Aktivitäten ergänzen. Diese sog. **Clicks & Mortar** verfügen gegenüber den E-Business-Unternehmen über mehrere Vorteile: Zum einen erfordert der Konsolidierungsprozess einen hohen Kapitalbedarf, den die jungen Unternehmen zunehmend schwieriger und meist nur bei Nachweis profitablen Wachstums decken können. Traditionelle Unternehmen verfügen dagegen über ausreichende Liquidität, um den Aufbau eines Online-Geschäfts zu finanzieren. Auf der anderen Seite stellen profitable E-Business-Unternehmen mit effizienter Logistik ideale Übernahmekandidaten für traditionelle Unternehmen dar, um Internet-Kompetenz einzukaufen. Der Aufbau einer Marke sowie die Kundenakquisition sind außerordentlich teuer. Traditionelle Unternehmen verfügen dagegen bereits über starke Marken und eine breite Kundenbasis sowie über langjährige Marketing- und Logistikerfahrung. Ebenso können sie Beschränkungen des Internets, wie beispielsweise die fehlende Erlebbarkeit eines Produktes, durch einen Mix unterschiedlicher Vertriebskanäle überwinden. Deshalb kommen heute viele führende Unternehmen der „New" aus der „Old Economy" (vgl. *Butscher/Simon* 2001). Darüber hinaus gibt es eine Vielzahl kleiner Unternehmen, die in dynamischen Netzwerken zusammenarbeiten und Innovationen in immer kürzerer Zeit hervorbringen.

Die **Anforderungen an die Führung** eines E-Business-Unternehmens lassen sich abschließend mit den Führungsgrundsätzen der *Amazon.de Deutschland GmbH* zusammenfassen (vgl. *Kleber*, 2000):

- **Fast**: Schnelle Entscheidungen und Entscheidungsvorbereitung.
- **Fanatic**: Entschiedenes unternehmerisches Denken und Handeln auf allen Ebenen.
- **Flexible**: Nichts ist für die Ewigkeit bestimmt, aber aus allem lässt sich lernen.
- **Forceful**: Wenn etwas entschieden ist, dann ist dies mit aller Kraft umzusetzen.
- **Frank**: Offene Kommunikation in flachen Hierarchien.

## Literaturempfehlungen

*Hax, A.C./Wilde, D.L.*: The Delta Model: Adaptive Management for a Changing World, in: Sloan Management Review, 40. Jg., 1999, Nr. 2, S. 11-28.

*Porter, M.E.*: Strategy and the Internet, in: Harvard Business Review, 79. Jg., 2001, March, S. 63-78.

*Shapiro, C./Varian, H.R.*: Information Rules, Boston 1999.

*Späth, L.* (Hrsg.): Die New Economy Revolution, München 2001.

## Management Summary

- E-Business-Unternehmen unterscheiden sich in einer Reihe von Merkmalen von traditionellen Industrie- und Dienstleistungsunternehmen. Daraus ergeben sich neue Anforderungen an die Unternehmensführung.
- Die Trennung zwischen strategischer und operativer Planung verschwimmt und die Unternehmensplanung muss flexibel sein.
- Grundlegende strategische Optionen sind Produktstrategien, Kundenlösungsstrategien und Strategien systemischer Wettbewerbsvorteile.
- Früherkennungssysteme bilden die Basis für die Gestaltung und Überwachung der Strategie, während für die Strategieumsetzung Scorecard-Verfahren geeignet sind.
- Vielen Unternehmen mangelt es an betriebswirtschaftlichen Kenntnissen und Führungssystemen.

# Literaturverzeichnis

Achleitner, A.-K./Schiereck, D.: Mergers & Acquistions, in: Gabler Wirtschaftslexikon, 16. Aufl., Wiesbaden 2004.

Achleitner, P./Dresig, T.: Mergers & Acquistions, in: Gerke, W./Steiner, M. (Hrsg.): Enzyklopädie der Betriebswirtschaftslehre, Band 6, 3. Aufl., Stuttgart 2001.

Ackermann, K.-F./Eisele, D.S.: Entgeltpolitik, in: Gaugler, E./Oechsler, W.A./Weber, W. (Hrsg.): Handwörterbuch des Personalwesens, Stuttgart 2004, Sp. 698-711.

Ackermann, K.-F./Scholz, C.: Personalmanagement für die 90er Jahre: neue Entwicklungen – neues Denken – neue Strategien, Stuttgart 1991.

Ackhoff, R.L.: Systems thinking and thinking systems, in: System Dynamics Review, Vol. 10, Nr. 2 & 3, 1994, S. 175-188.

Aggteleky, B./Bajna, N.: Projektplanung: Ein Handbuch für Führungskräfte: Grundlagen, Anwendung, Beispiele, München/Wien 1992.

Akao, Y.: Quality Function Deployment: integrating customer requirements into product design, Cambridge 1990.

Akerlof, G.A.: The Market for `Lemons`: Quality Uncertainty and the Market Mechanism, in: Quarterly Journal of Economics, 08, 1970, S. 488-500.

Albers, S./Wolf, J.: Management virtueller Unternehmen, Wiesbaden 2003.

Albert, G.: Betriebliche Personalwirtschaft, 7. Aufl., Ludwigshafen 2005.

Alderfer, C.P.: Existence, Relatedness and Growth: human needs in organizational settings, New York 1972.

Al-Laham, A.: Organisationales Wissensmanagement: eine strategische Perspektive, München 2003.

Al-Laham, A.: Strategieprozesse in deutschen Unternehmen: Verlauf, Struktur und Effizienz, Wiesbaden 1997.

Alt, A.: Grundzüge der Unternehmensführung, München 2004.

Amit, R./Shoemaker, P.J.: Strategic Assets and Organizational Rent, in: Strategic Management Journal, Vol. 14, Nr. 1, 1993, S. 33-46.

Amshoff, B.: Controlling in deutschen Unternehmungen: Realtypen, Kontext und Effizienz, 2. Aufl., Wiesbaden 1994.

Ansoff, H.: Corporate Strategy: an analytical approach to business policy for growth and expansion, New York 1965.

Ansoff, H.I.: Management-Strategie, München 1966.

Anthony, R.N./Welsch, G.A.: Fundamentals of Management Accounting, Homewood, IL 1977.

Anthony, R.N.: The Management Control Function, 2. Aufl., Boston 1989.

Antoni, C.H./ Sommerlatte, T. (Hrsg.): Spezialreport Wissensmanagement: Wie deutsche Firmen ihr Wissen profitabel machen, 4. Aufl., Düsseldorf 2001.

Arbeitskreis "Wertorientierte Führung in mittelständischen Unternehmen" der Schmalenbach-Gesellschaft für Betriebswirtschaft e.V.: Möglichkeiten zur Ermittlung periodiger Erfolgsgrößen in Kompatibilität zum Unternehmenswert, in: Finanzbetrieb, 6. Jg., Nr. 4, 2004, S. 241-253.

Arbeitskreis „Immaterielle Werte im Rechnungswesen" der Schmalenbach-Gesellschaft für Betriebswirtschaft: Erfassung immaterieller Werte in der Unternehmensbericht-erstattung vor dem Hintergrund handelsrechtlicher Rechnungslegungsnormen, in: Horváth, P./Möller, K. (Hrsg.): Intangibles in der Unternehmenssteuerung: Strategien und Instrumente zur Wertsteigerung des immateriellen Kapitals, München 2004, S. 221-250.

Arbeitskreis „Integrierte Unternehmensplanung" der Schmalenbach-Gesellschaft, in: zfbf, 43. Jg., Nr. 9, 1991, S. 811-829.

Argyris, C./Schön, D.A.: Organizational Learning - A theory of action perspective, London 1978.

Arnaout, A./Dörnemann, J./Schertel, S./Schindera, F.: Das interaktive Planungshandbuch, in: Controlling, 11. Jg., Nr. 6, 1999, S. 277-282.

Arnaout, A.: Target Costing in der deutschen Unternehmenspraxis: eine empirische Untersuchung, München 2001.

Arnold, U./Mayer, R./Urban, G.: Supply Chain Management: unternehmensübergreifende Prozesse – Kollaboration – IT-Standards, Stuttgart 2001.

Arnold, U./Warzog, F.: Konzeptabgrenzung und branchenspezifische Differenzierung, in: Arnold, U./Mayer, R./Urban, G. (Hrsg.): Supply Chain Management: unternehmensübergreifende Prozesse – Kollaboration – IT-Standards, S. 14 - 41.

Bach, N./Steinhaus, H.: Controlling der strategischen Erneuerung, in: Krüger, W. (Hrsg.): Excellence in Change: Wege zur strategischen Erneuerung, 3. Aufl., Wiesbaden 2006, S. 311-339.

Bach, N.: Einstellungen und Verhalten der betroffenen Mitarbeiter, in: Krüger, W. (Hrsg.): Excellence in Change: Wege zur strategischen Erneuerung, 3. Aufl., Wiesbaden 2006, S. 171-207.

Bach, N.: Mentale Modelle als Basis von Implementierungsstrategien, Konzepte für ein erfolgreiches Change Management, Wiesbaden 2000.

Backhaus, K./Voeth, M.: Industriegütermarketing, 8. Aufl., München, 2007.

Bain, J.S.: Barriers to New Competition: Their character and consequences in manufacturing industries, 5. Aufl., Cambridge 1971.

Balzer, H.: Unternehmenserfolg durch Multi-Projekt-Management, in: Balzer, H. (Hrsg.): Den Erfolg im Visier, Unternehmenserfolg durch Multi-Projekt-Management, Stuttgart 1998, S. 23-50.

Bamberger, B.: Der Erfolg von Unternehmensakquisitionen in Deutschland, Bergisch Gladbach/Köln 1994.

Bamberger, I./Wrona, T.: Der Ressourcenansatz im Rahmen des Strategischen Managements, in: Wirtschaftswissenschaftliches Studium, Nr. 8, 1996, S. 386-391.

Bamberger, I./Wrona, T.: Strategische Unternehmensführung: Strategien, Systeme, Prozesse, München 2004.

Barnard, C.I.: The functions of the executive, 30. Aufl., Cambridge 1968.

Barney, J.B.: Gaining and Sustaining Competitive Advantage, 2. Aufl., New York 2002.

Barney, J.D.: Firm Resources and Sustained Competitive Advantage, in: Journal of Management, Vol. 17, Nr. 1, 1991, S. 99-120.

Bart, C.K.: Sex, lies and mission statements, in: Business Horizons, Vol. 40, Nr. 6, 1997, S. 9-18.

Bartlett C.A./Ghoshal S.: Arbeitsteilung bei der Globalisierung, in: Harvardmanger, 9. Jg., Nr. 2, 1987, S. 49-59.

Bartlett, C.A./Ghoshal, S.: Beyond the M-form: Toward a Managerial Theory of the Firm, in: Strategic Management Journal, Vol. 14, 1993, S. 23-46.

Bassok, Y./Bixby, A./Srininvasan, R./Wiesel, H.: Design of component supply contract with forecast revision flexibility, in: IBM Journal of Research & Development, 41. Jg., Nr. 11, 1997, S. 693-703.

Baum, H.-G./Coenenberg, A. G./Günther, T.: Strategisches Controlling, 4. Aufl., Stuttgart 2006.

Baumgarten, H./Thoms, J.: Trends und Strategien in der Logistik - Supply Chains im Wandel, Berlin 2002.

Baur, C./Kluge, J.: Die Wertkette als Instrument der strategischen Analyse, in: Welge, M./Al-Laham, A./Kajüter, P. (Hrsg.): Praxis des strategischen Managements, Wiesbaden 2000.

Bea, F.X./Friedl, B./Schweitzer, M. (Hrsg.): Allgemeine Betriebswirtschaftslehre, Band 2: Führung, 9. Aufl., Stuttgart 2005.

Bea, F.X./Göbel, E.: Organisation: Theorie und Gestaltung, 3. Aufl., Stuttgart 2006.

Bea, F.X./Haas, J.: Strategisches Management, 4. Aufl., Stuttgart/Jena 2005.

Becker, F.G.: Lexikon des Personalmanagements, 2. Aufl., München 2002.

Becker, L.: Human Ressource Management im Wandel, in: Krüger, W. (Hrsg.): Excellence in Change: Wege zur strategischen Erneuerung, 3. Aufl., Wiesbaden 2006, S. 247-278.

Becker, M./Kloock, J./Schmidt, R.: Unternehmen im Wandel und Umbruch: Transformation, Evolution und Neugestaltung privater und öffentlicher Institutionen, Stuttgart 1998.

Becker, W./Weber, J.: Kostenrechnung: Stand und Entwicklungsperspektiven, Wiesbaden 1997.

Beckmann, H.: Supply Chain Management - Strategien und Entwicklungstendenzen in Spitzenunternehmen, Berlin 2004a.

Beckmann, H.: Supply Chain Management: Grundlagen, Konzepte und Strategien, in: Beckmann, H. (Hrsg.): Supply Chain Management - Strategien und Entwicklungstendenzen in Spitzenunternehmen, Berlin 2004b, S. 1-49.

Beer, S.: Kybernetik und Management, 4. Aufl., Frankfurt a.M. 1970.

Bennis, W.G./Benne, K.D./Chin, R.: Änderung des Sozialverhaltens, Stuttgart 1975.

Benson, R.J./Parker, M.M.: Enterprise-wide Information Management - An Introduction to the Concepts, in: IBM Los Angeles Scientific Center (Hrsg.): Report No. G320-2768, 1985.

Benz, C./Becker-Flügel, J.: Einführung, in: Horváth & Partner (Hrsg.): Qualitätscontrolling: ein Leitfaden zur betrieblichen Navigation auf dem Weg zum Total Quality Management, Stuttgart 1997, S. 1-18.

Benz, C.: Kundenorientierung Stufe 3: Kundenanforderungen erheben und in Unternehmensprozesse integrieren, in: Horváth & Partner (Hrsg.): Qualitätscontrolling: ein Leitfaden zur betrieblichen Navigation auf dem Weg zum Total Quality Management, Stuttgart 1997, S. 113-148.

Benz, C.: Qualitätscontrolling, in: Zollondz, H.-D. (Hrsg.): Lexikon Qualitätsmanagement: Handbuch des modernen Managements auf der Basis des Qualitätsmanagements, München/Wien 2001, S. 883-885.

Bernasconi, M.; Galli, P.: Der Business-Plan - für KMU immer noch ein Thema, in: Der Schweizer Treuhänder 4/1999, S. 345 – 348.

Bernecker, T./Reiß, M.: Den Wandel kommunizieren, in: io new management, 73. Jg., Nr. 1-2, 2003, S. 32-41.

Berni, M./Herz, C.: Daimler will es in Asien alleine schaffen, in: Handelsblatt 04.03.2005, S. 15.

Bertalanffy, L.v.: General System Theory: Foundations, development, applications, Harmondsworth 1973.

Berthel, J./Becker, F.G.: Personalmanagement: Grundzüge für Konzeptionen betrieblicher Personalarbeit, 8. Aufl., Stuttgart 2007.

Berthel, J.: Betriebliche Informationssysteme, Stuttgart 1975.

Berthel, J.: Personalcontrolling, in: Gaugler, E./Oechsler, W.A./Weber, W. (Hrsg.): Handwörterbuch des Personalwesens, Stuttgart 2004, Sp. 1441-1455.

Berthel, J.: Personalmanagement: Grundzüge für Konzeptionen betrieblicher Personalarbeit, 5. Aufl., Stuttgart 1997.

Bircher, B.: Planungssystem, in: Szyperski, N./Winand, U. (Hrsg.): Handwörterbuch der Planung, Stuttgart 1989, Sp. 1503-1515.

Birker, K.: Projektmanagement: Lehr- und Arbeitsbuch für die Fort- und Weiterbildung, 3. Aufl., Berlin 2003.

Bitz, M./Domsch, M./Ewert, F./Wagner, W.: Vahlens Kompendium der Betriebswirtschaftslehre, Band 1, 5. Aufl., München 2005.

Blake, R.R./Mouton, J.S.: The Managerial Grid III, Houston 1985.

Blake, R.R./Mouton, J.S.: Verhaltenspsychologie im Betrieb, Düsseldorf 1968.

Blau, P.M./Schoenherr, R.A.: The Structure of Organizations, New York/London 1971.

Bleicher, K.: Aufgaben der Unternehmensführung, in: Corsten, H./Reiß, M. (Hrsg.): Handbuch für Unternehmensführung: Konzepte – Instrumente - Schnittstellen, Wiesbaden 1995, S. 19-32.

Bleicher, K.: Das Konzept Integriertes Management: Visionen - Missionen - Programme, 7. Aufl., Frankfurt/New York 2004.

Bleicher, K.: Normatives Management: Politik, Verfassung und Philosophie des Unternehmens, Frankfurt/New York 1994.

Bleicher, K.: Organisation: Strategien, Strukturen, Kulturen, 2. Aufl., Wiesbaden 1991.

Bleicher, K.: Strategische Anreizsysteme. flexible Vergütungssysteme für Führungskräfte, Stuttgart/Zürich 1992.

Bode, J.: Betriebliche Produktion von Information, Wiesbaden 1993.

Böhmann, K./Krcmar H.: Werkzeuge für das Wissensmanagement, in: Antoni, C.H./ Sommerlatte, T. (Hrsg.): Spezialreport Wissensmanagement: Wie deutsche Firmen ihr Wissen profitabel machen, 4. Aufl., Düsseldorf 2001, S. 82-91.

Bohr, K./Saliger, E.: Konzeptionen betriebswirtschaftlicher Planung und ihre gegenseitigen Beziehungen, in: ZfbF, 35. Jg., Nr. 11/12, 1983, S. 963-985.

Bokranz, R.: Personalbedarfsplanung, in: Gaugler, E./Oechsler, W.A./Weber, W. (Hrsg.): Handwörterbuch des Personalwesens, Stuttgart 2004, Sp. 1380-1394.

Bolwijn, P./Kumpe, T.: The success of flexible, low-cost, quality competitors, in: European Management Journal, 9. Jg., Nr. 2, 1991, S. 135-144.

Bonsen, M.v.: Was ist Vision, in: gdi impuls 4, 1987, S.49-59.

Boos, F./Heitger, B.: Kunst oder Technik, in: Balck, H. (Hrsg.): Networking und Projektorientierung: Gestaltung des Wandels in Unternehmen und Märkten, Berlin/ Heidelberg 1996, S. 165-182.

Booz, A. & Hamilton: Unternehmensvitalisierung, Wachstumsorientierte Innovation, Lernende Organisation, Wertebasierte Führung, Stuttgart 1997.

Boston Consulting Group: Vision und Strategie. Die 34. Kronberger Konferenz, München 1988.

Bower, G.H./Hilgard, E.R.: Theorien des Lernens II, 3. Aufl., Stuttgart 1984.

Boy, J./Dudek, C./Kuschel, S.: Projektmanagement. Grundlagen, Methoden und Techniken, 12. Aufl., Offenbach 2006.

Boyton, A.C./Victor, B.: Beyond flexibility: Building and managing the dynamically stable organization, in: California Management Review, Jg. 37, Nr. 4, 1994, S. 53-66.

Brandenburger, A., Nalebuff, B.: Co-opetition, New York 1996.

Braun, H.-J./Kristof, R./Leisinger, J.: Das fraktale Unternehmen - Aufbruch zu neuen Ufern, in: VDI-Zeitschrift 137, Nr. 10, 1995, S. 26-30.

Brehm, C./Hackmann, S./Jantzen-Homp, D.: Projekt- und Programmmanagement, in: Krüger, W. (Hrsg.): Excellence in Change: Wege zur strategischen Erneuerung, 3. Aufl., Wiesbaden 2006, S. 209-243.

Brehm, C.: Kommunikation im Wandel, in: Krüger, W. (Hrsg.): Excellence in Change: Wege zur strategischen Erneuerung, 3. Aufl., Wiesbaden 2006, S. 281-309.

Breisig, T.: Qualitätszirkel, in: Zollondz, H.-D. (Hrsg.): Lexikon Qualitätsmanagement: Handbuch des modernen Managements auf der Basis des Qualitätsmanagements, München/Wien 2001, S. 1025-1027.

Bröckermann, R.: Personalwirtschaft, 4. Aufl., Stuttgart 2007.

Brockhaus: Der Brockhaus Wirtschaft: Betriebs- und Volkswirtschaft, Börse, Finanzen, Versicherungen und Steuern, Mannheim/Leipzig 2004.

Brockhoff, K./Hauschildt, J.: Schnittstellen-Management, Koordination ohne Hierarchie, in: Zeitschrift für Organisation, 62. Jg., Nr. 6, 1993, S. 396-403.

Brockhoff, K.: Prognosen, in: Bea, F.X./Friedl, B./Schweitzer, M. (Hrsg.): Allgemeine Betriebswirtschaftslehre, Band 2: Führung, 9. Aufl., Stuttgart 2006, S. 759-799.

Bronner, R./Appel, W.P.: Evolution steuern - Revolution planen. Über die Beherrschbarkeit von Veränderungsprozessen, Bonn/Leipzig 1999.

Bruhn, M./Georgi, D.: Kosten und Nutzen des Qualitätsmanagements: Grundlagen, Methoden, Fallbeispiele, München/Wien 1999.

Bruhn, M./Lusti, M./Müller, W.R./Schierenbeck, H./Studer, T.: Wertorientierte Unternehmensführung: Perspektiven und Handlungsfelder für die Wertsteigerung von Unternehmen, Wiesbaden 1998.

Bruhn, M.: Marketing, 7. Aufl., Wiesbaden 2004.

Bruhn, M.: Qualitätscontrolling, in: Horváth, P./Reichmann, T. (Hrsg.): Vahlens Großes Controllinglexikon, 2. Aufl., München 2003, S. 629-631.

Bruhn, M.: Qualitätsmanagement für Dienstleistungen: Grundlagen, Konzepte, Methoden, 6. Aufl., Berlin 2006.

Brunner, F./Wagner, K.: Taschenbuch Qualitätsmanagement: Leitfaden für Ingenieure und Techniker, 3. Aufl., München/Wien 2004.

Brunner, F.: Höherer Unternehmensgewinn dank „Totalem Qualitätssystem", in: io new management, 57. Jg., Nr. 1, 1988, S. 41-44.

Bruns, H.-G./Zeimes, M./Thuy, M.: Die Bilanzierung von immateriellen Vermögenswerten in der nationalen und internationalen Rechnungslegung, in: Horváth, P./Möller, K. (Hrsg.): Intangibles in der Unternehmenssteuerung: Strategien und Instrumente zur Wertsteigerung des immateriellen Kapitals, München 2004, S. 251-268.

Buchhorn, E.: Mode und Mahnung, in: Manager Magazin 9, 2005, S. 126.

Buchner, H.: Planung im turbulenten Umfeld: Konzeption idealtypischer Planungssysteme für Unternehmenskonfigurationen, München 2002.

Bühner, R.: Personalmanagement, 3. Aufl., München 2005.

Bühner, R.: Strategie und Organisation: Analyse und Planung der Unternehmensdiversifikation mit Fallbeispielen, 2. Aufl., Wiesbaden 1993.

Bullinger, H.-J./Berres, A. (Hrsg.): E-Business - Handbuch für den Mittelstand, Berlin u.a. 2000.

Bullinger, H.-J./Kugel, R./Ohlhausen, P./Stanke, A.: Integrierte Produktentwicklung: zehn erfolgreiche Praxisbeispiele, Wiesbaden 1995.

Bullinger, H.-J./Warnecke, H./Westkämper, E.: Neue Organisationsformen im Unternehmen: ein Handbuch für das moderne Management, 2. Aufl., Berlin/Heidelberg 2003.

Bullinger, H.-J./Wörner, K./Prieto, J.: Wissensmanagement Modelle und Strategien für die Praxis, in: Bürgel, H.D. (Hrsg.): Wissensmanagement: Schritte zum intelligenten Unternehmen, Berlin/Heidelberg 1998, S. 21-39.

Bullinger, H.-J.: Prozeßmanagement, in: Corsten, H./Reiß, M. (Hrsg.): Handbuch Unternehmensführung: Konzepte – Instrumente - Schnittstellen, Wiesbaden 1995, S. 779-791.

Bundesministerium für Wirtschaft und Arbeit: Wissensbilanz Made in Germany, 2. Aufl., Berlin, 2005.

Bürgel, H.D.: Wissensmanagement: Schritte zum intelligenten Unternehmen, Berlin/Heidelberg 1998.

Burghardt, M.: Projektmanagement: Leitfaden für die Planung, Überwachung und Steuerung von Entwicklungsprojekten, 7. Aufl., Berlin/München 2006.

Burns, T./Stalker, G.M.: Mechanistische und organische Systeme des Managements, in: Mayntz, R. (Hrsg.): Bürokratische Organisation, 2. Aufl., Köln 1971, S. 147-154.

Busch, A./Dangelmaier, W. (Hrsg.): Integriertes Supply Chain Management - Theorie und Praxis effektiver unternehmensübergreifender Geschäftsprozesse, 2. Aufl., Wiesbaden 2004.

Busch, A./Dangelmaier, W.: Integriertes Supply Chain Management, in: Busch, A., Dangelmaier, W. (Hrsg.), Integriertes Supply Chain Management - Theorie und Praxis effektiver unternehmensübergreifender Geschäftsprozesse, 2. Aufl., Wiesbaden 2004, S. 1-21.

Butscher, S./Hermann, S.: True statt New Economy, http://www.simon-kucher.com/Internetdatabase/publication.nsf [Stand: 27. August 2001].

Buzzel, R.D./Gale, B.T.: Das Pims Programm: Strategien und Unternehmenserfolg. Wiesbaden 1989.

Camillus, J.: Budgeting for Profit: How to exploit the potential of your business, Radnor/Pennsylvania 1984.

Camp, R.: Benchmarking, Milwaukee 1994.

Campenhausen, v.C./Rudolf, A.: Shared Services - profitabel für vernetzte Unternehmen, in: Harvard Business Manager, Heft 01, 2001, S. 82-93.

Cash, J.I./McFarlan, F.W./McKenney, J.L.: Corporate Information Systems Management, 3. Aufl., Boston 1992.

Celemiab Group AB: Annual Report 2000, Malmö 2001.

Chandler, A.D.: Strategy and Structure: Chapters in the history of the industrial enterprise, 20. Aufl., Cambridge (Mass.)/London 1962.

Coase, R.H.: The Nature of the Firm, in: Economica, Vol. 4, No. 16, 1937, S. 386-405.

Coenenberg, A.: Kostenrechnung und Kostenanalyse, 5. Aufl., Landsberg 2003.

Coenenberg, A.: Zur Bedeutung der Anspruchsniveau-Theorie für die Ermittlung von Vorgabekosten, in: Der Betrieb, 23. Jg., Nr. 21, 1970, S. 1137-1141.

Coenenberg, A.G./Salfeld, R.: Wertorientierte Unternehmensführung. Vom Strategieentwurf zur Implementierung, 2. Aufl., Stuttgart 2007.

Coenenberg, A.G.: Organisation des Rechnungswesens, in: Frese, E. (Hrsg.): Handwörterbuch der Organisation, 3. Aufl., Stuttgart 1992, Sp. 1996-2006.

Collins, J.C./Porras, J.I.: Building your company's vision, in: Harvard Business Review, Nr. 5, 1996, S. 66-77.

Collins, J.C./Porras, J.I.: Built to Last: Successful habits of visionary companies, London 2005.

Conger, J.A./Kanungo, R.N.: Charismatic Leadership - the Elusive Factor in Organizational Effectiveness, San Francisco/London 1988.

Connor, D.R.: Managing at the Speed of Change: How Resilient Managers Succeed and Prosper Where Others Fail, New York 1992.

Conrads, W.: Business Excellence ist ein langer Weg, in: QZ Qualität und Zuverlässigkeit, 47. Jg., Nr. 7, 2002, S. 694-695.

Controller-Verein e.V. (Hrsg.): Controller-Statements Operative Planung Budget, München o.J.

Copeland, T./Koller, T./Murrin, J.: Unternehmenswert Methoden und Strategien für eine wertorientierte Unternehmensführung, 3. Aufl., Frankfurt/New York 2002.

Copeland, T./Koller, T./Murrin, J.: Valuation - Measuring and Managing the Value of Companies, 3. Aufl., New York 2000.

Corsten, D./Gabriel, C.: Supply Chain Management erfolgreich umsetzen - Grundlagen, Realisierung und Fallstudien, 2. Aufl., Berlin 2004.

Corsten, D./Gössinger, R.: Einführung in das Supply Chain Management, München/Wien 2001.

Corsten, H. (Hrsg.): Handbuch Produktionsmanagement: Strategie – Führung – Technologie - Schnittstellen, Wiesbaden 1994.

Corsten, H./Reiß, M.: Handbuch für Unternehmensführung, Wiesbaden 1995.

Corsten, H.: Projektmanagement: Einführung, München 2000.

Corsten, H./Will, T.: Ansatzpunkte zu einer strategiegerechten Produktionsorganisation bei simultanen Strategieanforderungen. In: Zeitschrift für Führung und Organisation 61 (1992), 5, S. 293-298

Crosby, P.B.: Qualität ist machbar, Hamburg/New York 1986.

Crosby, P.B.: Qualitätsmanagement, Wien 2000.

Crosby, P.B.: Quality is free: the art of making quality certain, New York 1979.

Crosby, P.B.: Quality without tears: the art of hassle-free management, New York 1995.

Cummings, T./Worley, C.: Organization development and change, 8. Aufl., Minneapolis 2006

Curran, T.A./Keller, G.: SAP R/3 Business Blueprint: understanding enterprise supply chain management, 2. Aufl., Bonn 2000.

Cyert, R.M./March, J.G.: A Behavioral Theory of the Firm, 2. Aufl., Englewood Cliffs/New York 1964.

Dambrowski, J.: Budgetierungssysteme in der deutschen Unternehmenspraxis, Darmstadt 1986.

Danish Agency for Trade and Industry: A Guideline for Intellectual Capital Statements, Kopenhagen 2000.

Danish Ministry of Science: Technology and Innovation: Intellectual Capital Statements: The new Guideline, Kopenhagen 2003.

Daum, J.: Beyond Budgeting: Steuern ohne Budgets: Wie Topmanager und Controller Unternehmen produktiver machen, Weinheim 2003.

Daum, J.: Intangible Assets oder die Kunst, Mehrwert zu schaffen, Bonn 2002.

Daum, J.: Transparenzproblem Intangible Assets: Intellectual Capital Statements und der neue Entwurf eines Frameworks für Unternehmenssteuerung und externes Reporting, in: Horváth, P./Möller, K. (Hrsg.): Intangibles in der Unternehmenssteuerung: Strategien und Instrumente zur Wertsteigerung des immateriellen Kapitals, München 2004, S. 45-82.

Däumler, K-D./Grabe, J.: Kostenrechnung 1: Grundlagen, 8. Aufl., Herne/Berlin 2000.

D'Aveni, R.A. (1995): Hyperwettbewerb: Strategien für die neue Dynamik der Märkte. Frankfurt/New York, 1995

David, F.R.: Strategic Management: Cases, 10. Aufl., Upper Saddle River/New York 2004.

Davidow, W.H./Malone, M.S.: The Virtual Corporation: structuring and revitalizing the corporation for the 21st century, New York 1992.

Davis, S./Lawrence, P.: Matrix, Reading 1977.

De Geus, A.P.: Unternehmensplaner können Lernprozesse beschleunigen, in: Harvard Manager, 11. Jg., Nr. 1, 1989, S. 28-34.

Deal, T.E./Kennedy, A.A.: Culture: A New Look Through Old Lenses, in: Journal of Applied Behavioral Science, 19. Jg., Nr. 4, 1983, S. 498-505.

Deimel, K./Quante, S.: Prozessoptimierung durch Shared Service Center, in: Controlling, Nr. 6, 2003, S. 301-307.

Deimel, K.: Businessplan: Tipps zur Aufstellung, Haufe-Index: 1372080.

Deming, W.E.: Out of the crisis: Quality, Productivity and Competitive Position, 19. Aufl., Cambridge 1994.

Deppe, J.: Qualitätszirkel - Ideenmanagement durch Gruppenarbeit: Darstellung eines neuen Konzepts in der deutschsprachigen Literatur, Bern 1986.

Diethelm, G.: Projektmanagement, Band 1, Herne/Berlin 2000.

Dietmann, E.: Personalmarketing: Ein Ansatz zielgruppenorientierter Personalpolitik, Wiesbaden 1993.

Dillerup, R./Albrecht, T.: Interne Zinsfußmethode, in: Haufe Controlling Office, Vers. 3.2, Haufeindex 1349882, Freiburg 2005a.

Dillerup, R./Albrecht, T.: Kapitalwertmethode, in: Haufe Controlling Office, Vers. 3.2, Haufeindex 1349882, Freiburg 2005b.

Dillerup, R./Foschiani, S.: Outsourcing als strategische Option zur Optimierung der Leistungstiefe, in: Beschaffung aktuell, 52. Jg., Nr. 1, 1996, S. 39-41.

Dillerup, R./Gedeon, C./Göttert, S.: Wissensbilanz und Controlling von Strukturkapital - Fallstudie des mittelständischen Maschinenbauunternehmens SiCo GmbH & Co. KG, in: Zeitschrift für Controlling und Management (ZfCM), Sonderheft Wissensbilanzen 2005, Wiesbaden 2005, S. 58-65.

Dillerup, R./Göttert, S. / Gedeon, C. : Wissensbilanz und Controlling von Strukturkapital – Fallstudie des mittelständischen Maschinenbau Unternehmens SiCo GmbH & Co. KG in ZfCM Controlling & Management Sonderheft 3, 2005, S. 58-65.

Dillerup, R./Göttert, S.: Quantifizierung und Steuerung immaterieller Vermögensgegenstände in VDMA Nachrichten 12, 2005, S. 59-60.

Dillerup, R./Greschner, J./Weidler, A.: Flexible Montagesysteme auf dem Prüfstand: Wirtschaftlichkeitsbeurteilung auf der Basis harter und weicher Entscheidungskriterien. In: Warnecke, H.J. (Hrsg.): Die Montage im flexiblen Produktionsbetrieb: Technik, Organisation, Betriebswirtschaft, Stuttgart, 1994, S. 243-274.

Dillerup, R./Hannss, S.: Bewertung immateriellen Vermögens - Steuerung, Bewertung und eine Frage strategischer Unternehmensführung, in Horizonte 29 / Dezember 2006, S. 28-32.

Dillerup, R./Ramos, J.: Controlling immaterieller Vermögenswerte, in Horizonte 26 / Juni 2005, S. 37-38.

Dillerup, R./Ramos, J.: Steuerung und Bilanzierung immaterieller Vermögenswerte in Controller Magazin, Nr. 3, 2006, S. 116-119

Dillerup, R.: Das intelligente Unternehmen Multiprojektmanagement und organisationales Lernen, in: Balzer, H. (Hrsg.): Den Erfolg im Visier-, Unternehmenserfolg durch Multi-Projekt-Management, Stuttgart 1998a, S. 145-159.

Dillerup, R.: Strategische Optionen für vertikale Wertschöpfungssysteme, Frankfurt 1998.

Dinkelbach, W.: Flexible Planung, in: Szyperski, N./Winand, U. (Hrsg.): Handwörterbuch der Planung, Stuttgart 1989, Sp. 507-512.

Dobléy, D./Wargin, J.: Management of Change, Bonn 2001.

Domsch, M./Gerpott, J.: Personalbeurteilung, in: Gaugler, E./Oechsler, W.A./Weber, W. (Hrsg.): Handwörterbuch des Personalwesens, Stuttgart 2004, Sp. 1431-1441.

Domsch, M.: Personal, in: Bitz, M./Domsch, M./Ewert, F./Wagner, W. (Hrsg.): Vahlens Kompendium der Betriebswirtschaftslehre Band 1, 5. Aufl., München 2005, S. 385-447.

Donlon, J.D./Weber, A.: Wertorientierte Unternehmensführung im DaimlerChrysler-Konzern, in: Controlling, Nr. 8/9, 1999, S. 381-388.

Dörner, D./Orth, C.: Bedeutung der Corporate Governance für Unternehmen und Kapitalmärkte, in: Pfitzer, N./Oser, P. (Hrsg.): Deutscher Corporate Governance Kodex: Ein Handbuch für Entscheidungsträger, 2. Aufl., Stuttgart 2005, S. 3-18.

Dörner, D./Wader, D.: Ausstrahlung des Kodex auf den Mittelstand, in: Pfitzer, N./Oser, P. (Hrsg.): Deutscher Corporate Governance Kodex: Ein Handbuch für Entscheidungsträger, 2. Aufl., Stuttgart 2003, S. 355-369.

Drucker, P.F.: The Practice of Management, New York 1986.

Drumm, H.J.: Personalwirtschaft, 5. Auflage, Berlin 2005.

Dürolf, P.: Das Planungshandbuch als Controllinginstrument: Theoretische und praktische Perspektiven der Dokumentation von Planungs- und Kontrollsystemen, Darmstadt 1988.

Dyllick, T.: Management der Umweltbeziehungen: Öffentliche Auseinandersetzungen als Herausforderung, Wiesbaden 1992.

Ebel, B.: Qualitätsmanagement: Konzepte des Qualitätsmanagements, Organisation und Führung, Ressourcenmanagement und Wertschöpfung, 2. Aufl., Herne/Berlin 2003.

Eberle, M.: McDonald's düpiert Coca-Cola, in: Handelsblatt, 19.03.2007, Nr. 55, S. 11.

Edvinsson, L./Brünig, G.: Aktivposten Wissenskapital: Unsichtbare Werte bilanzierbar machen, Wiesbaden 2000.

EFQM European Foundation for Quality Management: Die Grundkonzepte der Excellence, Brüssel 2003a.

EFQM European Foundation for Quality Management: Die Grundkonzepte der Excellence, Brüssel 2003b.

EFQM European Foundation for Quality Management: Excellence einführen, Brüssel 2003.

Enderle, G.: Die Goldene Regel für Manager?, in: Lattmann, C. (Hrsg.): Management Forum: Ethik und Unternehmensführung, Wien 1988, S. 130-148.

Erben, R.F.: e-controlling Anforderungen an das Controlling im e-business, in: Kostenrechnungspraxis, 45. Jg., Nr. 4, 2001, S. 235-241.

Erhardt, J.: Integrale Kommunikation, in: Datacom, Nr. 2, 1993, S. 15-28.

Ernst, Ch./Seibert, U./Stuckert, F. (Hrsg.): KonTraG, KapAEG, StückAG, EuroEG. Textausgabe mit Begründungen der Regierungsentwürfe, Stellungnahmen des Bundesrates mit Gegenäußerungen der Bundesregierung, Berichten des Rechtsausschusses des Deutschen Bundestages, Düsseldorf 1998.

Esch, F.-R.: Aufbau starker Marken durch integrierte Kommunikation, in: Esch, F.-R. (Hrsg.): Moderne Markenführung, 4. Aufl., Wiesbaden 2005, S. 535-574.

Esch, F.-R.: Moderne Markenführung, 4. Aufl., Wiesbaden 2005.

European Management Forum: Davoser Manifest, in: Lenk, H. (Hrsg.): Wirtschaft and Ethik, Stuttgart 1992, S. 397-401.

Eversheim, W./Schuh, G.: Betriebshütte: Produktion und Management, 7. Aufl., Berlin 1996.

Eversheim, W.: Qualitätsmanagement für Dienstleister: Grundlagen, Selbstanalyse, Umsetzungshilfen, 2. Aufl., Berlin 2000.

Ewert, R./Wagenhofer, A.: Interne Unternehmensrechnung, 6. Aufl., Berlin 2005.

Fanning, J.: Current approaches to budgeting, Arbeitspapier, The ICAEW 21st Century Budgeting Conference, 28th November 2000.

Feigenbaum, A.V.: Total Quality Control: engineering and management; the technical and managerial field for improving product quality, including its reliability, and for reducing operating costs and losses, New York 1961.

Feitzinger, E./Lee, H.: Mass Customization at Hewlett Packard, in: Harvard Business Review, 75. Jg., Nr. 1-2, 1997, S. 116-121.

Fiedler, F.E.: A Theory of Leadership Effectiveness, New York 1967.

Fiedler, R.: Controlling von Projekten, 3. Aufl., Wiesbaden 2005.

Forrester, J.W.: Gründzüge einer Systemtheorie: Deutsche Übersetzung von Principles of Systems. Wiesbaden 1972.

Forrester, J.W.: Industrial Dynamics, 10.Aufl. Cambridge 1980.

Forrester, J.W.: The Beginning of System Dynamics. In: The McKinsey Quarterly o.Jg. (1995), 4, S. 4-16.

Fraenkel, E.: Die Wissenschaft von der Politik und die Gesellschaft, in: Schneider, H. (Hrsg.): Aufgabe und Selbstverständnis der politischen Wissenschaft, Darmstadt 1967, S. 228-247.

Franz, K.-P.: Rechnungswesen und Berichtswesen als Grundlage des Controllings, in: Grob, H./v.Brocke, J./ Lahme, N./Wahn, M. (Hrsg.): Controlling: Lerneinheiten zum Wissensnetzwerk Controlling, München 2004, S. 59-134.

Franz, P./Kajüter, P.: Kostenmanagement: Wertsteigerung durch systematische Kostensteuerung, 2. Aufl., Stuttgart 2002.

Fraser, R./Hope, J.: Beyond Budgeting, in: Controlling, 13. Jg., Nr. 8/9, 2001, S. 437-442.

Frehr, H.: Total-Quality-Management, in: Masing, W. (Hrsg.): Handbuch Qualitätsmanagement, 4. Aufl., München/Wien 1999, S. 31-48.

Frehr, H.-U.: Total Quality Management: unternehmensweite Qualitätsverbesserung: ein Praxis-Leitfaden für Führungskräfte, 2. Aufl., München/Wien 1994.

French, W./Bell, C.: Organisationsentwicklung: Sozialwissenschaftliche Strategien zur Organisationsveränderung, 2. Aufl., Bern/Stuttgart 1982.

French, W./Bell, C.: Organisationsentwicklung: Sozialwissenschaftliche Strategien zur Organisationsveränderung, 4. Aufl., Bern/Stuttgart 1994.

Frenko, A.T.: Was ist und welche Möglichkeit bietet das 1:1-Marketing? in: New Business Network (Hrsg.): E-Business für alle: So funktionieren die elektronischen Märkte, Stuttgart/München 2000, S. 174-182.

Frese, E.: Grundlagen der Organisation: Entscheidungsorientiertes Konzept der Organisationsgestaltung, 9. Aufl., Wiesbaden 2005.

Frese, E.: Handwörterbuch der Organisation, 3. Aufl., Stuttgart 1992.

Frese, E.: Kontrolle und Unternehmensführung: Entscheidungs- und organisationstheoretische Grundfragen, Wiesbaden 1968.

Freund, W./Kayser, G./Schröer, E.: Generationenwechsel im Mittelstand: Unternehmensübertragungen und -übernahmen. Hrsg. vom Institut für Mittelstandsforschung, IfM-Materialien Nr. 109, Bonn 1995.

Frey, B.S./Osterloh, M.: Sanktionen oder Seelenmassage? Motivationale Grundlagen der Unternehmensführung, in: DBW, 57. Jg., Nr. 3, 1997, S. 307-321.

Friedag, H.R./Schmidt, W.: Balanced Scorecard - Mehr als ein Kennzahlensystem, 4. Aufl., Planegg 2002.

Friedag, H.R./Schmidt, W.: e-Controlling - Der Controlling-Berater zum e-Business in zukunftsorientierten Unternehmen, Freiburg i.Br. 2001.

Friedl, B.: Controlling, Stuttgart 2003.

Fröhlich, W./Holländer, K.: Personalbeschaffung und -akquisition, in: Gaugler, E./Oechsler, W.A./Weber, W. (Hrsg.): Handwörterbuch des Personalwesens, Stuttgart 2004, Sp. 1403-1419.

Fröhling, O.: Controlling in der New Economy Konzeption und Umsetzung von E-Intelligence, in: Kostenrechnungspraxis, 44. Jg., Nr. 4, 2000a, S. 223-231.

Fröhling, O.: Konzept und Anwendungsmöglichkeiten von Business Intelligence, in: Controlling, 12. Jg., Nr. 4/5, 2000b, S. 199-209.

Fry, A.: The Post-It Note: An intrapreneurial success, in: SAM Advanced Management Journal, 52. Jg., Nr. 3, 1987, S. 4-9.

Fuchs, W./Unger, F.: Management der Marketing-Kommunikation, 4. Aufl., Heidelberg 2007.

Füermann, T.: Qualitätsbezogene Kosten (QK), in: Zollondz, H.-D. (Hrsg.): Lexikon Qualitätsmanagement: Handbuch des modernen Managements auf der Basis des Qualitätsmanagements, München/Wien 2001, S. 876-882.

Fürtjes, H.-T.: Planungsorgane, in: Szyperski, N./Winand, U. (Hrsg.): Handwörterbuch der Planung, Stuttgart 1989, Sp. 1464-1468.

Füser, K./Gleißner, W./Meier, G.: Risikomanagement (KonTraG) - Erfahrungen aus der Praxis, in: Der Betrieb, Heft 15/1999, S. 753-758.

Gabler Wirtschaftslexikon, 15.Aufl., Wiesbaden, 2000.

Gabriel, R./Beier, D.: Informationsmanagement in Organisationen, Stuttgart 2003.

Gadiesh, O./Gilbert, J.: Profit Tools - A Fresh Look at Strategy, in: Harvard Business Review, 76 Jg., Nr. 3, 1998, S. 133-141.

Gaiser, B./Greiner, O.: Von der Balanced Scorecard zur strategiefokussierten Organisation, in: Gleich, R./Möller, K./Seidenschwarz, W./Stoi, R. (Hrsg.): Controllingfortschritte, München 2002, S. 193-222.

Gaiser, B./Kieninger, M.: Budgetkontrollinstrumente, in: Horváth, P./Reichmann, T. (Hrsg.): Vahlens Großes Controllinglexikon, 2. Aufl., München 2003, S. 103-104.

Gaitanides, M./Scholz, R./Vrohlings, A./Raster (Hrsg.), M.: Prozessmanagement: Konzepte, Umsetzungen und Erfahrungen des Reengineering, München/Wien 1994.

Gaitanides, M./Scholz, R./Vrohlings, A.: Prozeßmanagement Grundlage und Zielsetzungen, in: Gaitanides, M./Scholz, R./Vrohlings, A./Raster, M. (Hrsg.): Prozessmanagement: Konzepte, Umsetzungen und Erfahrungen des Reengineering, München/Wien 1994, S. 1-20.

Gaitanides, M.: Prozessorganisation, 2. Aufl., München 2006.

Galli, A./Wagner, M.: Bewertung immaterieller Güter, in: wisu, 35. Jg., 2006, Nr. 12, S. 1531-1535.

Gälweiler, A.: Strategische Unternehmensführung, 3. Aufl., Frankfurt a.M./New York 2005.

Gareis, R.: Projektmanagement, Wien 1989.

Gaster, D.: Qualitätsaudit, in: Masing, W. (Hrsg.): Handbuch Qualitätsmanagement, 4. Aufl., München/Wien 1999, S. 927-958.

Gattermeyer,W./Al-Ani, A.: Change Management und Unternehmenserfolg, Grundlagen Methoden Praxisbeispiele, 2. Aufl., Wiesbaden 2001.

Gaugler, E./Oechsler, W.A./Weber, W.: Handwörterbuch des Personalwesens, Stuttgart 2004.

Gehrke, G.: Kundenbindungsstrategien industrieller Zulieferer, Aachen 2003.

Geiger, W.: Qualität als Fachbegriff des QM, in: Zollondz, H.-D. (Hrsg.): Lexikon Qualitätsmanagement: Handbuch des modernen Managements auf der Basis des Qualitätsmanagements, München/Wien 2001, S. 801-810.

Geiger, W.: Qualitätslehre: Einführung, Systematik, Terminologie, 3. Aufl., Frankfurt a.M. 1998.

Gemünden, H.G.: Der Einfluss der Ablauforganisation auf die Effizienz von Entscheidungen - eine empirische Untersuchung am Beispiel von Bilanzanalysen. Schmalenbachs Zeitschrift für betriebswirtschaftliche Forschung, 39 Jg., Nr. 12, 1987, S. 1063-1078.

Gerke, W./Steiner, M.: Handwörterbuch des Bank- und Finanzwesens, 3. Aufl., Stuttgart 2001.

Geschka, H./Hammer, R.: Die Szenario-Technik in der Unternehmensplanung, in: Hahn, D./Taylor, B. (Hrsg.): Strategische Unternehmensplanung - Strategische Unternehmensführung, 5. Aufl., Heidelberg 1990, S. 311-336.

Glad, E./Becker, H.: Activity-based Costing and Management, Johannesburg 1994.

Glaser, H.: Prozesskostenrechnung Darstellung und Kritik, in: Zeitschrift für betriebswirtschaftliche Forschung, 44. Jg., Nr. 3, 1992, S. 275-288.

Gleich, R./Kopp, J.: Ansätze zur Neugestaltung der Planung und Budgetierung, in: Controlling, 13. Jg., Nr. 8/9, 2001, S. 429-436.

Gleich, R./Leyk, J.: Beyond Budgeting: bessere Performance durch Abkehr von festen Budgets oder durch adäquate Berücksichtigung der Umfeldturbulenz?, in: Controller Magazin, 28. Jg., Nr. 3, 2003, S. 491-494.

Gleich, R./Möller, K./Seidenschwarz, W./Stoi, R. (Hrsg.): Controllingfortschritte, München 2002.

Gleich, R./Voggenreiter, D.: Neugestaltung der Planung und Budgetierung in der produzierenden Industrie, in: Controlling & Management, 47. Jg., Sonderheft 1, 2003, S. 65-70.

Gleich, R.: Das System des Performance Measurement: Theoretisches Grundkonzept, Entwicklungs- und Anwendungsstand, München 2001.

Gleich, R.: Prozessorientiertes Performance Measurement, in: Franz, P./Kajüter, P. (Hrsg.): Kostenmanagement: Wertsteigerung durch systematische Kostensteuerung, 2. Aufl., Stuttgart 2002, S. 311-327.

Gleißner, W. /Romeike, F.: Risikomanagement: Umsetzung – Werkzeuge - Risikobewertung, Freiburg u.a. 2005.

Gleißner, W./Bartl, M.: Managementsysteme für die Zukunft Grundlagen des Risikomanagements in der Bauwirtschaft, in: Gleißner, W. (Hrsg.): Risikomanagement im Unternehmen, Loseblattwerk, Ergänzungslieferung, 2002.

Goldman, S.L./Nagel, R.N./Preiss, K.: Agile Competitors and Virtual Organizations: Strategies for Enriching the Customer, New York 1995.

Gomez, P./Zimmermann, T.: Unternehmensorganisation: Profile, Dynamik, Methode, 4. Aufl., Frankfurt/New York 1999.

Göpfert, I.: Budgetierung, in: Wittmann, W. (Hrsg.): Handwörterbuch der Betriebswirtschaft Band 1, 5. Aufl., Stuttgart 1993, Sp. 1305-1317.

Göpfert, I.: Einführung, Abgrenzung und Weiterentwicklung des Supply Chain Managements, in: Busch, A./Dangelmaier, W. (Hrsg.): Integriertes Supply Chain Management - Theorie und Praxis effektiver unternehmensübergreifender Geschäftsprozesse, 2. Aufl., Wiesbaden 2004, S. 25-44.

Goronzy, F.: Praxis der Budgetierung, Heidelberg 1975.

Götz, K. (Hrsg.): Wissensmanagement: zwischen Wissen und Nichtwissen, 4. Aufl., München 2002.

Götz, K./Schmid, M.: Praxis des Wissensmanagements, München 2004a.

Götz, K./Schmid, M.: Theorien des Wissensmanagements, München 2004b.

Grasl, O./Rohr, J./Grasl, T.: Prozessorientiertes Projektmanagement: Modelle, Methoden und Werkzeuge zur Steuerung von IT-Projekten, München/Wien 2004.

Greiner, L.E.: Patterns of Organizational Change, in: Harvard Business Review, 45. Jg., Nr. 3, 1967, S. 119-130.

Greiner, O.: Strategiegerechte Budgetierung: Anforderungen und Gestaltungsmöglichkeiten der Budgetierung im Rahmen der Strategierealisierung, München 2004.

Greschner, J./Weidler, A.: Betriebswirtschaftliche Planung und Kostenrechnung, in: Warnecke, H.J. (Hrsg.): Die Montage im flexiblen Produktionsbetrieb: Technik, Organisation, Betriebswirtschaft, Berlin 1996, S. 432-473.

Grevelius, S.: Thirty successful years without budget, in: Controlling, 13. Jg., Nr. 8/9, 2001, S. 443-446.

Griese, J.: Ziele und Aufgaben des Informationsmanagements, in: Kurbel, K./Strunz, H. (Hrsg.): Handbuch Wirtschaftsinformatik, Stuttgart 1990, S. 641-657.

Grob, H./Brocke, J.v./ Lahme, N./Wahn, M.: Controlling: Lerneinheiten zum Wissensnetzwerk Controlling, München 2004.

Grochla, E.: Einführung in die Organisationstheorie, 2. Aufl., Stuttgart 1991.

Grochla, E.: Handwörterbuch der Organisation, 2. Aufl., Stuttgart 1980.

Grochla, E.: Unternehmensorganisation, 9. Aufl., Opladen 1983.

Grübel, D./North, K./Szogs, G.: Intellectual Capital Reporting: ein Vergleich von vier Ansätzen, in: zfo, 73. Jg., Nr. 1, 2004, S. 19-27.

Gryna, F.: Quality Costs, in: Juran, J.M./Gryna, F. (Hrsg.): Juran´s Quality Control Handbook, 4. Aufl., New York 1988.

Günterberg, B./Wolter, H.-J.: Unternehmensgrößenstatistik 2001/2002: Daten und Fakten. Hrsg. vom Institut für Mittelstandsforschung, IfM-Materialien Nr. 157, Kap. 1, Bonn 2002.

Günther, T./Grüning, M.: Performance Measurement-Systeme im praktischen Einsatz, in: Controlling, 14. Jg., Nr. 1, 2002, S. 5-13.

Günther, T.: Unternehmenswertorientiertes Controlling, 2. Aufl., München 2007.

Gürtler, D.: Welchen Produkttyp wird uns die E-conomy bescheren?, in: New Business Network (Hrsg.): E-Business für alle: So funktionieren die elektronischen Märkte, Stuttgart/München 2000, S. 151-153.

Gutenberg, E.: Grundlagen der Betriebswirtschaftslehre, Band 1: Die Produktion, 24. Aufl., Berlin 1983a.

Gutenberg, E.: Grundlagen der Betriebswirtschaftslehre. Band 1, 24. Aufl., Heidelberg 1983.

Gutenberg, E.: Grundlagen der Betriebswirtschaftslehre. Band 2, 17. Aufl., Heidelberg 1984.

Habermas, J.: Erläuterungen zur Diskursethik, 2. Aufl., Frankfurt a.M. 1992.

Hahn, D./Hungenberg, H.: PuK: Wertorientierte Controllingkonzepte, 6. Aufl., Wiesbaden 2001.

Hahn, D./Taylor, B. (Hrsg.): Strategische Unternehmensplanung - strategische Unternehmensführung: Stand und Entwicklungstendenzen, 9. Aufl., Berlin u.a. 2006.

Hahn, D.: Planungs- und Kontrollrechnung, 5. Aufl., Wiesbaden 1996.

Hahn, D.: Strategische Kontrolle, in: Hahn, D./Taylor, B. (Hrsg.): Strategische Unternehmensplanung - strategische Unternehmensführung: Stand und Entwicklungstendenzen, 9. Aufl., Berlin u.a. 2006, S. 451-464.

Haiss, P.: Monitoring Change: Die Messung von Veränderungsmaßnahmen und -prozessen, in: Gattermeyer, W./Al-Ani, A. (Hrsg.): Change Management und Unternehmenserfolg: Grundlagen – Methoden - Praxisbeispiele, 2. Aufl., Wiesbaden 2001, S. 57-80.

Haist, F./Fromm, H.: Qualität im Unternehmen: Prinzipien - Methoden - Techniken, 2. Aufl., München/Wien 1991.

Hamel, G./Prahalad, C.K.: Wettlauf um die Zukunft: Wie sie mit bahnbrechenden Strategien der Kontrolle über ihre Branche gewinnen und die Märkte von morgen schaffen, 2. Aufl. Frankfurt a.M. 1997.

Hammer, M./Champy, J.: Business Reengineering, 7. Aufl., Frankfurt 2003.

Hammer, M./Champy, J.: Reengineering the Corporation: a manifesto for business revolution, New York 2003.

Hammes, W.: Strategische Allianzen als Instrument der strategischen Unternehmensführung, Wiesbaden 1994.

Handwörterbuch des Bank- und Finanzwesens, 3. Aufl., Stuttgart 2001, Sp. 1559-1570.

Hansel, J./Lomnitz, G.: Projektleiter-Praxis: erfolgreiche Projektabwicklung durch verbesserte Kommunikation und Kooperation: ein Arbeitsbuch, 3. Aufl., Berlin 2000.

Hansen, H.R./Neumann, G.: Wirtschaftsinformatik I, 9. Aufl., Stuttgart 2005.

Hansmann, K. W.: Management des Wandels, Wiesbaden 1997.

Harrington, H.J./Conner, D.R./Horney, N.L.: Project Change Management: applying change management to improvement projects, New York 2000.

Harry, M./Schroeder, R.: Six Sigma: Prozesse optimieren, Null-Fehler Qualität schaffen, Rendite radikal steigern, 3. Aufl., Frankfurt a.M./New York 2005.

Hase, S.: Integration akquirierter Unternehmen: Planung, Konzeption, Bewertung und Kontrolle, 2.Aufl., Sternenfels/Berlin 2002.

Hausch, K.T.: Corporate Governance im deutschen Mittelstand: Veränderungen externer Rahmenbedingungen und interner Elemente, Wiesbaden 2004.

Hauser, M.: Wertorientierte Betriebswirtschaft, in: Controller Magazin, Nr. 5, 1999, S. 398-403.

Hax, A.C./Wilde, D.L.: The Delta Model: Adaptive Management for a Changing World, in: Sloan Management Review, 40. Jg., Nr. 2, 1999, S. 11-28.

Hax, H.: Integration externer und interner Unternehmensrechnung, in: Küpper, H.-U./Wagenhofer, A. (Hrsg.): Handwörterbuch Unternehmensrechnung und Controlling, 4. Aufl., Stuttgart 2002, Sp. 758-767.

Heche, D.: Praxis des Projektmanagements, Berlin 2004.

Heeg, F.-J.: Projektmanagement: Grundlagen der Planung und Steuerung von betrieblichen Problemlösungsprozessen, REFA, Verband für Arbeitsstudien und Betriebsorganisation e.V., München 1993.

Heidsieck, H.: Vortrag auf dem Stuttgarter Strategieforum am 02.04.2003.

Heilmann, H.: Organisation und Management der Informationsverarbeitung im Unternehmen, in: Kurbel, K./Strunz, H. (Hrsg.): Handbuch der Wirtschaftsinformatik, Stuttgart 1990, S. 683-702.

Heilmann, H.: Workflow-Management: Integration von Organisation und Informationsverarbeitung, in: Handbuch der modernen Datenverarbeitung, 31. Jg., Nr. 176, 1994, S. 8-21.

Heinen, E.: Grundlagen betriebswirtschaftlicher Entscheidungen - Das Zielsystem der Unternehmung, 3. Aufl., Wiesbaden 1976.

Heinrich, L.J./Lehner, F.: Informationsmanagement - Planung, Überwachung und Steuerung der Informationsinfrastruktur, 8. Aufl., München 2005.

Helmke, S./Risse, R.: Chancen- und Risikomanagement im Konzern Deutsche Post AG, in: krp, 5/1999, S. 277-283.

Hemel, U.: Wert und Werte, Ethik für Manager – Ein Leitfaden für die Praxis, 2. Aufl., München 2007.

Hemetsberger, G.: Balanced Scorecard & Shareholder Value: Die Umsetzung wertorientierter Unternehmenstrategien, Linz 2001.

Henderson, J.C./Venkatraman, N.: Strategic Alignment: Leveraging Information Technology for Transforming Organizations, IBM Systems Journal, 38. Jg., Nr. 1, 1993, S. 4-16.

Hennemann, C.: Organisationales Lernen und die lernende Organisation: Entwicklung eines praxisbezogenen Gestaltungsvorschlages aus ressourcenorientierter Sicht, München/Mering 1997.

Hentze, J./Brose, P./Kammel, A.: Unternehmensplanung: eine Einführung, 2. Aufl., Bern 1993.

Hentze, J./Brose, P.: Organisation, Landsberg am Lech 1985.

Hentze, J./Graf, A./Kammel, A./Lindert, K.: Personalführungslehre: Grundlagen, Funktionen und Modelle der Führung, 4. Aufl., Stuttgart 2005.

Hentze, J./Graf, A.: Personalwirtschaftslehre (Teil 2), 7. Aufl., Stuttgart 2005.

Hentze, J./Kammel, A.: Personalcontrolling: Eine Einführung in Grundlagen, Aufgabenstellung, Instrumente und Organisation des Controlling in der Personalwirtschaft, Bern 1993.

Henzler, H.A.: New Economy heißt neuer Wettbewerb, in: Späth, L. (Hrsg.): Die New Economy Revolution - Neue Werte, neue Unternehmen, neue Politik, München 2001, S. 196-206.

Henzte, J./Kammel, A.: Personalwirtschaftslehre Band 1, 7. Aufl., Bern 2001.

Herb, R./Herb, T.: FMEA, in: Zollondz, H.-D. (Hrsg.): Lexikon Qualitätsmanagement: Handbuch des modernen Managements auf der Basis des Qualitätsmanagements, München/Wien 2001, S. 244-249.

Hermanns, A./Sauter, M.(Hrsg.): Management-Handbuch Electronic Commerce, 2. Aufl., München 2001.

Hermanns, A./Sauter, M.: E-Commerce - der Weg in die Zukunft?, in: Hermanns, A./Sauter, M.(Hrsg.): Management-Handbuch Electronic Commerce, 2. Aufl., München 2001, S. 7-32.

Herrmann, A./Peetz, S./Schönborn, G.: Werte führen zum Erfolg, in: Personal, 09, 2004, S. 30-33.

Hersey, P./Blanchard, K.H.: Management of Organizational Behaviour, 4. Aufl., Englewood Cliffs 1982.

Herzberg, F./Mausner, B.M./Snydermann, B.: The Motivation to work, 2. Aufl., New York 1959.

Herzberg, F.: Work and the Nature of Man, 5. Aufl., New York 1971.

Heuskel, D.: Wettbewerb jenseits von Industriegrenzen: Aufbruch zu neuen Wachstumsstrategien, Frankfurt 1999.

Hewitt, F.: Supply Chain Redesign, in: The International Journal of Logistics Management, 5. Jg., 1994, Nr. 2, S. 1-9.

Hickel, R.: Mit neuen Produkten, Dotcom-Junkies und Börsenfieber in ein „Golden Age"?, in: Späth, L. (Hrsg.): Die New Economy Revolution Neue Werte, neue Unternehmen, neue Politik, München 2001, S. 58-78.

Hill, W./Fehlbaum, R./Ulrich, P.: Organisationslehre, 5. Aufl., Bern 1994.

Hill, W.: Planungsmanagement, in: Szyperski, N./Winand, U. (Hrsg.): Handwörterbuch der Planung, Stuttgart 1989, Sp. 1457-1463.

Hinterhuber, H.H./Levin, B.M.: Strategic Networks: The Organization of the Future, in: Long Range Planning, 27. Jg., Nr. 3, 1994, S. 43-53.

Hinterhuber, H.H.: Strategische Unternehmungsführung. Band 1, 7. Aufl., Berlin/New York 2004.

Hoffmann, C.D./Kirchhoff, M.: Wertorientierte Steuerung eines Automobilzulieferers, in: Horváth, P. (Hrsg.): Strategien erfolgreich umsetzen, Stuttgart 2001, S. 107-127.

Hofstede, G.: Culture´s consequences. International Differences in Work Related Values, 19. Aufl., Newburry park 2002.

Hofstede, G.: Interkulturelle Zusammenarbeit: Kulturen - Organisationen - Management, Wiesbaden 1993.

Hofstede, G.: Lokales Denken, globales Handeln: Interkulturelle Zusammenarbeit und globales Management, 3. Aufl., München 2006.

Hofstede, G.: The Game of Budget Control, London 1972.

Höhler, G.: Spielregeln für Sieger, 14. Aufl., Düsseldorf 1996.

Höhn, R.: Führungsbrevier der Wirtschaft, 12. Aufl., Bad Harzburg 1986.

Höller, H.: Verhaltenswirkungen betrieblicher Planungs- und Kontrollsysteme: Ein Beitrag zur verhaltensorientierten Weiterentwicklung des betrieblichen Rechnungswesens, München 1978.

Hölscher, R./Kunz, R.: Wertorientierte Unternehmensführung, in: Haufe Controlling Office, Vers. 3.2, Haufeindex 1256670, Freiburg 2005.

Holtbrügge, D.: Personalmanagement, 2. Aufl., Berlin/Heidelberg 2005.

Homburg, C./ Sütterlin, S.: Strategische Gruppen, in: ZfB 62, Jg. 1992.

Homburg, Ch./ Krohmer, H., Marketingmanagement: Strategie – Instrumente - Umsetzung - Unternehmensführung, Wiesbaden 2006.

Homburg, Ch./Hocke, G.: Change Management durch Reengineering, in: zfo, 67 Jg., Nr. 5, 1998, S. 294-299.

Hommel, U./Scholich, M./Vollrath, R. (Hrsg.): Realoptionen in der Unternehmenspraxis: Werte schaffen durch Flexibilität, Berlin, u.a., 2001.

Hommelhoff, P./Schwab, M.: Regelungsquellen und Regelungsebenen der Corporate Governance: Gesetz, Satzung, Codices, unternehmensinterne Grundsätze, in: Hommelhoff, P./Hopt, K.J./Werder, A.v.: Handbuch Corporate Governance: Leitung und Überwachung börsennotierter Untenrehmen in der Rechts- und Wirtschaftspraxis, Köln/Stuttgart 2003, S. 58.

Hope, J./Fraser, R.: Beyond Budgeting: Wie sich Manager aus der jährlichen Budgetierungsfalle befreien können, Stuttgart 2003a.

Hope, J./Fraser, R.: The Time has come to abandon the Budget, in: Controlling & Management, 47. Jg., Sonderheft 1, 2003b, S. 71-76.

Horsch, J.: Innovations- und Projektmanagement: Von der strategischen Konzeption bis zur operativen Umsetzung, Wiesbaden 2003.

Horton, F.W.: The Information Management Workbook, Washington 1981.

Horváth & Partners: Balanced Scorecard umsetzen, 3. Aufl., Stuttgart 2004.

Horváth & Partners: Beyond Budgeting umsetzen: Erfolgreich planen mit Advanced Budgeting, Stuttgart 2004.

Horváth & Partners: Qualitätscontrolling: Ein Leitfaden zur betrieblichen Navigation auf dem Weg zum Total Quality Management, Stuttgart 1997.

Horváth, P./Gleich, R.(Hrsg.): Neugestaltung der Unternehmensplanung: innovative Konzepte und erfolgreiche Praxislösungen, Stuttgart 2003.

Horváth, P./Herter, R.: Benchmarking - Vergleich mit dem Besten der Besten, in: Controlling, 4. Jg., Nr. 1, 1992, S. 4-11.

Horváth, P./Kaufmann, L.: Balanced Scorecard - Ein Werkzeug zur Umsetzung von Strategien, in: Harvard Business Manager, 20. Jg., Nr. 5, 1998, S. 39-48.

Horváth, P./Kieninger, M./Mayer, R./Schimank, C.: Prozeßkostenrechnung - oder wie die Praxis die Theorie überholt, in: DBW, 53. Jg., Nr. 5, 1993, S. 609-628.

Horváth, P./Knust, P./Schindera, F.: Internet-Geschäfte erfordern ein wirksames E-Controlling, in: Harvard Business Manager, 23. Jg., Nr. 5, 2001, S. 45-54.

Horváth, P./Mayer, R.: Prozeßkostenrechnung - Der neue Weg zu mehr Kostentransparenz und wirkungsvolleren Unternehmensstrategien, in: Controlling, 1. Jg., Nr. 4, 1989, S. 214-219.

Horváth, P./Möller, K. (Hrsg.): Intangibles in der Unternehmenssteuerung: Strategien und Instrumente zur Wertsteigerung des immateriellen Kapitals, München 2004.

Horváth, P./Reichmann, T. (Hrsg.): Vahlens Großes Controllinglexikon, 2. Aufl., München 2003.

Horváth, P.: Controlling, 10. Aufl., München 2005.

Horváth, P. (Hrsg.): Die Strategieumsetzung erfolgreich steuern: Strategie beschreiben, messen und organisieren, Stuttgart 2004.

Horváth, P.: Hat die Budgetierung noch Zukunft?, in: Controlling & Management, 47. Jg., Sonderheft 1, 2003b, S. 4-8.

Horváth, P.: Perspektiven der Prozeßkostenrechnung, in: Becker, W./Weber, J. (Hrsg.): Kostenrechnung: Stand und Entwicklungsperspektiven, Wiesbaden 1997, S. 235-245.

Horváth, P.(Hrsg.): Strategien erfolgreich umsetzen, Stuttgart 2001.

Hummel, T.R./Zander, E.: Unternehmensführung: Lehrbuch für Studium und Praxis, Stuttgart 2002.

Hungenberg, H./Wulf, T.: Grundlagen der Unternehmensführung, 2. Aufl., Berlin 2006.

Hungenberg, H.: Kooperation und Konflikt aus Sicht der Unternehmensverfassung, in: Hungenberg, H./Schwetzler , B. (Hrsg.): Unternehmung, Gesellschaft und Ethik: Erfahrungen und Perspektiven, Wiesbaden 2000, S. 125-141.

Hungenberg, H.: Strategisches Management in Unternehmen: Ziele – Prozesse - Verfahren, 4. Aufl., Wiesbaden 2006.

Hungenberg, H.: Zentralisation und Dezentralisation: Strategische Entscheidungsverteilung in Konzernen, Wiesbaden 1995.

IFUA Horváth & Partner GmbH: Prozeßkostenmanagement: Methodik, Implementierung, Erfahrungen, München 1991.

Imai, M.: Gemba Kaizen: Permanente Qualitätsverbesserung, Zeitersparnis und Kostensenkungen am Arbeitsplatz, München 1997.

International Group of Controlling (IGC): Controller-Leitbild, in: Controller Magazin, 22. Jg., Nr. 1, 1997, S. 6.

Ishikawa, K.: Guide to Quality Control, Tokio 1976.

Ishikawa, K.: What is Total Quality Control? The Japanese way, Englewood Cliffs 1985.

Janisch, M.: Das strategische Anspruchsgruppenmanagement: Vom Shareholder-Value zum Stakeholder-Value, Bern/Stuttgart/Wien 1993.

Jansen, S.A.: Mergers & Acquisitions: Unternehmensacquisitionen und –kooperationen ; eine strategische, organisatorische und kapitalmarkttheoretische Einführung, 4. Aufl., Wiesbaden 2001.

Jensen, M.C.: Corporate Budgeting is Broken Let's fix It, in: Harvard Business Review, 79. Jg., Nr. 11, 2001, S. 94-101.

Johnson, G./Scholes, K./Whittington, R.: Exploring Corporate Strategy, 7. Aufl., London/New York 2005.

Johnson, H.T./Kaplan, R.S.: Relevance Lost: The Rise and Fall of Management Accounting, Boston 1987.

Jonas, H.: Das Prinzip Verantwortung: Versuch einer Ethik für die technologische Zivilisation, Frankfurt a.M. 2003.

Jöstingmeier, B.: Mitarbeiterführung, unveröffentlichtes Manuskript, Stuttgart 2004a

Jöstingmeier, B.: Personalwirtschaft, unveröffentlichtes Manuskript, Stuttgart 2004b.

Jung, H.: Integration der Budgetierung in die Unternehmensplanung, Darmstadt 1985.

Jung, H.: Personalwirtschaft, 7. Aufl., München 2006.

Juran, J.M./Gryna, F.M.: Juran's Quality Control Handbook, 4. Aufl., New York 1988.

Juran, J.M./Gryna, F.M.: Quality Planning and Analysis: from product development through use, 3. Aufl., New York 1993.

Juran, J.M.: Handbuch der Qualitätsplanung, 3. Aufl., Landsberg am Lech 1991.

Juran, J.M.: Quality Control Handbook, 3. Aufl., New York 1974.

Kajüter, P.: Prozesskostenmanagement, in: Franz, P./Kajüter, P. (Hrsg.): Kostenmanagement: Wertsteigerung durch systematische Kostensteuerung, 2. Aufl., Stuttgart 2002, S. 249-278.

Kalafut, P./Low, J.: The value creation index: quantifying intangible value, in: Strategy & Leadership, 29. Jg., Nr. 5, 2001, S. 9-15.

Kamiske, G./Brauer, J.-P.: Qualitätsmanagement von A bis Z: Erläuterungen moderner Begriffe des Qualitätsmanagement, 5. Aufl., München/Wien 2006.

Kamiske, G.F.: TQM, in: Zollondz, H.-D. (Hrsg.): Lexikon Qualitätsmanagement: Handbuch des modernen Managements auf der Basis des Qualitätsmanagements, München/Wien 2001, S. 1163-1167.

Kano, N.: A perspective on quality activities in american firms, in: California Management Review, o.Jg., Nr. 1, 1993, S. 12-31.

Kano, N.: Attractive quality and must-be-quality, in: Hinshitsu, The Journal of Japanese Society for Quality Control, o.Jg., Nr. 4, 1984, S. 39-48.

Kaplan, R./Atkinson, A.A.: Advanced Management Accounting, 3. Aufl., Upper Saddle River/ New York 1998.

Kaplan, R./Norton, D.: Alignment, Stuttgart 2006.

Kaplan, R./Norton, D.P.: In Search of Excellence der Maßstab muß neu definiert werden, in: Harvard Business Manager, 14. Jg., Nr. 4, 1992, S. 37-46.

Kaplan, R./Norton, D.P.: Putting the Balanced Scorecard to Work, in: Harvard Business Review, 71. Jg., Nr. 5, 1993, S. 134-147.

Kaplan, R.S./Norton, D.P.: Using the BSC as a Strategic Management System, in: Harvard Business Review, 74. Jg., Nr. 1, 1996a, S. 75-85.

Kaplan, R.S./Norton, D.P.: Balanced Scorecard: Strategien erfolgreich umsetzen, Stuttgart 1997.

Kaplan, R.S./Norton, D.P.: Die strategiefokussierte Organisation: Führen mit der Balanced Scorecard, Stuttgart 2001.

Kaplan, R.S./Norton, D.P.: Strategy Maps: Der Weg von immateriellen Werten zu materiellen Werten, Stuttgart 2004.

Kaplan, R.S./Norton, D.P.: The Balanced Scorecard Measures that drive Performance, in: Harvard Business Review, 70. Jg., Nr. 1, 1992, S. 71-79.

Kaplan, R.S./Norton, D.P.: The Balanced Scorecard: Translating Strategy into Action, Boston 1996b.

Kaplan, R.S./Norton, D.P.: The strategy-focused organization: How balanced scorecard comapanies thrive in the new business environment, Boston 2001.

Kersten, G.: Fehlermöglichkeits- und Einflussanalyse (FMEA), in: Masing, W. (Hrsg.): Handbuch Qualitätsmanagement, 4. Aufl., München/Wien 1999, S. 469-490.

Kerzner, H.: Projektmanagement: Fallstudien, Bonn 2004.

Keßler, H./Winkelhofer, G.: Projektmanagement: Leitfaden zur Steuerung und Führung von Projekten, 4. Aufl., Berlin 2004.

Khandwalla, P.N.: Mass Output Orientation of Operations Technology and Organizational Structure, in: Adminsitrative Science Quarterly, 19 Jg., Nr. 1, 1974, S. 74-97.

Kieninger, M.: Budgetplanungsinstrumente, in: Horváth, P./Reichmann, T. (Hrsg.): Vahlens Großes Controllinglexikon, 2. Aufl., München 2003, S. 104.

Kieser, A./Hegele, C./Klimmer, M.: Kommunikation im organisatorischen Wandel, Stuttgart 1998.

Kieser, A./Walgenbach, P.: Organisation, 4. Aufl., Stuttgart 2003.

Kieser, A./Woywode, M.: Evolutionstheoretische Ansätze, in: Kieser, A. (Hrsg.): Organisationstheorien, 6. Aufl., Stuttgart 2006, S. 101-132.

Kieser, A.: Business Process Reengineering neue Kleider für den Kaiser?, in: zfo, 65. Jg., Nr. 3, 1996, S. 179-185.

Kieser, A.: Organisationstheorien, 6. Aufl., Stuttgart 2006.

Kim, D.H.: The Link between Individual and Organizational Learning, in: Sloan Management Review, Jg. 35, Nr. 1, 1993, S. 37-50.

Kirsch, W.: Die Unternehmensziele in organisationstheoretischer Sicht, in: ZfbF, 21. Jg., 1969, S. 665-675.

Kirsch, W.: Strategisches Management: Die geplante Evolution von Unternehmen, Hersching 1997.

Kirsch, W.: Unternehmenspolitik und strategische Unternehmensführung, 2. Aufl., Hersching 1991.

Kleber, R.: „Work hard, have fun, make history", Controlling bei Amazon, Vortrag auf dem Stuttgarter Controller Forum, 19./20. November 2000.

Klein, R./Scholl, A.: Planung und Entscheidung: Konzepte, Modelle und Methoden einer modernen betriebswirtschaftlichen Entscheidungsanalyse, München 2004.

Klingebiel, N.: Performance Management - Performance Measurement, in: Zeitschrift für Planung, 9. Jg., Nr. 1, 1998, S. 1-15.

Kloock, J.: Prozeßkostenrechnung als Rückschritt und Fortschritt der Kostenrechnung (Teil 1), in: krp, 36. Jg., Nr. 4, 1992a, S. 183-191.

Kloock, J.: Prozeßkostenrechnung als Rückschritt und Fortschritt der Kostenrechnung (Teil 2), in: krp, 36. Jg., Nr. 5, 1992b, S. 237-245.

Klötzl, G.: Personalentwicklung, Wiesbaden 1996.

Knyphausen, D.z.: "Why are firms different?", in: DBW, 53. Jg., 1993, S. 777 ff.

Kobi, J.-M.: Management des Wandels: Die weichen und harten Bausteine erfolgreicher Veränderung, 2. Aufl., Bern 1996.

Koch, H.: Aufbau der Unternehmensplanung, Wiesbaden 1977.

Koch, R.: Betriebliches Berichtswesen als Informations- und Steuerungsinstrument, Frankfurt 1994.

Köhler, J.: Einsatzbedingungen von Planungstechniken, in: Szyperski, N./Winand, U. (Hrsg.): Handwörterbuch der Planung, Stuttgart 1989, Sp. 1528-1541.

Kohlöffel, K.: Strategisches Management, München/Wien, 2000.

Kopp, J./Leyk, J.: Effizient und effektiv planen und budgetieren, in: Horváth & Partners: Beyond Budgeting umsetzen: Erfolgreich planen mit Advanced Budgeting, Stuttgart 2004a, S. 1-14.

Kopp, J./Leyk, J.: Innovative Planungs- und Budgetierungskonzepte und ihre Bewertung, in: Horváth & Partners (Hrsg.): Beyond Budgeting umsetzen: Erfolgreich planen mit Advanced Budgeting, Stuttgart 2004b, S. 15-59.

Kosiol, E./Chmielewicz, K./Schweitzer, M. (Hrsg.): Handwörterbuch des Rechnungswesens, 2. Aufl., Stuttgart 1988.

Kosiol, E.: Die Unternehmung als wirtschaftliches Aktionszentrum: Einführung in die Betriebswirtschaftslehre, Reinbek 1966.

Kosiol, E.: Organisation der Unternehmung, 2. Aufl., Wiesbaden 1976.

Kotler, P./Bliemel, F.: Marketing-Management: Analyse, Planung und Verwirklichung, 10. Aufl., Stuttgart 2001.

Kotler, P.; Armstrong, G; Saunders, J.; Wong, V.; Grundlagen des Marketing, 4. Aufl., München 2007.

Kotter, J.P.: Leading Change, Boston 1996.

Kraus, G./Westerman, R.: Projektmanagement mit System: Organisation, Methode, Steuerung, 3. Aufl., Wiesbaden 1998.

Krawczyk, U.: Der rote Faden: ein Leitfaden für Multi-Projekt-Management, in: Balzer, H. (Hrsg.): Den Erfolg im Visier: Unternehmenserfolg durch Multi-Projekt-Management, Stuttgart 1998, S. 51-94.

Krcmar, H./Buresch, A./Reb, M.: IV-Controlling auf dem Prüfstand: Konzept – Benchmarking - Erfahrungsberichte, Wiesbaden 2000.

Krcmar, H./Buresch, A.: IV-Controlling - Ein Rahmenkonzept, in: Krcmar, H./Buresch, A./Reb, M. (Hrsg.): IV-Controlling auf dem Prüfstand: Konzept – Benchmarking - Erfahrungsberichte, Wiesbaden 2000, S. 1-20.

Krcmar, H.: Informationsmanagement, 4. Aufl., Berlin 2005.

Kreikebaum, H.: Organisationsmanagement internationaler Unternehmen: Grundlagen und neue Strukturen, Wiesbaden 1998.

Kröger, F./Deans, G.: Wachstum wagen: Wie Unternehmen ihre Wachstumsreserven entdecken, Weinheim 2004.

Kröher, O.R.: Good Company Ranking: Tue Gutes und profitiere davon, in: Manager Magazin 2, 2005, S. 80-86.

Kroslid, D./Bergman, B./Magnusson, K./Faber K.: Six Sigma, Erfolg durch Breakthrough-Verbesserungen, München/Wien 2003.

Krüger, W. (Hrsg.): Excellence in Change: Wege zur strategischen Erneuerung, 3. Aufl., Wiesbaden 2006.

Krüger, W./Homp, C.: Kernkompetenz-Management: Steigerung von Flexibilität und Schlagkraft im Wettbewerb, Wiesbaden 1997.

Krüger, W.: Das 3W-Modell: Bezugsrahmen für das Wandlungsmanagement, in: Krüger, W. (Hrsg.): Excellence in Change: Wege zur strategischen Erneuerung, 3. Aufl., Wiesbaden 2006b, S. 21-46.

Krüger, W.: Implementierung als Kernaufgabe des Wandlungsmanagements, in: Hahn, D./Taylor, B. (Hrsg.): Strategische Unternehmensplanung - Strategische Unternehmensführung, 8. Aufl., Heidelberg 1999, S. 863-891.

Krüger, W.: Organisation der Unternehmung, 4. Aufl., Stuttgart 2003.

Krüger, W.: Strategische Erneuerung: Programme, Prozesse und Probleme, in: Krüger, W. (Hrsg.): Excellence in Change: Wege zur strategischen Erneuerung, 3. Aufl., Wiesbaden 2006c, S. 47-95.

Krystek, U./Müller-Stewens, G.: Strategische Frühaufklärung, in: Hahn, D./Taylor, B. (Hrsg.): Strategische Unternehmensplanung - strategische Unternehmensführung: Stand und Entwicklungstendenzen, 9. Aufl., Berlin u.a. 2006, S. 175-194.

Krystek, U./Zumbrock, S.: Planung und Vertrauen: Die Bedeutung von Vertrauen und Misstrauen für die Qualität von Planungs- und Kontrollsystemen, Stuttgart 1993.

Krystek, U.: Internationalisierung: Eine Herausforderung für die Unternehmensführung, 2. Aufl., Berlin/Heidelberg 2002.

Küng, H.: Verdrängte Sinnfrage - das zentrale Problem, in: Innovation 3-4, 1987, S. 4-8.

Kunzmann, P./Burkard, F.-P./Wiedmann, F.: dtv-Atlas zur Philosophie: Tafeln und Texte, 7. Aufl., München 1997.

Küpper, H.-U./Wagenhofer, A. (Hrsg.): Handwörterbuch Unternehmensrechnung und Controlling, 4. Aufl., Stuttgart 2002.

Küpper, H.-U.: Controlling - Konzeption, Aufgaben und Instrumente, 4. Aufl., Stuttgart 2005.

Küpper, H.-U.: Personalcontrolling aus Sicht des Controllers. Entwicklungschancen?, in: Ackermann, K.-F./Scholz, C. (Hrsg.): Personalmanagement für die 90er Jahre: Neue Entwicklungen – neues Denken – neue Strategien, Stuttgart 1991a, S. 224-247.

Küpper, H.-U.: Prozeßkostenrechnung ein strategisch neuer Ansatz?, in: DBW, 51. Jg., Nr. 3, 1991b, S. 388-391.

Kurbel, K./Strunz, H.: Handbuch Wirtschaftsinformatik, Stuttgart 1990.

Küting, K./Lorson, P.: Grenzplankostenrechnung versus Prozeßkostenrechnung Quo vadis Kostenrechnung?, in: Betriebs-Berater, 46. Jg., Nr. 21, 1991, S. 1421-1433.

Langguth, H./Chahed, Y.: Wertorientierte Konzepte am Beispiel eines Brauereikonzerns, in: Controlling, Nr. 7, 2004, S. 399-411.

Lattmann, C./Enderle, G.: Ethik und Unternehmensführung, Heidelberg 1988.

Laux, H./Liermann, F.: Grundlagen der Organisation: Die Steuerung von Entscheidungen als Grundproblem der Betriebswirtschaftslehre, 6. Aufl., Berlin 2005.

Lawrence, P.R./Lorsch, J.W.: Organization and Environment: Managing differentiation and integration, 6. Aufl., Boston 1976.

Lawrence, P.R.: How to deal with resistance to change, in: Harvard Business Review, 32. Jg., Nr. 3, 1954, S. 49-57.

Lay, R.: Ethik für Manager, Düsseldorf 1996.

Lenk, H.: Wirtschaft and Ethik, Stuttgart 1992.

Lev, B.: Intangibles: Management Measurement and Reporting, Washington 2001.

Lewin, K.: Feldtheorie in den Sozialwissenschaften, Bern/Stuttgart 1963.

Lexikonred. des Verl. F.A. (Hrsg.): Der Brockhaus Wirtschaft: Betriebs- und Volkswirtschaft, Börse, Finanzen, Versicherungen und Steuern, Mannheim/Leipzig 2004.

Link, J.: Die methodologischen, informationswirtschaftlichen und führungspolitischen Aspekte des Controlling, in: ZfB, 52. Jg., Nr. 3, 1982, S. 261-280.

Litke, H.-D.: Projektmanagement: Methoden, Techniken, Verhaltensweisen, 5. Aufl., München/Wien 2007.

Locke, E.A./Latham, G. P.: Goal Setting a motivational technique that works!, Englewood Cliffs 1984.

Lorsch, J.: Handbook of organizational behavior, 2. Aufl., New York 1987.

Lorson, P.: Straffes Kostenmanagement und neue Technologien: Anforderungen, Instrumente und Konzepte unter besonderer Würdigung der Prozeßkostenrechnung, Herne/Berlin 1993.

Lück, W.: Der Umgang mit unternehmerischen Risiken durch ein Risikomanagementsystem und durch ein Überwachungssystem, in: Der Betrieb, 39/1998, S. 1925-1930.

Luhmann, N.: Soziale Systeme. Grundriss einer allgemeinen Theorie, 12. Aufl., Frankfurt a.M. 2006.

Lütge, C.: Wissenschaftstheoretische und ethische Aspekte des Wissensmanagements, in: Götz, K. (Hrsg.): Wissensmanagement: zwischen Wissen und Nichtwissen, 4. Aufl., München 2002, S. 177-194.

Lutter, M.: Vergleichende Corporate Governance. Die deutsche Sicht. In: Zeitschrift für Unternehmens- und Gesellschaftsrecht, Vol. 30, 2003, S. 224-237.

Lynch, R.L./Cross, K.F.: Measure Up! Yardsticks for Continuous Improvement, Cambridge 1991.

Macharzina, K./Wolf, J.: Unternehmensführung – das internationale Managementwissen, 5. Aufl., Wiesbaden 2005.

Madauss, B.J.: Handbuch Projektmanagement, 6. Aufl., Stuttgart 2000.

Madauss, B.J.: Handbuch Projektmanagement: mit Handlungsanleitungen für Industriebetriebe, Unternehmensberater und Behörden, 7. Aufl., Stuttgart 2006.

Mag, W.: Planungsstufen und Informationsteilprozesse, in: ZfbF, 23 Jg., 1971, S. 803-830.

Mag, W.: Unternehmensplanung, München 1995.

Magyar, K.: Visionen schaffen neue Qualitätsdimension!, in: Thexis, 6. Jg., Nr. 6, 1989, S. 3-7.

Maisel, L.S.: Performance Measurement: The Balanced Scorecard Approach, in: Journal of Cost Management, 5. Jg., Nr. 2, 1992, S. 47-52.

Malik, F.: Strategie des Managements komplexer Systeme: Ein Beitrag zur Management-Kybernetik evolutionärer Systeme, 9. Aufl., Bern/Stuttgart 2006.

Malik, F.: Systemisches Management, Evolution, Selbstorganisation: Grundprobleme, Funktionsmechanismen und Lösungsansätze für komplexe Systeme, 4. Aufl., Bern 2004.

Mangold, K.: New Economy zwischen Fakt und Fiktion Thesen zur Tragweite der Internet-Revolution, in: Späth, L. (Hrsg.): Die New Economy Revolution Neue Werte, neue Unternehmen, neue Politik, München 2001, S. 79-101.

Mann, R.: Das visionäre Unternehmen: Der Weg zur Vision in zwölf Stunden, Wiesbaden 1990.

March, J.G./Olsen, J.P.: The Uncertainty of the Past - Organizational Learning under Ambiguity, in: March, J.G. (Hrsg.): Decisions and Organizations, Oxford 1989, S. 335-358.

Marr, B./Neely, A./Adams, C.: Measuring and Managing Performance in eBusiness, in: Kostenrechnungspraxis (krp), 45. Jg., Nr. 2 Sonderheft, 2001, S. 12-20.

Martin, J.D./Petty, W.J.: Value Based Management. The Corporate Response to the Shareholder Revolution, Boston 2000.

Masing, W. (Hrsg.): Handbuch Qualitätsmanagement, 4. Aufl., München/Wien 1999.

Masing, W.: Das Unternehmen im Wettbewerb, in: Masing, W. (Hrsg.): Masing, W. (Hrsg.): Handbuch Qualitätsmanagement, 4. Aufl., München/Wien 1999, S. 3-16.

Maslow, A.H.: Motivation and Personality, New York 1970.

Mayer, R./Stoi, R.: Prozesskostenrechnung, in: Horváth, P./Reichmann, T. (Hrsg.): Vahlens Großes Controllinglexikon, 2. Aufl., München 2003a, S. 623-625.

Mayer, R./Stoi, R.: Prozessmanagement, in: Horváth, P./Reichmann, T. (Hrsg.): Vahlens Großes Controllinglexikon, 2. Aufl., München 2003b, S. 625-626.

Mayer, R.: Prozeßkostenrechnung und Prozeßkostenmanagement: Konzept, Vorgehensweise und Einsatzmöglichkeiten, in: IFUA Horváth & Partner GmbH (Hrsg.): Prozeßkostenmanagement: Methodik Implementierung Erfahrungen, München 1991, S. 75-99.

Mayer, R.: Zero-Base-Budgeting, in: Horváth, P./Reichmann, T. (Hrsg.): Vahlens Großes Controllinglexikon, 2. Aufl., München 2003, S. 835-836.

Maynatz, R.: Bürokratische Organisation, 2. Aufl., Köln/Berlin 1971.

McFarlan, F./McKenney, J./Pyburn, P.: The Information Archipelago - Plotting a Course, in: Harvard Business Review, 18 Jg., Nr. 1, 1983, S. 145-155.

McGregor, D.: Der Mensch im Unternehmen, Düsseldorf 1970.

Meffert, H.: Dienstleistungsmarketing: Grundlagen – Konzepte – Methoden; mit Fallbeispielen, 5. Aufl., Wiesbaden 2006.

Meffert, H.: Marketing, 9. Aufl., Wiesbaden 2000.

Mehler-Bicher, A.: Bewertung von e-Business Investitionen mithilfe von Optionspreismodellen, http://www.competence-site.de [Stand: 08. Oktober 2001].

Meier, H.: Unternehmensführung: Aufgaben und Techniken betrieblichen Managements; Unternehmenspolitik und strategische Planung, Unternehmensplanung und Controlling, Organisation und human resources Management, 2. Aufl., Berlin 2002.

Melzer-Riedinger, R.: FAQ Supply Chain Management, Troisdorf 2003.

Meredith, J.R./Mantel, S.J.Jr.: Project Management: a managerial approach, 6. Aufl., New York 2006.

Mertens, P./Bodendorf, F./König, W./Picot, A./Schumann, M.: Grundzüge der Wirtschaftsinformatik, 9. Aufl., Berlin 2005.

Mertens, P./Griese, J.: Integrierte Informationsverarbeitung II - Planungs- und Kontrollsysteme in der Industrie, 9. Aufl., Wiesbaden 2002.

Metz, F.: Konzeptionelle Grundlagen, empirische Erhebungen und Ansätze zur Umsetzung des Personal-Controlling in die Praxis, Frankfurt a.M. 1995.

Michel, R.: Know-how der Unternehmensplanung, 2. Aufl., Heidelberg/Zürich 2001.

Middelmann, U.: Wertsteigerungspotenziale schaffen und realisieren, in: Horváth, P. (Hrsg.). Die Strategieumsetzung erfolgreich steuern: Strategien beschreiben, messen und steuern, Stuttgart 2004, S. 3-32.

Miles, R.E./Snow, C.C.: Internal Markets and Network Organizations, in: Halal, W.E. (Hrsg.): Internal Markets: Bringing the Power of Free Enterprise Inside your Organization, New York 1993, S. 67-86.

Miles, R.E./Snow, C.C.: New Concepts for New Firms, in: California Management Review, 28. Jg., Nr. 3, 1986, S. 62-73.

Mill, J.S.: Of the Logic of Practice, or Art; Including Morality and Policy (1843). Reprinted in: Schneewind, J.B.: Mill's Ethical Writings, New York 1965.

Mintzberg, H./Ahlstrand, B./Lampel, J.: Strategy Safari: Eine Reise durch die Wildnis des strategischen Managements, Heidelberg 2007.

Mintzberg, H./Lampel, J./Quinn, J.B./Ghosahl, S.: The strategy process: Concepts, contexts, cases, 4. Aufl., Upper Saddle River/New York 2003.

Mintzberg, H.: Die Mintzberg-Struktur: Organisationen effektiver gestalten, Landsberg am Lech 1992.

Mintzberg, H.: The design school: Reconsidering the basic premises of strategic management, in: Strategic Management Journal, 10. Jg., Nr. 11, 1990, S. 171-195.

Mohr, N./Woehe, J.M.: Widerstand erfolgreich managen, Professionelle Kommunikation in Veränderungsprojekten, Frankfurt a.M. 1998.

Möller, K./Stoi, R.: Quo vadis Controlling? Status Quo und Perspektiven der Controlling-Forschung, in: Controlling, 14. Jg., Nr. 10, 2002, S. 561-569.

Möller, K.: Gestaltungsbeitrag der Neuen Institutionenökonomik für das Controlling, in: Gleich, R./Möller, K./Seidenschwarz, W./Stoi, R. (Hrsg.): Controllingfortschritte, München 2002, S. 95-120.

Möller, T./Dörrenberg, F.: Projektmanagement, München 2003.

Monden, Y./Sakurai, M.: Japanese Management Accounting: A world Class Approach to Profit Management, 3. Aufl., Cambridge 1992.

Mühlfelder, P./Nippa, M.: Erfolgsfaktoren des Projektmanagements, in: Zeitschrift Führung und Organisation, 58. Jg., Nr. 6, 1989, S. 368-380.

Mui, C./Downes, L.: Gibt es in der Internet-Ökonomie so etwas wie grundlegende Gesetzmäßigkeiten?, in: New Business Network (Hrsg.): E-Business für alle: so funktionieren die elektronischen Märkte, Stuttgart/ München 2000, S. 34-37.

Müller, G./Hirsch, B. : Die Wertorientierung in der Unternehmenssteuerung Status quo und Perspektiven, in: Controlling & Management, Nr. 1, 2005, S. 83-87.

Müller, H.: Kurs halten - aber welchen?, in: Manager Magazin 12, 2004, S. 144-154.

Müller-Böling, D.: Organisation von Planungssystemen mit Hilfe des PLORGA-Handbuches, in: Zfo, 53. Jg., Nr. 3, 1984, S. 167-180.

Müller-Böling, D.: Organisationsformen von Planungssystemen, in: Szyperski, N./Winand, U. (Hrsg.): Handwörterbuch der Planung, Stuttgart 1989, Sp. 1310-1320.

Müller-Stewens, G./Lechner, C.: Strategisches Management: Wie strategische Initiativen zum Wandel führen, 3. Aufl., Stuttgart 2005.

Müller-Stewens, G./Schäfer, M.: Merger & Acquisition: Grundlagen, in: Thießen, F. (Hrsg.): Enzyklopedisches Lexikon des Geld-, Bank- und Börsenwesens, Band 2, 4. Aufl., Frankfurt a.M. 1999, S. 1305-1330.

Munari S.: Strategische Steuerung – Bedeutung im Rahmen des strategischen Managements, in: Hahn, D./Taylor, B. (Hrsg.): Strategische Unternehmensplanung - strategische Unternehmensführung, 9. Aufl., Berlin u.a.; 2006, S. 435-450.

Nadler, D.: The effective management of organizational change, in: Lorsch, J. (Hrsg.): Handbook of organizational behavior, New York 1987, S. 358-369.

Nehlsen, T./Gatzmaga, I.: Prospektive Trends in der Disziplin Projektmanagement - Eine Analyse zum Anpassungsbedarf, in: Griesche, D./Meyer, H./ Dörrenberg, F. (Hrsg.): Innovative Managementaufgaben in der nationalen und internationalen Praxis, Dt. Univ.-Verl., Wiesbaden 2001, S. 226-239.

Neuberger, O.: Organisation und Führung, Stuttgart 1977.

Neukirchen, H./Palass, B.: Zweiter Frühling, in: Manager Magazin 05, 2002, S. 147.

New Business Network: E-Business für alle: so funktionieren die elektronischen Märkte, Stuttgart/München 2000.

Niemand, S./Stoi, R.: Die Verbindung von Prozeßkostenrechnung und Workflow-Management zu einem integrativen Prozeßmanagementsystem, in: zfo, 65. Jg., Nr. 3, 1996, S.159-164.

Niemeier, J.: Grenzen der Virtualisierung - Wie viel Virtualität ist noch steuerbar? Vortrag an der Universität Stuttgart am 26.01.2005.

Nippa, M./Picot, A.: Prozessmanagement und Reengineering: die Praxis im deutschsprachigen Raum, 2. Aufl., Frankfurt 1996.

Nonaka, I./Takeuchi, H.: Die Organisation des Wissens: Wie japanische Unternehmen eine brachliegende Ressource nutzbar machen, Frankfurt a.M./New York 1997.

Nonaka, I.: Wie japanische Konzerne Wissen erzeugen, in: Harvard Manager, 14 Jg., Nr. 2, 1992, S. 95-103.

North, K./Probst, G./Romhardt, K.: Wissen messen Ansätze, Erfahrungen und kritische Fragen, in: zfo, 67. Jg., Nr. 3, 1998, S. 158-166.

North, K.: Wissensorientierte Unternehmensführung: Wertschöpfung durch Wissen, 4. Aufl., Wiesbaden 2005.

o.V.: Governance Kodex für Familienunternehmen. http://www.intesonline.de/Kodex/ Governance_Kodex.pdf, Stand 24.10.2004.

O´Reilly, C.A.: The Use of Information in Organizational Decision Making, in: Research in Organizational Behaviour, 5. Jg., Nr. 5, 1983, S. 103-139.

Odiorne, G.S.: Strategic Management of Human Resources, San Francisco 1984.

Oechsler, W.: Personal und Arbeit, 8. Aufl., München 2006.

Oehler, K.: Beyond Budgeting, was steckt dahinter und was kann Software dazu beitragen?, in: Kostenrechnungspraxis, 46. Jg., 2002, S. 151-160.

Oess, A.: Total Quality Management, Die ganzheitliche Qualitätsstrategie, 3. Aufl., Wiesbaden 1993.

Olfert, K./Rahn, H.-J.: Kompakt-Training Organisation, 4. Aufl., Ludwigshafen 2005.

Olfert, K.: Personalwirtschaft, 12. Aufl., Ludwigshafen 2006.

Osanna, H.: SPC - Statistical Process Control, in: Zollondz, H.-D. (Hrsg.): Lexikon Qualitätsmanagement, München/Wien 2001, S. 1101-1105.

Österle, H./Brenner, W./Hilbers, K.: Unternehmensführung und Informationssystem: der Ansatz des St. Gallener Informationssystem-Management, 2. Aufl., Stuttgart 1992.

Oswald, S.L./Moosholder, K.W./Harris, S.G.: Vision Salience and Strategic Involvement: Implications for Psychological Attachment to Organization and Job, in: Strategic Management Journal, Vol. 15, 1994, S. 477-489.

Pape, U.: Wertorientierte Unternehmensführung und Controlling, 3. Aufl., Sternenfels 2004.

Patzak, G./Rattay, G.: Projektmanagement: Leitfaden zum Management von Projekten, Projektportfolios und projektorientierten Unternehmen, 4. Aufl., Linde/Wien 2004.

Pauly, C.: Alles unter Kontrolle, in: Wirtschaftswoche 44, 1990, S. 68-72.

Pautzke, G.: Die Evolution der organisatorischen Wissensbasis. Bausteine zu einer Theorie des organisatorischen Lernens, München 1989.

Pawlowsky, P.: Betriebliche Qualifikationsstrategien und organisationales Lernen, in: Staehle, W./Sydow, J. (Hrsg.): Managementforschung, Band 2, Berlin/New York 1992, S. 77-238.

Pawlowsky, P.: Integratives Wissensmanagement, in: Pawlowsky, P. (Hrsg.): Wissensmanagement: Erfahrungen und Perspektiven, Wiesbaden 1998b, S. 9-45.

Pawlowsky, P.: Wissensmanagement in der lernenden Organisation, Habilitationsschrift, Universität Paderborn 1994.

Pawlowsky, P.: Wissensmanagement: Erfahrungen und Perspektiven, Wiesbaden 1998a.

Peddinghaus. J.: Kommunikation Soft Factors Kultur Vitalisierung durch wertebasiertes Führungsverhalten, in: Booz Allen & Hamilton (Hrsg.): Unternehmensvitalisierung, Wachstumsorientierte Innovation Lernende Organisation Wertebasierte Führung, Stuttgart 1997, S. 85-99.

Pellens, B./Fülbier, R.: Ansätze zur Erfassung immaterieller Werte in der kapitalmarktorientierten Rechnungslegung, in: Baetge, J. (Hrsg.): Zur Rechnungslegung nach International Accounting Standards (IAS), Düsseldorf 2000, S. 35-77.

Penrose, E.T.: The theory of the growth of the firm, 3. Aufl., Oxford/New York 1995.

Pepels, W.: Kommunikations-Management: Marketing-Kommunikation vom Briefing bis hin zur Realisation, 4. Aufl., Stuttgart 2001.

Pepels, W.: Moderne Marketingpraxis: eine Einführung in die anwendungsorientierte Absatzwirtschaft, Herne/Berlin 2002.

Peppers, D./Rogers, M.: The One to One Future: Building Customer Relationships One Customer at a Time, New York 1993.

Perich, R.: Unternehmungsdynamik: zur Entwicklungsfähigkeit von Organisationen aus zeitlich-dynamischer Sicht, Bern/Stuttgart/Wien 1993.

Perlitz, M.: Internationales Management, 5. Aufl., Stuttgart 2004.

Perlitz, M.: Organisation des Planungsprozesses, in: Szyperski, N./Winand, U. (Hrsg.): Handwörterbuch der Planung, Stuttgart 1989, Sp. 1299-1309.

Peters, T./Waterman, R.: In Search of Excellence, New York 1982.

Petrick, K./Reihlen, H.: Qualitätsmanagement und Normung, in: Masing, W. (Hrsg.): Handbuch Qualitätsmanagement, 4. Aufl., München/Wien 1999, S. 89-108.

Petrick, K.: QM-Systeme nach DIN EN ISO 9000ff., in: Zollondz, H.-D. (Hrsg.): Lexikon Qualitätsmanagement: Handbuch des modernen Managements auf der Basis des Qualitätsmanagements, München/Wien 2001, S. 969-976.

Petsch, M.: Budgetinformationssysteme - Computergestützte Erfolgsplanung und -kontrolle, Darmstadt 1985.

Pfeifer, T.: Qualitätsmanagement: Strategien, Methoden, Techniken, 3. Aufl., München/ Wien 2001.

Pfitzer, N./Oser, P. (Hrsg.): Deutscher Corporate Governance Kodex: Ein Handbuch für Entscheidungsträger, 2. Aufl., Stuttgart 2005.

Pfläging, N.: Beyond Budgeting Better Budgeting: Ohne feste Budgets zielorientiert führen und erfolgreich steuern, Freiburg 2003.

Pfläging, N.: WEB-und OLAP-basierte Controlling-Systeme - Einsatz moderner Software für Planung, Budgetierung, Kontrolle und Reporting, in: Controller Magazin, 27. Jg., Nr. 1, 2002, S. 15-24.

Pfläging, N.; Führen mit flexiblen Zielen, Frankfurt/Main 2006.

Pfohl, H.-C./Stölzle, W.: Planung und Kontrolle: Konzeption, Gestaltung, Implementierung, 2. Aufl., München 1997.

Pfohl, H.C.: Logistiksysteme, 7. Aufl., Berlin 2004.

Picot, A./Dietl, H./Franck, E.: Organisation: Eine ökonomische Perspektive, 4. Aufl., Stuttgart 2005.

Picot, A./Franck, E.: Die Planung der Unternehmensressource Information (I), in: Das Wirtschaftsstudium, 17 Jg., Nr. 10, 1988a, S. 544-549.

Picot, A./Franck, E.: Die Planung der Unternehmensressource Information (II), in: Das Wirtschaftsstudium, 17 Jg., Nr. 11, 1988b, S. 608-614.

Picot, A./Franck, E.: Prozessorganisationen: Eine Bewertung der neuen Ansätze aus Sicht der Organisationslehre, in: Nippa, M./Picot, A. (Hrsg.): Prozessmanagement und Reengineering, 2. Aufl., Frankfurt 1996, S. 13-38.

Picot, A./Freudenberg, H./Gaßner, W.: Die neue Organisation ganz nach Maß geschneidert, in: Harvard Business Manager, 21. Jg., Nr. 5, 1999a, S. 46-58.

Picot, A./Freudenberg, H./Gaßner, W.: Management von Reorganisationen, Maßschneidern als Konzept für den Wandel, Wiesbaden 1999b.

Picot, A./Reichwald, R./Wigand, R.T.: Die Grenzenlose Unternehmung - Information, Organisation und Management; Lehrbuch zur Unternehmensführung im Informationszeitalter, 5. Aufl., Wiesbaden 2003.

Picot, A./Reichwald, R.: Bürokommunikation - Leitsätze für den Anwender, 3. Aufl., Hallbergmoos 1987.

Picot, A.: Welche neuen Qualitäten schafft die Internet-Ökonomie, in: New Business Network (Hrsg.): E-Business für alle: so funktionieren die elektronischen Märkte, Stuttgart/München 2000, S. 37-41.

Picot, G.: Handbuch Mergers & Acquisition: Planung Durchführung Integration, 3. Aufl., Stuttgart 2005.

Piderit, S.K.: Rethinking Resistance and Recognizing Ambivalence, in: Management Review, 25. Jg., Nr. 4, 2000, S. 783-794.

Pietsch, T./Martiny, L./Klotz, M.: Strategisches Informationsmanagement: Bedeutung, Konzeption und Umsetzung, 4. Aufl., München/Wien 2004.

Piontek, J.: Bausteine des Logistikmanagements: Supply Chain Management, E-logistics, Logistikcontrolling, Herne/Berlin 2003.

Pohl, A.: E-Business und Wettbewerbsstrategie, in: Scheer, A.-W. (Hrsg.): E-Business: Wer geht? Wer bleibt? Wer kommt?, 21. Saarbrücker Arbeitstagung, Heidelberg 2000, S. 47-63.

Pohl, H.: Ein Performancedialog kann die Mängel der traditionellen Budgetierung beseitigen, in: Controlling & Management, 47. Jg., Sonderheft 1, 2003, S. 10-12.

Porter, M.E. (Hrsg.): Competition in Global Industries, 7. Aufl., Boston 1991

Porter, M.E./Fuller, M.: Coalitions and Global Strategy, in: Porter, M.E. (Hrsg.): Competition in Global Industries, 7. Aufl., Boston 1991, S. 320-347.

Porter, M.E./Millar, V.E.: How information gives you competitive advantage, in: Harvard Business Review, 63. Jg., Nr. 4, 1985, S. 149-160.

Porter, M.E./Millar, V.E.: Wettbewerbsvorteile durch Information, in: Harvard Manager 10, 1988, S. 26-35.

Porter, M.E.: Strategy and the Internet, in: Harvard Business Review, 79. Jg., Nr. 3, 2001, S. 63-78.

Porter, M.E.: Wettbewerb und Strategie, München 1999.

Porter, M.E.: Wettbewerbsvorteile: Spitzenleistungen erreichen und behaupten, 6. Aufl., Frankfurt 2000.

Posselt, S.: Budgetkontrolle als Instrument zur Unternehmenssteuerung, Darmstadt 1986.

Prahalad, C./Hamel, G.: The Core Competence of the Corporation, in: Harvard Business Review, 68 Jg., Nr. 3, 1990, S. 79-91.

Prahalad, C.K./Hamel, G.: Competing for the Future, Boston 1994.

Pritsch, G./Weber, J.: Die Bedeutung des Realoptionsansatzes aus Controlling-Sicht, In: Hommel, U./Scholich, M./Vollrath, R. (Hrsg.): Realoptionen in der Unternehmenspraxis: Wert schaffen durch Flexibilität, Berlin, u.a., 2001, S. 13-44.

Probst, G./Raub, S./Romhardt, K.: Wissen managen: Wie Unternehmen ihre wertvollste Ressource optimal nutzen, 5. Aufl., Wiesbaden 2006.

Proff, H.: Internationales Management in Ostasien, Lateinamerika und Schwarzafrika, München 2004.

Pugh, D.S./Hickson, D.J.: The Aston Programme I: Organizational Structure in its Context, Westmead-Farnborough 1976.

Puma AG: Geschäftsbericht 2002, Herzogenaurrach 2003.

Pümpin, C.: Management strategischer Erfolgspositionen: Das SEP-Konzept als Grundlage wirkungsvoller Unternehmungsführung, 3. Aufl., Bern/Stuttgart 1986.

Rahardjo, K./Dowling, M.: A broader Vision - Strategic Risk Management, in: Risk Management, Heft 9/1998, S. 44-50.

Rahn, H.-J.: Unternehmensführung, 6. Aufl., Ludwigshafen/Rhein 2005.

Raisig, G.J.: Ethik der Personalführung, in: Personalführung 11-12, 1987, S. 762-766.

Rappaport, A.: Creating Shareholder Value. The New Standard for Business Performance, New York/London 1986.

Rappaport, A.: Shareholder Value: Ein Handbuch für Manager und Investoren, 2. Aufl., Stuttgart 1999.

Rauh, O.: Informationsmanagement im Industriebetrieb: Lehrbuch der Wirtschaftsinformatik auf der Grundlage der integrierten Datenverarbeitung, Herne/Berlin 1990.

Raymond, D.E.: The Cathedral and the Bazaar, http://tuxedo.org/~esr/writings/cathedral-bazaar.

Rebhäuser, J./Krcmar, H.: Wissensmanagement im Unternehmen, in: Schreyögg, G./ Conrad, P. (Hrsg.): Wissensmanagement, Berlin/New York 1996, S. 1-40.

Rebmann, B.: Visionäres Management aus Sicht der Ästhetik, Sankt Gallen 1996.

Rechkemmer, K.: Corporate Governance: Informations- und Früherkennungssystem, München 2003.

Reddin, W.J.: Das 3-D-Programm zur Leistungssteigerung des Managements, München 1981.

Reibnitz, U.v.: Szenarien - Optionen für die Zukunft, Hamburg/New York 1987.

Reichmann, T.: Controlling mit Kennzahlen und Managementberichten: Grundlagen einer systemgestützten Controlling-Konzeption, 6. Aufl., München 2001.

Reichwald, R./Wildemann, H.: Innovation und Kreativität im Unternehmen, Stuttgart 1995a.

Reichwald, R./Wildemann, H.: Kreative Unternehmen: Spitzenleistungen durch Produkt- und Prozeßinnovationen, Stuttgart 1995b.

Reichwald, R.: Informationsmanagement, in: Bitz, M./Domsch, M./Ewert, F/Wagner, W. (Hrsg.): Vahlens Kompendium der Betriebswirtschaftslehre Band 1, 5. Aufl., München 2005, S. 247-301.

Reinhardt, R.: Das Modell Organisationaler Lernfähigkeit und die Gestaltung lernfähiger Organisationen, 2. Aufl., Frankfurt a.M. 1995.

Reiß, M./Rosenstiel, L.v./Lanz, A. (Hrsg.): Change Management: Programme, Projekte und Prozesse, Stuttgart 1997.

Reiß, M.: Matrixsurrogate, in: Zeitschrift Führung und Organisation, 63. Jg., Nr. 3, 1994, S. 152-165.

Reitsperger, W.D./Daniel, S.J./Tallman, S.B./Chismar, W.G.: Product Quality and Cost Leadership: Compatible Strategies? In: Management Internetional Review 33, 1993, 1, S. 7-21

Remmel, M.: Budgetierungsprozess, in: Horváth, P./Reichmann, T. (Hrsg.): Vahlens Großes Controllinglexikon, 2. Aufl., München 2003, S. 102-103.

Richardson, G.B.: The Organization of Industry, in: Economic Journal, 82. Jg., Nr. 2, 1972, S. 883-896.

Richter, M.: Personalführung: Grundlagen und betriebliche Praxis, 4. Aufl., Stuttgart 1999.

Ridder, H.-G.: Personalwirtschaftslehre, 2. Aufl., Stuttgart 2007.

Riedl, J. E.: Projekt-Controlling in Forschung und Entwicklung: Grundsätze, Methoden, Verfahren, Anwendungsbeispiele aus der Nachrichtentechnik, Berlin/Heidelberg 1990.

Riedl, R.: Begriffliche Grundlagen des Business Process Outsourcing, in: Information Management & Consulting, Nr. 18, 2003, S. 7.

Rieg, R./Teichert, L.G.: Prozesskostenmanagement und Electronic Business, in: Controlling, 12. Jg., Nr. 2, 2000, S. 95-100.

Rieg, R.: Beyond Budgeting: Ende oder Neubeginn der Budgetierung?, in: Controlling, 13. Jg., Nr. 11, 2001, S. 571-576.

Rinza, P.: Projektmanagement: Planung, Überwachung und Steuerung von technischen und nichttechnischen Vorhaben, 4. Aufl., Düsseldorf 1988.

Robbins, S.P.: Organisation der Unternehmung, 9.Aufl., München 2001.

Rockart, J.F.: Chief Executives define their own data needs, in: Harvard Business Review, 14 Jg., Nr. 2, 1979, S. 81-93.

Rockart, J.F.: The line takes the leadership - IS Management for the wired society, in: Sloan Management Review, 29 Jg., Nr. 4, 1988, S. 57-64.

Roehl, H.: Instrumente der Wissensorganisation: Perspektiven für eine differenzierende Interventionspraxis, Wiesbaden 2000.

Romhardt, K.: Das Lernarenakonzept: Ein Ansatz zum Management organisatorischer Lern-prozesse in der Unternehmenspraxis, Genf 1995.

Romhardt, K.: Die Organisation aus der Wissensperspektive: Möglichkeiten und Grenzen der Intervention, Wiesbaden 1998.

Rommel, G./Kempis, R.-D./Kaas, H.-W.: Does Quality pay?, in: The McKinsey Quarterly, o. Jg., Nr. 1, 1994, S. 51-63.

Roos, G./Pike, P./Fernström, L.: Intellectual Capital Management, Measurement and Disclosure, in: Horváth, P./Möller, K. (Hrsg.): Intangibles in der Unternehmenssteuerung: Strategien und Instrumente zur Wertsteigerung des immateriellen Kapitals, München 2004, S. 127-158.

Rosenstiel, L.v.: Grundlagen der Organisationspsychologie: Basiswissen und Anwendungshinweise, 5. Aufl., Stuttgart 2003.

Rüegg-Stürm, J/Gomez, P.: From Reality to Vision - From Vision to Reality - An Essay on Vision as Medium for Fundamental Knowledge Transfer, in: International Business Review, Nr. 4, Special Issue, 1994, S. 369-394.

Rüth, D.: Planungssysteme der Industrie: Einflußgrößen und Gestaltungsparameter, Wiesbaden 1989.

Ruthekolck, T.: Informations-Controlling, Optionen der organisatorischen Gestaltung, in: Information Management, 5. Jg., Nr. 3, 1990, S. 28-33.

Saatweber, J.: Quality Function Deployment, in: Masing, W. (Hrsg.): Handbuch Qualitätsmanagement, 4. Aufl., München/Wien 1999, S. 445-468.

Sakurai, M.: Integratives Kostenmanagement - Stand und Entwicklungstendenzen des Controlling in Japan, München 1997.

Salzberger, W.: Sarbanes-Oxley Act of 2002, in: Wirtschaftswissenschaftliches Studium, Jg. 2003, S. 165-166.

Sashkin, M.: The Visionary Leader, in: Conger, J.A./Kanungo, R.N. (Hrsg.): Charismatic Leadership - the Elusive Factor in Organizational Effectiveness, San Francisco/ London 1988, S. 122-160.

Saunders, C./Gebelt, M./Hu, Q.: Achieving Success in Information Systems Outsourcing, in: California Management Review, 39 Jg., Nr. 2, 1997, S. 63-79.

Schäffer, U./Zyder, M.: Beyond Budgeting - ein neuer Management Hype?, in: Controlling & Management, 47. Jg., Sonderheft 1, 2003, S. 101-110.

Schäffer, U.: Kontrolle als Lernprozeß, Wiesbaden 2001.

Schaper, T.: Industriekundenmanagement Stuttgart 2001.

Scheer, A.-W.: E-Business - Wer geht? Wer bleibt? Wer kommt?, 21. Saarbrücker Arbeitstagung, Heidelberg 2000.

Scheer, A.W.: Wirtschaftsinformatik - Referenzmodelle für industrielle Geschäftsprozesse, 7. Aufl., Berlin/Heidelberg 1998.

Schein, E.H.: Coming to a New Awareness of Organizational Culture, in: Sloan Management Review, Vol. 25, Nr. 2, 1984, S. 3-16.

Schein, E.H.: Organizational Culture and Leadership, 3. Aufl., San Francisco 2004.

Schein, E.H.: Organizational Psychology, Englewood Cliffs 1965.

Schendel, D.: Knowledge and the Firm, in: Strategic Management Journal, Vol. 17, Heft 2, 1996, S. 1-4.

Schimank, C.: Controlling-Lexicon: Shared Service Center, in: Controlling, 16. Jg., Nr. 3, 2004, S. 171-172.

Schipp, B./Töpfer, A.: Statistische Anforderungen des Six Sigma Konzepts, in: Töpfer, A. (Hrsg.): Six Sigma, Konzeption und Erfolgsbeispiele für praktizierte Null-Fehler-Qualität, 3. Aufl., Berlin 2004, S. 189-197.

Schirmer, F./Luzens, M.-A.: Widerstand und Ambivalenz im Veränderungsprozess am Beispiel eines Flexible-Office-Projektes, in: zfo, 72. Jg., Nr. 6, 2003, S. 316-323.

Schlegel, H.: Computergestützte Unternehmensplanung und -kontrolle, München 1996.

Schmall, T.: Balanced Scorecard als Führungsinstrument: Umsetzung bei der VW-Slovakia, in: Horváth, P. (Hrsg.): Die Strategieumsetzung erfolgreich steuern, Stuttgart 2004, S. 175-204.

Schmelzer, H./Sesselmann, W.: Geschäftsprozessmanagement in der Praxis, 5. Aufl., München 2006.

Schmid, U.: Ökologiegerichtete Wertschöpfung in Industrieunternehmungen - Industrielle Produktion im Spannungsfeld zwischen Markterfolg und Naturbewahrung, Frankfurt 1996.

Schmidt, D.: Strategisches Management komplexer Systeme: Die Potentiale computergestützter Simulationsmodelle als Instrumente eines ganzheitlichen Managements - dargestellt am Beispiel der Planung und Gestaltung komplexer Instandhaltungssysteme, Frankfurt a.M. 1992.

Schmidt, M.: Widerstände bei organisatorischem Wandel: Mechanismen bei Veränderungsprozessen in Unternehmensorganisationen, Frankfurt a.M. 1996.

Schmidt, O.: Corporate Governance für Familienunternehmen: Mittelständler müssen individuelle Regeln guter Unternehmensführung definieren, in: Going Public, Nr. 8, 2005, S. 38-39.

Schmidt, W.: Praktische Personalführung und Führungstechnik: Ein Handbuch für die Übernahme von Führungsverantwortung, Heidelberg 1999.

Schnauffer R./Jung, H: CRM-Entscheidungen richtig treffen, Heidelberg 2004.

Schneck, O.: Lexikon der Betriebswirtschaft, 6. Aufl., München 2005.

Schneider, H.: Aufgabe und Selbstverständnis der politischen Wissenschaft, Darmstadt 1967.

Schneider, W.: Erfahrungen mit IAS/IFRS und Wertorientierung, in: Horváth, P. (Hrsg): Die Strategieumsetzung erfolgreich steuern, Stuttgart 2004, S. 205-226.

Schneider, W.: Kundenzufriedenheit: Strategie, Messung, Management, Augsburg 2000

Schnettler, J., Wendt, G.; Marketing und Marktforschung: Lehr- und Arbeitsbuch für die Aus- und Weiterbildung, 2. Aufl., Berlin 2006

Schnetzer, R./Soukup, M.: Business Excellence effizient und verständlich: praxisrelevantes Wissen in 24 Schritten, Braunschweig/Wiesbaden 2001.

Scholl, W.: Informationspathologien, in: Frese, E. (Hrsg.): Handwörterbuch der Organisation, 3. Aufl., Stuttgart 1992, Sp. 900-912.

Scholz, C.: Personalcontrolling, in: Horváth, P./Reichmann, T. (Hrsg.): Vahlens Großes Controllinglexikon, 2. Aufl., München 2003, S. 534-538.

Scholz, C.: Personalmanagement, 5. Aufl., München 2000.

Scholz, C.: Planning Procedures in German Companies, in: LRP, 17. Jg., Nr. 6, 1984, S. 94-103.

Scholz, C: Organisationskultur: Zwischen Schein und Wirklichkeit, in: ZfbF, 40. Jg., 1988, S. 243-272.

Scholz, R./Vrohlings, A.: Prozeß-Leistungs-Transparenz, in: Gaitanides, M./Scholz, R./ Vrohlings, A./Raster, M. (Hrsg.): Prozessmanagement: Konzepte, Umsetzung und Erfahrungen des Reengineering, München/Wien 1994a, S. 57-98.

Scholz, R./Vrohlings, A.: Prozeß-Struktur-Transparenz, in: Gaitanides, M./Scholz, R./ Vrohlings, A./Raster, M. (Hrsg.): Prozessmanagement: Konzepte, Umsetzung und Erfahrungen des Reengineering, München/Wien 1994b, S. 37-56.

Scholz-Reiter, B./Jakobza, J.: Supply Chain Management – Überblick und Konzeption, in: HMD – Praxis der Wirtschaftsinformatik, 35. Jg., 1999, Nr. 207, S. 7-15.

Schönborn, G./Peetz, S.: Der Einfluss der Wertekultur auf den Erfolg, Frankfurter Allgemeine Zeitung, Nr. 177, 02.08.2004, S. 16.

Schönsleben, P./Hieber, R.: Gestaltung von effizienten Wertschöpfungspartnerschaften im Supply Chain Management, in: Busch, A., Dangelmaier, W. (Hrsg.), Integriertes Supply Chain Management - Theorie und Praxis effektiver unternehmensübergreifender Geschäftsprozesse, 2. Aufl., Wiesbaden 2004, S. 45-62.

Schreyögg, G./Conrad, P. (Hrsg.): Managementforschung, 6. Aufl., Berlin/New York 1996.

Schreyögg, G.: Organisation: Grundlagen moderner Organisationsgestaltung, 4. Aufl., Wiesbaden 2003.

Schreyögg, G.: Unternehmenskultur und Innovation, in: Personal, 41. Jg., 1989, S. 370-373.

Schröder, E.F.: Modernes Unternehmens-Controlling: Handbuch für die Unternehmenspraxis, 8. Aufl., Ludwigshafen 2003.

Schubert, M.: Qualitätszirkel, in: Masing, W. (Hrsg.): Handbuch Qualitätsmanagement, 4. Aufl., München/Wien 1999, S. 1075-1100.

Schubert, S./Kämker, D.: Der Beitrag des Controlling auf dem Wachstumspfad der OnVista AG, in: Kostenrechnungspraxis, 45. Jg., Nr. 2 (Sonderheft), 2001, S. 27-31.

Schuller, F.: Wissensaufbau erfordert eine offene Lernkultur, in: Gablers Magazin, 12. Jg., Nr. 5, 1998, S. 27-30.

Schulman, D./Hammer, M.: Shared Services - Adding Value to the Business Units, John Wiley 1999.

Schulte-Zurhausen, M.: Organisation, 4. Aufl., München 2005.

Schüppel, J.: Wissensmanagement: organisatorisches Lernen im Spannungsfeld von Wissen- und Lernbarrieren, Wiesbaden 1996.

Schwab, W./Weich, M.: E-Business-Controlling und die Methodik der Balanced Scorecard, in: Horváth, P. (Hrsg.): Strategien erfolgreich umsetzen, Stuttgart 2001, S. 153-169.

Schwaninger, M.: Integrale Unternehmensplanung, Frankfurt a.M./New York 1989.

Schwaninger, M.: Managementsysteme, Frankfurt a.M./New York 1994.

Schwarz, G.: Unternehmenskultur als Element des Strategischen Managements, Berlin 1989.

Schwarze, J.: Projektmanagement mit Netzplantechnik, 9. Aufl., Berlin 2006.

Schwickert, A./Beemelmann, T./Kargl, H.: ISO 9000 - Normung für Qualitätssicherungssysteme (I), in: WISU Das Wirtschaftsstudium, 24. Jg., Nr. 2, 1995a, S. 127-131.

Schwickert, A./Beemelmann, T./Kargl, H.: ISO 9000 - Normung für Qualitätssicherungssysteme (II), in: WISU Das Wirtschaftsstudium, 24. Jg., Nr. 3, 1995b, S. 207-213.

SEC: Strengthening financial markets: do investors have the information they need?, New York 2001.

Seibt, D.: Ausgewählte Probleme und Aufgaben der Wirtschaftsinformatik, in: Wirtschaftsinformatik, 32 Jg., Nr. 1, 1990, S. 7-19.

Seidenschwarz, W./Knust, P.: Target Costing im E-Business, in: Controlling, 12. Jg., Nr. 8/9, 2000, S. 425-431.

Seidenschwarz, W.: Nie wieder zu teuer! 10 Schritte zum Marktorientierten Kostenmanagement, Stuttgart 1997.

Seidenschwarz, W.: Steuerung unternehmerischen Wandels, München 2003.

Seiffert, H.: Information über die Information: Verständigung im Alltag, Nachrichtentechnik, wissenschaftliches Verstehen, Informationssoziologie, das Wissen des Gelehrten, 3. Aufl., München 1971.

Sellien, R.: Gablers Wirtschafts-Lexikon, 15. Aufl., Wiesbaden 2000.

Senge, P.M.: Die fünfte Disziplin - Kunst und Praxis der lernenden Organisation, 10. Aufl., Stuttgart 2006.

Servatius, H.-G.: Nachhaltige Wertsteigerung mit immateriellen Vermögen, in: Horváth, P./Möller, K. (Hrsg.): Intangibles in der Unternehmenssteuerung: Strategien und Instrumente zur Wertsteigerung des immateriellen Kapitals, München 2004, S. 83-95.

Servatius, H.-G.: Vom strategischen Management zur evolutionären Führung: Auf dem Wege zu einem ganzheitlichen Denken und Handeln, Stuttgart 1991.

Seufert, A./Back, A./Krogh, G.v.: Wissensnetzwerke: Vision Referenzmodell Archetypen und Fallbeispiele, in: Götz, K. (Hrsg.): Wissensmanagement: zwischen Wissen und Nichtwissen, 4. Aufl., München 2002, S. 133-156.

Shapiro, C./Varian, H.R.: Information Rules, Boston 1999.

Shillinglaw, G.: Managerial Cost Accounting, 5. Aufl., Homewood/Illinois 1982.

Siegwart, H./Menzl, I.: Kontrolle als Führungsaufgabe: Führen durch Kontrolle von Verhalten und Prozessen, Bern/Stuttgart 1978.

Slevin, D.P./Pinto, J.K.: Critical success factors in R&D, in: Meredith, J.R./Mantel, S.J. (Hrsg.): Project Management: a managerial approach, 6. Aufl., New York 2006.

Slywotzky, A.: Value Migration: How to think several moves ahead to the competition, Boston 1996.

Smith, A.: An Inquiry into the Nature and Causes of the Wealth of Nations, London 1776, Nachdruck des Originals, München 1976, S. 9.

Soin, S.S.: Total quality control essentials: key elements, methodologies, and managing for success, New York 1992.

Sokolovsky, Z.: Produkt-Controlling in der Informationswirtschaft, in: IDG Communications Verlag AG (Hrsg.): Informationssysteme Controlling - Methoden und Verfahren in der Anwendung, München 1990, S. 303-325.

Sommer, R./Kleber, R./Janssen, M./Horváth, P.: „Work hard, have fun, make history", in: Controlling, 12. Jg., Nr. 8/9, 2000, S. 393-396.

Spalink, H.: Werkzeuge für das Change Management, 2. Aufl., Frankfurt a.M. 1999.

Späth, L.: Die New Economy Revolution: Neue Werte, neue Unternehmen, neue Politik, München 2001.

Speckbacher, G./Güldenberg, S./Ruthner, R.: Externes Reporting über immaterielle Vermögenswerte, in: Horváth, P./Möller, K. (Hrsg.): Intangibles in der Unternehmenssteuerung: Strategien und Instrumente zur Wertsteigerung des immateriellen Kapitals, München 2004, S. 435-454.

Spielvogel, V.: CI ganzheitlich gestalten, Götttingen, 2004.

Staehle, W.H.: Management: eine verhaltenswissenschaftliche Perspektive, 8. Aufl., München 1999.

Stahlknecht, P./Hasenkamp, U.: Einführung in die Wirtschaftsinformatik, 11. Aufl., Berlin 2005.

Stalk, G./Evans, P./Shulman, L.: Competing on Capabilities, in: Harvard Business Review, 70. Jg., Nr. 2, 1992, S. 57-69.

Stedry, A.: Budget Control and Cost Behavior, Englewood Cliffs 1960.

Steinbach, W.: Qualitätsbezogene Kosten, in: Masing, W. (Hrsg.): Handbuch Qualitätsmanagement, 4. Aufl., München/Wien 1999, S. 65-87.

Steinmann, H./Löhr, A.: Grundlagen der Unternehmensethik, 2. Aufl., Stuttgart 1994.

Steinmann, H./Schreyögg, G.: Management - Grundlagen der Unternehmensführung: Konzepte - Funktionen - Fallstudien, 6. Aufl., Wiesbaden 2005.

Stelter, D./Strack, R./Roos, A.: Bewertung und wertorientierte Steuerung von E-Business-Unternehmen, in: Controlling, 12. Jg., Nr. 8/9, 2000, S. 409-415.

Stern, J.M./Shiely, J.S./Ross, I.: Wertorientierte Unternehmensführung mit Economic Value Added: Strategie, Umsetzung, Praxisbeispiele, München 2002.

Stern, T./Jaberg, H.: Erfolgreiches Innovationsmanagement: Erfolgsfaktoren Grundmuster Fallbeispiele, 2. Aufl., Wiesbaden 2005.

Steward, G.B.: The Quest for Value: A guide for Senior Managers, o.O. 1990.

Stewart, T.: Der vierte Produktionsfaktor: Wachstum und Wettbewerbsvorteile durch Wissensmanagement, München/Wien 1998.

Stewart, T.: Intellectual capital: The new wealth of organizations, New York 1997.

Stoi, R./Binder, B.: Prozessorientierte Centersteuerung am Beispiel eines internen Dienstleistungscenters der Mercedes-Benz AG, in: krp Kostenrechnungspraxis, 41. Jg., Nr. 5, 1997, S. 270-275.

Stoi, R./Giehl, M.: Prozesskostenrechnung im Vertriebsmanagement: dargestellt am Beispiel des Erfrischungsgetränkeherstellers Rhodius Mineralquellen und Getränke GmbH & Co. KG, in: Controlling, 7. Jg., Nr. 3, 1995, S. 140-147.

Stoi, R./Luncz, F.: Prozessorientierte Verrechnung administrativer Serviceleistungen einer Management-Holding: Dargestellt am Beispiel der Gebrüder Rhodius GmbH & Co. KG, in: Controlling, 8. Jg., Nr. 5, 1996, S. 304-311.

Stoi, R.: Controlling von Intangibles Identifikation und Steuerung der immateriellen Werttreiber, in: Controlling, 15. Jg., Nr. 3/4, 2003, S. 38-46.

Stoi, R.: Controlling von Intangibles, in: ControllerNews, Nr. 3, 2002a, S. 103-105.

Stoi, R.: Controlling von Intangibles, in: Weber, J./Hirsch, B. (Hrsg.): Controlling als akademische Disziplin: eine Bestandsaufnahme, Wiesbaden 2002b, S. 255-266.

Stoi, R.: Management und Controlling von Intangibles auf Basis der immateriellen Werttreiber des Unternehmens, in: Horváth, P./Möller, K. (Hrsg.): Intangibles in der Unternehmenssteuerung: Strategien und Instrumente zur Wertsteigerung des immateriellen Kapitals, München 2004, S. 187-201.

Stoi, R.: New Economy Controlling, in: Gleich, R./Möller, K./Seidenschwarz, W./Stoi, R. (Hrsg.): Controllingfortschritte, München 2002c, S. 149-170.

Stoi, R.: Organisatorische Aspekte des Prozesskostenmanagements, in: zfo, 68. Jg, Nr. 5, 1999a, S. 278-283.

Stoi, R.: Prozesskostenmanagement erfolgreich einführen, in: Controller Magazin, 24. Jg., Nr. 2, 1999b, S. 103-110.

Stoi, R.: Prozesskostenmanagement erfolgreich einsetzen, in: krp, 43. Jg., Nr. 2, 1999c, S. 91-98.

Stoi, R.: Prozesskostenmanagement in Deutschland, in: Controlling, 11. Jg., Nr. 2, 1999d, S. 53-60.

Stoi, R.: Prozessorientiertes Kostenmanagement in der deutschen Unternehmenspraxis - Eine empirische Untersuchung, München 1999e.

Stölzle, W.: Industrial Relationships, München/Wien 1999.

Stoner, J.A.F./Freeman, R.E./Gilbert, D.R.: Management, 6. Aufl., Englewood Cliffs/New Jork 1995.

Stopp, U.: Betriebliche Personalwirtschaft: Zeitgemäße Personalwirtschaft – Notwendigkeit für jedes Unternehmen, 27. Aufl., Renningen 2006.

Strassmann, P.: Overview of Strategic Aspects of Information Management, in: Technology and People, o. Jg., Nr. 1, 1982, S. 71 -89.

Streich, R.: Lust und Frust im Changeprozess, in: io new management, 73. Jg., Nr. 10, 2003, S. 18-25.

Striening, H.-D.: Prozess-Management, Ein Weg zur Hebung der Produktivitätsreserven im indirekten Bereich, in: technologie & management, 37. Jg., 1988a, S. 16-26.

Striening, H.-D.: Prozess-Management: Versuch eines integrierten Konzepts situationsadäquater Gestaltung von Verwaltungsprozessen, Frankfurt a.M. 1988b.

Studer, T.; Die Eigenkapitalkosten Schwachstelle aller Führungsinstrumente der Wertorientieren Unternehmensführung, in: Bruhn, M./Lusti, M./Müller, W.R./ Schierenbeck, H./Studer, T. (Hrsg.): Wertorientierte Unternehmensführung: Perspektiven und Handlungsfelder für die Wertsteigerung von Unternehmen, Wiesbaden 1998, S. 365-390.

Supply Chain Council: Supply-Chain Operations Reference-Model, Overview of SCOR Version 7.0, Pittsburgh 2005.

Süß, G./Eschlbeck, D.: Der Projektmanagement-Kompass: So steuern sie Projekte kompetent und erfolgreich, Braunschweig/Wiesbaden 2002.

Sveiby, K. E.: Measuring Intangible Revenues, www.sveiby.com/articles/Ir-quantify-ing.htm, 2002.

Sveiby, K. E.: Methods for Measuring Intangible Assets, www.sveiby.com/articles/IntangibleMethods.htm, 2002.

Sveiby, K. E.: Wissenskapital: das unentdeckte Vermögen: immaterielle Unternehmenswerte aufspüren, messen und steigern, Landsberg am Lech 1998.

Sydow J./Möllering, G.: Produktion in Netzwerken, München 2004.

Sydow, J./Well, B.: Wissensintensiv durch Netzwerkorganisation: Strukturationstheoretische Analyse eines wissensintensiven Netzwerkes, in: Schreyögg, G./Conrad, P. (Hrsg.): Managementforschung, 6. Aufl., Berlin/New York 1996, S. 191-234.

Sydow, J.: Netzwerkbildung und Kooperation als Führungsaufgabe, in: Kieser, A./Reber, G./Wunderer, R. (Hrsg.): Enzyklopädie Betriebswirtschaftslehre, Band 10: Handwörterbuch der Führung, 2. Aufl., Stuttgart 1995, Sp. 1622-1635.

Szyperski, N./Müller-Böling, D.: Aufgabenspezialisierung in Planungssystemen: Eine konzeptionelle und empirische Analyse, in: ZfBF, 36. Jg., Nr. 2, 1984, S. 124-147.

Szyperski, N./Schünemann, J.: Bericht über die Ergebnisse des Workshops I, in: Grochla, E./Szyperski, N. (Hrsg.): Modell- und computergestützte Unternehmensplanung, Wiesbaden 1973, S. 197-202.

Szyperski, N./Winand, U.: Grundbegriffe der Unternehmungsplanung, Stuttgart 1980.

Szyperski, N./Winand, U.: Handwörterbuch der Planung, Stuttgart 1989.

Szyperski, N./Winand, U: Planung und Rechnungswesen, in: Kosiol, E./Chmielewicz, K./Schweitzer, M. (Hrsg.): Handwörterbuch des Rechnungswesens, 2. Aufl., Stuttgart 1981, S. 1348-1368.

Szyperski, N.: Informationsbedarf, in: Grochla, E. (Hrsg.): Handwörterbuch der Organisation, 2. Aufl., Stuttgart 1980, S. 904-913.

Tanaka, M.: Cost planning and control systems in the design phase of a new product, in: Monden, Y./Sakurai M. (Hrsg.): Japanese Management Accounting: A world Class Approach to Profit Management, 3. Aufl., Cambridge 1992, S. 49-71.

Tannenbaum, R./Schmidt, W.H.: How to choose a Leadership Pattern, in: Harvard Business Review, 36. Jg., Nr. 2, 1958, S. 95-101.

Taylor, W.: The Principles of Scientific Management, New York 1911.

Teece, D./Pisano, G./Shuen, A.: Dynamic Capabilities and Strategic Fit, in: Strategic Management Journal, Vol. 18, Nr. 7, 1997, S. 510-533.

Teece, D.: Managing Intellectual Capital: Organizational, strategic and policy dimensions, New York 2000.

Teufel, P.: Der Prozess der ständigen Verbesserung (Kaizen) und dessen Einführung, in: Bullinger, H.-J./Warnecke, H./Westkämper, E. (Hrsg.): Neue Organisationsformen im Unternehmen, 2. Aufl., Berlin/Heidelberg 2003, S. 504-525.

The Economist: Shared Services: Moving into Central and Eastern Europe, Wien 2003.

Theden, P./Colsman, H.: Qualitätstechniken, Werkzeuge zur Problemlösung und ständigen Verbesserung, 4. Aufl., München/Wien 2005.

Theden, P.: Qualitätstechniken, in: Zollondz, H.-D. (Hrsg.): Lexikon Qualitätsmanagement: Handbuch des modernen Managements auf der Basis des Qualitätsmanagements, München/Wien 2001, S. 1003-1007.

Thieme, H.-R.: Verhaltensbeeinflussung durch Kontrolle: Wirkung von Kontrollmaßnahmen und Folgerungen für die Kontrollpraxis, Berlin 1982.

Thießen, F. (Hrsg.): Lexikon des Geld-, Bank- und Börsenwesens, Band 2, 4. Aufl., Frankfurt a.M. 1999.

Thomas, P.: Getting Competitive, New York 1991.

Thommen, J.-P.: Lexikon der Betriebswirtschaft: Managementkompetenz von A bis Z, 3. Aufl., Zürich 2004.

Tichy, N.M.: Managing strategic change: technical, political and cultural dynamics, New York 1983.

Tomys, A.-K.: Kostenorientiertes Qualitätsmanagement: ein Beitrag zur Klärung der Qualität-Kosten-Problematik, München/Wien 1994.

Töpfer, A. (Hrsg.): Six Sigma: Konzeption und Erfolgsbeispiele für praktizierte Null-Fehler-Qualität, 3. Aufl., Berlin 2004.

Töpfer, A./Günther, S.: Steigerung des Unternehmenswertes durch Null-Fehler-Qualität als strategisches Ziel: Überblick und Einordnung der Beiträge, in: Töpfer, A. (Hrsg.): Six Sigma, Konzeption und Erfolgsbeispiele für praktizierte Null-Fehler-Qualität, 3. Aufl., Berlin 2004, S. 3-39.

Töpfer, A.: Planungs- und Kontrollsysteme industrieller Unternehmungen: Eine theoretische, technologische und empirische Analyse, Berlin 1976.

Töpfer, A.: Planungssystemkonzeptionen, in: Szyperski, N./Winand, U. (Hrsg.): Handwörterbuch der Planung, Stuttgart 1989a, Sp. 1515-1528.

Töpfer, A.: Planungsträger, in: Szyperski, N./Winand, U. (Hrsg.): Handwörterbuch der Planung, Stuttgart 1989b, Sp. 1542-1548.

Töpfer, A.: Six Sigma als Projektmanagement für höhere Kundenzufriedenheit und bessere Unternehmensergebnisse, in: Töpfer, A. (Hrsg.): Six Sigma, Konzeption und Erfolgsbeispiele für praktizierte Null-Fehler-Qualität, 3. Aufl., Berlin 2004, S. 44-97.

Ulrich, H./Krieg, W.: Das St. Galler Management-Modell, 2. Aufl., Bern 1973.

Ulrich, H./Probst, G.J.B.: Anleitung zum ganzheitlichen Denken und Handeln: Ein Brevier für Führungskräfte, Bern/Stuttgart/Wien 2001.

Ulrich, H.: Die Unternehmung als produktives soziales System: Grundlagen der allgemeinen Unternehmungslehre, 2. Aufl., Bern/Stuttgart/Wien 2001.

Ulrich, H.: Die Unternehmung als produktives soziales System: Grundlagen der allgemeinen Unternehmungslehre, 2. Aufl., Bern/Stuttgart/Wien 1970.

Ulrich, H.: Unternehmungspolitik, 3. Aufl., Bern/Stuttgart 1990.

Ulrich, H.: Von der Betriebswirtschaftslehre zur systemorientierten Managementlehre, in: Wunderer, R. (Hrsg.): Betriebswirtschaftslehre als Management- und Führungslehre, 3. Aufl., Stuttgart 1995, S. 173-190.

Ulrich, P./Fluri, E.: Management: eine konzentrierte Einführung, 7. Aufl., Bern/Stuttgart/ Wien 1995.

Uphus, P.: Möglichkeiten zur Koordination von Teilplanungen des Unternehmens unter besonderer Berücksichtigung kybernetischer Aspekte, Diss., Aachen 1972.

Vahs, D.: Organisation: Einführung in die Organisationstheorie und -praxis, 4. Aufl., Stuttgart 2003.

Vahs, D.: Organisation: Einführung in die Organisationstheorie und -praxis, 5. Aufl., Stuttgart 2005.

Veil, P.: Der Zeitfaktor im Change Management, Mering 1999.

Vögele-Ebering, T.: Unternehmensführung: Corporate Governance für den Mittelstand - Mit den richtigen Instrumenten bleibt das Familienunternehmen auf Kurs, in: Industrieanzeiger, Nr. 5, 2005, S. 16.

Vollrath, R.: Die Berücksichtigung von Handlungsfelxibilität bei Investitionsentscheidungen – Eine empirische Untersuchung, In: Hommel, U./Scholich, M./Vollrath, R. (Hrsg.): Realoptionen in der Unternehmenspraxis: Wert schaffen durch Flexibilität, Berlin, u.a., 2001, S. 45-78.

von Pierer, H.: E-Business erfordert Effizienz im Unternehmen, in: Hermanns, A./Sauter, M.(Hrsg.): Management-Handbuch Electronic Commerce, 2. Aufl., München 2001, S. 1-3.

Vroom, V.: Work and Motivation, New York 1964.

Wallander, J.: Budgeten ett onödigt ont, 2. Aufl., Stockholm 1995.

Wallander, J.: Budgeting an unnecessary evil, in: Scandinavian Journal of Management, 15. Jg., Nr. 4, 1999, S. 405-421.

Walsh, J.: Was Qualität wirklich bedeutet, in: Gablers Magazin, 9. Jg., Nr. 6/7, 1995, S. 20-24.

Warnecke, H.J. ( Hrsg.): Die Montage im flexiblen Produktionsbetrieb: Technik, Organisation, Betriebswirtschaft, Stuttgart, 1988

Watson, G.: Widerstand gegen Veränderungen, in: Bennis, W.G./Benne, K.D./Chin, R. (Hrsg.): Änderung des Sozialverhaltens, Stuttgart 1975, S. 415-429.

Weber, J./Hirsch, B.: Controlling als akademische Disziplin: eine Bestansaufnahme, Wiesbaden 2002.

Weber, J./Linder, S.: Budgeting, Better Budgeting oder Beyond Budgeting?: konzeptionelle Eignung und Implementierbarkeit, Vallendar 2003.

Weber, J./Schäffer, U.: Einführung in das Controlling, 11. Aufl., Stuttgart 2006.

Weber, J./Schäffer, U.: Sicherstellung der Rationalität von Führung als Funktion des Controlling, in: Die Betriebswirtschaft, Vol. 59, Issue 6, 1999, S. 731-746.

Weber, J.: Budgetsystem, in: Horváth, P./Reichmann, T. (Hrsg.): Vahlens Großes Controllinglexikon, 2. Aufl., München 2003, S. 104-110.

Weber, J.: Logistik- und Supply Chain Controlling, 5. Auflage, Stuttgart 2002.

Weber, J.;/Weißenberger, B. /Liekweg, A.: Risk Tracking and Reporting - Unternehmerisches Chancen- und Risikomanagement nach dem KonTraG, Band 11 der Schriftenreihe Advanced Controlling, Vallendar 1999.

Weber, J.;/Weißenberger, B.E./Liekweg, A.: Risikomanagement nach dem KonTraG, in: Haufe Controlling Office, Vers. 3.3, Haufeindex 658104-658122, Freiburg 2006.

Wehrheim, M./Schmitz, T.: Wertorientierte Kennzahlen. Ein zusammenfassender Überblick, in: WiSt, 30. Jg., Nr. 9, 2001, S. 495.

Weibler, J.: Personalführung, München 2001.

Weidner, W.: Organisation in der Unternehmung, 6. Aufl., München 1998.

Weimer, T.: Das Substitutionsgesetz der Organisation: eine theoretische Fundierung, Wiesbaden 1988.

Weißbach, C.: Lohnt sich Business Ethik?, in: Markt & Technik, Heft 9, 2005, S. 83.

Welch, J./Byrne, J. A.: Was zählt: Die Autobiografie des besten Managers der Welt, 4. Aufl. München 2002.

Welge, M.K./Al-Laham, A.; Planung: Prozesse - Strategien - Maßnahmen, Wiesbaden 1992.

Welge, M.K./Al-Laham, A.; Strategisches Management: Grundlagen - Prozess - Implementierung, 4. Aufl., Wiesbaden 2003.

Wendehals, M.: Kostenorientiertes Qualitätscontrolling: Planung - Steuerung - Beurteilung, Wiesbaden 2000.

Werder, A.v./Talaulicar, T.: Kodex Report 2005: Die Akzeptanz der Empfehlungen und Anregungen des Deutschen Corporate Governance Kodex, in: Der Betrieb, 58. Jg., Nr. 16, 2005, S. 841-846.

Werder, A.v.: Internationalisierung der Rechnungslegung und Corporate Governance, Stuttgart 2003.

Werner, T.: Hat der CIO im Vorstand eine Zukunft?, in: Wirtschaftsinformatik, 43 Jg., Nr. 4, 2001, S. 409-410.

Westkämper, E./Pfeifer, T./Horváth, P.: Qualitätsmanagement in der Produktion, in: Eversheim/Schuh (Hrsg.): Betriebshütte: Produktion und Management, 7. Aufl., Berlin 1996, S. 13-1-13-72.

Wheelen, T.L./Hunger, J.D.: Strategic Management and business policy: cases, 10. Aufl., Upper Saddle River/New York 2006.

Wiemann, K.: Netzwerke zum Aufbau von neuem Wissen, in: Gablers Magazin, 12. Jg., Nr. 2, 1998, S. 22-25.

Wild, J.: Budgetierung, in: Marketing Enzyklopädie, Band 1, München 1974, S. 325-340.

Wild, J.: Grundlagen der Unternehmensplanung, 4. Aufl., Hamburg 1982.

Wild, J.: Management-Konzeption und Unternehmensverfassung, in: Lohmann, M./ Schmidt, R.-B. (Hrsg.): Probleme der Unternehmensverfassung. Gedanken zum 70. Geburtstag von Martin Lohmann, Mohr/Tübingen 1971, S. 57-95.

Wildemann, H.: Kosten- und Leistungsbeurteilung von Qualitätssicherungssystemen, in: ZfB Zeitschrift für Betriebswirtschaft, 62. Jg., Nr. 7, 1992, S. 761-782.

Williamson, O.E.: "Strategizing, Economizing, and Economic Organizations", in: Strategic Management Journal, Vol. 12, 1991, S. 75-94.

Williamson, O.E.: Die ökonomischen Institutionen des Kapitalismus: Unternehmen, Märkte, Kooperationen, Tübingen 1990.

Williamson, O.E.: Markets and Hierachies: Analysis and Antitrust Implications, New York 1975.

Williamson, O.E.: The economic institutions of capitalism: firms, markets, relational contracting, London/New York 1987.

Willke, H.: Systemtheorie: eine Einführung in die Grundprobleme der Theorie sozialer Systeme, 4. Aufl., Stuttgart/Jena 1993.

Wirtz, B.W./Kleineicken, A.: Geschäftsmodelltypologien im Internet, in: Wirtschaftwissenschaftliches Studium, 29. Jg., Nr. 11, 2000, S. 628-635.

Wißkirchen, F./Mertens, H.: Der Shared Service Ansatz als neue Organisation von Geschäftsbereichsorganisationen, in: Wisskirchen, F. (Hrsg.): Outsourcing-Projekte erfolgreich realisieren: Strategie, Konzept, Partnerauswahl, Stuttgart 1999, S. 79-111.

Wißkirchen, F.: Shared Service Center im Personalbereich - Ergebnisse einer Unternehmensbefragung, in: HR Services, Nr. 4/5, 2002a, S. 26-28.

Wißkirchen, F.: Shared Service Center im Personalbereich - Ergebnisse einer Unternehmensbefragung, in: HR Services, Nr. 6, 2002b, S. 37-40.

Wißkirchen, F.: Shared Services - alter Wein in neuen Schläuchen?, o.D., o.S., unter: http://www.bearingpoint.de/media/solutionsworldclassfinance/SHAREDSERVICECENTER.pdf [Stand: 26. Mai 2004].

Witt, F.-J.: Controlling in New-Economy-Unternehmen, in: Controller Magazin, 26. Jg., Nr. 2, 2001, S. 112-125.

Witt, U.: Wirtschaft und Evolution, in: Wirtschaftswissenschaftliches Studium 23, 1994, S. 503-512.

Witte, E.: Das Informationsverhalten in Entscheidungsprozessen, Tübingen 1972.

Witte, E.: Organisation für Innovationsentscheidungen: das Promotoren-Modell, Göttingen 1973.

Wittlage, H.: Unternehmensorganisation, 6. Aufl., Herne/Berlin 1998.

Wittmann, W.: Handwörterbuch der Betriebswirtschaft, Band 1, 5. Aufl., Stuttgart 1993.

Wöhe, G./Döring, U.: Einführung in die allgemeine Betriebswirtschaftslehre, 22. Aufl., München 2005.

Wollnik, M.: Ein Referenzmodell des Informationsmanagements, in: Information Management, 3. Jg., Nr. 3, 1988, S. 34-43.

Woodward, J.: Industrial Organization: Theory and Practice, 2. Aufl., Oxford 1994.

Wunderer, R./Jaritz, A.: Unternehmerisches Personalcontrolling - Evaluation der Wertschöpfung im Personalmanagement, 3. Aufl., Neuwied 2006.

Wunderer, R./Kuhn, T.: Innovatives Personalmanagement. Theorie und Praxis unternehmerischer Personalarbeit, Neuwied 1995.

Wunderer, R./Sailer, M.: Instrumente und Verfahren des Personalcontrolling (II), in: Personalführung, 20. Jg., Nr. 8/9, 1987, S. 600-606.

Wunderer, R./Schlagenhaufer, P.: Personal-Controlling: Funktionen – Instrumente - Praxisbeispiele, Stuttgart 1994.

Wunderer, R.: EFQM-Modell, in: Zollondz, H.-D. (Hrsg.): Lexikon Qualitätsmanagement: Handbuch des modernen Managements auf der Basis des Qualitätsmanagements, München/Wien 2001a, S. 186-189.

Wunderer, R.: Führung und Zusammenarbeit: Eine unternehmerische Führungslehre, 6. Aufl., Neuwied 2006.

Wupperfeld, U.: Der Business-Plan für den erfolgreichen Start: Anforderungen - Aufbau - Gestaltung - Präsentation, Landsberg am Lech 1999.

Würth, R.: Visionen setzen ungeahnte Kräfte frei. Vortrag von Reinhold Würth am 22. Januar 2001.

Young, S.D./O'Byrne, S.F.: EVA® and value-based management. A practical guide to implementation, New York 2001.

Zachman J.A.: A framework for information systems architecture, in: IBM Systems Journal, 26 Jg., Nr. 3, 1987, S. 276-292.

Zahn, E./Dillerup, R.: Beherrschung des Wandels durch Erneuerung, in: Reichwald, R./ Wildemann, H. (Hrsg.): Kreative Unternehmen: Spitzenleistungen durch Produkt- und Prozessinnovationen, Stuttgart 1995b, S. 35-76.

Zahn, E./Dillerup, R.: Fabrikstrategien und -strukturen im Wandel, in: Zülch, G. (Hrsg.): Vereinfachen und verkleinern: die neuen Strategien in der Produktion, Stuttgart 1994, S. 15-51.

Zahn, E./Foschiani, S./Kleinhans, A.: Strategieunterstützungssysteme für die Planung flexibler Montagesysteme. In: Warnecke, H.J. ( Hrsg.): Die Montage im flexiblen Produktionsbetrieb: Technik, Organisation, Betriebswirtschaft, Stuttgart, 1988, S. 259-286

Zahn, E./Greschner, J.: Grundlagen und Methoden zum Management von Kreativität und Wissen, in: Zahn, E. (Hrsg.): Handbuch Technologiemanagement, Stuttgart 1995, S. 599-621.

Zahn, E./Schmid, U.: Produktionswirtschaft, Stuttgart 1996.

Zahn, E.: Die strategische Renaissance des Unternehmens, in: Zahn, E. (Hrsg.): Fit machen für den Wettbewerb, Stuttgart 1993, S. 1-51.

Zahn, E.: Fit machen für den Wettbewerb, Stuttgart 1993.

Zahn, E.: Handbuch Technologiemanagement, Stuttgart 1995.

Zahn, E.: Informationstechnologie und Informationsmanagement, in: Bea, F.X./Friedl, B./ Schweitzer, M. (Hrsg.): Allgemeine Betriebswirtschaftslehre, Band 2: Führung, 9. Aufl., Stuttgart 2005, S. 394-449.

Zahn, E.: Innovative Strategien für die „New Economy“, Arbeitspapier 2/00 des BWI, Abt. IV der Universität Stuttgart, Stuttgart 2000.

Zahn, E.: Produktion als Wettbewerbsfaktor. In: Corsten, H. (Hrsg.): Handbuch Produktionsmanagement: Strategie – Führung – Technologie – Schnittstellen, Wiesbaden, 1994, S. 241-258

Zahn, E.: Rüsten für den Wettbewerb um die Zukunft, in: Zahn, E./Foschiani, S. (Hrsg.): Wettbewerb um die Zukunft, Stuttgart 1997, S. 1-17.

Zahn, E.: Strategieunterstützungssysteme. In: Milling, P. (Hrsg.): Systemmanagement und Managementsysteme. Berlin, 1991, S. 43-79.

Zahn, E.: Strategische Erneuerung für den globalen Wettbewerb, in: Zahn, E. (Hrsg.): Strategische Erneuerungen für den globalen Wettbewerb, Tagungsband des Stuttgarter Strategieforum, Stuttgart 1996, S. 1-30.

Zahn, E.: Strategische Planung, in: Szyperski, N./Winand, U. (Hrsg.): Handwörterbuch der Planung, Stuttgart 1989, Sp. 1903-1916.

Zandt, N.: Nutzenargumente zur Datenmodellierung, in: Information Management, 8.Jg., Nr. 4, 1993, S. 81-82.

Zeis, J./ Naumann, H.: Businesspläne im Lebenszyklus von Unternehmen, Haufe-Index: 659279.

Zielasek, G.: Projektmanagement als Führungskonzept: Erfolgreich durch Aktivierung aller Unternehmensebenen, 2. Aufl., Berlin 1999.

Zijl, N.v./Lang, R./Burger, R./Sutter, H./Banthien, C.: Projektmanagement, Nr. 92, Schweiz, Volksbank 1988.

Zollondz, H.-D.: Grundlagen Qualitätsmanagement; Einführung in Geschichte, Begriffe, Systeme und Konzepte, 2. Aufl., München/Wien 2006.

Zollondz, H.-D.(Hrsg.): Lexikon Qualitätsmanagement: Handbuch des modernen Managements auf der Basis des Qualitätsmanagements, München/Wien 2001a.

Zollondz, H.-D.: M7-Sieben Managementwerkzeuge, in: Zollondz, H.-D. (Hrsg.): Lexikon Qualitätsmanagement: Handbuch des modernen Managements auf der Basis des Qualitätsmanagements, München/Wien 2001b, S. 513-516

Zollondz, H.-D.: Q7-Sieben Qualitätswerkzeuge, in: Zollondz, H.-D. (Hrsg.): Lexikon Qualitätsmanagement, München/Wien 2001c, S. 775-782.

Zülch, G. (Hrsg.): Vereinfachen und verkleinern: die neuen Strategien in der Produktion, Stuttgart 1994.

ZVEI: Unternehmens-Controlling, Frankfurt a.M. 1993.

# Stichwortverzeichnis

## C



## D



## E

## F



## G

## H



## I

## L



## M



## N

## O



## P

## Q

## R



## S

## T



## U



## V

# W

## X



## Z

# Über die Autoren

## Prof. Dr. Ralf Dillerup

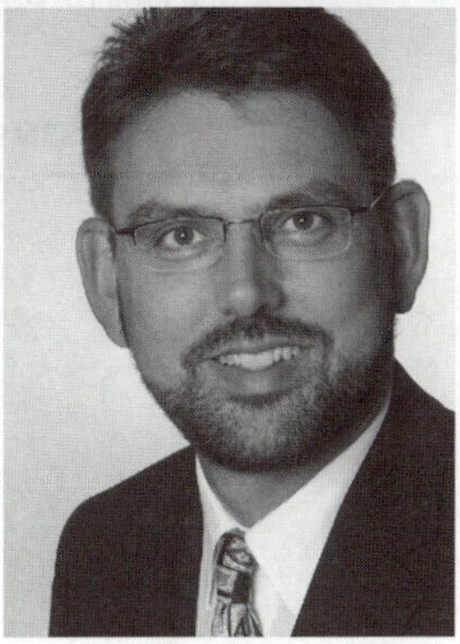

- Studiendekan für Betriebswirtschaft und Unternehmensführung an der *Hochschule Heilbronn*
- Institutsleitung und Professur für Strategie & Controlling an der *Hochschule Heilbronn*
- Professur für Financial Management an der *University of Louisville*, Kentucky
- Leiter des *Steinbeis-Transferzentrums Strategie & Controlling*
- Lehraufträge u.a. an der *Steinbeis-Hochschule Berlin*
- Berufliche Stationen: Controlling in der *Robert Bosch GmbH* und der *Mercedes-Benz AG*
- Studium, wissenschaftl. Mitarbeiter und Promotion an der *Universität Stuttgart*

## Prof. Dr. Roman Stoi

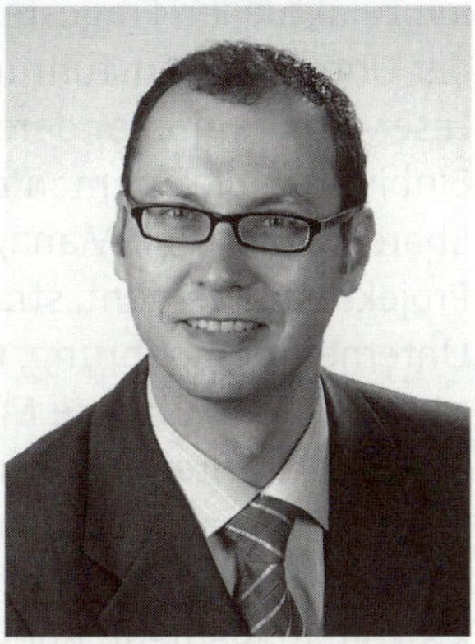

- Professur für Unternehmensführung, Rechnungswesen und Controlling an der *Berufsakademie Stuttgart*
- Lehrbeauftragter der *Steinbeis-Hochschule Berlin*
- Ausgezeichnet mit dem *TheoPrax-Preis* 2002 und dem Landeslehrpreis 1996 des Landes *Baden-Württemberg* für besondere Leistungen in der praxisorientierten Lehre
- Berufliche Stationen: Wissenschaftlicher Assistent am Lehrstuhl Controlling der *Universität Stuttgart*, Leitender Redakteur der Zeitschrift *Controlling*, Controlling in der *Robert Bosch GmbH*, freiberufliche Tätigkeit als Unternehmensberater und Dozent, Commercial Officer bei *Siemens-Nixdorf* (Großbritannien)
- Studium, wissenschaftl. Mitarbeiter und Promotion an der *Universität Stuttgart*